Martin

Essen, im Januar '95

ALLE ZEIT WACH
1842

P. Altmeyer M. Bacharach-Buhles
H. Holzmann

Bildlexikon der Dermatologie

Unter Mitarbeit von N. Buhles

Völlig überarbeitete 2. Auflage

Springer-Verlag
Berlin Heidelberg New York
London Paris Tokyo
Hong Kong Barcelona
Budapest

Prof. Dr. med. Peter Altmeyer
Dr. med. Martina Bacharach-Buhles
Dermatologische Klinik
St. Josef-Hospital
Gudrunstraße 56
44791 Bochum

Professor Dr. med. Hans Holzmann
Klinikum der Universität Frankfurt
Zentrum der Dermatologie und Venerologie
Abteilung Dermatologie I
Theodor Stern-Kai 7
60596 Frankfurt/Main

ISBN 3-540-57283-X Springer-Verlag Berlin Heidelberg New York

ISBN 3-540-15540-6 1. Auflage Springer-Verlag Berlin Heidelberg New York
ISBN 0-387-15540-6 1st edition Springer-Verlag New York Heidelberg Berlin

Die Deutsche Bibliothek – CIP-Einheitsaufnahme
Altmeyer, Peter:
Bildlexikon der Dermatologie / P. Altmeyer; M. Bacharach-Buhles; H. Holzmann. Unter Mitarb. von N. Buhles. – Völlig überarb. 2. Aufl. – Berlin; Heidelberg; New York; London; Paris; Tokyo; Hong Kong; Barcelona; Budapest: Springer, 1995
1. Aufl. u.d.T.: Altmeyer, Peter: Lexikon der Dermatologie
ISBN 3-540-57283-X (Berlin ...)
NE: Bacharach-Buhles, Martina:; Holzmann, Hans:; HST

Herstellung: Isolde Gundermann

Satz: Elsner & Behrens GmbH, Oftersheim
SPIN: 10043822 23/3130-5 4 3 2 1 0 – Gedruckt auf säurefreiem Papier

Herrn Sanitätsrat
Dr. med. Josef Altmeyer
5. 11. 1910 – 1. 3. 1992

Vorwort zur 2. Auflage

Seit der Erstausgabe des *Lexikons der Dermatologie* im Jahre 1986 sind 8 Jahre vergangen: ein Zeitraum, in dem sich das dermatologische Wissen rasant vermehrt hat. Um diesem Wissenzuwachs gerecht zu werden und das Lexikon auf dem neuesten Stand zu halten, war eine Neuauflage dringend erforderlich, und wir haben uns dieser Aufgabe gern gestellt. Wir wenden uns mit diesem *Bildlexikon* nicht nur an alle Dermatologen, sondern auch an praktische Ärzte, Pädiater, Internisten und Gynäkologen. Das Werk vermittelt in kurzer übersichtlicher Form alles Wesentliche über dermatologische Erkrankungen – inklusive therapeutische Ratschläge, soweit diese in das straffe lexikalische Konzept integrierbar sind. Die strikte alphabetische Anordnung der Diagnosen erleichtert die gezielte Abfrage der gewünschten Information.

Der Titel „Lexikon" suggeriert Vollständigkeit, aber diesem Anspruch kann ein Buch dieser Art nur begrenzt gerecht werden. Wir sind uns bewußt, daß es Lücken gibt und Verbesserungsmöglichkeiten – die Anlaß geben werden für eine 3. Auflage.

Zur Erstausgabe erhielten wir eine Vielzahl ermutigender Anregungen, Änderungs- und Ergänzungsvorschläge, die wir geprüft und ggf. berücksichtigt haben.

Das bewährte und allgemein akzeptierte Gliederungsprinzip der 1. Auflage wurde beibehalten. Die Anzahl der Abbildungen wurde allerdings erheblich vergrößert, worauf die neue Bezeichnung im Titel zurückzuführen ist. Aber auch die Texte sind inhaltlich überarbeitet und neu gestaltet: vieles konnte gestrafft, einiges ergänzt werden; eine große Zahl neuerer Hauterkrankungen wurde zusätzlich aufgenommen, so z. B. die Dermatosen der HIV-Infizierten. Zwangsläufig war mit den Neuerungen eine beträchtliche Volumenzunahme verbunden; im bisherigen Buchformat hätte man eine zweibändige Ausgabe vorsehen müssen. Zugunsten der gewohnten Handlichkeit in einem Bande wurde das Format vergrößert. Dennoch konnte der Verlag den Preis – erfreulicherweise – stabil halten.

Zur Handhabung scheint uns ein weiterer Hinweis notwendig zu sein: Wegen der Vielzahl teils synonymer, teils überflüssiger Bezeichnungen für ein und dieselbe Dermatose findet der Leser einen ihm vertrauten

Begriff möglicherweise nicht an der gesuchten Stelle. Wir haben uns jedoch bemüht, durch viele Querverweise auszuschließen, daß seine Suche erfolglos bleibt. Die grundsätzliche Frage, welche Ansprüche mit einem lexikalischen Nachschlagewerk erfüllt werden können, bedarf der fortgesetzten Diskussion. Eine konkrete Antwort gibt die Leserakzeptanz; wir hoffen, daß diese so positiv bleibt wie bisher und daß wir auch diesmal viele Rückmeldungen und weitere Anregungen erhalten werden.

Die Erarbeitung eines solchen Werkes wäre ohne eine Vielzahl von Helfern unmöglich, denen wir zu Dank verpflichtet sind: Frau Dr. Beatrice Janssen, Frau Dr. Barbara Möller und Frau Dr. Claudia Popp, sowie alle Mitarbeiter der Dermatologischen Klinik der Ruhr-Universität Bochum haben wesentliche Teile inhaltlich mitgestaltet; Herr Dr. Norbert Haake, Essen und Dr. Thomas Pfeil, Oberhausen haben mehrere Lexikonartikel bearbeitet. Für das qualitativ hochwertige Bildmaterial danken wir den Fotografinnen der Bochumer Klinik Frau B. Greifenberg und Frau I. Badermann, der Frankfurter Klinik Frau M. Pozza, sowie für die anstrengenden Schreibarbeiten und das Korrekturlesen unseren Sekretärinnen Frau U. Leiendecker und Frau A. Müller.
Große Freude machte die Zusammenarbeit mit dem Springer-Verlag; wir danken Herrn Dr. Dr. V. Gebhardt und seinen Mitarbeitern in Redaktion und Herstellung für ihr Engagement.

Bochum, im Herbst 1994 P. Altmeyer

Vorwort zur 1. Auflage

In unserer modernen, schnellebigen Zeit unterliegt auch der dermatologische Wortschatz einem steten Wandel. Krankheitsbilder werden begrifflich neu geprägt, angloamerikanische Termini in die traditionelle Nomenklatur übernommen und bekannte Erkrankungen durch verbesserte Untersuchungsmethoden in zahlreiche Varietäten unterteilt. Der gleichzeitige, ja teilweise gleichberechtigte Gebrauch althergebrachter und neueingeführter Krankheitsbezeichnungen führt zu einer kaum überschaubaren nomenklatorischen Vielfalt. In dieser „babylonischen Sprachverwirrung“ hat ein lexikalisches Bindeglied zweifelsohne seine Berechtigung. Die Autoren dieses Buches waren bemüht eine Orientierungshilfe im dermatologischen Sprachbereich zu geben. Trotz der beachtlichen Zahl von etwa 17000 erfaßten Termini können wir keinen Anspruch auf Vollständigkeit erheben.

Nach dem Sammeln der Stichworte galt es, gemäß dem ordnenden Prinzip eines lexikalischen Werkes die Krankheitsbilder mit ihren zahlreichen Synonyma zu wichten und den Leitbegriff zu wählen. Wir handelten die Erkrankungen unter dem Terminus ab, dem unseres Erachtens die größte Bedeutung zukommt. Bei den entsprechenden Synonyma wird jeweils auf den Leitbegriff verwiesen. Somit fließt trotz der eingehaltenen lexikalischen Strenge in eine ganze Reihe von Termini eine persönliche „Note“ ein. Als bezeichnendes Beispiel seien die Begriffe „Ekzem“ und „Dermatitis“ genannt, die je nach Schule gleichberechtigt nebeneinander oder als unterschiedliche Stadien desselben Krankheitsbildes bzw. gänzlich unabhängig voneinander gebraucht werden.

In den Angaben zur Therapie stellten wir Richtlinien, nur in Ausnahmefällen einen Therapieplan auf. Arzneimittel werden üblicherweise unter der freien, internationalen Kurzbezeichnung, bei einigen Präparaten unter dem Handelsnamen geführt. Geschützte Warennamen (Warenzeichen) sind nicht als solche gekennzeichnet. Aus dem Fehlen der entsprechenden Hinweise kann nicht geschlossen werden, daß es sich um einen freien Warennamen handelt.

In der Bearbeitung der einzelnen Begriffe stützten wir uns auf die gängigen deutsch- und englischsprachigen dermatologischen Standardwerke, griffen aber bei seltenen Krankheitsbildern auch auf die

Primärliteratur zurück. Die verwendeten Standardwerke sind in einem Addendum aufgelistet.

Die Bewältigung des umfangreichen Stoffgebietes erforderte eine intensive Teamarbeit.

Unser Dank gilt all jenen, die uns in unserer Arbeit unterstützt haben, insbesondere unseren Sekretärinnen Frau M. Raschke und Frau S. Kossler für die umfangreiche Schreibarbeit und die Hilfe beim Korrekturen korrigieren. Für das Korrekturlesen danken wir ebenfalls Frau U. Albrink und Frau Dr. med. D. Altmeyer.

Den Fotografen der Universitätshautklinik Frankfurt, Herrn O. Schultka und Herrn J. Koppelmeyer, sowie den Fotografinnen der Universitätshautklinik Bochum, Frau B. Greifenberg und Frau G. Schmitz-Ferst, danken wir für die Erstellung des Bildmaterials. Herrn Prof. H. Zaun danken wir für das Überlassen von Bildmaterial aus dem Archiv der Universitätshautklinik Homburg/Saar. Unser Dank gilt ebenfalls dem Springer-Verlag für die großzügige Ausstattung des Lexikons sowie Herrn Dr. Wieczorek, der uns stets ein hilfreicher Ansprechpartner war.

Der enge wissenschaftliche Kontakt zu anderen Staaten wird auch in Zukunft den ständigen Zufluß neuer Begriffe unterhalten und fördern. Die Aktualität dieses Buches kann somit nur von begrenzter Dauer sein, was uns als Autoren zu einer ständigen Erfassung und Einordnung der neuen Nomenklatur, sowie zu aktuellen Ergänzungen dieses Erstlingswerkes veranlassen muß. Wir möchten den aufmerksamen und interessierten Leser dazu anregen, uns Korrekturen und Ergänzungsvorschläge zukommen zu lassen. Wir wollen alle Anregungen gerne prüfen und gegebenenfalls in einer Neuauflage berücksichtigen.

Bochum/Frankfurt, im Juli 1986 Die Autoren

Abkürzungsverzeichnis

A.	Arterie
a.	auch
Abb.	Abbildung
Ätio	Ätiologie
bes.	besonders
BSG	Blutkörperchensenkungsgeschwindigkeit
bspw.	beispielsweise
ca.	zirka
chron.	chronisch
cm	Zentimeter
d.	der, die, das
DD	Differentialdiagnose
Def	Definition
d. F.	der Fälle
d. h.	das heißt
Diag	Diagnose
DIF	direkte Immunfluoreszenz
Err	Erreger
evtl.	eventuell
g	Gramm
ggf.	gegebenenfalls
Gy	Gray
Hist	Histologie
i.c.	intrakutan
i. e. S.	im engeren Sinne
IIF	indirekte Immunfluoreszenz
Ind	Indikation
insbes.	insbesondere
i.m.	intramuskulär
i. S.	im Serum
i.U.	im Urin
i.v.	intravenös
kg	Kilogramm
KG	Körpergewicht
Klin	Klinik
Komp	Komplikation
Lab	Labor
Lok	Lokalisation
M	Morbus
Man	Manifestation
m	männlich
m	Meter
mg	Milligramm
mm	Millimeter
NN	Nebenniere
NNR	Nebennierenrinde
o. g.	oben genannt
Prog	Prognose
s.	siehe
s. a.	siehe auch
s.c.	subcutan
sog.	sogenannt
Sol.	Solutio
s. u.	siehe unten
Syn	Synonyma
Tab.	Tabelle
Tct.	Tinctura
Ther	Therapie
u.	und
u. a.	und andere
Ungt.	Unguentum
usw.	und so weiter
u. U.	unter Umständen
V.	Vene
v. a.	vor allem
var.	varia
vgl.	vergleiche
Vork	Vorkommen
w	weiblich
z. B.	zum Beispiel
z. N.	Zustand nach
z. T.	zum Teil
z. Z.	zur Zeit

A

Aa
Syn: Ana partes aequales (zu gleichen Teilen)
Def: Hinweis auf ärztlichen *Rezepturen, daß alle für eine Arzneimischung angegebenen Bestandteile in gleichen Gewichtsanteilen verwendet werden sollen.

Aarskog-Syndrom
Syn: Facial-digital-genital-syndrome
Def: Intersextyp mit geteiltem, um die Peniswurzel verlaufendem *Hodensack und Retentio testis. Minderwuchs nach dem 4. Lebensjahr.

ABCD-Regel
Def: Regel zur Beurteilung der Dignität pigmentierter Hautveränderungen bzw. *Naevuszellnaevi nach den folgenden Kriterien:
A Asymmetry (ungleiche Hälften auf beiden Seiten einer gedachten Mittellinie)
B Border irregularity (unregelmäßige Begrenzung)
C Colour variation (Farbveränderung), v. a. Auftreten von Schwarz-, Grau-, Rottönen, Abblassung einzelner Anteile. Wichtigstes Kriterium.
D Diameter (Durchmesser): mehr als 5 Millimeter oder Größenwachstum.
Wenn alle vier Kriterien erfüllt sind, ist eine pigmentierte Hautveränderung hochgradig verdächtig auf ein *malignes Melanomˆ.

Abdominalglatze
Syn: Bauchglatze
Def: Verlust der Bauchbehaarung, Vorkommen v. a. bei Leberzirrhose. Gleichzeitiger Verlust der Achselhaare = Zeichen von Chvostek.

Abdominalhoden
s. *Retentio testis

Aberrierte Brust
s. akzessorische Mammaˆ

Aberrierte Brustwarze
s. akzessorische Mamilleˆ

Abklatschgeschwür
Syn: Kissing ulcer, s. a. Abklatschschanker
Def: Ein bei engem Kontakt zwischen 2 gegenüberliegenden Organflächen von einer Seite auf die andere übergreifendes Geschwür. Im dermatologischen Sprachgebrauch in erster Linie für syphilitische Primäraffekte (*Syphilis acquisita) gebraucht.

Abklatschschanker
Syn: Sukzessivschanker
Def: Weiterverimpfung der Spirochäten beim Primäraffekt der *Syphilis auf benachbarte Hautpartien (s. a. Abklatschgeschwür).

Abnutzungsdermatose
s. *toxisches Kontaktekzemˆ

Abrikossof-Tumor
s. granuläres Neuromˆ

Abscès-tubereux de l'aiselle
s. Hidradenitis suppurativa

Abseuchungstuberkulose
s. Tuberculosis miliaris ulcerosa mucosae et cutis

Abschürfung
s. Exkoriation

Abszeß
Def: Mit Gewebseinschmelzung einhergehende granulozytäre (eitrige) Entzündung mit lokalisierter, abgekapselter Eiteransammlung, die von der Umgebung durch die sog. pyogene Membran abgetrennt ist. Abszedierende Entzündungen der Haut sind z. B.:

- *Furunkel
- *Karbunkel
- *Hidradenitis suppurativa
- Abszesse im Anschluß an Verletzungen

Err: Meist Staphylokokken (v. a. Staphylococcus aureus), seltener E. coli, Proteus mirabilis oder Mischflora.
Klin: Klassische Entzündungszeichen (Tumor, Rubor, Dolor, Calor) und Fluktuation. Pulssynchron klopfende Schmerzen.
DD: Spezifische Infektionen (Senkungsabszeß, kalter Abszeß), Tumor, Phlegmone.
Ther: Ausreichende Inzision und Drainage; penicillinasefestes Penicillin, nach Antibiogramm.

Abszeß der Bartholinischen Drüsen
s. Bartholinitis

Abszeß, kalter
Def: Tuberkulöser *Abszeß, ausgehend von einer verkäsenden Organtuberkulose.
s. a. Tuberculosis cutis colliquativa, Tuberkulose

Abszeß, perianaler
s. periproktitischer Abszeß^

Abszeß, periproktitischer
Syn: Perianaler Abszeß, Analabszeß
Def: *Abszeß im Analbereich.
Ätio: Meist Folgeerscheinung eines intersphinkteren Mikroabszesses (Primärabszeß), dessen Ausgangspunkt stets eine intraanale Infektion ist. Ausbreitung des Mikroabszesses über vorgegebene Spalträume oder auf dem Lymphweg.
Lok: Perianal, ischiorektal, pelvirektal
Klin: Defäkationsschmerz, Druck- oder Spontanschmerz, entzündliche Rötung oder Schwellung.
Ther: Primäre Inzision, T-förmiger Hilfsschnitt bis zum Primärherd.
Komp: *Analfistel

Abszeß, pilonidaler
s. Pilonidalsinus

Abszeß der Schweißdrüsen
s. Hidradenitis suppurativa

Abt-Letterer-Siwe-Krankheit
Syn: M. Letterer-Siwe, akute Retikuloendotheliose
Def: Akute, generalisierte, maligne Verlaufsform der *Histiozytosis X im frühen Kindesalter.
Man: Meist Säuglinge und Kleinkinder, selten Erwachsene
Lok: Bevorzugt seborrhoische Zonen: behaarter Kopf, Gehörgänge, Nasolabial- und Perioralregion, obere und mittlere Rumpfanteile, v. a. im Bereich der Schweißrinnen.
Klin: Disseminierte Eruption kleiner, flacher, gelb-bräunlicher Papeln mit schuppender bis krustöser Oberfläche. Neigung zu nekrotischem Zerfall und petechialen Blutungen, Narbenbildung.
Obligat Lymphknotenschwellung, Hepatosplenomegalie, Fieber, zunehmende Anämie.
Fakultativ Lungenbeteiligung (Husten, Dyspnoe, radiologisch miliäre Sprenkelung), Osteolysen.
Hist: Dichtes subepidermales Infiltrat aus großen, atypischen histiozytoiden Zellen sowie Lymphozyten und evtl. Eosinophilen mit deutlichem Epidermotropismus.
Elektronenmikroskopie: Nachweis von Langerhanszellgranula in den histiozytoiden Zellen.
DD: *Seborrhoisches Ekzem^, *familiäre hämophagozytische Lymphohistiozytose^, *Dyskeratosis follicularis, Leukämien.
Ther: Chemotherapie mit Zytostatika und hochdosierten Kortikoiden. Antibiotika, Bluttransfusionen, Vitamine. Äußerlich symptomatisch, z. B. mit Lotio zinci, Kortikoidcreme oder -lotio.
Prog: Je akuter der Beginn und je ausgedehnter die interne Beteiligung, desto schlechter die Prognose. Unbehandelt letal, durch zytostatische Therapie langzeitige Remissionen möglich (s. a. Histiozytosis X).

Lit: Elema JD, Poppema S (1978) Infantile histiocytosis X (Letterer-Siwe disease). Cancer 42:555–565

Abtropfungsnaevus
s. Junktionsnaevus

Acanthia
Syn: Cimex
Def: Gattung der Bettwanzen, i. e. S. gebraucht für die „gemeine Bettwanze", Cimex lectularius (*Cimicose).
s. a. Wanzen

Acanthocheilonemiasis
Def: Im tropischen Afrika und Südamerika verbreitete Infektion mit Acanthocheilonema perstans bzw. streptocerca.
Klin: Geringe klinische Symptomatik; selten subkutane Schwellungen, Pruritus, Urtikaria, Schwellungen des Skrotums und der Extremitäten.
s. a. Filariose
Diag: Mikrofilarien im Blut, selten erwachsene Filarien im subkutanen Binde- und Fettgewebe.
Ther: Diäthylcarbamazin 2 mg/kg KG 4 × tägl. über 10 Tage. Meist sind 8–9 Zyklen in 3 wöchigen Abständen notwendig.

Acanthoma Degos
s. Klarzellenakanthom

Acanthoma fissuratum
s. Granuloma fissuratum

Acanthoma, pale cell
s. Klarzellenakanthom

Acanthome à cellule claire
s. Klarzellenakanthom

Acanthosis circumporalis pruriens
s. Fox-Fordycesche Krankheit

Acanthosis nigricans
Syn: Dystrophia papillaris pigmentosa, Schwarzwucherhaut
Def: Klinisch-beschreibender Begriff für grau-braune, papillomatös-hyperkeratotische Wucherungen der Haut v. a. der großen Gelenkbeugen als seltenes Symptom verschiedener Grunderkrankungen. Mehrere benigne Formen werden von einer malignen Form (*kutane Paraneoplasie^) abgetrennt (s. Tabelle):

Tabelle: Klassifikation der **Acanthosis nigricans** (nach Braun-Falco et al. 1984)

Merkmale	Benigne Formen			maligne Form
	Acanthosis nigricans benigna	Acanthosis nigricans benigna bei erblichen Syndromen	Pseudocanthosis nigricans	Acanthosis nigricans maligna
Vererbung	Unregelmäßig dominant	Wie das Syndrom	–	–
Geschlecht	Gynäkotropie	m = w	leichte Gynäkotropie	m = w
Beginn	Kindheit bis Pubertät	Kindheit bis Pubertät	Jugendliche und Erwachsene	Erwachsene, meist nach dem 40. Lebensjahr
Ausprägung	Gering. Selten an den Extremitäten oder Schleimhäuten. Regressionstendenz nach der Pubertät.	Gering. Selten an den Extremitäten oder Schleimhäuten.	Gering. Dunkler Hauttyp. Hautanhänge in den Beugen.	Schwer. Starke Pigmentierung. Häufig Extremitäten und Schleimhäute betroffen. Pruritus. Progredient.
Assoziierte Symptome	Keine	Erbliche Syndrome	Fettsucht	Maligne Neoplasie (Adenokarzinom)

- *Acanthosis nigricans benigna
- *Acanthosis nigricans benigna assoziiert mit erblichen Syndromen/ endokrinologischen Störungen
- *Pseudoacanthosis nigricans
- *Acanthosis nigricans maligna

Lok: Achselhöhlen, seitliche Hals- und Nackenpartien, Inguinal- und Genitoanalregion; seltener Augenlider, Naseneingang, Ellenbeugen, Kniekehlen, Nabel. Befall von Palmae, Plantae, Mundschleimhaut und Zunge hauptsächlich bei der *Acanthosis nigricans maligna.
Klin: Zunächst gelbbraune bis schwarze Hyperpigmentierung, später flächenhafte, samtartige, papillomatös-verruziforme Verstärkung des Hautreliefs, unscharf gegen die Umgebung abgegrenzt. Evtl. Entwicklung warziger Hyperkeratosen. Die verschiedenen Formen unterscheiden sich klinisch nicht wesentlich voneinander. Meist symptomlos; bei der malignen Form häufig Juckreiz.
Hist: Papillomatose, leichte Akanthose, basale Hyperpigmentierung.
DD: *Pemphigus chronicus benignus familiaris, *Pemphigus vegetans, *Dyskeratosis follicularis, *Papillomatosis confluens et reticularis, *M. Dowling-Degos
Lit: Lang E, Schmidt R (1982) Beziehungen zwischen Acanthosis nigricans benigna und Pseudoacanthosis nigricans. Hautarzt 33:640–645
Stieler W, Plewig G (1986) Acanthosis nigricans und Leser Trélat-Zeichen bei Doppelmalignom von Magen und Mamma. Z Hautkr 62:344–366

Acanthosis nigricans benigna
Syn: Acanthosis nigricans juvenilis
Def: Idiopathische, unregelmäßig autosomal-dominant vererbte Form der *Acanthosis nigricans ohne assoziierte Symptome.
Man: Kindheit bis Pubertät, Gynäkotropie
Klin: *Acanthosis nigricans, meist geringe Ausprägung der Symptome, Rückbildung nach der Pubertät möglich.
Diag: Ausschluß der *Acanthosis nigricans maligna.
Ther: Keine

Acanthosis nigricans benigna bei erblichen Syndromen
Def: Die *Acanthosis nigricans ist Teilsymptom zahlreicher, meist autosomal-rezessiv vererbter Symptomenkomplexe. Die meisten davon gehen mit endokrinologischen Störungen, insbesondere Diabetes mellitus einher. Zelluläre Insulinresistenz wird deshalb als pathogenetischer Faktor für die Acanthosis nigricans diskutiert. Die Syndrome im einzelnen sind:

- *Bloom-Syndrom
- *Crouzon-Syndrom
- *Miescher-Syndrom
- *Prader-Willi-Syndrom
- *Rabson-Mendelhall-Syndrom
- *Generalisierte Lipodystrophie (Seip-Lawrence-Syndrom)

Man: Kindheit bis Pubertät.
Klin: Meist schwache Ausprägung der Acanthosis nigricans.
Lit: Flier JS (1985) Metabolic importance of acanthosis nigricans. Arch Dermatol 121:193–194
Matsuoka LY, Wortsmann J, Gravin J, Goldman J (1987) Spectrum of endocrine abnormalities associated with acanthosis nigricans. Am J Med 83:719–725

Acanthosis nigricans maligna
Def: Obligate *kutane Paraneoplasie, überwiegend bei Adenokarzinomen des Gastrointestinaltrakts auftretend (in 60% liegen Magenkarzinome zugrunde). Meist bereits fortgeschrittenes, metastasierendes Tumorwachstum.
Ätio: Ungeklärt, diskutiert wird ein von den Tumorzellen produziertes Polypeptid als Promotor der epidermalen Proliferation.
s. a. *Leser-Trélat-Syndrom
Man: Meist nach dem 50. Lebensjahr, keine Geschlechtsbevorzugung.

Klin: *Acanthosis nigricans, ausgedehnter Befall, evtl. Schleimhautbeteiligung, sowie Beteiligung von Palmae und Plantae. Evtl. starker Pruritus.
Diag: Subtile Tumorsuche: Sonographie des Abdomens, Röntgen-Thorax, Gastroskopie, Koloskopie, Tumormarker i. S. (CEA), evtl. Oberbauch-CT, gynäkologisches Konsil.
Prog: Abhängig vom zugrundeliegenden Tumorleiden, ungünstig. Nach Tumorentfernung gelegentlich Besserung oder Verschwinden der Acanthosis nigricans. Wiederauftreten bei Rezidiv.

Acariasis
s. Skabies

Acarophobia
s. Skabiophobie

Acarus equi
Def: Erreger der *Pferdekrätze, s. a. Milben.

Achard-Thiers-Syndrom
Syn: „Diabetes bärtiger Frauen"
Def: Manifestation einer Nebennierenrinden-Überfunktion bei Frauen: Diabetes mellitus, Stammfettsucht und *Hirsutismus.
Ätio: Basophiles Hypophysenadenom oder Nebennierenrindentumor.
Klin: Zeichen der Nebennierenrindenüberfunktion: Stammfettsucht vom Cushing-Typ, *Hirsutismus, Diabetes mellitus, evtl. Amenorrhoe und Hypertonie.
Ther: Operative Entfernung des Tumors

Acheilie
Syn: Achilie
Def: Angeborenes Fehlen einer oder beider Lippen.

Achenbach-Syndrom
s. paroxysmales Fingerhämatom

Achilie
s. Acheilie

Achorion Schönleinii
Syn: Trichophyton Schönleinii
Def: Zu den *Dermatophyten gehörender Pilz der Gattung *Trichophyton.

Achromia
Def: Angeborener oder erworbener Pigmentmangel der Haut, z. B. bei *Albinismuns, *Vitiligo, *Leukoderm.

Achromotrichie
s. Canities

Achromia parasitica
Def: Großflächige Depigmentierungen bei tropischen Dermatomykosen, z. B. *Tinea flava, *Tinea imbricata u. a.
DD: *Vitiligo

Achselhöhlenabszeß
s. Hidradenitis suppurativa

Achselvenensyndrom
s. Paget-von-Schroetter-Syndrom

Achselvenenthrombose
s. Paget-von-Schroetter-Syndrom

Ackermann-Tumor
s. Carcinoma verrucosum

Acladiosis
Def: Tropische Infektion mit einem *Schimmelpilz.
Err: Acladium castellanii Pinoy
Klin: Hautveränderungen: Scharfrandige, verkrustete Geschwüre
DD: *Sporotrichose

Acne
s. Akne

Acne decalvante
s. Folliculitis decalvans

Acne necrotique miliaire
s. Akne necroticans

Acne rosazea
s. Rosazea

Acne rosacea demodes
s. Demodikose

Acne sclerotisans nuchae
s. Folliculitis sclerotisans nuchae

Acnitis
Syn: Barthélemysche Krankheit

Def: Variante des *papulonekrotischen Tuberkulids^ im Gesicht.

Acral granulomatous dermatosis
Def: Chronisches Krankheitsbild mit akraler Pustelbildung, histologisch dermale und subkutane Abszesse sowie Granulome.
Ätio: Unklar, wird als Entität oder Variante der *Acrodermatitis continua suppurativa (Hallopeau) interpretiert.
Lit: Miyagawa S et al. (1990) Acral granulomatous dermatosis. Br J Dermatol 122:709–713

Acremoniose
s. Cephalosporiose

Acroasphyxia
s. Akrozyanose

Acrochordon
s. Fibroma molle

Acrocyanosis
s. Akrozyanose

Acrocyanosis chronica anaesthetica
Def: *Akrozyanose mit einem lästigen tauben Gefühl in den betroffenen Arealen.

Acrodermatitis chronica atrophicans (Herxheimer)
Syn: Dermatitis atrophicans chronica progressiva, Morbus Herxheimer, Dermatitis atrophicans diffusa progressiva idiopathica Oppenheim, Taylorsche Krankheit, Pick-Herxheimer-Krankheit
Def: Durch Infektion mit Borrelia burgdorferi hervorgerufene, chronische, zu ausgeprägter Haut- und Weichteilatrophie von Extremitäten führende Erkrankung.
Auftreten Monate bis Jahre nach der Infektion, gehört zum Stadium 3 der *Lyme^-Borreliose.
Man: In jedem Lebensalter möglich, v. a. 5.–6. Lebensjahrzehnt, weibliches Geschlecht bevorzugt.
Lok: Extremitäten und Akren, häufig symmetrisch

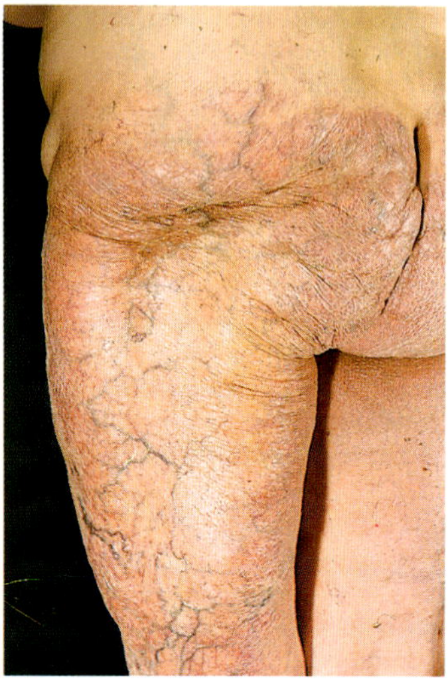

Acrodermatitis chronica atrophicans Herxheimer

Klin: Initial flächenhafte, ödematöse, lividrote Erytheme; langsamer Übergang in ausgeprägte schlaffe Atrophie mit typischer Fältelung der Haut (*Zigarettenpapierphänomen) und deutlich durchscheinenden Venennetzen. Ausbildung breiter Erythemstreifen entlang der Ulna oder Tibia möglich (sog. Ulnar- bzw. Tibiastreifen).
Besonderheiten:
- *Juxtaartikuläre fibroide Knoten (60% d. F.): kutan gelegene, harte, bis walnußgroße, evtl. verkalkende Knoten, v. a. über den Ellbogen.
- Sklerosierungen: sklerodermieartig derbe, weißlich glänzende Bindegewebsplatten, v. a. an Unterschenkeln und Fußrücken.
- Sekundäre Hautveränderungen: Verlust von Haarfollikeln, Talg- und Schweißdrüsen, trockene Haut. Neigung zu *Exsikkationsekzemen. Torpide Ulzerationen durch Bagatelltraumen. Gehäuft *Pseudolymphome, *Lipome, *Fibrome, *spinozelluläre Karzinome^, maligne *B-Zell-Lymphome^.

Lab: Starke Erhöhung der gamma-Globuline und BSG durch Stimulation des B-Lymphozyten-Systems mit Ausreifung von Plasmazellen. Hohe Antikörpertiter i. S. gegen Borrelia burgdorferi (IgG).
Hist: Perivaskuläres oder diffuses lymphohistiozytäres, plasmazellreiches Infiltrat des gesamten Koriums; Epidermisatrophie und zunehmender Verlust der elastischen Fasern.
DD: *Akrozyanose, *Pernio, *Stauungsdermatitis bei *chronisch venöser^ Insuffizienz, *zirkumskripte Sklerodermie^, *Erythromelalgie, *rheumatoide Knötchen^
Ther: Orale Therapie mit Minocyclin 1 × 200 mg/die 4 Wochen lang, alternativ Amoxicillin 3 × 500 mg/die 4 Wochen lang.
Parenteral: Penicillin G (10 Mega IE/die) oder Tetracycline (3 × 500 mg/die) über 14–21 Tage, ggfl. auch länger.

Acrodermatitis continua suppurativa (Hallopeau)
Syn: Dermatitis repens, Eiterflechte, Acrodermatitis perstans
Def: Rezidivierende, zur Mutilation führende, sterile Pustelerkrankung der Akren.
Ätio: Ungeklärt, Zusammenhang mit *Psoriasis pustulosa wird diskutiert.
Klin: Primäreffloreszenz: Subkorneal gelegene Pustel, schubweise neu aufschießende, zunächst sterile Pusteln an den Kuppen der Endphalangen der Finger und Zehen. Später: Akrale Haut- und Knochenatrophien, Verlust der Nägel.
Hist: Hyperkeratose, Akanthose, unilokuläre, intraepitheliale Pustel mit neutrophilen Leukozyten, spongiforme Degeneration der Keratinozyten im Randgebiet der Pustel.
Ther: Intern: Versuchsweise aromatische Retinoide, Acitretin initial 50 mg/die, nach 4–6 Wochen Dosisreduktion bis zur Erhaltungsdosis. In therapieresistenten Fällen ggf. Folsäureantagonisten (Methotrexat 25 mg/Woche).

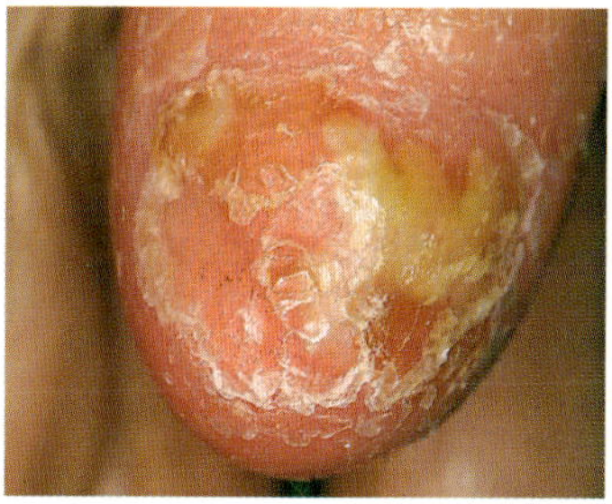

Acrodermatitis continau suppurativa Hallopeau

Extern: Feuchte Umschläge, fluorierte Glukokortikoide im Okklusivverband, ggf. *PUVA Lokal.
Prog: Chronisch-rezidivierender Verlauf, Mutilationsgefahr
Lit: Ashurst PJC (1964) Relapsing pustular eruptions of the hands and feet. Brit J Derm 76:169–180

Acrodermatitis enteropathica
Syn: Danbolt-Closs-Syndrom, Brandt-Syndrom
Def: Seltene, autosomal-rezessiv vererbte Erkrankung, bei der es aufgrund von ungenügender Absorption des in der normalen Nahrung enthaltenen Zinks zu ekzematösen Hautveränderungen an den Akren, zu *Alopezie und Diarrhoe kommt. Ähnliche Erscheinungen treten bei erworbenen *Zinkmangel-Dermatosen auf.
Ätio: Man vermutet eine fehlerhafte Bildung des normalerweise im Darm vorhandenen spezifischen Zink-bindenden Liganden; nur kleine Mengen Zink gelangen in den Blutkreislauf.
Man: Säuglinge (nach dem Abstillen, bei Flaschennahrung direkt nach der Geburt).
Lok: Symmetrisch an den Akren und Körperöffnungen (Mund, Nase, Anogenitalregion).
Klin: Schleichende Entwicklung von scharf begrenzten, mit Schuppenkrusten bedeckten, teils vesikulösen und pustulösen, psoriasiformen Erythemen. Chronische *Paronychien, *Nagel-

dystrophien. Diffuse Haarlichtung oder totale *Alopezie.
Variabel ausgeprägte chronische Diarrhoe.
Außerdem: Glossitis, Stomatitis, Heiserkeit, Blepharitis, Otitis, neurologische Störungen, Wachstumsrückstand
Hist: Unspezifisch: Diffuse Parakeratose, teilweise ballonierte Keratinozyten im oberen Teil der Epidermis, z. T. subkorneale Bläschen.
Diag: Starke Erniedrigung des Serum-Zinkspiegels. Abstrich ergibt meist Besiedlung mit Candida albicans und/oder bakterielle Superinfektion.
DD: *Epidermolysis bullosa hereditaria simplex, *Candidose
Ther: Zinkverbindungen, z. B. Zink-Sulfat 220 mg/die (enthält 55 mg Zn^{++}, Aufnahme mit der normalen Nahrung beträgt ca. 12–15 mg/die) unter Kontrolle des Serum-Zinkspiegels (normal 80–120 ug/dl) und der Zink-Ausscheidung im 24-h-Urin (normal 200–500 ug/24 h).
Prog: Sofortige Abheilung nach Therapiebeginn
Lit: Neldner KH (1987) Acrodermatitis enteropathica and other zinc-deficiency disorders. In: Fitzpatrick TB et al. Dermatology in general medicine. 3rd ed. 1613–1619

Acrodermatitis papulosa eruptiva infantilis (Gianotti-Crosti)
Syn: Gianotti-Crosti-Syndrom, infantile papulöse Akrodermatitis, papular eruptions of infants

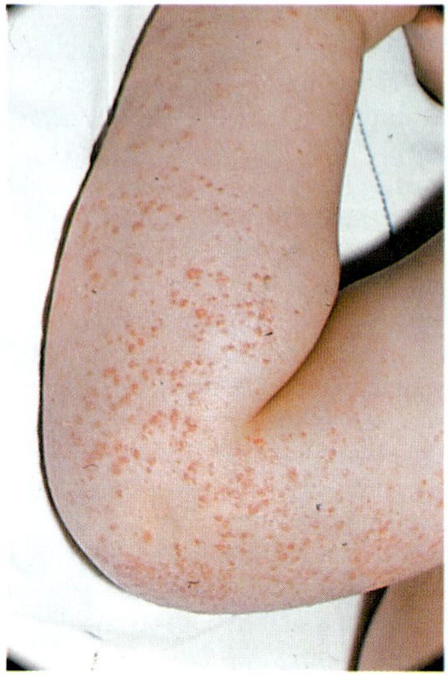

Acrodermatitis papulosa eruptiva infantilis

Def: Bei Kleinkindern im Zusammenhang mit einer Hepatitis-B-Infektion auftretendes papulöses Exanthem (wahrscheinlich Virusid, *Id-Reaktion, auf Hepatitis-B-Antigene).
Lok: Bevorzugt Gesicht, Extremitätenstreckseiten, Gesäß (symmetrisch). Rumpf meist ausgespart.
Klin: Schubweise auftretende, rote, konfluierende, lichenoide, stecknadelkopf- bis linsengroße Papeln. Kein Juckreiz. Evtl. flüchtiges morbilliformes Exanthem.
Generalisierte Lymphknotenschwellung, Hepatomegalie (anikterische Hepatitis).

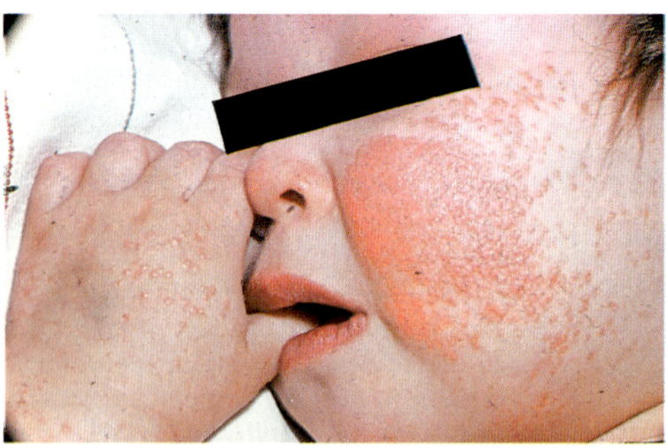

Acrodermatitis papulosa eruptiva infantilis

Lab: Relative Monozytose, Serumtransaminasenerhöhung, positive Hepatitis-B-Serologie.
DD: *Infektiöse Mononukleose^, *Morbus Abt-Letterer-Siwe, *Lichen ruber planus, *Infantiles akrolokalisiertes papulo-vesikulöses Syndrom
Ther: Symptomatisch mit leicht fettenden Externa.
Prog: Spontanheilung ohne Rezidivneigung nach etwa 20 bis 25 Tagen
Lit: Gschnait F, Brenner W (1978) Die Akrodermatitis papulosa infantilis und das infantile akrolokalisierte papulovesiculöse Syndrom. Z. Hautkr. 53:125–131

Acrodermatitis perstans
s. Acrodermatitis continua suppurativa (Hallopeau)

Acrodynia
Syn: Akrodynie, Feersche Krankheit, vegetative Neurose der Kleinkinder, Rosa-Krankheit, Swift-Syndrom, Selter-Swift-Feersche Krankheit, Pink Disease
Def: Wahrscheinlich durch Quecksilberintoxikation verursachte Stammhirnenzephalopathie mit Haut- und multiplen Organsymptomen bei Kleinkindern.
Man: 5. Lebensmonat bis 5. Lebensjahr
Klin: Initial Wesensveränderungen: Weinerlichkeit, zunehmende Apathie, evtl. *Trichotillomanie.
Nach 2–4 Wochen typische Hautsymptome: Kalte, feuchte, zyanotische, geschwollene Hände und Füße mit groblamellöser palmoplantarer Desquamation. Evtl. generalisierte, juckende Erytheme. Starke Hyperhidrose bis hin zur *Miliaria rubra. In schweren Fällen Verlust der Haare, Nägel und Zähne.
Internistische Symptome: Tachykardie, arterielle Hypertonie, starke Schwankungen des Blutzuckerspiegels, allgemeine Muskelschwäche, Schlafstörungen, Gewichtsverlust. Photophobie, Konjunktivitis. Evtl. schmerzhafte Parästhesien. Die Kinder reiben ständig Hände und Füße, Automutilation kommt vor.
Lab: Quecksilber i. S. und i. U. erhöht.
DD: *Miliaria rubra, *Erythema scarlatiniforme desquamativum recidivans
Ther: Versuchsweise Vitamin-B-Gabe. Meiden von Quecksilber. Bei *Quecksilberintoxitation BAL.

Acroerythrosis indolens Bechterew
Syn: Akroangioneurosis Stölzner
Def: Hereditäre, im Jugendalter auftretende, juckende, permanente Hautrötung an Händen, Füßen, Gesicht und Augen.
DD: *Acroerythrosis paraesthetica, *Akrozyanose, *Acrodynia, *Erythromelalgie, *Burning-feet-Syndrom, *Pellagra

Acroerythrosis paraesthetica
Def: Polyätiologisches Syndrom mit *Akrozyanose und Parästhesien.
DD: *Acroerythrosis indolens Bechterew, *Acrodynia, *Erythromelalgie, *Pellagra

Acrogeria Gottron
Syn: Familiäre Akrogerie Gottron, Gottron-Syndrom I
Def: Wahrscheinlich autosomal-rezessiv vererbte Atrophie von Haut und subkutanem Fettgewebe im Bereich der Akren.
Man: Ab Geburt oder in den ersten Lebenswochen.
Lok: Gesicht und Akren
Klin: Atrophische Gesichtshaut, regionaler Fettschwund, oft scharlachähnliches Erythem, Mikrognathie, Akromikrie, evtl. infantiles Skelett der distalen Extremitäten. Kombination mit *progressiver systemischer Sklerodermie^ möglich.
DD: *Progeria infantilis
Ther: Nicht bekannt

Acrokeratoelastoidosis marginalis
s. Akrokeratoelastoidose

Acroosteopathia ulcero-mutilans familiaris
s. Acropathia ulcero-mutilans familiaris

Acropathia ulcero-mutilans acquisita
s. Acropathia ulcero-mutilans non-familiaris (Bureau-Barrière)

Acropathia ulcero-mutilans et deformans pseudosyringomyelitica
s. Acropathia ulcero-mutilans non-familiaris (Bureau-Barrière)

Acropathia ulcero-mutilans familiaris (Thévenard)
Syn: Acroosteopathia ulcero-mutilans familiaris, primäre neuropathische Akrodystrophie, familiäre Akroosteolyse, Thévenard-Syndrom, kongenitale sensorische Neuropathie
Def: Degeneration der peripheren Nerven der hinteren Rückenmarkswurzeln ungeklärter Ursache mit konsekutiver Polyneuropathie und Auftreten schmerzloser, tiefer Ulzerationen (*Malum perforans) an Füßen und Händen.
Ätio: Autosomal-dominanter Erbgang, geringe Penetranz, variable Expressivität.
Man: 2.–3. Lebensjahrzehnt, selten im Kindesalter. Männliches Geschlecht bevorzugt.
Lok: Untere Extremitäten, weniger stark ausgeprägt auch obere Extremitäten.
Klin: Symmetrisch angeordnete, strumpfförmige Empfindungsstörung für Schmerz, Temperatur und Berührung, gelegentlich Pyramidenzeichen (Babinski positiv). Häufig abgeschwächte Sehnenreflexe. Schmerzlose Ulzera (zunächst meist ein-, später beidseitig), v. a. an druckbelasteten Arealen. *Akrozyanose und Schwellung von Fingern und Zehen. *Akroosteolysen, Osteoporose.
Evtl. Muskelatrophien, Senkfüße, Spreizfüße.
DD: *Syringomyelie, *Acropathia ulcero-mutilans non-familiaris, *Tabes dorsalis, *Lepra, Polyneuropathien (Alkohol, Diabetes mellitus, Vitamin-B1-Mangel)
Ther: Symptomatisch: Vermeidung örtlicher mechanischer Reize, Anleitung zur täglichen genauen Selbstuntersuchung auf kleinste Verletzungen, Behandlung der Ulzera mit antiinfektiösen und wundheilungsfördernden Substanzen. Zusammenarbeit mit Neurologen und Orthopäden.
Prog: Langsam progredienter Verlauf, meist relativ gutartig (keine ausgeprägten Verstümmelungen).
Lit: Kind R (1976) Zum Syndrom der Akroosteopathia ulcero-mutilans Thévenard. Z Hautkr 51:927–932

Acropathia ulcero-mutilans non-familiaris (Bureau-Barrière)
Syn: Acropathia ulcero-mutilans acquisita, nicht familiäre Syringomyelie-artige ulzeromutilierende Akropathie, Bureau-Barrière-Syndrom, Acropathia ulcero-mutilans et deformans pseudo-syringomyelitica
Def: Nicht familiäre, im Rahmen einer Polyneuropathie (meist aethyltoxischer Genese) auftretende neurotrophische Ulzerationen und mutilierende *Akroosteolysen an Füßen und Händen.
s. a. Acropathia ulcero-mutilans familiaris.
Ätio: Unbekannt, provozierender Faktor: Chronischer Alkoholismus, wahrscheinlich multifaktoriell bedingt.
Man: Vor allem Männer zwischen dem 40. und 50. Lebensjahr
Lok: Füße (Ulzera v. a. plantar über der Basis der Zehengrundgelenke und der Fußphalangen). Meist symmetrisch.
Klin: Tiefe, wie ausgestanzt wirkende, schmerzlose Ulzerationen mit hyperkeratotischem Randwall (Collerette cornée). Strumpfförmige Polyneuropathie, häufig mit dissoziierten Empfindungsstörungen.
Reaktionslose Osteolysen der belasteten Vorfußanteile. Verlust der thermischen Sensibilität, Hyperhidrose, fehlender Achillessehnenreflex. Elephantiasis-artige Gewebshypertrophie, ödematös-verruköse Veränderungen,

*Pachydermie, gehäuft rezidivierende *Erysipele.
Lab: Anämie, Dysproteinämie
DD: *Acropathia ulcero-mutilans familiaris
Ther: Behandlung des Grundleidens, vor allem des Alkoholismus.
Extern: Antiinfektiös, wundheilungsfördernd. Versorgung mit orthopädischen Schuhen. Behandlung der Polyneuropathie.
Lit: Köhn FM, Malek B, Schill WB (1991) Acroosteopathia ulceromutilans Bureau-Barriere. Akt. Dermatol. 17:39–42

Acropustulosis infantilis
s. infantile Akropustulose^

Acrosclerosis
s. Sklerodaktylie

Actinic reticuloid
s. aktinisches Retikuloid

Actinocheilitis
s. Cheilitis exfoliativa actinica

Acute irritant contact dermatitis
s. akutes toxisches Kontaktekzem^

Adalin-Purpura
s. Purpura pigmentosa progressiva

Addison, M.
Syn: Bronzehautkrankheit, Melasma suprarenale
Def: Primäre, chronische Nebennierenrindeninsuffizienz.
Ätio: Am häufigsten Destruktion der NNR durch Autoimmunprozesse, seltener durch Karzinommetastasen, *Tuberkulose, *Amyloidose, *Waterhouse-Friderichsen-Syndrom.
Klin:
- Generalisierte braune Hyperpigmentierung mit Betonung der lichtexponierten Bereiche (initial von normaler Sonnenbräune nicht zu unterscheiden) und der physiologisch zu stärkerer Pigmentierung neigenden Areale: Achselhöhlen, Mamillen-, Genitalbereich; Pigmentierung von Handlinien, Narben, Druckstellen; grau-bräunliche Schleimhautpigmentierungen (infolge von vermehrter ACTH- und damit gleichzeitig MSH-Sekretion).
- Schwäche und rasche Ermüdbarkeit
- Gewichtsverlust und Dehydratation
- Arterielle Hypotonie

Ferner Übelkeit, Salzhunger, Neigung zu Spontanhypoglykämie, porzellanweiße Nägel, Verlust der Sekundärbehaarung, Hyperhidroseneigung. Variable Ausprägung der Symptomatik bis hin zur unerwartet auftretenden Addison-Krise mit Schocksymptomen.
Diag: Kortisol i.Pl. und 24-h-Urin, kein Anstieg der NNR– Hormone im ACTH-Stimulationstest, NNR-Autoantikörper, bildgebende Diagnostik der Nebenniere.
DD: *Hämochromatose, *Melanoerythrodermie, *Argyrie, *Porphyria cutanea tarda, *Arsenmelanose, ACTH und/oder MSH produzierende Hypophysentumoren oder Mediastinalkarzinome.
Ther: Dauersubstitution mit 37,5 mg/die Kortisonacetat oder 25 mg/die Hydrokortison (2/3 der Dosis morgens, 1/3 abends) und 0,1–0,2 mg/die Fludrokortison, Dosisanpassung bei Belastungen.

Addison, weißer
Def: 1. Bezeichnung für den *M. Addison ohne oder mit geringer Pigmentierung. Vorkommen bei sehr hellhäutigen Menschen mit fehlender Stimulierbarkeit der Melanozyten.
2. Bezeichnung für sekundäre und tertiäre Formen des Hypokortisolismus (Insuffizienz von Hypophysenvorderlappen oder Hypothalamus), bei denen die Haut aufgrund von verminderter ACTH- und damit auch MSH-Sekretion blaß, pigmentlos, wächsern erscheint.

Additiva, Nahrungsmitteladditiva
s. *Nahrungsmittelallergie, *Nahrungsmittelunverträglichkeit

Adenocarcinoma apocrinocellulare epidermotropicum
s. extramammärer Morbus Paget^

Adenocarcinoma sebaceum
s. Talgdrüsenkarzinom

Adenokarzinom der Schweißdrüsen, apokrines
s. *Schweißdrüsenkarzinom

Adenokarzinom der Schweißdrüsen, ekkrines
s. *Schweißdrüsenkarzinom

Adenom der Schweißdrüsen
s. Hidradenom

Adenom, multiples endokrines
s. multiple endokrine Neoplasie^

Adenom, papilläres ekkrines
Def: Benigner *Schweißdrüsentumor, der von den Schweißdrüsengängen ausgeht.
Lit: Aloi F, Pich A (1991) Papillary eccrine adenoma. Dermatologica 182:47–51

Adenom, tubuläres der Vulva
s. Hidradenoma papilliferum

Adenoma sebaceum
Syn: Pringle-Tumor
Def: Irreführende Bezeichnung für isoliert oder im Rahmen der *Pringle-Bournevilleschen Phakomatose auftretende zentrofazial lokalisierte *Angiofibrome.
Man: Kindheit
Lok: Gesicht, symmetrisch zentrofazial, bevorzugt Nasenflügel.
Vork: Bei 90% der Patienten mit *Pringle-Bournevillescher Phakomatose über 4 Jahre.
Klin: Multiple rötlich-bräunliche, teils auch hautfarbene, weiche, glasstecknadelkopfgroße Knötchen. Akneiformes Bild.
Hist: Angiofibrom.
Diag: Ausschluß einer *Pringle-Bournvilleschen Phakomatose.
Ther: Bei kosmetischer Störung *Dermabrasion oder *Lasertherapie.
Prog: Langsame Vergrößerung und Vermehrung der Knötchen. Gehäuft Rezidive nach Therapie.

Adenoma sebaceum senile
s. senile Talgdrüsenhyperplasie^

Adenoma seboparum
Syn: Talgdrüsenadenom
Def: Benigne Tumoren der Talgdrüsen.
Lok: Vor allem im Gesicht und am behaarten Kopf
Klin: Weiche, gut abgrenzbare Knoten von 1 cm Durchmesser.
Beachte: Gehäuft multiple Talgdrüsenadenome in Kombination mit multiplen primären Innenorgankarzinomen (*Torre-Muir-Syndrom).
Hist: Gut abgegrenztes lobäres Adenom mit typischer Talgdrüsenstruktur.
Diag: Histologie
Ther: Exzision

Adenomatose der Brustwarze
s. Mamillenadenom

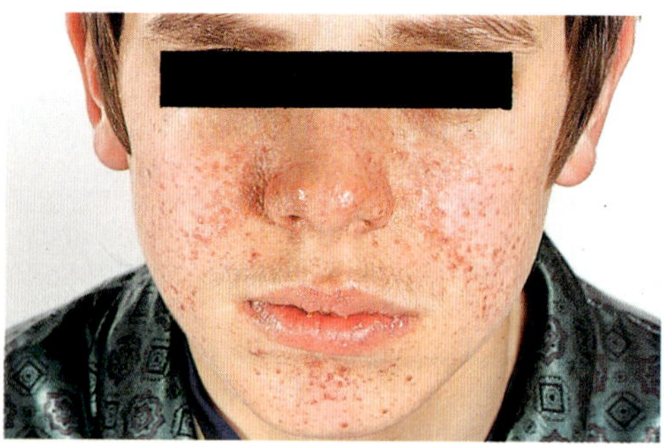

Adenoma sebaceum

Adenomatose der Mamille
s. Mamillenadenom

Adenomatose, multiple endokrine
s. multiple endokrine Neoplasie^

Adenomatosis, hereditäre
s. Gardner-Syndrom

Adernegelinfektion
s. Bilharziose der Haut

Adiponecrosis subcutanea e frigore
s. Kältepannikulitis

Adiponecrosis subcutanea neonatorum
Syn: Symmetrische Fettsklerose, subkutane Fettnekrose der Neugeborenen
Def: 2–3 Tage nach der Geburt auftretende, oft symmetrische Fettsklerose.
Ätio: Traumatisierung des subkutanen Fettgewebes bei der Geburt.
Lok: Vor allem Schulter und Gesäßregion, Wangen, proximale Extremitätenanteile.
Klin: Plattenartige, gegen die Unterlage wenig verschiebliche, subkutane Infiltrate. Darüber liegende Haut: Bräunlich-oder bläulichrot verfärbt.
Hist: Fettgewebsnekrosen, granulomatöse, fibrosierende Pannikulitis.
Komp: Septische Erweichung
Ther: Ggf. Bäder, Wärme, Watteverbände
Prog: Rückbildung nach Monaten ohne wesentliche residuäre Lipatrophien.

Adiposalgie
s. Adipositas dolorosa

Adipositas dolorosa
Syn: Adiposalgie, Lipalgie, Lipomatosis dolorosa, Dercumsche Krankheit
Def: Diffuse schmerzhafte Fettgewebsvermehrungen.
Ätio: Unbekannt
Man: Meist Frauen in der Menopause
Lok: Vor allem Rumpf, Akren
Klin: Lokalisierte Adipositas. Spontan entstehende, schmerzhafte Fettwülste, die von blauroter Haut bedeckt werden. Evtl. Pruritus, Adynamie, Apathie, psychische Störungen, Gelenkschmerzen, Nasenbluten.
Hist: Normales Fettgewebe, entzündliche Veränderungen
DD: *Elephantiasis, *Lipome, *zirkumskripte Muzinose^, *schmerzhaftes Lipödemsyndrom^
Ther: Kausale Therapie nicht bekannt.

Adnexkarzinom, mikrozystisches
Def: Maligner, ekkriner, gutdifferenzierter *Schweißdrüsentumor.
Lok: Zu 75% im Gesicht.
Klin: Langsam wachsender Tumor mit umschriebener sklerodermieformer Verhärtung oder solitärer, hautfarbener bis gelblich-rötlicher Knoten, eine Ulzeration ist ungewöhnlich.
Hist: Tubuläre Strukturen, Hornzysten, bandförmige Tumorzellstränge.
Ther: Exzision
Lit: Gartmann H, Bieß B (1991) Verruköses mikrozystisches Adnexkarzinom der Nase. Z. Hautkr. 67:148–154

Adnextumore
Def: Gut- und bösartige Neubildungen der Hautanhangsgebilde. Unterschieden werden Tumoren der apokrinen und ekkrinen Schweißdrüsen (*Schweißdrüsentumor), der *Talgdrüsen und Haarfollikel (*Haarfollikeltumor).

Adrenogenitales Syndrom (AGS), kongenitales
Def: Autosomal-rezessiv vererbter Enzymdefekt der Steroidhormonsynthese, durch den es zur vermehrten Bildung von Androgenen und demzufolge beim weiblichen Geschlecht zur *Virilisierung kommt.
Ätio: Am häufigsten 21-Hydroxylase-Mangel (Umwandlung von Progesteron zu Desoxykortikosteron bzw. von 17-Hydroxyprogesteron zu 11-Desoxykortisol). Der verminderte Kortisol-Blutspiegel führt zu einer kompensatorischen ACTH-Überproduktion und damit zur Erhöhung der Hormonmetaboliten vor dem Enzymblock (Dehydroepiandrosteron, Androstendion).

Beim AGS mit Salzverlust (s. u.) ist neben der Kortisol- auch die Aldosteron-Produktion vermindert.
Man: Ab Geburt
Klin: Insgesamt sehr variable klinische Ausprägung je nach Restaktivität des Enzyms.
Zwei Formen:
1. AGS ohne Salzverlust/einfaches AGS: Mädchen: Unterschiedlich ausgeprägte *Virilisierung des äußeren Genitale von Klitorishypertrophie bis zum fast komplett maskulinisierten Erscheinungsbild. Normale Ausbildung von Ovarien, Tuben, Uterus, Vagina.
Knaben: Penishypertrophie, *Pseudopubertas praecox.
Beide Geschlechter: Präpubertärer Großwuchs, im Erwachsenenalter Minderwuchs wegen vorzeitigem Schluß der Epiphysenfugen.
Evtl. Zeichen des Hypokortisolismus (*M. Addison^).
2. AGS mit Salzverlust:
Zusätzlich Hyponatriämie und Hyperkaliämie, metabolische Azidose (arterielle Hypotonie, Erbrechen, Gewichtsverlust im Säuglingsalter).
Diag: Nebennierenandrogene und ihre Metaboliten i. S. und i. U. (17-Ketosteroide im 24-h Urin), ACTH i. S.
DD: *Pubertas praecox vera, verschiedene Formen der *Pseudopubertas praecox.
Ther: Dauersubstitution mit Hydrokortison (20 mg/m^2 KO/die per os, aufgeteilt in 3 Dosen), bei Salzverlust zusätzlich z. B. 9-alpha-Fluorokortison (50–100 g/die per os).

Aerosolkomplex
s. *medizinische Klimatologie^

Affenfurche
s. Vierfingerfurche

Ägyptische Augenkrankheit
s. Trachom

Aglossie
Def: Angeborenes Fehlen der Zunge, im weiteren Sinne auch der Sprechfähigkeit.

AGS
s. Adrenogenitales Syndrom

Affekterythem
s. Erythema e pudore

Agammaglobulinämie
Def: Antikörpermangelsyndrom.
Man unterscheidet eine *kongenitale und eine *erworbene Agammaglobulinämie^.

Agammaglobulinämie, erworbene
Def: Familiär gehäuftes, bei jungen Mädchen und Frauen im höheren Alter einsetzendes Antikörpermangelsyndrom.
Diag: IgA, IgG und IgM erheblich vermindert
Ther: Gamma-Globulin, Antibiotika

Agammaglobulinämie, kongenitale
Def: Angeborenes Antikörpermangelsyndrom.
Brutonscher Typ: Entspricht der infantilen geschlechtsgebunden vererbten Agammaglobulinämie.
Vork: Sehr selten, nur bei Knaben
Klin: Häufig Infekte durch pyogene Bakterien, normales Abwehrverhalten gegenüber Virusinfektionen.
Diag: Weniger als 100 mg% IgG und weniger als 1% der für Erwachsene normalen Menge von IgA und IgM.
Prog: Letalität trotz Therapie bei 20% der Fälle.

Agranulozytose
Def: Reduktion oder Fehlen der Granulozyten.
Ätio: Genetisch bedingt, Leukozyten-Autoagglutinine, Einwirkung verschiedenster medikamentöser Substanzen.
Klin: Fieber, Schüttelfrost, Erbrechen, Tachykardie, Kreislaufkollaps.
Nekrotisierende und gangränöse Hauterscheinungen, vor allem an den Körperöffnungen, aphthoide Ulzerationen an der Schleimhaut, *Purpura.
s. a. Angina agranulocytotica
Hist: Unspezifische nekrotisierende Entzündung

Diag: Blutbild: Leukozytopenie, Granulozytopenie
Ther: Behandlung der Grunderkrankung, antibiogrammgerechte Antibiotikagabe, Glukokortikoidgabe bei immunologisch bedingten Formen. Vitamin C, Bluttransfusionen, Folsäurepräparate, Leberextrakte.
Extern: Antiseptische Mundspülungen, Tetracain-haltige Lösungen zur Schmerzbekämpfung, Pyoktaninpinselungen, benzocainhaltige Lösungen.

Ahornsirup-Krankheit

Syn: Ahornsirupharn-Syndrom, Menkes-Syndrom, Leuzinose, Verzweigtkettendekarboxylasemangel-Syndrom
Def: Seltene, autosomal-rezessiv vererbte Aminosäurestoffwechselstörung mit progredienten neurologischen Ausfallserscheinungen im Säuglingsalter.
Ätio: Defekt der gemeinsamen Dekarboxylase der alpha-Ketosäuren der 3 verzweigtkettigen Aminosäuren Leuzin, Isoleuzin und Valin (Anreicherung in Blut und Urin).
Man: Wenige Tage nach der Geburt
Klin: Haut: Verdickt, trocken. Stumpfe, brüchige, spärliche Haare. Im Vordergrund steht eine progrediente neurologische Symptomatik mit Trinkschwäche, Areflexie, Muskelhyper- oder hypotonie, Krampfanfällen, Spastik, schließlich Dezerebrationsstarre.
Maggiartiger Geruch des Urins (ähnlich dem amerikanischen Ahornsirup).
Diag: Screening möglich (mikrobiologischer Test auf Leuzin). O. g. Aminosäuren und ihre alpha-Ketosäuren in Serum und Urin stark erhöht.
Ther: Lebenslange Diät mit Einschränkung der verzweigtkettigen Aminosäuren.
Prog: Dauerschäden lassen sich nur bei Therapiebeginn in den ersten Lebenstagen vermeiden. Unbehandelt Tod nach wenigen Monaten.

AIDS

Syn: Aquired Immune Deficiency Syndrom, erworbenes Immunmangelsyndrom, AIDS-Vollbild.
s. a. HIV-Infektion
Def: Manifestes Immunmangelsyndrom (Stadium IV der *HIV-Infektion) mit dem Auftreten von Krankheitsbildern, die auf einen zellulären Immundefekt hinweisen und für die keine andere Ursache als die Infektion mit HIV ersichtlich ist.
Die als Indikatoren defekter zellulärer Immunität geltenden Erkrankungen werden von den Centers for Disease Control (CDC) festgelegt (ihre Anzahl stieg seit Auftreten der ersten AIDS-Fälle stetig).
Ätio: Infektion mit HIV (Humanes Immundefizienz Virus), *HIV-Infektion.
Klin: s. a. HIV-Infektion, HIV-assoziierte Dermatosen^
1. *AIDS-Related-Complex
2. opportunistische Infektionen:
a) *Pilze:*
- Pneumocystis carinii-Pneumonie: plasmazelluläre interstitielle Pneumonie durch Pneumocystis carinii;

Klin: Fieber, Dyspnoe, trockener Husten;
Diag: Erregernachweis aus Bronchiallavage oder Lungenbiopsie;
Ther: Cotrimoxazol oder Pentamidin
- oesophageale/pulmonale Candidose: *Candidose
- Kryptokokkose:

Err: Cryptococcus neoformans
Klin: Lungenbefall (Pneumonie), ZNS-Befall (Meningitis, Enzephalitis);
Diag: Erregernachweis aus Bronchialsekret, Liquor, Blut, Urin; Kapsel-Antigen-Nachweis aus Blut oder Liquor.
b) *Protozoen:*
- *Toxoplasmose:

Err: Toxoplasma gondii
Klin: Lymphknotenschwellungen, Chorioretinitis, Meningoenzephalitis.
Diag: Lymphknoten-, Hirnbiopsie
Ther: Pyrimethamin + Sulfonamid + Folsäure, Sulfadiazin, Spiramycin
- Kryptosporidiose:

Klin: Wäßrige Durchfälle

Diag: Nachweis von Oozyten im Stuhl
Ther: Spiramycin
- Isosporiasis:
Err: Isospora belli
Klin und *Diag* wie bei Kryptosporidiose
Ther: Cotrimoxazol
c) *Bakterien:*
- *Atypische Mykobakteriose^:
Err: Mycobacterium avium, kansasii, chelonei, fortuitum
Klin: Disseminierter Organbefall mit Fieber, Nachtschweiß, Lymphadenopathie, Abdominalschmerz, Kachexie
Diag: Erregernachweis in der Ziehl-Neelsen-Färbung und der Kultur aus Blut, Stuhl, Biopsiematerial
Ther: Versuch mit Ansamycin, Clofazimin, Diphenylsulfon, Gyrasehemmern, Cephalosporinen
d) *Viren:*
- *Herpes simplex: Anorektaler, oropharyngealer Befall; persistierende, evtl. ulzerierende Bläscheneruptionen ungewöhnlicher Ausdehnung.
- *Zytomegalie: Befall des Gastrointestinal-Trakts mit blutigen Diarrhoen, Lunge (Pneumonie), Augen (Retinitis), ZNS (Meningoenzephalitis).

3. HIV-Enzephalopathie:
Klin: Subakuter Verlauf mit psychomotorischer Verlangsamung, Störung der Merkfähigkeit und Gedächtnisleistung, Wesensänderung.
Diag: HIV- und Antikörpernachweis im Liquor, (CT), Ausschluß infektiöser Ursachen.
Ther: evtl. Azidothymidin
4. Malignome: Am wichtigsten sind:
- *Kaposi-Sarkom
- ZNS-Lymphome
- Non-Hodgkin-Lymphome der B-Zell-Linie, meist von hohem Malignitätsgrad, *B-Zell-Lymphome^

Diag: *HIV-Infektion
Ther: Siehe 1.–4.
Zidovudin (Azidothymidin, AZT) 500 mg/die, wenn T-Helferzellen $< 500/mm^3$
Prog: Infaust; 90% der an AIDS Erkrankten sterben innerhalb von 3 Jahren.
Lit: Kamps BS (1993) AIDS 1993. Steinhäuser Verlag, Wuppertal.

AIDS-Related-Complex (ARC)
Syn: Wasting syndrome, slim disease
Def: Positive HIV-Serologie + eines der folgenden Allgemeinsymptome: unfreiwilliger Gewichtsverlust von mehr als 10%, Fieber oder Diarrhoe länger als 1 Monat.
Entspricht Stadium 4 der *HIV-Infektion nach CDC-Klassifikation.
Prog: Entwicklung von *AIDS.

Ainhum-Syndrom
Def: Vorwiegend bei Afrikanern vorkommende zirkuläre Konstriktion distaler Exremitätenabschnitte mit nachfolgender Spontanamputation.
Ätio: Chronische Traumatisation und Infektionen (Barfußgehen), verminderte Blutversorgung werden diskutiert; fragliche Beziehung zur *Keratosis palmo-plantaris mutilans.
s. a. Pseudoainhum-Syndrom
Man: In tropischen Regionen lebende Menschen, v. a. Afrikaner mittleren Alters.
Lok: Hauptsächlich Kleinzehengrundgelenk, meist beidseits.
Klin: Zirkuläre, kontinuierlich sich vertiefende Schnürfurche, Ödem der distal davon gelegenen Phalangen, schließlich trockene Gangrän und Spontanamputation. Meist jahrelanger Verlauf.
Lit: Burgdorf HC, Goltz RW (1987) Ainhum and other forms of constricting bands (pseudoainhum). In: Fitzpatrick TB et al. Dermatology in general medicine. 3rd ed. 1031–1032

Airblocktechnik
Def: Injektion einer kleinen Menge Luft (ca. 1 ml) oder Schaum in die *Varize, um den Abfluß sklerosierender Substanzen bei der *Sklerosierung zu verzögern; hierdurch intensiver Kontakt des Verödungsmittels mit der Venenwand, damit besserer Sklerosierungseffekt.

Airborn Contact Dermatitis
Syn: Bush-Dermatitis, Mutterkraut-allergie
Def: *Kontaktallergisches Ekzem^ durch windübertragene Bestandteile von Pflanzen, hauptsächlich aus der Familie der Korbblütler, oder durch direkten Kontakt mit Pflanzenteilen.
Ätio: Für das hohe Sensibilisierungsvermögen dieser Pflanzen sind v. a. Verbindungen aus der Substanzklasse der Sesquiterpenlaktone verantwortlich. Sie kommen in Blättern und Stengeln vieler Korbblütler (Compositae), z. B. Mutterkraut, in hoher Konzentration vor. Auch in manchen Pflanzen aus anderen Familien, z. B. Lorbeer sind sie nachweisbar (Kreuzallergien). Möglicherweise auch phototoxische Begleiteffekte.
Klin: *Ekzem im Bereich der luftexponierten Areale. Im Gegensatz zu lichtinduzierten Dermatosen kommt es bei der Airborn-Contact-Dermatitis auch an den Oberlidern, retroaurikulär und unterhalb des Kinns zu ekzematösen Veränderungen.
Jahreszeitliche Abhängigkeit (Mai-September).
Diag: *Epikutantest mit den entsprechenden Pflanzen und mit dem Sesquiterpenlakton Perthenolid.
DD: *Polymorphe Lichtdermatose^, *persistierende Lichtreaktion, *aktinisches Retikuloid
Ther: Meiden des Allergens, initial Kortikoidexterna
Lit: Mensing H, Kimmig W, Hausen M (1985) Airborne contact dermatitis. Hautarzt 36:398–402.

Akanthokeratolyse
s. granulöse Degeneration^

Akanthokeratose, benigne
s. Verruca seborrhoica

Akantholyse
Syn: Acantholysis
Def: Auflösung des epidermalen/epithelialen Zellverbandes mit Einzelzellbildung und intraepidermaler Spalt- und Blasenbildung.
- aufgrund einer Alteration der Desmosomen, z. B. bei *Pemphigus vulgaris, *Dyskeratosis follicularis, *Pemphigus chronicus benignus familiaris, *transienter akantholoytischen Dermatose.
- aufgrund von Zelluntergang der Epithelzellen, z. B. bei Virusbläschen, *Impetigo, *spinozelluläres Karzinom^.

Akanthom
Syn: Acanthoma
Def: Gutartige Hyperplasie der *Epidermis und der Papillen.
Ätio: Häufig reaktiv (*Reizakanthom) oder infektiös (z. B. *Verrucae vulgares).

Akanthom, basosquamöses
s. aktivierte Verruca^ seborrhoica

Akanthome, infektiöse
Syn: Benigne, infektiöse Epitheliome, infektiöse Akanthopapillome, Virusakanthome, Viruspapillome
Def: Pathologisch-anatomischer Begriff für durch *humane Papillomviren^ hervorgerufene fibroepitheliale Neubildungen der Haut und Schleimhäute.

Akanthome, postinflammatorische (Williams)
Def: Rückbildungsfähige fibroepitheliale Tumoren nach chronischen, umschriebenen Entzündungen.

Akanthopapillom
Def: Sammelbezeichnung für fibroepitheliale Wucherungen mit *Hyperkeratose und Hyperplasie des Stratum papillare.
z. B. *Verruca seborrhoica, *Verruca vulgaris u. a.
s. a. Akanthom

Akanthopapillome, infektiöse
s. infektiöse Akanthome^

Akanthose
Syn: Acanthosis
Def: Verdickung des *Stratum spi-

nosum mit Vermehrung der Zellagen, meist Verlängerung der Reteleisten.
s. a. Proliferationsakanthose, Retentionsakanthose
Lit: Wollina U, Fünfstück V, Knopf B (1989) Akanthose-vergleichende Untersuchungen zur Immunreaktivität des Stratum basale. Akt. Dermatol. 15:246–248

Akarophobie
s. Skabiophobie

Akatalasämie
Syn: Takahara-Krankheit, Acatalasia
Def: Autosomal-rezessiv vererbte Enzymopathie mit Fehlen der Katalase in Blut und Gewebe. Das von vergrünenden Streptokokken in der Mundhöhle gebildete H_2O_2 kann nicht gespalten werden, weshalb rezidivierende Ulcera auftreten.
Vork: V. a. Japan und Korea
Man: Kindheit
Klin: Etwa 50% der homozygoten Träger haben Symptome verschieden starker Ausprägung: rezidivierende Nekrosen und Geschwüre in Mund und Rachen, Alveolargangrän, schwerste Destruktionen durch tiefreichende gangränöse Entzündungen.
Diag: Blut färbt sich bei Zusatz von H_2O_2 schwarz, Katalase i. S. erniedrigt.
Ther: Radikale Zahnextraktion, Curettage von Granulationsgewebe, Antibiotikaschutz.

Akinozoospermie
Def: Unbeweglichkeit aller Spermien.

Akladiose
s. Acladiosis

Akne
Def: Oberbegriff für papulopustulöse Erkrankungen in talgdrüsenfollikelreichen Regionen mit z. T. unterschiedlicher Ätiologie und Klinik. Hierzu gehören z. B.:
1. *Akne vulgaris, *Akne conglobata und *Akne fulminans
2. *Berufs-Akne^ (*Öl-Akne^, *Teer-Akne^, *Chlor-Akne^)
3. *Akne excoriée des jeunes filles
4. *Mallorca-Akne^
5. *Akne medicamentosa, *Röntgen-Akne^

Akne aestivalis
s. Akne, Mallorca-Akne

Akne aggregata
Def: Abszedierende Form der *Akne vulgaris.

Akne agminata
Def: *Akne vulgaris mit dichtgehäuft stehenden Effloreszenzen.

Akne, apokrine
Def: Sonderform der *Akne conglobata im genitoanalen und axillären Bereich.
s. a. Akne-Triade, Akne-Tetrade

Akne, Berufsakne
Syn: Akne occupationalis, Gewerbeakne
Def: Akneartige Hautveränderungen durch Kontakt mit Berufsstoffen.
- Schlosser: *Akne, Öl-Akne
- Straßenarbeiter: *Akne, Teer-Akne
- Elektroindustriearbeiter: *Akne, Chlor-Akne

s. a. Berufskrankheit, berufsbedingte Dermatose, Jododerm, Bromoderm

Akne, Brom-Akne
Def: *Akne nach längerem Gebrauch bromhaltiger Medikamente. Hiervon abzugrenzen ist das *Bromoderm.

Akne, Chlor-Akne
Def: Akneartige (ohne Seborrhoe) Hautveränderungen durch Kontakt mit gechlorten Naphthalinen. Durch Perchlornaphthalin: PERNA-Krankheit.
Lok: Vor allem Gesicht und Extremitäten.
Klin: Noch Monate nach der Exposition treten, besonders an Fingern und Zehen, Komedonen und Follikelzysten, sowie Hyperpigmentierungen auf.
Beachte: Begleitende Leberschäden

Akne comedonica
*Akne vulgaris

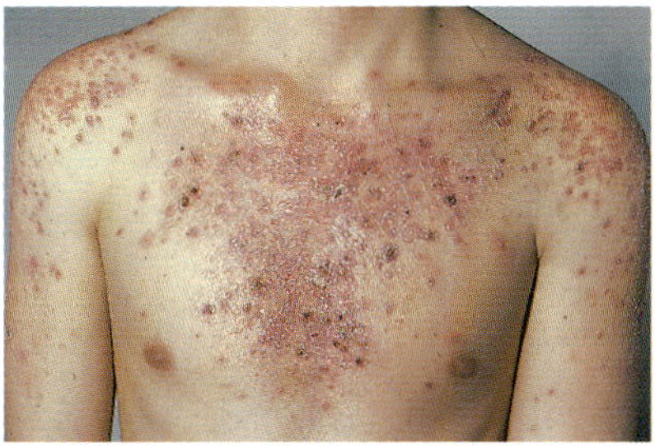

Akne conglobata

Akne conglobata
Def: Schwerste Form der *Akne vulgaris.

Lok: Prädilektionsstellen der Akne vulgaris, sowie Gesäßbacken und Anogenitalgebiet.
Klin: Gruppenkomedonen sowie schmerzhafte, konfluierende Abszesse. Fluktuierende, unterminierte, tiefliegende Höhlen und Fisteln. *Akne-Tetrade, *Akne-Triade.
Prog: Narbige, entstellende Abheilung, Brücken- und Zipfelnarben.

Akne cystica
Def: Akne, die durch Talgretentionszysten geprägt ist. Der verstopfte Talgdrüsengang staut den Talg in die weitersezernierende Talgdrüse.

Akne detergicans
s. *Akne venenata

Akne excoriée des jeunes filles
Def: Zerkratzte und maltraitierte Gesichtshaut bei jungen Mädchen mit oder ohne vorbestehender *Akne vulgaris.
Ätio: Häufig psychische Störungen.
Klin: Erosionen, Krusten, Narben und Pigmentverschiebungen. Nur wenig Komedonen.
Ther: Neben Lokaltherapie ggf. Psychotherapie.

Akne fulminans
Def: Foudroyant verlaufende Form der *Akne conglobata.
Klin: Akute febrile ulzerierende Akne conglobata mit großherdigen, eitrigen Hauteinschmelzungen. Hohes Fieber, Polyarthralgien.
Lab: BSG-Erhöhung, ausgeprägte Leukozytose.
Ther: Kortikoide, 13-cis-Retinsäure.

Akne indurata
Def: *Akne mit flächenhaften blauroten Gewebsverhärtungen und chronisch-schleichendem Verlauf. Bei tiefer Einschmelzung entstehen furunkuloide Infiltrate.

Akne inversa
Syn: Pyodermia fistulans significa
Def: Eminent chronisch verlaufende, fistelbildende *Pyodermie mit perianalem Befall, Befall des Perineuriums, der Skrotalwurzel, des Gesäßes und der Oberschenkelstreckseiten. Entität des Krankheitsbildes ist umstritten. Diskutiert werden Beziehungen zur *Perifolliculitis capitis abscedens et suffodiens, zur *Akne conglobata und zur *Hidradenitis suppurativa, dabei wird der Begriff z. T. synonym zu *Aknetriade, *Aknetetrade und *Hidradenitis suppurativa benutzt.
Ther: Systemische Antibiose, Spaltung von Abszessen, ggf. radikale chirurgische Sanierung der befallenen Areale, präoperative Fadendrainage ist als günstig beschrieben..
Lit: Küster W, Rödder-Wehrmann O, Plewig G (1991) Acne inversa. Hautarzt 42:2–8
Lange W, Düring B, Osterloh B, Lepsien G (1991) Die chirurgische Therapie der Pyodermia fistulans significa. Z. Hautkr. 67 341–344
Lentner A, Rübben A, Wienert V (1992) Klinisches Erscheinungsbild und Therapie der Pyodermia fistulans sinifica (Acne inversa). Z. Hautkr. 67 988–992

Akne infantilis
s. Akne infantum

Akne infantum
Syn: Akne infantilis
Def: Seltene, recht schwer verlaufende

*Akne bei Knaben ab dem 2. Lebensjahr.
Ätio: Unklar, erhöhte passagere Testosteronausschüttungen aus den Gonaden werden vermutet.
Lok: Wangen
Klin: Zahlreiche, entzündliche, tief gelegene Knoten, die zur Einschmelzung neigen. Komedonen fehlen häufig.
DD: *Akne venenata
Prog: Nach Monaten bis Jahren narbige Abheilung

Akne, Keloid-Akne
Def: *Akne mit Narben-*Keloiden.

Akne keloidalis nuchae
s. Folliculitis sclerotisans nuchae

Akne, Komedonenakne
s. *Akne vulgaris

Akne, Kontaktakne
s. *Akne venenata

Akne, Kosmetikakne
s. *Akne venenata

Akne, Mallorca-Akne
Syn: Akne aestivalis, Frühjahrsakne, Sommerakne
Def: Akneiforme Variante der *polymorphen Lichtdermatose^.
Man: Beginn im Frühjahr, Höhepunkt im Sommer, spontanes Abklingen im Herbst.
Lok: Sonnenexponierte Areale, vor allem Gesicht, Oberarme, Dekolleté, Rücken.
Klin: Monomorphe, derbe, kleine, follikuläre Papeln.

Akne mechanica
Def: Durch mechanische Faktoren aggravierte *Akne vulgaris.
Ätio: Meist Patienten mit *Seborrhoe und Akneneigung. Entzündung von *Komedonen, vor allem Mikrokomedonen durch mechanische Irritation.
Lok: Vor allem Gürtelregion, Hosenträgerregion, Kragenregion, Auflagestellen von Arbeitsgeräten (Geigespieler).
Klin: Follikelkeratosen mit perifollikulärer Entzündung.

Akne medikamentosa
Def: Durch Medikamente verursachte Akne: Kortikosteroide (*Akne, Steroidakne), Barbiturate, INH, Vitamin B6, Vitamin B12.
Klin: Monomorphes Bild, entzündliche, follikuläre Papeln im Bereich der seborrhoischen Zonen. Keine Komedonenbildung.

Akne necroticans
Syn: Akne varioliformis, Acné nécrotique miliaire, Folliculitis varioliformis necroticans
Def: Chronische Erkrankung mit papulonekrotischen Herden. Keine Beziehung zur *Akne vulgaris.
Ätio: Wahrscheinlich besondere Form der *Pyodermie.
Lok: Haaransatz, parietales Kapillitium, selten am Stamm.
Klin: Juckende, bis linsengroße, papulonekrotische Effloreszenzen, Abheilung unter Ausbildung varioliformer Narben.
DD: *Hydroa vacciniformis, *Akne vulgaris, *hypergische Vaskulitis^
Ther: Antibiotische alkoholische Lösungen, ggf. systemische Antibiose nach Antibiogramm.
Prog: Rezidivneigung

Akne neonatorum
Syn: Neugeborenenakne
Def: Bei Neugeborenen oder in den ersten Lebenswochen auftretende leichte, in der Regel spontan reversible *Akne.
Ätio: Familiäre Disposition, initiale Hyperaktivität der Talgdrüsen auf mütterliche Hormone.
Lok: Streng auf das Gesicht begrenzt.
Klin: Entzündliche, follikuläre Papeln an Stirn und Wangen.

Akne occupationalis
s. Akne, Berufsakne

Akne, Öl-Akne
Def: *Akne durch Kontakt mit Industrie- und Schmierölen.

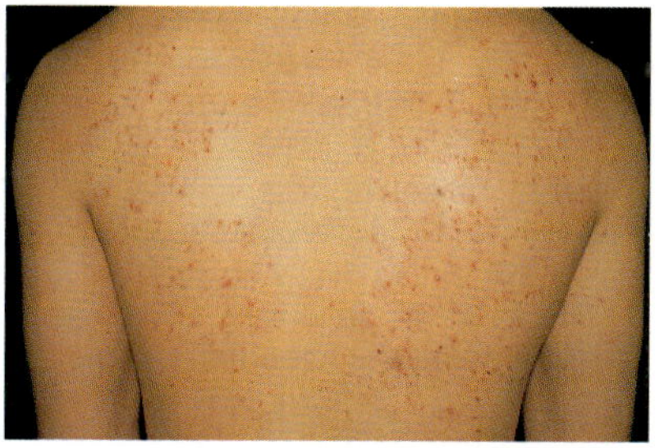

Akne papulopustulosa

Klin: Schwarze Follikelhyperkeratosen und Follikelentzündungen an Unterarm- und Oberschenkelstreckseiten.

Akne papulopustulosa
s. *Akne vulgaris

Akne, Pechakne
Def: *Akne durch Kontakt mit Pechdestillaten.

Akne picea
s. Akne, Teer-Akne

Akne, Pomadenakne
Def: Durch übermäßige Salben- oder Pastenanwendungen induziertes akneiformes Bild im Gesicht.
s. a. Akne venenata

Akne, prämenstruelle
Def: Prämenstruelle Zunahme der entzündlichen Effloreszenzen bei zugrundeliegender *Akne vulgaris.

Akne-Prurigo
s. Mallorca-Akne^

Akne, Röntgen-Akne
Def: Komedonenreaktion im Einstrahlungsfeld ionisierender Strahlen.
Ätio: Strahlen-induzierte Proliferation des Follikelepithels.
Man: Vor allem bei seborrhoischer Konstitution
Klin: Komedonen und multiple, bis reiskorngroße, hautfarbene Follikelzysten.
DD: *Basaliom, Karzinomrezidiv

Akne rosazea
s. Rosazea

Akne sclerotisans nuchae
s. Folliculitis sclerotisans nuchae

Akne, Steroid-Akne
Def: *Akne bei Nebennierenrindenüberfunktion, basophilem Hypophysenadenom. Häufiger nach Therapie mit ACTH oder Kortikosteroiden.
Klin: Monomorphes Bild, papulöse, seltener papulopustulöse Effloreszenzen, Komedonen fehlen.

Akne syphilitica
Def: Syphilitisches Rezidivexanthem mit kleinen Papulopusteln (*Syphilis).
Lok: Vor allem seborrhoische Zonen. Meist sind auch andere typische syphilitische Prädilektionsstellen (Handteller, Fußsohlen) betroffen.

Akne, Teer-Akne
Syn: Folliculitis picea, Akne picea
Def: *Akne durch Kontakt mit Teer.
Klin: *Akne, Öl-Akne.

Akne-Tetrade
Def: *Akne-Triade plus *Pilonidalsinus.

Akne-Triade
Def: Kombination aus
1. *Akne conglobata
2. *Hidradenitis suppurativa
3. *Perifolliculitis capitis abscedens et suffodiens.

Akne tropicalis
s. tropische Akne^

Akne, tropische
Syn: Akne tropicalis, Tropenakne
Def: Erneutes Ausbrechen der *Aknc unter tropischem Klima bei Männern mit Akneanamnese.
Klin: Der *Akne conglobata entsprechendes Bild.

Akne urticata
s. Prurigo simplex subacuta

Akne varioliformis
s. Akne necroticans

Akne venenata
Def: Durch chemische Verbindungen ausgelöste Kontakt-*Akne. Venenum

= Gift. In Frage kommen organische Wasserstoffverbindungen, Lipide u. a. Zur Akne venenata gehören: Akne detergicans, Kosmetik-Akne, Pomaden-Akne, Teer-Akne, Öl-Akne u. a.

Akne vulgaris

Def: Häufige, polyätiologische Erkrankung der talgdrüsenfollikelreichen Hautregionen, die sich durch *Seborrhoe, Verhornungsstörung im Follikel mit *Komedonen sowie nachfolgenden entzündlichen Papeln, Pusteln und abszedierenden Knoten auszeichnet.

Ätio: Polyätiologischer Mechanismus; genetische Faktoren, *Seborrhoe, Follikelkeratose, Bakterien, Entzündungsbereitschaft. Infolge propfartigen Verschlusses des Ausführungsganges bei gleichzeitiger Seborrhoe wird der Talg in die Follikel-Drüseneinheit zurückgestaut = Komedo (Akne comedonica). Durch eitrige Einschmelzung entstehen follikuläre Pusteln (Akne papulopustulosa). Reicht der Entzündungsprozeß bis in die Tiefe der Kutis, bilden sich furunkuloide, häufig konfluierende, schmerzhafte Infiltrate (*Akne conglobata).

Lok: Vor allem im Gesicht, auf Schultern und Rücken, im oberen Sternalbereich (seborrhoische Zonen).

Klin: *Komedonen, *Papeln und *Pusteln, Knoten, Abszesse, Zysten, *Narben.

DD: *Follikulitis, *Naevus comedonicus, medikamentöse Akne^, syphilitische Rezidivexantheme (*Syphilis acquisita), *Trichostasis spinulosa, *Elastoidosis cutanea nodularis et cystica.

Ther: 1. Extern: Komedonen: Mechanische Schältherapie, 5–20%iges Resorcin, 5–10%iger Schwefel. Medikamentöse Schältherapie mit lokalen Vitamin-A-Säure-Präparaten (0,05–1%), cave: Individuell dosieren! Sonne meiden, Therapiepause bei Entzündung.
Papulo-Pusteln:Benzoylperoxyd (3–10%), Hexachlorophen, Äthanol (50%), 1–3%ige Salicylsäure, Antibiotika (z. B. Erythromycin, Chloramphenicol)
Allgemein: Milde Reinigung, Öl in Wasser Emulsionen, Lotiones, abdeckende Maßnahmen, UV-Licht.
2. Intern: Stark entzündliche Akne: Antibiotika kurzzeitig in hohen Dosen oder als niedrig dosierte Dauertherapie, z. B. Tetracycline, Minocyclin, Erythromycin.
Ausgeprägte Akne, Therapieresistenz, Akne conglobata: Isotretionin (0,5–1 mg/kg/die, über Monate).
*Antiandrogene bei Frauen.

Lit: Surber C, Itin P (1992) Rationale Grundlagen zur modernen Lokaltherapie der Akne vulgaris. Z. Hautkr. 67:952–958
Büchner SA, Rufli T (1992) Zum Stellenwert der Antibiotika in der Aknebehandlung: Orale versus topische Anwendung. Z. Hautkr. 67:959–965
Gerny H, Lehner P (1992) Die adjuvante Behandlung der Akne: Kombination der medizinischen und kosmetischen Aknetherapie. Z. Hautkr. 67:966–968
Harms M (1992) Aknebehandlung mit systemischem Isotretinoin: Aktuelle Literaturübersicht. Z. Hautkr. 67:969–672
Gollnick H, Graupe K et al. (1992) Azalainsäure für die Behandlung der Akne: Pharmakologie, in-vitro-und in-vivo-Effekte, sowie klinische Ergebnisse und Toleranz. Z. Hautkr. 67:975–987

Akroangiodermatitis

Syn: Akroangiodermatitis Mali-Kuiper, kaposiforme Akroangiodermatitis, Mali-Syndrom

Def: Zur Gruppe der *Pseudo-Kaposi-Sarkome gehörendes Krankheitsbild bei fortgeschrittener *chronisch venöser^ Insuffizienz.

Man: V. a. 4.–6. Lebensjahrzehnt, Verhältnis m:w = 9:1

Lok: V. a. Zehen und Fußrücken; bilateral symmetrisch.
Klin: Scharf begrenzte, plaqueartige, rotbraune bis livide, infiltrierte Herde. Daneben Zeichen der *chronisch venösen^ Insuffizienz, Ödeme, Hypertrophie.
Hist: *Akanthose, Kapillarproliferationen und -erweiterungen im oberen Korium, Erythrozytenextravasate, Rundzellinfiltrate (an ein initiales *Kaposi-Sarkom erinnernd).
DD: *Kaposi-Sarkom, *Stewart-Bluefarb-Syndrom
Ther: Behandlung der *chronisch venösen^ Insuffizienz.

Akroangiodermatitis Mali-Kuiper
s. Akroangiodermatitis

Akroangioneurosis Stölzner
s. Acroerythrosis indolens Bechterew

Akroangiothrombose s. Moschcowitz-Syndrom

Akroasphyxie
s. Akrozyanose

Akrochondrohyperplasie
s. Marfan-Syndrom

Akrodermatitis, infantile papulöse
s. Acrodermatitis papulosa eruptiva infantilis

Akrodynie
s. Acrodynia

Akrodystrophie, primär neuropathische
s. Acropathia ulcero-mutilans familiaris

Akroelephantiasis
s. Marie-Bamberger-Syndrom

Akrogerie Gottron, familiäre
s. Acrogeria Gottron

Akrokalzinose
Def: Manifestation der *Calcinosis metabolica circumscripta an den Akren (v. a. Fingerbeeren, Helix des Ohres).

Akrokeratodermia hereditaria papulotranslucens
Def: Seltene Genodermatose mit durchsichtigen, flachen Papeln, vor allem an Hand- und Fußkanten, keine subjektiven Beschwerden.
Lit: Koester W, Nasemann T et al. (1985) Acrokeratodermia hereditaria papulotranslucens. Z. Hautkr. 60:211–214

Akrokeratodermia hereditaria punctatum
Def: Hautfarbene, gedellte Papeln, vor allem an Handkanten und über den Interphalangealgelenken ohne subjektive Symptome.
Hist: *Akanthose, Hypergranulose, schüsselförmige Einsenkung des Epithels. Korium unauffällig.
Lit: Werni R, Schwarz T et al. (1984) Akrokeratodermia hereditaria punctatum. Z. Hautkr. 59:37–40
Lee S, Nasemann T (1982) Akrokeratodermia hereditaria punctatum. Hautarzt 25:614–617

Akrokeratoelastoidose
Syn: Acrokeratoelastoidosis marginalis, Akrokeratoelastoidosis marginalis der Hände, kollagene Plaques der Hände und Füße.
Def: Autosomal-dominant vererbte kleinherdige Verhornungsanomalie (fragliche Beziehung zu den *Elastosen).
Man: Chronische Sonnenlichtexposition und mechanische Belastung fördert die Manifestation (Menschen, die im Freien arbeiten).
Lok: Übergangszone von Handrücken in Handinnenfläche, auch an Fußrücken und Übergangszone von Fußrücken in Fußsohlen.
Klin: Weiße oder elfenbeinfarbene, harte, glänzende, teilweise gedellte Papeln, evtl. lichenoider Aspekt, hyperkeratotische, z. T. verruköse Oberfläche: Akrokeratoelastosis verruciformis.
Hist: Elastotische Kollagenveränderungen mit begleitender Epidermisverdickung.
DD: *Xanthome
Ther: Keine
Lit: Drobnitsch I, Zombai E, Schnei-

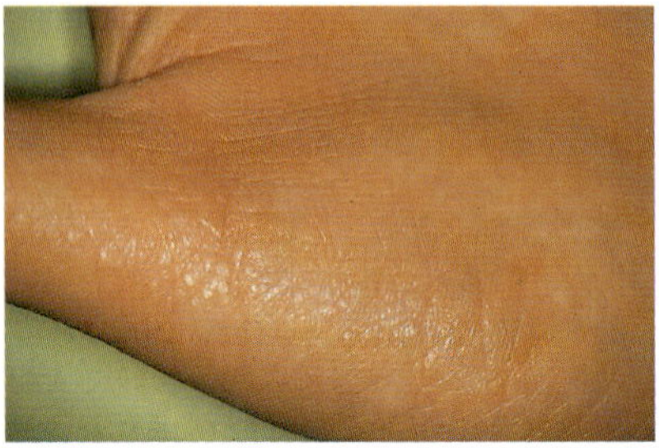

Akrokeratoelastoidose

der I (1988) Akrokeratoelastoidose. Hautarzt 39:311–313
Highet AS, Rook A, Anderson JR (1982) Acrokeratoelastoidose. Br J Dermatol 106:337–344

Akrokeratoelastoidosis marginalis der Hände
s. Akrokeratoelastoidose

Akrokeratoelastosis verruciformis
s. *Akrokeratoelastoidose

Akrokeratose, paraneoplastische (Bazex)
Syn: Acrokeratosis neoplastica, Bazex-Syndrom, paraneoplastische Acrodermatitis psoriasiformis
Def: Obligate *kutane Paraneoplasie^ mit typischen, erythematosquamösen, hyperkeratotischen Hautveränderungen an den Akren.
Man: Fast ausschließlich Männer nach dem 40. Lebensjahr. Zugrundeliegende Malignome sind v. a. Plattenepithelkarzinome (Zunge, Pharynx, Larynx, Ösophagus, Magen, Lunge).
Lok: Finger- und Zehenendglieder, Nägel, Nase, Ohrmuschel; im Spätstadium großflächige Ausbreitung auf das gesamte Integument möglich.
Klin: Schuppende, unscharf begrenzte, psoriasiforme Erytheme, später ödematöse Schwellung der Akren. Hyperkeratose des Nagelbetts mit Abhebung der Nagelplatte und nachfolgender *Onychodystrophie. Im Gesicht erythematodesähnliche Hautveränderungen.
Parallele Entwicklung von Tumor und paraneoplastischer Akrokeratose.
Hist: Unspezifisch
DD: *Lupus erythematodes, *Psoriasis vulgaris, *Pityriasis rubra pilaris
Ther: Behandlung des zugrundeliegenden Tumorleidens. Resistenz gegenüber jeglicher Lokaltherapie.
Lit: Hinzenstern v J, Kiesewetter F et al. (1990) Paraneoplastische Akrokeratose Bazex – Verlauf unter palliativer Therapie eines Zungengrundkarzinoms. Hautarzt 41:490–493
Hoepffner N, Albrecht HP, Haagen G (1992) Sonderform einer Akrokeratose Bazex bei kleinzelligem Bronchialkarzinom. Hautarzt 43:496–499

Akrokeratosis verruciformis
Syn: Hopf-Keratose, Hopf-Syndrom
Def: Seltene, autosomal-dominant vererbte Verhornungsanomalie mit *Verrucae-planae-ähnlichen Hautveränderungen v. a. an Hand- und Fußrücken. Fragliche Variante der *Dyskeratosis follicularis.
Man: Unterschiedlicher Beginn: Kleinkind- bis frühes Erwachsenenalter.
Lok: Bevorzugt Hand- und Fußrücken, seltener Unterarme, Knie, Ellbogen.
Klin: Zahlreiche linsengroße, flache, hautfarbene bis rotbraune, meist polygonale Papeln mit z. T. verruziformer Oberfläche. Durch Konfluenz entsteht ein pflastersteinartiger Aspekt. Kein Pruritus.
Hist: *Akanthose, Verbreiterung des Stratum granulosum, *Hyperkeratose. Spitzgipflige *Papillomatose.
DD: *Verruace planae juveniles, *Verrucosis generalisata, *Lichen ruber planus
Ther: Keratolytische Lokaltherapie
Prog: Übergang in ein *spinozelluläres Karzinom^ möglich.
Lit: Panja RK (1971) Acrokeratosis verruciformis (Hopf)-a clinical entity. Br J Dermatol 96:643–652

Akromegalie
Def: Klinische Manifestation einer STH-Überproduktion nach Schluß der Wachstumsfugen. (Vor Abschluß

des Längenwachstums kommt es zum Groß/Riesenwuchs).
Ätio: Überproduktion von Wachstumshormon (STH = somatotropes Hormon), meist aufgrund eines eosinophilen Adenoms des Hypophysenvorderlappens.
Klin: Vergröberung der Gesichtszüge, verdickte und faltige Gesichtshaut. Vergrößerung der Akren.
Kloßige Sprache aufgrund vergrößerter Zunge. Viszeromegalie.
Außerdem häufig Hypertonie, Sehstörungen, Karpaltunnelsyndrom, pathologische Glukosetoleranz, Hyperhidrose, *Hypertrichose.
Diag: STH i. S. erhöht, (mehrere Werte im Tagesprofil bestimmen!), Somatomedin C erniedrigt, Röntgen und CT des Schädels (Sellavergrößerung), Röntgen der Nasennebenhöhlen, Hände, Füße (Vergrößerung, Kortikalisverdickung). Vergleich mit früheren Fotographien des Patienten.
Ther: Tumorentfernung (chirurgisch oder Strahlentherapie); wenn nicht möglich, medikamentöse Hemmung der STH-Sekretion z. B. mit Bromocriptin.

Akromelalgie
s. Erythromelalgie

Akropachie
Def: Unregelmäßige Periostproliferation an den Finger- und Zehenendgliedern I–III, seltener an Metakarpalia und -tarsalia, Unterarm- und Unterschenkelknochen. Derbe Weichteilschwellungen, Behinderung der Fingerbeweglichkeit.
Ätio: Funktionsstörungen der Schilddrüse

Akropachydermie mit Pachydermoperiostose
s. Pachydermoperiostose

Akropathie, nicht familiäre pseudosyringomyelitische ulzero-mutilierende
s. Acropathia ulcero-mutilans non-familiaris (Bureau-Barrière)

Akropathie, nicht familiäre Syringomylie-artige ulzero-mutilierende
s. Acropathia ulcero-mutilans non-familiaris (Bureau-Barrière)

Akropigmentation, sogenanntes Spitzenpigment
Def: Physiologische, sich langsam zurückbildende, dunkle Brauntönung vor allem der Fingerendglieder bei Kindern bis zum 6. Lebensjahr.
DD: *Vitamin-B12-Mangel, rheumatoide Arthritis

Akropigmentation, symmetrische
Syn: Dyschromatosis symmetrica hereditaria
Def: Kleinfleckige, teilweise leukodermisch untermischte Hyperpigmentierung symmetrisch im Gesicht, an Hand- und Fußrücken mit Manifestation in der frühe Kindheit. Bisher nur bei Japanern und Koreanern beobachtet. Unterschiedliches Erbverhalten möglich.

Akropustulose, infantile
Def: An Händen und Füßen auftretende, schubweise verlaufende, mit starkem Juckreiz einhergehende, sterile Pustulose unbekannter Ätiologie bei Säuglingen und Kleinkindern.
Ätio: Unbekannt, als mögliche Auslöser gelten eine *atopische Diathese und eine *Skabies.
Man: Beginn meist in den ersten Lebensmonaten, selten konnatal. Bevorzugt bei Schwarzen.
Lok: Palmae, Plantae, Dorsalseiten von Händen und Füßen. Evtl. einzelne Läsionen an Rumpf oder Kopf.
Klin: Disseminierte, entzündlich gerötete Papeln wandeln sich rasch in Papulovesikel und schließlich in Pusteln um. Keine Konfluenz. Rückbildung der einzelnen Pustel innerhalb von 1–2 Wochen. Starker Juckreiz. Chronisch-rezidivierender Verlauf.
Hist: Intraepidermale, v. a. subkorneale unilokuläre Pusteln mit neutrophilen, teilweise auch eosinophilen Granulozyten. Perivaskuläres Rundzellinfiltrat im oberen Korium.

DD: *Erythema toxicum neonatorum, *transitorische neonatale pustulöse Melanose^, *Impetigo contagiosa, superinfizierte *Skabies, *Syphilis connata.
Ther: Kausale Therapie nicht möglich, extern symptomatisch, z. B. adstrigierende Lotio mit Eichenrindenextrakt. Unter Therapie mit DADPS (2 mg/kg/die) Unterdrückung der Hautveränderungen, Rezidiv beim Absetzen.
Prog: Spontane Abheilung zwischen dem 2. und 4. Lebensjahr.
Lit: Klein CE, Weber L, Kaufmann R (1989) Infantile Akropustulose. Hautarzt 40:501–503
Hürlimann AF, Wüthrich B (1992) Infantile Akropustulose. Z. Hautkr. 67:1073–1079

Akropustulosen
Def: Beschreibender Beriff für unterschiedliche, mit an Händen und/oder Füßen lokalisierten, sterilen Pusteln einhergehende Erkrankungen:
- *Pustulosis palmaris et plantaris
- *Psoriasis pustulosa palmaris et plantaris
- *Acrodermatitis continua suppurativa Hallopeau
- *infantile Akropustulose^

Akrosklerodermie
s. progressive systemische Sklerodermie^

Akrosom
Def: Kappenartiger Membranenüberzug von etwa 2/3 des Spermatozoenkopfes; enthält Enzyme (u. a. Hyaluronidase und Akrosin), die bei der Befruchtung der weiblichen Eizelle von wesentlicher Bedeutung sind.
Klin: Bei Fehlen des Akrosoms resultieren sog. Rundkopfspermatozoen mit Infertilität (s. a. Globozoospermie).

Akrotrichom
s. invertierte follikuläre Keratose^

Akrozephalosyndaktylie
s. Apert-Syndrom

Akrozyanose
Syn: Akroasphyxie, Acrocyanosis, Acroasphyxia
Def: Zyanotische Verfärbung und herabgesetzte Hauttemperatur der Akren aufgrund einer idiopathischen, nervalautonom bedingten Störung der Mikrozirkulation. Häufig Kombination mit einer *Livedo reticularis.
Ätio: Temperaturadaptationsstörung der Hautgefäße mit spastisch-atonischer Dysregulation der Mikrozirkulation: Arteriolenspasmus, Atonie/Dilatation der Venolen. Ursache unbekannt. Familiäre Häufung.
Man: Bevorzugt Frauen; Beginn in der Pubertät. Begünstigung durch Arbeiten in feucht-kaltem Milieu, Nikotinabusus.
Lok: Hände, Füße, evtl. auch Unterarme und -schenkel, Nase, Wangen, Ohren, Glutäen.
Klin: Diffuse, rötlich-livide Hautverfärbung, herabgesetzte Hauttemperatur. Meist *Hyperhidrose, evtl. teigige, kissenartige Schwellungen, Taubheitsgefühl, *Irisblendenphänomen.
DD: *Zyanose aufgrund innerer Erkrankungen, *Erythrocyanosis crurum puellarum, *M. Raynaud, *Raynaud-Syndrom, *paroxysmales Fingerhämatom^, *Kryoglobulinämie
Ther: Kälteschutz; Gefäßtraining durch Wechselbäder, Sauna, Massagen, sportliche Betätigung; lokale Anwendung hyperämisierender Substanzen (Nikotinsäure-, Salizylsäurederivate).
Prog: Harmlose Störung; Besserung oder Verschwinden im 3.–4. Lebensjahrzehnt.
Komp: Die Akrozyanose ist ein begünstigender Faktor u. a. für die Entstehung von *Pernionen, *Verrucae vulgares, Pilzinfektionen.

Aktinisches Retikuloid
Syn: Actinic reticuloid, Aktinoretikulose, aktinische retikuläre Hyperplasie
Def: Eminent chronische, zur Gruppe der *Pseudolymphome gehörige

Hauterkrankung, die aus einer jahrelang bestehenden, schweren *Lichtdermatose hervorgeht. Wahrscheinlich Maximalvariante der *persistierenden Lichtreaktion.
Man: Überwiegend Männer im mittleren und höheren Lebensalter.
Lok: Lichtexponierte Hautareale (v. a. Gesicht)
Klin: Chronisch ekzematöse Hautveränderungen mit erheblicher Lichenifikation und Infiltration. Übergang in *Erythrodermie (aktinische Erythrodermie) möglich. Starke Lichtempfindlichkeit im UV- und sichtbaren Lichtbereich (*MED). Schwerer Pruritus. Evtl. Lymphknotenschwellungen.
Hist: Im oberen Korium dichtes, bandförmiges Infiltrat aus großen lymphoiden Zellen, außerdem Histiozyten, Plasmazellen und eosinophilen Granulozyten. Epidermotropismus der lymphoiden Zellen bis hin zu *Pautrierschen Mikroabszessen. Das Bild erinnert an ein kutanes *T-Zell-Lymphom^.
Diag: UVA-Lichttreppe bis maximal 10 J/cm^2 (cave: extrem hohe Sensibilisierung), UVB-Lichttreppe. *Photopatchtest (mit herabgesetzter UVA-Dosis entsprechend der vorher bestimmten Erythemschwellendosis für UVA); ggf. verdächtige Substanzen mittesten (Kontaktstoffe, Medikamente), Testkonzentration zwischen 1 und 5% in Vaselinum flavum.
DD: *Photoallergisches Ekzem^, *Sézary-Syndrom
Ther: Lichtschutz. Langfristig externe ggf. auch interne Kortikoidgabe, Beta-Karotin.
Prog: Quoad sanationem ungünstig. Sehr selten Übergang in malignes *Lymphom.

Aktinomykose der Haut

Syn: Strahlenpilzkrankheit, Streptotrichosis, Leptotrichosis, Lumpy Jaw
Def: Bakterielle Infektionskrankheit durch einen in der physiologischen Mundhöhlenflora vorkommenden fakultativ pathogenen Erreger, oft Mischinfektion (Staphylokokken, Streptokokken, Pseudomonas aeruginosa, Fusobakterien u. a.).

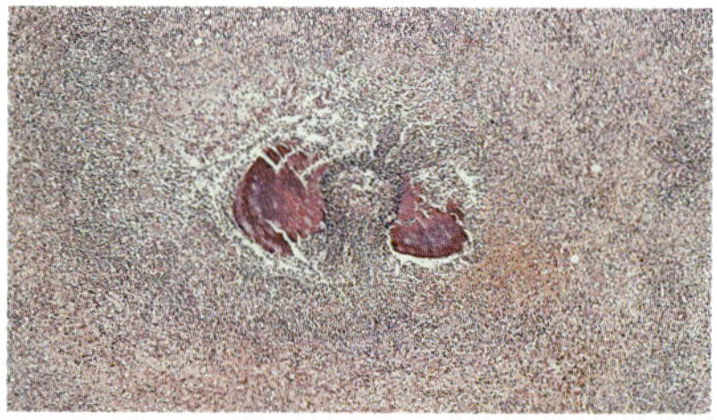
Aktinomykose, Drüse

Err: Actinomyces Israeli
Klin: Bretttharte, blau-rote Weichteilindurationen mit Fistel- und ausgeprägter Narbenbildung. Man unterscheidet drei Formen:
1. Zervikofaziale Aktinomykose (A.): Häufigste Form, ca. 80% aller Fälle.
2. thorakale A.: 13–15% der Fälle.
3. abdominale A.: ca. 3%.
Selten auch Infektion von Rektum, Perianal-Region, Knochen, Gelenken, Niere und ZNS.
Hist: Unspezifisches Granulationsgewebe mit eosinophilen Granulozyten oder *Plasmazellen. Drusen mit umgebenden leukozytenreichen Einschmelzungsnekrosen, s. Abb.
Diag: Klinik und histologischer Nachweis der *Drusen, Kultur (sehr schwierig, Sabouraund-Agar, koaguliertes Serum u. a. unter Anaerobiose).
DD: Tuberkulöse Abszesse, syphilitische *Gummen, chronische *Pyodermie, Zahnfistel, Osteomyelitis, Mundbodenphlegmone. Bei Sitz am Gesäß: *Akne conglobata.
Ther: Antibiotikatherapie nach Antibiogramm: Penicillin G (i. v. 10–12 Mio. I. E./die für 20–40 Tage, Fortsetzung oral oder i. m. über 2–3 Monate), alternativ Erythromycin (2 g/die), Tetracyclin (2–3 g/die), Fusidinsäure (2 g/die) oder Lincomycin (2 g/die). Chirurgische Sanierung der Fistelgänge.

Aktinoretikulose
s. Aktinisches Retikuloid

Aktivität
Def: Maß für die „Stärke" einer radioaktiven Substanz, gibt die Zahl der Zerfälle pro Zeiteinheit an; alte Einheit ist das *Curie, neue Einheit das *Becquerel.

Alastrim
Syn: Weiße Pocken, Kaffernpocken, Milchpocken, Milk pox, Negerpocken, Variola minor, Variola mitigata, weiße Blattern, small pox, petite vérole, Sanagapocken
Def: Heute nicht mehr auftretende mitigierte Pocken-Virus-Infektion.
Err: Abgeschwächte Dauermodifikation des Pocken-Virus: Alastrim-Virus.
Klin: Leichterer Verlauf als echte *Pocken. Bläschen, Pusteln mit milchigem Inhalt, meist narbenlose Abheilung. Geringe Immunisierung gegen echte Pocken.

Albinismus
Def: Kongenitale, meist autosomal-rezessiv vererbte Störung der Melaninsynthese bei normaler intraepidermaler Melanozytenzahl; klinisch gekennzeichnet durch eine generalisierte Hypomelanose von Haut, Haaren und Augen (okulokutaner Albinismus) oder nur der Augen (okulärer Albinismus). S. a. Leukoderm, Albinismus circumscriptus. Zahlreiche Formen werden unterschieden, darunter:
1. Okulokutaner Albinismus (OCA)
- *Tyrosinase-negativer OCA^
- *Tyrosinase-positiver OCA^
- *gelbe Mutante des OCA^
- *Hermansky-Pudlak-Syndrom
- *Chediak-Higashi-Syndrom ebenfalls Tyrosinase-*Cross-Syndrom-positiv
- *brauner OCA^
- *okulokutaner Albinoidismus^

2. Okulärer Albinismus: 5 Formen mit verschiedenem Ausprägungsgrad der Iris-Depigmentierung werden unterschieden, zusätzlich Photophobie, evtl. Nystagmus, Strabismus, Hypoplasie der Fovea centralis.

Albinismus circumscriptus
Syn: Albinismus partialis, partieller Albinismus
Def: Von Geburt an bestehende, umschriebene, scharf begrenzte pigmentlose Flecken. Wahrscheinlich fälschlicher Ausdruck für *Piebaldismus.

Albinismus, okulokutaner, brauner
Def: Nur bei Schwarzen vorkommende, autosomal-rezessiv vererbte Form des *Albinismus: mittelbraunes Haar, hellbraune Haut, blaue bis braune Iris. Photophobie und Nystagmus gering ausgeprägt. Keine Nachdunklung im Laufe des Lebens.
Diag: *Tyrosinase-positiver okulokutaner Albinismus^

Albinismus, okulokutaner, gelbe Mutante
Syn: Amish Albinism
Def: *Albinismus bei unbekanntem Defekt der Melaninsynthese (autosomal-rezessive Vererbung) mit bei Geburt weißer, später gelb-rötlicher Haar- und Hautfarbe. In der Kindheit tritt eine speichenradartige Pigmentierung der Iris auf. Sonst identisch mit *Tyrosinase-positivem okulokutanem Albinismus^.
Diag: *Tyrosinase-positiver okulokutaner Albinismus^

Albinismus partialis
s. Albinismus circumscriptus

Albinismus, partieller
s. Albinismus circumscriptus

Albinismus totalis
Syn: Okulokutaner Albinismus (*Albinismus)

1. Albinismus, Tyrosinase-negativer okulokutaner
Syn: Albinismus I
Def: *Albinismus mit autosomal-rezessiv vererbtem Defekt der Tyrosinasebildung mit konsekutiver kom-

pletter Störung der Melaninsynthese (Melanosomen reifen nur unvollständig).
Man: Kongenital, bei Menschen aller Rassen
Klin: Weißes Haar, rosafarbene, helle Haut, keine *Lentigines oder *Naevuszellnaevi. Graue bis blaue, durchsichtige Iris, Augenhintergrund vollkommen depigmentiert, ausgeprägter Nystagmus, Photophobie, stark verminderte Sehschärfe. Keine assoziierten Symptome
Diag: Tyrosinasenachweis in der Haut negativ, Inkubation von Haarwurzeln in Tyrosin ergibt keine Pigmentierung, elektronenmikroskopisch v. a. Melanosomen im Stadium I, wenige im Stadium II.
Ther: Lichtschutz, Sonnenbrille. Kausale Therapie nicht möglich.
Komp: Meist frühe Ausbildung aktinischer Keratosen (*Keratosis actinica), ausgeprägte *Elastosis actinica, Gefahr der Karzinomentwicklung (*Basaliome, *spinozelluläre Karzinome^, auch *maligne Melanome^ beschrieben).

2. Albinismus, Tyrosinase-positiver okulokutaner
Syn: Albinismus II
Def: *Okulokutaner Albinismus^ aufgrund eines unbekannten, autosomal-rezessiv vererbten Defekts der Melaninsynthese (Tyrosinase-Aktivität normal) mit stark verminderter, jedoch nicht vollkommen fehlender Pigmentierung.
Klin: Bei Geburt weißes Haar, weiße Haut; mit zunehmendem Alter leichte Pigmentierung (Haar wird blond oder rötlich). Oft zahlreiche *Epheliden und evtl. *Naevuszellnaevi. Graublaue bis hellbraune durchscheinende Iris, Augenhintergrund depigmentiert. Mäßiger Nystagmus und Photophobie, leichte Sehschwäche.
Diag: Positiver Tyrosinasenachweis in der Haut, Pigmentierung von Haarwurzeln bei Inkubation in Tyrosin, elektronenmikroskopisch Reifung von Melanosomen bis zum Stadium III.
Ther: Lichtschutz, Sonnenbrille. Kausale Therapie nicht möglich.
Komp: Gefahr der Karzinomentwicklung auf dem Boden aktinischer Schädigung (s. a. *Tyrosinase-negativer okulokutaner Albinismus^).

Albinismus, universell kompletter
Syn: Okulokutaner Albinismus (*Albinismus)

Albinoidismus, okulokutaner
Def: Autosomal-dominant vererbte Minimalvariante des *Albinismus mit weißen bis hellblonden Haaren, rosafarbener, heller Haut, blauen Irides (punktförmige Pigmentierung), diffuser, schwacher Pigmentierung des Augenhintergrunds. Kein Nystagmus, keine Photophobie, normale Sehschärfe. Keine assoziierten Symptome.

Albright-Bantam-Syndrom
s. Osteodystrophia hereditaria (Albright)

Albright-Syndrom
Syn: Albright-McCune-Sternberg-Syndrom, McCune-Albright-Syndrom
Def: Nicht erbliche Kombination von
- charakteristischen, gleichmäßig milchkaffeefarbenen, scharf begrenzten, landkartenartigen Hyperpigmentierungen von Haut- und Schleimhäuten; evtl. Dermatomen folgend
- *Jaffe-Lichtenstein-Uehlinger-Syndrom
- *Pubertas praecox mit vorzeitigem Epiphysenschluß bei weiblichen Patienten, konsekutiver Kleinwuchs. Deutliche Gynäkotropie

DD: Neurofibromatosis generalisata

Albright-McCune-Sternberg-Syndrom
s. Albright-Syndrom

Aldrich-Syndrom
s. Wiskott-Aldrich-Syndrom

Aleppobeule
s. *kutane Leishmaniose^

Alibert-Bazin'sche-Krankheit
s. *Mycosis fungoides

Alibert-Mentagra-Krankheit
s. Folliculitis simplex barbae

Alkalineutralisationstest (nach Burckhardt)
Def: Orientierender Test zur Beurteilung des Alkalineutralisationsvermögens der Haut^ bei v. a. *toxisch-degenerativem Ekzem^ (Störung des normalen pH-Wertes).
Methode: 1/80 normale NaOH-Lösung wird jeweils tropfenweise auf eine markierte Hautstelle (meist Handrücken oder Unterarmbeugeseite) aufgebracht, danach wird ein Tropfen 0,5% alkoholische Phenolphthaleinlösung dazugegeben, so daß sich eine rötliche Färbung zeigt; nun wird auf die Hautstelle ein kleiner Glasblock aufgelegt und vorsichtig bewegt. Die Zeit vom Auflegen des Glasblockes bis zum Entfärben der aufgetropften Lösungen wird mit der Stoppuhr festgehalten. Von 10 Messungen werden die kürzeste und die längste Messung verworfen. Neutralisationszeiten von mehr als 7 Minuten gelten als pathologisch.
s. a. Alkaliresistenztest (nach Burckhardt) und Nitrazingelbtest (nach Suter)
Lit: Korting GW (1980) Dermatologie in Praxis und Klinik. Bd. I.4.8. Thieme Verlag Stuttgart

Alkaliresistenztest (nach Burckhardt)
Def: Orientierender, aber weitergehender Test zur Beurteilung des Alkaliresistenzvermögens der Haut bei v. a. *toxisch-degenerative Ekzeme^ (Störung des normalen Haut pH-Wertes).
Methode: 3 benachbarte Hautareale (meist am Handrücken oder der Unterarmbeugeseite) werden mit jeweils 1 Tropfen 0,5 normaler NaOH-Lösung benetzt und mit jeweils einem kleinen Glasblock belegt. Nach 10 Minuten wird ein Glasblock ganz entfernt; unter die beiden übrigen Blöcke wird abermals ein Tropfen der o. a. Lösung getropft. Nach weiteren 10 Minuten entfällt auch der zweite Glasblock; nur unter den Letzten wird nochmals ein Tropfen der o. a. Lösung gebracht bevor auch dieser Glasblock nach insgesamt 30 Minuten entfernt wird. Hautreaktionen in Form von Erythem, Infiltrat, Papeln oder Erosion bereits nach 10 oder 20 Minuten weisen auf eine verminderte Alkaliresistenz der Haut hin.
Komp: Gelegentlich kann es bei stark verminderter Alkaliresistenz der Haut zu deutlichen, toxisch bedingten Hautschäden (Erosionen) kommen.
s. a. Alkalineutralisationstest (nach Burckhardt) und Nitrazingelbtest (nach Suter)
Lit: Korting GW (1980) Dermatologie in Praxis und Klinik. Bd. I.4.9. Thieme Verlag Stuttgart

Alkaptonurie
Syn: Alkaptonurische Ochronose
Def: Autosomal-rezessiv vererbter Enzymdefekt mit fehlender oder verminderter Aktivität der Homogentisinsäure-Oxidase und demzufolge Ablagerung der Homogentisinsäure in Bindegewebe und Knorpel sowie Ausscheidung im Urin.
Vork: Weltweit (Häufung in bestimmten Regionen, z. B. der Tschechoslowakei)
Man: Krankheitszeichen meist erst ab dem 3. Lebensjahrzehnt
Klin: *Ochronose, v. a. von Nase, Ohren, Hautarealen über Sehnen, Axillae; Kalkablagerungen im Ohrknorpel, schwarzes Cerumen, evtl. blaugraue Fingernägel, evtl. dunkler Urin. Hörstörungen aufgrund von Einlagerung von Homogentisinsäure in das Trommelfell.
Osteoarthrosis deformans alcaptonurica: Progressive Knorpeldestruktion durch Einlagerung von Homogentisinsäure mit nachfolgender entzündlicher Reaktion. V. a. Hüft-, Knie-, Schultergelenk, Wirbelsäule. Herzklappenbeteiligung

Diag: Heller, frischer Urin färbt sich nach längerem Stehen braun (Oxidation der Homogentisinsäure); Braunfärbung des Urins durch Alkalizusatz beschleunigt. Homogentisinsäure im Urin nachweisbar.
Hist: In Knorpel und Bindegewebe gelbe bis ockerfarbene Pigmentgranula, teils frei im Gewebe liegend, teils in Makrophagen gespeichert.
DD: *Porphyrie, Myoglobinurie, Hämaturie, *symptomatische Alkaptonurie^.
Ther: Symptomatisch, kosmetische Abdeckung. Internistische und orthopädische Versorgung.

Alkaptonurie, symptomatische
Def: Erworbene Alkaptonurie durch medikamentöse oder chemische Inaktivierung der Homogentisinsäureoxidase.

Allen-Spitz-Naevus
s. benignes juveniles Melanom^

Allergen
Def: *Eine Allergie auslösendes Agens.
Aufgrund physikochemischer Eigenschaften der allergenen Substanz kommt es bei entsprechender Disposition zu einer *Sensibilisierung gegenüber der Substanz oder gegen die an einen Träger gebundene Substanz. Man unterscheidet Inhalations- (Pollen, *Schimmelpilze, *Hausstaubmilben) Kontakt- (*Nickelsulfat, Kobaltchlorid, Kaliumdichromat) *Nahrungsmittel- (Fisch, Kuhmilch, Nüsse) und Photoallergene (Moschus, Promethazin, Zyklamat), sowie Medikamente (Penicillin, Sulfonamide, Lokalanästhetika).

Allergie (Pirquet 1906)
Def: Ursprünglich wurde hierunter die Andersempfindlichkeit des Organismus verstanden. Heute versteht man unter Allergie die krankmachende Überempfindlichkeit aufgrund immunologischer Sensibilisierung. Aufgrund der Klassifikation von Coombs und Gell lassen sich hierbei vier immunologische Reaktionsformen der Überempfindlichkeit unterscheiden.
1) Typ I-Reaktion oder Überempfindlichkeit vom Soforttyp
Pathogenese: Hierbei kommt es nach *Antigen (Allergen) Kontakt durch Kreuzvernetzung juxtaponierter, membranständiger IgE-Antikörper auf Mastzellen und basophilen Granulozyten zur Zellaktivierung und Freisetzung präformierter (Histamin, Heparin, Tryptase, Eosinophil-chemotaktischer Faktor) und neugenerierter (Lekotriene (LTC_4, LTD_4, LTB_4) Prostaglandine, Thromboxane und Plättchen-aggregierender Faktor (PAF).
Klin: Innerhalb von Sekunden bis Minuten Konjunktivitis, Rhinitis, Asthma bronchiale, *anaphylaktischer Schock, *Urtikaria, *angioneurotisches Ödem, Diarrhoen, Erbrechen.
2) Typ II-Reaktion oder zytotoxische Reaktionen
Pathogenese: Nach Bindung von Antikörpern (IgG, IgM) an zellständige Antigene kommt es durch Aktivierung von Komplement (IgG und IgM) und durch Einwirken von zytotoxischen Zellen (Killer-Zellen, Thrombozyten, eosinophile und neutrophile Granulozyten, Monozyten/Makrophagen) zur Lyse der Zielzelle.
Klin: Einsetzen innerhalb von Stunden. Hämolytische Anämie (z. B. Morbus hämolyticus neonatorum, Transfusionszwischenfall), allergische Thrombopenie, allergische Granulopenie, Goodpasture-Syndrom, Myasthenia gravis, Autoimmunthyreoiditis, Pemphigus und Pemphigoid.
3) Typ III-Reaktion oder Immunkomplexreaktion – Arthus Reaktion
Pathogenese: Eine Immunreaktion bei der es in einem sensibilisierten Organismus nach erneuter lokaler Aplikation des Antigens zu einer schweren, evtl. nekrotisierenden Entzündung am Injektionsort kommt. Durch die Bildung von Immunkomplexen (IgG, IgA, IgM) kommt es zur Komple-

mentaktivierung und Leukozytenchemotaxis mit Freisetzung Gewebeschädigender Enzyme, Leukozytoklasie).
Klin: Einsetzen innerhalb von 12 h. An der Injektionsstelle entsteht ein mehr oder minder hämorrhagisches Ödem das innerhalb 48–72 Stunden deutlich abklingt, z. B.: lokale Impfreaktion nach Überimpfung mit Tetanus-Antigen. – Serum-Krankheit
Pathogenese: Nach zweimaliger parenteraler Gabe von artfremden Eiweißbestandteilen kommt es durch Bildung und Ablagerung von zirkulierenden Immunkomplexen zur Komplementaktivierung und Leukozytoklasie.
Klin: Einsetzen innerhalb weniger Stunden mit Nephritis, Arthritis, flohstichartigen Hautblutungen, urtikariellen oder flächenhaft geröteten Hautveränderungen.

- Infektallergische Immunkomplexerkrankung
  z. B.: *Lepra, *Malaria, Bakterielle Endokarditis, Angina tonsillaris, Hepatitis,
- Immunkomplexerkrankung bei Autoimmunität
  z. B.: *Primär chronische Polyarthritis, *Lupus erythematodes visceralis, *hyperergische Vaskulitis^, Polyarteriitis, fibrosierende Alveolitis
- Imunkomplexerkrankung bei Sensibilisierung gegen Umweltantigene
  z. B. exogenallergische Alveolitis (Vogelzüchterlunge, Farmerlunge, Byssinose (Baumwollfieber)).

4) Typ IV-Reaktion, Zellvermittelte Reaktion, Überempfindlichkeit vom verzögerten Typ, delayed type hypersensitivity (DTH)
Pathogenese: Durch spezifisch sensibilisierte T-Lymphozyten vermittelte Immunreaktion.
– Jones-Mote-Reaktion
*Pathogenese:*Innerhalb von 24 h einsetzende lokale Entzündungsreaktion durch Infiltration der Epidermis mit basophilen Granulozyten.
– *Kontaktallergie
*Pathogenese:*Innerhalb von 48–72 h einsetzende Reaktion auf Allergenkontakt bei dem das Allergen die Epidermis penetriert. Der Kontakt mit spezifischen T-Zellen führt durch Freisetzung von Lymphokinen zur Alteration der Epidermis.
Klin: *Akutes *kontaktallergisches Ekzem^, *chronisches *kontaktallergisches Ekzem^, *airborn contact dermatitis, *Phytophotodermatitis.
– Tuberkulinreaktion:
Pathogenese: 12 h nach Injektion von Tuberkulin in einen sensibilisierten Organismus kommt es durch die Infiltration von T-Lymphozyten zur lokalen perivaskulären Entzündungsreaktion. Durch Freisetzung von Lymphokinen und zytotoxischen Faktoren entsteht die Gewebsschädigung.
Klin: Makulöse, papulöse, hämorrhagische allergische *Exantheme;
– Granulomatöse Reaktion
Pathogenese: Durch die Persistenz von Erregern oder sonstigen körperfremden Materials entsteht eine granulomatöse Entzündung. Immunologische Granulome lassen sich von sog. Fremdkörpergranulomen durch die fehlende Infiltration mit Lymphozyten bei letzteren unterscheiden.
Klin: Granulome bei Epizoonosen, *Sarkoidose, *Granuloma anulare, *Granuloma gluteale infantum.
s. a. Allergen

Almeida-Krankheit
s. südamerikanische Blastomykose^

Allobiophorie
Def: Störung des „Gleichgewichtes (Dysbiose) der Mikroorganismen" von Haut und Schleimhaut, meist Folge antibiotischer Behandlung.
Ther: *Symbioselenkung

Alopecia
Syn: Alopezie
Def: Zustand der Haarlosigkeit (an normalerweise mit Terminalhaaren

besetzten Körperstellen, insbesondere dem Kapillitium). Eine Alopezie kann herdförmig, diffus oder total sein. Man unterscheidet vernarbende (irreversible), mit Schädigung oder Zerstörung des Haarfollikels einhergehende Alopezien von nicht vernarbenden Alopezien (vermehrtes Eintreten von Follikeln in das Telogen-Stadium oder Involution von *Terminal- zu *Vellushaarfollikeln). Überblick über die mannigfaltigen Ursachen der Alopezie: s. Tabelle.

Tabelle: Wichtige Ursachen von **Alopezien**

A Vernarbende Alopezien:

1. Kongenitale Defekte und genetisch bedingte Störungen:
   *Aplasia cutis congenita
   *X-chromosomal-rezessive Ichthyosisˆ
   *Epidermaler Naevusˆ
   *Hemiatrophia progressiva faciei (Romberg)
   *Incontinentia pigmenti Typ Bloch-Sulzberger
   *Porokeratosis Mibelli
   *Dyskeratosis follicularis
   Vernarbende Typen der *Epidermolysis bullosa hereditaria
   *Kutaneo-ossales Syndrom
2. Infektionen durch Pilze, Bakterien, Protozoen, Viren, z. B.:
   *Tinea capitis
   *Mikrosporie
   *Syphilis (*Alopecia specifica)
   *Lepra (Alopecia lepromatosa)
   *Folliculitis sclerotisans nuchae
   *kutane Leishmanioseˆ
   *Zoster
3. Tumoren:
   *Basaliom
   *spinozelluläres Karzinomˆ
   Hautmetastasen (Alopecia neoplastica)
   *Adnextumoren
   *Lymphome
4. Physikalische oder chemische Noxen:
   Narbenbildung nach mechanischen Traumen
   Verbrennungen
   *Radiodermatitis chronica
   *Verätzungen (Laugen und Säuren)

Tabelle: Wichtige Ursachen von **Alopezien** (Fortsetzung)

5. Dermatosen unklarer Ätiologie
   *Lupus erythematodes
   *Lichen ruber planus
   *Zirkumskripte Sklerodermieˆ
   *Sarkoidose
   *Perifolliculitis capitis abscedens et suffodiens
   *Pseudopelade (Brocq)
   *Dermatomyositis
   *Necrobiosis lipoidica
   *Lichen sclerosus et atrophicus
   *Vernarbendes Pemphigoidˆ
   *Lasseur-Graham-Little-Syndrom
   *Mucinosis follicularis
   *Folliculitis decalvans
   *Alopecia parvimaculata
   *Erosive pustulöse Dermatitisˆ des Kapillitiums
   *Amyloidose
   *Alopecia lipoedematosa

B Nicht-vernarbende Alopezien:

1. *Alopecia androgenetica
2. *Alopecia areata
3. Stoffwechselstörungen verschiedener Genese:
   Malnutrition
   Endokrine Störungen (z. B. Schilddrüsenfunktionsstörungen, Störungen der NNR)
   Infektionskrankheiten
4. Medikamenten- und Chemikalienwirkung:
   Zytostatika (z. B. *Cyclophosphamid, Methotrexat, Colchicin, Azathioprin, Prednison)
   Antikoagulantien (Heparin, Cumarine)
   Thiouracil, Carbimazol
   Vitamin A
   Levodopa
   Propranolol
   Butyrophenone
   Bromokriptin
   Wismuth-Präparate
   Thallium
   Quecksilber
5. Hereditäre Syndrome:
   *Alopecia congenita
   *Hypotrichosis congenita hereditaria generalisata (Marie-Unna)
   *Anhidrotisch ektodermale Dysplasieˆ
   *Moynahan-Syndrom
6. Traumen
   *Trichotillomanie
   *Alopecia marginalis

Alopecia androgenetica

Syn: Haarausfall vom männlichen Typ, male pattern alopecia, Calvities hippocratica, männliche Glatzenbildung, androgenetisches Effluvium, Alopecia oleosa, Alopecia seborrhoica

Def: Durch Androgene realisiertes Hervortreten des genetisch determinierten charakteristischen Ausprägungsmusters des Haarkleides, sowohl bei Männern wie bei Frauen. Häufig begleitende Seborrhoe (*Alopecia oleosa, *Alopecia seborrhoica).

Ätio: Beim Mann: Autosomal vererbte Neigung zur Glatzenbildung, entsprechendes Alter, normaler Androgenspiegel

Bei der Frau: Vermehrte Androgenproduktion (*Adrenogenitales Syndrom), Einnahme von Androgenen oder Anabolika, erhöhte Empfindlichkeit der Testosteronrezeptoren am Haarfollikel.

Klin: Beim Mann: Die Ausbildung einer Glatze vom männlichen Typ kann in 4 Stadien eingeteilt werden (s. Abb.).

Bei der Frau: Diffuse Haarlichtung in der Scheitelregion in unterschiedlicher

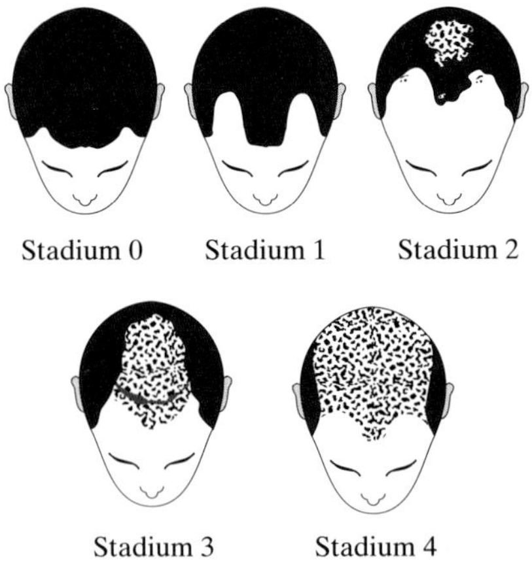

Stadieneinteilung der androgenetischen **Alopezie** (nach Braun-Falco u. Bergner 1989)

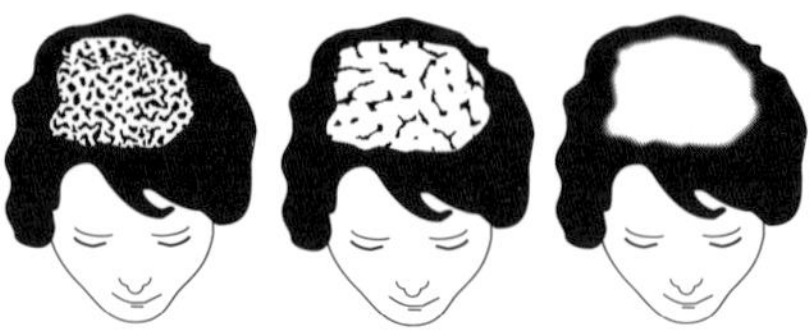

Diffuse androgenetische **Alopezie** der Frau (nach Dawber 1987)

Ausprägung mit persistierendem frontalen Haaransatz (s. Abb.).

Hist: Regressive Transformation terminaler Haarfollikel zu Miniaturfollikeln.

Diag: Klinik, Anamnese, *Trichogramm, telogenes Effluvium bei der Frau: s. Tabelle

Ther: Beim Mann: Konservativ nicht möglich und u. E. nicht nötig, Aufklärung, Erfolge mit Minoxidil 2%ig > 6 Monate sind beschrieben. Ggf. Transplantation kleiner Haarbüschel aus den seitlichen Kopfpartien.

– Bei der Frau:

Bei Tumor Operation (*Adrenogenitales Syndrom), Absetzen einer Androgen- oder Anabolikamedikation. Bei fehlendem kausalen Zusammenhang intern: *Antiandrogene.

Bei gleichzeitiger hormoneller Kontrazeption: Kombinationspräparate mit antiandrogener Wirkung: Mestranol- und Chlormadinonacetat-haltige oder Ethinylestradiol- und Chlormadinonhaltige Präparate. Ebenso: Ethinylestradiol in Kombination mit Cyproteronacetat.

In der Menopause: Cyproteronacetat

Extern: Östrogenhaltige Haartinkturen. Behandlung begleitender Kopfschuppen und Seborrhoe mit entfettenden Shampoos.

Lit: Dawber RPR (1987) Aetiology and Pathophysiology of Hair Loss. Dermatologica 175 Suppl.2:23–28

Braun-Falco O, Bergner T (1989) Die androgenetische Alopezie des Mannes. Neuere Entwicklungen. Hautarzt 40:669–678

Tabelle: Diagnostik der androgenetischen **Alopezie der Frau** (nach Bergner u. Braun-Falcko 1991)

I. Grundsätzlich	
Anamnese	Luesserologie
Haarausfallrate	Fe-Spiegel im Serum
Klinischer Befund	Schilddrüsenparameter
Trichogramm	
II. Zusätzlich (indikationsabhängig)	
Licht- und/oder Rasterelektronen-mikroskopische Untersuchung/Histologische Untersuchung	
Blutbild	Testosteron
Blutzucker	Dihydroepiandrosteronsulfat
Antinukleäre Antikörper	Prolaktin
LH	Androstendion
FSH	

Bergner T, Braun-Falco O (1991) Die androgenetische Alopezie der Frau. Hautarzt 42:201–210

Alopecia areata

Syn: Pélade, kreisrunder Haarausfall, Area Celsi

Def: Reversibler, oft plötzlich einsetzender, kreisrunder Haarausfall im Bereich des Capillitiums, der Brauen, Wimpern, Barthaar, Achsel- und Pubesbehaarung.

Ätio: Diskutiert werden infektallergische Mechanismen, ggf. erbliche Disposition, immunologische Faktoren, z. B. *atopische Diathese.

Man: V. a. Kinder und Jugendliche

Klin: Kreisrunde, evtl. konfluierende Alopezieherde. Im Bereich des Haarausfalls sind die Follikelöffnungen erhalten.

Prognostisch ungünstiges Zeichen: *Pélade-Haare und *kadaverisierte Haare˄.

Begleiterscheinungen: Gehäuft *Tüpfelnägel, evtl. keratotische Veränderungen an den Ellenbogen.

s. a. Alopecia areata diffusa, Ophiasis, Alopecia areata totalis, Alopecia areata universalis

DD: *Pseudopélade Brocq, *Alopecia specifica, *Mikrosporie, *Trichotillomanie

Ther: Kausal nicht möglich. Symptomatisch, zunächst Kortikosteroidexterna, *PUVA lokal, bei Therapieresistenz Auslösung einer Kontaktallergie mit Diphenzyprone in aufsteigender Dosierung. Versuch mit DADPS.

Lit: Tosti A (1989) Alopecia areata: More on Pathogenesis and Therapy. Dermatologica, 178:61–63

Kietzmann H, Hardung H, Christophers E (1985) Therapie der Alopecia areata mit Diphenylcyclopropenon. Hautarzt 36:331–335

Knauber J, Zaun H (1990) Pathogeneseorientierte Therapieversuche bei Alopecia areata: Vergleich von DCP und Dapso. Akt. Dermatol. 16:348–352

Alopecia areata atrophicans

s. Pseudopélade (Brocq)

Alopecia areata diffusa

Def: Progrediente *Alopecia areata. Sehr selten kann eine Alopecia areata als diffuse Haarlosigkeit in Erscheinung treten.

s. a. Alopecia areata universalis

Ther: Kortikoide intern in niedriger Dosierung. *PUVA-lokal. Diphenzyprone (*Alopecia areata).

Alopecia areata maligna

s. Alopecia areata universalis

Alopecia areata totalis

Def: *Alopecia areata mit rascher Progredienz, führt zur Haarlosigkeit

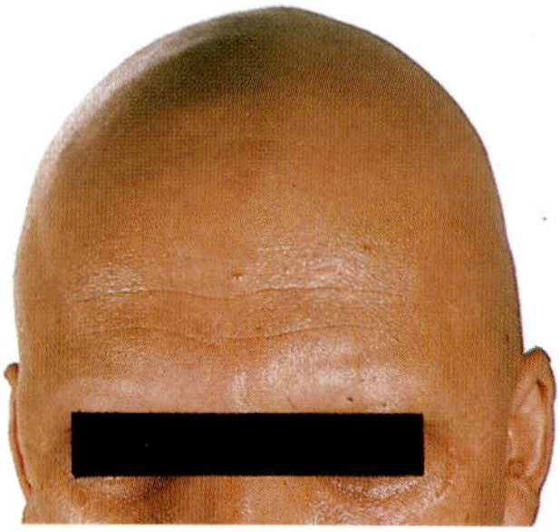

Alopecia areata totalis

der gesamten Kopfhaut, reversibel.
Ther: *Alopecia areata

Alopecia areata universalis (maligna)
Def: Schwerste Form der *Alopecia areata mit reversiblem Verlust aller Körperhaare.
Ther: Kortikoide intern in niedriger bis mittlerer Dosierung.

Alopecia areolaris syphilitica
Syn: Alopecia specifica, luische Alopezie
Def: Meist mottenfraßartiger Haarausfall bei *Syphilis II.
Ätio: Toxische oder entzündliche Schädigung der Haarfollikel im Anagenstadium.
Man: 8–12 Wochen nach Beginn des Stadium II der Syphilis.
Lok: Kapillitium, auch Augenbrauen und Sekundärbehaarung.
Klin: Akuter, reversibler, oft am Hinterkopf beginnender, klein- bis großflächiger, mottenfraßartiger Haarausfall. Fakultativ diffuser Haarausfall, s. a. Alopecia specifica diffusa. Die nachwachsenden Haare sind meist sofort pigmentiert.
DD: *Alopecia areata, *Alopezie anderer Genese
Ther: *Syphilis acquisita
Prog: Spontane Rückbildung

Alopecia atrophicans
s. Pseudopélade (Brocq)

Alopecia cicatricans
Syn: Narbige Alopezie
Def: Haarverlust infolge von Narbenbildung im Bereich des Kapillitiums.
Ätio: Atrophisierende entzündliche Erkrankungen, z. B. *Lichen ruber, *Lupus erythematodes, *Necrobiosis lipoidica, dystrophische Epidermolysen, *Folliculitis decalvans capillitii. s. a. Alopecia parvimaculata. Physikalische (*Alopecia traumatica) oder chemische Traumata, iatrogen durch ionisierende Strahlen.
DD: *Pseudopéladezustand, *Pseudopélade (Brocq)
Ther: Behandlung einer zugrundeliegende Grunderkrankung, ggf. Exzision der Narbe, ggf. Haartransplantation.

Alopecia congenita
s. Atrichia congenita circumscripta

Alopecia congenita axillaris
Def: Angeborene Haarlosigkeit im Bereich der Achselhöhlen: Familiär auftretendes umschriebenes Haarmangelstigma. Teilbild der *Hypotrichosis congenita hereditaria generalisata vom Typ Marie Unna.
s. a. Atrichia congenita circumscripta

Alopecia congenita circumscripta
s. Atrichia congenita circumscripta

Alopecia congenita temporalis
s. Atrichia congenita circumscripta

Alopecia congenita triangularis
s. Atrichia congenita circumscripta

Alopecia congenita totalis
s. Atrichia congenita diffusa

Alopecia decubitalis
Syn: Säuglingsglatze, Dekubitalalopezie
Def: Mechanisch induzierte, reversible okzipitale Kahlstelle bei Säuglingen.
Ätio: Ständige Rückenlage
Ther: Häufiges Umlagern des Säuglings

Alopecia exogenica diffusa
Syn: Exogene diffuse Alopezie
Def: Diffuser, exogen bedingter, in der Regel reversibler Haarverlust. In

Abhängigkeit von der Intensität der Schädigung kommt es zu telogenem oder anagenem *Effluvium.
Ätio: *Effluvium

Alopecia lepromatosa
Def: Umschriebene Alopezie von Wimpern, Brauen und Kapillitium bei der *Lepra lepromatosa.

Alopecia liminaris frontalis
s. Alopecia marginalis

Alopecia lipoedematosa
Def: Ausgeprägte Dickenzunahme des subkutanen Fettgewebes im Kopfschwartenbereich mit vermindertem Längenwachstum der Haare ohne anzahlmäßige Verminderung bei unauffälligem Haarwurzelstatus.
Ther: Unbekannt

Alopecia marginalis
Syn: Traktionsalopezie, Alopecia liminaris frontalis, Zugalopezie
Def: Reversibler, mechanisch bedingter Haarverlust durch chronischen Zug, z. B. bei straffer Frisur (Pferdeschwanz).
s. a. Alopecia mechanica

Alopecia mechanica
Def: Mechanisch bedingter Haarverlust, z. B. durch Tragen von Lasten auf dem Kopf.
s. a. Alopecia decubitalis, Alopecia marginalis,

Alopecia
s. Effluvium

Alopecia mucinosa
s. Mucinosis follicularis

Alopecia neurodermitica
Def: Reversibler, beim *endogenen Ekzem^ auftretender, häufig temporal lokalisierter, diffuser Haarverlust.

Alopecia oleosa
Syn: Alopecia seborrhoica, s. unter *Alopecia androgenetica

Alopecia parvimaculata
Def: Kleinfleckige, fraglich infektiöse, atrophisierende, irreversible Alopezie im Kindesalter.
Lok: Kapillitium, vor allem Hinterkopf
Klin: Bis linsengroße, deutlich atrophische Herde mit irreversibler Alopezie.

Alopecia praematura
Def: Kurz nach der Adoleszenz einsetzende, *androgenetische Alopezie^ beim Mann mit rascher Progredienz.

Alopecia seborrhoica
Syn: Alopecia oleosa, s. unter *Alopecia androgenetica

Alopecia specifica
s. Alopecia areolaris syphilitica

Alopecia specifica diffusa
Def: Diffuser Haarausfall bei der *Syphilis II.
s. a. Alopecia areolaris syphilitica

Alopecia symptomatica diffusa
s. Alopecia exogenica diffusa

Alopecia traumatica
s. *Alopecia cicatricans

Alopecia triangularis congenitalis
s. Atrichia congenita circumscripta

Alopecia triangularis temporalis congenitalis
s. Atrichia congenita circumscripta

Alopezie
Def: Zustand der reversiblen oder irreversiblen Haarlosigkeit.
s. unter Alopecia,
s. unter Alopezie

Alopezie, anagen-dystrophische
s. Alopezie vom Frühtyp
s. a. Effluvium

Alopezie, androgenetische
s. Alopecia androgenetica
s. a. Effluvium

Alopezie, exogene diffuse
s. Alopecia exogenica diffusa

Alopezie, Favus-Alopezie
s. Favus

Alopezie, luische
s. *Alopecia specifica diffusa, *Alopecia areolaris syphilitica

Alopezie, narbige
s. Alopecia cicatricans

Alopezie, Pinkus
s. Mucinosis follicularis

Alopezie, telogene
s. Alopezie vom Spättyp

Alopezie vom Frühtyp
Syn: Anagen-dystrophische Alopezie
Def: Zustand der Haarlosigkeit nach *anagen-dystrophischem Effluvium^.

Alopezie vom Spättyp
Syn: Telogene Alopezie
Def: Zustand der Haarlosigkeit nach *telogenem Effluvium^.

Alphabet-Keratitis
Def: Ungebräuchlicher Begriff für *Keratitis dendritica (aufgrund buchstabenartig verzweigter Hornhautgeschwüre).

Alphastrahlung
Def: Strom von alpha-Teilchen, alpha-Strahlung ist im Gegensatz zur y-Strahlung (elektromagnetische Wellenstrahlung) eine sog. Korpuskular- oder Teilchenstrahlung. Alpha-Teilchen sind Heliumkerne und bestehen aus zwei Protonen und zwei Neutronen. Sie sind z. B. ein Bestandteil der Radiumstrahlung.

Alphodermie
Def: Ungebräuchlicher Begriff für *Albinismus.

Alternariose, kutane
Syn: Alternaria-Mykose
Def: Sehr seltene, durch Alternariaarten hervorgerufene, klinisch vielgestaltige sekundäre *Mykose.
Err: Opportunistische, schwach pathogene *Schimmelpilze der Gattung Alternaria, insbesondere Alternaria alternata.
Weltweites Vorkommen, ausgeprägte Dermatotropie
Ätio: Endogene Form: Infektion höchstwahrscheinlich durch Sporeninhalation in der Lunge, von dort hämatogen in die Haut. Bei Störung der immunologischen Situation (M. Cushing, interne Steroidmedikation, seltener bei malignen *Lymphomen).
Exogene Form: a) örtliche traumatische Keiminokulation (v. a. kontaminierte Fremdkörper wie Holzschiefer, Dornen), klinische Erscheinungen oft erst Jahre nach der Verletzung.
b) Ansiedlung der Myzeten auf vorgeschädigter, meist steroidvorbehandelter Haut.
Lok: Endogene Form (s. Ätio): meist zahlreiche, disseminierte Herde, die ubiquitär am Integument auftreten können.
Exogene Form (s. Ätio): a) V. a. an Armen und Beinen, meist solitär.
b) V. a. Gesicht
Klin: Derb infiltrierte, wenig entzündliche, bis markstückgroße, chronisch vegetierende rotbraune Herde mit meist verruköser oder verkrusteter Oberfläche, an Fremdkörpergranulome erinnernd. Ulzeration möglich. Oft ekzematöse Überlagerung.
Diag: Histologischer Nachweis von Sporen und Hyphen meist im Kutis-Subkutis-Bereich, aber auch epidermal möglich; Pilzkultur.
Ther: Behandlung der Grundkrankheit (dadurch fast immer Verschwinden der Hauterscheinungen), evtl. chirurgische Entfernung einzelner Herde. Unwirksam sind Griseofulvin, Imidazolantimykotika systemisch oder lokal (*Schimmelpilz).
Prog: Spontanremissionen häufig. Viszerale Manifestationen nicht bekannt.
Lit: Male O, Pehamberger H (1986) Sekundäre Kutanmykosen durch Alternariaarten. Hautarzt 37:94–101
Wätzig V, Schmidt U (1989) Primäre kutane granulomatöse Alternariose. Hautarzt 40:718–720

Altersamyloidose
s. *systemische Amyloidose^

Alterserythrodermie
s. seborrhoische Erythrodermie^

Altersfleck
s. Lentigo senilis

Altersnagel
Syn: Gerontonychie
Def: Vor allem im höheren Lebensalter auftretende physiologische Nagelveränderung.
Klin: Verdickung oder Verdünnung der Nägel, verstärkte Querkrümmung, Bradyplasie, Verkleinerung der Lunula, Neigung zu Onychorrhexis, ausgeprägte Längsriffelung, Längsleisten und Längsfurchen.
s. a. Onychodystrophia schindalamoides

Alterspemphigus
s. bullöses Pemphigoid^

Alterspigmentierung
s. Lentigo senilis

Alterswarze
s. Verruca seborrhoica

Alveolarfortsatztumor
s. Epulis

Amalgan-Allergie
Def: Seltene *Typ-IV-Allergie^ auf Quecksilber in Amalgan.
Klin: Stomatitis, Erosionen, periorales Ekzem, Urtikaria u. a.
Diag: Anamnese, *Epikutan-Test auf Hg-Derivate

Amalgan-Tätowierung
Def: Durch Einlagerung von Amalgan bedingte Mundschleimhautveränderung.
Klin: Umschriebene, blauschwarze, persistierende Verfärbung der Mundschleimhaut unmittelbar im Bereich der Kontaktstellen plombierter Zähne.
Hist: Pigmenteinlagerung im oberen Korium; im Dunkelfeld aufleuchtend.
DD: *Malignes Melanom^

Amazonas-Blastomykose
s. Blastomykose vom Typ Jorge-Lobo

Ambustio
s. Verbrennung

Amelanose
Def: Wenig gebräuchlicher Begriff für Fehlen von Melanin in der Haut oder in einem normalerweise pigmentierten Gewebe.
Vork: *Albinismus, *Phenylketonurie, *Piebaldismus, *amelanotisches malignes Melanom^.

Amine, biogene
Def: In Pflanzen und Tieren natürlich vorkommende Stickstoffverbindungen, die als Dekarboxylierungsprodukte von Aminosäuren entstehen. Hierzu gehören Histamin, Thyramin, Serotonin und ihre Derivate. Von allen Aminen kommt dem Histamin die größte Bedeutung zu. Die durch Histamin ausgelöste Symptomatik kann sehr vielgestaltig sein, z. B. *Scombroid-Vergiftung.
Vork: Äußerst große Bedeutung, Aroma- und Geschmackstoffe, in kleinen Mengen in fast allen Lebensmitteln. Größere Mengen finden sich in mikrobiell hergestellten (Hefe, Käse, Rotwein) und in mikrobiell verdorbenen Lebensmitteln (z. B. Fisch) sowie in Südfrüchten (Ananas, Avokado, Bananen, Zitrusfrüchte), aber auch in Tomaten, Walnüssen, Himbeeren, Pflaumen und Spinat.
Lit: Häberle M (1987) Biogene Amine-Klinische und lebensmittelchemische Aspekte. Zbl Haut 153:157–168

Amiodaron-Hyperpigmentierung
Def: Schiefergraue Hyperpigmentierungen an lichtexponierten Hautpartien unter Therapie mit dem Antiarrhythmikum Amiodaron.
Ätio: Phototoxisch bedingte lysosomale Speicherung von Lipiden, Amiodaron und Amiodaronmetaboliten
Man: Dosisabhängiges Auftreten nach exzessiver aber auch nach gleichmäßiger Besonnung.
Ther: Falls kein Umsetzen des Medikamentes möglich ist, zur Vermeidung

einer Progredienz der Hyperpigmentierung Lichtschutz und Meiden von Besonnung.
Prog: Photosensibilität und Hyperpigmentierung nur bedingt reversibel.
Lit: Drosner M, Worret WI, Marquart KH (1990) Amiodaron-Hyperpigmentierung. Akt. Dermatol. 16:67–69
Korting HC, Kolz R et al. (1981) Amiodaronpigmentierung. Eine seltene, aber typische Medikamentenebenwirkung. Hautarzt 32:301–305

Amorbogen
Syn: Kupidobogen
Def: Der geschwungene Bogen der Oberlippe.

Amputationsneurom
s. *traumatisches Neurom^

Amyloid
Def: Extrazellulär gelagerte Glykoproteine, die durch gemeinsame färberische, biochemische und ultrastrukturelle Eigenschaften gekennzeichnet sind:
- im HE-Schnitt: Amorphes, eosinophiles, homogenes Material
- in der Kongo-Rot-Färbung: Metachromasie
- im polarisierten Licht: Grünes Aufleuchten
- in der Fluoreszenzmikroskopie: Gelbes Aufleuchten nach Thioflavin-T-Färbung
- ultrastrukturell: Lineare unverzweigte Fibrillen mit einem Durchmesser von 7,5 bis 10 nm.

Neben dem fibrillären Anteil besteht Amyloid zu 10% aus einer nichtfibrillären Substanz, der sog. P-Komponente.
Eine Übersicht über die heute identifizierten Amyloidproteine gibt die Tabelle.
s. a. Amyloidose
Lit: Ruzicka T, Donhauser G, Linke RP, Landthaler M Bieber T (1990) Kutane Amyloidosen. Hautarzt 41:245–255
Breathnach SM (1988) Amyloid and amyloidosis. J Am Acad Dermatol 18:1–16

Amyloidose
Def: Erkrankungen mit Ablagerungen von *Amyloid. Unterschieden werden *kutane und *systemische Amyloidosen^, und hier jeweils nach Ätiologie primäre von sekundären Amyloidosen.
Des weiteren unterscheidet man *Amyloidosen vom AL-Typ von *Amyloidosen vom AA-Typ.

Amyloidose, biphasische •
Syn: Bipolare Amyloidose, biphasische Hautamyloidose
Def: Gleichzeitiges Vorkommen von makulösen und papulösen Veränderungen bei der *kutanen Amyloidose^, s. a. makulöse Amyloidose^, papulöse Amyloidose^.

Amyloidose, bipolare
s. biphasische Amyloidose^

Amyloidose, blasenbildende
Syn: Blasenbildende Hautamyloidose
Def: Primäre lokalisierte *Amyloidose mit blasigen Abhebungen der Haut.

Amyloidose, idiopathische systemische
s. *systemische Amyloidose^

Amyloidose, knotige kutane
s. Amyloidosis cutis nodularis atrophicans

Amyloidose, kutane
Syn: Lokalisierte Amyloidose, Hautamyloidose
Def: Ablagerung von *Amyloid in die Haut. Unterschieden werden je nach Ätiologie primäre und sekundäre kutane *Amyloidosen. Übersicht: s. Tabelle
Klin: *Lichen amyloidosus, *biphasische, *blasenbildende, *knotige, *makulöse Amyloidose^, Amyloidosis cutis nodularis atrophicans.
Lit: Brownstein MH, Helwig EB (1970) The Cutaneous Amyloidoses. Localized Forms. Arch Derm 102: 9–19

Tabelle: Chemische Klassifikation von **Amyloidproteinen** (modifiziert nach Ruzicka et al. 1990)

AA:	Amyloid-A-Fibrillenprotein. Vorläuferprotein ist das Serumamyloid-A-Protein (SAA), ein Akutphasenprotein. Das AA-Protein wird gefunden im Amyloid nach langdauernden, chronischen Entzündungen („sekundäre" Amyloidose) und bei hereditären Erkrankungen wie dem familiären Mittelmeerfiber und Muckle-Wells-Syndrom (AA-Amyloidose, Urtikaria und Schwerhörigkeit); diese Form kommt auch ohne Vorkrankheit als „primäre" AA-Amyloidose vor.
AL:	Amyloid vom Immunglobulin-Leichtkettentyp. Vorläuferproteine sind monoklonale Immunglobulin-Leichtketten. Entsprechend den Iso- und Idiotypen sind die AL-Proteine chemisch divers. Zwei Hauttypen werden unterschieden. Aϰ und Aλ. Dieses Amyloid kommt bei einer Reihe sehr unterschiedlicher Amyloidoseformen vor, wie etwa bei benigner monoklonaler Plasmazell-Dyskrasie, und bei maligner monoklonaler B-Zell-Proliferation (multiples Myelom, Bence-Jones-Plasmazytom, Morbus Waldenström, Heavy-Chain-Disease u. a.).
AF:	Fibrillenproteine bei familiären Amyloidosen, die sich von Varianten des Präalbumins/Transhyretins herleiten. Die Proteine finden sich bei einer Reihe unterschiedlicher Polyneuropathien, von denen die bekannteste die vom portugiesischen Typ ist, bei der im Präalbumin in Position 30 die Aminosäure Valin gegen Methionin ausgetauscht ist.
AScl:	Seniles kardiovaskuläres (senile cardiac) Amyloid von Präalbumin/Transthyretin-Typ. Soweit bekannt ist, hat dieses Protein keinen Aminosäurenaustausch. Es ist nicht familiär, aber stark altersabhängig. Daher bezeichnet man diese Form auch als „Greisenamyloid". Es befällt nicht nur das kardiovaskuläre System, sondern auch die Lunge, die größeren Gefäße und Gelenkstrukturen.
ASc2:	Seniles Vorhofamlyoid. Es leitet sich vom atrialen natriuretischen Peptid ab. Diese Amyloidoseform ist eine der häufigsten; ASc2 ist ebenfalls stark altersabhängig. Nach dem 90. Lebensjahr findet man diese Amyloidoseform bei den meisten Menschen.
AB:	Amyloid bei Hämodialyse. Serumvorläufer ist das Beta-2-Mikroglobulin. Das AB-Amyloid wird abgelagert im Bereich großer Gelenke im Bindegewebsapparat, der Synovialmembran und im Knochen. Im Knochenmark bilden sich Amyloidome, die den Knochen arrondieren können, wobei es zu pathologischen Frakturen kommen kann.
Aβ:	Dieses Protein (β-Protein A4-Protein) findet man bei Alzheimerscher Erkrankung und der kongophilen Angiopathie. Es führt zu peripheren, zerebralen Massenblutungen. Seine Ablagerung ist ferner assoziiert mit typischen Funktionsverlusten des Gehirns im Sinne einer Altersdemenz.
AC:	Abgelagert wird eine Zytokin-C-Variante. AC kommt bei der erblichen Isländischen Apoplexie vor.
AEt:	Amyloid (endocrine) beim medullären Schilddrüsenkarzinom, leitet sich vom Thyreokalzitonin ab.
AEi:	Amyloid (endocrine) in den Inseln des Pankreas („Pankreashyalinose") bei Typ-II-Diabetes. Amyloidfibrillen-Protein (IPP) ist nicht Insulin, sondern ein neues Hormon der Kalzitoninfamilie.
ASAF/ APrP:	Scrapie-assoziiertes Fibrillen-Protein. Charakteristisches zerebrales Protein mit Amyloidstruktur in Form „nackter" Drusen bei der Jacob-Kreutzfeld- und Gerstmann-Sträußler-Erkrankung. Auch die Scrapie-Erkrankung verschiedener Tiere (Hamster, Schaf, Rind) gehört diesem Typ an. Es handelt sich hier um ein Agens, das „infektiös" und als „slow virus" beschrieben ist. Es wird als „Prion" bezeichnet und enthält ein definiertes Protein (PrP).
AK:	Keratinpeptide werden als Ausgangsmaterial für die Bildung des Amyloids beim Lichen amyloidosus und der makulösen Amyloidose angenommen. Diese Annahme ist noch nicht gesichert. Einige experimentelle Befunde unterstützen diese These (monoklonale Antikörper, Aminosäuresequenzanalyse einzelner Peptide und elektronenoptische Befunde).

Tabelle: Klassifikation kutaner **Amyloidosen** (modifiziert nach Ruzicka et al. 1990)

I. Primäre, organgebundene, kutane Amyloidosen
  1. Lichen amyloidosus
  2. Makulöse Amyloidose
  3. Knotige Amyloidose
  4. Sonderformen

II. Sekundäre (assoziierte), organgebundene, kutane Amyloidosen
  Amyloidablagerungen bei:
  1. epithelialen Tumoren (Basaliom, seborrhoische Warzen, aktinische Keratose etc.)
  2. aktinischer Elastose, PUVA u. a.

III. Sekundäre (assoziierte), kutane Manifestationen systemischer Amyloidosen
  1. Amyloidosen vom AL-Typ bei lymphoproliferaten Prozessen
  2. Amyloidosen vom AA-Typ bei reaktiven, systemischen Prozessen
  3. Amyloidosen vom AA-Typ bei hereditären Erkrankungen

Ruzicka T, Donhauser G, Linke RP, Landthaler M Bieber T (1990) Kutane Amyloidosen. Hautarzt 41:245–255

Amyloidose, kutane, Sonderformen
Def: Seltene Formen der *kutanen Amyloidose^, wie bspw. die poikilodermieartige kutane Amyloidose mit poikilodermieartigen Veränderungen insbesondere an den Extremitäten, zusätzlich lichenoide Papeln, Vesikelbildung, palmoplantare Hyperkeratosen, Lichtempfindlichkeit und Minderwuchs. Des weiteren die bullöse Amyloidose, die sowohl idiopathisch oder mit Plasmozytom assoziiert vorkommt. Die Blasenbildung ist überwiegend im Bereich der Lamina lucida lokalisiert.

Amyloidose, lokalisierte
s. kutane Amyloidose^

Amyloidose, makulöse
Syn: Makulöse Hautamyloidose, interskapuläre Hautamyloidose
Def: Plane, fleckförmige Einlagerung von *Amyloid in der Haut. Variante des *Lichen amyloidosus.
s. a. Amyloidose, kutane Amyloidosen^
Lok: V. a. interskapulär, an den unteren Extremitäten, aber auch Arme und Stamm.
Klin: Ovaläre, scharf begrenzte, hyperpigmentierte, graubraune oder bläuliche Makulae. In den Beugen flächenhafte Infiltrate von schmutzig graubrauner Farbe mit Zeichen der Lichenifikation. Ausgeprägter Juckreiz.
Hist: *Akanthose, *Papillomatose, perivaskuläre lymphohistiozytäre Infiltrate, kräftige Pigmentinkontinenz.
Elektronenmikroskopie: Schollige Amyloidablagerungen, *Amyloid, ausgedehnte Basalmembranzerstörungen.
DIF: *Amyloid, zusätzlich positive Reaktion mit Zytokeratinantikörpern.
DD: *Postinflammatorische Hyperpigmentation^, *Lichen simplex chronicus, *Arzneimittelreaktion
Ther: Symptomatisch: Unterspritzen mit Kortikoiden, ggf. Exzision. *Dermabrasion.
Prog: Keine Tendenz zur Spontanremission.

Amyloidose, papulöse
s. Lichen amyloidosus

Amyloidose, perforierende kutane
Def: Seltene Sonderform der *kutanen Amyloidose^ mit klinisch und histologisch verifizierbarer Perforation der Epidermis und Ausschleusung von Amyloidmassen.
Lit: Bacharach-Buhles M, Schultz-Ehrenburg U, Altmeyer P (1992) Perforierende kutane Amyloidose. Hautarzt 43:364–368

Amyloidose, perikollagene
s. *systemische Amyloidose^

Amyloidose, periretikuläre
s. *systemische Amyloidose^

Amyloidose, sekundäre systemische
s. *systemische Amyloidose^

Amyloidose, systemische
Def: Ablagerungen von *Amyloid in zahlreichen Organen. Unterschieden werden primäre von sekundären System-Amyloidosen.
- Primär: *Syn:* Perikollagene Amyloidose, idiopathische Systemamyloidose, Altersamyloidose, primäre Systemamyloidose, Paraamyloidose.
- Amyloidablagerungen ohne zugrundeliegende Erkrankung.
- Sekundär: *Syn:* Periretikuläre Amyloidose, Begleitamyloidose bei zugrundeliegenden chronischen entzündlichen Erkrankungen, z. B. rheumatoider Arthritis, chronisch-venösen Ulzera, *Lepra, *Psoriasis.
- assoziiert mit multiplem Myelom.

Lok: Bei primärer und sekundärer Systemamyloidose: Zunge, Herz, Gastrointestinaltrakt, quergestreifte Muskulatur; bei sekundärer Systemamyloidose: Leber, Milz, Niere und Nebenniere.
Klin: Müdigkeit, Gewichtsverlust, Parästhesien, Ödeme, Dyspnoe, Kopfschmerzen, Synkopen. Karpaltunnelsyndrom, Makroglossie (12–40%), schmerzhafte Dysphagie, Hepatomegalie, Ödeme, mukokutane Hautveränderungen in Form von Petechien, Purpura insbesondere an den Beugeseiten und Augenlidern, Ekchymosen, Hyperpigmentierungen, wachsartige, harte nichtjuckende Papeln, Knoten und Plaques, ggf. diffuse, skleroderma- oder myxödemähnliche Infiltrationen, insbes. im Bereich des Gesichtes, der Hände und Füße, Einrisse insbesondere im Bereich der Lippen und der Anogenitalregion, ggf. fleckige oder diffuse Alopezie. Infiltration der Finger und Handflächen mit Hyperkeratosen, ggf an Porphyria cutanea tarda erinnernde Hautveränderungen.
Hist: *Amyloidablagerungen in der befallenen Haut, tief in der Dermis, in kleinen Blutgefäßen und den befallenen Innenorganen.
Diag: Histologischer Amyloidnachweis in der befallenen Haut, Rektumbiopsie (80%), Leberbiopsie (96%) oder Milz- bzw. Nierenbiopsie (90%).
DD: *Hyalinosis cutis et mucosae, *Skleromyxödem
Ther: Primäre Systemamyloidose: Empfohlen wird eine Kombination von Chemotherapeutika, insbesondere Melphalan mit Kortikoiden in mittlerer Dosierung. Auch Monotherapie mit Endoxan 50–100 mg/die wurde z. T. erfolgreich eingesetzt. Diskutiert wird auch der Einsatz von Colchizin und DMSO.
Sekundäre Systemamyloidose: Behandlung der Grunderkrankung.
Prog: Ernst, abhängig von der kardiovaskulären Beteiligung.
Lit: Breathnach SM (1988) Amyloid and amyloidosis. J Am Acad Dermatol 18:1–16
Brownstein MH, Helwig EB (1970) Systemic Amyloidosis complicating Dermatoses. Arch Derm 102:1–7
Brownstein MH, Helwig EB (1970) The Cutaneous Amyloidoses. Systemic Forms. Arch Derm 102:21–28

Amyloidose vom AA-Typ
Def: *Amyloidose mit Ablagerung des *Amyloid A Proteins (AA), eines Fragments des Serum-Amyloid-A-Proteins (SAA).
Ätio: Reaktive Mehrbildung von SAA bei chronisch-entzündlichen Prozessen, wie bspw. *Tuberkulose, Osteomyelitis, *Syphilis, rheumatoide Arthritis, *M. Reiter, *Colitis ulcerosa, chronische Glomerulonephritis, Bronchiektasen, Empyem, *Akne conglobata, *Epidermolysis bullosa dystrophica, familiäres Mittelmeerfie-

ber, *Muckle-Wells-Syndrom. Das vermehrt produzierte SAA wird bei einigen Patienten zu AA abgebaut und abgelagert.
Klin: Kardinalsymptom: Progrediente Niereninsuffizienz infolge von Amyloidablagerungen in der Basalmembran der Glomerula. Ablagerungen ebenso im Bereich von Leber, Gastrointestinaltrakt, Nebennieren und ZNS. Hauterscheinungen: Blutungen und Alopezie.
Lit: Ruzicka T, Donhauser G, Linke RP, Landthaler M, Bieber T (1990) Kutane Amyloidosen. Hautarzt 41:245–255

Amyloidose vom AL-Typ
Def: *Amyloidose mit Ablagerungen von Amyloid, das aus Leichtketten von Immunglobulinen besteht. Entsprechend der Isotopen unterscheidet man Lambda- und Kappa-Amyloide.
Vork: Monoklonale B-Zell-Proliferationen wie multiples Myelom, M. Waldenström, Bence-Jones-Plasmozytom, maligne *Lymphome, lokale Plasmazell-Tumoren, aber auch idiopathisch.
Lok: Gesicht, dort insbesondere Augenlider, Kopfhaut, Zunge, Palmae und Plantae.
Klin: In 30–50% Haut- oder Schleimhautbefall: Unterschiedlich große, wachs- oder glasartige, durchscheinende weißliche bis gelbliche Papeln. Ausbildung großflächiger Plaques durch Konfluenz einzelstehender Papeln. In der Regel kein Juckreiz. Purpura, Petechien, Ekchymosen, s. a. systemische Amyloidosen^.
Bei diffuser Durchsetzung der Dermis Ausbildung eines sklerodermieartigen Aspektes, ggf. Blasenbildung. Im Anogenitalbereich Ausbildung kondylomartiger Gebilde. Alopezie und Nageldystrophien.
DD: *Sklerodermie, *Purpura senilis, *Pseudoxanthoma elasticum, *Xanthomatosen, *Skleromyxödem, *Condylomata acuminata, *Pellagra
Lit: Buxbaum JN, Hurley ME, Chuba J, Spiro T (1979) Amyloidosis of the AL Type. Clinical, Morphological and Biochemical Aspects of the Response to Therapy with Alkylating Agents and Prednisone. Am. J. Medicine 67:867–878
Ruzicka T, Donhauser G, Linke RP, Landthaler M, Bieber T (1990) Kutane Amyloidosen. Hautarzt 41:245–255

Amyloidosis cutis nodularis atrophicans
Syn: Knotige kutane Amyloidose
Def: *Amyloidose mit großknotigen, derben, braunroten Infiltraten. Tendenz zur zentralen Regression mit Atrophie der Haut.
Lok: Bauchwand, Extremitäten, Glans penis, Vulva und Kopf.
Klin: Einzelne oder multiple, weiche bis derbe stecknadelkopf- bis zu mehreren Zentimetern im Durchmesser große, bräunlich bis gelbe, ggf auch weiße Knoten. Nach zentraler Regression Ausbildung anetodermie-artiger Herde mit gelblich durchschimmerndem Fettgewebe.
Hist: Amyloidmassen infiltrieren homogen unter einer normalen bis diskret abgeflachten Epidermis das gesamte Korium bis zur Subkutis unter Aussparung des Stratum papillare.
DIF: Zytokeratinantikörper negativ
DD: *Anetodermie, *Naevus lipomatosus, maligne *Lymphome, *Atrophodermia idiopathica et progressiva
Ther: Ggf. Exzision, versuchsweise Glukokortikoide extern.
Lit: Goerttler E, Anton-Lamprecht I, Kotzur B (1976) Amyloidosis cutis nodularis. Klinische, histopathologische und ultrastrukturelle Befunde. Hautarzt 27:16–25

Anagenhaar
Def: Haar in der Anagenphase (*Haarzyklus).

Anagen-Haar, loses
s. Haare, Phänomen der leicht ausziehbaren

Analabszeß
s. periproktitischer Abszeß^

Analekzem
Syn: Perianales Ekzem
Def: *Ekzem im Analbereich durch verschiedenste Ursachen.
Ätio: Zahlreiche Ursachen möglich: Stauungsekzem bei „inneren“ Hämorrhoiden^; mechanische Faktoren (Reiten, Radfahren); Pilzinfektionen (v. a. Hefen) z. B. nach Therapie mit Breitbandantibiotika; anhaltendes Nässen bei Prolaps, *Analfistel, *Marisken, *Nahrungsmittelallergie, Diabetes mellitus, *Wurminfektionen, *Kontaktallergie, psychogener *Pruritus, Analkarzinom u. a.
Man: V. a. mittleres Lebensalter
Lok: Analfalte und Perianalregion
Klin: Meist scharf begrenztes, juckendes Erythem, Rhagaden, Erosionen, Nässen, evtl. Lichenifikation.
Diag: s. Tabelle
DD: *Psoriasis vulgaris, *extramammärer M. Paget^, *Pemphigus chronicus benignus familiaris (Hailey-Hailey), M. Crohn, *Lichen sclerosus et atrophicus.
Ther: Ursachen ausschalten, sorgfältige Analtoilette (Olivenöl), Vioform-Zinköl oder -paste, antiekzematöse Lokaltherapie, Sitzbäder (Kamille, Eichenrinde).
Lit: Wienert V (1985) Diagnose und Therapie des Analekzems. Hautarzt 36:232–233

Analerosion
Def: Perianaler, gelegentlich in die Intermediärzone des Analkanals reichender Epitheldefekt.
Klin: Rundlich-ovaläre meist nur stecknadelkopfgroße, schmerzhafte Epitheldefekte.
Ther: Sorgfältige Analtoilette, adstringierende Bäder, Farbstofflösungen.

Analfissur
Syn: Darmriß, Afterriß
Def: Sehr schmerzhafter, längsverlaufender Einriß der Schleimhaut des

Tabelle: Diagnostisches Vorgehen bei chronischem **Analekzem**

1. Anamnese:
   Hinweis auf Sensibilisierung? (Farb- oder Duftstoffe des Toilettenpapiers, Intimpflegemittel, Lokaltherapeutika)
   Psoriatische Diathese? (Familienanamnese)
   Nahrungsmittelallergien?
   Diabetes mellitus?
   Obstipation, Diarrhoe?
2. Klinischer Befund:
   Streureaktionen? (spricht für Hefepilzbesiedlung oder kontaktallergisches Ekzem, gegen Psoriasis)
   Randbetonung? (spricht für Pilzbefall)
   Marisken?
   Analprolaps?
   Hinweis auf Fistel? (eitrige Sekretion)
   Rektale Untersuchung?
   Psoriatische Herde am übrigen Integument?
3. Epikutantest:
   V. a. vom Patienten verwendete Substanzen
4. Pilzkultur
5. Stuhluntersuchung:
   Auf Hefen, Wurmeier und Wurmglieder, Parasiten, pathogene Keime

Außerdem fakultativ:

6. Proktoskopie
7. Histologische Untersuchung:
8. Koloskopie
   Bei Verdacht auf chronisch-entzündliche Darmerkrankungen oder Karzinom

distalen Analkanals bis zur Linea dentata.
Ätio: Chronische Obstipation (übermäßige Dehnung des Analkanals beim Durchtritt harter Stuhlmassen), mangelhafte Durchblutung aufgrund venöser Stauung bei *Hämorrhoiden, chronische Entzündungen.
Man: Vorwiegend mittleres Erwachsenenalter
Lok: Meist hintere Kommissur (6 h in Steinschnittlage)
Klin: Zunächst oberflächlicher Defekt (*Analrhagade); dieser geht in die chronische Fissur, d. h. ein bis zu den Fasern des inneren Schließmuskels reichendes Ulkus mit entzündlicher Infiltration der Umgebung über. Am distalen Ende der Fissur entsteht meist eine *Mariske, der sog. Vor- oder Wachtposten.
Symptome sind heftigste, brennende, krampfartige Schmerzen bei der Defäkation, die stundenlang anhalten können. Ausstrahlung in Rücken, Beine, Genitale möglich. Es kommt zu Stuhlverhaltung und chronischem Spasmus des inneren Schließmuskels mit konsekutiver Fibrose.
Diag: Lokalanästhesie (Injektion in die Sphinkterregion), anchließend digitale Untersuchung und Proktoskopie.
Ther: Oberflächliche akute Fissur: konservativ mit anästhesierenden, entzündungshemmenden Salben und Suppositorien, Injektion von Lokalanästhetikum, Stuhlregulierung. Evtl. vorsichtiges Bougieren des Analkanals.
Chronische Fissur: Operative Therapie (verschiedene Verfahren): z. B. laterale Sphinkterotomie nach Parks (Durchtrennung des inneren Schließmuskels, primärer Wundverschluß), Fissurektomie nach Gabriel (Exzision des gesamten Ulkus, Sekundärheilung).
Komp: Narbige Analstenose bei langem Bestehen der Fissur; Kontinenzstörungen nach Operation.
Lit: Wienert V (1985) Die Analfissur. Hautarzt 36:234–236

Analfistel
Def: *Fistel im Analbereich. Man unterscheidet:
- Äußere oder innere inkomplette Fistel: Nur eine Fistelöffnung vorhanden.
- Komplette Fistel: Durchgehender Fistelgang, Fistelöffnung in Haut und Rektumschleimhaut.

Je nach Lokalisation:
- Intersphinktere, transsphinktere, suprasphinktere und extrasphinktere Fistel.

Ätio: Folge von *periproktitischen Abszessen^.
DD: Tuberkulöse Fistel, osteomyelitische Fistel, rektovaginale und rektourethrale Fistel, Fistel bei Morbus Crohn, Colitis ulcerosa, Divertikulitis.
Ther: Inter- und transsphinktere Fistel: Spaltung.
Suprasphinktere Fistel: Breite Eröffnung und Tamponade.
Extrasphinktere Fistel: 1. Kolostomie: Ausheilung der hohen intrarektalen Fistelöffnung; 2. Spaltung des Fistelgangs.

Analphalipoproteinämie, familiäre
s. Tangier-Krankheit

Analpruritus
Def: *Pruritus der Analregion.
Ätio: *Analekzem, außerdem Prostatitis, Prostataadenom oder -karzinom; Obstipation, dyspeptische Stühle. Seltener bei Diabetes mellitus oder Leukämie. Psychogener Pruritus (meist Ausschlußdiagnose bei Fehlen einer erkennbaren Ursache).
Ther: *Analekzem

Analrhaghade
Def: Strichförmiger, radiär zum Anus verlaufender Epitheldefekt. Länge 5 bis 50 mm. Häufig in vorgeschädigter Haut (Steroidmißbrauch). Gefahr des Übergangs in eine *Analfissur.
Ther: *Analerosion, akute *Analfissur.

Analvenenthrombose, akute
s. akute Hämorrhoidalvenenthrombose^

Ananasdermatitis
Def: Besonders auf Hawaii und in Malaya beobachtete Dermatitis nach dem Verzehr roher Ananas.
Ätio: Typ-I-Sensibilisierung gegen das Enzym „Bromelin".
Klin: Unmittelbar nach dem Verzehr der Ananas: Heftiges Brennen der Lippen und Mundwinkel, nach 6–8 Stunden: Akute Cheilitis und Dermatitis buccalis.
Prog: Abklingen nach 2–3 Tagen

Anaphylaktischer Schock
Def: Maximalform einer immunologisch bedingten, akuten allergischen Allgemeinreaktion (*Anaphylaxie). Hierbei kommt es durch die Freisetzung von Entzündungsmediatoren zur Erhöhung der Gefäßpermeabilität mit Flüssigkeitsextravasation und konsekutivem Schock. Zusätzlich können Bronchokonstruktion, Exanthem, Angioerytheme auftreten. Zusätzlich kann es zu Bewußtseinsverlust, Urin- und Stuhlabgängen und Erbrechen kommen.
Ätio: *Typ-I-Allergie^
Ther:
- Epinephrin (Suprarenin, 1:1000) s. c.: bis zu 1 ml, bei Bedarf alle 3 Minuten.
- Epinephrin i. v.: nach Verdünnung von 1 ml der handelsüblichen Lösung (1:1000) auf 10 ml wird zunächst davon 1 ml (= 0,1 mg Epinephrin = Suprarenin) unter Puls- und Blutdruckkontrolle langsam injiziert (cave Herzrhythmusstörungen!). Die Epinephringabe kann wiederholt werden.
- Glukokortikoide i. v.: 100–2000 mg Prednisolonäquivalent.
- Volumensubstitution i. v. (z. B. Plasmaexpander, Vollelektrolytlösung)

Weitere Therapiemaßnahmen: Ggf. künstliche Beatmung, Sauerstoffinhalation, Antihistaminika

Anaphylaktische Reaktion
s. Anaphylaxie

Anaphylaktoide Reaktion
Def: *Anaphylaxie-ähnlich Reaktion aber ohne Beteiligung spezifischer immunologischer Mechanismen.

Anaphylaxie (Portier und Richet 1902)
Syn: Anaphylaktische Reaktion
Def: Akute generalisierte Typ-I-Reaktion (*Allergie). Durch einen IgE-vermittelten Mechanismus kommt es in einem sensibilisierten Organismus, meist bei parenteraler Zufuhr des *Allergens (Penicillin, Bienengift), zur Freisetzung von Entzündungsmediatoren (Histamin, Prostaglandinen, Leukotrienen, PAF) aus Mastzellen, basophilen und eosinophilen Granulozyten und Thrombozyten kommen.

Anaplasie
s. Atypie

Anasarka
Def: Nichtentzündliche, exzessive Flüssigkeitsansammlung im Hautbindegewebe.
Lok: Abhängige Körperpartien
Ätio: Starker Eiweißmangel z. B. bei Leberzirrhose, nephrotischem Syndrom, Malabsorptionssyndromen, dekompensierter Herzinsuffizienz.

Anaspadie
s. Epispadie

Andrews-Syndrom
s. Pustulöses Bakterid Andrews

Androgene
Def: Männliche Geschlechtshormone, v. a. Testosteron, die unter anderem für die Ausprägung von primären und sekundären Geschlechtsmerkmalen, die Libido und die Spermatozoenausreifung beim Mann verantwortlich sind; bei Frauen kann es in Abhängigkeit von der genetischen Disposition (Rezeptorempfindlichkeit) u. a. zu *Hirsutismus, *Virilismus und Zyklusstörungen kommen.
Androgenbildende Organe: Hoden, Ovarien und Nebennierenrinde.

Androgenmangel beim Mann: *Kallmann-Syndrom und *postpuberale Leydigzellinsuffizienz^.
Ther: Behandlung der Grunderkrankung, ggf. *Antiandrogene.

Andrologie
Syn: Männerheilkunde, Lehre von der Zeugungsfähigkeit des Mannes
Def: Allein in der Weiterbildung zum Gebietsarzt für Haut- und Geschlechtskrankheiten verankertes Fachgebiet, das sich klinisch und wissenschaftlich mit den Störungen der männlichen Fertilität und deren Therapie befaßt; heute im Rahmen der Reproduktionsmedizin auch interdisziplinär von spezialisierten Urologen, Gynäkologen und Endokrinologen betrieben.
s. a. Anhang (Weiterbildungsordnung)

Anergie
Def: Das Nichtreagieren auf ein Antigen.
1.) Anerge Reaktion bei nicht bestehender Sensibilisierung
(z. B. negative Tuberkulinreaktion bei nicht stattgefundenem Kontakt.
2.) Anerge Reaktion als Ausdruck einer verminderten Immunitätslage
(z. B. *Masern, *HIV)

Anetodermia erythematosa
s. *Anetodermie, Typ Jadassohn

Anetodermie
Syn: Dermatitis maculosa atrophicans
Def: Rundliche bis ovale, scharf begrenzte, primär makulöse Hautatrophien unklarer Genese.
Man: Jugendliche und Erwachsene, besonders weiblichen Geschlechts.
Klin: Einzelne oder multiple, scharf begrenzte, rundliche Herde mit häufig fein gefältelter, verdünnter Haut. Teils eingesunken, teils hernienartige Vorwölbung des subkutanen Fettgewebes.
Typ-Jadassohn: Anetodermia erythematosa: Anetodermie nach entzündlichem Stadium mit Rötung und Schwellung.
Typ-Pellizari: Urtikarielles Vorstadium
Typ-Alexander: Nach bullösem Initialstadium
Typ-Schwenninger-Buzzi: Ohne entzündliches Vorstadium
Hist: Zunächst Volumenzunahme des kollagenen Bindegewebes, Rarefizierung bis Schwund der elastischen Fasern.
DD: Oberflächliche Narben nach *Pyodermien, *Zoster, *Lupus erythematodes integumentalis, *zirkumskripte Sklerodermie^, *Neurofibromatosis generalisata, *Amyloidosis cutis nodularis atrophicans, *Lichen sclerosus et atrophicus, *Goltz-Gorlin-Syndrom.
Ther: Penicillin im entzündlichen Stadium.

Aneurysma
Def: Umschriebene Ausweitung einer Arterienwand.

Aneurysma, arteriovenöses, peripheres
Def: Aneurysmatisch erweiterte *arteriovenöse Fistel^. Diese kann angeboren oder traumatisch bedingt sein.
Klin: Pulsierender Tumor, dilatierte und geschlängelte Venen. Evtl. Bild einer *chronisch venösen^ Insuffizienz; systolisch-diastolisches Schwirren auskultierbar.

Angiitis
s. Vaskulitis

Angiitis, allergische granulomatöse
Syn: Allergische Granulomatose, Churg-Strauss-Syndrom, Hypersensitivitätsangiitis Churg und Strauss
Def: Seltene systemische *hyperergische (nekrotisierende) Vaskulitis^ unbekannter Ursache. Wird z. T. als Variante der *Periarteriitis nodosa aufgefaßt.
Ätio: Als verantwortliche Antigene werden Inhalationsallergene diskutiert.
Man: Meist mittleres Erwachsenenalter
Klin: Symptomtrias:

1. *Atopische Diathese (meist schweres allergisches Asthma)
2. Ausgeprägte Eosinophilie im peripheren Blutbild.
3. Auftreten sog. Churg-Strauss-Granulome. An der Haut (v. a. Kapillitium und distale Extremitäten) erscheinen diese als kutan-subkutane, derbe, schmerzhafte Knoten, dem Verlauf hautnaher Gefäße folgend (2/3 d. F.). Entsprechende Granulome in multiplen Organen: immer Lunge; ferner Milz, Herz, Leber, Gastrointestinaltrakt, Genitale, Muskulatur, Niere. Häufig assoziiert mit Fieber, Arthralgien, *Erythema exsudativum multiforme, *fixem Arzneimittelexanthem, *Urtikaria.

Lab: BSG-Beschleunigung, Leukozytose mit oft sehr ausgeprägter Eosinophilie (bis 80% bzw. 5000/ul), IgE i. S. erhöht. Rheumafaktor, ANA, zirkulierende Immunkomplexe häufig positiv.

Hist: Nekrotisierede Vaskulitis: ausgedehnte Palisadengranulome mit vielen mehrkernigen Riesenzellen, sowie Eosino- und Neutrophilen (Churg-Strauss-Granulome). Im Zentrum amorphe fibrinoide Nekrose.

Ther: Kombination von Cyclophosphamid (Anfangsdosis 150 mg/Tag) und Prednisolon (20 mg/Tag).

Prog: Unbehandelt fast immer letaler Verlauf innerhalb weniger Jahre; unter Therapie oft völlige Remission.

Lit: Kufner A, Fritsch P (1985) Allergische Granulomatose (Churg-Strauss-Syndrom). Hautarzt 36:274–280

Angiitis, maligne granulomatöse
s. Wegener-Granulomatose

Angina, Streptokokken-Angina

Def: Entzündung, Rötung und Schwellung des Rachens, vor allem der Tonsillen.

Err: Meist Streptococcus pyogenes, selten Streptococcus pneumoniae oder Staphylococcus aureus.

Klin: Starke Schmerzen, vor allem beim Schlucken, Foetor ex ore, Fieber, Kopfschmerzen, Schwellung der Kieferwinkellymphknoten. Man unterscheidet:

- A. catarrhalis: Rötung und Schwellung der Gaumenmandeln
- A. lacunaris: *Syn:* Tonsillitis, Angina follicularis. Ausbildung von eitrigen Stippchen und Pfröpfen in den Krypten der Tonsillen.
- A. lingualis: *Syn:* Zungengrundangina. Seröse bis eitrige Entzündung der Zungengrundtonsillen.
- A. retronasalis: Entzündung der Rachentonsille, Schwellung der Nackenlymphknoten.
- Seitenstrangangina: Entzündung der Seitenstränge

DD: *Angina Plaut-Vincenti, *Angina agranulocytotica, *spezifische Angina^, Angina bei *Tuberkulose, Angina diphtherica, *Herpangina, *infektiöse Mononukleose^, *Candidose, Tonsillen-Karzinom.

Ther: Bettruhe, Penicillin V oral, Analgetika.

Komp: Peritonsillarabszeß, tonsillogene Sepsis, Streptokokkenfolgekrankheiten (*rheumatisches Fieber, Poststreptokokkenglomerulonephritis).

Angina agranulocytotica

Def: Bei *Agranulozytose auftretende, sich rasch entwickelnde, torpide, areaktive Nekrosen der Tonsillen und Ulzera des Rachenbereichs.

Angina catarrhalis
s. *Streptokokken-Angina^

Angina diphtherica

Def: Weißliche, fibrinöse, pseudomembranöse, festhaftende, süßlich-faulig riechende Beläge auf den Tonsillen, den Gaumenbögen und der Uvula bei *Diphtherie.

Angina lacunaris
s. *Streptokokken-Angina^

Angina lingualis
s. *Streptokokken-Angina^

Angina Ludovici
s. Holzphlegmone

Angina Plaut-Vincenti
Syn: Angina ulceromembranacea
Def: Akute ulzerierende Tonsillitis durch Mischinfektion mit Borrelia vincenti, Fusobacterium plauti u. a. Spirochäten, Bacteroidesarten.
Man: Meist Kinder und Jugendliche
Klin: Einseitige Schluckbeschwerden, schmieriger Tonsillenbelag, kraterförmiges Geschwür am oberen Tonsillenpol. Schmerzhafte Lymphknotenschwellung. Foetor ex ore.
Ther: Breitbandantibiotika, Lokaldesinfizientien
DD: *Diphtherie, syphilitischer *Primäraffekt, *Angina lacunaris.
Prog: Bei adäquater Therapie meist rasche Abheilung.

Angina, Pneumokokkenangina
Def: Durch Streptococcus pneumoniae (Pneumokokken) ausgelöste Angina mit konfluierenden und auf die Gaumenbögen übergreifenden Belägen.
Klin und *Ther:* *Streptokokken-Angina^

Angina retronasalis
s. *Streptokokken-Angina^

Angina, Seitenstrangangina
s. *Streptokokken-Angina^

Angina, spezifische
Def: Schleierartige weißliche Beläge auf Tonsillen und Mundschleimhaut im Rahmen der *Syphilis II.
S. a. Plaques muqueuses

Angina tonsillae linguae heterotopicae
s. *Tonsillae linguae heterotopicae symmetricae

Angina ulcero-membranacea
s. Angina Plaut-Vincenti

Angioblastom
Def: Veralteter Begriff für Tumoren des Gefäßgewebes.

Angiodermatitis, disseminierte pruriginöse
s. Purpura, eczematid-like purpura

Angiodermite purpurique et pigmentée (Favre-Chaix)
Syn: Dermite ocre des membres inférieurs, Dermite ocre Favre-Chaix
Def: Kapillaritiden mit Blutaustritt und Hämosiderinablagerung im Gefolge einer *chronisch venösen^ Insuffizienz. Die Entität dieses Krankheitsbildes ist umstritten. Wahrscheinlich identisch mit der *Purpura jaune d'ocre.
Lok: Unterschenkel, v. a. streckseitig
Klin: Purpurfarbene, teilweise konfluierende Maculae mit gleichmäßiger, retikulärer, schließlich lentikulärer Pigmentation.

Angiodysplasie
Syn: Vascular malformation, z. T. systemische Hämangiomatosen
Def: Lokale Gefäßfehlbildung als Folge einer abnormen embryonalen Gewebspersistenz, mit Proliferationstendenzen. Stets benigne; keine Zeichen von Atypie oder Anaplasie. Bei den sog. Angiodysplasie-Syndromen sind Gefäßfehlbildungen verschiedener Gewebe (Haut, Muskel, Knochen) oder Organe (z. B. Haut und ZNS) kombiniert. Dazu zählen:
1. Angiodysplasie-Syndrome der Extremitäten (s. Tabelle):
*Klippel-Trénaunay-Syndrom
*Parkes-Weber-Syndrom
*Servelle-Martorelle-Syndrom
2. Neurokutane Angiodysplasie-Syndrome:
*Sturge-Weber-Krabbe-Syndrom
*Hippel-Lindau-Syndrom
*Bonnet-Dechaume-Blanc-Syndrom
*Cobb-Syndrom
3. Weitere Krankheitsbilder:
*Ataxia teleangiectatica
*Blue rubber bleb naevi-Syndrom
*De Bailey-Syndrom
*Diffuse cortico-meningée Angiomatose^
*Maffucci-Syndrom

Tabelle: Hauptvarianten kombinierter Extremitäten**angiodysplasien** (modifiziert nach Wolf u. Partsch 1987)

	Klippel-Trenaunay-Syndrom	F. P.-Weber-Syndrom	Servelle-Martorell-Syndrom
Skelettveränderung	Meist dysproportionierter Riesenwuchs	Proportionierter Riesenwuchs	Skelethypoplasie
Gefäßnävi bzw. Häm.- oder Lymphangiome	Häufig	Selten	Immer
Aktive a.-v.-Fisteln	Fehlen	Vorhanden	Fehlen
Anomalien der tiefen Venen	Gelegentlich	Fehlen	Gelegentlich
Prognose	Günstig – nicht progredient	Zweifelhaft – progredient	Zweifelhaft – progredient
Therapie	Konservativ	Chirurgisch	Konservativ

*Teleangiectasia hereditaria haemorrhagica
*Ullmann-Syndrom
Lit: Wolf C, Partsch H (1987) Angiodysplasien der Extremitäten. Hautarzt 38:645–651
Vollmar JF et al. (1990) Kongenitale Angiodysplasien der oberen Extremität. Vasomed aktuell: 8–12

Angioendotheliom
s. Hämangioendotheliom

Angioendotheliomatose
Syn: Angioendotheliomatosis proliferans, intravaskuläres Endotheliom
Def: Sehr seltene, multifokale, intravaskuläre Proliferation von Tumorzellen. Unterschieden werden 2 ätiologisch und prognostisch unterschiedliche Formen mit ähnlichem klinischem Bild:
- *Angioendotheliomatosis proliferans maligna
- *Reaktive Angioendotheliomatose^

Lit: Pfleger L, Tappeiner J (1959) Zur Kenntnis der systemisierten Endotheliomatose der kutanen Blutgefäße (Retikuloendotheliomatose?). Hautarzt 10:359
Wick MR, Rocamora A (1988) Reactive and malignant „angioendotheliomatosis“. A discriminant clinicopathological study. J Cutan Pathol 15:260–271

Angioendotheliomatose, reaktive
Syn: Entzündliche Angioendotheliomatose, Angioendotheliomatosis benigna
Def: Benigne Form der *Angioendotheliomatose mit intravaskulärer Proliferation von Endothelzellen in Gefäßen der Haut. Keine Beteiligung innerer Organe.
Ätio: Häufig mit bakterieller Endokarditis assoziiert. Diskutiert wird eine überschießende Endothelzellproliferation als Reaktion auf vaskuläre Schädigung im Rahmen der Endokarditis. S. a. Osler-Knötchen, Janeway-sche Flecken
Klin: Hauterscheinungen identisch mit *Angioendotheliomatosis proliferans maligna. Generalisiertes und lokalisiertes Auftreten möglich. Keine weitere Organsymptomatik.
Hist: Von der *Angioendotheliomatosis proliferans maligna meist nur durch immunhistologische Verfahren zu unterscheiden. (Evtl. weniger ausgeprägte Zellatypie.) Die Zellen exprimieren typische Endothelzellantigene.
DD: *Angioendotheliomatosis proliferans maligna
Ther: Versuch mit Antibiotika, Kortikosteroiden systemisch.
Prog: Spontane Abheilung nach wenigen Monaten, spätestens nach 1–2 Jahren.

Angioendotheliomatosis proliferans maligna
Syn: Proliferierende maligne Angioendotheliomatose, systemisierte Endotheliomatose, Angioendotheliomatosis proliferans systematisata
Def: Sehr seltene Manifestation eines malignen Lymphoms (meist *B-Zell-Lymphom^): Multizentrische intravaskuläre Proliferation von Tumorzellen (wurden früher fälschlicherweise als atypische Endothelzellen angesehen). Dadurch kommt es zu multiplen Gefäßverschlüssen und Thrombosierungen.
Klin: Fast immer Hautbeteiligung: Blau- bis braunrote, unscharf begrenzte, fingernagel- bis handflächengroße plaqueartige oder knotige Infiltrate. Variables klinisches Bild. Außerdem meist Befall des Nervensystems mit verschiedenartigen neurologischen Ausfällen. Letztlich kann jedes Organ betroffen sein. Meist Allgemeinsymptome (Fieber, Abgeschlagenheit).
Hist: Die Blutgefäße im Korium, teils auch in der Subkutis sind dilatiert und mit hochgradig pleomorphen, hyperchromatischen Zellen ausgefüllt. Die Zellen können in fibrinöse Thrombi eingebettet sein.
Immunhistologisch stammen die Zellen von B-Lymphozyten ab. Sie exprimieren keine für Endothelzellen charakteristische Antigene.
DD: *reaktive Angioendotheliomatose^
Ther: Nicht bekannt
Prog: Infaust; Tod nach wenigen Monaten bis maximal 2 Jahren
Lit: Kolde G (1991) Angioendotheliomatosis proliferans systematisata. Hautarzt 42:589–592
Kutzner H et al. (1991) Angioendotheliomatosis proliferans systematisata: eine kutane Manifestation maligner B-Zell-Lymphome. Hautarzt 42:384–390

Angiofibrome
Def: Fibrome, die besonders reich an Gefäßen sind.
s. a. Fibrome,
s. a. Adenoma sebaceum

Angiohämophilie
s. von Willebrand-Jürgens Krankheit

Angiohistiozytom mit Riesenzellen
Syn: Multinucleate cell angiohistiocytoma
Def: Gutartige erworbene Gefäßmißbildung mit gruppiert oder regionär angeordneten, blaßrötlichen bis lividen, flachen Papeln.
Lok: V. a. Akren, Beine und Gesicht
Man: V. a. Frauen im mittleren Lebensalter
Hist: Teleangiektatische Gefäße, diskretes lymphohistiozytäres Infiltrat mit bizarren, großen, mehrkernigen Riesenzellen.
DD: *Kaposi-Sarkom, *Histiozytom, atypisches *Granuloma anulare
Lit: Jones EW, Cerio R, Smith NP (1990) Multinucleate cell angiohistiocytoma: an acquired vascular anomaly to be distinguished from Kaposi's sarcoma. Br J Dermatol 122:651–663

Angioid Streaks
s. *Pseudoxanthoma elasticum

Angioimmunoblastische Lymphadenopathie
s. Angioimmunoblastische Lymphadenopathie^

Angiokeratom
Syn: Haemangiectasia circumscriptum superficialis (nur im angloamerikanischen Schrifttum gebräuchlicher Begriff)
Def: *Hämangiom, bei dem die hyperkeratotische Oberfläche ursprünglich für die Namensgebung entscheidend war. Die Hyperkeratose ist jedoch häufig kein führendes Merkmal. Bei den meisten Angiokeratom-Typen handelt es sich histologisch um kapilläre oder kavernöse *Hämangiome bzw. Mischbilder. Die Epidermis ist teils atrophisch, teils akanthotisch und verhornt meist orthokeratotisch,

seltener orthohyperkeratotisch. Zu den Angiokeratomen zählen:
- *Angiokeratoma corporis diffusum
- *Angiokeratoma Mibelli
- *Angiokeratoma scroti et vulvae
- *Solitäres Angiokeratom^
- *Fukosidose
- *Angiokeratoma circumscriptum

Angiokeratom, solitäres
Syn: Papulöses Angiokeratom
Def: Bei Jugendlichen meist an den Beinen auftretendes, einzelnes, harmloses *Angiokeratom.
Man: Jugendliche, junge Erwachsene
Lok: Meist untere Extremität
Klin: Solitäre, 2–10 mm große Papel, zunächst hellrot und weich, später dunkelrot bis schwarz, derb, mit hyperkeratotischer Oberfläche. Plötzliche Größenzunahme durch partielle Thrombosierung möglich. Selten mehrere Herde.
DD: *Malignes Melanom^
Ther: Ggf. Exzision

Angiokeratoma acroasphycticum digitorum
s. Angiokeratoma Mibelli

Angiokeratoma circumscriptum (Fabry)
Syn: Angiokeratoma corporis naeviforme, Angiokeratoma naeviforme
Def: Kongenitale, meist solitäre naevoide Gefäßfehlbildung.
Man: Ab Geburt, selten Auftreten in der Kindheit.
Lok: Untere Extremitäten, seltener Stamm.
Klin: Mehrere, dicht beieinander stehende, blau- bis schwarzrote, konfluierende, flache Papeln mit verruköser Oberfläche. Meist nur ein wenige Zentimeter großer Einzelherd, bei multiplen Herden segmentförmige Anordnung und gehäuft Kombination mit *Naevus flammeus, Venektasien und Osteohypertrophie. S. a. Cobb-Syndrom
Hist: *Hyperkeratose, *Papillomatose, unregelmäßige *Akanthose. Konvolute stark dilatierter, erythrozytengefüllter Kapillaren im gesamten Korium, teils bis in die Subkutis reichend.
DD: *Malignes Melanom^, *Lymphangioma circumscriptum
Ther: Ggf. Exzision
Prog: Proportionales Wachstum, keine Rückbildungstendenz.

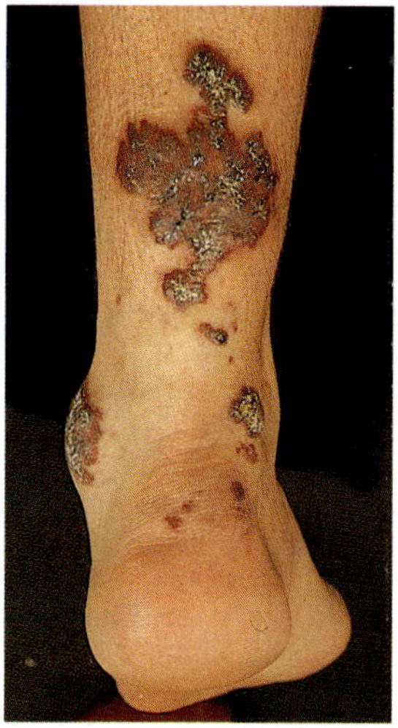

Angiokeratoma circumscriptum

Angiokeratoma corporis diffusum (Fabry)
Syn: Morbus Fabry, Thesaurismosis hereditaria lipoidica, Angiokeratoma universale, Ruiter-Pompen-Weyers Syndrom
Def: X-chromosomal-rezessiv vererbte Speicherkrankheit (*Sphingolipidose), die sich an der Haut in Form multipler, stecknadelkopfgroßer *Angiokeratome manifestiert. Außerdem Beteiligung von kardiovaskulärem System, Nieren, Augen, Nervensystem. S. a. Fukosidose, beta-Galaktosidase-Mangel
Ätio: Fehlen der alpha-Galaktosidase A (früher als Ceramidtrihexosidase bezeichnet), demzufolge Speicherung von Ceramidtrihexosid, -dihexosid und -monohexosid v. a. in Endothelzellen, glatten Muskelzellen, Gan-

glienzellen, Epithel von Haut, Niere, Kornea.
Man: Erste Angiokeratome treten vor der Pubertät auf, Symptome der Innenorganbeteiligung meist erst im Erwachsenenalter.
Lok: Nabelregion (Leitsymptom), Glutäen, Scrotum, Rumpf, seltener Extremitäten. Schleimhäute meist frei.
Klin: Multiple, 1–3 mm große, purpurrote bis schwarzblaue, nur teilweise hyperkeratotische Papeln. Die Ausprägung kann sehr diskret sein. Zunehmende Herzinsuffizienz aufgrund kardiovaskulärer Veränderungen, nephrogene Hypertonie und progrediente Niereninsuffizienz. Charakteristische Augenbeteiligung: wirbelförmige, gelb-braune Hornhauttrübungslinien (Cornea verticillata), Aneurysmen der Retinagefäße, ampullenartige Auftreibungen der Konjunktivalvenen. Neurologische Symptome: Parästhesien, temperaturabhängige Schmerzkrisen der Extremitäten, Kopfschmerzen, Paresen, zerebrale Blutungen.
Verminderte Schweißabsonderung, daher Temperaturerhöhung bei körperlicher Belastung.
Hist: Akanthotische, teilweise hyperkeratotische Epidermis. Subepidermale Kapillarektasien, vielfach von den Reteleisten umschlossen. Lipidnachweis in Gefäßwänden u. Haarbalgmuskeln (Sudanschwarz oder Sudanrot, intensive PAS-Reaktion). Elektronenmikroskopie: Intrazytoplasmatische, osmiophile Einschlußkörper in Endothelzellen (auch in unbefallener Haut und bei weiblichen Konduktorinnen).
Lab: Ceramidtrihexosid i. S. erhöht, alpha-Galaktosidase A i. S. erniedrigt, Lipoidzylinder i. U. Pränatale Diagnose durch Untersuchung von Amnionflüssigkeit möglich.
DD: Andere Typen von *Angiokeratomen, andere Sphingolipidosen, *senile Angiome^, *Teleangiectasia hereditaria haemorrhagica.
Ther: Schmerzbekämpfung mit Diphenylhydantoin, Dauersubstitution wegen der kurzen Halbwertzeit der Alpha-Galaktosidase wenig sinnvoll. Evtl. Hämodialyse bzw. Nierentransplantation.
Prog: Häufig Tod zwischen dem 30. und 50. Lebensjahr infolge von Urämie oder vaskulären Insulten.

Angiokeratoma corporis naeviforme
s. Angiokeratoma circumscriptum

Angiokeratoma Mibelli
Syn: Angiokeratoma acroasphycticum digitorum
Def: Seltene, vorwiegend bei jungen Mädchen vorkommende, multiple *Angiokeratome an den Akren.
Man: Familiäre Disposition; meist vagotone Patientinnen mit Neigung zur Akrozyanose. Auftreten in der Pubertät.
Lok: Besonders Finger und Zehen, auch Ellenbogen und Knie, symmetrisch.
Klin: Zunächst flache, stecknadelkopf- bis linsengroße Erytheme, später blaurote Papeln mit rauher Oberfläche und teils verrukösen Hyperkeratosen.
Hist: Umschriebene kavernöse Erweiterungen von Kapillarschlingen, akanthotische, hyperkeratotische Epidermis.
DD: *Angiokeratoma corporis diffusum, *Angiokeratoma circumscriptum
Ther: Ggf. Diathermie, *Laser

Angiokeratoma naeviforme
s. Angiokeratoma circumscriptum

Angiokeratoma scroti et vulvae
Syn: Angiokeratoma Fordyce
Def: Anlagebedingte zirkumskripte Gefäßektasien (*Angiokeratom) an Skrotum oder Vulva.
Ätio: Diskutiert wird eine Auslösung durch gesteigerten Venendruck (Varikozele)
Man: Höheres Lebensalter
Klin: Isolierte oder multiple, stecknadelkopf- bis linsengroße, zuerst hell-, dann blaurote Papeln mit

teilweise verruköser Oberfläche.
Hist: Dilatierte Kapillaren im Stratum papillare, z. T. eingeschlossen von elongierten Reteleisten.
DD: *Angiokeratoma corporis diffusum
Ther: Koagulation oder Exzision

Angiokeratoma universale
s. Angiokeratoma corporis diffusum

Angioleiomyom
Syn: Angiomyom
Def: Tiefkutan und subkutan gelegener, gutartiger, aus glatten Muskelfasern bestehender Tumor. Man unterscheidet je nach Beteiligung der verschiedenen Gefäße:
- Myo-Phleboangiom
- Myo-Arterioangiom
- Mischtyp

s. a. Leiomyome
Lok: Besonders proximale Extremitätenabschnitte, vor allem untere Extremitäten.
Klin: Schmerzhafte, selten über erbsgroße Tumoren in der tiefen Kutis oder Subkutis.
Hist: Abgekapselte Geschwulststränge aus glatten Muskelfasern. Zentrales Gefäßlumen.
DD: *Glomustumor, arteriovenöse Anastomosen, *Leiomyome, *Neurinome, *Histiozytome, *Angiofibrome

Angiolipom
Syn: Lipoma teleangiectodes
Def: Gefäßreiches *Lipom meist bei jungen Erwachsenen.
Lok: V. a. Unterarme, meist multiple Tumoren
Klin: Scharf begrenzter, verschieblicher, relativ derber subkutaner Knoten. Häufig ausgeprägt druckdolent.
Hist: Reifes Fettgewebe mit zahlreichen, häufig thrombosierten Gefäßen.
Ther: Exzision, bei multiplem Auftreten medikamentöse Schmerztherapie.
Lit: Behrendt H, Faes J, Ruzicka T (1992) Multiple Angiolipome-analgetische Therapie mit Doxepin. Hautarzt 43:139–142

Angiolupoid (Brocq-Pautrier)
Syn: Brocq-Pautrier-Syndrom
Def: Chronische Form der *Sarkoidose der Haut im Gesichtsbereich.
Man: Besonders Frauen um das 40. Lebensjahr
Lok: Vor allem Nase (Brillenauflagestellen), Gesicht
Klin: Wenige, bläulich-livide, flache, rundliche, scharf begrenzte, indolente Infiltrate von maximal 2–2,5 cm Durchmesser. Oberfläche glatt, keine narbige Atrophie.
Bei *Diaskopie gelblich-bräunliches Eigeninfiltrat.
DD: *Pseudolymphome, *Granuloma eosinophilicum faciei, *Granuloma fissuratum, *Tuberculosis cutis luposa, *Lupus erythematodes
Ther: *Sarkoidose
Prog: Jahrelange Persistenz

Angiolymphoide Hyperplasie mit Eosinophilie (Olsen u. Helwig)
Def: Benigne, tumoröse Gefäßproliferation mit stark ausgeprägtem entzündlichen Infiltrat, das reich an eosinophilen Granulozyten ist.
Ätio: Ungeklärt, diskutiert werden immunologische Prozesse.
Lok: V. a. retroaurikulär und Nacken
Klin: Langsam wachsende, bräunliche oder rötliche Knoten mit weicher bis derber Konsistenz.
DD: *Atherom, *Lipom, *Fibrom, *Angiosarkom, *Granuloma pyogenicum
Ther: Exzision, *Kryochirurgie, *Sklerosierung, Elektrokauter, *Argon- oder Co_2-Laser
Lit: Metze D, Neumann R, Chott A (1991) Angiolymphoide Hyperplasie mit Eosinophilie. Hautarzt 42:101–106
Schirren CG, Eckert F (1991) Angiolymphoide Hyperplasie mit Eosinophilie. Hautarzt 42:107–111

Angiom
Def: Oberbegriff für gutartige Gefäßgeschwulst, die sowohl von den Blutgefäßen (*Hämangiom) als auch den

Lymphgefäßen (*Lymphangiom) ausgehen kann.

Angiom, eruptives
s. Granuloma teleangiectaticum

Angiom, proliferierendes
s. Granuloma teleangiectaticum

Angiom, seniles
Syn: Teleangiectasia papulosa disseminata, De Morgan spot, Morgan-Fleck, Cherry-angioma, Haemangioma senile, seniles Haemangiom, Rubinfleck, tardives Hämangiom
Def: Sehr häufig und meist multipel bei älteren Menschen vorkommende, harmlose, benigne Gefäßneubildungen in Form weicher, roter Papeln.
Man: Vorwiegend ab dem 4. Lebensjahrzehnt, bevorzugt bei seborrhoischem Hauttyp.
Lok: V. a. Stamm
Klin: Stecknadelkopf- bis linsengroße, scharf begrenzte, zunächst hellrote, später dunkelrote bis violette, weiche, flache Papeln. Abblassung unter Glasspateldruck. Können einzeln, aber auch sehr zahlreich auftreten.
Hist: Konvolute ektatischer Kapillargefäße im Stratum papillare.
DD: *Teleangiectasia hereditaria haemorrhagica, *Naevi aranei, *Angiokeratoma corporis diffusum (Fabry), *solitäres Angiokeratom^
Ther: Auf Wunsch Elektrokauterisation, *Laser

Angiom, seniles der Lippen
Syn: Lippenrandangiom
Def: Variköse Gefäßektasie, die als erbsgroßer, weicher, dunkelvioletter, kugeliger, teilweise ausdrückbarer Tumor imponiert.
Man: Nach dem 40. Lebensjahr
Lok: Meist Unterlippe
Ther: Exzision, Sklerosierung

Angioma racemosum
s. Rankenangiom

Angioma serpiginosum
Def: Seltene, oberflächliche, naevoide Gefäßneubildungen bei Mädchen und jungen Frauen.
Ätio: Unbekannt, vermutlich autosomal-dominanter Erbgang.
Lok: Oberschenkel, Gesäß, Mamma, Arme, extremitätennahe Rumpfteile.
Klin: Disseminierte, stecknadelkopfgroße, leuchtend rote, unter Druck abblassende punktförmige Maculae. Bogenförmige, serpiginöse Figuren.
Hist: Konvolute dilatierter Kapillaren mit verdickten Gefäßwänden im Stratum papillare.
DD: *Besenreiservarizen, *Purpura pigmentosa, *Angiokeratoma corporis diffusum, *Teleangiectasia hereditaria haemorrhagica
Ther: Ggf. Diathermienadelverödung, *Lasertherapie, kosmetische Abdeckung.
Prog: Abheilung ohne Atrophie möglich

Angiomatosis cerebelli et retinae
s. Hippel-Lindau-Syndrom

Angiomatosis encephalo-cutanea
s. *Sturge-Weber-Krabbe-Syndrom

Angiomatosis encephalo-oculo-cutanea
s.Sturge-Weber-Krabbe-Syndrom

Angiomatosis encephalotrigeminalis
s. Sturge-Weber-Krabbe-Syndrom

Angiomatosis Kaposi
s. Kaposi-Sarkom

Angiomatosis oculo-cutanea
s. *Sturge-Weber-Krabbe-Syndorm

Angiome trigémine osteohypertrophique
Def: Partieller Riesenwuchs des kindlichen Kiefers mit *Naevus flammeus lateralis der Oberkiefer-Wangen-Region.

Angiomyom
s. Angioleiomyom

Angiomyoneurom
s. Glomus-Tumor

Angioneurotisches Ödem
Syn: Quincke-Ödem, idiopathisches Quincke-Ödem, sporadisches Quincke-Ödem, umschriebenes Haut-

ödem, Urticaria gigantea, Urticaria profunda, Oedema cutis circumscriptum acutum, Bannistersche Krankheit, Riesenurtikaria Milton
Def: Akute, zur raschen Rückbildung neigende Schwellung der Haut- und Schleimhaut vor allem im Bereich des Kopfes durch Ödembildung in der Subkutis. Das *hereditäre Quincke^-Ödem ist als eigene Entität abgetrennt.
s. a. Quaddel
Ätio: Meist Typ-I-Reaktion (*Allergie) oder Intoleranzreaktion auf Nahrungsmittel und Medikamente (v. a. Salicylate) sowie physikalische Stimuli, häufig bleibt die Ätiologie ungeklärt. Diskutiert wurden auch Fokusgeschehen und psychovegetative Störungen.
Lok: Gesichtsbereich, meist seitengleich, vor allem: Augenlider, Lippen, Schleimhäute des Kopfes (Pharynx), auch Genitalien.
Vork: Vorwiegend junge Frauen. Isoliertes, im Rahmen einer *Urtikaria oder als Teilsymptom einer anaphylaktischen Reaktion vorkommend.
Klin: Diffuse, blasse, nicht besonders juckende, teigig-ödematöse Schwellung der Haut und Schleimhaut, rüsselförmige vorgewölbte Lippen, geschwollene Augen, evtl. plötzlich einsetzendes Glottisödem.
Hist: Ödem des subkutanen Binde- und Fettgewebes, perivaskuläres lymphozytäres Infiltrat (Urticaria profunda).
Diag: Fokussuche, allergologische Diagnostik (Nahrungsmittel, Medikamente): *Urtikaria
DD: Akutes *kontaktallergisches Ekzem^, *Erysipel, *Zoster, *Melkersson-Rosenthal-Syndrom, *hereditäres Angioödem^
Ther: Lokal: Kühlen, feuchte Umschläge.
Intern: Kortikoide (initial 250 mg Prednisolon-21-hydrogensuccinat i. v., Umstellen auf orale Medikation, Reduktion nach Klinik) und Antihistaminika (initial z. B. Dimetindenmaleat 4 mg i. v., Umsetzen auf orale Medikation bis 6 mg/die, Reduktion nach Klinik).
Prog: Restitutio ad integrum frühestens nach 1–3 Tagen.
Lit: Dick W, Cullmann W (1985) gegenwärtige diagnostische Möglichkeiten beim hereditären Angioödem (HAE) und beim erworbenen Angioödem (AAE). Immun. Infekt. 13:113–118

Angioödem, hereditäres
Syn: Hereditäres Quincke-Ödem
Def: Seltene angeborene Sonderform des *angioneurotischen Ödems. Schubauslösend können z. B. Zahneingriffe wirken.
Ätio: Zu 80% autosomal-dominant vererbter C_1-Esteraseinhibitormangel, zu 20% besitzen die Patienten einen defekten C1-Esteraseinhibitor.
Man: Kindesalter, häufig um das 15. Lebensjahr.
Klin: Prodrome: Müdigkeit, Kopfschmerz, Unwohlsein, Erbrechen. Anfallsartig akute, lokalisierte, nicht juckende Schwellung. Keine Prädilektionsstellen. Rückbildung nach Stunden bis zu 2 Tagen.
Gelegentlich gleichzeitig akute abdominale Attacken.
Hist: Ödem in der Subkutis.
Diag: Verminderter C_1-Inaktivator im Blutserum (unterhalb 30% der Norm), Erniedrigung des Gesamtkomplements oder von C_4. Typ II: hohe Spiegel eines dysfunktionellen C_1-Esterase-Inhibitors.
DD: *Quincke-Ödem
Komp: Häufig rezidivierende Larynxödeme
Ther: Kein Ansprechen auf Kortikoide oder Antihistaminika.
– Während der Attacke: Intermittierend Adrenalin und Frischplasma (400–2000 ml) mit ausreichender Konzentration an C_1-Inaktivator. Ggf. gereinigter C_1-Inaktivator 3000–6000 E i. v. (C 1-Inaktivator HS Beh-

ring, 500–100 E)
- Prävention akuter Attacken: Danazol (Winobanin®, 200–600 mg/die), auch Erfolge mit 353-Aminocapronsäure (Epsilon-Aminocapronsäure Roche®) oder Tranexamsäure (Amitoff®, Ugurol®) in hohen Dosen beschrieben.

Komp: Gefahr des Larynxödems mit Erstickung

Lit: Hecker C, Merk HF (1991) Urtikaria und Angioödem. Hautnah derm 1:85–87

Angio-osteo-hypertrophisches Syndrom (Tobler)

Def: Wenig gebräuchlicher Begriff für *Angiodysplasiesyndrome, die mit einer auf die Gefäßfehlbildung begrenzten Weichteil- und Knochenhypertrophie einhergehen, z. B. *Klippel-Trénaunay-Syndrom, *Parkes-Weber-Syndrom.

Angio-osteo-odonto-hypertrophisches Syndrom

Def: Kombination eines Angiome trigémine osteohypertrophique mit Dentitio praecox in diesem Bereich.

Angiopathia diabetica

Def: Periphere Gefäßveränderungen beim Diabetes mellitus.

Man unterscheidet:
- Diabetische Makroangiopathie: Eine an den großen Gefäßen beginnende Angiopathie. Klinisches Bild der *Arteriosclerosis obliterans.
- Diabetisches Mikroangiopathie:

Hist: Hyaline Verdickung der Basalmembran bei Arterien, Venolen, Kapillaren, Endothelschwellung.

Klin: Kleine akrale Hautnekrosen bis zum Ausbilden einer *Gangrän.

Ther: Behandlung der *arteriellen Verschlußkrankheit. Diabeteseinstellung, durchblutungsfördernde Mittel, ggf. interne Gabe von Breitbandantibiotika.

Angioplasie, papulöse

s. angiolymphoide Hyperplasie^ mit Eosinophilie (Kimura)

Angioretikulomatose

s. Kaposi-Sarkom

Angiosarkom

Syn: Malignes Angioendotheliom

Def: Von den Endothelzellen von Blut- oder Lymphgefäßen ausgehender maligner Tumor (Häm- bzw. Lymphangiosarkom). An der Haut sind 2 Formen von Bedeutung:
- *Angiosarkom der Kopf- und Gesichtshaut
- *Lymphangiosarkom (auf dem Boden eines chronischen *Lymphödems)

Grundsätzlich können Angiosarkome der Haut auch in anderen Lokalisationen (Mamma, Unterschenkel) auftreten, was jedoch extrem selten ist.

Lit: Rosai J, Sumner WH, Kostianovsky M et al. (1976) Angiosarcoma of the Skin. A Clinicopathologic and Fine Structural Study. Human Pathol 7:83–109

Angiosarkom der Kopf- und Gesichtshaut

Syn: Malignes Hämangioendotheliom der Kopfhaut, angioblastisches Sarkom der Kopfschwarte, angioblastisches Retikulosarkom der Kopfhaut, Lymphangiosarkom der Kopfhaut, Hämangiosarkom der Kopf- und Gesichtshaut

Def: Hochmaligner, von den Blutgefäßen ausgehender Tumor im Kopfbereich alter Menschen.

Man: 60.–80. Lebensjahr, Männer:Frauen = 2:1

Lok: Behaarter Kopf, Gesicht

Klin: Zunächst kontusiform blau-rot verfärbte Haut, später angiomatöse Knotenbildungen mit destruierender Infiltration, geschwürigem Zerfall und nachfolgender Lymphorrhoe. Metastasierung: Hämatogen, vor allem in Lungen und Skelettsystem

Hist: Initial: Von atypischen Endothelien ausgekleidete, kapillarartige Strukturen. Später: Solide Massen polymorpher Spindelzellen, blutgefüllte Spalten und Erythrozytenextravasate.

DD: *Kaposi-Sarkom, Hämangioperizytom, Hämatom (initial)
Ther: Exzision, soweit durchführbar Strahlentherapie. Polychemotherapie.
Prog: Sehr schlecht, da frühzeitige hämatogene Metastasierung. 5-Jahres-Überlebensrate < 10%.
Lit: Holden CA, Spittle MF, Wilson Jones E (1987) Angiosarcoma of the Face and Scalp, Prognosis and Treatment. Cancer 59:1046–1057
Rosai J, Sumner WH, Kostianovsky M et al. (1976) Angiosarcoma of the Skin. A Clinicopathologic and Fine Structural Study. Human Pathol 7:83–109
Bork K, Fries J et al. (1985) Undifferenziertes kutanes Angiosarkom des Kopfes. Hautarzt 36:341–346

Angry back
Syn: Excited skin syndrome, falsch positive Epikutantestreaktion
Def: Auftreten falsch positiver *Epikutan-Test-Reaktion aufgrund gesteigerter Empfindlichkeit z. B. Epikutan-Testung bei florider Erkrankung.
Lit: Maibach HI (1981) The ESS, excited skin syndrome (alias the „angry back“). In: Ring J, Burg G (Hrsg) New trends in allergy. Springer Berlin, S. 208

Angulus infectiosus candidomyceticus
s. *Perlèche

Angulus infectiosus oris
s. Perlèche

Angulus infectiosus syphiliticus
s. Angulus syphiliticus

Angulus syphiliticus
Syn: Angulus infectiosus syphiliticus
Klin: Syphilitische Papeln mit Krusten und Rhagaden in den Mundwinkeln. Auftreten isoliert oder in Kombination mit anderen Haut- und Schleimhauterscheinungen der *Syphilis II.
DD: *Perlèche

Anhidrose
Syn: Anhidrosis
Def: Komplett fehlende Schweißabsonderung. Bei verminderter Schweißabgabe spricht man von Hypohidrosis, wobei die Grenze zum Normalen unscharf ist, da die Schweißabgabe individuell sehr unterschiedlich ist. An- und Hypohidrosis können generalisiert und lokalisiert auftreten.
Ätio: Zahlreiche Ursachen möglich:
1. Ohne Hautveränderungen:
- Hypothyreose
- Dehydratation
- ZNS-Schädigungen (bestimmte kortikale Areale, Hypothalamus)
- Pharmaka (Atropin, Scopolamin, Tetraethylammonium)
- Hitzschlag
- Polyneuropathien
2. Bei Hauterkrankungen:
- *Anhidrotische ektodermale Dysplasie
- *Aplasia cutis congenita
- *Ichthyosis
- *Angiokeratoma corporis diffusum
- *Atrophie der Haut
- *„thermogenic“ Anhidrosis

Klin: Lokalisierte Formen werden meist nicht bemerkt, evtl. kompensatorische Hypersekretion in den nicht betroffenen Arealen. Generalisierte An-/Hypohidrosis führt bei innerer oder äußerer Wärmezufuhr zu Temperaturerhöhung mit Kopfschmerzen, Abgeschlagenheit, Wärmegefühl, Übelkeit, Tachykardie, Hyperventilation.
Diag: Schweißprovokation (generalisiert in warmen Räumen mit hoher Luftfeuchtigkeit und unter körperlicher Belastung, lokal durch Injektion cholinerger Substanzen), Dokumentation der Schweißsekretion durch *Minorschen Schwitzversuch, Messung des Hautwiderstandes.
Ther: Ggf. kausal, sonst Meiden von Hitze und körperlicher Überanstrengung.
Lit: Terui T, Ohkawa Y, Tagami H (1989) Idiopathic acquired generalized anhidrosis. Dermatologica 178:123–125

Anhidrosis
s. Anhidrose

Anhidrosis congenita
s. Anhidrotische ektodermale Dysplasie

Anhidrosis hypotrichotica
s. Anhidrotische ektodermale Dysplasie

Anhidrosis, „thermogenic"
Syn: Tropical Anhidrosis, Tropical Anhidrotic Asthenia
Def: *Anhidrose mit daraus folgender Hitzeintoleranz bei *Miliaria rubra und Miliaria profunda.
Man: Menschen, die in heißen Klimazonen leben; wurde insbesondere während des 2. Weltkriegs bei Soldaten in den Tropen beobachtet.
Klin: *Miliaria rubra und Miliaria profunda, zusätzlich *Anhidrose.

Anhidrosis, tropical
s. Anhidrosis thermogenic

Anhidrotische ektodermale Dysplasie
Syn: Anhidrosis hypotrichotica, hypohidrotische ektodermale Dysplasie, ektodermale kongenitale Dysplasie, ektodermale Dysplasie, Christ-Siemens-Syndrom, Anhidrosis congenita, Polydysplasie ectodermique, Guilford-Syndrom, Jacquetsches Syndrom
Def: X-chromosomal-rezessiv vererbte kongenitale Fehlbildung von Hautanhangsgebilden (Haaren, Schweißdrüsen, Talgdrüsen), Zähnen und Nasenknorpel.
Man: Ab Geburt, nur männliches Geschlecht
Klin: Generalisierte Hypotrichose: Spärliches Kopfhaar, Fehlen der Augenbrauen und Wimpern sowie der Achsel- und Pubesbehaarung. Hypohidrose bis *Anhidrose, demzufolge Hitzeintoleranz. Sehr trockene Haut mit Neigung zur Ekzematisation durch verminderte Talgsekretion, ichthyosiforme Hautbeschaffenheit. Gehäuft dünne, brüchige, gerillte Nägel. Ano- bzw. Hypodontie (fehlende oder konisch-hypoplastische Zähne). Flacher Nasenrücken, wulstige Lippen, Olympierstirn. Möglicherweise Augenstörungen, neurolabyrinthäre Störungen, *Ozaena, Hypo- und Dysmastien. Geistige und sonstige körperliche Entwicklung normal.
Sondertyp: Verbunden mit Follikel- und Palmoplantarkeratosen und zentrofazialer *Lentiginose.
DD: *Syphilis connata, *endogenes Ekzem^
Ther: Symptomatisch
Lit: Kuhlwein A, Senff H (1987) Anhidrotische ektodermale Dysplasie (Christ-Siemens-Touraine-Syndrom). Hautnah 1/87:4–6
Örge C, Bonsmann G, Hamm H (1991) Multiple Talgdrüsenhyperplasien bei X-chromosomaler hypohidrotischer ektodermaler Dysplasie. Hautarzt 42:645–647

Anklopferkrankheit
Def: Mechanisch bedingte digitale Mikroangiopathie mit nachfolgenden Fingerkuppennekrosen, z. B. bei Preßluftwerkzeugarbeitern, früher beim Anklopfen in der Schuhindustrie.
Klin: *Raynaud-Syndrom

Ankyloblepharon
Def: Angeborene, zu Verkürzung der Lidspalte führende Verwachsung der Lidränder, oft mit Mikrophthalmus kombiniert.

Ankyloglosson
Def: Verkürzung des Frenulum linguae, entweder angeboren als sog. angewachsenes Zungenbändchen (keine pathologische Bedeutung) oder durch narbige Verwachsung, z. B. bei der *progressiven systemischen Sklerodermie^.

Ankylostomiasis
Syn: Hakenwurmkrankheit, Tunnel-Anämie, Wurmkrankheit der Bergleute, ägyptische Chlorose
Ätio: Infektion durch Larven, vor allem von Ancylostoma duodenale

und Necator americanus, die sich durch die intakte Haut bohren.
Vork: Tropen, Subtropen, Bergleute, Tunnel- und Ziegelarbeiter
Klin: Entzündung der Haut an der Eindringstelle der Larven, *Urtikaria. *Später:* Lungenerscheinungen, Anämie, Herzinsuffizienz, Verdauungsstörungen, Unterernährung.
Lab: Eosinophilie, Anämie
Diag: Nachweis der Wurmeier im frischen Stuhl
Ther: Entwurmung: Mebendazol (2×100 mg/die für 3 Tage). Eisengabe

Anoderm
Def: Hochsensibler distaler Abschnitt des Analkanals (Zona cutanea) mit nicht verhornendem Plattenepithel. Wird nach proximal durch die Linea dentata von der nicht sensiblen Schleimhautzone des Analkanals abgetrennt (Zona intermedia und Zona columnaris).

Anodontie
Def: Angeborenes völliges Fehlen der Zähne. Bei der echten Anodontie fehlen die Zahnanlagen, bei der Anodontia spuria sind die Zahnkeime angelegt, aber nicht durchgebrochen.
s. a. Hypodontie, Oligodontie
Vork: Meist im Zusammenhang mit weiteren ektodermalen Mißbildungen, z. B. bei der *anhidrotischen ektodermalen Dysplasie.

Anogenitales Syndrom
Syn: Genitoanalsyndrom
Def: Auf die Prostata, den Perianal- und Genitalbereich projizierte Beschwerden, deren Ursache in Erkrankungen des Analbereichs liegt (z. B. Analfisteln, innere Hämorrhoiden).

Anonychie
Syn: Anonychosis
Def: Vollständige oder partielle Nagellosigkeit an Fingern und Zehen.
Ätio: Anlagebedingt oder erworben, z. B. nach *Epidermolysis bullosa hereditaria dystrophica, *Onychomykose, *Ekzem, *Psoriasis vulgaris, *Syphilis u. a.

Anonychosis
s. Anonychie

Anoplura
Def: Blutsaugende, streng wirtspezifische Ektoparasiten, hierzu gehören z. B. Läuse (*Pediculosis).

Anorektaler Symptomenkomplex
s. *Lymphogranuloma inguinale, Stadium III

Anorexia nervosa, Hauterscheinungen bei
Def: Durch Mangelernährung, den Gebrauch von Laxantien und Diuretika, selbstinduziertes Erbrechen sowie anderen psychischen Störungen kann es bei Patienten mit Anorexia nervosa oder Bulämia nervosa zu Hauterscheinungen kommen.
Klin: Brüchige Haare und Nägel, lanugoartige Körperbehaarung, Gingivitis, Trockenheit von Haut und Schleimhäuten
Lit: Gupta MA et al. (1987) Dermatologic signs in anorexia nervosa and bulimia nervosa. Arcg dermatol 123:1386–1390

Anotie
Def: Angeborenes Fehlen der Ohrmuschel, meist auch Defekte des Mittel- und Innenohres, Atresie des äußeren Gehörganges, gelegentlich Asymmetrien des Gesichtsschädels.

Anstrengungsurticaria
s. cholinergische Urtikaria^

Anterior-Chest-Wall Syndrom
s. *pustulöse Arthroosteitis^

Anthrax der Haut
Syn: Milzbrand, Pustula maligna
Def: Meldepflichtige Zooanthroponose.
Ätio: Infektion durch Tiere oder Tierprodukte
Err: Bacillus anthracis
Klin: 2–3 Tage nach der Infektion rote Makula an der Eindringstelle des Erregers, Papel, hämorrhagische

Blase. Milzbrandkarbunkel = schwarzer, etwas eingezogener Schorf im Zentrum mit umgebendem Infiltrat und kleinen Vesikeln, Lymphangitis, Lymphadenitis, evtl. hochfebrile, tödliche Milzbrandsepsis.
s. a. Glossitis parenchymatosa anthracica
Ther: Frühzeitig Penicilline (Penicillin G 10 Mega I. E./die für 10–14 Tage), alternativ Tetracycline.
Evtl. Milzbrandserum
Beachte: Operation kontraindiziert!
*Meldepflicht!

Antiandrogene
Def: Substanzen mit Wirkung gegen natürliche Androgene, v. a. synthetische Steroide, die durch kompetitive Hemmung am Rezeptor des Erfolgsorganes wirken.
Indikation: s. Tabelle

Antigen
Def: Abkürzung für Antisomatogen. Immunologische Bezeichnung für jede Substanz, die vom Organismus als fremd erkannt wird, und eine Immunantwort induzieren kann.

Antikardiolipin-Syndrom
s. Phospholipid-Antikörper-Syndrom

Antikörper
*Def:*Antikörper sind von B-Lymphozyten und Plasmazellen produzierte Glykoproteine, die Träger der spezifischen humoralen Immunität sind. Diese Immunglobuline gehören verschieden Klassen an A, D, E, G, M. Die unterschiedlichen Ig-Klassen besitzen verschiedene Funktionen.

Antinukleäre Antikörper
s. Antinukleäre Faktoren

Tabelle: Indikationen der **Antiandrogene** in der Dermatologie und mögliche Nebenwirkungen (modifiziert nach Haneke)

1. Antiandrogene:
   Cyproteronacetat: stark antiandrogen wirksam
   Chlormadinonacetat: schwach antiandrogen
   Medroxyprogesteronacetat: sehr schwach antiandrogen

   Handelspräparate:
   Cyproteronacetat:
   Androcur®: 50 mg
   Diane®: 2 mg + 0,05 mg Äthinylöstradiol

   Chlormadinoacetat:
   Gestafortin®: 2 mg
   Eunormin: 2 mg + 0,1 mg Mestranol®
   Menova®: 2 mg + 0,02 mg Äthinylöstradiol

   Medroxyprogesteronacetat:
   Clinovir®: 5 mg, 100 mg
   Depo-Clinovir®: 150 mg
2. Indikationen:
   Hypertrichose, Hirsutismus[a], androgenetische Alopezie[a], Akne (bes. bei prämenstrueller Verschlechterung), Seborrhö
3. Nebenwirkungen[b]
   Blutungsstörungen, Spannen der Brust, Gewichtszunahme, Übelkeit, Kopfschmerzen, Libidoverlust[c], depressive Verstimmung, Thrombo-(Variko-)phlebitis, Chloasma[d], Obstipation, Krampfaderbeschwerden.

[a] niedrig dosierte Cyproteronacetat-Therapie nicht ausreichend
[b] nehmen oft im Laufe der Behandlung ab
[c] meist langsam progredient
[d] vorzugsweise nur bei hochdosierter Cyproteronacetat-Behandlung

Antinukleäre Faktoren (ANF, ANA)
Def: Antikörper (gamma-Globuline) die gegen Zellkernbestandteile z. B.:
DNS,
Histone (H1, H2A, H2B, H3, H4)
DNS-Histonkomplexe,
Ribonucleoproteine (U1-RNP, Sm, La(SS-A), Ro(SS-B), Jo-1(Histidyl-t-RNA-Transferase)),
Nicht-Histon-Proteine (Centromer-AK, Scl–70, PM–1, Mi–2) gerichtet sind.
s. a. Autoantikörper

Antiphospholipid-Syndrom
s. Phospholipid-Antikörper-Syndrom

Anuli pigmentosi
Def: Seltene, erworbene, disseminierte, 2.5 mm große, ringförmige Pigmentierungen.
Ätio: Unbekannt
Hist: Im Bereich des makroskopischen Pigmentringes stärkere Pigmentierung der Basalzellschicht, Epidermis und Korium unauffällig.
Lit: Vakilzadeh F, Happle R (1981) Anuli pigmentosi. Hautarzt 32:474–475

Anxietas tibiarum
s. Restless legs Syndrom

Aortenaneurysma, syphilitisches
s. *Syphilis

Aortitis syphilitica
s. *Syphilis

Apert-Syndrom
Syn: Akrozephalosyndaktylie
Def: Distinkte Skelettdysplasie mit Mittelgesichtshypoplasie und komplexer Syndaktylie von Fingern und Zehen, bedingt durch ein autosomal-dominantes Gen.

Aphthen
Def: Sehr häufig, teilweise im Rahmen bestimmter Erkrankungen vorkommende, flache Ulzerationen der Mundschleimhaut, seltener der Genitalschleimhaut.
Man unterscheidet:
- *Solitäre Aphthen^
- *Habituelle Aphthen^
- *Bednar'sche Aphthen^
- *Fede-Rigasche Aphthen^
- *Aphthen bei tropischer Sprue^
- Aphthen im Rahmen von Infektionen mit dem Herpes-simplex-Virus (*Gingivostomatitis herpetica, *Aphthoid Pospischill-Feyrter)
- Aphthen bei *M. Behcet
- Aphthen im Rahmen eines M. Crohn, einer Colitis ulcerosa

Klin: Wie ausgestanzt wirkende, bis zu 5 mm große, selten auch größere, kreisrunde oder ovale, von einem entzündlichen, ödematösen roten Saum umgebene, muldenförmige, sehr schmerzhafte oberflächliche Ulzerationen der Schleimhaut. Sie sind von gelblichen bis grauweißen, nicht abstreifbaren Fibrinbelägen bedeckt.

Aphthen, Bednar'sche
Def: Traumatisch verursachte *Aphthen, z. B. bei Säuglingen an den hinteren seitlichen Teilen des harten Gaumens als sog. Sauggeschwüre.
Ther: Ggf. kleineren Sauger mit größerem Loch.
Prog: Spontane Abheilung

Aphthen, chronisch-rezidivierende
s. habituelle Aphthen^

Aphthen, Fede-Rigasche
Syn: Fede-Riga-Geschwür, Riga-Fedesche Aphthen, Keuchhustengeschwür
Def: *Aphthe am Zungenbändchen oder der Zungenunterfläche bei Kleinkindern, meist hervorgerufen durch häufiges Husten mit herausgestreckter Zunge wie z. B. beim Keuchhusten.

Aphthen, habituelle
Syn: Chronisch rezidivierende Aphthen, rezidivierende benigne Aphthosis, Periadenitis mucosae necrotica recurrens (nur für die Major-Form), Recurrent Benign Aphthosis
Def: Über Jahre ständig rezidivierendes Auftreten einzelner *Aphthen an der Mundschleimhaut.

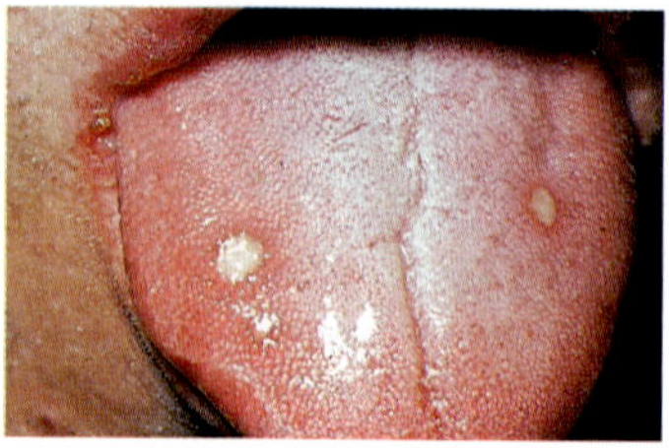

Habituelle **Aphthen**

Ätio: Ungeklärt, diskutiert werden: Magen-Darm-Störungen, hormonelle Beeinflussung, immunologische bzw. autoimmunologische Vorgänge, psychosomatische Faktoren. Familiäre Häufung.
Man: Beginn meist zwischen dem 20. und 30. Lebensjahr, Gynäkotropie.
Lok: Mundschleimhaut (bevorzugt Umschlagfalte im Vestibulum oris) und Zunge, v. a. vorderes Drittel der Mundhöhle
Klin: Wenige (meist 2–4), jahre- bis jahrzehntelang periodisch rezidivierende *Aphthen. Kurze erscheinungsfreie Intervalle. Unterschieden werden 3 Typen:
1. Minortyp (80%): Fast immer weniger als 5 bis zu 3 mm große Aphthen, keine Allgemeinsymptomatik.
2. Major-Typ (10%): Wenige, tiefe, bis 3 cm Durchmesser große Substanzdefekte, häufig regionäre Lymphknotenschwellung, Temperaturerhöhung und allgemeines Krankheitsgefühl.
3. Herpetiforme Aphthen (10%): Sehr zahlreiche, stecknadelkopfgroße, disseminierte, oberflächliche Ulzerationen an der gesamten Mundschleimhaut, ähnlich einer *Gingivostomatitis herpetica.
Ther: Symptomatisch: Mundspülungen mit Hexoral, Kortikoid-Haftpaste. Suche nach intestinalen Störungen (*Candidose, Refluxoesophagitis) und ggf. Beseitigung.

Aphthen, infektiöse
s. Gingivostomatitis herpetica

Aphthen, kutane
s. Pseudofolliculitis Degos

Aphthen-Seuche
s. Maul- und Klauenseuche (echte)

Aphthen, tropische
s. tropische Sprue^

Aphthoid Pospischill-Feyrter
Syn: Vagantes Aphthoid, aphthoide Polypathie
Def: Seltene, schwere Verlaufsform einer *Gingivostomatitis herpetica bei abwehrgeschwächten Kindern, selten bei Erwachsenen.
Vork: Als Zweitkrankheit nach viralen oder bakteriellen Infekten, z. B. Keuchhusten, *Scharlach, *Masern, *Varizellen. Bei immunsuppressiver Therapie.
Lok: Mundschleimhaut, Gesicht (v. a. zentrofazial), Genitale. Evtl. Ausbreitung auf Pharynx und Oesophagus, Befall der Fingerspitzen.
Klin: Schwere *Gingivostomatitis herpetica. An der äußeren Haut *Herpes simplex-Eruptionen mit randwärts fortschreitendem Wachstum der Effloreszenzen und Neigung zur *Impetiginisation. Starke Beeinträchtigung des Allgemeinbefindens.
Diag: Anstieg des Herpes-simplex-Antikörpertiters (IgG), IgM
Ther: Acyclovir (Dosis 10 mg/kg KG i. v. alle 8 Stunden), lokal wie bei *Gingivostomatitis herpetica, *Zoster.

Aphthoid, vagantes
s. Aphthoid Pospischill-Feyrter

Aphthoide Polypathie
s. Aphthoid Pospischill-Feyrter

Aphthose, bipolare
s. M. Behçet

Aphthose, große
s. M. Behçet

Aphthose, maligne
s. M. Behçet

Aphthose Touraine
s. M. Behçet

Aphthosis Behçet
s. M. Behçet

Aphthosis epizootica
s. Maul- und Klauenseuche (echte)

Aphthosis Neumann
Def: Veraltete Bezeichnung für den Mund- und Genitalschleimhautbefall des *Erythema exsudativum multiforme.

Aphthosis, rezidivierende benigne
s. habituelle Aphthen^

Aphthous fever
s. Maul- und Klauenseuche (echte)

Aplasia cutis
s. Aplasia cutis congenita

Aplasia cutis circumscripta
s. *Aplasia cutis congenita

Aplasia cutis congenita
Syn: Aplasia cutis
Def: Angeborener Hautdefekt (Epidermis und Korium, evtl. auch tiefere Schichten nicht angelegt). Meist umschrieben (Aplasia cutis congenita circumscripta), sehr selten generalisiert (Aplasia cutis totalis).
Lok: Bevorzugt behaarter Kopf, Rumpf, proximale Extremitäten
Klin: 1. Aplasia cutis congenita circumscripta: Bei Geburt scharf begrenzte, runde oder länglich-ovale Wundfläche. Meist rasche Epithelisierung, narbige Abheilung. Es resultiert ein unter dem umgebenden Hautniveau liegendes Areal. Im Bereich des Kapillitiums umschriebene narbige *Alopezie.
2. Aplasia cutis congenita totalis: Mit dem Leben nicht vereinbarer Hautdefekt im Form einer generalisierten Wundfläche wie bei *Verbrennung 2. Grades.
Ther: Bei kleinen Aplasien steriler Wundverband, Epithelisierung abwarten. Therapie großflächiger Defekte wie bei *Verbrennungen. Im späteren Lebensalter ggf. Exzision kosmetisch störender Defekte.
Komp: Sekudärinfektion

Aplasia cutis totalis
s. *Aplasia cutis congenita

Aplasia moniliformis
s. Monilethrix-Syndrom

Aplasia pilorum intermittens
s. Monilethrix-Syndrom

Apocrinitis sudoripara pruriens
s. Fox-Fordycesche Krankheit

Aponeurosis fibrosa plantaris
s. Plantarfibromatose

Apoplexia cutanea Freund
s. Periarteriitis nodosa cutanea benigna

Apoplexia cutis
Def: Veralteter Begriff für Hautblutungen bei *Periarteriitis nodosa.

Apud-Zellen (Amine and precursor Uptake and Decarboxylation)
Def: Der Neuralleiste entstammende, Polypeptidhormone-bildende Zellen (Helle-Zellen-System), die in verschiedenen Organen auftreten.
s. a. Karzinoid-Syndrom

Arachnodaktylie
Syn: Spinnenfingrigkeit
Def: Abnorm lange, dünne Finger. Symptom des *Marfan-Syndroms, vielfach auch synonym dafür gebraucht.

Arboviren
Def: Aus den Worten arthro-podborne entstandene Abkürzung für durch Arthropoden von Wirbeltier auf Wirbeltier übertragene Viren.

ARC
s. AIDS-Related-Complex

Arcus lipoides
s. Arcus senilis corneae

Arcus senilis corneae
Syn: Arcus lipoides, Gerontoxon, Greisenbogen
Def: Durch Lipoideinlagerung bedingter, schmaler, grauweißer Trübungsring der Hornhaut des Auges. Sehr häufiger Befund bei alten Menschen.

Man: Nach dem 60. Lebensjahr, bei früherem Auftreten meist Ausdruck einer Hypertriglyceridämie.
Klin: Ring- oder halbringförmige, grauweiße Trübung der Hornhautperipherie, vom Limbus durch ein schmales Zwischenstück getrennt.
DD: *Kayser-Fleischer-Ring
Ther: Bei erhöhten Blutfettwerten entsprechende Behandlung, ansonsten nicht erforderlich.

Area bullosa bei Pocken
Def: Blasig veränderte Hofbildung nach der *Pockenschutzimpfung.

Area Celsi
s. Alopecia areata

Area migrans bei Pocken
Def: Besonders große und peripher fortschreitende Hofbildung nach der *Pockenschutzimpfung.

Argasiden
Syn: Lederzecken.
Dermatologische Bedeutung hat die Taubenzecke, Argas reflexus. S. a. Zecken

Argentaffinoma
s. *Karzinoid-Syndrom

Argininbernsteinsäure-Syndrom
Def: Genetisch bedingter Mangel an Argininsukzinase.
Man: Meist ab Geburt
Klin: Sprödes, brüchiges, glanzloses, schwer frisierbares Haar, vor allem am Hinterkopf. Verzögertes Haarwachstum. Neurologische Symptome: Krämpfe, Ataxie, Verzögerung der geistigen Entwicklung; Leberbeteiligung.
Hist: *Trichorrhexis nodosa, umschriebene, borstenpinselartige Aufsplittungen der Haarkutikula.
Diag: Argininbernsteinsäurenachweis im Urin mittels Papierchromatographie.
DD: *Trichorrhexis nodosa, *Kinky-hair-disease, *Monilethrix.

Argyll-Robertsonsche Pupillenstarre
s. reflektorische Pupillenstarre^

Argyrie
Syn: Argyrose
Def: Schiefergraue, diffuse Pigmentierung von Haut und Schleimhäuten durch Ablagerung von Silberkomplexen.
Ätio: Einnahme silberhaltiger Arzneimittel, z. B. Silbereiweißacetyltannat in Targesin-Rollkuren, Silberverbindungen in Rachendesinfizientien. Chronische Exposition bei Beschäftigten in silberverarbeitenden Betrieben. Über den Blutweg gelangt das Silber an Cystein gebunden in die Haut. Dort kommt es bei Belichtung zu einer photochemischen Reaktion, es entsteht schwer lösliches Ag2S (Silbersulfid), was in der Haut angereichert wird. (Prinzip der belichteten Photoplatte).
Lok: Gesamte Hautoberfläche mit deutlicher Betonung der lichtexponierten Areale; evtl. Mundschleimhaut, Nagelbett, Konjunktiven.
Klin: Diffuse, bläuliche bis schiefergraue, lediglich kosmetisch störende Verfärbung.
Hist: Zahlreiche, nur bei starker Vergrößerung sichtbare, schwarze Granula mit Affinität zu elastischen Fasern, Basalmembran, Schweiß- und Talgdrüsen. Aufleuchten der eingelagerten Partikel im Dunkelfeld. Elektronenmikroskopie: Elektronendichte, ca. 200 nm große Granula. Mit Hilfe der Röntgenmikroanalyse kann deren hoher Silbergehalt nachgewiesen werden.
DD: *Zyanose, *Chrysiasis, *Hydrargyrose, *Alkaptonurie
Ther: Nicht bekannt
Lit: Jurecka W (1986) Generalisierte Argyrose. Hautarzt 37:628–631
Mittag H, Knecht J, Arnold R (1987) Zur Frage der Argyrie. Hautarzt 38:670–677
Shall L, Srevens A, Millard LG (1990) An unusual case of acquired localized argyria. Br J Dermatol 123:403–407

Argyrose
s. Argyrie

Ariboflavinose
Syn: Vitamin-B_2-Mangel, Riboflavinmangel, Pellagra sine Pellagra (alte Bezeichnung)
Def: Bei langzeitiger (mehrere Jahre) Unterversorgung mit Vitamin-B_2 auftretende ekzematöse, mazerative Hautveränderungen insbesondere an den Körperöffnungen.
Ätio: Fehlernährung (sehr selten). Trizyklische Antidepressiva (Inhibition der Flavokinase).
Lok: Lippen, Mundwinkel, Nasenöffnungen und Nasolabialfalten, Augenlider, äußerer Gehörgang, Genitale (oro-okulo-genitales Syndrom).
Klin: Ekzematöse, nässend-krustöse Hautveränderungen, Rhaghaden.
Die Lippen sind glatt, hochrot und rissig, mit nässenden, borkig belegten Fissuren, Cheilosis, *Perlèche, *Stomatitis, *Glossitis.
Die chronisch-ekzematösen Veränderungen der Genitalregion werden als pellagroide Skrotaldermatitis bzw. Vulvitis pellagrosa bezeichnet.
Auge: Photophobie, Ermüdbarkeit, verringerte Sehschärfe, Vaskularisation der Kornea und des perikornealen Bereiches, Flecken und Trübungen auf der Kornea.
Beim Säugling: Wachstums- und Gewichtsstillstand, Exsikkation
Ther: Riboflavin 5 mg/die

Armvenenstau
s. Paget von Schroetter-Syndrom

Arndt Gottron-Syndrom
s. Skleromyxödem (Arndt-Gottron)

Arndt-Zeichen
s. *Glossitis Möller-Hunter

Arning-Karzinoid
Def: Veralteter Begriff für das *superfizielle Basaliom^.

Arrhenoblastom
Def: Seltene, Androgene-bildende, dysontogenetische Geschwulst der Ovarien.
Man: Vor allem zwischen dem 20. und 25. Lebensjahr, in jedem Alter möglich.
Klin: Defeminisierung: Amenorrhoe, Uterusatrophie, Libidoverlust.
Virilisierung: Bartwuchs, Hypertrichose, Klitorishypertrophie, tiefe Stimme.
DD: *Adrenogenitales Syndrom
Ther: Operation
Prog: Günstig

Arsendermatitis
s. Salvarsandermatitis

Arsenhaut
s. *Arsenintoxikation

Arsenintoxikation
Def: Krankheiten durch meist langzeitige Aufnahme geringer Arsendosen, seltener akute Vergiftungserscheinungen.
Ätio: Komplexe onkogene Wirkung anorganischen Arsens: Hemmung der Desoxyribonuklease, der DNA- und RNA-Polymerase. Zahlreiche weitere Enzyme werden durch Reaktion von Arsen mit Sulfhydrylgruppen blockiert, z. B. Hexokinase, Glucose-6-Phosphat-Dehydrogenase, Ketosäureoxidase
Man: Patienten mit *Psoriasis vulgaris oder Anämie, die früher mit arsenhaltiger Fowlingscher Lösung behandelt wurden (Verwendung bis 1966), früher im Weinbau oder in Kellereibetrieben tätige Personen v. a. aus der Region der Mittelmosel und des Kaiserstuhls (bis 1942 waren arsenhaltige Pflanzenschutzmittel zugelassen), Arbeiter im Kupferbergbau und in der Buntmetallverhüttung.
Klin: Chronische Arseneinnahme: Hautveränderungen: *Arsenkeratosen, *Arsenmelanose, Hautatrophien v. a. an Füßen und Unterschenkeln, Vulnerabilität der Haut, multiple *superfizielle Basaliome^ am Rumpf, *M. Bowen, v. a. an unbelichteten Hautstellen, *Meessche Querbänder der Nägel.
Stark erhöhte Inzidenz interner Malignome, v. a. von Lunge, Mund-

schleimhaut und Oesophagus, Urogenitaltrakt, Leber. Auftreten nach einer Latenzzeit von 10–30 Jahren.
Häufig Mehrfachneoplasien.
Akute Intoxikation: Abdominale Krämpfe, Erbrechen, Diarrhoe, Kopfschmerzen, Lähmungen, Kreislaufschwäche.
Diag: Subtile Tumorsuche
Lit: Grobe JW (1992) Arsenintoxikationsspätfolgeschäden bei Moselwinzern. Hautnah derm 4/92:378–387

Arsenkeratosen
Syn: Arsenwarzen
Def: Nach jahrelanger *Arsenintoxikation auftretende multiple punkt- oder warzenförmige Keratosen an Händen und Füßen, in Größe und Zahl abhängig von der aufgenommenen Arsenmenge.
Lok: V. a. Palmae und Plantae
Klin: Multiple, sehr derbe, gelbliche, stecknadelkopf- bis linsengroße, flache, evtl. konfluierende, stark hyperkeratotische Papeln. Basis evtl. entzündlich gerötet.
Hist: Kompakte *Hyperkeratose, *Akanthose, Elongation der Reteleisten. Relativ ruhiges Zellbild, jedoch auch Zelldysplasien bis hin zu bowenoiden Bildern möglich.
Diag: Suche nach weiteren kutanen und internen Neoplasien
DD: *Verrucae vulgares, *Porokeratosis plantaris, palmaris et disseminata, *Porokeratosis punctata, *Keratosis palmoplantaris papulosa seu maculosa
Ther: Curettage, ggt Exzision.
Komp: Entwicklung von *spinozellulären Karzinomem^ nach jahrzehntelangem Bestehen möglich.
Lit: Grobe JW (1992) Arsenintoxikationsspätfolgeschäden bei Moselwinzern. Hautnah derm 4/92:378–387

Arsenmelanose
Def: Multiple, konfluierende, teilweise zackig begrenzte Pigmentflecken nach chronischer Arseneinnahme (*Arsenintoxikation).
Beachte: Gehäuft Mehrfachneoplasien
Lok: Vor allem in den Achselhöhlen und am Bauch. Schleimhäute stets frei.
Diag: Gleichzeitige *Arsenkeratosen, multiple *superfizielle Basaliome^.
Lit: Grobe JW (1992) Arsenintoxikationsspätfolgeschäden bei Moselwinzern. Hautnah derm 4/92:378–387

Arsenwarzen
s. Arsenkeratosen

Artefakte (AF)
Syn: Self inflicted skin injuries, Dermatitis factitia, Dermatitis artefacta, Dermatosen durch Selbstschädigung, Automutilation, Pathomimie, neurotische Exkoriationen, hysterische Hautgangrän. Teilweise erfassen die Synonyme nur Teilaspekte des Begriffs ‚Artefakt'
Def: Selbstbeschädigungen der Haut, die sich der Patient mehr oder weniger bewußt zufügt.
Ätio: 1. Sog. Bilanzartefakte oder Artefakte im engeren Sinne: Erzeugung von Hautläsionen zur Erlangung materieller Vorteile (z. B. Rente) oder um unangenehmen Pflichten zu entgehen (z. B. Wehrdienst, Berufstätigkeit).
2. Psychische Störungen, v. a. Neurosen. Täuschungsabsicht kann vorhanden sein, um ideelle Vorteile zu erlangen (z. B. Zuwendung der Angehörigen), aber auch völlig fehlen wie bei der *Trichotillomanie, *Trichotemnomanie, *Onychophagie. Letztere werden auch als Paraartefakte bezeichnet. Im weitesten Sinne gehören hierzu auch der *Dermatozoenwahn, das *Lesch-Nyhan-Syndrom.
3. Aggravieren einer ursprünglich somatischen Grunderkrankung, die sich schließlich als unabhängige Erkrankung verselbständigt. Typisches Beispiel ist die *Akne excoriée des jeunes filles.
Häufig Kombination verschiedener Ursachen.
Vielfältige Methoden zur Auslösung

von Artefakten, am häufigsten durch chemische Substanzen (Säuren, Laugen), Instrumente (Nadeln, Rasierklingen, abschnürende Gummibänder), außerdem mechanisch durch Kratzen, Quetschen; durch Injektion irritierender Stoffe (Terpentin, Kohlepartikel, Bakterienaufschwemmungen).
Man: Insgesamt bevorzugt Frauen, Altersgipfel 20.–40. Lebensjahr. Abhängigkeit von der Form der Artefakte: Bei den Bilanzartefakten ist die Gynäkotropie weniger stark ausgeprägt, der Dermatozoenwahn tritt v. a. im höheren Lebensalter, die Trichotillomanie und Artefakte im Rahmen des Lesch-Nyhan-Syndroms v. a. bei Kindern auf.
Lok: Gut zugängliche Hautstellen, insbesondere Extremitäten, Gesicht, Brust. Rücken meist ausgespart. Evtl. „handgerechte Läsionen", bei Rechtshändern z. B. bevorzugt an der linken Körperseite.
Klin: Schwer einzuordnende Läsionen. Oft bizarre Konfiguration, scharfe, teilweise eckige Begrenzungslinien, Anordnung in Strichen oder Linien. Abhängig von der Auslösung sind die Hautveränderungen äußerst vielgestaltig (Erytheme, Bullae, Erosionen, tiefe Ulzera, Pannikulitiden, Pyodermien, Ödeme, Hämatome). S. a. traumatogenes Lipogranulom^.
Sprunghafter Verlauf, oft Verschlechterung „über Nacht".
Widersprüchliche Anamnese.
Rasches Abheilen unter Okklusivverband.
Ther: Zinkleimverband. Bei Bilanzartefakten (Ätio 1.) Aufdeckung der Manipulation, bei den anderen Formen steht die Psychotherapie im Vordergrund.

Arterielle Verschlußkrankheiten, akute
Def: Plötzlicher arterieller Durchblutungsmangelzustand meist durch Embolie mit Funktionsausfall des Versorgungsgebietes des betroffenen Gefäßes.

Arterielle Verschlußkrankheiten, chronische (CAVK))
Def: Oberbegriff für eine in Schüben oder gleichmäßig progredient verlaufende chronische Gefäßerkrankung, die zu einer organischen Stenose oder Obliteration der Arterien führen kann. Einhergehend mit Verdickung, Verhärtung und Einengung der Gefäßwand durch Einlagerung von Lipiden, Proteinen und Kalk. Sekundäre Geschwürbildung im Bereich atheromatöser Plaques; subintimale Blutungen und lokalisierte Thrombosen. Auftreten klinischer Symptome bei mindestens 50% Einengung des Gefäßlumens.

Arterielle Verschlußkrankheit, chronische der Extremitätenarterien
Def: Häufigste Form der *chronischen arteriellen Verschlußkrankheiten.
Ätio: Degenerative Arterienverkalkung aufgrund einer komplexen Stoffwechselstörung der Gefäßwandung, Entwicklung von Intimaödem, atheromatösen Plaques, Ulzeration, Thrombose; begünstigt durch Nikotinabusus sowie Allgemeinerkrankungen wie arterielle Hypertonie, Diabetes mellitus, Lipidstoffwechselstörungen, Adipositas, Hyperurikämie. Seltene Ursachen: s. Tabelle.
Man: Rasche Zunahme vom 45. bis 60. Lebensjahr; später seltener.
Männer : Frauen = 4 :1
Klin: Verlauf in 4 Stadien (Fontaine)
Stadium I: Beschwerdefreiheit oder atypische Mißempfindungen im Fuß, Bein
Stadium II: Latenzschmerz erst nach bestimmten Belastungen auftretend (Claudicatio intermittens)
Stadium III: Ruheschmerzen und eventuell beginnende trophische Störungen (Nekrosen)
Stadium IV: Gangrän
Diag: Klinisches Bild, Anamnese, Standarduntersuchungsprogramm Palpation und Auskultation der Arterien

Tabelle: AVK = **arterielle Verschlußkrankheit** (seltene Ursachen)

Erkrankung	Ätiologie/Befunde
Pseudoxanthoma elasticum	Pseudoxanthome der Haut, gefäßähnliche Retinastreifen, Femoralisverschluß (Darier-Groenblad-Strandberg-Syndrom)
Neurofibromatose	Nierenarterienstenosen, seltener Stenosen der Aorta, der Mesenterial- und Ilialkalarterien bei Kindern und Jugendlichen
Drogenabusus (Amphetamin, LSD)	Nekrotisierende Angiitis (Mikroaneurysmen)
Chronische Arsenvergiftung	Fibröse Intimaverdickung kleiner und mittlerer Arterien (hoher Arsengehalt im Trinkwasser: „Schwarzfußkrankheit" in Taiwan und Chile)
Schwefelkohlenstoff-Exposition	Vorzeitige Atheromatose
Amyloidose	Arterioläre und arterielle Amyloidose, Muskelschmerzen, Claudicatio intermittens (erhaltene Fußpulse)
Werner-Syndrom	Vorpubertäres Ergrauen der Haare, Kleinwuchs, Hypogenitalismus, Katarakt, Sklerodermie, Osteoporose, frühzeitige Arterienverschlüsse, familiäre Häufung
Retroperitonealfibrose	Ureteren-, Arterien- und Venenkompression im kleinen Becken durch Fibrosierungen
Osteohypertrophie	Arterienkompression durch größere Exostosen
Prolongierter Schock	Akrale symmetrische Gangrän durch extreme Zentralisation, diffuse intravasale Gerinnung
Endogene Oxalose	Diffuse viszerale und peripher arterielle Oxalat-Ablagerungen im Urämie-Endstadium
Homocystinämie	Thrombembolie-Neigung
Progressive arterielle Verschlußkrankheit	Fibröse Gewebeproliferation zwischen Endothel und Lamina elastica interna kleiner Arterien und Arteriolen. Komplikationen: Hauteffloreszenzen. Darmperforation, zerebraler Insult (Degos-Delort-Tricot-Syndrom)

Funktionsproben, mechanische und elektronische Oszillographie, Rheographie, Ultraschall-Dopplerverfahren, in Einzelfällen Angiographie.

Ther: Allgemeine, prophylaktische und sekundär-präventive Maßnahmen (Nikotinverbot, Behandlung der Risikofaktoren)

Lokale Maßnahmen (Vermeidung von Kälte- und Näßeexposition, engem Schuhwerk und sonstiger Kompression, Vermeidung chemischer, elektrischer und thermischer Reize; Vermeidung von Verletzungen).

Spezielle konservative Maßnahmen:
Ergotherapie: Aktives Muskeltraining
Medikamentöse Therapie: Z. B. Vasodilatantien, isovolämische Hämodilution, viskositätsändernde Medikamente, Aggregationshemmer.

Operationsindikation: Absolute Operationsindikation im Stadium III und IV.

Transluminale perkutane Katheterdilatation (*Dotter-Technik), beste Indikation im Stadium II.

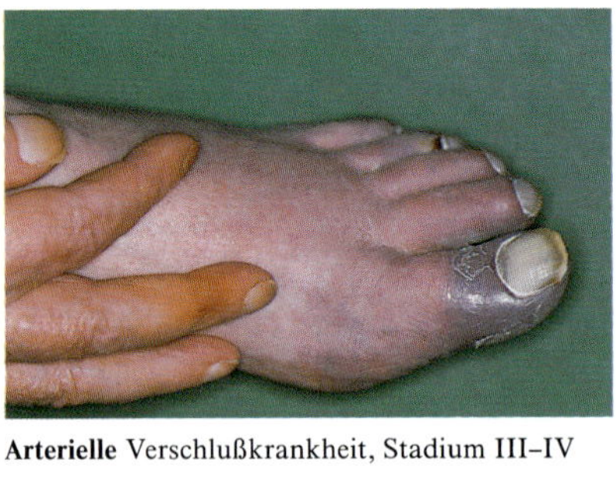

Arterielle Verschlußkrankheit, Stadium III–IV

Arteriitis allergica cutis
s. *hyperergische Vaskulitis

Arteriitis cranialis
s. Arteriitis temporalis

Arteriitis, eosinophile
s. Arteriitis temporalis

Arteriitis lingualis
Def: Variante der *Arteriitis temporalis, gekennzeichnet durch Mitbeteiligung der Zunge bis hin zu Zungennekrosen. Sonstige Symptomatik wie bei Arteriitis temporalis.

Arteriitis, Riesenzell-Arteriitis
s. Arteriitis temporalis

Arteriitis temporalis
Syn: Arteriitis cranialis, eosinophile Arteriitis, Riesenzellarteriitis, Horton-Syndrom
Def: Granulomatöse, obliterierende Arteriitis unbekannter Ursache, die sich meist an Abgängen der A. carotis manifestiert.
Man: Nach dem 50. Lebensjahr, bevorzugt Frauen (75%)
Klin: Starke ein- oder doppelseitige Kopfschmerzen v. a. temporal und im Stirnbereich, Rötung im Bereich der strangartig verdickten Arteria temporalis; Fieber, Krankheitsgefühl.
In 30% d. F. Sehstörungen bis hin zur Erblindung (Mitbeteiligung der Arteria ophthalmica).
50% der Patienten haben gleichzeitig eine Polymyalgia rheumatica: Symmetrische heftige Schmerzen im Schulter- und/oder Beckengürtel, Druckempfindlichkeit der Muskulatur, Morgensteifigkeit.
Zungenbeteiligung möglich: Erytheme, Blasen, Nekrosen (*Arteriitis lingualis).
Hist: Wanddegeneration, fibrinoide Nekrosen und Obliteration der betroffenen Arterien, Granulome mit Riesenzellen.
Lab: Starke BSG-Erhöhung, Eosinophilie, Leukozytose, Vermehrung der α_2- und β-Globulinfraktion i. S., Infektanämie.
Ther: Kortikoide hochdosiert (Prednison, initial 40–100 mg/die, Reduktion über 3 Monate bis 2 Jahren mit Orientierung an der BSG), evtl. in Kombination mit Cyclosporin (3 mg/kg/die), Azathioprin (150 mg/die) oder Dapsone (200 mg/die). Ggf. Teilresektion der Arteria temporalis.
Komp: Umschriebene Nekrosen, Erblindung, Apoplex, Myokardinfarkt
Lit: Trautvetter U et al. (1992) Lavierte Verlaufsform der Riesenzellarteriitis-Eine dermatologische Herausforderung. Z. Hautkr. 67:822–826

Arteriolitis allergica cutis
s. *hyperergische Vaskulitis

Arteriosclerosis obliterans
Syn: Arteriosklerose, Atherosklerose
Def: Häufigste *arterielle Verschlußkrankheit: Fibröse Veränderungen an Intima u. Media, herdförmige Ablagerung vor allem von Lipoiden u. Kalziumsalzen mit Einengung des Lumens.
Man: Ab dem 45.–50. Lebensjahr, vor allem Männer
Ätio: Degenerative u. entzündliche Veränderungen der Arterienwände. Risikofaktoren: Übergewicht, Bewegungsmangel, Nikotinabusus, Hypertonie, Diabetes mellitus, Hyperlipoproteinämie, Gicht u. a.
Klin: *Arterielle Verschlußkrankheiten, *chronische arterielle Verschlußkrankheit.
DD: *Endangiitis obliterans, *Angiopathia diabetica
Ther: *Chronische arterielle Verschlußkrankheit

Arteriosklerose
s. Arteriosclerosis obliterans

Arthritis, atypische infantile rheumatoide
s. M. Still

Arthritis leucocytotica
s. M. Still

Arthritis psoriatica
s. Osteoarthropathia psoriatica

Arthritis, rheumatoide
s. primär-chronische Polyarthritis^

Arthritis urica
s. Gicht

Arthroosteoonychodysplasie
s. Nagel-Patella-Syndrom

Arthroosteitis, pustulöse
Syn: Spondarthritis hyperostotica pustulo-psoriatica
Def: Höchstwahrscheinlich Manifestationsform der *Osteoarthropathia psoriatica:
Seltene, zunächst in Japan beschriebene Assoziation einer *Pustulosis palmaris et plantaris bzw. *Psoriasis pustulosa palmaris et plantaris mit arthritischen Veränderungen der Sternoklavikular-, oberen Sternokostal- und/oder Manubriosternalgelenke (sog. Anterior-Chest-Wall-Syndrom). Führt zu ausgedehnter Peri- und Hyperostose des vorderen Thoraxskeletts und schließlich evtl. zur knöchernen Ankylose. Außerdem Mitbeteiligung der Wirbelsäule (Spondylosis hyperostotica) sowie peripherer Gelenke möglich. Spätkomplikation ist der entzündliche Verschluß der V. subclavia.
Lit: Sonozaki H, Mitsui H, Miyanaga Y et al. (1981) Clinical features of 53 cases with pustulotic arthroosteitis. Ann Rheum Dis 40:547–553
Altmeyer P, Holzmann H (1985) Zur Kenntnis einer Osteoarthropathie bei der Pustulosis palmaris et plantaris. In: Holzmann H, Altmeyer P, Hör G, Hahn K (Hrsg) Dermatologie und Nuklearmedizin. Springer, Berlin, Heidelberg, New York, 36–44
Schilling F, Fassbender HG, Stiehler T (1986) Spondarthritis hyperostotica pustulo-psoriatica. In: Schilling F: Arthritis und Spondylitis psoriatica (Symposion Gravenbruch, Februar 1985). Steinkopff, Darmstadt
Schilling F (1991) Pustulöse Arthroosteitis. Hautarzt 42:194–197

Arthropathia psoriatica
s. Osteoarthropathia psoriatica

Arthropodenreaktion
s. *Pseudolymphome der Haut

Arthus Reaktion (Arthus 1903)
Def: Eine Immunreaktion bei der es in einem sensibilisierten Organismus nach erneuter lokaler Applikation des Antigens zu einer schweren, evtl. nekrotisierenden Entzündung am Injektionsort kommt. Durch die Bildung von Immunkomplexen kommt es zur Komplementaktivierung und Leukozytenchemotaxis.
Ätio: *Typ-III-Allergie^

Arzneibäder
Def: Bäder, die Wirkstoffe im Sinne des Arzneimittelrechtes enthalten (z. B. Kaliumpermanganat, Polidocanol, Gerbstoffe).

Arzneiexantheme
Def: Allergisch oder toxisch bedingte Exantheme nach Medikamenteneinnahme (*unerwünschte Arzneimittelreaktion^).
Lok: Häufig an den Extremitätenstreckseiten, jedoch auch beugeseitig oder generalisiert, verstärkt in den abhängigen Partien.
Klin: Zumeist generalisierte symmetrische, häufig juckende Läsionen unterschiedlicher Morphe.
Man unterscheidet:
- Erythemato-hämorrhagische, hämorrhagische, hämorrhagisch-bullöse Exantheme (E.): Hämorrhagische Note bei Arzneimittelexanthemen durch Gefäßwandschädi-

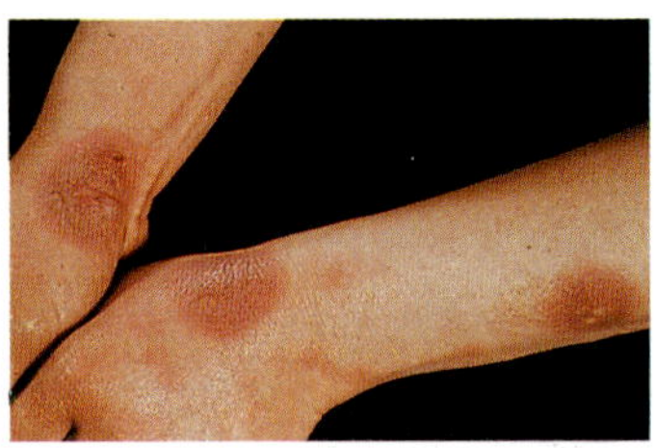

Fixes toxisches **Arzneimittelexanthem**

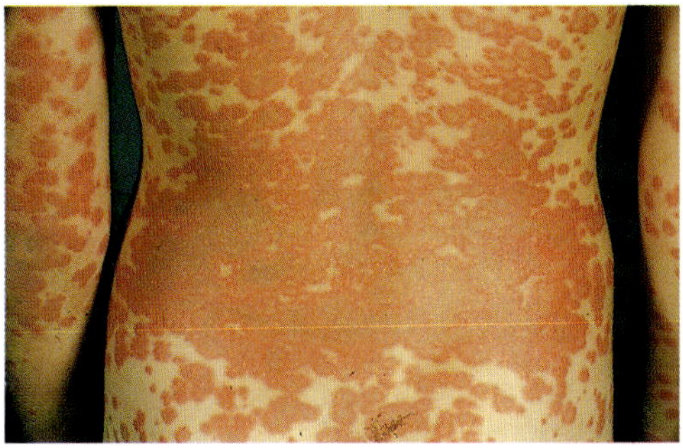

Multiformes **Arzneimittelexanthem**

gungen mit Erythrozytenaustritt.
- Erythemato-vesikulöse E.: Entwicklung aus makulösen Arzneimittelexanthemen infolge zunehmender exsudativer Entzündung.
- Fixe toxische E.: Meist singuläre oder auf wenige Herde beschränkte, rundliche, blaurote, scharf begrenzte, lividrote sukkulente Erytheme. Bullöse Umwandlung im Zentrum möglich.

Lok: Vor allem Palmae, Plantae, seitliche Halsregion, Genitale. Rezidiv stets an der gleichen Stelle.
Diag: Anamnese und *Epikutantest des verdächtigten Agens in loco.
- Makulöse: Skarlatiniformes, morbilliformes, rubeoliformes oder großmakulöses Arzneimittelexanthem, oft hämorrhagisch.
- Multiforme: Anuläre, oft konzentrische, stark exsudative Läsionen. Tendenz zur Blasenbildung. Häufig nach Barbiturateinnahme. Neigung zur lebensbedrohlichen Generalisation (*Erythema exsudativum multiforme, *medikamentöses Lyell^-Syndrom).
- Papulöse und nodöse: Subkutan sitzende, druckschmerzhafte Knoten.

DD: *Pernionen, *Erythema nodosum
- Urtikarielle: Bes. nach Verabfolgung von Penicillinen.

Diag: –1. In vivo-Tests:
a) Expositionsteste (Vorsicht!): Reibtest, *Pricktest, *Scratch-Test, *Intrakutan-Test, perorale Exposition
b) Karenzprobe
c) Übertragungsversuche
2. In vitro-Tests: *RAST, *Mastzellendegranulationstest, *Lymphozytentransformationstest u. a.
Ther: Absetzen des entsprechenden Medikamentes.
Intern: Antihistaminika, Kortikoide.
Extern: Feuchte Umschläge, kortikoidhaltige Lotionen und Cremes.
Lit: Merk HF (1992) Allergische Arzneimittelreaktionen der Haut. Extracta dermatologica 16:30–41
Armster H, Schwarz T (1991) Arzneimittelreaktion auf Amoxicillin unter dem Bild eines toxischen Pustuloderms. Hautarzt 42:713–716
Moebius UM et al. (1991) Unerwünschte Arzneimittelwirkungen – Erkennen und Vermeiden. Arznei-Telegramm 11/92:111–113

Arzneimittelreaktion, unerwünschte
Def: Erwartete oder unerwartete Nebenwirkung unter Arzneimitteltherapie unterschiedlicher Ätiologie und verschiedenster Klinik. Einteilung s. Tabelle (S. 74).
Lit: *Arzneiexantheme

Arzneiexantheme, akneiforme
s. akneiforme Exantheme^
s. Akne medicamentosa

Asbestgrind
s. Tinea amiantacea

A-Scan
s. *Hochauflösende Sonographie^

Tabelle: Einteilung unerwünschter **Arzneimittelreaktionen** (modifiziert nach Merk 1992)

Reaktion	Beispiele
Typ A (vorhersehbare Reaktion)	Hautnekrosen durch Zytostatika
toxische Reaktion (Dosis-Wirkungs-Beziehung)	
Typ B	
Idiosynkrasie	Porphyrie-Schub durch Medikamente bei Porphyria acuta oder variegata
Intoleranz	Analgetika-Intoleranz
allergische Reaktion (*Allergie)	Urtikaria
- Sofortreaktion	
- verzögerte Reaktion	Purpuravaskulitis
- Spätreaktion	Kontaktekzem (*Ekzem)

Ascaris lumbricoides
Def: Spulwurm, Erreger der *Askaridiasis.

Ascher-Syndrom
Def: Kombination von Blepharochalasis, *Doppellippe, Struma und endokrinen Störungen.
DD: *Cheilitis granulomatosa, *Melkersson-Rosenthal-Syndrom

Aschoff-Knötchen
s. rheumatische Knötchen^

Ashy-Dermatosis
s. Erythema dyschromicum perstans

Askanazy-Syndrom
s. Polychondritis recidivans et atrophicans

Askaridiasis
Def: Spulwurmerkrankung
Ätio: Aufnahme der Wurmeier durch Genuß von Gemüse und Obst. Im Dünndarm schlüpfen die Larven, durchwandern die Darmwand und gelangen mit dem Blut in die Lunge. Allergische Reaktion auf den Wurm u. seine Stoffwechselprodukte.
Err: Ascaris lumbricoides, Spulwurm
Klin: *Urtikaria, Asthmaanfälle, flüchtige eosinophile Lungeninfiltrate (*Löffler-Syndrom), hämorrhagische Darmveränderungen.
Begleitende Hautveränderung: *Prurigo
Lab: Bluteosinophile, komplementbindende Antikörper
Diag: Nachweis der Wurmeier im Stuhl; Ascariden im Darm mittels Röntgenkontrastuntersuchungen nachweisbar.
Ther: Mebendazol (2 × 100 mg/die für 3 Tage)), Pyrvinium-Pamoat

Aspergillose
Def: Pilzerkrankungen durch Aspergillus-Arten.
Ätio: Abwehrschwäche, maligne Tumorleiden, Therapie mit Kortikoiden, Zytostatika, nach Röntgenbestrahlung.
Err: Aspergillusarten, z. B. Aspergillus fumigatus, Aspergillus niger u. a.
Klin: Befall von Haut, Schleimhäuten u. Nägeln, äußerem Gehörgang und Lunge (dort Bildung von Aspergillomen), selten hämatogene Streuung mit Befall mehrerer innerer Organe.
Ther: Chirurgische Entfernung der Aspergillome; lokal: Breitbandantimykotika. Bei disseminiertem oder systemischem Befall Amphotericin B (*Schimmelpilz).

Aspermatismus
Def: Veraltete Bezeichnung für *Aspermie.

Aspermie
Syn: Asemie, trockener Orgasmus
Def: Völliges Fehlen des Ejakulates.
s. a. retrograde Ejakulation^, Spermiogramm

Asphyxia reticularis multiplex
s. Livedo racemosa

Asteatosis cutis
s. Exsikkationsekzem

Asthenia, tropical anhidrotic
s. Anhidrosis thermogenic

Asthenozoospermie
Def: Weniger als 50% bewegliche Spermatozoen im Nativejakulat (1–4 h post ejaculationem).
s. a. Spermiogramm

Asthmaekzem
Def: Veralteter Begriff für das *endogene Ekzem^.

Asthmaprurigo
Def: Veralteter Begriff für das *endogene Ekzem^.

Ataxia teleangiectatica
Syn: Louis-Bar-Syndrom, cerebello-okulokutane Teleangiektasie, Teleangiektasie-Ataxie-Syndrom
Def: Naevoide Systemerkrankung an Haut, Auge u. Kleinhirn mit Störung der humoralen Immunabwehr.
Ätio: Autosomal-rezessiver Erbgang
Man: Frühes Kindesalter
Lok: Kopf: Konjunktiven, Nase, Wangen, Ohrmuscheln und Nacken; ferner Ellenbogen, Kniekehlen, Hand- und Fußrücken
Klin: *Teleangiektasien, epheliden-artige Hyperpigmentierungen, varioliforme Atrophien im Gesicht, Gefäßerweiterungen an den Konjunktiven. Ataxie und Sprachstörungen. Verminderte Infektresistenz mit rezidivierenden bakteriellen Infekten von Kieferhöhlen und Lungen.
Lab: Verminderung der Serumimmunglobuline
Diag: Röntgen des Thorax: Thymushypo- bzw. -aplasie; Pneumenzephalographie: Zerebellare Atrophie
DD: Hartnup-Krankheit, Hirntumor
Ther: Symptomatisch, Infektionsprophylaxe
Prog: Lebenserwartung durch Infektneigung oder Malignomentwicklung verkürzt. Körperwachstum und Intelligenz vermindert.

Atebrin
Def: Akridin-Derivat als spezifisch Schizonten-wirksames *Malariamittel.

Atebrin-Dermatitis
Syn: New Guinea-Lichen planus, Lichen tropicalis
Def: *Anhidrose durch atebrin-bedingte (*Atebrin) funktionelle Hemmung der Schweißabgabe; Entwicklung einer *Miliaria rubra, sowie eines kleinpapulösen lichenoiden Exanthems bei Aufenthalt in tropischen oder subtropischen Klimazonen.

Atebrin-Hyperpigmentierung
Def: Blauschwärzliche, nicht lichtinduzierte Hyperpigmentierungen an hartem Gaumen und Unterschenkeln, in Lippennähe, an Nasen- und Ohrknorpel, sowie subungual nach *Atebrin-Behandlung.

Atebrin-Ikterus
Def: Gelbfärbung von Haut und Nägeln (Nachweis durch Fluoreszenz) nach Einnahme von *Atebrin oder anderen Akridinfarbstoffen; Konjunktiven anfangs frei.
Lab: Keine Bilirubinerhöhung
DD: Ikterus

Atherom
Syn: Grützbeutel, Balggeschwür, Balggeschwulst
Def: Klinischer Oberbegriff für *Epidermal- und *Tricholemmalzysten.

Atherosklerose
s. Arteriosclerosis obliterans

Athletenfuß
s. Tinea pedum

Athrophodermie, systematisierte naeviforme
s. Goltz-Gorlin-Syndrom

Atopic erythroderma Hill
Def: Ungebräuchlicher Begriff für eine *Erythrodermie bei *endogenem Ekzem^.

Atopic dermatitis
s. endogenes Ekzem^

Atopic winter feet
s. Dermatitis hiemalis

Atopie
Def: Angeborene Disposition zur Typ-I-Sensibilisierbarkeit gegenüber Allergenen. Die Atopie kann sich als *Rhinitis und *Konjunktivitis allergica, als allergisches Asthma bronchiale oder als *endogenes Ekzem^ manifestieren. Die Prävalenz der Atopie beträgt ca. 25–30% der Gesamtbevölkerung.

Atopie-Patch-Test
Syn: Aeroallergenpatchtest
Def: *Epikutan-Test mit Typ-I-Allergenen. Bei Patienten mit *endogenem Ekzem^ positive Reaktionen auf z. B. Pollen oder *Hausstaubmilben mit Ausbildung eines ekzematösen Herdes 24–72 h nach Applikation des Allergens.
Lit: Gebhardt M (1992) Aeroallergene und atopische Dermatitis. Z. Hautkr. 67:682–685
Clark RAF et al. (1989) Aeroallergen contact can exacerbate atopic dermatitis: Patch tests as a diagnostic tool. J Am Acad Dermatol 21:863–869
Clark RAF et al. (1989) The relationship between positiv aeroallergen patch test reactions and aeroallergen exacerbations of atopic dermatitis. Clin Immunol Immunopath: 132–140

Atopische Diathese
Def: Genetisch bedingte Disposition zur Ausbildung einer *Atopie.

Atopisches Ekzem
s. endogenes Ekzem^

Atrichia congenita circumscripta
Syn: Alopecia congenita circumscripta, Alopecia congenita triangularis, Alopecia triangularis congenitalis, Atrichie maculeuse, Alopecia congenita
Def: Angeborene, haarlose Stellen (*Atrichie); vor allem frontoparietal und temporal.
Klin: Totales, scharf umschriebenes Fehlen von Haaren in einem oder mehreren Bezirken des behaarten Kopfes ab Geburt, kein Haarausfall. Angeborenes Fehlen der Behaarung an anderen Körperstellen (Axillen) wird beschrieben (*Alopecia congenita axillaris).
DD: *Hypotrichosis congenita circumscripta

Atrichia congenita diffusa
Syn: Alopecia congenita totalis
Def: Angeborener, diffuser Haarmangel (*Atrichie), oft mit Fehlen der Nägel.

Atrichie
Def.: Angeborene, umschriebene oder generalisierte Haarlosigkeit aufgrund mangelnder Anlage funktionsfähiger Haarfollikel
s. a. Atrichia congenita diffusa, Atrichia congenita circumscripta

Atrichie maculeuse
s. Atrichia congenita circumscripta

Atrophia alba
s. Atrophie blanche

Atrophia cutis congenita circumscripta
s. Naevus atrophicus

Atrophia maculosa
s. Maculae atrophicae

Atrophia maculosa varioliformis cutis
s. Atrophodermia vermiculata

Atrophia striata
s. Striae cutis distensae

Atrophia vulvae
s. Kraurosis vulvae

Atrophie
Def: Verkleinerung von Zellen und/oder Organen bzw. Geweben durch verschiedenste Ursachen.
Die Organ- oder Gewebeatrophie kann durch Verkleinerung der einzelnen Zelle (einfache Atrophie) und/oder durch Verminderung der Zellzahl (numerische Atrophie) verursacht werden.

Ätio: Z. B. Druck (*mechanisch bedingte Atrophie), Kortikoide (*Steroidhaut), *senile Atrophie^, Entzündungen, *Lichen sclerosus et atrophicus, *Sklerodermie.

Atrophie blanche
Syn: Atrophia alba, Capillaritis alba, weiße Atrophie
Def: Meist schmerzhafte *Vaskulitis kleiner Hautgefäße bei *chronisch venöser^ Insuffizienz.
Lok: Vor allem perimalleolärer Bereich
Klin: Zweiphasischer Verlauf:
- Entzündliche Phase: Umschriebene, livid-rote Herde
- Atrophische Phase: Weiße Atrophie

Kleine, rundliche, leicht eingesunkene, narbige Bezirke mit umgebender brauner Pigmentierung. Entwicklung schmerzhafter, kleiner, oberflächlicher Ulzera möglich.
Hist: Arteriolitis, Kapillaritis, Fibrinniederschläge, Mikrothromben, Sklerose, Atrophie der Epidermis.
DD: *Purpura pigmentosa progressiva, sekundär depigmentierte Narben, *Necrobiosis lipoidica
Ther: Behandlung des Grundleidens. Lokal kurzfristig Kortikosteroide. Azetysalizylsäure 2–3 g/die.

Atrophie, follikuläre
Def: Atrophie durch Hornmassen bei hyperkeratotischen Prozessen, bes. in den Follikeln.
s. a. mechanisch bedingte Atrophie^

Atrophie, halbgesichts-seitige
s. Hemiatrophia progressiva faciei

Atrophie der Haut
s. Hautatrophie

Atrophie durch Kortikosteroide
s. *Kortikoidnebenwirkungen, *Steroidhaut

Atrophie des Lippensaumgebietes
Def: Chronisch entzündliche Veränderungen durch Lichteinwirkung. Oft in Kombination mit dem Bild der *Landmannshaut.
Klin: Atrophie des Ober- und stärker ausgeprägt des Unterlippensaumgebietes.

Atrophie, mechanisch bedingte
Def: Hautatrophie infolge externer (z. B. Pelotte des Bruchbandes) oder interner (Tumoren der Kutis oder Subkutis) Druckeinwirkung.

Atrophie, narbige
s. atrophische Narbe^

Atrophie, neurogene
s. neurogene Hautatrophie^

Atrophie, primäre
Def: Atrophie ohne Begleiterkrankung. Muster der primären Atrophie: Altershaut (*senile Atrophie).

Atrophie, schlaffe
Def: Verdünnung und degenerativer Umbau des gesamten Hautorgans (z. B. *senile Atrophie, *Steroidhaut u. a.)
Klin: Feine Knitterung der Haut, langsames Verstreichen einer abgehobenen Hautfalte infolge Elastizitätsverlustes.

Atrophie, sekundäre
Def: Folgezustand meist entzündlicher dermaler Prozesse, z. B. *Pseudopeladezustand, *Maculae atrophicae, *Favus, *Acrodermatitis chronica atrophicans (Herxheimer).

Atrophie, senile
Syn: Altershaut, senile Hautatrophie
Def: *Atrophie der Haut beim älteren Menschen.
Lok: Besonders an belichteten Stellen
Klin: Fahlgelbe, schlaffe, welke Haut, Falten- und Runzelbildung, Unterteilung in grobe rhombische Felder: *Cutis rhomboidalis nuchae.
Oft leukomelanodermische Pigmentverschiebungen, verminderte Talg- und Schweißdrüsentätigkeit, *Purpura senilis, *Lentigo senilis.
Fakultativ: Alterskomedonen, Kolloidmilie, *Cutis-laxa-Syndrom, Blepharochalasis, *Elastoidosis cutanea nodularis et cystica.

DD: *Acrodermatitis chronica atrophicans, *Progeria adultorum

Atrophie, senile der Vulva
s. senile Vulvaatrophie^

Atrophie, straffe
Def: Umbau und Volumenzunahme des kollagenen Gewebes, plattenartige Umwandlung der Dermis, Verlust der Elastizität. Hautfalte kann nicht mehr abgehoben werden.
Vork: Z. B. *Tuberculosis cutis luposa
Prog: Gefahr der Karzinomentstehung

Atrophie, weiße
s. Atrophie blanche

Atrophisierende Erkrankung mit Büschelhaaren
s. Perifolliculitis capitis abscedens et suffodiens

Atrophodermia idiopathica et progressiva (Pasini Pierini)
Syn: Erythematöse zirkumskripte Sklerodermie, Morphaea plana atrophicans
Def: Sonderform der *zirkumskripten Sklerodermie^.
Lok: Stamm, besonders Rücken
Klin: Meist multiple, bläulich-braune, etwas eingesunkene Herde mit verdünnter Haut.
Drei Untergruppen werden erörtert: Sclérodermie atrophique d'emblée, Sclérodermia minima und Sclérodermie lilacée non indurée.

Atrophodermia pigmentosa
s. Xeroderma pigmentosum

Atrophodermia reticulata symmetrica faciei
s. Atrophodermia vermiculata

Atrophodermia vermiculata
Syn: Folliculitis ulerythematosa reticulata, Folliculitis atrophicans reticulata, Atrophodermia reticulata symmetrica faciei, Atrophia maculosa varioliformis cutis
Def: Wurmstichartige, grübchenförmige Einsenkungen bei Kindern und Jugendlichen im Bereich der Wangen mit unbekannter Ätiologie.
Hist: Follikuläre Keratosen, Hornzysten, Atrophie von Epidermis und Talgdrüsen
DD: Vermikuläre Narben nach kleinherdigem *Lupus erythematodes chronicus discoides, *Akne necroticans, Variolanarben, *Komedonennaevus
Ther: Bei kosmetischer Indikation Dermabrasio

Atrophodermie, systematisierte naeviforme
s. Goltz-Gorlin-Syndrom II

Atypie
Syn: Anaplasie
Def: Histologische Bezeichnung für das atypische Erscheinungsbild einer Zelle mit großem, unregelmäßig geformtem, hyperchromatischem Kern. Ggf. Mitosefiguren.

Auflichtmikroskopie
Def: Nichtinvasives Verfahren zur intravitalen Untersuchung von Hautveränderungen in einer Vergrößerung von etwa $\times 50$ bis zu $\times 400$. Beurteilt werden nativ Oberflächenstrukturen wie Hautfelderung, Erosion, Ulzeration, Schuppung und Begrenzung. Nach Erhöhung der Transparenz durch Aufbringen von farblosem Immersionsöl können tiefergelegene Strukturen wie Pigmentierung und Gefäßveränderungen beurteilt werden.
Eingesetzt wird die Auflichtmikroskopie in der Dermatologie insbesondere zur Differenzierung von Pigmentmalen melanozytärer und nichtmelanozytärer Herkunft, aber auch in Bezug auf ihre Malignität.
Die Abbildung gibt einen Überblick über die Unterscheidungskriterien der verschiedenen Pigmentmale.
Zur Differenzierung zwischen benignen und malignen Pigmentmalen melanozytärer Herkunft werden folgende Merkmale untersucht:
1. Die Farbe erlaubt Rückschlüsse auf

Tabelle: (**Auflichtmikroskopie**) Häufigkeit des Auftretens bestimmter Pigmentmuster in malignen Melanomen (in %) (modifiziert nach Kreusch)

	Fallzahl	Retikuläres Muster	Globuläres Muster	Scholliges Muster	Diffuse Pigmentverteilung	Mehrere Muster vorhanden	„Pseudopodien“	Melanophagen
SSM < 0,3 mm	23	52,2	0,0	4,3	73,9	34,8	0,0	21,7
SSM 0,3–0,75 mm	47	72,3	21,3	12,8	48,9	34,0	17,0	53,2
SSM > 0,75 mm	64	48,4	6,3	15,6	71,9	39,1	15,6	39,1
Nod. Melanom	16	43,8	18,8	0,0	87,5	43,8	25,0	12,5
Lent. Mal. Melanom	21	95,2	0,0	0,0	57,1	52,3	0,0	76,2
Akrolent. Mel.	3	33,3	33,3	0,0	66,7	33,3	33,3	66,7
Summe	174							

die Lage des Pigmentes:
- Schwarz – im oberen Stratum corneum, aber auch im Str. basale bei starker Pigmentierung.
- braun – in der Junktionszone
- grau – im Papillarkörper
- stahlblau – tiefer gelegenes Pigment

2. Das Pigmentmuster. Hier unterscheidet man ein Netzmuster (retikuläres Muster), globuläres Muster, scholliges Muster, diffuse Pigmentverteilung, Pseudopodien oder Pigmentablagerung in Melanophagen. Die Häufigkeit der einzelnen Muster bei *Naevuszellnaevi mit und ohne Atypie sowie bei *superfiziell spreitenden Melanomen^ ist der Tabelle zu entnehmen.
Zusammenfassend läßt sich festhalten, daß Pigmentmuster alleine keinen sicher erkennbaren Bezug zur Dignität ergeben. Netzmuster finden sich am häufigsten bei rein junktionalen Prozessen, bei SSM zeigt sich gehäuft eine diffuse Pigmentverteilung. Pseudopodien und Melanophagen sind fast nur bei Melanomen zu finden. Hinzu kommen Merkmale wie vermehrte Kapillareinsprossung.
Des weiteren eignet sich die Auflichtmikroskopie zur Beurteilung von Gefäßveränderungen im Bereich der kleinen Kapillaren, bevorzugt am Nagelfalz.

Lit: Kreusch J, Rassner G (1990) Strukturanalyse melanozytärer Pigmentmale durch Auflichtmikroskopie. Übersicht und eigene Erfahrungen. Hautarzt 41:27–33 Kreusch J, Rassner G (1991) Standardisierte auflichtmikroskopische Unterscheidung melanozytischer und nichtmelanozytischer Pigmentmale. Hautarzt 42:77–83

Augenkrankheit, ägyptische
s. Trachom

Aurantiasis cutis
Syn: Karotinose und Hyperkarotinämie, Xanthosis, Karotingelbsucht, Xanthochromie.
Def: Nutritiv oder stoffwechselbedingte Gelbfärbung der Haut.
Ätio: Exzessiver Verzehr von Mohrrüben, Apfelsinen oder Tomaten; auch infolge erhöhter Serumlipoidwerte bei Diabetes mellitus, Nephrosesyndrom, Hypothyreose oder primärer hypercholesterinämischer Xanthomatose.
Klin: Gelbfärbung der Haut, vor allem der Palmae (Handlinien), Plantae, Gesicht, Achseln. Konjunktivae frei.
Hist: Gelbfärbung der gesamten Epidermis, bes. der Hornschicht.
DD: Ikterus

Aurikularanhang
Syn: Naevus cartilagineus, branchio-

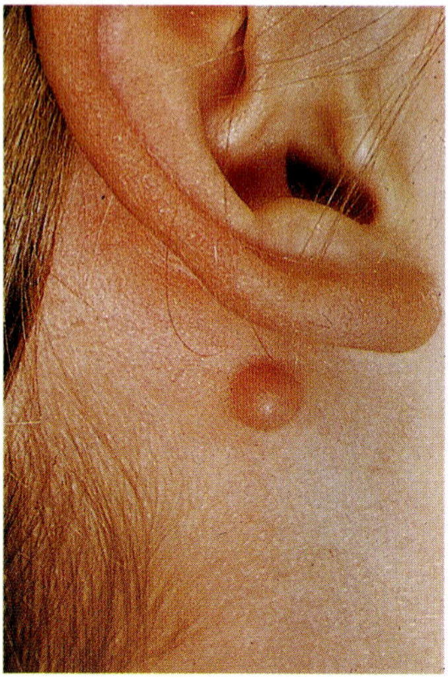

Aurikularanhang

gener Knorpelnaevus
Def: Bindegewebige oder knorpelige Höcker in der Umgebung des Ohres. Teilsymptom des *Goldenhar-Syndroms und des *Wildervanck-Syndroms.

Aurikularfistel
s. Fistula auris congenita

Aurikulotemporales Syndrom
Syn: Freysches Syndrom, Irritations-Syndrom
Def: Form der gustatorischen *Hyperhidrose.
Ätio: Vermutlich gestörte Regeneration des Nervus auriculotemporalis nach entzündlicher oder operativer Läsion.
Klin: Durch psychische Reize oder nach Aufnahme bestimmter Speisen ausgelöste einseitige Hautrötung und verstärkte Schweißsekretion im Versorgungsgebiet des Nervus auriculotemporalis.
Ther: Lokal: Aluminiumchlorid-Hexahydrat

Auslöschphänomen (Schultz-Charlton)
Def: Pfennig- bis fünfmarkstückgroße Aussparung des Exanthems bei *Scharlach 12–20 Stunden nach intrakutaner Injektion von 0,2 ml Scharlachrekonvaleszenten-Serum oder 0,3 ml Antistreptokokkenserum.

Ausrufungszeichenhaare
Def: Haare mit verdickter Wurzel und dünnem Follikelanteil in der Nachbarschaft von *Alopecia areata Herden.

Aussatz
s. Lepra

Auspitz-Zeichen
Def: Nach Entfernung des „letzten Häutchens" der Effloreszenz bei *Psoriasis vulgaris auftretende punktförmige Blutung.

Austrocknungsekzem
s. Ekzem, Exsikkationsekzem

Autoaggressionskrankheiten
s. Autoimmunkrankheit

Autoantikörper
Def: *Antikörper die gegen körpereigenes Gewebe gerichtet sind, d. h. die physiologischerweise bestehende immunologische Toleranz gegenüber dem „Selbst" ist gestört. Diese pathologische Antikörperbildung kann unterschiedliche Effekte haben, z. B. Erythrozytenautoantikörper → Anämie, TSH-Rezeptor-Antikörper → Schilddrüsenstimulation, Anti-Basalmembran-Antikörper → Blasenbildung.
Übersicht: s. Tabelle

Autoerythrocyte sensitization
s. schmerzhaftes Ekchymosen-Syndrom^

Autoerythrocytic Purpura
s. schmerzhaftes Ekchymosen-Syndrom^

Autoimmunität (Ehrlich 1900)
Def: Unter Autoimmunität versteht man die spezifische Abwehrreaktion des Immunsystems (*Autoantikörper oder autoreaktive T-Zellen) gegen körpereigenes Gewebe.

Tabelle: Antigenspezifitäten von **Autoantikörpern** bei rheumatischen und Leber-Erkrankungen

%	Angaben der Häufigkeiten in %
+	vereinzeltes Vorkommen
(+)	sehr seltenes Vorkommen
(p)	vorwiegend bei Polymyositis, höher bei Lungenbeteiligungen
(*)	eigene Untersuchungen (rekombinante Antigene)
(Ü)	Überlappungssyndrom Myositis, Dermatomyositis/Polymyositis und Progressive Sklerodermie
(ü)	Überlappungssyndrom Dermatomyositis/Polymyositis und progressive Sklerodermie

SLE:	Systemischer Lupus erythematodes	PSS:	Progressive Sklerodiermie
MLE:	Medikamenteninduzierter Lupus erythematodes	CR:	CREST-Syndrom
		RA:	Chronische Polyarthritis
MCTD:	Mischkollagenose	JRA:	Juvenile chronische Polyarthritis
SS:	Sjögren-Syndrom	PBC:	Primär biliäre Zirrhose
DP:	Dermatomyositis/Polymyositis	CAH:	Chronisch aktive (autoimmune) Hepatitis
MY:	Myositis		

Antigen	SLE	MLE	MCTD	SS	DP	MY	PSS	CR	RA	JRA	PBC	CAH
ds-DNA	60*										(+)	(+)
ss-DNA	70	80					+				+	+
Histone	70	90					(+)		(+)	+		+
HMG1/2										+		
Ul-n-RNP (Ul-70K)	11*		100				(+)		+	(+)	(+)	
Sm	30			35								
SS-A	16*		20	75			30		+		(+)	
SS-B	24*			40								
Zentromeren	(+)						+	80			+	
50 kDa Nucl.-Prot.	10					80						
PM-Scl	(+)				8	80Ü	3					
Scl-70	10*						70	+			(+)	
Ku	10		(+)		50ü		50ü					
Jo-l					40P							
Mi-2					20							
RNA-Polymerase I							4					
Fibrillarin							8					
PCNA	3											
Lamin	(+)						+		+		+	
RANA									60			

Autoimmunkrankheit
Syn: Autoaggressionskrankheit, Autoimmunerkrankung
Def: Krankheit, die durch eine Abwehrreaktion des Immunsystems (*Autoantikörper oder autoreaktive T-Zellen) gegen körpereigene Bestandteile bewirkt wird.
Dazu gehören z. B.: *Lupus erythematodes, *Dermatomyositis, *Sklerodermie, *Periarteriitis nodosa, *Pemphigus vulgaris, *Dermatitis herpetiformis Duhring, *bullöses Pemphigoid^

Autoimmun-Progesteron-Dermatitis in der Schwangerschaft
Def: Sehr seltene *Autoimmunerkrankung bei Sensibilisierung auf Progesteron in der Schwangerschaft (*Schwangerschaftsdermatose) oder unter oraler Antikontrazeption mit variablen klinischen Erscheinungen.
Klin: Beginn in der Frühschwangerschaft. Neben verschiedensten Hauteruptionen in der Schwangerschaft kann es zu rezidivierenden, vor der Menstruation auftretenden, kortikoid-

resistenten, flüchtigen Exanthemen kommen.
Diag: *Intrakutan-Test und *Epikutan-Test auf Progesteron
DD: Andere *Schwangerschaftsdermatosen
Prog: Spontanabort, Rezidive in folgenden Schwangerschaften.
Lit: Katayama I, Nishioka K (1985) Autoimmune progesterone dermatitis with persistent amenorrhoe. Br. J. Dermatol 112:487–491
Linse R, Hadlich J (1978) Autoimmune Progesterondermatose. Dermatol Mschr 164:656–661

Automutilationssyndrom
s. Lesch-Nyhan-Syndrom

Autophagie
s. *Lesch-Nyhan-Syndrom

Avitaminose
Def: Vitamin-Mangelkrankheiten
Ätio: Mangelnde Zufuhr oder ungenügende Resorption bzw. Auswertung von Vitaminen.
Mangel an:
- Vitamin A: (Retinolmangel) *Phrynoderm, leukoplakische Schleimhautveränderungen, Xerophthalmie, Keratomalazie, Nachtblindheit, Bitot-Flecken.
- Folsäure: Wachstumstörung der Hautanhangsorgane, Stomatitis, Vulvitis, Panzytopenie, Hämorrhagien
- Nicotinsäureamid: *Pellagra
- Vitamin B_1: *Beri-Beri
- Vitamin B_2: *Ariboflavinose
- Vitamin B_{12}: *Perniziosa
- Vitamin C: *Skorbut
- Vitamin H: Seborrhoide Erytheme
- Vitamin K: Hämorrhagien

Ther: Substitution

AVK
s. chronische arterielle^ Verschlußkrankheit
s. akute arterielle^ Verschlußkrankheit

Axilläre Granulome
s. Deodorantgranulome

Axillary freckling
Def: Sommersprossenartige Flecken in den Axillen bei *Neurofibromatosis generalisata.
DD: Lentiginosis perigenito-axillaris, *LEOPARD-Syndrom

Axillarvenenthrombose
s. Paget-von-Schroetter-Syndrom

Axillenfibrome, multiple
Def: Vor allem bei Adipösen vorkommende *Fibrome in der Achselhöhle.

Azoospermie
Def: Völliges Fehlen von Spermatozoen sowohl im Nativejakulat als auch im Urinsediment post ejaculationem.
s. a. Spermiogramm

Azul
s. Pinta

B

Baader, Dermatostomatitis
s. *Erythema exsudativum multiforme

Babinski-Vaquez'-Syndrom
Def: Veraltete Bezeichnung für eine klinische Verlaufsform der Spätsyphilis (*Syphilis), gekennzeichnet durch *reflektorische Pupillenstarre^, Aortitis, Abschwächung des Achilles- und Patellarsehnenreflexes, chronische Meningoenzephalitis.

Bacillus anthracis
Def: Erreger des Milzbrands (*Anthrax der Haut), sporenbildendes Bakterium.

Badedermatitis
s. Zerkariendermatitis
s. Dermatitis bullosa pratensis

Badehosennaevus
s. Naevus, Badehosennaevus

Badekonjunktivitis
s. Einschlußkörperchenkonjunktivitis

Badekrätze
s. Zerkariendermatitis

Bäckerdermatitis
s. Bäckerekzem

Bäckerekzem
Syn: Bäckerdermatitis, Bäckerkrätze
Def: Ekzematöse Hautveränderungen bei Bäckern durch den Kontakt mit Mehl (*Mehlallergie, *Mehlprotein-Dermatitis).
Cave: *Berufskrankheit!

Bäckerkrätze
s. Bäckerekzem

Bäfverstedt-Syndrom
s. Lymphadenosis benigna cutis

Baelzsche Krankheit
s. Cheilitis glandularis purulenta superficialis

Baerensprungsche Krankheit
s. Erythrasma

Bagdadbeule
s. *kutane Leishmaniosen^ (*Leishmania tropica)

Bahia-Ulcus
s. *mukokutane Leishmaniose^

Bailey-Syndrom
s. De Bailey-Syndrom

Bakelit-Ekzem
Def: Heute seltenes *kontaktallergisches Ekzem^ auf den Kunststoff Bakelit, z. B. durch Bakelit-Telefonhörer.

Bakterid, akutes generalisiertes pustulöses
s. Pustulosis acuta generalisata

Bakterid, Andrews
s. Pustulöses Bakterid Andrews

Bakterid, pustulöses
s. Pustulöses Bakterid Andrews

Bakteride
s. *Id-Reaktion

Bakterien-Rattenbißkrankheit
s. Rattenbißkrankheit II

Bakteriophobie
Def: Neurotische Furcht vor Bakterien. Wasch- und Desinfektionszwang führt häufig zu *Exsikkationsekzemen. S. a. Dermatozoenwahn

Balanitis
Def: Entzündung der Glans penis; oft in Kombination mit Entzündungen des inneren Vorhautblattes (*Posthitis) auftretend. Daher ist eine strikte Differenzierung der Begriffe Balanitis und Posthitis nicht erforderlich.
Ätio: Mannigfaltige Ursachen:
s. Tabelle S. 84.

Tabelle: Pathogenetische Einteilung der **Balanitiden** (modifiziert nach Quadripur)

1. Infektiöse Balanitiden:
   A Mykotisch bedingt:
   Balanitis candidamycetica (*Candidose)
   B Bakteriell bedingt:
   *bakterielle Balanitis^
   *gramnegative Balanitis^
   *Balanitis erosiva circinata
   *Balanitis gangraenosa
   *Balanitis nigricans
   Ulzeröse bakterielle Balanitiden bei:
   *Syphilis (Primäraffekt)
   *Ulcus molle
   *Tuberkulose
   *Diphtherie
   C Viral bedingt:
   Herpes genitalis (*Herpes simplex recidivans)
   *Condylomata acuminata
   D Parasitär bedingt bei:
   *Skabies
   *Pediculosis pubis
   begleitend bei *Urethritis durch Trichomonaden oder Amöben
2. Nichtinfektiöse Balanitiden:
   *kontaktallergische Balanitis^
   *Balanitis parakeratotica circinata
   Balanitis bei *Lichen sclerosus et atrophicus
   *Balanoposthitis chronica circumscripta plasmacellularis Zoon
   *fixes toxisches Arzneimittelexanthem^
3. Sekundäre Beteiligung von Glans und Vorhaut bei verschiedenen Haut- und Allgemeinkrankheiten (Balanitis symptomatica):
   *Psoriasis vulgaris
   *Lichen ruber planus
   *Pemphigus vulgaris
   *vernarbendes Pemphigoid^
   *M. Behçet
   *Erythema exsudativum multiforme
   *Balanitis diabetica

DD: *Erythroplasie (Queyrat), *M. Bowen, initiales Peniskarzinom

Balanitis, bakterielle

Def: Sehr häufige, in jedem Lebensalter auftretende Form der *Balanitis, meist durch grampositive Keime hervorgerufen. Seltenere Sonderformen der bakteriellen Balanitis sind: *Balanitis erosiva circinata *gramnegative Balanitis^ *Balanitis gangraenosa und *Balanitis nigricans.

Ätio: Verengte Vorhaut (*Phimose) mit Stau von Smegma und Urintropfen, mechanische Irritationen (Geschlechtsverkehr), mangelnde Hygiene, Steroidvorbehandlung, *Urethritis.

Err: Meist Staphylococcus aureus, seltener Streptokokken, gramnegative Erreger (*gramnegative Balanitis^), anaerobe Mischinfektionen (*Balanitis erosiva circinata).

Klin: Rötung und leichte Schwellung von Glans penis und innerem Präputialblatt. Seröse Exsudation. Häufig flächenhafte Erosionen. Starkes Brennen, evtl. Juckreiz.

Diag: Abstrich: kultureller Nachweis der Keime, Urinstatus

DD: *Balanitis

Ther: Bäder mit Kaliumpermanganat oder Eichenrindensubstanz, Einlegen eines Mullstreifens, Fusidinsäure (Fucidine®)-Gel oder Polyvidon-Jod-Lösung lokal; später Übergang auf Creme oder Salbe. Nur bei schweren Formen zusätzlich intern antibiotische Therapie nach Antibiogramm.

Balanitis candidamycetica

s. *Candidose

Balanitis chronica circumscripta plasmacellularis

s. Balanoposthitis chronica circumscripta plasmacellularis Zoon

Balanitis circinata

s. Balanitis parakeratotica circinata

Balanitis diabetica

Syn: Balanoposthitis diabetica

Def: Chronisch verlaufende, häufig therapieresistente *Balanitis bei Diabetikern.

Ätio: Multifaktoriell bedingt: Mazeration durch zuckerhaltigen Urin (Gärungsprozeß), Infektion durch Hefen oder Bakterien.

Klin: Diffuse Rötung und Schwellung der Glans penis und des Orificium urethrae, später samtartige Oberfläche und düsterroter Farbton der Glans. Absonderung eines übelriechenden Sekrets (*Candidose, *bakterielle Balanitis^).
Diag: Blutzuckertagesprofil, Urinstatus, Untersuchung auf Pilze und Bakterien.
Ther: Optimale Einstellung des Diabetes mellitus. Ansonsten *Candidose, *bakterielle Balanitis^ (je nach Erregernachweis).

Balanitis erosiva circinata
Syn: Balanoposthitis erosiva circinata
Def: Schwer verlaufende Sonderform der *bakteriellen Balanitis^ mit Überwucherung von *Fusospirochäten (anaerobe Mischinfektion).
Ätio: Ob die stets im Abstrich nachweisbaren Fusospirochäten die Ursache darstellen, ist nicht gesichert. Evtl. sind auch andere Keime für das Krankheitsbild verantwortlich.
Man: Meist junge Männer; gehäuft bei mangelnder Genitalhygiene oder Immundefekt.
Klin: Meist im Sulcus coronarius beginnende, scharf begrenzte, mäßig gerötete, leicht schuppende Erytheme. Ausbreitung auf die Glans; durch Konfluenz entstehen polyzyklische Plaques. Erosionen, evtl. auch Ulzerationen der Oberfläche, grauweißer, schmieriger Belag, Absonderung eines purulenten Sekrets. Brennen, Juckreiz. Gelegentlich Fieber und Lymphknotenschwellung.
Ther: *bakterielle Balanitis^
Komp: *Balanitis gangraenosa

Balanitis gangraenosa
Syn: Balanoposthitis gangraenosa, Balanitis gangraenosa phagedaenica, Balanitis ulcerosa
Def: Schwere ulzeröse *bakterielle Balanitis^ bei gestörter Abwehrlage.
Ätio: Insbesondere bei Immundefekt durch gramnegative Keime oder Anaerobier.
s. a. gramnegative Balanitis^, Balanitis erosiva circinata.
Klin: Zunächst entsprechend der o. g. Balanitiden. Daraus Entwicklung tiefer Ulzerationen bis hin zur Penisgangrän. Starke Schmerzen, Beeinträchtigung des Allgemeinbefindens, Lymphknotenschwellung, Fieber.
Diag: Mikroskopischer und kultureller Erregernachweis
Ther: Hochdosierte systemische antibiotische Therapie gemäß dem Antibiogramm, bei unbekanntem Erreger Amoxycillin, Gentamycin oder Metronidazol.
Lokaltherapie *bakterielle Balanitis^.

Balanitis gangraenosa phagedaenica
s. Balanitis gangraenosa

Balanitis keratotica et pseudoepitheliomatosa
s. Balanitis pseudoepitheliomatosa

Balanitis, kontaktallergische
Def: Akutes oder chronisches *kontaktallergisches Ekzem^ der Glans penis und des Präputiums.
s. a. Genitalekzem
Ätio: Häufige Allergene sind: Desodorantien, lokale Antikonzeptiva, Kondome, Antibiotika-Salben, Detergenzien etc.

Balanitis medicamentosa toxicodermica
Def: Relativ häufige klinische Manifestation eines *fixen toxischen Arzneimittelexanthems^ an der Glans penis.

Balanitis necroticans
s. *Dequalinium- und Chlorquinaldol-Nekrose

Balanitis nigricans
Syn: Balanoposthitis nigricans
Def: Durch pigmentbildende Bakterien oder Pilze hervorgerufene *Balanitis mit schwarzbraunen, festhaftenden Belägen an Glans und Präputium.

Balanitis parakeratotica circinata
Syn: Balanitis circinata, Balanoposthitis parakeratotica circinata

Def: *Balanitis im Rahmen des *M. Reiter.
Klin: Beginn mit glasstecknadelkopfgroßen, flachen, schuppenden, geröteten Papeln und kleinen Pusteln; Ausbreitung und Konfluenz zu scharf begrenzten, polyzyklischen, girlandenförmigen, randbetonten Plaques mit schuppendem peripherem Saum. Schubweiser Verlauf. Meist geringe subjektive Symptome, gelegentlich Juckreiz und leichtes Brennen.
Ther: Kortikosteroide lokal, s. a. M. Reiter.

Balanitis plasmacellularis
s. Balanoposthitis chronica circumscripta plasmacellularis

Balanitis pseudoepitheliomatosa
Syn: Balanitis keratotica et pseudoepitheliomatosa, Balanoposthitis pseudoepitheliomatosa, Balanoposthitis pseudoepitheliomatosa
Def: Sehr seltene *Balanitis mit Ausbildung papillomatöser und hyperkeratotischer Wucherungen an der Glans penis und dem Präputium. Möglicherweise Prä- oder Pseudokanzerose.
Hist: Massive Hyperkeratose und pseudoepitheliomatöse Epidermishyperplasie.
DD: Peniskarzinom, *Condylomata acuminata
Ther: Elektrokaustische Entfernung oder Exzision der Herde, *Zirkumzision
Prog: Gutartiger, hochchronischer Verlauf; ausgeprägte Rezidivneigung.

Balanitis psoriatica
Syn: Psoriasis glandis
Def: (Evtl. einzige) Manifestation einer *Psoriasis vulgaris an der Glans penis: Solitäre oder multiple, scharf begrenzte, entzündlich gerötete, infiltrierte, von perlmuttartigen Schuppen bedeckte Herde.
DD: *M. Bowen, *Balanoposthitis chronica circumscripta plasmacellularis, Balanitis candidamycetica (*Candidose)

Balanitis simplex
Syn: Balanoposthitis simplex, Balanitis vulgaris
Def: Häufige, multifaktoriell ausgelöste, akute oder chronische Entzündung von Glans penis und innerem Vorhautblatt.
Ätio: Meist ist keine einzelne Ursache zu eruieren; Zusammenwirken zahlreicher Faktoren: Mechanische Traumen, Smegmastau infolge mangelhafter Hygiene oder bei *Phimose, Verschiebung der Keimflora mit Überwuchern fakultativ pathogener Erreger, Kontaktallergie, *Urethritis, *bakterielle Balanitis^.
Klin: Vom Sulcus coronarius ausgehende Rötung und ödematöse Schwellung der Glans mit seröser oder serös-eitriger Exsudation. Die Vorhaut ist nur schwer reponibel. Juckreiz, Brennen.
Diag: Abstriche von Präputialraum und Urethra, Untersuchung auf Bakterien und Pilze.
DD: *Balanitis
Ther: Adstringierende Bäder mit Eichenrindensubstanz, Einlegen eines Mullstreifens in den Präputialraum, je nach Erregernachweis antimikrobielle Therapie (*bakterielle Balanitis^, *Candidose). Beseitigung prädisponierender Faktoren.

Balanitis specifica
Syn: Balanitis syphilitica, Balanoposthitis specifica
Def: Befall der Glans penis im Rahmen der *Syphilis II.

Balanitis symptomatica
Syn: Begleitbalanitis, Balanoposthitis symptomatica
Def: Befall von Glans penis und Präputium als Teilsymptom verschiedener Dermatosen oder Allgemeinerkrankungen, z. B.:
*Psoriasis vulgaris
*Lichen ruber planus
*Pemphigus vulgaris
*vernarbendes Pemphigoid^
*M. Behçet

*Erythema exsudativum multiforme und Balanitis diabetica.

***Balanitis syphilitica**
s. Balanitis specifica

Balanitis ulcerosa
s. Balanitis gangraenosa

Balanitis vulgaris
s. Balanitis simplex

Balanitis xerotica obliterans
Syn: Kraurosis penis, Balanoposthitis xerotica obliterans
Def: Manifestation des *Lichen sclerosus et atrophicus an Glans penis und Präputium.
Klin: Flächenhafte oder kleinfleckig-spritzerförmige, pergamentartige, porzellanweiße, derbe, sklerotische Herde mit atrophischer, meist glänzender Oberfläche. Einblutungen möglich. Verengung und leichte Verletzlichkeit des Präputiums bis hin zu ringförmiger, narbiger Schrumpfung der Vorhaut und sekundärer *Phimose. Evtl. Einengung des Orificium urethrae. Spannungsgefühl, Schmerzhaftigkeit, gelegentlich Juckreiz.
Ther: *Zirkumzision, Lokaltherapie mit Testosteron- oder Östrogen-haltigen Salben, Versuch mit systemischer Penicillintherapie (10 Mega/die parenteral über 10 Tage, 2malige Wiederholung in 4wöchigen Abständen).
Prog: Chronischer Verlauf, selten Entwicklung eines *spinozellulären Karzinoms^.

Balanoblenorrhoe
Def: *Balanitis mit starker eitriger Exsudation.

Balanolith
s. Präputialstein

Balanoposthitis candidamycetica
s. *Candidose

Balanoposthitis chronica circumscripta plasmacellularis
Syn: Balanitis chronica circumscripta plasmacellularis Zoon, Zoon-Balanitis, Balanitis plasmacellularis, Balanitis nodularis Zoon
Def: Chronische, umschriebene, herdförmige Entzündung von Glans penis und innerem Präputialblatt ungeklärter Ursache.
s. a. Vulvitis chronica circumscripta plasmacellularis
Man: Vorwiegend ältere Männer
Klin: Einer oder mehrere umschriebene, scharf begrenzte, lackartig glänzende, sattrote bis bräunlich-rote Plaques, meist mit petechialen Blutungen.
Hist: Ödem des Stratum papillare, Dilatation der Kapillaren im oberen Korium, teilweise Erythrozytenextravasate; perivaskuläres und diffuses lymphohistiozytäres Infiltrat mit zahlreichen Plasmazellen.
DD: *Erythroplasie Queyrat, s. a. Balanitis
Ther: Kurzfristig Kortikoidexterna, Milieusanierung durch *Zirkumzision.

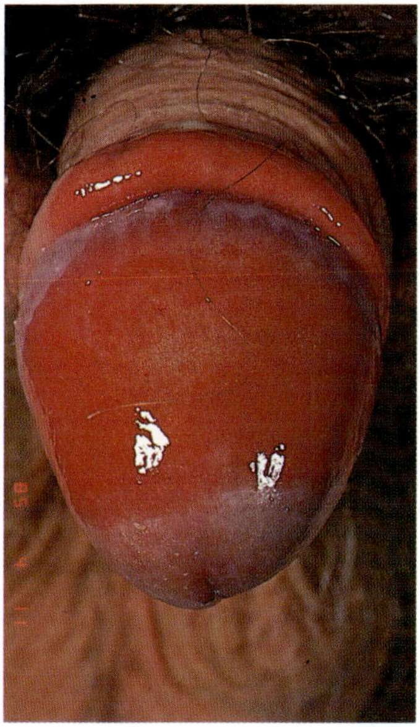
Balanoposthitis chronica circumscripta plasmacellularis Zoon

Balanoposthitis diabetica
s. Balanitis diabetica

Balanoposthitis erosiva circinata
s. Balanitis erosiva circinata

Balanoposthitis gangraenosa
s. Balanitis gangraenosa

Balanoposthitis keratotica et pseudoepitheliomatosa
s. Balanitis pseudoepitheliomatosa

Balanoposthitis necroticans
s. Balanitis necroticans

Balanoposthitis nigricans
s. Balanitis nigricans

Balanoposthitis parakeratotica circinata
s. Balanitis parakeratotica circinata

Balanoposthitis pseudoepitheliomatosa
s. Balanitis pseudoepitheliomatosa

Balanoposthitis simplex
s. Balanitis simplex

Balanoposthitis specifica
s. Balanitis specifica

Balanoposthitis symptomatica
s. Balanitis symptomatica

Balanoposthitis xerotica obliterans
s. Balanitis xerotica obliterans

Balanozele
Def: Hervortreten der Glans penis durch einen Vorhautdefekt, z. B. bei *Balanitis gangraenosa.

Balggeschwür
s. Atherom

Balggeschwulst
s. Atherom

Ballonierende Degeneration der Epidermis
Def: Ballonförmige Schwellung der Keratinozyten, homogenes eosinophiles Zytoplasma (sog. Ballonzellen). Verlust der Interzellularverbindungen mit konsekutiver *Akantholyse und Ausbildung einer intraepidermalen Blase. Typisch für Blasenbildung durch Viren, z. B. *Herpes-simplex-Virus.

Ballonzellen
s. *Ballonierende Degeneration der Epidermis

Ballonzell-Naevus
s. Blasenzell-Naevus

Ballottement
Def: Kurzes Schwingen der Wadenmuskulatur nach seitlichem Anstoßen während der palpatorischen Untersuchung. Bei Beginn der *Phlebothrombose einseitig abgeschwächt oder aufgehoben.

Balneologie
Syn: Bäderheilkunde
Def: Lehre von den natürlichen Heilwässern, Heilgasen und Peloiden (Pelos = Land) und ihrer Verwendung zur Krankenbehandlung.

Balneotherapie
Def: In Bädern eingesetzte mechanische, thermische sowie mineralische und „radioaktive" Wirkkomponenten für medizinische Zwecke.

Bamberger-Syndrom
s. Marie-Bamberger-Syndrom

Bamboo-hair
s. Bambus-Haare

Bambus-Haare
Syn: Trichorrhexis invaginata, bamboo hair, Trichorrhexis-Syndrom
Def: Haarschaftanomalie (Keratinisierungsdefekt) mit mikroskopisch charakteristischen bambusstabartigen Auftreibungen der Haarschäfte. Teilsymptom des *Netherton-Syndroms.
Man: Ab dem 6. Lebensmonat
Klin: Spärliche, dünne, brüchige, trockene Haare, meist nicht länger als 3–4 cm.
Hist: Knotige Auftreibungen des Haarschafts durch teleskopartige Stauchung und Invagination.
Lab: Vermehrte Ausscheidung von Argininbernsteinsäure im Urin.
Ther: Keine wirksame Therapie bekannt.
Prog: Meist Besserung des Haarbefundes mit zunehmendem Lebensalter.

Bandler-Syndrom
Def: Autosomal-dominant vererbte Dünndarmhämangiomatose mit fleckiger Hyperpigmentierung von Haut und Schleimhäuten.
Man: Kongenital oder in früher Kindheit
Lok: Gesicht, Lippen, Konjunktiven, Mundschleimhaut
Klin: *Lentigines im Bereich von Gesicht, Lippen, Konjunktiven und Mundschleimhaut. Ausgedehnte *Hämangiome mit Blutungsneigung, insbesondere im Dünndarmbereich.
DD: *Peutz-Jeghers-Syndrom
Lit: Bandler M (1960) Hämangiomas of the small intestinei associated with muco-cutaneous pigmentation. Gastroenterology 38:641–645

Bandwürmer
Syn: Zestoden
*Taenia solium, *Taenia saginata, *Zystizerkose, *Echinokokkose

Bang, Morbus
Syn: Febris undulans bovina
*Brucellosen

Bannayan-Rily-Ruvalcaba-Syndrom
Def: Autosomal-dominant vererbbare Makrozephalie mit *Hämangiomen, *Lipomen und *Lymphangiomen. Selten auch intestinale Polypen, postnatale Makrosomie mit Längenwachstumsabnahme, Augenveränderungen, Pigmentierungsanomalien und psychomotorischen Entwicklungsstörungen.
Lit: Ruvalcaba RHA, Myhre S, Smith DW (1980) Sotus-Syndrome with intestinal polyposis and pigmentary changes of the genitalia. Klin Genet 18:413–416

Bannistersche Krankheit
s. Angioneurotisches Ödem

Barbituratblasen
Syn: Koma-Bullae
Def: Im Rahmen einer Barbituratintoxikation (Einnahme von Schlafmitteln in suizidaler Absicht) auftretende Blasen der Haut.
s. a. Vergiftung
Lok: V. a. Auflagestellen: Fersen, Hinterkopf, Kreuzbeingegend, auch Finger- und Zehenspitzen.
Klin: 24–28 Stunden, manchmal erst mehrere Tage nach der Einnahme Auftreten blauroter, bis handtellergroßer, sukkulenter Infiltrate mit nachfolgender blasiger Abhebung der Haut.

Barbituratintoxikation
s. *Barbituratblasen, *Vergiftung

Bardet-Biedl-Syndrom
s. Laurence-Moon-Bardet-Biedl-Syndrom

Barraquer-Simons-Syndrom
s. Lipodystrophia progressiva

Bart-Syndrom
s. Epidermolysis bullosa dystrophica Bart

Bart-Pumphrey-Syndrom
Syn: Zehen-Fingergelenkpolster-Syndrom, Knuckle-Pads-Syndrom
Def: Wahrscheinlich autosomal-dominant erbliches, sich im Kleinkindalter manifestierendes Syndrom, gekennzeichnet durch
- fibromatöse Hautverdickungen über den Interphalangealgelenken von Fingern und Zehen (*echte Fingerknöchelpolster*)
- Weißfärbung aller Nägel (*Leuconychia totalis)
- Progrediente Schallempfindungsschwerhörigkeit, bis hin zur Taubheit.

Lit: Bart RS, Pumphrey RE (1967) Knuckle pads, leukonychia and deafness. New Engl J Med 276:202–207

Barthelémysche Krankheit
s. Acnitis

Bartholinische Drüsen
s. *Bartholinitis

Bartholinische Retentionszyste
Def: Im Gefolge einer chronisch-rezidivierenden *Bartholinitis entstehende, zystische, sekretgefüllte, nicht entzündliche Aufweitung des Drüsenausführungsgangs.

Klin: Haselnuß- bis hühnereigroßer, prallelastischer Tumor ohne Entzündungszeichen im hinteren Drittel der Schamlippen.
Ther: Vollständige Exstirpation der Drüse, möglichst ohne die Retentionszyste zu eröffnen; alternativ Inzision an der Mündungsstelle des Ausführungsgangs und *Marsupialisation (*Bartholinitis).

Bartholinischer Abszeß
s. *Bartholinitis

Bartholinischer Pseudoabszeß
Def: Bezeichnung für das bei der *Bartholinitis entstehende Empyem im Ausführungsgang der Bartholinischen Drüse.

Bartholinitis
Def: Relativ häufige bakterielle Entzündung des Ausführungsgangs einer *Bartholinischen Drüse (Glandulae vestibulares majores: 2 kleine muköse Sekretdrüsen im unteren Drittel der großen Labien, deren Ausführungsgänge an der Innenseite der kleinen Labien vor dem Introitus vaginae münden).
Ätio: Staphylokokken, Streptokokken, E. coli oder Neisseria gonorrhoeae. Die Bakterien dringen in den Ausführungsgang ein, wo sie eine Entzündung und demzufolge Verklebung des Gangs hervorrufen. Es kommt zur Abflußbehinderung des eitrigen Sekrets und Ausbildung eines Empyems (häufig als Bartholinischer Abszeß bezeichnet). Die Drüse selbst wird im allg. nicht in den Entzündungsprozeß miteinbezogen.
Klin: Einseitige, äußerst schmerzhafte Rötung und Schwellung im hinteren Drittel der kleinen Labien. Mit fortschreitender Sekretansammlung und Gewebseinschmelzung Ausbildung eines prallelastischen, fluktuierenden, bis hühnereigroßen Tumors, der den Introitus vaginae verlegt.
Häufig Fieber und allgemeines Krankheitsgefühl.
Ther: Antibiotische Therapie mit Breitbandantibiotika, lokal Rotlichtbestrahlungen. Bei deutlicher Fluktuation Inzision an der Mündungsstelle des Ausführungsganges und Ablassen des Eiters. Gleichzeitig *Marsupialisation zur Vermeidung von Rezidiven: Auskrempelung und anschließende Vernähung der Wand des Ganges mit der äußeren Haut.
Prog: Initiale Entzündungen bilden sich meist unter antibiotischer Therapie zurück. Wird bei Entwicklung eines Empyems keine *Marsupialisation durchgeführt, ist die Rezidivgefahr hoch; nach wiederholten Bartholinitiden entsteht häufig eine *Bartholinische Retentionszyste.

Bartonellose
Syn: Bartonellosis, Carrión-Krankheit
Def: Durch Bartonella bacilliformis hervorgerufene, nur in Südamerika vorkommende Erkrankung, die sich zunächst als akute, schwer verlaufende fieberhafte hämolytische Anämie manifestiert (sog. Oroyafieber), in einem späteren Stadium als harmlose Hauterkrankung mit warzenähnlichen Effloreszenzen (Verruga peruana oder Peru-Warzen).
Err: Bartonella bacilliformis, ein kleines, pleomorphes, peritrich begeißeltes Stäbchenbakterium mit ausgeprägtem Tropismus für menschliche Erythrozyten. Übertragung durch Sandfliegen.
Vork: Peru, Ecuador, Kolumbien (in über 800 m hohen Gebirgstälern der Anden).
Klin: Oroyafieber: Nach einer Inkubationszeit von 15–40 Tagen Auftreten von hohem intermittierendem Fieber, schwerem Krankheitsgefühl, Lymphknoten-, Leber-, Milzschwellung, rasch progredienter hämolytischer Anämie (durch Zerfall der von Bakterien befallenen Erythrozyten).
Verruga peruana: Nach überstandenem Oroyafieber tritt in einem zweiten Stadium der Erkrankung eine

Eruption multipler derber erythematöser Plaques und Papeln sowie weicher, angiomatöser, subkutaner, 1–2 cm großer Knoten an den Extremitätenstreckseiten und im Gesicht auf. Diese ulzerieren leicht, wandeln sich in verruköse Papeln um und heilen schließlich narbenlos ab. Oroyafieber und Verruga peruana können auch isoliert auftreten.
Diag: Erregernachweis im Giemsagefärbten Blutausstrich: Zahlreiche größtenteils intraerythrozytär gelegene Bakterien. Kulturelle Anzüchtung aus der Blutkultur
Ther: Penicillin G, Streptomycin oder Tetrazykline
Prog: Letalität des Oroya-Fiebers ca. 50%, Prognose der Verruga peruana stets gut.
Lit: Reynafarje C, Ramos J (1961) The hemolytic anemia of human bartonellosis. Blood 17:562
Recavarren S, Lumbreras H (1972) Pathogenesis of the verruga of Carrion's disease. Am J Pathol 66:461

Bartpilzflechte
s. Folliculitis barbae candidamycetica
s. Tinea barbae

Bart-Trichophytie
s. Tinea barbae

Basaliom
Syn: Basalzellepitheliom, Epithelioma basocellulare, Basalzellkrebs, Basalzellkarzinom, Krompecher-Karzinom
Def: Von den Keratinozyten ausgehender, lokal infiltrierend und destruierend wachsender, nicht metastasierender Tumor. Häufigster bösartiger Hauttumor.
Ätio: 1. Aktinische Belastung
2. Karzinogene Substanzen, insbesondere *Arsen
3. Genetische Faktoren
4. Chronische Hautschädigung, z. B. durch Infektionen, mechanische Einflüsse (*Trichotillobasaliom), *Radiodermatitis chronica
Man: Altersgipfel 6.–8. Lebensjahrzehnt. Bevorzugt hellhäutige Menschen (*Hauttypen I und II), sehr selten Dunkelhäutige.

Tabelle: Klinische und histologische Einteilung der **Basaliomtypen:**
A Klinisch:
*Noduläres und nodulo-ulzeröses Basaliom^
*Superfizielles Basaliom^
*Sklerodermiformes Basaliom^
*Pigmentiertes Basaliom^
*Destruierendes Basaliom^
*Prämalignes Fibroepitheliom^
B Histologisch:
*Adenoides Basaliom^
*Keratotisches Basaliom^
*Solides Basaliom^
*Dimorphes Basaliom^
*Zystisches Basaliom^

Außerdem Auftreten im Rahmen hereditärer Syndrome (dann auch bei jungen Patienten möglich):
- *Xeroderma pigmentosum
- *Basalzellnaevus-Syndrom
- *okulokutaner Albinismus^
- *Rombo-Syndrom
- *Bazex-Dupré-Christol-Syndrom

Lok: Überwiegend im Gesichtsbereich (Nase, Augeninnenwinkel, Jochbein, Stirn, seltener unteres Gesichtsdrittel), gefolgt von Kapillitium und Ohren (auch retroaurikulär). Seltener Stamm und Extremitäten (*superfizielles Basaliom^). Keine primäre Manifestation an Schleimhäuten und Halbschleimhäuten.
Klin: Typisch für Basaliome ist die Randbetonung der Herde in Form von glasigen, hautfarbenen, oft „perlschnurartigen" Knötchen, die atrophisch-glänzende Oberfläche der Tumoren sowie das Vorhandensein von *Teleangiektasien. Der klinische Aspekt ist ansonsten abhängig von dem vorliegenden Basaliomtyp (s. Tabelle).
Hist: Meist solide Epithelstränge aus zytoplasmaarmen Zellen mit rundlichen bis ovalen dunklen Kernen, die sich randständig palisadenartig for-

mieren. Zystische, adenoide oder trichoide Formen möglich, ohne daß diesen histologischen Varietäten eine klinische Besonderheit zukommt (s. a. unter den einzelnen Basaliomtypen). Charakteristisch ist ein zellreiches Tumorstroma.
Ther: Exzision im Gesunden (Schnittrandkontrolle), alternativ *Kryochirurgie, bei älteren Patienten *Radiatio.
Prog: Bei rechtzeitiger Therapie gut, Rezidivquote etwa 5–10%, unabhängig vom Behandlungsverfahren. Keine Metastasierung (weder lymphogen noch hämatogen).

Basaliom, adenoides
Def: Histologischer Begriff für ein *Basaliom mit drüsenähnlicher Struktur: Netzartig verzweigte, nur wenige Zellagen dicke Stränge umgeben Inseln von bindegewebigem Tumorstroma.

Basaliom, bowenoides
s. superfizielles Basaliom^

Basaliom, destruierendes
Syn: Ulcus terebrans, Basalioma terebrans, Epithelioma basocellulare terebrans
Def: Primär destruierend wachsendes, therapieresistentes, ulzeröses *Basaliom.
Lok: V. a. zentrofazial, auf der Schädelkalotte, im Nacken
Klin: Meist wannenartiges, großflächiges, gering schmerzhaftes Ulkus mit aufgeworfenem, knötchenförmigem Randwall. Am Ulkusgrund kann Muskulatur oder Knochen freiliegen. Arrosionsblutungen größerer Gefäße oder ossäre Destruktion mit Einbruch in die Schädelkalotte möglich.
Hist: *Basaliom. Gelegentlich Zeichen der Verwilderung, s. a. Basalzellkarzinom
Ther: Frühzeitige, großzügige operative Entfernung im Gesunden.

Basaliom, dimorphes
Def: Histologischer Begriff für ein *Basaliom mit soliden (knotigen) und adenoiden (drüsenähnlichen) Strukturen.

Basaliom, ekzematoides
s. superfizielles Basaliom^

Basaliom, erythematoides
s. superfizielles Basaliom^

Basaliom, fibrosierendes
s. sklerodermiformes Basaliom^

Basaliom, fungöses
Syn: Vegetierendes Basaliom
Def: Sehr stark exophytisch wachsendes, kalottenförmig erhabenes *Basaliom.
Klin: Bis faustgroßer, deutlich erhabener, evtl. gestielter Tumor, meist mit erodierter Oberfläche.
Hist: *Basaliom; meist ausgedehntes Geschwulststroma.
Ther: Operative Entfernung im Gesunden.

Basaliom, keloidiges
s. sklerodermiformes Basaliom^

Basaliom, keratotisches
Def: Histologischer Begriff für ein *Basaliom mit Ansammlungen größerer, in konzentrischen Ringen angeordneter Zellen mit leicht eosinophilem Zytoplasma, die zum Zentrum der Ringe parakeratotisch verhornen und zentrale Hornpfröpfe bilden. Meist kommen solche Keratinisierungszonen nur fokal bei soliden oder anderen Basaliomtypen vor.

Basaliom, knotiges
s. noduläres bzw. nodulo-ulzeröses Basaliom^

Basaliom, metatypisches vom „type intermédiaire“
s. *Basalzellkarzinom

Basaliom, metatypisches vom „type mixte“
Syn: Metatypisches Epitheliom, Epithelioma mixtum, Epithelioma pavimenteux metatypique mixte (Darier)
Def: Histologischer Begriff für das Nebeneinander typischer Basaliom-

strukturen und spindelzellig ausdifferenzierten Epithelsträngen.

Basaliom, morpheiformes
s. sklerodermiformes Basaliom^

Basaliom, noduläres bzw. nodulo-ulzeröses
Syn: Knotiges Basaliom, solides Basaliom, Basalioma exulcerans, Ulcus rodens, Basalioma planum cicatricans
Def: Häufigstes *Basaliom, gekennzeichnet durch knötchenförmiges, exophytisches Wachstum mit Tendenz zur zentralen Ulzeration.
Lok: Fast ausschließlich am Kopf, v. a. Jochbeingegend, Nasenrücken, Augeninnenwinkel, Ohrmuschel, Kapillitium
Klin: Zunächst kleines, hautfarbenes, beim Spannen der Haut wachsartig glänzendes, derbes, schmerzloses Knötchen mit feinen, den Knötchenrand überziehenden *Teleangiektasien. Langsames Wachstum, evtl. Ausbildung mehrerer aggregierter Knötchen. Zentrale Einsenkung und Atrophie, schließlich Ulzeration. Entstehung eines Ulkus mit einem aus glänzenden Papeln bestehenden (perlschnurartigen) Randwall, sog. Ulcus rodens.
Hist: *Basaliom, *solides Basaliom^
DD: *Naevuszellnaevus, *Talgdrüsenhyperplasie
Ther: *Kryochirurgie (Gewebetemperatur bis –30 °C, 2 Zyklen, nicht bei Rezidiven, Eindringtiefe über das mittlere Korium oder Lokalisation in Umschlagfalten), bei älteren Patienten Bestrahlung mit 60–80 Gy.

Basaliom, oberflächliches
s. superfizielles Basaliom^

Basaliom, pagetoides
s. superfizielles Basaliom^

Basaliom, pigmentiertes
Def: *Basaliom, hauptsächlich vom nodulären Typ, mit braun-schwarz pigmentierten Arealen aufgrund hohen Melaningehalts.

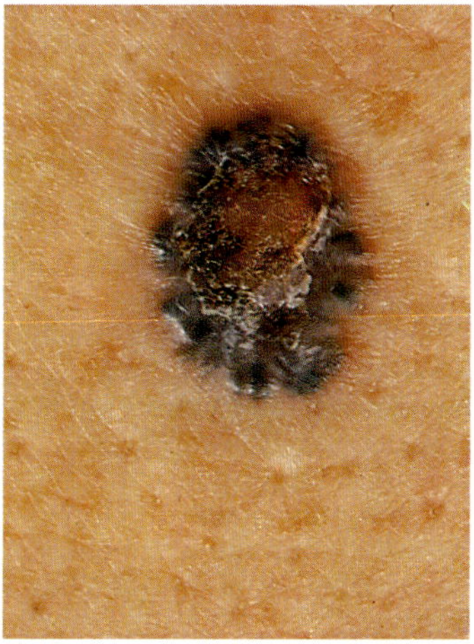

Pigmentiertes **Basaliom**

Klin: Unregelmäßig gefärbter, scharf begrenzter, knötchenförmiger Tumor mit braunen und blauschwarzen Anteilen und glänzender, atrophischer Oberfläche.
s. a. noduläres bzw. nodulo-ulzeröses Basaliom^
Hist: *Basaliom mit zahlreichen zwischen den Tumorzellen gelegenen pigmentbeladenen Melanozyten (immunhistologisch nachweisbar) sowie Melanophagen im umgebenden Geschwulststroma.
DD: *Malignes Melanom^, *Verruca seborrhoica, *Naevuszellnaevus, *Angiokeratom, *Naevus bleu
Ther: *Noduläres bzw. nodulo--ulzeröses Basaliom^

Basaliom, psoriasiformes
s. superfizielles Basaliom^

Basaliom, sklerodermiformes
Syn: Keloidiges Basaliom, morpheiformes Basaliom, sklerosierendes Basaliom, fibrosierendes Basaliom
Def: Sonderform des *Basalioms mit Ausbildung eines kräftigen, bindegewebigem Geschwulststroma und demzufolge klinisch sklerodermiformem Aspekt.

Lok: V. a. Nase, Stirn, Wangen
Klin: Weitgehend im Hautniveau liegende, wachs- oder elfenbeinfarbige, nur unscharf gegen die Umgebung abgrenzbare, derbe, glänzende Infiltratplatte mit *Teleangiektasien. Randbetonung in Form eines Knötchensaums kann vorhanden sein, fehlt jedoch häufig.
Hist: Zahlreiche schmale, teilweise bis ins tiefe Korium hinabreichende Tumorzellstränge sind eingebettet in ein ausgedehntes, dichtes, fibröses Stroma (szirrhöser Aspekt).
Diag: Klinik, Abgrenzung vor Operation mittels *hochfrequenter Sonographie^ (20 MHz).
DD: Narbe
Ther: Exzision mit exakter mikroskopischer Schnittrandkontrolle, *Kryochirurgie (2 Zyklen, Gewebetemperatur bis −30 °C).
Prog: Höhere Rezidivgefahr als bei den anderen Basaliomtypen.

Basaliom, sklerosierendes
s. sklerodermiformes Basaliom^

Basaliom, solides
Def: *Basaliom, das histologisch aus kompakten Tumorzellansammlungen mit randständig palisadenfömigen Zellen besteht ohne Differenzierung von Strukturen der Hautanhangsgebilde. Klinisch meist als *noduläres oder nodulo-ulzeröses Basaliom^.

Basaliom, superfizielles
Syn: Oberflächliches Basaliom^, pagetoides Basaliom, Rumpfhautbasaliom, Rumpfhautepitheliom, bowenoides Basaliom, psoriasiformes Basaliom, ekzematoides Basaliom, erythematoides Basaliom, Arning Karzinoide
Def: Bevorzugt am Stamm auftretendes, sehr oberflächlich gelegenes, plaqueförmiges *Basaliom.
Ätio: Insbesondere bei multiplem Auftreten häufig vorangegangene Arsentherapie (*Arsenintoxikation).
Lok: V. a. Stamm, aber auch Extremitäten

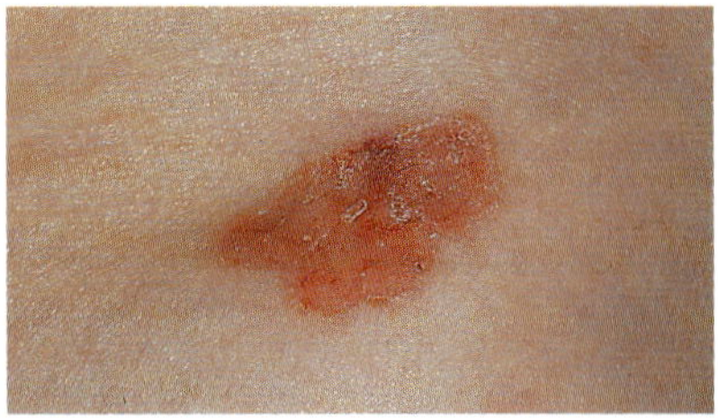

Basaliom, Superfizielles

Klin: Solitär oder multipel auftretender, langsam wachsender, scharf begrenzter, meist münzgroßer, selten auch bis handtellergoßer, rötlichbräunlicher, leicht infiltrierter, schuppender Plaque mit diskretem Randsaum aus kleinen, glänzenden Knötchen.
Hist: Von der (meist atrophischen) Epidermis ausgehende, knospenartig ins oberste Korium hineinragende Tumorproliferationen. Spärliches diffuses entzündliches Infiltrat im umgebenden Bindegewebe.
DD: *M. Bowen, *Tinea corporis, *mikrobielles Ekzem^, *Psoriasis vulgaris
Ther: Wenn möglich Exzision, alternativ Fluorouracil 3x lokal auftragen, Abstand 2–3 Tage.
Prog: Sehr langsames, lediglich horizontales Wachstum, Ulzerationstendenz geringer als bei den übrigen Basaliomtypen.

Basaliom, trimorphes
Def: Histologischer Begriff für ein *Basaliom mit soliden, adenoiden und zystischen Anteilen.
s. a. dimorphes Basaliom^

Basaliom, vegetierendes
s. fungöses Basaliom^

Basaliom, zystisches
Def: Histologischer Begriff für ein *Basaliom mit Ausbildung zystischer Strukturen, die von schmalen Tumorzellsträngen umgeben sind.

Basalioma exulcerans
s. noduläres bzw. nodulo-ulzeröses Basaliom^

Basalioma planum cicatricans
s. noduläres bzw. nodulo-ulzeröses Basaliom^

Basalioma terebrans
s. destruierendes Basaliom^

Basaliomatose
Def: Auftreten zahlreicher, disseminierter *Basaliome.
Ätio: Chronische *Arsenintoxikation v. a. bei vorangegangener Arsentherapie, als naevoide Fehlbildung bei
- *Basalzellnaevus-Syndrom
- *Rombo-Syndrom
- *Bazex-Dupré-Christol-Syndrom,

sehr selten im Rahmen einer Immunsuppression (z. B. *AIDS).

Basaliome, naevoide
s. Basalzellnaevus-Syndrom

Basallamina
Def: Lamina densa der *Basalmembran.

Basalmembranantikörper
s. Pemphigoidantikörper

Basalmembran
Def: Mehrschichtige extrazelluläre Struktur, die jedes Epithelgewebe an seiner basalen, dem Bindegewebe zugewandten Seite aufweist und durch die Epithel und Bindegewebe miteinander verknüpft sind. Die eigentliche Basalmembran und ihre einzelnen Schichten sind nur elektronenmikroskopisch erkennbar:
1. An die Plasmamembran der Keratinozyten grenzt die 20–40 nm dicke sog. Lamina lucida, die u. a. aus Laminin und Fibronectin besteht und sich ultrastrukturell transparent darstellt.
2. Darauf folgt die 30–50 nm dicke, elektronendichte Lamina densa (Basallamina), die überwiegend aus Typ IV-Kollagen und amorphen Protein Polysaccharid-Komplexen besteht.
3. Die elektronenmikroskopisch transparente Sublamina densa besteht aus Bündeln elastischer Mikrofibrillen, Verankerungsfibrillen und Glykoproteinen.

Unterhalb der Basalmembran liegt eine weitere Schicht aus retikulären Fasern und amorphen Glykoproteinen, die dicker ist als die übrigen Schichten zusammen. Sie stellt gemeinsam mit der Basalmembran die lichtmikroskopisch sichtbare sog. Basalmembranzone dar.

Basalmembranzone
s. *Basalmembran

Basalzelle
Def: Kubischer bis hochprismatischer Keratinozyt des *Stratum basale mit basophilem Zellkern und zahlreichen zytoplasmatischen Fortsätzen, die die Zelle in der *Basalmembran verankern. Das Zytoplasma ist reich an intermediären Filamenten, die lockere Bündel bilden, enthält jedoch nur wenige Organellen.

Basalzellepitheliom
s. Basaliom

Basalzellkarzinom
Def: 1. Heute entsprechend der WHO-Klassifikation synonym mit *Basaliom.
2. Früher Bezeichnung für ein verwildertes Basaliom, d. h. „karzinomatös transformiertes" Basaliom.
Syn: Metatypisches Basaliom vom „type intermediare", Metatypisches Epitheliom vom „type intermediare", Epithelioma mixtum, Epithelioma pavimenteux intermediare, Epithelioma pavimenteux metatypique
Ätio: Häufig auf dem Boden eines großen *destruierenden Basalioms^, zumeist Folge insuffizienter operativer oder strahlentherapeutischer Maßnahmen.
Hist: Zelluläre und strukturelle „Verwilderung" der Basaliomstränge mit zahlreichen Mitosen.
Ther: Operation
Prog: Ungünstig

Basalzellkrebs
s. Basaliom

Basalzellnaevus-Syndrom
Syn: Naevobasaliomatose, Gorlin-Goltz-Syndrom, naevoide Basaliome, Naevo-Basaliome, erbliche kutaneomandibulare Polyonkose, Ward-Syndrom, Hermans-Grosfeld-Spaas-Valk-Krankheit
Def: Autosomal-dominant vererbtes Syndrom mit Auftreten zahlreicher *Basaliome im frühen Lebensalter sowie multiplen weiteren Fehlbildungen insbesondere des Skelettsystems und des ZNS.
Man: Meist frühes Erwachsenenalter, in jedem Lebensalter möglich.
Klin: Haut: Multiple dicht stehende *Basaliome (meist nodulo-ulzeröser Typ, zum Teil pigmentiert) v. a. im Gesicht, aber auch an Stamm und Extremitäten. Langsames Wachstum; die Tumorgröße kann über Jahre stationär bleiben. Evtl. plötzliches, expansives, mit Ulzerationen und Destruktionen einhergehendes Wachstum einzelner Tumoren. Fakultativ grübchenförmige *Palmoplantarkeratosen, *Lipome, *Atherome, *Milien.
Skelettsystem: Kieferzysten, Rippenzysten, Zahnfehlbildungen, Gabelrippen, Spina bifida, Skoliose, Stirnhöcker, verbreiterter Nasenrücken, verkürzte Metakarpalknochen (4. und 5. Strahl).
ZNS: Agenesie des Corpus callosum, Verkalkungen der Falx cerebri, Katarakt, angeborene Amaurose, fakultativ mentale Retardierung. Außerdem fakultativ Verkalkungen des Ovars, Ovarialfibrome, bei männlichen Patienten *Hypogonadismus.
Ther: Engmaschige Kontrolle und frühzeitige Exzision der Basaliome, Zusammenarbeit mit Orthopäden und Neurologen.
Lit: Burgdorf WHC, Worret WI (1988) Autosomal dominante Genodermatosen und ihre Assoziation mit internen Karzinomen. Hautarzt 39:413–418

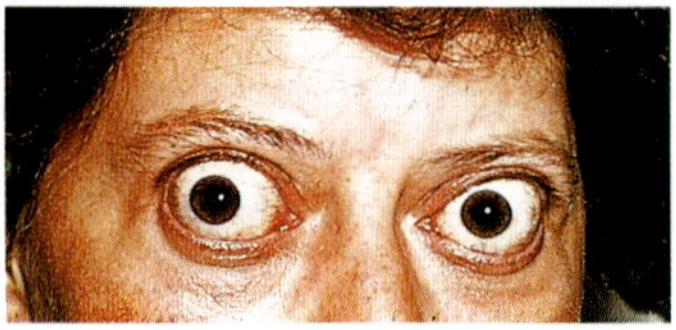

Morbus **Basedow**

Basalzellpapillom
s. Verruca seborrhoica

Basalzellschicht
s. Stratum basale

Basedow, Morbus
Def: Immunogene *Hyperthyreose durch Produktion von Autoantikörpern, die gegen den TSH-Rezeptor gerichtet sind und eine unkontrollierte Hormonausschüttung bewirken. Die klassische Basedow-Trias ist die Kombination von Struma, Exophthalmus, Tachykardie. Eine Struma ist bei der immunogenen Hyperthyreose jedoch nicht zwangsläufig vorhanden, eine endokrine Ophthalmopathie tritt nur in etwa der Hälfte der Fälle auf. Bezüglich Hautveränderungen: *Hyperthyreose.

Baseler Krankheit
s. Keratosis follicularis epidemica

Basidiomykose
Def: Seltene, in Indonesien und Afrika vorkommende, tiefe *Mykose der Weichteile, verursacht durch den Pilz Basidiobolus ranarun, der v. a. auf Gemüse, Früchten und anderen Lebensmitteln vorkommt. Gehört gemeinsam mit der *Mukormykose zu den *Phykomykosen.
Man: V. a. Jugendliche
Lok: Brust, Nacken, Arme
Klin: Entzündliche Schwellung und Induration des subkutanen Fettgewebes, evtl. Muskel- und Faszienbeteiligung.

Diag: Mikroskopischer und kultureller Erregernachweis aus bioptischem Material.
DD: *Lymphome, *Pannikulitiden verschiedener Genese
Ther: Nicht erforderlich; Spontanheilung abwarten
Prog: Günstig

Basophilendegranulationstest
Syn: Rattenmastzellendegranulationstest
Def: In-vitro-Nachweissystem zur Histaminfreisetzung aus basophilen Granulozyten. Die allergenspezifische Stimulierung dient zum Nachweis einer spezifischen Sensibilisierung. Die unspezifische Stimulierung mittels die Zellmembran aktivierender Substanzen dient zur Überprüfung der Releaseability, d. h. zur Freisetzbarkeit von Histamin.

Basophilenleukämie
s. *Myelosis cutis circumscripta basophilica

Bateman's Purpura
s. Purpura senilis

Bathing trunk naevus
s. Naevus, Badehosennaevus

Battered-child-Syndrom
Def: Aufgrund von Mißhandlung entstandene multiple Traumata bei Kindern, insbesondere Kleinkindern.
Klin: Multiple *Hämatome, wiederholte multiple Knochenfrakturen, *Ekchymosen, Strangulationsmarken, untypische *Verbrennungen.

Bauchdeckendesmoid
s. *Desmoidtumor

Bauchglatze
s. Abdominalglatze

Bauchwandvarizen
Syn: Caput medusae
Def: Erweiterung der Bauchhautvenen, insbesondere der Paraumbilikalvenen.
Ätio: Umgehungskreislauf über die Paraumbilikalvenen bei venöser Rückstauung im Pfortadergebiet infolge portaler Hypertension.
Vork: Bei Leberzirrhose (meist diskret), Budd-Chiari-Syndrom, *Beckenvenenthrombose.
Klin: Deutliche Venenzeichnung und -erweiterung der subkutanen Bauchhautvenen.

Bazex-Syndrom
s. paraneoplastische Akrokeratose^

Bazex-Dupré-Christol-Syndrom
Def: Bei 6 Mitgliedern einer Familie beschriebenes autosomal-dominant vererbtes Syndrom. Symptome:
- Seit Geburt bestehende generalisierte *Hypotrichose mit diffuser *Alopezie v. a. des Scheitel- und Temporalbereichs.
- *Atrophodermia vermiculata mit Betonung von Hand- und Fußrücken.
- Frühzeitige Entwicklung multipler *Basaliome.
- Evtl. Hypo- bis *Anhidrose.

s. a. Rombo-Syndrom
Lit: Bazex A, Dupré A, Christol B (1966) Atrophodermie folliculaire, proliférations baso-cellulaires et hypotrichose. Ann Dermatol Syphil, Paris 93:241–254
Plosila M, Kiistala R, Niemi KM (1981) The Bazex syndrome: Follicular atrophoderma with multiple basal cell carcinoma, hypotrichosis and hypohidrosis. Clin Exp Dermatol 6:31–41

Bazex-Dupré-Reilhac-Syndrom
Syn: Génodermatose à érythèmes circinés variables
Def: Wahrscheinlich zu den *Erythrokeratodermien gehörende, nur vereinzelt beschriebene Genodermatose mit squamös-hyperkeratotischen, zirzinären Erythemen und Hypotrichose.
Man: Erste Lebensmonate, fast nur weibliches Geschlecht
Klin: Kleinfleckige, kokardenförmige, squamös-hyperkeratotische, in Größe und Morphe wechselnde Erytheme.

Konstante Erytheme perioral und perigenital. *Hypotrichose.

Bazin-Syndrom
s. Erythema induratum Bazin

BCG-Impfung
Def: Tuberkuloseschutzimpfung: Intrakutane Injektion einer Suspension lebender boviner Mykobakterien mit erheblich abgeschwächter Virulenz (Bacille bilié de Calmette-Guérin = BCG).
An der Impfstelle bildet sich nach ca. 2 Wochen ein entzündlich gerötetes, infiltriertes Knötchen aus, das klinisch und histologisch einer *Tuberculosis cutis luposa entspricht (sozusagen ein künstlich gesetzter Primäraffekt an der Haut). Es wächst bis zu einem Durchmesser von ca. 1 cm, ulzeriert schließlich und heilt nach 6–10 Wochen unter Hinterlassung einer Narbe ab. Die regionären Lymphknoten können anschwellen. Die Impfung darf nur bei Anergie im Tuberkulin-Test durchgeführt werden. Sie ist für Neugeborene mit erhöhtem Ansteckungsrisiko sowie für Tuberkulose-exponierte Personen (Ärzte, Pflegepersonal) empfehlenswert.
Komp: Abszesse und Ulzerationen am Impfort durch zu tiefe Injektionen oder Impfung bei bestehender Tuberkulin-Allergie, bakterielle Sekundärinfektion, *Tuberkulide, Keloidbildung, generalisierte Exantheme, *Erythema nodosum. Extrem selten postvakzinale *Tuberculosis cutis luposa (5–10 Fälle pro Million Impfungen) oder generalisierte *Tuberkulose (1–2 Fälle pro Million Impfungen, v. a. bei immunsupprimierten Personen).

BCG-Tuberkulose
Def: Nach *BCG-Impfung auftretende *Tuberculosis cutis luposa oder generalisierte *Tuberkulose. Extrem selten.

Beaded hairs
s. Monilethrix-Syndrom

Bean-Syndrom
s. Blue rubber-bleb-Naevus-Syndrom

Beau-Reilsche Querfurchen der Nägel
Def: Grabenartige Querfurchen der Nägel durch vorübergehende Störungen des Nagelwachstums.
Ätio: Nach schweren Erkrankungen und Intoxikationen; traumatisch durch zu starkes Zurückschieben der Kutikula bei der Maniküre; physiologisch bei Säuglingen gegen Ende des ersten Lebensmonats. Je nach Dauer und Ausmaß der Matrixschädigung sind die Furchen verschieden breit und tief (bis hin zur Abtrennung des proximalen Nagelanteils vom distalen).

Bechterew-v.-Strümpell-Marie-Krankheit
Syn: Spondylarthritis ankylopoetica, Spondylitis ankylosans
Def: Entzündliche Veränderungen, Sklerosierung und Verknöcherung des Wirbelsäulenapparates (Bambusstabwirbelsäule), Ankylose der Ileosakralgelenke und Zwischenwirbelgelenke. Gehäuft Assoziation mit HLA B27. Iritis oder Iridozyklitis, Mesaortitis, Reizleitungsstörungen des Herzens; evtl. Amyloidose.
DD: Psoriasis-Spondylarthritis (*Osteoarthropathia psoriatica), *M. Reiter

Beckenhörner-Syndrom
s. Nagel-Patella-Syndrom

Beckenvenenthrombose
Def: Bevorzugt links auftretende (Beckenvenensporn) Thrombose der Beckenvenen und ebenfalls der Beinvenen.
Klin: Häufig spontan Schmerzen in der Leistenbeuge, Einschießen der Beinschmerzen bei Pusten und Pressen. Oft typische schmerzhafte Druckpunkte (Thrombosefrühzeichen, *Venendruckpunkte) von der Fußsohle (Payr-Zeichen) bis zur Leistenbeuge (Rielander-Zeichen); Wadenkompressionsschmerz z. B. nach Aufpumpen einer Blutdruckmanschette

auf 100 mmHg (Lowenbergtest). Allmähliche Entwicklung eines einseitigen Ödems; zum Beginn oft mehr verstrichene Konturen im Knöchelbereich. Gestaute pralle periphere Venen, Haut bläulich (Blaustich), gespannt, glänzend, oft überwärmt, der Gewebeturgor gesteigert. In der Tiefe der Wade schmerzhafte prallelastische Resistenz (subfasziales Ödem), im Seitenvergleich gut tastbar. Im fortgeschrittenen Stadium der Venenthrombose Temperaturanstieg (etwa 38 °C, Pulsfrequenzanstieg)
Ther: *Phlebothrombose

Becker Melanose
s. Melanosis naeviformis

Becker Naevus
s. Melanosis naeviformis

Becquerel
Def: Einheit für die *Aktivität, Abkürzung: Bq. 1 Bq= 1 Zerfall pro sec, ein Liter Regenwasser enthielt Anfang Mai 1986 in Marburg 1200 Bq und würde, wenn es getrunken würde, die gesunde Schilddrüse mit 30 mrem belasten, also eine Äquivalentdosis von der Größenordnung einer Röntgenaufnahme.

Bedsoniae
s. Chlamydien

Bedsores
s. Dekubitalulkus

Begleitamyloidose
s. *systemische Amyloidose

Begleitbalanitis
s. Balanitis symptomatica

Behaarungstyp
Def: Behaarungsmuster des Menschen, beeinflußt durch rassische, genetische und hormonelle Faktoren.
s. a. Hypertrichosis lanuginosa congenita, Alopezie
Lit: Eckes L (1987) Körperbehaarung: ein atavistisches Relikt? Hautarzt 38:125–130

Behçet, Morbus
Syn: Aphthose Touraine (Grande Aphthose Touraine), Behçet-Syndrom, Aphthosis Behçet, bipolare Aphthose, maligne Aphthose, große Aphthose, Gilbert-Syndrom
Def: Chronische, entzündliche, schubweise verlaufende Systemerkrankung mit multipler Organbeteiligung im Rahmen einer generalisierten *Vaskulitis. Klinisches Leitsymptom ist die Trias: *Aphthen der Mundschleimhaut, aphthöse Genitalulzera, Hypoyon-Iridozyklitis.
Ätio: Unbekannt, man vermutet einen Defekt der zellulären Immunität. Virusinfektion wird diskutiert. Assoziation mit HLA-B5, -B27, -B12.
Vork: V. a. östliche Mittelmeerländer (Türkei, Griechenland), Naher Osten, Japan
Man: Meist zwischen dem 20. und 40. Lebensjahr, Männer : Frauen = 2:1.
Klin:
1. Haut: Leitsymptom (100%) sind schmerzhafte einzelne oder multiple, oft lange persistierende, evtl. besonders große und tiefe *Aphthen an Mund- und Genitalschleimhaut (Glans penis, kleine Labien), häufig auch am Skrotum. Gelegentlich sterile papulopustulöse Läsionen, ulzeröse *Pyodermien, *Erythema nodosum, makulopapulöse Exantheme.
2. Augen: Meist bilaterale, chronisch rezidivierende Panuveitis mit Ausbildung eines Hypopyons (90%). Entzündliche Veränderungen der retinalen und Choroidea-Gefäße führen zu progredienter Sehverschlechterung bis hin zur Erblindung.
3. Gelenke: Chronische, seronegative, nicht mutilierende Arthritis einzelner großer Gelenke (Knie-, Sprung-, Handgelenke) in etwa 50% der Fälle.
4. Kardiovaskuläres System: Venöse und (seltener) arterielle Gefäßverschlüsse, insbesondere rezidivierende *Thrombophlebitiden (bei ca. 25%), *Phlebothrombose. Evtl. Peri- und Myokarditis.

5. ZNS (ca. 25% d. F.): Meningoenzephalitis, Apoplex, progredienter Persönlichkeitsabbau.
Seltener Pleuritis, Splenomegalie, Polylymphadenopathie, Nephropathie, Dysphagie, Ösophagusläsionen, Enterokolitis, Proktitis, Orchitis, Epididymitis.
Je nach vorherrschender Manifestation Unterteilung in den mukokutanen, arthritischen, neurologischen und okulären Typ.
Diag: Unspezifische Entzündungszeichen in der Blutuntersuchung, positiver Test nach Katzenellenbogen (Auftreten einer Papel oder Pustel nach intrakutaner Injektion von 0,1 ml NaCl an der Unterarmvolarseite), OKT4:OKT8-Ratio erniedrigt, C9 erhöht. Ophthalmologische, neurologische, rheumatologische, gastroenterologische Untersuchung.
DD: *Sarkoidose, seronegative Arthritiden anderer Ursache, chronisch-entzündliche Darmerkrankungen, multiple Sklerose, *Gingivostomatitis herpetica, *habituelle Aphthen^
Ther: Colchizin zunächst 1,5 mg/die, bei Ansprechen Reduktion auf 1 mg. Ggf. zusätzlich Glukokortikoide oral, evtl. in Kombination mit Azathioprin, Cyclosporin A, Cyclophosphamid.
Prog: Chronisch-schubweiser Verlauf.

Behçet-Syndrom
s. Morbus Behçet

Beigelsche Krankheit
s. weiße Piedra^

Beingeschwür
s. Ulcus cruris

Beinschmerzen, vaskulär
Def: Durch Gefäßerkrankungen bedingte Schmerzen der Beine.
Ätio und DD: s. Tabelle, S. 101.

Beinulkus, ischämisches
s. Ulcus cruris hypertonicum

Bejel
s. endemische Syphilis^

Belegte Zunge
s. Zungenbelag

Bensaude-Syndrom
s. benigne symmetrische Lipomatose^

Berardinelli-Seip-Syndrom
Syn: Progressive, kongenitale Lipodystrophie, lipodystrophia generalisata congenita, kongenitales generalisiertes Lipodystrophiesyndrom.
Irrtümlich auch *Seip-Lawrence-Syndrom.
Def: Sporadisch auftretende, kongenital-hereditäre *generalisierte Lipodystrophie^, in Kombination mit insulinresistentem Diabetes mellitus.
Ätio: Fraglich autosomal-rezessiver Erbgang
Man: Lipoatrophie ab der Geburt, Diabetes erst in Kindheit und Pubertät.
Klin: Generalisierte Atrophie des Unterhautfettgewebes. *Acanthosis nigricans-ähnliche Hautveränderungen. Häufig *Hypertrichose, Kraushaar am Kopf, akromegaloider Hochwuchs, Hepatosplenomegalie, Muskeldystrophie, Klitorishypertrophie, Hypertonie, ausgeprägtes Venengeflecht.
Juveniler insulinresistenter Diabetes mellitus, meist ab dem 10. Lebensjahr. Retardierung der geistigen Entwicklung.
Ther: Symptomatisch
Prog: Chronisch-progredienter Verlauf
Lit: Taylor WB, Honeycutt WM (1961) Progressive Lipodystrophie and lipostrophic Diabetes. Arch Derm 84:81–86
Sollberg S (1987) Generalisierte Lipodysthrophie (Seip-Lawrence-Syndrom) vom kongenital-hereditären Typ. Akt. Derm. 13:165–168

Bergamottöl
s. *Berloque Dermatitis

Beri-Beri
Syn: Thiaminmangel, Vitamin B1-Mangel

Tabelle: **Beinschmerz** (vaskulär bedingt) (Differentialdiagnostik)

Ursache	Erkrankung	Befunde
Arteriell	Arteriosclerosis obliterans	Patienten meist > 50 Jahre (juvenile Arteriosklerose möglich) Claudicatio intermittens (Latenzschmerz nach beschwerdefreiem Intervall) Herz-Kreislauf-Begleiterkrankungen (Hypertension, Apoplexie, Herzinsuffizienz) Risikofaktoren (Nikotin, Cholesterol, Triglyceride, Harnsäure)
	Endangiitis obliterans	Meist < 40 Jahre, Männer, entzündliche Paraklinik, Claudicatio intermittens, Ruhe-Gangrän-Schmerz, keine Arteriosklerose-Hinweise, keine Herz-Kreislauf-Erkrankungen
	Akuter arterieller Verschluß (Embolie/Thrombose)	Dramatisches Ereignis mit plötzlichem heftigem Schmerz, distal der Obliterationsstelle mit Blässe, Kälte, Störung von Sensibilität und Motorik
	Leriche-Syndrom	Plötzliche starke Schmerzen im Becken und beiden Beinen
	Raynaud-Syndrom	Anfallsweise bilaterale Schmerzen mit Hautverfärbung (blaß-blau und rot)
	Aneurysma	Starker persistierender Schmerz (lokalisationstypisch)
Venös	Chronisch venöse Insuffizienz	Spannungs- und Schweregefühl, Müdigkeit der Beine
	Thrombophlebitis superficialis	Lokaler Druckschmerz, tastbarer, geröteter, schmerzhafter Venenstrang
	Tiefe Venenthrombose	Plötzlich starker Schmerz, abhängig von der Lokalisation, ödematöses Bein
	Phlegmasia coerulea dolens	Schlagartig starke Schmerzen, Ödem, Zyanose (Gangrän)
Lymphogen	Lymphangitis	Wundschmerz, infizierter roter Strang
	Lymphödem	Schweregefühl, derbes Ödem

Def: Durch Vitamin B1-Mangel ausgelöste Symptome. Vitamin B1 ist v. a. in der Schale von Getreidekörnern vorhanden.
Vork: Besonders südostasiatische Länder, in denen polierter oder geschälter Reis das Hauptnahrungsmittel ist. Selten bei chronischem Alkoholismus.
Klin: Neurologische und kardiale Symptome stehen im Vordergrund: Kopfschmerzen, Müdigkeit, Schlaflosigkeit, Parästhesien, Abschwächung der Sehnenreflexe, Neuritiden, Tachykardie, Herzinsuffizienz, Ödeme, Hyperhidrose. Keine spezifischen Hautsymptome.

Berlin-Syndrom

Syn: Kongenitale generalisierte Melanoleukodermie
Def: Extrem seltene, kongenitale ektodermale Dysplasie^ mit verminderter Behaarung, trockener atrophischer Haut mit fleckförmigen Hyperpigmentierungen, Palmoplantarkeratosen.
Klin: Hautveränderungen: Extremitätenbetonte kleinfleckige Hyperpigmentierungen (sog. Leopardenhaut), Neigung zu atrophischer Narbenbildung. *Aneto-, *Poikilodermie. *Palmoplantarkeratosen mit *Hyperhidrose. *Teleangiektasien der Lippen. Fehlen der Lanugobehaarung, unterentwickelter Talgdrüsenapparat im Bereich des behaarten Kopfes. Verspätete Dentition.
Außerdem Minderwuchs, stelzenförmige Beine, geistige Retardierung,

Hypogonadismus bei männlichen Patienten.
DD: *Progeria adultorum, Progeria-like-Syndrom, *Rothmund-Syndrom, *Thomson-Syndrom, *Dyskeratosis congenita, *anhidrotische ektodermale Dysplasie, *Incontinentia pigmenti, Typ Bloch-Sulzberger und Typ Franceschetti-Jadassohn, *Ehlers-Danlos-Syndrom, Schäfer-Syndrom.

Berloque-Dermatitis
Syn: Kölnisch Wasser-Dermatitis
Def: *Phototoxisches Ekzem^ nach Auftragen von Kölnisch Wasser durch das darin enthaltene Bergamottöl. Der Begriff Berloque stellt eine Verfälschung des französischen breloque = Uhrgehänge dar.
Lok: Hals- und Dekolletébereich
Klin: Nach Sonneneinwirkung auftretendes, zunächst akutes bis subakutes, scharf begrenztes* Ekzem, später streifige Hyperpigmentierung an den Kontaktstellen.
s. a. Wiesengräserdermatitis
DD: *Chloasma, *Melanodermitis toxica
Ther: Meiden des Agens, kurzfristig Kortikoid-haltige Externa. Evtl. Aufhellungen der Pigmentierungen mit Depigman®.

Berry-Syndrom
s. Dysostosis mandibulofacialis

Berufsakne
s. Akne, Berufsakne

Berufsbedingte Hauterkrankung
Def: Hautkrankheit, die ausschließlich oder teilursächlich auf Arbeitsplatzeinflüsse zurückzuführen ist. Hierzu gehören die *Berufskrankheiten, aber auch Dermatosen, die nicht alle Voraussetzungen für die Anerkennung als *Berufskrankheit haben. Nach § 3 BeKV (Berufskrankenverordung) kann ein Patient mit einer berufsbedingten Dermatose, weil deren Verschlimmerung oder die Entwicklung einer *Berufskrankheit droht, zu Lasten der Berufsgenossenschaften (Adressen s. Anhang) diagnostiziert und behandelt werden. Die Behandlung hat „mit allen geeigneten Mitteln" zu erfolgen.

Berufsekzem
s. Ekzem, Berufsekzem
*Berufskrankheit, *berufsbedingte Dermatose
s. a. MdE

Berufskrankheit (der Haut)
Def: *Berufsbedingte Hauterkrankung, die alle Voraussetzungen einer der folgenden Nummern erfüllt.
Nach Nr. **5101** der Anlage 1 zur Berufskrankheitenverordnung sind von den Trägern der gesetzlichen Unfallversicherungen (= Berufsgenossenschaften, Adressen s. Anhang) als Berufskrankheit zu entschädigen:
„**Schwere** oder **wiederholt** rückfällige Hauterkrankungen, die zur **Unterlassung aller Tätigkeiten** gezwungen haben, die für die Entstehung, die Verschlimmerung oder das Wiederaufleben der Krankheit **ursächlich** waren oder sein können".
D. h. 1. Der ursächliche berufliche Zusammenhang muß mit hinreichender Wahrscheinlichkeit gegeben sein, die bloße Möglichkeit oder der begründete Verdacht reichen nicht aus.
2. Die Erkrankung muß schwer (klinisches Bild, Verlauf, Dauer mehr als 6 Monate) oder! wiederholt rückfällig (mindestens drei gleichartige Krankheitsschübe) sein und
3. Es muß der objektive Zwang zur Aufgabe der o. g. Tätigkeiten bestanden haben.
Die Gefährdung kann gegeben sein durch Einwirken:
Chemischer Substanzen: z. B. Chromate, Alkalie, Lösemittel, (Terpentin, Lackverdünner), technische Fette und Öle (Bohröle, *Berufs-Akne^), Kunststoffe, Farbstoffe;
Physikalischer Faktoren: z. B. Mikrotraumen durch Metall- oder Glasteilchen, Glaswolle, Asbest, Schnitthaare,

aktinische und evtl. thermische Reize (Hitze, Kälte);
Hautpathogener Keime und u. U. pflanzlicher Stoffe.
Nach Nr. **5102** derselben Verordnung sind desweiteren „Hautkrebs oder zur Krebsbildung neigende Hautveränderungen durch Ruß, Rohparaffin, Teer, Anthrazen, Pech oder ähnliche Stoffe" zu berücksichtigen.
Weitere, für die dermatologische Begutachtung relevante Krankheiten werden durch folgende Nummern repräsentiert:
Nr. **2402** (Erkrankungen durch ionisierende Strahlen, z. B. Röntgenulkus),
Nr. **3101** (Infektionskrankheiten, wenn der Versicherte im Gesundheitsdienst, in der Wohlfahrtspflege oder in einem Laboratorium tätig war oder durch eine andere Tätigkeit der Infektionsgefahr in ähnlichem Maß besonders ausgesetzt war, z. B. Varizellen, Zoster, Molluscum contagiosum, Syphilis, Tuberkulose, HIV-Infektion),
Nr. **3102** (von Tieren auf Menschen übertragbare Krankheiten, z. B. Erysipeloid, Anthrax, Mykosen) und
Nr. **3104** (Tropenkrankheiten, z. B. Lepra, Filariose, Leishmaniose).
Ärztliche Gutachten haben in diesem Rahmen die *MdE (Minderung der Erwerbsfähigkeit) festzustellen.
s. a. berufsbedingte Dermatose
Lit: Bergner T, Dippel H, Przybilla B (1992) Die Minderung der Erwerbsfähigkeit (MdE) in der dermatologischen Begutachtung. Hautarzt 43:258–263
Schindera I, Schindera KM (1990) BK-Haut. Asche AG Hamburg

Beryllium-Granulom
Def: *Fremdkörpergranulom nach Einspießung von Beryllium-haltigen Teilchen in die Haut, Auftreten nach einer Latenz von 2–4 Monaten.
Vork: Vor allem bei in der Leuchtstoffindustrie beschäftigten Personen.

Berylliumvergiftung
Def: Intoxikation mit Beryllium.
Klin: Hautveränderungen:
- Beryllium-Geschwüre an Händen und im Gesicht. Rasche Abheilung nach Entfernung der Noxe
- *Beryllium-Granulome
- Beryllium-Kontaktekzeme
- Beryllium-Krankheit

Bei resorptiver Vergiftung: Hautrötung, papulovesikulöse Ekzeme.

Beschneidung
s. Zirkumzision

Besenreiservarizen
Syn: Teleangiectasia arborescens, Hyphen-web varicosities, Brindilles de balai de bouleau
Def: Strahlig verlaufende, feinverzweigte, oberflächige Phlebektasien (*Varize), v. a. an den Beinen vorkommend.
Ätio: Im Gefolge venöser Stauungen, auch Anfangsstadium einer konstitutionellen Varikosis.
Man: Bevorzugt Frauen im mittleren Lebensalter, Schwangerschaft und Übergewicht fördern das Auftreten.
Lok: Vor allem Ober- und Unterschenkel.
Klin: Dunkel-blaurote, 0,5–2 mm breite, geschlängelte Varizenstränge mit unregelmäßigen, ampullen- oder knötchenförmigen Ektasien. Vollständige Anämisierung unmöglich.
Ther: Ggf. *Sklerosierung

Besnier-Boeck-Schaumann, Morbus
s. Sarkoidose

Besnier-Flechte
s. Pityriasis rubra pilaris

Besnier-Krankheit
Def: Frühere Bezeichnung für
- *Sarkoidose (M. Besnier-Boeck-Schaumann)
- *endogenes Ekzem^
- *Pityriasis rubra pilaris.

Besnier Prurigo
s. endogenes Ekzem^

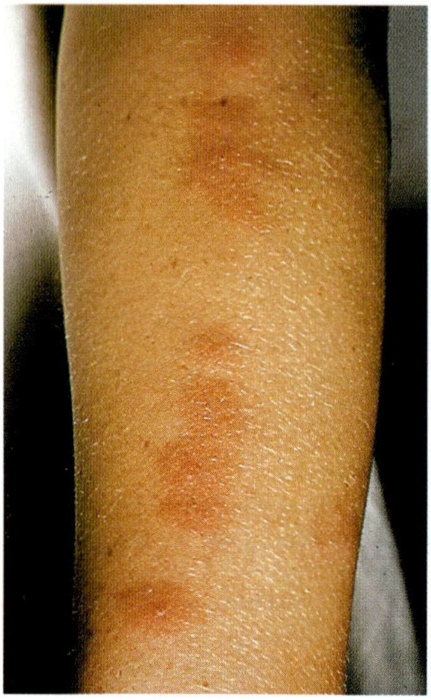

Wanzenstiche (**Bettwanzen**)

Betastrahlung
Def: Strom von ß-Partikeln (Elektronen). Die meisten z.Zt. bekannten künstlichen radioaktiven Isotope senden in der Hauptsache ß-Strahlen aus. Ihre Durchdringungsfähigkeit (Reichweite im Gewebe) ist von ihrer kinetischen Energie abhängig.

Betknie
Def: Mechanisch bedingte, grau-gelbliche, schmutzig wirkende Hyperkeratosen in der Patellargegend, meist bei Ordensschwestern, dem *Hausmädchenknie entsprechend.

Bettwanze
Syn: Cimex lectularius
Def: Zu den *Wanzen gehörende Parasiten.
s. a. Cimikose

Bettwanzenstiche
s. Cimikose

Beugenekzem
s. *endogenes Ekzem^

Beulenmyiasis
s. furunkuloide Myiasis^

Beulenpest
Syn: Bubonenpest
*Pest

de Beurmann-Gougerotsche Krankheit
s. Sporotrichose

Beutelhals
s. zervikale Lipomatose^

Bienengiftallergie/Wespengiftallergie
Def: Humorale allergische Reaktion vom Soforttyp (Typ I) auf Bienengift.
Klin: Lokales Ödem, anaphylaktoide Symptomatik bis zum anaphylaktischen Schock, akute Urtikaria
Ther: Anaphylaktischer Schock.
*Hyposensibilisierung möglich, wenn keine schweren inneren Erkrankungen bestehen.

Bienenstich/Wespenstich
Def: Stich einer Biene oder Wespe mit nachfolgender entzündlicher Lokalreaktion.
Klin: Umschriebene, schmerzhafte, ödematöse Schwellung und Rötung, gelegentlich kleine Blutung aus der zentralen Einstichstelle. Stachel teilweise noch vorhanden. Bei Stichen in Zungen-, Gaumen- und Rachenregion evtl. Erstickungsgefahr durch Schwellung der Zunge und Glottisödem. Selten schwere Allgemeinsymptome. Immunität gegenüber Bienengift durch wiederholte Bienenstiche (Imker). Bei Imkern zeigt sich eine geringe, kurzdauernde Quaddelbildung auf Bienenstiche.
S. a. Bienengiftallergie.
Ther: Stachel mit Splitterpinzette entfernen. Kortikoidexterna. Bei schweren Symptomen: Kreislaufmittel (Adrenalin), Glukokortikosteroide, Antihistaminika.
Bei hochgradiger Sensibilisierung: *Hyposensibilisierungsbehandlung mit Bienengift.

Biersche Flecken
Def: Anämische Flecken bei Herab-

hängenlassen einer Extremität, besonders der Hände und Unterarme im akrozyanotischen Hautgebiet.
Ätio: Vegetative Spasmen?

Biettsche Krankheit
s. Erythema centrifugum

Bilharziose
Syn: Schistosomiasis, Schistosomose, Adernegelinfektion
Def: Durch Infektion mit Schistosomen (Pärchenegeln) hervorgerufene Tropenkrankheit, bei der es unbehandelt zur Eiablage in multiplen Organen mit nachfolgender granulomatös-fibrotischer Bindegewebsreaktion kommt.
Err: Schistosoma haematobium (bevorzugt Befall des Urogenitaltrakts) Schistosoma mansoni, Schistosoma japonicum (Befall des Dickdarms und/oder von Leber und Milz), Schistosoma mekongi, Schistosoma intercalatum (Darmbefall).
Ätio: Verunreinigung von Gewässern durch Fäkalien, die Wurmeier enthalten (Ausscheider sind Menschen, Hunde, Rinder u. a.). Daraus entwickeln sich in Süßwasserschnecken (Zwischenwirt) Zerkarien. Direkter Kontakt des Menschen mit dem verseuchten Wasser führt zu aktivem perkutanem Eindringen von Zerkarien; diese entwickeln sich in den Venen und Lymphgefäßen, v. a. der Leber zu adulten Würmern (Schistosomen); nach der Paarung legt das Weibchen Eier ab, die mit dem Blutstrom in multiple Organe gelangen und mit dem Stuhl und Urin ausgeschieden werden.
Vork: Afrika, Südwestasien, Ost- und Südostasien, Zentral- und Südamerika.
Klin: Juckendes, urtikarielles, papulöses Exanthem an den Eintrittsstellen der Zerkarien.
Akute Phase: Abwandern der Zerkarien in die Mesenterialgefäße: Fieber, Durchfall, Übelkeit, Urtikaria und Entwicklung von Ödemen.
Chronische Phase: Hängenbleiben der Wurmeier in kleinen Gefäßen. Entzündliche Reaktion des umgebenden Gewebes: Kleine bindegewebige Knoten und papulöse Wucherungen, besonders in der Anal- und Genitalregion. Chronische Blasen-, Darm-, Lungen- und Gehirnbilharziose. Karzinomatöse Wucherungen sind möglich: Leber-, Blasen-, Rektumkarzinom.
Diag: Nachweis der Schistosomeneier im Stuhl und Urin, evtl. auch in Biopsien von Blasen- oder Darmwand. Antikörpernachweis im Serum.
Prophylaxe: Schneckenvernichtung, Änderung der Bewässerungsmethoden.
Ther: Praziquantel 40 mg/kg KG als Einmal-Dosis.

Bindegewebserkrankung, gemischte
s. Mixed connective tissue disease

Bindegewebskrankheiten
s. Kollagenosen

Bindegewebsnaevus
Def: Anlagebedingte, umschriebene Fehlbildung des korialen Bindegewebes mit überschießender Bildung kollagener und meist auch elastischer Fasern.
Nach dem klinischen und histologischen Erscheinungsbild werden unterschieden:
- *Naevus elasticus
- *grobknotig disseminierter Bindegewebsnaevus^

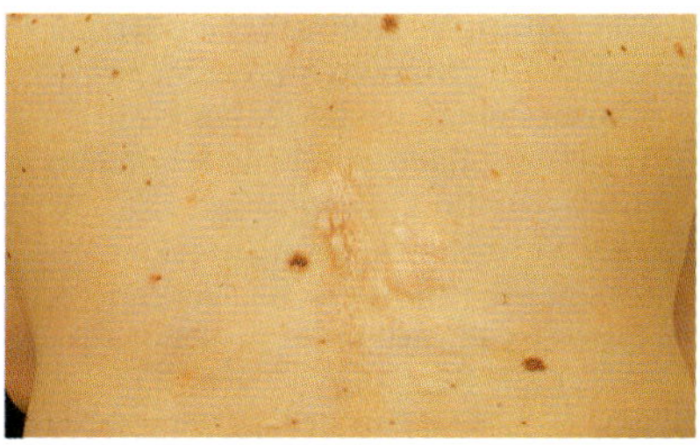

Bindegewebsnaevus

- *lumbosakraler Bindegewebsnaevus^
- *Elastoma juvenile,

wobei diese Diagnosen Varianten einer Entität darstellen und gleichzeitig bei demselben Patienten vorkommen können.
Bindewebsnaevi können isoliert oder im Rahmen hereditärer Syndrome auftreten: Bei der *Pringle-Bournevilleschen Phakomatose und dem *Buschke-Ollendorff-Syndrom.
Man: Ab Geburt, selten Auftreten in der Kindheit.
Klin: Stecknadelkopf- bis münzgroße, weißliche bis gelbliche oder hautfarbene, mäßig derbe, flache ovale bis polygonale Papeln, die zu pflastersteinartigen Herden konfluieren. Anordnung häufig in den Spaltlinien der Haut.

Bindegewebsnaevus, grobknotig-disseminierter
Def: Seltene Form eines *Bindegewebsnaevus mit disseminierter grobknotiger Manifestation. Wahrscheinlich identisch mit dem *eruptiven Kollagenom^.

Bindegewebsnaevus, lumbosakraler
Syn: Lumbosakralnaevus, Naevus collagenicus lumbosacralis, Pflastersteinnaevus
Def: In der Kreuzbeingegend lokalisierter *Bindegewebsnaevus, der isoliert oder als Teilsymptom der *Pringle-Bournevillschen Phakomatose vorkommt.
Lok: Nahezu ausschließlich im Lumbosakralbereich.
Klin: Multiple, hautfarbene oder weißliche, gruppiert stehende, zu pflastersteinartigen Arealen konfluierende, flach erhabene Knötchen von 2–10 mm Durchmesser.
Hist: Vermehrtes, dichtgepacktes kollagenes Bindegewebe. Veränderte elastische Fasertextur.
Ther: Ggf. Exzision

Bindehautschrumpfung, essentielle
Def: Frühere Bezeichnung für das *vernarbende Pemphigoid^.

Bing-Horton-Syndrom
s. Erythroprosopalgie

Biogene Amine
s. Biogene Amine^

Biosphäre
s. *medizinische Klimatologie^

Birt-Hogg-Dubé-Syndrom
Syn: Multiple Fibrofollikulome, Trichodiskome und Acrochorda
Def: Autosomal-dominant vererbtes, familiär oder sporadisch auftretendes, sehr seltenes Syndrom, gekennzeichnet durch multiple vom bindegewebigen Anteil des Haarschafts ausgehende Tumoren: Kombination von

- *Fibrofollikulomen
- *Trichodiskomen (Tumoren der Haarscheibe)
- *Fibromata mollia bzw. *perifollikulären Fibromen^.

s. a. Haarfollikeltumoren
Lok: Bevorzugt Gesicht, Nacken, Schultern.
Klin: Multiple, hautfarbene bis wachsartig glänzende, relativ derbe, 2–5 mm große, halbkugelige asymptomatische Papeln (die verschiedenen Tumoren sind nur histologisch zu differenzieren).
Lit: Moreno A, Puig L, Moragas JM (1985) Multiple fibrofolliculomas and trichodiscomas. Dermatologica 171:338–342
Burgdorf WHC, Worret WI (1988) Karzinom-assoziierte Genodermatosen. Hautarzt 39:413–418

Biskra-Beule
*kutane Leishmaniosen^

Bizzozerosche Knoten
s. Desmosomen

Björnstad-Syndrom
Def: Kongenitales Syndrom: Kombination von *Pili torti mit angeborener Innenohrschwerhörigkeit. Normale Intelligenzentwicklung.

BK-Mole-Syndrom
Syn: Hereditäres dysplastisches Naevuszellnaevus-Syndrom, BK-Naevussyndrom, FAMM-Syndrom (familial atypical multiple mole melanoma)
Def: Seltenes, autosomal-dominant vererbtes, mit zahlreichen *dysplastischen Naevuszellnaevi^ einhergehendes Syndrom mit hoher Entartungstendenz.
s. a. dysplastisches Naevuszellnaevus^-Syndrom
Die monogene Vererbung wird von einigen Autoren angezweifelt.
Lok: Über das gesamte Integument, vor allem am oberen Stamm verteilt.
Klin: Pro Patient 10 bis mehr als 100, durchschnittlich 0,5–1 cm große, bizarr konfigurierte, rosafarbene, braune oder schwarze *Naevuszellnaevi, häufig rötlich-bräunlicher Randsaum. Meist dermale Komponente tastbar.
Ther: Kontrolle! Photodokumentation. Vermeiden chronischer Sonnenexposition.
Bei Verdacht auf Melanomentwicklung: Exzision!
Prog: Relativ häufig Melanomentwicklung, auch mehrere Melanome pro Patient möglich.
Unter Kontrazeptivaeinnahme wurde eine erhöhte Aktivität der BK-Naevi beobachtet.
Lit: Kint A (1986) Das dysplastische Naevus-Syndrom. Z. Hautkr. 61 (9):595–598
Happle R (1989) Gregor Mendel und die dysplastischen Nävi. Hautarzt 40:70–76

BK-Naevus-Syndrom
s. BK-Mole-Syndrom

Black heel
Syn: Kalkaneale Petechien, Pseudochromidrosis plantaris, schwarze Ferse, Hyperkeratosis haemorrhagica
Def: Sonderform einer traumatisch bedingten Einblutung in die Haut, im Fersenbereich lokalisiert.
Ätio: Kurzfristige starke mechanische Belastung mit konsekutiver Einblutung.
Vork: Jugendliche mit sportlicher Betätigung
Lok: Meist seitlicher Fersenbereich
Klin: Unregelmäßige streifige oder bizarr konfigurierte, schwärzliche Pigmentierungen der Fersenhaut. Langsames Abstoßen nach außen.
Hist: Blutreste im Stratum corneum.
DD: *Malignes Melanom^, *Tätowierungen
Ther: Aufklärung über die Ursache und Harmlosigkeit der Störung.

Blacklight
Def: Bestrahlung mit *ultravioletten Strahlen, s. a. PUVA.

Bläschen
Syn: Vesicula
Def: *Blase mit weniger als 5 mm Durchmesser, meist nur stecknadelkopfgroß.
Vork: *Herpes simplex, *Varizellen, *Pocken, *Miliaria cristallina, *Dyshidrose, *Zoster, akutes *Ekzem, *Dermatitis herpetiformis Duhring.

Bläschen-Krankheit
s. Margarine-Krankheit

Blaschko-Linien
Def: Erstmals von Blaschko beschriebenes Liniensystem der Haut, dem bestimmte kongenitale Hautanomalien (z. B. systematisierte *epidermale Naevi^, *Incontinentia pigmenti Bloch-Sulzberger, *Goltz-Gorlin-Syndrom) folgen. Die Linien verlaufen ähnlich wie die Dermatomgrenzen, unterscheiden sich jedoch von diesen dadurch, daß sie am Rücken steil ansteigen und bogenförmig wieder abfallen, sowie am Bauch und den Flanken S-förmige Figuren bilden (s. Abbildung). Folgende Theorien zur Erklärung der Blaschko-Linien werden diskutiert:
- Die Linien entsprechen dem Weg embryonaler Zellen, den diese beim Auswachsen von der dorsalen Mit-

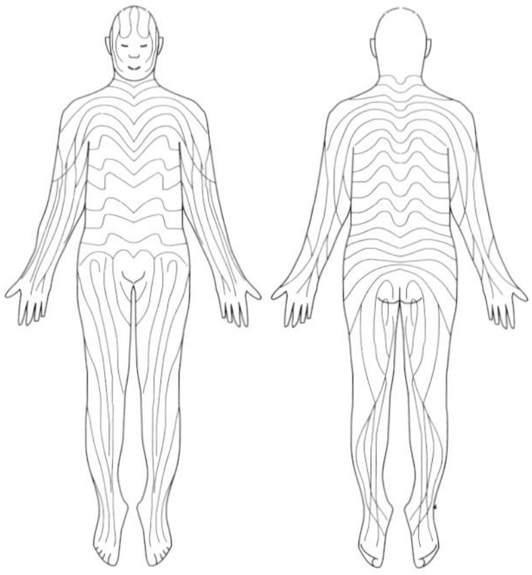

Blaschko-Linien. System der Linien an der Oberfläche des menschlichen Körpers, innerhalb derer die strichförmigen Naevi und Dermatosen verlaufen (Blaschko 1901)

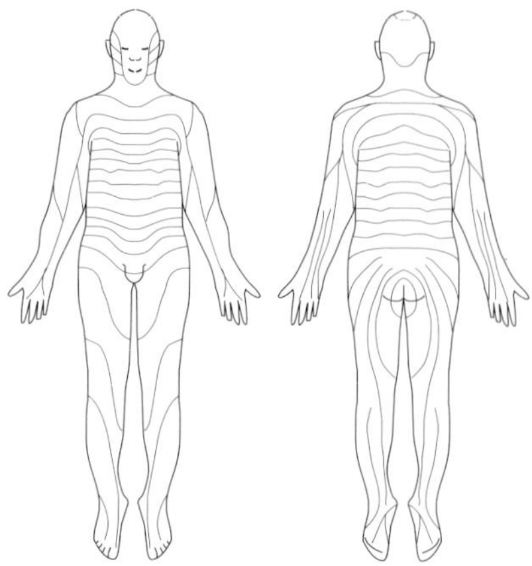

Blaschko-Linien. Dermatomschema nach Hansen und Schlack

tellinie nach ventral hin nehmen. Bei somatischen Mutationen wird die Ausbreitung des betroffenen Zellklons durch den entsprechenden linearen Naevus sichtbar gemacht.

- Die Streifenmuster sind das Substrat eines funktionellen X-chromosomalen Mosaiks; daher stimmen bei X-chromosomal rezessiv vererbten Genodermatosen die Hautanomalien häufig mit den Blaschko-Linien überein.

Lit: Happle R (1977) Genetische Bedeutung der Blaschko-Linien. Z. Hautkr. 52:935–944

Blase

Syn: Bulla

Def: Mit Serum (evtl. auch Blutbeimengung und Entzündungszellen oder Keratinozyten) gefüllter, ein- oder mehrkammeriger, erbsgroßer bis eigroßer, intra- oder subepidermal gelegener Hohlraum, bestehend aus Blasengrund, -decke und -inhalt.

Vork: *Blasenbildende Dermatosen.

Blasenbildende Dermatosen

Def: In Ätiologie, Prognose und Therapie z. T. stark differierende Erkrankungen, die klinisch durch Blasenbildung charakterisiert sind.

DD: s. Tabelle S. 109

Blasenzell-Naevus

Syn: Ballonzell-Naevus, ballooncell nevus

Def: Nur histologisch zu diagnostizierende Sonderform eines *Naevuszellnaevus. Kennzeichnendes Merkmal sind aufgetriebene, helle, ballonierte Naevuszellen, meist ohne Pigmentbildung.

Blastomycosis nigra

s. Chromomykose

Blastomykose, brasilianische

s. südamerikanische Blastomykose^

Blastomykose, europäische

s. Kryptokokkose

Blastomykose, nordamerikanische

Syn: Gilchristsche Krankheit, Chicago disease, Zymonematose

Def: Chronische, tiefe, hauptsächlich in Nordamerika vorkommende Systemmykose mit primärem Lungenbefall. Durch hämatogene Streuung kommt es sekundär zur Beteiligung

Tabelle: Differentialdiagnose **blasenbildender Dermatosen**

1. Kongenitale Blasenbildung
   - hereditäre *Epidermolysen
   - *Pemphigus chronicus benignus familiaris
2. Immunologische Blasenbildung
   - *Pemphigus vulgaris
     - *Pemphigus erythematosus
     - *Pemphigus foliaceus
     - *brasilianischer Pemphigus^ foliaceus
     - *Pemphigus herpetiformis
     - *Pemphigus vegetans
   - *bullöses Pemphigoid^
     - *bullöses vesikulöses Pemphigoid^
     - *bullöses lokalisiertes Pemphigoid^
     - *bullöses vegetierendes Pemphigoid^
     - *seborrhoisches Pemphigoid^
     - *staphylogenes Pemphigoid^ der Neugeborenen
     - *vernarbendes Pemphioid^
   - *Dermatitis herpetiformis Duhring
   - *chronisch bullöse Dermatose^ im Kindesalter
   - *IgA-lineare Dermatose^
   - *Herpes gestationis
   - *Epidermolysis bullosa acquisita
3. Weitere blasenbildende Dermatosen
   - transitorische akantholytische Dermatose^
   - *Erythema exsudativum multiforme
   - *Porphyria cutanea tarda
   - *Impetigo contagiosa
   - *Pustulosis subcornealis
   - *Lyell-Syndrom
   - *Lichen ruber bullosus und pemphigoides
   - Infektiöse, toxische, phototoxische und allergische (z. B. *Arzneiexantheme) Auslöser, bei Verbrennungen und Erfrierungen.

multipler Organe einschließlich der Haut.
Err: Blastomyces dermatitidis (im geschlechtlichen Stadium Ajellomyces dermatitidis genannt), ein dimorpher Pilz, der als Hefe- und Schimmelform wachsen kann. Infektion durch Inhalation von im Erdboden vorhandenen Sporen. Sehr selten, z. B. bei Verletzungen in Labors, ist eine Infektion durch Eindringen des Erregers in die Haut möglich (sog. Inokulationsblastomykose).
Man: Meist Erwachsene, besonders Männer (häufig bei Landarbeitern).
Vork: V. a. Mississippibecken, Ost- und Nordstaaten der USA, seltener Mittel- und Südamerika sowie Afrika.
Klin: Nach einer Inkubationszeit von 1–3 Wochen Symptome des pulmonalen Befalls: Husten, Auswurf, unregelmäßiges Fieber, Abmagerung. Asymptomatische Verläufe bei etwa der Hälfte d. F.
Anschließend weitere Organbeteiligung durch hämatogene Streuung: Hautveränderungen (80% d. F.): Bevorzugt an den Extremitäten und im Gesicht einzelne oder multiple ulzerierende, granulomatöse Papeln mit verrukös-krustöser Oberfläche, sowie größere, zur Ulzeration neigende, bis in die Subkutis reichende Knoten. Durch randständiges Fortschreiten und zentrale Abheilung entstehen bogig begrenzte, flächige, granulomatöse, eitrige Plaques mit aufgeworfenen Rändern.
Seltener Osteomyelitiden des Stammskeletts, Schädels und der langen Röhrenknochen; Befall der männlichen Geschlechtsorgane; Befall von Mund- und Nasenschleimhaut.
Bei der Inokulationsblastomykose (s. Err) Ausbildung eines solitären, von einem derben Rand umgebenen Ulkus mit begleitender Lymphangitis.
Diag: Mikroskopischer und kultureller Erregernachweis aus Eiter, Sputum, bioptischem Material (durch multilokuläre Sprossung des Pilzes in der Hefephase Ausbildung charakteristischer „Steuerradformen"). Nachweis von Antikörpern im Serum. Evtl. Tierversuch.
DD: *Tuberculosis cutis luposa, *Tuberculosis cutis verrucosa, *Lepra, *Bromo- und *Jododerm, *Pyoderma gangraenosum, *südamerikanische Blastomykose^, andere tiefe *Mykosen.

Ther: Amphotericin B 1 mg/kg KG/die über 4–6 Wochen; alternativ 15–30 mg/die über 10 Wochen (weniger stark toxisch). Chirurgische Ausräumung von Abszessen, Entfernung nekrotischen Gewebes.
Prog: Unbehandelt chronischer, häufig letaler Verlauf; Spontanheilungen sind jedoch möglich.

Blastomykose, schwarze
s. Chromomykose

Blastomykose, südamerikanische
Syn: Brasilianische Blastomykose, Paracoccidioidomycose, Parakokzidiomykose, Granuloma paracoccidioides, Lutz-Splendore-Almeida-Krankheit, Almeida-Krankheit
Def: In Südamerika vorkommende, chronisch-progrediente, tiefe Systemmykose, bei der der Befall von Mund- und Nasenschleimhaut sowie der angrenzenden Gesichtshaut in Form von eitrig-granulomatösen Herden im Vordergrund steht. Infektion durch Inhalation, zunächst Befall von Lunge, Mund- und Nasenschleimhaut sowie der regionären Lymphknoten. Sekundär kann es zur hämatogenen Streuung und zum Befall multipler Organe kommen.
Err: Paracoccidioides brasiliensis (= Blastomyces brasiliensis), ein dimorpher Pilz, der wahrscheinlich im Erdreich und auf Pflanzen lebt.
Vork: Auf dem gesamten südamerikanischen Kontinent, bevorzugt in Brasilien
Man: Meist zwischen dem 20. und 30. Lebensjahr, v. a. bei Weißen. Männer sind 10mal häufiger betroffen als Frauen.
Klin: Beginn mit Husten und thorakalen Schmerzen, danach Entwicklung schmerzhafter ulzerierender granulomatöser Läsionen der Mund- und Nasenschleimhäute. Gesichtshautbefall v. a. zentrofazial: Granulomatöse, knotige, verruziforme Papeln; später große, chronische, evtl. mutilierende Ulzera. Schwellung und evtl. eitrig einschmelzende Entzündung der zervikalen Lymphknoten ist charakteristisch. Durch hämatogene Streuung der Erreger Mitbeteiligung von Knochen, Milz, Nebennieren, ZNS möglich.
Diag: Mikroskopischer und kultureller Erregernachweis aus Sputum, Eiter, bioptischem Material (durch multilokuläre Sprossung des Pilzes in der Hefephase Ausbildung charakteristischer „Steuerradformen"). Evtl. Tierversuch.
DD: *Tuberculosis cutis luposa, *Tuberculosis cutis verrucosa, *Lepra, *Bromo- und *Jododerm, *Pyoderma gangraenosum, *nordamerikanische Blastomykose^, andere tiefe *Mykosen
Ther: Amphotericin B parenteral 1 mg/kg KG/die über 4–6 Wochen, alternativ Ketoconazol oral 200–600 mg/die.
Prog: Unbehandelt letaler Verlauf.
Lit: Bräuninger W, Hastra K, Rubin R (1985) Parakokzidiomykose, eine importierte Tropenkrankheit. Hautarzt 36:408–411

Blastomykose vom Typ Jorge Lobo
Syn: Amazonas-Blastomykose, blastomyzetisches Pseudokeloid, Keloidblastomykose, Lobomykose
Def: Seltene, fast ausschließlich im Amazonasgebiet vorkommende, auf die Haut beschränkte tiefe *Mykose mit sich langsam entwickelnden keloidartigen Veränderungen.
Err: Paracoccidioides loboi
Lok: Stamm, Extremitäten, Ohrmuschel
Klin: Derbe, rot-bräunliche Papeln, Konfluenz zu höckerigen Tumoren möglich.
Ther: Chirurgische Maßnahmen

Blastosporen
Def: Sporenform bei Sproßpilzen (*Hefen).

Blatter
s. Papel

Blattern
s. Pocken

Blattern, schwarze
s. Variola haemorrhagica

Blattern, weiße
s. Alastrim

Blauer Naevus
s. Naevus bleu

Blaues-Gummibläschen-Naevus-Syndrom
s. Blue-rubber-bleb-Naevus-Syndrom

Blegvad-Haxthausen-Syndrom
Def: Kongenitales Syndrom mit der Kombination von *Osteogenesis imperfecta, Typ Lobstein, *Anetodermie, zonulärem Katarakt und blauen Skleren. Familiäres Vorkommen.

Blei-Pigmentierungen der Mundschleimhaut
Def: Schiefergraue Säume der Gingiva nach Zufuhr von Blei (Bleisaum).
DD: *Neurofibromatosis generalisata, *Albright-Syndrom, *Peutz-Jeghers-Syndrom, *Naevuszellnaevi, *Lentigo maligna, Pigmentierungen bei *M. Addison, Morbus Whipple, *Sprue, *Hämochromatose, Pigmentierungen durch andere Schwermetalle.

Blenorrhoe
Def: Reichliche Absonderung von schleimig-eitrigem Sekret durch eine Schleimhaut.
Wird meist verwendet für eine ausgeprägte, eitrige Konjunktivitis (Ophthalmoblenorrhoe), z. B. bei der Gonorrhoe (*Gonoblenorrhoe) oder bei der *Einschlußblenorrhoe der Neugeborenen. Seltener auch gebraucht für eitrigen Ohrausfluß, z. B. bei Otitis media (Otoblenorrhoe).

Bleomycin-Hyperpigmentierungen
s. *Melanodermia factitia

Blepharitis
Def: Entzündung der Augenlider und Lidränder unterschiedlicher Genese.
Ätio: *Kontaktallergisches Ekzem^ (v. a. Kosmetika), *endogenes Ekzem^, *seborrhoisches Ekzem^, Pilzinfektionen (*Blepharitis mycotica), Befall mit Filzläusen (*Blepharitis pediculosa), bakterielle Infektionen, *Blepharitis granulomatosa.

Blepharitis angularis
Def: *Blepharitis, vorwiegend der Lidwinkel (besonders lateral).
Err: Meist Moraxella lacunata, zur Familie der Neissericeae gehörend.

Blepharitis ciliaris
Def: Die *Blepharitis ist auf die Haarbälge einzelner Wimpern beschränkt.

Blepharitis erythematosa
Syn: Blepharitis sicca
Def: *Blepharitis mit Hyperämie des freien Lidrandes, besonders bei blonden Individuen.

Blepharitis follicularis
Def: *Blepharitis mit Entzündung der Wimpernfollikel, manchmal auch der Zeiss-, Moll- und Meibom-Drüsen.

Blepharitis gangraenosa
Def: *Blepharitis mit eitriger gangraenöser Entzündung der Subkutis des Augenlides, evtl. spontaner Eiterdurchbruch.

Blepharitis granulomatosa
Def: Ungewöhnliche Erscheinungsform des *Melkersson-Rosenthal-Syndroms mit Schwellung und Entzündung der Lider (*Blepharitis).
Hist: Perivaskuläre Granulombildung und banale Entzündungszeichen.

Blepharitis marginalis
Def: Auf den Lidrand beschränkte, meist beidseitige *Blepharitis.
Ätio: Infektiös, vor allem durch Staphylokokken. Auch allergisch bedingt.
Klin: Schuppen- oder Krustenbildung.

Blepharitis mycotica
Syn: Tinea tarsi
Def: *Blepharitis durch Pilzinfektion (*Mykose).

Blepharitis oleosa
Def: Sonderform der *Blepharitis squamosa mit gelben Krusten am Wimpernboden.

Blepharitis pediculosa
Def: *Blepharitis, ausgelöst durch Läuse, vor allem Filzläuse, die sich am Wimpernschaft festsetzen. Eiablage an den Wimpern.
s. a. Pediculosis pubis

Blepharitis phlegmonosa
Def: Flächenhaft fortschreitende eitrige *Blepharitis.

Blepharitis sicca
s. Blepharitis erythematosa

Blepharitis squamosa
Def: Chronische *Blepharitis mit schuppenartigen Auflagerungen auf den Lidrändern, meist bei *Seborrhoe.
s. a. Blepharitis oleosa

Blepharitis ulcerosa
Def: Eitrige *Blepharitis mit Ulzerationen, meist bei Staphylokokkeninfektion.

Blepharochalasis
Syn: Volkstümliche Bezeichnung: Lidsäcke, Hängelider
Def: Häufig bei älteren Menschen auftretende, lokalisierte, sekundäre *Dermatochalasis im Lidbereich. Bei jungen Menschen als Teilsymptom des *Ascher-Syndroms.
Lok: V. a. Unterlider
Klin: Meist entzündlich-ödematöses Vorstadium mit chronischer Lidschwellung und -rötung. Schließlich Übergang in Atrophie mit persistierender Faltenbildung und Gefäßtransparenz.

Blepharophimose
Def: Angeborene oder erworbene Verengung der Lidspalte.

Blitzfiguren
Def: Verästelte, farnkrautartige Nekrosen an der Stromeintrittsstelle bei Blitzschlag.
S. a. Elektrizitätsschädigungen

Bloch-Sulzberger-Syndrom
s. Incontinentia pigmenti, Typ Bloch-Sulzberger

Bloom-Syndrom
Syn: Kongenitales teleangiektatisches Erythem, Bloom-Torre-Machacek-Syndrom, Erythema teleangiectaticum congenitale
Def: Seltenes, autosomal-rezessiv vererbtes Syndrom, gekennzeichnet durch *Teleangiektasien des Gesichts, Sonnenlichtempfindlichkeit, Kleinwuchs, ausgeprägte Tendenz zur frühzeitigen Entwicklung von Neoplasien sowie Infektanfälligkeit aufgrund eines kongenitalen Immundefekts.
Vork: Am häufigsten bei Ashkenazi-Juden. Androtropie
Man: Im 1. Lebensjahr
Klin: Schmetterlingsförmiges, von Teleangiektasien durchsetztes, an einen *Lupus erythematodes erinnerndes Gesichtserythem, Teleangiektasien an Handrücken und Unterarmen. Verstärkung unter Sonneneinwirkung, evtl. Blasenbildung an Lippen und Augenlidern. Häufig *Café au lait-Flecken, evtl. *Acanthosis nigricans benigna.
Proportionierter Kleinwuchs mit einer Endgröße von weniger als 150 cm; charakteristisches langes, schmales Gesicht mit schmaler Nase und fliehender Stirn.
Bei männlichen Patienten *Azoospermie mit konsekutiver Infertilität bei sonst normaler sexueller Entwicklung. Normale Intelligenz.
Gehäuft Infekte. Frühzeitige Entwicklung von Neoplasien, insbesondere lymphatische und myeloische Leukämien, Lymphome, Karzinome der Mundhöhle und des Gastrointestinaltrakts.
Lab: Immunglobuline erniedrigt.
Chromosomenanomalien: stark erhöhte Chromosomenbrüchigkeit mit Bildung dizentrischer Chromosomen sowie azentrischer Fragmente.
Charakteristische quadriradiale Kon-

figurationen. Verminderte zelluläre Proliferationsrate auf Mitogene.
Prog: Tod meist im 2. oder 3. Lebensjahrzehnt.
Lit: Gretzula JC, Hevia O et al. (1987) Bloom's syndrome. J Am Acad Dermatol 17:479–488

Bloom-Torre-Machacek-Syndrom
s. Bloom-Syndrom

Blow-out
Def: Aussackung der Venenwand und Vorwölbung der Haut über einer insuffizienten Vena perforans (*transfasziale Venen^).
Ätio: Retrograder Blutfluß in einer insuffizienten Perforansvene.
s. a. chronisch venöse^ Insuffizienz

Blow out Ulkus
s. *Ulkus, blow out Ulkus

Blue-Rubber-Bleb-Nevus-Syndrom
Syn: Blaues Gummibläschen-Naevus-Syndrom, Bean-Syndrom, viszerokutane Hämangiomatose
Def: Sehr seltene Erkrankung mit multiplen *Hämangiomen der Haut sowie verschiedener innerer Organe, insbesondere des Gastrointestinaltrakts. Wahrscheinlich autosomaldominant vererbt, meist sporadisches Auftreten.
Man: Kindheit oder frühes Erwachsenenalter.
Klin: Hautmanifestation: Einige wenige oder bis zu über 100 verschieden große, blau-schwarze, subkutane oder kutane, scharf abgrenzbare Knoten von gummiartiger Konsistenz. Außerdem häufig *Angiome im Gastrointestinaltrakt (v. a. Magen, Darm) mit Blutungsgefahr. Angiome in Leber, Milz, Gallenblase, Niere, Pleura, Lunge, ZNS und Muskulatur sind beschrieben (meist asymptomatisch, werden nur im Rahmen ausgedehnter Diagnostik festgestellt). Mögliche Kombination mit *multiplen Glomustumoren^.
Hist: Meist kavernöse, seltener kapilläre Hämangiome

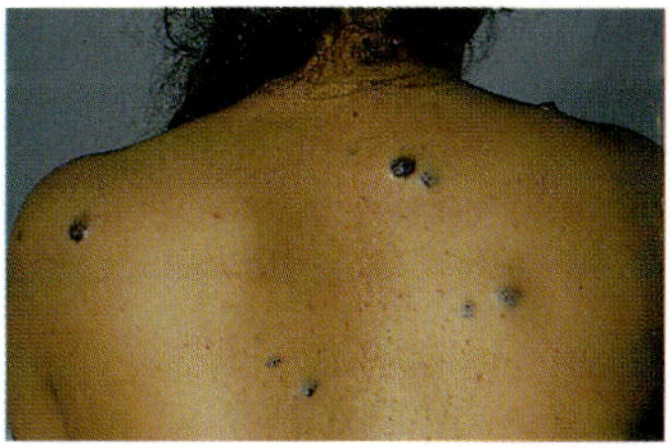

Blue-rubber-bleb-Naevus-Syndrom

Diag: Blutbild (Anämie?), Haemoccult-Test, evtl. Gastroskopie und Koloskopie, Oberbauch-Sonographie
DD: *Multiple Glomustumoren^, *Mafucci-Syndrom, *Angiokeratoma corporis diffusum, *Teleangiectasia hereditaria haemorrhagica, *Kasabach-Merritt-Syndrom
Lit: Betke M, Eckert F, Heldwein W et al. (1991) Viszerokutane Hämangiomatose – das sogenannte Blue-rubber-bleb-nevus-Syndrom. Hautarzt 42:23–27

Blum-Syndrom
s. Dermatite lichenoide purpurique et pigmentée

Bluterguß
s. Hämatom

Bluterkrankheit
s. Hämophilie

Blutgefäßnaevi
s. Gefäßnaevi

Blutschwamm
s. kavernöses Hämangiom^ des Säuglings

Blutseen, epidermale
Def: Histologisches Charakteristikum von *Angiokeratomen: Die dilatierten Kapillaren werden von elongierten Reteleisten eingeschlossen und transepidermal eliminiert; dadurch entstehen im histologischen Bild endothelfreie intraepidermale Bluträume.

Bockenheimer-Syndrom
s. diffuse, genuine Phlebektasie^

Boeck, Morbus
s. Sarkoidose

Bogaert-Divry-Syndrom
s. diffuse cortico-méningée Angiomatose^

Bohnenkrätze
s. Trombidiose

Bombensyphilid
s. korymbiformes Syphilid^

Bonnet-Dechaume-Blanc-Syndrom
Syn: Wyburn-Mason-Syndrom, Neuro-Retino-Angiomatose-Syndrom
Def: Sehr seltenes kongenitales *Angiodysplasie-Syndrom: Kombination eines *Naevus flammeus lateralis im Gesichtsbereich (inkonstant) mit Fehlbildungen der Retina-Gefäße (Aneurysmen, Rankenangiome) und der Mittelhirn- und Hirnstammgefäße (neurologische Symptomatik).

Bonnevie-Ullrich-Syndrom
Syn: Ullrich-Bonnevie-Syndrom, Pterygium-Syndrom, Status Bonnevie-Ullrich
Def: Seltene Kombination multipler, vorwiegend ektodermaler Mißbildungen mit dem Leitsymptom *Pterygien der Haut (Flughautbildungen) an Hals und Gelenken. Vererbungsmodus ungeklärt.
Man: Ab Geburt
Klin: Ein- und doppelseitige Pterygien, v. a. des Halses, aber auch über Gelenken. Lymphödeme von Hand- und Fußrücken. Mißbildungen des Skelettsystems (Syndaktylien, kongenitale Hüftluxation, hoher Gaumen, Störungen des Längenwachstums, Mandibularhypoplasie). Hypertelorismus, Ohrmuschelfehlbildungen.
*Cutis laxa, Überstreckbarkeit der Gelenke, erhöhte Vulnerabiltät der Haut.
Störungen der Hirnnervenfunktion. Außerdem Herzmißbildungen, Situs inversus, Hypospadie, Nageldystrophien möglich.

Borke
s. Crusta

Borkenkrätze
s. Scabies norvegica

Bornholm Krankheit
Syn: Myalgia epidemica
Def: Infektion mit Coxsackie A-Viren.
Man: V. a. Kinder, epidemisches Auftreten in den Sommer- und Herbstmonaten.
Klin: Fieber, Kopfschmerzen, Erbrechen. Myalgien mit Schwellungen und Druckempfindlichkeit der betroffenen Muskelgruppen (v. a. Thorax, Rücken, Epigastrium), evtl. Schonhaltung.
Diag: Erregernachweis im Stuhl. Serologischer Nachweis von Antikörpern.
Ther: Symptomatisch mit Analgetika, Spasmolytika, heißen Kompressen.
Prog: Im allgemeinen gut, Dauer der Erkrankung 2–3 Tage.
Komp: Pleurodynie, perakute Perikarditis, evtl. trockene Pleuritis, Myokarditis, Enzephalitis, selten Lähmungen

Borrelia vincenti
s. *Angina ulceromembranacea

Borreliosen
Def: Durch *Borrelien ausgelöste Krankheitsbilder:
*Lyme-Borreliose (Borrelia burgdorferi)
*endemisches Rückfallfieber^ (Borrelia recurrentis)
*epidemisches Rückfallfieber^ (Borrelia duttoni).

Borst-Jadassohn-Epitheliom
Def: Kontinuierliche intraepitheliale Ausbreitung benigner oder maligner Tumorverbände, z. B. bei *Verruca seborrhoica, *ekkrinem Porom^, *spinozellulärem Karzinom^, *Morbus Bowen. Wurde ursprünglich als Entität gesehen.

Borst-Jadassohn-Phänomen
Def: Histomorphologisches Phänomen für die intraepitheliale Entstehung oder Ausbreitung gut- oder bösartiger epidermaler Tumoren.
s. a. Borst-Jadassohn-Epitheliom

Borstenhaare
s. *Terminalhaare

Boshyawa
s. mukokutane Leishmaniose^

Boston-Exanthem
Syn: Pseudorubeolae
Def: Durch ECHO-Virus Typ 16 hervorgerufenes, akutes fieberhaftes Krankheitsbild mit makulopapulösem Virusexanthem.
Lok: Vor allem im Gesicht, auf Brust und Rücken.
Klin: Fieberhafte Prodromi über 2 Tage.
Rush-artiges, makulopapulöses, 2–4 Tage bestehendes Exanthem, Meningismus.
DD: *Röteln, *Masern, makulopapulöses *Arzneimittelexanthem

Botryomycosis
s. Granuloma teleangiectaticum

Botryomykom
s. Granuloma teleangiectaticum

Bouba
s. Frambösie

Bouchardsche Knoten
Def: Arthrose der Fingergelenke mit knotenförmiger Auftreibung der proximalen Interphalangealgelenke.
s. a. Heberden-Knoten

Bourneville, Morbus
Syn: Epiloia, tuberöse Hirnsklerose, Tuberosklerose, tuberöse Sklerose
Def: Autosomal-dominant vererbtes Syndrom mit Gliawucherungen im Bereich der vorderen und hinteren Zentralregion des Gehirns und konsekutiver neurologischer Symptomatik (epileptiforme Anfälle, geistige Retardierung, spastische Lähmungen).
Außerdem multiple Mißbildungen innerer Organe möglich: Hyperplasie von Nierentubuli und -glomeruli, Nierentumoren, Rhabdomyomatose und Tumoren des Herzens, Wabenlunge u. a.
Dermatologisch relevant durch das Auftreten im Rahmen der *Pringle-Bournevilleschen Phakomatose^.

Bowel Bypass Syndrom
Def: In ca. 20% nach ileojejunaler Bypass-Operation wegen Adipositas (Erzeugung eines künstlichen Kurzdarms durch Ausschaltung fast des gesamten Dünndarms) auftretende, schubweise verlaufende Erkrankung, charakterisiert durch Polyarthritis, makulo-papulöse Hautveränderungen und grippeähnliche Symptome.
Ätio: Wahrscheinlich Reaktion auf von intestinalen Bakterien gebildete Toxine (Peptidoglykane)
Man: 3 Monate bis 5 Jahre nach der Operation
Lok: Vorwiegend Arme mit Betonung der Streckseiten, oberer Rumpf
Klin: Häufig Prodromi in Form von Fieber, Abgeschlagenheit.
Plötzliches, schubweises Auftreten runder oder ovaler, bis 10 mm großer, erythematöser Maculae, die sich in flache, ödematöse Papeln umwandeln. Zunehmende Induration der Effloreszenzen, evtl. zentrale Bläschen-, später Pustelbildung. Manchmal leichter Juckreiz oder Schmerz. Abheilung nach ca. 1 Woche.
Parallel wandernde Polyarthritis der peripheren Gelenke. Muskelschmerzen. Sehnenscheidenentzündung (Hände, Unterarme)
Hist: Identische Veränderungen wie beim *Sweet-Syndrom.
DD: Gonokokken-Sepsis, *Sweet-Syndrom, *Erythema nodosum
Ther: Prednison niedrig dosiert (10 mg/die), Versuch mit Tetrazyklinen 500 mg/die oder Sulfapyridin 2 g/die.
Prog: Episodischer Verlauf; meist spontane Abheilung nach mehreren Schüben.
Lit: Ely PH (1980) The bowel bypass syndrome. A response to bacterial peptidoglykans. J Am Acad Dermatol 2:473–478

Wands JR, Lamont JT, Mann E, Isselbacher KJ (1976) Arthritis associated with intestinal bypass procedure for morbid obesity. N Engl J Med 294: 121–124

Bowen, Morbus

Syn: Dyskeratosis maligna

Def: Intraepidermal wachsendes, von den Keratinozyten ausgehendes Karzinom, d. h. *Carcinoma in situ, klinisch gekennzeichnet durch langsam wachsende erythematöse Plaques mit schuppend-krustöser Oberfläche. Wird an der Genitalschleimhaut als *Erythroplasie Queyrat bezeichnet.

Ätio: Begünstigt durch chronische Arsenzufuhr (*Arsenintoxikation).

Man: Ältere Menschen, bevorzugt bei Hellhäutigen

Lok: Vor allem lichtexponierte Hautareale (Gesicht, Hände); jede Hautstelle möglich.

Klin: Meist solitärer, in 30% multiple Herde: Braunrötliches, scharf, aber unregelmäßig begrenztes, wenig infiltriertes, sich langsam peripherwärts ausdehnendes, linsen- bis handtellergroßes Erythem mit Schuppen- oder Krustenauflagerungen, evtl. Erosionen. Selten hyperkeratotische Oberfläche.

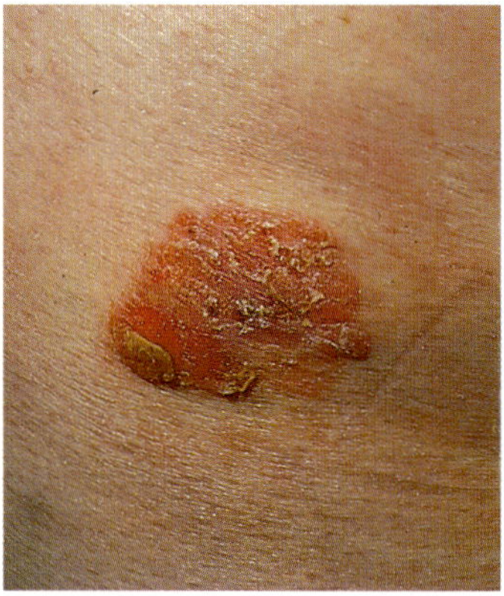

Morbus **Bowen**

Hist: *Akanthose der Epidermis; Verlängerung und deutliche Verdickung der Reteleisten. Kompletter Verlust der normalen epidermalen Struktur; die Zellen liegen irregulär verstreut und zeigen hochgradige Kernpolymorphie, zahlreiche Mitosen sowie typische dyskeratotische Verhornung von Einzelzellen (*Dyskeratose). Gelegentlich vakuolisierte Zellen in den oberen Epidermislagen. Scharfe Abgrenzung zum Korium; intakte Basalmembran. Schütteres Rundzellinfiltrat im oberen Korium.

Ther: Exzision im Gesunden, alternativ *Kryochirurgie (einmaliger Gefrierzyklus), Röntgenweichstrahltherapie (täglich 3–5 Gy bis zur Gesamtdosis von 40–60 Gy, GHWT 2–3 mm) oder Kürettage und anschließend Behandlung mit lokal applizierbaren Zytostatika (Fluorouracil) jeden 2. Tag über 1 Woche.

Prog: Nach jahre- bis jahrzehntelanger Bestandsdauer Übergang in ein *spinozelluläres Karzinom^ mit invasivem Wachstum und Metastasierung möglich (*Bowen-Karzinom).

Bowen, Morbus, hypertrophischer

Def: Papillomatöse Variante des *Morbus Bowen.

Bowen-Karzinom

Def: *Spinozelluläres Karzinom^ mit histologisch bowenoider Zellpolymorphie, das sich aus einem unbehandelten *Morbus Bowen oder einer *Keratosis actinica vom bowenoiden Typ entwickeln kann.

Hist: *M. Bowen; Basalmembran an manchen Stellen durchbrochen, damit invasives Wachstum.

Ther: *Spinozelluläres Karzinom^

Prog: Bei unzureichender Therapie Metastasierung zunächst in die regionalen Lymphknoten, später auch Fernmetastasierung möglich.

Bowenoide Papulose

Syn: Pigmentierte Penis- bzw. Vulvapapeln, bowenoide Papeln

Def: Durch *Humane Papillom^-Viren (HPV Typ 16) verursachte, benigne, chronisch persistierende, flache bräunliche Papeln im Genitalbereich mit dem histologischen Bild eines *M. Bowen.
Man: V. a. Männer im jungen und mittleren Erwachsenenalter, seltener Frauen.
Lok: Präputium, Glans penis, Penisschaft, kleine und große Labien, Perineum.
Klin: Meist multiple, durchschnittlich 5 mm große, flache, rotbraune Papeln mit meist glatter, gelegentlich auch verruköser Oberfläche.
Anamnestisch häufig *Condylomata acuminata, aber selten gleichzeitiges Auftreten.
Hist: Von einem *M. Bowen nicht zu unterscheiden.
DD: *Condylomata plana, *Verrucae seborrhoicae, *Naevuszellnaevi
Ther: Abtragung mit dem Kauter, Exzision, Pinselung mit Podophyllin-Tinktur. Ggf. *Zirkumzision
Prog: Große Tendenz zur spontanen Regression. Übergang in ein *spinozelluläres Karzinom^ ist extrem selten und wird teilweise gänzlich bestritten. Da HPV 16 häufig im Zusammenhang mit Zervixkarzinomen gefunden wird, vermutet man ein erhöhtes Risiko von Frauen, deren Partner an einer bowenoiden Papulose leiden. Daher sollte männlichen Patienten eine gynäkologische Untersuchung der Partnerin dringend empfohlen werden.

Boydsche Perforansvene
Def: Im Verlauf der V. saphena magna, 4 Finger breit unterhalb des Kniegelenkes liegende *transfasziale Vene^.

Brachyonychie
Syn: Rackettnägel, Nail en raquette, Tennisschlägernägel
Def: Hereditäre, verkürzte, plumpe Endphalanx mit verkürzter und verbreiterter Nagelplatte sowie geringer Krümmung des distalen Nagelrandes. Klinisch werden 3 Typen unterschieden (s. Tabelle). Koinzidenz mit *progressiver systemischer Sklerodermie^ ist beschrieben.
Ätio: Autosomal-dominant vererbt mit unterschiedlicher Expressivität.
Man: Frauen : Männer = 3:1, fast immer Fingernägel, auch bei generalisierter Form bleiben die Kleinfingernägel in der Regel normal.
Lit: Wollina U (1990) Rackettnägel aller Finger und progressive systemische Sklerodermie. Akt. Dermatol. 16:175–176
Zaun H, Payeur M, Stenger D (1987) Brachyonychie unterschiedlichen Typs bei Mutter und Tochter. Hautarzt 38:104–106

Branchialfistel
s. laterale Halsfistel^ und -zyste^

Branchiogene Fistel
s. laterale Halsfistel^ und -zyste^

Brasilianische Blastomykose
s. südamerikanische Blastomykose^

Tabelle: (Hereditäre) **Brachyonychien** (modifiziert nach Zaun et al. 1987)

1. Brachyonychie mit Verkürzung der distalen Fingerphalanx, lokalisierte Form („pouce en raquette")	Ein- oder beidseitiger Befall des Daumens
2. Brachyonychie mit Verkürzung der distalen Fingerphalanx, generalisierte Form („doigts en raquette")	Beidseitiger Befall der Daumen und der 3 mittleren Finger; die Kleinfingernägel sind in der Regel normal
3. Brachyonychie ohne Verkürzung der distalen Fingerphalanx („brachyonychie simple")	Beidseitiger Befall der 3 mittleren Finger; Daumen und (meist) Kleinfinger bleiben verschont

Brasilianische Leishmaniasis
s. mukokutane Leishmaniose^

Brasilianischer Pemphigus
s. brasilianischer Pemphigus^ foliaceus

Braun-Falco-Landthaler-Syndrom
Def: Kombination von *Ichthyosis vulgaris, *Pili torti, Taubheit und Zahnanomalien.

Breiskysche Krankheit
s. Kraurosis vulvae
s. a. Lichen sclerosus et atrophicus

Bremsen-Stich
Def: Stich von Bremsen, Tabanidae, mit gewöhnlich harmloser, urtikarieller Schwellung der Stichstelle. Manchmal länger bestehende ödematöse Schwellung und Lymphangitis.

Brennende Füße-Syndrom
s. Burning feet-Syndrom

Brennessel-Urtikaria
Def: *Quaddel nach chemischer Reizung durch das in den Brennhaaren der Brennesselgewächse befindliche Nesselgift.

Brenztraubensäure-Oligophrenie
s. Phenylketonurie

Brill-Symmers Krankheit
s. zentroblastisch-zentrozytisches Lymphom^

Brill-Zinsser-Krankheit
Def: Spätrezidiv des *epidemischen Fleckfiebers^ mit milderem, kürzerem Verlauf.

Brindilles de balai de bouleau
s. Besenreiservarizen

Broad beta disease
s. Hyperlipoproteinämie Typ III

Broad thumb-mental syndrome
s. Rubinstein Taybi-Syndrom

Brocq-Pautrier-Syndrom
s. Angiolupoid (Brocq-Pautrier),
s. Glossitis rhombica mediana

Brocqsche Krankheit
s. Parapsoriasis en plaques
s. Pseudopélade (Brocq)
s. Melanosis perioralis et peribuccalis

Bromakne
Def: *Akne, hervorgerufen durch längerdauernde systemische Therapie mit bromhaltigen Medikamenten.
s. a. Chlorakne, aknegene Substanzen, Bromoderm

Bromhidrose
Syn: Kakhidrosis, Bromidrosis, Stinkschweiß, Osmihidrosis
Def: Übelriechender Schweiß. Man unterscheidet 2 Formen: *apokrine Bromhidrose^ und *ekkrine Bromhidrose^, wobei erstere weitaus häufiger vorkommt.

Bromhidrose, apokrine
Def: Unangenehmer Körpergeruch durch übelriechenden axillären, von apokrinen Drüsen sezernierten Schweiß.
Ätio: Zersetzung organischer Schweißbestandteile des apokrinen Schweißes durch koryneforme Stäbchenbakterien. Kurzkettige Fettsäuren und Ammoniak sind u. a. für den Geruch des Schweißes verantwortlich. Mangelnde Hygiene begünstigt das Auftreten.
Man: Im geschlechtsreifen Alter. Menschen der schwarzen Rasse sind häufiger betroffen als Weiße, Ostasiaten äußerst selten (rassisch verschiedene Ausprägung der apokrinen Schweißdrüsen).
Ther: Regelmäßiges Waschen mit antibakteriell wirksamen sauren Seifen oder Waschlotionen; Anwendung von Deodorants, die die bakterielle Flora reduzieren (Aluminiumverbindungen, Zinksalze, Hexachlorophen); evtl. antibiotische Externa. Konsequentes Rasieren der Achselhaare.
Als Ultima ratio kommt eine chirurgische Ausräumung des apokrinen Drüsenfelds in Betracht.

Prog: Besserung im höheren Alter durch Involution der apokrinen Schweißdrüsen.

Bromhidrose, ekkrine
Def: Übler Geruch des ekkrinen Schweißes.
Ätio: 1. Keratogene ekkrine Bromhidrose: Exzessive Hyperhidrose führt zu einer Aufweichung des Stratum corneum, das dann von Bakterien zersetzt wird mit konsekutiver Geruchsbildung (Bromhyperhidrose).
2. Metabolisch: Bei zahlreichen hereditären Störungen des Aminosäurestoffwechsels kommt es zur Absonderung eines abnormal riechenden Schweißes, z. B. bei *Phenylketonurie, *Ahornsirupkrankheit, *Methionin-Malabsorptionssyndrom, *Smith-Strang-Syndrom u. a.
3. Exogen: Ausscheidung von in Nahrungsmitteln oder Medikamenten enthaltenen, geruchsintensiven Substanzen (z. B. Knoblauch).
1. spielt die bei weitem größte Rolle
Man: 1. V. a. im jungen und mittleren Erwachsenenalter, gelegentlich auch bei Kindern, bevorzugt männliches Geschlecht
2. Ab Geburt
Lok: 1. V. a. plantar und palmar, intertriginöse Räume
2. und 3. generalisiert
Ther: 1. *Leitungswasseriontophorese, regelmäßiges Waschen mit antibakteriell wirksamen sauren Seifen oder Waschlotionen; Anwendung von Deodorants, die die bakterielle Flora reduzieren (Aluminiumverbindungen, Zinksalze, Hexachlorophen); evtl. antibiotische Externa. 2. Ggf. Behandlung der Stoffwechselstörung 3. Vermeidung entsprechender Speisen oder Medikamente

Bromhyperhidrosis
s. *ekkrine Bromhidrose^

Bromidrosis
s. Bromhidrose

Bromoderm
Syn: Bromoderma tuberosum, Bromoderma vegetans
Def: Arzneimittelreaktion auf bromhaltige Medikamente.
Lok: Vor allem Gesicht und Extremitäten
Klin: Schlaffe, ulzerierende, braun- bis schwarzrote, häufig mit Krusten bedeckte Granulationen.
DD: *Pemphigus vegetans, *Syphilis III, *Bromakne
Ther: Absetzen des bromhaltigen Medikamentes.
s. a. Jododerm
Prog: Narbenbildung, Pigmentierung

Bromoderma tuberosum
s. Bromoderm

Bromoderma vegetans
s. Bromoderm

Bronze-Baby-Syndrom
Syn: Bronzeikterus
Def: Seltene, generalisierte, graubraune Hyperpigmentierung der Haut ungeklärter Ursache bei Neugeborenen nach Phototherapie (wird durchgeführt mit blauem Licht der Wellenlänge 425–475 nm als Therapie einer Hyperbilirubinämie). Auftreten meist bei der selteneren Erhöhung des direkten Serumbilirubins, daher ist die Phototherapie kontraindiziert, wenn das direkte Serumbilirubin 2 mg/dl überschreitet.

Bronzediabetes
s. Hämochromatose

Bronzehaut-Krankheit
s. Morbus Addison

Bronzekatatonie
Def: Pigmentierungen ähnlich wie beim *M. Addison bei katatoner Schizophrenie. Deutliche Stimulation der Pigmentierung unter Lichteinfluß.

Brookesche Krankheit
s. Epithelioma adenoides cysticum

Brooke-Spieglersche Phakomatose
Def: Familiär auftretende Kombina-

tion von *Epithelioma adenoides cysticum und *Zylindromen.

Brucellosen
s. Bruzellosen

Bruce-Septikämie
s. *Bruzellosen

Brückennarben
Def: Schmale, an beiden Pfeilern mit der normalen Haut verwachsene, an der Unterseite epithelisierte Hautstränge.
Vork: *Akne conglobata, *Tuberculosis cutis colliquativa, chronische *Pyodermie, *Chlorakne, *Sporotrichose, *Blastomykose

Brünauer Syndrom
Def: Autosomal-dominant-erbliche Sonderform der *Keratosis palmoplantaris: Kombination der Keratosis palmo-plantaris mit *Hyperhidrose und Spitzbogengaumen.

Brugia malaya
Def: *Erreger der Filariose.

Brust, aberrierte
s. akzessorische Mamma^

Brust-Abszeß
s. Mastitis

Brustdrüsenkarzinom
s. Mammakarzinom

Brustwarze, aberrierte
s. akzessorische Mamille^

Brustwarzenkarzinom
s. primäres Mamillenkarzinom^

Brustwarzenrhagaden
Def: Tiefe, bis ins Korium reichende Risse in der Brustwarze.
Ther: Lokal Pantothensäurepräparate, östrogenhaltige Salben (z. B. Fissan Brustwarzensalbe®).

Bruzellosen
Def: Durch Infektion mit Bruzellen hervorgerufene Anthropozoonosen, bei denen es nach dem Stadium der Bakteriämie mit undulierendem Fieber zu einer granulomatösen Entzündung v. a. in Lymphknoten, Milz und Leber kommt: M. Bang, Mittelmeerfieber und Schweinebruzellose. In Nordeuropa fast ausgestorben (durch Schlachten erkrankter Tiere, obligate Pasteurisierung der Milch). *Meldepflicht!
Err: Bruzellen sind kleine, gramnegative unbegeißelte Stäbchenbakterien. Man unterscheidet 3 Spezies, die klinisch sehr ähnliche Krankheitsbilder verursachen:
1. Brucella abortus (Erreger des M. Bang = Febris undulans bovina). Hauptwirt ist das Rind (ruft dort eine fieberhafte Allgemeininfektion hervor);
2. Brucella melitensis (Erreger des Maltafiebers = Mittelmeerfieber, Febris mediterranea, Febris undulans melitensis, Bruce-Septikämie, Wellenfieber); Hauptwirte sind Schafe und Ziegen
3. Brucella suis (Schweinebruzellose = Brucellosis suis); Hauptwirt ist das Schwein.
Infektion des Menschen bei Kontakt mit erkrankten Tieren sowie durch Milch und Milchprodukte. Übertragung von Mensch zu Mensch nur in Ausnahmefällen.
Klin: Inkubationszeit 2–6 Wochen. Auf ein Prodromalstadium mit uncharakteristischen Allgemeinerscheinungen folgt das Stadium der Bakteriämie mit typischen, jedoch nicht obligaten, wellenförmigen Temperaturschüben (undulierendes Fieber): über 5–7 Tage langsam auf 38–40 °C ansteigendes Fieber, anschließend ebenso langsamer Abfall. Diese Schübe können sich wochen- bis monatelang wiederholen. Außerdem Hepatosplenomegalie, Kopf-, Gliederschmerzen, evtl. gastrointestinale Symptome. An der Haut können äußerst vielgestaltige, mehr oder weniger generalisierte *Exantheme auftreten (makulös, papulös, psoriasiform, hämorrhagisch, Erythema-exsudativum-multiforme-artig). Im anschließenden Stadium der

Organmanifestation Ausbildung von Granulomen in Lymphknoten, Leber, Knochen u. a. Organen, selten in der Haut als uncharakteristische, ulzerierende Knoten, plattenartige Infiltrate, Ekthymata-artige Effloreszenzen.
Diag: Mikroskopischer und kultureller Erregernachweis aus Blut und Körperflüssigkeiten, Organpunktaten, Lymphknotenbiopsie. Antikörpernachweis (IgG, IgM, Titeranstieg).
DD: *Listeriose, *Tuberkulose, *Syphilis, *Masern, *Scharlach, *Erythema exsudativum multiforme, *Pityriasis rosea
Ther: Kombination von Doxycyclin und Streptomycin über 3–4 Wochen, alternativ Cotrimoxazol.
Prog: Häufig gelingt es nicht, die Erreger vollständig zu eliminieren; chronische, jahrelange Verläufe mit rezidivierendem Aufflammen der Erkrankung möglich.

Bubas
s. mukokutane Leishmaniose^

Bubo, intraabdomineller
s. *Lymphogranuloma inguinale

Bubo, klimatischer
s. Lymphogranuloma inguinale

Bubonen
Def: Inguinale Lymphknotenvergrößerungen bei venerischen und nichtvenerischen Infektionskrankheiten sowie bei nichtinfektiösen Erkrankungen.

Bubonenpest
s. *Pest

Buchweizen-Krankheit
s. Fagopyrismus

Buckley-Syndrom
s. Hyper-IgE-Syndrom

Büffelhöcker
s. *benigne symmetrische Lipomatose^

Bündelhaare
s. Büschelhaare
s. a. Naevoide Bündelhaare

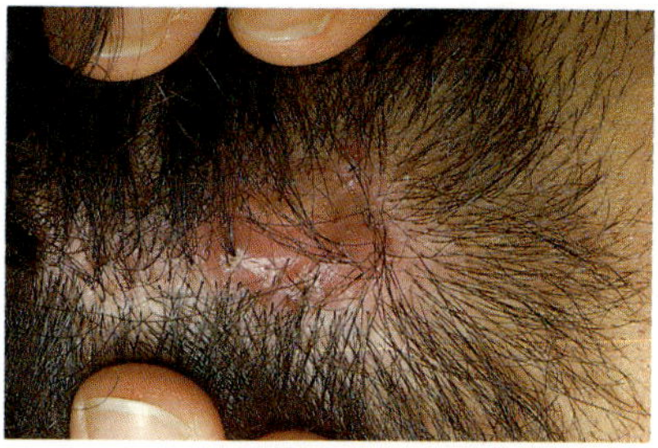

Büschelhaare bei Perifolliculitis capitis abscedens et suffodiens

Bürger-Grütz-Syndrom
s. familiäre Hyperchylomikronämie^

Büschelhaare
Syn: Bündelhaare, Gruppenhaarbildung
Def: Mehrere Haarschäfte treten büschelartig aus einer Follikelöffnung aus.
Ätio: 1. Destruktion von Follikeln, z. B. bei der *Folliculitis decalvans, beim *Favus u. a.
2. Naevoide, atavistische Fehlbildung (extrem selten): *naevoide Bündelhaare.

Bulbocavernosusreflex (BCR)
Def: Funktionsprüfung der somatischen penilen Innervation (N.dorsalis penis und N.pudendus) durch Elektrostimulation am Penisschaft und seitengetrennte Elektrodenableitung in den Mm. bulbo- und ischiocavernosi mit Messung der BCR-Latenzzeit; durch gleichzeitige Ableitung von somatosensorisch evozierten kortikalen Potentialen ist eine Differenzierung zwischen peripheren und zentralen Läsionen möglich.
Klin: Wichtige neurologische Untersuchungsmethode in der Abklärung der *Impotentia coeundi (erektile Dysfunktion) v. a. bei Encephalomyelitis disseminata, Diabetes mellitus, Alkoholabusus und nach Trauma.
Lit: Porst H (1987) Erektile Impotenz. Enke Verlag Stuttgart, S. 62–68

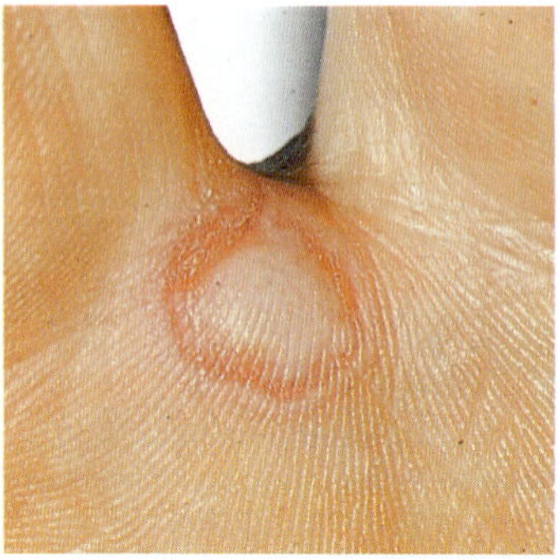

Bulla repens

Bulla
s. Blase

Bulla repens
Syn: Bulla rodens, Staphylodermia superficialis bullosa manuum, Streptodermia superficialis bullosa manuum, Tourniole (Sabouraud), eitrige Fingerblase
Def: Sonderform der großblasigen *Impetigo^ contagiosa an der Leistenhaut.
Err: Koagulasepositiver Staphylococcus aureus, selten Streptokokken
Lok: Hautbezirke mit dicker Hornschicht, vor allem Palmae, Plantae, Volarseiten der Finger, Fingerspitzen und Nagelwall (*Paronychie).
Klin: Meist solitäre, sehr feste, von einem Entzündungshof umgebene Blase mit zunächst klarem Inhalt, später Eintrübung.
Bei Sitz am Finger Umgreifen des Nagels (Umlauf, *Paronychie). Mögliche Beteiligung von Nagelfalz und -bett mit Lockerung bzw. Ablösung des Nagels.
DD: *Panaritium, *Herpes simplex
Komp: Übergang in *Panaritium oder *Phlegmone
Ther: *Impetigo, zusätzlich: Abtragen der Blasendecke, Seifenbäder, feuchte Verbände mit Chlorhydrochinolin, antibiotische Salben.

Bulla rodens
s. Bulla repens

Bulldognase
s. Sattelnase

Bull-dog-scalp-Syndrom
s. Cutis verticis gyrata

Bullöse Krankheit des Kindesalters
s. benigne chronisch bullöse Dermatose^ der Kindheit

Bullosis diabeticorum
Def: Bei Diabetikern auftretende, rezidivierende Blasenbildung an Unterschenkeln und Füßen. Abheilung unter Ausbildung bräunlicher Pigmentierungen.
s. a. Hautveränderungen bei Diabetes^ mellitus
Hist: Intra- oder subepidermale nekrolytische Blasenbildung.
Ther: Einstellen des Diabetes mellitus.
Lokal: Symptomatisch

Bullosis maligna
s. Epidermolysis bullosa hereditaria

Bullosis mechanica
Def: Dermo-epidermale Kontinuitätstrennung mit Blasenbildung infolge mechanischer Irritation der Haut, z. B. Reiben.

Bullosis mutilans
s. Epidermolysis bullosa hereditaria

Bundesseuchengesetz
s. Seuchengesetz

Bunion
Def: Anglo-amerikanische Bezeichnung für die chronische Bursitis bei Hallux valgus.

Bunionektomie
Def: Anglo-amerikanische Bezeichnung für Bursektomie eines *„bunion", meist gleichzeitig Operationskorrektur der Hallux valgus-Stellung.

Bureau-Barrière-Syndrom
s. Acropathia ulcero-mutilans non-familiaris (Bureau-Barrière)

Burkitt-Lymphom
s. afrikanisches Burkitt-Lymphomˆ

Burkitt-Tumor
s. afrikanisches Burkitt-Lymphomˆ

Burning feet-Syndrom
Syn: Syndrom der brennenden Füße, heiße Greisenfüße, Gopalan-Syndrom
Def: Polyätiologisches Krankheitsbild mit vom Ausbreitungsgebiet der peripheren Nerven unabhängigem, vor allem nächtlichem Brennschmerz der Füße. Besserung im kalten Milieu und bei Herabhängen der Beine.
Ätio: Vielgestaltig: Störung im peripheren Nervenbereich, in den Hintersträngen, den Spinalganglien, der Substantia gelatinosa des Thalamus; Myelose, Tumoren, spinale Angiomatosen. Alkoholismus, Isonikotinsäurehydrazid-Überdosierung, Diabetes mellitus, Vitamin B-Mangel, *Periarteriitis nodosa.
Lok: Vor allem Fußsohlen und Handinnenflächen
Ther: Behandlung der Grunderkrankung, ggf. Azetylsalizylsäure, Vitamin B-Gaben.

Buruli-Geschwür
Syn: Buruli-Ulkus
Def: *Atypische Mykobakteriose durch Mycobacterium ulcerans.
Ätio: Infektion durch Umweltkontakte, z. B. Dornverletzungen.
Vork: Ausschließlich in tropischen Zonen
Klin: Harter, ggf. juckender, verschieblicher Knoten in der Haut. Rückbildung oder Progression mit Ulzeration möglich
Ther: Operativ, plastische Deckung, Rifampicin, Streptomycin
Prog: Entwicklung größerer Nekrosen möglich; mutilierende Kontrakturen, ggf. metastatische Knochenläsionen.

Buschke-Hitzemelanose
s. kalorische Hyperpigmentierungˆ

Buschke-Loewenstein-Tumor
s. Condylomata gigantea

Buschke-Ollendorf-Syndrom
Syn: Dermatofibrosis lenticularis disseminata mit Osteopoikilie
Def: Autosomal dominant vererbte Kombination multipler *Bindegewebsnaevi mit Osteopoikilie.
Man: Meist Erwachsenenalter, erste Hautveränderungen im Kindesalter möglich.
DD: *Xanthoma tuberosum, *Pseudoxanthoma elasticum

Buschke Sklerödem
s. Scleroedema adultorum

Bush-Dermatitis (Burry)
s. Airborne contact dermatitis

Busse-Buschke-Krankheit
s. Kryptokokkose

Butterfly itch
s. Schmetterlingsdermatitis

B-Zell-Lymphom
s. B-Zell-Lymphomˆ

C

Café au lait-Flecken
Syn: Milchkaffeeflecken
Def: Angeborene, fingernagel- bis handtellergroße, gelb-braune, fleckartige *Hyperpigmentierungen. Bei mehr als 5 Flecken Hinweis auf *Neurofibromatosis generalisata. Gehäuft bei *Albright-Syndrom, *Bloom-Syndrom, *Cobb-Syndrom, *Fevre-Languepin-Syndrom und *Ataxia teleangiectatica.
Vork: Häufig: 10–20% der Normalbevölkerung
Man: Frühe Kindheit
Hist: *Lentigo simplex
DD: *Naevus spilus, postinflammatorische Hyperpigmentierung
Ther: Entfällt in der Regel, ggf. bei kosmetischer Indikation Versuch mit oberflächlicher *Kryochirurgie oder *Dermabrasio.

Calabar
s. *Loiasis

Calcaneussporn
s. *Fersensporn

Calcinosis
Syn: Kalzinosen
Def: Kalziumsalzablagerungen in Geweben.
Lok: Haut (*Calcinosis cutis), subkutanes Fettgewebe, Muskulatur.

Calcinosis circumscripta
Syn: Profichetsches Syndrom, Kalkgicht, Hautsteine
Def: Subkutane, vor allem um die großen Gelenke lokalisierte Phosphatsteine, wahrscheinlich zur *Calcinosis metabolica circumscripta gehörend. Seit Jahrzehnten keine Fallbeschreibung mehr unter dieser Bezeichnung.
Ätio: Unbekannt, evtl. keine Entität, sondern Erscheinungen im Rahmen von Kollagenosen.

Calcinosis cutis
Def: Ablagerung von präzipitierten Kalziumsalzen (amorphes Kalziumphosphat mit kleinen Mengen Kalziumkarbonat) in Korium und Subkutis. Man unterscheidet 4 Formen (s. Tabelle): *Calcinosis metastatica, *Calcinosis metabolica, *Calcinosis dystrophica und *Calcinosis idiopathica. Im amerikanischen Schrifttum werden die Begriffe Calcinosis metabolica und idiopathica teilweise synonym verwendet.
Lit: Lever WF, Schaumburg-Lever G (1990) Calcinosis cutis. In: Histopathology of the Skin, 7th edn. Lippincott, Philadelphia, pp 466–469
Zouboulis CC, Weihe J (1990) Calcinosis cutis: kutane Manifestationen generalisierter Kalzinose bei renalem Hyperparathyreoidismus. Hautarzt 41:212–217
Niederauer HH, Luther H, Altmeyer P (1992) Calcinosis cutis bei Coxackie-Virusinfektion. Z. Hautkr. 67:1101–1104

Calcinosis dystrophica
Def: Ablagerung von Kalziumsalzen in pathologisch veränderter Kutis oder Subkutis; z. B. in Narben, chronisch-entzündlichen Infiltraten, in Zysten, Epitheliomen, Karzinomen, Hämangiomen u. a.
Ätio: Unbekannt

Calcinosis interstitialis
s. Calcinosis metabolica universalis

Calcinosis lipogranulomatosa progrediens
s. Calcinosis metabolica universalis

Calcinosis metabolica
Def: Umschriebene (*Calcinosis metabolica circumscripta) oder diffuse (*Calcinosis metabolica universalis)

Tabelle: Varianten der **Calcinosis cutis** und mögliche Ursachen bzw. klinische Korrelationen (modifiziert nach Zouboulis)

	Metastatische	Metabolische	Dystrophische	Idiopathische
Lokalisation in der Haut	Normales kutanes und subkutanes Gewebe, Gefäße	Normales kutanes und subkutanes Gewebe, Muskeln	Pathologisch verändertes Gewebe	Normales kutanes und subkutanes Gewebe
Generalisierte Kalzinose	+	–	–	–
Ca × PO_4-Produkt	↑	Normal	Normal	Normal
Ca^{2+} im Serum	Normal oder ↑	Normal	Normal	Normal
PO_4^{3-} im Serum	↑	Normal	Normal	Normal
Ursache	Chronische Nierenkrankheit Hyperparathyreoidismus Destruierende Knochenerkrankungen (chronische Osteomyelitis, Knochen-TBC, multiples Myelom, M. Paget, Leukämien Karzinommetastasen) Milch-Alkali-Syndrom Hypervitaminose D (alimentär) Sarkoidose	Calcinosis universalis Calcinosis circumscripta Sklerodermie CRST-Syndrom Dermatomyositis SLE Ehlers-Danlos-Syndrom Pseudoxanthoma elasticum Werner-Syndrom Pharmaka (Cyclosporin-A)?	Chronische entzündliche Granulome (TBC) Tumoren Arteriosclerosis obliterans Neurale Veränderungen Chronisch venöse Insuffizienz Parasitosen Trauma Zyste Virale Infektionen (CMV, Herpes simplex)?	Unbekannt

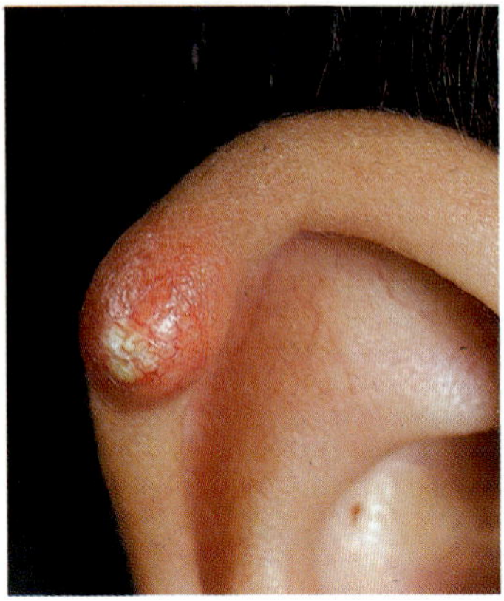

Calcinosis mebatolica

Verkalkung von Kutis und Subkutis (evtl. auch Muskulatur) ohne faßbare Kalzium- oder Phosphat-Stoffwechselstörung.
Sonderformen:
*Thibièrge-Weissenbach-Syndrom,
*CREST-Syndrom,
*Ehlers-Danlos-Syndrom,
*Pseudoxanthoma elasticum und
*Progeria adultorum.

Calcinosis metabolica circumscripta
Def: Umschriebene Kalkdepots in Kutis, Subkutis oder Muskulatur. Vermutlich örtliche Stoffwechselstörungen mit Ablagerungen von Kalziumsalzen (*Calcinosis metabolica).
Ätio: Unbekannt
Klin: Einzelne oder multiple, weißgelbliche harte, manchmal schmerzhafte Knoten. Häufig akral lokalisiert. s. a. Akrokalzinose
Ther: Operativ

Calcinosis metabolica universalis
Syn: Teutschländer-Syndrom, Lipocalcinogranulomatose, Lipokalzinogranulomatose, Calcinosis lipogranulomatosa progrediens, Lipocalcinosis progrediens, Lipoidkalkgicht, Calcinosis interstitialis
Def: Ablagerung der Kalksalze im kutanen und subkutanen Gewebe sowie in der Muskulatur.
s. a. Myositis ossificans progressiva, Calcinosis metabolica
Vork: z. B. bei *Ehlers-Danlos-Syndrom, *Pseudoxanthoma elasticum, *Progeria adultorum.
Lok: Extremitäten, auch Rumpf
Klin: Meist symmetrische, multiple Kalkeinlagerungen in die Haut. Entzündliche Rötung, Perforation, Entleerung eines kalkartigen, cremigen oder eitrig erscheinenden Materials. Schlechtheilende Ulzerationen, Ausbildung eingezogener Narben. Ggf. schmerzhafte Bewegungseinschränkung bei Kalkablagerungen in Gelenknähe.
Hist: Kalksalzniederschläge im subkutanen und kutanen Gewebe.
DD: *Myositis ossificans progressiva, *Gicht, andere Formen von *Calcinosis cutis.
Ther: Versuchsweise Glukokortikoide, chirurgische Entfernung schmerzhafter Kalkknoten.
Prog: Chronisch progredienter Verlauf mit Remissionen.

Calcinosis metastatica
Def: Ablagerung von Kalziumsalzen bei einer Störung im Kalzium- und/ oder Phosphatstoffwechsel; zusätzlich örtliche Faktoren, die zur Ausfällung der Kalziumsalze führen.
Vork: Bei primärem und sekundärem Hyperparathyreoidismus, chronischen Nierenerkrankungen, Vitamin D-Hypervitaminose, destruierenden Knochenerkrankungen, Sarkoidose und dem milch-alkalischen Syndrom.
Klin: Hauterscheinungen: Symmetrische oder linear angeordnete, schmerzhafte, harte, weiße Papeln, auch plaqueförmige oder knotige Läsionen. Gefahr von Ulzerationen mit schlechter Heilungstendenz.
Ther: Behandlung des Grundleidens.

Calculus cutaneus
s. *kutanes Kalkknötchen

California-Krankheit
s. *Coccidioidomykose

Callositas
s. *Schwiele

Callus
s. *Schwiele

Calymnatobacterium granulomatosis
s. *Donovania granulomatosis

Calvities hippocratica
s. *Alopecia androgenetica

Camurati-Engelmann-Krankheit
s. *Melorheostose

Cancer aquaticus
s. *Noma

Cancer en cuirasse
Syn: Carcinoma en cuirasse, Panzerkrebs
Def: Form der *Hautmetastasierung mit plattenartiger, oft dunkelroter Induration der Haut durch intrakutane (Gewebsspalten) und lymphogene Dissemination von Tumorzellen mit konsekutiver Fibrose und Ödembildung. V. a. beim Mammakarzinom, teilweise Ummauerung des gesamten Brustkorbs; = Maximalvariante eines *Carcinoma erysipelatoides.
DD: Sklerose
Ther: Behandlung der Grunderkrankung
Prog: Infaust

Cancerosis
s. *Carcinosis cutis

Candida
Def: Hefepilze, asporogene Sproßpilze. Charakteristika: Bildung von Sproßzellen, *Myzel oder *Pseudomyzel. Candida albicans ist ein saprophytärer Keim zahlreicher Schleimhäute beim Warmblütler. Die wichtigsten pathogenen Arten stellen C. guilliermondii, C. krusei, C. parapsilosis, C. pseudotropicalis, C. stellatoidea und C. tropicalis dar.

Candidabalanitis
s. *Candidose

Candidafolliculitis
s. *Folliculitis barbae candidamycetica

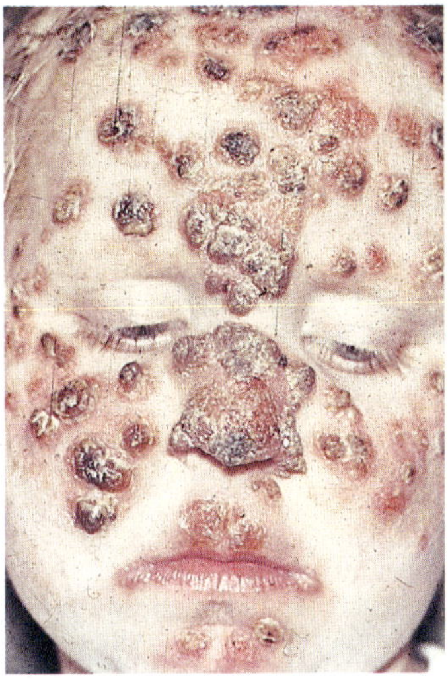

Candidagranulome

Candidagranulom
s. *Candidose

Candidaintertrigo
s. *Candidose

Candidakolpitis
s. *Candidosen, Schleimhaut-Candidosen

Candidamykid
Syn: Candidid
Def: *Id-Reaktion bei Candidose.

Candidamykose
s. *Candidose

Candidamykose, generalisierte der Haut
Def: Großflächige *Candidose der Haut.
Ätio: Meist von einer Intertrigo candidamycetica (*Candidose) ausgehend.
Klin: Überwiegend erythematosquamöse, evtl. papulo-pustulöse Hautveränderungen.
Ther: *Candidose

Candidamykose, interdigitale
s. *Candidose

Candidasis
s. *Candidose

Candidiasis
s. *Candidose

Candidose
Syn: Candidasis, Candidosis, Candidiasis, Candidamykose, Kandidose, Kandidamykose, Soor, Moniliasis, Moniliose, Oidomycosis, Oidose
Def: Infektion mit pathogenen Hefen (*Candida). Unterschieden werden je nach Befall und Verlauf: Candidosen (C.) der Haut und Nägel, C. der Schleimhaut, systemische C., chronisch-mukokutane C., Candida-Sepsis und Candida-Granulom; s. a. Candidamykid.
Ätio: Infektion mit *Candida, meist Candida albicans.
Prädisponierende Faktoren sind Diabetes mellitus, Obesitas, Antibiotika-Therapie, Abwehrschwäche, Gravidität, Immundefekt infolge von immunsuppressiver Therapie (Kortikosteroid-Therapie, Zytostatika-Therapie) oder bei HIV-Infektion, Einnahme von Ovulationshemmern, Arbeiten im feuchten Milieu, okkludierende Kleidung.
1. Candidose der Haut
Lok: V. a. Intertrigines = Intertrigo candidamycetica, insbesondere submammär, inguinal, axillär, Nabelbereich, perianal, interdigital, Mundwinkel, Gehörgang, aber auch an Finger- und Zehennägeln, *Paronychia candidamycetica, *Onychia candidosa, s. a. Folliculitis barbae candidamycetica
Klin: Scharf begrenzte, peripher schuppende Erytheme. Häufig Pustelsaum, spritzerartige papulovesikulöse bis pustulöse Satelliten in der Umgebung.
Diag: Mykologie: Nativpräparat (Sporen, Pseudomyzel), Kultur (Differenzierung auf Reisagar, Chlamydosporen).
Stuhluntersuchung auf Candida.
Serologie: Candida-Hämagglutinationstest.
DD: *Intertrigo, *Erythrasma, *Pemphigus chronicus benignus familiaris (Hailey-Hailey), *Psoriasis vulgaris, *kontaktallergisches oder -toxisches Ekzem^
Ther: Nystatinhaltige Externa, Einlegen trockener Leinenstreifen, Milieusanierung.
Bei enteraler Candidose: Intern: Nystatin (3 × 1000000 I. E./die für 2 Wochen) oder Amphotericin B (3 × 100 mg/die für 2–4 Wochen).
2. Candidose der Schleimhaut:
a) Mundschleimhaut
Syn: Stomatitis candidamycetica, Mundsoor
Lok: V. a. Zunge, auch Wangenschleimhaut, weicher und harter Gaumen
Klin: Einzelnstehende oder auch konfluierende, weiße bis grauweiße, meist gut abstreifbare Plaques. Ggf. Zungenbrennen.
Diag: Mykologische Kultur. Beachte: Stuhl auf Hefen untersuchen!

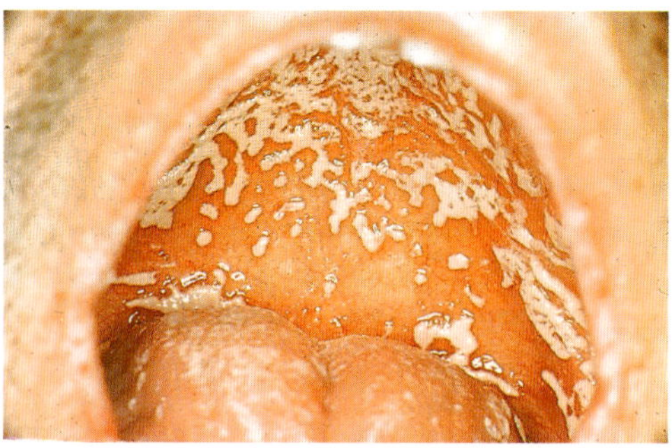

Candidose der Mundschleimhaut

Ther: Nystatin-haltige Präparate in flüssiger Form über mindestens 10 Tage. Bei positivem Stuhlergebnis auch in Drageeform (s. oben).

b) Vagina und Vulva

Syn: Candidavulvovaginitis, Soorkolpitis, Candidakolpitis, Kandidose der Vulva, vaginaler Soor, Vulvovaginitis candidamycetica

Ätio: Prädisponierende Faktoren: Orale Antikontrazeptiva, Promiskuität.

Klin: Weißlicher, teilweise krümeliger Fluor genitalis, ödematöse Schwellung und Rötung der Vaginalschleimhaut mit abwischbaren weißlichen Belägen, Juckreiz, Brennen.

DD: *Gonorrhoe, *Trichomonadenkolpitis

Ther: Sitzbäder mit Kaliumpermanganatlösung; antimykotische Lotionen oder Cremes; zusätzlich Antimykotika in Ovulaform, Amphotericin B.

Beachte: Mitbehandlung des Partners!

c) Balanitis candidamycetica

Syn: Balanoposthitis candidamycetica, Soorbalanitis, Candidabalanitis, Soorbalanoposthitis

Def: Häufige *Balanitis durch Hefepilze.

Ätio: Längere Lokaltherapie mit kortikosteroidhaltigen oder antibiotischen Salben, mangelhafte oder übertriebene Hygiene, *Phimose, Diabetes mellitus, endokrine Störungen, Immunsuppression. Häufige Infektionsquelle ist die Geschlechtspartnerin (Besiedlung der Vagina mit Candida).

Err: Candida-Arten, v. a. Candida albicans, außerdem weitere Spezies. Fakultativ pathogene Erreger.

Klin: Zunächst Juckreiz und leichte Rötung, später sukkulentes, hochrotes Erythem mit feucht-glänzender Oberfläche. Darauf Entwicklung weißer, stippchenartiger Effloreszenzen, die zu flächigen Belägen konfluieren. Am Rande des Herdes zarte Schuppenkrause.

Das klinische Bild ist äußerst variabel: vesikulo-pustulöse, diffus erosive sowie ekzematöse Formen sind möglich.

Diag: Abstrich: Erregernachweis im Nativpräparat und kulturell, Stuhluntersuchung auf Hefen, Urinstatus.

DD: *Balanitis

Ther: Bäder mit desinfizierenden/adstringierenden Substanzen (Kaliumpermanganat, Eichenrindenextrakt), antimykotische Lotionen oder Cremes (Nystatin oder Imidazolderivate), Einlegen eines Mullstreifens in den Präputialraum. Bei Mitbefall des Gastrointestinaltrakts Nystatin-Dragees 3×1000000 I.E./Tag. Ggf. Mitbehandlung der Partnerin (antimykotische Vaginalovula). Beseitigung prädisponierender Faktoren. Bei rezidivierenden, therapieresistenten Formen *Zirkumzision.

3. Chronisch-mukokutane Candidose

Def: Chronische, therapieresistente Candidose der Haut, der Nägel und des Oropharynx, häufig bei reduzierter zellvermittelter Immunabwehr. Unterschieden werden mehrere, frühmanifeste, z. T. autosomal-dominant, z. T. rezessiv vererbte neben spätmanifesten sporadischen Formen.

Man: Meist in der Kindheit, vereinzelt auch im Erwachsenenalter (dann v. a. bei Thymom).

Klin: Mundsoor, *Perleche (häufig Beteiligung von Larynx und Ösophagus), Paronychien, Vulvovaginitis und Candidaintertrigo. Teilweise scharf abgegrenzte, hyperkeratotische oder granulomatöse Läsionen im Gesicht, hier besonders an den Lippen und den Augenlidern, aber auch favusartige Veränderungen im Bereich des Capillitiums, sowie an den Akren. Verdickte, dystrophische Nagelplatte, gerötetes, ödematös geschwollenes Nagelbett.

Diag: Zelluläre Immunabwehr, IgA, Komplement, Thymomausschluß bei Manifestation im Erwachsenenalter.

Ther: Hochdosierte orale Nystatingabe.

4. Candida-Sepsis

Syn: Disseminierte Candidose

Def: Septische Aussaat von Candida albicans oder anderer Candida-Arten,

meist nach Candidosen innerer Organe (Lunge, Herz, Darm, ZNS).
Ätio: Hämatogene Ausbreitung der Erreger
Klin: Hautveränderungen: Erythemato-papulöses Exanthem, ggf. mit Einblutungen.
Fieberschübe, gestörtes Allgemeinbefinden, Erbrechen, Diarrhoen, Gewichtsverlust.
Diag: Blutkultur
Prog: Ungünstig
Ther: Amphotericin B und Flucytosin systemisch, evtl. Fluconazol.
5. Candidagranulom
Def: Granulomentwicklung bei Eindringen von Candida in Haut und Schleimhaut, v. a. bei *chronischer mukokutaner Candidose^ (s. unter 3.), gehäuft bei Immundefekten.
Lit: Male O. (1990) Die Candidose – eine Breitbandmykose. Pilzdialog 4:59–60

Candidid
s. *Candidamykid

Candidose, disseminierte
s. *Candidose, Candida-Sepsis

Canities
Syn: Ergrauen, Weißwerden der Haare
Def: Diffuses Ergrauen bzw. Weißwerden der Haare infolge des Fähigkeitsverlustes der Melanozyten einzelner oder aller Haarbulbi, Melanin zu bilden. Je nach Ursache unterscheidet man *medikamentöse Canities^, *physiologische Canities^, *Canities praecox, *Canities symptomatica.
Klin: Graue Haare bei Nebeneinander von depigmentierten und noch pigmentierten Haaren. Das Haar erscheint weiß, wenn alle Haare depigmentiert sind.
Hist: In ergrauten Haaren sind *Melanozyten in der Haarmatrix vorhanden, enthalten aber nur wenig pigmentierte Melanosomen und zahlreiche Vakuolen. In weißen Haaren fehlen die Melanozyten gänzlich.
DD: *Poliose
Ther: Entfällt

Canities, medikamentöse
Def: Hellerwerden der Haare (*Canities) nach Einnahme von Medikamenten (z. B. Chloroquin oder Mephenesin).
s. a. Canities praecox

Canities, physiologische
Def: Ergrauen im Alter (*Canities), genetisch determiniert. Beginn bei Kaukasiern zwischen der Mitte der dritten und der fünften Lebensdekade, bei Schwarzen etwa zehn Jahre später. Beginn meist an den Schläfen.

Canities praecox
Def: Vorzeitiges Ergrauen (*Canities). Bei Weißen vor dem 30. Lebensjahr, bei Schwarzen vor dem 40. Lebensjahr, z. B. bei immunologischen Erkrankungen wie z. B. perniziöser Anämie, Thyreoiditis, auch im Rahmen einer *Progerie, *Progeria infantilis, *Progeria adultorum, *Rothmund-Syndrom, *medikamentöse Canities^.

Canities symptomatica
Def: Rasches Ergrauen (*Canities) nach akuten, fieberhaften Infekten, bei endokrinen Störungen, Malnutrition, perniziöser Anämie, malignen Tumoren, Streßsituationen,
s. a. *Haare, „Weißwerden über Nacht".

Canker rash
s. *Scharlach

Canyon-Varizen
s. Varizen, Canyon-Varizen

Capdepont, Morbus
Syn: Stainton-Syndrom, Dentinogenesis hypoplastica hereditaria, Capdepont-Syndrom
Def: In den Formenkreis der Verhornungsanomalien gehörendes Syndrom mit zu kleinen, gelblich-karamelfarbenen Zähnen, angeborenen Schmelzhypoplasien und *Palmoplantarkeratosen. Dominant vererbt.

Capdepont-Syndrom
s. *M. Capdepont

Capillaritis alba
s. *Atrophie blanche

Capillaritis haemorrhagica maculosa
s. *Purpura pigmentosa progressiva

Caput medusae
s. *Bauchwandvarizen

Caput natiforme
Def: Schädelform bei *Syphilis connata; Vorwölbung beider Stirnhöcker.
s. a. Olympierstirn

Caput quadratum
Syn: Frons quadratum
Def: Rachitische Schädelform mit Vorspringen der Stirn- u. Scheitelbeinhöcker bei abgeflachtem Hinterhaupt, heute eher selten.

Carate
s. *Pinta

Carbamid-Purpura
s. *Purpura pigmentosa progressiva

Carbromal-Ausschlag
s. *Purpura pigmentosa progressiva

Carcinoma
s. Karzinom

Carcinoma asbolicum
s. *Schornsteinfegerkrebs

Carcinoma cuniculatum
Syn: Epithelioma cuniculatum
Def: Niedrig-maligne Variante eines *spinozellulären Karzinoms^, hauptsächlich an der Fußsohle auftretend. Klinisch gekennzeichnet durch tiefreichende, lokal destruierende Läsionen mit „kaninchenbauartigen" Gangsystemen.
s. a. Carcinoma verrucosum
Man: Ältere Menschen, deutliche Androtropie
Lok: V. a. druckbelastete Areale wie Fußsohle, Gesäß
Klin: Exophytisch wachsender, tiefreichender, ulzerierender Tumor mit meist papillomatöser Oberfläche, der von ausgedehnten Krypten durchzogen ist. Diese sind angefüllt mit schmierigen, fötiden Massen, die sich auf Druck entleeren.
Hist: Verdrängend-expansiv, seltener invasiv wachsender Tumor mit unregelmäßig verzweigten Gängen, die von gut differenziertem, stark verhornendem Plattenepithel ausgekleidet und mit abgeschilferten Keratinmassen angefüllt sind.
DD: *Papillomatosis cutis carcinoides, *Verruca vulgaris, *spinozelluläres Karzinom^, *Malum perforans.
Ther: Exzision im Gesunden
Prog: Lokal destruierendes Wachstum, sehr geringe Metastasierungstendenz.
Lit: Burkhardt A (1986) Verruköses Karzinom und Carcinoma cuniculatum – Formen des Plattenepithelkarzinoms. Hautarzt 37:373–383

Carcinoma eburne
s. sklerodermiformes Karzinom^

Carcinoma erysipelatoides
Syn: Erysipelas carcinomatosum
Def: Flächige Durchsetzung der Haut mit Tumorzellen durch Metastasierung v. a. über die Lymphgefäße der unteren Dermis und Subkutis. Vorkommen v. a. beim Mamma-Karzinom.
Übergang in einen *Cancer en cuirasse möglich.
s. a. Hautmetastasen
Klin: Scharf begrenzte, flammend gerötete, überwärmte, evtl. druckdolente, teigig-ödematöse Hautinfiltrate, häufig mit eleviertem Randwall. Oberfläche zeigt oft ein *Orangenhautphänomen.
Hist: Tumorinvasion mit Dilatation v. a. der tiefen dermalen und subkutanen Lymphgefäße, Hyperämie, Ödem, perivaskuläres Rundzellinfiltrat.
DD: Erysipel, Radiodermatits, Mastitis
Prog: Infaust, 1/3 der Patienten weisen zum Manifestationszeitpunkt bereits Fernmetastasen auf.

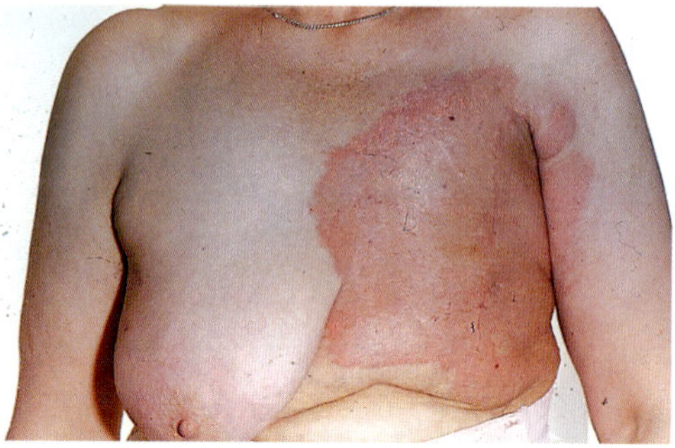

Carcinoma erysipelatodes

Carcinoma in lupo
Syn: Lupuskarzinom, Röntgen-Lupus-Karzinom
Def: Entwicklung eines *spinozellulären Karzinoms^ auf dem Boden einer *Tuberculosis cutis luposa. Regelmäßig handelt es sich hierbei um Patienten mit Röntgentherapie.

Carcinoma in situ
Syn: Oberflächenkarzinom, präinvasives Karzinom
Def: Histologischer Begriff für ein intraepidermales *Karzinom der Schleimhaut (*Erythroplasie Queyrat) oder der Haut (*M. Bowen). Einige Autoren werten das Carcinoma in situ als prämaligne, andere als maligne Veränderung.

Carcinoma linguae
s. *Karzinom, Zungenkarzinom

Carcinoma sebaceum
s. *Karzinom, Talgdrüsenkarzinom

Carcinoma spinocellulare
s. *spinozelluläres Karzinom^

Carcinoma spinocellulare an der Unterlippe
s. *spinozelluläres Karzinom^ der Lippen

Carcinoma teleangiectaticum
Def: Seltene Form von *Hautmetastasen bei Dissemination von Tumorzellen über die oberflächlichen Blut- und Lymphgefäße der Dermis, z. B. beim Mammakarzinom.
Klin: Disseminierte dunkelrote Papeln und hämorrhagische Pseudovesikel.
Hist: Durch Tumorzell- und Erythrozytenaggregate dilatierte kleine Blutgefäße der oberen Dermis.

Carcinoma verrucosum (Ackerman)
Syn: Verruköses Karzinom, Ackerman-Tumor
Def: Niedrig-malignes, langsam exophytisch wachsendes, hochdifferenziertes verhornendes *spinozelluläres Karzinom^ mit nur sehr geringer Metastasierungstendenz. Die ursprünglich von Ackerman beschriebenen Tumoren waren sämtlich in der Mundhöhle lokalisiert.
Heute werden folgende Krankheitsbilder als Formen des Carcinoma verrucosum angesehen, die sich durch ihre Lokalisation unterscheiden, aber ein ähnliches histologisches Bild und biologisches Wachstumsverhalten zeigen:
- *Floride orale Papillomatose^ (= Carcinoma verrucosum der Mundhöhle)
- *Condylomata gigantea Buschke-Löwenstein (= Carcinoma verrucosum der Genitalregion)
- *Carcinoma cuniculatum (= Carcinoma verrucosum der Fußsohle)

Andere Lokalisationen sind ebenso möglich, jedoch seltener (z. B. Rücken, Gesicht, auf dem Boden chronischer Ulcera crurum).
Hist: *Hyperparakeratose und *Akanthose der Epidermis. Tiefe Einfaltun-

gen des Epithels, das aus gut differenzierten Keratinozyten mit erhaltener Schichtung und nur wenigen Mitosen besteht. Verdrängung des korialen Bindegewebes durch breite Epithelstränge. Stellenweise invasives Wachstum.
Das histologische Bild ist außerdem von der Tumorlokalisation abhängig.
Diag: Klinik, Histologie
Ther: Ezision im Gesunden
Prog: Neigung zu Rezidiv in loco, selten lymphogene Metastasierung.
Lit: Ackerman LV (1948) Verrucous carcinoma of the oral cavity. Surgery 23:670–678
Burkhardt A (1986) Verruköses Karzinom und Carcinoma cuniculatum – Formen des Plattenepithelcarcinoms? Hautarzt 37:373–383

Carcinosis cutis
Syn: Karzinose, Kanzerose, Cancerosis, Karzinomatose der Haut
Def: Karzinomatöse Durchsetzung der Haut. Man unterscheidet: *Carcinoma erysipelatoides und *Carcinoma teleangiectaticum.

Cardiolipinantikörper
s. Phospholipid-Antikörper

Cardriver's leg
Def: Stasebedingte *Phlebothrombose (z. B. nach langem Autofahren oder Langstreckenflüge).

Carence sèche
s. *Marasmus

Caripito-Jucken
Def: *Schmetterlingsdermatitis verursacht durch Nachtschmetterlinge an der Amazonas- und Orinocomündung.
s. a. Raupendermatitis

Carney-Syndrom
s. *NAME-Syndrom

Carnitin
Def: Co-Vitamin im zellulären Fettsäurestoffwechsel, Bestandteil des Ejakulates, der zu über 90% im Nebenhoden gebildet wird.
Normwert: 7,0 mg/dl (+/– 3,0)
Klin: Bei einem Verschluß der ableitenden Samenwege wichtiger Parameter zur Lokalisationsbestimmung des Verschlusses; herabgesetzte Carnitinspiegel im Ejakulat weisen auf einen Verschluß des Ductus deferens zwischen dem Nebenhoden und den Bläschendrüsen (Glandulae vesiculosae) hin.

Caro luxurians
Syn: Wucherndes Fleisch, wildes Fleisch
Def: Überschießende Bildung von Granulationsgewebe in Hautwunden.
DD: *Granuloma teleangiectaticum, *Glomustumor, *malignes Melanom^.

Carotinosis
s. Aurantiasis

Carrion-Krankheit
s. Bartonellose

Casalsches Halsband
Def: Ödematöse, gerötete, schuppende, später hyperpigmentierte Hautveränderungen in der Hals- und Brustbeinregion bei *Pellagra.

Casoni-Test
Def: Intrakutantest mit 0,1 ml inaktivierter Hydatidenflüssigkeit v. a. bei *Echinokokkose.

Castillo-Syndrom
s. *Sertoli-Zell-Syndrom

Cat scratch disease
s. *Katzenkratzkrankheit

Cataracta
s. *Katarakt

Cataracta dermatogenes
Syn: Cataracta syndermatotica
Def: Katarakt bei vorliegender chronischer Hauterkrankung, s. a. Cataracta neurodermitica.

Cataracta neurodermitica
Syn: Ekzemstar
Def: Bei 1–5% der Patienten mit *endogenem Ekzem^ vorkommender *Katarakt.

Klin: Zunächst subkapsuläre, scheibenförmige Trübungen am vorderen, später auch am hinteren Linsenpol, schließlich homogene Totaltrübung.
s. a. Kortisonstar

Cataracta syndermatotica
s. *Cataracta dermatogenes

Cativa
s. *Pinta

Cavernitis gonorrhoica
Def: Entzündung des Schwellkörpers im Gefolge einer *Gonorrhoe.

Cavernosographie, dynamische
Def: Röntgen-Kontrastmitteluntersuchung zur Prüfung der Penisschwellkörperanatomie und Induktion einer artefiziellen Erektion mit Bestimmung des notwendigen Erhaltungsflow (normal unter 75 ml/Minute mit 0,9% NaCl-Lösung, auf 37°C angewärmt) sowie des intracavernosalen Ruhe- und Erektionsdruckes (normal 10–30 mm Hg bzw. 90–150 mm Hg).
Klin: Wichtige radiologische Untersuchungsmethode in der Abklärung der *Impotentia coeundi (erektile Dysfunktion) v. a. bei venöser Schwellkörperinsuffizienz (venöses Schwellkörperleck) nach vorausgegangenem negativen Papaverin-/Prostavasintest.
s. a. Schwellkörper-Pharmakon testung.
Lit: Porst H (1987) Erektile Dysfunktion. Enke Verlag Stuttgart. S. 87–111

Caviar lesions of the tongue
s. *sublinguale Varikose^

Caviartongue
s. *sublinguale Varikose^

Cazenavesche Krankheit
s. *Pemphigus foliaceus

Cellulitis
s. Zellulitis

Cellulitis sclerosiformis extensiva benigna
s. *Scleroedema adultorum Buschke

Celsussches Kerion
s. *Kerion Celsi

Cephalosporiose
Syn: Acremoniose
Def: *Schimmelpilzerkrankung mit Cephalosporium acremonium.
s. a. Mykosen

Cercariendermatitis
s. *Zerkariendermatitis

Cervicitis gonorrhoica
Def: Infektion der Cervix mit Gonokokken, (*Gonorrhoe).

Chagas-Krankheit
Syn: Amerikanische Trypanosomiasis
Def: *Trypanosomiasis in Zentral- und Süd-Amerika, Texas.
Ätio: Übertragung durch Insektenstiche der Familie der Triatomiden (Raubwanze).
Als Erreger-Reservoir dienen zahlreiche Tiere, insbesondere Hunde, Katzen, Affen und Schweine.
Im Gewebe Invasion des retikuloendothelialen Systems, Transformation in die Leishman-Donovan-Form. Ausbreitung über das Lymphgefäßsystem. Später über die Blutbahn, dann in Flagellatenform, erneutes Eindringen in die Zellen.
Err: Trypanosoma cruzi, obligat intrazellulärer Parasit.
Klin: Inkubationszeit: Etwa zwei Wochen.
Etwa 5 Tage nach dem Stich kommt es zur entzündlichen Schwellung in der Umgebung der Inokulation (Chagom), z. B. einseitige Gesichtsschwellung oder tumorförmige Anschwellung am Rücken oder Bein.
Bei Stich in die Lidhaut; Lidödem mit Konjunktivitis = Romana-Zeichen.
Juckreiz, später regionale Lymphknotenschwellungen.
Vergrößerung der oberen äußeren Tränendrüse.
Akute Phase: Fieber, generalisierte Ödeme, Hepatosplenomegalie, allgemeine Lymphknotenschwellung, Konvulsionen, Erbrechen, Diarrhoe, Herzvergrößerung.

Entwicklung rezidivierender multiforme-artiger Erytheme.
Subakut oder chronisch kommt es dann zur Entwicklung von Myokarditis, Kardiomegalie, Reizleitungsstörungen, Herzinsuffizienz, Achalasie, Enzephalomyelitis, Megaoesophagus, Megakolon.
Diag: Anamnese, akute Phase: Parasitennachweis im Chagompunktat, der Lymphknotenbiopsie oder dem Blutausstrich.
Chronische Phase: Klinisch; KBR, Hautreaktion mit Antigen aus Trypanosoma cruzi, kulturell, Tierversuch, Immunfluoreszenz .
DD: Typhus, *Leishmaniose, *Malaria, *Brucellose
Ther: Pentamidin-diisothionat 2,0–4,0 mg/kg KG i. m. jeden 2. Tag über 12–14 Tage.
Amphotericin B zur Zeit noch in Erprobung.
Prophylaxe: Wanzenbekämpfung
Prog: Akute Phase: Abheilung in 6 Wochen bis zu 3 Monaten möglich, ansonsten Übergang in das chronische Stadium.
Folgezustände: *Chagasleiden

Chagasleiden
Def: Folgezustand nach der *Chagas-Krankheit mit Neuropathien, psychischen Störungen, Megabildungen im Magen-Darm-Trakt, Kardiopathie, Broncho-Enzephalo- und Gonadopaythien.

Chagom
s. *Chagas-Krankheit

Chagrinleder-Haut
Def: Veraltete Beschreibung für die Oberflächenbeschaffenheit eines *lumbosakralen Bindegewebsnaevus^.

Chalazeon
Syn: Hagelkorn
Def: Chronische Entzündung einer oder mehrerer Meibomscher Drüsen.
Ätio: Ungeklärt
Klin: Harter, indolenter, bis haselnußgroßer Knoten im Lid.
Hist: Epitheloid- und Riesenzellen, Lymphozyten.
DD: *Hordeolum
Ther: Operative Entfernung

Chalazodermie
s. *Dermatochalasis

Chalodermie
s. *Dermatochalasis

Chancre
s. Schanker

Chancre mixte
s. Ulcus mixtum

Chancre mou
s. Ulcus molle

Chancre tuberculeux de la gencive
s. Tuberkulose, Fütterungstuberkulose

Chancrelle
s. Ulcus molle

Chancroide
s. Ulcus molle

Chancrum
s. Noma

Charcot-Gelenk
Def: Schwere Gelenkdestruktion bei der tabischen Arthropathie (*Tabes dorsalis).

Chauffard-Ramond-Syndrom
Def: Sonderform der *primär-chronischen Polyarthritis^ beim Erwachsenen mit generalisierter Lymphknotenschwellung. Entspricht der *Stillschen Krankheit des Kindesalters.

Chauffard-Still-Syndrom
s. *Stillsche Krankheit

Chédiak Higashi-Syndrom
Def: Seltene, wahrscheinlich autosomal vererbte Variante des *okulokutanen Albinismus^ mit Leukozytendefekt und konsekutiver Infektanfälligkeit, Hepatosplenomegalie, generalisierte Lymphknotenvergrößerungen und gestörte Melanogenese.
Hist: Melanozyten mit Riesenmelanosomen

Lab: Blutbild: Charakteristische Granulierung der Leukozyten.
DD: *Albinismus, andere Formen
Ther: Symptomatisch (Vermeidung von Infekten)
Prog: Rezidivierende Infektionen, Exitus letalis häufig vor dem 10. Lebensjahr.

Cheilitis
Def: Lippenentzündung unterschiedlicher Genese.

Cheilitis abrasiva praecancerosa (Manganotti)
Def: Sonderform der *Cheilitis actinica chronica mit erosiv-krustösen Läsionen.
Lok: Vor allem Unterlippe
Klin: Weiße z. T. erodierte Plaques mit kräftiger entzündlicher Überlagerung.
Diag: Klinik, Histologie, Vitalanfärbung mit Toluidinblau.
DD: *spinozelluläres Karzinom^, *Lichen ruber planus
Ther: *Vermillonektomie
Prog: Obligate Präkanzerose.

Cheilitis actinica
Syn: Cheilitis photoactinica
Def: Aktinisch bedingte Entzündung des Lippenrotes. Unterschieden werden eine akute (Cheilitis actinica acuta) und eine chronische (Cheilitis actinica chronica) Form.
Ätio: Starke, einmalige oder langjährige Sonnenexposition
Lok: Vor allem Unterlippe
Klin: Cheilitis actinica acuta: Ödematöse Schwellung und Rötung, mögliche Blasenbildung wenige Stunden nach der Sonnenexposition.
Cheilitis actinica chronica: Atrophie der Lippenhaut, das Lippenrot herdförmig oder völlig bedeckende Keratosen.
s. a. *Cheilitis abrasiva praecancerosa.
Hist: Akanthose, Hyper- stellenweise Parakeratose, superfizielle Infiltrate, *Keratosis actinica.
Ther: Cheilitis actinica acuta: Feuchte Umschläge, kortikoidhaltige Externa, Lichtschutz.
Cheilitis actinica chronica: Lichtschutz, ggf. *Vermillonektomie, Kryochirurgie.

Cheilitis actinica acuta
s. *Cheilitis actinica

Cheilitis actinica chronica
s. *Cheilitis actinica

Cheilitis allergica
Syn: Allergische Cheilitis
Def: *Kontaktallergisches Ekzem^ der Lippe, z. B. auf Bestandteile von Lippenstiften oder Pflegekosmetika.
DD: *Cheilitis simplex

Cheilitis, allergische
s. Cheilitis allergica

Cheilitis angularis
s. Perlèche

Cheilitis erosiva
Def: Veralteter Begriff; wahrscheinlich Frühform der *Cheilitis abrasiva praecancerosa.

Cheilitis exfoliativa
Def: Sonderform der *Cheilitis simplex mit gerötetem, z. T. nässendem, von Rissen durchsetztem Lippenrot, z. T. borkig belegt. Sonderform: *Cheilitis exfoliativa actinica, ausgelöst durch Sonnenbelastung, s. a. Cheilitis actinica.
Ther: *Cheilitis simplex

Cheilitis exfoliativa actinica
Syn: Actinocheilitis
*Cheilitis exfoliativa

Cheilitis glandularis (Volkmann)
Syn: Volkmann-Cheilitis, Volkmann-Krankheit, Adenomatosis oris
Def: Hyperplastische, heterotope, chronisch entzündliche Schleimdrüsen, die nicht in die Mundhöhle, sondern am Saum des Lippenrotes münden.
Unterschieden werden drei Typen der Cheilitis glandularis:
1. Cheilitis glandularis simplex
2. Cheilitis glandularis purulenta superficialis

Syn: Cheilitis superficialis suppurativa, Baelzsche Krankheit, Myxadenitis labialis
3. Cheilitis glandularis apostematosa.
Ätio: Unbekannt, diskutiert werden Irritation, Entzündung und übermäßige Sonnenexposition. Die Cheilitis glandularis purulenta superficialis und apostematosa entstehen aus der Cheilitis glandularis simplex durch Sekundärinfektion mit eiterbildenden Kokken.
Lok: Berührungsfläche der Lippen, vor allem Unterlippe, Innenseite der Unterlippe.
Klin:
1.Cheilitis glandularis simplex: Lippenschwellung, Ektropium der Lippen, zahlreiche kleine gerötete Flecken mit prominenten punktförmigen Öffnungen der Schleimdrüsen, stecknadelkopf- bis hanfkorngroße Infiltrate im Lippensaum und an der Innenseite der Unterlippe tastbar; Entleerung eines eitrig-schleimigen Sekretes auf Druck.
2. Cheilitis glandularis purulenta superficialis:
Eitrige, fortschreitende Entzündung und Schwellung der Lippen.
3. Cheilitis glandularis apostematosa: Schwere Lippenschwellung, Entleerung eines eitrig schleimigen Sekretes, Ulzeration und Verkrustung der Lippen.
Ther: Meiden möglicher Irritantien, Antibiotika. *Vermillonektomie, *Kryochirurgie.
Prog: Chronischer Verlauf
Lit: Thiele B, Mahrle G, Ippen H (1983) Cheilitis glandularis simplex. Hautarzt 34:232–234
Weir TW, Johnson WC (1971) Cheilitis glandularis. Arch. Dermatol 103:433–437

Cheilitis granulomatosa
Def: Granulomatöse Entzündung der Lippe, selten isoliert, häufig als Teilmanifestation bestimmter Krankheiten, z. B. *Sarkoidose, *M. Crohn, *Melkersson-Rosenthal-Syndrom.
Klin: Zunächst wechselnde, später permanente, diffuse, entzündliche Schwellung der Lippen, vor allem der Oberlippe und der umgebenden Haut mit Konsistenzvermehrung und rüsselförmiger Vorstülpung der Lippen (Tapirmund).
Hist: Chronische Entzündung, fokale Granulombildung mit Epitheloid- und Riesenzellen.
Ther: Isolierte Form: Kortikoide intern, intraläsionale Triamcinolonunterspritzung, Kombination von Kortikoidinjektion und Reduktionsplastik. Als Teilsymptom: *Grunderkrankung.
Lit: Morton ME, Ead GA (1984) Granulomatous cheilitis: a report of three cases. Br. dent J. 156:247
White IR, Souteryrand P, MacDonald DM (1981) Granulomatous cheilitis (Miescher). Clin. Exp. Dermatol. 6:391–397
Kano Y, Shiohara T et al. (1990) Granulomatous cheilitis and Crohn's disease. Br. J. Dermatol. 123:409–412

Cheilitis granulomatosa Miescher
Syn: Miescher-Syndrom
Def: *Cheilitis granulomatosa als Teilsymptom des *Melkersson-Rosenthal-Syndroms.

Cheilitis photoactinica
s. Cheilitis actinica

Cheilitis plasmacellularis
Def: Chronische, plasmazelluläre Entzündung der Lippen. Teilmanifestation der *Plasmocytosis circumorificialis.
Klin: Lackartig glänzender, bräunlichroter Einzelherd auf der Lippe mit erhöhter Vulnerabilität.
Hist: Atrophisches Epithel; bandförmiges plasmazelluläres Infiltrat.
DD: *Erythroplasie, *fixes toxisches Arzneimittelexanthem*
Ther: Kortikoidexterna
Lit: Sollberg S, Altmeyer P, Holzmann H (1985) Cheilitis plasmacellularis – eine seltene Sonderform der Plasmocytosis circumorificialis. Akt. Dermat. 11:165–167

Cheilitis sicca
s. Cheilitis simplex

Cheilitis simplex
Syn: Cheilitis sicca, Cheilitis vulgaris
Def: Häufigste Form der *Cheilitis. Evtl. ekzematöse Mitbeteiligung der angrenzenden Haut (periorales Ekzem).
Ätio: Physikalisch (Nässe, Kälte, Licht), allergisch (*Cheilitis allergica), toxisch-degenerativ, z. B. bei ständigem gewohnheitsmäßigen Lippenlecken (Lippenleckekzem), Teilsymptom des *endogenen Ekzems^.
Klin: Rauhe, gerötete Lippen mit Bläschen, Erosionen, Schuppen- oder Rhagadenbildung, *Cheilitis exfoliativa.
Diag: Klinik
DD: Cheilitiden anderer Genese, *Lupus erythematodes, *Lichen ruber planus, *periorale Dermatitis^
Ther: Meiden auslösender Noxen oder Allergene, Pflege mit fettenden Stiften, Lippenpomade, ggf. kurzfristig kortikosteroidhaltige Salben. Lichtschutz.

Cheilitis ulcero-necrotica
Def: Schwere nekrotisierende *Cheilitis unterschiedlicher Genese.

Cheilitis, Volkmann
s. *Cheilitis glandularis (Volkmann)

Cheilitis vulgaris
s. Cheilitis simplex

Cheilognathoschisis
Def: Kieferlippenspalte.

Cheiloschisis
Def: Lippenspalte.

Cheilosis
Def: Uneinheitlich verwendete Bezeichnung. Die Mehrzahl der Autoren verstehen hierunter die charakteristische dünne, gerötete Haut der Lippen entlang der Kontaktfläche bei der *Ariboflavinose, einige Autoren gebrauchen diese Bezeichnung synonym zu Cheilitis angularis (*Perleche).

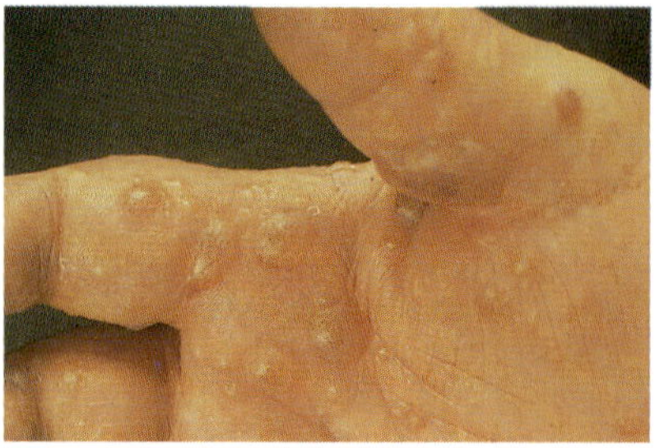

Cheiropompholyx

Cheiropodopompholyx
Def: Großblasige Sonderform des *dyshidrotischen Ekzems^ an Händen und Füßen.

Cheiropompholyx
Def: Großblasige Sonderform des *dyshidrotischen Ekzems^ an den Händen.

Chemosis
Def: Ödem der Konjunktiven.

Cherry angioma
s. Seniles Angiom^

Cherry spot
s. Seniles Angiom^

Cheveux cadaverisées
s. Kadaverisierte Haare^

Cheveux incoiffables
s. Haare, Syndrom der unkämmbaren Haare^

Cheyletiellainfektion
s. Cheyletiellosis

Cheyletiellosis
Syn: Cheyletiellainfektion
Def: Vom Tier auf den Menschen übertragbare, weltweit auftretende Milbenerkrankung.
s. a. Milben
Err: Cheyletiella, 5 Arten (bei Hund, Katze, Kaninchen, Hase).
Klin: Urtikarielle oder papulöse juckende Effloreszenzen an Kontaktstellen.

Ther: Symptomatisch: Steroidhaltige Externa, Lotio zinci, ggf. systemisch Antihistaminika. Insektizid-Behandlung der befallenen Tiere und deren Schlafstätte.
Prog: Spontane Heilung innerhalb von 1–3 Wochen, da die Milben beim Fehlwirt Mensch nicht überleben.

Chicago disease
s. Nordamerikanische Blastomykose^

Chicken pox
s. Varizellen

Chiclero-Ulcer
s. Kutane Leishmaniosen^

Chigger
s. Trombidiose

Chilblain-Lupus (Hutchinson)
Def: Variante des *Lupus erythematodes integumentalis mit an *Pernionen erinnernden Herden.
Man: Fast ausschließlich Frauen, v. a. in der kalten Jahreszeit und in kühleren Breitengraden. Vor, mit und nach anderen kutanen Manifestationsformen eines kutanen oder systemischen *Lupus erythematodes.
Lok: Vor allem dorsale und marginale Hand- und Fußbereiche, Nase, Ohren.
Klin: Im frühen Stadium livide Schwellung bis zu an Frostbeulen (Chilblain = Frostbeule) erinnernde Hautveränderungen, später rötlich-livide, deutlich infiltrierte, hyperkeratotische Herde; evtl. Hyperästhesie, zentrale Atrophie.
Diag: Klinik, *Lupus erythematodes integumentalis
DD: *Pernionen, *Lichen ruber planus, *Sarkoidose
Ther: *Lupus erythematodes discoides, *Lupus erythematodes visceralis
Lit: Uter W, Proksch E, Schauder S (1988) Chilblain-Lupus-erythematodes. Hautarzt 39:602–605
Millard LG, Rowell NR (1987) Chilblain lupus erythematodes. Br. J. Dermatol. 98:497–506

CHILD-Syndrom
Syn: **C**ongenital **H**emidysplasia with **I**chthyosiform Erythroderma and **L**imb **D**efects
Def: Hereditäres, wahrscheinlich X-chromosomal-dominant vererbtes Epidermalnävus-Syndrom, bei dem die Hautveränderungen auf eine Körperhälfte beschränkt sind. Gleichzeitig skelettale und viszerale Anomalien unterschiedlicher Schwere.
Man: Ab Geburt oder Auftreten im frühen Säuglingsalter. Nur Mädchen (Letalfaktor für männliche Embryonen wird diskutiert).
Lok: Sämtliche Symptome sind auf eine Körperhälfte beschränkt, selten minimale Veränderungen auf der Gegenseite. Rechts : Links = 14:6.
Klin: 1. Haut: Unterschiedlich ausgedehnte, scharf begrenzte, gerötete, ichthyosiforme Areale mit wachsartiger, weiß-gelblicher Schuppung. Teilweise ist die gesamte Körperhälfte mit Ausnahme des Gesichts betroffen (ichthyosiforme Erythrodermie). Häufig *Onychodystrophie.
2. Skelettsystem: Aplasie/Hypoplasie der Phalangen, asymmetrische Verkürzung der langen Röhrenknochen, evtl. radiologisch nachweisbare spritzerartige Epiphysenverkalkungen im Kleinkindalter.
3. Innere Organe: Kardiovaskuläre, renale, pulmonale, endokrine Anomalitäten möglich (z. B. einseitige Nierenagenesie).
Hist: *Akanthose, *Hyperkeratose, fokale *Parakeratose.
DD: *Schimmelpennig-Feuerstein-Sims-Syndrom
Ther: Symptomatisch; evtl. operative Entfernung kosmetisch störender Herde.
Lit: Hebert AA, Esterly N et al (1987) The CHILD-Syndrome. Arch Dermatol 123:503–509
Happle R, Karlic D, Steijeln PM (1990) CHILD-Syndrom bei Mutter und Tochter. Hautarzt 41:105–108

China-Gewürz-Syndrom
Def: *Intoleranzreaktion durch Natriumglutamat, das als Geschmacksverstärker zahlreichen Lebensmitteln zugesetzt ist.
Die in China-Restaurants gebräuchliche Sojasauce enthält große Mengen Natriumglutamat.
Klin: Kurz nach Beginn des Essens Taubheitsgefühl im Mund, Schwächegefühl, Herzklopfen und Kopfschmerzen. Spontanes Abklingen der Symptome 2 Stunden nach dem Essen.

Chiragra
Def: Gichtbedingte Schmerzen in den Gelenken der Hand (*Gicht).

Chlamydiae
s. *Chlamydien

Chlamydien
Syn: Chlamydiae, Bedsoniae, Miyagawanellen, große Viren
Def: Nichtbewegliche, gramnegative, obligat intrazelluläre, den Bakterien verwandte Mikroorganismen. Zu unterscheiden sind zwei Gruppen :
1. Chlamydiae psittaci oder ornithosis: *Ornithose
2. Chlamydiae trachomatis: *Trachom, *Einschlußkonjunktivitis, Lymphogranuloma venereum, *Urogenitalinfektion mit Chlamydia trachomatis.

Chlamydien-Erkrankungen
Syn: Miyagawanellosen
Def: Infektionen mit *Chlamydien.

Chloasma
Syn: Melasma
Def: Erworbene Hypermelanose in sonnenexponierten Arealen.
Ätio: Vielfältige Ursachen. Idiopathisch, körpereigene (Chloasma gravidarum, Chloasma climacterium) oder exogen zugeführte Hormone (Chloasma hormonale), Medikamente: Langfristige Einnahme von Hydantoin- oder Chlorpromazin-haltigen Medikamenten (Chloasma medicamentosum), Kosmetika: Vaseline oder photosensibilisierende Substanzen enthaltende Hautcremes (Chloasma cosmeticum), konsumierende Erkrankungen (Chloasma cachecticorum), Traumen: Druck, Reibung, Kälte, Wärme (Chloasma traumaticum).
s. a. Chloasma hepaticum
Man: Überwiegend Frauen, häufig in der Schwangerschaft, selten auch Männer
Lok: Stirn, Wangen, Schläfen und Oberlippe
Klin: Scharf begrenzte, unregelmäßig geformte, gelblich blaßbraune bis tiefbraune, meist flächenhafte Hyperpigmentierungen bevorzugt an Stirn, Schläfen, Wangen und Kinn. Hervortreten besonders nach Lichtexposition.
Hist: Epidermaler Typ: Melaninablagerung in den basalen und suprabasalen Epidermislagen, ggf. bis zum Stratum corneum
Dermaler Typ: Melanin-beladene Makrophagen in der oberflächlichen und mittleren Dermis.
Histochemisch läßt sich eine Erhöhung der Zahl und der Aktivität der Melanozyten nachweisen.
Ther: Lichtschutz (z. B. Contralum ultra), ggf. Absetzen einer auslösenden Hormontherapie.
Prog: Rückbildungsfähig nach der Schwangerschaft oder nach Absetzen der hormonellen Therapie.
Lit: Sanchez NP, Pathak MA, Sato S (1981) Melasma: A clinical, light microscopic, ultrastructural and immunofluorescence study. J Am Acad Dermatol 4:698–710
Ippen H, Tesche S (1972) Das Chloasma außerhalb der Gravidität. Hautarzt 23:21–25

Chloasma cachecticorum
s. *Chloasma

Chloasma climacterium
s. *Chloasma

Chloasma cosmeticum
s. *Chloasma
s. a. Melanosis perioralis et peribuccalis Brocq

Chloasma gravidarum
s. *Chloasma

Chloasma gravidarum perstans
Def: Bestehenbleiben eines Chloasma gravidarum (*Chloasma) über längere Zeit post partum.

Chloasma hepaticum
Syn: Masque biliaire, Gallenmaske
Def: Relativ scharf begrenzte, periokuläre Hyperpigmentierung (*Chloasma) besonders bei brünetten, pyknischen Frauen. Keine strenge Korrelation zu Gallenerkrankungen.

Chloasma hormonale
s. *Chloasma

Chloasma medicamentosum
s. *Chloasma

Chloasma periorale virginum
Def: *Chloasma zum Zeitpunkt der Menarche.

Chloasma traumaticum
s. *Chloasma

Chloasma uterinum
Syn: Chloasma gravidarum
s. *Chloasma
s. a. Chloasma gravidarum perstans

Chlorakne
s. *Akne, Chlorakne

Chloroleukämie
Syn: Chloroleukose, Chloromyelose
Def: Akute Variante der myeloischen Leukämie mit grünlicher Verfärbung der Infiltrate, v. a. am Schädel und der Augenhöhle.
s. a. Chlorom.

Chloroleukose
s. Chloroleukämie

Chlorom
Syn: Chlorosarkom
Def: Seltener, meist sehr bösartiger Tumor aus Myeloblasten und Lymphoblasten bei myeloischer Leukämie. (*Chloroleukämie). Die grünliche Farbe wird durch Protoporphyrin hervorgerufen.
Man: Vor allem Kinder und Jugendliche
Lok: Knochenmark, v. a. Schädeldach, Orbita, Rippen, Wirbelkörper, lange Röhrenknochen.
Klin: Graugrüner bis schwarzblauer Knoten, der mit dem Periost des Schädelknochens verwachsen ist.
DD: *Malignes Melanom
Ther: Behandlung der *Leukämie.

Chloromyelose
s. *Chloroleukämie

Chlorosarkom
s. *Chlorom

Chlorquinaldolnekrose
s. *Dequalinium- und Chlorquinaldol-Nekrose

Cholesterinose, extrazelluläre (Urbach)
Def: *Erythema elevatum diutinum mit sekundärer Cholesterineinlagerung im Bindegewebe.
Man: Späteres Lebensalter
Lok: Extremitätenstreckseiten, Gesicht, Hals und Gesäß
Klin: Schubweise auftretende, bräunliche bis livide, derbe konfluierende Knötchen und infiltrierte Plaques mit gelblichem Zentrum. Zusätzlich fakultativ Effloreszenzen entsprechend dem *Erythema elevatum diutinum mit gelblichbräunlichem Farbton, in den abhängigen Partien bräunlich-violett. Hepatosplenomegalie, diffuse oder knötchenförmige Verdichtungen im Bereich der Lungen.
Hist: Leukozytoklastische *Vaskulitis, dichtes gemischtzelliges Infiltrat, extrazelluläre Cholesterinablagerung.
Ther: *Erythema elevatum diutinum
Prog: Chronisch-schubweiser Verlauf, Abheilung der Hautveränderungen unter Hyperpigmentierung oder Narbenbildung.

Cholesterodermie
Syn: Cholesterosis cutis
Def: Flächenhafte Gelbfärbung der Haut bei primären oder sekundären

Störungen des Cholesterinstoffwechsels.
DD: Ikterus, *Xanthelasma, *Xanthome, *Aurantiasis

Cholesterol-Embolisations-Syndrom
Def: Embolisation von Gefäßen durch Cholesterolkristalle nach Angiographien, Aortenoperationen, Therapie mit Antikoagulantien, Streptokinase und Plasminogenaktivator.
Klin: *Livedo reticularis, *Zyanose, abdominale Schmerzen, Blutdruckerhöhung.
Lab: BSG- und Leukozytenerhöhung
Lit: Shapiro LS (1989) Cholesterol embolization after treatment with tissue plasminogen activator. N Engl J Med: 1270
Gaines PA et al. (1988) Cholesterol embolization: A letal complication of vascular catheterisation. Lancet: 168–169

Cholesterosis cutis
s. *Cholesterodermie

Chondroblastom
s. *Chondrom

Chondrodermatitis nodularis chronica helicis
Syn: Schmerzhaftes Ohrknötchen, Winklersche Krankheit
Def: Kleine, sehr schmerzhafte Knötchen am freien Rand der Ohrmuschel.
Ätio: Unbekannt
Man: V. a. Männer, mittleres Lebensalter
Lok: Meist oberer äußerer Ohrmuschelrand über dem Darwin-Höcker, meist rechts.
Klin: Äußerst schmerzhafter, spontan auftretender, rasch wachsender, derber, hautfarbener oder weißlicher, oft zentral ulzerierter oder verkrusteter Tumor am oberen Ohrmuschelrand. Größe meist 4–7 mm, max. 20 mm.
Hist: Epidermis: *Akanthose mit Hyper-, stellenweise Parakeratose, evtl. Epidermisdefekt, Krustenbildung. Im Korium granulomatöse Entzündung, evtl. mit Riesenzellen, Perichondritis.
DD: *Basaliom, *Karzinom, *Gichttophi, *Keratosis senilis, *Granuloma anulare
Ther: Keilexzision, ggf. Kortikoide lokal oder intraläsional.

Chondrodysplasia calcificans congenita
s. Chondrodystrophia calcificans congenita

Chondrodysplasia ectodermica
s. Chondroektodermale Dysplasie

Chondrodysplasia triodermica
s. Chondroektodermale Dysplasie

Chondrodysplasie-Hämangiom-Syndrom
s. Mafucci-Syndrom

Chondrodystrophia calcificans congenita
Syn: Conradi-Hünermann-Syndrom, Conradi-Syndrom, Chondrodysplasia calcificans congenita, Hünermann-Syndrom, Chondroangiopathia calcarea seu punctata, Chondrodystrophia calcarea
Def: Angeborene Chondrodysplasie mit Verkürzung einzelner langer Röhrenknochen (meist Humerus oder Femur), Gelenkkontrakturen, Sattelnase, Katarakt. Kalkspritzer im wachsenden Knorpel.
Bei begleitenden Hautveränderungen *Kutaneo-ossales Syndrom.

Chondroektodermale Dysplasie
Syn: Ellis-van-Crefeld-Syndrom, Chondrodysplasia ectodermica, Chondroektodermaldysplasie, Chondrodysplasia triodermica
Def: Sehr seltenes, autosomal-rezessiv vererbtes Syndrom mit Dysplasien der Abkömmlinge des Ektoderms und Mesoderms.
Klin:
- Polydaktylie, gelegentlich Syndaktylie an den unteren Extremitäten.
- Mißgestaltete Fingernägel: Nagelplatte oft nur andeutungsweise angelegt, auch Anonychie.
- Klein- oder Zwergwuchs wie bei Chondrodystrophie: Verkürzung der langen Röhrenknochen, Defor-

mierung der distalen und proximalen Epiphysen.
- Mikrocheilie, begrenzt auf das Mittelstück der Oberlippe
- Fehlen der oberen äußeren Schneidezähne
- Außerdem: Multiple Exostosen, kongenitale Herzfehler, sexueller Infantilismus.
- Fakultativ: Alopezie

DD: *Chondrodystrophia calcificans congenita

Chondroid syringoma
s. Chondroides Syringom^

Chondroides Syringom
s. Chondroides Syringom^

Chondrom
Syn: Chondroblastom
Def: Seltene, benigne Geschwulst aus Knorpelgewebe, s. a. Chondroma cysticum, Chondroma myxomatodes.
Ätio: Erbliche Anlage, Traumen als Auslösefaktor
Lok: Meist Scheitelbeinhöcker, Stirn, Ohrgegend
Hist: Hyaliner Knorpel oder Faserknorpel, gefäßreiche Bindegewebskapsel.
DD: *Fibroma durum, *Lipofibrome, knorpelige Exostosen, *chondroides Syringom^, *Dermoid
Ther: Exzision
Prog: Günstig, selten maligne Entartung (*sekundäres Chondrosarkom^).
Lit: Welke S, Goos M (1982) Das chondroide Syringom. Hautarzt 33:15–17

Chondroma cysticum
Def: *Chondrom mit Zystenbildung.

Chondroma myxomatodes
Def: Sekundäre schleimige Umwandlung eines *Chondroms.

Chondromalazie, systematisierte
s. Polychondritis recidivans et atrophicans

Chondrosarkom
Syn: Knorpelsarkom
Def: *Sarkom aus embryonalem oder ausgereiftem knorpeligem Gewebe.
Man unterscheidet:
- Primäres Chondrosarkom (C.): Vor allem im Metaphysengebiet der langen Röhrenknochen, Becken und Rippen
- Sekundäres C.: Entwicklung aus dem benignen *Chondrom.

Chordom
Def: Maligne, auf die Haut übergreifende Geschwulst der ektodermalen embryonalen Chordaanlage.
Man: Meist höheres Lebensalter
Lok: Vor allem sphenookzipitaler und sakrokokzygealer Bereich.
Klin: Uncharakteristische Schmerzen, neurologische Ausfallerscheinungen, Zerstörung des umgebenden Knochengewebes. Derbe, höckerige, subkutane, später ulzerierende Knoten.

Chorionkarzinom
Def: Maligner Choriongonadotropin-sezernierender *Hodentumor.
Diag: Nachweis von Choriongonadotropin im Urin (Testbesteck für Schwangerschaftsnachweis).
Ther: Semikastration, Lymphknotenausräumung, Bestrahlung, Zytostatika.
Prog: Ungünstig, da ausgeprägte frühzeitige hämatogene Metastasierung.

Choristom
Def: Angeborene, durch Keimversprengung entstandene tumorartige Überschußmißbildung, z. B. *Aurikularanhang, *Halsanhang.

Christian Weber-Krankheit
s. *Panniculitis nodularis non suppurativa febrilis et recidivans

Christ-Siemens-Syndrom
s. Anhidrotische ektodermale Dysplasie

Christmas-disease
s. Hämophilie

Chromaffiner Tumor
s. Chromaffinoma

Chromaffine Zellen
Syn: Phäochrome Zellen
Def: (Nor)adrenalinhaltige Granula enthaltende, sezernierende Zellen. Braunfärbung bei der Behandlung mit Chromsalzen und anderen Oxidantien.

Chromaffinoma
Syn: Chromaffiner Tumor
Def: Von den *chromaffinen Zellen^ des sympathischen Nervensystems ausgehende gutartige Geschwulst.

Chromatophoren
Def: Gelappte, häufig dendritisch verzweigte Zellen, die Melaningranula enthalten.
s. a. Melanophoren
Vork: Regelrecht nur in der Haut, Iris, Chorioidea und Leptomeninx

Chromatophorennaevus, familiärer
s. Incontinentia pigmenti, Typ Franceschetti-Jadassohn

Chromatophorom, malignes
Def: Veraltete Bezeichnung für das *maligne Melanom^.

Chromhidrose
Syn: Chromidrose, Farbschweiß, gefärbter Schweiß
Def: Oberbegriff für farbige (gelbe, rote, blaue, grüne, schwarze) *Schweiße unterschiedlicher Genese. Man unterscheidet:
- *Pseudochromhidrose
- *Apokrine Chromhidrose^
- *Ekkrine Chromhidrose^ und
- *Hämhidrose.

Chromhidrose, apokrine
Syn: Echte Chromhidrose, intrinsische Chromhidrose, lokalisierte Chromhidrose
Def: Sekretion eines farbigen (gelben, schwarzen, blauen, grünen) Schweißes aus apokrinen *Schweißdrüsen durch vermehrte Ablagerung von Lipofuszin. Die unterschiedlichen Farben entsprechen verschiedenen Oxidationsstufen des Pigments. Unterschieden werden die axilläre und die faziale Form.
Man: Bei Weißen selten, häufig bei Negroiden (10% aller Schwarzen). Beginn nach der Pubertät, stärkste Ausprägung im geschlechtsreifen Alter.
Lok: Axillen, selten Stirn und Wangen (aberrierende apokrine Schweißdrüsen).
Klin: Punktförmiges Austreten farbigen, am häufigsten gelben Schweißes, v. a. bei emotionaler Erregung. Verfärbung der Wäsche, evtl. auch der Axillarhaut.
Diag: Schweißprovokationstest mit Adrenalin (provoziert selektiv apokrine Drüsen), *Minorscher Schwitzversuch
DD: *Pseudochromhidrose, *ekkrine Chromhidrose^, *Ochronose
Ther: Nicht bekannt, ggf. Keilexzision der Achselhöhle nach Einzeichnung des betroffenen Areals.
Lit: Hurley HJ (1987) Apocrine Glands. In: Fitzpatrick et al Dermatology in General Medicine. 704–717
Schwarz Th, Neumann R (1989) Apokrine Chromhidrose. Hautarzt 40:106–109

Chromhidrose, ekkrine
Def: Ausscheidung systemischer, meist exogen zugeführter, selten auch endogener Farbstoffe über die ekkrinen *Schweißdrüsen.
Ätio: Kupfer, Eisenoxydul, Brenzkatechin, Hexachlorzyklohexan u. a.
Lok: Umschrieben oder generalisiert
Klin: Der Schweiß färbt sich erst bei Erreichen der Hautoberfläche.
Ther: Kausal: Meiden evtl. auslösender Agenzien
DD: *Pseudochromhidrose, *apokrine Chromhidrose^

Chromhidrose, echte
s. Apokrine Chromhidrose^

Chromhidrose, falsche
s. Pseudochromhidrose

Chromhidrose, intrinsische
s. Apokrine Chromhidrose^

Chromhidrose, lokalisierte
s. *Apokrine Chromhidrose^

Chromidrose
s. Chromhidrose

Chromoblastomykose
s. Chromomykose

Chromomykose
Syn: Chromoblastomykose, Dermatitis verrucosa, schwarze Blastomykose, Blastomycosis nigra, Fonsecas-Krankheit, Pedrosos-Krankheit, mossy foot, Moos-Fuß
Def: Endemisch in Brasilien, dem Süden der USA und Rußland vorkommende, chronisch-progressive, durch papulöse, noduläre, verruköse und papillomatös-vegetierende Läsionen der Haut gekennzeichnete *Mykose.
Ätio: Eindringen der an Holz und Pflanzen sitzenden Pilze durch kleine Schrunden oder Risse in die Haut.
Man: Brasilien, Süden der USA, Rußland, aber auch vereinzelt in Finnland, CSSR, Deutschland.
Err: Phialophora verrucosa, jeanselmii oder gougerotii, Fonsecae pedrosoi, compacta oder dermatitidis oder Cladosporium carrionii
Lok: Vor allem Unterschenkel, Fuß und Hand
Klin: Papel mit Satellitenpapeln, verruziforme, z. T. ulzerierende, von Krusten und silbrigen bis dunklen Schuppen bedeckte Hautwucherungen. Sekundäre Infektionen.
Diag: Kultureller oder histologischer Erregernachweis
Hist: Tuberkuloides Granulationsgewebe, miliare Abszesse, pseudoepitheliomatöse Epidermishyperplasie. Pilze: Scleroting bodies, bräunliche, dickwandige Zellen
Kultur: Dunkle, olivbraune, samtartige Kultur, pigmentierte septierte *Hyphen mit seitlicher Sporenbildung.
DD: *Sporotrichose, *Tuberkulose, *Frambösie, *Leishmaniosen, *Blastomykosen, *Filaria bancrofti, *Madurafuß
Ther: Operativ unter systemischer Antimykotika-Therapie. Amphotericin B, evtl. Ketoconazol (*Mykose).
Prog: Chronischer Verlauf, auch spontaner Stillstand, selten Systematisierung.
s. a. Elephantiasis chromomycetica
Lit: Bojanovsky A, Bisco M (1990) Chromomykose durch Cladosporium cladosporoides (Fres.) de Vries. Akt.Dermatol. 16:55–57

Chromophytose
Def: Verfärbung der Haut durch pflanzliche Parasiten, meist Pilze. Im engeren Sinne durch *Malassezia furfur bei *Pityriasis versicolor.

Chronic non hereditary blistering disease in children
s. Benigne chronische bullöse Dermatose^ bei Kindern

Chronic recurrent acantholysis
s. Pemphigus chronicus benignus familiaris

Chronic superficial dermatitis
s. Parapsoriasis en plaques

Chronisch arterielle Verschlußkrankheit
s. chronische arterielle^ Verschlußkrankheit

Chronisch arterielle Verschlußkrankheit der Extremitätenarterien
s. chronische arterielle^ Verschlußkrankheit der Extremitätenarterien

Chronisch venöse Insuffizienz
s. chronische venöse^ Insuffizienz

Chronische superfizielle Dermatitis
s. Parapsoriasis en plaques

Chrysiasis
Syn: Chrysosis, Gold-Ausschlag
Def: Goldeinlagerung in die Haut (z. B. nach parenteraler Goldapplikation).
Klin: Schiefergraue, metallisch glänzende Verfärbung, vor allem im Bereich der lichtexponierten Hautareale und der Skleren.

Hist: Feinkörnige bis grobschollige Ablagerung von Goldpartikeln an elastischen Fasern sowie an Basalmembranen (Nachweis durch Dunkelfeldtechnik möglich).
Elektronenmikroskopie: Ablagerung von Pigmentgranula in Endothelzellen, Makrophagen und entlang der elastischen Fasern.
Diag: Histologie, Dunkelfeld, Atomabsorptionsspektrometrie, Neutronenaktivierungsanalyse
DD: *Argyrie, *Hyperpigmentierungen, *M. Addison, *Zyanose
Lit: Altmeyer P, Hufnagel D (1975) Chrysiasis Nebenwirkung einer intramuskulären Goldtherapie. Hautarzt 26:330–333

Chrysosis
s. Chrysiasis

Churg-Strauss-Syndrom
s. allergische granulomatöse Angiitis^

Chvostek-Zeichen
Def: 1. Ausfall der Achselhaare sowie Ausbildung einer Bauchglatze beim Leberzirrhotiker.
2. Bei Tetanie führt das Beklopfen des Stammes des Nervus facialis zu Zuckungen im gesamten Fazialisgebiet.

Cicatricial pemphigoid
s. vernarbendes Pemphigoid^

Cicatrix
Syn: Narbe
Def: Endzustand einer Wundheilung. Kollagener Bindegewebsersatz für einen Hautdefekt.
Hist: Gefäße und Epidermisdicke sind im Bereich der Narbe vermindert. Hautfelderung, Follikeleinmündungen, Papillarrelief, elastische Fasern, Haare und Hautdrüsen fehlen.

Cimex-lectularius
s. Bettwanze

Cimicosis
s. Cimikose

Cimikose
Syn: Cimicosis
Def: Durch Bisse blutsaugender *Bettwanzen (*Wanzen) hervorgerufene, juckende urtikarielle Hauterscheinungen. Heute bei uns sehr selten.
Ätio: Bettwanzen nisten v. a. in dunklen Ritzen von Möbeln, Wänden, hinter Bildern in verwahrlosten Räumen und suchen nachts den Menschen auf, z. B. durch Herabfallenlassen von der Decke. Das mit dem Biß eingespritzte Speichelsekret ruft eine urtikarielle Hautreaktion hervor.
Lok: Unbedeckte Körperteile
Klin: Gruppiert stehende (fußstapfenartig), bis fingernagelgroße, hellrote Quaddeln mit zentraler, punktförmiger, hämorrhagischer Bißstelle. Umwandlung in stärker indurierte Papeln, evtl. Blasenbildungen. Phänomen des Repetierens: Mitreaktion alter Läsionen beim Auftreten neuer Stiche. Abnahme der Intensität der Hauterscheinungen bei wiederholtem Befall.
DD: Flohstiche (bedeckte Hautareale)
Ther: Lokal mit Kortikoidexterna oder Lotio zinci, bei starkem Juckreiz Antihistaminika intern. Sanierung der befallenen Räume mit Hilfe von Insektiziden.

Circumcision
s. Zirkumzision

Cirrhose pigmentaire diabétique
s. Hämochromatose

Claudicatio intermittens
Syn: Intermittierendes Hinken, Schaufensterkrankheit, Angina cruris, Angiosclerotic paroxysmal myasthenia, Charcott-Syndrom, intermittend hipping, Myasthenia paroxysmalis angiosclerotica
Def: Durch funktionelle oder organische Gefäßveränderungen bedingte, mit Hypoxämie der Beinmuskulatur einhergehende intermittierende Gehstörung. Die Folge sind Schmerzen nach unterschiedlich großer Gehleistung in den entsprechenden Muskel-

partien, die nach Anhalten innerhalb von Minuten wieder verschwinden.
Relative Claudicatiodistanz = beginnende Schmerzen
Absolute Claudicatiodistanz = Gehstrecke, die zum Anhalten zwingt

Claudicatio intermittens venosa
Syn: Nicht thrombotische Venensperre
Def: Hauptsächlich durch mechanische Faktoren wie Halsrippe, substernale Struma, Pancoast-Tumor, Entzündungen, Polyglobulie, Bestrahlungen hervorgerufene, intermittierende Armvenenstauung mit Ödem des Armes. Kann Vorläufer eines *Paget-von-Schroetter-Syndroms sein.
Lit: Lechner W (1981) Postthrombotisches Achselvenensyndrom. Hautarzt 32:313–316

Clavi psoriatici
Def: Umschriebene Hyperkeratosen an Handflächen und Fußsohlen bei der trockenen Form der *Psoriasis palmoplantaris.

Clavi syphilitici
Def: Besondere klinische Erscheinungsform des Rezidivexanthems der *Syphilis II mit kupferbraunroten, gering schuppenden, teilweise druckschmerzhaften, schwielenartigen Verdickungen an Handflächen und Fußsohlen.
s. a. palmoplantare, *papulöse Syphilide^.

Clavus
Syn: Hühnerauge, Klavus
Def: Umschriebene, durch falsche Belastung entstandene, schmerzhafte Druckschwiele.
DD: *Verruca vulgaris, *Verruca plantaris
Ther: Ursachenbeseitigung, Salicylpflaster (Guttaplast)

Clear-cell-acanthoma
s. Klarzellenakanthom

Clear-cell hidradenoma
s. Klarzellenhidradenom

Clear-cell syringom
s. *Syringom

Clinical ecology-Syndrom
s. Öko-Syndrom

Cobb Syndrom
Syn: Kutaneo-meningo-spinale Angiomatose
Def: Neurokutanes *Angiodysplasie-Syndrom: Kombinaton eines *Angioms der Rückenmarkgefäße mit einem *Naevus flammeus lateralis des dem betroffenen Rückenmarkssegment entsprechenden Dermatoms. Kein familiäres Vorkommen.
Klin: Seit Geburt bestehender, 1 oder 2 Dermatomen folgender *Naevus flammeus lateralis.
Im Schulkind- oder Jugendalter beginnende neurologische Symptomatik in Form von plötzlich auftretenden Lähmungen oder progredienten neurologischen Ausfallerscheinungen, an einen intraspinalen Tumor erinnernd.
Diag: Röntgen der Wirbelsäule, CT, NMR, selektive Angiographie der Spinalgefäße.
Ther: Wenn möglich, operative Entfernung des Angioms.
Lit: Jessen TR, Thompson S, Smith EB (1977) Cobb Syndrome. Arch Dermatol 113:1587–1590

Coccidioidomycose
Syn: Kokzidioidomykose, San Joaquin Valley Fever, kokzidioidales Granulom, Talfieber, Wüstenrheumatismus, Desert-fever, Desert Rheumatism, California Krankheit
Def: Akut oder chronisch verlaufende *tiefe Mykose mit primärer Infektion der Lunge und hämatogener Streuung in unterschiedliche Organe.
Ätio: Inhalation der Pilzelemente mit Ausbildung eines Primärkomplexes in der Lunge.
Err: Coccidioides immitis, ein dimorpher Pilz.
Man: 80–90% der ortsansässigen Bevölkerung sind durchseucht,

50000 Neuerkrankungen/Jahr, alle Altersgruppen, beide Geschlechter. Die disseminierte Aussaat wird 14 mal häufiger bei Schwarzen und 175 mal häufiger bei Filipinos als bei Kaukasiern beobachtet.
Vork: Süd-Californien, Arizona, New Mexico, Südwest-Texas, Nord-Mexiko, der Norden Argentiniens und Paraguays.
Klin: Inkubationszeit: 10–18 Tage. Primäre pulmonale Form: Grippeähnliche Symptomatik mit Fieber und Krankheitsgefühl, pleuritischen Brustschmerzen, ggf. blutiges Sputum. Anorexie, Gewichtsverlust von 5 bis 9 kg.
Allergische Hauterscheinungen bei der Primärinfektion: Häufig *Erythema nodosum oder *Erythema exsudativum multiforme.
In etwa 0,5% der Fälle hämatogene Streuung mit Befall anderer Organe, vor allem der Haut und Unterhaut, der Knochen (Osteomyelitis), des ZNS und der Hirnhäute.
Hauterscheinungen: Häufig zuerst im Gesicht, an den Nasolabialfalten, am Hals oder am Capillitium in Form von verrukösen Granulomen mit Einschmelzung und narbiger Abheilung, auch noduläre, seltener ulzerierte Hautveränderungen, Entzündungen des subkutanen Fettgewebes, Abszessbildung.
Hist: Tuberkuloides Granulationsgewebe mit Abszessen
Diag: Erregernachweis im Nativpräparat von Eiter und Sputum, Blut, Urin oder Liquor. Histologie.
Kultureller Erregernachweis: Grau-weiße, später nachdunkelnde, die gesamte Oberfläche bedeckende Kolonien innerhalb von 2–4 Tagen. Intrakutan-Teste mit Coccidioidin oder Spherulin.
DD: Granulomatöse Prozesse der Haut anderer Genese, *Tuberkulose, *Blastomykose, *Aktinomykose
Ther: Amphotericin B in den tolerierten Höchstdosen (3 g). Versuch mit Ketoconazol in hohen Dosen: 600–1200 mg/Tag.
Prog: Meist klinisch inapparenter Verlauf oder Spontanheilung. Ernst bei der disseminierten Form.

Cockayne-Syndrom
s. Progeria-like syndrome

Cockayne-Touraine-Syndrom
s. Epidermolysis bullosa hereditaria dystrophica dominans

Cockett-Venen
Def: Klappeninsuffiziente Venae perforantes (*transfasziale Venen^) der Unterschenkel, die in der Pathogenese des *Ulcus cruris eine wesentliche Rolle spielen. Die Perforansvenen zwischen der epifaszial verlaufenden hinteren Bogenvene und den subfaszial verlaufenden Venae tibiales posteriores sind von größter klinischer Bedeutung.

Cold
s. Herpes simplex

Cole-Engmann-Syndrom
s. Dyskeratosis congenita

Cole-Rauschkolb-Toomey-Syndrom
s. Dyskeratosis congenita

Colitis ulcerosa
Def: Chronische, mit geschwürigen Darmwandzerstörungen einhergehende Colitis ungeklärter Genese, diskutiert werden psychosomatische Aspekte. Hautveränderungen sind 10–20% der Fälle assoziiert.
Klin: Blutige Durchfälle.
Hauterscheinungen: *Pyoderma gangraenosum, auch *Erythema nodosum, *Aphthen, *Vaskulitiden: *Sweet-Syndrom, *Purpura, furunkuloide, nodöse oder multiforme Hautveränderungen.

Collagenoma perforans verruciformis
s. *reaktive perforierende Kollagenose^

Collagenosis, reactive perforating
s. *reaktive perforierende Kollagenose^

Collerette
Def: Kragenförmige Abschuppung, typisch bei *Pityriasis rosea und *Candidose, auch bei *Erythema-anulare-centrifugum-artiger Psoriasis^.

Colorado-Tick-Fieber
Def: Durch *ARBO-Viren hervorgerufene Infektionskrankheit in Nordamerika mit Myalgien, Rücken-, Augen- und Kopfschmerzen, Laryngopharyngitis, Fieber und Erbrechen.
Fakultativ: Petechiale Blutungen in den Gelenkbeugen oder generalisiertes makulopapulöses Exanthem. Inkubationszeit 4–6 Tage, Dauer 1–2 Wochen.

Colorado-Zeckenfieber
Syn: Amerikanisches Gebirgs-Zeckenfieber
Def: Durch Dermatocentor andersoni (Schildzecke) übertragene Virusinfektion mit biphasischem Fieberverlauf.

Colpitis granularis bei Trichomoniasis
s. Trichomonaden-Granulom

Collier de Venus
s. Halsband der Venus

Coma-Bulla
Def: Blasenbildung an den Aufliegestellen, insbesondere Fersen und Hinterkopf, bei Schlafmittelintoxikation.
s. a. Barbituratvergiftung

Combined Naevus
s. Combined Naevus^

Combustio
s. Verbrennung

Combustio bullosa
s. *Verbrennung

Combustio erythematosa
s. *Verbrennung

Combustio necroticans
s. *Verbrennung

Comèl-Syndrom
s. Ichthyosis linearis circumflexa (Comel)

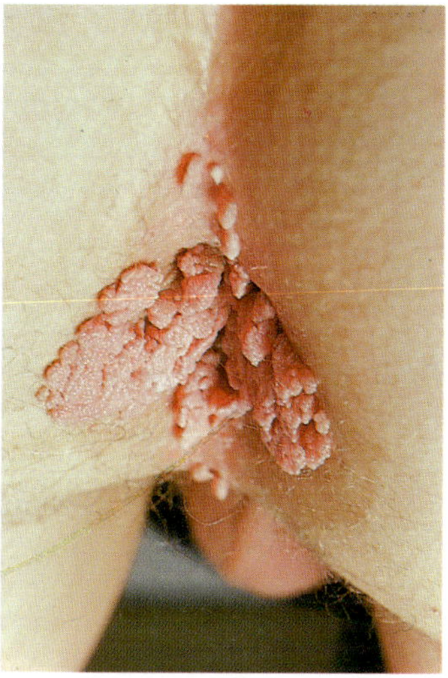

Condylomata acuminata

Compound Naevus
s. Compound Naevus^

Condylomata acuminata
Syn: Spitze Kondylome, Feigwarzen, Feuchtwarzen
Def: Zu den *STD (sexually transmitted diseases) gehörende Viruserkrankung mit Ausbildung spitzer Papillome im Genitalbereich.
Ätio: Übertragung von Mensch zu Mensch durch direkten Kontakt, v. a. beim Geschlechtsverkehr. Begünstigend wirken feuchtes Milieu, z. B. *Fluor vaginalis, *Urethritis, *Intertrigo, *Phimose, *Analekzem, evtl. Ovulationshemmer, Immunschwäche.
Err: Viren der Papova-Gruppe (HPV)
Lok: Bei der Frau: große und kleine Labien, Introitus vaginae, in 20% der Fälle auch intravaginal, in 6% an der Cervix.
Beim Mann: Sulcus coronarius, inneres Präputialblatt, Frenulum.
Klin: Kleine, stecknadelkopfgroße, rötliche bis graugelbliche, weiche Papeln, die zu großflächigen, blumenkohlartigen oder hahnenkammähn-

an den Ellenbogen, über der Wirbelsäule, kleiner Nase mit nach vorne stehenden Nasenöffnungen, tiefem Nasensattel, hypoplastischem Unterkiefer, tiefsitzenden Ohrmuscheln, kleinen Händen und Füßen. Zusätzlich *Cutis marmorata generalisata und hypoplastische Papillarlinien, *Naevuszellnaevi, *Hypertelorismus, Zwergwuchs, geistige Retardierung, Syndaktylie.
Prog: Meist frühzeitiger Tod

Cornu cutaneum
Syn: Hauthorn, Keratoma giganteum
Def: Klinische Diagnose für einen aus Keratin bestehenden, an ein Tierhorn erinnernden Auswuchs der Haut.
Ätio: Unter dem Bild eines Cornu cutaneum können sich manifestieren: Insbesondere *Keratosis actinica, ferner *Verruca seborrhoica, *Verruca vulgaris, *Arsenkeratose, *tricholemmale Keratose, *M.Bowen, follikuläre Keratose, *spinozelluläres Karzinom^, *Basaliom, verruköser epidermaler *Nävus^.
Lok: V. a. Gesicht und Kapillitium, meist in der Einzahl.
Klin: Gelb-bräunlicher, senkrecht oder gebogen auf der Haut stehender, hyperkeratotischer, 0,5–15 cm langer Tumor.
Hist: Orthohyperkeratotische, stellenweise parakeratotische Hornmassen; verbreiterte oder auch atrophische Epidermis; häufig Epithelunruhe.
Ther: Exzision (Ausschluß Malignität). Das histologische Ergebnis bestimmt das weitere Prozedere.
Lit: Petzelbauer P, Hammer I, Konrad K (1989) Cornu cutaneum. Hautarzt 40:556–558

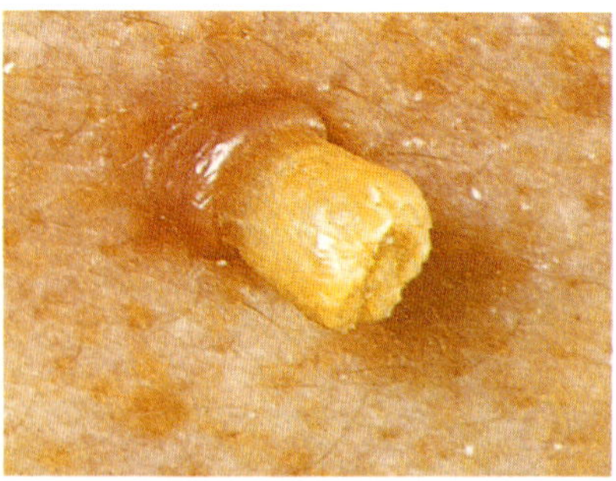
Cornu cutaneum

Corona phlebectatica
Def: Besenreiserartige Venektasien mit teils fächerförmiger, teils pinselartiger Figuration. Mögliches Zeichen einer beginnenden *chronischen venösen^ Insuffizienz.
Lok: Knöchelgegend und Fußränder (Corona phlebectatica paraplantaris), teils übergreifend auf Fesselgegend.

Corona phlebectatica paraplantaris
s. *Corona phlebectatica

Corona veneris
Def: *Papulosquamöse Syphilide^, *Syphilis an der Haargrenze.

Corynebacterium diphtheriae
Def: Erreger der *Diphtherie.

Corynebacterium minutissimum
Syn: Microsporon minutissimum
Def: Erreger des *Erythrasma.

Coryza syphilitica
s. Koryza

Costa Rica-Blastomykose
s. südamerikanische Blastomykose^

Coup de sabre
s. *zirkumskripte Sklerodermie^

Cowden, Morbus
s. Cowden-Syndrom

Cowden-Syndrom
Syn: Multiple Hamartome, M. Cowden, Hamartome-Syndrom
Def: Genodermatose mit multiplen, epithelialen und mesodermalen, zur malignen Entartung neigenden Fehl- und Neubildungen aller Organsysteme. Wahrscheinlich autosomal dominanter Erbgang.
Klin: Vogelgesicht, Mikrostomie, Ober- u. Unterkieferhypoplasie,

schmale Nase, antimongoloide Lidachse.
Dermatologische Leitsymptome: Papulöse, zentrofaziale und akrale Läsionen. Ausgeprägte Papillomatose der Mundschleimhaut und des Intestinaltraktes. *Tricholemmome, *Trichoepitheliome im Gesicht. Gehäuft *Lipome, *Hämangiome und *Vitiligo. *Lingua plicata, Zahnstellungsanomalien.
Multiple Zysten in hyperplastischen Mammae, Leber, Schilddrüse und Knochen.
Hist: Papillome, *Tricholemmome
DD: *Gruber-Syndrom, *Marfan-Syndrom
Ther: Exzision bzw. elektrokaustische Abtragung der Papeln, Überwachung bezüglich der Karzinomentwicklung.
Prog: Hohe Korrelation mit malignen Tumoren, vor allem Mamma- und Schilddrüsenkarzinomen.
Lit: Fritsch P, Pechlaner R, Czarnecki N, Hintner H (1981) Das multiple-Hamartome-Syndrom (Cowden-Syndrom). Hautarzt 32:285–291
Burgdorf WHC, Worret WI (1988) Karzinom-assoziierte Genodermatosen. Hautarzt 39:413–418

Cowperitis
Def: Entzündung der Glandulae bulbourethrales.

Cow pox
s. Kuhpocken

Coxsackie-Virus-Exanthem
Klin: Morbilliformes, varizelliformes Exanthem bei *Coxsackie-Virus-Infektion.

Coxsackie-Virus-Infektion
Def: Infektion mit Coxsackie-Viren, hierzu gehören: *Hand-Fuß-Mund-Krankheit, *Herpangina, *Bornholmer Krankheit, *Sommergrippe.

Crab dermatitis
Def: *Erysipeloid-Epidemien bei Krabbenfischern.

Crabs
Def: Hyperkeratotische Prozesse an Palmae und Plantae in der tertiären Periode der *Frambösie.

Cranio-carpo-tarsal-dysplasia
s. kranio-karpo-tarsale Dysplasie^

Crasse de Vieillards
s. Keratosis actinica

Crédésche Prophylaxe
Def: Heute nicht mehr übliche Methode zur Vermeidung einer *Gonorrhoblenorrhoe bei Neugeborenen.
Methode: Einträufeln von 1 bis 2 Tropfen 1%iger Argentum nitricum-Lösung in jedes Auge nach der Geburt.

Creeping disease
s. Myiasis linearis migrans

Creeping eruption
s. Myiasis linearis migrans

Creeping Myiasis
s. Myiasis linearis migrans

CREST-Syndrom
Def: Variante der *progressiven systemischen Sklerodermie^ vom akralen Typ: Kombination von *Calcinosis metabolica, *Raynaud-Syndrom, Esophageal Dysfunction, *Sklerodaktylie und *Teleangiektasien, entspricht dem CRST-Syndrom mit Oesophagusbeteiligung.

Crohn-Krankheit
s. Enteritis regionalis

Cronkhite-Canada-Syndrom
Def: Gastrointestinale Polyposis mit *Alopecia diffusa und *Onychodystrophie.
Man: Familiär, nach dem 40. Lebensjahr
Klin: Intestinale Polyposis: Malabsorption, Diarrhoen. Universelle, nicht vernarbende Alopezie aller Terminalhaare, Onychodystrophie und Hautpigmentierungen in Form von stecknadelkopfgroßen, rundlichen,

Cutis
s. *Korium

Cutis anserina
Syn: Gänsehaut
Def: Durch Kälteexposition oder psychische Einflüsse hervorgerufene Kontraktion der Errectores pilorum mit Hervortreten der Haarfollikelöffnungen über das Hautniveau und Ausbildung eines „Gänsehautartigen“ Aspektes.

Cutis anserina perpetua
s. Perniosis follicularis

Cutis hyperelastica
Syn: Gummihaut
Def: Charakteristisches Teilsymptom des *Ehlers-Danlos-Syndroms mit enormer Dehnbarkeit der Haut; selten bei Hyperthyreotikern und bei Gesunden.
Klin: Überdehnbare, in hohen, rasch wieder verstreichenden Falten abhebbare Haut. Erhöhte Verletzbarkeit der Haut mit resultierenden atrophischen Narben und Hyperpigmentierungen.
s. a. *Dermatorrhexis

Cutis laxa
Syn: Dermatochalasis, Elastolysis generalisata, Dermatomegalie, Chalazodermie
Def: Inhomogenes Krankheitsbild mit zu weiter, schlaffer, in Falten hängender Haut. Unterschieden werden eine kongenitale und eine erworbene Form.
Ätio: Kongenitale Form: Wahrscheinlich inhomogene Krankheitsgruppe, da sowohl autosomal-dominanter wie auch autosomal-rezessiver und X-chromosomal-rezessiver Erbgang beobachtet wird.
Erworbene Form: Durch Medikamente, v. a. Penicillin, oder Fokalinfektionen, Hypophysenstörungen, multiples Myelom, *Erythema exsudativum multiforme, M.Hodgkin, *Urticaria pigmentosa, *Dermatitis herpetiformis Duhring.
Klin: Weit von der Unterlage abhebbare, nicht verdünnte Haut. Grobe schlaffe Hautfalten am gesamten Integument. Dadurch entsteht der Eindruck, die Patienten hätten eine viel zu große Haut an. Bei Befall der Augenlider (Blepharochalasis) und des Gesichtes entsteht ein trauriger, vorgealterter Gesichtsausdruck.
Ggf. Beteiligung innerer Organe v. a. Lunge, Herz, elastische Arterien, Gastrointestinaltrakt und Urogenitaltrakt.
Hist: Fehlen oder granuläre Degeneration der elastischen Fasern.
Elektronenmikroskopie: Verminderung oder Fehlen der granulären Strukturen der elastischen Fasern bei unveränderten Mikrofibrillen. Kollagenfasern unverändert.
Diag: Klinik, Histologie
DD: *Ehlers-Danlos-Syndrom, *Pseudoxanthoma elasticum,
Ther: Nicht bekannt
Lit: Hunziker T, Berther T, Zala L, Krebs A (1986) Erworbene Cutis laxa (Elastolysis generalisata). Hautarzt 37:463–466
Oku T, Nakayama F, Imaizumi S, Takigawa M, Yamada M (1989) Congenital Cutis laxa. Dermatologica 179:79–83

Cutis marmorata
s. Livedo reticularis

Cutis marmorata teleangiectatica congenita (van Lohuizen)
Syn: Cutis teleangiectatica congenita, van Lohuizen-Syndrom, Phlebectasia congenita generalisata, angeborene generalisierte Phlebektasie
Def: Harmlose, aber ausgeprägte, konnatale, durch Teleangiektasien und Phlebektasien hervorgerufene, generalisierte oder umschriebene, netzförmige Zeichnung der Haut (*Livedo reticularis).
Evtl. gut heilende Ulzerationen, ohne Progredienz und innere Störungen. Hemiatrophie der betroffenen Extremität ist beschrieben.

Ätio: Diskutiert werden verzögerte Ausbildung des subkutanen Fettgewebes und dadurch Durchscheinen des tiefen Gefäßplexus, angeborene Gefäßektasie, vereinzelt autosomal-dominanter Erbgang.
Man: Ab Geburt, keine Geschlechtsbevorzugung
Lok: Sowohl lokalisierte Formen (meist einseitig an Extremitäten, assoziierte Mißbildungen wie Hemiatrophie, Hemihypertrophie der betroffenen Extremität, neuromuskuläre Störungen möglich) als auch generalisiertes Auftreten möglich.
DD: *Genuine diffuse Phlebektasie^
Ther: Schutz vor Unterkühlung
Prog: Abheilung oder zumindest deutliche Rückbildung in den ersten Lebensjahren.
Lit: Kolde GH, Happle R (1987) Cutis marmorata teleangiectatica congenita (Van-Lohuizen-Syndrom). Hautarzt 38:101–103
Burger M, Zillikens D, Burg G (1990) Cutis marmorata teleangiectatica congenita. Akt Dermatol 16:248–249
Török E, Daroczy J, Karpati S, Kiss P (1985) Phlebectasia congenita (van Lohuizen-Syndrom). Akt. Dermatol. 11:173–175

Cutis rhomboidalis nuchae
Def: Zeichen einer ausgeprägten *senilen Elastose^ mit Ausbildung tiefer, rautenförmiger Furchen im Nacken, Teilsymptom der *Landmannshaut.

Cutis teleangiectatica congenita
s. Cutis marmorata teleangiectatica congenita

Cutis vagantium
Syn: Vagabundenhaut
Def: Chronische Entzündung mit Ekzematisation und Impetiginisation der Haut bei Befall mit Kleiderläusen (*Pediculosis corporis).
Klin: Strichförmige Exkoriationen, helle Närbchen und graue Pigmentierungen, Lichenifikation. Lymphknotenschwelungen.
Diag: Nissen und Kleiderläuse in der Wäsche, *Pediculosis corporis
DD: Exsikkationsekzem (*Ekzem, Exsikkationsekzem), *endogenes Ekzem^
Ther: *Pediculosis corporis

Cutis verticis gyrata
Syn: Pachydermia verticis gyrata, Cutis verticis plicata, faltenartige Pachydermie, bull-dog-scalp-syndrom, Naevus cerebriformis
Def: An Hirnwindungen erinnernde, in Reihen nebeneinander stehende und verschmelzende Hautfalten mit tiefen Furchen im Bereich des Kapillitiums. Man kann primäre Cutis verticis gyrata mit und ohne assoziierte Symptome und sekundäre Cutis verticis gyrata (s. DD) unterscheiden.
Vork: Bei *Akromegalie, Kornealeukom, *idiopathischer Pachydermoperiostose^, *Myxödem und auch bei endokrinologisch Gesunden.

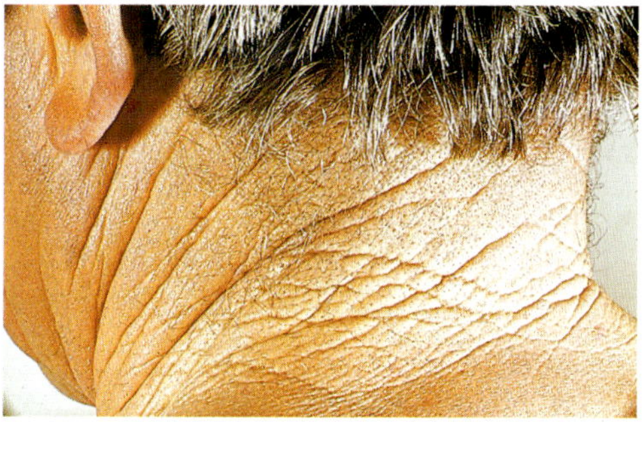

Cutis rhomboidalis nuchae

*Maligne atrophische Papulose^
*M. Behçet
4. Polyposis:
*Peutz-Jeghers-Syndrom
*Canada-Cronkhite-Syndrom
5. Malabsorption:
*Avitaminosen (z. B. *Beri-Beri, *Pellagra, *Skorbut)
*Dermatitis herpetiformis Duhring (*Sprue)
*Zinkmangel-Krankheit
*Acrodermatits enteropathica
6. Hautveränderungen bei Darmtumoren:
*Kutane Paraneoplasie^

Lit: Kirsch B et al. (1992) Dermatosen bei chronisch entzündlichen Darmerkrankungen. Akt. Dermatol. 18: 17–22
Marks J (1983) Hautkrankheiten und Dünndarm. Internist 24:550–555

Darmpolyposis mit Melanoplakie
s. Peutz-Jeghers-Syndrom

Dartre volante
s. Pityriasis simplex faciei

Darwin Höcker
s. Darwin Ohr

Darwin Ohr
Syn: Apex auriculae, Darwin Höcker, Tuberculum auriculae, Darwinsches Spitzohr
Def: Atavistischer Höcker am hinteren oberen Helixrand des Ohres.

Darwinsches Spitzohr
s. Darwin Ohr

Dasselbeule
s. furunkuloide Myiasis^

Dattelbeule
s. *kutane Leishmaniosen^

Dauerrötung, vasomotorische
Def: Rötung durch Vasokonstriktorenausfall oder Vasodilatatorenreizung unterschiedlicher Genese.

Dauerwell-Schaden
Def: Haarschäden bis Verlust des behandelten Haares bei zu hoher Konzentration, zu starker Alkalität oder zu langer Einwirkungsdauer der beim Kaltwellverfahren verwendeten Lösungen.
Prog: Volle Reversibilität

De Bailey-Syndrom
Def: Kongenitale Glomangiomatose vorwiegend der Haut, jedoch auch der viszeralen Organe, gelegentlich kombiniert mit *Neurofibromatose, Pigmentstörungen u. a.
DD: *Angiodysplasiesyndrome

De Sanctis-Cacchione-Syndrom
Def: Kombination von *Xeroderma pigmentosum Gruppe A mit proportioniertem Zwergwuchs, Hypogonadismus, hereditärer spinaler Ataxie (Friedreich-Ataxie) und Oligophrenie.

Debré-de-Toni-Fanconi Syndrom
Def: Primäre, erbliche, idiopathische Rückresorptionsstörung der Nierentubuli mit Dystrophie und Minderwuchs und kombinierter Fett- und Glykogenspeicherung in der Leber.
Ätio: Störung der Rückresorption von Glukose, anorganischem Phosphat und Aminosäuren in der Niere.
Man: Kindesalter, gelegentlich Erwachsenenalter.
Klin: Spontan- und Pseudofrakturen (Entmineralisierung des Skeletts), Rachitis, Anämie, Minderwuchs.
Lab: Phosphaturie, Aminoazidurie, Glykosurie

Deckelschuppe
Def: Weißliche oder silbrige, zentral festhaftende Schuppenauflagerung die eine makulo-papulöse Effloreszenz vollständig oder größtenteils bedeckt. Der obladenförmigen Deckelschuppe liegt ein parakeratototischer Verhornungsmechanismus zugrunde. Charakteristisch für die Pityriasis lichenoides chronica.
Vork: *Pityriasis lichenoides chronica

Deer fly fever
s. Tularämie

Deficiency scrotal dermatitis
s. pellagroide Skrotal^ dermatitis, *Pellagra

Degeneration, ballonierende
Def: Histologische Bezeichnung für eine bestimmte Form der Degeneration von Epithelzellen, gekennzeichnet durch Anschwellen der Epithelien, Schwinden der Zellfortsätze, Abrundung der Zellen und Lösung der Zellen aus dem Verband.
Vork: z. B. bei Virusblasen

Degeneration, basophile
s. *Elastosis actinica

Degeneration, fibrinogene
s. fibrinoide Degeneration^

Degeneration, fibrinoide
Syn: Fibrinogene Degeneration
Def: Histologische Bezeichnung für die Durchsetzung des Kollagens mit Fibrin, so daß das befallene kollagene Bindegewebe homogenisiert, eosinophil erscheint.

Degeneration, granulöse
Syn: Akanthokeratolyse
Def: Histologische Bezeichnung für die vorzeitige Tonofibrillenverschmelzung und Keratohyalinbildungsstörung in der oberen Stachelzellschicht. *Akantholyse der Epithelzellen, bei der *Erythrodermia ichthyosiformis congenitalis bullosa (Brocq) nachweisbar.

Degeneration, hepatolentikuläre
Syn: Morbus Wilson, Westphal-Strümpellsche-Pseudosklerose
Def: Autosomal-rezessiv vererbte Stoffwechselkrankheit mit Störung der Zöruloplasminsynthese und Kupferanreicherung im Gewebe. Typische Hautveränderungen: Stärkere Pigmentierung frei exponierter Hautareale.
Hochcharakteristisch: *Kayser-Fleischer-Ring

Degeneration, kolloide
Def: Histologische Bezeichnung für eine hyaline Homogenisierung und grobschollige Verquellung kollagenen und elastischen Gewebes.
s. a. Kolloidmilium

Degeneration, retikulierende
Def: Histologische Bezeichnung für eine Degeneration der Epidermiszellen durch starke intrazelluläre Ödembildung mit Platzen der Zellen. Es resultiert ein multilokuläres Bläschen, dessen Septen die stehengebliebenen Zellwände darstellen. z. B. bei Pockenblasen.

Degenerative collagenous plaques of the hands
s. Keratoelastoidosis marginalis manuum

Degos Krankheit
Def: Im internationalen Schrifttum unterschiedlich gebrauchte Bezeichnung für drei verschiedene Krankheitsbilder: *Erythéme desquamative en plaque congénital et familial (Degos), *Papulosis maligna atrophicans, *M. Dowling-Degos

Degos M.
s. Erythème desquamative en plaque congenital et familial (Degos)

Degos-Delort-Tricot Syndrom
s. Papulosis maligna atrophicans

Dehnungsstreifen der Haut
s. Striae cutis distensae

Dekubitalalopezie
s. Alopecia decubitalis

Dekubitalulkus
s. Dekubitus

Dekubitus
Syn: Dekubitalulkus, Druckgeschwür, pressure sores, bedsores
Def: Ischämische Nekrosen in Form schmerzloser Ulzera nach längerer Druckeinwirkung.
Ätio: Längere Bettlägrigkeit, zu enge Verbände, vor allem Gipsverbände, vaskuläre Erkrankungen, Kryoglobulinämie

Dermatite lichénoide purpurique et pigmentée
Syn: Dermatitis lichenoides purpurica et pigmentosa, Gougerot-Blum-Syndrom, lichenoide Purpura, Blum-Syndrom, Gougerot Dermatitis
Def: Klinische Variante der *Purpura pigmentosa progressiva mit lichenoidem Aspekt.

Dermatite polymorphe douloureuse
s. Dermatitis herpetiformis Duhring

Dermatitis
Def: Klinisch und anatomisch-pathologisch definierter Begriff für akute oder chronische Entzündung der Haut. Im angloamerikanischen Sprachraum als klinischer Begriff für *Ekzem gebraucht, z. B. atopische Dermatitis, Kontaktdermatitis. Neuerdings auch im deutschen und französischen Sprachraum statt Ekzem verwendet.

Dermatitis acuta bullosa infectiosa
s. *staphylogenes Lyell^-Syndrom

Dermatitis, airborne contact dermatitis
s. Airborne contact dermatitis

Dermatitis, aktinische
Def: Durch Strahlung unterschiedlicher Art hervorgerufene entzündliche Hautreaktion: *Radiodermatitis, *Dermatitis solaris.

Dermatitis, akute follikelgebundene toxische
Def: Akute generalisierte, follikelgebundene Dermatitis mit akutem Beginn nach Exposition gegenüber polychlorierten Aromaten.
s. a. Chlorakne
Lit: Garbe C, Orfanos CE (1986) Akute follikelgebundene toxische Dermatitis nach Exposition gegenüber polychlorierten Aromaten. Akt. Dermatol. 12:121–124

Dermatitis ammoniacalis
s. Windeldermatitis

Dermatitis, Arsendermatitis
s. Salvarsandermatitis

Dermatitis artefacta
Def: Durch externe Noxen künstlich provozierte *Dermatitis.

Dermatitis atopica follicularis
s. Dermatitis papulosa juvenilis

Dermatitis, atopische
s. *endogenes Ekzem^

Dermatitis atrophicans chronica progressiva
s. Acrodermatitis chronica atrophicans (Herxheimer)

Dermatitis atrophicans diffusa progressiva idiopathica Oppenheim
s. Acrodermatitis chronica atrophicans (Herxheimer)

Dermatitis atrophicans lipoides diabetica
s. Necrobiosis lipoidica

Dermatitis atrophicans maculosa
s. Anetodermie

Dermatitis atrophicans reticularis Glück
s. Poikilodermia atrophicans vascularis Jacobi

Dermatitis autogenetica
s. Münchhausen-Syndrom

Dermatitis, Berloque Dermatitis
s. Berloque Dermatitis, *phototoxisches Ekzem^

Dermatitis bullosa pratensis
Syn: Wiesengräser-Dermatitis, Wiesengrasdermatitis, Phyto-Photodermatitis, Photodermatitis phytogenica, Pflanzendermatitis, Dermatitis pratensis
Def: *Phototoxisches Ekzem^ nach Kontakt mit Pflanzen, die phototoxische Substanzen enthalten und anschließender Besonnung.
Klin: Erythematöse, meist streifige Abklatschbilder der betreffenden Pflanze; auch Bläschen und Blasen.
Ther: Kortikoidcreme, sterile Eröffnung der Blasen, evtl. feuchte Umschläge.
Prog: Abheilung unter Hyperpigmentierung

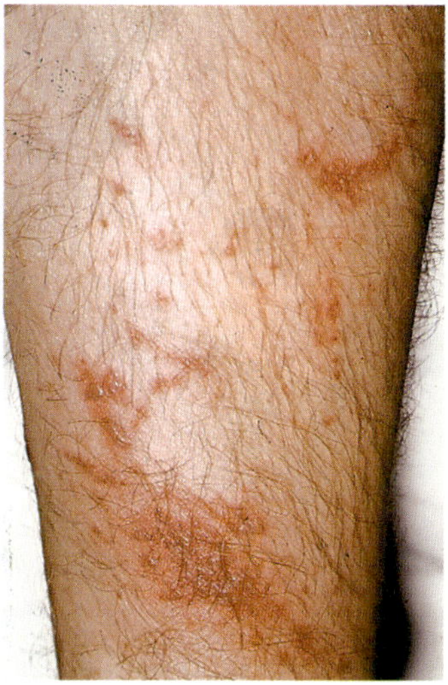

Dermatitis bullosa pratensis

Dermatitis caused by shirts (Hodgson-Hellier)
Syn: Textilpurpura, Hodgson-Hellier-Syndrom
Def: Variante der *Purpura pigmentosa progressiva mit papulo-purpurischen Herden an den Kontaktstellen bestimmter Textilien (Uniform, Unterwäsche).
Lit: Denes B (1990) Hodgson-Hellier-Syndrom (Dermatitis caused by shirts). Dt. Derm. 38:762

Dermatitis, chronic superficial
s. Parapsoriasis

Dermatitis, chronisch aktinische
Def: V.a. im angloamerikanischen Schrifttum verwendeter Oberbegriff für die *persistierende Lichtreaktion^ und das *aktinische Retikuloid^, die als Varianten derselben Entität angesehen werden.
Lit: Wolf C, Hönigsmann H (1988) Das Syndrom der chronisch-aktinischen Dermatitis. Hautarzt 39:635–641

Dermatitis congelationis
s. Erfrierung

Dermatitis contusiformis
s. Erythema nodosum

Dermatitis, degenerative
s. Ekzem, chronisch-toxisches Kontaktekzem

Dermatitis, dysseborrhoische
s. seborrhoisches Ekzem^

Dermatitis, epidemische purpurisch-lichenoide
s. Purpura, eczematid-like purpura

Dermatitis, erosive pustulöse des Kapillitiums
Syn: Erosive pustulöse Dermatose des Kopfes
Def: Chronisch verlaufende follikuläre Pustulose der Kopfhaut mit konsekutiver Follikelzerstörung. Genese unklar. Umstrittene Entität.
Man: Meist ältere Frauen
Klin: Herdförmige, erythematöse, haarlose Areale am Kapillitium mit zentraler Atrophie und meist randständigen, follikulär gebundenen Papeln und Pusteln. Starker Juckreiz. Kein Ansprechen auf antibiotische und -mykotische Therapie.
Lab: Bakteriologische und mykologische Untersuchungen des Pustelinhalts meist negativ (teilweise Nachweis von Staphylococcus aureus).
Hist: Unspezifisch: Hochsitzende intraepidermale bis subkorneale Pusteln, Rarefizierung der Adnexe, mononukleäres Infiltrat.
DD: *Folliculitis decalvans, *Psoriasis pustulosa, *Tinea capitis superficialis, *Perifollikulitis capitis abscedens et suffodiens, *eosinophile Pustulose^ Ofuji
Ther: Lokal Kortikoidtinkturen. Systemisch versuchsweise niedrigdosiert Etretinat.
Lit: Bieber T, Ruzicka T, Burg G (1987) Erosive pustulöse Dermatitis des Kapillitiums. Hautarzt 38:687–689

Tabelle: Glutenfreie Diät bei **Dermatitis** herpetiformis Duhring, Gluten-Enteropathie

Grundsätzlich sind bei einer mit Zottenatrophie einhergehenden Glutenenteropathie alle Getreideprodukte (Gerste, Hafer, Roggen, Weizen) zu meiden.
Durch glutenfreie Kost kann gelegentlich die erforderliche DADPS-Dosis bei der Behandlung der Dermatitis herpetiformis reduziert werden.

Nahrungsmittel	erlaubt	verboten
Brot	aus Kartoffel-, Mais-, Reis-, Sojabohnenmehl	sämtliche Brot-, Gebäck- und Kuchensorten aus den üblichen Getreidemehlsorten
Süßspeisen Süßigkeiten	Pudding aus erlaubten Mehlsorten, Stärke, Gelatine; Bonbons	Kuchen, Torten, Puddings und Fertigprodukte aus Getreidemehlsorten, Nudeln
Obst	alle Sorten	
Gemüse	alle Sorten	
Fett	tierische Fette, Margarine, Kokosfett, Öl, reine Mayonnaise	Weizenkeimöl, mit Mehl hergestellte Marinaden und Saucen
Fleisch	reines Fleisch	mit Teigwaren zubereitete und gestreckte Fleischprodukte

Duhring mit lineärer Ablagerung von IgA (lineäre IgA-Dermatose). Hautarzt 35:230–239

Dermatitis herpetiformis senilis
s. bullöses Pemphigoid^

Dermatitis hidrotica
s. Miliaria

Dermatitis hiemalis
Syn: Dermatosis juvenilis plantaris, recurrent juvenile eccema, Dermatitis plantaris sicca, peridigitales Ekzem bei Kindern, Vorfußekzem, juvenile plantar dermatosis, atopic winter feet, pulpite sèche, peridigitale Dermatose, Eccema e frigore, pulpite digitale kératosique craquelée récidivante, Syndroma digitocutaneum minimum, Pseudomykose, Dermatosis palmoplantaris juvenilis
Def: Abortive Manifestationsform des *endogenen Ekzems^.
Ätio: Chronische, nicht allergische, kumulativ toxische Ekzemreaktion bei meist starker *Sebostase.
Man: Vor allem Kinder
Lok: Vor allem Zehenendglieder, auch Fußsohle, Ferse, Vorfuß und Finger.
Klin: Leicht entzündliche Rötung, pergamentartige Haut mit trockener, festhaftender Schuppung und schmerzhaften Rhagaden.
Diag: Klinik, *Prick- und *RAST-Diagnostik
DD: *Tinea pedum, *kontaktallergisches Ekzem^
Ther: Blande fettende Pflege. Auch Salben mit Ichthyol oder Liquor carbonis detergens. Vermeiden von okkludierenden Schuhen. Milde Teerbäder.
Prog: Chronischer Verlauf, Besserung während des Sommers (vermehrte Schweißbildung).

Dermatitis, hypereosinophile
s. Hypereosinophile Dermatitis
s. a. Hypereosinophilie-Syndrom

Dermatitis hypostatica
s. Ekzem, Stauungsekzem

Dermatitis, infectious eczematoid dermatitis
s. Infectious eczematoid dermatitis

Dermatitis intertriginosa
s. Intertrigo

Dermatitis irritans
s. Ekzem, chronisch-toxisches Kontaktekzem

Dermatitis, Kontaktdermatitis
s. Ekzem, Kontaktekzem

Dermatitis, Lackdermatitis
s. Lackdermatitis

Dermatitis Leiner
s. Erythrodermia desquamativa Leiner

Dermatitis lichenoides pruriens
s. endogenes Ekzem^

Dermatitis lichenoides purpurica et pigmentosa
s. Dermatite lichénoide et pigmentée

Dermatitis, livedoartige
s. Embolia cutis medicamentosa

Dermatitis livedoides
s. Embolia cutis medicamentosa

Dermatitis maculosa atrophicans
s. Anetodermie

Dermatitis, Mah-Jongg
s. Lackdermatitis

Dermatitis malleosa
s. Malleus

Dermatitis medusica
Syn: Quallen-Dermatitis
Def: Toxische Hautentzündung nach Kontakt mit Quallen unter Ausbildung streifiger oder gruppierter, stark juckender oder brennender urtikarieller Erytheme oder Papulo-Vesikel an den Kontaktstellen.

Dermatitis multiformis gestationis
s. Herpes gestationis

Dermatitis, neurogene
s. endogenes Ekzem^

Dermatitis nodularis necroticans
Def: Veralteter klinischer Begriff für eine nekrotisierende *hyperergische Vaskulitis^.

Dermatitis nummularis
s. mikrobielles Ekzem^

Dermatitis papillaris capillitii (Kaposi)
s. Folliculitis sclerotisans nuchae

Dermatitis papulosa juvenilis
Syn: Sommerpityriasis der Ellenbogen und Knie, frictional lichenoid eruption, sandbox dermatitis, dermatide du tobogan
Def: Mit lichenoiden Papeln einhergehende Erkrankung des Kindesalters unbekannter Ätiologie, wahrscheinlich Beziehung zum *endogenen Ekzem^.
Ätio: Unbekannt, konstitutielle Neigung zu lichenoider Reaktion, evtl. *atopische Diathese.
Man: Kinder zwischen dem 2. und 12. Lebensjahr, vor allem in den Sommermonaten.
Lok: Handrücken, über den Fingergelenken, Unterarmen, über den Ellbogen, an den Knien, auch am Gesäß
Klin: Flache, 1–3 mm große, halbkugelige oder rundliche, auch polygonale entzündlich gerötete oder auch depigmentierte Papeln mit lichenoidem Glanz.
Hist: Diskrete lymphozytoide Infiltrate im Stratum papillare, leichte *Akanthose und *Hyperkeratose
DD: *Id-Reaktionen, *endogenes Ekzem^, *Lichen nitidus
Ther: Extern: Hautpflege: Rückfettende Bäder, Einfetten der Haut nach dem Waschen, ggf. kurzfristig niedrig konzentrierte kortikoidhaltige Cremes.

Dermatitis, papulöse in der Schwangerschaft
Syn: Papular dermatitis of pregnancy (PDP)
Def: Seltene, in ihrer Entität umstrittene mit juckenden Papeln einhergehende *Schwangerschaftsdermatose.
Vor: Sehr selten; eine Erkrankung auf 2500 Schwangerschaften
Lok: Gesamtes Integument ohne besondere Prädilektionsstellen
Klin: Rezidivierende tägliche Eruption urtikarieller, stark juckender Papeln, hämorrhagische Krustenbildung, Pigmentierungen.

Fällen Kortikoide systemisch, ggf. mit einem nichtsteroidalen Antiphlogistikum als Lotio oder Schaum extern, in schweren Fällen intern. Antihistaminika intern.

Dermatitis statica
s. Ekzem, Stauungsekzem

Dermatitis, Stauungsdermatitis
s. Ekzem, Stauungsekzem

Dermatitis striata bullosa pratensis
s. Dermatitis bullosa pratensis

Dermatitis toxica
s. Ekzem, chronisch-toxisches Kontaktekzem

Dermatitis ulcerosa
s. Pyoderma gangraenosum

Dermatitis varicosa
s. Ekzem, Stauungsekzem

Dermatitis venenata
Def: Veralteter Begriff für *akutes, toxisches oder allergisches Kontaktekzem (*Ekzem, Kontaktekzem).

Dermatitis verrucosa
s. Chromomykose

Dermatoarthritis, familiäre histiozytäre
Def: Bisher sehr selten beschriebene, familiär auftretende, sich in der frühen Kindheit manifestierende Erkrankung, gekennzeichnet durch
- granulomatöse kutane und subkutane Papeln, bevorzugt an Hand- und Fußrücken, Extremitätenstreckseiten,
- mutilierende Arthritis der peripheren Gelenke, v. a. der Hände und Füße,
- typische Augenbeteiligung: Uveitis, Glaukom, Katarakt.

Beziehung zur *multizentrischen Retikulohistiozytose^ wird diskutiert.
Lit: Zayid I, Farray S (1973) Familial Histiocytic Dermatoarthritis: a new syndrome. Am J Med 54:793–800
Valente M, Parenti A, Cipriani R et al. (1987) Familial Histiocytic Dermatoarthritis. Am J Dermatopathol 9:491–496

Dermatobia hominis
Syn: Dasselfliege
Def: Vektor der *furunkuloiden Myiasis^, *Dasselbeule.

Dermatobiasis
s. furunkuloide Myiasis^

Dermatochalasis
s. Cutis laxa

Dermatofibrom
Def: Im angloamerikanischen Sprachraum üblicher Begriff für das *Histiozytom.

Dermatofibrom, pseudosarkomatöses
s. Fasciitis nodularis pseudosarcomatosa

Dermatofibroma lenticulare
s. Histiozytom

Dermatofibrosarcoma protuberans
Def: Seltener, semimaligner, wahrscheinlich von Fibroblasten abstammender, langsam wachsender Tumor des Hautbindegewebes.
Man: In jedem Lebensabschnitt möglich, Altersgipfel zwischen dem 20. und 40. Lebensjahr.
Lok: Vor allem Schultern, Oberarm, Rücken, Bauch, distale Extremitätenabschnitte eher selten.
Klin: Harter, gelbbräunlich-livider, höckriger, teilweise bis apfelgroßer Tumor, der aus einem knotigen und einem darunterliegenden plattenartigen Anteil besteht. Typisch ist das „Eisbergphänomen": nur ein Teil des Tumors ragt über das Hautniveau heraus, erst beim Tasten kann man die tatsächliche Größe unter der Oberfläche ermessen.
Wachstum in zwei Stadien: 1. Ausbildung einer derben kutan-subkutan gelegenen Platte, 2. Tumorstadium mit Ausbildung der Knoten.
Hist: Infiltrierend wachsender polymorpher, bindegewebiger Tumor, der Corium und Subkutis befällt. Die faszikulären oder radiäre Anordnung ergibt das typische cartwheel-Muster, zahlreiche Mitosen.

Elektronenmikroskopie: Stark segmentierte Kerne, (Labyrinthkern).
Diag: Klinik, Histologie
DD: *Fibrosarkome, *maligne fibröse Histiozytome^, maligne Schwannome
Ther: Frühzeitig großzügige Exzission weit im Gesunden. Rezidivgefahr!
Prog: Lokale Rezidivquote von 50–80%. Selten Metastasen nach mehrfachem Rezidiv, fakultativer Übergang in metastasierendes Fibrosarkom.
Lit: Zina AM, Bundino S (1979) Dermatofibrosarcoma protuberans. An ultrastructural study of five cases. J. Cutan. Pathol. 6:265–271
Hagedorn MC, Thomas C, v Kannen W (1974) Dermatofibrosarcoma protuberans mit Übergang in ein sogenanntes Fibrosarkom. Dermatologica (Basel) 149, 84–89
Lautier R, Wolff HH, Jones RE (1988) Immunhistochemische Untersuchungen zur Histogenese des Dermatofibrosarcoma protuberans. Z. Hautkr. 63:645–650

Dermatofibrosis lenticularis disseminata mit Osteopoikilie
s. Buschke-Ollendorff-Syndrom

Dermatolysis
s. Dermatochalasis

Dermatom
Def: Streifenförmiger Hautbezirk, der von den sensiblen Fasern eines Spinalnerven versorgt wird.
s. a. Blaschko-Linien

Dermatomegalie
s. Dermatochalasis

Dermatomycosis favosa
s. Favus

Dermatomukomyositis
s. Dermatomyositis

Dermatomykosen
s. Mykosen, Dermatomykosen

Dermatomyositis
Syn: Polymyositis, Lilakrankheit, Dermatomukomyositis
Def: Systemische *Autoimmunerkrankung mit Entzündung und segmentaler Nekrose der quergestreiften Muskeln und gleichzeitig vorliegender Dermatitis. Bei fehlender Hautbeteiligung entspricht das Krankheitsbild der *Polymyositis, die wiederum als Teilsymptom anderer Autoimmunerkrankungen auftreten kann.
Eine Einteilung nach Pearson (s. Tabelle) hat sich nicht durchgesetzt.
Ätio: *Autoimmunkrankheit, diskutiert werden Antikörper gegen ein Antigen im Muskel, virale Genese, bei Kindern Foci. Auch als *kutane Paraneoplasie^.
Klin: Hauterscheinungen, diese gehen der Muskelschwäche in 1/3 der Fälle voraus.
Rot-violette Erytheme periorbital, schmetterlingsförmig über den Wangen, dem Halsausschnitt, den Extremitätenstreckseiten, streifige Erytheme

Tabelle: Klassifikation der **Dermatomyositis** (Pearson 1962, Walton u. Adams 1958)

Typ I	Polymyositis des Erwachsenen – 3.–5. Dekade, Raynaud-Phänomen, Arthralgie
Typ II	Typische Dermatomyositis (akut, subakut) – Haut-Muskel-Befall. Arthralgie: Frauen 2.–7. Dekade
Typ III	Typische Dermatomyositis mit malignen Tumoren (Mamma, Lunge, Ovar); Männer ab der 4. Dekade (paraneoplastisches Syndrom)
Typ IV	Typische Dermatomyositis des Kindesalters kombiniert mit Infektionen des Respirationstraktes. Kalzifikation, Ulzerationen, Fibrosis und Kontrakturen häufiger als im Erwachsenenalter
Typ V	Polymyositis mit Myoglobulinurie (akute Myolysis)
Typ VI	Polymyositis mit Sjögren-Syndrom
Typ VII	Polymyositis, sog. Kollagenosen (SLE, progressive Sklerodermie [PSS], rheumatoide Arthritis [RA]

Dermatose, exsudative diskoide lichenoide
s. exsudative diskoide lichenoide Dermatitis^

Dermatose, familiäre rosazea-artige mit intraepidermalen Epitheliomen, keratotischen Plaques und Narben
s. Haber-Syndrom

Dermatose, IgA-lineare
Def: Chronische, vesikulo-bullöse Dermatose mit linearer IgA-Ablagerung in der Basalmenbran.
Sonderform: *benigne chronische bullöse Dermatose^ bei Kindern
Lok: Keine besonderen Prädilektionsstellen
Klin: Vielfach herpetiform angeordnete, intensiv juckende, vesikulöse und bullöse Hautveränderungen. Das klinische Bild entspricht einerseits der *Dermatitis herpetiformis, andererseits auch dem *bullösen Pemphigoid^.
Hist: Subepidermale Blasenbildung, gelegentlich intrapapilläre Mikroabszesse.
DIF: Lineare IgA-Ablagerung in der Basalmembranzone
Ther: Anfangs Sulfone, später Sulfone in Kombination mit kleinen Dosen Glukokortikoiden.

Dermatose invisible
Def: Juckreiz an hautgesunden Stellen beim *Lichen ruber planus.

Dermatose, peridigitale
s. Dermatitis hiemalis

Dermatose pigmentaire réticulée
s. Incontinentia pigmenti, Typ Franceschetti-Jadassohn

Dermatose, progressive pigmentäre
s. Purpura pigmentosa progressiva

Dermatose, subkorneale pustulöse
s. subkorneale Pustulose^

Dermatose, transitorische akantholytische
s. Transitorische akantholytische Dermatose (Grover)

Dermatosen, bullöse
s. Blasenbildene Erkrankungen

Dermatosen, erythematosquamöse
Def: Entzündliche, mit Rötung und Schuppenbildung einhergehende Hauterkrankungen. Dazu gehören:
*Psoriasis vulgaris,
*Parapsoriasis-Gruppe,
*Pityriasis rosea,
*sekundäre Erythrodermien^,
*seborrhoisches Ekzem^.

Dermatosen, HIV-assoziierte
Def: Dermatosen, die bei HIV-Infizierten häufiger beobachtet werden als bei Gesunden. Fließende Übergänge zu den *opportunistischen Infektionen bei *AIDS.
Klin: Wichtigste Erkrankungen:
- Exantheme, v. a. *Arzneimittelexantheme (am häufigsten nach Cotrimoxazol, meist Rückbildung trotz Therapiefortsetzung)
- Psoriasiforme Veränderungen: *Seborrhoisches Ekzem^, Exazerbation einer *Psoriasis vulgaris
- Papulöse und papulofollikuläre Dermatitiden: *Akne-Rezidiv oder -Exazerbation, *Demodex-Follikulitis, *Pityrosporon-Follikulitis
- Austrocknung der Haut, Übergang in eine erworbene *Ichthyose möglich, Voralterung, *Teleangiektasien
- Wiederauftreten oder Verschlechterung eines *endogenen Ekzems^
- Haarveränderungen: vorzeitiges Ergrauen (*Canities), diffuse *Alopezie
- *Orale Haarleukoplakie^
- gehäuftes Auftreten von Hauttumoren: *Kaposi-Sarkom, *Basaliome, *spinozelluläre Karzinome^ und *maligne Melanome^

Lit: Eichmann A (1990) Hautmanifestationen bei Patienten mit HIV-Infektion. Z. Hautkr. 65:640–644
Steigleder GK (1990) Hautveränderungen als Hinweis auf eine HIV-Infektion. Schrift. Marchionini-Stiftg. 15:19–43

Dermatosen, papulöse
Def: Mit *Papeln einhergehende Hauterkrankungen.

Dermatosis cenicienta
s. Erythema dyschromicum perstans

Dermatosis juvenilis plantaris
s. Dermatitis hiemalis

Dermatosis palmoplantaris juvenilis
s. Dermatitis hiemalis

Dermatosis papulosa nigra
Def: Seltene Dermatose mit dunkel pigmentierten Papeln im Bereich der Augenlider, Wangen, Stirn, Hals und Decolletee.
Ätio: Genetisch bedingt, in 40% familiäres Auftreten
Vork: Häufig Dunkelhäutige. Gynäkotropie
Klin: 1–2 mm große, hyperpigmentierte, halbkugelige, weiche prominente Papeln.
DD: Verrucae seborrhoicae
Ther: Entfernung durch Desikkation oder Kürettage.

Dermatosis pigmentaria progressiva
s. Purpura pigmentosa progressiva

Dermatosklerose
Syn: Dermatosclerosis
Def: Konsistenzzunahme der Haut durch umschriebene oder diffuse Bindegewebsvermehrung, z. B. bei *chronisch venöser^ Insuffizienz, zirkumskripter oder progressiver systemischer Sklerodermie.

Dermatostomatitis Baader
s. Erythema exsudativum multiforme

Dermatozoenwahn
Syn: Epizoonosenwahn, Parasitenwahn, Parasitophobie
Def: Psycho-neurotische, wahnhafte Vorstellung von Ungeziefer befallen zu sein. Charakteristischerweise werden als Erreger verdächtigte Hautschuppen gesammelt und zum Arztbesuch mitgebracht. Klinisch imponieren zahlreiche Artefakte (Kratzspuren, Ulzerationen, Pyodermien) infolge der Bekämpfung der vermeintlichen Erreger.
Ther: Psychotherapie

Dermatozoonosen
Def: 1. Hauterkrankung durch eingedrungene tierische Erreger, wie *Flöhe, *Läuse, *Wanzen, *Milben, *Zecken, Zerkarien.
2. *Zoonose durch Übertragung der Erreger vom Tier auf die Haut des Menschen.

Dermis
s. Korium

Dermite livedoide
s. Embolia cutis medicamentosa

Dermite ocre des membres inférieurs
s. Angiodermite purpurique et pigmentaire

Dermite ocre Favre-Chaix
s. Angiodermite purpurique et pigmentaire (Favre-Chaix)

Dermoepidermitis Lutz
s. mikrobielles Ekzem^

Dermographismus
Syn: Hautschrift
Def: Umschriebene Reaktion der Haut auf mechanische Reizung, bedingt durch die Gefäßreaktion als Ausdruck des Axonreflexes, Dauer 15 Minuten bis 1 Stunde.
Man unterscheidet: *Dermographismus albus, elevatus, ruber und niger.

Dermographismus albus
Syn: Weißer Dermographismus
Def: Abblassen der Haut nach Bestreichen mit stumpfem Gegenstand, durch angeborene oder erworbene gesteigerte Kontraktionsbereitschaft der Hautgefäße.
Vork: Bei *endogenem Ekzem^, *atopischer Diathese, *Typhus exanthematicus, bei Hypothyreose und bei ichthyosiformer Hautbeschaffenheit.

Dermographismus elevatus
Syn: Leistendermographismus, urtikarieller Dermographismus

Dick-Test
Def: Heute wenig gebräuchlicher Intrakutantest mit erythrogenem Streptokokkentoxin zum Nachweis von Antikörpern gegen erythrogene Toxine. 0,1 ml Dick-Toxin werden intrakutan injiziert. Positiv-Reaktion: nach 10–20 Stunden bildet sich eine Rötung von >10 mm aus.
Bei Vorliegen von Antikörpern gegen erythrogene Toxine bleibt die Hautrötung aus, der Dick-Test ist negativ. Fehlen die Antikörper, kommt es zur lokalen Exanthembildung, der Dick-Test ist positiv und der Patient nicht immun gegen *Scharlach.

Digitale mukoide Zysten
s. Dorsalzysten

Digitalfibrom, rezidivierendes
s. digitale infantile Fibromatose^

Digitalfibromatose, rezidivierende des Kindesalters
s. digitale infantile Fibromatose^

Digital fibrous swellings in children
s. digitale infantile Fibromatose^
s. a. rezidivierende Digitalfibromatose^ des Kindesalters

Digiti hippocratici
s. Trommelschlegelfinger

Digitus mortuus
Syn: Toter Finger, Leichenfinger
Def: Weißwerden eines einzelnen Fingers infolge einer neurovegetativ bedingten Ischämie.
Ätio: Spasmus der Arterien eines oder mehrerer Finger ungeklärter Ursache. Wahrscheinlich Minusvariante des *M. Raynaud.
Klin: Minutenlange Blässe und Auskühlung eines oder mehrerer Finger ohne Schmerzsymptomatik.
Ther: Meiden feuchter Kälte, Tragen von gefütterten Handschuhen.

Digitus supranumeralis
s. Polydaktylie

Dilated pore
s. Riesenpore

Diphtherie
Def: Epidemisch und endemisch vorkommende, akute mit Fieber einhergehende Infektionskrankheit des Pharynx und des oberen Respirationstraktes durch Infektion mit Corynebacterium diphtheriae (*Angina diphtherica). Charakteristisch sind fibrinöse Beläge (Pseudomembranen) im Schleimhautbereich. Bei Infektion der Haut, meist im Bereich von Wunden oder kleinsten Epitheldefekten kann es zur Ausbildung einer *Diphtherie der Haut kommen.

Diphtherie, Angina
s. Angina diphtherica

Diphtherie der Haut
Syn: Hautdiphtherie
Def: Infektion der Haut mit Corynebacterium diphteriae (*Diphtherie). Unterschieden werden
1. die Wunddiphtherie durch Infektion einer vorbestehenden Wunde,
2. die primäre Hautdiphtherie: Die Haut ist Eintrittspforte des Erregers in den Organismus (Heteroinokulation) und
3. die sekundäre Hautdiphtherie: Autoinokulation der Haut bei vorbestehender *Diphtherie.
Ätio: Eindringen der Erreger in kleine Hautläsionen durch Tröpfchen- oder Schmierinfektion, auch durch infiziertes Material.
Err: Corynebacterium diphtheriae (fakultativ anaerob)
Lok: Wunddiphtherie: jede beliebige Körperstelle, primäre Diphtherie: v. a. untere Extremitäten, sekundäre Diphtherie: auf vorbestehenden ekzematösen Hautveränderungen.
Klin: Wunddiphtherie: Von membranösen Belägen bedeckte, purulent belegte Wunde mit ödematöser, kräftig geröteter Umgebung.
Primäre Hautdiphtherie: Als kleine pustulöse Hautläsion beginnendes, rasch ulzerierendes und peripher wachsendes Hautgeschwür mit grauweißlichen, später braunen Belägen.

Sekundäre Hautdiphtherie: oberflächliche membranöse Beläge auf diskret ödematöser Umgebung.
s. a. ekthymaähnliche, ekzematoide, gangränöse, impetiginöse, phlegmonöse und ulzeröse Diphtherie^
Diag: Membranöse Beläge, Bakteriennachweis (Methylenblaupräparat und kulturell).
Ther: Antitoxin-Gabe und Antibiotika: 20000 bis 40000 AE (antitoxische Einheiten) Diphtherieserum i. m., z. T. i. v.
Gleichzeitig: Antibiotische Therapie mit Penicillin oder Erythromycin.
Prophylaxe: Aktive Immunisierung mit abgeschwächtem Diphtherie-Toxin.
Prog: Bei entsprechender Therapie günstig
Lit: Flor-Henry P (1961) Cutaneous diphtheria: brief historical review and discussion of recent literature, with presentation of two cases. Med Serv J Canada 17:823

Diphtherie, ekthymaähnliche
Def: Oberflächliche mit scharf umrandeten Geschwüren einhergehende *Diphtherie der Haut.

Diphtherie, ekzematoide
Def: *Diphtherie der Haut mit ekzemähnlichen, verkrusteten, stellenweise nässenden Herden.

Diphtherie, gangränöse
Def: Entwicklung aus der *phlegmonöse Diphtherie^ durch zusätzlich Mischinfektion mit Streptokokken und Staphylokokken, gesteigerte Toxinbildung.
Klin: Schwarze, nekrotische Hautpartie. Abstoßung des Hautbereichs. Tod unter Vasomotorenkollaps, Lähmungserscheinungen.

Diphtherie, impetiginöse
Def: Oberflächliche *Diphtherie der Haut, unter dem Bild einer *Impetigo contagiosa mit Blasenbildung, Erosionen und serös blutigen Krusten.

Diphtherie, phlegmonöse
Def: Entwicklung aus der *ulzerösen Diphtherie^ (*Diphtherie der Haut) mit Ausbildung eines schlaffen, glasigen Granulationen aufweisenden, mit fibrinösem Schleier bedeckten Geschwüres. Häufig dünnflüssige, oft blutig-seröse Sekretabsonderung, ödematöse Anschwellung der Haut in der Umgebung. Petechiale Blutungen, flächenhaftes, sich in die Subcutis ausbreitendes Infiltrat.

Diphtherie, ulzeröse Form
Def: *Diphtherie der Haut mit Ausbildung geschwüriger Hautdefekte.

Diphyllobothrium latus
s. Fischbandwurm

Direktpigmentierung
s. Sofortpigmentierung

Dirofilariasis
Def: Fadenwurmerkrankung der Haut durch Dirofilaria repens mit Ausbildung von derben solitären subkutanen, kaum druckdolenten Knoten und ggf. allergischen Begleiterscheinungen im Sinne von Lidödemen und Schwellungen. In diesen Knoten findet sich der lebende etwa 14 cm lange weißliche Wurm.
Ther: Exzision, Diethylcarbamazin 3×2 mg/kgKG über 4 Wochen.
Lit: Bergner T, Löscher T et al. (1990) Subkutane Dirofilariasis: Infektion mit Dirofilaria repens. Hautarzt 41:265–269

Discoid lupus erythematosus (DLE)
s. Lupus erythematodes chronicus discoides

Disseminate and recurrent infundibulo-folliculitis
s. disseminiert rezidivierende Infundibulum-Follikulitis^

Disseminated superficial actinic porokeratosis
s. Porokeratosis superficialis disseminata actinica

Distensio cutis
s. Striae cutis atrophicae

DLE
s. Lupus erythematodes integumentalis

Dodd-Venen
Def: Perforansvenen (*transfasziale Venen^) am medialen Oberschenkel. Verbindungsvenen zwischen Vena saphena magna und der Vena femoralis superficialis.

Doenca de Lutz-Jeanselme
s. Juxtaartikuläre Knoten

Dolichostenomelie
s. Marfan-Syndrom

Dollarscheinhaut
s. Geldscheinhaut

Dolores osteocopi nocturni
Def: Nächtlicher Knochenschmerz bei *Syphilis.

Donovania granulomatosis
Syn: Donovansches Bakterium, Calymnatobacterium granulomatosis
Def: Erreger des *Granuloma venereum.

Donovaniosis
s. Granuloma venereum

Donovansches Bakterium
s. Donovania granulomatosis

Donovansches Körperchen
s. Granuloma venereum

Doppellippe
Def: Vor der Gingiva und hinter der Oberlippe liegende Schleimhautfalte beim *Ascher Syndrom. Auch: Kongenitale Hemmungsmißbildung mit Doppelung der Lippe (Grenzlinie im Lippensaum).

Dopplersonographie
s. Ultraschall-Dopplersonographie
s. a. Ultraschall-Doppler-Untersuchung

Doppler-Valsalva-Test
Def: *Ultraschall-Doppler-Untersuchung der Venen bei gleichzeitiger Durchführung des *Valsalva-Testes.

Dornwarze
s. Verruca plantaris

Dorsalzyste
Syn: Mukoide Dorsalzyste der Finger, digitale mukoide Zyste, Synovialzyste, mukoide Fingerzyste, Myxomatosis nodularis cutanea
Def: Durch Bindegewebsdegeneration entstandene Pseudozyste mit gallertartigem Inhalt an den Finger- und Zehenstreckseiten.
Ätio: Unbekannt
Lok: Finger- und Zehenstreckseiten, meist paraartikulär.
Klin: Bis haselnußgroße, derbe, gelegentlich schmerzhafte, glasig durchscheinende Tumoren. Entleerung einer gallertartigen Flüssigkeit nach Einstich
Röntgen: Knochenspornbildung unter den Zysten.
Hist: Keine Endothelauskleidung (Pseudozysten). Schleimige Bindegewebsdegeneration
Ther: Exzision störender Dorsalzysten.

Dorsalzyste, mukoide der Finger
s. Dorsalzyste

Dotter-Technik
Def: Intraluminale Gefäßdilatation mittels eingeführten Katheter. Im femoropoplitealen Gefäßsystem für obliteriertes Segmente einer maximalen Länge von 10 cm erfolgreich. Vorteil: Kurze Hospitalisation, geringe Komplikationsquote, hohe Erfolgsquote.

Morbus Dowling-Degos
Syn: Reticulate Pigmented Anomaly of the Flexures, Dark Dot Disease
Def: Sehr seltene, durch retikuläre Pigmentierung der Intertrigines gekennzeichnete, chronisch progrediente Genodermatose mit autosomaldominantem Erbgang (unterschiedliche Penetranz).
Man: Meist in der 2. Lebenshälfte
Lok: Bevorzugt intertriginöse Bereiche: Axillae, Inguinalregion, seitliche

Halsregion, submammär, in der Bauchfalte
Klin: Flach erhabene, netzförmig konfigurierte, hyperpigmentierte Läsionen, außerdem häufig follikuläre Hyperkeratosen; punktförmige Grübchen perioral und nasal.
Hist: In das Korium gerichtete, basal hyperpigmentierte epitheliale Stränge, die sich nach peripher verzweigen, aber nicht konfluieren. Epidermis leicht atrophisch.
DD: *Acanthosis nigricans, *Papillomatosis confluens et reticularis, *Haber-Syndrom, *M. Galli-Galli; histologisch: adenoide *Verruca seborrhoica, *Trichoepitheliom
Ther: Keine wirksame Therapie bekannt
Prog: Gutartiger, aber meist chronisch-progredienter Verlauf
Komp: Besiedlung mit Bakterien und Candida führt zu unangenehmer Geruchsentwicklung.
Lit: Oppolzer G, Schwarz T et al (1987) M. Dowling-Degos: frustraner Therapieversuch mit Retinoiden. Hautarzt 38:615–618
Milde P, Goerz G, Plewig G (1992) Morbus Dowling-Degos mit ausschließlich genitaler Manifestation. Hautarzt 43:369–372

Down-Syndrom
s. Mongolismus

Dracunculose
s. Drakunkulose

Dracunculus medinensis
Syn: Medinawurm, Guineawurm
Def: Erreger der *Drakunkulose.

Drakontiasis
s. Drakunkulose

Drakunkulose
Syn: Dracunculose, Drakontiasis, Guineawurminfektion, Medinawurminfektion
Def: Tropenerkrankung, Infektion mit dem Medinawurm.
Ätio: Wirt der Larven ist der Ruderfußkrebs Cyclops.
Übertragen der Larven des Medinawurms über nichtabgekochtes Trinkwasser. Ausbreiten der Larven im Magen des Menschen, Durchdringen der Magenwand, Ansiedlung im Bindegewebe und Reifung zu erwachsenen Formen. Das Männchen erreicht eine Länge von 3–4 cm, das Weibchen bis zu 1 m. Durch Abgabe eines toxischen Sekretes kommt es zur lokalen Entzündung und Blasenbildung, Ausbildung eines Ulkus mit Absonderung des Wurmes nach außen.
Err: Dracunculus medinensis
Vork: Afrika, Arabien, Iran, Türkei, Afghanistan, Indien, Burma, Rußland, Karibische Inseln, Südamerika
Lok: Vor allem Füße und Beine
Klin: Inkubationszeit 8–12 Monate. Allergische Phänomene mit Fieber, *Urtikaria, Brechreiz, Diarrhoe, Dyspnoe, Eosinophilie.
Hautveränderungen: 2–3 cm große, pemphigoide, juckende Blasen, Einreißen der Blasendecke, Entwicklung flacher Ulzerationen, Ödem der Umgebung, chronische Eiterung, Zystenbildung, Verkalkung.
Ther: Ziehen der Würmer von der Hautoberfläche her.
Intern: Diethylcarbamazin oder Mebendazol.
Lit: Stüttgen G, Haas N, Mittelbach F, Rudolph R (1982) Umweltdermatosen, Springer Verlag Wien New York, S. 104–105

Dreier Syndrom
s. Stillsche Krankheit

Dreitagefieber
s. Exanthema subitum

Druckalopezie
s. Alopecia mechanica
s. Alopecia decubitalis

Druckatrophie
s. mechanisch bedingte Atrophie^

Druckgeschwür
s. Dekubitus

Druckpannikulitis
s. Pannikulitis, Druckpannikulitis

Druckurtikaria
s. Urtikaria, Druckurtikaria

Drüsenfieber (Pfeiffer)
s. Mononucleosis infectiosa

Drug fever
Def: Medikamentös bedingtes Fieber mit oder ohne Exanthem.

Drusen
Def: Körnige, PAS-positive Bestandteile des Eiters, z. B. bei *Aktinomykose, *Myzetom, *Nocardiose.

DTH (Delayed type hypersensitivity)
Def: Überempfindlichkeit vom verzögertem Typ.
Ätio: *Typ-IV-Allergie^
Pathogenese: Überempfindlichkeit auf Grund spezifisch sensibler Lymphozyten, z. B. tuberkuloide Reaktion, Kontaktdermatitis (*zelluläre Immunreaktion).

Dubowitz-Syndrom
Def: Hereditäre Kombination von geringem Geburtsgewicht, Gesichtsdysmorphie und ekzematösen Hautveränderungen.
Ätio: Wahrscheinlich autosomal-rezessiver Erbgang.
DD: *Bloome-Syndrom
Lit: Vieluf D, Korting HC et al. (1990) Dubowitz syndrome: Atopic dermatitis, low birth weight dwarfism and facial dysmorphism. Dermatologica 180:247–249

Duplex-Sonographie
Def: Kombination von B – Mode – Sonographie (bildgebende Sonographie) und *Dopplersonographie. Mittels Duplex-Sonographie kann sowohl ein 2-dimensonales Schnittbild als auch die Strömungskurve des untersuchten Gefäßes dargestellt werden. Mittels Farbkodierung lassen sich die Blutströme in den Gefäßen entsprechend ihrer Strömungsrichtung farbig darstellen.

Dubreuilh-Melanosis circumscripta
s. Lentigo maligna

Ducrey-Unna-Krankheit
s. Ulcus molle

Duftdrüsen
s. apokrine Schweißdrüsen^

Duhringsche Krankheit
s. Dermatitis herpetiformis Duhring

Dukes disease
s. Rubeola scarlatinosa

Dukes-Filatoffsche Krankheit
s. Rubeola scarlatinosa

Dunkelfeldverfahren
Def: Mikroskopisches Verfahren mit zentral abgedunkeltem, von der Seite einfallendem Lichtstrahl.
Anwendung: Vor allem Vitaldiagnostik der Treponemen bei *Syphilis im Reizsekret.

Dupuytrensche Kontraktur
Syn: Palmarfibromatose
Def: Umschriebene bindegewebige Induration in Palmaraponeurose. Pendant an der Fußsohle Plantarfibromatose,
s. a. Polyfibromatosis.
Ätio: Ungeklärt, Traumen, genetische Disposition. Autosomal dominanter Erbgang mit variable Penetranz, gehäuft bei Lebererkrankungen und Dialysepatienten.
Lok: Vor allem Palmaraponeurosen, zunächst 4. und 5. Finger.
Klin: In Abhängigkeit von der Ausprägung unterscheidet man 4 Stadien:
1. Grad: Umschriebene, palpable Knotenbildungen
2. Grad: Beginnende Kontraktur, geringgradige Behinderung der Fingerstreckung im Grundgelenk
3. Grad: Streckbehinderung im Mittel- oder im Grundgelenk
4. Grad: Zusätzliche Überstreckung im Endgelenk und letztlich Beugekontraktur der Finger.
Ther: Chirurgische Entfernung der Palmaraponeurose.

Durand-Nicolas-Favre-Krankheit
s. Lymphopathia venerea

Dyschondroplasia hämangiomatosa
s. Mafucci-Syndrom

Dyschromatosis symmetrica hereditaria
s. symmetrische Akropigmentation^

Dyschromatosis universalis hereditaria
s. Melanosis diffusa congenita

Dyschromie
Def: Umschriebene oder diffuse, pathologische Verfärbung der Haut unterschiedlicher Genese: *Hyperpigmentierung, *Hypopigmentierung.

Dyschromie, hereditäre, familiäre, fleckige
Def: Dominant vererbte Pigmentstörung mit multiplen, unscharf begrenzten, unregelmäßig angeordneten, hyper- und hypopigmentierten Hautbezirken. Gleichzeitig: Weiße Stirnlocke.
DD: *Klein-Waardenburg-Syndrom, *Vitiligo, *Piebaldismus

Dysgerminom
s. Seminom

Dyshidrose
Syn: Dyshidrosis, Dyshidrose-Syndrom, dyshidrotisches Ekzem, Pompholyx
Def: Mit klaren, intraepidermal gelegenen Bläschen an Handflächen und Fußsohlen einhergehendes Krankheitsbild unterschiedlicher Ätiologie. Die klinisch sichtbaren Bläschen sind Ausdruck einer zugrundeliegenden spongiotischen Dermatitis im Bereich der Leistenhaut.
s. a. dyshidrotisches Ekzem^, dyshidrosiformes Ekzem^
Ätio: Minimalvariante eines *endogenen Ekzems^, *akutes Kontaktekzem^, *Tinea, auch im Rahmen einer *palmoplantaren Psoriasis^.
Lok: Fingerkanten (insbesondere bei *atopischer Diathese), Handflächen (*Cheiropompholyx), Fußsohlen (*Podopompholyx)
Klin: Klare, intraepidermal gelegene, kleine, derbe, < als 1mm bis zu 2–3 mm große, unterschiedlich stark juckende Bläschen.
Eintrocknen und Bildung einer halskrausenartigen Schuppung oder Platzen und Bildung von Erosionen.
Hist: Spongiotische Blasenbildung
Diag: Mykologie, *Epikutantestung, Prick-Testung, IgE
DD: *Pustulosis palmaris et plantaris
Ther: Behandlung der Grunderkrankung. Meiden auslösender Kontaktallergene, Sanierung einer Tinea. Lokal Kortikoidtinkturen, bei ausgedehntem Krankheitsbild Kortikoidcremes unter Okklusion, feuchte Umschläge.

Dyshidrose-Syndrom
s. Dyshidrose

Dyshidrosis
s. Dyshidrose

Dyshidrosis lamellosa sicca
Syn: Exfoliatio manuum areata
Def: Blande chronische Verlaufsform der *Dyshidrose.
Klin: Zahlreiche, feine, halskrausenartige Schuppen an Handtellern und Fingerseiten. Vereinzelt juckende Bläschen.
DD: *Tinea manuum
Ther: Kausal, blande pflegende Cremes, rückfettende Bäder

Dyskephaliesyndrom von François
Syn: Hallermann-Streiff-Syndrom, Hallermann Syndrom, Dysmorphia mandibulo-oculo-facialis, Ullrich-Fremerey-Dohna-Syndrom
Def: Kombination von mandibulärer Hypogenesie mit Katarakt.
Klin: Zirkumskripte herdförmige Haarausfälle an Kopfhaar, Augenbrauen, Wimpern, Bart, Achsel- und Schamhaaren mit verbleibender straffer, atrophischer, trockener Haut. Proportionierter Zwergwuchs, Mikrophthalmus, angeborener Katarakt, Zahnanomalien, Hakennase,

Unterkieferhypoplasie, Brachy- oder Skaphokephalie.
DD: *Progeria adultorum

Dyskeratoid dermatosis
s. Pemphigus chronicus benignus familiaris

Dyskeratom, warziges (Szymanski)
s. Dyskeratoma segregans

Dyskeratoma lymphadenoides
s. Dyskeratoma segregans

Dyskeratoma segregans
Syn: Warziges Dyskeratom (Szymanski), Dyskeratoma verrucosum, Dyskeratosis follicularis isolata, Dyskeratosis segregans, Dyskeratoma lymphadenoides, isolierter M. Darier, Dyskeratosis intrafollicularis localisata
Def: Seltener benigner hyperkeratotischer, warziger Tumor, mit Nachweis akantholytischer Bezirke.
Man: V. a. 40.–65.Lebensjahr
Lok: Gesicht, behaarter Kopf, auch Mundschleimhaut
Klin: Meist isoliert auftretender, stecknadelkopf- bis erbsgroßer, verkrusteter, leicht schuppender, hautfarbener bis dunkel pigmentierter Tumor.
Hist: Hyperkeratotisches Epitheliom mit Dyskeratosen und akantholytischen Spaltbildungen.
DD: *Dyskeratosis follicularis, *Morbus Bowen, *Basaliom
Ther: Exzision
Prog: Günstig, jahrelanger Verlauf ohne maligne Entartung
Lit: Metz J, Schröpl F (1970) Zur Nosologie des Dyskeratoma segregans („Warty dyskeratoma“). Arch Klin Exp Dermatol 238:21–37

Dyskeratoma verrucosum
s. Dyskeratoma segregans

Dyskeratose
Syn: Dyskeratosis
Def: Pathologische, verfrühte Verhornung einzelner Zellen innerhalb des epidermalen Zellverbands. Man unterscheidet histologisch 2 Formen der Dyskeratose:
1. Bei der akantholytischen Dyskeratose entstehen runde konzentrische Gebilde, deren Zentrum aus dem homogenen, basophilen, pyknotischen Zellkern besteht, umgeben von einem hellen Hof, der von basophilem, dyskeratotischem Material umrahmt ist (sog. Corps ronds).
Vorkommen bei *Dyskeratosis follicularis, *transitorisch akantholytischer Dermatose^, *Dyskeratoma segregans, selten beim *Pemphigus chronicus benignus familiaris
2. Bei der neoplastischen Dyskeratose (sog. individuelle Keratinisierung) entstehen homogene, eosinophile, ca. 10 µm große, rundliche Körperchen, die nur teilweise Reste des Zellkerns enthalten.
Vorkommen bei *M. Bowen, *Keratosis actinica, *spinozelluläres Karzinom^, *Keratoakanthom.

Dyskeratose, hereditäre, benigne intraepitheliale
Def: Autosomal dominant vererbte *Dyskeratose mit schwammigen, weißen, unregelmäßig gefältelten, plaqueartigen Verdickungen der Mundschleimhaut und limbusnahen, gelatinösen Plaques der hyperämischen Konjunktivalschleimhaut, Lichtscheu.

Dyskeratose, kongenitale
s. Dyskeratosis congenita

Dyskeratosis bullosa
s. Pemphigus chronicus benignus familiaris

Dyskeratosis bullosa hereditaria
s. Pemphigus chronicus benignus familiaris

Dyskeratosis congenita
Syn: Zinsser-Cole-Engman-Syndrom, Polydysplasia ectodermica-Typ Cole-Rauschkolb-Toomey, kongenitale Dyskeratose
Def: Zu den *kongenitalen Poikilodermien^ gehörende, wahrscheinlich X-chromosomal rezessiv vererbte Erkrankung.

Man: 5.–10. Lebensjahr, fast ausschließlich männliches Geschlecht.
Klin: Als Frühsymptom kann es zu Tränenträufeln und Konjunktivitis kommen. Kennzeichnend ist die folgende Trias:
1. Chronische Paronychien, Nageldystrophien bis zum vollständigen Verlust der Nägel,
2. weißliche Vedickung (Leukokeratose) der Mundschleimhaut, selten auch der Anal, Vaginal- und Urethralschleimhaut,
3. ausgedehnte Areale mit netzförmiger Pigmentierung und Erytheme, Teleangiektasien, diffuse Atrophie der Haut, anetodermie-artige Herde ähnlich der *Poikilodermia vascularis atrophicans.
Zusätzlich können palmo-plantare Hyperkeratosen und Hyperhidrose, eine Obstruktion der Tränenkanalöffnungen, häufig Blasenbildungen im Mund und an der Haut beobachtet werden.
Begleitsymptome: Gehäuft Erkrankungen des hämatopoetischen Systems.
s. a. Fanconi-Zinsser-Syndrom
Hist: In Bereichen der Hyperpigmentierung Melanophagen, milde oder fehlende Epidermisatrophie und entzündliches Infiltrat im oberen Korium.
DD: *Pachyonychia congenita, *Incontinentia pigmenti
Prog: Ungünstig, häufig Karzinomentwicklung im Bereich der Schleimhautveränderungen.
Lit: Perwein E, Speer U (1985) Zinsser-Engman-Cole-Syndrom. (Dyskeratosis congenita). Hautarzt 36:594–596

Dyskeratosis follicularis
Syn: Darier-Krankheit, Porospermosis follicularis vegetans, Porospermosis cutanea, Keratosis vegetans, Dyskeratosis follicularis vegetans
Def: Autosomal-dominant vererbte Verhornungsstörung mit unterschiedlicher Penetranz. Häufig Spontanmutationen

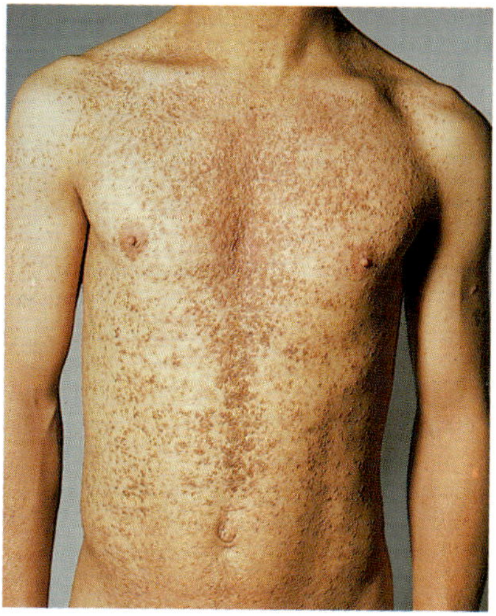

Dyskeratosis follicularis Darier

Man: Gehäuft peripubertär
Lok: Vor allem seborrhoische Zonen des Gesichtes und des Stammes, behaarter Kopf, Angogenitalregion, Palmae, Plantae und Nägel.
Klin: Zunächst glasstecknadelkopfgroße, isoliert stehende, rötliche Papeln. Braune, fest haftende Keratosen, Konfluenz zu beetartigen, verrukösen, fötiden, mazerierten Flächen. Gelegentlich starker Juckreiz. Charakteristische Unterbrechungen der Papillarlinien an Handtellern und Fußsohlen („Pits").
Typische Papeln an Wangenschleimhaut, Gaumen, Oesophagusschleimhaut, Enddarm- und Genitalschleimhäuten.
Kleinfleckige, oft an die Follikelmündung gebundene Leukoderme, rillenförmige Nägel mit sägezahnartigem Rand. Auch zystische Knochenveränderungen, schizoide Wesenszüge.
Hist: *Hyperkeratose, *Parakeratose, *Akanthose, dyskeratotische Elemente, akantholytische Lücken- und Spaltbildungen. Charakteristisch: „grains" und „corps rond" (*Dyskeratose).

Diag: Klinik, Fingerabdruck, Handabdruck, Histologie
DD: *Keratoma senile, *Dyskeratosis segregans, *Epithelioma spinocellulare segregans, *Acanthosis nigricans, *Pemphigus chronicus benignus familiaris, *Pemphigus vegetans, hyperkeratotische *Naevi, *seborrhoisches Ekzem^
Ther: Extern: Kaliumpermanganat- oder Schwefelbäder, Linolsäuretriglycerid mit Vitamin A in Salbenform, Harnstoffsalben.
Abtragung der Vegetationen mit der elektrischen Schlinge.
Intern: Neotigason® (50–25 mg/die, Reduktion auf Erhaltungsdosis nach Klinik)
Lit: Stücker M, Bacharach-Buhles M, Altmeyer P (1992) Eine inverse Verlaufsform der Dyskeratosis follicularis Darier. Hautarzt 43:217–220
Telfer NR, Burgr SM, Ryan TJ (1990) Vesiculo-bullous Darier's disease. Br J Dermatol 122:831–834

Dyskeratosis follicularis isolata
s. Dyskeratoma segregans

Dyskeratosis follicularis vegetans
s. Dyskeratosis follicularis

Dyskeratosis intrafollicularis localisata
s. Dyskeratoma segregans

Dyskeratosis maligna
s. M. Bowen

Dyskeratosis segregans
s. Dyskeratoma segregans

Dyslipoidosis cutanea Oppenheim-Urbach
s. Necrobiosis lipoidica

Dysostosis craniofacialis hereditaria
s. Crouzon-Syndrom

Dysostosis mandibulofacialis
Syn: Berry-Syndrom, Franceschetti-Syndrom, Thomson-Komplex, Treacher-Collins-Syndrom, Franceschetti-Zwahlen-Syndrom
Def: Autosomal dominant vererbte, auch sporadisch vorkommende Mißbildung mit antimongoloiden Lidspalten, Unterkieferhypoplasie, evtl. Lidkolobom, Fehlen der Meibomschen Drüsen, Oberkieferhypoplasie, kleinen Kieferhöhlen, hohem Gaumen, rudimentären Zahnleistungen, Ohrmuscheldysplasie, Gehörgangsatresie und Taubheit.

Dysphagie, sideropenische
s. Plummer-Vinson-Syndrom

Dysplasia linguofacialis
s. Oro-fazio-digitales Syndrom

Dysplasie
Def: Histologische Bezeichnung für das unregelmäßige Erscheinungsbild einer Zelle ohne Vorliegen einer *Atypie.

Dysplasie, angeborene ektodermale des Gesichtes
Syn: Hereditärer symmetrischer Naevus aplasticus
Def: Wahrscheinlich autosomal-dominant vererbte Mißbildung mit eingesunkenen, runden und streifigen, narbenähnlichen Hautatrophien im Bereich des behaarten Kopfes mit Fehlen der Haare im Herdbereich.
Nebenbefunde: Tiefreichende Stirn-Haar-Grenze, breite, flache Nasenwurzel, Rarefizierung der lateralen Augenbrauen.

Dysplasie, anhidrotische ektodermale
s. Anhidrotisch-ektodermale Dysplasie

Dysplasie, chondroektodermale
s. Chondroektodermaldysplasie

Dysplasie, ektodermale
Def: Große, heterogene Gruppe verschiedenartiger Entwicklungsstörungen der Strukturen, die sich von *Ektoderm ableiten. Außerdem können mesodermale und endodermale Zeichen sowie Störungen der Organogenese vorhanden sein. Die beiden klassischen Formen sind *anhidrotisch-ektodermale Dysplasie und *hidrotisch-ektodermale Dysplasie. Heute wird der Begriff weiter gefaßt und die ektodermalen Dysplasien

Tabelle: Klassifikation ektodermaler **Dysplasie-Syndrome** (EDS) nach Freire-Maia und Pinheiro (1988)

Boxes	
1	Haare
2	Zähne
3	Nägel
4	Schweißdrüsen
Daraus resultieren die Subgruppen	
1-2-3-4	z. B. Pachyonychia congenita
1-2-3	z. B. Rothmund-Thomson-Syndrom
1-2-4	z. B. EDS mit palatinaler Paralyse
1-3-4	z. B. Hayden-Syndrom
2-3-4	z. B. Ameloonychohypohidroitisches EDS
1-2	z. B. Hallermann-Streiff-Syndrom
1-3	z. B. Hairy elbows dysplasia
1-4	z. B. Trichofaciohypohidroitisches EDS
2-4	z. B. Naegeli-Franceschetti-Jadassohn-EDS
3-4	Fehlen dermaler Reteleisten, Onychodystrophie und plamoplantare Anhidrose

nach den vier hauptsächlich befallenen Strukturen in 11 Unterklassen eingeteilt, s. Tabelle.
s. a. hypohidrotische ektodermale Dysplasie, angeborene ektodermale Dysplasie^ des Gesichtes
Lit: Bork K et al. (1987) Familiäre kongenitale Hypotrichose mit „unkämmbaren Haaren", Retina-Pigmentblattdystrophie, juveniler Katarakt und Brachymetakarpie: eine weitere Entität aus der Gruppe der ektodermalen Dysplasien. Hautarzt 38:342–347
Wollina U et al. (1992) Hidrotisches ektodermales Dysplasie-Syndrom-Trichooculodermovertebral-Syndrom. Hautarzt 43:158–162

Dysplasie, hereditäre mesenchymale
s. Osteogenesis imperfecta

Dysplasie, hidrotische ektodermale
s. Hidrotisch-ektodermale Dysplasie

Dysplasie, hypohidrotische ektodermale
s. Hypohidrotisch-ektodermale Dysplasie

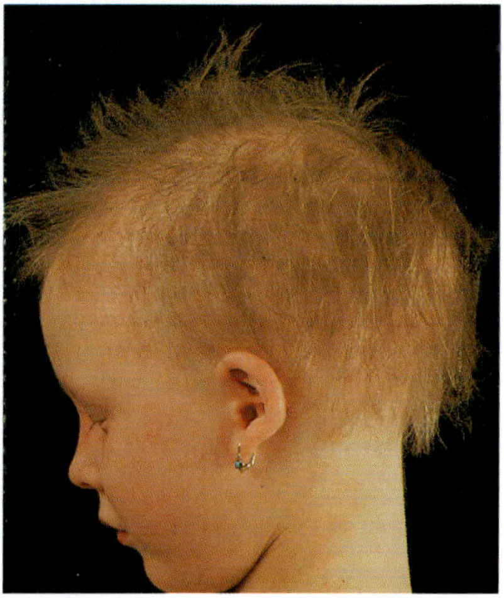

Dysplasie, Ektodermale

Dysplasie, kongenitale ektodermale mit Katarakt
Def: Kombination von *Poikilodermie, Katarakt, Zahndefekten, Nagelhypoplasie, Kleinwuchs, Intelligenzdefekt, Aplasie oder Dysplasie der Haarfollikel, Talg- und Schweißdrüsen.

Dysplasie, kongenitale ektodermale und mesodermale
s. Goltz-Gorlin-Syndrom

Dysplasie, kranio-karpo-tarsale
Syn: Freeman-Sheldon-Syndrom, cranio-carpo-tarsal-dysplasia, Syndrom des pfeifenden Mundes
Def: Seltene, wahrscheinlich autosomal-dominant vererbte, kombinierte Mißbildung des Gesichts, der Hände und der Füße.
Klin: Mikrostomie, vorgewölbte Lippen, mimische Starre, fliehendes Kinn, Turmschädel, schmächtige, schlaffe Armmuskulatur, Beugekontrakturen und ulnare Deviation der Finger, angeborener Spitzklumpfuß, Minderwuchs.
DD: *Progressive systemische Sklerodermie^, *primär chronisch Polyarthritis^, Osteomyelitis

Dysplasie, linguofaziale
s. Oro-fazio-digitales Syndrom

Dysplasie, okulo-aurikulo-vertebrale
s. Goldenhar-Syndrom

Dysplasie, osteo-oculo-dermale
s. Goltz-Gorlin-Syndrom

Dysplasie, polyostotische fibröse
Def: Multiple, herdförmige, überwiegend einseitige Knochendysplasien. In über 50% der Fälle Café-au-lait-artige, zackig begrenzte Pigmentierungen mit segmentaler Anordnung.
s. a. Albright-Syndrom

Dysplastischer Naevus
s. Dysplastischer Naevuszellnaevus

Dysplastisches Naevussyndrom
s. BK-Mole-Syndrom

Dysporio entero-broncho-pancreatica congenita familiaris
s. Muskoviszidose

Dystonie, vegetative
Klin: Universelle starke *Hyperhidrose mit unregelmäßigen, anhidrotischen Hautbezirken. Rote Handinnenflächen, Livedo reticularis, Dermographismus elevatus

Dystrophia adiposogenitalis
Syn: Morbus Fröhlich
Def: Hypophysen- oder Hypothalamustumor mit Adipositas vom weiblichen Fettverteilungstyp. Hypogenitalismus, meist Minderwuchs, gedunsene, glatte, schlecht durchblutete Haut.
DD: *Cushing-Syndrom, Präpubertätsfettsucht, hereditäres Trophödem, Prader-Willi-Syndrom

Dystrophia bullosa hereditaria – Typus maculatus seu Amsterdam
Def: X-chromosomal rezessiv vererbte Variante einer dystrophischen Epidermolyse mit frühzeitigem Verlust der Kopfhaare, subepidermalen Blasen, schubweise fleckigen Hyper- und Depigmentierungen im Gesicht und an den Extremitäten. Proportionierter Zwergwuchs, Mikrozephalie, geistige Retardierung.
DD: Incontinentia pigmenti
Prog: Tod meist vor dem 25. Lebensjahr

Dystrophia dermo-chondro-cornealis familiaris
Syn: Françoissche Krankheit, François-Syndrom
Def: Wahrscheinlich rezessiv vererbte Lipoidose; Cholesterin-Speicherkrankheit.
Klin: Xanthome auf den Streckseiten der Metakarpalphalangealgelenke, den Ellbogen, dem Nasenrücken und den Ohrmuscheln. Knochendefekte der Hand- und Fußwurzelknochen, Subluxationen, Kontrakturen, disseminierte Hornhauttrübungen.

Dystrophia mesodermalis congenita
s. Ehlers-Danlos-Syndrom und Marfan-Syndrom

Dystrophia myotonica
Syn: Steinert-Syndrom
Def: Offenbar rezessiv vererbt, Variante der Progeria adultorum
Klin: Myopathie, bilaterale Kataraktbildung, skleropoikilodermatischer Hautzustand.

Dystrophia papillaris pigmentosa (Darier)
s. Acanthosis nigricans

Dystrophia pigmentosa
Syn: Leschke-Syndrom, kongenitale Pigmentdystrophie
Def: Abortive Form der Neurofibromatose generalisata mit makulösen Pigmentierungen ohne weitere kutane Manifestation.

Dystrophie, kongenitale periostale
s. Osteogenesis imperfecta

Dystrophie, zwanzig Nagel Dystrophie
s. Zwanzig Nagel Dystrophie

Dystrophia ungium mediana canaliformis
s. Onychodystrophia mediana canaliformis

E

Eaton agent
s. Mykoplasmen

Eccema
s. Ekzem

Eccema corneae
Def: Heute unübliche Bezeichnung für eine *Keratitis bei *endogenem Ekzem.

Eccema e frigore
s. Dermatitis hiemalis

Eccema endogenicum
s. endogenes Ekzem^

Eccema flexuarum
s. endogenes Ekzem^

Eccema herpeticatum
Syn: Varizelliforme Eruption Kaposi, Pustulosis acuta varioliformis Juliusberg, Eccema herpetiformis, Pustulosis acuta varicelliformis, Kaposis varicelliform eruption, Eczema herpeticatum
Def: Aussaat von *Herpes-simplex auf ekzematisierter Haut, meist bei Patienten mit *endogenem Ekzem^.
Ätio: Erstinfektion oder Rezidiv, Virusausbreitung durch direkten Kontakt, meist Autoinokulation, per continuitatem, selten lymphogen oder hämatogen, häufig nach Kortikoidtherapie.
Lok: Vor allem Gesicht, Hals, Brust, Arme
Klin: Disseminierte Aussaat kleiner, einkammeriger Bläschen, die sich zu gedellten Pusteln weiterentwickeln. Nach dem Platzen entstehen hämorrhagische Erosionen. Mäßiges Fieber möglich, Kopfschmerzen, die Patienten sind krank. Regionäre Lymphknotenschwellung.
Diag: Virusnachweis: Elektronenmikroskopisch mit der Negativkontrastierung, histologisch: *Tzanck-Test.
DD: *Eccema vaccinatum
Ther: Extern: Austrocknende Behandlung: Clioquinol (Vioform-Lotio).
Intern: Acyclovir (5–10 mg/kg KG/die), evtl. Gammaglobuline oder Immunstimulantien. Bei Superinfektion Antibiotika.
Prog: Gut, abhängig von der Größe der primären Ekzemfläche, Gefahr der Impetiginisierung.

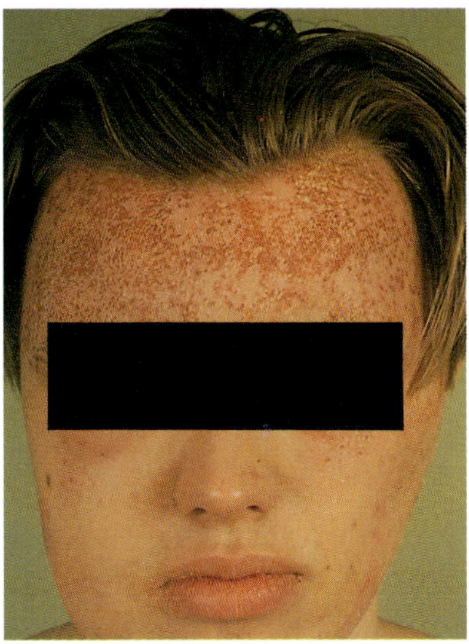

Eccema herpeticatum

Eccema herpetiformis
s. Eccema herpeticatum

Eccema infantum
Syn: Milchschorf, konstitutionelles Säuglingsekzem, Crusta lactea, früher: frühexsudatives Ekzematoid.
Def: Frühform des seborrhoischen Ekzems^, das in drei spezifischen

Erscheinungsbildern auftritt: Kopfhaut, stammbetont, und selten generalisiert (s. Erythrodermia desquamativa Leiner). Ernährungsstörungen werden diskutiert.
Man: 1.–2. Lebensmonat
Lok: Beginn an den Wangen, dann Gesicht, Kapillitium, Hals, evtl. gesamte Körperoberfläche
Klin: Diffuse Rötung, ggf mit Ausbildung kleiner Papeln und Papulovesikel. Ausgeprägter Juckreiz. Übergang in nässende, später verkrustete Herde. Aspekt der verbrannten Milch. Oft Sekundärinfektionen.
DD: *Seborrhoisches Ekzem^
Ther: Meiden möglicher auslösender Allergene, z. B. Milcheiweiß. Symptomatisch: pflegende Externa, Baden in Ölbädern, Vermeiden von Irritationen.
Prog: Abheilung aber auch Übergang in ein *endogenes Ekzem^ möglich.

Eccema in ichthyotico
Def: Auftreten eines *Ekzems bei *Ichthyosis vulgaris.

Eccema lotricum
Def: Heute unübliche Bezeichnung für ein *chronisches toxisches Kontakt-Ekzem^.

Eccema marginatum
Def: Veraltete Bezeichnung für die *Tinea inguinalis.

Eccema mediothoracicum
Def: Unübliche Bezeichnung für das in Brustmitte lokalisierte *seborrhoische Ekzem^.

Eccema molluscatum
Def: Disseminierte Eruption von *Mollusca contagiosa infolge der Ausbreitung des Molluscum-contagiosum-Virus bei *endogenem Ekzem^ durch Auto- oder Heteroinokulation.

Eccema nummularis
s. mikrobielles Ekzem^

Eccema retroauriculare
Def: Ekzem an der Rückseite der Ohrmuschel, insbesondere bei Patienten mit *seborrhoischem Ekzem^ oder *endogenem Ekzem^, häufig schmerzhafte Rhagade an der Ansatzstelle der Ohrmuschel.

Eccema seborrhoicum
s. seborrhoiches Ekzem^

Eccema solare
s. polymorphe Lichtdermatose^

Eccema symmetricum faciale (Tachau)
Syn: Tachau-Bäckchen
Def: Stigma des *endogenen Ekzems^ mit ekzematösen Hautveränderungen im Bereich des Gesichtes.
Man: 1.–3. Lebensjahr
Lok: Wangen, evtl. Kinn und Stirn
Klin: Rötung, kleieartige Schuppung, Erosionen, Juckreiz
Ther: Pflegende Externa

Eccema tyloticum
s. Ekzem, hyperkeratotisch-rhagadiformes Hand- und Fußekzem

Eccema vaccinatum
Def: Durch Vaccinia-Viren der Pockenschutzimpfung (*Vaccinia) ausgelöste disseminierte Pusteln bei vorbestehendem *endogenem Ekzem^.
s. a. Eccema herpeticatum
Ätio: Auto- und Heteroinokulation nach Pockenschutzimpfung von Patienten mit *endogenem Ekzem^. Meist Infektionen von nicht-geimpften Ekzematikern in der Umgebung vakzinierter Kinder, selten durch versehentliche Impfung eines Ekzematikers.
Klin: Inkubationszeit 5–12 Tage. Fieber, monomorphes Bild: Zahlreiche gedellte Vakzinepusteln zunächst im Bereich der ekzematösen Hautbezirke, später generalisiert. Lytischer Fieberabfall nach ca. 10 Tagen.
Diag: Klinik, Anamnese.
DD: *Eccema herpeticatum
Ther: Intern: *Vaccinia generalisata
Extern: Umschläge mit Chinosol- (1:1000) oder Kaliumpermanganat-

Lösung, Vioform-Vaseline oder Tetracyclinsalben.
Prog: Letalität 30%, bei Abheilung Narbenbildung.

Eccema verrucatum
Syn: Verrucosis atopica
Def: Aussaat von *Verrucae vulgares bei Kindern mit *endogenem Ekzem^ und/oder langfristiger externer Kortikoidtherapie durch Autoinokulation.

Eccema verrucosum callosum
s. Prurigo nodularis Hyde

Eccema verrucosum callosum nodosum
s. Prurigo nodularis Hyde

Eccema vulgare
s. vulgäres Ekzem^

Eccematid-like purpura
s. Purpura pigmentosa progressiva

Eccrine angiomatous hamartoma
s. Naevus eccrinus

Eccrine angiomatous nevus
s. Naevus eccrinus

Eccrine pilar angiomatous hamartoma
s. *Naevus eccrinus

Eccrine pilar angiomatous nevus
s. *Naevus eccrinus

Echinococcus alveolaris
Syn: Echinococcus multilocularis
Def: Erreger der *Echinokokkose.

Echinococcus cysticus
Syn: Echinococcus unilocularis, Echinococcus granulosus
Def: Erreger der *Echinokokkose.

Echinococcus granulosus
s. Echinococcus cysticus

Echinococcus multilocularis
s. Echinococcus alveolaris

Echinococcus unilocularis
s. Echinococcus cysticus

Echinokokkose
Syn: Hydatidenkrankheit, Hundebandwurmkrankheit
Def: Erkrankung des Menschen infolge einer Infektion mit dem Hundebandwurm Echinococcus cysticus oder alveolaris.
Ätio: Hauptwirt: Hund. Befruchtete Eier im Hundekot gelangen in den Zwischenwirt: Mensch, Schwein, Schaf, Rind. Im Verdauungstrakt des Zwischenwirtes: Larvenstadium. Die Larven durchwandern die Darmwand, Befall vor allem von Leber, Lunge und Haut; Hydatidenstadium.
Err: Taenia echinococcus, Hundebandwurm, Echinococcus cysticus oder Echinococcus alveolaris
Klin:
- Echinococcus cysticus (unilocularis) = Finnenstadium von Echinococcus granulosus.
  Hauterscheinungen: Hautzysten: Weich-fluktuierende bis prall elastische, unverschiebliche, schmerzlose, bis zu faustgroße, subkutane Knoten.
  Klinische Symptome fehlen lange, schließlich Kompressionssymptome, tastbare Tumoren, Ikterus.
- Echinococcus alveolaris (multilocularis) = Finnenstadium von Echinococcus multilocularis: Destruierendes Wachstum.
  Bei Befall der Haut: Große, blasige Tumoren mit transparentem, fluktuierendem Inhalt, Hydatidenschwirren.

Diag: Röntgen, Szintigraphie, Sonogramm, Casoni-Test, Komplement-Bindungsreaktion, spezifisches IgE, Eosinophilie
Ther: Im Larvenstadium: Praziquantel 10–15 mg/kg KG als orale Einzeldosis.
Echinococcus cysticus: Zystektomie bzw. Perizystektomie.
Echinococcus alveolaris: Radikale Tumorentfernung
Prog: Bei Resektionsmöglichkeit der Zystikus-Hydatiden günstig. Alveolaris-Zysten meist inoperabel, Letalität 50–75%.

Echo-Virus-Infektion

Def: Infektion mit Echo-Viren v. a. bei Kindern und Jugendlichen mit unspezifischen Exanthemen.
Klin: Prodromi: Fieber, Übelkeit, Kopfschmerzen.
Später: Aseptische Meningitiden und/ oder gastrointestinale Störungen.
Fakultativ: Rubeoliforme, morbilliforme oder skarlatiniforme, auch urtikarielle, vesikulöse und petechiale Exantheme. Mundschleimhautveränderungen wie bei *Herpangina.
Diag: Virusisolierung aus Rachenspülwasser und Stuhl, Antikörpertiteranstieg.
Ther: Symptomatisch

Ecthyma cachectirocum

s. Ecthyma gangraenosum

Ecthyma contagiosum

Syn: Melkerknoten, Orf, Ecthyma contagiosum Orf, Parapoxvirus-Infektion, Paravakzineknoten, Vaccinoide, Paraovine, Tierhalterpocken, Melkerpocken, atypische Schafpocken, Steinpocken, Stomatitis pustulosa contagiosa, contagious pustular dermatitis, farmyard pox
Def: Durch Kontaktinfektion mit Parapoxviren hervorgerufene, gutartig verlaufende Zooanthroponose, bei der es zum Auftreten umschriebener entzündlicher Knoten an der Haut kommt. Die früher übliche Unterscheidung von Melkerknoten (Übertragung durch das Rind) und Schafpocken (= Orf, Übertragung durch das Schaf) ist heute verlassen, da alle Parapoxviren beim Menschen ein identisches Krankheitsbild mit stadienhaftem Ablauf hervorrufen.
Err: Parapoxviren (3 Spezies): P. bovis 1 (bei Rindern Erreger der Stomatitis papulosa), P. bovis 2 (bei Rindern Erreger der Euterpocken), P. ovis, früher Orf-Virus genannt (bei Schafen, Ziegen, Gemsen Erreger des Ecthyma contagiosum).
Infektion durch direkten Kontakt mit den erkrankten Tieren.
Lok: Hände, seltener Gesicht
Klin: Inkubationszeit: 3–10 Tage. Danach Auftreten von Hauterscheinungen:
1. Woche: makulopapulöses Stadium: ein oder mehrere derbe, elevierte, ca. erbsgroße, blau-rötliche Knoten.
2. Woche: Kokardenstadium: zentrale Rötung, umgebender weißer Ring, peripherer, entzündlich geröteter Hof.
3. Woche: Seröse Exsudation (nässende Oberfläche).
4. Woche: trockene, mit gelbschwarzer Kruste bedeckte Papel.
5. Woche: papillomatöse Umwandlung der Oberfläche.
Ab der 6. Woche: Rückbildung der Papel, Abstoßung der Kruste. Stets narbenlose Abheilung.
Außerdem häufig Schwellung der regionären Lymphknoten.
Generalisation der Effloreszenzen und Zeichen der Allgemeininfektion sind äußerst selten.
Hist: Gefäßreiches Granulationsgewebe; in der Epidermis *ballonierende

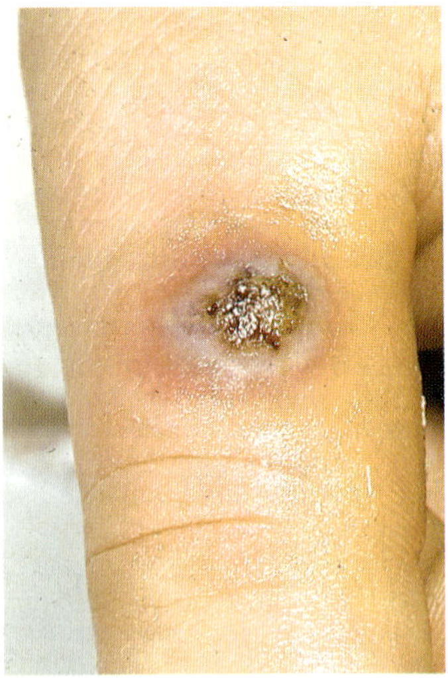

Ecthyma contagiosa

Degeneration von Keratinozyten, multilokuläre Bläschenbildung.
Diag: Virusantigennachweis aus Effloreszenzmaterial, Antikörpertiter-Verlaufsbestimmung im Serum (ELISA), Recall-Antigen-Testung mit Parapoxvirus bovis 2-Antigen, elektronenoptischer Virusnachweis.
DD: *Anthrax der Haut, *Granuloma teleangiectaticum, chronisch-papillomatöse *Pyodermien, Primäraffekte von *Tularämie und *Sporotrichose.
Ther: Symptomatisch: Kühlen, Desinfizieren, Austrocknen. Ruhigstellung. Kausale Therapie nicht bekannt.
Lit: Hartmann AA, Büttner MB, Stanka F, Elsner P (1985) Sero- und Immunodiagnostik bei Parapoxvirus-Infektion des Menschen. Hautarzt 36:663–669
Günes AT, Gezen C, Kapdagh H, Marschall H-J (1982) Ecthyma-contagiosum-Epidemien in der Türkei. Hautarzt 33:384–387

Ecthyma gangraenosum
Syn: Ecthyma terebrans, Ecthyma cachectoricum, Varicella gangraenosa, Gangraena multiplex cachecticorum, Ecthyma gangraenosum terebrans
Def: Erosiv-ulzeröse *Pyodermie bei abwehrgeschwächten Patienten.
Err: Pseudomonas aeruginosa, Proteus, E. coli
Man: Vor allem kachektische Säuglinge und Kleinkinder, geschwächte Greise.
Klin: Großbogige, flächige Ulzerationen mit blasigen Abhebungen, weichen, kleinknotigen Erhebungen oder schwammigen Bezirken im Randbereich.
Diag: Nachweis von Pseudomonas aeruginosa
Ther: Extern: Umschläge mit Rivanol-Kaliumpermanganatlösung, antibakterielle Salben.
Intern: Antibiotika nach Antibiogramm, Gammaglobulin, Vitamin A und C, Glukokortikoide, roborierende Maßnahmen.
Prog: Ernst, Gefahr der Sepsis

Ecthyma gangraenosum terebrans
s. Ecthyma gangraenosum

Ecthyma infectiosum
s. Ecthyma contagiosum

Ecthyma simplex streptogenes
s. Ekthyma

Ecthyma terebrans
s. Ecthyma gangraenosum

Ectodermose érosive pluriorificielle
Def: Veraltete Bezeichnung für eine Unterform des *Erythema exsudativum multiforme mit vorwiegendem Befall der orifiziellen Schleimhäute.

Eczematid-like purpura
s. pigmentosa progressiva Purpura^

Eczème
s. Ekzem

Eczème arsénial
s. Salvarsandermatitis

Eczème cannalée
s. Ekzem, Exsikkationsekzem

Eczème corné
s. Ekzem, hyperkeratotisch-rhagadiformes Hand- und Fußekzem

Eczème craquelée
s. Ekzem, Exsikkationsekzem

Eczème flanellaire
Def: Durch abdichtende Kleidungsstoffe gefördertes *seborrhoisches Ekzem^.

Efeudermatitis
Def: *Kontaktallergisches Ekzem^ durch gewöhnlichen ungiftigen Gartenefeu (Hedera Helix), meist aber Giftefeu (Rhus toxicodendron).
s. a. Rhusdermatitis

Effloreszenzen
Def: Sichtbare Grundelemente einer Hauterkrankung.
Man unterscheidet primäre Effloreszenzen, d. h. ohne Zwischenstadium aus der gesunden Haut entstehende Veränderungen:

- *Macula, Fleck
- *Papel, Knötchen
- *Bläschen und Blase Vesicula
- *Quaddel, Urtica
- *Pustel

und sekundäre, d. h. aus den Primäreffloreszenzen oder durch externe Schädigung der Haut entstehende Veränderungen:

- *Squama, Schuppe
- *Crusta, Kruste
- *Erosion
- *Rhagade
- *Exkoriation
- *Ulcus
- *Cicatrix, Narbe

Effluvium

Syn: Defluvium, Haarausfall

Def: Ausfall der Kopfhaare, der über die physiologische telogene Ausfallsrate (max. 100/die) hinausgeht. Unterschieden wird ein anagen-dystrophisches Effluvium, ein telogenes Effluvium sowie ein androgenetisches Effluvium s. a. Alopecia androgenetica

– Anagen-dystrophisches Effluvium: Intoxikation mit starker Schädigung anagener Haarfollikel mit Übergang in eine dystrophische Anagenphase und konsekutivem Haarausfall innerhalb weniger Tage (Alopezie vom Frühtyp).
Im *Trichogramm vermehrt dystrophische Anagenhaare bei normaler Anzahl von Telogenhaaren.

– Telogenes Effluvium:
Geringfügige Schädigung der Haarfollikel durch unterschwellige Intoxikationen, Infektionskrankheiten oder post partum mit vorzeitigem Übergang der Anagenphase in die Telogenphase durch geringfügige Schädigung der Haarfollikel. Haarausfall nach 2–4 Monaten (Alopezie vom Spättyp).
Im *Trichogramm vermehrt Telogenhaare.

s. a. Alopezie, Haarzyklus

Ätio: Verschiedene Noxen:

- Chemisch oder toxisch bedingt
- Medikamentös bedingt: Alopecia medicamentosa (s. Tabelle)
- Physikalisch bedingt: z. B. verschiedene Dauerwellverfahren
- Mechanisch: *Alopecia mechanica, *Alopecia marginalis, *Alopecia decubitalis
- Hormonell: Androgenetisches E.: *Alopecia androgenetica

Diag: *Trichogramm

Lit: Bergner T, Braun-Falco O (1991) Die androgenetische Alopezie der Frau. Hautarzt 42:201–210

Effluvium, toxisches

Syn: Toxischer Haarausfall

Def: Haarausfall durch diverse Gifte oder Zytostatika.

Tabelle: Auswahl von Medikamenten (in alphabetischer Reihenfolge), welche zu diffusem **Effluvium** führen können (modifiziert nach Bergner u. Braun-Falco 1991)

Amsacrin	Gold
Antimalariamittel (Quinacrin)	Heparin
Azathioprin	Kontrazeptiva mit gestagenem Effekt
Bleomycin	Kumarine
Bromocryptin	Lipidsenkende Medikamente
Colchizin	Methotrexat
Cyclophosphamid	Nortestosteron
Cytarabin	Para-Aminosalizylat
Dactinomycin	Prednisolon
Daunorubicin	Quecksilber
Doxorubicin	Spironolacton (in hohen Dosen)
Etoposid	Vitamin A
Fluouracil	Vitamin-A-Säure-Derivate

Effort-Thrombose
s. Paget von Schroetter-Syndrom

Egel
s. Trematoden

Eggen-Zeichen
Syn: Signe de herse
Def: Zeichen bei der *kutanen Leishmaniose^: Aus Schuppen- und Detritusmasse bestehende bürstenartige Hornzäpfchen an der Unterseite der Schuppenkrusten.

Ehlers-Danlos-Syndrom
Syn: Laxité articulaire congénitale multiple, Fibrodysplasia elastica generalisata
Def: Genetisch fixierte Bindegewebserkrankung mit Überdehnbarkeit der Haut und Überstreckbarkeit der Gelenke.
Je nach klinischer Ausprägung, genetischer und biochemischer Störung werden 9 Typen unterschieden.
Ätio: Typ I, II, III: Autosomal-dominant vererbt
Typ IV: Autosomal-rezessiv, Defizienz von Typ III-Kollagen
Typ V: X-gebunden rezessiv vererbt, Fibroblasten produzieren nur 15–30% der Lysyl-Oxidase, daraus folgt eine mangelhafte Quervernetzung der Kollagenmoleküle
Typ VI: Autosomal-rezessiv vererbt, Mangel an Lysylhydroxylase
Typ VII: Autosomal-rezessiv vererbt, die Kollagenfibrillenlänge liegt zwischen pro-alpha und alpha Kollagen
Typ VIII: Autosomal-dominant vererbt, biochemische Störung unbekannt
Typ IX: Autosomal-rezessiv vererbt, Dysfunktion des Plasmafibronektins
Man: Meist Kindheit
Klin: *Cutis hyperelastica, Überstreckbarkeit der Gelenke, leicht entstehende Hautverletzungen mit schlechter Heilungstendenz, Ausbildung atrophischer, fischmaulartiger Narben, molluskoide Pseudotumoren (vor allem Ellenbogen, Unterarme, Knie, Unterschenkel, Stirn). Blutungsstörung ohne Gerinnungsstörung, *Purpura bei Ehlers-Danlos-Syndrom.
Kyphose, Skoliose, Genu recurvatum, Senk- und Spreitzfuß, ggf. Periodontitis mit Zahnverlust.
Typ I–III stellen die häufigsten Formen dar: I den gravis Typ, II den mitis Typ und III den benignen hypermobilen Typ.
Typ IV: Arterielle Form, dünne, fragile Form, *Ekchymosen
Typ V: Entspricht Typ I
Typ VI: Okulärer Typ mit Blutungen im Auge und Skoliose
Typ VII: Arthrochalasis Typ, Lockerung der Gelenke mit multiplen Gelenkdislokationen
Typ VIII: Periodontaler Typ, schwere Periodontitis und mäßige Hautbrüchigkeit
Typ IX: Fibronectin-Typ: Striae, Überdehnbarkeit der Haut und Überstreckbarkeit der Gelenke, Störung der Blutplättchenaggregation.
Hist: Typ I-III keine histologischen Besonderheiten. Selten, v. a. in Typ I dünne Kollagenfasern ohne Bündelung, in diesen Fällen Vermehrung der elastischen Fasern im Vergleich zu den kollagenen Fasern, insgesamt verdünnte Haut.
Typ IV: Verdünnung der Haut, elastische Fasern vermehrt, verkürzt und gebrochen
Pseudotumoren: Fibrose, zahlreiche Kapillaren, Fremdkörperriesenzellen.
Diag: Klinik, biochemischer Nachweis, Genetik.
DD: *Cutis hyperelastica circumscripta, *Cutis laxa
Ther: Symptomatisch
Lit: Krieg T, Ihme A et al (1981) Das Ehlers-Danlos-Syndrom. Hautarzt 31:366–371

Eierschalennägel
Def: Dystrophische Fingernägel bei *Koilonychie.

Einschlußblenorrhoe der Neugeborenen
s. *Einschlußkörperchen-Konjunktivitis

Einschlußkörperchen-Konjunktivitis
Syn: Badekonjunktivitis, Paratrachom
Def: Akut eitrige Konjunktivitis, hervorgerufen durch Chlamydia trachomatis.
Ätio: Infektion durch Baden in ungenügend erneuerten Gewässern. Bei Einschlußblenorrhoe der Neugeborenen meist Infektion bei der Passage der Geburtswege bei Chlamydieninfektion der Mutter.
Klin: Inkubationszeit 8–14 Tage. Akute Konjunktivitis mit Rötung, Schwellung und wäßrig-schleimiger Bindehautsekretion sowie grauroten, sagokornförmigen Follikeln oder papillären Wucherungen. Ggf. Beteiligung der präaurikulären Lymphknoten oder des Nasen-Rachen-Raumes.
Hist: Einschlußkörperchen im Epithel der Übergangsfalten und Konjunktiven (Abstrich) = Prowazek-Halberstädter-Körperchen.
DD: *Gonoblennorrhoe
Ther: Symptomatisch, bei Neugeborenen Erythromycin (40 mg/kg KG/die, für 2 Wochen), alternativ Sulfonamide, lokal: Ecolistin-Tropfen.
Prog: Monatelanger Verlauf, Abheilung ohne Narbenbildung. Bei Neugeborenen günstig.
Lit: Gscheit F (1986) Genitale Chlamydieninfektionen. Hautarzt 37:312–319

Einschlußwarzen
Syn: Myrmecia
Def: Warzensonderform mit reichlich Einschlußkörperchen an druckbelasteten Stellen, z. B. *Verrucae plantares.
Lok: Plantae, Palmae, Beugeseiten von Fingern und Zehen
Klin: Meist solitär vorkommende, tief in die Haut eingedrungene, schmerzhafte, evtl. entzündlich gerötete Warzen. Relativ geringe Rezidivneigung.
Ther: *Verruca plantaris

Eisendrahtphlebitis
s. Mondor-Krankheit

Eisenmangeldysphagie
s. Plummer-Vinson-Syndrom

Eisenspeicherkrankheit
s. Hämochromatose

Eiterbläschen
s. Pustel

Eiterflechte
s. Acrodermatitis continua suppurativa (Hallopeau)

Eiweißmangelsyndrom
s. Kwashiorkor

Ejaculatio praecox
Def: Vorzeitiger Samenerguß, meist unmittelbar nach der Immissio penis, so daß die Frau in der Regel nie zum Orgasmus kommt und den Mann als impotent empfindet.
Ätio: Fast immer psychogen (Verhaltensstörung)
Ther: Psychotherapie (Paartherapie nach Masters und Johnson); ggf. adjuvant Coitus condomatus, Thioridazin (Melleril) 25–100 mg vor dem Koitus oder Chlormandinonacetat (Gestafortin) 5–10 mg/die.

Ejaculatio retarda
Def: Zeitlich stark verzögerter Samenerguß, häufig erst nach langem Geschlechtsverkehr.
Ätio: Häufig psychogen, gelegentlich Hinweis auf neurologische bzw. endokrinologische Erkrankungen, auch posttraumatisch.
Ther: Psychotherapie, Therapie der Grunderkrankung

Ejaculatio retrograda
s. retrograde Ejakulation

Ejakulat
Syn: Nativejakulat, Sperma, Samenflüssigkeit
Def: Inhomogenes, koaguliertes Gemisch von exkretorischen Produkten der Hoden, Nebenhoden, der Bläschendrüsen (Glandulae vesiculosae),

der Prostata und der Urethraldrüsen, daß nur zu etwa 5% zelluläre Bestandteile (v. a. Spermatozoen) enthält und beim Orgasmus des Mannes in mehreren Fraktionen ejakuliert wird; dabei enthält die 1. Fraktion etwa 2/3 aller Spermatozoen mit guter Beweglichkeit; Verflüssigung (Homogenisierung) des Ejakulates innerhalb von 10–30 Minuten post ejaculationem. s. a. Spermiogramm und Splitejakulat

Ekchymosen
Syn: Suffusionen
Def: Flächenhafte Blutaustritte ins Gewebe.

Ekchymosen-Syndrom, schmerzhaftes
Syn: Painful Bruising Syndrom Sharp, Gardner-Diamond-Syndrom, Syndrom der blauen Flecken, Autoerythrocyte Sensitization, autoerythrozytäre Purpura, Erythrozytenautosensibilisierung, psychogene Purpura
Def: Fast ausschließlich bei Frauen auftretende *hyperergische Vaskulitis^, gekennzeichnet durch schubweise Manifestation schmerzhafter Hautblutungen und multiple Begleitsymptome. Die Hautveränderungen sind durch Injektion autologer Erythrozyten provozierbar. Vielfach Deutung des Krankheitsbildes als Konversionsneurose.
Ätio: Unbekannt, psychogen, diskutiert werden gewebsständige Antikörper gegen Erythrozyten; durch Neurohormone freigesetzte Substanzen, die die Gefäßpermeabilität erhöhen.
Man: Zwischen dem 20. und 50. Lebensjahr; fast nur Frauen.
Lok: V. a. Beine, seltener Arme oder Rumpf.
Klin: Zunächst Prodromi in Form von Jucken, Stechen, brennnenden Schmerzen. Wenige Stunden danach Entwicklung ödematöser, überwärmter, druckempfindlicher Erytheme. Nach 1 Tag Übergang in *Ekchymosen, langsame Ausdehnung der Herde. Narbenlose Abheilung nach 1–2 Wochen. Provokation durch Traumen.
Daneben multiple Begleitsymptome: Fieber, Gewichtsverlust, Abgeschlagenheit, Muskel- und Kopfschmerzen, Arthralgien, gastrointestinale Symptome (Krämpfe, Blutungen, Erbrechen, Diarrhoe), Epistaxis, Hämoptysen, Hämaturie.
Fast in allen Fällen neurotische Persönlichkeitsstruktur: Depressivität, emotionale Unreife, masochistische Charakterzüge.
Hist: Uncharakteristisch, Blutungen, diskrete Rundzellinfiltrate; selten Leukozytoklastische *Vaskulitis.
Diag: Auslösung der entsprechenden Veränderungen durch Injektion autologer Erythrozyten (in 60% positiv).
DD: Artefakte
Ther: Kausal nicht möglich, Aufklärung, ggf. Psychotherapie.
Lit: Pevny I, Metz J, Wernze H et al. (1982) Das erythrozytäre Sensibilisierungssyndrom. Hautarzt 33:251–256
Frantzen E, Voigtländer V, Gerhardt H (1990) Gardner-Diamond-Syndrom. Hautarzt 41:168–170

Ekelbläschen
s. Herpes simplex

Eko-Syndrom
s. Öko-Syndrom

Ekthyma
Def: Umschriebene, ulzerierende, wie ausgestanzt wirkende *Pyodermie.
Ätio: Streptokokkeninfektion (Streptodermia ecthymatosa, Ecthyma simplex streptogenes) oder auch Staphylokokkeninfektion (Staphylodermia ecthymatosa). Entwicklung aus kleinen Verletzungen, *Follikulitiden, Insektenstichen, *Skabies oder *Prurigo simplex subacuta.
Ko-Faktoren: Kleine Hautverletzungen, mangelnde Hygiene, feuchtwarmes Klima, *chronisch-venöse^ Insuffizienz, geschwächter Allgemeinzustand, *Akrozyanose.
Err: Meist Streptococcus pyogenes, auch Staphylococcus aureus

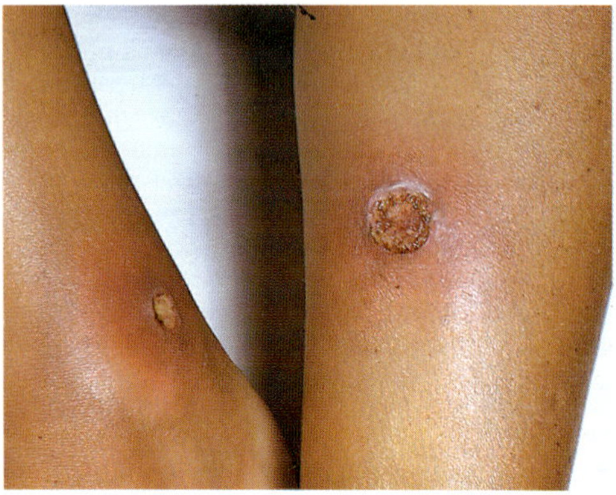

Ekthymata

Lok: Vor allem Unterschenkel, überall möglich
Klin: Vesikulopustulöses Anfangsstadium, Ausbildung unterschiedlich tiefer Ulzera mit scharfgeschnittenem Rand und schmierig eitrigen Belägen. Rasche Ausbreitung ins subkutane Fettgewebe mit Ausbildung eines ausgestanzt imponierenden Ulkus. Eintrocknende, schmutzig grau-gelbe Krusten. Möglicherweise Lymphangitis und -adenitis.
Diag: Klinik, Bakteriologisch
DD: *Syphilide (ulzeröse), *Syphilis maligna, ulzerierte Gummata, *Erythema induratum (Bazin)
Komp: *Erysipel, Sepsis, Glomerulonephritis
Ther: Extern: Reinigende feuchte Verbände mit Zusatz von Chloramin, Chinosol, Argentum nitricum. Antibiotische Salben.
Intern: Antibiotika entsprechend dem Antibiogramm
Prog: Chronischer Verlauf, Abheilung unter Narbenbildung.

Ektoderm
Def: Äußeres Keimblatt. Ausdifferenzierung der embryonalen Epidermis und Nervenplatte im ersten Embryonalmonat.

Ektodermale (kongenitale) Dysplasie
s. ektodermale Dysplasie^

Ektopia testis
s. Kryptorchismus

Ektopische Talgdrüsen
s. ektopische Talgdrüsen^

Ektropium
Def: Auswärtskehrung, Umstülpung des Lides unterschiedlicher Genese.
- Ektropium cicatricans durch Narbenzug
- Ektropium paralyticum infolge von Fazialislähmung
- Ektropium senile infolge von Altersschlaffheit
- Ektropium spasticum infolge eines Orbikulariskrampfes bei Blepharitis

Ther: Operativ

Ekzem
Syn: Eccema, Eczème, auch Dermatitis
Def: Akut bis chronisch verlaufende, entzündliche, nicht infektiöse Intoleranzreaktion von Epidermis und Korium, hervorgerufen durch eine Vielzahl exogener Noxen und endogener Reaktionsfaktoren. Im angloamerikanischen Sprachgebrauch wird Ekzem in zunehmendem Maße durch Dermatitis ersetzt.
Unterschieden wird ein akutes Ekzem und ein chronisches Ekzem. Die Klassifikation erfolgt oft nach den unterschiedlichsten Kriterien z. B. Erschei-

nungsbild, Lokalisation, Lebensalter oder Ätiologie.
Ätio: Allergische oder toxische Auslösung, endogene oder exogene Ursache. Man unterscheidet:
- *endogenes Ekzem^
- *kontaktallergisches Ekzem^
- *toxisches (Kontakt)ekzem^
- *seborrhoisches Ekzem^
- *phototoxisches Ekzem^
- *photoallergisches Ekzem^

Klin: 1. Akutes Ekzem: Je nach Stadium der Erkrankung unterschiedliches Bild:
- initiale Rötung: Stadium erythematosum
- Ausbildung kleiner Knötchen: Stadium papulosum
- Ausbildung von Bläschen: Stadium vesiculosum
- Platzen der Bläschen: Stadium madidans
- Verkrusten der nässenden Flächen: Stadium crustosum
- Abschuppen: Stadium squamosum
- Reströtung: Resterythem
- Abheilung: Restitutio ad integrum

2. Chronisches Ekzem: Alle Stadien des akuten Ekzems kommen gleichzeitig vor = polymorphe Synchronie. Zusätzlich kommt es zur *Lichenifikation.
Hist: Akut: Spongiose, intraepidermale Bläschenbildung, im Korium schüttere bis dichte, lymphohistiozytäre Infiltrate mit Epidermotropie. Im chronischen Stadium *Akanthose, *Parakeratose, Elongation und Verbreiterung der Papillen, subepidermales Infiltrat.
DD: *Psoriasis vulgaris oder palmoplantaris, *Tinea, *Parapsoriasis en plaques, *Pityriasis rosea
Ther: Ausschalten der auslösenden Noxen; stadiumangepaßte Externtherapie: Akut: Feucht, danach fettfeucht, im chronischen Stadium fett. Im akuten Stadium kurzfristig Kortikoide extern, danach Liquor carbonis detergens (5–10%) oder Pix lithanthracis, ggf. in Kombination mit Acidum salicylicum (2–5%) in fetter Grundlage. UV-Therapie.
Intern: Ggf. Antihistaminika oder Kortikosteroide
Lit: Böcker KH (1992) Ekzemkrankheiten: Ätio-pathogenetisch begründete Klassifikation als Basis rationaler Therapie und Dokumentation. Dt. Dermatol. (7):1020–1027

Ekzem, allergisches
Def: Durch eine immunologische Reaktion ausgelöstes *Ekzem, hierzu gehören: *kontaktallergisches Ekzem^, *photoallergisches Ekzem^, *hämatogenes (Kontakt)ekzem^ und *Protein-Kontaktdermatitis.

Ekzem, Analekzem
s. Analekzem

Ekzem, asteatotisches
s. Ekzem, Exsikkationsekzem

Ekzem, atopisches
s. endogenes Ekzem^

Ekzem, Berufsekzeme
Def: Durch berufliche Kontaktstoffe erworbenes *Ekzem. Zu unterscheiden sind rechtlich die *berufsbedingte Hauterkrankung und die *Berufskrankheit sowie klinisch das *chronisch-toxische (Kontakt)ekzem^ bzw. das *kontaktallergische Ekzem^.

Ekzem, diskoides
s. mikrobielles Ekzem^

Ekzem, dyshidrosiformes
s. dyshidrotisches Ekzem^

Ekzem, dyshidrotisches
Syn: Dyshidrosiformes Ekzem
Def: Bezeichnung für ein mit dyshidrotischen Bläschen einhergehendes Ekzem im Bereich der Leistenhaut an Händen und Füßen, s. a. Dyshidrose.
Ätio: Unterschiedliche Ursache: *kontaktallergisches Ekzem^, atopisches Hand- und Fußekzem (*endogenes Ekzem^), genuin, toxisches Hand- und Fußekzem, *Tinea, *Id-Reaktion, Psoriasis dyshidrotica (*Psoriasis palmoplantaris).

Lok: Leistenhaut. Bei atopischer Diathese seitliche Fingerpartien, Handkanten, Fußränder; bei kontaktallergischem Ekzem auf Hand- und Fußrücken übergreifend, bei psoriatischer Diathese an Handflächen und Fußsohlen.
Klin: Klare, kleine, intraepidermal gelegene Bläschen in geröteter Haut.
Hist: Superfizielle, spongiotische Dermatitis
Ther: Kausal, Meiden des ursächlichen Agens, Behandlung der zugrundeliegenden Erkrankung (*Atopie, *Psoriasis). Lokale *PUVA-Therapie.

Endogenes Ekzem (Willan 1808)
Syn: Neurodermitis disseminata, atopic dermatitis, atopisches Ekzem, atopische Dermatitis, Neurodermitis diffusa, Neurodermitis constitutionalis, Neurodermitis atopica, Prurigo Besnier, M. Besnier, Eccema endogenicum, neurodermitisches Ekzematoid (Stümpke), spätexsudatives Ekzematoid (Rost), exsudatives Ekzematoid, Ekzemkrankheit (Scholl), Asthmaekzem (Jadassohn), Asthmaprurigo (Sabouraud), Prurigo à forme eccemato-lichénienne (Brocq), Prurigo diathésique (Besnier), Prurigoekzem (Kreibich), Dermatitis lichenoides pruriens (Neisser), Mycosis flexuarum (Hebra), exsudatives Ekzem (Schreuss), neurogene Dermatose (Epstein), neuropathisches Ekzem (Brill), konstitutionelles Ekzem (Koch).

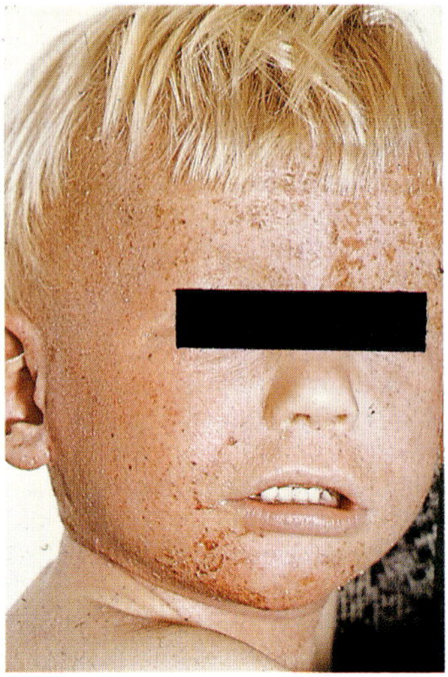

Endogenes **Ekzem**

s. a. Eccema infantum, Eccema flexuarum, Beugenekzem
Def: Chronische bzw. chronisch rezidivierende entzündliche Hauterkrankung mit starkem Juckreiz, welche auf dem Boden einer *atopischen Diathese entsteht.
Ätio: Erbliche Disposition und verschiedene Manifestationsfaktoren (Allergenbelastung, Klima, Streß, Schadstoffbelastung) führen zum Ausbruch der Erkrankung.
Man: Meist beim Säugling, vor allem 2.–3. Lebensmonat. Auch während

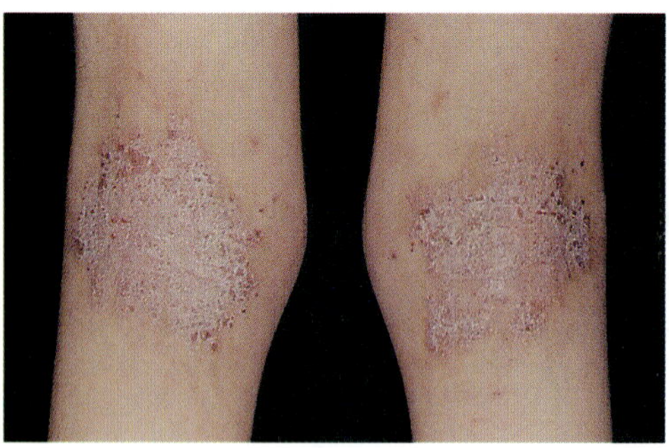

Endogenes **Ekzem**

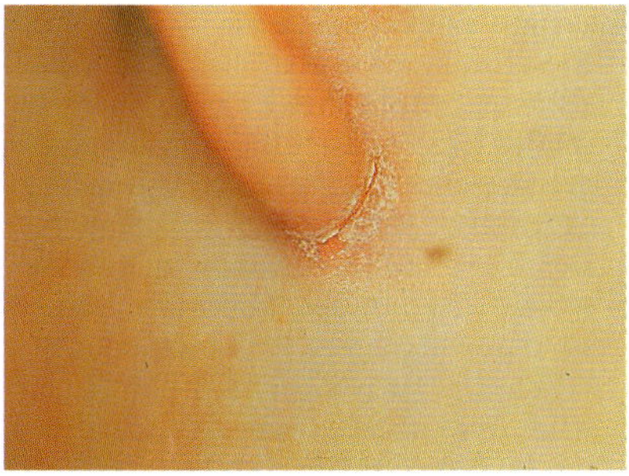

Endogenes **Ekzem**, Ohrläppchenrhagaden

der Kindheit, selten postpubertär, auch Spätmanifestation nach der Menopause möglich.
Lok: Säuglingsalter: Gesicht, Windelbereich.
Kindheit, Jugend: Ellenbeugen, Kniekehlen (Beugenekzem).
Erwachsenenalter: Ellenbeugen, Kniekehlen, Gesicht, Brust- und Schulterbereich, Handrücken. Umschrieben als Minimalvariante perioral, Hände, Füße.
Klin: Unterschiedlich, abhängig vom Alter des Patienten und vom Eruptionsdruck der Erkrankung.
Blasse, trockene, evtl. kleieförmig schuppende, meist zerkratzte Haut. Anfallsartiger, quälender Juckreiz. Im Säuglingsalter nässende, krustös belegte, stark juckende, unscharf begrenzte Ekzeme: *Eccema infantum.
In der Kindheit, Jugend und Erwachsenenalter:
- Ekzematoide Form: Schuppende, zum Teil erodierte, zerkratzte und verkrustete Erytheme.
- Lichenifizierte Form: *Lichenifikation.
- Pruriginöse Form: Disseminierte Seropapeln zerkratzte, stark juckende Knötchen auf ekzematisierter Haut.

Die Formen treten neben- und/oder nacheinander auf.
Weitere Symptome: *Glanznägel, pelzmützenartiger Haaransatz, *Hertoghesches Zeichen, ggf. diffuser Haarausfall, *Dennie-Morgan-Infraorbitalfalte, *dermopathische Lymphadenopathie^, *Cataracta neurodermitica^, *Pseudo-Parrot-Furchen, allgemeine Sebostase, *weißer Dermographismus^, *Ichthyosis Hand.
- Sonderformen:
*Cheilitis sicca, *Dermatitis hiemalis, *chronisches atopisches Handekzem^, *Pulpite sèche, *Prurigo diathetica leucodystrophica, *nummuläres atopisches Ekzem^, *IgE-Dermatitis, *Eccema symmetricum faciale, *juvenile papulöse Dermatitis^.
s. a. Lichen simplex chronicus
Lab: IgE-Erhöhung, spezifische IgE-Antikörper, gelegentlich Eosinophilie, Störung der zellulär vermittelten Immunität.
Diag: Familienanamnese, Eigenanamnese (Eccema infantum), orientierende Prick- und Intrakutantestungen, IgE-Erhöhung über 100 mU/ml, RAST und/oder Cap, *Atopie-Patch-Test, Auslaßdiät und Suchdiät (*Nahrungsmittelallergie, *Nahrungsmittelunverträglichkeit).
DD: *Kontaktallergisches Ekzem^, *seborrhoisches Ekzem^, *Pyodermie, *mikrobielles Ekzem^, *anhidrotisch-ektodermale Dysplasie, *hidrotisch-ektodermale Dysplasie, *Exsikkationsekzematid.
Ther: Meiden nachgewiesener Allergene, insbesondere Nahrungsmittelallergene. Meiden von Wolle und anderen tierischen Produkten. Hausstaubsanierung der Wohnung bzw. des Schlafzimmers (glatte wischbare Flächen, waschbare Kissen und Matratzen im Bett, keine Haustiere).
Extern: Häufiges Einfetten der Haut mit einer vom Patienten gut vertragenen, als angenehm empfundenen Creme Salbe. Einige wenige Patienten lehnen allerdings fettende Externa gänzlich ab.

Baden unter Zusatz von Badeölen, Meiden stark entfettender, Waschprozeduren
Im trockenen Stadium: Teersalben (Liquor carbonis detergens 5–10% in der vertragenen Grundlage, Pix lithanthracis 5–10% in der vertragenen Grundlage). In Ausnahmefällen bei akuter Exazerbation: Kurzfristig kortikoidhaltige Externa (Hydrocortisonacetat 0,5–1% in der gut vertragenen Grundlage).
Intern: Antihistaminika. In Ausnahmefällen kurzfristig Glukokortikoide in mittlerer Dosierung.
Klimatherapie: See oder Gebirge über 1500 m Höhe
UV-Bestrahlungen: UVA oder UVB in aufsteigender Dosierung.
Komp: *Eccema herpeticatum, *Eccema vaccinatum, *Eccema molluscatum, Pyodermien, Erythrodermie
Prog: Chronisch-schubweiser Verlauf. Im allgemeinen Besserung der Hauterscheinungen mit zunehmendem Alter. Erhöhte Anfälligkeit gegen virale, bakterielle und mykotische Infekte infolge gestörter zellulärer Immunität.
Lit: Altmeyer P, Bacharach-Buhles M (1989) Neurodermitis. In: Röhm Pharma (Hrsg.) Haut im Blickpunkt
Diepgen TL, Fartasch M (1990) Die Bedeutung des Gesamt-IgE im Serum und des gepoolten RAST (Phadiatop-Test) als Screening-Parameter atopischer Ekzeme. Z. Hautkr. 66:38–45
Gühring H (1991) Therapeutisches Konzept der Neurodermitis constitionalis atopica aus der Sicht der Klinik. Dt. Dermatol. 39:1431–1436
Hollmann J, Melnik BC et al. (1991) Stratum-corneum- und Nagellipide bei Patienten mit atopischer Dermatitis. Hautarzt 42:302–306
Krutmann J, Schöpf E (1991) Neuere Aspekte der UV-Therapie der atopischen Dermatitis. Hautarzt 42:284–288

Ekzem, Exsikkationsekzem
Syn: Exsikkationsdermatitis, Asteatosis cutis, xerotisches Ekzem, Xerosis, seniles Ekzem, asteatotisches Ekzem, geriatrisches Ekzem, Exsikkationsekzematid, Austrocknungsekzem
Def: Chronisches *Ekzem auf extrem trockener Haut bei *Sebostase, insbesondere bei älteren Patienten oder bei falscher, übertriebener Körperpflege.
Ätio: Funktionseinbuße der Talgdrüsen im höheren Lebensalter oder Übermäßige Reinigung der Haut mit ständiger Entfettung der Haut und Dekompensation des Hautrückfettungsprozesses.
Witterungseinflüsse: Kälte, Wind.
Lok: V. a. im Bereich der distalen Extremitätenanteile, selten Stamm
Klin: Feine Schuppenbildung auf trockener Haut. Juckreiz. Netzförmige, selten plaqueförmige Erytheme. Gelegentlich Hornschichteinrisse mit dem Aspekt gebrochener Erde: Eczème craquelée. Bei zirkulär im Randbereich der Ekzemherde verlaufenden Hornschichteinrissen: Eczème cannalée.
Ther: Rückfettende Salben, Harnstoffpräparate. Einschränkung der Reinigungsprozesse, Verwendung von ölhaltigen Badezusätzen.

Ekzem, exsudatives
s. endogenes Ekzem^

Ekzem der Fingerkuppen
s. Dermatitis hiemalis
s. Fingerkuppenekzem

Ekzem, Genitalekzem
Def: Häufig therapieresistentes *Ekzem im Genitalbereich mit unterschiedlicher Ursache.
Ätio: *Candidose, *kontaktallergisches Ekzem^, Vitaminmangel (*Pellagra) zirkumskriptes *endogenes Ekzem^
Klin: Entzündliche Rötung, Schuppung, Nässen, Juckreiz.

Ekzem, geriatrisches
s. Ekzem, Exsikkationsekzem

Ekzem, hämatogen allergisches dyshidrosiformes
s. *Ekzem, Kontaktekzem, hämatogenes

Ekzem, Handekzem
Def: Im Bereich der Hände auftretendes akutes oder chronisches, *endogenes, *kontaktallergisches oder *toxisches (Kontakt-)Ekzem^. Ggf. *Berufskrankheit.
Ätio: *Atopie, berufliche und andere (Hobby, Kosmetik) Kontaktstoffe.
s. a. Ekzem
Lok: Vor allem Handrücken, besonders stark an der Arbeitshand.

Ekzem, Hausfrauenekzem
Def: In der Regel als chronisches *toxisches Kontakt-Ekzem^ beginnendes *Ekzem im Bereich der Hände, auf das sich ein *kontaktallergisches Ekzem aufpropfen kann.
s. a. Ekzem, hyperkeratotisch-rhagadiformes Hand- und Fußekzem
Lit: Lang E, Goos M (1986) Kontaktekzeme bei Hausfrauen. Hautarzt 37:432–437

Ekzem, hyperkeratotisch-rhagadiformes Hand- und Fußekzem
Syn: Tylotisches Hand- und Fußekzem, Schwielenekzem, Eczème corné, Eccema tyloticum, Ekzema keratoticum
Def: Chronisches *Ekzem im Bereich von Händen und Füßen.
Ätio: Meist unklar, individuelle entzündlich-hyperkeratotische Reaktionsform. Selten *Kontaktallergie.
Klin: Wenige, scharf begrenzte, gerötete Herde mit verdickter, gelblicher Hornschicht, tiefen Rhagaden und kleinen dyshidrosiformen Bläschen.
DD: *Psoriasis inversa, *Tinea manuum et pedum, *Lichen ruber planus
Ther: Initial Fettsalbe mit halogenierten Glukokortikoiden, Plastikfolienokklusivverband, dann Teer-haltige Salben.

Ekzem, intertriginöses
Def: Chronisches *toxisches Kontakt-Ekzem^ bei Fortbestehen der kausalen Faktoren einer *Intertrigo.
Ätio: *Intertrigo
Lok: *Intertrigo
Klin: Scharf begrenzte, chronisch entzündliche Rötung, erodierte Hautflächen, starker Juckreiz, Rhagaden
DD: Intertriginöse *Psoriasis vulgaris, intertriginöses *seborrhoisches Ekzem^, *Candidose

Ekzem, konstitutionelles
s. endogenes Ekzem^

Ekzem, kontaktallergisches
Syn: Kontaktdermatitis, allergisches Kontaktekzem
Def: Durch Kontakt mit einem auf das Integument einwirkendem *Kontaktallergen ausgelöstes *Ekzem bei *Typ-IV-Allergie^.

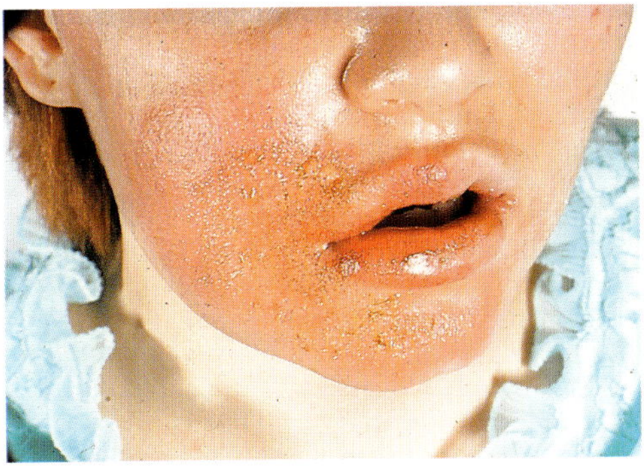
Akutes allergisches Kontakt**ekzem**

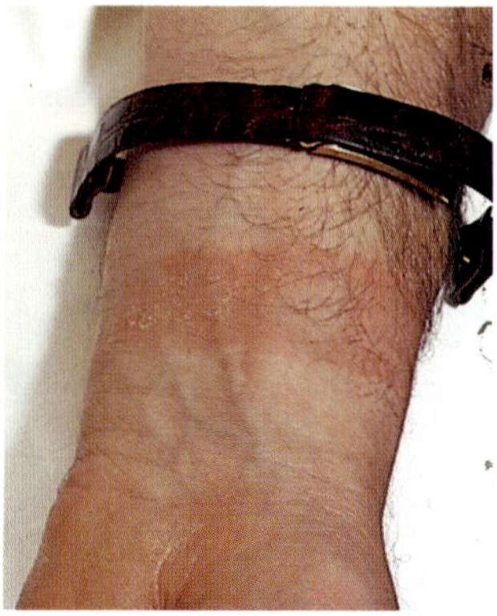

Subakutes allergisches Kontakt**ekzem**

Zu unterscheiden ist ein akutes und ein chronisches allergisches Kontaktekzem (K.).
1. Akutes K.:
Lok: Kontaktstelle mit dem Antigen, v. a. Hände und Unterarme.
Klin: Phasenhafter Verlauf (*Ekzem). Unscharf begrenzt mit Streureaktionen in die unmittelbare Umgebung.
Hist: Unspezifisches Bild einer superfiziellen, spongiotischen Dermatitis mit intraepidermalen Bläschen und mononukleärem Infiltrat subepidermal.
s. a. Ekzem, hämatogenes Kontaktekzem
2. Chronisches K.:
Lok: Kontaktstelle und disseminiert in der näheren und weiteren Umgebung, ggf. Generalisation.
Klin: Polymorphes Bild: Rötung, *Lichenifikation, Schuppung, Krustenbildung, Erosionen, Rhagaden, Juckreiz, Exkoriationen.
Hist: *Akanthose, *Para-, Hyperkeratose, spongiotische Bläschen, Elongation der Reteleisten.
Ätio: *Kontaktallergie, s. a. Typ-IV-Allergie^
Diag: Anamnese, Klinik, Epikutantestungen
DD: *Mykose, *Skabies, *Morbus Paget, *Arzneiexantheme, *Dyshidrose, *Psoriasis-Formen, *Lichen simplex chronicus (Vidal), *Erysipel, *mikrobielles Ekzem^, *endogenes Ekzem^, *toxisches Kontakt-Ekzem^.
Ther: Akutes Kontaktekzem: Meiden des auslösenden Allergens, feuchte Umschläge (Kochsalz, Tannolact), kurzfristig kortikoidhaltige Externa, ggf. Kortikoide in mittlerer Dosierung (100mg/die) intern. Pflegende rückfettende Externa.
Chronisches Kontaktekzem: Meiden des auslösenden Allergens, rückfettende und teerhaltige Externa, z. B. Liquor carbonis detergens 5%, Acidum salicylicum 2%, Urea pura 2% in einer gut vertragenen Grundlage. Eine Kombination mit lokaler *PUVA-Therapie kann sich günstig auswirken.

Ekzem, Kontaktekzem
Def: *Ekzem durch Kontakt mit exogen zugeführten Stoffen. Zu unterscheiden sind *kontaktallergisches Ekzem^, *toxisches Kontakt-Ekzem^, *photoallergisches und *phototoxisches Ekzem^.
Lit: Altmeyer P, Bacharach-Buhles M (1987) Kontaktekzem. In: Röhm Pharma (Hrsg.) Haut im Blickpunkt

Ekzem, Kontaktekzem, hämatogenes
Def: Hämatogene Aussaat eines nach erfolgter Kontaktsensibilisierung systemisch oder inhalativ aufgenommenen *Kontaktallergens (*Nickel, Medikamente, Pilzantigene etc.) mit konsekutiver, streuender Ekzemreaktion.
Lok: Palmoplantar, generalisiert, frühere Herde eines *kontaktallergischen Ekzems^, frühere positive Teststellen der Epikutantestung (Aufflammreaktion, flare up).
Klin: 2–3 Tage nach der Antigenzufuhr Ausbildung eines akuten *Ekzems. Palmoplantar in der Regel als *dyshidrotisches Ekzem^.
Diag: Anamnese, Epikutantestung, ggf. interner Expositionstest.
Ther: Kurzfristig Kortikoide intern, extern feuchte Umschläge, rückfettende Externa.

Lit: Menne T, Weismann K (1984) Hämatogenes Kontaktekzem nach oraler Gabe von Neomyzin. Hautarzt 35:319–320

Ekzem, Kontaktekzem, toxisches

Def: Exogen, toxisch ausgelöste, akut- bis chronisch verlaufende Entzündung von Epidermis und Korium, die auf den Expositionsort begrenzt bleibt.
– 1. Akutes toxisches K.:
Syn: Akute, nicht allergische Kontaktdermatitis, akute toxische Kontaktdermatitis, acute irritant contact dermatitis
Man: Wenige Minuten bis mehrere Stunden nach Exposition
Klin: Je nach Noxe und Einwirkung unterschiedliches Bild mit phasenhaftem Ablauf: akutes *Ekzem.
Hist: Intrazelluläres Ödem, Spongiose, intraepidermale Bläschen, Weitstellung der Kapillaren, perivaskuläres Ödem.
DD: *Erysipel, akutes *kontaktallergisches Ekzem^
Ther: Meiden der Kontaktnoxe, Glukokortikoide intern, ggf. Antihistaminika
Extern: *kontaktallergisches Ekzem^
Prog: Nach Ausschluß der Noxe Rückbildung unter lamellöser Desquamation, Resterythem.
– 2. Chronisch-toxisches K.:
Syn: Toxisch-degeneratives Ekzem, Abnutzungsdermatose, Hausfrauenekzem, traumiteratives Ekzem, degenerative Dermatitis, Dermatitis toxica, Dermatitis irritans, kumulativ-toxisches Ekzem, chronisch-toxische Kontaktdermatitis, nicht allergisches Kontaktekzem, früher: Eccema lotricum
Ätio: Summation unterschwelliger Reizeinwirkungen: Geringe Toxizität, lange Einwirkdauer der Noxen.
Klin: Rötung, Schuppung, ggf. *Lichenifikation, evtl. nässende Herde, Krusten.
Sonderformen: *intertriginöses Ekzem^, hyperkeratotisch-rhagadiformes Handekzem^, *Exsikkationsekzem, *Pityriasis simplex
Ther: Meiden bzw. Reduktion der einwirkenden Kontaktnoxen.
Hautpflege: Ölzusätze zum Bad, Nachfetten der Haut.

Ekzem, Kontaktekzem vom Soforttyp

s. Protein-Kontaktdermatitis

Ekzem, kumulativ-toxisches Kontaktekzem

s. *Ekzem, toxisches Kontaktekzem

Ekzem, lichenifiziertes

Def: *Ekzem mit besonderer Chronizität und ausgeprägter *Lichenifikation.

Ekzem, Lidekzem

Def: *Ekzem im Lidbereich, meist chronisches *kontaktallergisches Ekzem^, auch Variante des *endogenen Ekzems^.

Ekzem, Lippenekzem

s. Cheilitis simpex

Ekzem, Mamillenekzem

Def: Ekzem im *Mamillenbereich, Vorkommen bei chronischem *kontaktallergischen Ekzem^, *Skabies, *endogenem Ekzem^.
DD: *M. Paget (einseitig!)

Ekzem, mikrobielles

Syn: Nummuläres Ekzem, nummulär-mikrobielles Ekzem, bakterielles Ekzematoid, parasitäres Ekzem, Dermoepidermitis Lutz, Dermatitis nummularis, diskoides Ekzem, Parakératose inféctieuse
Def: Relativ häufiges, klinisch charakteristisches Ekzem mit disseminierten, münzförmigen Herden.
Ätio: Ungeklärt, diskutiert werden polyätiologische Faktoren, Infektallergie, mikrobielle Besiedlung der Haut, Fokusgeschehen.
Man: V. a. ältere Erwachsene, mehr Männer
Lok: Vor allem Unterschenkel, obere Rückenpartie, obere Extremitäten
Klin: Scharf begrenzte, münzenförmige, entzündlich gerötete, von

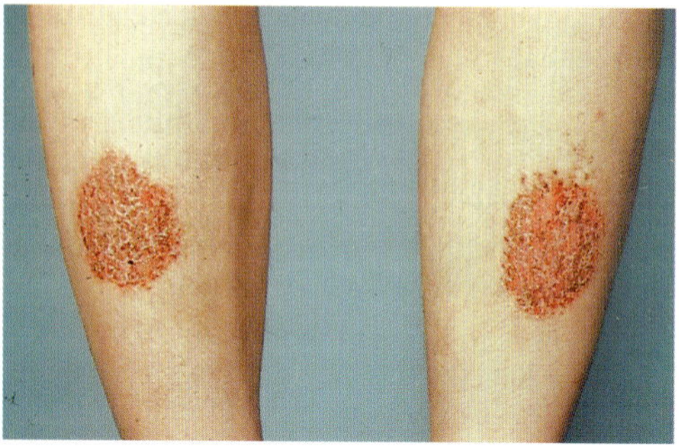

Mikrobielles **Ekzem**

Schuppen oder Krusten bedeckte, bis zu 5 cm große Herde mit peripherer Progredienz und zentraler Regression, Streuphänomene. Mäßiger bis starker Juckreiz.
Hist: *Ekzem
Diag: Fokus-Suche
DD: *Tinea corporis, *Psoriasis, *Impetigo contagiosa, *endogenes Ekzem^, Exsikkationsekzem (*Ekzem, Exsikkationsekzem), *Parapsoriasis en plaques, Kontaktekzem (*Ekzem, Kontaktekzem), *Dermatitis herpetiformis Duhring
Ther: Ggf. Behandlung auslösender Faktoren.
Intern: Ggf. Antibiose
Extern: Frische Herde: Austrocknende Maßnahmen, z. B. Clioquinol 1% in Lotio alba aquosa, Farbstofflösungen, kurzfristig Kortikoide. Nach Abklingen der exsudativen Vorgänge: Teerhaltige Pasten, Cremes oder Salben, Ölbäder, Hautpflege, *Phototherapie.
Prog: Chronischer, wellenförmiger Verlauf.
Lit: Röckl H (1972) Das nummuläre und das mikrobielle Ekzem. Hautarzt 23:326–330

Ekzem, neuropathisches
s. endogenes Ekzem^

Ekzem, nummuläres
s. mikrobielles Ekzem^

Ekzem, nummuläres atopisches
Def: Variante des *endogenen Ekzems^ mit umschriebenen Rötungen, Schuppung und geringer *Lichenifikation.
DD: *Mikrobielles Ekzem^

Ekzem, Ohrekzem
Def: Ekzematöse Hautveränderungen des äußeren Ohres (Ohrmuschel, äußerer Gehörgang) mit unterschiedlicher Ätiologie. s. a. Otitis externa
Ätio: Z. B. bei *endogenem Ekzem^, *kontaktallergischem oder -*toxischem Ekzem^, *seborrhoischem Ekzem^ oder *mikrobiellem Ekzem^
DD: *Otomykose, *Psoriasis vulgaris

Ekzem, parasitäres
s. mikrobielles Ekzem^

Ekzem, peridigitales bei Kindern
s. Dermatitis hiemalis

Ekzem, periorales
s. *Cheilitis simplex

Ekzem, photoallergisches
Syn: Photoallergische Dermatitis, Photokontaktallergie, photoallergische Kontaktdermatitis
Def: Spezifische *Kontaktallergie bei nicht obligat phototoxisch wirkenden Substanzen und Lichteinwirkung = *Photoallergen.
s. a. Photoallergie, Lichturtikaria, polymorphe Lichtdermatose^
Ätio: Umwandlung der photosensibilisierend wirkenden Substanz durch Licht in ein neues Hapten, Kopplung mit Protein zum Vollantigen, anschließend Sensibilisierung. Humorale

Sofort- oder zellvermittelte Spätreaktion.
Klin: Akuter oder chronischer Verlauf. Erythem, Papulovesikel, Blasen in bestrahlten Arealen. Später Pigmentierung und Lichenifikation. Streuherde an unbestrahlten Stellen. Aufflammen alter Läsionen.
Ther: Allergenmeidung, Sonnenschutz, Kortikoidexterna

Ekzem, phototoxisches
Syn: Phototoxische Dermatitis, Photokontaktdermatitis
Def: Photochemisch ausgelöste, entzündliche Hautreaktion im belichteten Bereich ohne immunologische Grundlage.
s. a. Photosensibilisatoren
Ätio: Einwirkung von Licht in Kombination mit einer phototoxischen Substanz, welche endogen entstanden ist (z. B. Porphyrine) oder exogen zugeführt wurde (*Phototoxizität, s. Tabelle).
Lok: Lichtexponierte Areale
Klin: Akute sonnenbrandähnliche Hautentzündung: Rötung, Ödem, Bläschen- oder Blasenbildung, nachfolgend oft starke Pigmentierung.
Ther: Meiden des Agens, Behandlung der Grundkrankheit (z. B. *Porphyrie).
s. a. Berloque-Dermatitis

Ekzem, postskabiöses
Def: Nach Abheilen der *Skabies persistierendes, stark juckendes *Ekzem.
Ätio: *Id-Reaktion
Ther: Extern: Kortikoide
Intern: Antihistaminika, ggf. Kortikoide

Ekzem, Säuglingsekzem konstitutionelles
s. Eccema infantum

Ekzem, Schwielenekzem
s. Ekzem, hyperkeratotisch-rhagadiformes Hand- und Fußekzem

Ekzem, seborrhoisches
Syn: Seborrhoische Dermatitis, dysseborrhoische Dermatitis, Morbus

Tabelle: **Ekzem**
Wichtige phototoxische Substanzen

Ätherische Öle
Zedernöl
Zitronenöl
Lavendelöl
Lindenöl
Antimykotika
Bromsalizylsäureisopropylamid
Tetramethylthiuramdisulfid
Desinfizientien
Dichlordioxydiphenylsulfid
Tetrachlorsalizylanilid
Farbstoffe
Acriflavin
Bengalrot
Eosin
Fluorescin
Methylenblau
Proflavin
Riboflavin
Rivanol
Thiopyronin
Trypaflavin
Phenothiazine
Alimemazin
Chlorpromazin
Levopromazin
Mepazin
Parazin
Prochlorperazin
Promazin
Thiopropazat
Thioridazin
Triflupromazin
Sulfonamide
Sulfanilamid
Sulfisoxazol
Teer- und Teerbestandteile
Akridinfarbstoffe
Zyklische Kohlenwasserstoffe
Tetracycline
Chlortetracyclin
Dimethylchlortetracyclin
Doxycyclin
Methacyclin
Oxytetracyclin
Andere
5-Fluorouracil
Methoxypsoralene
Nalidixinsäure
Resorcinderivate
Vinblastin

Unna, Unnasche Krankheit, Dermatitis seborrhoides, Parakeratosis pityriasiforme (Brocq)
Def: Häufiges, chronisches *Ekzem, dessen Eigenständigkeit und Ätiologie umstritten ist, diskutiert wird z. B. Minusvariante der *Psoriasis bzw. die Auslösung durch Pityrossporum ovale, mit meist typischer Klinik. Man unterscheidet:

- 1. Seborrhoisches Ekzem des Säuglings

Syn: Dermatitis seborrhoides infantum
Ätio: Unklar, diskutiert werden Seborrhoe, Hyperhidrose, Fehl- bzw. Überernährung s. a. Eccema infantum; Beziehungen zum atopischen Formenkreis.
Man: Erste drei Lebensmonate bis zu 18 Monaten
Klin: *Gneis, Übergang in seborrhoisches Ekzem: Trockene oder nässende, mit fettigen Schuppenkrusten bedeckte Erytheme. Mögliche Weiterentwicklung in die *Erythrodermia desquamativa Leiner.
s. a. Napkinpsoriasis
DD: *Endogenes Ekzem^
Ther: Extern: Schwefel- und Salizylsäure. Kopfsalbe zur Schuppenlösung, Lotio alba, Vioform/Kortikosteroide.
Intern: Antihistaminika bei Juckreiz

- 2. Seborrhoisches Ekzem des Erwachsenen:

Ätio: Unklar, diskutiert werden Seborrhoe, Hyperhidrosis, mikrobielle Besiedlung (Pityrosporum ovale).
Lok: Vor allem Schweißrinnen des Stammes.
Klin: Handflächengroße, dicht aber isoliert stehende, braun-rötliche, nicht nässende, evtl. follikuläre Papeln. Ausbildung figurierter Herde möglich. s. a. seborrhoisches Ekzematid^, Eccema mediothoracicum, pityriasiformes Seborrhoid^.
Ther: Ichthyol-Schwefel-Paste, antibiotikahaltige Externa, kurzfristig Kortikoidexterna. Ketokonazolhaltige Cremes und Shampoo werden erfolgreich eingesetzt.

Ekzem, seniles
s. Ekzem, Exsikkationsekzem

Ekzem, Stauungsekzem
Syn: Dermatitis statica, Dermatitis hypostatica, Dermatitis varicosa, Stauungsdermatitis, Stauungsdermatose, Dermatitis haemostatica
Def: Auftreten eines *Ekzemes im Bereich der Unterschenkel bei *chronisch venöser^ Insuffizienz.
Lok: Vor allem distale zwei Drittel der Unterschenkel
Klin: Subakute bis chronische Ekzemmorphe (*Ekzem), Neigung zu Streuphänomenen, Zeichen der *chronisch venösen^ Insuffizienz.
Ther: Behandlung der Grunderkrankung. Cave Kontaktsensibilisierung.

Ekzem, toxisch degeneratives
s. Ekzem, toxisches Kontaktekzem

Ekzem, traumiteratives
s. Ekzem, toxisches Kontaktekzem

Ekzem, tylotisches
s. Ekzem, hyperkeratotisch-rhagadiformes Hand- und Fußekzem

Ekzem, vulgäres
Syn: Eccema vulgare
Def: Uneinheitlicher Gebrauch, meist als gemeinsamer Oberbegriff für das *kontaktallergische und -toxische Ekzem^ sowie deren Sonderformen verwendet.

Ekzem, xerotisches
s. Ekzem, Exsikkationsekzem

Ekzema corneae
s. Keratitis bei endogenem Ekzem

Ekzema keratoticum
Def: Wenig gebräuchliche Bezeichnung für *Ekzem, hyperkeratotisch-rhagadiformes Hand- und Fußekzem

Ekzematid
Def: Präekzematöser Zustand.

Ekzematid, seborroisches
Def: Heute unübliche Bezeichung für eine milde Verlaufsform eines *seborroischen Ekzems^.

Ekzematoid, bakterielles
s. mikrobielles Ekzem^

Ekzematoid, exsudatives
s. endogenes Ekzem^

Ekzematoid, frühexsudatives
s. Eccema infantum

Ekzematoid, neurodermitisches
s. endogenes Ekzem^

Ekzematoid Rost, spätexsudatives
s. endogenes Ekzem^

Ekzematoides Mikrobid
Def: Hämatogene Streuphänomene beim *mikrobiellen Ekzem^.

Ekzemkrankheit
s. endogenes Ekzem

Ekzemnägel
Def: Unregelmäßige Nageloberfläche mit Rillen, Furchen, Tüpfeln, Aufsplitterung, Verdickungen der Nagelplatte, Onycholyse und Farbveränderungen infolge einer Beteiligung der Nägel bei *endogenem Ekzem^, kontaktallergischem und -toxischem Ekzem^.

Ekzemstar
s. Cataracta neurodermitica

Elastofibroma dorsi (Jarvi und Saxen)
Def: Überwiegend in der Skapularegion lokalisierte, tumorförmige Veränderungen, die durch das Nebeneinander von Kollagenbündeln und elastotischem Material gekennzeichnet sind.
Ätio: Unbekannt
Lok: Vor allem Skapulabereich, auch Lendenregion
Hist: Unauffälliges, lockeres Bindegewebe; breite, zellarme, kollagene Bänder mit einem Färbeverhalten wie elastotisches Material.
DD: *Pseudoxanthoma elasticum, *Keloid

Elastoidose cutanée nodulaire à kystes et à comédons
s. Elastoidosis cutanea nodularis et cystica

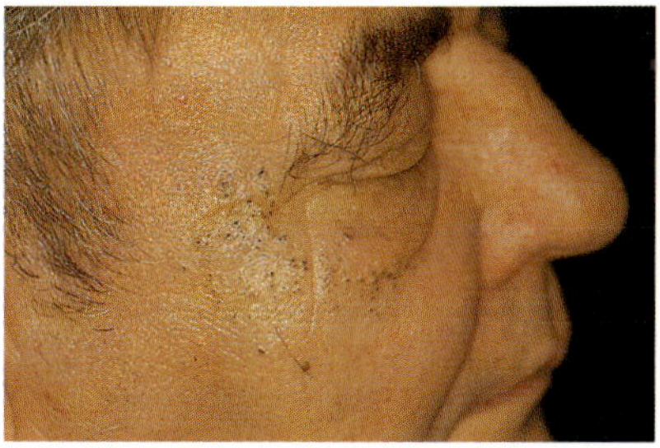

Elastoidosis cutanea nodularis et cystica

Elastoidosis cutanea nodularis et cystica
Syn: Favre-Racouchotsche-Krankheit, Elastoidose cutanée nodulaire à kystes et à comédons
Def: Senile Atrophie, ausgeprägte *aktinische Elastose^ mit gruppierten Komedonen und gelblichen Follikelzysten.
Lok: Vor allem Jodbeinregion, auch traumatisierte Körperbezirke
Ther: Exprimieren der Komdedonen, Lichtschutz

Elastolyse, generalisierte
s. Dermatochalasis

Elastom, juveniles
s. Elastoma juvenile

Elastom, perforierendes
s. Elastosis perforans serpiginosa

Elastoma diffusum
Def: Im Bereich lichtexponierter Stellen meist großflächige, gelegentlich auch umschriebene, weißliche, in die Hautfelderung eingepaßte Plaques, die beim Spannen der Haut besonders hervortreten. Bei punktförmiger Expression der Elastose ergibt sich das Bild der „peau citréine" (Zitronenhaut).

Elastoma intrapapillare perforans verruciforme
s. Elastosis perforans serpiginosa

Elastoma juvenile
Syn: Juveniles Elastom

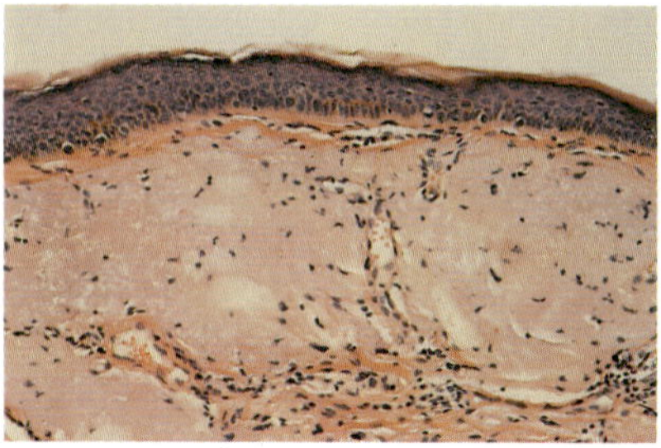

Aktinische **Elastose**

Def: Seltener kongenitaler *Bindegewebsnaevus. Möglicherweise Teilsymptom des *Buschke-Ollendorf-Syndroms.
Klin: Weiche, gelblich-weißliche, flach erhabene Plaques, umschrieben vor allem im Bereich der Mamma, disseminiert im Bereich des Abdomens, der Glutaeen und der Oberschenkel.
Hist: Vermehrung der elastischen Fasern.
DD: *Pseudoxanthoma elasticum
Ther: Ggf. Exzision

Elastorrhexis generalisata und systemica
s. Pseudoxanthoma elasticum

Elastorrhexis, systemische
s. Pseudoxanthoma elasticum

Elastose, aktinische
s. Elastosis actinica

Elastose, noduläre mit Zysten und Komedonen
s. Elastoidosis cutanea nodularis et cystica

Elastose, senile
s. Elastosis actinica

Elastosis actinica
Syn: Elastosis senilis, Elastosis solaris, basophile Kollagendegeneration, senile Elastose, aktinische Elastose
Def: Teilsymptom der *Landmannshaut mit Degeneration der elastischen Fasern im Korium in lichtgeschädigten Hautpartien.
Ther: Sonnenschutz

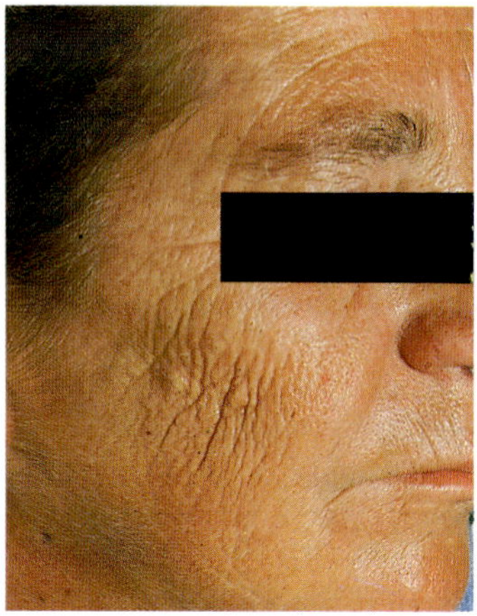

Seniles **Elastose**

Elastosis colloidalis conglomerata
s. Kolloidmilium

Elastosis perforans serpiginosa
Syn: Elastoma intrapapillare perforans verruciforme, Keratosis follicularis serpiginosa; perforierendes Elastom, Perforating elastosis
Def: Seltene, umschriebene Bindegewebsstörung mit transepidermaler Elimination von elastischen Fasern.
Ätio: Isoliertes Vorkommen.
Auch bei *Ehlers-Danlos-Syndrom, *Marfan-Syndrom, *Pseudoxanthoma elasticum, *Rothmund- oder *Thomson-Syndrom, *Mongolismus, *Osteogenesis imperfecta, Nierenfunktionsstörungen
Lok: Vor allem Hals, Nacken, Ellbogenbereich.
Klin: Einzelne zirzinäre bzw. serpiginöse Herde mit hyperkeratotischen Papeln, peripherer Progression und zentraler Abheilungstendenz.
Hist: Perforation elastotischen Materials durch die Epidermis.
DD: *Hyperkeratosis follikularis et parafollikularis in cutem penetrans, perforierendes *Granuloma anulare.

Ther: Exzision in toto bei kosmetisch störenden Herden, versuchsweise Kryochirurgie
Prog: Meist jahrelanger Verlauf. Spontane Rückbildung oder Keloidbildung möglich.

Elastosis senilis
s. Elastosis actinica

Elastosis solaris
s. Elastosis actinica

Elektrizitätsschädigungen
Def: Schädigungen der Haut durch die Einwirkung von elektrischem Strom. Man trennt *Hochspannungs- und *Niederspannungsunfälle.
Klin: Strommarken an Stromein- und -austrittstellen: Schwarz tingierte Nekrosen.
Ther: Überwachung von Herz-, Kreislauf- und Nierenfunktion, *Verbrennung.
Prog: Bei Überleben der ersten posttraumatischen Stunden günstig.

Elektrokoagulation
Syn: Kaltkaustik
Def: Zerstörung krankhaften Gewebes durch Hochfrequenzströme.
s. a. Kauterisation

Elephantiasis
Def: Unförmige Anschwellung einzelner Körperteile infolge von Lymphstauungen, seltener infolge venöser Stauungen mit Bindegewebsvermehrung und Verdickung der Haut.
Ätio: Polyätiologisch, z. B. postoperativ, postinfektiös, variköser Symptomenkomplex, Tumoren, internistische Erkrankungen, *Filariosen.
Ther: Behandlung des Grundleidens, Diuretika, Hochlagerung, Auswickeln des Ödems mit elastischen Binden, Massage, Schwimmen, Operation.

Elephantiasis Arabum
s. Elephantiasis filarica

Elephantiasis chirurgica
Syn: Postmastektomie-Elephantiasis
Def: Chronischer Lymphstau im Arm nach Mastektomie mit Ausräumung oder exzessiver Nachbestrahlung der axillären Lymphknoten, evtl. venöse oder perivenöse Verlegungen.
Prog: Selten Entwicklung eines *Lymphangiosarkoms.

Elephantiasis chromomycetica
Def: Schwellung der Extremität vor allem der Beine mit psoriasiformer, narbiger Komponente bei der *Chromomykose.

Elephantiasis congenita hereditaria
s. chronisches hereditäres Trophödem^

Elephantiasis de l'apareil génital
Def: *Elephantiasis im Genitalbereich, z. B. bei *Lymphogranuloma inguinale Stadium III.

Elephantiasis, einheimische
s. Elephantiasis nostras

Elephantiasis filarica
Syn: Elephantiasis tropica, Elephantiasis Arabum
Def: *Elephantiasis bei Lymphbahnverschluß durch Filarien.
Err: Wucheria bancrofti, Brugia malaya
Lok: Vor allem Beine und Genitale
Klin: Monströse Schwellungen einzelner Körperteile.
Diag: Nachweis von Mikrofilarien im Blut oder von Makrofilarien im Lymphknotenpunktat.
Ther: Behandlung der Grunderkrankung (*Filariose).

Elephantiasis genitalium
s. Lymphogranuloma inguinale, Stadium III

Elephantiasis genitoanorectalis
Syn: Elephantiasis scroti, Elephantiasis penis, Elephantiasis vulvae, Elephantiasis venera
Def: *Elephantiasis im Anogenitalbereich
Ätio: *Elephantiasis

Elephantiasis genitoanorectalis ulcerosa
s. Lymphogranuloma inguinale, Stadium III

Elephantiasis gingivae
s. Fibromatosis gingivae

Elephantiasis graecorum
Def: Historische Bezeichnung für die *Lepra mit Knotenbildung, vor allem in Griechenland beobachtet.

Elephantiasis inflammatoria
Syn: Elephantiasis meterysipelatosa, Elephantiasis pyodermatica, Elephantiasis streptogenes Unna
Def: *Elephantiasis als Folge rezidivierender Streptokokkeninfekte.

Elephantiasis metaherpetica
Def: *Elephantiasis nach rezidivierendem *Herpes simplex Infektionen.
Lok: Vor allem Lippen, Genitale

Elephantiasis meterysipelatosa
s. Elephantiasis inflammatoria

Elephantiasis neuromatosis
s. Lappenelephantiasis

Elephantiasis nostras
Syn: „Einheimische" Elephantiasis, Elephantiasis simplex
Def: Sammelbezeichnung für die nicht filarienbedingte Elephantiasis, meist inflammatorische Elephantiasis, auch Elephantiasis nach karzinomatöser, tuberkulöser, syphilitischer Adenopathie, Lymphknotenausräumungen, *Herpes simplex recidivans in loco, *Lymphogranulomatosis inguinalis, *Thrombophlebitiden.
Ther: Behandlung des Grundleidens

Elephantiasis penis
s. Elephantiasis genitoanorectalis

Elephantiasis, Postmastektomie-Elephantiasis
s. Elephantiasis chirurgica

Elephantiasis pyodermatica
s. Elephantiasis inflammatoria

Elephantiasis scroti
s. Elephantiasis genitoanorectalis

Elephantiasis simplex
s. Elephantiasis nostras

Elephantiasis streptogenes Unna
s. Elephantiasis inflammatoria

Elephantiasis syphilitica
Def: *Elephantiasis bei *Syphilis III: Spezifisch granulomatöse Entzündung in angestautem Gewebe mit überschießender Proliferation oder Syphilis als Schrittmacher für chronisch rezidivierende *Erysipele.

Elephantiasis tropica
s. Elephantiasis filarica

Elephantiasis tuberosa
Syn: Elephantiasis verrucosa
Def: *Elephantiasis mit höckriger Hautoberfläche.

Elephantiasis venerea
s. Elephantiasis genitoanorectalis

Elephantiasis verrucosa
s. Elephantiasis tuberosa

Elephantiasis vulvae
s. Elephantiasis genitoanorectalis

ELISA
(Enzyme-linked immuno-sorbent assay)
Def: Immunologischer in-vitro-Test zum Nachweis biologisch aktiver Substanzen in Körperflüssigkeiten. Die Reaktion zwischen dem Antigen und dem spezifischen Antikörper wird durch die nachfolgende Bestimmung eines an den Antikörper gebundenen Enzyms (z. B. Meerrettichperoxidase) nachgewiesen (photometrische Bestimmung).

Ellis van Crefeld-Syndrom
s. chondroektodermale Dysplasia^

Embolia cutis medicamentosa
Syn: Dermite livedoôde, Nicolau-Syndrom; *livedoartige Dermatitis
Def: Dendritische, infarktähnliche Nekrosen nach intramuskulären Injektionen, zosteriforme Hautnekrosen.
Klin: Minuten bis wenige Stunden nach der i. m. Injektion schmerzhafte, bretttharte Infiltration mit livedo-racemosa-artiger Zeichnung. Abheilung

mit Hyperpigmentierung. Zentrale Demarkierung mit Ausbildung flacher bis eingesunkener, hämorrhagischer Nekrosen nach 24–72 Stunden möglich. Abstoßung des hämorrhagischen Schorfes. Entwicklung tiefer Ulzerationen, die mit bizarr geformten atrophischen Narben abheilen.
Ther: Symptomatisch

Embolie
Def: Verschleppung von körpereigenen oder -fremden Substanzen mit Verlegung eines Blutgefäßes. Zu unterscheiden sind Embolie einer Extremität, Lungen- und Hirnembolie.
Ätio: Embolie der Extremitätenarterien: Meist Mitralfehler, Endokarditis, Herzinfarkt. Bei Lungenembolie tiefe *Beckenvenentrombose.
Klin: Blitzartiger Schmerz, fehlender Puls, kalte, blasse Haut, Marmorierung und Gangrän.
Ther: Tieflagerung der betroffenen Extremität, Wattepackung, Analgetika, Spasmolytika i. v.; ggf. Embolektomie.

Emmert-Plastik
Syn: Nagelmatrixteilresektion
Def: Operationstechnik bei *Unguis incarnatus mit Entfernung eines seitlichen Nagelstreifens und der zugehörigen Nagelmatrix.
Lit: Emmert C (1884) Zur Operation des eingewachsenen Nagels. Centralbl. Chirurgie 11:39

EMO-Syndrom
Def: Kombination von **E**xophthalmus, prätibialem **M**yxödem und hypertrophischer **O**steoarthropathie.
Vork: Bei Hyperthyreose

Emphysem, Hautemphysem
Def: Eindringen von Luft in die Subkutis nach Verletzungen von Trachea und großen Bronchien, Oesophago-Trachealfistel.
Klin: Knisterndes, subkutanes Luftkissen über dem Jugulum, evtl. ausgedehnte Schwellungen der Weichteile von Kopf, Hals, Thorax, Abdomen bis zum Skrotum.
Diag: Xeroradiographie, Sonographie
Ther: Operative Wiederherstellung der Trachea-Bronchuskontinuität. In Notfällen: Einstechen einer Nadel in den Subkutanraum.

ENA
Syn: Abk. für **E**xtractable **N**uclear **A**ntigens
Def: *Antikörper gegen bei physiologischen Salzkonzentrationen lösliche Kernbestandteile (Sm, SS-A (Ro), SS-B (La), U1-n-RNP, Scl70, Mi-1, Mi-2, Jo-1, PM-1).

Enanthem
Def: Dem Exanthem analog gebrauchter Begriff für generalisierte oder disseminierte Schleimhautveränderungen.

Encephalitis postvaccinalis
Def: Enzephalitis nach Pockenschutzimpfung.
Klin: Plötzliches hohes Fieber 10–11 Tage nach der Impfung, meningitische, myelitische, encephalitische Symptome.
Ther: Gamma-Globulin, symptomatisch
Prog: Krankheitsdauer 1–3 Wochen, Letalität 30–60%, gehäuft Spätfolgen

Encephalo-cutane Angiomatose
s. Angiomatosis encephalo-cutanea

Encephalo-oculo-cutane Angiomatose
s. Angiomatosis encephalo-oculo-cutanea

Endangiitis obliterans (Winiwarter-Buerger)
Syn: Thrombangiitis obliterans, Endarteriitis, Morbus Winiwarter-Buerger
Def: Entzündliche Panarteriitis, die ihren Ausgang von der Intima nimmt und die Elastica interna meist weitgehend intakt läßt.
Ätio: Unbekannt, pathogenetisch wichtig ist inhalatives Zigarettenrauchen. Diskutiert wird auch ein Streptokokkeninfekt (*rheumatisches Fieber).

Man: Meist Männer, 98% Raucher, vor allem zwischen dem 25. und 45. Lebensjahr
Lok: Vor allem untere Extremitäten
Klin: Selektiver Befall der distalen Arterien, rezidivierende, meist oberflächliche *Thrombophlebitiden, *Thrombophlebitis saltans oder migrans, später vor allem akrale Nekrosen ohne Heilungstendenz.
Hist: Entzündliche Wandinfiltration, Intimaverdickung der Arterien, evtl. Verschluß.
DD: *Arteriosclerosis obliterans
Ther: Nikotinverbot, Fokus-Sanierung, Vermeidung von Kälteeinwirkung, gefäßerweiternde Mittel, Kortikoide, Procainfiltration der Grenzstrangganglien.
Prog: Quoad vitam günstig; ungünstig bezüglich der Erhaltung der Extremität

Endarteriitis
s. Endangiitis obliterans

Endarteriitis syphilitica
Syn: Heubnersche Krankheit
Def: Gefäßentzündung durch regressive Veränderungen und starke Wandzellwucherungen vor allem der Hirngefäße bei *Syphilis.

Endocarditis gonorrhoica
Def: Durch *Gonokokken verursachte Endokarditis bei gonorrhoischer Sepsis.
Ätio: Folge einer gonorrhoischen Sepsis.

Endocarditis lenta
Def: Subakute, bakterielle Endokarditis, die mit *Janewayschen Flecken an Fingern und Zehen einhergehen kann.

Endocarditis Libman-Sacks
Def: Abakterielle, verruköse Endokarditis bei *Lupus erythematodes visceralis.

Endometriose, kutane
Def: Gutartige Wucherung von Korpusendometrium in der Haut.
Ätio: Verschleppung von Endometriumpartikeln über die Blut- oder Lymphwege.
Man: Geschlechtsreife Frauen, vor allem nach dem 35. Lebensjahr.
Lok: Vor allem Nabelbereich, Inguinal- und Genitalregion.
Klin: Knoten von hellerer bis dunklerer Blaufärbung, prämenstruelles Spannungsgefühl der bedeckenden Haut.
Diag: Histologie
DD: *Angiom, *Melanommetastasen
Ther: Je nach Umfang des Bedundes und Alter der Patientin: Hormontherapie, Operation, Bestrahlung.

Endometritis gonorrhoica
Def: *Gonorrhoe im Corpus uteri. Meist flüchtige Erscheinung: Befall der Funktionalschicht des Endometriums mit Spontanheilung bei der Menstruation.
Klin: Meist keine Symptome, evtl. dünnflüssiger, später eitriger Fluor, möglicherweise mit Blutbeimengungen.

Endomykosen
s. Mykosen, Systemmykosen

Endothel
Def: Einschichtiges, Herzräume, Blut- und Lymphgefäße auskleidendes Plattenepithel, s. a. Epidermis.

Endotheliom, intravaskuläres
s. Angioendotheliomatosis proliferans systematisata

Endothelioma cutis
s. Zylindrom

Endotheliomatose
Def: Auftreten multipler *Zylindrome.

Endotoxin-Schock
Def: Schocksymptomatik bedingt durch eine Infektion mit Endotoxinhaltigen Bakterien. Endotoxine sind Lipopolysacharidkomplexe in der äußeren Zellmembran verschiedener gram-negativer Bakterien.
Ätio: Durch Interaktion mit insbes. monozytären Zellen kommt es zur

Aktivierung und Freisetzung von Interleukin 1, Interleukin 6 und insbesondere Tumornekrosefaktor alpha. Hierdurch kommt es zum Temperaturanstieg, Kollagenaseproduktion, Histaminfreisetzung, Makrophagenaktivierung, Aktivierung der Endothelzellen.
Klin: Fieber, Leukopenie, Blutdruckabfall, intravasale Koagulation.

Enteritis regionalis
Syn: Morbus Crohn, Ileitis terminalis, Colitis granulomatosa
Def: Chronisch-entzündliche Darmerkrankung unklarer Genese mit bevorzugter Lokalisation im Ileum, die mit charakteristischen Hauterscheinungen einhergehen kann.
Klin: Hauterscheinungen: Fistelbildungen, perianal gelegene Ulzerationen und Granulationen. *Erythema nodosum, persistierende Genitalödeme, rezidivierende aphthöse Ulzerationen im Mundschleimhautbereich. Koinzidenz mit *Pyoderma gangraenosum. Auftreten von *Acrodermatitis enteropathica möglich. Auftreten von Arthritis und ankylosierender Spondylitis (zu 80% HLA-B27 positiv).
DD: *Tuberkulose, *Sarkoidose, *Colitis ulcerosa
Ther: Chirurgische Therapie bei Obstruktion, Perforation, Abszeß- und Fistelbildung.

Enterokokkengranulome der Haut
Def: Granulomatöse Entzündung bei Infektion mit Enterokokken meist im Gesäßbereich.
Ätio: Schmierinfektion mit Enterokokken
Man: Vor allem Säuglinge und Kleinkinder
Lok: Damm-Gesäßbereich, tiefkutan
Klin: Papeln und Pusteln, knotige, abszedierende, fistulierende Veränderungen, Ausbildung keloidartiger Narben.
Diag: Erregernachweis
Ther: Intern: Antibiotika entsprechend Antibiogramm
Extern: Vioformzinkpaste

Entropium
Def: Einwärtswendung des Lides, meist des Unterlides. Folgeerscheinung ist die *Trichiasis.
Ätio:
- Entropium cicatricum: Durch Narbenschrumpfung der dorsalen Bindehaut
- Entropium senile spasticum: Durch ungleichmäßigen Krampf der Orbikularisfasern

Ther: Bei vorübergehender Entropiumbildung: Unterlid mit Heftpflasterstreifen von dem Auge abziehen. Ansonsten Operation.

Entzündung
Def: Reaktion des Gefäßbindegewebes auf verschiedenartige Noxen, z. B. lebende Organismen, Allergene, physikalische oder chemische Reize. Kardinalsymptome: Rubor, calor, tumor, dolor, functio laesa.

Entzündung, spezifische
Def: Gewebsreaktion, die sich durch ein charakteristisches (spezifisches) morphologisches Erscheinungsbild auszeichnet, so daß man auf bestimmte Erreger (z. B. Spirochaeten, säurefeste Stäbchen) schließen kann.

Enzephalomyelitis postvaccinalis
Def: Seltene Komplikation nach Pockenschutzimpfung.
Ther: Gamma-Globulin
Prophylaxe: Erstimpfung vor dem 3. Lebensjahr.
Prog: Letalität von etwa 50%.

Enzym-Immuno Assay (EIA)
Def: Immunologische Bestimmung biologisch aktiver Substanzen in Körperflüssigkeiten, wobei die Reaktion zwischen dem Antigen und dem spezifischen Antikörper durch die Bestimmung der Aktivität eines an den Antikörper gebundenen Enzyms (Meerret-

tichperoxidase, alkalische Phosphatase)nachgewiesen wird.

Enzyme linked immuno sorbent assay
s. ELISA

Eosinophile Fasziitis
s. eosinophile Fasziitis^

Eosinophile Pustulose
s. sterile eosinophile Pustulose^

Eosinophilenleukämie
s. Myelosis cutis circumscripta eosinophilica

Eosinophiles Infiltrat der Haut
s. eosinophile Zellulitis^

Eosinophiles-Myalgie-Syndrom
Syn: Eosinophiles Myalgie-Syndrom, L-Tryptophan-bedingtes Eosinophilie-Myalgie-Syndrom
Def: Durch generalisierte Myalgie und Eosinophilie (mehr als $1000/mm^3$) gekennzeichnetes Krankheitsbild 1 bis 12 Monate nach der Einnahme von L-Tryptophan. Auszuschließen sind eine Infektion oder ein Tumorleiden als Auslöser der Erkrankung.
Ätio: L-Tryptophanhaltige Medikamente. Diskutiert wird ein Inhaltsstoff des Tryptophans (Peak E) der Firma Showa Denko oder eine Abweichung im Tryptophanmetabolismus.
Klin: Myalgie (100%), Arthralgie (73%), Schwächegefühl, Dyspnoe (59%), flüchtige makulopapulöse oder urtikarielle Eruptionen (60%), generalisierter Juckreiz, Morphea-artige Herde (32%) und diffuse Alopezie (28%). Im Verlauf trennt man eine ödematöse Frühphase (59% periphere Ödeme, 28% periorbitale Ödeme) und eine bindegewebsproliferative Spätphase.
Lab: Mehr als $1000/mm^3$ Eosinophile (100%), Leukozytose (85%), Aldolase-Erhöhung (46%), Erhöhung der Leberfunktionswerte (43%), BSG-Beschleunigung (33%).
Hist: Tiefe Hautfaszienmuskelbiopsie: Perivaskuläre lymphohistiozytäre Infiltrate, fokale Muzinansammlungen in der oberen Dermis, dazwischen spindel- und sternförmige Zellen.
DIF: Vimentin-positive und Mac–387-negative Zellen (Fibroblasten).
DD: *Eosinophile Fasziitis^, *progressive systemische Sklerodermie^, *Toxisches-Öl-Syndrom
Ther: Absetzen des Tryptophans. Kortikoiden (Beginn mit 0,5–1,0 mg/kg KG, dann langsam Reduktion auf 6–10 mg/die, nach 3–6 Monaten gelingt meist das Absetzen). Krankengymnastik und Massagen.
Prog: Langsame Rückbildung, Rezidive möglich. Da der Vertrieb tryptophanhaltiger Präparate vom Bundesgesundheitsamt seit 1990 verboten ist, ist nur noch mit einem sporadischen Auftreten der Erkrankung zu rechnen.
Lit: Kaufman LD, Seidman RJ et al. (1990) Cutaneous manifestations of the L-tryptophan-associated eosinophilia-myalgia syndrome: A spectrum of sclerodermatous skin disease. J Am Acad Dermatol 23:1063–1069
Mensing H, Schallreuter KU, Senff H, Steinkraus V (1992) Das Eosinophilie-Myalgie-Syndrom. Hautarzt 43: 436–440
Reinauer S, Plewig G (1991) Das Eosinophilie-Myalgie-Syndrom. Hautarzt 42:137–139
Silver RM, Heyes MP et al. (1990) Scleroderma, fasciitis, and eosinophilia associated with the ingestion of tryptophan. N Engl J Med 322: 874–881
Swygert LA, Maes EF et al. (1990) Eosinophilia-Myalgia-Syndrome. Results of National Surveillance. JAMA 264:1698–1703
Valicenti JMK, Fleming MG, Pearson RW, Budz JP, Gendleman MD (1991) Papular mucinosis in L-tryptophan-induced eosinophilia-myalgia syndrome. J Am Acad Dermatol 25:54–58

Eosin-Test
Def: Supravitalfärbung von Spermatozoen zur orientierenden Beurteilung

der Rate vitaler (aber zeitweise unbeweglicher) Spermatozoen; Anwendung: Färbung eines mikroskopischen Nativpräparates mit 0,5% wässriger, bläulicher Eosinlösung; Auszählung von mindestens 200 Spermatozoen nach 5 Minuten; die Anzahl rot gefärbter Spermatozoenköpfe entspricht der Rate devitaler Spermatozoen (mit entsprechend defekter Zellmembran); normal unter 40%.
s. a. Nekrozoospermie und Spermiogramm.
Lit: Sigg Ch, Hornstein OP (1987) Das Spermiozytogramm. Perimed Verlag Erlangen. S. 37–38

Epheliden
Syn: Sommersprossen, engl. Freckles
Def: Nach Besonnung auftretende, sich in den sonnenarmen Monaten zurückbildende Pigmentflecken.
Man: Vor allem Blonde und Rothaarige
Lok: Vor allem Gesicht, Arme, Schultern und Halsausschnitt.
Klin: Scharf begrenzte, spitzerartige, kleine, meist gelblich-bräunliche Pigmentflecke.
Hist: Melaninvermehrung in den Basalzellen der Epidermis.
DD: *Lentiginose, pigmentierte *Verucae planae juveniles, *Xeroderma pigmentosum

Ephidrosis
s. Hyperhidrose

Epidemic roseola
s. Röteln

Epidemische purpurisch-lichenoide Dermatitis
s. Purpura pigmentosa progressiva

Epidermalzysten
Syn: Epidermiszysten, Epidermoidzysten, Retentionszysten, Atherom, Talgretentionszysten, Follikelzysten, epidermale Zysten
Def: Follikuläre Horn- und Talgretention unterschiedlicher Genese (traumatisch, entzündlich, naevoid) mit epidermisartiger Verhornung der Zystenwand.
Lok: Vor allem Gesicht, Rumpf, proximale Extremitätenabschnitte
Klin: Indolenter, meist hautfarbener, erbs- bis pflaumengroßer Tumor. Häufig zentraler Porus. Ruptur und Granulombildung möglich.
Hist: Epidermoider Wandaufbau mit Ausbildung eines Stratum granulosum.
Im Lumen: Zwiebelschalenartig geschichtete Hornlamellen, je nach Alter der Zyste mehr oder weniger Haare.
DD: *Tricholemmzyste
Ther: Exstirpation in toto oder *Marsupialisation.
Bei Entzündung: Zunächst symptomatisch, später Operation.

Epidermalzyste, proliferierende
Def: Der *proliferierenden Tricholemmalzyste^ entsprechender Tumor mit epidermisartiger Verhornung der Zystenwand (deutlich sichtbare Keratohyalingranula im Stratum granulosum) unklarer Ätiologie.
Lit: Perwein E et al. (1986) Proliferierende Epidermalzyte. Hautarzt 37:102–106

Epidermalzysten am Skrotum
Syn: Skrotalzysten, früher Sebocystomatosis scroti
Def: *Epidermalzysten im Bereich der Skrotalhaut.
Ätio: Unbekannt
Klin: Viele erbsgroße, prall vorgewölbte, gelbliche Zysten mit porenartiger zentraler Öffnung. Exprimieren gelb-weißer Massen möglich.
Hist: *Epidermalzysten

Epidermis
Syn: Oberhaut
Def: Grenzschicht des menschlichen Körpers bestehend aus mehrschichtigen verhornenden Epithel.
Gefäßloses epitheliales, sich durch Mitosen in den basalen Anteilen erneuerndes, in den höhergelegenen

Anteilen verhornendes Gewebe.
Einteilung von basal her:
- *Stratum basale
- *Stratum spinosum
- *Stratum granulosum
- *Stratum lucidum
- *Stratum corneum

Epidermiszysten
s. Epidermalzysten

Epidermiszysten, traumatische
*Epidermalzysten

Epidermodysplasia verruciformis (von Lewandowsky und Lutz)
s. Verrucosis generalisata

Epidermoid
s. *Dermoid

Epidermoidzysten
s. Epidermalzysten

Epidermoidzyste, subunguale
Def: Subungual lokalisierte *Epidermalzysten mit und ohne Knochenbeteiligung, häufig *Onychodystrophie.
Lit: Fanti PA, Tosti A (1989) Subungual epidermoid inclusions: Report of 8 cases. Dermatologica 178:209–212

Epidermolysis acuta toxica
s. medikamentöses Lyell^-Syndrom

Epidermolysis bullosa acquisita
Def: Seltene, heterogene Gruppe von im Erwachsenenalter erworbenen blasenbildender Erkrankungen.
Ätio: Unbekannt, keine familiäre Häufung, nicht erblich, diskutiert werden Autoimmunphänomene.
Klin: Bullöse Läsionen an mechanisch-traumatisierten Hautregionen (vor allem Hände, Ellbogen, Füße, Knie).
Hautatrophie, Milien.
Hist: Subepidermale Blasenbildung. Elektronenmikroskopie: Dermolytische Blasenbildung
DIF: Lineare IgA-Ablagerung in der Basalmembranzone.
IIF: Teilweise zirkulierende Antibasalmembranantikörper.
DD: *Bullöse Arzneiexantheme, *Dermatitis herpetiformis, *Pemphigus, *Pemphigoid, *Porphyria cutanea tarda
Ther: Kein Ansprechen auf Glukokortikoide, versuchsweise Sulfone, Vitamin E.

Epidermolysis bullosa albopapuloidea
Syn: Epidermolysis bullosa dystrophica (Pasini), Pasini-Syndrom, Epidermolysis bullosa dystrophica albapapuloidea, Epidermolysis papulo-alboides-Pasini, Epidermolysis bullosa hereditaria et albopapuloidea, Pasini-Pierini-Syndrom
Def: Autosomal-dominant vererbter Defekt der dermoepidermalen Junktion.
Klin: Bild der *Epidermolysis bullosa hereditaria dystrophica dominans. Zusätzlich: Perifollikuläre, elfenbeinfarbene, flache bis linsengroße, teilweise konfluierende Papeln, vor allem in der Lumbosakralregion.
Hist: Subepidermale Blasenbildung
DD: *Lichen sclerosus et atrophicus, *lumbosakrale Bindegewebsnaevus^

Epidermolysis bullosa atrophicans generalisata gravis Herlitz
s. Epidermolysis bullosa hereditaria letalis

Epidermolysis bullosa atrophicans generalisata mitis Disentis
s. Epidermolysis bullosa hereditaria dystrophica – Typus Disentis

Epidermolysis bullosa atrophicans localisata (Schnyder und Anton-Lamprecht)
Def: Einzelfall mit subepidermaler bis junktionaler Blasenbildung an Unterschenkeln und Füßen, hyperkeratotischen Plaques an Druckstellen, Nageldeformitäten und Schmelzanomalien.

Epidermolysis bullosa dystrophica (Pasini)
s. Epidermolysis bullosa albopapuloidea

Epidermolysis bullosa dystrophica albopapuloidea
s. Epidermolysis bullosa albopapuloidea

Epidermolysis bullosa dystrophica Bart
Syn: Bart-Syndrom, Epidermolysis bullosa dystrophica localisata, Epidermolysis und kongenitales Fehlen von Haut
Def: Kombination einer nicht vernarbenden *Epidermolysis bullosa hereditaria mit kongenitalen Epidermisdefekten und Nagelaplasien oder Deformierungen. Wahrscheinlich autosomal-dominant vererbt, sporadisches Auftreten wurde beschrieben.
Man: In den ersten Lebensmonaten
Klin: Umschriebene Hautdefekte (*Aplasia cutis congenita), meist an einer unteren Extremität in Form eines oder mehrerer, roter, glänzender, erosiver Herde.
Kontinuierlich Ausbildung bis linsengroßer, mit klarer Flüssigkeit gefüllter Blasen, v. a. an Händen und Füßen, der Mundschleimhaut und perioral. Diese heilen narbenlos oder mit zarter Atrophie ab, gelegentlich Milienbildung.
Nageldeformitäten (Aplasie oder *Onychodystrophie) v. a. an den Daumen- und Großzehennägeln.
Hist: Blasenbildung durch epidermale Spaltbildung oberhalb der Basalmembran.
DD: Andere Formen der *Epidermolysis bullosa hereditaria
Ther: Symptomatisch: Eröffnen der Blasen, antiseptische Lotion
Prog: Günstig: die Neigung zur Blasenbildung nimmt kontinuierlich innerhalb der ersten Lebensjahre ab und verschwindet schließlich.
Lit: Voß M (1985) Epidermolysis bullosa dystrophica Bart (Bart-Syndrom). Hautarzt 36:351–353

Epidermolysis bullosa dystrophica dominans
s. Epidermolysis bullosa hereditaria dystrophica dominans

Epidermolysis bullosa dystrophica generalisata Hallopeau-Siemens
s. Epidermolysis bullosa dystrophica recessiva

Epidermolysis bullosa dystrophica inversa (Gedde-Dahl)
Def: Autosomal rezessiv vererbte, vernarbende Epidermolyse.
Klin: Blasenbildung vor allem im Bereich der Axillen und Leisten, der Flanken, des Nackens, der Oberarme und Oberschenkel, sowie in der Anogenitalregion. Ausbildung großflächiger, schlecht heilender Erosionen. Assoziierte Symptome: Nageldystrophien, Zahnschmelzhypoplasien, Schleimhautbefall ggf. mit narbiger Stenosierung.
DD: *Epidermolysis bullosa hereditaria
Ther: Phenytoin-Therapie
Prog: Intermittierender Verlauf mit möglichen längeren Remissionen
Lit: Abeck D et al. (1991) Epidermolysis bullosa dystrophica inversa Gedde-Dahl. Akt. Dermatol. 17:35–38

Epidermolysis bullosa dystrophica localisata
s. Epidermolysis bullosa hereditaria dystrophica dominans

Epidermolysis bullosa dystrophica mit Hypakusis
s. Epidermolysis bullosa neurotrophica (progressiva)

Epidermolysis bullosa dystrophica recessiva (seu polydysplastica)
Syn: Epidermolysis bullosa dystrophica generalisata Hallopeau-Siemens, Epidermolysis bullosa hereditaria polydysplastica, Hallopeau-Siemens-Syndrom, Epidermolysis bullosa hereditaria dystrophica, Dermolytic bullous dermatosis (recessive)
Def: Autosomal-rezessiv vererbte, kongenitale, generalisierte, schwer verlaufende, blasenbildende Erkrankung.

Lok: Vor allem Akren, Glutaeen, auch Schleimhaut
Klin: Neigung zur spontanen Blasenbildung, positives *Nikolski-Phänomen. Hyper- und Depigmentierungen, Narbenzüge, Verwachsungen, teilweise fehlende Tendenz zu Reepithelisierung der großen Blasendefekte. Nageidystrophien, zahlreiche Milien. Ausgeprägte Mitbeteiligung von Konjunktiven, Mund-, Pharynx-, Ösophagus- und Genitalschleimhaut, fast immer Verkürzung des Frenulum linguae.
Zahnanomalien, Nageldystrophien, Skeletthypoplasien, Hirnschäden.
Hist: Subepidermale Blase
DD: *Epidermolysis bullosa hereditaria
Ther: Versuchsweise Vitamin E-Therapie, Phenytoin.
Prog: Ungünstig: Sepsisgefahr, Ösophagusstenose, mögliche Entwicklung von Karzinomen im Bereich straffer Narbenzüge.
Lit: Kaneko F et al. (1989) Studies on two siblings with recessive dystrophic epidermolysis bullosa (Hallopeau-Siemens) and the plasminogen activator and its inhibitor in the lesion. Dermatologica 178:156–163
Schurig V, Krieg T et al. (1987) Epidermolysis bullosa dystrophica (Hallopeau-Siemens). Hautarzt 38:519–621

Epidermolysis bullosa hereditaria
Def: Oberbegriff für eine Gruppe seltener Genodermatosen, die durch das Auftreten blasiger Hautveränderungen bereits nach geringfügigen Traumata gekennzeichnet sind. Nach der Lokalisation der Blasenbildung in Bezug auf die *Basalmembran werden die Epidermolysen in 3 Gruppen eingeteilt:
1. Epidermolytische Blasenbildung: suprabasale Spaltbildung infolge Zytolyse der Basalzellen.
2. Junktiolytische Blasenbildung: Kontinuitätsverlust im Bereich der Lamina lucida der Basalmembran.
3. Dermolytische Blasenbildung: Spaltbildung unterhalb der Basalmembran.
Während die beiden ersten nicht zur Narbenbildung führen, heilen die Blasen bei letzterer stets narbig ab. Überblick über die verschiedenen Formen der Epidermolysis bullosa hereditatria: s. Tabelle
Lit: Altmeyer P, Luther H (1989) Blasenbildende Erkrankungen. In: Graul

Tabelle: Einteilung der hereditären **Epidermolysen**

epidermolytisch	Epidermolysis bullosa simplex (Köbner) Epidermolysis bullosa pedum et manuum aestivalis (Weber/Cockayne) Epidermolysis bullosa simplex „Ogna" (Gedde-Dahl) Epidermolysis bullosa simplex mit fleckenförmiger Hyperpigmentierung (Fischer/Gedde-Dahl) Epidermolysis bullosa und kongenitales lokalisiertes Fehlen von Haut (Bart) Epidermolysis bullosa herpetiformis (Dowling/Meara) Dystrophia bullosa hereditaria (Mendes da Costa)
junktiolytisch	Epidermolysis bullosa atrophicans generalisata gravis (Herlitz) Epidermolysis bullosa atrophicans generalisata mitis „Typ Disentis" (Hashimoto) Epidermolysis bullosa atrophicans localisata (Schnyder/Anton-Lamprecht) Epidermolysis bullosa progressiva sive „neutrophica" (Gedde-Dahl) Epidermolysis atrophicans inversa (Anton-Lamprecht/Gedde-Dahl)
dermolytisch	Epidermolysis bullosa dystrophica (Hallopeau/Siemens) Epidermolysis bullosa dystrophica inversa (Gedde-Dahl) Epidermolysis bullosa dystrophica albopapuloidea (Pasini) Epidermolysis bullosa dystrophica (Cockayne/Touraine)

EH, Pütter S, Loew D (Hrsg.) MEDICENALE XIX, Iserlohn

Epidermolysis bullosa hereditaria dystrophica
s. Epidermolysis bullosa dystrophica recessiva

Epidermolysis bullosa hereditaria dystrophica dominans
Syn: Epidermolysis bullosa dystrophica dominans, Epidermolysis bullosa dystrophica localisata, Cockayne-Touraine-Syndrom, Epidermolysis bullosa hyperplastica
Def: Autosomal-dominant vererbte, blasenbildende Erkrankung.
Man: Säuglings- und Kleinkindalter
Klin: Blasenbildung, Abheilung mit Narben- und Milienbildung. Häufig Nageldystrophien, selten Follikel- und Palmoplantarkeratosen. Beteiligung der Mundschleimhaut mit residuären Leukoplakien
Hist: Subepidermale Blasenbildung.
DD: *Epidermolysis bullosa hereditaria
Ther: Symptomatisch
Lit: Unger K (1992) Epidermolysis bullosa dystrophica Cockayne-Touraine. Z. Hautkr. 67:74

Epidermolysis bullosa hereditaria dystrophica – Typus Disentis
Syn: Epidermolysis bullosa atrophicans generalisata mitis Disentis, Epidermolysis bullosa hereditaria with junctional blistering in adults (Typus Disentis)
Def: Kongenitale, generalisierte, nicht letale, dystrophische Epidermolyse mit spontaner und posttraumatischer Blasenbildung. Nageldeformitäten. Mundschleimhaut und Ösophagus unauffällig.
Hist: Subepidermale Blasenbildung
DD: *Epidermolysis bullosa herediteria

Epidermolysis bullosa hereditaria et albopapuloidea
s. Epidermolysis bullosa albopapuloidea

Epidermolysis bullosa hereditaria letalis
Syn: Epidermolysis bullosa letalis, Herlitz-Syndrom, Epidermolysis bullosa atrophicans generalisata gravis Herlitz, kongenitaler nichtsyphilitischer Pemphigus, junctional bullous epidermatosis (Pearsen)
Def: Autosomal-rezessiv vererbte, schwere, blasenbildende Erkrankung.
Man: In utero oder wenige Stunden bis einige Tage nach der Geburt.
Lok: An allen mechanisch belasteten Hautarealen.
Klin: Ausbildung großflächiger, zum Teil hämorrhagischer Blasen; Nageldystrophien, Nagelverlust. Beteiligung der Munschleimhaut, der Trachea und der Bronchien.
Hist: Subepidermale Blase
DD: *Epidermolysis bullosa hereditaria dystrophica, *bullöse Impetigo^, *bullöses Säuglingssyphilid^, *Epidermolysis bullosa hereditaria
Komp: Sekundärinfektion, Sepsis
Ther: Symptomatisch, Pflege, Behandlung bakterieller oder mykotischer Sekundärinfektionen. Glukokortikoide hochdosiert, später minimale Erhaltungsdosis.
Prog: In schweren Fällen: Exitus letalis (vor allem durch Sepsis) schon kurz nach der Geburt. In leichten Fällen: Bleibende Neigung zur Blasenbildung.

Epidermolysis bullosa hereditaria polydysplastica
s. Epidermolysis bullosa dystrophica recessiva

Epidermolysis bullosa hereditaria simplex (Köbner)
Syn: Epidermolysis bullosa simplex Köbner, Goldscheidersche Krankheit, Köbnersche Krankheit, Pemphigus héréditaire traumatique
Def: Autosomal-dominant vererbte, nicht vernarbende, blasenbildende Erkrankung.
Man: Säuglings- und Kleinkindalter
Klin: Blasenbildung nach festem, mechanischem Reiz; Schleimhäute mit Ausnahme der durch die Nahrungs-

aufnahme traumatisierten Mundschleimhaut erscheinungsfrei.
Hist: Epidermolytische Blase
DD: *Epidermolysis bullosa hereditaria
Ther: Vermeidung von Traumen.
Extern: Antibiotikahaltige Salben. Frühzeitige Eröffnung der Blasen, Desinfektion.
Intern: Ggf. Glukokortikoide

Epidermolysis bullosa hereditaria simplex – Typus Ogna (Gedde-Dahl)
Syn: Epidermolysis bullosa simplex Typus Ogna
Def: Wahrscheinlich autosomal-dominante Mutation in der Gemeinde Ogna; sehr seltene Erkrankung.
Man: Ab dem 5. Lebensjahr
Klin: Kongenitale, saisonabhängige Verletzbarkeit des gesamten Integumentes. Subkorneale Blutungen, Onychogrypose der Großzehennägel, Verschlimmerung während der Sommerzeit.
Hist: Intraepidermale Blase
DD: *Epidermolysis bullosa hereditaria

Epidermolysis bullosa hereditaria with junctional blistering in adults (Typus Disentis)
s. Epidermolysis bullosa atrophicans generalisata mitis Disentis

Epidermolysis bullosa hyperplastica
s. Epidermolysis bullosa hereditaria dystrophica dominans

Epidermolysis bullosa und kongenitales lokalisiertes Fehlen der Haut
s. Epidermolysis bullosa dystrophica Bart

Epidermolysis bullosa letalis
s. Epidermolysis bullosa hereditaria letalis

Epidermolysis bullosa manuum et pedum aestivalis
Syn: Recurrent bullous eruption of the hands and the feet, Weber-Cockayne-Syndrom, Epidermolysis bullosa simplex Weber-Cockayne, Summer eruption of the feet
Def: Massive Blasenreaktion auf relativ geringe traumatische Belastungen an Händen und Füßen.
Ätio: Autosomal dominanter Erbgang.
Klin: Vor allem im Sommer akut auftretende Blasen und Erosionen an Händen und Füßen ohne Beeinträchtigung des Allgemeinbefindens.
Hist: *Epidermolytische suprabasale Blase
DD: *Epidermolysis bullosa hereditaria
Ther: Eröffnung der Blasen, Desinfektion

Epidermolysis bullosa neurotrophica (Gedde-Dahl)
Syn: Epidermolysis bullosa progressiva, Epidermolysis bullosa dystrophica mit Hypakusis
Def: Autosomal-rezessiv vererbte Epidermolysis vom dystrophischen Typ mit Spätmanifestation und Innenohrschwerhörigkeit.
Man: Kindheit und Adoleszenz
Klin: Blasenbildung, dystrophische Nagelveränderungen, diffuse und progressive Hautatrophie an belasteten Stellen, gelegentlich Beteiligung der Mundschleimhaut. Kongenitale, progressive neurogene Innenohrschwerhörigkeit.
DD: *Epidermolysis bullosa hereditaria

Epidermolysis bullosa polydysplastica
s. Epidermolysis bullosa dystrophica revessiva

Epidermolysis bullosa progressiva
s. Epidermolysis bullosa neurotrophica (Gedde-Dahl)

Epidermolysis bullosa simplex Köbner
s. Epidermolysis bullosa hereditaria simplex (Köbner)

Epidermolysis bullosa simplex – Typus Ogna
s. Epidermolysis bullosa hereditaria simplex – Typus Ogna

Epidermolysis bullosa simplex Weber-Cockayne
s. Epidermolysis bullosa manuum et pedum aestivalis

Epidermolysis bullosa simplex with mottled pigmentation (Fischer und Gedde-Dahl)
Def: Äußerst seltene, familiäre Epidermolysis vom Typ der *Epidermolysis bullosa simplex Köbner und der *Epidermolysis bullosa simplex Weber-Cockayne mit häufig an den Extremitäten lokalisierten fleckigen Hyper- und Depigmentierungen von 2–5 mm Durchmesser.

Epidermolysis bullosa Weber-Cockayne
s. Epidermolysis bullosa manuum et pedum aestivalis

Epidermolysis necroticans combustiformis
s. medikamentöses Lyell^-Syndrom

Epidermolysis papulo-alboides Pasini
s. Epidermolysis bullosa albopapuloidea

Epidermolysis toxica acuta
s. staphylogenes Lyell^-Syndrom

Epidermolytic hyperkeratosis
s. Erythrodermia congenitalis ichthyosiformis bullosa

Epidermomyces
Def: Gattung imperfekter Pilze aus der Gruppe der *Dermatophyten. In der Dermatologie spielt haupstächlich Epidermophyton floccosum eine Rolle.

Epidermophytid
Def: *Id-Reaktion bei Epidermophytie (*Dermatophyt, *Tinea).

Epidermophytia glutealis
s. Tinea glutealis

Epidermophytia manus
s. Tinea manus

Epidermophytia pedis
s. Tinea pedis

Epidermophytia inguinalis
s. Tinea inguinalis

Epidermophytie
s. a. Tinea, Mykosen

Epidermotropie
Syn: Epidermotropismus, Exozytose
Def: Einwandern von Infiltratzellen in die Epidermis, z. B. bei *Ekzemen und *T-Zell-Lymphomen^.
Lit: Altmeyer P, Nödl P (1978) Die „besonderen" Beziehungen maligner Lymphome der Haut zu der Epidermis und den ektodermalen Adnexen. Arch Dermatol Res 262:113–123

Epididymitis acuta
Syn: Akute Nebenhodenentzündung
Def: Meist von einer Urethritis fortgeleitete Infektion der Nebenhoden, häufig *Gonorrhoe.
Klin: Plötzlich auftretende, heftige Schmerzen im Hodenbereich, Fieber. Meist einseitige, druckschmerzhafte Vergrößerung des Nebenhodens, hochrote, glänzende Haut.
Lab: Leukozytose, Urinsediment: Leukozyten, Bakterien.
DD: *Hodentorsion, *Hodentumor, *Hydrozele, *Varikozele, *Dermatozele
Ther: Hochlagerung, evtl. Novocain-Infiltration des Samenstranges (1%ige Lösung 5–10 ml). Feuchte Umschläge. Intern: Sofortige, hochdosierte Antibiotikagabe, chirurgische Eröffnung bei eitriger Einschmelzung.
Prog: Unter gezielter Behandlung Abheilung in 6–8 Tagen.
Cave: *Epididymitis chronica

Epididymitis chronica
Syn: Chronische Nebenhodenentzündung
Def: Folgezustand einer *Epididymitis acuta, tuberkulöse Genese möglich.
Klin: Harte, druckdolente Infiltration des Nebenhodens.
Ther: Antibiotikagabe, ggf. Epididymektomie, ggf. Tuberkulostatika.

Epikutantest
Syn: Läppchentest, Patchtest, Pflastertest
Def: Primärer Test zur Diagnostik einer allergischen Spättypreaktion vom Ekzemtyp (*Typ-IV-Allergie^) v. a. bei *kontaktallergischem Ekzem^.
Methode: Zur Vermeidung einer toxischen Hautreaktion wird das Allergen stark verdünnt in eine indifferente Grundlage eingearbeitet (in der Regel Vaseline) und in kleinen Testkammern aus Aluminium (Finn chambers), Dünnschichtfolien (True-Test) oder Zellstoff auf die gesunde Rückenhaut appliziert (geklebt). Die Ablesung der Testreaktion erfolgt regelmäßig nach 48 und 72, gelegentlich auch nach 96 Stunden. Bewertet werden O = negativ, + = nur Erythem ggf. mit geringem Infiltrat, ++ = Erythem und Papeln, +++ = Erythem, Papeln und Vesikel, ++++ = erodierte Vesikel, IR = irritativ-toxische Reaktion. Ausschlaggebend für die Bewertung als Kontaktallergen ist die Auslösung einer zunehmenden (crescendoartigen) Reaktion im Kontaktareal auch mit Streuphänomenen. Demgegenüber werden initial starke und im weiteren Verlauf decrescendoartig abnehmende, auf das Kontaktareal scharf begrenzte Reaktionen als toxisch beurteilt.
Beispiel für eine europäische Standardreihe relevanter Kontaktallergene (International Contact Dermatitis Research Group = ICDRG): s. Tabelle
Komp: Falsch positive Epikutantestreaktionen (u. U. mehr als 5) im Sinne eines sog. *Angry-Back-Syndroms oder eines Excited-skin-syndrome durch massive Testreaktion auf ein starkes Kontaktallergen mit hämatogener Streureaktion in andere (negative) Testareale hinein; meist bei zu früher Epikutantestung auf noch ekzematisierter Haut oder bei noch akutem Ekzemschub. Andererseits sind falsch negative Testreaktionen zu erwarten bei iatrogener T-Zell-Suppression (interne Steroidtherapie; Antihistaminika, UVA-Therapie u. ä.).
Lit: Bandmann HJ, Fregert S (1982) Epikutantestung. Einführung in die Praxis. 2. Auflage, Springer Verlag Berlin

Tabelle: **Epikutantestung** Standardserie (True-Test)

Cain-Mix	Paraben-Mix
Epoxidharz	Parfüm-Mix
Ethylendiamin	Perubalsam
Formaldehyd	p-Phenylendiamin
Gummi-Mix	p-tert-Butylphenol/ Formaldehyd
Kaliumdichromat	Quaternium 15
Kathon-CG	Quinolin-Mix
Kobaltchlorid	Schwarzgummi-Mix
Kolophonium	Thiomersal
Mercaptobenzothiazol	Thiuram-Mix
Mercapto-Mix	Wollwachsalkohole
Neomycinsulfat	
Nickelsulfat	

Epikutantest, belichteter
s. Photopatchtest

Epikutantest, offener
Def: Modifizierter Test zur Diagnostik einer allergischen Reaktion vom Soforttyp durch Kontaktallergene (IgG-bzw. IgE-vermittelte Kontakturtikaria). Die Ablesung erfolgt in der Regel 20 Minuten nach Applikation der Testsubstanzen am Rücken, ggf. zusätzliche Ablesung in Abhängigkeit von der klinischen Symptomatik nach 1, 2 und 4 Stunden.
Komp: In Abhängigkeit von der klinischen Symptomatik sind sehr selten Fälle einer allergischen Systemreaktion beschrieben.
Lit: Ring J (1988) Angewandte Allergologie. 2. Auflage. MMW Verlag München

Epiloia
Def: Bezeichnung im angelsächsischen Sprachraum für den *M. Bourneville.

Epiphora
Def: Pathologisches Tränenträufeln.
Ätio: Hypersekretion der Tränendrüsen unterschiedlicher Ursache oder Behinderung des Tränenabflusses.

Epispadie
Syn: Fissura urethrae superior, Anaspadie
Def: Hemmungsmißbildung: Die Harnröhre bildet eine nach oben offene Rinne, Öffnung an der Penisoberseite, dorsale Krümmung des Penis bei der Erektion.
Ther: Plastische Operation, s. a. Hypospadie

Epitheliom
Def: Benigne oder maligne Epithelzellgeschwulst.

Epitheliom, intraepidermales vom Typ Borst
Def: Intraepidermale Tumorverbände in Nachbarschaft eines epithelialen Tumors.

Epitheliom, intraepidermales vom Typ Jadassohn
Def: Intraepidermale Tumorverbände ohne nachweisbare Beziehung zu einem präexistenten, epithelialen Tumor.

Epitheliom, metatypisches, „type intermédiaire"
s. Basalzellkarzinom

Epitheliom metatypisches vom „type mixte"
s. metatypisches Basaliom^ vom „typ mixte"

Epitheliom, nacktpapilläres
s. Erythroplasie (Queyrat)

Epitheliom, verkalktes
s. Epithelioma calcificans (Malherbe)

Epithelioma adenoides cysticum
Syn: Brookesche Krankheit, Trichoepitheliom, Trichoepithelioma papulosum multiplex, multiple Trichoepitheliome
Def: Multiples Auftreten von benignen *Trichoepitheliomen.
s. a. Brooke-Spiegler-Phakomatose
Ätio: Autosomal-dominant erblich
Man: Meist Pupertät
Lok: Vor allem Nasolabialfalten
Klin: Derbe, halbkugelige, meist hautfarbene, symmetrisch angeordnete Knötchen, manchmal mit *Teleangiektasien überzogen. Fakultativ in Kombination mit *Hämangiomen, Zahnzysten, *Zylindromen und Ovarialfibromen.
Hist: Organoide Tumorformationen aus basaloiden Zellen mit soliden und zystischen Anteilen.
DD: *Zylindrome, *Syringome, *Adenoma sebaceum, *Basaliom
Ther: Kaustik, Exzision, ggf. Dermabrasio.

Epithelioma basocellulare
s. Basaliom

Epithelioma basocellulare cicatricans
Def: Überholter Begriff für das *noduläre bzw. nodulo-ulzeröse Basaliom^.

Epithelioma basocellulare exulcerans
Def: Überholter Begriff für das *noduläre bzw. nodulo-ulzeröse Basaliom^.

Epithelioma basocellulare pigmentosum
Def: Überholter Begriff für das *pigmentierte Basaliom^.

Epithelioma basocellulare superficiale
Def: Überholter Begriff für das *superfizielle Basaliom^.

Epithelioma basocellulare terebrans
Def: Überholter Begriff für das *destruierende Basaliom^.

Epithelioma calcificans (Malherbe)
Syn: Pilomatrixom, verkalktes Epitheliom, Pilomatricoma
Def: Von den Haarmatrixzellen ausgehender, frühzeitig verkalkender Tumor.
Lok: Vor allem Kopfbereich, Oberarmstreckseiten, obere Rumpfhälfte.
Klin: Solitärer bis bohnengroßer, derber bis knochenharter, gegenüber der Unterlage und der bedeckenden Epidermis gut verschieblicher Tumor.

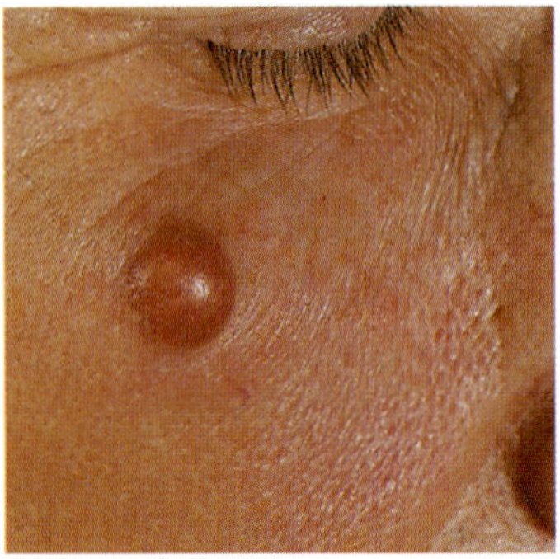

Epithelioma calcificans

Hist: Tumor aus basophilen Zellen, eosinophile Schattenzellen mit Einlagerung von Kalk; Knochenbildung möglich.
Diag: Histologie
DD: *Lipome, *Osteome, *Fibrome, *Epidermalzyste, *Tricholemmalzyste
Ther: Exzision

Epithelioma contagiosum
s. Molluscum contagiosum

Epithelioma cuniculatum
Def: Variante des *spinozellulären Karzinoms^ mit niedrigem Malignitätsgrad.
s. a. Carcinoma verrucosum
Lok: Fußsohle
Klin: Häufig exophytisch papillomatös wachsender, oberflächlich ulzerierender Tumor, der von tiefen Krypten durchzogen und mit mazerierten Keratinmassen angefüllt ist. Fötor. Keine Metastasierungstendenz.
Hist: Reifzelliges Plattenepithelkarzinom mit starker Verhornungstendenz.
DD: *Verruca vulgaris, *amelanotisches malignes Melanom^
Ther: Operative Entfernung

Epithelioma mixtum
s. Basalzellkarzinom

Epithélioma pavimenteux intermédiaire
s. Basalzellkarzinom

Epithélioma pavimenteux métatypique mixte
s. Basalzellkarzinom

Epithelioma spinocellulare
s. spinozelluläres Karzinom^

Epitheliom, benignes infektiöses
s. infektiöses Akanthom^

Epitheliom, intraepidermales
Def: Wirbelförmig angeordnete, epitheliale Zellen in der Epidermis.
Vork: *Morbus Bowen, *extramammärer Morbus Paget^, *intraepidermales Epitheliom^ vom Typ Borst, *intraepidermales Epitheliom^ vom Typ Jadassohn.

Epitheliome, multiple selbstheilende der Haut
s. Keratoakanthom

Epithéliome pagétoide
Def: Französische Bezeichnung für das *superfizelle Basaliom^.

Epithéliome papillaire nu
s. Erythroplasie (Queyrat)

Epitheliome, Rumpfhautepitheliome
s. superfizelles Basaliom^

Epitheliotropie
Def: Histologischer Begriff für die Tendenz korialer Entzündungszellen in das Epithel einzuwandern.

Epitheloidzellnaevus
s. benignes juveniles Melanom^

Epithelzysten, traumatische
Syn: Traumatische Epidermiszysten. *Epidermalzysten

Epithese
Def: „Gesichtsprothese": Künstlicher, abnehmbarer Ersatz von Gesichtsteilen zur Abdeckung entstellender Defekte, z. B. Nasen-, Mittelgesichts-, Unterkiefer-, Ohr-, Augenepithesen. Harte Kunststoffe vom Typ des Methylmetacrylates oder weichbleibende Materialien auf Acryl- oder Silikonbasis werden verwendet. Voraussetzung für die epithetische Versor-

Tabelle: Erreger von **Epizoonosen** (Gliedertiere)

					Parasit
1.	Spinnentiere				
A.	Spinnen	1.	Verschiedene Arten		o
B.	Milben	2.	Krätzemilbe (Sarcoptes scabiei, *Sacbies)		+
		3.	Laufmilbe (Trombicula autumnalis, *Trombidiose)		+
		4.	*Zecke (Ixodes ricinus, *Zeckenbiß)		+
2.	Kerbtiere				
A.	*Läuse	5.	Kopflaus (Pediculus capitis, *Pediculosis capitis)		+
		6.	Kleiderlaus (Pediculus vestimentorum, *Pediculosis corporis)		+
		7.	Filzlaus (Pediculus pubis, *Pediculosis pubis)		+
B.	Schnabelkerfe	8.	*Bettwanze (Cimex lectularius)		+
C.	Hautflügler	9.	Hummel, Biene, Wespe, Hornisse		o
D.	Zweiflügler	10.	*Mücken (*Mückenstich)		+
E.	*Flöhe	11.	Menschenfloh (Pulex irritans, *Flohstich)		+
			Hundefloh (*Flohstich)		+

gung ist, daß der Defekt belastungsstabil verheilt und für die Aufnahme einer Epithese passend geformt ist.

Epizoonose
Syn: Epizootie
Def: Hauterkrankungen durch Gliedertiere (s.Tabelle). Epidemiologisch spielen die Krätzemilben, Läuse, Wanzen und Flöhe eine besondere Rolle: In Elendszeiten, aber auch durch Promiskuität und enge Wohngemeinschaften nehmen sie zu, unter guten hygienischen Verhältnissen schwinden sie.

Epizoonosenwahn
s. Dermatozoenwahn

Epizootien
s. Epizoonosen

Eponychium
s. Nagel

Eppinger Sternchen
s. Naevus araneus

Epulis
Syn: Zahnfleischgeschwulst, Zahnfleischgranulom, Alveolarfortsatztumor
Def: Oberbegriff für benigne Gingivatumoren, hierzu gehören fibröse Epulis und Riesenzellepulis.
Ätio: Wahrscheinlich durch chronische Reizung des Zahnfleisches (Prothese, Zahnfüllung) bedingt; auch angeboren.
Lok: Meist Alveolarkamm
Hist: Meist unspezifische Granulationsgeschwulst.
Ther: Exzision im Gesunden

Erbgrind
s. Favus

Erektile Dysfunktion
s. Impotentia coeundi

Erektion, prolongierte
Def: Über mehrere Stunden anhaltende, meistens schmerzhafte Penisversteifung ohne sexuelle Erregung; in der Regel innerhalb von 6–8 Stunden spontan reversibel.
Ätio: Idiopathisch (35–70% der Fälle); nach *SKAT (Schwellkörperautoinjektionstherapie mit vasoaktiven Pharmaka zur Induktion einer artifiziellen Erektion); medikamentös (v. a. Psychopharmaka); nach Drogen und Alkohol; hämatologische, vaskuläre und entzündlich-urologische Erkrankungen.
Ther: In der Regel nur bei *Priapismus erforderlich.

Erfrierung
Syn: Congelatio
Def: Schwerste Kälteschädigung.
Ätio: Klimatische Kälteeinwirkung, Kontakt mit Kohlensäure – Schnee oder flüssiger Luft.
Klin: Einteilung in 4 Grade:
1. Grad: Dermatitis congelationis erythematosa:
Zunächst Blässe, dann Rötung
2. Grad: Dermatitis congelationis bullosa:
Schädigung der oberflächlichen Hautschichten mit Blasenbildung
3. Grad: Dermatitis congelationis escharotica:
Schädigung der tieferen Hautschichten und des Unterhautgewebes, Nekrosen
4. Grad: Gangraena congelationis, Kältebrand:
Gangrän, Gliedverlust

Ther: Intern: Warme und heiße Getränke, medikamentöse Unterstützung zur Gefäßdilatation.
Extern: Langsame Erwärmung, erfrorene Partien zunächst kühl halten.
s. a. Verbrennung.
Bei Erfrierungen 3. Grades Mumifikation anstreben: Puderbehandlung.
Chirurgische Maßnahmen nach der Demarkation.

Ergotismus
Syn: Sankt-Antonius-Feuer
Def: Vergiftung mit Alkaloiden des Mutterkorns.
Vork: Verunreinigung des Mehls.
Klin: Dyspepsie, Parästhesien an Fingern und Zehen.
- Gangraenöse Form: Akut auftretende Gangraen von Fingern und Zehen infolge von Gefäßkrämpfen.
- Konvulsive Form: Tetanische Krämpfe, schmerzhaft Kontrakturen der Beugemuskeln
- Ergotintabes: Lähmung, Aphasie, Psychose.

Ergotismus, anokutaner gangraenosus
Def: Gefäßkonstriktion mit sekundärer Gangraenentwicklung und schmerzhaften, scharfrandig begrenzten Ulzerationen im intra- und perianalen Bereich infolge ständiger Zufuhr ergotaminhaltiger Suppositorien (Migränebehandlung).
DD: *Enteritis regionalis, *Syphilis, *Histiozytosis X, *Lymphogranuloma inguinale, maligne Tumoren
Ther: Extern: Maßnahmen zur Wundheilung.

Ergrauen
s. Canities

Erntekrätze
s. Trombidiose

Erosio
s. Erosion

Erosio interdigitalis blastomycetica
s. Erosio interdigitalis candidamycetica

Erosio interdigitalis candidamycetica
Syn: Erosio interdigitalis blastomycetica, interdigitale Candidamykose
Def: *Candidose der Finger- bzw. Zehenzwischenräume.
Lok: Vor allem zwischen dem 3. und 4. Finger
Klin: Weißliche Mazeration auf rotem Untergrund. Rhagadenbildung nach Abstoßen des Belages.
Ther: *Candidose

Erosion
Syn: Erosio
Def: Umschriebener, oberhalb der Basalschicht lokalisierter Epitheldefekt mit narbenloser Abheilung.

Erosive pustulöse Dermatitis des Kapillitium
Def: Erstmals von Peye (1979) beschriebenes, chronisch pustulierendes, schubweise verlaufendes Krankheitsbild der Kopfhaut, das zur umschriebenen Vernarbung führt.
Man: V. a. Frauen im mittleren bis höheren Lebensalter
Lok: Kapillitium
Klin: Zirkumskripte, gerötete, narbige Alopezieherde, randständig steck-

nadelkopfgroße, follikulär gebundene Pusteln, Erosionen sowie u. U. flächige Verkrustungen.
Hist: *Akanthose, *Papillomatose, hochsitzende, intraepitheliale, teils auch subkorneale Abszesse aus neutrophilen Granulozyten, buntes Infiltrat im Korium aus Rundzellen und Granulozyten. Im Initialstadium auch Zeichen der leukozytoklastischen *Vaskulitis.
Lab: Uncharakteristisch, Pustelabstrich: steril oder Staph. aureus.
DD: *Chronisch vegetierende Pyodermie^, *Folliculitis decalvans, *Tinea capitis, *Perifolliculitis capitis abscedens et suffodiens.
Ther: Glukokortikoidexterna, Versuch mit Zinkaspertat.
Lit: Peye RJ, Peachey RDG, Burton JL (1979) Erosive pustular dermatosis of the scalp. Br J Dermatol 100:559–566
Bahmer FA (1984) Erosive pustulöse Dermatose des Kopfes. Z. Hautkr. 60:517–526
Bieber T, Ruzicka T, Burg G (1987) Erosive pustulöse Dermatitis des Kapillitiums. Hautarzt 38:687–689

Erosivschanker
Def: *Primäraffekt der *Syphilis mit erodierter Oberfläche.

Erröten
s. Erythema e pudore

Eruption Kaposi, varizelliforme
s. Eccema herpeticatum

Eruptionen, Lichen-ruber-planusartige
s. lichenoide Exantheme

Erysipel
Syn: Erysipelas, Rose, Wundrose, Streptodermia cutanea lymphatica
Def: Akute bakterielle Infektionskrankheit des oberen Koriums, meist kleine Hautverletzungen als Eintrittspforte.
s. a. Zellulitis
Ätio: Eindringen von Streptokokken in die kutanen Lymphwege.

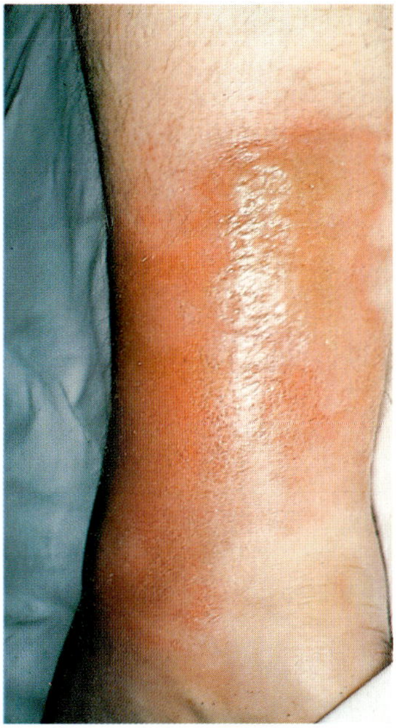

Erysipel

Err: β-hämolysierende Streptokokken der Gruppe A.
Klin: Inkubationszeit: 1–3 Tage. Juckreiz, Spannungs- und Hitzegefühl, zirkumskriptes, feuerrotes, anfänglich scharf begrenztes, später flammenzungenartig auslaufendes Erythem, Ödem, Vesikulation (Erysipelas vesiculosum), Blasenbildung (Erysipelas bullosum). Ausbreitung, nach 5 Tagen Stillstand (Erysipelas fixum). Bläuliche bis gelbbräunliche Tönung, blättrige Desquamation. Fieber, Schwellung der regionären Lymphknoten.
DD: Akutes *Ekzem, *Zoster, oberflächliche *Thrombophlebitis, *Lymphangitis, *Erysipelas carcinomatosum, *Erysipeloid, *Angioneurotisches Ödem
Komp: Hämorrhagische, phlegmonöse (Erysipelas phlegmonosum) oder gangraenöse Umwandlung (Erysipelas gangraenosum). Bei Erysipelas

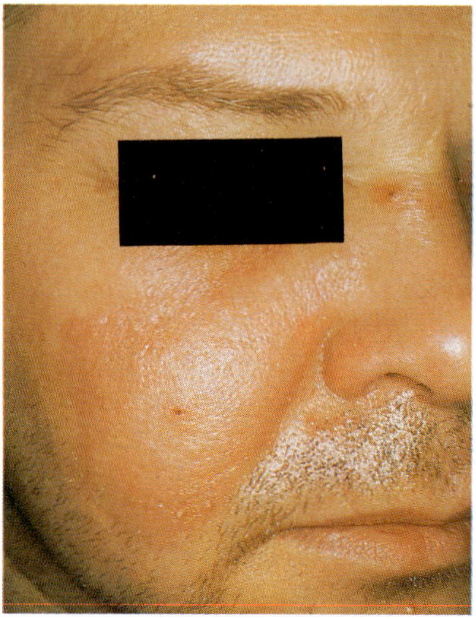

Erysipel (Eintrittspforte rechter Nasenrücken)

recidivans: *Elephantiasis inflammatoria.
Ther: Bettruhe.
Intern: Penicillin G (20 Mill. E./die i. v.), alternativ Cephalosporine, Gyrasehemmer und Erythromycin. Sanierung der Eintrittspforte.
Extern: Alkoholumschläge, Umschläge mit Chinolin-Sulfat (Chinosol), Ammoniumbituminsulfat (Ichthyol). Später Antibiotikasalben.

Erysipel, Schleimhauterysipel
Def: Seltenes *Erysipel im Schleimhautbereich mit Blasenbildung, Fieber und Schüttelfrost.

Erysipelas
s. Erysipel

Erysipelas bullosum
*Erysipel

Erysipelas carcinomatosum
s. Carcinoma erysipelatodes

Erysipelas fixum
s. *Erysipel, Streptokokkengangrän

Erysipelas gangraenosum
s. *Erysipel

Erysipelas grangraenosum genitalium
s. Gangraena acuta genitalium

Erysipelas genitalium
s. Gangraena acuta genitalium

Erysipelas melanomatosum
Def: Analogon zum *Carcinoma erysipelatodes mit ähnlichem klinischem Aspekt bei lymphogener, kutaner Metastasierung eines *malignen Melanoms^. Extrem selten.
Lit: Lindmaier A, Jurecka W (1990) Zwei Fälle eines Erysipelas melanomatosum. Hautarzt 41:628–632

Erysipelas migrans
Def: Sich über große Hautareale ausdehnende Verlaufsform des *Erysipels mit ernster Prognose.
Man: Vor allem Neugeborene, Kinder

Erysipelas phlegmonosum
s. *Erysipel

Erysipelas recidivans
Def: Rezidivierendes *Erysipel.
Ätio: Partielle Immunschwäche des Organismus gegenüber Streptokokkenantigen; angeborene oder erworbene Lymphabflußstörungen.
Klin: Diskrete Rötung und Überwärmung, evtl. Fehlen von Fieber, Leukozytose und BSG-Beschleunigung.
Ther: *Erysipel, *Kompression, Lymphdrainage
Komp: Persistierendes *Lymphödem, konsekutive Fibrose, Pigmentverschiebungen, *Pachydermie, *Elephantiasis inflammatoria.

Erysipelas vesiculosum
s. *Erysipel

Erysipeloid
Syn: Rotlauf, Schweinerotlaufinfektion des Menschen, Erythema migrans, Schweinerotlauf, Pseudoerysipel, Rosenbachsche Krankheit, Fischrose, Fischhändlerrotlauf
Def: Bakterielle *Zoonose, die von verschiedenen Wirbeltieren und Fischen übertragen wird.
Ätio: Infektion durch Kontakt mit Schweinefleisch, Wild, Fisch.

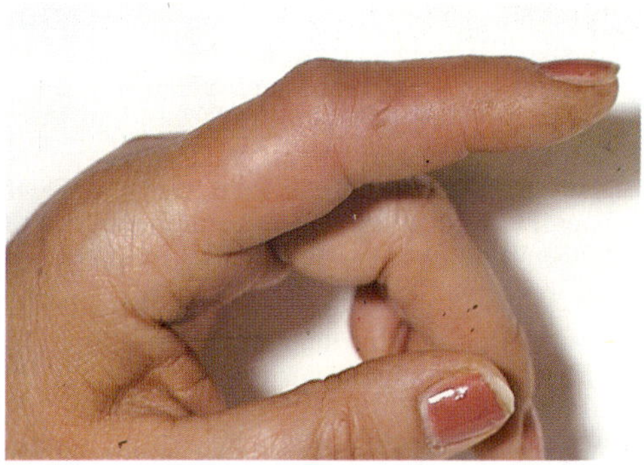

Erysipeloid

Err: Grampositives Bakterium: Erysipelothrix rhusiopathiae (Erysipelothrix insidiosa)
Vork: Vor allem Fleischer, Hausfrauen, Fischer, s. a. crab dermatitis
Lok: Vor allem Hände
Klin: Schmerzlose, livide Rötung mit zentrifugaler Ausdehnung, selten Überschreiten der Handinnenfläche.
DD: *Erysipel, fixes *Arzneimittelexanthem
Ther: Ruhigstellung, Penicillin G oder V, auch Tetracycline.

Erysipelothrix rhusiopathiae
Def: Erreger des *Erysipeloids.

Erythem
Def: Umschriebene, blaßrosa bis bläulich livide Hautverfärbung, Hyperthermie möglich.
Ätio: Physikalisch, psychisch oder infektiös ausgelöste Gefäßerweiterung

Erythem, kongenitales, teleangiektatisches
s. Bloom-Syndrom

Erythem, persistierendes cholinergisches
Def: Rezidivierende, flüchtige, feinmakulöse, disseminierte, juckende Erytheme, die v. a. bei psychischer Anspannung, Wärmeeinwirkung, Schwitzen auftreten. Höchstwahrscheinlich Variante der *cholinergischen Urtikaria^.
Lit: Murphy GM, Kobza Black A, Greaves MW (1983) Persisting cholinergic erythema: a variant of cholinergic urticaria. Br J Dermatol 109:343–348
Kleinhans D, Brändle I (1986) Sog. persistierendes cholinergisches Erythem. Akt Dermatol 12:5–7

Erythem, toxisches der Neugeborenen
s. Erythema neonatorum toxicum

Erythema ab igne
s. Livedo reticularis

Erythema anulare centrifugum (Darier)
Def: Wahrscheinlich polyätiologische, hyperergische Reaktion mit charakteristischen ringförmigen Erythemen und chronischem Verlauf.
Ätio: Unklar, evtl. drogenallergische Einflüsse, maligne Grundleiden, Infektionen, insbesondere Candidosen des Magen-Darm-Traktes, Autoimmunkrankheiten, nach Medikamenteneinnahmen (Salizylate, Chloroquin, Penicillin), nach Nahrungsmitteln
Lok: Vor allem Rumpf, proximale Gliedmaße, Glutaealregion
Klin: Multiple anulär konfigurierte, langsam zentrifugal wandernde, gelegentlich schuppende Infiltrate. Ausbildung polyzyklischer Erythemstreifen. Indurierte, squamöse, vesikulobullöse oder teleangiektatisch-purpurische Sonderformen. Rückbildung möglich.
Hist: Dichte, perivaskuläre Infiltrate aus Lymphozyten und Histiozyten, evtl. eosinophile Granulozyten.

DD: *Tinea, *Erythema gyratum repens, *Erythema exsudativum multiforme, *Dermatitis herpetiformis Duhring, *bullöses Pemphigoid^, *Psoriasis, *Granuloma anulare, *Sarkoidose, *eosinophile Zellulitis^
Ther: Herdsanierung, Beseitigung von Magen- und Darmstörungen. Antihistaminika, Antiphlogistika.

Erythema anulare centrifugum (Degos)
s. Erythema-anulare-centrifugum-artige Psoriasis^

Erythema anulare familiale
s. Erythema gyratum perstans

Erythema anulare rheumaticum
Syn: Erythema marginatum rheumaticum, Erythema circinatum, Erythema rheumticum
Def: Spezifische Hauterscheinung bei 10% der Patienten mit *rheumatischem Fieber.
Ätio: Wahrscheinlich durch β-hämolisierende Streptokokken der Gruppe A ausgelöste allergische Reaktion
Vork: Vor allem Kinder
Lok: Vor allem Oberbauchbereich und Rücken
Klin: Randbetonte, polyzyklische, rotbräunliche, nicht juckende Erythemringe.
Hist: Papillarkörperödem, perivaskulär lokalisierte, rundzellige Infiltrate.
DD: *Urtikaria, toxisch-allergisches Exanthem, *Erythema anulare centrifugum, *Erythema gyratum repens
Ther: Behandlung der Grunderkrankung (*Rheumatisches Fieber)
Prog: Abblassen der einzelnen Veränderungen nach wenigen Tagen. Abklingen der Exanthemschübe nach Wochen bis Monaten.

Erythema anulatum
s. Pityriasis rosea

Erythema arciformis et palpabile migrans
s. Erythema migrans arciforme et palpabile

Erythema arthriticum epidemicum
s. Rattenbißkrankheit

Erythema autumnale
s. Trombidiose

Erythema bullosum chronicum
s. bullöses Pemphigoid^

Erythema bullosum vegetans
s. Pemphigus vegetans

Erythema centrifugum
Syn: Biettsche Krankheit, Erythematodes migrans
Def: Überholte Bezeichnung für den *Lupus erythematodes chronicus superficialis disseminatus.

Erythema chronicum migrans
Syn: Erythema migrans
Def: Scheibenförmiges, makulöses, langsam zentrifugal wachsendes, nach Zeckenstich auftretendes Erythem, hervorgerufen durch eine Infektion mit Borrelia burgdorferi. Hauptmanifestation des Stadium 1 der *Lyme-Borreliose.
Lok: Gesäß, Stamm, Extremitäten
Klin: 3–14 Tage nach Zeckenstich entwickelt sich ausgehend von einer zentralen, geröteten Macula oder Papel ein rundlich-ovales, scheibenförmiges, scharf berandetes, zentral abblassendes, lividrotes Erythem, das sich langsam zentrifugal ausdehnt. Meist spontane Abheilung nach durchschnittlich 10 Wochen, längere Persistenz und In-Loco-Rezidive möglich. Evtl. begleitende Lymphknotenschwellung,

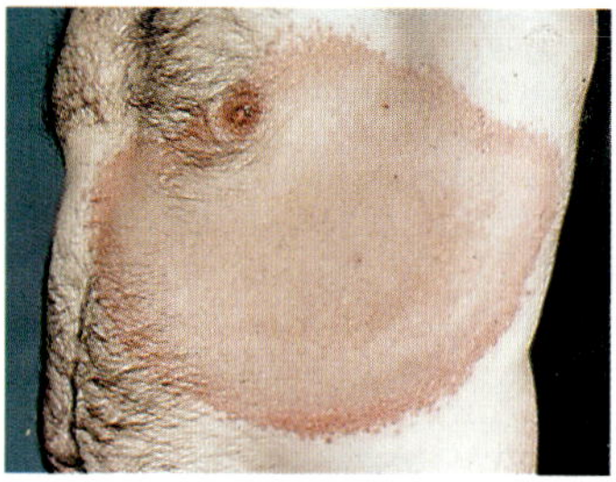

Erythema chronicum migrans

Beeinträchtigung des Allgemeinbefindens (s. a. Lyme-Borreliose).
Hist: Wenig spezifisch, geringfügiges Papillarkörperödem, vorwiegend perivaskuläres, lymphohistiozytäres Infiltrat.
DD: *Erysipel, *fixes toxisches Arzneimittelexanthem^, *Tinea corporis, *Erythema anulare centrifugum
Ther: Tetrazykline, z. B. Tetracyclin-HCL 3×500 mg/die, Doxycyclin 1×200 mg/Tag, alternativ (Kinder) Amoxicillin 3×500 mg/Tag, jeweils über 14–21 Tage.
Lit: *Lyme-Borreliose

Erythema circinatum
s. Erythema anulare rheumaticum

Erythema circinatum recidivans (Bloch)
s. Erythema-anulare-centrifugum-artige Psoriasis^

Erythema contusiforme
s. Erythema nodosum

Erythema diffusum hepaticum
Def: Erythembildungen an Handtellern, Fußsohlen und im Gesicht bei Leberinsuffizienz.
s. a. Erythema palmare et plantare symptomaticum

Erythema dyschromicum perstans
Syn: „Ashy dermatosis", Dermatosis cenicienta
Def: Seltene, klinisch mit charakteristischen Verfärbungen einhergehende, erworbene Dermatose.
Ätio: Unklar, diskutiert werden postinflammatorische Hyperpigmentierungen bei Arzneimittelunverträglichkeit, Kontakt zu Umweltnoxen, Detergentien oder Lichtschutzmittel, Parasitose, Fokusgeschehen, Beziehungen zum *Lichen ruber planus, endokrine und immunologische Einflüsse sowie rassische Disposition.
Lok: Vor allem Rumpf, obere Extremitäten, Aussparung von Kopf, Handtellern, Fußsohlen und Schleimhäuten.
Klin: Zunächst kleinfleckige, leicht infiltrierte und gerötete, später länglich-ovale Hyperpigmentierungen entlang der Hautspaltlinien. Gelegentlich geringfügiges Erythem.
Hist: Hydropische Degeneration der Basalzellinie. Ausgeprägte Pigmentinkontinenz; Rundzellinfiltrate im Papillarkörper.
DD: *Incontinentia pigmenti, Erytheme bei malignen viszeralen Tumoren und rheumatischen Affektionen. Fixe *Arzneimittelexantheme.
Ther: Versuche mit bleichenden Agenzien eher frustran.
Prog: Chronischer Verlauf. Langsame Rückbildung möglich.
Lit: Phay KL, Goh CL (1987) Erythema dyschromicum perstans (Ashy dermatosis). J Dermatol 14:502–505
Szliska C, Jeßberger B (1991) Erythema dyschromicum perstans (Ashy Dermatosis). Dt. Dermatol. 39:1561–1563

Erythema elevatum diutinum
Syn: Erythema microgyratum persistens, Erythema figuratum perstans, Erythema elevatum et diutinum
Def: Chronische Erkrankung mit entzündlichen Papeln, Knötchen und Knoten, möglicherweise infektallergische Reaktion.
Ätio: Ungeklärt, wahrscheinlich infektallergische Vaskulitis; gelegentlicher Nachweis von monoklonalen Immunglobulinen, evtl. Kryoglobulinämie.

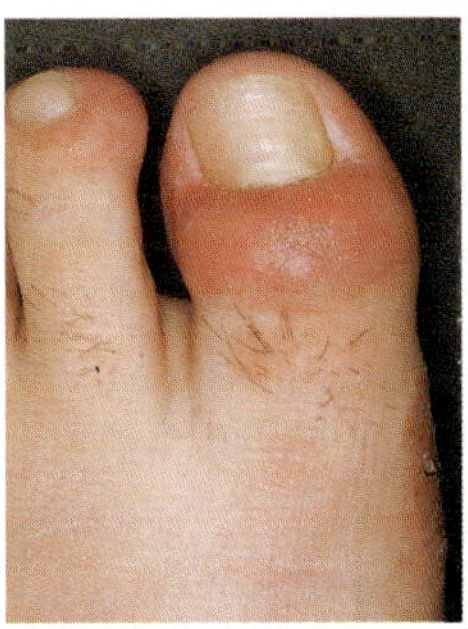

Erythema elevatum diutinum

Man: Vor allem zwischen dem 3. und 6. Lebensjahrzehnt.
Lok: Vor allem über den Streckseiten der kleinen Extremitätengelenke, auch Gesicht und Nacken.
Klin: Subakute Entwicklung rundlicher, polyzyklischer, knotiger, blaurötlicher Infiltrate, gehäuft zentrale Eindellung, Konsistenzwechsel der Infiltrate, evtl. stechende Schmerzen und Brennen, Juckreiz. Mögliche Syntropie mit Gicht und Arthralgien.
Hist: Zellige Durchsetzung des Koriums, vor allem mit neutrophilen und eosinophilen Leukozyten. Massive leukozytoklastische *Vaskulitis, evtl. Cholesterinablagerung im Bindegewebe.
s. a. extrazelluläre Cholesterinose^ (Urbach)
DD: *Granuloma anulare, *Granuloma faciale, *Erythema anulare centrifugum
Ther: Behandlung der Grunderkrankung, Kortikosteroide intern. Versuchsweise Antibiotika.
Prog: Chronischer Verlauf; Spontanheilung nach Jahren möglich

Erythema e calore
Def: Durch Wärme hervorgerufenes Erythem.

Erythema e irritatione
s. Erythema e pudore

Erythema e pudore
Syn: Erythema e irritatione, Affekterythem, Schamröte, Erröten
Def: Emotional ausgelöste, vorübergehende Hyperämie mit Erythem.
Man: Vor allem jüngere Menschen, vor allem Frauen
Lok: Gesicht, Hals, oberer Brustbereich
Klin: Hellrotes, gut abgegrenztes, fleckiges Erythem. Rasches Schwinden der Rötung nach Abklingen des auslösenden Reizes.
DD: Chronisch-vasomotorische Dauerrötung, familiäre Wangenteleangiektasien, *Ataxia teleangiectatica, *Naevi teleangiectatici, *Erythema perstans faciei, *Dermatomyositis, *Karzinoidsyndrom, *Erythroprosopalgie
Ther: Entfällt

Erythema exsudativum multiforme
Syn: Erythema multiforme, Kokardenerythem, Hidroa vesiculosa, Scheibenrose
Def: Akut auftretendes Exanthem mit charakteristischen kokardenförmigen Effloreszenzen und möglichem Schleimhautbefall. Je nach Expressivität und Lokalisation der Haut- und Schleimhautveränderungen wurden in der Vergangenheit unterschiedliche Begriffe verwendet, deren Eigenständigkeit heute bezweifelt und der Major-Form subsumiert werden: Dermatostomatitis Baader, Stevens-Johnson-Syndrom, Stevens-Johnson-Fuchs-Syndrom (Syndroma muco-cutaneo-oculare Fuchs), Fiessinger-Rendu-Syndrom (Ectodermose érosive pluriorificielle)
Ätio: Häufig unbekannt, Auslöser: Arzneimittel, Infektionen (z. B. Her-

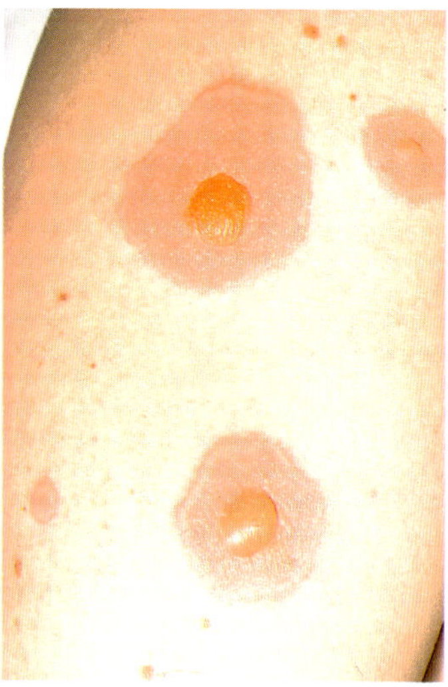

Erythema exsudativum multiforme

pes simplex), paraneoplastisches Syndrom.
Man: Androtropie besonders bei der Majorform
Klin: Scheibenförmige, rötlich-livide, gelegentlich auch hämorrhagische, polsterartig erhabene Herde mit peripherer Wachstumstendenz. Im Zentrum Blasenbildung, später beginnende Regression, zonaler Aspekt (Kokardeneffloreszenz) mit peripherem Randwall. Je nach Schwere des Krankheitsbildes wird eine Minorform von einer Majorform unterschieden. Im Gegensatz zur Minorform geht die Majorform mit schweren Störungen des Allgemeinbefindens sowie Schleimhautbefall einer. Gelenkbeschwerden sind möglich. Bei Augenbeteiligung Gefahr der Hornhauttrübung und Synechienbildung.
Hist: Koriales Ödem (bis zur subepidermalen Blasenbildung) perivaskulär verdichtete Rundzellinfiltrate mit *Epidermotropie. Degenerative Epidermisveränderungen.
Ther: Der Ursache angepaßt; Absetzen aller in Frage kommenden Arzneimittel; bei leichten Formen Kortikoidexterna; bei schweren Verlaufsformen Kortikoidsteroide intern (Prednison 50–150 mg). Bei Mundschleimhautbefall milde Spülungen bzw. anaesthesierende Lösungen. Bei Befall der Analregion Sitzbäder sowie Kortikoidcremes. Die Augenbeteiligung erfordert eine Behandlung durch den Ophtalmolog.
Prog: Günstig; bei der Majorform wird die Mortalität unbehandelter Patienten mit 5–15% angegeben. Das postherpetische Erythema exsudativum multiforme neigt zu rezidivierendem Verlauf.

Erythema exsudativum multiforme, postherpetisches
s. *Erythema exsudativum multiforme

Erythema faciale perstans
s. Erythema perstans faciei

Erythema figuratum perstans
s. Erythema elevatum diutinum

Erythema glutaeale
s. Windeldermatitis

Erythema gyratum perstans
Syn: Erythema anulare familiale
Def: Anuläres Erythem, das familiär gehäuft, im frühesten Säuglingsalter oder auch bei internen malignen Tumoren auftritt. Das klinische Bild erinnert an das *Erythema anulare centrifugum (Darier).

Erythema gyratum repens (Gammel)
Def: Obligate *kutane Paraneoplasie^ bei Karzinomen der Mamma, des weiblichen Genitales, des Pharynx, der Bronchien, des Magens und ZNS.
Man: Vor allem 4. und 6. Lebensjahrzehnt
Lok: Stamm, proximale Extremitäten
Klin: Anuläre, girlandenförmige oder spiralig verschlungene, leicht infiltrierte, makulöse, evtl. urtikarielle, 1–2 cm breite, ihre Gestalt rasch ändernde Erythemstreifen mit randständiger, girlandenförmiger Schup-

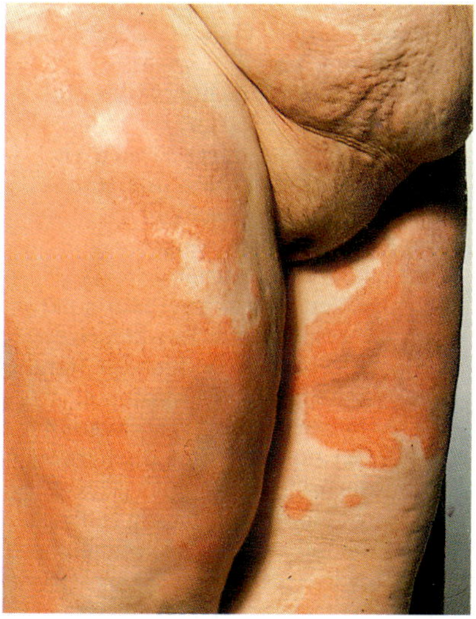

Erythema gyratum repens

pung. Flächenhafte hyperkeratotische Erytheme an Gesicht, Hals, Händen und Füßen. Kleinfleckige Rezidive in den abgeheilten Bezirken.
Klin: Uncharakteristische, perivaskuläre Infiltrate aus Lmyphozyten und Histiozyten.
Ther: Tumorsuche, Operation. Extern: Kortikoid-Lotio, ggf. Kortikosteroide intern.

Erythema hyperkeratoticum dyspepticum supraartikulare digitorum
Def: Begleitsymptom bei Magen- und Darmerkrankungen.
Lok: Streckseiten der Interphalangeal- oder der Fingerrundgelenke, selten Handflächen.
Klin: Livide, fingernagelgroße Erytheme mit verhornter Oberfläche.
Ther: Behandlung der Grunderkrankung.

Erythema induratum (Bazin)
Syn: Bazin-Syndrom, nodöses Tuberkulid.
Frühere fälschliche Bezeichnungen: Tuberculosis cutis indurativa, Tuberculosis indurativa cutanea et subcutanea
Def: Noduläre Vaskulitis kleinerer und mittelgroßer Gefäße des subkutanen Fettgewebes.
Ätio: Ungeklärt, diskutiert wird eine Infektallergische Vaskulitis.
Man: Vor allem jüngere Frauen mit pyknischer Konstitution und gesteigerter Kälteempfindlichkeit.
Lok: Unterschenkel, beugeseitig
Klin: Entzündliche, knotige, evtl. plattenartige Veränderungen, häufig mit zentraler nekrotischer Einschmelzung und nachfolgender rundlicher Ulzeration. Mögliche Begleitsymptome: *Akrozyanose, *Livedo reticularis, *Erythrocyanosis crurum puellarum, *Perniosis follicularis.
Hist: Granulomatöse, häufig tuberkuloide Entzündung des subkutanen Fettgewebes.
DD: *Erythema nodosum, *Pernionen, *Lipogranulomatosis subcutanea, *Ecthymata, *Periarteriitis nodosa cutanea, *Gummen (tertiäre *Syphilis)
Ther: Verbesserung der peripheren Durchblutung
Lit: Andersen SC (1970) Erythema induratum (Bazin) treated with isoniazid. Acta Derm Venereol 50:65–68

Erythema infectiosum
Syn: Megalerythem, Megalerythema epidemicum, Megalerythema infectiosum, Ringelröteln, Stickersche Krankheit, fünfte Krankheit, Ohrfeigenkrankheit, Slapped-Cheek-Disease
Def: Mäßig kontagiöse, milde verlaufende, virale Exanthemkrankheit des Kindesalters.
Err: Parvovirus B 19 (einzelsträngiges DNA-Virus), Übertragung durch Tröpfcheninfektion, Inkubationszeit 13–17 Tage.
s. a. Parvovirus B 19-Infektion
Man: V. a. Kinder unter 14 Jahren, gehäuft Juni bis November
Lok: Zunächst Wangen, Ausbreitung v. a. auf die Streckseiten der Arme, evtl. Beine und Gesäß. Kein Schleimhautbefall, Handteller und Fußsohlen meist frei.
Klin: Katarrhalische Vorboten, intensive schmetterlingsförmige Rötung und Schwellung der Wangen, später typische gitter- oder girlandenförmige Erythemfiguren. Häufig Lymphknotenschwellungen, evtl. Begleitarthritiden.

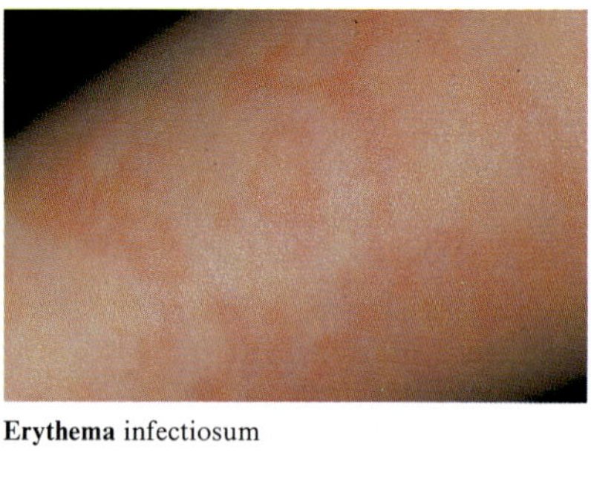

Erythema infectiosum

Hist: Entzündungszeichen, perifollikuläre Infiltration, Schwellung der Bindegewebsfasern.
Diag: Serologie: IgM (14 Tage bis ca. 5 Monate nach Infektion positiv) und IgG (21 Tagen nach Infektion, lebenslang nachweisbar) gegen Parvovirus B 19.
DD: *Masern, *Röteln, *Scharlach, *Lupus erythematodes, *Rosacea, *Erysipel, *Echo-Virus-Infektionen, *Erythema exsudativum multiforme, *Arzneimittelexantheme
Ther: Keine, ggf. Puder, indifferente Lotionen, Schulbesuch für etwa 10 Tage unterbrechen.
Prog: Günstig
Lebenslange Immunität
Lit: Schwarz TF, Wolff H (1989) Die Parvovirus B 19-Infektion. Hautarzt 40:1–3

Erythema keratodes palmare et plantare (Brooke)
Def: Kontrovers diskutiertes Krankheitsbild mit dunkelroten, infiltrierten, symmetrischen, schmerzhaften, langsam konfluierenden Hyperkeratosen an Hand- und Fußflächen, Fingern und Zehen, meist bei Frauen im 3. bis 4. Lebensjahrzehnt. Abheilung nach Monaten möglich.

Erythema marginatum rheumaticum
s. Erythema anulare rheumaticum

Erythema migrans
s. Erysipeloid, s. a. Erytheme chronicum migrans

Erythema migrans arciforme et palpabile
Syn: Palpable migratory arciform erythema
Def: Kutanes *T-Zell-*Pseudolymphom unklarer Genese, vermutlich Variante der *Lymphocytic Infiltration of the Skin (Jessner-Kanof). Beziehung zum *Lupus erythematodes wird ebenfalls diskutiert.
Man: Vor allem erwachsene Männer
Lok: Rücken, Arme, Oberschenkel
Klin: Vereinzelte, blasse, scheibenförmige, bogig begrenzte, blaurote, infiltrierte Herde mit elevierten Rändern. Zentrifugale Progredienz.
Hist: Identisch mit *Lymphocytic Infiltration of the Skin
DD: Maligne *Lymphome der Haut, *Lupus erythematodes integumentalis, *Erythema anulare centrifugum
Lit: Lohrisch I, Alexandrakis E et al. (1990) Erythema migrans arciforme et palpabile. Hautarzt 41:78–82

Erythema microgyratum persistens
s. Erythema elevatum diutinum

Erythema multiforme
s. Erythema exsudativum multiforme

Erythema multiforme rheumatoides
Def: Im Frühstadium des *M. Still auftretendes exanthematisches Bild mit multiformem Aspekt; stellenweise großflächige, rosa- bis lachsfarbene Erytheme im Gesicht, an Stamm und Extremitäten.

Erythema necroticans migrans
Syn: Staphylodermia superficialis circinata, Impetigo circinata, fünfte obligate kutane Paraneoplasie, necrolytic migratory erythema
Def: Obligate *kutane Paraneoplasie^ bei glukagonsezernierendem Pankreastumor (80% maligne).
Lok: Meist untere Extremitäten: Vor allem Oberschenkel und Inguinalregion.
Klin: Bizarr konfigurierte, zentrifugal wachsende, zirzinäre Erytheme mit Pustelbildung (Nachweis von Staphylococcus aureus). Glukagonomsyndrom: Diabetes mellitus, Anämie, Glossitis, Gewichtsverlust.
Hist: Subkorneale Pustel, nekrobiotische und dyskeratonische Epidermiszellen.
Lab: Hyperglykämie, BSG-Erhöhung. Erhöhte Plasmaglukagonwerte.
DD: *Erythema-anulare-centrifugum-artige Psoriasis^, Erkrankungen der *Pemphigusgruppe, *Pustulosis subcornealis, *Acrodermatitis enteropathica, *Candidose
Ther: Behandlung des Grundleidens

Prog: Abheilung der Hautveränderungen nach Tumorentfernung.
Lit: Leibovici V et al. (1987) The glucagoma syndrome. J Dermatol 14:491–496
Rappersberger K et al. (1987) Das Glukagom-Syndrom. Hautarzt 38:589–598

Erythema neonatorum
Syn: Physiologic postnatal redness
Def: Physiologische Hautrötung beim Übergang vom intrauterinen Aufenthalt in die neue Umwelt. Keine Quaddel-, Papel- oder Bläschenbildung.
DD: *Erythema toxicum neonatorum

Erythema neonatorum allergicum
s. Erythema toxicum neonatorum

Erythema nodosum
Syn: Knotenrose, Dermatitis contusiformis, Erythema contusiforme
Def: Akut verlaufende, allergisch-hyperergische Erkrankung mit Ausbildung schmerzhafter, knotiger Herde meist im Bereich der Streckseiten der Beine.
Ätio: Infekt- und/oder medikamentenallergisch. Vor allem bei *rheumatischen Fieber, *Tuberkulose, *Sarkoidose und Streptokokkeninfekten. Außerdem bei *Lymphogranuloma inguinale, *Katzenkratzkrankheit, *Ornithose, Yersiniainfektionen, *Enteritis regionalis, *Toxoplasmose, *tiefen Mykosen^, Enteropathien, Schwangerschaft.
Man: Vor allem im Frühjahr und im Herbst. Gynäkotropie.
Lok: Unterschenkelstreckseiten, auch Oberschenkel und Arme
Klin: Fieber, Abgeschlagenheit, rheumatoide Schmerzen, kutan/subkutane, unscharf begrenzte, druckschmerzhafte, teigige, leicht erhabene, rötlich-livide Knoten. Postinflammatorische Hyperpigmentierung und Schuppung möglich.
s. a. Erythema nodosum migrans
Hist: Granulomatöse Reaktion in der unteren Dermis und in den Fettgewebssepten.
DD: *Erythema induratum, *Periarteriitis nodosa cutanea, syphilitische *Gummen, nodöse *Arzneimittelexantheme, *Pernionen
Ther: Bettruhe, Beseitigung der Ursache.
Intern: Kortikoide (initial Prednison 50–100 mg/die, Reduktion je nach Klinik).
Extern: Glukokortikoide, feuchte Umschläge.
Prog: Günstig, Spontanheilung. Gesamtdauer: 3–6 Wochen. Rezidive möglich.

Erythema nodosum leprosum
s. *Leprareaktion

Erythema nodosum migrans
Def: *Erythema nodosum mit langsamer Migration über die Unterschenkelstreckseiten.
Man: Meist Schwangere

Erythema palmare et plantare hereditarium
s. Erythema palmoplantare hereditarium

Erythema palmare et plantare symptomaticum
Def: Erworbenes Dauererythem an Handtellern, vor allem Daumenballen, Kleinfingerballen, Beugeflächen der Endphalangen.
Ätio: Häufig bei chronischen Lebererkrankungen (Red liver palms), chronischer Polyarthritis, Karzinomen, systemischem *Lupus erythematodes, Diabetes mellitus, Hyperthyreose, vegetativer Dystonie (Nikotinabusus) und in der Gravidität.
Ther: Behandlung des Grundleidens

Erythema palmoplantare hereditarium
Syn: Erythema palmare et plantare hereditarium, Red Palms

Def: Unregelmäßig dominant vererbte, abortive Sonderform der hereditären *Palmoplantarkeratose.
Man: Schon in der Kindheit
Lok: Vor allem Handteller, hauptsächlich Thenar, Hypothenar und Fingerkuppen, auch Fußsohlen.
Klin: Intensiv hellrote, flächenhafte Erytheme.
DD: *Erythema palmare et plantare symptomaticum
Ther: Nicht bekannt

Erythema papulosum posterosivum
s. Windeldermatitis

Erythema perstans faciei
Syn: Erythema faciale perstans, konstitutionelle Gesichtsmaske, Typus rusticanus, Rubeosis faciei, Rubeosis faciei perstans vasomotorica
Def: Symptomarme, symmetrisch angeordnete, sattrotte Schmetterlingserytheme als Ausdruck einer „vegetativen Dauerirritation".
DD: Toxikodermien, *Sarkoidose, *Rosacea erythematosa, *seborrhoisches Ekzem^, Psoriasis vulgaris, *Pemphigus erythematosus, *Naevus flammeus
Prog: Restitutio ad integrum möglich

Erythema rheumaticum
s. Erythema anulare rheumaticum

Erythema scarlatiniforme desquamativum recidivans
Def: Seltenes Krankheitsbild mit periodisch oder unregelmäßig rezidivierenden, skarlatiniformen Erythemen und darauffolgender Desquamation.
Ätio: Diskutiert wird die Auslösung durch Infektionserkrankungen (z. B. Angina tonsillaris, Pleuritis) und Medikamente (Vitamin A, quecksilberhaltige Präparate, Wismut, Tellur, Gold, Chinin, Hydantoine, Salicylate, Diuretika).
Lok: Meist generalisiert mit Beginn am Stamm und Ausdehnung auf das gesamte Integument, zuletzt Kopf, Hände, Füße. Sehr selten lokalisierte Formen (nur Hände und Füße).
Klin: Prodromalphase mit Übelkeit, Temperaturanstieg, Kopf- und Gliederschmerzen, gastrointestinalen Störungen.
Makulöses Exanthem. Anschließende Desquamation, typischerweise noch vor Abblassen des Exanthems (am Stamm mittel- bis groblamellöse, an Händen und Füßen handschuh- bzw. sandalenförmige exfoliative Schuppung).
Schleimhautbefall, reversibler diffuser Haarausfall, Nagelveränderungen möglich.
Evtl. Allgemeinsymptome wie Enteritis, Bronchitis, Gelenkschwellungen, Epistaxis, Proteinurie, Mikrohämaturie
Lab: Leukozytose mit Eosinophilie, kurzfristige BSG-Erhöhung
DD: *Scharlach, medikamentöse scarlatiniforme Erythrodermien, *Acrodynia
Ther: Symptomatisch, z. B. mit Lotio alba oder antiseptischer Lotio, bei Schleimhautbefall Kamillenspülungen.
Prog: Dauer des ersten Schubes 2–4 Wochen, Rezidive nach individuell unterschiedlichen und unregelmäßigen Intervallen (Wochen bis Jahre). Diese verlaufen zunehmend leichter und kürzer.
Lit: Landthaler M, Michalopoulos M, Schwab U, Dorn M (1985) Erythema scarlatiniforme desquamativum recidivans localisatum. Hautarzt 36:581–585

Erythematodes
s. Lupus erythematodes

Erythematodes migrans
s. Erythema centrifugum

Erythema toxicum neonatorum (Leiner)
Syn: Erythema neonatorum allergicum, Urticaria neonatorum, toxisches Erythem der Neugeborenen

Def: Ätiopathogenetisch ungeklärte Erytheme bei ca. 50% der Neugeborenen in den ersten Lebenstagen.
Man: 2.–3. Lebenstag
Lok: Stamm und Extremitäten
Klin: Makulöse, papulovesikulöse bzw. papulopustulöse, auch urtikarielle, später konfluierende Erytheme.
DD: *Erythema neonatorum, *Erythema glutaeale, *Miliaria, *Incontinentia pigmenti + *transitorische neonatale pustulöse Melanose^
Prog: Spontanheilung meist innerhalb von 2–3 Tagen
Lit: Hansen LP et al. (1985) Erythema toxicum neonatorum mit Pustulation versus transitorische neonatale pustulöse Melanose. Hautarzt 36:475–477

Erythème desquamative en plaque congénital et familial (Degos)
Syn: Degos Krankheit, atypische, kongenitale Erythrokeratodermie, Genodermatosis erythematosquamosa circinata et variabilis, Erythrokeratoderma en cocardes, M. Degos
Def: Seltene, atypische erbliche Erythrokeratodermie mit charakteristischen kokardenförmigen Plaques an den unteren Extremitäten.
Man: Bei Geburt oder im Kleinkindesalter
Lok: Untere Extremität
Klin: Kokardenähnliche, zentral schuppende Erythemscheiben. Ausprägung sehr wechselnd von kräftig gerötet bis zur Rückbildung innerhalb weniger Wochen und Rezidiv in loco. Hyperkeratosen an den Knien.
Hist: Unspezifisch Muzinablagerung.
DD: *Tinea corporis, *anuläre Erytheme^
Ther: Unbekannt
Prog: Rezidivierender Verlauf, Besserung und Abheilung im Sommer möglich.

Erythemdosis, minimale
s. MED

Erytheme, multiforme
Def: Akut auftretende, an das *Erythema exsudativum multiforme erinnernde Erytheme ohne Kokardenbildung. Es ist zweifelhaft, ob diese morphologische Abgrenzung zweckmäßig ist.
Ätio: Bakterielle oder virale Infekte, maligne Tumoren, Arzneimittelverträglichkeit.
Lok: Vor allem Extremitäten
DD: *Erythema exsudativum multiforme
Ther: *Erythema exsudativum multiforme

Erytheme, nodöse
Def: Akute, symmetrisch auftretende, knotige Hautentzündungen an unteren und oberen Extremitäten.
Ätio:
- *Id-Reaktion: Bei tiefen *Mykosen, bei *Colitis ulcerosa, *Enteritis regionalis, malignen Erkrankungen.
- Arzneimittel: Vor allem nach Ovulationshemmern, Jod, Brom, Salizylat, Antipyrin, Phenacetin, Sulfonamiden.
- Infektionskrankheiten: Vor allem *Scharlach, *Masern, Grippe, *Typhus, *Syphilis II, *Lepra, *Gonorrhoe. Septische Erkrankungen.

Ther: Behandlung des Grundleidens

Erythermalgie
s. Erythromelalgie

Erythralgie
s. Erythromelalgie

Erythrasma
Syn: Baerensprungsche Krankheit
Def: Charakteristische, mit scharf begrenzten, intertriginösen Plaques einhergehende Infektion mit Corynebakterien.
Ätio: Infektion mit Corynebacterium minutissimum, Porphyrin-produzierenden Korynebakterien (Rotfluoreszenz im *Wood-Licht). Pathogenetische Voraussetzung: Feucht-warmes

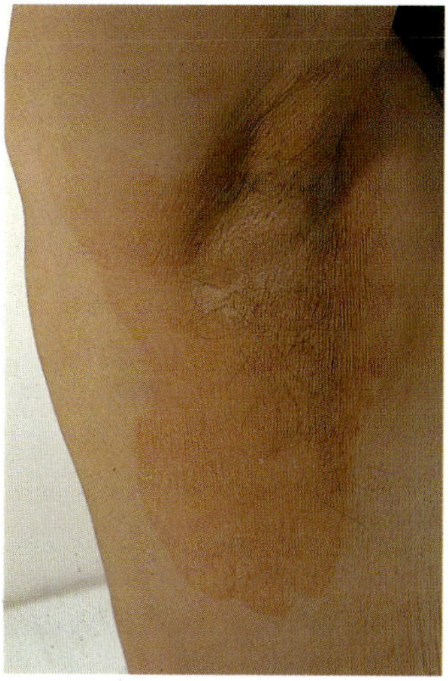

Erythrasma

Milieu, lokale Hyperhidrose, Mazeration.
Lok: Vor allem intertriginöse Areale: Skrotum, große Labien, Oberschenkelinnenseiten, Axillen, submammärer Bereich.
Klin: Braunrote, bräunliche, feinschuppende, scharf begrenzte, bogige Läsionen.
Diag: Woodlicht: Dunkelrote Fluoreszenz, Erregernachweis im Abrißverfahren mit Tesafilm.
DD: *Tinea inguinalis, vulgäres *Ekzem, *Lichen simplex chronicus, *Candidose, *Pityriasis versicolor, *Intertrigo, *Psoriasis vulgaris
Ther: Saure Seifen, Milieusanierung.
Extern: Moderne Breitbandantimykotika.
Prog: Günstig, häufig Rezidive

Erythrocyanosis crurum puellarum (Klingmüller)
Syn: Rotdickschenkel
Def: Sonderform der *Akrozyanose.
Ätio: Funktionelle Durchblutungsstörungen nach Kältereiz. Wahrscheinlich auch endokrine Dysfunktionen.
Man: Vor allem bei adipösen Mädchen
Lok: Vor allem Unterschenkel
Klin: Zyanotische, unscharf abgegrenzte Erytheme, deutliche Follikelmarkierung (*Perniosis follicularis), teigige Infiltrate. *Irisblendenphänomen, Rückbildung der Symptome bei Wärmezufuhr. Zinnoberflecken nach Scheuern und Fingerdruck = arteriell hyperämische Reaktion.
DD: *Perniones, *Erythema nodosum, *Erythema induratum, *Erythromelalgie, *Pannikulitis
Ther: *Akrozyanose, Hormontherapie bei gesicherter endokriner Störung.
Prog: Ausheilung bis zum 4. Lebensjahrzehnt.

Erythroderma squamosum
s. Parapsoriasis en plaques

Erythrodermia atopica Hill
Def: *Erythrodermie bei *endogenem Ekzem^.
Man: Säuglingsalter: 4.–12. Lebenswoche, bei Erwachsenen seltener.
Ther: *endogenes Ekzem^
Prog: Langwieriger, zu Rezidiven neigender Verlauf.

Erythrodermia congenitalis ichthyosiformis bullosa
Syn: Erythrodermia ichthyosiformis congenitalis Brocq, Keratosis rubra congenita Rille, Epidermolytic hyperkeratosis, Erythrodermie ichthyosiforme congénitale bulleuse
Def: Rezessiv vererbte Verhornungsstörung. Sonderform der *Ichthyosis congenita gravis.
Man: Ab Geburt
Klin: Universelle Hautrötung mit großflächiger Hautablösung. Schmerzhafte, schrundige Hyperkeratosen an Palmae, Plantae, Gelenkbeugen und Lippen. Neigung zur Blasenbildung, die im Laufe des Lebens abnimmt. Zunehmende Ausbildung großflächiger, schmutzigbrauner Keratosen.

Hist: Akantholytische Hyperkeratosen mit granulöser Degeneration.
Ther: Symptomatisch. *Ichthyosis vulgaris.

Erythrodermia congenitalis progressiva symmetrica
s. Erythrokeratodermia progressiva symmetrica Gottron

Erythrodermia desquamativa Leiner
Syn: Leinersche Dermatitis, Leinersche Erythrodermie
Def: Maximalvariante eines *seborrhoischen Ekzems^.
Man: Säuglings- und Kindesalter. Beginn: 1.–2. Lebensmonat
Klin: Rasche Ausbreitung und Konfluenz der Hautveränderungen des seborrhoischen Ekzems. s. a. seborrhoisches Ekzem^ der Säuglinge s. a. Eccema infantum
Universelle, fettig schuppende Hautrötung. Häufig (> 90%) Darmcandidose, häufig Sekundärbesiedlung der Hautfalten mit Candida (*Candidose). Evtl. Allgemeinerscheinungen: Fieber, Anämie, dünnflüssige Stühle, Lebervergrößerung.
DD: *Dermatitis exfoliativa, *Erythrodermia congenitalis ichthyosiformis, *endogenes Ekzem^, *Candidose
Komp: Bakterielle oder mykotische Sekundärinfekte.
Ther: Symptomatisch; milde Pasten und Cremes, kurzfristig kortikoidhaltige Externa.-

Erythrodermia exfoliativa Besnier
s. Pityriasis rubra Hebra-Jadassohn

Erythrodermia ichthyosiformis congenitalis
s. Erythrodermia congenitalis ichthyosiformis bullosa

Erythrodermia lymphatica
Def: Heute unübliche Bezeichnung für eine Erythrodermie bei einer malignen hämatologischen Systemerkrankung.

Erythrodermia posteczematosa
Def: Universelle Ausdehnung eines unsachgemäß behandelten *kontaktallergischen Ekzems^.

Erythrodermia psoriatica
Syn: Psoriasis universalis
Def: Ausbreitung einer *Psoriasis vulgaris über das gesamte Integument. s. a. Erythrodermie

Erythrodermie
Def: Generalisierte Rötung der äußeren Decke, meist ausgeprägte Schuppenbildung, selten Nässen. Man unterscheidet *primäre und *sekundäre Erythrodermien^.
Hist: Weitgehend uncharakteristisch.

Erythrodermie, Alterserythrodermie
s. seborrhoische Erythrodermie^

Erythrodermie ichthyosiforme congénitale bulleuse
s. Erythrodermia congenitalis ichthyosiformis bullosa

Erythrodermie, kongenitale ichthyosiforme (nichtbullöse)
s. Ichthyosis congenita mitis et tarda

Erythrodermie mycosique
s. Homme rouge

Erythrodermie bei Mycosis fungoides
s. Homme rouge

Erythrodermie pityriasique en plaques disséminées (Brocq)
s. Parapsoriasis en plaques

Erythrodermie, primäre
Def: Heute unübliche Bezeichnung für eine *Erythrodermie als Ausdruck eines malignen *Lymphoms (in erster Linie *T-Zell-Lymphom^) der Haut.

Erythrodermie, Salvarsan-Erythrodermie
s. Salvarsan-Erythrodermie

Erythrodermie, seborrhoische
Syn: Alterserythrodermie
Def: *Erythrodermie auf dem Boden eines ausgedehnten *seborrhoischen Ekzems^, häufig nach unsachgemäßer externer Therapie. Leichter bis mittelschwerer Juckreiz, meist ungestörtes Allgemeinbefinden.

Man: Meist ältere Patienten
Ther: Blande Lokalbehandlung

Erythrodermie, sekundäre
Def: *Erythrodermie durch Generalisation zuvor bestehender Dermatosen, z. B. *Ekzemkrankheiten, *Psoriasis, *Pityriasis rubra pilaris, *Lichen ruber planus, *Pemphigus foliaceus, *Scabies norvegica. Die charakteristische Morphe der zugrunde liegenden Dermatose ist klinisch und histologisch nicht mehr nachweisbar.
s. a. Erythrodermia atopica Hill, Erythrodermia psoriatica, Erythrodermia desquamativa Leiner, Erythrodermia posteczematosa
Ther: Behandlung des Grundleidens, Kortikoidsalben, Puderbett, Antihistaminika, Öl-Bäder.

Erythrodermie vom Typ Wilson Brocq
Def: *Erythrodermie ungeklärter Genese. Häufig *primäre Erythrodermie^. Die Bezeichnung ist heute unüblich geworden.

Erythrodontie
Def: Zahnverfärbung bei *Porphyrie: Im Tageslicht braune, braunrote oder gelbliche Verfärbung, im UV-Licht: Rotfluoreszenz.

Erythrodysaesthesia palmoplantaris
Def: Schmerzhafte Rötung von Palmae und Plantae unter oder nach einer Chemotherapie. Es scheint zwei klinische Formen, eine mit progredientem und eine mit selbstlimitierendem Verlauf zu geben.
Vork: Unter oder nach Therapie mit Doxorubicin, Fluorouracil, Cytarabin, Methotrexat.
Lit: Wiedemann M, Meller-Henn M, Mahrle G (1992) Erythrodysaesthesia palmoplantaris-Vorkommen von zwei klinischen Erscheinungsbildern? Z. Hautkr. 67:1070–1072

Erythroedème myasthénique
Def: Erythrodermische Verlaufsform der *Dermatomyositis.

Erythro- et Keratodermia figurata variabilis
s. Erythrokeratodermia figurata variabilis

Erythrokeratoderma congenitum progressivum symmetricum
s. Erythrokeratodermia progressiva symmetrica

Erythrokeratoderma en cocardes
s. Erythème desquamative en plaque congénital et familial (Degos)

Erythrokeratodermia extremitatum symmetrica et hyperchromia dominans
Def: Dominant vererbte, streng symmetrische Keratodermie an den Dorsalseiten der Hände und Füße, Ellbogen und Knien.
Man: Säuglingsalter

Erythrokeratodermia figurata variabilis (Mendes da Costa)
Syn: Keratitis rubra figurata, Mendes da Costa-Syndrom, Erythro- et Keratodermia figurata variabilis (Miescher und Stäheli)
Def: Erblich bedingte, angeborene oder bis zum 30. Lebensjahr auftretende Verhornungsstörung.
Ätio: Autosomal-dominanter Erbgang
Lok: Überwiegend seitengleich, vor allem Kopf und Extremitäten. Handteller und Fußsohlen oft ausgespart.
Klin: Wandernde, bizarr konfigurierte, polyzyklische, keratotische Erytheme mit wechselnder Expressivität. Keine Allgemeinsymptomatik. Variante: *Erythema circinatum recidivans
Hist: Orthohyperkeratose mit Akanthose und Papillomatose; uncharakteristisches, koriales Infiltrat.
DD: *Pityriasis rubra pilaris, *Psoriasis, *Erythrokeratodermia progressiva symmetrica Gottron, *Erythrodermia congenitalis ichthyosiformis bullosa
Ther: Intern: Aromatische Retinoide (Isotretinoin, initial 50 mg/die, Reduktion je nach Klinik).
Extern: Versuchsweise Glukokortikoid-haltige Externa; keratolytische Salben, Kochsalz- oder Teerbäder.

Prog: Tendenz zur Spontaninvolution
Lit: Itin P et al. (1992) Familienuntersuchung zur Erythrokeratodermia figurata variabilis. Hautarzt 43:500–504
Salamon T et al. (1985) Ein Fall von Erythrokeratodermia variabilis. Hautarzt 36:522–525

Erythrokeratodermia papillaris et reticularis (Miescher)
Def: Progrediente, nicht familiäre Erythrokeratodermie. Das Krankheitsbild ist mit der *Papillomatosis confluens et reticularis verwandt oder identisch.
Man: 2.–4. Lebensjahrzehnt
Lok: Epigastrische Region. Ausbreitung auf Nacken und seitliche Brust. Palmoplantarregion frei.
Klin: Ichthyosiforme, graubraune, blättrig schuppende, nicht infiltrierte, konfluierende Erytheme. Grob gefelderte, dunkelgefärbte Haut im Nacken. Pseudoatrophische, glänzende Haut am Stamm.

Erythrokeratodermia progressiva (partim symmetrica mit psychosomatischer Retardierung und Taubheit)
Def: Extremitätenbetonte Keratodermie mit obligater Taubheit. Fakultativ: Minderwuchs, neurogene Muskelatrophie, geistige Retardierung.
Man: Ab Geburt oder in den ersten Lebensmonaten.

Erythrokeratodermia progressiva symmetrica Gottron
Syn: Erythrokeratodermia verrucosa progressiva, Gotton-Syndrom II, Erythrokeratoderma congenitum progressivum symmetricum, Erythrodermia congenitalis progressiva symmetrica
Def: Autosomal dominant vererbte Verhornungsanomalie mit inkompletter Penetranz und variabler Expressivität.
Man: Frühe Jugend bis frühes Erwachsenenalter.
Lok: Extremitäten.
Klin: Flächenhafte, scharf begrenzte, teils gerötete, teils pigmentierte, nicht follikulär gebundene Keratosen. Isomorpher Reizeffekt.
Hist: Uncharakteristische koriale Rundzelleninfiltrate, Akanthose mit Hypergranulose.
DD: *Erythrokeratodermia figurata variabilis, *Pityriasis ruba pilaris
Ther: Milde keratolytische Salben, Kochsalzbäder, Versuch mit aromatischem Retinoid.
Prog: Hochchronischer Verlauf, postpubertäre Rückbildungstendenz.
Lit: Hopsu-Havu VK, Tuohimaa P (1971) Erythrokeratodermia congenitalis progressiva symmetrica (Gottron). Dermatologica 142:137–144
Ruiz-Maldonado R et al. (1982) Erythrokeratodermia progressiva symmetrica. Dermatologica 164:133–141

Erythrokeratodermia verrucosa progressiva
s. Erythrokeratodermia progressiva symmetrica Gottron

Erythrokeratodermie
Def: Seltene Dermatosen mit persistierenden, evtl. wechselnden Erythemen und Keratosen. Hierzu gehören z. B.:
*Erythrokeratodermia figurata variabilis
*Erythrokeratodermia papillaris et reticularis
*Erythrokeratodermia progressiva symmetrica
*Erythème desquamative en plaque congénital et familial (Degos)

Erythrokeratodermie, kongenitale
s. Erythème desquamative en plaque congénital et familial (Degos)

Erythromelalgie
Syn: Erythermalgie, Erythralgie, Mitchell-Gerhardt-Syndrom, Weir-Mitchellsche Krankheit
Def: Charakteristische, schmerzhafte, anfallsartige Hyperämie der Akren nach Wärmeexposition.
Ätio: Idiopathisch, auch symptomatisch bei Polyzythämie, Diabetes mellitus, *Endangiitis obliterans, chroni-

scher *Perniosis, neurologische Erkrankungen.
Lok: Vor allem Beine, Füße, selten Hände
Klin: Anfallsweise auftretende, schmerzhafte, hyperämische, gerötete und geschwollene Haut mit gesteigerter Wärmeempfindlichkeit. Provozierbar durch Temperaturerhöhung der Extremität auf einen individuellen „kritischen thermischen Punkt".
DD: *Burning-feet-Syndrom, *Raynaud-Syndrom
Ther: Abkühlung führt zur prompten Besserung der Symptome. Rezidiv nach Erwärmung jedoch unvermeidlich.
Intern: Aspirin, Schmerzmittel.
Extern: Bürstenmassage, Hauffsche Teilbäder, Grenzstrangblockade paravertebral.

Erythromelanosis interfollicularis colli
Def: *Erythrosis interfollicularis colli mit Hyperpigmentierung.

Erythromelanosis interfollicularis faciei et colli
Def: Unterform der *Erythrosis interfollicularis colli mit Hyperpigmentierungen und fakultativer Beteiligung der periaurikulären Region.

Erythromelie
Def: Blauschwarze *Zyanose der Akren bei der *Acrodermatitis chronica atrophicans.

Erythroplakie, orale
Def: Der *Erythroplasie analoges Carcinoma in situ der Mundschleimhaut mit samtartig geröteten Läsionen, die von spritzerartigen *Leukoplakien durchsetzt sind.
Ther: Exzision

Erythroplasie (Queyrat)
Syn: Epithéliome papillaire nu, nacktpapilläres Epitheliom, Queyrat-Syndrom
Def: Carcinoma in situ, Schleimhautvariante des *Morbus Bowen.
Lok: Glans penis, inneres Präputialblatt, Vulva, Mundschleimhaut
Klin: Sattrote, scharf begrenzte, samtartig gekörnte, manchmals plattenartige Herde.
Hist: Karzinomatöser Epithelumbau mit Zellatypien, Riesenzellen, Mitosen. Kein infiltratives Wachstum
DD: *Balanoposthitis circumscripta benigna plasmacellularis Zoon, *Psoriasis vulgaris, *Lichen ruber planus, *fixes Arzneimittelexanthem
Ther: Exzision, elektrische Schlinge, Kryochirurgie, Röntgenweichstrahltherapie.

Erythroprosopalgie
Syn: Horton-Neuralgie, Bing-Horton-Syndrom, Histaminkopfschmerz
Def: Meist nächtliche, nur wenige Minuten anhaltende Schläfenschmerzen.
Ätio: Unbekannt, familiäre Häufung
Lok: Schläfenregion, einseitig
Klin: Schläfenschmerzen mit homolateraler Anschwellung des Gesichtes, einseitigem Tränenfluß, wäßriger Sekretion aus der Nase, Schwellung der Nasenschleimhaut und akutem Gesichtsschweißausbruch. Anschließend ausgeprägte Rötung und Hitzegefühl der betroffenen Gesichtshälfte. Schmerzanfall durch sublinguale Verabreichung von 1 mg Nitrolingual (nach 30–50 Minuten) auslösbar.
DD: Trigeminusneuralgie, *Arteriitis temporalis
Ther: Antihistaminika, Secale-Präparate

Erythrose péribuccale pigmentaire Brocq
s. Melanosis perioralis et peribuccalis

Erythrosis interfollicularis colli
Def: Rötung der interfollikulären Haut v. a. im Halsbereich durch chronische Sonnenexposition.
s. a. Erythromelanosis interfollicularis colli
Lok: Vor allem seitliche Halsanteile und Brust, Submentalregion immer frei (Kinnschatten!)
Klin: Scharf begrenztes, hell-, blau- oder braun-rötliches, gleichmäßig

teleangiektatisches, mit dem Glasspatel völlig anämiesierbares, zart atrophisches Areal mit Aussparung der normalfarbenen Follikel.
Hist: Teleangiektatische Erweiterung des subpapillären Gefäßnetzes.
DD: Dyschromien im seitlichen Halsbereich
Prog: Irreversibel

Erythrosis pigmentata faciei
s. Melanosis perioralis et peribuccalis

Erythrozytenautosensibilisierung
s. schmerzhaftes Ekchymosen^-Syndrom

Espundia
s. mukokutane Leishmaniose^

Esthiomène
*Lymphogranuloma inguinale Stadium III

Etagen-Tuberkulose
Def: *Tuberkulose in zwei übereinander liegenden Etagen. Z. B. Tuberkulöses Lymphom oder anderer tuberkulöser Prozeß mit Fistelgang in die Haut und Entwicklung einer *Tuberculosis cutis luposa.

État pseudopéladique
s. Pseudopéladezustand

Eulenburg Syndrom
Syn: Paramyotonia atactica congenita (Growers)
Def: Dominant erbliche Erkrankung mit v. a. durch Kälte auslösbare Verkrampfung und Rigidität einzelner Muskelgruppen.

Eumel
Def: Tumor mit einer Größe von mehr als 1,5 cm.
s. a. Oschi

Eunuchen, fertile
s. Pasqualini-Syndrom

Eunuchismus
Def: Folgezustand eines angeborenen oder erworbenen vollständigen Mangels an testikulärem Androgen beim Mann.
Klin: Hauterscheinungen: Pigmentarme Haut, keine Sexualbehaarung, *Gynäkomastie.
Bei präpubertaler Hodenschädigung: Keine Ausbildung der sekundären Geschlechtsmerkmale, Hochwuchs, Ausbleiben des Stimmbruchs.
Bei postpubertaler Hodenschädigung: Teilweise Rückbildung der sekundären Geschlechtsmerkmale.

Eunuchismus mit Spermiogenese
s. Pasqualini-Syndrom

Exanthem
Syn: Ausschlag
Def: Generalisiert oder über größere Hautareale disseminiert auftretende, alle Effloreszenzen umfassende, symmetrische, endogen ausgelöste Hautveränderungen mit dynamischem Verlauf.

Exanthem, Arzneimittelexanthem
s. Arzneiexanthem

Exanthem, morbilloides bzw. morbilliformes
Def: *Masern-ähnliches *Exanthem.

Exanthem, postvakzinales
Def: *Exanthem nach der Pockenschutzimpfung.
Man: 5–11 Tage nach der Impfung
Klin: Urtikarielles, skarlatini-, rubeoli- oder morbilliformes *Exanthem, evtl. auch Exanthem vom Typ des *Erythema exsudativum multiforme. Schubweise Entwicklung in 1–2 Tagen, spontane Rückbildung.

Exanthem, rubeoläres bzw. rubeoliformes
Def: *Röteln-ähnliches *Exanthem.

Exanthem, scarlatiniformes
Def: *Scharlach-ähnliches *Exanthem.

Exanthem, syphilitisches
s. Syphilis II

Exanthema bullosum neonatorum
s. staphylogenes Pemphigoid^ der Neugeborenen

Exanthema infectiosum variabile
s. Margarine-Krankheit

Exanthema subitum
Syn: Dreitagefieber, Roseola infantum, sechste Krankheit, Pseudorubella, Rose rash of infants
Def: Sporadisch auftretende, charakteristisch über 3 Tage hochfiebrige, wahrscheinlich virusbedingte Kinderkrankheit mit bleibender Immunität.
Man: Kinder von 4 Monaten bis zu 2 Jahren
Klin: Inkubationszeit 3–7 Tage. Plötzlicher Fieberanstieg auf 40 °C, kritischer Abfall nach 3 Tagen. Flüchtiges rosafarbenes, zentrifugal vom Stamm auf die Extremitäten fortschreitendes, das Gesicht meist aussparendes, rubeoliformes oder morbilloides *Exanthem. Kein *Enanthem.
Lab: Leukozytopenie, Lymphozytose, Monozytose
DD: *Masern, *infektiöse Mononukleose, Grippe, *Scharlach, *Erythema infectiosum, *Coxsackie-Virus-Infekt
Ther: Nicht notwendig

Exantheme, akneiforme
Def: Vorwiegend medikamentös ausgelöste Hauterscheinungen mit akneiformen Effloreszenzen, jedoch ohne Komedonenausbildung. s. a. Akne medikamentosa.
Ätio: In Frage kommen vor allem: Glukokortikoide (*Akne, Steroidakne), auch ACTH, Diphenylhydantoin, Chinin, INH, Jod, Bromverbindungen, Lithium, Phenobarbiturate, Disulfiram, Thyreostatika, Vitamin B_1, B_6, B_{12}
Lok: Vor allem im Bereich der seborrhoischen Zonen und der Oberarme.

Exantheme, lichenoide
Syn: Lichen-ruber-planus-artige Eruptionen
Def: Dem exanthematischen *Lichen ruber planus ähnelnde Arzneimittelreaktionen nach Einnahme organischer Arsenverbindungen, Antibiotika wie Tetracycline, Streptomycin, oraler Antidiabetika, Chloroquinin, Phenothiazine, Chinin, Chinidin, PAS, INH und anderen.

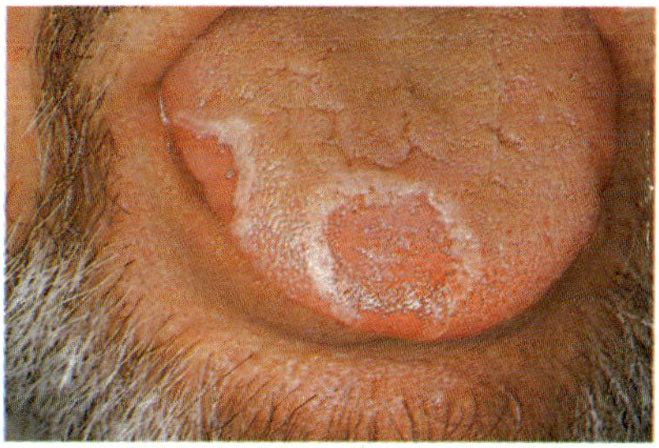

Exfoliatio linguae areata

Excoriatio
s. Exkoriation

Exfoliatio areata dolorosa
s. Exfoliatio areata linguae

Exfoliatio areata linguae
Syn: Glossitis exfoliativa marginata, Glossitis areata exsudativa, Lingua geographica, Landkartenzunge, Wanderplaques, Exfoliatio linguae et mucosae oris, Exfoliatio areata dolorosa, Glossitis geographica
Def: Häufige, harmlose, entzündliche Zungenveränderung.
Ätio: Ungeklärt, Anazidität des Magens, Gastritiden, nutritive Faktoren sowie psychogene, neurohumorale und genetische Faktoren werden diskutiert.
Klin: Abschilferung der obersten Epitheldecke im Bereich der Mundschleimhaut, evtl. Zungenbrennen.
Hist: Epithelverschmälerung im Zentrum der Herde, Epithelverbreiterung im Randgebiet. Entzündliche Zellinfiltrate, Ödem, Schwund der elastischen Fasern
DD: *Glossitis bei perniziöser Anämie, *Anulus migrans bei *Psoriasis pustulosa generalisata.
Ther: Reizlose Kost, Mundspülungen mit Kamillenextrat, evtl. Säuresubstitution.

Exfoliatio lamellosa neonatorum
Def: Pathologische Hautveränderungen im Neugeborenenalter.

Ätio: Mazeration: Schwitzen, feuchte Wäsche.
Klin: Scheinbar verdickte, graue Haut, oberste Schicht ablösbar, ggf. Blasenbildung.
DD: *Staphylogenes Pemphigoid^, *Desquamatio neonatorum
Komp: *Pyodermie
Ther: Trocken halten, Wärmestau vermeiden, Puder, Schüttelmixtur

Exfoliatio linguae et mucosa oris
s. Exfoliatio areata linguae

Exfoliatio manuum areata
s. Dyshidrosis lamellosa sicca

Exfoliatio oleosa neonatorum
s. Ichthyosis lamellosa

Exfoliatio physiologica
s. Desquamatio neonatorum

Exkoriation
Syn: Excoriatio, Abschürfung
Def: Hautdefekt, der bis in die Papillenspitzen hineinreicht (Punktblutungen) und narbenlos abheilt.
Ätio: Mäßige Traumen, Kratzen

Exkoriation, neurotische
Syn: Neurotic excoriations
Def: Absichtlich verursachte *Exkoriationen. s. a. Artefakt.
Ätio: Tics, Vollzugszwänge, bedingte Reflexe.
Ther: Psychotherapie

Exostose
Def: Gutartiger Knochentumor; bei para- oder subungualem Auftreten Deformierung der Endphalanx mit Störungen des Nagelwachstums.

Exostosen, syphilitische
Syn: Luische Tophi
Def: Ossifizierende syphilitische Periostitis.
Lok: Vor allem hautnahe Diaphysen, z. B. Clavicula.

Exozytose
s. Epidermotropie

Eksikkationscheilitis
Def: Klinisches Bild der aufgesprungenen Lippen durch ständiges Lecken der Lippen.
s. a. Cheilitis simplex

Eksikkationsdermatitis
s. Ekzem, Exsikkationsekzem

Exsikkationsekzem
s. Ekzem, Exsikkationsekzem

Exsikkationsekzematid
s. Ekzem, Exsikkationsekzem

Exsudative diskoide lichenoide Dermatitis
s. exsudative diskoide lichenoide Dermatitis^

Extrakorporale Befruchtung
s. IVF

F

M. Fabry
s. Angiokeratoma corporis diffusum

Facies antonina
Def: Für die *Lepra tuberculoides charakteristische Fazies, gekennzeichnet durch mimische Starre, Ptosis von Lidern und Mundwinkeln aufgrund von Fazialisparese im Rahmen der Nervenbeteiligung bei Lepra.

Facies leonina
s. Facies leontina

Facies leontina
Syn: Facies leonina, Löwengesicht
Def: Durch diffuse tumoröse Hautinfiltrate aufgetriebenes Gesicht mit vergröberten Gesichtszügen, v. a. im Rahmen von unbehandelten *Lymphomen auftretend, heute nur noch selten anzutreffen.
Ätio: Lymphome und Leukämien, insbesondere chronisch-lymphatische und chronisch-myeloische Leukämie (*Myelosis cutis circumscripta). Granulomatöse Entzündungen: *Lepra (Facies leprosa), *Sarkoidose. *Aktinisches Retikuloid
Klin: Breites, aufgetriebenes Gesicht mit großflächigen tumorösen Infiltraten, verdickten, tiefen Wülsten der Stirnhaut, herabhängenden Wangen, verbreiterter Nase, wulstigen, evtl. rüsselförmig veränderten Lippen, abstehenden Ohrmuscheln und teigig geschwollenen Ohrläppchen.
Ther: Behandlung des Grundleidens

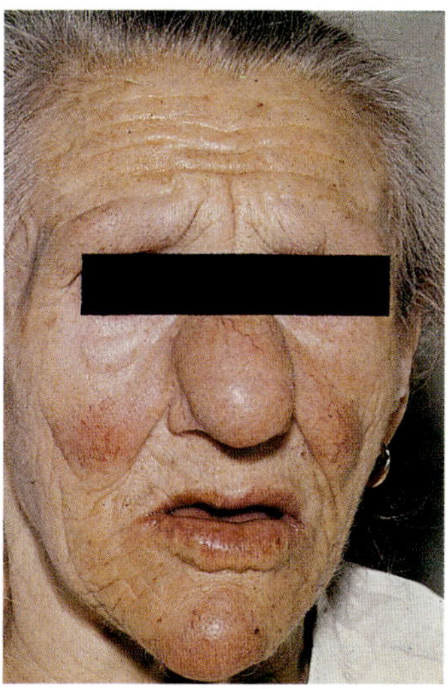

Facies leontina

Facies leprosa
Def: *Facies leontina bei *Lepra lepromatosa.

Facies lunata
Syn: Mondgesicht
Def: Rundes, aufgetriebenes Gesicht mit meist geröteten Wangen und Doppelkinn beim *M. Cushing und Cushing-Syndrom, z. B. nach längerer hochdosierter Therapie mit Kortikosteroiden (s. a. Cushing-Schwellendosis).

Facies scarlatinosa
s. *Scharlach

Facies mitralis
Def: Lividrote Wangen bei Mitralstenose und anderen kardialen Erkrankungen mit kleinem Herzminutenvolumen.

Facies mongolica
s. *Mongolismus

Facies typhosa
s. *Typhus, *epidemisches Fleckfieber

Fadengranulom
s. *Fremdkörpergranulom

Fadenpilze
s. Dermatophyten

Fadenpilzerkrankung
s. Tinea

Fagopyrismus
Syn: Buchweizenkrankheit
Def: *Phototoxisches Ekzem^ bei Tieren, vor allem Rindern, Pferden und Schafen durch lichtsensibilisierende Substanzen im Futter, s. a. Hyperizismus.

Faktor-V-Mangel, kongenitaler
s. Parahämophilie

Fallhaut
s. Dermatochalasis

Faltenhals
s. *Pterygium der Haut

Faltenzunge
s. Lingua plicata

FAMM-Syndrom
(Familial atypical multiple mole melanoma)
s. BK-Mole-Syndrom

Fanconi-Anämie
Syn: Fanconi Panmyelopathie, Fanconi Panzytopenie, Fanconi-Syndrom, familiäre infantile perniziosaähnliche Anämie, konstitutionelle familiäre Panmyelopathie
Def: Autosomal-rezessiv vererbte aplastische Anämie mit progredientem Knochenmarksschwund und multiplen assoziierten Mißbildungen.
Man: 4.–7. Lebensjahr
Klin: Hautveränderungen: Hyperpigmentierungen der Intertrigines; daneben fleckförmige Hypopigmentierungen.
Chronisch progrediente Anämie mit erhöhter Infektanfälligkeit.
Außerdem Minderwuchs, Mikrozephalie, Hypogenitalismus, Hypo- bis Aplasie des radialen Unterarm- und Handanteils, vielfältige Mißbildungen innerer Organe.
Lab: Makrozytäre Anämie, Leuko- und Thrombopenie, hypo- bis aplastisches Knochenmark, in der Chromosomenanalyse erhöhte Chromosomenfragilität.
Prog: Tod meist vor dem Erwachsenenalter
Komp: Vermehrte Entwicklung von Malignomen

Fanconi-Panmyelopathie
s. Fanconi-Anämie

Fanconi-Panzytopenie
s. Fanconi-Anämie

Fanconi-Syndrom
s. Fanconi-Anämie
s. *Debré-de-Toni-Fanconi-Syndrom

Fanconi-Zinsser-Syndrom
Def: Kombination von *Dyskeratosis congenita und *Fanconi-Anämie.

Farber-Krankheit
s. disseminierte Lipogranulomatose^

Farbschweiß
s. Chromhidrose

Fasciitis nodularis pseudosarcomatosa
Syn: Noduläre Fasziitis, pseudosarkomatöses Dermatofibrom, pseudosarkomatöse Fibromatose, subcutaneous pseudosarcomatous fibromatosis, pseudosarcomatous dermatofibroma
Def: Gutartiger, rasch wachsender, von der Faszie ausgehender subkutaner Tumor unbekannter Genese mit Tendenz zu spontaner Regression, histologisch an ein Fibrosarkom erinnernd.
Man: Vorwiegend 20. bis 50. Lebensjahr
Lok: Bevorzugt Extremitäten, besonders Unterarme
Klin: Solitärer, bis zu 3 cm großer, subkutaner, derber, meist mit der Unterlage verbackener, schnellwachsender, manchmal druckschmerzhafter Knoten.
s. a. Fasciitis ossificans, kraniale Fasziitis^ der Kindheit
Hist: Vom Fasziengewebe ausgehender, in das subkutane Fettgewebe, selten auch in die Muskulatur ein-

wachsender, gefäßreicher Bindegewebstumor, der vorwiegend aus großen, spindelförmigen Fibroblasten mit zahlreichen Mitosen in einer mukoiden Grundsubstanz besteht.
DD: *Fibrosarkom, *Liposarkom, histologisch außerdem *Myxom.
Ther: Ggf. Exzision
Prog: Spontane Rückbildung nach einigen Monaten, keine Rezidivneigung.
Lit: Fischer C (1992) Fasciitis nodularis pseudosarcomatosa-ein Beitrag zur Differentialdiagnose mesenchymaler Tumoren. Akt. Dermatol. 18:189–190

Fasciitis ossificans
Def: Zur Ossifikation führende Variante der *Fasciitis nodularis pseudosarcomatosa.

Fasziitis, diffuse mit Eosinophilie
s. eosinophile Fasziitis^

Fasziitis, eosinophile
Syn: Diffuse Fasziitis mit Eosinophilie, Shulman-Syndrom
Def: Akut einsetzende, teigig-ödematose, erythematöse Schwellungen und Induration der Extremitäten in Verbindung mit ausgeprägter Bluteosinophilie, BSG-Erhöhung und Hypergammaglobulinämie unklarer Genese. Wahrscheinlich dem Formenkreis der *zirkumskripten Sklerodermie^ zugehöriges Krankheitsbild. Große Ähnlichkeit haben das 1989 erstmals beschriebene, nach Tryptophaneinnahme auftretende *Eosinophilie-Myalgie-Syndrom, sowie das *Toxic-oil-Syndrom nach Genuß von verunreinigtem Speiseöl.
Man: Meist mittleres Erwachsenenalter, bevorzugt Männer; Auftreten häufig nach vorangegangener körperlicher Anstrengung oder nach Trauma.
Lok: Extremitäten, insbesondere Unterarme, selten Stamm und Gesicht.
Klin: Plötzliches Auftreten teigiger, schmerzhafter, erythematöser Schwellungen mit nachfolgender Induration von Haut und subkutanem Fettgewebe. Häufig Ausbildung von Gelenkkontrakturen. Gelegentlich Begleitarthralgien, Myositiden, Parästhesien der Finger.
Keine Beteiligung innerer Organe, kein *Raynaud-Phänomen.
Lab: In über 90% Bluteosinophilie bis zu 50% (500–200 Eosinophile/ul), BSG-Beschleunigung, Hypergammaglobulinämie, leichte CK-Erhöhung. Positive ANA bei ca. 20% der Patienten.
Hist: Deutliche Verdickung und Sklerosierung der Faszie; teilweise ragen fibrotische Stränge in das darüberliegende subkutane Fettgewebe hinein. Verschieden stark augeprägtes lymphoplasmozelluläres Infiltrat, evtl. mit Eosinophilen. Mitbeteiligung des Muskels mit Degenration der Muskelfasern möglich.
DD: *Progressive systemische Sklerodermie^, *Dermatomyositis, *Scleroedema adultorum, *Hypereosinophilie-Syndrom
Ther: Kortikoide (initial Prednisolon 50–100 mg/die, Reduktion auf eine möglichst niedrige Erhaltungsdosis). Zusätzlich Azathioprin (1–2 mg/kg KG)
Prog: Chronischer, schubweiser Verlauf; promptes Ansprechen auf Kortikoidtherapie.
Lit: Hintner H, Tappeiner G et al. (1981) Fasziitis mit Eosinophilie – Das Shulmann-Syndrom. Hautarzt 32:75–79

Fasziitis, kraniale der Kindheit
Def: Seltene Variante der *Fasciitis nodularis pseudosarcomatosa bei Kindern.
Man: Klein- und Schulkinder
Lok: Kapillitium
Klin: Rasch wachsender derber, subkutaner Tumor, mit der Galea verbacken.
Hist: *Fasciitis nodularis pseudosarcomatosa. Infiltration der Galea aponeurotica und des Schädelknochens.

Ther: Exzision im Gesunden
Prog: Günstig, keine Rezidivneigung

Fasziitis, nekrotisierende
Def: Seltene, schwere phlegmonöse Entzündung (*Phlegmone) vor allem der Subkutis mit Einbeziehung der Faszien und der Muskulatur, meist bei Abwehrschwäche auftretend.
Err: Meist Streptokokken, aber auch gramnegative Erreger möglich.
Lok: Extremitäten, unteres Abdomen, Genitalbereich (*Gangraena acuta genitalium)
Klin: Zunächst umschriebene, überwärmte Rötung und Schwellung; geht rasch über in hämorrhagische Infarzierung der Subkutis, sekundär auch der Faszie und des Koriums. Ausbildung flächenhafter Nekrosen.
Ther: Frühzeitige breite chirurgische Eröffnung; hochdosierte parenterale Antibiotikatherapie dem Antibiogramm entsprechend.
Komp: Beteiligung von Gelenken sowie Gefäßnervensträngen, *Verbrauchskoagulopathie.
Prog: Letaler Ausgang in bis zu der Hälfte der Fälle (Sepsis).

Fasziitis, noduläre
s. Fasciitis nodularis pseudosarcomatosa

Faulecken
s. Perlèche

Favre-Racouchotsche-Krankheit
s. Elastoidosis cutanea nodularis et cystica

Favid
Def: Sehr seltene *Id-Reaktion auf Trichophyton Schoenleinii beim *Favus.

Favus
Syn: Erbgrind, Tinea favosa, Tinea capitis favosa, Dermatomycosis favosa, Flechtengrind, Kopfgrind, Pilzgrind
Def: Heute seltene, hochchronische, zu narbiger *Alopezie (*Pseudopeladezustand) führende Form der *Tinea

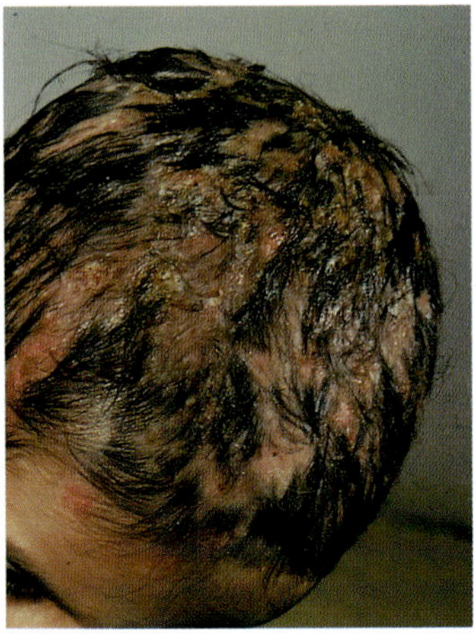

Favus

capitis mit Bildung charakteristischer schildchenförmiger, myzelhaltiger Krusten (Scutula).
Err: Trichophyton Schoenleinii, zu den *Dermatophyten gehöriger Pilz. Übertragung von Mensch zu Mensch, geringe Kontagiosität.
Vork: Süd- und Osteuropa, Asien, Grönland.
Man: Vor allem Säuglinge und Kleinkinder. Schlechte hygienische Verhältnisse und stark abschließende Kopfbedeckungen fördern die Infektion.
Lok: Kapillitium, sehr selten Mitbefall von Gesicht und Extremitäten.
Klin: Zunächst mit feinen grauweißen Schuppen bedeckte Erytheme, bei Ausdehnung der Pilzkolonien Entstehung gelblicher Krusten in den Haarfollikeln. Vergrößerung zu den sog. Scutula: schüsselförmig gedellte, linsengroße, teilweise konfluierende gelbe Krusten. Exsudation, Impetiginisation, penetranter Geruch „nach Mäuseurin". Nach Abheilung narbige Alopezie mit einzelnen Haarbüscheln in den atrophischen Arealen (Favus-Alopezie). *Meldepflicht!
Hist: Die Scutulae stellen Reinkulturen von Trichophyton Schoenleinii

(Mycel, Sporen) vermischt mit Zelldetritus und Fetten dar. Nachweis des Pilzmyzels außerdem im Bereich von Haarschäften und Talgdrüsen (PAS-Färbung).
Diag: Mikroskopischer und kultureller Erregernachweis.
Ther: Intern Griseofulvin 10 mg/kg KG bis ca. 2 Wochen nach Abheilung, extern Breitbandantimykotika (z. B. Clotrimazol, Ketoconazol, Miconazol) in Creme- oder Salbenform.
Prog: Ohne adäquate Therapie jahrzehntelanger, evtl. lebenslanger Verlauf, jedoch auch spontane Abheilung nach der Pubertät möglich.
Lit: Jung HD (1991) Schönlein's Favus: nostalgisch oder aktuell? Hautnah/myk 2:56–60

Favus-Alopezie
Def: Narbige Alopezie (*Pseudopeladezustand) infolge eines *Favus.

Fawcett-Plaques
Def: Multiple kleinste *Teleangiektasien an den Fingerbeeren bei der *Teleangiectasia hereditaria haemorrhagica.

FDH-Syndrom
s. Goltz-Gorlin-Syndrom

Febris mediterranea
s. *Bruzellosen

Febris quintana
Syn: Fünftagefieber, Wolhynienfieber, Wolhynisches Fieber
Def: Durch Kleider- und Filzläuse übertragene *Rickettsiose.
Err: Rochalimaea quintana
Klin: Inkubationszeit bis zu 2 Monate. Sich etwa alle 5 Tage wiederholende Fieberanstiege mit Schüttelfrost und Schweißausbrüchen. Anzahl der Fieberattacken 3–12. Parästhetische Symptome: Schienbeinschmerzen.
Hautveränderungen: Flüchtige makulöse, evtl. hämorrhagische Exantheme. Außerdem Symptome der *Pediculosis corporis.
DD: *Malaria, *Rückfallfieber, *Arzneiexantheme
Ther: Tetrazykline 3×500 mg über 10 Tage.

Febris recurrens
s. Rückfallfieber

Febris undulans
Def: Wellenförmige Fieberkurve, insbesondere charakteristisch für die *Bruzellosen (auch als Febris undulans bovina und Febris undulans melitensis bezeichnet).

Febris uveoparotidea
Def: Im Rahmen des *Heerfordt-Syndroms auftretendes Fieber mit Parotisschwellung (fast immer beidseits); häufige Beteiligung der sublingualen, submandibulären und kleinen Speicheldrüsen; Uveitis, Nervenparesen.

Feersche Krankheit
s. Acrodynia

Fede-Riga-Geschwür
s. Fede-Rigasche Aphthen^

Feigen-Dermatitis
Def: Form des *phototoxischen Ekzems^ nach Trinken von Feigensaft (enthält Furocumarine) und anschließender Sonnenlichtexposition.

Feigwarzen
s. Condylomata acuminata

Felinose
s. Katzenkratzkrankheit

Fellchen
s. Hypertrichosis dorsolumbalis

Felsengebirgsfieber, amerikanisches
s. Rocky mountains spotted fever

Felty-Syndrom
Syn: Still-Chauffard-Raymond-Syndrom
Def: Sonderform der *primär chronischen Polyarthritis^ im Erwachsenenalter, gekennzeichnet durch schweren Verlauf mit ausgeprägter Systembeteiligung. s. a. M. Still, Sjögren-Syndrom
Klin: *Primär-chronische Polyarthritis^. Außerdem Lymphknotenschwel-

lungen, Splenomegalie, Hypersplenismus mit konsekutiver Leukopenie, subfebrile Temperaturen. Hautveränderungen sind selten; beschrieben wurden schmutzig-bräunliche, pellagroide Veränderungen (*Pellagra) an unbekleideten Körperstellen, evtl. Unterschenkelulzera.
Lab: Leukozytopenie mit relativer Lymphozytose, Rheumafaktor stark positiv.
Ther: *Primär-chronische Polyarthritis^

Feminisierung, testikuläre
Syn: Androgen Insensivity Syndrome, Goldberg-Maxwell-Morris-Syndrom
Def: Fehlende Maskulinisierung genetisch männlicher Individuen aufgrund von Endorganresistenz gegenüber Testosteron: es entstehen dem äußeren Habitus nach weibliche Personen (*Pseudohermaphroditismus masculinus).
Ätio: X-chromosomal rezessiver Erbgang: Fehlender oder nicht funktionsfähiger Rezeptor für Testosteron oder Dehydroepiandrosteron.
Man: Ab Geburt
Klin: Weiblicher Phänotyp: Weibliches äußeres Genitale, Brustentwicklung (Gynäkomastie). Fehlen von Achsel- und Pubesbehaarung: sog. Hairless-Women. Hochwuchs.
Blind endende Vagina, Uterus und Ovarien fehlen, demzufolge primäre Amenorrhoe. Hodenanlage meist in der Leiste, gehäuft Inguinalhernien. Weibliche Psychosexualität.
Lab: Für das männliche Geschlecht normale 17-Ketosteroide (bei Vorhandensein von Hoden). Männlicher Chromosomensatz
Ther: Entfernung der Hoden (Entartungsgefahr! s. a. Retentio testis), Erziehung zu weiblichen Individuen.

Ferse, schwarze
s. Black heel

Fersenknötchen, druckbedingte
s. Piezogene Knötchen

Fertile eunuch syndrome
s. Pasqualini-Syndrom

Fertilitätsstörung
Def: Störungen der Fruchtbarkeit.
s. a. Oligozoospermie, Nekrozoospermie, Asthenozoospermie, Teratozoospermie, Aspermie, Kryptozoospermie, Polyzoospermie, Multisemie, Parvisemie, Hämospermie, Hypogonadismus, Eunuchoidismus, Adrenogenitales Syndrom, Kryptorchismus.

Fettembolie
Def: Embolisation der Endstrohmbahngefäße v. a. der Lunge, aber auch von Haut, Niere, Gehirn durch Fettpartikel. Klinisch gekennzeichnet durch die Trias Petechien, Dyspnoe, zerebrale Symptome.
Ätio:
- Nach Traumen: Trümmerfrakturen der langen Röhrenknochen (Freisetzung gelben Knochenmarks), ausgedehnte Weichteilverletzungen und Kontusionen, nach *Verbrennungen.
- Ohne vorangegangenes Trauma: Nekrotisierende Pankreatitis, *Vergiftungen, *Verbrauchskoagulopathie, Schock, Eklampsie

Klin: Hautmanifestation: Petechiale Blutungen, bevorzugt an Nacken, Rücken, Schultern, Axillae, Konjunktiven. Treten meist 2–3 Tage nach Trauma, evtl. auch später auf.
Zeichen der respiratorischen Insuffizienz: Dyspnoe, Zyanose, Tachykardie.
Zerebrale Dysfunktion: Unruhe, Reizbarkeit, Halluzinationen, Somnolenz.
Ther: Kreislaufstabilisierung, Sauerstoffgabe. Spezifische Therapie nicht bekannt.

Fettgewebsabsaugung
s. Liposuction

Fettgewebsentzündung
s. Pannikulitis

Fettgewebsgeschwulst
s. Lipom

Fettgewebshernien, multiple der Fersen
s. Piezogene Knötchen

Fettgewebsnaevi
Def: Isolierte oder disseminierte, nävoide Fehlanlage des (subkutanen) Fettgewebes.
S. a. Naevus lipomatodes cutaneus superficialis, Lipomatose, Michelinreifen-Baby-Syndrom

Fettgewebsnekrose, pankreatische
s. pankreatische Pannikulitis^

Fetthals
s. Madelung-Fetthals

Fettkropf
s. Madelung-Fetthals

Fettnekrose, subkutane der Neugeborenen
s. Adiponecrosis subcutanea neonatorum

Fettsklerem des Neugeborenen
s. Sclerema adiposum neonatorum

Fettsklerose, symmetrische
s. Adiponecrosis subcutanea neonatorum

Fettsyndrom, schmerzhaftes
s. schmerzhaftes Lipödemsyndrom^

Feuchtwarzen
s. Condylomata acuminata

Feuermal
s. Naevus flammeus

Fèvre-Languepin-Syndrom
Syn: Champion-Cregan-Klein-Syndrom, Kopits-Matolsky-Syndrom, Hecht-Jarvinen-Syndrom, Pterygium-Syndrom der Kniekehle
Def: Angeborenes, wahrscheinlich meist autosomal-rezessiv erbliches Syndrom mit multiplen Mißbildungen.
Klin:
- *Pterygien im Bereich der Kniekehlen, die den N. ischiadicus enthalten mit konsekutiver schwerer Gangbehinderung, Spitzfuß; Pterygien der Perianalregion
- Unterlippenfisteln, Lippen-Kiefer-Gaumenspalten
- Syndaktylie von Fingern, Daumenhypoplasie
- Hypogonadismus
- multiple *Café-au-lait-Flecke und *Naevuszellnaevi

Fibrodysplasia elastica generalisata
s. Ehlers-Danlos-Syndrom

Fibroepithelialer Tumor (Pinkus)
s. prämalignes Fibroepitheliom^

Fibroepitheliom, prämalignes
Syn: Fibroepithelialer Tumor (Pinkus), Pinkus-Tumor, praemalignant fibroepithelial tumor of the skin
Def: Histologisch definierte Variante des *superfiziellen Basalioms^ mit ausgeprägter Stromaentwicklung.
Lok: Vor allem Lumbosakral-, Unterbauch-, Inguinal- und Oberschenkelinnenseitenbereich.
Klin: Einzelne oder mehrere, meist flach erhabene, hautfarbene oder zart gerötete, mäßig derbe, bis pfenniggroße Tumoren, selten Ulzeration.
Hist: Netzwerk aus feinen, nur wenige Zellagen dicken Epithelsträngen, ausgefüllt mit dichtem, bindegewebigem Stroma. An zahlreichen Stellen knospenartige Epithelaussprossungen mit Palisadenstellung der randständigen Zellen.
DD: *Verruca seborrhoica, *Fibrom
Ther: Exzision
Prog: Günstig, durch Exzision heilbar
Lit: Pinkus H (1953) Premalignant fibroepithelial tumors of the skin. Arch Dermatol Syph 67:598–615

Fibrofollikulom
Def: Sehr seltener, von bindegewebigen und epithelialen Anteilen des Haarschafts ausgehender, gutartiger Tumor. s. a. Haarfollikeltumoren
Klin: Multiple, sehr selten solitär auftretende, 2–5 mm große, gelblichweißliche Papeln. Meist in Kombination mit anderen vom Haarschaft-Bindegewebe ausgehenden Tumoren (*Birt-Hogg-Dubé-Syndrom) oder mit

einem *Bindegewebsnaevus.
Hist: Zahlreiche dünne, miteinander anastomosierende, vom oberen Anteil des Follikelepithels ausgehende Stränge ragen fingerförmig in einen dicken Mantel basophilen, mukoiden, bindegewebigen Stromas hinein.
Lit: Foucar K, Rosen T, Foucar E et al. (1981) Fibrofolliculoma. A clinicopathologic study. Cutis 28:429–432
Weintraub R, Pinkus H (1977) Multiple fibrofolliculomas (Birt-Hogg-Dubé) associated with a large connective tissue naevus. J Cutan Pathol 4:289–299

Fibrohämangiom
s. Fibroma cavernosum

Fibrokeratom, erworbenes, digitales
Syn: Erworbenes akrales Fibrokeratom
Def: Gutartiger, an den Fingern auftretender, sehr langsam wachsender, exophytischer Tumor des Erwachsenen.
Ätio: Auslösung durch Trauma wird diskutiert
Man: Vorwiegend Männer im mittleren Lebensalter
Lok: Finger, seltener Zehen: Dorsale, mediale oder laterale Seite in Gelenknähe; Umgebung des Nagels.
Klin: Breitbasig aufsitzender, halbkugeliger oder pastillenförmiger Tumor, der von papillarleistenfreier, an der Spitze hyperkeratotischer Haut bedeckt ist.
Hist: *Fibrom mit akanthotisch verbreiteter, teilweise orthohyperkeratotischer Epidermis. Rarefizierung oder Fehlen von elastischen Fasern und Nervenfasern.
DD: *Rudimentäre Polydaktylie^, *echte und unechte Fingerknöchelpolster^, *Koenensche Tumoren, *Verrucae vulgares, *Cornu cutaneum
Ther: Exzision
Lit: Wollina U, Schaarschmidt H (1990) Das erworbene akrale Fibrokeratom. Hautarzt 41:158–160

Fibrokeratom Unna
s. *Fibroma filiforme

Fibrolipom
s. Lipoma fibrosum

Fibrom
Syn: Dermatofibrom
Def: Im dermatologischen Sprachgebrauch unterschiedlich definierter Begriff: er wird gebraucht für
- gutartige Bindegewebstumoren (z. B. *Fibroma mollia, *Trichodiskome)
- reaktive Bindegewebsproliferationen (z. B. *Keloid, *Histiozytom)
- bindegewebige Hamartome

Fibrom, aponeurotisches
s. juvenile Palmoplantarfibromatose^

Fibrom, hartes
s. Fibroma durum

Fibrom, infantiles digitales
s. digitale infantile Fibromatose^

Fibrom, juveniles aponeurotisches
s. juvenile Palmoplantarfibromatose^

Fibrom, perifollikuläres (Zackheim und Pinkus)
Def: Seltene, meist nach perifollikulären Entzündungen, z. B. *Akne, auftretende, follikulär gebundene *Fibrome.
s. a. perifollikuläre Fibromatosis^ cutis mit Kolonpolypen.
Ätio: Interpretation einerseits als anlagebedingte Fehlbildung der bindegewebigen Haarwurzelscheide, andererseits als fibromatöse Proliferation des Bindegewebes bei chronischer Entzündung. Auch neurogene Genese wird diskutiert.
Lok: Bevorzugt Gesicht (zentrofazial), Brust, oberer Rücken
Klin: Meist multiple, weißlich-gelbe, ca. 5 mm große, follikulär gebundene, derbe Papeln. Gelegentlich pflastersteinartiger Aspekt.
Hist: Zystisch erweiterte, mit Hornmaterial gefüllte Haarfollikelanteile, umgeben von konzentrischen Lamel-

len kollagenen Bindegewebes. Fehlen elastischer Fasern.
Lit: Vakilzadeh F, Manegold HG (1976) Perifollikuläre Fibrome. Z. Hautkr. 51:1039–1041
Zackheim HS, Pinkus H (1960) Perifollicular fibromas. Arch Dermatol 82:913–917

Fibrom, sogenanntes zellreiches
Def: Die Entität dieses Begriffes ist umstritten. Beschrieben wurden solitäre, zellreiche, zwischen den Schulterblättern gelegene hautfarbene Tumoren. Das histologische Bild entspricht dem *Dermatofibrosarcoma protuberans.

Fibroma areolare
s. Myxofibrom

Fibroma cavernosum
Syn: Fibroma teleangiectaticum, Fibrohämangiom
Def: *Fibrom mit zahlreichen, erweiterten Gefäßen.

Fibroma durum
s. Histiozytom

Fibroma filiforme
Syn: Filiformes Fibrom
Def: Sonderform des *Fibroma molle.
Man: Mittleres und höheres Lebensalter.
Lok: Hals und intertriginöse Räume
Klin: Multiple, etwa reiskorngroße, wollfadendicke, hautfarbene weiche Gebilde.
Bei verhornter Oberfläche: Fibrokeratom Unna

Fibroma gingivale
s. Fibroma symmetricum gingivale

Fibroma lenticulare
s. Fibroma durum

Fibroma lipoidicum sive lipomatodes
s. tuberöse Xanthome^

Fibroma molle
Syn: Weiches Fibrom, Acrochordon, cutaneous tag
Def: Häufig bei älteren Menschen multipel vorkommende, harmlose, weiche bindegewebige Neubildungen.
Man: Vor allem nach dem 40. Lebensjahr
Lok: Hals, Achselhöhlen, Leistenbeugen, submammärer Bereich (bevorzugt Stellen, an denen die Kleidung scheuert).
Klin: Meist multiple, kugelig vorgewölbte, weiche, glatte oder feingefältelte, hautfarbene oder leicht rötliche Hautgeschwülste von 2 bis 5 mm Durchmesser. Sie können länglich, fadenförmig sein (*Fibroma filiforme) oder gestielt (*Fibroma pendulans).
Hist: Ausziehung der oberen Koriumlagen (kollagene und elastische Fasern, Blutgefäße), darüber normale Epidermis.
DD: Fibrosierte *Naevuszellnaevi, *Verruca filiformis
Ther: Abtragen durch Scherenschlag, ggf. Exzision

Fibroma molluscum (Virchow)
s. Myxofibrom

Fibroma mucinosum
s. Myxofibrom

Fibroma myxomatodes
s. Myxofibrom

Fibroma pendulans
Def: Gestieltes *Fibroma molle (knotig mit schmaler Basis).

Fibroma sarcomatodes
s. Fibrosarkom

Fibroma simplex Unna
s. Histiozytom

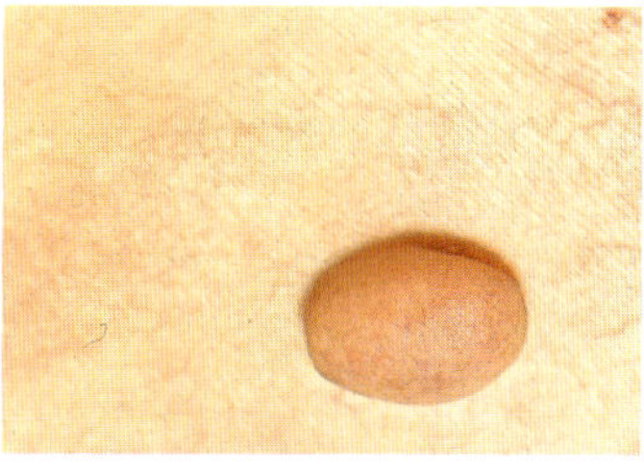

Fibroma pendulans

Fibroma symmetricum gingivale
Syn: Fibroma gingivale
Def: Meist anlagebedingte Fehlbildung mit Zahnfleischwucherungen im Bereich der letzten Molaren.

Fibroma teleangiectaticum
s. Fibroma cavernosum

Fibromatose, kutane
Syn: Fibromatosis
Def: Umschriebene, solitäre oder multilokuläre, evtl. auch diffuse, tumoröse, zellarme Bindegewebsproliferation unterschiedlicher Ätiologie. Zahlreiche Krankheiten mit verschiedener Dignität/Prognose werden zu den Fibromatosen gerechnet; generell gilt, daß die kongenitalen (sog. juvenilen) Fibromatosen eher lokal infiltrierend wachsen und eine größere Rezidivneigung besitzen als die Fibromatosen im höheren Lebensalter. Einteilung: s. Tabelle.
s. a. Pseudosarkome der Haut
Lit: Fleischmajer R, Nedwich A, Reeves JRT (1973) Juvenile Fibromatoses. Arcg Dermatol 107:574–579
Schulte-Huermann P, Goerz G et al. (1991) Fibromatose mit Akrostenolysen. Hautnah derm 1/91:40–46

Tabelle: Einteilung der **Fibromatosen** (detaillierte Abhandlung unter den jeweiligen Stichworten)

Fibromatosen des Erwachsenenalters:
- Dupuytrensche Kontraktur (Palmarfibromatose)
- Plantarfibromatose
- Induratio penis plastica
- Desmoidtumor
- echte Fingerknöchelpolster^

Kongenitale (juvenile) Fibromatosen:
- Digitale infantile Fibromatose^
- Hyaline juvenile Fibromatose^
- Infantile aggressive Fibromatose^
- Kongenitale generalisierte Fibromatose^
- Hereditäre Kamptodaktylie^
- Hereditäre Sklerodaktylie^
- Fibröses Hamartom^ der Kindheit
- Fibromatosis colli
- Juvenile Palmoplantarfibromatose^

Fibromatose, aggressive
s. Desmoidtumor

Fibromatose, digitale, infantile
Syn: Infantiles digitales Fibrom, rezidivierendes Digitalfibrom, rezidivierende Digitalfibromatose des Kindesalters, recurring digital fibrous tumor of childhood, digital fibrous swellings in children
Def: Benigner fibromatöser Tumor an Fingern oder Zehen bei Säuglingen und Kleinkindern mit Tendenz zu infiltrativem Wachstum. Wahrscheinlich von Myofibroblasten ausgehend.
Man: Bei Geburt oder in den ersten Lebensmonaten.
Lok: Dorsal- oder Lateralseite von Fingern oder Zehen (mit Ausnahme von Daumen und Großzehen).
Klin: Meist einzelne, seltener multiple, derbe, flache bis kugelige, 1–2 cm große, rötliche, kutan-subkutan gelegene Knoten.
Hist: Fibroblasten und Histiozyten (teilweise atypisch), reife und unreife, sich in verschiedenen Richtungen durchflechtende Kollagenfaserbündel. Im Zytoplasma vieler Fibroblasten befinden sich in Kernnähe charakteristische, 3–10 um große, eosinophile Zytoplasmaeinschlüsse.
DD: *Rudimentäre Polydaktylie^, Exostosen
Ther: Exzision auch Zuwarten möglich nach Rook
Prog: Langsames Wachstum. Spontanheilung möglich, häufig Lokalrezidive. Infiltration tiefer gelegener Strukturen (Sehnen, Knochen) kann zur Deformation von Phalangen führen.
Lit: Gebhart W, Jaschke E, Reichel K (1975) Rezidivierende Digitalfibrome im Kindesalter. Z Hautkr 51:109–116

Fibromatose, hyaline juvenile
Syn: Murray-Syndrom, Fibromatosis hyalinica multiplex juvenilis, systematisierte Hyalinose
Def: Sehr seltene, kongenitale, wahrscheinlich autosomal-rezessiv vererbte

Systemerkrankung mit multiplen fibromatösen Tumoren und Gelenkkontrakturen. Vermehrte Synthese von Chondroitinsulfat durch die Fibroblasten wurde nachgewiesen.
Man: 3. Lebensmonat bis 4. Lebensjahr
Lok: Gesamtes Integument mit Betonung von Kopf, Nacken, oberem Rumpf.
Klin: Zahlreiche, teilweise ulzerierende, derbe, verschieden große, langsam wachsende Knoten. Gingivahyperplasie. Knochen- und Gelenkdestruktion mit Osteolysen, Ausbildung schwerer Gelenkkontrakturen.
Hist: Blasse Tumorzellen mit granuliertem Zytoplasma in amorpher, eosinophiler, PAS-positiver, hyaliner Grundsubstanz
Prog: Ungünstig
Lit: Fayad MN, Yacoub A et al. (1987) Juvenile hyaline fibromatosis: Two new patients and review of the literature. Am J Med Genet 26: 123–131

Fibromatose, infantile aggressive
Def: Im Kindesalter auftretende Variante des *Desmoidtumors: Solitär oder multipel auftretender, von Muskelaponeurosen ausgehender, häufig die Muskulatur infiltrierender, semimaligner Tumor.
Lok: Überwiegend am Rumpf
Man: 1. Lebensjahr
Klin: Derbe, subkutane, scharf abgrenzbare Geschwulst.
Hist: Fibroblastenproliferation, zahlreiche Mitosen
Ther: Exzision im Gesunden
Prog: Gehäuft Rezidive

Fibromatose, kongenitale, generalisierte (Beatty)
Syn: Infantile Myofibromatose
Def: Sehr seltene kongenitale *Fibromatose, gekennzeichnet durch das Auftreten multipler bindegewebiger Tumoren. 2 Formen werden unterschieden: 1. Oberflächlicher Typ: Fibrome nur in Kutis, Subkutis, Muskeln und Knochen (gute Prognose). 2. Zusätzlich Beteiligung zahlreicher innerer Organe (sehr schlechte Prognose)
Man: Ab Geburt oder in den ersten Lebensjahren.
Klin: 1. Multiple, 0,5–2 cm große, schwer abgrenzbare, derbe, kutane und subkutane, rasch wachsende Knoten, teilweise plattenartige Infiltrate. 2. Bei Beteiligung innerer Organe vielfältige Symptomatik möglich: z. B. Dyspnoe, Hämoptysen (Lungenbeteiligung), blutige Diarrhoen (Darmbeteiligung).
Hist: Band- oder wirbelartig angeordnete spindelförmige Zellen (teils Fibroblasten, teils glatten Muskelzellen ähnelnd), dichtes Netz aus kollagenen und retikulären Fasern.
DD: Leukämie, Neoplasma, multilokuläre Haemangiomatose, *Neurofibromatosis generalisata
Prog: 1. Ohne Beteiligung innerer Organe gut: Spontane Involution der Fibrome nach einigen Jahren. 2. Bei Innenorganbeteiligung beträgt die Letalität 80%, Tod meist nach wenigen Monaten.

Fibromatose, pseudosarkomatöse
s. Fasciitis nodularis pseudosarcomatosa

Fibromatosis
s. kutane Fibromatose^

Fibromatosis colli
Syn: Muskulärer Schiefhals
Def: Fibrosierung des unteren Drittels des M. sternocleidomastoideus mit dadurch bedingtem Kopfschiefstand bei Säuglingen. s. a. kutane Fibromatose^
Ätio: Ischämische Schädigung durch intrauterine Fehlhaltung oder Hämatombildung durch Geburtstrauma werden diskutiert.
Man: Ab Geburt oder in den ersten Lebensmonaten.
Klin: Neigung des Kopfes nach der betroffenen Seite und Drehung zur

Gegenseite. Derbe, meist indolente, deutlich tastbare Schwellung im Bereich des M. sternocleidomastoideus.
DD: Knöchern, ophthalmologisch, neurologisch bedingter Schiefhals.
Ther: Frühzeitig einsetzende Krankengymnastik
Prog: Bei rechtzeitiger Therapie gut; Rückbildung der Fibrose

Fibromatosis cutis, perifollikuläre, mit Kolonpolypen
Syn: Hornstein-Knickenberg-Syndrom
Def: Sehr seltenes, bei 3 Mitgliedern einer Familie beschriebenes Syndrom mit zahlreichen *perifollikulären Fibromen^ an Stirn, Wangen, Hals und Stamm und *Fibromata pendulantia an Hals, Achseln und Leisten, teils in Kombination mit adenomatösen Kolonpolypen.
Lit: Hornstein OP, Knickenberg M (1975) Perifollikular fibromatosis cutis with polyps of the colon – a cutaneo-intestinal syndrome sui generis. Arch Derm Res 253: 161–175

Fibromatosis gingivae
Syn: Elephantiasis gingivae
Def: Derbe, diffuse, bindegewebige Zahnfleischwucherung vor allem im labialen Frontzahnbereich.
Ätio: Exogene Reizfaktoren, erbliche Disposition

Fibromatosis hyalinica multiplex
s. hyaline juvenile Fibromatose^

Fibromatosis, subcutaneous pseudosarcomatous
s. Fasciitis nodularis pseudosarcomatosa

Fibrome en pastille
s. Histiozytom

Fibrome, filiforme
s. Fibroma filiforme

Fibrome, periunguale, posttraumatische
Def: Nach banaler Verletzung des Nagelwalles entstandene Fibrome.
DD: *Koenen-Tumoren

Fibromuzinose
Def: Histopathologischer Begriff für das vermehrte Vorkommen von mukoiden Substanzen, Fibroblasten und Kollagen in der Dermis. Vorkommen z. B. bei *Lichen myxoedematosus.

Fibromyom
Def: *Leiomyom mit zahlreichen kollagenen Fasern.

Fibromyxom
s. Myxofibrom

Fibromyxosarkom
s. Fibrosarkom

Fibrosarkom
Syn: Fibroma sarcomatodes, Spindelzellsarkom, fibroblastisches Sarkom, Fibromyxosarkom
Def: Seltener, maligner, rasch metastasierender Bindegewebstumor mit Proliferation spindelförmiger Zellen. Geht meist von Sehnen oder Faszien aus, selten primär von der Kutis.
Ätio: Primär kutane Fibrosarkome entstehen bevorzugt in lange bestehenden atrophischen Narben, z. B. bei *Lupus erythematodes, *Verbrennungen, *Radioderm
Man: In jedem Lebensalter möglich, Altersgipfel um das 40. Lebensjahr.
Lok: V. a. Extremitäten (Oberschenkel), überall möglich.
Klin: Schnellwachsender, subkutaner, meist schmerzloser, sehr derber, mit der Unterlage verbackener Knoten an den Extremitäten; eher plattenartige Infiltrate am Stamm. Bei Ausgang von der Kutis frühzeitige Ulzeration, bläulich-bräunliche Oberfläche. Frühzeitige hämatogene Metastasierung v. a. in die Lungen.
Hist: Dicht gedrängte, atypische, spindelförmige, in faszikulären Mustern angeordnete Zellen, zahlreiche Mitosen. Hochdifferenzierte Tumoren sind zellärmer und kollagenfaserreicher als niedrig differenzierte. Je ausgeprägter die Anaplasie der Zellen, desto mehr verlieren sie ihre Spindelform. Gele-

gentlich Sekretion einer myxoiden Substanz (Fibromyxosarkom).
DD: *Dermatofibrosarcoma protuberans, *malignes fibröses Histiozytom^, *Fasciitis nodularis pseudosarcomatosa, *Desmoidtumor, *Leiomyosarkom, entdifferenziertes *spinozelluläres Karzinom^
Ther: Frühzeitige Exzision im Gesunden, ggf. zytostatische Polychemotherapie.
Prog: 5-Jahres-Überlebensrate 50%, Prognose der kindlichen Fibrosarkome ist deutlich besser als die der Erwachsenen.

Fibrosarkom, paradoxes
s. atypisches Fibroxanthom^

Fibrose
s. Sklerose

Fibrose, orale, submuköse
Def: Nahezu ausschließlich auf dem indischen Subkontinent vorkommende, fleck- oder streifenförmige, opalweiße Schleimhautverfärbung in Mundhöhle, Pharynx und auf den Lippen.
Beginn mit brennenden Mißempfindungen und Entwicklung schmerzhafter Bläschen und *Aphthen. Assoziationen mit *spinozellulären Karzinomen^ werden erwähnt.

Fibrosis nodularis nasi
s. fibröse Nasenpapel^

Fibrosis subepidermalis nodularis
s. Fibroma durum

Fibroxanthom, atypisches (Hellwig)
Syn: Paradoxes Fibrosarkom, pseudosarkomatöses Xanthofibrom
Def: Bindegewebige Neubildung mit histologisch malignem Charakter meist in lichtgeschädigter Haut älterer Menschen. Wird teilweise als niedrig maligne Variante des *malignen fibrösen Histiozytoms^ aufgefaßt.
Ätio: Histogenese ungeklärt: Wahrscheinlich Ausgang von wenig differenzierten mesenchymalen Ursprungszellen, evtl. Histiozyten.
Man: Zwei Altersgipfel: 40. und 70. Lebensjahr, wobei letzterer deutlich größer ist. Vorwiegend Männer.
Lok: Ohren, Nase, Wangen, Nacken, Kapillitium, bei jüngeren Menschen auch Extremitäten oder Stamm.
Klin: Bis zu 2 cm große, derbe, knotige, meist ulzerierte, indolente, fleischfarbene Tumoren. Sehr selten Metastasierung in die regionalen Lymphknoten.
Hist: Zellreiches Infiltrat im Korium, polymorphe, spindelförmige Zellen mit hyperchromatischen Kernen; mehrkernige Riesenzellen, atypische Mitosen.
DD: *Basaliom, *spinocelluläres Karzinom^, *malignes fibröses Histiozytom^, *Granuloma teleangiectaticum, *malignes Melanom^, *Hautmetastase, *Dermatofibrosarcoma protuberans
Ther: Exzision
Prog: Günstig
Lit: Eckert F, Wolff H, Ring J, Braun-Falco O (1990) Das atypische Fibroxanthom. Hautarzt 41:39–42

Fibroxanthom, malignes
s. malignes fibröses Histiozytom^

Fibroxanthosarkom
s. malignes fibröses Histiozytom^

Fieber, epidemisches hämorrhagisches
Syn: Mandschurisches Fieber, Songo-Fieber
Def: Hochfieberhafte Erkrankung ungeklärter Ätiologie mit Kapillarfragilität und Thrombopenie.
Vork: Japan, Thailand, Singapore, Korea
Klin: Exanthematische Petechien am gesamten Integument, an Gaumen, Kehlkopf und Konjunktiven. Hämatemesis, Meläna, Epistaxis. Kardiovaskuläre und renale Symptomatik.
Prog: Abheilung nach 14 Tagen. In 10% der Fälle Exitus letalis.

Fieber, rheumatisches
s. rheumatisches Fieber

Fieberbläschen
s. Herpes simplex

Fieberglasdermatitis
Def: Durch Umgang mit Fieberglas hervorgerufene, stark juckende, papulöse, klinisch vielgestaltige Hautreaktion.
s. a. Glashände
Ätio: Winzige Fieberglasspäne (Durchmesser 5–10 um) dringen in die Haut ein. Kontaktsensibilisierung spielt keine Rolle.
Lok: Hände, Unterarme
Klin: Umschriebene Erytheme, ekzematöse oder urtikarielle Papeln, Follikulitiden. Heftiger Juckreiz.
Diag: Mikroskopischer Nachweis der Späne in mit Kaliumhydroxid gefärbtem Hautgeschabsel, ggf. auch in einer Biopsie.
DD: *Skabies, *Urticaria, *Follikulitiden
Ther: Gründliches Abwaschen der betroffenen Stellen. Vermeidung von direktem Hautkontakt.
Lit: Okano M, Takehito K, Takehiko T et al. (1987) Fiberglass Dermatitis in Japan. J Dermatol 14:590–593
Fisher BK, Warkentin JD (1969) Fiberglass dermatitis. Arch Dermatol 99:717–719

Fiessinger-Leroy-Syndrom
s. Morbus Reiter

Fiessinger-Rendue-Syndrom
s. *Erythema exsudativum multiforme

Filaggrine
Def: Histidinreiche Proteine, die bei der Entstehung des *Keratins als Matrixproteine eine tragende Rolle spielen. Es handelt sich um stark basische, nicht oder kaum phosphorylierte Polypeptide mit einem Molekulargewicht von 35000 Dalton, die sich aus dem *Stratum corneum extrahieren lassen und in vitro Keratinfilamente aggregieren können. Sie entstehen aus Profilaggrinen.
Lit: Hintner H (1985) Filaggrine. Hautarzt 36:608–611

Filariasis
s. Filariose

Filariose
Syn: Filariasis
Def: In tropischen Gebieten vorkommende Infektion durch Filarienarten (Untergruppe der Fadenwürmer), die durch Mücken übertragen werden. Man unterscheidet im wesentlichen 3 Krankheitsbilder:
- *lymphatische Filariose^ (hervorgerufen durch Wuchereria bancrofti, Brugia malayi und Brugia timori)
- *Onchozerkose (hervorgerufen durch Onchocerca volvulus)
- *Loiasis (hervorgerufen durch Loa loa)

Filariose, lymphatische
Syn: Lymphatische Filariasis
Def: Tropische Filarieninfektion, bei der der Befall der Lymphgefäße im Vordergrund steht. Dadurch kommt es zu Lymphangitiden und Lymphadenitiden, im Spätstadium durch Verlegung der Lymphabflußwege zu ausgeprägten Lymphödemen.
Err: Wuchereria bancrofti, Brugia malayi, Brugia timori (Fadenwürmer der Familie Filariida). Übertragung der Larven (Mikrofilarien) durch verschiedene, blutsaugende Stechmückenarten (= Zwischenwirte). Ansiedlung in den Lymphgefäßen und Lymphknoten, wo sie heranreifen und sich paaren. Entstehende Mikrofilarien zirkulieren im Blut und werden von Mücken beim Saugakt aufgenommen.
Vork: Tropische Gebiete, v. a. Süd-, Südost- und Ostasien, außerdem Ägypten, tropische Regionen Afrikas und Mittelamerikas. Mindestens 100 Millionen Menschen sind infiziert.
Klin: Zunächst entzündlich-allergische Allgemeinreaktion mit Fieber, Gliederschmerzen, urtikariellen Hauterscheinungen; Lymphangitiden und Lymphadenitiden, Entzündungen des Samenstrangs sowie von Hoden und Nebenhoden (*Meyers-Kouwenaarssches Syndrom).

Nach jahre- bis jahrzehntelangem Verlauf treten die Folgeerscheinungen der Lymphgefäßverlegung durch die chronische Entzündung in den Vordergrund: *Lymphödeme von Extremitäten, Skrotum, Penis, Vulva, Mammae, zunächst als weiche, teigig-ödematöse Schwellungen, später durch Fibrosierung Übergang in *Elephantiasis filarica. Lymphurie, Lymphozelen durch Platzen von Lymphgefäßen möglich.
Diag: Mikrofilariennachweis in Blut und Lymphe (Ausstrichpräparat), Bluteosinophilie, serologischer Antikörpernachweis.
Ther: Diäthylcarbamazin (2 mg/kg KG 3mal täglich über 3–4 Wochen). Infolge des Parasitenzerfalls häufig fieberhaft-allergische Nebenwirkungen. Prophylaktisch: 100 mg Diäthylcarbamazin 2×/Monat.

Filzlausbefall
s. Pediculosis pubis

Finger, toter
s. Digitus mortuus s. a. M. Raynaud und Raynaud-Syndrom

Fingerapoplexie
s. paroxysmales Fingerhämatom^

Fingerhämatom, paroxysmales (Achenbach)
Syn: Fingerapoplexie, paroxysmales Handhämatom, Achenbach-Syndrom, Hemorrhagie douloureuse du doigt.
Def: Spontan oder nach geringfügigen Traumen auftretendes, tiefes Hämatom an der Volarseite einzelner Finger. Harmlose Störung.
Ätio: Venenruptur, wahrscheinlich Gefäßfragilität, allergisch-hyperergischer Gefäßwandschaden oder neurovegetative Störungen. Möglicherweise Minusvariante des *M. Raynaud. Auslösung z. B. durch Tragen von Einkaufstaschen, Maschineschreiben.
Man: Vor allem Frauen über 30 Jahre
Lok: Finger (v. a. Volarseite), selten Zehen, Hohlhand
Klin: Plötzlich einschießender, stechender Schmerz in einem oder mehreren Fingern. Zunehmende Schwellung. 15–60 Minuten später Hämatombildung, evtl. Vollbild des *Digitus mortuus durch Kompression.
Ther: Nicht erforderlich; evtl. Kühlen
Prog: Rückbildung infolge Resorption innerhalb weniger Tage.
Lit: Stieler W, Heinze-Werlitz C (1990) Paroxysmales Fingerhämatom (Achenbach-Syndrom). Hautarzt 41:270–271

Fingerhutnagel
s. Tüpfelnagel

Fingerknöchelpolster, echte
Syn: Echte Knöchelpolster, Knuckle pads, Tylositates articuli
Def: Umschriebene polsterartige, fibrotische Verdickungen streckseitig über den Fingergelenken.
Ätio: Unbekannt, häufig Kombination mit anderen *Fibromatosen des Erwachsenen (*Dupuytrenscher Kontraktur, *Induratio penis plastica), Keloidneigung.
s. a. Polyfibromatosis (Touraine),
s. a. Bart-Pumphrey-Syndrom
Einige Autoren geben eine autosomal-dominante Vererbung an.
Man: Meist Jugend oder frühes Erwachsenenalter
Lok: Meist symmetrisch über den Dorsalseiten der Mittelgelenke des 2.–5. Fingers, seltener der Zehen
Klin: Erbsgroße, halbkugelige, derbe, polsterartige, hautfarbene oder livide Papeln mit granulär-höckriger Oberfläche.
Hist: *Hyperkeratose, *Akanthose, Sklerose des Koriums.
DD: *Xanthome, *Fibrome, *Schwielen, *unechte Fingerknöchelpolster^, *Keratosis palmoplantaris transgrediens
Prog: Ausbildung im Verlauf von Jahren, keine Rückbildung
Ther: Nicht möglich

Fingerknöchelpolster, unechte
Def: Über den Streckseiten der proximalen Interphalangealgelenke II–IV

lokalisierte, derbe, erbsgroße, gelbbraune, hyperkeratotische *Schwielen infolge mechanischer Dauerbelastung.
s. a. Kauschwielen

Fingerkontraktur
Def: Gelenkfehlstellung von Fingern infolge Dauerverkürzung von Muskeln, Sehnen, Faszien/Bändern, nerval bedingt (Paralysen), oder durch Sklerose des Koriums.
s. a. Fibromatosen
Vork: Z. B. *progressive systemische Sklerodermie^, *hereditäre Sklerodaktylie^, *Kamptodaktylie, *Dupuytrensche Kontraktur, *Gicht, *primär chronische Polyarthritis^

Fingerkuppenekzem
Def: *Ekzem der Fingerkuppen unterschiedlicher Ursache, z. B. bei chronischem *kontaktallergischem oder *-toxischem Ekzem^, bei *dyshidrotischem Ekzem^, als Manifestation eines *endogenen Ekzems^ (*Dermatitis hiemalis).

Fingerkuppennekrose
Syn: Rattenbißnekrose
Def: Umschriebene, meist schmerzhafte Ulzera der Fingerkuppen infolge von Minderdurchblutung; z. B. bei *progressiver systemischer Sklerodermie, *Anklopferkrankheit, *Endangiitis obliterans.

Fingervarikosis
Def: Im Alter auftretende, auf die Fingerbeugeseiten begrenzte Phlebektasien.
Hist: Dilatierte kutane Venen, verdickte Gefäßwände
Komp: Sekundäre Thrombosierung der Fingervarizen
Lit: Kutzner H, Hamann D, Wolff HH (1984) Die Fingervarikosis des Alters. Hautarzt 35:100–103

Fingerzyste, mukoide
s. Dorsalzyste

Finnenkrankheit
s. Zystizerkose

Fischer-Syndrom
Syn: Heinrich-Fischer-Syndrom
Def: Unregelmäßig dominant vererbtes, sich in der frühen Kindheit manifestierendes Syndrom mit Palmoplantarkeratosen, Hyperhidrose, *Onychogrypose, *Trommelschlegelfingern und -zehen sowie spärlichem Haarwuchs.

Fischhändlerrotlauf
s. Erysipeloid

Fischrose
s. Erysipeloid

Fischschuppenkrankheit
s. Ichthyosis vulgaris

Fischtankgranulom
s. Schwimmbadgranulom

Fissur
Def: Tiefreichender, schmaler, strichförmiger Haut- bzw. Schleimhautriß. Der Begriff Fissur wird nahezu ausschließlich für Einrisse der Schleimhaut verwendet (an der Haut Bezeichnung als *Rhaghade).
s. a. Analfissur

Fissur, anale
s. Analfissur

Fissura urethrae inferior
s. Hypospadie

Fissura urethrae superior
s. Epispadie

Fistel
Def: Angeborener (kongenitale Fehlbildung) oder erworbener (infolge chronischer Entzündung oder Tumor), pathologischer, röhrenförmiger Gang, der Körperhöhlen und Hohlorgane miteinander oder mit der Körperoberfläche verbinden kann. Kann von Epithel oder von Granulationsgewebe ausgekleidet sein. Man unterscheidet:
- Komplette/vollkommene Fistel: Fistel mit zwei Öffnungen.
- Unvollkommene Fistel: Blind endende Fistel.

s. a. Analfistel, Pilonidalsinus, branchiogene Fistel^, mediane und laterale Halsfistel^, angeborene Ohrfistel^, Nasenfistel, odontogene Fistel^; arteriovenöse Fistel^

Fistel, arteriovenöse

Def: Pathologische Verbindung zwischen Arterie und Vene mit konsekutivem arteriovenösem Shuntvolumen.
Ätio: 1. Kongenital, meist im Rahmen weiterer Mißbildungen, z. B. *Parkes-Weber-Syndrom.
2. Erworben, v. a. durch perforierende Gefäßverletzungen
Klin: Fistelgeräusch (systolisch-diastolisches Schwirren), positiver Nicoladoni-Branham-Test: bei Kompression der zuführenden Arterie Auftreten einer Bradykardie (geringeres Shuntvolumen). Evtl. einseitig ausgeprägte Varizen.
Fisteln zwischen größeren Gefäßen führen durch die Erhöhung des Blutvolumens zu einer Rechtsherzbelastung und schließlich zur kardialen Insuffizienz.
Diag: *Venenverschlußplethysmographie (erhöhter arterieller Einstrom im Vergleich zur gesunden Seite), *Ultraschalldoppleruntersuchung (kontinuierliches Strömungsgeräusch), nuklearmedizinische Bestimmung des arteriovenösen Shuntvolumens (Injektion von radioaktiv markierten Millimikrosphären), präoperative Angiographie.
Ther: Operative Beseitigung der Fistel, alternativ *Embolisation.

Fistel, branchiogene

Syn: Branchialfistel
Def: Durch Entwicklungsstörungen im Kiemenbogenapparat entstehende, kongenitale Fistel. Als branchiogene Fisteln werden *laterale Halsfisteln^, teilweise auch -zysten sowie *Nasenfisteln interpretiert.

Fistel, odontogene

Syn: Odontogene Gesichtsfistel
Def: Von parodontalen Infektionen und Wurzelspitzengranulomen ausgehende, meist im Unterkieferbereich lokalisierte Fistel bei Kindern und Jugendlichen.
Ätio: Periapikale Abszesse der Wurzelspitze (meist von Zähnen mit tiefen kariösen Läsionen, umfangreichen Füllungen). Noch nicht abgeschlossenes Kieferwachstum und sehr tief in der Knochenbasis liegende Zahnwurzeln begünstigen den Durchbruch nach außen.
Man: Fast ausschließlich Kinder und Jugendliche bis zum 20. Lebensjahr
Lok: V. a. Unterkiefer: Bereiche distal und medial der Muskelschlinge des Masseters, Kinn, Mundboden; seltener Oberkiefer (Nasolabialfalte).
Klin: Zunächst diffuse, später umschriebene Rötung und Schwellung, Fluktuation, Druck- und Spontanschmerz. Schließlich Perforation mit Nachlassen oder Verschwinden der Beschwerden. Persistenz einer kleinen, von rötlichem Granulationsgewebe umgebenen Öffnung.
Diag: Darstellung des Fistelgangs (Röntgenkontrast)
DD: *Furunkel, *Follikulitis, *Aktinomykose, tuberkulöse Lymphadenitis
Ther: Zahnextraktion oder Wurzelspitzenresektion mit nachfolgender Curretage des Fistelgangs.
Prog: Adäquate Therapie führt fast immer zur raschen, komplikationslosen Abheilung
Lit: Haun F (1977) Odontogene Gesichtsfisteln bei jugendlichen Patienten. Z Hautkr 52:945–950

Fistula auris congenita

s. angeborene Ohrfistel^

Fistula coccygealis

s. Pilonidalsinus

Fistula colli congenita lateralis

s. laterale Halsfistel^ und -zysten

Fistula colli congenita medialis

s. mediane Halsfistel^ und -zysten

Fistelsymptom, Hennebertsches

s. Hennebertsches Fistelsymptom

Fitz-Hugh-Curtis-Syndrom
s. Perihepatitis gonorrhoica

Flaggenzeichen
s. Kwashiorkor

Flaumhaar
s. Lanugohaar

Flavedo
s. Aurantiasis cutis

Flavinikterus
s. Ikterus

Flechte
Def: Volkstümliche Bezeichnung für verschiedene chronische Hauterkrankungen, z. B. *Ekzeme, *Psoriasis vulgaris, *Pityriasis versicolor, *Lichen ruber planus u. a.

Flechte, chinesische
s. Tinea imbricata

Flechte, fressende
Def: Volkstümliche Bezeichnung für *Tuberculosis cutis luposa.

Flechte, hypertrophische
s. Lupus tumidus

Flechte, indische
s. Tinea imbricata

Flechte, nagende
s. Lupus erythematodes chronicus discoides

Flechte, orientalische
s. Tinea imbricata

Flechte, tropische
s. Miliaria rubra und Miliaria profunda

Flechtengrind
s. Favus

Fleck
s. Macula

Fleckfieber, endemisches
Syn: Flohfleckfieber, murines Fleckfieber, Rattenfleckfieber
Def: Sehr seltene von der Ratte durch den Rattenfloh auf den Menschen übertragene *Rickettsiose mit demselben klinischen Bild wie beim *epidemischen Fleckfieber^, aber leichterem Verlauf.
Err: Rickettsia moseri
Ther: *epidemisches Fleckfieber

Fleckfieber, epidemisches
Syn: Flecktyphus, Typhus exanthematicus, klassisches Fleckfieber, Läusefleckfieber
Def: Heute extrem seltene, durch Läuse übertragene *Rickettsiose, die zu einer schweren, systemischen, häufig letal verlaufenden *Vaskulitis führt. *Meldepflicht!
Ätio: Infizierte Kleiderläuse übertragen die Rickettsien von Mensch zu Mensch.
Err: Rickettsia prowazeki
Klin: Inkubationszeit: 7–14 Tage
Nach unspezifischen Prodromi (Kopfschmerzen, Abgeschlagenheit) folgt eine hohe Fieberkontinua mit Somnolenz. Neurologische Symptomatik: Muskelzuckungen, Druckempfindlichkeit peripherer Nerven, motorische Unruhe. Hypotone Blutdruckkrisen. Konjunktivitis, Bronchitis, Splenomegalie.
Am 3.–6. Tag nach Krankheitsbeginn Auftreten verschieden großer, teils konfluierender, blaßroter bis bläulicher *Roseolen, die sich von der oberen auf die untere Rumpfpartie und auf die Extremitäten ausbreiten. Beteiligung von Palmae und Plantae. Zum Teil punktförmige Hämorrhagien im Zentrum der Roseolen.
Facies typhosa: Livid gerötetes Gesicht.
Außerdem *Pediculosis corporis.
Bei ungenügend langer Antibiotika-Therapie können Spätrezidive in abgeschwächter Form auftreten (sog. Brill-Zinsser-Krankheit), nicht jedoch nach überstandener unbehandelter Erkrankung (lebenslange Immunität)
Lab: Leukopenie, Eosinophilie
Diag: Agglutinationstest (Weil-Felix-Reaktion), Komplementbindungsreaktion, Rickettsien-Mikroaggluti-

nation, indirekter Immunfluoreszenztest
DD: *Typhus abdominalis, Paratyphus, *Tularämie
Ther: Tetracycline oral, alternativ Chloramphenicol. Bei Beginn der antibiotischen Therapie vor dem 6. Erkrankungstag Wiederholung der Therapie 6 Tage nach der Beendigung des ersten Behandlungszyklus. Bei später einsetzender Behandlung liegt eine ausreichende Immunität des Organismus zum Schutz gegen Rezidive vor.
Therapie der *Pediculosis corporis.
Prog: Bei frühzeitiger Therapie günstig, sonst hohe Letalität.

Fleckfieber, klassisches
s. epidemisches Fleckfieber^

Fleckfieber, murines
s. endemisches Fleckfieber^

Fleckfieber, südafrikanisches
s. Zehntagefieber

Flecktyphus
s. epidemisches Fleckfieber^

Flegel, Morbus
s. Hyperkeratosis lenticularis perstans

Fleisch, wildes
s. Caro luxurians

Fleisch, wucherndes
s. Caro luxurians

Fliegen (Brachycera)
Def: Weltweit verbreitete Insekten; Unterordnung der Zweiflügler (Diptera), meist gedrungen, kurzfühlerig, 1–50 mm lang, oft dunkel, auch metallglänzend. Leckende, stechende oder saugende, selten verkümmerte Mundteile.
Bedeutung für den Menschen durch Übertragung von Krankheiten.
Man unterscheidet:
- Spaltschlüpfer (Orthorrapha): >20000 Arten, z. B. Raubfliegen, Bremsen, Wollschweber.
- Deckelschlüpfer (Cyclorrapha): >25000 Arten, z. B.: Schwebfliege, Raupenfliege, Dungfliege, Fleischfliege.
- Sandfliegen (Phlebotomus): *Leishmaniose
- Dasselfliege (Oestridae): *furunkuloide Myiasis^
- Bremsen (Tabanidae): *Bremsenstich, *Creeping disease, Mangrovenfliegen, *Loa Loa

Klin: *Mückenstich, *Myiasis, *Creeping disease

Fliegenmadenkrankheit
s. Myiasis

Fliegenstich
s. Mückenstich

Flöhe (Siphonaptera)
Def: Kleine, flügellose, blutsaugende Insekten. Weltweit wurden bisher 1100 Arten beschrieben.
Wirte sind: Vögel, Säugetiere und Menschen.
Die Entwicklung vom Ei zum schlüpfreifen, in einer Puppenhülle ruhenden Floh dauert drei bis sechs Wochen. Das Schlüpfen der reifen Flöhe wird durch eine vom Wirt erzeugte Bodenerschütterung ausgelöst. Befallene, über längere Zeit unbewohnte Räume beherbergen zahlreiche schlüpfreife, auf genanntes Zeichen wartende Flöhe. Die größte Bedeutung für den Menschen haben die Puliciden: Menschenfloh (Pulex irritans), aber auch: Hundefloh, Katzenfloh; Hausrattenfloh (Xenopsylla cheopsis) als Überträger der *Pest und des *endemischen Fleckfiebers^, sowie Tunga penetrans (*Tungiasis).
Klin: *Flohstich

Flohfleckfieber
s. endemisches Fleckfieber^

Flohstich
Syn: Pulikose, Pulicosa
Def: Stich durch Flöhe mit konsekutiver Quaddelbildung. Heute selten.
Err: Vor allem Menschenfloh, Pulex irritans, auch Hundefloh, Katzenfloh, s. a. Flöhe

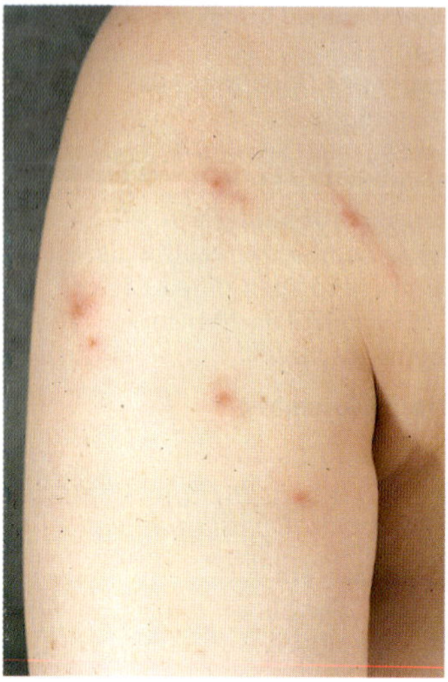

Flohstiche

Lok: Vor allem bekleidete Hautpartien
Klin: Meist multiple, gruppenweise, asymmetrisch angeordnete *Quaddeln und juckende *Papeln, gelegentlich Purpura (Purpura pulicosa), selten Blasen. Zentral punktförmiger hämorrhagischer Einstich, gut unter Glasspateldruck erkennbar.
DD: *Urtikaria, *Prurigo simplex acuta, *Varizellen, *Trombidiose, *Pediculosis
Ther: Kortikoid-Lotion oder -Creme, ggf. Antihistaminika intern
Wichtig: Sanierung der Umgebung mit Hexachlorcyclohexan (Hunde, Katzen, Raumsanierung)

Flügelfell
s. Pterygium

Flughaut
s. Pterygium

Flumina pilorum
s. Haarströme

Fluor urethralis
Def: Ausfluß aus der Harnröhre.
Ätio: Infektion mit Gonokokken, Mykoplasmen, Chlamydien, Trichomonaden, Staphylo- und Streptokokken, E. coli, Viren. Traumatische und toxische Ursachen.
Man: Beide Geschlechter
Klin: Je nach Ursache unterschiedlich gefärbter Ausfluß,
s. a. Urethritis.

Fluor vaginalis
Def: Ausfluß aus der Scheide
Ätio: Weißlicher bis gelblicher Fluor bei Kolpitiden unterschiedlicher Ursache, v. a. durch Candida (*Candidose), Trichomonaden (*Trichomonadenkolpitis), Bakterien (*bakterielle Vaginose^).
Vermehrte Absonderung von weißem Cervixschleim aufgrund hormoneller Faktoren (z. B. präovulatorischer Östrogeneinfluß), neurovegetativer Störungen. Eitriger Fluor bei Cervicitis (insbesondere bei *Gonorrhoe) und bei Endometritis. Blutiger Fluor bei Tumoren (Zervix-, Endometriumkarzinom).

Fluoreszenz-Treponema-Antikörper-Test
s. FTA-Test

Fluoreszenz-Treponema-pallidum-Antikörper-Absorptionstest
s. FTA-ABS-Test

Fluoroderm
Def: Dem *Jododerm und *Bromoderm entsprechendes Krankheitsbild bei Kontakt mit fluorierten Substanzen (z. B. Zahnpasta) mit Ausbildung papulöser Läsionen unklarer Ätiologie.
Lit: Blasik L, Spencer SK (1979) Fluoroderma. Arch Dermatol 115: 1334–1335

Flushphänomene
Def: Anfallsartig auftretende, wenige Minuten persistierende, fleckige oder flächenhafte, hell- oder sattrote Erytheme im Gesicht und auf der oberen Körperhälfte, teilweise mit Hitzegefühl.

Vork: Bei emotionalen Streßssituationen (s. a. Erythema e pudore), *Karzinoidsyndrom, *Mastozytosen, *Phäochromozytom, Hitzewallungen im *Klimakterium oder nach Ovarektomie.

Flußfieber, japanisches
s. Tsutsugamushifieber

Flußsäureverätzung
Syn: Fluorwasserstoffsäure (HF)-Verätzung
Def: Ausbildung sehr schmerzhafter, schlecht heilender Nekrosen durch Flußsäure (HF), eine hygroskopische, sehr reaktionsfähige, ätzende Flüssigkeit, die als protoplasmatisches Gift wirkt. Identische Verätzungen werden auch durch die Salze der Flußsäure, z. B. Natriumhydrogenfluorid (NH4F × HF) hervorgerufen.
Klin: Die Ätzwirkung setzt meist mit einer Verzögerung von 1–2 Tagen nach Kontakt ein! Entstehung von zunächst Koagulations-, später Kolliquationsnekrosen mit Tendenz zum Fortschreiten in tiefe Gewebsschichten. Sehr starke Schmerzhaftigkeit. Perkutane Resorption ist möglich: Durch Hemmung des Zitratzyklus ZNS-Symptomatik, Nephro-, Hepatotoxizität.
Ther: Unmittelbar nach Kontakt Abspülen mit reichlich Wasser oder physiologischer Kochsalzlösung. Anschließend Unterspritzung des Areals mit Hyaluronidase und Kortikosteroiden, evtl. zusätzlich systemische Steroid-Applikation. Sofortige Therapie ist von entscheidender Bedeutung, um die Ausbildung von Nekrosen zu verhindern oder abzuschwächen. Bei geringergradigen Verätzungen genügt die Behandlung mit einem Kortikoidexternum.

Focus
s. Fokus

Fölling-Krankheit
s. Phenylketonurie

Foetor ex ore
s. *übler Mundgeruch^

Fogo Selvagem
s. brasilianischer Pemphigus^ foliaceus

Fokale dermale Hypoplasie
s. Goltz-Gorlin-Syndrom

Fokalinfektion
s. Fokus

Fokus
Syn: Fokalinfektion, Herdinfektion
Def: Örtlich begrenzte, meist bakteriell bedingte Entzündung. Ein Fokus kann, auch wenn er selbst klinisch stumm ist, „streuen" und hierdurch den Organismus krankhaft verändern.
Lok: Vor allem Zahn-, Mund-, Kieferbereich, Tonsillen, Mittelohr, Nasennebenhöhlen, weibliche Genitalien, Prostata, Gallenblase (selten)
Klin: Vor allem Endo-, Myo-, Perikarditis; akute, diffuse Glomerulonephritis, Iridozyklitis, Chorioiditis, Retinitis, *Erythema nodosum, *Erythema exsudativum multiforme, *Id-Reaktionen, *chronische Urtikaria^, eruptiv-exanthematische Formen der *Psoriasis u. a.
Ther: Herdsanierung unter Antibiotikaschutz

„Folded skin with scarring"
s. Michelinreifen-Baby-Syndrom

Folliculite dépilante des parties glabres
s. Folliculitis sycosiformis atrophicans (Hoffmann)

Folliculite pilo-sebacée chronique
s. Folliculitis sclerotisans nuchae

Folliculitis
s. Follikulitis

Folliculitis agminata (Miescher)
Def: Unübliche Bezeichnung für eine follikuläre *Trichophytie (T. verrucosum) der vellusbehaarten Haut.

Folliculitis atrophicans reticulata
s. Atrophodermia vermiculata

Folliculitis barbae
s. Folliculitis simplex barbae

Folliculitis barbae candidamycetica
Syn: Candidafolliculitis
Def: Seltene, durch Candidaarten hervorgerufene *Follikulitis im Bartbereich, meist bei geschwächter Abwehrlage.
Err: Candida albicans, seltener andere Candida-Spezies
Ätio: Diabetes mellitus, Lymphome, Leukämien, immunsuppressive Therapie, längerfristige lokale Therapie mit Kortikosteroiden.
Man: Männer im mittleren Erwachsenenalter
Lok: Bartbereich
Klin: Follikulär gebundene Papeln und Pusteln, evtl. größere, von Pusteln durchsetzte Knötchen, Impetiginisation. Flächenhafte, unscharf begrenzte Rötung und Schwellung der Haut.
Diag: Erregernachweis (nativ und kulturell)
DD: *Impetigo contagiosa, *Tinea barbae, *Folliculitis simplex barbae
Komp: Bakterielle Sekundärinfektion
Ther: Antimykotische Lösungen oder Cremes (z. B. Clotrimazol, Ketoconazol, Miconazol).
Bei zusätzlichem Candidabefall der Mundhöhle: Intern Nystatin, Amphotericin B-Lösung (*Candidose).

Folliculitis chancrenosa
s. Ulcus molle folliculare

Folliculitis decalvans
Syn: Quinquaudsche Krankheit, Folliculitis depilans, acne décalvante
Def: Seltene, eminent chronisch verlaufende, vorwiegend bei Männern auftretende *Follikulitis des Kapillitiums, die zur Zerstörung der Haarbälge führt. Der Folgezustand ist eine narbige *Alopezie (*Pseudopeladezustand). s. a. Follikulitis sycosiformis atrophicans (Hoffmann)
Ätio: Ungeklärt, evtl. Infektion mit Staphylococcus aureus, möglicherweise Immundefekte.
Man: Bevorzugt Männer im Erwachsenenalter.
Lok: Kapillitium
Klin: Zunächst disseminierte, kleine, follikuläre Papeln, später pustulöse Umwandlung, Krustenbildung. Peripheres Fortschreiten der Herde, zentral narbige Abheilung. Es resultieren unregelmäßig geformte Narbenherde mit kleinfleckigem, irreversiblem Haarausfall. Ausbildung von *Büschelhaaren.
Hist: Frische Läsion: Perifollikuläre Abszesse aus poly- und mononukleären Zellen, Destruktion der Haarfollikel.
Ältere Herde zeigen perifollikulär ein aus Lymphozyten, Fibroblasten und Plasmazellen bestehendes Granulationsgewebe, häufig mit Fremdkörperriesenzellen.
In ausgebrannten Herden sieht man lediglich eine Fibrose.
DD: Vernarbende Alopezien anderer Ätiologie
Ther: Intern: Tetrazykline (z. B. Oxytetracyclin, zunächst 1 g/die, später Reduktion auf 500 mg/die). Versuch mit Isotretinoin (0,5 mg/kg KG).
Extern: Desinfizientien, evtl. in Kombination mit Kortikoiden.

Folliculitis decalvans faciei
s. Folliculitis sycosiformis atrophicans

Folliculitis depilans
s. Folliculitis decalvans

Folliculitis eczematosa barbae
Def: Wenig gebräuchliche Diagnose für die Kombination eines *Ekzems der Bartgegend und Oberlippe (z. B. *kontaktallergisches oder -toxisches Ekzem^ bei chronischer Rhinitis, *endogenes Ekzem^) mit einer, meist sekundär aufgepropften *follikulären Pyodermie^.
Man: Erwachsenenalter, hauptsächlich Männer
Lok: V. a. Oberlippe, Ausdehnung auf die Perioralregion und das Kinn, evtl. den gesamten Bartbereich. Selten

Manifestation an Augenbrauen, Kapillitium, Regio pubis.
Klin: *Ekzem mit eingetrockneten, schmutziggelben Krusten belegt; flache Erosionen, follikulär gebundene Pusteln, starker Juckreiz. Ausfallen der erkrankten Haare.
DD: *Tinea barbae, *Folliculitis barbae candidamycetica
Ther: Intern in schweren Fällen Antibiotika, dem Antibiogramm entsprechend. Extern halogenhaltige Antiseptika (z. B. Polyvinylpyrrolidon-Jodverbindung) als Salbenverband, feuchte Umschläge, ggf. Kortikoidkombinationspräparate, Naßrasierverbot, Trockenrasur, Desinfektion des Rasierkopfs.
Prog: Chronischer Verlauf, Rezidivneigung.

Folliculitis eczematosa vestibuli nasi
Def: Follikulitis auf vorbestehendem *toxischen (Kontakt)ekzem^ des Vestibulum nasi, z. B. bei Rhinorrhoe. s. a. Folliculitis eczematosa barbae
Ther: *Folliculitis ekzematosa barbae. Einfetten des Nasenvorhofes
Prog: Hochchronischer Verlauf, Rezidivneigung

Folliculitis et Perifolliculitis capitis abscedens et suffodiens
s. Perifolliculitis capitis abscedens et suffodiens

Folliculitis et Perifolliculitis suffodiens et abscedens
s. Perifolliculitis capitis abscedens et suffodiens

Folliculitis gonorrhoica (Jesionek)
Def: Eitrige Follikulitis durch Schmierinfektion mit Neisseria gonorrhoeae bei bestehender *Gonorrhoe. Ausgesprochen selten.
Lok: Genital- und Analregion
Klin: Stecknadelkopf- bis linsengroße Pusteln; oft krustenbedeckte Geschwüre.
Ther: *Gonorrhoe

Folliculitis granulomatosa perforans (Bardach)
Def: Granulomatöse *Follikulitis mit teilweiser Destruktion des Haartalgdrüsenkomplexes und gelegentlicher Perforation von Haaranteilen durch das infundibuläre Epithel. Wahrscheinlich identisch mit der *perforierenden Follikulitis^.
Lok: Extremitätenstreckseiten, Stamm
Klin: Follikulär gebundene, maximal 2–3 mm große, meist erythematöse Papeln mit weiß-grauem, keratotischem Propf.
Hist: Follikuläre Hyperkeratose, kelchförmige Dilatation des Infundibulums. Follikel deformiert, Atrophie und Perforation der Follikelwand. Im Hornpropf zahlreiche Haaranschnitte und perifollikuläre Granulome.
DD: *Keratosis pilaris (Keratosis pilaris rubra), *Pityriasis rubra pilaris

Folliculitis introitus nasi
Syn: Vibrissenfollikulitis
Def: Rezidivierende, langdauernde Follikulitis der Haare am Naseneingang, v. a. bei Männern auftretend. Gelegentlich Abszeßbildung.

Folliculitis keloidalis
s. Folliculitis sclerotisans nuchae

Folliculitis necroticans miliaris (Sabouraud)
Def: Früh- bzw. Abortivform der *Akne necroticans, am behaarten Kopf, vor allem Hinterkopf auftretend.

Folliculitis nuchae sclerotisans
s. Folliculitis sclerotisans nuchae

Folliculitis perforans
s. perforierende Follikulitis^

Folliculitis picea
s. Teerakne

Folliculitis profunda
Def: Tiefe *Follikulitis.
Ätio: Tieferes Eindringen von Staphylokokken in Haarfollikel.
Komp: Durch Übergreifen der abszedierenden Entzündung auf das perifol-

likuläre Gewebe Entwicklung eines *Furunkels.
Ther: Lokal antiseptisch (z. B. Polyvinylpyrrolidon-Jodverbindung) oder antiphlogistisch (hochkonzentrierte Ichthyolsalben).

Folliculitis pustulosa
s. Ostiofollikulitis

Folliculitis sclerotisans nuchae
Syn: Folliculitis nuchae sclerotisans, Dermatitis papillaris capillitii (Kaposi), Folliculitis keloidalis, Sycosis framboesiformis (Hebra), Folliculite pilo-sebacée chronique, Acne sclerotisans nuchae, Nackenkeloid, Sycosis nuchae sclerotisans, Akne sclerotisans nuchae, Akne keloidalis nuchae
Def: Chronische fibrosierende *Follikulitis und *Perifollikulitis der Nackenregion, die zu ausgedehnten keloidigen Narben führt.
Ätio: Diskutiert wird eine Infektion mit Staphylokokken oder gramnegativen Keimen. Möglicherweise pathogenetische Verwandtschaft zur Akne. Aus unbekannter Ursache Übergang in einen chronisch fibrosierenden Prozeß mit Gewebshyperplasie, Druckatrophie der Follikel.
Man: Nur Männer, nach dem Pubertätsalter; bevorzugt dunkelhäutige Rassen.
Lok: Nacken, Nackenhaargrenze, evtl. Ausdehnung auf den Hinterkopf.
Klin: Zunächst einzelne, kleine, rote Papeln und Pusteln, daraus Entwicklung harter, dunkelroter, halbkugeliger, glänzender, unterschiedlich großer, von einem Terminal- oder Vellushaar durchbohrter Knoten, die konfluieren können. Später sklerotische Verhärtung der dazwischenliegenden Haut. Balkenähnliche, quer verlaufende, derbe, wulstige Keloide mit *Büschelhaaren. Tiefe epithelausgekleidete Fistelgänge. Peripheres Fortschreiten der Entzündung.
DD: *Furunkel, *Perifolliculitis capitis abscedens et suffodiens, *Folliculitis decalvans
Ther: Intern: Versuch mit Tetrazyklinen oder Isotretinoin. Extern: Unterspritzen der Keloidwülste mit Kortikoidkristallsuspension. Ggf. *Kryochirurgie oder Exzision.
Prog: Chronisch rezidivierender Verlauf

Folliculitis scorbutica hämorrhagica
s. *Hyperkeratosis follicularis durch Avitaminose C

Folliculitis simplex barbae
Syn: Sycosis non parasitaria (veraltete Bezeichnung), Sycosis simplex, Follikulitis der Bartgegend, Folliculitis barbae, Alibert-Mentagra-Krankheit
Def: Im Bartbereich lokalisierte, bakteriell induzierte, oberflächliche *Follikulitis. s. a. Ostiofollikulitis (Bockhart)
Ätio: Infektion mit Staphylococcus aureus, Verbreitung des Erregers durch Rasiervorgang.
Lok: Bartbereich
Klin: Sukkulente Erytheme mit zahlreichen, teilweise konfluierenden, follikulär gebundenen Pusteln; später honiggelbe Krusten.
Schmerzhaftigkeit und Brennen, v. a. beim Rasieren
DD: *Tinea barbae, *Folliculitis barbae candidamycetica, *Ostiofollikulitis
Ther: Rasierverbot, antimikrobiell wirksame Salben, ggf. Antibiotika intern. Nach Abheilung: Elektrische Rasur, alkoholisches Rasierwasser.
Prog: Chronischer Verlauf mit Rezidivneigung

Folliculitis staphylogenes superficialis
s. Ostiofollikulitis

Folliculitis sycosiformis atrophicans (Hoffmann)
Syn: Ulerythema sycosiforme, Folliculite dépilante des parties glabres, lupoide Sycosis, Folliculitis decalvans faciei
Def: Seltene, eminent chronische, zur Narbenbildung führende Entzündung der Haarfollikel. Die Entität des

Krankheitsbildes ist zweifelhaft, mögliche Verwandtschaft zur *Folliculitis decalvans
Ätio: Ungeklärt, diskutiert wird eine bakterielle Genese.
Lok: Bartbereich, Augenbrauen
Klin: Symmetrische, münz- bis handtellergroße, schuppende oder mit Krusten bedeckte, infiltrierte, rötlichlivide Plaques mit peripherer Progression und zentraler Abheilung. Follikuläre Papulo-Pusteln im Randbereich (Progressionszone).
Hist: Dichte periadnexielle, lymphoplasmazelluläre Infiltrate.
DD: *Lupus erythematodes, *Folliculitis decalvans
Ther: Kortikoidexterna, antibiotische Salben

Folliculitis ulerythematosa reticulata
Def: Unterschiedlich gebrauchter Begriff, meist synonym für *Atrophodermia vermiculata, teilweise auch für das Endstadium des *Ulerythema ophryogenes, oder für die Beteiligung der Wangen beim *Ulerythema ophryogenes.
Lit: Azambuja R, Proenca NG, Cardoso WV (1987) Ulerythema ophryogenes und Folliculitis ulerythematosa reticulata. Hautarzt 38:411–413

Folliculitis varioliformis sive necroticans
s. Akne necroticans

Follikelanthrakose
Syn: Follikelkoniosen
Def: Einfache oder mit akneiformen kleinen Pusteln kombinierte Follikelschwärzung nach Rußexposition.

Follikeldegeneration, verschleimende (Korting)
s. Mucinosis follicularis

Follikelentzündung
s. Follikulitis

Follikelkeratosen
s. Keratosis follicularis

Follikelkoniose
s. Follikelanthrakose

Follikelschanker, miliarer
s. Ulcus molle folliculare

Follikelzysten
s. Epidermalzysten

Follikulitis
Syn: Folliculitis, Follikelentzündung, Haarfollikelentzündung
Def: Eitrige oder nicht eitrige Entzündung des Haarfollikels. Follikulitiden unterscheiden sich einerseits nach Etage und Akuität der Follikelentzündung; andererseits wird das klinische Bild entscheidend durch die befallene Körperregion geprägt. Eine sehr oberflächliche Follikulitis bezeichnet man als *Ostiofollikulitis. Bei tiefen Follikulitiden besteht die Gefahr der Follikelzerstörung und Ausbreitung der Entzündung auf die Umgebung (eitrige *Perifollikulitis). Follikulitiden können bakterieller oder mykotischer Genese sein (die häufigsten Erreger sind Staphylococcus aureus, seltener gramnegative Keime, Dermatophyten oder Candida-Spezies) oder nicht infektiös sein (z. B. *Psoriasis pustulosa, pustulöses *Arzneimittelexanthem). Ihre Ursache kann unbekannt bleiben.

Follikulitis der Bartgegend
s. Folliculitis simplex barbae

Follikulitis, eosinophile pustulöse
s. sterile eosinophile Pustulose

Follikulitis, gramnegative
Def: Chronisch rezidivierende, vorwiegend zentrofazial lokalisierte *Follikulitis durch gramnegative Erreger.
Ätio: Verdrängung der normalen Bakterienflora der Haut durch gramnegative Bakterien, ausgelöst durch langfristige antiseptische Lokaltherapie meist bei *Akne vulgaris oder *Rosazea.
Err: Enterobacter, Klebsiellen, Proteus, Escherichia coli, Pseudomonas (*Pseudomonas-Follikulitis)
Vork: Überwiegend Männer

Lok: Oberlippe, Umgebung der Nasenöffnung, später Kinn und Mundbereich
Klin: Blaß-gelbe, follikuläre Pusteln auf entzündlich gerötetem Grund. Häufig starke *Seborrhoe.
Hist: Follikuläre Abszesse ohne *Komedonen.
Diag: Abstrich, Kultur (Nachweis gramnegativer Keime)
DD: *Folliculitis simplex barbae, *Akne vulgaris, *Folliculitis candidamycetica
Ther: Intern: Langfristig hochdosierte antibiogrammgerechte Antibiotika. Wiederholte Resistenzbestimmung! Ggf. 13-cis-Retinsäure (Roaccutan).
Extern: Breitspektrum-Antibiotika. Desinfektion der Rasierinstrumente (40–70%iger Isopropylalkohol). Abreibung der Haut mit 3- bis 6%igem Salizylsäurespiritus. Syndets.
Prog: Chronisch-rezidivierender Verlauf

Follikulitis keloidalis
s. Folliculitis sclerotisans nuchae

Follikulitis, perforierende (Mehregan)
Syn: Folliculitis perforans, perforating folliculitis
Def: Follikuläre und perifollikuläre Entzündung unklarer Genese. Man nimmt an, daß durch pathologische Verhornungsabläufe im Follikelostium das Haar das Follikelepithel durchbricht und somit eine chronische Entzündung unterhält. s. a. Hyperkeratosis follicularis uraemica
Vork: Gehäuft 1965–1975 in Amerika, heute selten. (Auslösung durch chemische Substanz, z. B. Formaldehyd in der Kleidung wird deshalb diskutiert)
Lok: Extremitätenstreckseiten, Gesäß
Klin: 2–5 mm große, gering erhabene, gerötete, manchmal juckende Papeln mit zentralem Hornpfropf. Bei Entfernung Blutung.
Hist: In den dilatierten Follikeln findet sich ortho- und parakeratotisches Hornmaterial vermischt mit basophilem Zelldetritus und eosinophilen, degenerierten elastischen Fasern. Perforation des Materials durch das Follikelepithel des Infundibulums, am besten in Serienschnitten nachweisbar. Perifollikuläres entzündliches Infiltrat.
DD: *Keratosis follicularis, *Hyperkeratosis follicularis et parafollicularis in cutem penetrans
Ther: Keratolytische Salben (Harnstoff, Salicylsäure). Versuch mit aromatischem Retinoid (Tigason).
Lit: Mehregan AH, Coskey RJ (1968) Perforating folliculitis. Arch Dermatol 97:394–399

Follikulitis, profunde dekalvitierende
s. Perifollikulitis capitis abscedens et suffodiens (Hoffmann)

Folsäuremangel
Def: Folsäure spielt eine wichtige Rolle in der DNA-Synthese; bei Folsäuremangel kommt es zur megaloblastären Anämie und zu gastrointestinalen Störungen. s. a. Vitamin-B 12-Mangel
Ätio: – Mangelernährung (Alkoholiker, alte Leute mit einseitiger Kost)
- Erhöhter Bedarf (Schwangerschaft, Hämolyse)
- Malabsorptionssyndrome (Resorption im Jejunum gestört)
- Medikamente: Folsäureantagonisten (Methotrexat), Purin- und Pyrimidinantagonisten, Diphenylhydantoin

Klin: Symptome der megaloblastären Anämie: Blässe, diskreter *Ikterus, Müdigkeit, verminderte Leistungsfähigkeit.
Trophische Störungen der Schleimhaut, v. a. des Gastrointestinaltrakts: *Glossitis Möller-Hunter, *Perlèche
Lab: Megalozyten im peripheren Blutausstrich, MCV $>$ 95 fl, MCH $>$ 34 pg, häufig Leukopenie und Thrombopenie, Erniedrigung von Folsäure i. S., Eisen i. S., LDH und indirektem Bilirubin.
Ther: Ggf. Behandlung der Grunderkrankung, orale Folsäuresubstitution

Fonsecas Krankheit
s. Chromomykose

Foot and mouth disease
s. Maul- und Klauenseuche

Fordyce Zustand
s. ektopische Talgdrüsen^

Forth Disease
s. Rubeola scarlatinosa

Fournier-Gangrän
s. Gangraena acuta genitalium

Fox-Fordycesche Krankheit
Syn: Iridoneurodermite axillaire Audry, Hidradenoma eruptivum, Apocrinitis sudoripara pruriens, apokrine Miliaria, Acanthosis circumporalis pruriens
Def: Mit Juckreiz und Papelbildung einhergehender Verschluß der apokrinen *Schweißdrüsen.
Ätio: Verschluß der Ausführungsgänge der apokrinen Drüsen durch hyperkeratotischen Propf, Sekretstauung, Austritt von Sekret in das periadnexielle Bindegewebe, entzündliche Reaktion.
Man: Fast ausschließlich weibliche Patienten, postpubertär, prämenstruelle Exazerbationen
Lok: Vor allem Achselregion, Brustwarzen, Nabelregion, genitale und perianale Hautbezirke.
Klin: Gruppiert stehende, stecknadelkopfgroße, plane oder halbkugelige, derbe, hautfarbene bis rötliche, protuberierende Knötchen. Quälender, lokalisierter Juckreiz. Lokalisierte Schweißausbrüche. Spärliche Achselbehaarung.
Hist: Verschluß des Ausführungsgangs der apokrinen Drüse durch einen keratotischen Propf im obersten Anteil des Haarfollikels. Ruptur der Schweißdrüse, Ausbildung eines spongiotischen Bläschens in der Follikelwand (am ehesten sichtbar in Serienschnitten). In der umgebenden Dermis entzündliches Infiltrat.
DD: *Lichen simplex chronicus, *endogenes Ekzem^
Ther: Extern: Kortikoide, versuchsweise Schälbehandlung mit Vitamin A-Säure; Antiperspiranzien. Verdünnte Glukokortikosteroidkristallsuspension intrafokal. Intern: hormonelle Therapie mit Kontrazeptiva.
Prog: Spontane Abheilung nach der Menopause
Lit: MacMillan DC, Vickers HR (1971) Fox-Fordyce disease. Br J Dermatol 84:181

Foxsche Impetigo
s. Impetigo contagiosa

Fragilitas ossium
s. Osteogenesis imperfecta

Frambösie
Syn: Bouba, Pian, Yaws, Parru, Parangi, Njovera, Himbeerseuche
Def: In den Tropen beheimatete, chronisch verlaufende, der *Syphilis verwandte, jedoch nicht venerisch übertragene Spirochäteninfektion durch Treponema pertenue. Führt im Endstadium zu schweren Destruktionen von Haut, Weichteilen und Knochen.
Err: Treponema pertenue. Übertragung durch innigen Kontakt über Finger, Insekten, Haustiere, Kleidung, Einatmen, Verschlucken. Infektion meist im Kindesalter
Vork: Nur in den Tropen; v. a. in ländlichen Regionen mit niedrigem Lebensstandard.
Lok: Primärläsion vor allem an den unteren Gliedmaßen
Klin: Inkubationszeit 3 Wochen. Phasenhafter Verlauf; kein Befall innerer Organe oder des Nervensystems.
- Primärstadium: Mutterpapel (mother yaws): Entzündlich infiltrierte, rasch ulzerierende Papel, regionäre, harte, schmerzlose Lymphknotenschwellung.
- Sekundärstadium: 3–12 Monate nach der Infektion:
  Daughter yaws, Pianome: Papulöse, papillomatöse, granulomatöse, charakteristisch himbeerartige Haut-

wucherungen. Knochenbeteiligung, Periostbeteiligung. Keratodermie an Handflächen und Fußsohlen mit Rhagadenbildung, Schuppung und Schmerzen, daraus resultierender eigenartiger Gang: Crab yaws. Clavi an Fußsohlen, Paronychien.
- Tertiärstadium: Meist mehrere Jahre nach der Infektion.
  Pianide: Nodöse und tuberkuloide Läsionen.
  Gummata: Solitäre, harte, später verbackene, schmerzhafte, tief subkutane Knoten, Ulzerationen. Palmoplantare Keratodermien. Osteoartikuläre Läsionen: Periostitis, Osteitis, gummöse Osteoperiostitiden, evtl. Säbelscheidentibia. s. *Gangosa, *Goundou, *juxtaartikuläre Knoten.

Diag: Erregernachweis (Dunkelfeldtechnik, Reizsekret), Serologie wie bei *Syphilis.
DD: *Syphilis, *Leishmaniose, *Tuberkulose, *Lepra, *Blastomykose, *Chromomykose, *Skabies, *Pyodermie
Ther: Penicillin G (600000 IE jeden 2. Tag über ingesamt 8 Tage). Alternativ einmalige Injektion von 2,4 Mega IE Benzathin-Benzylpenicillin.

Franceschetti-Jadassohn-Syndrom
s. Incontinentia pigmenti, Typ Franceschetti-Jadassohn

Franceschetti-Syndrom
s. Dysostosis mandibulofacialis

Franceschetti-Zwahlen-Syndrom
s. Dysostosis mandibulofacialis

Francisella tularensis
Def: Erreger der *Tularämie.

Francisella-tularensis-Infektion
s. Tularämie

Françoissche Krankheit
s. Dystrophia dermo-chondrocornealis familiaris

Francois-Syndrom
s. Dystrophia dermo-chondrocornealis familiaris

Freckles
Def: Englische Bezeichnung für *Epheliden.
- Cold freckles: Freckles an nicht lichtexponierten Körperstellen.
- Senile Freckles: *Lentigo senilis.

Freeman-Sheldon-Syndrom
s. kranio-karpo-tarsale Dysplasie^

FREKA-Test
s. *Tuberkulintest

Fremdkörpergranulom
Def: Ausbildung charakteristischer *Granulome nach dem Eindringen von *Fremdkörpern in die Haut, bzw. nach Entstehung kristalliner Substanzen im Organismus, die wie Fremdkörper wirken.
Ätio:
- Traumatisch: Einlagerung von Haaren (*Friseurgranulom, *Melkergranulom); Paraffin (nach kosmetischer Injektion); Fadenmaterial (Belassung nichtresorbierbarer Wundfäden); Silikaten (Sturz auf Sand); Stacheln (Kakteen, Seeigel, etc.); Talkum (Wundpuder), Beryllium (Leuchtröhrensplitter) usw.
- Reaktion auf körpereigene Substanzen: Uratkristalle (*Gichttophi), nekrotisches Fettgewebe (*lipophages Granulom^)

Klin: Rötlich-bräunliche oder hautfarbene, stecknadelkopf- bis erbsgroße, ggf. auch größere, meist derbe Knötchen und Knoten.
Hist: Zahlreiche, evtl. sehr große, ungeordnete Riesenzellen, die Fremdkörperpartikel (polarisationsoptisch nachweisbar) enthalten oder an solche angelagert sind (sogenannte Fremdkörperriesenzellen). Daneben bei frischen Granulomen rein granulomatöses Infiltrat, bei längerer Bestandsdauer fibrosierende Entzündung mit Zurücktreten der granulomatösen Komponente.
Ther: Exzision

Frenulumsklerose
Syn: Skleroglosson

Def: Verhärtung und Verkürzung des Zungenbändchens im Rahmen der *progressiven systemischen Sklerodermie^. s. a. Ankyloglosson

Freysches Syndrom
s. Aurikulotemporales Syndrom

Frictional lichenoid eruption
s. Dermatitis papulosa juvenilis

Friseurgranulom
Def: *Fremdkörpergranulom infolge eines interdigital eingespießten Haares.
s. a. Melkergranulom

Fröhlich, Morbus
s. Dystrophia adiposogenitalis

Fröschleingeschwulst
s. Ranula

Frons quadratum
s. Caput quadratum

Frost, urämischer
s. Urihidrosis

Frostbeulen
s. Pernionen

Fruchtschmiere
s. Vernix caseosa

Frühjahrslichtdermatose
s. Frühlingsperniosis

Frühlingseruption, jugendliche
s. Frühlingsperniosis

Frühlingsperniosis
Syn: Hidroa vernalis, Frühjahrslichtdermatose, jugendliche Frühlingseruption, juvenil spring eruptions of the ears
Def: V. a. bei Kindern und Jugendlichen vorkommende, klinisch wie eine *Pernio imponierende, Erkrankung, die zu den *Lichtdermatosen zählt.
s. a. Herbstperniosis
Ätio: Unklar, einige Autoren sehen die Erkrankung als *polymorphe Lichtdermatose^. Kälteeinflüsse, plötzliche Temperatur- und Luftdruckänderung könnten auch eine Rolle spielen.
Lok: Vor allem symmetrisch an den Ohrrändern, im Gesicht, Nacken, an Handrücken, Unterarmen und Unterschenkeln (lichtexponierte Regionen).
Klin: Schmerzlose sukkulente, rötlich-livide Erytheme und Papeln, papulovesikulöse und bullöse Veränderungen können auftreten. Juckreiz.
DD: *Erythema exsudativum multiforme, *Hydroa vacciniforma, *Porphyria cutanea tarda, Erfrierungen II. Grades
Ther: Abdeckung des Ohrbereiches, ggf. Kortikoidcremen.
Lit: Abeck D, Kuwert C et al. (1991) Frühlingsperniosis-Fallbeobachtung und Literaturübersicht. Z. Hautkr. 67 (1):49–51
Nakamura T, Imai S (1986) Jugendliche Frühlingseruption. Hautarzt 37:46–47

Frühlues
s. *Syphilis

Frühsommermeningoenzephalitis (FSME)
Def: Durch beim *Zeckenbiß übertragene Arboviren ausgelöste Meningitis bzw. Meningoenzephalitis.
Prophylaxe: Aktive Immunisierung mit FSME-Fertigspritze 3× im Abstand von 2 Wochen und einem Jahr (Immunität für 3 Jahre).

Frühreaktion
Def: Allergische Reaktion, die innerhalb von Minuten auftritt und 1–2 Stunden anhält. Durch die Freisetzung vasoaktiver und bronchospastischer Mediatoren aus Mastzellen und anderen Entzündungszellen.
s. a. Typ-I-Allergie^

Frühsyphilis
s. *Syphilis

Fruktose im Ejakulat
Syn: Initialfruktose
Def: Direkt testosteronabhängig in den Glandulae vesiculosae (Bläschendrüsen) gebildeter Ejakulatbestandteil,

der im Rahmen einer Fertilitätsuntersuchung beim Mann immer mitbestimmt werden sollte; der Normalwert im Nativejakulat liegt altersabhängig über 120 mg/dl.
Klin: Die Fruktosekonzentration im Nativejakulat ist erniedrigt bei Testosteronmangel (z. B. *postpuberale Leydigzellinsuffizienz^), bei hohen Verschlüssen der ableitenden Samenwege und bei partiell bzw. komplett *retrograder Ejakulation^ in die Blase.
s. a. Spermiogramm

FSH (Follikelstimulierendes Hormon)
Syn: Gonadotropin, HMG (humanes Menopausen-Gonadotropin)
Def: In der Adenohypophyse gebildetes Glycoproteinhormon, welches überwiegend die exkretorische Funktion der Gonaden steuert; so wird das Keimepithel beim Mann kontinuierlich (Spermiogenese in den Testes) und bei der Frau zyklisch stimuliert (Follikelreifung in den Ovarien); die Freisetzung erfolgt durch pulsatile Sekretion von GnRH (Gonadotropin-Releasing-Hormon) aus dem Hypothalamus und unterliegt einem endogenen Rückkopplungsmechanismus.
s. a. GnRH und LH/ICSH

FTA-Test, FTA-Abs-Test (Syphilis-Reaktionen)
Syn: Deacon-Falcone-Harris-test, Fluoreszenz-Treponema-Antikörper-Test.
Def: Nachweis von Treponemaspezischen Antikörpern mittels der *indirekten Immunfluoreszenz^.
s. a. Syphilisserologie

FTA-ABS-Test, 19S-IgM-FTA-ABS-Test
Def: Nachweis von säulenchromatographisch isolierten IgM-Antikörpern gegen Treponema pallidum mittels fluoreszeinmarkiertem antihumanem IgM. Reaktiv vom Ende der 2. Woche nach der Infektion. Falsch-reaktiv z. B. durch Autoantikörper der Klasse IgM. Hochspezifischer Test,
s. a. Syphilisserologie.

Fuchs-Syndrom
s. Erythema exsudativum multiforme

Fuchsinkörperchen
s. Russel-Körperchen

Fucosidosis
s. Fukosidose

Fünftagefieber
s. Febris quintana

Fünfte Krankheit
s. Erythema infectiosum

Füße, Syndrom der brennenden
s. Burning feet-Syndrom

Fütterungstuberkulose
s. Tuberkulose, Fütterungstuberkulose

Fukosidose
Syn: Fucosidosis, Pseudo-Hurler-Syndrom
Def: Sehr seltene, autosomal-rezessiv vererbte Speicherkrankheit durch Fehlen des lysosomalen Enzyms alpha-L-Fukosidase. 3 Typen werden unterschieden: Bei I steht die neurologische Symptomatik, bei II der Skelettbefall im Vordergrund. Nur Typ III zeigt kutane Beteiligung.
Man: Zwischen 1. und 3. Lebensjahr
Klin: Typ III zeigt dieselben Hautmanifestationen wie das *Angiokeratoma corporis diffusum (Fabry).
Diag: Nachweis des Enzymmangels in Zellkulturen von Fibroblasten und Lymphozyten.

Fungus
Def: Pilz, seltener auch Bezeichnung für breit aufsitzende, flache Geschwulst.

Fungus indiano
s. Myzetom

Funiculitis
s. Funikulitis

Funiculitis endemica
Def: Durch Superinfektion hervorgerufene, akute, rezidivierende Samenstrangentzündung.

Vork: V. a. Filarienlymphangitis der Samenstränge (*Filariosa).

Funikulitis
Syn: Funiculitis, Samenstrangentzündung
Def: Entzündung des Samenstrangs, meist durch Gonokokken (fortgeleitete Infektion).
Klin: Schmerzhafte Schwellung des Samenstranges, Fieber, gestörtes Allgemeinbefinden.
Ther: Antibiotika. Zusätzlich Glukokortikoide, *Gonorrhoe
Prog: Abheilung unter Ausbildung von Adhäsionen und Fibrosen.

Furchenhaare
Def: Elektronenmikroskopisch eine oder mehrere Furchen über die ganze Länge des Haares, nierenförmiger, ovaler oder dreieckiger Haarquerschnitt; *Haare, Syndrom der unkämmbaren Haare.

Furunkel
Syn: Staphylodermia follicularis et perifollicularis profunda, Staphylodermia follicularis profunda, Staphylodermia follicularis profunda necroticans
Def: Bakteriell induzierte, Korium und Subkutis erfassende, schmerzhafte abszedierende Entzündung eines Haarfollikels mit narbiger Abheilung.
Ätio: Meist Infektion mit Staphylococcus aureus, vor allem bei abwehrgeschwächten Patienten. Entwicklung aus einer *Follikulitis.
Lok: Bevorzugt Nacken, Gesäß, Oberschenkelinnenseite, äußerer Gehörgang, Oberlippe.
Klin: Zunächst kleine Pustel mit gelblichem Inhalt (*Follikulitis), daraus Entwicklung eines entzündlich geröteten Knotens mit Ödem der Umgebung (*Perifollikulitis) und verkrusteter Oberfläche. Druck- und Spontanschmerz. Nach einigen Tagen Fluktuation als Zeichen der Einschmelzung. Entleerung von Eiter, Abstoßen eines Gewebepfropfes mit sofortigem Nachlassen des Schmerzes. Der Defekt wird mit Granulationsgewebe aufgefüllt, nach Abheilen bleibt eine kleine eingezogene Narbe zurück.
Komp: Regionale Lymphangitis, Lymphadenitis; infektiöse Thrombose des Sinus cavernosus und thrombophlebitische Sepsis bei Nasen- und Oberlippenfurunkel.
Ther: Bettruhe, keine Manipulation.
Extern: Ichthyol pur; bei deutlicher Fluktuation des Abszesses vorsichtige Stichinzision und Drainage der Abszeßhöhle.
Intern: penicillinasefestes Penicillin

Furunkulose
Def: Rezidivierende bzw. kontinuierliche Ausbildung von *Furunkeln. Gleichzeitiges Vorkommen mehrerer Furunkel möglich.
Ätio: Häufig Abwehrschwäche, z. B. infolge von Stoffwechselkrankheiten, Diabetes mellitus, Magen-Darm--Störungen, chronischen Nephritiden, Erkrankungen des hämatopoetischen Systems.
Ther: *Furunkel, Behandlung der Grunderkrankung

Fusospirochätose
s. Angina Plaut-Vincenti
s. Stomatitis Plaut-Vincenti

Fußekzem, hyperkeratotisch-rhagadiformes
s. hyperkeratotisch-rhagadiformes Hand^- und Fußekzem

Fußekzem, tylotisches
s. hyperkeratotisch-rhagadiformes Hand^- und Fußekzem

Fußinfekt, gemischter
s. *gramnegativer Fußinfekt^

Fußinfekt, gramnegativer
Syn: Mazerativer Fußinfekt
Def: Durch gramnegative Keime (häufig Mischinfektionen) hervorgerufene, akute, exsudative Entzündung der Zehenzwischenräume.
Err: Gramnegative Bakterien, v. a. Pseudomonas aeruginosa. Häufig

auf eine Pilzinfektion aufgepropft (sogenannter gemischter Fußinfekt). *Hyperhidrose und okklusive Fußbekleidung wirken begünstigend.
Lok: Zehenzwischenräume, Ausbreitung auf den Vorfuß
Klin: Stark nässende, mazerierte, süßlich faulig riechende, erythematöse, evtl. krustig belegte Hautveränderungen.
Ther: Parenterale Gabe von Breitspektrumantibiotika (z. B. Ciprofloxacin 2×250–500 mg/die). Antiseptische oder adstringierende Bäder. Später Breitbandantimykotika (Creme) zur Vermeidung eines mykotischen Reinfekts.

Fußinfekt, mazerativer
s. gramnegativer Fußinfekt^

Fußmykose
s. Tinea pedum

Fußpilzerkrankung
s. Tinea pedum

Fußsohlenfaszienkontraktur
s. Plantarfibromatose

Fußsohlenwarze
s. Verruca plantaris

G

Gadnerbeiß
s. Trombidiose

Gänsehaut
s. Musculus arrector pilorum

Gale des épiciers
s. Krämerkrätze

Gallenmaske
s. Chloasma hepaticum

M. Galli-Galli
Def: Bisher nur selten beschriebene Genodermatose mit retikulärer Hyperpigmentierung der Beugen. Wahrscheinlich akantholytische Variante des *M. Dowling-Degos.
Klin:
- Fleckförmige, z. T. konfluierende Hyperpigmentierungen an Kinn, Hals, Nacken, Axillae.
- Disseminierte, linsengroße, erythematöse, pityriasiform schuppende Papeln an Hals, Stamm, proximalen Extremitäten.

Hist: Bild der adenoiden *Verruca seborrhoica: digitiform verlängerte Reteleisten, verdünnte Epidermis, Orthokeratose. Pleomorphie der Basalzellreihe. Fokale suprabasale *Akantholyse bis hin zu größerer Blasenbildung. Lymphohistiozytäres Infiltrat im oberen Korium.
DD: *Acanthosis nigricans, *Papillomatosis confluens et reticularis, *Pemphigus chronicus benignus familiaris, *transitorische akantholytische Dermatose.
Lit: Bardach H, Gebhart W, Luger T (1982) Genodermatose bei einem Brüderpaar: Morbus Dowling-Degos, Grover, Darier, Hailey-Hailey oder Galli-Galli?
Mittag H, Rupec M, Klingmüller G (1986) Der M. Galli-Galli – eine Entität? Akt. Dermatol 12:41–46

Gamaschenulkus
Def: Ausgedehntes, meist breitflächiges, den unteren Unterschenkeln in seiner gesamten Zirkumferenz umfassendes venöses Ulkus (*Ulcus cruris venosum).
Ätio: *Chronisch venöse Insuffizienz.
Ther: *Kompressionsverbände, *Sklerosierung, rheologische und antithrombotische Maßnahmen.

Gamasidiosis
Syn: Vogelmilben-Krätze
Def: Durch blutsaugende Hühner- und Vogelmilben hervorgerufene Hautveränderungen.
Err: Dermanyssus avium und gallinae aus der Familie der Gamasidae. Infektion bei der Arbeit an Vogelkäfigen, Hühnerstallungen oder ähnlichem. Der Mensch ist Fehlwirt.
Lok: Vor allem unbedeckte Hautareale
Klin: Flüchtige, makulöse bis kleinpapulöse, evtl. ekzematisierte, auch urtikarielle Hautveränderungen; heftiger Juckreiz. Milben meist nicht nachweisbar, da sie rasch wieder abwandern.
Ther: Lokaltherapie z. B. mit Hydrokortison-Lotio. Entfernung verseuchter Vogelnester und -käfige oder Sanierung mit Hilfe von Insektiziden.

Ganglion
Syn: Überbein, Synovialzyste
Def: Von Synovialepithel ausgekleidete, kugelige, pralle, die Haut vorwölbende zystenartige Ausweitung einer Gelenkkapsel oder Sehnenscheide mit gallertigem Inhalt.
Lok: Gelenknähe, insbesondere Knie- und Handgelenk; entlang von Sehnen.
Diag: Diaphanoskopie, Xeroradiographie, ggf. Kontrastmitteldarstellung
Ther: Ggf. chirurgisch

Ganglioneurom
Syn: Neuroma gangliocellulare, Ganglioneuroblastom, Gangliozytom
Def: An der Haut äußerst selten auftretendes, von sympathischen Nerven ausgehendes benignes *Neurom.
Man: V. a. frühe Kindheit, z. T. im Rahmen einer *Neurofibromatosis generalisata.
Lok: Am Rücken paravertebral, Halsbereich (vom Grenzstrang ausgehend).
Klin: Erbsen- bis kindskopfgroße, subkutan gelegene, prallelastische, asymptomatische Tumoren. Können solitär oder multipel auftreten.
Hist: Aus Ganglienzellen, marklosen Nervenfasern und Schwannzell-Zylindern bestehender Tumor.
Lit: Collins JP, Johnson WC, Burgoon CF (1972) Ganglioneuromas of skin. Arch Dermatol 105:256–258
Geffner RE, River NJ, Hassell CM (1986) Ganglioneuroma of the Skin. Arch Dermatol 122:377–378

Gangosa
Syn: Rhinopharyngitis mutilans
Def: Schwere Destruktionen und entstellende Narbenbildungen des Zentrofazialbereichs im Tertiärstadium der *Frambösie. Evtl. Palatumperforation und Mutilation von Nase und Oberlippe. Exostosen des Nasenbeins bis zur Beeinträchtigung des Sehens. Nasale Sprache durch mutilierende Rhinopharyngitis.
DD: *Syphilis III

Gangrän
Syn: Brand
Def: Vertrocknung oder bakterielle Zersetzung nekrotischen Gewebes. Vorkommen z. B. an Extremitätenakren bei arteriellen Embolien.
- Trockene Gangrän: Mumifikation, Vertrocknung und Schrumpfung des nekrotischen Gewebes mit resultierendem lederartigem, schwarzem Aussehen.
- Feuchte Gangrän: Zersetzung des nekrotischen Gewebes durch Fäulnisbakterien: Umwandlung in eine stinkende, faulige, zerfließende Masse.

Gangrän, diabetische
Def: *Gangrän bei diabetischer Mikro- und Makroangiopathie.
Lok: Fußrücken, Ferse, Zehen
Ther: Einstellung des Diabetes mellitus, Trockenhalten, Puder, Föhn, Antibiotika, Durchblutungsförderung, Rauchverbot.

Gangrän, infektiöse des Mundes
s. Noma

Gangrän, postoperative progressive
Syn: Progressive gangränöse Ulzeration der Bauchwand.
Def: Sehr selten nach operativen Eingriffen oder Traumata auftretende, großflächige, oberflächliche, meist im Abdominalbereich lokalisierte Nekrose unklarer Ursache.
Ätio: Evtl. bakterielle Mischinfektion.
Man: In jedem Lebensalter möglich, Androtropie. Meist aus voller Gesundheit.
Lok: Bevorzugt Abdominalbereich (z. B. von einer Appendektomie- oder Sektiowunde ausgehend).
Klin: 1–2 Wochen nach der Operation entzündliche Rötung, blasige Abhebung der Epidermis, von den Wundrändern ausgehend. Entstehung einer sich unaufhaltsam zentrifugal ausdehnenden oberflächlichen Nekrose, evtl. schließlich die gesamte Abdominalregion umfassend.
Temperaturerhöhung, Kreislaufinstabilität.
DD: *Nekrotisierende Fasziitis^, *Pyoderma gagraenosum
Ther: Interne Therapie mit Breitbandantibiotika, Kortikosteroiden (initial 80–100 mg Prednisolon/die).
Prog: Abheilung unter ausgedehnter Narbenbildung.
Lit: Hutchinson PE, Summerly R, Lawson LJ (1976) Postoperative progressive gangrene: a reminder. Br J Dermatol 94:89–95

Breitbart E, Jänner M (1979) Postoperative progressive Gangrän Cullen. Hautarzt 30:314–316

Gangraena acuta genitalium
Syn: Akute ulzeröse Genitalgangrän, Ulcus gangraenosum, Fourniersche Gangrän
Def: Fulminant verlaufende, nekrotisierende Entzündung des männlichen Genitale.
Ätio: Unklar, evtl. Infektion mit Streptokokken (Erysipelas gangraenosum genitalium, Erysipelas genitalium), fusiformen Bakterien, Spirochäten etc. Evtl. Sanarelli-Schwartzman-Phänomen. Als prädisponierende Faktoren werden vorangegangene Operation oder Trauma sowie Systemerkrankungen diskutiert.
Man: Vor allem Jugendliche und Kinder, meist aus voller Gesundheit.
Lok: Männliches (Skrotumgangrän), sehr selten weibliches Genitale.
Klin: Plötzlicher fieberhafter Beginn, akut einsetzende, sehr schmerzhafte Rötung und Schwellung. Blasenbildung mit serösem und hämorrhagischem Inhalt, Ausbildung einer sich rasch ausdehnenden Nekrose, Zerstörung der Penishaut, auch der Corpora cavernosa und der Skrotalhaut. Evtl. Freilegen der Hoden. Meist schwere Allgemeinkomplikationen bis hin zum septischen Schock.
Ther: Hochdosierte parenterale Therapie mit Breitbandantibiotika (z. B. Ampicillin, Penicillin G, Gentamycin kombiniert). Ggf. operativ: großzügige Nekrosenausschneidung und Drainage, vorübergehende Verlagerung der Hoden in eine subkutane Oberschenkeltasche. Nach Abheilung plastische Rekonstruktion.
Prog: Die Letalität beträgt 20–30%.
Lit: Sandor I (1976) Die Fourniersche Gangrän – Eine seltene Erkrankung. Z Hautkr 51:669–672
Graf H, Luger A, Pflüger H et al. (1983) Fournier-Gangrän: Eine seltene Komplikation bei multiplem Myelom. Hautarzt 34:289–291

Gangraena arteriosclerotica
Syn: Gangraena senilis
Def: Stadium IV der *chronischen arteriellen^ Verschlußkrankheit.

Gangraena congelationis
s. *Erfrierung

Gangraena emphysematosa
s. Gasödemerkrankung

Gangraena multiplex cachecticorum
s. Ecthyma gangraenosum

Gangraena nosocomialis
s. Noma

Gangraena senilis
s. Gangraena arteriosclerotica

Gardner-Diamond-Syndrom
s. schmerzhaftes Ekchymosen-Syndrom^

Gardner-Syndrom I
Syn: Weiner-Gardner-Syndrom, hereditäre Adenomatosis
Def: Autosomal-dominant vererbte mesenchymale Dysplasie mit *Fibromen, *Sebozystadenomen und primären *Osteomen der Haut vor allem im Kopfbereich, gelegentlich Atherome am Stamm.
Osteome im Skelettsystem vor allem am Unterkiefer, der Schädelkalotte, den Röhrenknochen, Rippen und Beckenknochen.
Intestinale Polyposis vor allem im Dickdarmbereich, vereinzelt Polypen im gesamten Dünndarmbereich.
In etwa 50% der Fälle maligne Entartung der Kolonpolypen.
DD: *Peutz-Jeghers-Syndrom, *Paget-Syndrom, *Jaffé-Lichtenstein-Syndrom
Lit: Török L et al. (1990) Gardner-Syndrom. Hautarzt 41:83–86
Rütten A, Wenzel P, Goos M (1990) Gardner-Syndrom mit pilomatrixomartigen Haarfollikelzysten. Hautarzt 41:326–328

Gardner-Syndrom II
s. Vaginitis ulcerosa

Gardnerella vaginalis-Infektion
s. *bakterielle Vaginose

Gargoylismus
Def: Charakteristisch mißgestalteter plumper Schädel mit entstelltem Gesicht: Breite Lippen, Sattelnase, Exophthalmus; großer Kopf, der an „Wasserspeier" gotischer Kathedralen erinnert.
s. a. Pfaundler-Hurler-Krankheit

Gasbrand
Syn: Grangraena emphysematosa, Gasödemerkrankung, Gasödem, Gasgangrän, malignes Ödem
Ätio: Infektion von Wunden mit umfangreichen Gewebszerreißungen und taschenreichen Weichteilverletzungen mit toxinbildenden Anaerobiern.
Err: Clostridium perfringens, auch Clostridium oedematiens, Clostridium septicum. Obligat anaerobe Sporenbildner.
Klin: Lokal: Schmerzhafte, ödematöse Wunde, blaugrüne bis bräunliche Hautfarbe, übelriechendes Wundsekret; spontan oder auf Druck Entweichung von Gas. Teils brüchige, teils zerfließende, gasenthaltende (Röntgen) Muskulatur.
Allgemein: Körperlicher Verfall: Intoxikation, Tachykardie, Hypotonie, Unruhe, Hämolyse, Anämie, Ikterus.
Ther: Operative Revision, breite Freilegung, Exzision nekrotischen Gewebes, Drainage. Hyperbare Oxygenation, Antibiotika hochdosiert, Intensivpflege, ggf. trivalentes Antitoxin (antiperfringens, -oedematiens und -septicum)
Prog: Mortalität 30–50%

Gasgangrän
s. Gasödemerkrankung

Gasödem
s. Gasödemerkrankung

Gasödemerkrankung
s. Gasbrand

Morbus Gaucher
Syn: Glukozerebrosidose, Zerebrosidlipoidose, Lipoidhistiozytose vom Kerasintyp
Def: Zu den *Sphingolipidosen gehörende, sehr seltene Cerebrosid-Speicherkrankheit infolge eines angeborenen Enzymdefekts. Wahrscheinlich autosomal-rezessiv vererbt.
Ätio: Fehlen der Glucocerebrosidase, dadurch zunehmende Anreicherung von Glucocerebrosiden. Werden in Makrophagen gespeichert; diese wandeln sich dadurch in die sog. Gaucher-Zellen um.
Klin: 3 Formen: 1. Chronisch-adulte Form ohne neurologische Symptomatik: Beteiligung von hämatopoetischem System und Knochen. 2. Akutmaligne Form mit neurologischer Symptomatik: Manifestation in den ersten Lebensjahren, progrediente neurologische Symptomatik.
3. Subakut-juvenile Form mit neurologischer Symptomatik: Wie 2., aber langsamerer Verlauf. Hauterscheinungen v. a. bei 1., evtl. auch bei 3.: Vor allem an belichteten Hautarealen auftretende, ocker-gelbbraune Pigmentierungen. An den Unterschenkeln retikuläres Verteilungsmuster, im Gesicht chloasmaartig. Ferner kleinfleckige oder streifige Pigmentierung mit scharfer Begrenzung unter den Fußknöcheln. Pigmentablagerung in den Konjunktiven.
Diag: Elektronenmikroskopischer Nachweis von Gaucher-Zellen im Knochenmark- oder Milzpunktat: Makrophagen mit charakteristischen netzartigen, fibrillären Geflechten im Zytoplasma. Saure Phosphtase erhöht.

Gefäßnaevi
Def: Angeborene oder sich später manifestierende, umschriebene oder disseminierte Gefäßfehlbildungen, z. B. *Naevus flammeus, *Naevus

anaemicus, *Angiokeratoma circumscriptum.

Geheimratsecken des Mannes
s. *Alopecia androgenetica

Gehörgangsekzem
s. Otitis externa

Gehörgangsfurunkel
Syn: Ohrfurunkel, Otitis externa acuta circumscripta
Def: Sehr schmerzhafter *Furunkel der Haarbälge im knorpeligen Teil des Gehörgangs. Meist einseitig.
Ätio: Falsche, ungeeignete Reinigung des Gehörgangs, Mazeration durch häufige Bäder.
Klin: Vorgewölbte, gerötete Haut, zentral eitriger Pfropf. Druck auf den Tragus und Zug an der Ohrmuschel sehr schmerzhaft.
Komp: Parotisbeteiligung, Perichondritis der Ohrmuschel, Meningitis.
Ther: Lokal: Wärme, hochprozentige Ichthyolsalbe. Intern: Schmerzmittel, Antibiotika.

Geigerknoten
Def: Sonderform der *Akne mechanica an der linken Halsseite bei Geigern und Bratschespielern.

Geldscheinhaut
Syn: Dollarscheinhaut
Def: An Geldscheine erinnerndes, durch unzählige feinste Gefäßerweiterungen gekennzeichnetes Hautbild.
Ätio: Chronische Lebererkrankungen
Lok: Gesicht, hinter den Ohren, Nacken, Brust- und Halsausschnitt, Streckseite der Arme.
Klin: Feine Gefäßerweiterungen, Aspekt von Papiergeld. Verschwinden der Gefäßzeichnung auf Glasspateldruck.

Gelenkxanthome
s. *Xanthoma tendinosum et articulare

Gemischte Bindegewebserkrankung
s. Mixed connective tissue disease

Gemmangiom (Orsós)
Syn: Gefäßsproßgeschwulst
Def: Sehr seltener, von pluripotenten Angioblasten ausgehender, typische Gefäßsprossen bildender Tumor unterschiedlicher Dignität.
Man: Meist mittleres Lebensalter
Lok: Bevorzugt Gesichtsbereich, Mund- und Nasenschleimhaut; jedoch am gesamten Integument möglich, außerdem in inneren Organen (z. B. Lunge, Ileum).
Klin: Solitärer, derb-elastischer, kutan oder subkutan gelegener, rötlich-livider oder hautfarbener Knoten. Meist benignes Verhalten mit langsamem Wachstum, jedoch auch lokale Infiltration und Destruktion der Umgebung möglich; sehr selten Metastasierung (teilweise wird die Existenz maligner Gemmangiome bestritten).
Hist: Zahlreiche, netzförmig angeordnete, solide, teilweise auch kanalisierte Kapillarsprossen aus monomorphen Angioblasten, an Granulationsgewebe erinnernd. Homogene, meist spärlich ausgebildete Grundsubstanz ohne Entzündungszellen.
DD: *Hämangiome, *Angiosarkome, *Glomustumor, *Granuloma teleangiectaticum, *Fibrosarkom, *Leiomyom, *malignes Melanom.
Lit: Orss F (1934) Gefäßsproßgeschwulst (Gemmangioma). Beitr Pathol Anat 93:121–139
Rudolph P-O (1982) Gemmangiom an der Fußsohle, ein malignes Melanom vortäuschend. Hautarzt 33:614–615
Wokalek H, Schurhammer-Fuhrmann C, Knipper H (1988) Das Gemmangiom. Hautarzt 39:298–301

Gemme
Def: Unüblicher Begriff für gruppiert stehende Papeln, die zentral abheilen und eine annuläre Figur bilden.

Generalized folded skin with underlying lipomatous naevus
s. Michelinreifen-Baby-Syndrom

Genitalatrophien
s. Kraurosis vulvae
s. Lichen sclerosus et atrophicus
s. Leukoplakia vulvae
s. senile Atrophie^ der Vulva

Genitalekzem
Def: Klinisch deskriptive Bezeichnung für chronisch entzündliche Prozesse im Genitalbereich unterschiedlicher Ätiologie.
Vork: Z. B. bei *atopischer Diathese als Minusvariante des *endogenen Ekzems^, *kontaktallergischem Ekzem^, *toxischem (Kontakt)-ekzem^, *Psoriasis vulgaris, selten chronischer Infekt durch Dermatophyten, Hefen oder Bakterien.

Genitalgangrän, akute ulzeröse
s. Gangraena acuta genitalium

Genital-Herpes
s. Herpes simplex Typ II
s. a. Herpes simplex recidivans

Genitalleiomyom
Def: *Leiomyom des Genitalbereichs (Skrotum, große Schamlippen, Perimamillarbereich).

Genitalpapeln, multiple bowenoide
s. bowenoide Papulose

Genitalpruritus
s. *Pruritus vulvae,
s. *Pruritus scroti

Genodermatologie
Def: Lehre von den Erbkrankheiten der Haut.

Génodermatose à erythèmes circinés variables
s. Bazex-Dupré-Reilhac-Syndrom

Genodermatose
Def: Hautkrankheit, die unter Mitwirkung eines Erbfaktors entsteht. Zu ihrer Manifestation bedarf es eines endogenen oder exogenen Reizes.

Genodermie
Def: Umstrittener Begriff für eine durch abnormes Keimplasma induzierte Hautveränderung.

Gentianaviolettnekrosen
Def: Nekrosen nach Anwendung toxisch wirksamer Gentianaviolettlösung.
Cave: Bei trophischen Störungen und unter Okklusion schon im therapeutischen Bereich.

Geotrichose
Def: Opportunistische Infektion mit Geotrichum candidum, bei der die Lungenbeteiligung meist im Vordergrund steht.
Ätio: Konsumierende Erkrankungen, Immundefekte
Err: Geotrichum candidum (Milchschimmel): fakultativ pathogene, weitverbreitete Hefe, die saprophytär im Intestinaltrakt und auf der Haut lebt.
Klin: Sehr variable Erscheinungsformen: Am häufigsten ist der bronchopulmonale Befall: Kavernenbildungen, diffuse peribronchitische oder tumoröse Infiltrate, Abszesse.
Hauterscheinungen: Bild der Interdigitalmykose, selten entzündliche Granulome an Extremitäten, Gesicht und Kapillitium.
Sehr selten Mundschleimhautbefall (Stomatitis).
Diag: Mikroskopischer und kultureller Pilznachweis aus Bronchialsekret und -schleimhaut bzw. von Abstrichen der Haut. Da der Pilz jedoch ubiquitär als Saprophyt vorhanden ist, kann die Diagnose nur durch histologische Erfassung des Erregers gesichert werden.
Ther: Nystatin lokal (an der Haut als Creme oder Salbe, pulmonal Versuch mit Aerosolen, Instillation) und oral zur Sanierung des Gastrointestinaltrakts. Versuch mit Imidazolantimykotika hochdosiert intern.
Komp: Sepsis

German measles
s. Röteln

Germinalzellaplasie
s. Sertoli-Zell-Syndrom

Germinom
s. Seminom

Gerontonychie
s. Altersnagel

Gerontoxon
s. Arcus senilis corneae

Gerstenkorn
s. Hordeolum

Gerstenkrätze
s. Getreidekrätze

Geschlechtskrankheit, vierte
s. Lymphogranuloma inguinale

Geschlechtskrankheiten
Def: *Meldepflichtige Erkrankungen, die im Gesetz zur Bekämpfung der Geschlechtskrankheiten aufgeführt sind und überwiegend beim Geschlechtsverkehr übertragen werden (*STD):
*Gonorrhoe
*Syphilis
*Lymphogranuloma inguinale
*Ulcus molle.

Geschwür
s. Ulcus

Gesichtserythem
Def: Rötung des Gesichts, insbesondere der Wangen, bei vorübergehender oder persistierender Gefäßerweiterung (s. a. Teleangiektasien).
Zahlreiche Ursachen möglich:
- *Acrodermatitis chronica atrophicans Herxheimer
- *Ataxia teleangiectatica (Louis-Bar-Syndrom)
- *Bloom-Syndrom
- *Dermatomyositis
- *Erythema e pudore
- *Erythema perstans faciei
- *erworbene vegetative Gesichtsmaske^
- *Karzinoidsyndrom
- *Teleangiectasia hereditaria haemorrhagica
- *Naevus teleangiectaticus
- *Phäochromozytom
- *Rosacea
- *Urticaria pigmentosa
- *familiäre Wangenteleangiektasien^

Gesichtsmaske, konstitutionelle (Typus rusticanus)
s. Erythema perstans faciei

Gesichtsspalte
Def: Hemmungsmißbildung mit ausbleibender oder unvollständiger Verschmelzung der Gesichtsfortsätze.
s. a. Meloschisis

Getreidekrätze
Syn: Gerstenkrätze, Acrodermatitis urticaroides
Def: Infektion mit *Milben bei Kontakt mit Getreide oder Stroh.
Err: Z. B. Pediculoides ventricosus
Lok: Vor allem an den unmittelbaren Kontaktstellen (Arme, Hals, Rücken).
Klin: Wenige Stunden nach Exposition: Heftiger Pruritus, Quaddelbildung, evtl. papulo-vesikulöse oder purpurische Umwandlung, Rückgang innerhalb von 14 Tagen.
Allgemeinerscheinungen wie Fieber, Tachykardie, Lymphknotenvergrößerung, Ödeme, Proteinurie, Eosinophilie, Asthma möglich.
Ther: Antihistaminika intern.
Kortikoidlotio extern.
Prophylaktisch Insektizide.

Gewebswassersucht
s. Ödem

Gewerbeakne
s. Berufsakne

Gezeitendermatitis
Def: Variante der *Windeldermatitis mit ausgeprägten Hautveränderungen, vor allem im Randbereich der Windel. Als Ursache wird der Reiz des raschen Wechsels zwischen Feuchtigkeit und anschließendem Trocknen im Randbereich der Windel angesehen.

Gianotti-Crosti-Syndrom
s. Acrodermatitis papulosa eruptiva infantilis

Giardiasis
s. Lambliasis

Gibertsche Krankheit
s. Pityriasis rosea

Gicht
Syn: Arthritis urica
Def: Klinische Manifestation einer primären oder sekundären Hyperurikämie in Form akuter und chronischer Arthritiden und Ablagerung von Harnsäuresalzen in der Haut als sogenannte Gichttophi.
Ätio: Primäre Gicht: Autosomaldominant erbliche Purinstoffwechselstörung.
Sekundäre Gicht: Vermehrte Harnsäurebildung bei hämolytischen Anämien, Leukämien, zytostatischer oder Strahlentherapie von Tumoren. Verminderte renale Harnsäureausscheidung bei Nierenerkrankungen, Ketoazidosen, Einnahme von Saluretika.
Man: Primäre Gicht: Hauptsächlich Männer im mittleren und höheren Lebensalter. Bei Frauen praktisch nie vor der Menopause. Häufig vergesellschaftet mit Adipositas, Diabetes, Fettstoffwechselstörungen.
Klin: Akuter Gichtanfall (häufig nach opulentem Mahl oder reichlichem Alkoholgenuß): Plötzlich einsetzende Monarthritis meist des Großzehengrundgelenks (Podagra), seltener des Sprung- oder Daumengrundgelenks mit starken Schmerzen, Rötung, Schwellung, Fieber und Schüttelfrost, allgemeinen Entzündungszeichen.
Chronisches Stadium: Chronische, progrediente, mutilierende Arthritis der peripheren Gelenke. An der Haut Auftreten sogenannter *Gichttophi.
Diag: Harnsäure i. S. erhöht ($>$ 6,4 mg/dl), charakteristische radiologische Veränderungen an den betroffenen Gelenken.
Ther: Diät: purinarme Kost, weitgehende Meidung von Alkohol, Normalisierung des Körpergewichts. Allopurinol 300–600 mg/die, evtl. Urikosurika. Akuter Gichtanfall: Indometacin 3×50 mg/die, Colchizin 1 mg stündlich über 4 Stunden, danach 0,5–1 mg alle 2 Stunden bis zum Nachlassen der Beschwerden. Maximale Tagesdosis 6 mg.
Komp: Interstitielle Nephritis, Nephrolithiasis.

Gichtknoten
s. Gichttophi

Gichttophi
Syn: Gichtknoten, Tophi uratici
Def: Bei chronischer *Gicht auftretende, multiple, gelbliche, zunächst weiche, später zunehmend derbe, meist schmerzlose Knötchen durch Ablagerung ausgefällter Harnsäuresalze in der Haut. Evtl. Entleerung krümeliger Konkremente durch die verdünnte, bedeckende Oberfläche.
Lok: Ohrmuscheln, Fingergelenke, Achillessehne, Schleimbeutel
DD: *Chondrodermatitis nodularis helicis, *Heberdensche Knoten, *Granuloma anulare, *Basaliom, *rheumatische Knötchen^
Ther: Exzision störender Tophi

Giesinger Beiß
s. Trombidiose

Giftefeu
s. *Rhusdermatitis

Gilbert-Syndrom
s. M. Behçet

M. Gilbert-Meulengracht
s. Icterus juvenilis Meulengracht

Gilchristsche Krankheit
s. nordamerikanische Blastomykose^

Gilford-Syndrom
s. Progeria infantilis

Gingivahyperplasie
s. Makrulie

Gingivitis
Def: Zahnfleischentzündung unterschiedlicher Genese.
Ätio: Erkrankungen der Zähne, Infektionen, traumatische Ursachen (zu heiße, scharf gewürzte Speisen), mangelnde Speichelsekretion u. a. Dermatologisch relevant sind insbe-

sondere Gingivitiden als Manifestation folgender Dermatosen:
- *Lichen ruber erosivus mucosae
- *vernarbendes Pemphigoid^ (Gingivitis desquamativa)

Klin: Geschwollenes, meist tiefrotes, leicht blutendes, berührungsempfindliches Zahnfleisch.

Gingivitis atrophicans
Def: Atrophisierende *Gingivitis mit blaßrosa Schleimhaut. Evtl. gleichzeitiger Verlust der Zungenpapillen.
s. a. Glossitis Möller-Hunter
Vork: Vitamin-B12-Mangel, Folsäuremangel, Parodontitis.

Gingivitis catarrhalis
Syn: Gingivitis simplex
Def: *Gingivitis mit Schwellung, Rötung, Vulnerabilität des Zahnfleisches.
Ätio: Mangelnde Kautätigkeit, Nikotinabusus, häufig über noch nicht durchgebrochenen Weisheitszähnen.

Gingivitis desquamativa
Def: *Gingivitis bei bullösen Schleimhauterkrankungen, insbesondere beim *vernarbenden Pemphigoid^.

Gingivitis gangraenescens
Def: Mit starkem Zahnstein einhergehende *Gingivitis.
Klin: Leicht geschwollenes, graugrünliches Zahnfleisch. In der Umgebung des Zahnfleisches nekrotischer, stinkender Zerfall der Zahnfleischpapillen.

Gingivitis granulomatosa
Def: Teilsymptom des *Melkersson-Rosenthal-Syndroms mit chronischer, granulomatöser Entzündung des Zahnfleisches.

Gingivitis hyperplastica
Syn: Gingivitis hypertrophicans
Def: Chronische Entzündung mit schwammiger, düsterroter Schwellung und Hyperplasie des Zahnfleisches.
s. a. Makrulie
Ätio:
- Diphenylhydantoin-Therapie
- *Fibromatosis gingivae hereditaria
- Hämatologische Erkrankungen: Monozytenleukämie, Myeloblastenleukämie
- *Pringle-Bournevillesche Phakomatose
- *Skorbut
- Speicherkrankheiten
- *Melkersson-Rosenthal-Syndrom

Ther: Kausal. Ggf. partielle Gingivektomie.

Gingivitis hypertrophicans
s. Gingivitis hyperplastica

Gingivitis marginalis
Def: Entzündung des freien Zahnfleischrandes bei verminderter Speichelsekretion.
s. a. Xerostomie

Gingivitis mercurialis
Def: Rot gequollenes, bläulich-ödematöses bis schmierig belegtes Zahnfleisch bei chronischer Quecksilberintoxikation (*Mercurosis). Beginn oft an Wurzelstümpfen oder defekten Zähnen.

Gingivitis simplex
s. Gingivitis catarrhalis

Gingivitis ulcerosa acuta
Def: *Gingivitis unklarer Genese mit mehr oder weniger tiefen Ulzerationen.
Ther: Antiseptika lokal, ggf. Analgetika oder Antibiotika.

Gingivostomatitis acuta
Def: Akute Entzündung der Mundschleimhaut und des Zahnfleisches.
Ätio: Vielfältige Ursachen: Mangelnde Hygiene, Intoxikationen (Alkohol, Nikotin, Quecksilber, Wismut, Blei), Kontaktallergien, Medikamente.
Klin: Diffuse Rötung und Schwellung der Mundschleimhaut, evtl. Erosionen und Ulzerationen.
Fakultativ weißgraue Beläge.
Schmerzen und Brennen.
Ther: Elimination der auslösenden Faktoren.

Lokal: Spülungen mit Kamillenextrakten, evtl. anästhesierende Lösungen vor dem Essen (Subcutin).
Prog: Nach Elimination der Noxe Abheilung, ansonsten Übergang in *Gingivostomatitis chronica.

Gingivostomatitis chronica
Def: Chronische Entzündung der Mundschleimhaut und der Gingiva. Entwicklung aus der *Gingivostomatitis acuta bei Weiterbestehen der Noxe.
Selten Kontaktallergie auf Prothesenmaterial, häufiger toxischer Substanzen.

Gingivostomatitis herpetica
Syn: Stomatitis aphthosa, Mundfäule, infektiöse Aphthen, Stomatitis maculo-fibrinosa
Def: Manifestation einer Primärinfektion mit dem *Herpes simplex Virus Typ 1 in Form einer akut auftretenden aphthösen Mundschleimhautentzündung.
Man: Fast ausschließlich Kleinkinder bis zum 5. Lebensjahr
Klin: Nach unspezifischen Prodromi akut auftretende, zahlreiche aphthöse Läsionen der Mundschleimhaut, bevorzugt im Vestibulum oris. Gingivitis mit entzündlich geröteter, geschwollener, leicht blutender Schleimhaut. Teilweise ausgeprägte Allgemeinsymptome: Abgeschlagenheit, Erbrechen, Fieber. Schmerzhafte Schwellung der regionären Lymphknoten.
DD: *Erythema exsudativum multiforme, *Hand-Fuß-Mund-Krankheit, *M. Behcet, *Diphtherie, *habituelle Aphthen˄
Ther: Intern: Virostatika (Acyclovir), ggf. Breitbandantibiotika zur Vermeidung von Sekundärinfektionen, nichtsteroidale Antiphlogistika, Immunstimulantien. Extern: Mundspülungen, verdünnte wäßrige Farbstofflösungen, Schmerzstillung (Subcutin-Lösung).
Prog: Günstig, meist Abheilung innerhalb 1 Woche.
Komp: Sekundäre bakterielle Infektion, Mitbeteiligung von Fingern, Oberlippe, Naseneingang (Weiterverimpfung des Virus durch Schmierinfektion). Selten Meningoenzphalitis herpetica, *Aphthoid Pospischill-Feyrter.

Glanders
s. Malleus

Glandulae praeputiales
s. Tyson-Drüsen

Glashände
Def: Seltene Erkrankung mit Ablagerung zahlreicher Glasnadeln unter der Haut bei Arbeitern, die Fluoreszenzlampen herstellen. Das Eindringen verläuft unbemerkt, bei einem Arbeiter fanden sich über 100 Nadeln. Die Nadeln persistieren über Jahre ohne Symptome am Ort des Eindringens.
Diag: Radiologische Darstellung abhängig vom Gehalt an Bleioxid.
Lit: Grzegorczyk L (1987) „Glashände“ – ein neues berufsbedingtes Syndrom. Dermatosen 35:62–64

Glanzhaut
Syn: Lioderma, Peau lisse
Def: Atrophisch glänzende, pergamentartige Haut infolge zentral oder peripher bedingter neurologischer Störungen; auch über syphilitischen Granulomen bei Syphilis connata (*syphilitische Glanzhaut˄).

Glanzhaut, syphilitische
Syn: Liodermia syphilitica
Def: Glatte, atrophische Haut über spezifischen Granulomen an Fußsohlen und Fersen bei *Syphilis connata.

Glanznagel
Syn: Poliernagel
Def: Durch häufiges Kratzen glattglänzend gescheuerte Nageloberfläche.
Vork: Erkrankugen, die mit heftigem chronischem Juckreiz einhergehen, insbesondere bei *endogenem Ekzem˄.

Glanzmann-Naegeli-Syndrom
s. Thrombasthenie

Glanzmann Thrombasthenie
s. Thrombasthenie

Glanzschicht
s. Stratum lucidum

Glasbläserschwiele
Def: *Leukoplakie an der Lippenschleimhaut durch chronische mechanische Irritation bei Glasbläsern.
s. a. Trompeterschwiele

Glasknochenkrankheit
Def: Volkstümliche Bezeichnung für die *Osteogenesis imperfecta.

Glatzenbildung
s. *Alopecia

Gleithoden
s. *Retentio testis

Gletscherbrand
Def: Volkstümliche Bezeichnung für *Herpes simplex labialis.

Gliedmaßeneinschnürung
s. Peromelie

Gliom, nasales
s. peripheres Gliom^

Gliom, peripheres
Syn: Nasengliom, nasales Gliom
Def: Kongenitales, im Nasenbereich lokalisiertes, heterotopes Gehirn- und Gliagewebe. Kein echter Tumor. Extrem selten.
Ätio: Frühembryonale Ausstülpung von Hirngewebe zwischen Os frontale und nasale oder im Bereich des Foramen caecum mit späterer Abtrennung vom Gehirn.
Klin: Intra- oder extranasal (Nasenwurzel) lokalisierter, rötlicher, scharf abgegrenzter, weicher Knoten.
Hist: Typisches Gliagewebe, seltener auch Nervenzellen und Ependymzellen.
Ther: Chirurgisch: vollständige Exstirpation; vorher Ausschluß einer Verbindung zum ZNS.
Lit: Schmoeckel C, Remberger K (1985) Das sogenannte Nasengliom. Hautarzt 36:360–361

Globozoospermie (partiell und total)
Syn: Rundkopfspermatozoen, Kugelkopfspermatozoen
Def: Seltener, genetisch bedingter Defekt des Spermatozoenkopfes, der zytologisch gekennzeichnet ist durch das Fehlen des Akrosoms. Bei totaler Globozoospermie besteht irreversible Infertilität.
Lit: Wolff HH, WB Schill, P Moritz (1976) Rundköpfige Spermatozoen: Ein seltener andrologischer Befund (Kugelkopfspermatozoen, Globozoospermie). Hautarzt 27:111–116

Glomangiom
s. Glomustumor

Glomangiomatose, generalisierte
s. multiple Glomustumoren^

Glomera cutanea
s. Hoyer-Grosser-Organe

Glomustumor
Syn: Glomangiom, Angiomyoneurom
Def: Gutartiger Gefäßtumor, der sich von den arteriovenösen Anastomosen ableitet.
Lok: Vor allem im Nagelbettbereich von Fingern und Zehen.
Klin: Meist isolierter, rundlicher, häufig kugelig protuberierender, roter oder bläulicher, wenige Millimeter bis zu 2 Zentimeter großer Tumor. Typischer lanzierend einschießender Kälte- und Berührungs-, selten auch Spontan- oder Wärmeschmerz. Häufig *Hyperhidrose in der Umgebung des Tumors.

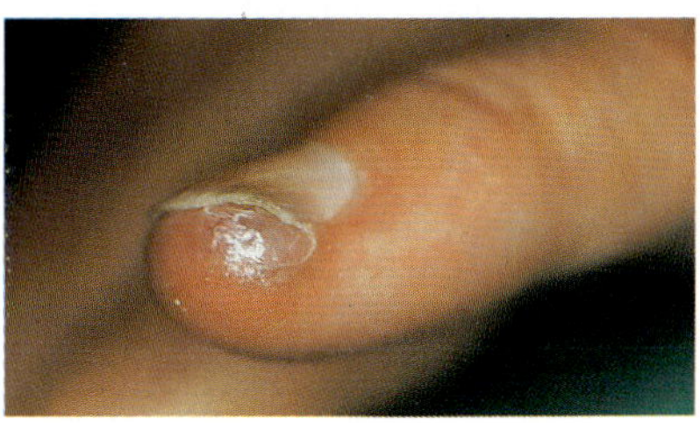

Glomustumor

Hist: Gefäßkonvolute mit die Endothelzellen umgebenden epitheloiden kubischen, hellen, sog. Glomuszellen.
DD: *Haemangiom, *malignes Melanom^, *Fibrom, *Leiomyom, *Blue-rubber-bleb-Naevus-Syndrom
Ther: Exzision

Glomustumoren, multiple
Syn: Generalisierte Glomangiomatose
Def: Wahrscheinlich autosomal-dominant vererbte, generalisiert, disseminiert oder segmental angeordnete, zahlreiche *Glomustumoren; auch an Schleimhäuten und inneren Organen vorkommend.
Klin: Erbs- bis bohnengroße, bläulich durch die Epidermis durchschimmernde Tumoren, meist ohne Schmerzsymptomatik.
Hist: *Glomustumor
DD: *Multiple kavernöse Hämangiome^, *Neurofibromatosis generalisata (Recklinghausen), *Leiomyome, *Blue-rubber-bleb-Naevus-Syndrom
Ther: Exzision bei funktionell oder kosmetisch störender Lokalisation.
Lit: Wolff HW, Korting HC, Vigl E (1981) Multiple Glomustumoren. Hautarzt 32:354–358

Glossitis
Def: Akute oder chronische, evtl. phlegmonöse oder gangränöse Entzündung der Zunge. Man unterscheidet:
- Glossitis profunda: Beteiligung der tieferen Zungenschichten, Mundschleimhaut, Gaumen und
- Glossitis superficialis: Entzündung der Zungenschleimhaut.

Ätio: Vor allem Infektionskrankheiten, Verletzungen (Zahnprothese).

Glossitis areata exsudativa
s. Exfoliatio areata linguae

Glossitis atrophicans
Def: Inkorrekte Bezeichnung für eine Atrophie der Zunge.
Vork: Bei *Pellagra, *Sprue, *Zöliakie, Anämie
Klin: Glatte, hochrote Zungenoberfläche.
DD: *Lackzunge, *Glossitis Möller-Hunter

Glossitis dissecans
s. Lingua plicata

Glossitis exfoliativa marginata
s. Exfoliatio areata linguae

Glossitis geographica
s. Exfoliatio areata linguae

Glossitis granulomatosa
Def: Teilsymptom des *Melkersson-Rosenthal-Syndroms mit chronischer granulomatöser Entzündung der Zunge.

Glossitis gummosa
Def: Spezifische Granulome der Zunge (*Gummen) bei der *Syphilis III.
s. a. Zungensyphilis
Klin:
- Glossitis gummosa circumscripta profunda:
  Die Zungenoberfläche vorwölbende, von der Muskulatur ausgehende Gummen, Neigung zur Ulzeration mit Ausbildung tief eingezogener Narben.
- Glossitis gummosa circumscripta superficialis:
  Kleine Knoten am Zungenrücken, Erweichung mit Ausbildung solitärer oder multipler, schmerzloser Geschwüre,
  Abheilung unter Hinterlassung eingezogener Narben.
- Glossitis gummosa diffusa profunda:
  Glatte, scharf begrenzte, später evtl. höckerige Herde. Die gesamte Zunge ist derb, evtl. knotig (Gummen). Später narbige Schrumpfung mit Furchenbildung.
- Glossitis gummosa diffusa superficialis:
  Glatte oder grau- bis braunrote Stellen der Zungenoberfläche mit darunter liegenden, schwielenartigen Verhärtungen.

Ausbildung narbiger Schrumpfungen.

Glossitis, Huntersche
s. Glossitis Möller-Hunter

Glossitis interstitialis profunda
Def: Diffuse, interstitielle, granulomatöse Entzündung der tieferen Schichten des Zungenkörpers bei der *Syphilis III. s. a. Zungensyphilis
Klin: Schwellung, später Schrumpfung mit tastbarer, massiver Sklerosierung der Zunge und sichtbaren tiefen Falten an der Zungenoberfläche.
DD: *Glossitis granulomatosa, *Lingua plicata, Zungenkarzinom
Prog: Atrophie, *Leukoplakie, nicht selten Karzinomentwicklung.

Glossitis interstitialis superficialis
Def: Diffuse, interstitielle, granulomatöse Entzündung der Schleimhautanteile des Zungenrückens mit Ausbildung einer Atrophie im Rahmen der *Syphilis III.
Klin: Oberflächliche Schrumpfung und Sklerosierung des Zungenrückens, Zerstörung der Papillen. Häufig *Leukoplakien.

Glossitis mediana rhombica
s. Glossitis rhombica mediana

Glossitis Möller-Hunter
Syn: Huntersche Glossitis
Def: Atrophisierende Entzündung der Zungenschleimhaut mit Verlust der Papillen.
Ätio: Vitamin B12-Mangel (*Beri-Beri), Folsäuremangel (*Avitaminose), Lebererkrankungen
Klin: Zungenbrennen; atrophische, hochrote, spiegelglatte Zungenoberfläche mit Verlust der Papillen; fehlender Zungenbelag. Auftreten weißer Anämisierungsareale (Arndt-Zeichen) beim Herausstrecken der Zunge.
Hist: Atrophie der Zungenpapillen
Ther: Behandlung der Grunderkrankung

Glossitis papulosa acuta (Michelson)
Def: Aufschießen weißlicher Papeln mit hyperämischem Hof am Zungenrücken nach Autoinokulation des mit Kuhpockenvakzine Geimpften. Spontane Abheilung.

Glossitis parenchymatosa
Def: Glossitis des submukösen Zungengewebes.

Glossitis parenchymatosa anthracica
Def: Milzbrandkarbunkel (*Anthrax) im Zungenbereich.

Glossitis
Def: *Phlegmone der Zunge mit heftigen Schmerzen beim Sprechen und Schlucken.
Komp: Ausdehnung auf Mundboden und Hals.

Glossitis profunda
s. *Glossitis

Glossitis rhombica mediana
Syn: Glossitis mediana rhombica, median rhomboid glossitis, „Lingua Brocq-Pautrier"
Def: Harmlose Entwicklungsanomalie der Zunge mit umschriebener papillenfreier Zone in der Mitte des Zungenrückens.
Ätio: Unklar, am ehesten mangelhafte Rückbildung des Tuberculum impar; aber auch angiomatöse Hemmungsmißbildung, Infektion mit Candida albicans wird diskutiert.
Man: Nach der Pubertät, meist im 2. oder 3. Lebensjahrzehnt. Bei Kindern extrem selten. Gynäkotropie
Klin: Ovaler oder rhombenförmiger, glatter, hellroter, scharf begrenzter Schleimhautbezirk mit papillenfreier Oberfläche im mittleren Drittel des Zungenrückens (stets vor dem Sulcus terminalis), zentral gelegen. Meist asymptomatisch. Mögliche Sekundärveränderungen: Kleine leukoplakische Einsprengungen.
Hist: Epithelhyperplasie, Papillenatrophie

DD: Unspezifische chronische Entzündung, *fixes toxisches Arzneimittelexanthem^, Zungenkarzinom, *Candidose
Ther: Keine Therapie erforderlich
Lit: Ullmann W, Hoffmann M (1981) Glossitis rhombica mediana. Hautarzt 32:571–574

Glossitis superficialis
s. *Glossitis

Glossitis ulcerosa
Def: *Glossitis mit Geschwürbildung.

Glossodynia simplex
Def: Zungenbrennen und Zungenschmerzen unterschiedlicher Genese, häufig ohne objektiven pathologischen Befund.
Ätio: Meist psychische Ursachen, z. B. im Rahmen einer larvierten Depression, Involutionsdepression bei Karzinophobie. Begleitsymptom bei: *Exfoliatio areata linguae, *Lingua plicata, *Lichen ruber mucosae, Kontaktekzemen, Kiefergelenksyndrom, Vitamin-B12-Mangel und Folsäuremangel (*Glossitis Möller-Hunter), Eisenmangelanämie, *Plummer-Vinson-Syndrom, *Ariboflavinose, *Sjögren-Syndrom.
Man: Vor allem Frauen im und nach dem Klimakterium.
Klin: Zungenbrennen, Zungenschmerzen ohne klinischen Befund, gelegentlich geringe entzündliche Rötung der Zunge.
Ther: Behandlung zugrundeliegender organischer Ursachen.
Extern: Milde Spülungen (Kamillenextrakte), anästhesierende Lösungen vor dem Essen, B-Vitamine, Anästhetikum intralingual, ggf. Psychotherapie.

Glossodynie
Syn: Zungenschmerz, *Glossodynia simplex

Glossopyrosis
Syn: Zungenbrennen, *Glossodynia simplex

Glossy skin and fingers
Def: Hautatrophie nach peripherer Nervenverletzung.
Klin: Rosarote bis zyanotische, papierförmig verdünnte, trockene Haut mit Neigung zu Hyperkeratosen, mechanischer Blasenbildung, *Hyperhidrosis. Störung des Nagelwachstums (Rillennägel).

Glukagonomsyndrom
s. *Erythema necroticans migrans

Glukokortikoidnebenwirkungen
s. Kortikoidnebenwirkungen

Glukokortikosteroid-Lipodystrophie
s. lokalisierte Lipoatrophie^ nach Glukokortikosteroid-Injektion

Glukozerebrosidose
s. M. Gaucher

Glutaeochalasis
s. *Marasmus

Gnatophym
Def: Polsterartige Schwellungen mit Talgdrüsenhypertrophie an der Kinnspitze im Rahmen einer *Rosazea, entsprechend dem *Rhinophym.

Gneis
Def: Fettige, gelbliche, gefelderte Schuppen im Bereich des behaarten Kopfes beim *seborrhoischen Ekzem^ des Säuglings.

GnRH (Gonadotropin-Releasing-Hormone)
Syn: FSH-RH, LH/ICSH-RH
Def: Im Hypothalamus gebildete Dekapeptidhormone, welche pulsatil die endogene Freisetzung von Gonadotropinen (FSH und LH/ICSH) aus der Adenohypophyse beim Mann und bei der Frau steuern; die Ausschüttung der GnRH wiederum wird durch mehrere Neurotransmitter aus neurosekretorischen Zellen bewirkt.
s. a. FSH und LH/ICSH

Gold-Ausschlag
s. Gold-Dermatitis

Gold-Dermatitis
Syn: Gold-Ausschlag
Def: Nebenwirkung der Goldtherapie (Chrysotherapie) bei *primär chronischer Polyarthritis^ oder anderen Erkrankungen als unspezifische Dermatitis. Inzidenz bis zu 53% der mit Gold behandelten Patienten.
Klin: Meist makulopapulöse, nicht klassifizierbare Exantheme, auch *Lichen-ruber-planus – oder *Pityriasis-rosea-artige Eruptionen. Seltener *Erythema nodosum, exfoliative Dermatitis, urtikarielles Exanthem. Außerdem *Pruritus, Cheilitis, Metallgeschmack.
Ther: Absetzen des Goldes, ggf. Kortikoide.
Lit: Penneys NS (1974) Gold dermatitis, a clinical and histopathological study. Arch Dermatol 109:372 Bogg AS (1958) Skin complications of gold treatmenr. Acta Rheum. Scand. 4:86–97
Gibbons RB (1979) Complications of chrysotherapy. Arch Intern Med 139:343–346
Lasarowa AZ, Tsankov NK, Stoimenov AP (1992) Lichenoide Eruptionen nach Goldtherapie. Hautarzt 43: 514–516

Goldenhar-Syndrom
Syn: Okulo-aurikulo-vertebrale Dysplasie
Def: Kombination von *Aurikularanhängen, *kongenitalen Ohrfisteln^, Ohrmuschelmißbildungen, halbseitigen Gesichtsdyplasien, epibulbären Dermoidzysten, subkonjunktivalen Lipomen.

Goldscheidersche Krankheit
s. Epidermolysis bullosa hereditaria simplex (Köbner)

Goltz-Gorlin-Syndrom
Syn: Fokale dermale Hypoplasie, FDH-Syndrom, kongenitale ektodermale und mesodermale Dysplasie, osteo-oculo-dermale Dysplasie, systematisierte naeviforme Atrophodermie, Hypoplasia cutis congenita, kongenitale Teleangiektasien mit Dysostose, Goltz-Peterson-Gorlin-Ravits-Syndrom, Jessner-Cole-Syndrom, Liebermann-Cole-Syndrom
Def: Kongenitales Syndrom: Kombination von Fehlbildungen der Haut und Hautanhangsgebilde mit Mißbildungen des Skelettsystems, der Augen, Zähne, Ohren und der inneren Organe.
Ätio: Wahrscheinlich x-chromosomal dominanter Erbgang mit Letalität für das hemizygote männliche Geschlecht. Die meisten Fälle treten sporadisch auf (Spontanmutationen), familiäres Vorkommen ist selten.
Man: Ab Geburt oder kurz danach, fast ausschließlich beim weiblichen Geschlecht.
Klin: Immer Hautbeteiligung: Linsengroße, zu größeren Arealen konfluierende umschriebene Atrophien der Haut. Dermale Hypoplasie mit hernienartiger Vorwölbung des Fettgewebes. Poikilodermatische Hautveränderungen, Narben. Papillome der Lippen, Mundschleimhaut, Genitoanalschleimhaut. Schütteres Kopfhaar, Herde narbiger Alopezie, Onychodystrophie, Störungen der Schweißsekretion.
Skelettbeteiligung (90% d. F.):
Syn- und Polydaktylien, Hypo- und Aplasien von Fingern und Zehen, Kyphose, Skoliose, Spina bifida, Wirbelanomalien, Fehlbildungen der Claviculae und Rippen, Längsstreifung der Metaphysen langer Röhrenknochen (Osteopathia striata), Schädelanomalien.
Zahnanomalien bei ca. 50% d. F.
Augenbeteiligung bei ca. 50% d. F.: Iriskolobome, Mikrophthalmie, Anophthalmie, Strabismus, Nystagmus, Aniridie.
Selten Befall anderer Organe: Kardiale und renale Fehlbildungen, Ohrmuschelfehlbildungen, Leitungsschwerhörigkeit, geistige Retardierung

Hist: Hypoplasie des Koriums, Rarefizierung der elastischen Fasern und Kollagenfasern, Kapillarproliferation. Das subkutane Fettgewebe kann bis an die Basalmembran der Epidermis heranreichen.
DD: *Naevus lipomatodes cutaneus superficialis, *Incontinentia pigmenti, Typ Bloch-Sulzberger, *Rothmund-Syndrom, *Aplasia cutis congenita
Lit: Reber T, Wolters T, Goos M (1987) Goltz-Gorlin-Syndrom bei einem Mann. Hautarzt 38:218–223
Hall EH, Terezhalmy GT (1983) Focal dermal hypoplasia syndrome. J Am Acad Dermatol 9:443–451

Goltz-Peterson-Gorlin-Ravits-Syndrom
s. Goltz-Gorlin-Syndrom

Gonadendysgenesie
Def: Fehlen funktionstüchtiger Keimzellen. Chromosomenaberration (XO) mit weiblichem Phänotyp, intersexuellem Genotyp und männlichem Kerngeschlecht (chromatinnegativ).
Klin: Man unterscheidet:
Die reine Gonadendysgenesie: *Swyer-Syndrom, die Gonadendysgenesie mit Minderwuchs: *Rössle-Syndrom,
die Gonadendysgenesie mit Mißbildungen: *Bonnevie-Ullrich-Syndrom und die Gonadendysgenesie mit Minderwuchs und Mißbildungen: *Turner-Syndrom.
s. a. Klinefelter-Syndrom

Gonadendysgenesie, isolierte
s. Swyer-Syndrom

Gonadotropine
s. *FSH, *ICSH/LH

Gonoblenorrhoe
Def: *Gonorrhoe des Auges.
s. a. Blenorrhoe
Ätio: Meist Infektion mit gonokokkenhaltigen Sekreten während der Passage des Geburtskanals. Selten Infektion durch mangelnde Hygiene bei Erwachsenen. Infektionsgefahr für Ärzte bei vaginaler Untersuchung von Patientinnen.
Man: Vor allem Neugeborene
Klin: Eitrige Konjunktivitis mit möglicher Keratitis. Lidödeme. Öffnung der Lider wird schmerzbedingt unmöglich. Heraussträufeln gelbgrünrahmigen Eiters, große Kornealulzera, evtl. Perforationen.
Ther: Antibiotika systemisch (*Gonorrhoe) und lokal Prophylaxe: Heute Einträufeln antibiotischer Augentropfen nach der Geburt, früher *Credé-Prophylaxe.
Prog: Gefahr der Erblindung

Gonokokken
s. Neisseria gonorrhoeae

Gonokokken-Sepsis
Def: Ausschwemmung von Gonokokken in die Blutbahn. Ausgangspunkte sind meist Komplikationen der *Gonorrhoe (Adnexitis).
s. a. Endocarditis gonorrhoica

Gonorrhoe
Syn: Tripper, Morbus Neisser
Def: *Meldepflichtige *Geschlechtskrankheit durch Gonokokken, meist als Urethritis gonorrhoica oder Zervizitis. Asymptomatische Verläufe bei Mann und Frau möglich. Durch aufsteigende Entzündungen oder hämatogene Streuungen kann es zu Komplikationen kommen.
Ätio: Übertragung durch Geschlechtsverkehr, selten Schmierinfektion.
Err: *Neisseria gonorrhoae
Klin: Inkubationszeit: 2–7 Tage, meist 3 Tage.
- 1. Beim Mann: Infektion der Pars anterior der Harnröhre (Urethritis gonorrhoica anterior acuta et chronica). Brennen bei der Harnentleerung, Rötung des Meatus der Harnröhre, gelbgrünlicher, rahmiger, eitriger Fluor, Entwicklung einer *Balanitis, evtl. *Paraphimose möglich.
  Komp: Nachfolgende Infektion der Pars posterior der Harnröhre (Urethritis gonorrhoica posterior, Zweigläserprobe), Prostatitis, Vesiculitis,

Funikulitis, Epididymitis, Spermatozystis, Cowperitis, Cavernitis, analer Befall.
- 2. Bei der Frau: Urethritis gonorrhoica acuta mit serösem eitrigem Fluor, Brennen und Schmerzen bei der Harnentleerung. Evtl. Trigonum-Zystitis. Entwicklung einer Urethritis gonorrhoica chronica. Irritation der Schleimhäute im Bereich der kleinen und großen Labien: Rötung, Schwellung, Impetiginisation, Erosionen, oberflächliche Ulzerationen.
  s. a. Cervicitis gonorrhoica, Bartholinitis
  Komp: Endometritis gonorrhoica, Salpingitis, Perioophoritis, Oophoritis, Peritonitis gonorrhoica, Adnexitis gonorrhoica, Perihepatitis, Rektalgonorrhoe, Vulvovaginitis gonorrhoica adultorum.
- 3. Beim Mädchen: *Vulvovaginitis gonorrhoica infantum

Diag: Mikroskopischer Nachweis: Intraleukozytäre Gonokokken (Methylenblau- und Gramfärbung). Kultureller Nachweis.
Serologie: GO-Komplementbindungsreaktion bei metastatischen Entzündungen (Arthritis gonorrhoica).
Cave: Sicherheitshalber *Syphilisserologie vor Behandlung und 6 Wochen später.
Ther: Weltweit Zunahme der plasmidgetragenen Penizillinresistenz (in Deutschland 5%) und der chromosomalen Tetracyclinresistenz.
1. Unkomplizierte Gonorrhoe: Spectinomycin (Stanilo) *One shot-Therapie: Männer: 2 g i. m., Frauen 4 mg.
Alternativ: Ceftriaxon (eimalig 0,25 g i. m.), oder eimalig oral Cefixim (400 mg), Ciprofloxacin (500 mg), Enoxacin (400 mg), Ofloxacin (400 mg)
2. Komplizierte Gonorrhoe: Meist stationäre Behandlung notwendig. Ceftriaxon (1,0–2,0 g/die), andere Cephalosporine der 3. Generation, Erythromycin (4 × 500 mg/die) oder Chinolone (Dosis wie unter 1.) für mindestens 7 Tage, je nach Klinik länger.
Cave: Mitbehandlung des Sexualpartners oder wiederholte Kontrolle!
Lit: Dt. Gesellschaft zur Bekämpfung der Geschlechtskrankheiten (1992) Richtlinien 1992 zur Diagnostik und Therapie von sexuell übertragbaren Krankheiten.
Krempl-Lamprecht L, Vogt HJ (1989) Gonokokkenerkrankungen heute – ein Rückblick auf die diagnostische und therapeutische Entwicklung der letzten Jahre. Z. Hautkr. 64:439–443

Gonorrhoe, Arthritis
Def: Häufigste Fernkomplikation der *Gonorrhoe, meist in Form einer *Monarthritis gonorrhoica.

Gonorrhoe des Auges
s. Gonoblenorrhoe

Gonorrhoe, Balanitis
s. *Gonorrhoe

Gonorrhoe, Bubonen
s. *Bubonen

Gonorrhoe, chronische
Def: Rückbildung der akuten Entzündungssymptomatik 3 bis 6 Wochen nach Manifestation einer *Gonorrhoe. Gonokokkennester verbleiben symptomlos in Harnröhre und benachbarten Drüsen. Infektionsquelle!

Gonorrhoe, Endocarditis gonorrhoica
Def: Befall der Herzklappen mit Gonokokken bei der *Gonokokkensepsis.

Gonorrhoe, Monarthritis
s. Monarthritis gonorrhoica

Gonorrhoe, Oropharyngeale Gonorrhoe
Def: *Gonorrhoe durch Infektion der Rachenschleimhäute und der Tonsillen mit *Neisseria gonorrhoeae.
Ätio: Orogenitale Kontakte
Klin: Oft asymptomatisch, auch Rötung, Schwellung, Schluckbeschwerden.
Diag: Abstrich, Keimdifferenzierung
Ther: *Gonorrhoe

Gonorrhoe, Perihepatitis gonorrhoica
s. Perihepatitis gonorrhoica

Gonorrhoe, Peritonitis
s. Peritonitis gonorrhoica

Gonorrhoe, Prostatitis
s. Prostatitis gonorrhoica

Gonorrhoe, rektale
Def: Man unterscheidet:
- Primäre Rektalgonorrhoe: Primäre Infektion des Rektums, z. B. nach Analverkehr.
- Sekundäre Rektalgonorrhoe: Exogene Übertragung bei primärer Genitalgonorrhoe, bei Frauen.

Klin: Leicht entzündlich geröteter Anus, ggf. Juckreiz, Ausfluß möglich. Proktoskopisch gerötete, geschwollene, eitrige Schleimhaut.
Ther: *Gonorrhoe

Gonorrhoe der Samenblasen
s. Vesiculitis gonorrhoica

Gonorrhoe, Tonsillitis und Pharyngitis
Def: *Gonorrhoe des Pharynx und der Tonsillen bei oralgenitalen Sexualpraktiken.
Klin: Muköse Sekretion der Mundschleimhaut, Heiserkeit, Schluckbeschwerden, fauler, sulziger Geschmack.

Gonorrhoe, Tysonitis
Def: *Gonorrhoe der Talgdrüsen am äußeren Vorhautblatt.
Klin: Erbsgroße, hochentzündliche Geschwülste, Perforation, Entleerung von gonokokkenhaltigem Eiter.

Gonorrhoe, Ulcera gonorrhoica
Def: Uncharakteristische Ulzerationen bei der *Gonorrhoe.
Lok: Vor allem Glans penis, Penishaut beim Mann, in der Nähe der Urethra, der Ausführungsgänge der *Bartholinischen Drüsen bei der Frau.
Diag: Abstrich und Kultur

Gopalan-Syndrom
s. Burning feet-Syndrom

Gorlin-Chaudhry-Moss-Syndrom
Def: Wahrscheinlich vererbte Form der kraniofazialen Dysostosis mit vorspringendem Hirnschädel, tiefliegenden Augen, Blepharophimose, antimongoloider Lidachse, gekerbten Oberlidern, fliehendem Kinn, ektropionierter Unterlippe, tiefem Stirn- und Nackenhaaransatz, allgemeiner Hypertrichose, Hypo-, teilweise Mikrodontie, Augen- und Gehöranomalien, hypoplastischen große Labien.

Gorlin-Goltz-Syndrom
s. Basalzellnaevus-Syndrom

Gotischer Gaumen
Def: Hoher Gaumen, z. B. bei *Syphilis connata.

Gottron, Retikulosarkomatose
Def: Die Eigenständigkeit des Krankheitsbildes wird heute bezweifelt. Wahrscheinlich handelt es sich um ein disseminiert auftretendes *Lymphom der Haut von hohem Malignitätsgrad.

Gottron-Syndrom I
s. Acrogeria Gottron

Gottron-Syndrom II
s. Erythrokeratodermia progressiva symmetrica Gottron

Gougerot-Blum-Syndrom
s. Dermatite lichénoide purpurique et pigmentée

Gougerot-Carteaud-Syndrom
s. Papillomatosis confluens et reticularis

Gougerot-Dermatitis
s. Dermatite lichénoide purpurique et pigmentée

Gougerot-Hailey-Haileysche Krankheit
s. Pemphigus chronicus benignus familiaris

Gougerot Krankheit
s. Purpura rheumatica

Gougerot, maladie tri-(penta-) symptomatique
s. Purpura rheumatica

Gougerot-Syndrom
s. Purpura rheumatica

Gougerotsches Trisymptom
s. Purpura rheumatica

Goundou
Syn: Gundu
Def: Meist vom Nasenbein und Stirnbeinfortsatz des Oberkiefers ausgehende hypertrophische Ostitis und ossifizierende Periostitis, Beteiligung des Unter- und Oberkiefers möglich.
Ätio: Endokrine und metabolische Störungen. Meist im Rahmen einer *Frambösie.

Gowers, Morbus
s. Panatrophia localisata

Graft-versus-host-reaction (GVHR)
Def: Durch die Übertragung allogener immunkompetenter Spender T-Lymphozyten ausgelöste Erkrankung.
Ätio: Durch die Übertragung allogener immunkompetenter Lymphozyten z. B. bei Knochenmarktransplantation kommt es zur spezifischen immunologischen Reaktion der Lymphozyten gegen das Körpergewebe des Empfängers. Zielzellen sind insbesondere die Haut, die Leber und der Gastrointestinaltrakt.
Klin: Hautrötung, abdominelle Schmerzen, Diarrhoe und Störung der Leberfunktion.

Graft-versus-host reaction, chronische
Def: Nach 3–15 Monate nach Transplantation auftretende Reaktion aufgrund der Übertragung allogener immunkompetenter T-Lymphozyten.
Ätio: *Graft-versus-host-reaction
Klin: Klinische Manifestation kann leicht- bis schwergradig ausgeprägt sein. Es sind meist Hautläsionen, Keratokonjunktivitis, buccale Mucositis, Ösophagus- und Vaginalstrikturen, Darmbefall, chronische Lebererkrankung, allgemeiner körperlicher Verfall und pulmonale Insuffizienz.
Ther: Prednisolon (100 mg/die), Azathioprin (100 mg/die), Cyclosporin A (5 mg/kg/die).

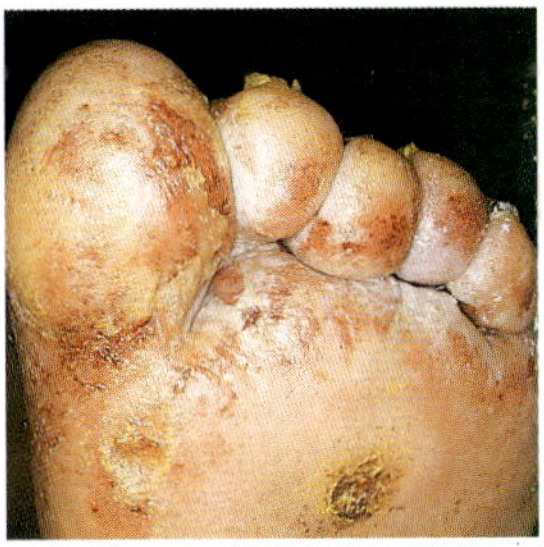

Gramnegativer Fußinfekt

Graham-Little-Syndrom
s. Lassueur-Graham-Little-Syndrom

Granularzellmyoblastom
s. Granularzelltumor

Granularzelltumor
Syn: Myoblastenmyom, granuläres Neurom, Granularzellmyoblastom, Abrikossoff-Tumor, Myeloblastenmyom, Schaumzelltumor u. a.
Def: Meist benigner Tumor, der sich histogenetisch von der Neuralleiste herleitet und morphologisch eine enge Beziehung zu peripheren Nerven zeigt.
Man: Selten ab Geburt, bei Kindern und Jugendlichen
Lok: Am gesamten Integument möglich, gehäuft im Bereich der Mundschleimhaut und Zungenmuskulatur, auch an inneren Organen möglich.
Klin: Solitär, erbsgroßer, derber hautfarbener oder rot-gelblicher Tumor, auch multiples Vorkommen bekannt, gelegentlich oberflächliche *Leukoplakien.
Hist: Im mittleren bis tiefen Korium, z. T. mit Übergreifen auf das subkutane Fettgewebe, nestartig aggregierte, dicht gelegene, ovale bis polygonale, aufgetriebene Zellen mit eosinophilen Granula im Zytoplasma.
DD: *Fibrom, *Keloid, *Histiozytom, *Xanthom
Ther: Exzision
Prog: Günstig, sehr selten maligne Entartung. Bei multiplem Befall klinische Kontrolluntersuchungen.

Lit: Bergner T, Eckert F, Braun-Falco O (1991) Solitäre und multiple Granularzelltumore. Hautarzt 42:162–167
Stefansson K, Wollmann RL (1982) S-100 protein in granular cell tumors. Cancer 49:1834–1838

Granulationsgewebe
Def: Chronisches Stadium einer Entzündung mit vorherrschender Proliferation von Bindegewebszellen, Histiozyten und Kapillaren.
Nach den vorherrschenden Funktionen des Granulationsgewebes sind zu unterscheiden:
1. Resorptionsgewebe (z. B. bei der Resorption von Nekrosen, Thromben u. a.), 2. Ersatzgewebe (z. B. bei Haut- und Schleimhautdefekten), 3. Demarkationsgewebe (z. B. bei Abgrenzung eines Abszesses). Als Folge eines Granulationsgewebes tritt immer eine Narbe (Defektheilung) auf.

Granulationsgewebe, lipophages
s. lipophages Granulom^

Granulom
Def: Knötchenförmige Zellansammlung, die sich im Verlauf einer chronischen Entzündung ausbildet und hauptsächlich aus Makrophagen bzw. deren Abkömmlingen (Epitheloidzellen = stimulierte, dicht zusammengelagerte Makrophagen; mehrkernige Riesenzellen = fusionierte Makrophagen) besteht. Granulomatöse Entzündungen wurden früher auch als spezifische Entzündungen bezeichnet. Heute geht man davon aus, daß aus der Granulomstruktur lediglich orientierende Rückschlüsse auf die zugrundeliegende Erkrankung möglich sind. Man unterscheidet im wesentlichen:
- *tuberkuloides Granulom^
- *pseudotuberkuloides Granulom^
- sarkoides Granulom (*Sarkoidose)
- *Fremdkörpergranulom
- rheumatisches Granulom (*rheumatische Knötchen)
- rheumatoides Granulom (*rheumatoide Knötchen)
- *lipophages Granulom^

Granulom, aktinisches (O'Brian)
Def: In lichtgeschädigten Hautarealen auf dem Boden einer Elastose auftretende Granulome. Evtl. Variante des *Granuloma multiforme oder des *Granuloma anulare.
Man: Ab dem 40. Lebensjahr, bei Weißen
Lok: Licht- infrarot- oder hitzegeschädigte Hautbereiche, v. a. Gesicht
Klin: Geringfügig juckende, hautfarbene bis rötliche Papeln, die sich langsam ringförmig ausdehnen.
Hist: Sarkoide *Granulome mit Riesenzellen und amorph abgelagertem elastischem Material in der oberen Dermis.
Prog: Abheilung meist nach mehreren Jahren
Lit: O'Brian JP (1975) Actinic granuloma. An annular connective tissue disorder affecting sun- and heat-damaged (elastotic) skin. Arch Dermatol 111:460–466
McGrae JD (1986) Actinic Granuloma. Arch Dermatol 122:43–47
Ragaz A, Ackerman AB (1979) Is actinic granuloma a specific condition? Am J Dermatopathol 1:43–50

Granulom der Mundschleimhaut
s. Schleimhautgranulom

Granulom, eosinophiles
Def: Gutartige, umschriebene Verlaufsform der *Histiozytosis X mit solitären oder multiplen, evtl. schmerzhaften, osteolytischen Herden (eosinophile Granulome). Selten Haut- oder Schleimhaut-Manifestationen = Reticulogranuloma eosinophilicum cutis.
Man: Vor allem 2.–6. Lebensjahr
Klin: Ggf. Schmerzen und Schwellung im Bereich der osteolytischen Herde.
- Hauterscheinungen (sehr selten): Gelbliche bis bräunliche Papeln sowie umschriebene, entzündlich infiltrierte, ggf. ulzerierende Herde vor allem am Kapillitium, in der Temporalregion, im Anogenitalbereich (ähnlich wie beim *M. Abt-

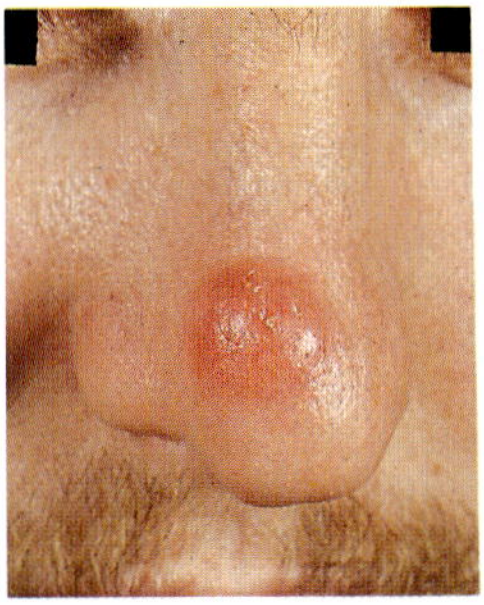

Eosinophiles **Granulom** des Gesichtes

Letterer-Siwe aber nicht so disseminiert).
- Schleimhautveränderungen: Platten- oder knotenförmige, zur Ulzeration neigende Infiltrate.

Komp: Spontanfrakturen
Prog: Günstig, Abheilung nach 1–2 Jahren möglich

Granulom, eosinophiles des Gesichtes
s. Granuloma eosinophilicum faciei

Granulom, kokzidioidales
s. Coccidioidomycose

Granulom, lipophages
Syn: Lipophages Granulationsgewebe, Lipogranulom
Def: Charakteristisches Granulationsgewebe mit zahlreichen Riesenzellen, das infolge einer Fettgewebsnekrose entsteht.
s. a. Panniculitis nodularis nonsuppurativa febrilis et recidivans

Granulom, pseudotuberculoides
Def: Vorwiegend in Lymphknoten, aber auch an der Haut auftretende, histologisch charakteristische Granulome bei verschiedenen, meist mit Lymphadenitiden einhergehenden Infektionskrankheiten.
Hist: Zentrum aus neutrophilen Granulozyten, die zerfallen sein können bis hin zur zellfreien zentralen Nekrose. Peripher davon ringförmiger Saum aus unreifen Histiozyten, bei länger bestehender Entzündung aus Epitheloidzellen. Riesenzellen können vorhanden sein.
Vork: *Lymphogranuloma inguinale, *Katzenkratzkrankheit, *Tularämie, *Typhus abdominalis, *Coccidiomycose, *Histoplasmose, *Granulomatosis infantiseptica, *M. Bang

Granulom, retikulohistiozytisches
s. Retikulohistiozytom

Granulom durch Trichomonaden
s. *Trichomonaden-Granulom

Granulom, tuberculoides
Def: Durch charakteristischen histologischen Aufbau mit zentraler Nekrose gekennzeichnetes, bei *Tuberkulose, *Lepra und *Syphilis vorkommendes *Granulom.
Hist: Im Zentrum gelegene Koagulationsnekrose (sog. käsige Nekrose) umgeben von einem Wall aus Epitheloidzellen mit einzelnen geordneten Riesenzellen (Langhanssche Riesenzellen). Zur Peripherie hin wird das Granulom von einem ringförmigen Lymphozytenmantel begrenzt.
Vork: Bei *Tuberkulose (Teberkel, Tuberkulom), *Syphilis (Gumma), *Lepra (Leprom)

Granulom, tumorförmiges eosinophiles (Kuske)
Def: Seltene granulomatöse Entzündung der Haut unbekannter Ursache mit knotigen, teilweise ulzerierenden *Granulomen. *Lok:* Handrücken, Unterlippe, Bauchhaut
Klin: Sich langsam ausbreitende Papeln und Knoten, Tendenz zur Ulzeration.
Hist: Granulationsgewebe mit zahlreichen eosinophilen Granulozyten.
DD: Maligne *Lymphome, *Granuloma gangraenescens nasi, *Wegener-Granulomatose
Ther: Exzision, evtl. Röntgentherapie
Prog.: Chronischer Verlauf

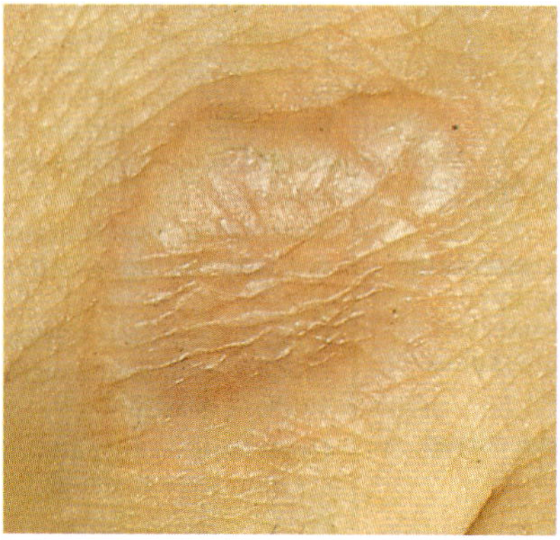

Granuloma anulare

Granulom, ulzerierendes eosinophiles der Schleimhaut
Def: Seltene Beteiligung der Mundschleimhaut beim *Granuloma eosinophilicum faciei.

Granuloma anulare
Def: Mit ringförmig angeordneten Papeln einhergehende, gutartige granulomatöse Entzündung der Haut.
Ätio: Vermutlich polyätiologisch: Entstehung nach Insektenstichen oder örtlichen Traumen, im Rahmen von Infekten, Diabetes mellitus, bei Therapie mit Vitamin D3 (*Granuloma anulare vigantolicum). Früher häufig mit *Tuberkulose vergesellschaftet. Evtl. genetische Prädisposition.
Man: Vor allem Jugendliche und Kinder, Bevorzugung des weiblichen Geschlechts.
Lok: Bevorzugt Akren, Streckseiten der Gelenke, Hand- und Fußrücken, Fingerrücken.
Klin: Weißliche, etwas glänzende, auch hautfarbene oder rötliche, derbe, glatte, sich peripherwärts ausdehnende, zentral einsinkende, nicht juckende Knoten. Ausbildung von Ringformen. Von dieser klassischen Form werden zahlreiche Sonderformen unterschieden:
- *Plaque-Typ des Granuloma^ anulare
- *Granuloma anulare subcutaneum
- *erythematöses Granuloma^ anulare
- *Granuloma anulare disseminatum
- *Granuloma anulare perforans

Hist: Umschriebene Herde im oberen und mittleren Korium mit zentraler Nekrobiose und einem Granulationsgewebe aus Lymphozyten, Histiozyten, Fibroblasten und seltener Riesenzellen.
Diag: Insbesondere bei ausgedehnten Formen: Abklärung eines Diabetes mellitus (Blutzucker-Tagesprofil, Glukosebelastungstest), Röntgenaufnahme der Lunge, Multitest Mérieux, Focussuche.
DD: *Necrobiosis lipoidica, *Sarkoidose, *rheumatoide Knötchen^, *Syphilide, *Lichen myxoedematosus, *Lichen ruber anularis
Ther: Oft spontane Remission nach Probeexzision oder Heftpflasterverband. Triamcinolonkristallsuspension intraläsional, Okklusivverband mit fluorierten Kortikoidsalben. Ggf. *Kryotherapie (ältere Herde). s. a. bei den Sonderformen
Prog: Meist spontane Abheilung innerhalb weniger Jahre

Granuloma anulare disseminatum
Syn: Granuloma anulare generalisatum
Def: Seltene Sonderform des *Granuloma anulare mit disseminierten Eruptionen blaurötlicher Papeln und Knötchen an Stamm und Extremitäten.
Ätio: Meist mit Diabetes mellitus vergesellschaftet.
Man: Vor allem Erwachsenenalter
Lok: Stamm, Extremitäten
Klin: Zahlreiche, blaurötliche bis bräunliche, flache Papeln mit *lupoidem Infiltrat (Diaskopie). Meist keine Ausbildung von Ringfiguren.
Ther: Versuch mit Tuberkulostatika (INH 5,0 mg/kg KG), systemischer *PUVA-Therapie. Lokaltherapie mit Kortikosteroiden.

Granuloma anulare, erythematöses
Def: Sonderform des *Granuloma anulare: Blaurote bis braunrote, flächenhafte (bis handtellergroße), randbetonte Erytheme bei fehlendem oder nur sehr diskretem Infiltrat.

Granuloma anulare generalisatum
s. Granuloma anulare disseminatum

Granuloma anulare multiforme
s. Granuloma multiforme

Granuloma anulare perforans
Def: Sehr seltene Sonderform des *Granuloma anulare mit zentraler Nekrose der Papeln und Entleerung einer glasigen Flüssigkeit.
Lok: Vor allem Hände
Prog: Günstig, häufig Spontanheilung

Granuloma anulare, Plaque-Typ
Def: Sonderform des *Granuloma anulare mit flächenhaft infiltrierten rotbraunen Herden.
DD: *Necrobiosis lipoidica

Granuloma anulare subcutaneum
Def: Sehr seltene, v. a. bei Kindern an Palmae und Plantae, Gesicht, Glutäen auftretende Variante des *Granuloma anulare: Meist mehrere, subkutan gelegene, mäßig derbe, verschiebliche, flache Knoten.

Granuloma anulare vigantolicum
Def: Entwicklung multipler *Granulomata anularia unter der Behandlung einer *Tuberkulose mit Vit D 3 (Vigantol). Heute bedeutungslos.

Granuloma candidamyceticum
s. *Candidose

Granuloma coccidioides
s. Coccidioidomykose

Granuloma eosinophilicum faciale
s. Granuloma eosinophilicum faciei

Granuloma eosinophilicum faciei
Syn: Eosinophiles Granulom des Gesichts, Granuloma faciale, Granuloma eosinophilicum faciale
Def: Chronische granulomatöse Hauterkrankung des Gesichts unbekannter Ätiologie.
Man: Vor allem Vierzig- bis Fünfzigjährige, männliches Geschlecht bevorzugt.
Lok: Nur Gesicht, bevorzugt an Nase, Kinn, Stirn, Schläfen und Wangen, selten Beteiligung der Mundschleimhaut.
Klin: Rundliche bis ovale, solitäre oder multiple, leicht erhabene, mäßig derbe, braunrote Läsionen, erweiterte Follikelmündungen. Orangenschalenähnlicher Aspekt. Diaskopisch gelbbräunliches Eigeninfiltrat.
Hist: Granulom aus eosinophilen und neutrophilen Granulozyten, Histiozyten, Plasmazellen, Lymphozyten.
DD: *Fixes toxisches Arzneiexanthem^, *Lymphadenosis benigna cutis, *Sarkoidose, *Tuberculosis cutis luposa, *Lupus erythematodes, *Mastozytom, *Erythema elevatum diutinum
Ther: Intraläsionale Steroidinjektion oder operative Entfernung in toto.
Prog: Chronischer Verlauf, gelegentlich Spontanheilung unter narbiger Atrophie.

Granuloma faciale
s. Granuloma eosinophilicum faciei

Granuloma fissuratum
Syn: Acanthoma fissuratum
Def: Schmerzhaftes Granulationsgewebe an den Druckstellen der Brille.
Ätio: Konstanter Druck der Brille, insbesondere bei schweren oder schlecht angepaßten Gestellen.
Lok: Meist einseitig, Ohrmuschelrückseite, seitlicher Nasenrücken.
Klin: Hautfarbenes bis leicht gerötetes, druckempfindliches, exophytisch wachsendes Knötchen mit zentraler, meist länglicher Einkerbung oder Ulzeration (in typischen Fällen erinnert das Bild an eine Kaffeebohne).
Hist: Granulomatöse Entzündung, pseudoepitheliomatöse Epidermishyperplasie.
DD: *Basaliom

Ther: Korrektur des Brillengestelles, bei Superinfektion antimikrobielle Externa. Bei fehlender Rückbildung intraläsionale Kortikoidkristall-suspension.
Lit: Dorn M, Plewig G (1981) Acanthoma fissuratum cutis. Hautarzt 32:145–148

Granuloma fungoides
s. Mycosis fungoides

Granuloma gangraenescens nasi
Syn: Lethal midline granuloma of the face, malignant granuloma of the nose
Def: Unspezifische, schwere nekrotisierende Entzündung im Bereich von Nase und Gesichtsmitte.
Ätio: Unbekannt, Beziehungen zur *Wegener Granulomatose werden diskutiert.
Man: Vor allem Männer, 20–50 Jahre
Lok: Gesichtsmitte
Klin: Uncharakteristischer, eitriger, hämorrhagischer Schnupfen oder Infektionen der oberen Luftwege, Ödem der Nase, Nekrosebildungen an Nasenflügeln und Nasenseptum, Zerstörung der Nasennebenhöhlen, des Siebbeins und der Schädelbasis. Arrosionsblutungen, septikopyämische Komplikationen, Fieberschübe.
Hist: Nekrotisierendes Granulationsgewebe
DD: *Lupus ulcerosus, *Rhinosklerom, *Syphilis III, *Pyodermie, *Noma, malignes *Lymphom, *Wegener Granulomatose
Ther:
- Intern: Hohe Dosen Glukokortikoide, immunsupressive Substanzen, Zytostatika, Breitbandantibiotika.
- Extern: Wundreinigung, entzündungshemmende, die Wundheilung anregende Behandlung. Ggf. korrektiv-operative Maßnahmen, Röntgenstrahlen.

Prog: Tod innerhalb weniger Monate an Kachexie oder Komplikationen des destruierenden Granulomwachstums.

Granuloma glutaeale infantum (Tappeiner, Pfleger)
Def: Granulomatöse Erkrankung bei Säuglingen im Windelbereich, häufig im Anschluß an eine mit fluorierten Glukokortikoiden behandelte *Windeldermatitis.
Ätio: Ungeklärt, diskutiert werden eine Reaktion auf hochdosierte Kortikosteroide, *Candidose, Fremdkörperreaktion auf Babypuder.
Lok: Gesäß, Oberschenkelbeugeseiten
Klin: Runde, auch ovale, kalotten- oder polsterartige, blaurote bis braunrote, prall-elastische Knoten entlang der Spaltlinien der Haut. Gelbbraune, lupoide Verfärbung unter Glasspateldruck.
Hist: Polymorphzellige Infiltrationen mit reichlich Eosinophilen und Plasmazellen, Gefäßproliferationen, einzelnen Mikroabszessen, grampositiven Leukozyteneinschlüssen.
DD: *Pseudolymphome, *Mastozytome
Ther: Trockenbehandlung, Meiden fluorierter kortikoidhaltiger Salben, häufiges Windelwechseln.
Prog: Günstig, Spontanheilung nach wenigen Monaten.
Lit: Altmeyer P (1976) Steroidgranulome des Säuglings. Ihre pathogenetischen Beziehungen zum sog. Granuloma glutaeale infantum. Akt Dermatol 3:113–115
Bruckner-Tuderman L (1986) Granuloma glutaeale infantum. Hautarzt 37:347–349

Granuloma inguinale
s. Granuloma venereum

Granuloma, malignant of the nose
s. Granuloma gangraenescens nasi

Granuloma multiforme (Leiker)
Syn: Granuloma anulare multiforme, Mkar-Krankheit
Def: In Zentralafrika häufig vorkommende, chronische, granulomatöse Hauterkrankung unbekannter Ätiologie. Evtl. identisch mit dem *aktinischen Granulomˆ.

Vork: Nur in Zentral- und Ostafrika
Man: Meist Erwachsene, Gynäkotropie
Lok: Vor allem Arme und Hände, oberer Rumpf, Kopf
Klin: Derbe hautfarbene Papeln, die zu polyzyklischen Herden mit zentraler Abheilung und Depigmentierung konfluieren. Initial Juckreiz, sonst symptomlos.
Hist: Umschriebene Nekrobioseherde im Korium mit peripherem histiozytärem Randwall und zahlreichen Riesenzellen.
DD: *Lepra, *Granuloma anulare, *Sarkoidose, *Tuberculosis cutis luposa, *Granulomatosis disciformis chronica et progressiva
Ther: Ggf. intraläsionale Injektion von Kortikoidkristallsuspension
Prog: Meist Spontanheilung nach jahrelangem Verlauf, Beteiligung innerer Organe nicht bekannt.
Lit: Rogge Th (1977) Granuloma multiforme. Hautarzt 28:375–377
Krampitz HE (1967) Granuloma multiforme Leiker. Hautarzt 18:365–368

Granuloma of the face, lethal midline
s. Granuloma gangraenescens nasi

Granuloma of the nose, malignant
s. Granuloma gangraenescens nasi

Granuloma paracoccidioides
s. südamerikanische Blastomykose^

Granuloma pediculatum
s. Granuloma teleangiectaticum

Granuloma pudendum chronicum
s. Granuloma venereum

Granuloma pyogenicum
s. Granuloma teleangiectaticum

Granuloma teleangiectaticum
Syn: Granuloma pyogenicum, Granuloma pediculatum, Botryomykom, Botryomycosis, eruptives Angiom, proliferierendes Angiom, Stielknollen, Pseudobotryomykom, Pregnancy tumor

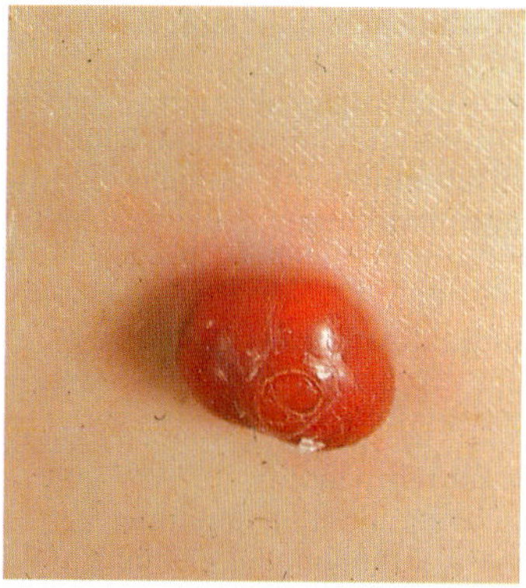

Granuloma teleangiectaticum

Def: Meist nach Traumen, aber auch spontan entstehender, rasch exophytisch wachsender, gutartiger angiomatöser Tumor.
Ätio: Banale Verletzung mit nachfolgender Entwicklung eines überschießenden, gefäßreichen Granulationsgewebes.
Lok: Vor allem Zunge, Lippen, Kopfhaut, Gesicht, Fingerkuppen, Hohlhand und Zehen.
Klin: Erbsgroße, weiche, kugelige, leicht blutende, rötlich-livide bis blauschwärzliche, scharf begrenzte Geschwulst. Zunehmende Einschnürung der Basis, von der Epidermis kragenartig eingefaßt. Oberfläche meist erodiert, später ulzeriert.
Hist: Konvolut unreifer solider oder dilatierter Kapillarsprossen; fehlender oder dünner Epithelüberzug.
DD: *Malignes Melanom^
Ther: Exzision oder elektrokaustische Entfernung

Granuloma trichophyticum
Def: Seltene Granulombildung bei chronischer tiefer Pilzinfektion mit *Dermatophyten (*Tinea corporis profunda, *Tinea capitis profunda).
Ätio: Pilzelemente dringen in das Korium ein, wo sie eine granulomatöse Entzündung hervorrufen.

Lok: Vor allem Kapillitium, Bart, Extremitätenstreckseiten, Inguinal-, Skrotal- und Glutaealbereich.
Klin: Schmerzlose, rotbraune Knoten oder flächenhafte entzündliche, evtl. schuppende Infiltrate.
Diag: Pilznachweis in der Biopsie (PAS-Färbung); Nativpräparat und Kultur häufig negativ (*Mykosen).
Ther: Intern und extern (*Mykosen, Dermatomykosen).

Granuloma venereum
Syn: Donovaniosis, Granuloma inguinale, Granuloma pudendum chronicum, Ulcerating granulom of the pudenda
Def: In tropischen und subtropischen Gebieten endemisch vorkommende, niedrig kontagöse, sexuell übertragene (*STD), chronische granulomatöse Infektionskrankheit der Genital- und Perigenitalregion. Zählt nicht zu den *Geschlechtskrankheiten.
Err: Calymmatobacterium granulomatis (früher als Donovania granulomatis bezeichnet), ein umkapseltes gramnegatives Stäbchen. Übertragung durch Geschlechtsverkehr.
Man: Fast ausschließlich Männer. Frauen als latente Keimträgerinnen.
Vork: Endemisch in Indien, der Karibik, Brasilien, der Westküste Afrikas, den südpazifischen Inseln. Sporadisch auch in Europa, Nordamerika.
Lok: V. a. Inguinal-, außerdem Genital- und Analregion
Klin: Nach einer Inkubationszeit von 8–12 Wochen Entstehung juckender, vesikulopustulöser Hautveränderungen. Konfluenz und geschwüriger Zerfall, Ausbildung weicher, leicht blutender, hypertrophischer Granulationen mit samtartiger, hellroter, später auch gelblich schmierig bedeckter Oberfläche. Kontinuierliche Ausbreitung der schmerzlosen, beetartigen Vegetationen.
Diag: Erregernachweis aus Gewebsmaterial (Biopsie, Curettage): In der Giemsa-Färbung sog. Donovan-Körper: Große mononukleäre Zellen mit intrazellulär gelegenen Bakterien.
DD: *Condylomata lata, *Pemphigus vegetans, *Herpes genitalis, *Lymphogranulomatosis genitalis
Ther: Intern: Co-Trimoxazol 4 × 500 mg/die über 2–4 Wochen bis zur vollständigen Abheilung der Läsion. Alternativ Tetracycline 4 × 500 mg/die oder Doxycyclin 2 × 100 mg/die jeweils in Kombination mit Streptomycin 1 g/die i. m. für 14 Tage.
In der Schwangerschaft: Erythromycin 4 × 500 mg/die
Extern: Desinfizierende Umschläge. Chirurgische Entfernung vegetierender Beete.
Cave: Kontrolle und ggf. Mitbehandlung des Sexualpartners.
Keine *Meldepflicht!
Komp: Bakterielle Superinfektion. Bei langem Verlauf *Elephantiasis von Penis, Skrotum oder Labien durch Verlegung der Lymphwege. Infektionen des Urogenitaltrakts, Blutungen bei Arrosion größerer Gefäße. Nach

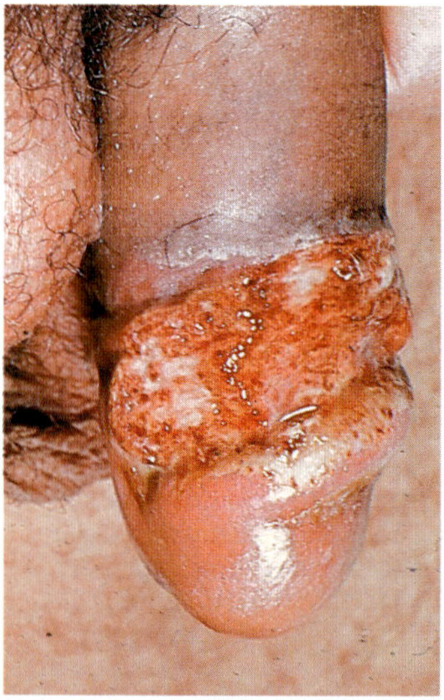

Granuloma venereum

Jahrzehnten Entwicklung eines *spinozellulären Karzinoms^.
Prog: Ohne Behandlung chronischer Verlauf, keine Spontanheilung möglich. Bei rechtzeitiger Antibiotikatherapie narbige Abheilung.
Lit: Kleine W (1984) Granuloma venereum. Z Hautkr 60:100–102
Hoyer H, Weismann K (1981) Granuloma venereum. Hautarzt 32:374–375
Sehgal VN, Prasad ALS (1984) A clinical profile of Donovanosis in a non-endemic area. Dermatologica 168:273–278
Dt. Gesellschaft zur Bekämpfung der Geschlechtskrankheiten (1992) Richtlinien 1992 zur Diagnostik und Therapie von sexuell übertragbaren Krankheiten.

Granulomatose, rhinogene
s. Wegener Granulomatose

Granulomatosis disciformis chronica et progressiva (Miescher)
Syn: Granulomatosis pseudosclerodermiformis symmetrica chronica (Gottron), Granulomatosis tuberculoides pseudosclerodermiformis, Necrobiosis lipoidica granulomatosa, Miescher-Granulomatosis
Def: Sehr seltene granulomatöse Variante der *Necrobiosis lipoidica.
Ätio: Unbekannt, meist bei Nichtdiabetikern.
Man: Mittleres Erwachsenenalter; überwiegend Frauen
Lok: Vor allem Unterschenkelstreckseiten
Klin: Langsam progrediente, plattenartige, bizarr konfigurierte, rotbraune Herde mit zum Teil gelblichen Anteilen; Teleangiektasien, atrophische Oberfläche; Neigung zur Konfluenz.
Hist: Perivaskuläre Epitheloidzellgranulome mit zahlreichen Riesenzellen. Im Gegensatz zur *Necrobiosis lipodica finden sich kaum Nekrobioseherde.
DD: *Necrobiosis lipoidica, *Granuloma anulare, *Sarkoidose, *zirkumskripte Sklerodermie^
Ther: Extern: Kortikoidsalben und -folienverbände, Injektion von Kortikoid-Kristallsuspension intrafokal; bei kleinen Herden Exzision.
Prog: Meist chronisch-progredienter Verlauf; sehr selten Spontanheilung.
Komp: Ulzeration der Herde
Lit: Weismann K, Secher L, Kobayasi T et al. (1981) Granulomatosis disciformis chronica et progressiva (Miescher-Leder). Hautarzt 32:538–540

Granulomatosis infantiseptica
Syn: Neugeborenen-Listeriose
Def: Durch diaplazentare Infektion mit Listeria monocytogenes (grampositives Stäbchen, das für Erwachsene apathogen ist) hervorgerufene Fetopathie mit disseminierten Granulomen an der Haut und in inneren Organen.
Vork: V. a. bei Frühgeborenen
Klin: Hauterscheinungen: Disseminierte, stecknadelkopfgroße, gelblichweiße, von einem roten Hof umgebene Knötchen am gesamten Integument. Multiple Organsymptomatik durch Granulome in Leber, Lunge, Milz, Darm, Rachenschleimhaut. Meningitis/Meningoenzephlitis.
Diag: Erregernachweis aus Blut, Liquor, Rachenabstrich, Mekonium, Fruchtwasser. Serologische Diagnostik
Ther: Hochdosierte parenterale Antibiotikatherapie mit Kombination von Ampicillin und Aminoglykosiden.
Prog: Unbehandelt infaust

Granulomatosis pseudosclerodermiformis symmetrica chronica (Gottron)
s. Granulomatosis disciformis chronica et progressiva

Granulomatosis tuberculoides pseudosclerodermiformis
s. Granulomatosis disciformis chronica et progressiva

Granulome der Axilla
s. Deodorantgranulome

Granulome, axilläre
s. Deodorantgranulome

Granulome, postskabiöse
s. persistierende postskabiöse Papeln^

Granulome, rheumatische
s. rheumatische Knötchen^

Granulome, rheumatoide
s. rheumatoide Knötchen^

Granulosis rubra nasi (Jadassohn)
Syn: Schwitznäschen
Def: Seltene, unregelmäßig dominant vererbte, lokalisierte *Hyperhidrose der Nasenspitze.
Man: Nur Kinder
Lok: Nase
Klin: Hyperhidrose, Erythem, einzelne spitze, gruppiert stehende Knötchen, gelegentlich kleine Blasen.
Ther: 10%ige Ichthyoltrockenpinselung, Betupfen mit 2%igem Resorcinspiritus.
Prog: Spontanheilung in der Pubertät.

Grauer Star
s. Katarakt

Gray
Def: Einheit für die absorbierte Strahlendosis (*Rad), Abkürzung: Gy.

Great toe nail dystrophy
s. Großzehennageldystrophie der Kindheit

Greisenfüße, heiße
s. Burning feet-Syndrom

Greither-Syndrom
s. Keratosis extremitatum hereditaria transgrediens et progrediens

Grenznaevus
s. Naevus, Junktionsnaevus

Grenzstrahlentherapie
Syn: Bucky-Strahlen, überweiche Röntgenstrahlen
Def: Elektromagnetische Strahlung mit einer mittleren Wellenlänge von 0,2 nm und einer Gewebehalbwerttiefe von nur 0,5 mm. Zur Erzeugung benötigt man Röntgengeräte mit einer Anodenspannung von 8–17 kV und einem Berylliumfenster. Grenzstrahlen vermindern die Zahl an Langerhans-Zellen in der Epidermis.
Indikation und Dosis: s. Tabelle
Nebenwirkungen: Pigmentverschiebungen; bei einer lebenszeitlichen Höchstdosis von 100 Gy je behandelter Hautzone ist die Gefahr der Karzinomentstehung vernachlässigbar.
Lit: Lindelöf B (1989) Grenzstrahlentherapie. Hautarzt 40:4–7

Grippe
Syn: Influenza
Def: Hochkontagiöse, epidemisch auftretende, fieberhafte Virusinfektion durch Influenzaviren.
Err: Influenzaviren (RNA-Viren), insbesondere Typ A, seltener die Typen B und C. Übertragung durch Tröpfcheninfektion.
Klin: Nach einer Inkubationszeit von wenigen Stunden bis zu 3 Tagen akuter Krankheitsbeginn mit hohem Fieber, Kopf- und Gliederschmerzen, Reizhusten, abdominellen Beschwerden.
Hauterscheinungen: Evtl. flüchtige makulopapulöse Exantheme an Brust, Hals, Bauch, Rücken, Gesicht, morphologisch kaum von Masern- und Scharlachexanthemen unterscheidbar. Häufig diffuse Gesichtsrötung mit perioraler Blässe. Petechiale Blutungen im Mundschleimhautbereich, *Grippepünktchen. Häufig gleichzeitig *Herpes labialis.
Diag: Virusserologie: Anstieg von IgG und IgM
Ther: Symptomatisch: Bettruhe, fiebersenkende Maßnahmen
Komp: Hämorrhagische Pneumonie, Myokarditis, Enzephalitis. Bakterielle Sekundärinfektionen, v. a. mit Staphylokokken, Streptokokken, Haemophilus influenzae: Sinusitis, Otitis media, Tracheobronchitis.

Grippepünktchen
Def: Bei *Grippe vorkommende, gruppiert stehende, solitäre, stecknadelkopfgroße, gelbweiße, im Schleimhautniveau liegende Punkte an der Wangenschleimhaut und Mundschleimhaut.

Grocer's itch
s. Krämerkrätze

Groenblad-Strandberg-Syndrom
s. Pseudoxanthoma elasticum (Darier)

Großgesicht, halbseitiges
s. Hemihypertrophia faciei et colli

Großzehennageldystrophie der Kindheit
Syn: Great toe nail dystrophy
Def: Angeborene oder frühkindlich erworbene, vermutlich permanente Veränderungen eines oder beider Großzehennägel unbekannter Ursache. Kein familiäres Vorkommen.
Klin: Graugelb verfärbte, in der Längs- und Querachse vermehrt gekrümmte, verkürzte, lediglich im proximalen Nagelbettdrittel anhaftende, kaum wachsende Nagelplatte der großen Zehe.
Ther: Nicht möglich
Lit: Samman PD (1978) Great toe nail dytrophy. Clin Exp Dermatol 3:81–82

Ground itch
s. Zerkariendermatitis

Grover, Morbus
s. Transitorische akantholytische Dermatose

Gruber-Syndrom
Def: Fehlbildungen innerer Organe, gelegentlich Meningozele, Hypertelorismus, verbreiterter Nasensattel, evtl. Exophthalmus, Syndaktylien der Hände, Epi- oder Hypospadie.
DD: Akrozephalosyndaktylie

Grubysche Krankheit
s. Mikrosporie

Grützbeutel
s. Atherom

Gruppenallergie
s. Kontaktallergie, Gruppenallergie

Günther, Morbus
s. Porphyria erythropoetica congenita

Gürtelrose
s. Zoster

Guilford-Syndrom
s. Anhidrotisch-ektodermale Dysplasie

Guineawurm
s. Dracunculus medinensis

Gumma
Def: *Tuberkuloides Granulom bei der *Syphilis im Stadium III.
Lok: Am gesamten Körper möglich, vor allem am harten Gaumen, Tonsillen, Lippen, Nasenseptum, Zunge, Nasolabialfalten, Kinn und Stirn.
Klin: Schmerzlose, knotige, subkutane, bis in Muskulatur und Knochen reichende Infiltrate, geschwürige Einschmelzung, Abscheidung eines zähflüssigen Sekretes.
DD: *Aktinomykose, *Tuberculosis cutis colliquativa, andere granulomatöse Entzündungen.

Gummihaut
s. Cutis hyperelastica

Gummikrätze
s. Kautschukdermatitis

Gundu
s. Goundou

Gynäkomastie
Def: Gutartige Vergrößerung der männlichen Brustdrüse polyätiologischer Genese.
Ätio: Störung des androgen-östrogenen Gleichgewichtes, z. B. bei hepatischer Dekompensation, therapeutischer Östrogenzufuhr, *Klinefelter-Syndrom, *Leydig-Zell-Tumoren, *Gilbert-Syndrom, paraneoplastischem Syndrom (Bronchialkarzinom), auch medikamentös verursacht, z. B. Digitalis, Vitamin B2, Urethan, INH, Allopurinol.
Klin: Meist doppelseitige Brustdrüsenvergrößerung
Sonderform: *Pubertätsmakromastie.
Hist: Hyperplasie der Gangepithelien und der Myoepithelzellen.
DD: Gynäkomastische Fettbrust bei allgemeiner Adipositas
Ther: Kausal, ggf. chirurgische Entfernung des Drüsengewebes.

H

Haar
Syn: Pilus
Def: Aus Horn bestehendes fadenförmiges Hautanhangsgebilde, das bis auf Palmae und Plantae das gesamte Integument bedecken kann. Es setzt sich aus dem *Haarschaft und der *Haarwurzel zusammen. Man unterscheidet mehrere *Haararten.

Haararten
Def: Es sind drei Arten von Menschenhaaren bekannt: *Lanugo-, *Vellus- und *Terminalhaare.

Haarausfall
s. Effluvium

Haarausfall, anagen-dystropher
s. anagen-dystrophisches Effluvium^

Haarausfall, kreisrunder
s. Alopecia areata

Haarausfall, telogener
s. telogenes Effluvium^

Haarausfall, toxischer
s. toxisches Effluvium^

Haarausfall, vom männlichen Typ
s. androgenetisches Effluvium^

Haarbruch
s. Trichoklasie

Haarergrauen
s. Canities

Haare, dysplastische
Def: Dünne Anagenhaare mit fehlender Wurzelscheide und nach oben gekrümmter Haarwurzel. Im Gegensatz zu *dystrophischen Haaren^ wachsen sie.

Haare, dystrophische
Def: Anagenhaare mit verdünntem Haarschaft und zugespitztem und aufgefasertem Ende, die abbrechen und nicht mehr wachsen. Dystrophische Haare werden vermehrt gefunden bei *toxischem Effluvium^ und *Alopecia areata.

Haare, Furchenhaare
s. Furchenhaare

Haare, gedrehte
s. Pili torti

Haare, grüne
Def: Grünverfärbung des Haupthaares, besonders bei blonden und blondierten Haaren.
Ätio: Externe Kupferadsorption, meist infolge Exposition mit kupferhaltigem Leitungs- bzw. Schwimmbadwasser.
Ther: Kupferkomplexierung durch Haarspülung mit Chelatbildnern. Reduktion des Kupfergehaltes im Wasser.

Haare, kadaverisierte
Syn: Cheveux cadaverisées
Def: Bei der *Alopecia areata vorkommende akute Degeneration der Haarmatrix mit Ausbildung schwärzlicher, komedoartig imponierender Follikelverschlüsse.
Hist: Degenerationsprodukte aus Resten der Haarmatrix, Pigmentschollen, inneren Wurzelscheiden, Haarresten
Prog: Ungünstiges Zeichen, rasche Progredienz der Alopezieherde.

Haare, Phänomen der leicht ausziehbaren
Syn: Loses Anagen-Haar, loose Anagen-hair of childhood, loose Anagen-syndrome
Def: Nur vereinzelt beschriebene, bei Kindern vorkommende Haarschaftanomalie mit stark gesteigerter Epilierbarkeit der Kopfhaare.

Ätio: Wahrscheinlich Reifungsdefekt der Follikel mit vorzeitiger Umwandlung der inneren Haarwurzelscheide in eine homogene Hülle, was zu einer gestörten Verhaftung von Haarschaft und Wurzelscheide führt.
Man: Klein- und Schulkindalter
Klin: Bereits bei leichtem Zug können die Kopfhaare büschelweise und schmerzlos epiliert werden. Häufig mehrere, z. T. größere Kahlstellen. Promptes Nachwachsen von neuen Haaren. Die Haare erscheinen klinisch unauffällig.
Diag: Im Trichogramm fast ausschließlich dünne Anagenhaare ohne Wurzelscheiden.
Hist: Die Haarschaftquerschnitte sind unregelmäßig oval oder tropfenförmig, Spaltbildung zwischen innerer und äußerer Wurzelscheide, Verschmelzung der einzelnen Schichten der inneren Wurzelscheide zu einer homogenen Hülle, bröckeliger Zerfall oft bereits unter der Follikelmitte.
Prog: Nicht genau bekannt, evtl. handelt es sich um eine zeitlich begrenzte Reifungsstörung mit Rückbildung in der Pubertät.
Lit: Nödl F, Zaun H, Zinn KH (1986) Gesteigerte Epilierbarkeit von Anagenhaaren bei Kindern als Folge eines Reifungsdefekts der Follikel mit gestörter Verhaftung von Haarschaft und Wurzelscheiden. Das Phänomen der leicht ausziehbaren Haare. Akt Dermatol 12:55–57
Trüeb RM, Burg G (1992) Loses Anagen-Haar. Hautarzt 43:505–508

Haare, Syndrom der unkämmbaren Haare
s. Pili canaliculi

Haare, Weißwerden über Nacht
Def: Akutes Ergrauen bzw. Weißwerden der gesamten Kopfhaare innerhalb weniger Stunden. Ätiologisch wird eine akut einsetzende *Alopecia areata diffusa bei Personen mit graumeliertem Kopfhaar diskutiert. Die pigmentierten Haare gehen innerhalb weniger Tage unter Hinterlassung der vorhandenen weißen Haare verloren.
Ätio: *Alopecia areata

Haarfollikel, ektope
Syn: Circumscribed pilary dysembryoplasie of the palms, circumscribed hypertrichosis, ectopic hair follicles
Def: Seltene, familiär vorkommende, ektope Lage von Haarfollikeln im Bereich der Palmae mit Ausbildung vieler kräftiger Haare, die von *erworbenen zirkumskripten Hypertrichosen^, *Melanosis naeviformis und kongenitalen *Naevi pigmentosi et pilosi zu trennen sind.
s. a. Naevus, Haarfollikelnaevus
Lit: Camacho F, Campora RG (1991) Circumscribed pilary dysembryoplasie of the palms. Dermatologica 182: 63–64

Haarfollikelentzündung
s. Follikulitis

Haarfollikel-Naevus
Syn: Naevus pilo-follicularis, fälschlich auch für *Trichofollikulom.
Def: Seltene, gutartige, kongenital angelegte, umschriebene Hypertrichose durch Vermehrung normal ausgereifter Haarfollikel.
s. a. Haarfollikeltumor
Ätio: Vermutlich Reste embryonaler Haarkeime
Man: Ab Geburt oder in früher Jugend
Lok: Gesicht, vor allem Nase, Nasolabialfalten, Kinn, auch Ohren.
Hist: Zahlreiche normal ausgereifte Haarfollikel, die nicht verzweigen und kleine aber ausgereifte Haare enthalten. Die Epidermis ist leicht vorgewölbt und verschmälert.
Ther: Exzision

Haarfollikeltumor
Def: Neubildungen, die von den verschiedenen Zellen des Haarfollikels ausgehen oder diese nachahmen. Klassifikation: s. Tabelle, von oben nach unten abnehmender Reifungsgrad.

Tabelle: **Haarfollikeltumoren**
1. Hyperplasie *Haarfollikel-Naevus
2. Adenom *Riesenpore *Haarscheidenakanthom *Trichofollikulom *Trichoadenom
3. Epitheliome *Tricholemmale Zyste *Tricholemmale Keratose *Tricholemmom *trichogenes Trichoblastom^ *Epithelioma calcificans (Pilomatrixom) *Trichoepitheliom *Epithelioma adenoides cysticum *desmoplastisches Trichoepitheliom^
4. Mesodermal *Trichodiscom *Leiomyom *Perifollikuläres Fibrom
5. Tumore mit zweifelhafter Prognose *Proliferierender Tricholemmaltumor^ *Proliferierende Tricholemmalzyste^
6. Maligne Tumoren *Tricholemmales Karzinom *Leiomyosarkom

Lit: Rabari H, Mehregan AH (1979) Benign follicular Neoplasias. J Dermatol Surg Oncol 5:295–298
Headington JT (1976) Tumors of the hair follicle. J Am Pathol 85:480–504

Haarknötchenkrankheit
s. Trichorrhexis nodosa

Haarleukoplakie, orale
Syn: Oral hairy leukoplakia, weiße Haarzunge
Def: Meist im Rahmen der *HIV-Infektion (s. a. AIDS) beschriebene, klinisch charakteristische weißliche Veränderungen der Zungenschleimhaut.
Ätio: Wahrscheinlich virale Genese (elektronenmikroskopischer und immunhistochemischer Nachweis von Epstein-Barr-Virus in den Läsionen).
Vork: Bei ca. 18% der HIV-infizierten und 36% der AIDS-Patienten. Auch bei Nieren- oder Knochenmarktransplantierten unter Immunsuppression.
Klin: Mehrere Millimeter dicke, weiße, meist asymptomatische, nicht abwischbare Beläge mit wellblechartiger Struktur am seitlichen Zungenrand und der Zungenunterfläche.
Hist: Hyperparakeratose mit haarähnlichen Projektionen an der Oberfläche. Große, ballonierte Zellen mit pyknotischen Kernen. Fehlende dermale entzündliche Reaktion.
DD: *Leukoplakie, *Lichen ruber planus, *Candidose, *Exfoliatio areata linguae, *Pseudohaarleukoplakie
Ther: Nicht erforderlich, unter Acyclovir Abheilung, spontane Regression möglich.
Prog: Abhängig von der Grunderkrankung; 80% d. Pat. entwickeln innerhalb von 1–2 Jahren nach Auftreten der oralen Haarleukoplakie das Vollbild AIDS.
Lit: Winzer M, Gilliar U, Ackerman AB (1988) Hairy lesions of the oral cavity. Am J Dermatopathol 10: 155–159
Lupton GP, James WD, Redfield RR et al. (1987) Oral hairy leukoplakia. Arch Dermatol 123:624–628
Itin P, Rufli T et al. (1991) Orale Haarleukoplakie bei nierentransplantierten Patienten. Hautarzt 42: 487–491

Haarmenschen
Def: Personen mit *Hypertrichosis lanuginosa congenita.

Haarnaevus
Def: Zirkumskripte naevoide Vermehrung von Haaren. s. a. Kräuselhaarnaevus

Haarnestfistel
s. Pilonidalsinus

Haarnestgrübchen
s. Pilonidalsinus

Haarrupf-Tic
s. Trichotillomanie

Haarschaft
Def: Distaler über der Haut herausragender Teil des Haares, bestehend aus fakultativ markhaltiger Haarrinde und einer äußeren schuppenförmigen Hornschicht.

Haarscheidenakanthom (Mehregan und Brownstein)
Syn: Pilar sheath acanthoma
Def: Zwischen *Riesenpore und *Trichofollikulom einzuordnendes follikuläres Neoplasma.
s. a. Haarfollikeltumor
Lok: Oberlippe
Man: Mittleres Lebensalter

Haarspaltung
s. Trichoptilosis

Haartransplantation
Def: Verpflanzung von autologer, haartragender Haut in haarlose Bezirke. Es sind verschiedene Operationsmethoden bekannt; heute wird häufig die Technik nach Okuda-Orentreich mit „mini grafts", Stanztransplantaten von 3–4 mm Durchmesser, durchgeführt.
Indikation: Zirkumskripter kongenitaler Haarmangel, narbige Alopezie unterschiedlicher Genese, ggf. *Alopecia androgenetica.
Komp: *Pyodermie, Phlegmone. Bei Kunsthaaren ist eine Fremdkörperreaktion obligat, die Haare bleiben maximal 5 Jahre in der Kopfhaut.
Lit: Kaufmann R, Landes E (1987) Operative Eingriffe bei Alopezie. S. 129–135

Haaruntersuchung, mikroskopische
s. Trichogramm

Haarwurzel
Def: Proximaler in der Haut sitzender Teil des Haares mit je nach Phase des *Haarzyklus sich veränderndem verdicktem Wurzelende.

Haarwurzelstatus
Def: Mikroskopische Untersuchung der Haarwurzeln; wird im *Trichogramm durchgeführt

Haarzellenleukämie
Syn: Hairy cell leukemia, leukämische Retikuloendotheliose, lymphoide Retikulose
Def: Dem Non-Hodgkin-Lymphom zuzuordnende Erkrankung, die im Blutausstrich atypische B-Lymphozyten mit haarähnlichen Fortsätzen aufweist (*B-Zell-Lymphom^).
Klin: Langsam fortschreitende Erkrankung mit Lymphknotenschwellung, Milz-Leber-Vergrößerung, Anämie, selten Hauterscheinungen in Form multipler, klein-knotiger, rötlicher Infiltrate.
Hist: Dichte monomorphe lymphoidzellige (B-Zell-Typ) Infiltrate im Korium.
Ther: Alpha-Interferon, ggf. Splenektomie
Prog: Abhängig vom Stadium; es kann eine komplette Remission erreicht werden.

Haarzunge
Def: Hypertrophie der Papillae filiformes. Unterschiedliche Verfärbung möglich: *Schwarze Haarzunge^ und weiße Haarzunge (*orale Haarleukoplakie^).

Haarzunge, schwarze
Syn: Lingua nigra pilosa, Lingua villosa nigra
Def: Dicht stehende, fadenförmige, hyperkeratotische hypertrophische Papillae filiformes an der Zungenoberfläche.
Ätio: Nikotinsäureamidmangel, Keratoplastische, chemische Reize (scharfe Mundwässer, Munddesinfektionsmittel etc.), pigmentbildende Bakterien oder Pilze.
Lok: Vor allem mediane hintere und mittlere Zungenareale.
Klin: Schwarze, haarähnliche Gebilde auf der Zunge.
Diag: Fokussuche, mykologischer und bakterieller Abstrich, Blutbild, Vitamin-B-Spiegel.
Hist: Verlängerte, hyperplastische, verhornte Papillae filiformes.

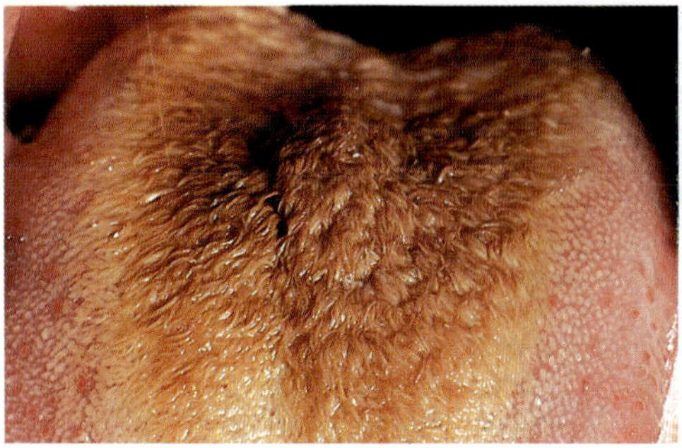

Schwarze **Haarzunge**

Ther: Kausal: Ausschaltung der auslösenden Faktoren. Vitamin C-Lutschtabletten.
Sorgfältige Mundpflege: Spülungen mit Kamillenextrakt. Zahnsanierung, Gurgeln mit Hexetidin. Mehrfaches tägliches Abbürsten der Zunge.

Haarzunge, weiße
s. orale Haarleukoplakie^

Haarzylinder
Syn: Hair casts, Haaresser, ausstoßende Follikulitis, ecbolic folliculitis
Def: Grau-weiße, 3–7 mm lange Formationen, die die Haare zylinderförmig umgeben und den Haarschaft entlang frei beweglich sind.
Ätio: Unklar
Vork: V. a. bei jungen Mädchen
Lit: Rüdlinger R, Vogel A et al. (1984) Haarzylinder. Hautarzt 35:88–91
Taieb A et al. (1985) Hair casts. Arch Dermatol 121:1009–1013

Haarzyklus
Def: Durch drei Phasen gekennzeichneter Zyklus des Haarwachstums, s. a. Trichogramm:
- Anagenphase (Wachstumsphase). Dauer etwa 2–6 Jahre. Das Haar steht tief im Korium, umfaßt die Papille druckknopfartig (Anagenhaar). Hohe Stoffwechselaktivität der Matrix.
- Katagenphase (Übergangsphase). Dauer etwa 1 bis 2 Wochen. Das Haar rundet sich basal ab und wird am unteren Pol stulpenartig von der äußeren Wurzelscheide umschlossen (Katagenhaar). Stoffwechselaktivität der Matrix erloschen.
- Telogenphase (Ruhephase). Dauer etwa 2–4 Monate. Kolbiges, aufsteigendes Haar; innere Wurzelscheide fehlt (Telogenhaar). Neues Anagenhaar in der Tiefe treibt das Telogenhaar aus.

Haber-Syndrom
Syn: Familiäre rosazeaartige Dermatose mit intraepithelialen Epitheliomen, keratotischen Plaques und Narben
Def: Seltene, wahrscheinlich autosomal dominant vererbte Genodermatose mit rosaceaartigem brennendem Erythem im Gesicht ggf. auch brauner Pigmentierung und Induration.
Man: Kindheit
Klin: Verruziforme Papeln und Knötchen, besonders dicht in den Achselhöhlen, hyperkeratotische Herde an Knien und Ellenbogen in und nach der Adoleszenz.
DD: *Rosazea, *Verrucae seborrhoicae
Ther: Symptomatisch, Lichtschutz

Hämagglutinationshemmtest
Def: Test zur serologischen Diagnostik von Antikörpern gegen Hämagglutinin-haltige Viren.
Prinzip: Die Inkubation hämagglutinierender Viren (z. B. Röteln) mit antikörperhaltigem Patientenserum

Tabelle: Morphologische Klassifikation der **Hämangiome**	
Kapillaren	Kavernöse Gefäße
1. *Kapilläres H.^	1. *Kavernöses H.^
2. *Granuloma pyogenicum	2. *Blue-rubber-bleb-Naevus-Syndrom
3. *Angiolymphoide Hyperplasie mit Eosinophilie	3. *Maffucci-Syndrom
4. *seniles H.^	4. *Arteriovenöses H.^
5. *H. des Säuglings	5. *H. des Säuglings
6. *Naevus flammeus	6. *Angioma serpiginosum
7. *Angiokeratom	
8. *Teleangiectasia hereditaria haemorrhagica	
9. *Naevus araneus	

führt zur Inhibition der virusinduzierten Hämolyse von Indikatorerythrozyten.

Haemangiectasia hypertrophicans
s. Klippel-Trénaunay-Syndrom

Hämangioendotheliom, malignes
s. Angiosarkom der Kopf- und Gesichtshaut

Hämangiom
Def: Gutartiger Tumor der Blutgefäße von Haut, Schleimhaut und innerern Organen. Man unterscheidet histologisch *kapilläre Hämangiome^, *kavernöse Hämangiome^ und Prozesse, die mit Gefäßektasien einhergehen; klinisch kann man *plane, *planotuberöse und *tuberonodöse Hämangiome^ unterscheiden (s. Tabelle).
Lit: Johnson WC (1976) Pathology of cutaneous vascular tumors. Int J Dermatol 15:239–270

Hämangiom, des Säuglings
Syn: Blutschwamm, Säuglingshämangiom
Def: Passagere, als Geschwulst imponierende kapilläre oder gemischt kapillär-kavernöse Gefäßproliferation (*Hämangiom).
s. a. Kasabach-Merritt-Syndrom
Man: Von Geburt an
Klin: Roter, erdbeer- oder himbeerartig gefurchter Tumor von gummibis schwammartiger Konsistenz, mit Neigung zu ausgeprägtem Wachstum in den ersten Lebenswochen und gelegentlicher Ulzeration an der Oberfläche.
Hist: Teils solid-undifferenzierte, teils ausdifferenzierte Gefäßsprossen oder auch ektatische Bluträume mit Endothelauskleidung, die sich in Kutis und Subkutis ausdehnen.
Ther: Zunächst Abwarten wegen häufiger Spontaninvolution, bei Ulzerationsgefahr oder verdrängendem Wachstum: interne Kortikoidgabe (1–2 mg Prednisolon/kg KG) für 14 Tage, ggf. Wiederholung nach weiteren 14 Tagen.
Außerdem: Kompressionsbehandlung, *Kryochirurgie, *Lasertherapie, chirurgische Therapie.
Prog: In der Regel bilden sich 70% der Säuglings- Hämangiome spontan zurück. Als Residuen beobachtet man Unregelmäßigkeiten der Hautoberfläche, Gefäßerweiterungen, Narben

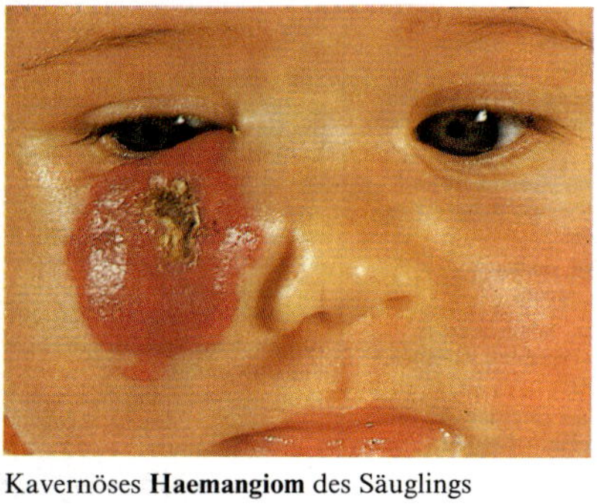

Kavernöses **Haemangiom** des Säuglings

nach Ulzerationen oder Hautsäcke nach sehr großen Hämangiomen.

Hämangiom, arteriovenöses
Def: Gutartiger Tumor der Hautgefäße mit arteriovenösen Anastomosen.
Man: Überwiegend im Erwachsenenalter
Lok: Häufig Gesicht
Klin: Meist solitär auftretender, in der Regel weniger als 1 cm großer, rot bis blauer, asymptomatischer, nodöser Tumor.
Hist: Nebeneinander von dünnwandigen Gefäßen und dickwandigen Arterien im mittleren bis oberen Korium, vereinzelt direkte Verbindungen zwischen Arterien und Venen. Normale Epidermis bzw. Mukosa. Im Bindegewebe findet man gelegentlich ein Ödem und/oder leichtes entzündliches Infiltrat.
DD: *Kapilläres Hämangiom^, *Granuloma pyogenicum, venöse Ektasie
Ther: Exzision
Lit: Girard C et al. (1974) Arteriovenous hemangioma. J Cut Pathol: 73–87

Hämangiom, kapilläres
Def: Benigne Vermehrung von kapillären Strukturen mit Sitz in der oberen Kutis; s. a. Hämangiom des Säuglings, seniles Hämangiom^, Granuloma pyogenicum.

Hämangiom, kavernöses
Def: Benigne Vermehrung verbreiterter Gefäßräume in der unteren Kutis und Subkutis; s. a. Hämangiom des Säuglings, Blue-rubber-bleb-Naevus-Syndrom, Maffucci's Syndrom, arteriovenöses Hämangiom^.

Hämangiom, planes
s. Naevus flammeus

Hämangiom, planotuberöses
Def: Klinische Bezeichnung für *Hämangiom mit planen und tuberösen Anteilen.

Hämangiom, seniles
s. seniles Angiom^

Hämangiom, tuberonodöses
Def: Klinische Bezeichnung für *Hämangiom mit tuberösen und nodösen Anteilen.

Hämangioma racemosum
s. Rankenangiom

Hämangioma senile
s. seniles Angiom^

Hämangioma verrucosum
Def: Variante des *Angiokeratoma circumscriptum.

Hämangiomatose, multilokuläre
Def: Multiple *Hämangiome der Haut, möglicherweise auch der Innenorgane. Großer Eruptionsdruck innerhalb des 1. Lebensjahres.
Komp: Innere Blutung
Prog: Letaler Ausgang bei innerer Blutung möglich. Ansonsten Spontaninvolution innerhalb des 1. Lebensjahres.

Hämangioperizytom
Syn: Stout's tumor
Def: Fakultativ maligner, von den Perizyten ausgehender Tumor.
Man: Meist vor dem 4. Lebensjahrzehnt
Lok: Kopf-Hals-Region, Abdomen und Oberschenkel
Klin: Zirkumskripte, 0,5–2 cm große, gelegentlich schmerzhafte, nodöse Tumoren mit Sitz in der Kutis, Subkutis, unter der Muskulatur der Extremitäten.
Hist: Unreife, meist solide Konvolute ovaler oder spindeliger Zellen mit bizarren Bluträumen.
DD: *Glomustumor
Ther: Operative Entfernung; bei Rezidiven muß ggf. eine Amputation erwogen werden.
Prog: Rezidivbereitschaft nach operativer Entfernung, fakultativ maligne Entartung.

Hämangiosarkom der Kopf- und Gesichtshaut
s. Angiosarkom der Kopf- und Gesichtshaut

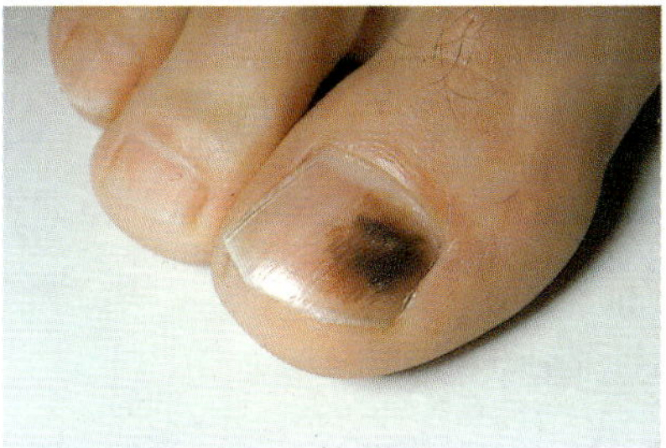

Subunguales **Hämatom**

Hämatolymphangiom
Def: *Lymphangioma circumscriptum mit Einblutungen.

Hämatom
Syn: Bluterguß
Def: Unterschiedlich stark ausgeprägte Blutung in Haut, ggf. auch in das subkutane Fettgewebe.
Ätio: Traumen
Klin: Weichteilschwellung, zunächst blaurote, später grüngelbe, oft schmerzhafte Verfärbung der Haut.
Ther: ggf. Heparin-Salbe

Hämatospermie
s. Hämospermie

Hämatoxilinkörperchen
Syn: Hematoxilin bodies
Def: Histologischer Begriff für verschieden große, homogene, basophile Gebilde von Zellgröße in Haut, Endokard, Niere und Lymphknoten, vor allem bei *Lupus erythematodes visceralis.

Hämhidrose
Syn: Hämhidrosis, Hämidrosis
Def: Rotgefärbter Schweiß durch Beimischung von Blut.
Ätio: Möglicherweise erhöhte Durchlässigkeit der die Schweißdrüsenkanäle versorgenden Kapillaren.

Hämhidrosis
s. Hämhidrose

Hämidrosis
s. Hämhidrose

Hämochromatose
Syn: Siderophilie, Eisenspeicherkrankheit, Siderose, Bronzediabetes, Troisier-Hanot-Chauffard-Syndrom. Cirrhose pigmentaire diabétique
Def: Offenbar dominant vererbte, erhöhte Eisenresorption mit konsekutiver Hämosiderin-Ablagerung in verschiedenen Organen.
Klin: Rauchgraue oder blau-braunbronzeartige, fleckige oder flächenhafte Hautverfärbungen, besonders ausgeprägt im Gesicht, in den Achselhöhlen, der Genitalregion, an lichtexponierten Stellen und an Narben. Haarverlust, Hodenatrophie, Leberzirrhose, Splenomegalie, Diabetes mellitus, Herzstörungen.
Hist: Melaninvermehrung im Stratum basale, Hämosiderineinlagerungen, vor allem im tiefen Korium.
Diag: Nachweis von eisenhaltigem Pigment in Haut oder Leber, positiver Desferal-Test, Plasmatransferin ist abgesättigt.
DD: *Hämosiderose, *Porphyria cuntanea tarda, *M. Addison, *Ochronose, hepatolentikuläre Degeneration.
Ther: Aderlässe, ggf. Antidot
Prog: Unbehandelt führt die Erkrankung progressiv fortschreitend innerhalb weniger Jahre zum Tode.

Hämo-Lymphangiom
Def: Kombination eines *Lymphangioma cavernosum mit Blutgefäßerweiterungen. Häufig jedoch entsteht dieser Eindruck durch Einblutungen in dilatierte Lymphräume mit über lange Zeit persistierenden Erythrozyten.
Ther: ggf. Exzision

Hämolyse
Def: Hämoglobulinaustritt bei Auflösung der roten Blutkörperchen. Folgeerscheinungen:
Hämolytische Anämie, Hämolytischer Ikterus.

Hämophilie
Syn: Bluterkrankheit
Def: 1. Hämophilie A: Aktivitätsmangel des Faktors VIII (anti-hämophiles Globulin).
2. Hämophilie B: Christmas disease: Aktivitätsmangel des Faktors IX (Christmas factor). Dies führt zu verminderter Blutthromboplastinbildung mit verminderter Umwandlung des Prothrombins zu Thrombin und des Fibrinogens zu Fibrin.
Ätio: X-chromosomal rezessiver Erbgang
Man: Meist Männer, Frauen sind Konduktorinnen
Klin: Kleine flächenhafte Blutungen nach geringfügigen Traumen. Charakteristische, rezidivierende Blutungen in Muskulatur und Gelenke mit nachfolgenden Muskelatrophien und -kontrakturen, Gelenkversteifung. Gehäuft Spontanblutung bei schwerer Hämophilie in der Jugend (großer Bewegungsdrang), bei mittelschweren Hämophilien selten.
Lab: Schwere Hämophilie: Faktor VIII oder IX .037 als 1%.
Mittelschwere Hämophilie: Faktor VIII oder IX 1–4%.
Leichte Hämophilie: Faktor VIII oder IX 5–25%.
Subhämophile Hämophilie: Faktor VIII oder IX 25–45%.
Blutungszeit normal, Gerinnungszeit verlängert, Quick-Test normal, Prothrombinverbrauch vermindert.
Ther: Substitution der fehlenden Gerinnungsfaktoren.

Hämophilie, vaskuläre
s. von Willebrand-Jürgens-Krankheit

Hämophiloid
Def: Leichte hämorrhagische Diathese, vermehrte Blutung bei kleinen chirurgischen Eingriffen, auch Ekchymosen oder subkutane Hämatome durch Mangel an PTA-Faktor (Plasma-Thromboplastin-Antecedent).

Hämophilus Ducrey-Unna
Def: Gramnegativer Streptobazillus, Erreger des *Ulcus molle.

Hämorrhagien
Def: Blutung in Haut und andere Organe, häufig durch Traumata hervorgerufen.

Hämorrhagische Diathesen
Def: Angeborene oder erworbene Hämostasestörungen, die zu Spontanblutungen oder Hämorrhagien führen, die in keinem Verhältnis zum auslösenden Trauma stehen.
Man unterscheidet:
1. *Koagulopathien:
Suffusionen *Ekchymosen und *Sugillationen.
2. Thrombozytopathien:
s. *Thrombozytopenie, *von Willebrand-Jürgens-Krankheit: *Petechien, aber auch großflächige Blutungen.
3. Vaskuläre Komponente:
s. *von Willebrand-Jürgens-Krankheit, *Petechien

Hämorrhagische Diathese der Neugeborenen
s. Morbus haemorrhagicus neonatorum

Hämorragisch pigmentäre Dermatosen
Def: Auf die Haut beschränkte *Purpura infolge chronischer entzündlicher Kapillarveränderungen und zusätzlich erhöhtem hydrostatischem Druck mit gruppierten Petechien, ekzematoider Dermatitis und nachfolgenden Hämosiderinablagerungen im Bindegewebe. Unter diesem Begriff subsummiert man die klinischen Varianten der *Purpura pigmentosa progressiva (Schamberg):
s. *Purpura anularis teleangiectodes (Majocchi), *Dermatite lichénoide purpurique et pigmentée (Gougerot und Blum), *eczematid-like Purpura^, Adalin-, Textilpurpura u. a. Einige Autoren rechnen auch den *Lichen aureus hierzu.
Ätio: Wahrscheinlich *Typ-IV-Allergie^ in Ergänzung mit einem nicht

näher geklärten Kofaktor, das Allergen kann oral, durch Kontakt oder Inhalation zugeführt werden. Meist Medikamente (Brom-Carbamide, Bisacodyl, Diazepame).
Ther: *Purpura pigmentosa progressiva
Lit: Zaun H (1987) Hämorrhagisch-Pigmentäre Dermatosen. Z. Hautkr. 62:1485–1491

Hämorrhoidalvenenthrombose, akute
Syn: Perianale Thrombose, akute Analvenenthrombose
Def: Akute Thrombose der perianalen Venen durch Hämatom- und Thrombosebildung bei Wandzerreißungen auf dem Boden eines *Hämorrhoidalleidens. Ausgelöst z. B. durch Pressen.
Klin: Blauroter oder schwarzer, bis kirschgroßer, am Analring vortretender Knoten. Dumpfer Dauerschmerz.
Ther: Möglichst frühzeitige (1. bis 4. Tag), ovaläre Inzision und Entleerung der Blutkoagula.
Nachbehandlung: Sitzbäder, Einlegen eines Salbenstreifens.

Hämorrhoiden
Def: Weiche, knoten- oder kissenförmige Gefäßerweiterungen am Anus, im Analkanal und unterem Rektum. Deutliche Füllung und Vergrößerung bei Erhöhung des intraabdominalen Druckes.
Ätio: Umstritten. Diskutiert werden vor allem eine Hyperplasie des arteriell gespeisten anorektalen Schwellkörpers oder eine venöse Verursachung, wie portale Hypertension, Stauungen im kleinen Becken und unteren Pfortaderbereich.
Klin: Einteilung:
- „Innere“ Hämorrhoiden (am häufigsten). Diese liegen kranial der Linea dentata und sind von feuchter Schleimhaut, einschichtigem Zylinderepithel, bedeckt.
- „Intermediäre“ Hämorrhoiden (seltener). Diese liegen zwischen der Linea dentata und der Linea anocutanea und sind von Anoderm, d. h. mehrschichtigem, nicht verhornendem Plattenepithel bedeckt.
- „Äußere“ Hämorrhoiden (am seltensten): Diese liegen kaudal der Linea anocutanea und sind von Epidermis, verhornendem Plattenepithel, bedeckt.

Hämorrhoidalleiden
Def: Beschwerden und Folgeschäden aufgrund bestehender *Hämorrhoiden. Klassifikation nach Schweregrad und Symptomen:
Grad I: Hämorrhoiden nur proktoskopisch erkennbar; rezidivierende Blutungen (hellrot),
Grad II: Hämorrhoiden prolabieren beim Pressen, anschließend Retraktion; Schmerzen und Blutung,
Grad III : Hämorrhoiden prolabiert, manuell reponierbar; beginnende Inkontinenz, Blutung bei mechanischer Alteration,
Grad IV: Hämorrhoiden prolabiert und fixiert, nicht mehr reponierbar; keine oder nur geringe Blutung.
Komp: *Intertrigo, *Candidose, *Condylomata acuminata^, *chronisches Analekzem^, *allergisches Analekzem^ durch Analtherapeutika.
DD: *Condylomata lata, Rektum- und Analkarzinome^, *rektale *Gonorrhö^, *Marisken
Ther: Grad I und II Sklerosierung, Grad III und IV operative Maßnahmen, Stuhlregulierung, evtl. diätetische Maßnahmen.

Hämosiderosis cutis
Def: Umschriebene oder großflächige Hämosiderinablagerung in der Haut. Zum Beispiel bei *Angiodermite purpurique et pigmentée, *chronisch venöser^ Insuffizienz.

Hämosperie
Syn: Hämatospermie
Def: Beimengung von Blut im Ejakulat
Ätio: Spermatozystitis, Prostatitis, Urogenitaltuberkulose, Tumoren, Blutgerinnungsstörungen, Blasen-, Prostata- oder Nierensteine.

Hängelider
s. Blepharochalasis

Haftkeime
Syn: Kommensalen
Def: Keime, die auf der Haut leben ohne dem Wirt zu schaden.

Hagelkorn
s. Chalazion

Hailey-Hailey, Morbus
s. Pemphigus chronicus benignus familiaris

Hair pulling tic
s. Trichotillomanie

Hairless women
s. *testikuläre Feminisierung^

Hairy cell leukemia
s. Haarzellenleukämie

Hakenwurmkrankheit
s. Ankylostomiasis

Halb- und Halbnägel
Syn: Azotämische Onychopathie, half and half nail
Def: Charakteristische Weißfärbung der proximalen Nagelplattenhälfte mit scharf abgegrenzter Rot- oder Braunfärbung der distalen Nagelplattenhälfte.
Vork: Bei Patienten mit chronisch-terminaler Niereninsuffizienz.

Halbseitige von Recklinghausen Krankheit
s. Jaffé-Lichtenstein-Uehlinger-Syndrom

Halbwertzeit, effektive
Def: Halbwertzeit (HWZ) eines radioaktiven Isotops im Organismus, die sich aus dem radioaktiven Zerfall einerseits und der biologischen Eliminierung andererseits ergibt.

$$\text{Effektive HWZ} = \frac{\text{biol. HWZ} \times \text{radioakt. HWZ}}{\text{biol. HWZ} + \text{radioakt. HWZ}}$$

Half and half nail
s. Halb- und Halbnägel

Halitosis
s. übler Mundgeruch^

Hallermann-Streiff-Syndrom
s. Dyskephalie-Syndrom von François

Hallopeau, Acrodermatitis
s. Acrodermatitis continua suppurativa (Hallopeau)

Hallopeau-Siemens-Syndrom
s. Epidermolysis bullosa dystrophica recessiva

Halo-Dermatitis um Naevuszellnaevus
s. Meyerson-Naevus

Halo-Ekzeme um Naevuszellnaevus
s. Meyerson-Naevus

Halogen-Akne
s. *Akne, Chlorakne und Bromakne

Halogenoderm
s. Bromoderm
s. Fluoroderm
s. Jododerm

Halo-Naevus
s. Sutton-Naevus

Halsanhang
Def: Branchiogene Überschußmißbildung im Halsbereich durch Epithelversprengung bei der Rückbildung der Kiemenfurchen.
Lok: Vorderrand des mittleren bis unteren Drittel des M. sternocleidomastoideus.
Klin: Hautfarbener, manchmal geröteter, bis zu mehreren Zentimetern langer, zitzenartiger Knoten von häufig knorpelharter Konsistenz.
Hist: Zeigt die Strukturen des äußeren Ohres z. T. mit einem Kern aus elastischem Knorpel.
DD: Laterale Halsfistel^, *Fibrom
Ther: Exzision
Lit: Stieler W, Senff H, Mensing H (1988) Halsanhänge – branchiogene Überschußmißbildungen (Choristome). Hautarzt 39:593–595

Halsband der Venus
Def: Syphilitisches *Leukoderm am Halsansatz und im Nackenbereich.
s. a. Syphilis, Spätsyphilis

Halsfibrome, multiple
Def: Zahlreiche *Fibroma pendulans am Hals, vor allem bei älteren Frauen vorkommend.

Halsfistel und -zyste, laterale
Syn: Fistula colli congenita lateralis
Def: Von der zweiten Kiemenspalte abgeleitete Fistel bzw. Zyste.
Klin: Äußere Öffnung: Vorderrand des Musculus sternocleidomastoideus, etwa in Kehlkopfhöhe. Der Gang verläuft oberhalb der Karotisgabel, mündet oberhalb der Gaumenmandel in den Recessus supratonsillaris. Meist blindes Ende in der seitlichen Pharynxwand.
Ther: Exzision mit der Zystenkapsel durch den HNO-Arzt,
Prog: Rezidivquote etwa 2%.

Halsfistel und -zyste, mediane
Syn: Fistula colli congenita medialis
Def: Residuen des Ductus thyreoglossus.
Klin: Äußere Fistelöffnung zwischen Zungenbein und Kehlkopf, Fistelgang zieht durch den Zungenbeinkörper bis zum Foramen caecum. Sekretion aus der äußeren Fistelöffnung. Bei Verklebung der Öffnung oder Persistieren nur eines Teiles des Ganges: Schleimgefüllte, pralle, unter der Haut zu tastende Zyste.
Ther: Exzision nach szintigraphischem Ausschluß einer ektopischen Schilddrüse, meist Resektion des mittleren Teiles des Zungenbeinkörpers nötig.

Halslymphknotentuberkulose
s. Tuberkulose, Halslymphknotentuberkulose

Hamartie
Def: Umschriebene Fehlbildung infolge fehlerhafter Ausdifferenzierung des Keimmaterials, besonders bei zusammengesetzten Organanlagen.

Hamartom
Def: Tumoröser Gewebsüberschuß auf dem Boden einer *Hamartie.

Hamartom, ektoneurodermales (Wohlwill)
s. Angiomatosis encephalo-oculocutanea

Hamartom, ekkrines angiomatöses
s. Naevus eccrinus

Hamartom, fibröses der Kindheit
Syn: Infantiles subkutanes Myofibroblastom
Def: Zu den kongenitalen *Fibromatosen gehörender, benigner subkutaner Tumor im frühen Kindesalter.
Man: Ab Geburt oder in den ersten Lebensjahren
*Lok:*Bevorzugt Schulter, Oberarm, Axilla, aber auch Beine und Stamm.
Klin: Meist solitärer, derber, subkutaner, langsam wachsender, indolenter Knoten
Hist: Aus 3 Komponenten bestehender Tumor: Zellarme Trabekel kollagenen Bindegewebes, Areale mit dicht liegenden unreifen Spindelzellen in einer mukoiden Grundsubstanz, reifes Fettgewebe
Ther: Exzision
Prog: Rezidive möglich, aber auch spontane Regression wurde beobachtet.
Lit: Aberer E, Mainitz M, Entacher U et al. (1988) Fibrous hamartoma of infancy. Dermatologica 176:46–51
Enzinger F (1965) Fibrous hamartoma of infancy. Cancer 18:241–248

Hamartoma, eccrine pilar angiomatous
s. Naevus eccrinus

Hamartome, multiple
s. Cowden-Syndrom

Hamartome-Syndrom
s. Cowden-Syndrom

Handekzem, chronisches atopisches
Def: Minusvariante des *endogenen Ekzems^ bei Erwachsenen. Hautveränderungen an Hand- und Fingerrücken, selten an Handflächen.
DD: *Chronisch kumulativ toxisches Handekzem^

Handekzem, kumulativ-toxisches
s. Ekzem, Kontaktekzem, chronisch-toxisches

Hand- und Fußekzem, hyperkeratotisch-rhagadiformes
s. Ekzem, hyperkeratotisch-rhagadiformes Hand- und Fußekzem

Hand- und Fußekzem, tylotisches
s. Ekzem, hyperkeratotisch-rhagadiformes Hand- und Fußekzem

Hand-foot-mouth-disease
s. Hand-Fuß-Mund-Krankheit

Hand-Fuß-Mund-Exanthem
s. Hand-Fuß-Mund-Krankheit

Hand-Fuß-Mund-Krankheit
Syn: Hand-Fuß-Mund-Exanthem, falsche Maul- und Klauenseuche, Hand-foot-mouth-disease
Def: Epidemisch, endemisch und sporadisch vorkommendes, gewöhnlich milde verlaufendes Virusexanthem an Palmae, Plantae und Mundschleimhaut.
Err: Coxsackie-Viren der Gruppe A 16, A 5, A 6, A 10 (Übertragung durch Tröpfcheninfektion oder direkten Kontakt), selten Echo- und Enteroviren.
Man: V. a. Kinder
Klin: Inkubationszeit 3–7 Tage, maximal 2 Wochen. Etwa 2 Wochen andauernde unspezifische Prodromi (Fieber, Kopfschmerzen, Schnupfen, gastrointestinale Symptome).
Danach charakteristisches Exanthem: An Händen und Füßen, insbesondere Palmae und Plantae schubweise aufschießende, disseminierte flache eckige Papeln, die sich in längliche polygonale Bläschen mit gerötetem Hof umwandeln.
Mundschleimhaut: initial stecknadelkopfgroße Bläschen, später gelblich-weiß belegte, sehr schmerzhafte *Aphthen. Abortivformen möglich.
Diag: Versuch des Virusnachweises aus frischen Stuhlproben oder Bläscheninhalt, Komplementbindungsreaktion.
DD: *Gingivostomatitis herpetica, *Herpangina, *Zoster, *Varizellen, *Erythema exsudativum multiforme, *Maul- und Klauenseuche (echte)
Prog: Abheilung meist innerhalb weniger Tage
Lit: Elsner P, Lechner W, Stanka F (1985) Hand-Fuß-Mund-Krankheit. Hautarzt 36:161–164

Handhämatom, paroxysmales
s. Paroxsysmales Fingerhämatom^

Handkantenknötchen, druckbedingte
s. Piezogene Knötchen

Handrückenödem, chronisch-traumatisches
Def: Artefaktödem infolge von Klopfen, Schnüren, Selbststau durch den Patienten.
Lok: Handrücken oder Unterarmbereich, meist einseitig
Klin: Lividbläuliche Haut, scharfrandiges, zirkumskriptes, zirkulär begrenztes Ödem, striemenförmige petechiale Blutungen oder Pigmentierungen.
Ther: Psychotherapie

Hand-Schüller-Christian-Krankheit
Def: Zur *Histiozytosis X gehörende Erkrankung mit granulomatösen Wucherungen an Skelett, Schädel, Orbita (Exophthalmus) und Hypophysenbereich (Diabetes insipidus).
Man: Meist Kindesalter
Lok: Vor allem Kapillitium, Hals, Achseln, Flanken, Augenlider. Schleimhäute: Mundhöhle, Atemwege, Genitalien
Klin: Hautveränderungen in 30% der Fälle. Polymorphes, an ein *seborrhoisches Ekzem^ erinnerndes Bild. Trockene, blaß-bräunliche Haut, *Petechien, disseminierte bis tuberöse, mit Schuppen oder Krusten bedeckte Infiltrate, disseminierte *Xanthome, ein- oder beidseitiger Exophthalmus, Diabetes insipidus.
Röntgen: Multiple, knöcherne Schädeldefekte

Hist: Retikulohistiozytäres Granulationsgewebe: Histiozyten, Riesenzellen, Plasmazellen, Lymphozyten, eosinophile Granulozyten, Langerhans-Zellen und Schaumzellen.
Ther: Kombination eines Kortikosteroids mit einem Zytostatikum (z. B. Vincristin). Adiuretin bei Diabetes insipidus, ggf. Bestrahlung der Hypophysengegend.

Hanging groins
s. *Onchozerkose

Hansen-Bazillus
Syn: Mycobacterium leprae
Def: Erreger der *Lepra.

Hansen-Krankheit
s. Lepra

Hansen, Morbus
s. Lepra

Hansenosis
s. Lepra

Harada-Krankheit
s. Uveomeningoenzephales Syndrom

Harada-Syndrom
s. Uveomeningoenzephales Syndrom

Harber-Syndrom
Def: Wahrscheinlich autosomal dominant vererbtes, persistierendes Gesichtserythem.
Man: Frühe Jugend
Klin: Persistierendes, diffuses, teilweise mit Schuppen bedecktes, im Stirn-, Nasen- und Kinnbereich mit *Teleangiektasien durchsetztes Erythem mit zahlreichen roten follikulären Hornpapeln.
Hist: Uncharakteristisch

Harlekinfötus
s. *Ichthyosis congenita gravis

Harlekinverfärbung
Def: Anfallartige, einseitige, scharf begrenzte Hautrötung bei Neugeborenen, vor allem Frühgeborenen, am 2.–4. Lebenstag infolge vasomotorischer Unreife.

Hartheu-Krankheit
s. Hyperizismus

Hartnup-Krankheit
s. Hartnup-Syndrom

Hartnup-Syndrom
Syn: Hereditäre Pellagra, Hartnup-Krankheit, pellagra-cerebellar-ataxia-renal aminoaciduria syndrome
Def: Rezessiv vererbter Enzymdefekt im Tryptophanstoffwechsel mit zerebellarer Symptomatik, *Lichtdermatose und Aminoazidurie.
Lok: Lichtexponierte Hautareale
Klin: Hauterscheinungen: Saisongebundene pellagroide Hautveränderungen mit Rötung, Schwellung und Juckreiz, *Poikilodermie. Zerebellare Ataxie, psychische Veränderungen.
Lab: Aminoazidurie, Indikanurie
DD: *Pellagra, *Pellagroid, *phototoxisches oder photoallergisches Ekzem^, *kongenitale Poikilodermien^, *Cockayne-Syndrom
Ther: Nikotinsäureamid in hohen Dosen (300 bis 600 mg/die). Meidung stärkerer Sonnenexposition, Lichtschutz
Prog: Besserung mit zunehmendem Lebensalter.

Hasenpest
s. Tularämie

Hausfrauenekzem
s. Ekzem, Kontaktekzem, chronisch-toxisches

Hausmädchenknie
Syn: Dirty knees der Hausmädchen
Def: Graugelbliche, schmutzig wirkende Hyperkeratosen in der Patellargegend bei Putzfrauen im Sinne einer mechanisch bedingten Schwielenbildung.
s. a. Betknie

Hausstauballergie
Def: *Typ-I-Allergie^ auf die Bestandteile im Hausstaub. Wichtigstes *Allergen ist die *Hauststaubmilbe und ihre Ausscheidungsprodukte.

Daneben sind Federn, Tierhaare und *Schimmelpilze vorhanden.

Hausstaubmilbe
Def: Dermatophagoides pteronyssinus (hautfressende Federmilbe), Hauptquelle des Hausstauballergens. Die Dermatophagoidesarten leben von menschlichen Hautschuppen. In den USA findet man häufiger die Dermatophagoides farinae Milbe. Hauptallergene sind das Dermatophagoides pteronyssinus I und II (Der p I und II). s. a. Milben
Klin: Auslösung allergischer Reaktionen vom Soforttyp:
Asthma bronchiale, *Rhinitis und *Konjunktivitis allergica.
Auslösung und Verschlechterung eines *endogenen Ekzems^.
Diag: *Prick- und *Intrakutantestung, RAST, *Atopie-Patch-Test
Ther: Wohnungssanierung: Feststellen der Hausstaubmilbenbelastung, Sanierung mit akariziden Präparaten z. B. als Schaum, Feuchtpulver oder Sprühlösungen. Bettüberzüge für Matratzen und Decken, Reduzieren von Teppichböden, Gardinen, Polstermöbeln u. a. Staubfängern.

Haut, chronische hypertrophische und lange Röhrenknochen
s. Pachydermoperiostase

Hautamyloidose
s. kutane Amyloidose^

Hautamyloidose, biphasische
s. biphasische Amyloidose^

Hautamyloidose, blasenbildende
s. blasenbildende Amyloidose^

Hautamyloidose, interskapuläre
s. makulöse Amyloidose^

Hautamyloidose, makulöse
s. makulöse Amyloidose^

Hautamyloidose, papulöse
s. papulöse Amyloidose^

Hautatrophien
Def: Spontan oder als Endzustand bestimmter Dermatosen auftretende Hautveränderungen mit Verdünnung, Elastizitätsverlust, vermehrter Fältelung, Verkleinerung oder Schwund der Hautanhangsgebilde.
- Kongenitale Hautatrophien: *Aplasia cutis congenita, *Acrogeria Gottron, *Progerie, *kongenitale Poikilodermien^,*Goltz-Gorlin-Syndrom, *Progeria-like syndrome, *Dystrophia myotonica.
- Erworbene Hautatrophien: *senile Atrophie^, *Inanitionsatrophie, *atrophische Narbe^, *mechanisch bedingte Atrophie^, *Anetodermie, *neurogene Hautatrophie^, *Atrophodermia vermiculata, *Striae cutis distensae, *Acrodermatitis chronica atrophicans, *Lichen sclerosus et atrophicus.

Hautatrophie, neurogene
Def: Segmentale Hautatrophien nach Störungen im zentralen Nervensystem, trophische Störungen im Versorgungsgebiet bei Verletzungen peripherer Nerven.
s. a. „glossy skin and fingers"

Hautatrophie, senile
s. senile Atrophie^

Hautdiphtherie
s. Diphtherie der Haut

Hautflora, normale
Syn: Mikrobielle Flora der Haut, physiologische Bakterienbesiedlung der Haut. s. a. pH-Wert der menschlichen Haut
Def: Man unterscheidet zwischen residenter Flora (Standortflora: Keime, die die Haut dauerhaft besiedeln) und transienter Flora (Anflugflora: Keime, die nur kurzzeitig auf der Haut nachweisbar sind, z. B. Staphylococcus aureus, Streptococcus pyogenes).
Die residente Flora besteht im wesentlichen aus:
A Bakterien:
1. Aeroben grampositiven Kokken: *Staphylokokken, z. B. S. epidermidis, S. hominis, verschiedene Mikrokokkenarten

2. Anaeroben *koryneformen Bakterien:
V. a. Propionibacterium acnes
3. Aeroben *koryneformen Bakterien:
Z. B. Korynebacterium minutissimum, K. tenuis u. a.; Brevibakterien
B *Hefepilzen:
Pityrosporon ovale (Malassezia furfur)
Große inter- und intraindividuelle Unterschiede bezüglich der Hautflora: die Zusammensetzung ist abhängig von Alter (bei Kindern gehäuft Streptokokken, bei Erwachsenen koryneforme Bakterien), Hautfeuchtigkeit (höhere Bakteriendichte auf feuchter Haut, vermehrt Staphylokokken), Talgproduktion (Pityrosporon ovale und Propionibacterium acnes in talgdrüsenreichen Arealen). In der Achselhöhle werden 2 Floratypen unterschieden:
1. Dominanz koryneformer Bakterien;
2. Dominanz von Kokken.
Bei 1. deutlich häufiger *Erythrasma, *Trichomycosis palmellina, stärkerer Achselgeruch als bei 2.
Lit: Korting HC, Lukacs A, Braun-Falco O (1988) Mikrobielle Flora und Geruch der gesunden menschlichen Haut. Hautarzt 39:564–568

Hautgangrän
s. Gangrän

Hautgangrän, oberflächlich wandernde
Def: Sonderform der *Arteriosclerosis obliterans.
Lok: Streckseiten der Unterschenkel, Fußrücken
Klin: Ulzerationen mit peripherer Progression und geringer zentraler Abheilungstendenz.
DD: *Pyoderma gangraenosum, *Artefakte
Ther: *Arteriosclerosis obliterans

Hautgangrän, postoperative progressive
Def: Bezeichnung für das sich gelegentlich um Operationswunden entwickelnde *Pyoderma gangraenosum.

Hautgicht
Def: Ablagerung von Harnsäure in der Haut im Rahmen der *Gicht.
s. a. Gichttophi

Hautgrieß
s. Milien

Hauthorn
s. Cornu cutaneum

Hautjucken
s. Pruritus

Hautkarzinom
s. spinozelluläres Karzinom^

Hautkrebs, metastatischer
s. Hautmetastasen

Hautkrebs, sekundärer
s. Hautmetastasen

Hautleishmaniose
s. kutane Leishmaniosen^

Hautmalignom
Def: Allgemeiner Begriff für maligne Geschwulst der Haut.

Hautmaulwurf
s. Creeping disease

Hautmetastasen
Syn: Metastatischer Hautkrebs; sekundärer Hautkrebs
Def: Lymphogene oder hämatogene Absiedelungen von primären Hautmalignomen oder Tumoren anderer Organe in der Haut.
Primärtumoren nach abnehmender Häufigkeit: *Malignes Melanom^, Mamma-, Magen-, Uterus-, Bronchial-, Rektum- und Nierenkarzinom.
Lok: Überall möglich, bevorzugt Bauchwand, Rumpf, Kapillitium
Klin: Am häufigsten sind noduläre Metastasen: Einzelne oder multiple, blaurötliche bis hautfarbene, in verschiedenen Hautetagen sitzende Knoten mit deutlicher Wachstumstendenz. Derbe, manchmal zystische Konsistenz. Oberfläche meist glatt, seltener ulzeriert.
Sonderformen von Hautmetastasen werden unter den nachfolgenden

Bezeichnungen geführt: *Carcinoma erysipelatodes, *Erysipelas melanomatosum, *Cancer en cuirasse, *Alopecia neoplastica, *sklerodermiformes Karzinom^, *Carcinoma teleangiectaticum. Nur in wenigen Fällen läßt sich jedoch aufgrund des Metastasenbildes auf den Primärtumor rückschließen. Somit erscheinen die unterschiedlichen, auf rein makroskopischen Kriterien basierenden Bezeichnungen wenig sinnvoll.
Hist: Im Korium und in der Subkutis gelegene Zellhaufen eines invasiv wachsenden Tumors; Charakterisierung der Zellen mittels immunhistologischer Methoden (Einsatz mono- und polyklonaler Antikörper, z. B. CEA, S. 100, Desmin, Cytokeratin, Vimentin, Melanom-assoziierter Antikörper).
Ther: Behandlung des Primärtumors, soweit möglich Exzision

Hautnekrosen, infarktähnliche
s. Embolia cutis medicamentosa

Hautnekrosen, umschriebene, nach intramuskulärer Injektion
s. Embolia cutis medicamentosa

Hautnekrosen, zosteriforme
s. Embolia cutis medicamentosa

Hautödem, akutes umschriebenes
s. Angioneurotisches Ödem

Hautretikulose
s. *Retikulosen der Haut

Hautrisse
s. Striae cutis distensae

Hautrotz
s. Malleus

Hautsarkom
s. Sarkome der Haut

Hautsarkomatose
Def: Heute unüblicher Begriff für zahlreiche knotige *Sarkome in der Haut.

Hautschrift
s. Dermographismus albus, elevatus, niger, ruber

Hautsteinchen
s. kutanes Kalkknötchen^

Hauttuberkulose
s. Tuberculosis cutis

Hauttypen (Reaktion auf Sonnenlicht)
Def: Entsprechend der unterschiedlichen Reaktion der Haut auf UV-Licht, abhängig vom natürlichen Pigmentierungsgrad bzw. der Fähigkeit zur Pigmentierung, werden 6 Hauttypen unterschieden: s. Tabelle, S. 329. Typ-I-und Typ-II-Personen haben meist eine sehr helle Hautfarbe, blaue Augen, blondes oder rotblondes Haar und evtl. Sommersprossen.

Hautveränderungen, symptomatische ichthyosiforme
s. erworbene Ichthyosis^

Hautwolf
s. Intertrigo

Hautzystizerkose
s. Zystizerkose

Haverhill-Fieber
s. Rattenbißkrankheit II

Headsche Zonen
Syn: Hyperalgetische Zonen
Def: Segmentale Hauthyperalgesie und -hyperästhesie bei Erkrankung innerer Organe.
Betroffen sind die Hautzonen mit der sensiblen Versorgung aus demselben Rückenmarksegment wie die erkrankten inneren Organe über einen viszerokutanen Reflex.

Heberdensche Knoten
Def: Arthrose der Fingergelenke mit knotenförmiger Auftreibung der Kortikalis an der Radialseite der Endphalanx.
- Traumatische: Auf einzelne Finger beschränkt, vor allem bei Männern.
- Idiopathische: Vor allem bei Frauen vom 5. Lebensjahrzehnt an, autosomal rezessiv vererbt.

Lok: Basis der Fingerendphalangen, vor allem 2., 3. und 5. Finger.

Tabelle: Einteilung in die unterschiedlichen **Hauttypen** je nach Hautreaktion auf die erste Sonnenexposition im Sommer nach Belichtung mit ca. 3 *MED (Minimale Erythemschwellendosis, 1 MED entspricht etwa 15–30 min Mittagssonne):

Typ	Dermatitis solaris	Bräunung	Rasse
I	Immer, stark ausgeprägt	Nie	
II	Immer	Evtl. leicht	Europäer,
III	Möglich	Ja	Nordamerikaner
IV	Sehr selten	Stark	
V	Nie	Natürliche braune Pigmentierung	Dunkelhäutige Rassen z. B. Inder
VI	Nie	Schwarze Hautfarbe	Schwarze

Typ-I- und Typ-II-Personen haben meist eine sehr helle Hautfarbe, blaue Augen, blondes oder rotblondes Haar und evtl. Sommersprossen.

Klin: Erbsgroße, harte, selten druckschmerzhafte Vorwölbungen mit gut verschieblicher darüberliegender Haut. Evtl. Deviation der Fingerendglieder nach lateral.
s. a. Bouchardknoten der distalen Fingergelenke
DD: *Primär chronische Polyarthritis^, *Calcinosis metabolica circumscripta, *Gicht
Ther: Nicht nötig; Aufklärung des Patienten

Hebra Prurigo
Def: Die Beugen verschonende, pruriginöse Sonderform des *endogenen Ekzems^.

Heck, Morbus
s. Fokale epitheliale Hyperplasie^

Heerfordt-Syndrom
Def: Sonderform der *Sarkoidose mit Konjunktivitis, Iridozyklitis, doppelseitiger Parotisschwellung, Tränendrüsenbefall und ZNS- beteiligung.

Hefen
Def: Einzellige, kugelige oder ellipsoide Pilze, die sich durch Sprossung vermehren; Ausbildung von *Pseudomyzel. Wichtigste menschenpathogene Spezies: Candida albicans; auch Candida parapsilosis und Candida tropicalis (*Candidose).

Heftpflasterekzem
Def: *Kontaktallergisches Ekzem^ gegen verschiedene Bestandteile des Heftpflasters, insbesondere Dammara-Harz, synthetischen Kautschuk Buna, Terpentinöle und Kolophonium.

Heinrich-Fischer-Syndrom
s. Fischer-Syndrom

Hellzellenakanthom
s. Klarzellenakanthom

Hellzellenmyoepitheliom
s. Klarzellenhidradenom

Helodermie
Def: Heute unüblicher Begriff für umschriebene Hautverdickungen, teilweise synonym mit *Fingerknöchelpolster verwendet.

Helminthiase
s. Wurminfektion

Hematoxilin bodies
s. Hämatoxilinkörperchen

Hemiatrophia faciei progressiva (Romberg)
Syn: Romberg-Syndrom, Romberg-Throphoneurose, halbgesichtsseitige Atrophie
Def: Verkleinerung einer Gesichtshälfte mit Atrophie von Haut und Weichteilen.
Ätio: Evtl. als Folge einer Trigeminusschädigung (toxisch, traumatisch,

nach Infektion) im Kindesalter mit chron. Reizzustand des Hirnnerven.
Man: Frühe Jugend bzw. peripubertär
Lok: Eine Gesichtshälfte oder Teile einer Gesichtshälfte
Klin: Halbseitige *Atrophie von Haut, Muskulatur und Knochen im Gesicht, Enophthalmus evtl. *Horner-Syndrom, Ausbildung eines asymmetrischen Gesichtes. Straff atrophische, verdünnte, gelegentlich fleckförmig hyper- oder depigmentierte Haut. Verminderte Schweißsekretion.
DD: *Symptomatische Hemiatrophia faciei^, *zirkumskripte Sklerodermie^ (Coup-de sabre), *Lipodystrophia progressiva
Ther: Plastisch-chirurgische Korrektur
Prog: Spontaner Stillstand möglich, evtl. starke Deformierungen unter Einbezug der Hals-Schulter-Region und des Rumpfes. Selten zentralnervöse Störungen.

Hemiatrophia faciei, symptomatische
Def: *Zirkumskripte Sklerodermie^ einer Gesichtshälfte mit Übergreifen auf Weichteile und Knochen.
Man: Häufig Kindheit und Jugendalter
Klin: Initial Ödem später Sklerose (Unterschied zu *Hemiatrophia faciei progressiva) eines Hautbereiches einseitig im Gesicht oder der ganzen Gesichtshälfte, evtl. Befall von Weichteilen und Knochen mit Deformierung.
Ther: Versuch mit Penicillin (*zirkumskripte Sklerodermie), plastische Operation.

Hemichondrodystrophie
s. Olliersches Syndrom

Hemihypertrophia faciei et colli
Syn: Halbseitiges Großgesicht
Def: Meist angeborene, halbseitige Vergrößerung des Gesichtes, ggf. mit halbseitiger *Makroglossie.

Hemisporose
Def: Schimmelpilzinfektion mit Hemisporaarten (Hemispora stellata), saprophytärer Haftkeim.
Klin: Osteoperiostitis, subkutane Granulome am Penis, auch ulzerierende, verrukös-papillomatöse oder papulopustulöse Effloreszenzen, scrofulodermartige Herde, derbe, zentral eingeschmolzene Knoten mit Ausbildung großflächiger Ulzera. Bild einer *Sporotrichose.
Diag: Erregernachweis in Reinkultur
Ther: *Sporotrichose

Hemmkörperhämophilie
Def: Erworbene, durch Antikörper gegen Gerinnungsfaktoren bedingte, *hämorrhagische Diathese^.
Vork: *Dermatitis herpetiformis, *bullöses Pemphigoid^, nach Transfusionen und Schwangerschaft.

Hemorrhagie douloureuse du doigt
s. paroxysmales Fingerhämatom^

Hennebertsches Fistelsymptom
Def: Bei intaktem Trommelfell und Mittelohr ist ein Nystagmus durch Luftkompression und -aspiration im Gehörgang auslösbar.
Vork: Vor allem bei *Syphilis connata.

Hepatikotestikuläres Syndrom
Def: *Gynäkomastie bei Leberdekompensation.

Hepatitis, akute Virushepatitis
Syn: a) Infektiöse Hepatitis (IH), Hepatitis epidemica.
b) Serumhepatitis (SH), Transfusionshepatitis, Spritzenhepatitis.
Def: Durch Viren induzierte, akute, diffuse Entzündung der Leber
Ätio:
a) Virus A: HBIS-Ag-negative (= Hepatitis B-surface-antigen) Hepatitis epidemica. Übertragung meist durch fäkale Verschmutzung.
b) Virus B: HBIS-Ag-positive homologe Serumhepatitis: Übertragung parenteral durch Blut und Blutprodukte sowie Körpersekrete, z. B. bei Geschlechtsverkehr.
c) C-Hepatitis durch non A-non B-Virus

Klin:
a) Inkubationszeit 6–50 Tage
(im Mittel 32 Tage)
b) Inkubationszeit bis zu 160 Tagen
- Präikterisches Prodromalstadium über 2–9 Tage.
Selten Hautveränderungen: Urtikarielle oder makulopapulöse Exantheme.
- Ikterische Phase: Dauer 2–6 Wochen.
Hautveränderungen: Ikterus, *Naevus araneus, *Erythema palmare et plantare symptomaticum.
Ther: Bettruhe, Diät, Vermeidung von hepatotoxischen Medikamenten und Alkohol; bei fulminanten Verläufen mit Leberversagen intensivmedizinische Maßnahmen.
Prog: In 10% Übergang in eine *chronische Hepatitis^.
s. a. persistierende, rezidivierende, nekrotisierende Hepatitis^, Homologe, keine heterologe Immunität zwischen IH und SH.

Hepatitis, anikterische
Def: Besondere Verlaufsform der *akuten Hepatitis^ ohne Bilirubinämie, vor allem bei Kindern vorkommend.

Hepatitis, cholestatische
Def: Besondere Verlaufsform der *akuten Hepatitis^ mit ausgeprägtem *Ikterus als klinisches Zeichen des Verschlußes der Gallenwege.
s. a. Ikterus, Verdinikterus

Hepatitis, chronische
Def: Chronische Leberentzündung unterschiedlicher Ätiologie und Pathogenese.
Ätio: Virusinduziert, Autoimmunvorgänge, unklare Genese. 10% der *akuten Hepatitiden^ gehen in eine chronische Hepatitis über. Man unterscheidet die chronisch persistierende Hepatitis von der chronisch aggressiven oder aktiven Hepatitis, die mit Hautveränderungen einhergeht: Häufig rezidivierender *Ikterus, evtl. Lupus erythematodes-ähnliche Symptome = Lupoide Form der chronisch aggressiven Hepatitis.

Hepatitis epidemica
s. *Hepatitis, akute Virushepatitis

Hepatitis, granulomatöse
Def: Hepatitis bei *Tuberkulose, *Sarkoidose, *Brucellosen, *Salmonellosen. s. a. Hepatitis bei Infektionskrankheiten

Hepatitis, infektiöse
s. Hepatitis, akute Virushepatitis

Hepatitis bei Infektionskrankheiten
Def: Meist unspezifische Mitreaktion der Leber bei Infektionen. Unter anderem bei *infektiöser Mononukleose^, *Gelbfieber, *Morbus Weil, *Amöbiasis, *Poliomyelitis, *Herpes simplex, *Fleckfieber, *Rückfallfieber, *Syphilis, *Lepra, *Tuberkulose, *Brucellosen.

Hepatitis, lupoide
s. *chronische Hepatitis^

Hepatitis, nekrotisierende
Syn: Gelbe Leberatrophie
Def: Schwere Verlaufsform einer *akuten Hepatitis^ (ca. 0,2% bei Hepatitis A, ca. 1% bei Hepatitis B), nicht selten Tod innerhalb weniger Tage im Leberkoma.
Prog: Ernst, ggf. grobnarbige Ausheilung: Ausbildung einer diffusen Leberzirrhose möglich.

Hepatitis, persistierende
Def: Verlaufsform der *chronischen Hepatitis^ mit monatelangem mäßiggradigem Krankheitsbild.
Prog: Günstig

Hepatitis, rezidivierende
Def: Verlaufsform der *chronischen Hepatitis^ mit Rezidiventwicklung.
Prog: Günstig

Heraldic plaque
Syn: Medaillon, tâche mère, Primärplaque, Plaque primitive

Def: Wenig gebräuchlicher Begriff für den solitären Primärherd der *Pityriasis rosea.

Herbstbeiße
s. Trombidiose

Herbstkrätze
s. Trombidiose

Herbstperniosis
Def: Der *Frühlingsperniosis entsprechendes Krankheitsbild im Herbst.
Lok: Vor allem oberer Ohrmuschelrand
Klin: Leichtes Brennen, später Stechen, periodisch einsetzende Schmerzen am blau-rot verfärbten oberen Ohrmuschelrand. Häufig Verhärtung und Knötchenbildung, auch Ulzerationen mit Substanzverlusten und Verziehung des Ohrmuschelrandes.
s. a. Pernionen
Ther: Zufuhr von Wärme oder hyperämisierende Maßnahmen (z. B. Finalgon). Bei Entzündung kortikoidhaltige Externa.
Prog: Bei entsprechenden Umwelteinflüssen Rezidivneigung. Sonst günstig.

Herdinfektion
s. Fokus

Heredopathia atactica polyneuritiformis (Refsum)
s. Refsum-Syndrom

Herlitz-Syndrom
s. Epidermolysis bullosa hereditaria letalis

Hermansky-Pudlak-Syndrom
Def: Seltenes, autosomal-rezessiv vererbtes Syndrom, gekennzeichnet durch die Trias
1. *Okulokutaner Albinismus^ (Tyrosinase-positiv)
2. *Hämorrhagische Diathese^ aufgrund einer Verminderung der Anzahl von dense-bodies in den Thrombozyten
3. Akkumulation von ceroid/lipofuszinähnlichen Substanzen in verschiedenen Zellen, Geweben und im Urin.
Klin: Verschiedene Ausprägungsgrade: von generalisiert kutaner Hypopigmentierung bis zu normal pigmentierter Haut, Augenhintergrund immer vollkommen depigmentiert.
Meist leicht- bis mittelgradige hämorrhagische Diathese mit Epistaxis, Hämatomen, Gingivablutungen, die Blutungszeit nach Duke reicht von 1,5 bis 30 min.
Komp: Interstitielle Lungenfibrose nach dem 30. Lebensjahr durch Ablagerung von lipofuszinähnlichem Materials in Alveolarmakrophagen, Nephropathie; lebensbedrohliche Blutungen z. B. bei Entbindungen; frühes Auftreten von *aktinischen Keratosen, *Basaliomen, *spinozellulären Karzinomen^.
s. a. Albinismus
Lit: Schallreuter KU (1989) Das Hermansky-Pudlak-Syndrom. Hautarzt 40:130–133

Hermaphroditismus
Syn: Zwittertum, Zweigeschlechtlichkeit
Def: Gleichzeitiges Vorhandensein von Ovar- und Testesgewebe.
s. a. Hermaphroditismus verus, verus bilateralis, verus lateralis, verus unilateralis, männlicher und weiblicher Hermaphroditismus^, Pseudohermaphroditismus, Pseudohermaphroditismus feminus, Pseudohermaphroditismus masculinus

Hermaphroditismus ambiglandularis
s. Hermaphroditismus verus

Hermaphroditismus complexus
s. Hermaphroditismus verus

Hermaphroditismus dimidiatus
s. Hermaphroditismus verus lateralis

Hermaphroditismus, echter
s. Hermaphroditismus verus

Hermaphroditismus lateralis
s. Hermaphroditismus verus lateralis

Hermaphroditismus, männlicher
Def: *Hermaphroditismus verus mit

Überwiegen der männlich ausgeprägten Geschlechtsmerkmale.

Hermaphroditismus ovarialis
s. Pseudohermaphroditismus femininus

Hermaphroditismus spurius
s. Pseudohermaphroditismus

Hermaphroditismus testicularis
s. Pseudohermaphroditismus masculinus

Hermaphroditismus verus
Syn: Hermaphroditismus ambiglandularis, Hermaphroditismus complexus, echter Hermaphroditismus, echtes Zwittertum
Def: Gleichzeitiges Vorhandensein von Ovar- und Testesgewebe, unabhängig vom chromosomalen Geschlecht.
Klin: Das äußeres Genitale kann von rein weiblich über Mischung bis zu rein männlich variieren, so daß die Geschlechtszuordnung schwierig sein kann.
Ther: Je nach Überwiegen der äußeren Geschlechtsmerkmale Erziehung zum weiblichen oder männlichen Individuum. Je nach Lage der Testes (Leiste oder höher) operative Entfernung wegen Entartungsgefahr.

Hermaphroditismus verus, bilateralis
Def: *Hermaphroditismus verus mit beidseitig bisexuellen Gonaden.

Hermaphroditismus verus lateralis
Syn: Hermaphroditismus dimidiatus, Hermaphroditismus lateralis
Def: *Hermaphroditismus verus mit Ovar auf der einen, Hoden auf der anderen Seite.

Hermaphroditismus verus unilateralis
Def: *Hermaphroditismus verus mit bisexueller Gonade auf der einen, Hoden oder Ovar auf der anderen Seite.

Hermaphroditismus, weiblicher
Def: *Hermaphroditismus verus mit überwiegend weiblich ausgeprägtem Geschlechtsmerkmal.

Herpangina
Syn: Herpetic pharyngitis, Pharyngitis vesicularis, ulzerative Pharyngitis
Def: Infektion des Pharynx mit Coxsackie-Viren durch Tröpfcheninfektion von Mensch zu Mensch.
Ätio: Coxsackie-Virus-Infektion
Err: Coxsackie-Viren der Gruppe A2, A4, A5, A6, A8, A10, B4
Klin: Inkubationszeit 2–5 Tage, akuter Fieberanstieg, biphasischer Fieberverlauf. Grippös-katarrhalische Erscheinungen. Auftreten glasstecknadelkopfgroßer, kettenartig angeordneter, gelblich-rosafarbener, froschlaichähnlicher Bläschen am weichen Gaumen und den Gaumenbögen. Umwandlung in schmierig-belegte Erosionen mit hyperämischer Umgebung.
DD: *Gingivostomatitis herpetica, *Angina Plaut-Vincenti, *Masernenanthem, *Diphtherie, *Candidose
Ther: Symptomatisch
Prog: Günstig, Abheilung in 10–14 Tagen.

Herpes corneae
Def: *Herpes simplex-Infektion der Hornhaut.
Man unterscheidet eine oberflächliche Form (Keratitis dendritica) und eine tiefe Form (Keratitis disciformis).
Komp: Bildung von Hornhautulcera und Narben
Ther: In Zusammenarbeit mit dem Ophthalmologen.

Herpes febrilis
s. Herpes simplex

Herpes genitalis recidivans
s. *Herpes simplex recidivans

Herpes gestationis
Syn: Pemphigus gravidarum, Dermatitis multiformis gestationis, Hidroa gestationis
Def: Möglicherweise dem *bullösen Pemphigoid^ nahestehende, durch Ausbildung großer Blasen gekennzeichnete autoimmunologische *Schwangerschaftsdermatose.

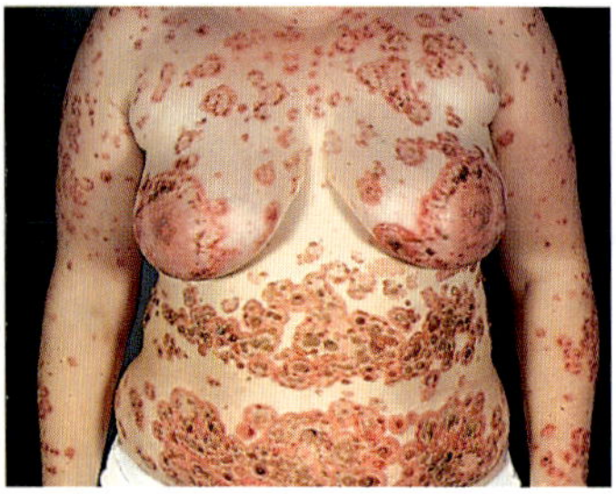

Herpes gestationis

Man: Meist mittleres Trimenon, post partum
Lok: Vor allem Bauch, Periumbilikalregion und Extremitäten. In 20% der Fälle Schleimhautbefall.
Klin: Herpetiform gruppierte, große, pralle Blasen auf urtikariellen Erythemen. Brennen und intensiver Juckreiz. Nikolski-Phänomen I und II fakultativ positiv. Entsprechende Hautveränderungen beim Neugeborenen möglich.
Hist: Subepidermale Blasenbildung, zellulär entzündliche Reaktion im oberen Korium. Histoeosinophilie.
DIF: Stets lineare Komplementablagerungen an der Basalmembranzone. In etwa 1/3 der Fälle sind analoge IgG-, IgA-Ablagerungen nachweisbar.
Lab: Bluteosinophilie
DD: *Erythema exsudativum multiforme, *Dermatitis herpetiformis, *bullöses Pemphigoid
Ther: Intern: Kortikosteroide (Prednisolon 15–20 mg/die) in schweren Fällen und in den letzten Schwangerschaftswochen
Extern: Kortikosteroidhaltige Cremes und Lotionen, Lotio zinci spirituosa mit antipruriginösen Zusätzen (Ichthyol 2–6%, Thesit 5%). Bäder mit antiphlogistischen und fettenden Zusätzen. Antiseptische Therapie.
Prog: Spontane Abheilung 2 bis 3 Wochen nach der Entbindung. Wiederholung in den folgenden Graviditäten oder unter hormoneller Kontrazeption; Vorsicht mit gestagenhaltigen Kontrazeptiva post partem. Gehäuft Totgeburten.
Lit: Deinlein E, Reimer G (1983) Immunopathologische Untersuchungen bei Herpes gestationis. Der Hautarzt 34:6–9
Kemper T, Kingreen J Ch (1989) Herpes gestationis bei Einnahme eines oralen Kontrazeptivums. Akt Dermatol 15:121–123

Herpes glutaealis
Def: *Herpes simplex 2-Infektion an den Glutaen.

Herpes impetiginisatus
Def: Bakteriell sekundärinfizierter *Herpes simplex recidivans.

Herpes labialis
s. Herpes simplex labialis

Herpes menstrualis
Def: *Herpes simplex Rezidiv vor oder während der Menstruation.

Herpes recidivans in loco
Def: Rezidivierende *Herpes simplex Infektion, die immer wieder an der gleichen Stelle auftritt.

Herpessepsis der Neugeborenen
Def: Schwere, generalisierte Erstinfektion mit Herpes simplex-Virus, in 75% der Fälle Herpes simplex Typ 2, beim Neugeborenen.
Ätio: Infektion bei der Passage des Geburtskanals bei Erkrankung der Mutter. Selten Infektion durch erkranktes Pflegepersonal.
Man: Vor allem bei Frühgeborenen
Klin: Inkubationszeit 3–6 Tage. Generalisierte Bläscheneruption, aphthöse Veränderungen an den Schleimhäuten, hohes Fieber, Keratokonjunktivitis. Ikterus, Dyspnoe, Leber- und Milzschwellung, Blutungsneigung, Meningismus oder Meningoenzephalitis.
DD: *Impetigo, *Follikulitis
Ther: Intern: γ-Globuline oder Hyperimmunserum, Acyclovir.
Prophylaxe: Abdominelle Schnittentbindung bei Erkrankung der Mutter.

- Ante partum: γ-Globulin-Injektion bei der Mutter (20 ccm i. m.)
- Post partem: γ-Globulin-Injektion beim Kind (2 ccm/die über 6 Tage)

Prog: In 60% der Fälle Tod in der ersten Woche, bei weiteren 20% bleibende Störungen.

Herpes simplex

Def: Infektion durch das Herpes-simplex-Virus. Befall der Haut, Schleimhaut und/oder Hornhaut des Auges durch das Herpes-simplex-Virus. Sehr selten auch generalisierte Infektion (Mitbeteiligung von ZNS und evtl. inneren Organen).

Err: Herpes simplex-Virus (HSV), zur Gruppe der Herpesviren gehöriges karyotropes DNA-Virus. Immunologisch können 2 Typen unterschieden werden:

- Typ 1 ruft v. a. Läsionen im Bereich der Lippen und der Mundschleimhaut, seltener im Gesicht und am Oberkörper hervor,
- Typ 2 ist hauptsächlich für Läsionen im Genital- und Glutaealbereich verantwortlich.

Übertragung durch Tröpfchen- oder Schmierinfektion (z. B. Küssen, Geschlechtsverkehr, Geburtsvorgang).

Klin: Primärinfektion mit Herpes-simplex-Virus Typ 1 meist im Alter von 1–5 Jahren, mit Typ 2 ab der Pubertät; in den allermeisten Fällen inapparenter Verlauf, nur bei 1% klinische Manifestation unter verschiedenen Krankheitsbildern (s. Tabelle, S. 336). Meist lebenslange Persistenz des Virus in Ganglienzellen trotz Antikörperbildung. Von dort kann es zu rezidivierenden Sekundärinfektionen kommen; diese verlaufen in der Regel leichter als die Primärinfektion; mögliche klinische Bilder (s. Tabelle S. 336).

Diag: Elektronenmikroskopischer Virusnachweis aus Bläscheninhalt mit Hilfe des *Negative-Staining Verfahren. Kulturelle Anzüchtung des Virus aus Bläscheninhalt (spezifische und sicherste, aber aufwendige Methode).

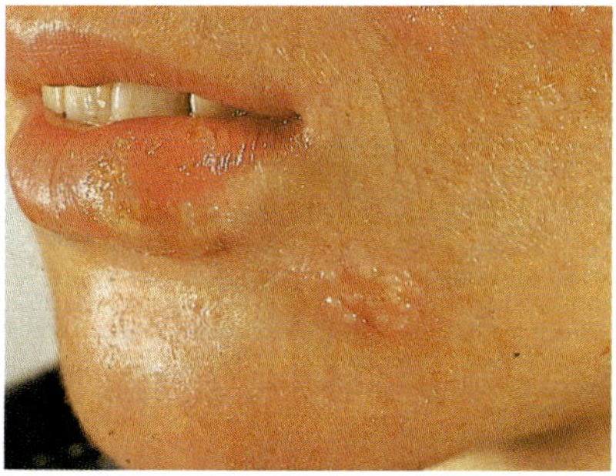

Herpes simplex

Antikörpernachweis (IgG und IgM). Im *Tzanck-Test vom Blasengrund Nachweis multinukleärer, epidermaler Riesenzellen.

Lit: Kimmig W (1989) Herpes-simplex-Infektionen. Z. Hautkr. 64:266–271

Herpes simplex labialis (recidivans)

Syn: Herpes labialis, Gletscherbrand

Def: *Herpes simplex recidivans der Lippe

Herpes simplex, maligner

Def: *Herpes simplex Manifestation mit ulzerösem Zerfall der Bläschen als unspezifische Hautveränderungen bei lymphatischer Leukämie.

Herpes simplex recidivans

Syn: Herpes febrilis, Fieberbläschen, cold sore, Ekelbläschen, Hidroa febrilis, Reizbläschen

Def: Häufigste Manifestation einer *Herpes simplex Virus-Infektion (meist Rezidiv) an Haut oder Schleimhaut in Form von meist chronisch-rezidivierenden Eruptionen gruppiert stehender, stecknadelkopfgroßer Bläschen.

Ätio: Provozierende Faktoren der Rezidive von *Herpes simplex Infektionen sind fieberhafte Infekte, UV-Exposition, psychische und physische Streßsituationen, lokale Traumen, Menstruation.

Lok: Typ 1: Am häufigsten Lippen (Herpes simplex labialis), außerdem

Tabelle: Manifestationen des **Herpes-simplex**-Virus I und II

	Primär-manifestation	Rezidiv-manifestation
Gingivostomatitis herpetica	●	
Aphthoid Pospischill-Feyrter	●	
Primäre Vulvovaginitis herpetica	●	
Neugeborenensepsis	●	
Generalisierter Herpes simplex	●	●
nekrotis. Herpes-simplex-Enzephalitis	●	●
Keratitis herpetica	●	●
Eccema herpeticatum	●	●
Postherp. Erythema exsudativum multiforme	●	●
Rezidivierender Herpes simplex		●
Rezidivierender Herpes genitalis		●
Chron. persistierender Herpes simplex		●

bevorzugt Gesichtsbereich (Herpes simplex facialis: Naseneingang, Wangen, Augenlider, Ohrläppchen), Finger (Herpes simplex digitalis), Mundschleimhaut (Herpes simplex oralis). Typ 2: Genitalbereich (Herpes simplex genitalis): bei Männern v. a. Glans, inneres Präputialblatt, bei Frauen Schamlippen, intravaginal. Glutäen, Analfalte (Herpes simplex glutaealis). Finger (Herpes simplex digitalis). Mundschleimhaut (Herpes simplex oralis)
Klin: Prodromi in Form von Juckreiz, Spannungsgefühl, evtl. Schmerzen. Aufschießen gruppiert stehender, teilweise konfluierender, praller, stecknadelkopfgroßer Bläschen auf gerötetem Grund. Größe des gesamten Herdes meist 0,5–2 cm, polyzyklische Begrenzung. Eitrige Eintrübung der Bläschen innerhalb von 2–4 Tagen, nach Platzen bleiben honiggelbe Krusten zurück. Abheilung nach ca. 1 Woche, meist narbenlos, nach schweren Infektionen evtl. kleine eingezogene Narben. Manchmal begleitende Lymphknotenschwellung.
Rezidive treten häufig stets an der gleichen Stelle auf: *Herpes recidivans in loco.
Hist: Ballonierende Degeneration der Keratinozyten mit Ausbildung großer Kerne, intraepidermale, suprabasale Bläschenbildung mit Leukozyten im Blasenlumen und multinukleären Riesenzellen am Blasengrund, evtl. eosinophile virale Kerneinschlüsse.
DD: Je nach Lokalisation: *Perlèche, *Zoster, *Impetigo contagiosa, *Ulcus vulvae acutum, *Panaritium
Ther: Lokale Applikation adstringierender Lotionen, ggf. Kortikoidexternum, Acylcovir- oder Idoxuridin-Creme, beta-Interferon-Gel. Herpes genitalis: Ggf. Versuch der Abschwächung der Eruption durch systemische Acyclovirtherapie: Bei ersten Anzeichen 5×200 mg/die über 5 Tage. Bei häufigen Rezidiven, insbesondere eines Herpes genitalis, Versuch der Unterdrückung von Rezidiven durch Acyclovir-Dauertherapie (z. B. 3×200 mg/Tag); evtl. alpha- oder beta-Interferon (3 X 3 Mio E).
Komp: Impetiginisation; Ausbildung von Ulzera oder Hämorrhagien bei zugrundeliegendem Immundefekt, s. a. maligner Herpes^ simplex, nach häufigen jahrelangen Rezidiven Ausbildung eines sekundären Lymphödems möglich (*Elephantiasis nostras).
Lit: Kimmig W (1989) Herpes-simplex-Infektionen. Z. Hautkr. 64:266–271

Herpes simplex solaris
Def: Durch Sonnenlicht ausgelöste *Herpes simplex recidivans Eruption, häufig als *Herpes labialis.

Herpes simplex traumaticus
Def: *Herpes simplex recidivans nach Traumata in der Mundhöhle (Zahnärztliche).

Herpes simplex zosteriformis
Def: Segmentale Anordnung der *Herpes simplex-Effloreszenzen.
DD: *Zoster

Herpes syphiliticus
s. Syphilid, papulopustulo-krustöses

Herpes tonsurans maculosus
Def: Veraltete Bezeichnung für die *Pityriasis rosea (Gibert).

Herpes zoster
s. Zoster

Herpetic pharyngitis
s. Herpangina

Hertoghesches Zeichen
Def: Atopie-Zeichen: Rarefizierung der lateralen Augenbrauen beim *endogenen Ekzem^.

Herxheimer, Morbus
s. Acrodermatitis chronica atrophicans (Herxheimer)

Herxheimer Reaktion
s. Jarisch-Herxheimer Reaktion

Herzberg-Potjan-Gebauer-Syndrom
s. Hypertrichosis lanuginosa acquisita

Heterochromie
Def: Vorkommen verschiedener Haarfarben bei einem Individuum. Z. B. Farbunterschiede zwischen Kopf-, Bart- und Körperhaaren, andersfarbige Strähnen im Kopfhaar.

Heuasthma
Def: Asthmatische Erscheinungen im Verlaufe einer *Rhinitis allergica.

Heubnersche Krankheit
s. Endarteriitis syphilitica

Heubnersche Sternkarte
Def: Klinisches Phänomen bei *Varizellen. Alle Entwicklungsphasen der Effloreszenzen sind gleichzeitig nebeneinander anzutreffen.

Heufieber
s. Rhinitis allergica

Heukrätze
s. Trombidiose

Heuschnupfen
s. Rhinitis allergica

Hibernom
Syn: Braunes Lipom
Def: Sehr seltener, zwischen den Schulterblättern, supraklavikulär und in den Achselhöhlen lokalisierter, sich langsam entwickelnder, bis apfelgroßer Tumor aus braunem, vieltropfigem Fettgewebe, Hautoberfläche unverändert.

Hidradenitis suppurativa
Syn: Schweißdrüsenabszeß, apokriner Achselhöhlenabszeß, Hidrosadenitis, Abscès tubereux de l'aiselle
Def: Chronisch-rezidivierende, einschmelzende furunkuloide Entzün-

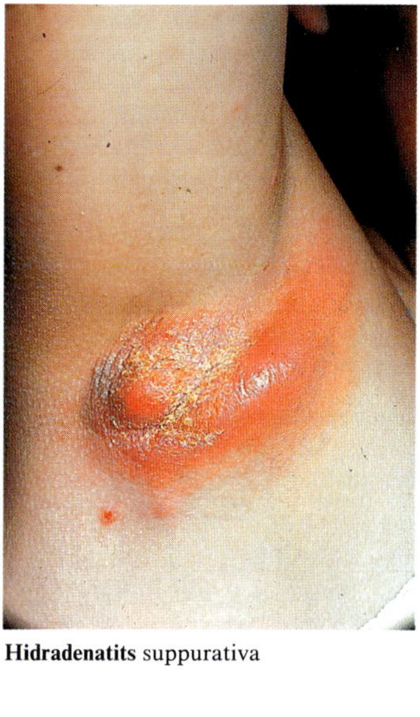

Hidradenatits suppurativa

dung axillär, inguinal oder in der oberen Analfalte.
Ätio: Vor allem Staphylokokkeninfektion, gehäuft im Rahmen der *Akne conglobata, *Akne-Triade bzw. -Tetrade.
Begünstigende Faktoren: Schwitzen, scheuernde Kleidung, Ausrasieren der Achselhaare, depilierende Externa.
Lok: Vor allem Axillen, auch Inguinalregion, obere Analfalte, selten Brustwarzenumgebung und Vulva.
Klin: Rote, druckschmerzhafte, derbe Knoten mit infiltrierter, geröteter Umgebung. Abszedierung und Durchbruch nach außen. Spontane Rückbildung möglich. Ansonsten Ausbildung neuer furunkuloider Knoten und Abszesse, tiefreichende Fistelgänge.
Hist: Follikulitis und Perifollikulitis, Abszeßgewebe um das Terminalhaar; die Schweißdrüsen sind primär nicht betroffen, können aber sekundär durch einschmelzende Gewebsdefekte einbezogen werden.
Ther: Intern: Antibiotika nach Antibiogramm, ggf. 13-Cis-Retinsäure (Roaccutan 0,5–1,0 mg/kgKG/die) für 2–3 Monate.
Extern: Antibiotische und antiseptische Behandlung 2–3 mal/die. Waschen mit Syndets. Evtl. Stichinzision. Bei rezidivierendem Verlauf großzügige operative Ausräumung.
Prog: Rezidivneigung sehr hoch; Kontrakturen durch Narbenbildung als Komplikation.
Lit: Carmen C-W, Cook M G (1990) Hidradenitis suppurativa: a disease of follicular epithelium, rather than apocrine glands. Br J Dermatol 122:763–769

Hidradenokarzinom
s. ekkrines Adenokarzinom der Schweißdrüßen^

Hidradenom
Def: Oberbegriff für gutartige nävoide Tumore, die sich sowohl zu ekkrinen oder apokrinen *Schweißdrüsen wie auch zu deren Ausführungsgängen

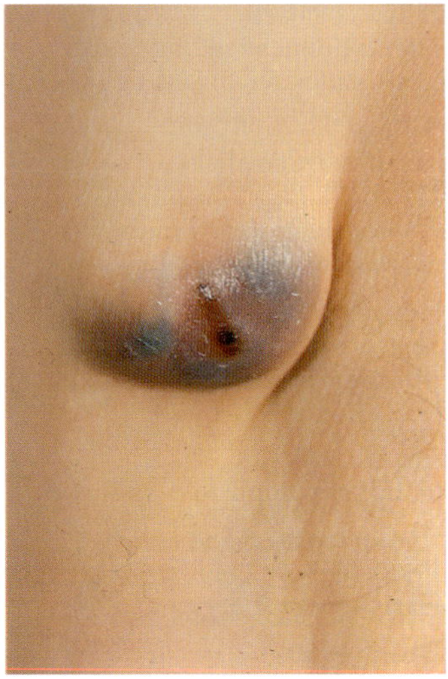

Noduläres **Hidradenom**

ausdifferenzieren können. Hierzu gehören z. B. *Syringom, *Zylindrom, *ekkrines Porom^, *Klarzellhidradenom, *chondroides Syringom^ und *Hidradenoma papilliferum.

Hidradenom, chondroides
s. chondroides Syringom^

Hidradenom der Vulva
s. Hidradenoma papilliferum

Hidradenom, noduläres
Syn: Hidradenoma solidum
Def: *Hidradenom mit überwiegend solidem Aufbau, ohne Prädilektionsalter und -ort.

Hidradenom, zystisches ekkrines
Syn: Ekkrines Syringozystadenom
Def: Ekkrines *Hidradenom mit überwiegend zystischem Aufbau.
Man: Frauen zwischen 25 und 75 Jahren
Lok: Besonders periorbital
Klin: Kleine meist solitär vorkommende kuppelartige Knötchen, gelegentlich bläulich schimmernd.
DD: *Zystisches Basalom^

Ther: Exzision; Punktion bringt passageren Erfolg

Hidradenoma papilliferum
Syn: Tubuläres Adenom der Vulva, Hidradenom der Vulva
Def: Adenom der *apokrinen Schweißdrüsen^ im weiblichen Genitalbereich.
Man: Postpubertär, vor allem 3. und 5. Lebensjahrzehnt
Lok: Vulva, Innenseite der Labien
Klin: Intradermal oder subkutan gelegener, meist solitärer, erbs- bis bohnengroßer, prall elastischer, langsam wachsender Tumor. Druckatrophie der darüberliegenden Epidermis bei größeren Tumoren mit hellrotem, körnigem Papillom. Ulzeration möglich.
Hist: Im Korium gelegenes, gegenüber dem Bindegewebe gut abgesetztes tubulopapilläres Adenom.
DD: *Zyste, *Granuloma pyogenicum, kutane Endometriose, *Hydrocystome noire
Ther: Exstirpation
Prog: Selten maligne Entartung

Hidradenoma solidum
s. noduläres Hidradenom^

Hidradenoma verrucosum fistulo-vegetans (Darier)
s. Syringocystadenoma papilliferum

Hidradenome, eruptive
s. disseminierte Syringome^

Hidradenome der Unterlider
s. Syringome der Unterlider

Hidroa
Def: Oberbegriff für durch Licht- und Strahleneinwirkung hervorgerufene, mit juckenden Bläschen einhergehende Dermatosen.

Hidroa aestivale
s. Hidroa vacciniformis

Hidroa buccali
Def: Heute unübliche Bezeichnung für *Erythema exsudativum multiforme der Mundschleimhaut.

Hidroa bullosa
Def: Heute unübliche Bezeichnung für *Dermatitis herpetiformis Duhring.

Hidroa febrilis
s. Herpes simplex recidivans

Hidroa gestationis
s. Herpes gestationis

Hidroa herpetiformis
s. Dermatitis herpetiformis Duhring

Hidroa mitis et gravis (Unna)
s. Dermatitis herpetiformis Duhring

Hidroa pruriginosa
s. Dermatitis herpetiformis Duhring

Hidroa vacciniformia
Syn: Hydroa vacciniforme, Sommerprurigo Hutchinson, Hidroa aestivalia, Hydroa aestivale, Hidroa vacciniformis, Dermatopathia photogenica
Def: Pathologisch gesteigerte Lichtempfindlichkeit unklarer Ätiologie mit Ausbildung von Blasen und Erythemen in den belichteten Arealen ohne Störung des Porphyrinstoffwechsels.
Man: Frühes Kindesalter.
Erkrankungsbeginn: Frühjahr oder Frühsommer.
Lok: Lichtexponierte Areale, auch Augenbindehaut, Mundschleimhaut.
Klin: Umschriebene Erytheme mit Ausbildung bis zu erbsgroßen, teilweise genabelten Blasen mit serösem oder hämorrhagischem Inhalt. Eintrocknen, Bildung eines schwärzlichen Schorfes, nach dessen Abstoßung schüsselförmige, varioliforme, oft depigmentierte Narben entstehen. Gleichzeitiges Vorkommen aller Stadien.
Hist: Intra- und subepidermale Blasen; nekrotische Areale in der Epidermis mit umgebendem chron. entzündlichen Infiltrat.
Diag: Provozierbar mit UVA; Histologie.
Lab: Kein Hinweis für Porphyrie.
DD: *Erythropoetische und *hepatische Porphyrie^, *Erythema exsuda-

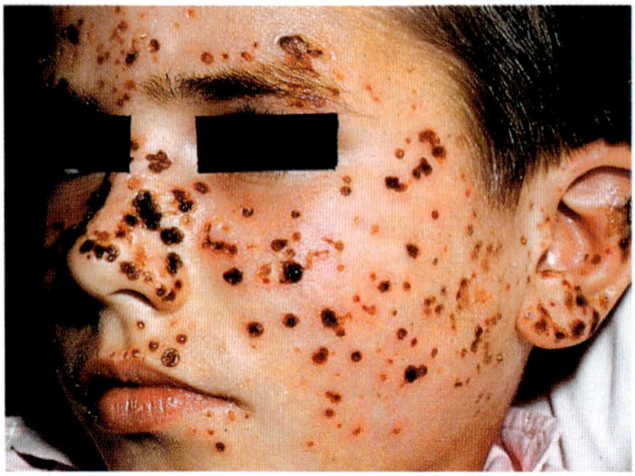

Hidroa vacciniformia

tivum multiforme, *Lupus erythematodes
Ther: Vermeiden von Sonnenlicht, UV-Schutz-Brille.
Intern: *PUVA-Therapie vor Beginn der sonnenreichen Jahreszeit. Versuchsweise Pyridoxin und Betakarotin. In schweren Fällen Glukokortikoide, Chloroquin.
Prog: Häufig alljährliche Rezidive im Frühjahr. Spontanes Abklingen postpubertär.
Lit: Galosi A, Plewig G et al. (1985) Experimentelle Auslösung von Hauterscheinungen bei Hydroa vacciniformia. Hautarzt 36:566–572

Hidroa vacciniformis
s. Hidroa vacciniformia

Hidroa vernalis
s. Frühlingsperniosis

Hidroa vesiculosa
s. Erythema exsudativum multiforme

Hidroacanthoma simplex
Def: Intraepitheliale Form des *ekkrinen Poroms^.

Hidroacanthoma simplex maligna
s. ekkrines Porokarzinom^

Hidroangioma cutis
Def: Kombination eines *kavernösen Hämangioms^ mit einem *ekkrinen Schweißdrüsennaevus^.

Hidrosadenitis
s. Hidradenitis suppurativa

Hidrosadenitis multiplex, disseminierte
s. Periporitis des Säuglings

Hidrotisch-ektodermale Dysplasie
Def: Autosomal dominant vererbte Genodermatose, Typus minor der *ektodermalen Dysplasie^ ohne Schweißdrüsenabwegigkeiten.
Klin: Nageldystrophien mit schmerzhaft verdickten, streifigen, häufig konvex gekrümmten Finger- und Zehennägeln; dünne, kurze, brüchige, trockene Haare, Lanugo-, Achsel- und Schambehaarung spärlich oder fehlend, spärlicher Zilienstand, gelichtete Augenbrauen in den lateralen zwei Dritteln; Hyperkeratosen der Handteller und Fußsohlen; fakultativ und variabel Zahnanomalien mit Stellungsfehlern.
Ther: Entfällt
Prog: Quoad vitam gut
Lit: Yoshihiro A, Toshihiro T (1988) Hidrotic Ectodermal Dysplasia: A Clinical and Ultrastructureal Observation. Dermatologia 176:205–211
Wollina U, Roth H, Schaarschmidt H (1992) Hidrotisches ektodermales Dysplasie-Syndrom-Trichooculodermovertebral-Syndrom. Hautarzt 43:158–162

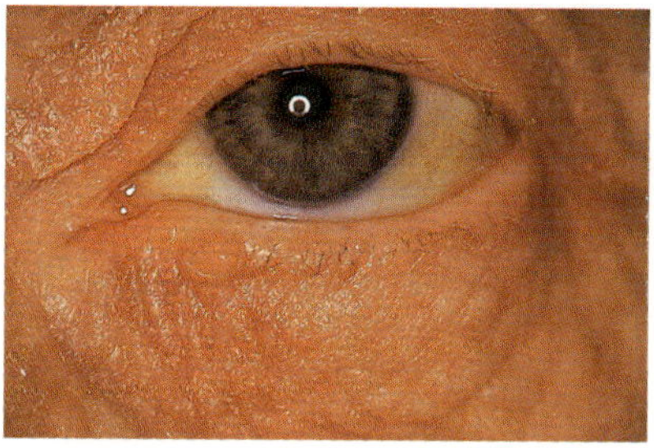

Hidrozytom

Hidrozystom, apokrines
Syn: Apokrines Zystadenom
Def: Apokrine Schweißdrüsenretentionszyste.

Hidrozystom, ekkrines
Syn: Schweißdrüsenretentionszyste, Hydrocystome noire, Syringektasie, Hydrozystom
Def: Gutartige Zystenbildungen, die von den Schweißdrüsen ausgehen; man unterscheidet eine
- solitäre Form: zystische Ausweitung der sezernierenden Schweißdrüsenanteile von der
- multiplen Form: Ektasie des blind endenden Schweißdrüsenganges.

Lok: Vor allem Lider und Wangen
Klin: Meist einzelne, gelegentlich zentrofazial multipel auftretende, dunkel durch die Haut schimmernde (Hydrocystome noire), stecknadelkopfgroße, prall elastische Zysten, gelegentlich Hyperhidrose im betroffenen Areal. Schweißentleerung nach Einstich.
DD: *Zystisches Basaliom^, *Miliaria, *Epidermiszysten
Ther: Ggf. Exzision
Lit: Itin P, Bircher A (1989) Ekkrine Hirdozytome. Hautarzt 40:647–649

Higoumenakis Zeichen
Syn: Klavikularzeichen
Def: Schmerzlose tumorförmige Verdickung des medialen Drittels der Klavikula, Spätzeichen der *Syphilis connata.
Ätio: Syphilitische Ostitis am Ort verstärkter Beanspruchung.
Lok: Bei Rechtshändern am rechten Schlüsselbein, bei Linkshändern links.

Himbeerseuche
s. Frambösie

Himbeerzunge
s. Scharlachzunge

Hiob-Syndrom
s. Hyper-IgE-Syndrom

Hippel-Lindau-Syndrom
Syn: Angiomatosis cerebelli et retinae
Def: Unregelmäßig dominant vererbte, naevoide Systemerkrankung mit *Naevus flammeus lateralis, Angiomatosis der Retina und Kleinhirn-Brückenwinkel-Angiomen. Nicht selten Kombination mit Pankreas- oder Nierenzysten, Hypernephrom, Phäochromozytom, Leberkavernom.

Hip Stone
s. tumorartige Kalzinose^

Hirnsklerose, tuberöse
s. Morbus Bourneville^

Hirntumor
Def: Bezeichnung für primäre oder sekundäre intrakranielle Geschwülste, die entweder vom Hirnparenchym selbst, von anderen Strukturen des Schädelinnenraumes (z. B. Meningen) oder von extrakraniellen malignen Tumoren ausgehen.
Klin: Neben verschiedenen neurologischen Symptomen, psychischen Veränderungen und Allgemeinerscheinungen sehr selten Hauterscheinungen wie maskenartige Pigmentveränderungen.
Ther: Neurochirurgische Behandlung, Zytostase, Strahlentherapie.

Hirschfliegenfieber
s. Tularämie

Hirsuties papillaris penis
Syn: Papillae coronae glandis, Papillomatosis penis, Pearly penile papules, hirsutoide Penispapillome
Def: Fehlbildung ohne Krankheitswert mit Ausbildung reihenförmig

angeordneter papillärer oder filiformer, weißlich-roter Knötchen am proximalen Rand der Glans vor dem Übergang in den Sulcus coronarius.
DD: *Condylomata accuminata
Ther: Entfällt, Aufklärung über die Harmlosigkeit des Befundes.
Lit: *Hirsuties papillaris vulvae

Hirsuties papillaris vulvae
Syn: Pseudocondylomata of the vulva, pruritic vulvar squamous papillomatosis, vestibular papillae
Def: Den *Hirsuties papillaris penis analoge Fehlbildungen im Bereich des äußeren weiblichen Genitale.
DD: *Condylomata accuminata
Lit: Moyal-Barracco M et al. (1990) Vestibular papillae of the vulva. Arch Dermatol 126:1594–1598
Altmeyer P, Chilf GN, Holzmann H (1982) Hirsuties papillaris vulvae (Pseudokondylome der Vulva). Hautarzt 33:281–283

Hirsutismus
Def: Verstärkte Gesichts-, Sexual- und Körperbehaarung bei Frauen und Kindern entsprechend dem männlichen Behaarungstyp.
Je nach Ursache lassen sich verschiedene Formen des Hirsutismus unterscheiden:
- 1. Idiopathischer Hirsutismus: In etwa 90% der Fälle normale bis grenzwertige Testosteron- bzw. Dehydroepiandrosteronsulfat-Serumspiegel. Wahrscheinlich erhöhte Testosteronempfindlichkeit der Haarfollikel.
- 2. Symptomatischer Hirsutismus: *Achard-Thiers-Syndrom, *Adrenogenitales Syndrom, *Cornelia-de-Lange-Syndrom, *Cushing-Syndrom, *Morbus Pfaundler-Hurler, *Pseudohermaphroditismus masculinus, *Stein-Leventhal-Syndrom, *virilisierender Ovarialtumor^
- 3. Medikamentös bedingter Hirsutismus: Im Rahmen einer langdauernden oder hochdosierten Androgen-, Anabolika-, selten auch Gestagen-, ACTH- oder Glukokortikoid-Therapie.
- 4. Hirsutismus anderer Genese: *Anorexia nervosa, *Porphyrien, neurologische Erkrankungen

Diag: Anamnese, Hormondiagnostik (zentrale und priphere Geschlechtshormone), gynäkologischer Befund, Nebennierenuntersuchung.
Ther: Behandlung der Grunderkrankung, ggf. Epilation, Bleichen, ggf. Antitestosteron (*Virilisierung).

Histaminliberationstest
s. Basophilendegranulationstest

Histiocytosis giganto-cellularis
s. multizentrische Retikulohistiozytose^

Histiozytom
Syn: Dermatofibroma lenticulare, Dermatofibrom
Def: Überwiegend reaktive, bindegewebige Neubildung der Haut mit charakteristisch-klinischem Aspekt. Die Begriffe Histiozytom und *Fibroma durum werden im deutschen Sprachraum synonym gebraucht.
Ätio: Wahrscheinlich reaktiv postinflammatorisch, z. B. nach Insektenstich („organgewordene“ Entzündung).
Lok: Extremitätenbereich, bevorzugt Unterschenkel
Klin: Gelegentlich juckender, derber, gelb-rötlicher, das umgebende Hautniveau nicht oder wenig überragender, gut umschriebener, mit der Oberhaut fest verbackener Tumor.

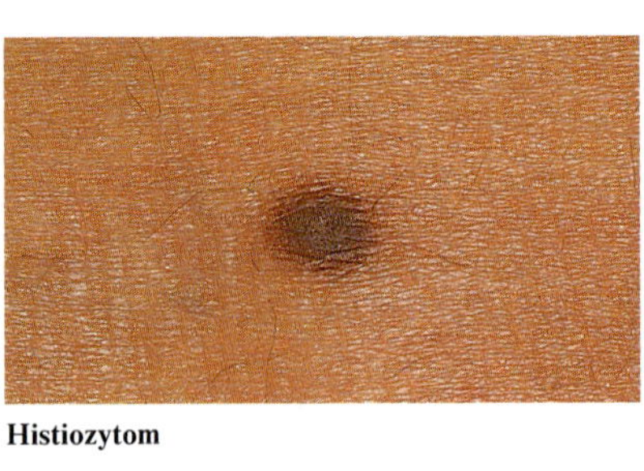

Histiozytom

Hist: Histio- und Fibrozytenansammlung; gelegentlich mit Lipid- oder Hämosiderin-Speicherung. Riesenzellen vom Fremdkörper- oder Touton-Typ, Gefäßneubildung mit Endothelschwellungen. Darüberliegende Epidermis akanthotisch; evtl. basaliomartige Proliferation.
*DD:*Disseminierte *Bindegewebsnaevi, *Noduli rheumatici, *Naevoxanthoendotheliom, *Neurinom, *malignes Melanom^, *Mastozytom, *Leiomyom, *Xanthom
Ther: In der Regel nicht erforderlich. Ggf. Exzision bei subjektiven Beschwerden.

Histiozytom, hämosiderin-speicherndes
Def: *Histiozytom mit zahlreichen hämosiderinspeichernden Histiozyten.

Histiozytom, malignes fibröses
Syn: Maligne Fibroxanthome, Fibroxanthosarkome
Def: Malignes Weichteilsarkom mit Zellen, die Merkmale von Histiozyten und Fibroblasten vereinen. Selten Vorkommen in der Haut, häufig Ausgang vom fibrösen Bindegewebe der Faszien und der Muskulatur, sowie vom Knochengewebe.
Man: Vor allem 40.–60. Lebensjahr
Lok: Vor allem Gesäßregion, Beine
Klin: Grauweiße oder gelbbraune Infiltrate oder Tumoren in Kutis und Subkutis.
DD: *Atypisches Fibroxanthom^, *Fibrosarkome, *maligne Melanome^, *Dermatofibrosarcoma protuberans
Ther: Radikale Exzision, Lymphknotenausräumung, Chemotherapie.
Prog: Eher ungünstig. Durchschnittliche 5-Jahresüberlebensquote 60%

Histiozytom, xanthomatisiertes
Def: *Histiozytom mit Lipidablagerungen.

Histiozytome, generalisierte eruptive (Winkelmann und Muller 1963)
Def: Sehr seltene spontan abheilende Non-X-*Histiozytose
Ätio: Unbekannt; selbstlimitierte benigne histiozytäre Systemerkrankung.
Man: In erster Linie Erwachsene
Lok: Gesicht, Stamm, proximale Extremitäten
Klin: Exanthematische symmetrische Aussaat (50 bis zu 1000 Effloreszenzen) 3–10 mm große, asymptomatische rötliche oder blau-rötliche nicht zur Konfluenz neigende Papeln. Selten Schleimhautbeteiligung.
Hist: Monomorphes histiozytisches Infiltrat im oberen und mittleren Korium, wenige Lymphozyten, keine Schaum-oder Riesenzellen.
Elektronenmikroskopie: In Tumorzellen große Mengen elektronendichter regelmäßig strukturierter „laminated bodies", keine Langerhans Granula.
DD: Andere Non-X-*Histiozytosen insbes. die *multizentrische Retikulohistiozytose^ sowie die *multinoduläre Retikulohistiozytose^.
Prog: Gutartiger Verlauf mit Spontanremissionen
Winkelmann RK, Muller SA (1963) Generalized eruptive histiocytoma. A benign papular histiocytic reticulosis. Arch Dermatol 88:586–596

Histiozytose
Def: Lokalisierte oder systemische Erkrankungen durch Proliferationen von Zellen der Monozyten-Makrophagen-Reihe.
Histiozytosen treten in unterschiedlichem Reifungsgrad, mit unterschiedlicher Prognose und unter verschiedenartigen Erscheinungsbildern bei allen Altersgruppen auf.
Grundsätzlich lassen sie sich in:
die malignen Histiozytosen (*Histiozytosis X) sowie in die benignen (Non-X-Histiozytosen) unterteilen.
1. Zu X Histiozytosen gehören drei klinische Formen:
die *Abt^-Letterer-Siwe-Krankheit,
die *Hand-Schüller-Christian-Krankheit,
das *eosinophiles Granulom.

2. Die Non-X-Histiozytosen lassen sich unterteilen in:
die normolipämischen kutanen Xanthomatosen sowie die Non-X-Histiozytosen im engeren Sinne.
Zu den normolipämischen Xanthomatosen gehören 6 Krankheitsbilder:
1) die *papulöse Xanthomatose^,
2) die *generalisierte plane Xanthomatose^,
3) das *juvenile Xanthogranulom^
4) das *nekrobiotische Xanthogranulom^ mit Paraproteinämie,
5) das *Xanthoma disseminatum,
6) die *normlipämische subkutane Xantomatose^.
Zu den Non-X-Histiozytosen im engeren Sinne gehören:
1) die *selbstheilende Retikulohistiozytose^ (self-healing reticulohistiocytosis SHR)
2) die *benigne cephalische Histiozytose^ (benign cephalic histiocytosis BCH)
3) das *juvenile Xanthogranulom^
4) die *Sinushistiozytose mit massiver Lymphadenophathie (sinushistiocytosis with massive lymphadenopathy SHML)
5) die *generalisierten eruptiven Histiozytome^ (generalized eruptive histiocytoma)
6) die (angeborene) *Retikulohistiozytose der Haut mit benignem Verlauf
Obwohl namentlich verwandt gehört die *eosinophile Histiozytose^ nicht zu den Non-X-Histiozytosen sondern ist als Sonderform der *lymphomatoiden Papulose zu werten.
Lit: Gianotti F, Caputo R (1985) Histiocytic syndromes: A review. J Am Acad Dermatol: 383–404

Histiozytose, benigne
s. Histiozytose

Histiozytose, benigne cephalische
Def: Zu den Non-X-*Histiozytosen im engeren Sinn zählende Erkrankung mit Ausbildung bräunlicher makulopapulöser Herde bes. im Gesicht.
Lok: Kopf, Gesicht, oberer Stamm, kein Schleimhautbefall
Man: 6. Lebensmonat bis 3. Jahr
DD: *Histiozytosis X, *juveniles Xanthogranulom^, *Urticaria pigmentosa
Prog: Spontane Rückbildung nach 8 Monaten bis zu 4 Jahren.
Lit: Godfrey KM, James MP (1990) Benign cephalic histiocytosis: a case report. Br J Dermatol 123:245–248

Histiozytose, eosinophile
Def: Erkrankung mit polymorphen, papulonodösen Eruptionen, die histologisch aus Histiozyten, Eosinophilen und Lymphozyten bestehen und immunhistologisch ein Infiltrat aus T-Lymphozyten aufweist.
Ätio: Wahrscheinlich Sonderform der *lymphomatoiden Papulose.
Prog: In der Regel selbstheilender Prozess, Übergang in ein *Lymphom wurde beobachtet.
Lit: Tuneu A et al. (1988) Eosinophilic Histiocytosis. A subset of lymphomatoid papulosis. Dermatologica 176:95–100

Histiozytose, maligne
s. Histiozytosis X, *Histiozytose

Histiozytose, progressive noduläre (Rodriguez 1974)
Syn: Noduläre kutane reaktive Histiozytose, Noduläre Non-X-Histiozytose
Def: Seltene progressive *Histiozytose der Non-X-Gruppe, deren Entität noch umstritten ist (Variante der *multizentrischen Retikulohistiozytose?^).
Ätio: Unbekannt
Lok: Generalisiert, typisch Gesichtsbefall.
Klin: Generalisiert und symmetrisch auftretende papulo-noduläre gelbbräunliche oder hautfarbene Läsionen, mit charakteristischer Beteiligung des Gesichts; kann zur *Facies leonina führen.
Keine Gelenkbeteiligung; keine Beteiligung innerer Organe; keine Schleimhautbeteiligung.
Guter klinischer Allgemeinzustand.

Hist: Ansammlung irregulärer Histiozyten vermischt mit Lymphozyten. Keine Riesenzellen, keine Mitosefiguren.
Elektronenmikroskopie: Pleomorphe Einschlußkörperchen wie bei der *multizentrischen Retikulohistiozytose^.
DD: *multizentrische Retikulohistiozytose^
Ther: Erfolge mit Vinblastin sind beschrieben.
Lit: Gianotti F, Caputo R (1985) Histiocytic syndrome: A review. J Am Acad Dermatol 13:383–404

Histiozytose X
s. Histiozytosis X

Histiozytosis X
Syn: Histiozytose X, Langerhans Zell Histiozytosen
Def: Gruppe maligner Systemerkrankungen, gekennzeichnet durch solitäre oder multifokale Proliferation atypischer histiozytischer Zellen, die elektronenmikroskopisch Langerhanszellgranula aufweisen und sich immunhistologisch mit Langerhanszellmarkern anfärben. Nach der Ausdehnung des Organbefalls und der Prognose werden unterschieden:
*Letterer-Siwe-Kranheit
*Hand-Schüller-Christian-Krankheit
*eosinophiles Granulom^,
zwischen denen es fließende Übergänge gibt.
Lit: Esterly NB, Maurer HS, Gonzalez-Crussi F (1985) Histiocytosis X: A seven-year experience at a children's hospital. J Am Acad Dermatol 13:481–496

Histoplasmose
Syn: Retikuloendotheliale Zytomykose, Darlingsche Krankheit
Def: Primär Infektion des Atemtraktes und der Lunge mit Histoplasma capsulatum durch Inhalation sporenhaltigen Staubes. Selten Dissemination mit Befall von Haut und Schleimhaut.
Ätio: Inhalation von Pilzelementen in die Lungenalveolen
Err: Histoplasma capsulatum, der als Saprophyt im Boden, vor allem in Vogel- und Fledermauskot lebt.
Vork: Vor allem Nordamerika und Asien
Klin: Grippeähnliche Symptomatik mit Lungenaffektionen; Hautveränderungen werden bei der chronischen Form beobachtet: zerfallene Granulome im Bereich von Mund, Nase und Kehlkopf mit späterer Mutilation.
Hist: Histiozytenproliferation, Granulombildung (nicht von Tuberkeln zu unterscheiden), unspezifisches Granulationsgewebe.
Diag: Kultureller Erregernachweis aus dem Sputum, Serodiagnostik (KBR) und Intrakutantests außerhalb der Endemiegebiete.
DD: *Tuberkulose
Ther: Amphotericin B: Infusion in tolerierten Höchstdosen (einschleichend mit 0,25mg/kg/die, bei guter Verträglichkeit 0,5–1,0 mg/kg/die als Dauerinfusion in 4–6 Stunden. Nebenwirkungen wie Paresen, Arachnoiditis oder Radikulitis können durch Vorinjektion von Glukokortikoiden abgemildert werden). Auch 5-Fluorcytosin, Ketoconazol. Bei Solitärherden: Chirurgische Entfernung unter Amphotericin-B-Schutz.

Histoplasmose, afrikanische
Def: Seltene *Histoplasmose in Afrika.
Ätio: Eintrittspforte noch nicht gesichert (percutan, inhalativ).
Err: Histoplasma doboisii
Klin: Oberflächlich subcutane Granulome mit Abszedierungen. Befall der Lymphknoten ist die Regel.
Hist: Große, hefeähnliche Pilzzellen im Gewebe, riesenzellige Gewebsreaktion, vielkernige Riesenzellen, enthalten bis zu 30 Pilzzellen.
Ther: Amphotericin B (*Histoplasmose).

Histoplasmose, epidemische
Def: Akute tödliche Form der *Histoplasmose in Nordafrika.

Hitzeblattern
s. Miliaria

Hitzemelanose, Buschke
s. kalorische Hyperpigmentierung^

Hitzepickel
s. Miliaria

HIV-Infektionen
Def: Virusinfektion mit dem HIV 1 und/oder 2 Virus, die im weiteren zu *AIDS führt.
s. a. HIV-assoziierte Dermatosen^
Err: HIV 1 und 2 (alte Bezeichnungen HTLV III und LAV), humanpathogenes Retrovirus aus der Subfamilie der Lentiviren. Infiziert Zellen, die den CD4-Rezeptor tragen: T-Helferzellen, Monozyten, Makrophagen, dendritische Zellen, Mikroglia, Nervenzellen. Übertragungswege: Geschlechtsverkehr, Bluttransfusionen, kontaminierte Kanülen etc., Organtransplantationen, unter der Schwangerschaft (diaplazentar, perinatal, über Muttermilch), künstliche Befruchtung. Risikogruppen in Europa und USA: Homosexuelle, Konsumenten intravenöser Drogen, Prostituierte, vor 1986: Bluter, Empfänger von Bluttransfusionen.
Klin: 2 wesentliche Stadieneinteilungen:
1. CDC-Klassifikation (Centers for Disease Control):
- St. I Akute Infektion (1–6 Wochen nach Infektion): Mononukleoseähnliches Bild, oft mit Exanthem; selten Meningoenzephalitis; Serokonversion
- St. II Asymptomatische Infektion (Monate bis Jahre):
  Positive Serologie;
  A ohne, B mit pathologischen Laborbefunden (z. B. Lymphozyto-, Thrombozytopenie, T4/T8-Verminderung)
- St. III Generalisierte Lymphadenopathie (Lymphadenopathie Syndrom = LAS): Positive Serologie; länger als 3 Monate persistierende Lymphknotenschwellung an mindestens 2 extrainguinalen Stellen; Fehlen von Allgemeinsymptomen.
  A ohne, B mit pathologischen Laborbefunden
- St. IV Manifestes Immunmangelsyndrom: positive Serologie plus
  A *AIDS-Related-Complex
  B Neurologische Symptome (Enzephalopathie, Myelopathie, periphere Neuropathie)
  C1 *opportunistische Infektionen^ (*AIDS)
  C2 Andere Infektionen
  D Malignome (*Kaposi-Sarkom und *AIDS)
  (gilt nicht für Kinder unter 13 Jahren)

2. Walter-Reed-Klassifikation:
6 Stadien, beurteilt werden Seropositivität, Lymphadenopathie, T-Helfer-Zellzahl/mm, Multitest Merieux, Auftreten von *Candidose und anderen opportunistischen Infektionen.
Diag: 1. Nachweis der Infektion:
Antikörper-Nachweis (anti p24, anti gp 120/160) in ELISA und Western blot. Serokonversion meist 2–6 Wochen nach Infektion, aber auch nach Monaten möglich.
Antigen-Nachweis: Polymerasekettenreaktion (HIV-spez. DNA), p24 im Serum (Kernprotein).
2. Nachweis der zellulären Immundefizienz:
Wichtigstes Kriterium ist die Verminderung der T4-Zellzahl unter 400/mm^3. Außerdem: Absinken des T4/T8-Quotienten unter 1,2 und der Gesamtlymphozytenzahl, Anergie im Multitest Merieux.
3. Immunologische Zusatzdiagnostik (Verlaufsparameter, die mit der Erkrankungsaktivität korrelieren): zirkulierende Immunkomplexe, CRP, beta-2-Mikroglobulin, Neopterin, gamma-Globuline, Lymphokine, gamma-Interferon, Interleukin-2-Rezeptoren.
Ther: Azidothymidin (Zidovudin) u. a. Nukleosidanaloga, Foscarnet, Avarol,

CD4-Protein (noch in klinischer Erprobung). Viruselimination bislang nicht möglich, ebensowenig wie eine aktive Immunisierung.
Pentamidin-Inhalationen zur Prophylaxe der Pneumocystis-Pneumonie.
Prog: Nach unterschiedlich langem Verlauf (meist Jahre) Übergang in *AIDS.
Lit: Gscheidt F et al. (1989) Serologie der HIV-Infektion. Hautarzt 40:745–751

HLA-System
Def: HLA = human leucocyte antigen
Der Haupthistokompatibilitätskomplex (Major histocompatibility complex = MHC) des Menschen.
s. a. MHC

HMG (Humanes Menopausengonadotropin)
s. FSH

Hobby-Dermatitis
Def: Kontaktekzem (*Ekzem, Kontaktekzem) durch Umgang mit auslösenden Stoffen während der Freizeit.

Hobelspanphänomen
Syn: Holzspanphänomen, Mehlstrichphänomen
Def: Über den Läsionen läßt sich die aufgelockerte Hornschicht mit einem Holzspatel in holzspanähnlichen Schuppen abschieben. Phänomen bei *Pityriasis versicolor.

Hochsingersche Infiltrate
Def: Zur *Syphilis connata praecox gehörende Hauterscheinung.
Klin: Papelkranz an den Lippen mit starker Infiltration der umgebenden Haut. Später Übergang in *Parrotsche Furchen.
Andere Lokalisationen: Augenbrauen, Nasenflügel, Kinn, Sakralregion, Hand, und Fußflächen, Anogenitalregion, Fersenregion.

Hochspannungsunfall
Def: *Elektrizitätsschädigungen bei Spannungen über 1000 V
Vork: In Elektrizitätswerken, Überlandleitungen, Umspannwerken mit starkstrombetriebenen Apparaten.
Klin: Meist schwere Gewebezerstörungen an Stromein- und -austrittstellen mit tief ausgestanzt wirkenden oder stichartigen Defekten mit Verschorfungen oder Ulzerationen.
Ther: Sofortige Einweisung in Intensivstation zur Überwachung der Herzfunktion. Lokal: Trockenbehandlungen wie bei *Verbrennung.

Hodara Krankheit
s. Trichorrhexis nodosa

Hodarsche Krankheit
s. Trichorrhexis nodosa

Hodenatrophie, postinfektiöse
Def: Atrophie der Hoden beispielsweise nach *Parotitis epidemica, gelegentlich *Fleckfieber, *Febris quintana, *Q-Fieber, *Bornholmer Krankheit, *M. Reiter, Paratyphus, Typhus abdominalis, *Brucellosen und *Malaria.

Hodenbiopsie
Def: Entnahme eines 1–2 mm großen Hodenparenchymstückes nach schrittweiser Inzision der Hodenhüllen in Lokalanästhesie (ohne Adrenalinzusatz!) und anschließender Gewebefixierung in Bouin'scher Lösung oder Glutaraldehyd 5,5% in Phosphatpuffer (für Semidünnschnittechnik) zur histologischen Untersuchung; nach Möglichkeit werden immer beide Hoden biopsiert.
Ind: *Azoospermie oder hochgradige *Oligozoospermie bei normaler Hodengröße und normalen Gonadotropinwerten (*FSH und *LH/ICSH) mit der Frage eines Verschlusses der ableitenden Samenwege; hochgradige Oligozoospermie bei herabgesetzten Hodenvolumina, z. T. nach Maldescensus testis zur Klärung der Spermiogenesestörung und zur Diagnostik eines möglichen Carcinoma in situ (nur bei Aufarbeitung in Semidünnschnitttechnik).

Lit: Kaufmann R, E Landes (1987) Dermatologische Operationen. 1. Auflage. Thieme Verlag Stuttgart
Schütte B (1984) Hodenbiopsie bei Subfertilität. Fortschritte der Andrologie 9. Grosse Verlag Berlin

Hodengröße
Syn: Hodenvolumen
Def: Gemessen wird in der Regel jeweils der Längsdurchmesser eines Hodens, wobei anhand des elipsenartigen Umfanges das Hodenvolumen ermittelt wird (Orchidometer nach Hynie); alternativ kann das jeweilige Hodenvolumen recht genau durch die vergleichende Palpation mit Modellelipsen festgestellt werden (Orchidometer nach Prader); mit Hilfe sonographischer Verfahren ist aber heute die exakte Bestimmung des Hodenvolumens möglich.
Klin: Das normale Hodenvolumen beträgt zwischen 17 und 25 ml; Hodenvolumina unterhalb von 10 ml gehen in der Regel mit einer ausgeprägten Störung der männlichen Fertilität einher; Hodenvolumina unterhalb von 3–5 ml lassen darüberhinaus an Chromosomenanomalien denken (z. B. *Klinefelter-Syndrom). Über der Norm liegende Hodenvolumina können durch Entzündungen, Tumoren o. a. hervorgerufen werden. Die Untersuchung der Hodengröße ist daher obligater Bestandteil jeder andrologischen Untersuchung.
Lit: Heite HJ, H Wokalek (1980) Männerheilkunde. Andrologie. Lehrbuch der Krankheiten und Funktionsstörungen des männlichen Genitale. 1. Auflage. G. Fischer Verlag Stuttgart

Hodeninsuffizienz, exkretorische
Def: Ungenügende Spermiogenese.

Hodeninsuffizienz, inkretorische
Syn: Eunuchismus mit Spermiogenese, fertile Eunuchen, Pasqualini-Syndrom.
Def: Ungenügende Bildung von Androgenen und Östrogenen in den Leydig-Zellen.
Ther: Choriongonadotropin, Testosteron-Substitution

Hodeninsuffizienz, totale
Def: *Inkretorische und *exkretorische Hodeninsuffizienz^.
Ther: Testosteron-Substitution

Hodenretention
s. Retentio testis

Hodenschaden, primärer
Syn: Hypergonadotroper Hypogonadismus, primäre testikuläre Dysfunktion
Def: Primäre Schädigung des Keimepithels und/oder der Leydig'schen Zwischenzellen im Hoden mit kompensatorisch erhöhter Ausschüttung der Gonadotropine ins Serum (*FSH und/oder *LH/ICSH); in der Regel mit einer herabgesetzten Hodengröße einhergehend (unter 10 ml Volumen eines Hodens) bis hin zur Infertilität.
Ätio: Am häufigsten *Maldescensus testis, *Klinefelter-Syndrome und virale Orchitiden (*Mumps u. a.)
Klin: Weitaus häufigste Ursache der Infertilität beim Mann (97–99%).
Ther: Nicht möglich, ggf. bei Testosteronmangel Substitution
Lit: Partsch EM, WB Schill (1988) Pathophysiologie primärer testikulärer Dysfunktionen. Hautarzt 39:708–711

Hodenschaden, sekundärer
Syn: Hypogonadotroper Hypogonadismus, sekundäre testikuläre Dysfunktion
Def: Sekundäre Schädigung des Keimepithels und/oder der Leydig'schen Zwischenzellen im Hoden aufgrund (z. T. stark) verminderter Ausschüttung der Gonadotropine im Serum (*FSH und/oder LH/ICSH); wie beim *primären Hodenschaden^ in der Regel auch mit einer herabgesetzten Hodengröße einhergehend (unter 10 ml Volumen eines Hodens) und bis zur Infertilität führend.
Ätio: Am häufigsten Schädigung der Adenohypophyse oder/und des Hypothalamus (*Kallmann-Syndrom).

Klin: Eher seltene Ursache der Infertilität beim Mann (1–3%).
Ther: Durch kostenintensive Gonadotropinsubstitution über 1–2 Jahre durchaus in einzelnen Fällen möglich und erfolgreich.
Lit: Partsch EM, WB Schill (1988) Pathophysiologie sekundärer testikulärer Dysfunktionen. Hautarzt 39:767–772

Hodentorsion
Def: Akute Drehung des Hodens um den Samenstrang im Hodensack.
Man: Vor allem Kindesalter zwischen 10 und 14 Jahren
Ätio: Meist beim Sport oder Spiel
Klin: Akuter, in den Unterbauch ausstrahlender Schmerz. Die betroffene Skrotalseite ist gerötet, äußerst druckempfindlich und ödematös. Übelkeit, Brechreiz
DD: Akute Epididymitis
Ther: Sofortige operative Freilegung von Hoden und Samenstrang, Detorsion, Fixierung des Hodens an der Tunica dartos. Fixierung des anderen Hodens
Prog: Bei Operation innerhalb der ersten 4 Stunden Restitutio ad intregum sonst Risiko der Hodenatrophie

Hodentumor
Def: Gut- oder bösartige Geschwulst des Hodens. Von Bedeutung sind vor allem die *malignen Hodentumoren^.

Hodentumoren, maligne
Def: Teilweise vom Keimgewebe ausgehende Geschwulstformen des Hodens. Histologisch unterscheidet man 4 verschiedene Formen von Hodentumoren:
*Seminom
*Teratom
*embryonales Karzinom^ und
*Chorionkarzinom.
Man: Vor allem zwischen dem 20. und 40. Lebensjahr
Klin: Schweregefühl im Hoden, langsam zunehmende Hodenvergrößerung, evtl. ziehende Schmerzen. Einseitige, glatte, derbe Vergrößerung des Hodens.
DD: Hydrozele, Hernie
Ther: *Seminom, *Teratom, *embryonales Karzinom^, *Chorionkarzinom
Prog: Frühe Metastasierung in die paraaortalen Lymphknoten.

Hodgkin, Morbus
s. maligne Lymphogranulomatose^

Hodgkin, Prurigo
s. Prurigo lymphogranulomatotica

Hodgson-Hellier-Syndrom
s. Dermatitis caused by shirts

Höhlenwassersucht
s. Hydrops

Hoffmann-Habermannsche Pigmentanomalie
s. Melanodermitis toxica

Hoigné-Syndrom
Def: Akutes embolisch-toxisches Geschehen nach intravasal injizierten Depot-Penicillinen.
Klin: Kurze Zeit nach intravasaler Injektion zentral-nervöse Symptomatik mit Krämpfen, akustischen und optischen Störungen und Erregungszuständen.

Holländer-Simons-Syndrom
s. Lipodystrophia progressiva

Holzbock
s. Ixodes ricinus

Holzdermatitis
s. Holzekzem

Holzekzem
Syn: Holzdermatitis
Def: Akutes oder chronisches *Ekzem aufgrund von Allergisierung gegen Holzbestandteile (ungesättigte Harzsäure, Terpene, Phenole, Tanninstoffe, Öle etc.). Förderung der Sensibilisierung durch Mikrotraumen.
Klin und Ther: *kontaktallergisches Ekzem^

Holzphlegmone
Syn: Angina Ludovici, Phlegmone colli profunda

Def: Bretthharte, kaum schmerzende Infiltration der Kutis und Subkutis im Halsbereich ohne Einschmelzungstendenz.
Man: Vor allem ältere Männer, reduzierter Allgemeinzustand
Ther: Breitspektrumantibiotika wie Cephalosporine und frühzeitige chirurgische Eröffnung.

Holzspanphänomen
s. Hobelspanphänomen

Homan-Zeichen
Def: Schmerzen in der Wade bei Dorsalflexion des Fußes bei *Phlebothrombose.

Homme mommie
Def: Mumienartig anmutende Gestalt im weit fortgeschrittenen Stadium der *progressiven systemischen Sklerodermie^.

Homme orange
s. Homme rouge

Homme rouge
Syn: Erythrodermie mycosique, Homme orange
Def: *Erythrodermie bei *Mycosis fungoides, meist mit Juckreiz und Lymphknotenschwellungen, gelegentlich auch Haarausfall und Nagellockerung. Vorkommen von *Nappes claires.

Homosexualität
Def: Auf des gleiche Geschlecht gerichtete Sexualität; bei Frauen sog. lesbische Liebe.
Nach § 175 StGB (4.StRG) wird ein Mannn über 18 Jahre, der sexuelle Handlungen an einem Mann unter 18 Jahren vornimmt oder von einem Mann unter 18 Jahren an sich vornehmen läßt, mit Freiheitsstrafe bis zu 5 Jahren oder mit Geldstrafe bestraft. Sexuelle Handlungen im Sinne dieses Gestzes sind nur solche, die im Hinblick auf das jeweils geschützte Rechtsgut von einiger Erheblichkeit sind (§ 184c StGB; 4. StrRG).

Homozystinurie
Def: Angeborener genetischer Defekt im Methioninstoffwechsel als Folge eines Cystathionsynthetasemangels.
Klin: Linsenektopie, Skelettveränderungen, Störungen des Wachstums und der geistigen Entwicklung, Myopie, arterielle und venöse Thrombosen.
Hauterscheinungen: Vor allem bei Wärme fleckig gerötete Wangenhaut, grobporige Gesichtshaut.
Feine, dünne Haare, Haut der Extremitäten wirkt retikuliert. Atrophische, zigarettenpapierähnliche Narben und livedoartige Gefäßzeichnungen an den Händen möglich.
Diag: Homocysteinachweis im Urin
DD: *Marfan-Syndrom
Ther: Vitamin B16 (Pyridoxin) in höheren Dosen (Benadon 300–600 mg tgl.) lebenslang.
Prog: Wegen Thromboseneigung ist die Lebenserwartung eingeschränkt.

HOP-Test (Heterologer-Ovum-Penetrationstest)
Syn: Hamster-Ei-Penetrationstest
Def: Aufwendiger In-vitro-Test zur Prüfung der Oozyten-Penetrationsfähigkeit humaner Spermien.
Methode: Zona-pellucida-freie Hamsteroozyten werden mit humanen Spermien inkubiert, wobei diese nach Bindung an die Eimembran in die Eizelle penetrieren; gezählt wird die prozentuale Anzahl der penetrierten Hamsteroozyten als Hinweis auf die Befruchtungsfähigkeit der untersuchten Spermien.
Klin: Große Bedeutung für den Nachweis der potentiellen Fertilität eines Mannes; nachteilig sind die überaus großen apparativ-technischen und personellen Voraussetzungen zur Durchführung dieser Testmethode, daher in der Routinediagnostik bislang nicht eingeführt.
Lit: Rogers BJ (1985) The sperm penetration assay: its usefullness reevaluated. Fertility and Sterility 43:821–829

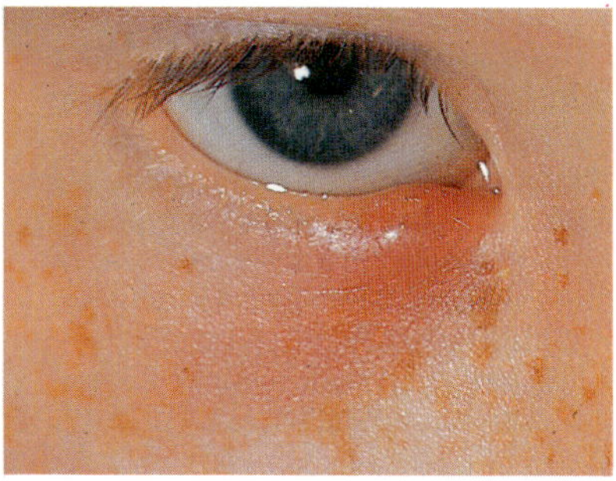

Hordeolum

Hordeolosis
Def: Rezidivierendes *Hordeolum, gehäuft bei Diabetes mellitus.

Hordeolum
Syn: Gerstenkorn, Zilienabszeß
Def: Eitrige Follikulitis und Perifollikulitis im Bereich der Wimpern. Man unterscheidet das Hordeolum externum: bei Befall der Zeisschen und Mollschen Drüsen vom Hordeolum internum: bei Befall der Meibomschen Drüsen.
Klin: Einseitige oder beidseitige, akute, schmerzhafte Entzündung im Bereich der Ober- oder Unterlidkante mit Rötung, Schwellung und eitriger Einschmelzung. Entleerung des Eiters nach außen.
Hist: Follikulär gebundene abszedierende Entzündung
DD: *Chalazeon, *Follikulitis durch Demodex folliculorum
Ther: Heiße Kataplasmen zur Reifeförderung, Antibiotika extern und intern zum Schutz des anderen Lides und der Nachbarschaft. Ggf. Stichinzision durch den Ophthalmologen.
Prog: Spontane Abheilung in wenigen Tagen, selten chronischer Verlauf mit Rezidiven (*Hordeolosis).

Horner-Syndrom
Def: Durch angeborene oder erworbene Läsion des Halssympathikus entstandene Symptomenkomplex mit Enophthalmus (Zurücksinken des Augapfels), Ptosis (schmale Lidspalte), Miosis (kleine Pupille), homolateraler An- oder Hypohidrose von Hals und Gesicht.

Hornhauttrübung
Def: Eintrübung der Hornhaut des Auges. Begleitsymptom bei folgenden dermatologischen Krankheitsbildern:
- *Angiokeratoma corporis diffusum: *Cornea verticillata.
- *Hereditäre, benigne, intraepitheliale Dyskeratose: Die Hornhaut überwachsende feine, trübe, gelatinöse Plaques
- *Ichthyosis vulgaris: Oberflächliche Hornhauttrübungen.
- *X-chromosomal rezessive Ichthyosis: Tiefsitzende Hornhauttrübungen.
- *Naevus comedonicus.
- *Pachyonychia congenita: Später mit Korneadystrophie.

Hornisse
Def: Größte Wespenart in unseren Breiten.
s. a. Hornissenstich

Hornissenstich
Def: Insektenstich durch *Hornisse.
Klin: Lokal je nach Körperregion mehr oder weniger starke Rötung und Schwellung, evtl. Lymphangitis, gel. Allgemeinreaktionen.
Bei wiederholten Stichen Sensibilisierung oder Desensibilisierung möglich.
Ther: Lokal: Entfernung des Stachels, Kortikoidexterna. Bei Lebensgefahr, *anaphylaktischem Schock: Suprarenin 1:1000 bis zu 1 ml subkutan oder lokal, ggf. alle 3 Minuten spritzen. Kortikoide i. v. 1–2 g; Verordnung eines Notfallsets.

Hornschicht
s. Stratum corneum

Hornschichtabrißtest
Syn: Hornschichtstrippingmethode
Def: Modifizierter *Epikutantest durch vorheriges Entfernen der obersten Hornschicht der Epidermis im

Testareal durch Klebestreifenabriß (10 × z. B. mit Tesafilm); damit soll der Nachweis einer kontaktallergischen Reaktion auch bei nur geringem Sensibilisierungsgrad ermöglicht werden (Anwendung vor allem bei Augentropfen u. ä.).

Hornstein-Knickenberg-Syndrom
s. perifollikuläre Fibromatosis^ cutis mit Kolonpolypen

Hornzelle
Syn: Korneozyt
Def: Kernlose, tote Epidermiszelle ohne zytoplasmatische Organellen.

Horton-Neuralgie
s. Erythroprosopalgie

Horton-Syndrom
s. Arteriitis temporalis

HOS-Test (Hypoosmolarer Spermatozoen-Schwelltest)
Def: Test zur Prüfung der Spermatozoenmembranfunktion gegenüber hypoosmolaren Belastungen als indirekter Parameter für die Spermatozoenvitalität und -befruchtungsfähigkeit. Methode: Nativejakulat wird mit einer hypoosmolaren Lösung aus Natriumcitrat und Fruktose bei 37 Grad für 30 Minuten inkubiert; anschließend wird der Anteil geschwollener Spermatozoen im mikroskopischen Präparat ausgezählt (Normwert > 60% geschwollene Spermatozoen).
Klin: Große Bedeutung bei der Untersuchung der männlichen Fertilität, zumal die Ergebnisse des HOS-Testes hochsignifikant mit den Ergebnissen des *HOP-Testes korrelieren.
Lit: Jeyendran RS, van der Veen HH, Perez-Pelaez M, Crabo BG, Zaneveld LJ (1984) Development of an assay to assess the functional integrity of the human sperm membrane and its relationship to other semen characteristics. J Reprod Fertil 70:219–224
Ludwig G, Frick J(1987) Praxis der Spermatologie. Springer Verlag Berlin

Howel-Evans-Syndrom
Def: Sehr seltenes, bei einigen britischen Familien beschriebenes, autosomal-dominant vererbtes Syndrom mit in der Jugend auftretenden Palmoplantarkeratosen und zwangsläufiger Entwicklung eines Ösophaguskarzinoms im mittleren Lebensalter.
Lit: Burgdorf WHC, Worret WI (1988) Karzinom-assoziierte Genodermatosen. Hautarzt 39:413–418

Hoyer-Grosser-Organe
Syn: Glomera cutanea
Def: Knäuelartige Gefäßgebilde mit arteriovenösen Anastomosen; wichtig für die periphere Wärmeregulation.

HPV
s. humane Papillomviren^

Hühnerauge
s. Clavus

Humane Papillomviren
s. humane Papillomviren^

Human T-cell lymphotropic Virus
s. AIDS

Hundebandwurmkrankheit
s. Echinokokkose

Hundefloh
Syn: Ctenocephalides canis
s. a. Flöhe, Flohstich

Hundemenschen
Syn: Haar- Löwen- Affenmenschen
s. a. Hypertrichosis lanuginosa congenita

Hunderäude
Def: Milbeninfektion (Acarus canis) bei Hunden, Übergang auf den Menschen möglich.
s. a. Räude

Huntersche Glossitis
s. Glossitis Möller-Hunter

Hunt-Syndrom I
Def: *Zoster oticus mit Beteiligung des Ganglion geniculi.
Es werden 4 Verlaufsformen unterschieden:

1. Zoster oticus ohne neurologische Zeichen
2. Zoster oticus mit Fazialisparese
3. Zoster oticus mit Fazialisparese und Gehörsymptomen
4. Zoster oticus mit Fazialisparese, Gehör-und Labyrinthsymptomen.

Hutbanddermatitis
Syn: Hutfilzdermatitis
Def: *Kontaktallergisches Ekzem^ an der Stirn auf Hutbandleder oder Hutbandgummi.
Ätio: Häufig ausgelöst durch Oleum lauri, das zur Glättung des Filzes aufgetragen und beim Stapeln der Hüte auf die Hutbänder übertragen wird.
Klin: Streifenförmiges Ekzem im Stirnbereich.
Diag: Epikutantest mit Oleum lauri oder Kaliumdichromat.
Ther: *Kontaktallergisches Ekzem^

Hutchinson-Gilford-Syndrom
s. Progeria infantilis

Hutchinson-Zeichen
Def: Longitudinale Nagelpigmentierung mit periungualer Pigmentierung. Höchstverdächtig für subunguales *malignes Melanom^.
Ther: Exstirpation des gesamten Nagelorgans

Hutchinsonsche Trias
Def: Typische Symptomentrias für *Syphilis connata tarda: *Keratitis parenchymatosa, Innenohrschwerhörigkeit (Labyrinthtaubheit), *Hutchinson-Zähnen.

Hutchinson-Zähne
Syn: Tonnenzähne
Def: Tonnenform der bleibenden mittleren oberen Schneidezähne, halbmondförmige Einkerbung des freien Zahnrandes, evtl. Diastema bei *Syphilis connata tarda.

Hutfilzdermatitis
s. Hutbanddermatitis

Hyalinosen
Def: Chronische Erkrankungen, bei denen es zur Ablagerung von „Hyalin" in Haut und Schleimhäuten kommt. Mögliche sekundäre Lipideinlagerung mit nachfolgender Lipoidproteinose. Man unterscheidet 2 Formen:
- Ohne Lichtempfindlichkeit: *Hyalinosis cutis et mucosae;
- Mit Lichtempfindlichkeit (symptomatische): *Lipoidproteinose bei Lichtempfindlichkeit.

Hyalinosis cutis et mucosae
Syn: Lipoidproteinose, Urbach-Wiethe-Syndrom
Def: Chronische, wahrscheinlich autosomal rezessiv vererbte, durch Ablagerung von hyalinen und lipidhaltigen Substanzen in Haut und Schleimhaut und Larynx gekennzeichnete Erkrankung.
Man: Larynx: Säuglingsalter
Haut und Schleimhaut: Frühe Kindheit
Lok: Gesicht, Rand der Ober- und Unterlider, der Lippen, an den Fingerkanten, Ellenbogen, Knie und in den Achselhöhlen.
Klin: Erstes Symptom: Heiserkeit.
- Hauterscheinungen: Gelb-weißliche, stecknadelkopfgroße Knötchen, Konfluenz zu plattenartigen derben Herden, teilweise mit bräunlicher verruköser Oberfläche. Blasenbildung und Ulzeration schon nach geringfügigen Traumen möglich. Abheilung unter pockenähnlicher Narbenbildung. Verzögertes Haar- und Nagelwachstum, ggf. bleibender Haarverlust infolge der hyalinen Einlagerungen. Typische Aplasie oder Hypoplasie der lateralen oberen Schneidezähne.
- Schleimhauterscheinungen: Noch vor den Hauterscheinungen sichtbar: Blaß-weiße bis weiß-gelbliche, meist prominente Einlagerungen, vor allem an Wangenschleimhaut, Pharynx, Tonsillen und Kehlkopf. Zunehmende Vergrößerung der Zunge, Verlust der Zungenbeweg-

lichkeit, schmerzhafte rezidivierende Parotisschwellungen (Einengung des Ductus parotidicus). Gleichartige leukoplakieähnliche Veränderungen an den Schleimhäuten von Ösophagus, Magen, Rektum und Vagina.
- Assoziierte Symptome: Krampfanfälle, geistige Retardierung, symmetrische Verkalkungen im Gehirn, Persistenz des Milchgebisses, Dysphagien

Hist: Extrazelluläre Hyalinablagerungen im Stratum papillare und reticulare um Gefäße und Adnexe. Elektronenmikroskopie: Subepidermale Zone, die aus Basallaminae der dermo-epidermalen Junktionszone besteht, zwischen die hyalines Material eingelagert ist. Die Gefäße sind mantelförmig von Basallaminae und hyalinem Material umgeben. In der oberen Dermis sind die elastische Fasern fast vollständig verdrängt.
DD: *Acanthosis nigricans, *Protoporphyria erythropoetica, *Amyloidose, ausgedehntes *Kolloidmilium im Gesicht
Ther: Operative Entfernung funktionell störender Veränderungen.
Prog: Günstig. Bis zum Erwachsenenalter progredienter Verlauf.
Lit: Haußer I, Blizt S, Rauterberg E et al. (1991) Hyalinosis cutis et mucosae (Morbus Urbach-Wiethe)-ultrastrukturelle und immunologische Merkmale. Hautarzt 42:28–33
Konstantinov K, Kabakchiev P et al. (1992) Lipoid proteinosis. J Am Acad Dermatol 27:293–297

Hyalinosis cutis et mucosa, erworbene
Def: Der *Hyalinosis cutis et mucosa entsprechendes erworbenes Krankheitsbild bei Plasmozytom.
Lit: Helm D, Ring J et al. (1989) Erworbene Hyalinosis cutis et mucosa bei Plasmozytom mit monoklonaler IgG-lambda-Gammopathie. Hautarzt 40:153–157

Hyalom
s. Kolloidmilium

Hydatidenkrankheit
s. Echinokokkose

Hydralazinkrankheit
Def: Krankheitserscheinungen nach längerer Behandlung mit Hydrazinophthalazin (Blutdrucksenkung) bei 8–10% der Fälle.
Klin: Bild des *Lupus erythematodes visceralis mit flüchtigen Erythemen, urtikariellen juckenden Eruptionen, punktförmigen Hyperkeratosen, vor allem im Gesicht und an den Händen. Lymphknotenschwellungen, Splenomegalie, Perikarditis, Pleuritis, atypische Pneumonie, Nierenbeteiligung.
Lab: *LE-Zell-Phänomen, Albuminurie, Hämaturie, Zylindurie, Leukopenie, Gammaglobulinämie, ANA positiv.
s. a. Pseudo-SLE-Syndrom

Hydrargyrose
Def: Charakteristische grau-schwärzliche Pigmentierung der langfristig mit quecksilbersalzhaltigen Augensalben oder Cremes gegen Sommersprossen behandelten Partien durch Ablagerung quecksilberhaltiger Partikel.
Ther: Absetzen der quecksilberhaltigen Präparate.

Hydroa aestivale
s. Hidroa vacciniformia

Hydroa vacciniforme
s. Hidroa vacciniformia

Hydrocystome noire
s. ekkrines Hidrozystom^

Hydrops
Syn: Wassersucht, eigentlich Höhlenwassersucht
Def: Vermehrte Flüssigkeitsansammlung in vorgebildeten Körperhöhlen (Aszitis, Pleuraerguß etc).

Hydrops articulorum intermittens
Def: Periodisch auftretende Gelenkergüsse mit Funktionsbehinderung und Schmerzhaftigkeit bei der *aku-

ten Urtikaria^, dem *angioneurotischen Ödem und der Serumkrankheit.
Lok: Vor allem Kniegelenk, auch andere Gelenke.

Hydrops, gonorrhoischer
Def: Fernkomplikation nach *Gonorrhoe mit Anschwellung eines Gelenkes, häufig Knie.
s. a. Monarthritis gonorrhoica

Hydrotherapie
Def: Die Anwendung von Wasser und durch Wasser übertragene Temperaturreize zu Heilzwecken (typische Anwendungsformen sind die „Kneipp'schen Güsse).

Hydrozele
Syn: Wasserbruch
Def: Als prallelastische Schwellung im Hodensack tastbare Flüssigkeitsansammlung in der Tunica vaginalis testis.
Ätio: Angeboren, idiopathisch. Symptomatisch bei Entzündung, Trauma, *Hodentumor.
Diag: Diaphanoskopie, bei lange bestehender Hydrozele mit verschwarteter Hydrozelenwand Probepunktion
DD: Hernie, Tumor

Hydrozystom, ekkrines
s. ekkrines Hidrozystom^

Hygroma colli cysticum
s. Hygroma cysticum

Hygroma cysticum
Syn: Hygroma colli cysticum
Def: Monströse, angeborene Variante des *Lymphangioma cavernosum mit Ausbildung einer teigig, weichen, fluktuierenden Geschwulst mit Ausdehnung auf Halsbereich, Schulter und/oder oberen Brustbereich; auch in Achselhöhlen und Kniekehlen. Rasch schwankender Flüssigkeitsgehalt.
Komp: Erstickungsgefahr
Ther: Bei Erstickungsgefahr rasch chirurgischer Eingriff

Hypaesthesie
Def: Herabgesetzte Berührungsempfindung, dermatologisch relevant z. B. bei *Lepra.

Hypalgesie
Def: Herabgesetzte Schmerzempfindung durch Schäden der Schmerzbahn, Psychoneurosen, Polyneuropathien.
Klin: Lokalisierte, sich wiederholende Verletzungen.

Hyperaesthesie
Def: Überempfindlichkeit, vor allem gesteigerte Berührungsempfindung, dermatologisch relevant z. B. bei *Lupus erythematodes.

Hyperalgesie
Def: Übermäßige Schmerzempfindlichkeit. Vorkommen z. B. bei beginnendem *Zoster.
s. a. Headsche Zonen

Hyperalgetische Zonen
s. Headsche Zonen

Hyperbetalipoproteinämie
s. essentielle Hypercholesterinämie^

Hypercholesterinämie, essentielle
Syn: Familiäre Hypercholesterinämie, Hyperbetalipoproteinämie, familiäre idiopathische hypercholesterinämische Xanthomatose
Def: *Hyperlipoproteinämie Typ II (nach Fredrickson) mit Ausbildung von *tuberöse Xanthomen^, *Xanthelasmen, Sehnenscheidenxanthomen, Arcus lipoides corneae.
Koronare Durchblutungsstörungen, Mitral- oder Aortenvitium durch Cholesterinauflagerung.
Ätio: Wahrscheinlich unvollständig autosomal dominanter Erbgang.
Man: Frühe Kindheit
Lok: Vor allem Knie, Ellenbogen, Knochenvorsprünge an Händen und Füßen
Lab: Serum klar, exzessive Vermehrung von Cholesterin und Cholesterinestern.
Ther: Zunächst fettreduzierte, cholesterinarme und ballaststoffreiche Diät, haferkleiereiche Kost (Reformhaus),

falls dies nicht ausreicht Lipidsenker wie: Lovastatin, Bezafibrat, Fenofibrat, Nikotinsäure oder Anionenaustauscher in Zusammenarbeit mit dem Internisten.

Hypercholesterinämie, familiäre
s. essentielle Hypercholesterinämie^

Hyperchylomikronämie, familiäre
Syn: Fettinduzierte Hypertriglyzeridämie, Bürger-Grütz-Syndrom, idiopathische hyperlipidämische Xanthomatose
Def: *Hyperlipoproteinämie Typ I mit Ausbildung von multiple *eruptiven Xanthome^, Lipaemia retinalis, rezidivierende Oberbauchkoliken.
Ätio: Autosomal rezessiver Erbgang.
Man: Etwa um das 10. Lebensjahr
Lok: Vor allem Glutaealregion, Oberschenkel, Rücken, Brust, Arme, Gesicht
Lab: Vermehrung der Triglyzeride und Chylomikronen im Serum
Ther: Fettreduzierte, cholesterinarme und ballaststoffreiche Diät; Zusammenarbeit mit dem Internisten.
Prog: Bei Einhaltung der entsprechenden Diät günstig, ansonsten kardiovaskuläre Komplikationen.

Hyperchylomikronämie und Hyperpraebetalipoproteinämie
s. Hyperlipoproteinämie Typ V

Hypereosinophile Dermatitis (Nir und Westfried)
Def: Monosymptomatische Verlaufsform des *Hypereosinophilen Syndroms von chronischem Krankheitsverlauf mit wellenförmigen Eruptionen der Hauterscheinungen.
Lok: Stamm und Extremitäten mit Aussparung von Kopf, Palmae, Plantae und Glans penis.
Klin: Disseminierte Aussaat etwa stecknadelkopfgroßer, geröteter, juckender Papeln und Papulovesikeln und erythematischer Makulae. Keine nachweisbaren Neoplasien, Parasiten, Allergien oder Organbeteiligung.
Lab: Persistierende Bluteosinophilie
Hist: Dichtes dermales Infiltrat mit Eosinophilie.
DD: *Eosinophile Zellulitis^, *Hypereosinophilie-Syndrom
Ther: Glukokortikosteroide intern

Hypereosinophilie-Syndrom (Griffi)
Def: Ätiologisch ungeklärte Erkrankung, deren Charakteristika eine hochgradige, persistierende Blut- und Knochenmarkseosinophilie, Hinweise für eine Organschädigung durch Eosinophileninfiltration und Ausschluß einer anderen, mit Eosiophilie einhergehenden Erkrankung darstellen.
Klin: Hauterscheinungen: vielgestaltig und wechselhaft. Man findet *Pruritus, urtikarielle Erytheme, stecknadelkopfgroße gerötete Papeln und Papulovesikel, kissenartigen Schwellungen, Petechien und Lichenifikation.
Intern: Herzbeteiligung mit eosinophiler Endo- und Myokarditis steht im Vordergrund. Außerdem kommen Lungenbeteiligung mit pulmonalen Infiltraten, Hepatosplenomegalie, neurologische Veränderungen evtl. Fieber vor.
Diag: Leukozytose, Bluteosinophilie, Knochenmarkseosinophilie, Histoeosinophilie
DD: *Allergische granulomatöse Angiitis^
Ther: Intern: Glukokortikoide (ca. 60 mg Prednisonäquivalent/die) und/oder Immunsuppressiva.
Extern: Symptomatisch
Lit: Kaufmann S, Altmeyer P (1987) Rezidivierendes Angioödem mit eosinophiler Dermatitis-Minusvariante des Hypereosinophiliesyndroms. Hautarzt 38:206–209

Hypergranulose
Def: Verbreiterung des Stratum granulosum der Epidermis, z. B. bei *Lichen ruber planus.

Hyperhidrose
Syn: Hyperidrosis, Ephidrosis, Hyperhidrosis, Sudorrhoe
Def: Vermehrte Sekretion von *Schweiß unterschiedlicher Ätiologie.

Ätio: Genuin = konstitutionell, symptomatisch bei endokrinen Störungen, bei Erkrankungen des zentralen und peripheren Nervensystems, verschiedenen Dermatosen, z. B. *Recurrent bullous eruption of the hands and feet, *Endangiitis obliterans, *Glomustumoren, *Mafucci-Syndrom, *Hidroangioma cutis, *Horner-Syndrom, *Aurikulotemporales Syndrom, nach Sympathektomie.
Physiologisch im Sinne der Temperaturregulation.

Hyperhidrose, gustatorische
Def: Übermäßiges Schwitzen beim Genuß bestimmter Speisen (scharf, sauer). Gilt als Normvariante.
Sonderform: *Aurikulotemporales Syndrom

Hyperhidrosis
s. Hyperhidrose

Hyperhidrosis axillaris
Def: Vermehrter Achselschweiß, meist mit *Bromhidrosis gekoppelt.
Ther: Operation (Entfernung des axillären Schweißdrüsenfeldes).

Hyperhidrosis oleosa
Def: Hyperhidrose mit gleichzeitiger Vermehrung der Talgsekretion.

Hyperhidrosis palmaris
Def: Vermehrter Handschweiß, häufig bei Vagotonikern, Kaltwellschäden bei Friseuren.
s. a. Hyperhidrosis pedum et manuum

Hyperhidrosis pedum et manuum
Def: Vermehrter Fuß- und Handschweiß, meist mit *Bromhidrosis gekoppelt.
Ther: *Leitungswasseriontophorese

Hyperhidrosis perinealis
Def: Dammschweiß, vor allem bei Übergewichtigen.

Hyperhidrosis unilateralis
Def: Hyperhidrose an einer Körperhälfte. Vorkommen z. B. bei Hemiplegie oder Hemiabszessen.

Hyperhidrosis universalis
Def: Allgemein vermehrte Schweißsekretion; *Hyperhidrose.

Hyperidrosis
s. Hyperhidrose

Hyper-IgE-Syndrom
Syn: Buckley-Syndrom, Hyperimmunglobulin-E-Staphylokkoken-Abzeß-Syndrom, HESA, Hiob-Syndrom, Job's-syndrome
Def: *Immundefekt-Syndrom mit rezidivierenden Abszeßen der Haut, des oberen und unteren Respirationstraktes, ekzematoider Dermatitis und einer Erhöhung des Serum-IgE-Spiegels und Bluteosinophilie.
Ätio: Ungeklärt, beide Geschlechter gleich häufig betroffen, familiäre Häufung inkonstant. Autosomal rezessive und autosomal dominante Erbgänge werden diskutiert. Kein Bezug zu den Erkrankungen des atopischen Formenkreises.
Man: Säuglings- oder frühes Kindesalter
Lok: Haut: Gesicht, behaarter Kopf, Halsregion
Schleimhäute: obere Luftwege (Sinusitis, Otitis media), Lungen (Pneumonie).
Klin: Meist Manifestation als superinfizierte ekzematoide Dermatitis. Rezidivierende abszedierende Infektionen der Haut (Gesicht, Halsbereich) oft als „kalte Abszeße", Schleimhäute der oberen (Sinusitis, Otitis media) und unteren (Pneumonie) Luftwege.
Diag: IgE (polyklonale Vermehrung meist > 5000 IU/ml), *RAST (häufig Staphylokokken und Candida-spezifisches IgE), Blutbild (Eosinophilie), Sputum und Abszeß-Ausstrich (Eosinophilie), Lymphozytentransformationstest (normale Reaktion auf PHA und ConA verminderte Reaktion auf Antigene z. B. Tetanus).
DD: *Endogenes Ekzem^, *Hypereosinophilie-Syndrom
Ther: Kortikoide intern in mittlerer Dosierung.

Prog: Evtl. pulmonale Insuffizienz nach rezidivierenden Pneumonien
Lit: Rebora A et al. (1978) Buckley's syndrome. Br J Dermatol 99:569–572
Hochreutener H, Wüthrich B et al. (1991) Varaint of Hyper-Ig-E Syndrome: The differentiation from atopic dermatitis is important because of treatment and prognosis. Dermatologica 182:7–11

Hyperizismus
Syn: Hartheukrankheit
Def: *Phototoxisches Ekzem^ bei Tieren (Rinder, Pferde, Schafe) durch die im Heu vorkommenden lichtsensibilisierenden Substanzen. s. a. Fagopyrismus

Hyperkarotinämie
s. Aurantiasis cutis

Hyperkeratosen
Def: Umschriebene Verdickungen der Hornschicht.
Man unterscheidet:
- Proliferationshyperkeratosen: es werden zuviel Hornzellen gebildet; z. B. bei *Psoriasis vulgaris und *Pityriasis rubra pilaris und
- Retentionshyperkeratosen: es werden zuwenig Hornzellen an der Oberfläche abgeschilfert; z. B. bei *Ichthyosis vulgaris.

Hyperkeratose, fokale akrale
Def: Klinisch der *Akrokeratoelastoidose entsprechendes Krankheitsbild ohne die typische Elastorrhexis.
Lit: Dowd PM et al. (1983) Focal acral hyperkeratosis. Br J Dermatol 109:97–103

Hyperkeratosis concentrica
s. Porokeratosis Mibelli

Hyperkeratosis figurata centrifugata atrophicans
s. Porokeratosis Mibelli

Hyperkeratosis follicularis bei Avitaminose A
s. Phrynoderm

Hyperkeratosis follicularis durch Avitaminose B2
Def: Follikulär spinulöse Keratose mit nasolabialer Prädilektion. Kombination mit *Perlèche, *Skrotaldermatitis, *Koilonychie, *Keratitis corneae und Dysphagie möglich.
Ther: Lactoflavinpräparate

Hyperkeratosis follicularis durch Avitaminose C
Syn: Keratosis pilaris scorbutica, Lichen scorbuticus, Scorbutid
Def: Follikulär-lichenoide Keratose, häufig als isoliertes Vorläufersymptom bei Vitamin C-Mangel (*Skorbut) mit streckseitiger Extremitätenbetonung.
Ther: Ernährungsumstellung, Vitamin C Präparate

Hyperkeratosis follicularis et parafollicularis in cutem penetrans (Kyrle)
Syn: Morbus Kyrle
Def: Sehr seltene Erkrankung, die durch follikuläre Papeln mit festaufsitzender Hornauflagerung besonders an den Beinen charakterisiert ist.
Lok: Vor allem Unterschenkel. Hände, Füße und behaarter Kopf bleiben frei
Klin: Isolierte, gelegentlich gruppierte, follikuläre, gelbliche bis braunrote, bisweilen verruköse Hornknötchen; Konfluenz zu polyzyklischen Bezirken möglich. Gehäuft Diabetes mellitus oder Niereninsuffizienz.
Hist: Perforation der Epidermis mit Penetration ortho- und parakeratotischer Substanzen in das kutane Bindegewebe mit entzündlicher kleinzelliger Infiltration.
DD: *Dyskeratosis follicularis, *Lichen ruber planus, *Pityriasis rubra pilaris, *Psoriasis follicularis spinulosa, *Elastosis perforans serpiginosa, perforierendes *Granuloma anulare
Ther: Intern: Vitamin A (Tigason® zunächst für ca. 6 Wochen 50 mg/die, Neotiguson® 25 mg/die initial; dann Reduktion auf eine Erhaltungsdosis von 0,25–0,5 mg/KG/die).

Extern: Keratolytisch z. B. mit Tretinoin-Creme, Salizylsäure- oder Harnstoffhaltigen Externa, evtl. Exzision, *Kryotherapie.
Prog: Chronisch progredienter Verlauf. Abheilung mit Narbenbildung.
Lit: Cunningham MB et al. (1987) Kyrle's disease. J Am Acad Dermatol 16:117–123
Sollberg S, Wehrenberg O, Altmeyer P, Holzmann H (1986) Morbus Kyrle bei Diabetes mellitus und chronisch-terminaler Niereninsuffizienz. Z. Hautkr. 61:967–972

Hyperkeratosis haemorrhagica
s. Black heel

Hyperkeratosis ichthyosiformis congenita
s. Ichthyosis congenita

Hyperkeratosis lenticularis perstans (Flegel)
Syn: Morbus Flegel
Def: Seltene Genodermatose mit über Jahren chronisch persistierenden disseminierten, kleinpapulösen Keratosen an den Unterschenkeln.
Ätio: Unbekannt, höchstwahrscheinlich autosomal dominante Vererbung.
Man: In der 2. Lebenshälfte, Androtropie.
Lok: Unterschenkelstreckseiten, Fußrücken
Klin: Disseminierte, asymptomatische, bis zu 5 mm große, zentral eingesunkene, braunrote hyperkeratotische Papeln mit festhaftender Schuppung. Tautropfen-artige Blutung nach Entfernung der Schuppe. Konfluenz ergibt kleine psoriasiforme Herde.
Hist: Kompakte Ortho- teils auch Parahyperkeratose, Epidermisatrophie, bandförmiges lymphozytäres Infiltrat in der oberen Dermis, Fehlen der elastischen Fasern. Elektronenmikroskopisch Fehlen der Odland-Bodies in den Keratinozyten.
DD: *Porokeratosis superficialis disseminata actinica, *Psoriasis vulgaris, *Hyperkeratosis follicularis et parafollicularis in cutem penetrans, *Elastosis perforans serpiginosa, *Dyskeratosis follicularis, *Porokeratosis Mibelli, *Akrokeratosis verruciformis, *Lichen ruber planus, *Stukkokeratosis
Ther: Symptomatisch mit fettenden Externa, ggf. Etretinat in niedriger Dosierung (10 mg/die).
Lit: Flegel H (1958) Hyperkeratosis lenticularis perstans. Hautarzt 9:362–364
Duschet P, Schwarz T, Gschnait F, Luger A (1985) Hyperkeratosis lenticularis perstans (M. Flegel). Hautarzt 36:299–301
Henn HU (1986) Erfolgreiche Behandlung der Hyperkeratosis lenticularis perstans (M. Flegel) mit Etretinat. Akt. Dermatol. 12:140–142

Hyperkeratosis monstruosa
s. Ichthyosis hystrix

Hyperkeratosis palmaris et plantaris
s. Palmoplantarkeratosen

Hyperkeratosis palmoplantaris with periodontosis
s. Papillon-Lefèvre-Syndrom

Hyperkeratosis universalis congenita
s. Ichthyosis congenita gravis

Hyperlipämie, endogene
s. Hyperlipoproteinämie Typ IV

Hyperlipidämie, fettinduzierte und kohlenhydratinduzierte
s. Hyperlipoproteinämie Typ V

Hyperlipidämie, kohlenhydratinduzierte
s. Hyperlipoproteinämie Typ IV

Hyperlipoproteinämie mit breiter Betabande
s. Hyperlipoproteinämie Typ III

Hyperlipoproteinämie, primäre
Def: Angeborene Fettstoffwechselstörung. Klassifikation nach Fredrickson in fünf Typen, die sich in Klinik, Labor und Prognose unterscheiden.
DD: *Sekundäre Hyperlipoproteinämie

Hyperlipoproteinämie, sekundäre
Def: Hyperlipoproteinämie bei Diabetes mellitus, Nephrosesyndrom, Myxödem, Pankreaserkrankungen, Alkoholismus, primär biliärer Leberzirrhose, Glykogenstoffwechselstörungen.
Klin: Unregelmäßig; *Xanthome ohne besonderes Verteilungsmuster.
Ther: Evtl. operative Entfernung der Xanthome; medikamentöse Therapie zur Stoffwechseleinstellung in Zusammenarbeit mit dem Internisten.

Hyperlipoproteinämie (nach Fredrickson) Typ I
s. Hyperchylomikronämie

Hyperlipoproteinämie (nach Fredrickson) Typ II
s. essentielle Hypercholesterinämie^

Hyperlipoproteinämie (nach Fredrickson) Typ III
Syn: Broad beta disease, Hyperlipoproteinämie mit breiter Betabande
Def: Fraglich rezessiv vererbte Störung des Fettstoffwechsels mit mäßiger etwa gleich starker Erhöhung von Triglyceriden und Cholesterin bis 600 mg/100 ml.
Klin: *Xanthelasmen, *tuberöse und tendinöse Xanthome^, *eruptive Xanthome^, gelbe Handlinien durch Lipoideinlagerung (Xanthoma palmare striatum). Koronarsklerose, periphere, arterielle Durchblutungsstörung.
Lab: Serum milchig-trüb oder klar, Cholesterin und Triglyzeride erhöht, Herabsetzung der Glukosetoleranzschwelle
Ther: Stoffwechseleinstellung in Zusammenarbeit mit dem Internisten; evtl. operative Entfernung der Hauttumoren.

Hyperlipoproteinämie (nach Fredrickson) Typ IV
Syn: Endogene Hypertriglyzeridämie, Hyperpräbetalipoproteinämie, kohlenhydratinduzierte Hyperlipidämie, kohlenhydratinduzierte Triglyzeridämie, endogene Hyperlipämie
Def: Hyperlipoproteinämie bes. mit Erhöhung der Triglyceride.
Lok: Vor allem Gesäß, Oberschenkelbeugeseiten
Klin: Häufig Übergewicht, periphere Durchblutungsstörungen (Arteriosklerose), Koronarinsuffizienz, multiple *papulöse Xanthome^, auch streifige Xanthome entlang der Handlinien (Xanthoma palmare striatum).
Lab: Serum klar oder milchig-trüb, Erhöhung der Prä-β-Lipoproteide, der Triglyzeride, reduzierte Glukosetoleranz
Ther: Stoffwechseleinstellung in Zusammmenarbeit mit dem Internisten; evtl operative Entfernung der Xanthome.

Hyperlipoproteinämie (nach Fredrickson) Typ V
Syn: Fett- und kohlenhydratinduzierte Hyperlipidämie, Hyperchylomikronämie und Hyperpraebeta-Lipoproteinämie, gemischte endogen-exogene Hypertriglyzeridämie
Def: Hyperlipoproteinämie mit Manifestation im Erwachsenenalter.
Lok: Gesäß, Knie, Ellenbogen
Klin: Kolikartige Bauchschmerzen, *eruptive Xanthome^. Hepatomegalie, Lipaemia retinalis, häufig Übergewicht
Lab: Serum trüb, überstehende Chylomikronenschicht, Erhöhung von Triglyzeriden und Cholesterin, Glukosetoleranz herabgesetzt.
Ther: Stoffwechseleinstellung in Zusammenarbeit mit dem Internisten; evtl. operative Entfernung der Xanthome.

Hyperostosis generalisata mit Pachydermie
s. Pachydermoperiostosis

Hyperparakeratose
s. Parahyperkeratose

Hyperpigmentierung
Def: Braunfärbung infolge von Pigmentvermehrung in der Epidermis unterschiedlicher Genese.

- Endogenes Pigment: Vermehrte Melanineinlagerung, vermehrte Ablagerung von Hämosiderin, Gallenfarbstoffen, Karotin u. a.
- Exogenes Pigment: Ablagerung von Kohlenstoff, Silber- und Goldpartikeln, Wismut u. a.

Hyperpigmentierung, aktinische
Def: Hyperpigmentierung der Haut durch Melanozytenvermehrung und erhöhten Melaningehalt nach aktinischen (Sonnenbestrahlung) Einflüssen.

Hyperpigmentierung, chemische
Def: Umschriebene melanogene Hyperpigmentierung durch lokal einwirkende chemische, z. B. Selbstbräuner oder phototoxische Noxen.
s. a. Berloque-Dermatitis

Hyperpigmentierung, diffuse
Def: Flächenhafte, primär aktinisch unbeeinflußte, melanozytogene Pigmentierung des Integumentes. Ursächlich kommen endokrinologische, infektiöse und tumoröse Erkrankungen, Kollagenosen und Medikamente in Frage. Beispielsweise *Malaria, *Tuberkulose, *Kala-Azar, *Morbus Wilson, *maligne Lymphogranulomatose, Leberzirrhose, *Hämochromatose, *Porphyria cutanea tarda, *Morbus Gaucher, *Morbus Niemann-Pick, *Ochronose, *progressive systemische Sklerodermie^, *Dermatomyositis, *Lupus erythematodes visceralis, *Erythrodermie mit Übergang in Melanoerythrodermie, metastasierendes *malignes Melanom^, *Arsenmelanose, Chlorpromazin, Hydantoinderivate, Chloroquin, *Argyrose, Zytostatika.
Ther: Behandlung der Grunderkrankung, Meiden des auslösenden Agens.

Hyperpigmentierung, endokrine
Def: Melanozytäre Pigmentierung der Haut bei ACTH oder MSH-bildenden Tumoren, auch bei *Morbus Addison, *Akromegalie, *Cushing-Syndrom, Hyperthyreose und in der Schwangerschaft.

Hyperpigmentierung, entzündliche
s. postinflammatorische Hyperpigmentierung^

Hyperpigmentierung, kalorische
Syn: Pigmentatio reticularis e calore, retikuläre Wärmepigmentierung, Buschke Hitzemelanose, Melanodermia reticularis calorica
Def: Netzförmige, marmorierte, bräunliche Hyperpigmentierung durch erhöhte Melaninproduktion infolge chronischer Wärmeeinwirkung.
Prog: Langsame Rückbildung.

Hyperpigmentierung, mechanische
Def: Hyperpigmentierung durch erhöhte Melanogenese in mechanisch belasteten Hautarealen, z. B. Gürteldruck-, Büstenhalter-, Hosenträgerbereich.

Hyperpigmentierung durch Medikamente
s. diffuse Hyperpigmentierung^

Hyperpigmentierung der Mundschleimhaut
s. Pigmentierungen der Mundschleimhaut

Hyperpigmentierung, periokuläre
Def: Pigmentvermehrung um das Auge. Man unterscheidet drei Formen:
- Genetisch determinierte periokuläre Pigmentvermehrung ohne Begleiterkrankung.
- Masque biliare: *Chloasma hepaticum
- Hinweis auf Hyperthyreose: *Jellinek-Zeichen

Hyperpigmentierung, postinflammatorische
Syn: Entzündliche Hyperpigmentierung
Def: Fleckförmige Hyperpigmentierungen durch vermehrte Aktivität der Melanozyten nach entzündlichen Dermatosen wie *Lichen ruber planus pigmentosus, *Pemphigus vulgaris, *Psoriasis vulgaris, *Urticaria cum pigmentatione, *Urtikaria pigmentosa, *Zoster u. a.

Hyperpigmentierung, sekundäre
Def: Hyperpigmentierung nach bekannter vorangegangener Ursache, z. B. *mechanische Hyperpigmentierung^, *chemische Hyperpigmentierung^, *kalorische Hyperpigmentierung^ und *postinflammatorische Hyperpigmentierung^.

Hyperpigmentierung, umschriebene
Syn: Zirkumskripte Hyperpigmentierung
Def: Umschriebene Pigmentvermehrung unterschiedlicher Klinik und Ätiologie, z. B. *Acanthosis nigricans, *Akropigmentation, *Albright-Syndrom, *Atrophodermia idiopathica, *Axillary freckling, *Balanitis nigricans, *Berloque-Dermatitis, *Chloasma, *Epheliden, *Erythema dyschromicum perstans, *Erythromelanosis interfollicularis colli, *perioküläre Hyperpigmentierung^; *Incontinentia pigmenti, *Lentiginosen, *LEOPARD-Syndrom, *Melanodermitis toxica, *Melanosis naeviformis, *Melanosis perioralis et peribuccalis, *Mongolenfleck, *Naevus fuscocoeruleus, *Phyto-Photodermatosen, *Poikilodermie réticulée du visage et du cou, *Riehlsche Melanose, *Vitamin-A-Überdosierung.

Hyperpigmentierung, zirkumskripte
s. umschriebene Hyperpigmentierung^

Hyperplasia multilocularis mucosae oris Heck
s. fokale epitheliale Hyperplasie^

Hyperplasie
Def: Gewebsvermehrung durch Zellvermehrung.
s. a. Hypertrophie

Hyperplasie, aktinische retikuläre
s. Aktinisches Retikuloid

Hyperplasie, angiolymphoide mit Eosinophilie (Kimura)
Syn: Morbus Kimura, Kimura-Syndrom, papulöse Angioplasie, subcutaneous angiolymphoid hyperplasia with eosinophilia (Wells und Whimster)
Def: Angiomatöse Knötchen durch lymphomartige lymphozytäre Infiltration mit Hyperplasie von Blutgefäßen und Eosinophilen im Gewebe. Einige Autoren trennen zwischen M. Kimura und angiolymphoide Hyperplasie mit Eosinophilie.
Ätio: Unbekannt
Lok: Kopfhaut und Ohrbereich
Klin: Einzelne oder multiple, 2–40 mm große, halbkugelige, rote, haarlose Tumoren. Dünne Epidermis, mögliche Blutung, Ulzeration. Selten disseminiertes Auftreten.
Hist: Dickwandige, normal strukturierte Gefäße, zahlreiche, teils solide Gefäßsprossungen aus wenig differenzierten Zellelementen, lymphoide Wucherungen, zahlreiche Eosinophile, einzelne Mastzellen.
DD: *Atherom, *Epidermalzyste, *Zylindrom, *Hämangiom, *Granuloma pyogenicum, *Hämangiosarkom, *Sarcoma idiopathicum multiplex haemorrhagicum, *Granuloma eosinophilicum faciei, *Lymphadenosis cutis benigna.
Ther: Soweit möglich Exzision im Gesunden. Versuchsweise intraläsional Glukokortikoid-Injektion.
Prog: Chronisch-progredienter, aber gutartiger Verlauf.
Lit: Metze D, Neumann R, Chott A (1991) Angiolymphoide Hyperplasie mit Eosinophilie (AHE). Hautarzt 42:101–106
Schirren CG, Eckert F (1991) Angiolymphoide Hyperplasie mit Eosinophilen. Hautarzt 42:107–111

Hyperplasie, fokale epitheliale
Syn: Morbus Heck, Hyperplasia multilocularis mucosae oris Heck
Def: Seltene, durch Papillomviren (HPV Typ 13 und 32) hervorgerufene warzige Papeln der Mundschleimhaut.
Vork: Besonders bei Indianern und Südamerikanern, Asiaten
Man: Vor allem Kinder und Jugendliche, seltener Erwachsene.

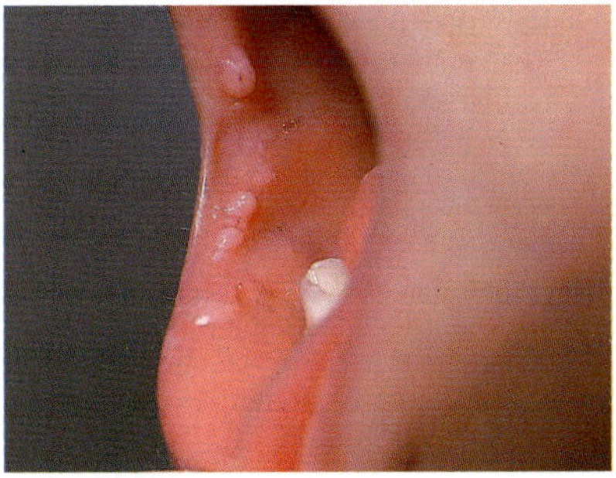

Fokale epitheliale **Hyperplasie**

Lok: Mundschleimhaut, Lippen (v. a. Schleimhautseite der Unterlippe).
Klin: Multiple warzenartige, mundschleimhautfarbene bis weißliche, über Monate und Jahre persistierende weiche Papeln mit Neigung zur Konfluenz.
Hist: *Akanthose mit großen ballonierten Zellen im Stratum spinosum, *Papillomatose.
Ther: Ggf. Exzision, Spontanheilung möglich
Lit: Knoth W, Boepple D (1978) Hyperplasia multilocularis mucosae oris HECK (Sog. Focal epithelial hyperplasia). Z. Hautkr. 53:675–679

Hyperplasie, neuromatöse
Def: Regeneratorische Überschußwucherung markhaltiger Nervenfasern nach häufig unerkanntem Trauma.
Klin: Isolierte und multiple, walnußgroße, derbelastische Knoten, auch höckrige Infiltrate. Druckschmerz, ausstrahlende Schmerzen oder Paraesthesien.
Hist: Paralell oder strahlig verlaufende markhaltige Nervenfasern, gewuchertes interstitielles Bindegewebe.
Ther: Exzision

Hyperplasie, pseudoepitheliomatöse
Def: Reaktive überschießende Epidermisproliferation nach infektiös oder traumatisch bedingtem Substanzverlust. Hierzu gehören: *Papillomatosis cutis carcinoides, *floride orale Papillomatose^, *Epithelioma cuniculatum, *Condyloma giganteum.

Hyperplasie, retikuläre
s. Retikulozytosen
Hyperpräbetaliproteinämie
s. Hyperlipoproteinämie Typ IV

Hypersensitivitätsangiitis Churg und Strauss
s. allergische granulomatöse Angiitis^ (Churg und Strauss)

Hypersensitivitätsangiitis Zeek
s. Angiitis, Hypersensitivitätsangiitis Zeek

Hyperspermie
Syn: Multispermie
Def: Ejakulationsmenge über 6 ml.

Hypertelorismus
Def: Schädel mit vergrößertem Pupillenabstand, breiter Nasenwurzel, tiefen Augenhöhlen, vermindertem Längenwachstum und gesteigertem Wachstum in der Breite. Z. B. bei *Turner-Syndrom, *Cornelia-de-Lange-Syndrom.

Hyperthelie
s. akzessorische Mamille^

Hyperthyreose
Syn: Hyperthyreodismus, Thyreotoxikose
Def: Erhöhte Aktivität und Hormonabgabe der Schilddrüse.
Klin: Hautveränderungen: Haarverlust entlang der Stirnhaargrenze mit Verschiebung der Stirnhaargrenze nach kranial. Fleckförmige, haarlose Stellen. Hyperpigmentierung um die inneren Augenwinkel (*Jellinek-Zeichen). Allgemeine Unruhe, feucht-warme Haut, Tachykardie, Tremor, Gewichtsverlust, *EMO-Syndrom
Diag: Schilddrüsenhormone, Sonographie, Szintigraphie
Ther: Medikamentös oder operativ in Zusammenarbeit mit dem Internisten bzw. Chirurgen.

Hypertrichie
s. Hypertrichose

Hypertrichose
Syn: Hypertrichie
Def: Verstärkte Behaarung; Übergang von *Vellus- in *Terminalhaare. Man unterscheidet:
*angeborene generalisierte Hypertrichose (H)^, *angeborene zirkumskripte H.^, *erworbene generalisierte H.^, *erworbene zirkumskripte H.^

Hypertrichose, angeborene generalisierte
Def: Generalisierte, angeborene vermehrte Körperbehaarung, z. B. bei *Acanthosis nigricans benigna, *Cornelia-de-Lange-Syndrom, *hereditäre Fibromatosis^ gingivae, *Hypertrichosis lanuginosa congenita.

Hypertrichose, angeborene zirkumskripte
Def: Umschriebene, angeborene *Hypertrichose z. B. Hypertrichie des Ohres mit Y-chromosomalem Erbgang und pelzkappenartigem Haaransatz beim *endogenen Ekzem^.
s. a. Hypertrichosis dorsalis superior, Hypertrichosis dorsolumbalis, Klein-Waardenburg-Syndrom, Tierfellnaevus, Kräuselhaarnaevus, Melanosis naeviformis, ektope Haarfollikel.

Hypertrichose, erworbene generalisierte
Syn: Hypertrichosis lanuginosa et terminalis acquisita
Def: Erworbene generalisierte Vermehrung der Körperbehaarung
- Bei *Dermatomyositis, vor allem im Abheilungszustand: Dichter Lanugoflaum an verschiedenen Körperbezirken (Schläfen, Wimpern, Stamm, Extremitäten).
- Bei grippeähnlichen rezidivierenden Erkrankungen.
- Bei Magen/Darm-Ulzerationen.
- Bei Malnutrition: Lanugo-Hypertrichie.
- Syntropie mit viszeralem Neoplasma: *Hypertrichosis lanuginosa acquisita.
- Nach Schädel-Hirn-Traumen: Akut auftretende, abnorme, vor allem lanugoartige Behaarung 2–4 Monate nach schweren Hirnschädigungen. Dauer bis zu einem Jahr.
- Bei *progressiver systemischer Sklerodermie^ Zunahme des Haarwachstums, charakteristischerweise an den Extremitäten.

Hypertrichose, erworbene zirkumskripte
Def: Durch exogene Provokation, z. B. wiederholte Traumatisierung, auch nach Frakturen und Nervenverletzungen provozierte oder verschiedene Erkrankungen begleitende umschriebene *Hypertrichose.
Auch bei medikamentöser Behandlung mit Vitamin B12, Streptomycin, Kortison, ACTH, Hydantoinabkömmlingen.
Bei *Porphyria cutanea tarda: Hypertrichien im Ohrbereich, stärkerer Augenbrauen- und Barthaarwuchs im Gesichtsbereich.

Hypertrichose, medikamentöse
s. erworbene zirkumskripte Hypertrichose^

Hypertrichose, naevoide
Def: Umschriebene Hypertrichose auf einem *Naevuszellnaevus oder einer *Melanosis naeviformis.

Hypertrichose, symptomatische
s. erworbene Hypertrichose^

Hypertrichosis congenita lanuginosa universalis
s. Hypertrichosis lanuginosa congenita

Hypertrichosis dorsalis superior
Def: Bei pyknischen Körpertypen vorkommender, umschriebener stärkerer Haarwuchs, vor allem an den oberen Rückenbezirken, auch prästernal und an den Fingerstreckseiten.

Hypertrichosis dorsolumbalis
Syn: Satyrschwanz
Def: Pferdeschwanzähnliche dorsolumbale Hypertrichie als Hinweis auf Spina bifida occulta.

Hypertrichosis der Edentaten (Zahnlosen)
s. Hypertrichosis lanuginosa congenita

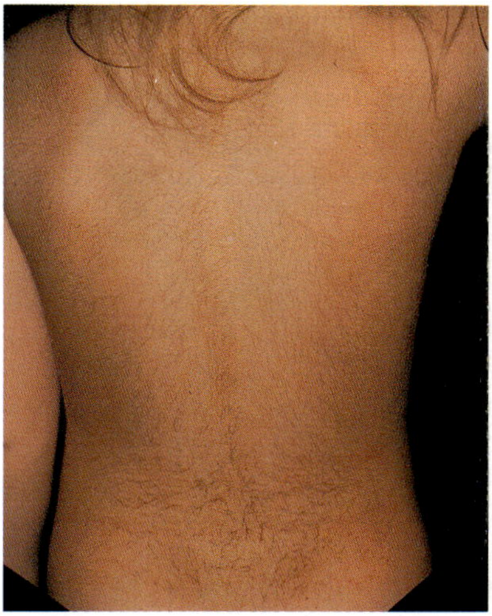

Hypertrichosis lanuginosa acquisita

Hypertrichosis lanuginosa acquisata
Syn: Herzberg-Potjan-Gebauer-Syndrom, malignant down
Def: *Obligate Paraneoplasie^. Generalisierte erworbene Hypertrichie als paraneoplastisches Syndrom bei metastasierenden Karzinomen innerer Organe.
Klin: Plötzliches Wachstum sämtlicher Körperhaare mit fellartiger Ausprägung. Anagene Synchronisation der Körperhaare.
Lit: Brinkmann J et al. (1992) Hypertrichosis lanuginosa acquisita bei Colitis ulcerosa mit Kolon-Karzinom. Hautarzt 43:714–716

Hypertrichosis lanuginosa congenita
Syn: Hypertrichosis universalis congenita, Trichostasis lanuginosa Pinkus, Hypertrichosis congenita lanuginosa universalis, Hypertrichosis der Edentaten
Def: Autosomal dominant vererbte Erkrankung mit langen dichten seidenartigen Körperhaaren. Lanugohaarpersistenz. Handinnenflächen, Fußsohlen und Präputium bleiben frei. „Haar- Hunde- oder Löwenmenschen", auch „Affenmenschen" genannt. Häufig defiziente Bezahnung
Ther: Nicht möglich
Lit: Kint AHEE, Vermander FRM, Decroix JMA (1985) Kongenitale Hypertrichosis lanuginosa. Hautarzt 36:423–424
Eckes LK (1987) Körperbehaarung: ein atavistisches Relikt? Hautarzt 38:125–130

Hypertrichosis lanuginosa et terminalis acquisita
s. erworbene generalisierte Hypertrichose^

Hypertrichosis universalis congenita
s. Hypertrichosis lanuginosa congenita

Hypertriglyzeridämie, endogene
s. Hyperlipoproteinämie Typ IV

Hypertriglyzeridämie, fettinduzierte
s. Hyperchylomikronämie

Hypertriglyzeridämie, gemischte endogen-exogene
s. Hyperlipoproteinämie Typ V

Hypertrophie
Def: Gewebsvermehrung durch Volumenvergrößerung der Zellen, nicht durch numerische Zunahme der Einzelzellen. s. a. Hyperplasie

Hypervitaminose
Def: Durch zu reichliche Zufuhr von fettlöslichem Vitamin entstandenes Krankheitsbild. Wasserlösliche Vitamine werden durch die Niere ausgeschieden.
s. a. Vitamin A-Hypervitaminose, Vitamin D-Hypervitaminose

Hyphen
s. Myzel

Hyphen-web varicosities
s. Besenreiservarizen

Hypodermis
s. Subkutis

Hypodermitis (Degos)
Syn: Ödemsklerose, sog. Unterschenkelverschwielung
Def: Ätiologisch ungeklärte, entzündliche Reaktion der Kutis und Subkutis mit schmerzhaften, plattenartigen Infiltraten. Entwicklung einer ausgedehnten Koriumfibrose
Komp: *Hypodermitisches Ulkus^
Ther: Antiphlogistika, kurzfristig Kortikosteroide intern.

Hypodermitis nodularis subacuta saltans (O'Leary)
s. Vasculitis nodularis

Hypodontie
Def: Zu geringe Anzahl von Zähnen durch verminderte Anlage = Hypodontia vera oder ausbleibenden Zahndurchbruch = Hypodontia spuria.
Vork: Z. B. bei *Hypertrichosis lanuginosa congenita, *Anhidrotisch-ektodermaler Dysplasie

Hypoglykämie
Def: Absinken der Blutzuckerwerte meist bei behandelten Diabetikern auf Werte von weniger als 50 mg/100 ml.
Ätio: Diätfehler, Überdosierung von Insulin oder oralen Antidiabetika, unvorhergesehene körperliche Anstrengung, gesteigerte Glukoseverwertung z. B. bei Insulinomem oder insulinproduzierenden Malignomen.
Klin: Hungergefühl, Müdigkeit, Zittern, Tachykardie, Kopfschmerzen, später Verhaltensstörungen, Sehstörungen, neurologische Ausfälle und schließlich Eintrübung bis zum Koma Hauterscheinungen: Selten Juckreiz, häufig Hyperhidrose und Blässe.
Ther: Bei leichtgradigen Hypoglykämien orale Zufuhr von Kohlenhydraten (z. B. 3–6 Würfelzucker, Brot, 1–2 Glas Obstsaft), bei Verlust der Eigenkontrolle 40–60 ml 40%ige Glukoselösung i. v. evtl. Infusion von 20–40%iger Glukose. Die Blutzuckerwerte sollten auf etwa 200 mg/ml eingestellt werden.

Hypogonadismus, hypergonadotroper
s. primärer Hodenschaden^

Hypogonadismus, hypogonadotroper
s. sekundärer Hodenschaden^

Hypohidrose
Syn: Hypohidrosis
Def: Herabgesetzte Schweißsekretion
Vork:
- *Endogenes Ekzem^
- chronische Urämie
- Endokrine Störungen: z. B. *Morbus Addison, Hypothyreose, Diabetes insipidus
- Exsikkation
- Genodermatosen: z. B. *Ichthyosen
- Medikamentöse Beeinflussung der Schweißsekretion
- Störungen des zentralen und peripheren Nervensystems: z. B. Horner-Syndrom, multiple Sklerose, Polyneuritis, Querschnittslähmung

Ther: Kausal reichliche Flüssigkeitszufuhr, versuchsweise Diaphoretica, Pilocarpin, Lindenblütentee

Hypohidrosis
s. Hypohidrose

Hypohidrotische ektodermale Dysplasie
s. Anhidrotische ektodermale Dysplasie

Hypokalzämie, konstitutionelle chronische
s. Osteodystrophia hereditaria (Albright)

Hypomelanose, idiopathische fleckförmige
s. Hypomelanosis guttata idiopathica (Cummings und Cottel)

Hypomelanosis guttata idiopathica (Cummings und Cottel)
Syn: Leucoderma lenticulare disseminatum; idiopatische fleckförmige Hypomelanose^
Def: Disseminierte kleinfleckige Depigmentierungen.
Man: Mittleres und höheres Lebensalter
Lok: Vor allem Streckseiten der Unterschenkel und Arme
Klin: Disseminierte, irreversible, weiße

Flecken von 2–3 mm Durchmesser, evtl. mit Atrophisierung der Haut.
Hist: Stratum basale: Verminderung der Melaningranula
DD: *Zirkumskripte Sklerodermie^
Ther: Nicht möglich

Hypoparathyreoidismus
Def: Nebenschilddrüseninsuffizienz mit Absinken des Parathormon-Spiegels.
Klin: Tetanisches Syndrom: Gesteigerte muskuläre Erregbarkeit, Paraesthesien bis zu tonisch schmerzhaften Krämpfen.
Hauterscheinungen: Trockene, zu Ekzemen und Pilzinfektionen neigende Haut, brüchige Fingernägel, trockenes und schütteres Kopfhaar, nicht selten kleinfleckige disseminierte Hypotrichie.

Hypopigmentierung
Def: Klinisch unterschiedliche Erkrankungen, die durch eine Hemmung der Melaninbildung oder Fehlen von Melanozyten verschiedenster Ursache bedingt sind:
- Diffuse angeborene: *Albinismus
- Zirkumskripte angeborene: *Piebaldismus, *Naevus achromicus, *Poliosis, *Klein-Waardenburg-Syndrom.
- Diffuse erworbene: *Canities, *Sheehan-Syndrom, *Progeria adultorum, *Simmondsche Kachexie.
- Zirkumskripte erworbene: *Pityriasis simplex, *Vitiligo, *Sutton Naevus, *Leucoderma syphiliticum, *Leucoderma psoriaticum, *Pinta, *Kwashiorkor, *Pityriasis versicolor alba.

s. a. Leukoderm, Pseudoleukoderm

Hypoplasia cutis congenita
s. Goltz-Gorlin-Syndrom

Hypoplasie, fokale dermale
s. Goltz-Gorlin-Syndrom

Hypoproakzelerinämie
s. Parahämophilie

Hypopyon
Def: Eiteransammlung am Boden der vorderen Augenkammer.

Hypopyon-Blasen
Def: Sedimentation von Leukozyten in den unteren Teil der Blasen. Vorkommen bei *großblasiger Impetigo contagiosa^.

Hypopyoniritis
Def: Eitrige Iritis mit Ausbildung eines *Hypopyons.
Vork: Rezidivierendes Auftreten einer Hypopyoniritis bei *Morbus Behçet^.

Hyposensibilisierung
Syn: Desensibilisierung (älterer Begriff)
Def: Wiederholte subkutane (seltener bei Kindern auch orale) Applikation eines oder mehrerer, klinisch relevanter Allergenextrakte in steigenden Konzentrationen bis zum Erreichen einer sogenannten Erhaltungsdosis. Ziel dieser immunmodulierenden Therapie ist die Induktion einer Immuntoleranz des Körpers auf humoraler und zellulärer Ebene gegenüber Typ-I-Allergenen (allergische Reaktion vom Soforttyp) unter standardisierten Bedingungen. Methode: Durchführung der Therapie in Abhängigkeit von der klinischen Symptomatik entweder in der symptomfreien Jahreszeit (präsaisonal) oder auch ganzjährig mit Dosisverminderung in symptomreichen Zeiten (cosaisonal) überwiegend ambulant, selten auch unter stationären Bedingungen. Zur Verfügung stehen derzeit wässrige Allergenextraktlösungen, an Tyrosin- bzw. Al(OH)3-adsorbierte Semidepotpräparate und formaldehyd- bzw. glutaraldehydfixierte, sog. Allergoidpräparate.
Ind: *Rhinokonjunktivitis allergica (Pollenallergie), u. U. allergisches Asthma bronchiale, Insektengiftallergie (Biene und Wespe), u. U. Nahrungsmittelallergien beim Kind.
Kontraindikation: Autoimmunerkrankungen, akute und chronische, v. a. fieberhafte Infekte, hohes Lebensalter

mit schweren kardiopulmonalen Erkrankungen, Therapie mit Betablockern (eingeschränkt), Gravidität (Therapieeinleitung; Fortführung einer bereits laufenden Hyposensibilisierungsbehandlung bei guter Verträglichkeit möglich).
Komp: Hypererge Lokalreaktionen am Injektionsort, allergische Systemreaktionen in Form einer Typ-III-Reaktion (*Serumkrankheit; selten, v. a. bei zu hoher Erhaltungsdosis) oder bis hin zum *anaphylaktischen Schock (sehr selten, v. a. bei unsachgemäßer, d. h. intravasaler Injektion oder Nichtbeachtung der Kontraindikationen), unspezifische Allgemeinreaktionen (Müdigkeit, Kopfschmerzen u. ä.).
Lit: Ring J (1987) Spezifische Hyposensibilisierung. Wirkungsmechanismen, Erfolge und Probleme. Allergologie 10:392–403

Hypospadie
Syn: Fissura urethrae inferior
Def: Differenzierungsstörungen des äußeren männlichen Genitales mit Verlagerung der Harnröhrenöffnung an die Penisunterseite. Es existieren 4 Formen der Hypospadie:
Hypospadia glandis: Mündung der Harnröhre etwa bis zum Sulcus coronarius.
Hypospadia penis: Mündung der Harnröhre im Penisschaft.
Hypospadia scrotalis: Mündung der Harnröhre im Hodenbereich.
Hypospadia perinealis: Mündung der Harnröhre im Dammbereich.
Mit Ausnahme der Hypospadia glandis: Abknickung des Penis bei der Errektion mit möglicher Impotentia coeundi.
Komp: Entzündungen durch Harnnachtträufeln
Ther: Plastische Operation nach Denis Brown.
s. a. Epispadie

Hypospermie
Syn: Oligospermie, Parvispermie
Def: Verminderung der Ejakulatmenge unter 2 ml.

Hypothyreose
Def: Schilddrüseninsuffizienz mit Schilddrüsenhormonmangel in den Zielorganen.
Klin: Antriebsarmut, Konzentrationsschwäche, Kälteempfindlichkeit, Obstipation, Libidoverlust Hauterscheinungen: Blaßgelbe, kalte, schuppige Haut, brüchige Nägel, sprödes Haar; evtl. *diffuses und *zirkumskriptes Myxödem^
Ther: Substitution mit Schilddrüsenhormon nach in Zusammenarbeit mit dem Internisten.

Hypotrichie
s. Hypotrichose

Hypotrichose
Syn: Hypotrichie
Def: Haarmangel, spärliches Haarwachstum.
Hypotrichose, angeborene diffuse
s. a. Anhidrotisch-ektodermale Dysplasie; Atrichia congenita generalisata; Berlin-Syndrom; Dyskephalie-Syndrom von François; Dyskeratosis congenita; Dystrophia bullosa hereditaria-Typus maculatus seu Amsterdam; Ellis-van-Crefeld-Syndrom; Haarfollikel-Hamarthome; hidrotisch ektodermale Dysplasie; Hypotrichosis congenita hereditaria generalisata vom Typ Marie Unna; Kinky hair disease; Knorpel-Haar-Hypoplasie; Monilethrix-Syndrom; Moynahan-Syndrom; Myotonia atrophicans, orofazio-digitales Syndrom; Pachyonychia congenita; Progeria Hutchinson-Gilford; Trichorhino-phalangeales Syndrom; Werner-Syndrom.

Hypotrichose, angeborene zirkumskripte
s. Hypotrichosis congenita circumscripta

Hypotrichose, erworbene diffuse
Def: Diffuser Haarmangel z. B. bei: Stoffwechselstörungen (Eisenmangel, Mangelernährung), Veränderungen im Endokrinium (Laktation, Gravidität,

Klimakterium), Infektionskrankheiten (Bauch- und Flecktyphus, Grippe, Erysipel, Spätsyphilis = Alopecia specifica diffusa).
s. a. Alopecia chronica diffusa, Alopecia exogenica diffusa, Alopecia lipoedematosa, Alopecia neurotica, Alopecia praematura, Alopecia totalis sowie Hypoparathyreoidismus, Leberzirrhose, Sheehan-Syndrom.

Hypotrichose, erworbene zirkumskripte
s. a. Alopecia areata, Alopecia decubitalis, Alopecia parvimaculata, Alopecia specifica, Mikrosporie, Mucinosis follicularis, endogenes Ekzem, Psoriasis vulgaris, Trichotillomanie

Hypotrichosis congenita circumscripta
Def: Ab Geburt bestehende, einzelne oder multiple, mehr oder weniger scharf begrenzte Bezirke im Bereich des behaarten Kopfes, die sich von der Behaarung des übrigen Kopfes durch licht angeordnete Terminalhaare oder farblose Lanugohärchen unterscheiden.
Lok: Über Schädelnähten und Fontanellen

Hypotrichosis congenita hereditaria generalisata Marie Unna
Syn: Marie-Unna-Syndrom, Unnasche kongenitale Hypotrichose
Def: Autosomal dominant vererbte, kongenitale *Hypotrichose ohne assoziierte Symptome.
Klin: Von Geburt an Fehlen der Haare, kurze Wimpern, rarefizierte Augenbrauen; verspätetes, langsames Wachstum borstiger, dystrophischer, schwer kämmbarer Kopfhaare (weite Haarabstände). Spärlich angelegte Sekundärbehaarung. Ab dem 10. bis 25. Lebensjahr verstärktes Effluvium der Kopfhaare, was zu einer verschieden stark ausgeprägten *Alopezie vom androgenetischen Typ führt (bis hin zur totalen Alopezie).
Hist: Pili torti (Drehung der Haarschäfte um 90 oder 180 um ihre Längsachse im Abstand von 2–10 mm), Abflachung der Haare, Pili canaliculi (rasterelektronenmikroskopisch: Längsfurchen, die zu einem dreieckigen oder nierenförmigen Querschnitt führen).
Lit: Mende B, Kreysel HW (1987) Hypotrichosis congenita hereditaria Marie Unna mit Ehlers-Danlos-Syndrom und Atopie. Hautarzt 38:532–535
Wirth G, Bindewald I, Küster W, Goerz G (1985) Hypotrichosis congenita hereditaria Marie Unna. Hautarzt 36:577–580

I

Ichthyose
Def: Kennzeichnet eine Gruppe von Erkrankungen und Begleitsymptomen mit abnorm trockener Haut und schildchen- oder rautenförmiger Schuppung. Man unterscheidet hereditäre und symptomatische Ichthyosen: s. Tabelle.
Lit: Schnyder (1986) Die hereditären Ichthyosen. Schweiz. Rundschau Med. 75:185–191

Ichthyose, erworbene
s. Ichthyosis acquisita

Tabelle: Einteilung der **Ichthyosen**

1. Hereditäre Ichthyosen
   - Ichthyosis-congenita-Gruppe
     *Ichthyosis congenita gravis (Rieke I)
     *Ichthyosis bullosa
     *Ichthyosis congenita mitis (Rieke II)
     Ichthyosis congenita tarda (Rieke III)
     *Ichthyosis congenita larvata
     *Ichthyosis congenita mit Oligophrenie und spastischer Di/Tetraplegie
     *Ichthyosis lamellosa
     *Ichthyosis linearis circumflexa (Comel)
   - Ichthyosis-vulgaris-Gruppe
     *Ichthyosis vulgaris, autosomal-dominante
     *Ichthyosis nigricans
     *Ichthyosis nidita
     *Ichthyosis serpentina
     *Ichthyosis, X-chromosomal
     Ichthyosis bei *Refsum-Syndrom
   - *Ichthyosis-hysterix-Gruppe
     *Ichthyosis hysterix gravior
     Typ Lambert
     Typ Bäfverstedt
     Typ Curth Macklin
     Typ Rheydt
2. Symptomatische Ichthyosen
   *Ichtyhosis acquisita
   Ichthyosis cachecticorum
   *paraneoplastische Ichthyosis
   medikamentös induziert
   bei Infektionskrankheiten
   bei Hypothyreose
   *Pityriasis senilis

Ichthyosis acquisita
Syn: Erworbene Ichthyose, symptomatische Ichthyosis
Def: Meist im höheren Lebensalter auftretende, ichthyosiforme Hautveränderungen bei Karzinomen der inneren Organe, Infektionskrankheiten (z. B. Fleckfieber, Tuberkulose), Vitamin A-Mangel, Hungerkachexie (Ichthyosis cachecticorum), Schilddrüsenunterfunktion oder medikamentös verursacht (z. B. Bituminosulfat-Infusion, Nikotinsäure).
s. a. Pityriasis senilis
DD: *Ichthyosen (Tabelle)

Ichthyosis anserina
s. Keratosis follicularis

Ichthyosis bullosa
Def: Form der *Ichthyosis congenita gravis mit Blasenbildung ohne Erythem.

Ichthyosis cachecticorum
Syn: Ichthyosis marantium, Pityriasis tabescentium.
*Ichthyosis acquisita

Ichthyosis congenita
Syn: Hyperkeratosis ichthyosiformis congenita
Def: Überwiegend autosomal-rezessiv vererbte *Ichthyosen unterschiedlicher Schweregrade: Riecke I, II, III, entsprechend *Ichthyosis congenita gravis, mitis, tarda.
Lit: Schnyder (1986) Die hereditären Ichthyosen. Schweiz. Rundschau Med. 75:185–191

Ichthyosis congenita fetalis
s. Ichthyosis congenita gravis

Ichthyosis congenita gravis
Syn: Harlekinfetus, Ichthyosis congenita Riecke I, Keratosis diffusa maligna, Ichthyosis congenita fetalis,

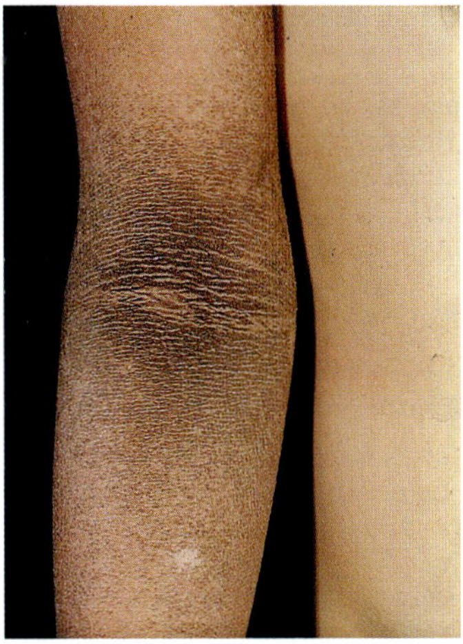

Ichthyosis congenita

Hyperkeratosis universalis congenita, Ichthyosis congenita universalis
Def: Schwerste Form der angeborenen *Ichthyosen, autosomal-rezessiver Erbgang.
Klin: Extreme, schon intrauterine Verhornung mit panzerartigen Hornplatten und tiefen Hauteinrissen. Harlekin-Fetus: Platte Nase, Wulstlippen, ektropionierte Lider, Mund- und Genitalschleimhaut.
Sonderformen: *Ichthyosis bullosa, *Erythrodermia congenitalis ichthyosiformis bullosa.
Diag: Pränatale Diagnostik
Hist: *Ichthyosis congenita mitis und tarda
Prog: Tod vor oder kurz nach der Geburt
Lit: *Ichthyosis congenita

Ichthyosis congenita larvata
Def: Benigne Form der angeborenen *Ichthyosis mit diskreten Hautveränderungen und günstiger Prognose.

Ichthyosis congenita mitis und tarda
Syn: Ichthyosis congenita Riecke II und III, kongenitale ichthyosiforme (nicht-bullöse) Erythrodermie
Def: Sich bei Geburt oder in den ersten Lebenswochen (Ichthyosis congenita tarda) manifestierende Form der *Ichthyosis congenita.
Je nach Schwere der Verhornungsstörung unterscheidet man: Ichthyosis congenita mitis, tarda, larvata.
Ätio: Autosomal-rezessiver Erbgang
Klin: Pergamentartige Gesichtshaut, trockene, von schildchenartigen Hornauflagerungen bedeckte Körperhaut, Lidektropionierung. Kombination mit *Hypotrichose, Nagelveränderung, Herzfehlern, Minderwuchs, Oligophrenie, Mikrophthalmie, tiefen Hornhauttrübungen oder Epilepsie möglich.
Hist: Proliferationshyperkeratose, unregelmäßig verbreitertes, massiv orthohyperkeratotisches, mit Parakeratoseinseln durchsetztes Stratum corneum, verdicktes Stratum granulosum.
DD: *Erythrodermia congenitalis ichthyosiformis bullosa, *Ichthyosis vulgaris
Komp: Gelenkkontrakturen, Ektropiumbildungen von Lippen, Lidern und Labien.
Ther: Glukokortikosteroide intern und extern.
Extern: Symptomatisch, *Ichthyosis vulgaris
Lit: *Ichtyosis congenita

Ichthyosis congenita mit Oligophrenie und spastischer Di/Tetraplegie
Syn: Sjögren-Larsson-Syndrom
Def: Autosomal-rezessiv vererbte, mit neurologischen Störungen kombinierte Verhornungsstörung.
Klin: Der *Ichthyosis congenita entsprechende Hautveränderungen, sich im ersten Lebensjahr manifestierende Di- bzw. Tetraplegie, Minderwuchs, Oligophrenie, Skelett-, Zahn- und Retinaveränderungen.
Prog: Progredienter Verlauf, reduzierte Lebenserwartung.
Lit: Schnyder (1986) Die hereditären Ichthyosen. Schweiz. Rundschau Med. 75:185–191

Ichthyosis congenita Riecke I
s. Ichthyosis congenita gravis

Ichthyosis congenita Riecke II, III
s. Ichthyosis congenita mitis und tarda

Ichthyosis congenita universalis
s. Ichthyosis congenita gravis

Ichthyosis, erworbene
s. Ichthyosis acquisita

Ichthyosis follicularis
Def: Follikuläre Keratosen bei Patienten mit mäßiger *Ichthyosis vulgaris. Diskutiert wird eine Verwandtschaft mit der *Keratosis follicularis.
Lok: Rumpf, Streckseiten der Extremitäten.

Ichthyosis-Hand, -Fuß
Def: Vermehrte Linienzeichnung und vorgealtert erscheinende Haut an Plantae und Palmae bei Patienten mit *Ichthyosis.

Ichthyosis der Hände und Füße
s. Keratosis palmoplantaris diffusa circumscripta

Ichthyosis hystrix
Syn: Hyperkeratosis monstruosa, Sauriasis
Def: Bezeichnung für alle mit schwersten, stacheligen, schwarz-braunen, hyperkeratotischen Platten einhergehenden *Ichthyosen.

Ichthyosis hystrix gravior – Typ Bäfverstedt
Def: Sehr seltene Form der *Ichthyosis hystrix, bisher wurden nur einzelne Fälle beschrieben.

Ichthyosis hystrix gravior – Typ Curth Macklin
Def: Hystrixartige Hautveränderungen und palmoplantare Keratosen bei *Ichthyosis hystrix.

Ichthyosis hystrix gravior – Typ Lambert
Syn: „Stachelschweinmenschen“
Def: Autosomal-dominant vererbte, mit Ausnahme von Gesicht, Genitalien, Palmae und Plantae den gesamten Körper bedeckende, stachelartige Hyperkeratosen.

Ichthyosis hystrix gravior – Typ Rheydt
Def: Erkrankung mit hystrixartigen Keratosen an Extremitäten inklusive Beugen, Gesicht und Ohren, palmoplantaren Keratosen sowie schwerer Innenohrschwerhörigkeit.
s. a. Ichthyosis hystrix

Ichthyosis, lamelläre
s. Ichthyosis lamellosa

Ichthyosis lamellosa
Syn: Lamelläre Ichthyosis, Exfoliatio oleosa neonatorum, lamelläre Desquamation bei Neugeborenen
Def: Verhornungsstörung unter dem Bild der *Kollodium-Haut der Neugeborenen.
Mögliche Manifestationsform der *Ichthyosis congenita oder der *Chondrodystrophia calcificans congenita.
Man: Ab Geburt
Klin: Diffuse Rötung, lamelläre Schuppung, manchmal bräunlicher, knittriger, trockener, filmartiger Hautüberzug.
Ther: Intern ggf. Glukokortikosteroide.
Extern: *Ichthyosis vulgaris
Lit: Schnyder (1986) Die hereditären Ichthyosen. Schweiz. Rundschau Med. 75:185–191

Ichthyosis linearis circumflexa (Comel)
Def: Kongenitale, migratorische, zwischen *Ichthyosen und *Erythrokeratodermien einzuordnende Verhornungsstörung. Bei Haaranomalien: *Netherton-Syndrom. Wahrscheinlich autosomal-rezessiver Erbgang.
Man: Meist im 1. Lebensjahr
Klin: Diffuse Rötung, Ausbildung girlandenartiger, landkartenähnlicher, braunroter Hyperkeratosen von doppelter Schuppenleiste gesäumt. Stark wechselnde Form der Herde. Lichenifikation der großen Gelenkbeugen. Zeitweilig Blasenbildung. Häufig begleitende Haaranomalien (*Trichor-

rhexis invaginata, *Trichorrhexis nodosa, *Pili torti), *Alopezie. Auch *Atopie und Störungen im Aminosäurestoffwechsel werden beschrieben.
Hist: *Akanthose, *Hyperkeratose, *Parakeratose.
Elektronenmikroskopie: Proliferationshyperkeratose mit abnormer Verhornung.
Ther: Intern: Versuchsweise aromatisches Retinoid (Neotigason®).
Extern: Glukokortikosteroide, ggf. im Okklusivverband.

Ichthyosis marantium
*Ichthyosis cachecticorum

Ichthyosis nigricans
*Ichthyosis vulgaris

Ichthyosis nitida
*Ichthyosis vulgaris

Ichthyosis palmaris et plantaris
s. Keratosis palmoplantaris diffusa circumscripta

Ichthyosis, paraneoplastische
Def: *Ichthyosis bei Karzinomen innerer Organe, *maligner Lymphogranulomatose^, *Mycosis fungoides.
s. a. Ichthyosis acquisita

Ichthyosis scrophulosorum
s. Keratosis follicularis

Ichthyosis senilis
s. Pityriasis senilis

Ichthyosis serpentina
*Ichthyosis vulgaris

Ichthyosis simplex
*Ichthyosis vulgaris

„Ichthyosis simplex" älterer Leute
s. Pityriasis senilis

Ichthyosis, symptomatische
s. Ichthyosis acquisita

Ichthyosis thysanotrichica
s. Trichostasis spinulosa

Ichthyosis vulgaris
Syn: Fischschuppenkrankheit
Def: Diffuse, autosomal-dominant vererbte Verhornungsanomalie in der Form einer *Retentionshyperkeratose unterschiedlicher Expressivität.
Man: Im zweiten Lebensjahr
Lok: Universell symmetrisch, vor allem Streckseiten der Extremitäten und unterer Rumpfbereich unter Aussparung der Schleimhäute, Palmae, Plantae und Gelenkbeugen.
Klin: Festhaftende Schuppung auf sebostatischer Haut. Überdurchschnittlich häufig (bis 50%) mit Erkrankungen des atopischen Formenkreises kombiniert. Man unterscheidet verschiedene Erscheinungsformen:

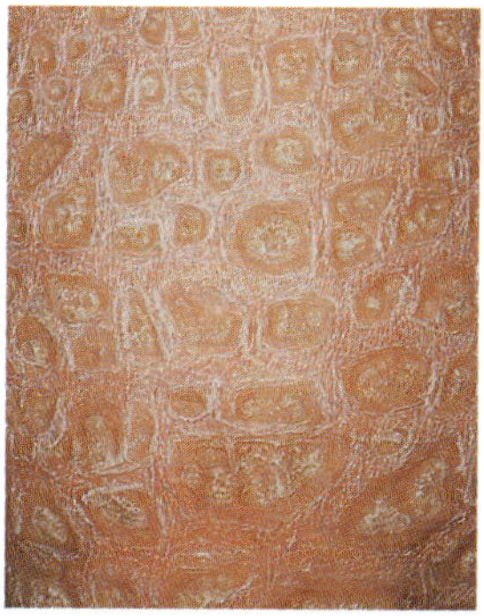

Ichtyosis vulgaris

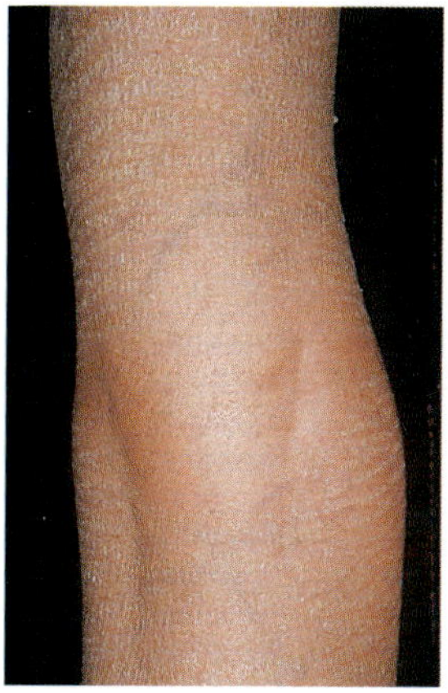

Ichtyosis vulgaris

- *Ichthyosis hystrix: Krokodilartige, dicke, kantige oder spitze, durch tiefe Gräben abgegrenzte Schuppen.
- *Ichthyosis nigricans: Graubräunliche bis schmutzig-schwärzlich verfärbte Schuppen.
- *Ichthyosis nitida: Größere, festsitzende, silberartig glänzende Schuppen. Fischschuppenartiges Bild. Häufigste Form der Ichthyosis vulgaris.
- *Ichthyosis serpentina: Bis pfenniggroße, polygonale, randwärts abgerundete, abgehobene Schuppen. Schlangenhautähnliches Bild.
- *Ichthyosis simplex: Schwächere Ausprägung mit pulverartig schuppender, rauher, trockener Haut und mehlstrichartiger Kratzspur.
- *Ichthyosis-Hand, -Fuß

Hist: Retentionshyperkeratose mit weitgehend fehlendem Stratum granulosum. Interfollikuläre, teilweise follikuläre Orthohyperkeratose. Elektronenmikroskopie: Defekt der Keratohyalinbildung.
DD: *Ichthyosis (Tabelle), umschriebene Keratosen, *endogenes Ekzem^
Ther: Intern: Aromatisches Retinoid (Neotigason®). Vitamin A: 200000 E/die über 4–6 Wochen, für Kinder 25000 E/die.
Extern: Symptomatisch. Kochsalzbäder (1–3%), Kleie-, Soda-, Meerbäder, Badeöle. Harnstoffhaltige Salben, Tretinoinhaltige Creme, UV-Therapie.
Komp: *Kumulativ toxisches Ekzem^ besonders bei Atopie, *kontaktallergisches Ekzem^, *Eccema in ichthyotico
Prog: Selten schwere Hautveränderungen, Neigung zur spontanen Besserung im Verlauf des Lebens.
Lit: Schnyder (1986) Die hereditären Ichthyosen. Schweiz. Rundschau Med. 75:185–191

Ichthyosis vulgaris, geschlechtsgebundene
s. X-chromosomal rezessive Ichthyosis^

Ichthyosis vulgaris, rezessive
s. X-chromosomal rezessive Ichthyosis^

Ichthyosis, X-chromosomal rezessive
Syn: Rezessive Ichthyosis vulgaris, geschlechtsgebundene Ichthyosis vulgaris
Def: X-chromosomal rezessiv vererbte *Ichthyosis, die unter dem Bild der *Ichthyosis vulgaris auftritt. Selten *Kollodiumhaut bei der Geburt.
Man: Ab Geburt oder im Säuglingsalter
Lok: Vor allem Streckseiten der Extremitäten, unterer Rumpf, Beugen, Bauch. Palmae und Plantae frei.
Klin: Typischerweise Bild der *Ichthyosis nigricans. Keine *Ichthyosis-Hand. Häufig kommaförmige, tiefsitzende Hornhauttrübungen.
Hist: *Retentionshyperkeratose mit erhaltenem Stratum granulosum, deutliche Papillomatose, 10fach verdickte, interfollikuläre orthohyperkeratotische Hornschicht. Elektronenmikroskopie: Verminderte Keratinosomenzahl.
Diag: Arylsulfatase C Mangel in der Epidermis, Fibroblasten, Leukozyten.
Ther: Symptomatisch, fettende und pflegende Externa, *Ichthyosis vulgaris.
Prog: Besserungstendenz im Laufe des Lebens ist gering.
Lit: Schnyder (1986) Die hereditären Ichthyosen. Schweiz. Rundschau Med. 75:185–191

ICSH
s. LH/ICSH

Icterus intermittens juvenilis Meulengracht
Syn: Morbus Gilbert-Meulengracht
Def: Intermittierende , benigne, familiäre, konstitutionelle Hyperbilirubinämie.
Ätio: Autosomal-dominant vererbter Mangel an UPD-Glucuronyltransferase.
Klin: Haut: Intermittierender (Skleren-)*Ikterus, Neigung zu Entwicklung von *Naevuszellnaevi, *Xanthelasmen und *Naevi flammei im Bereich der Augenlider, gel. Obstipation, dyspeptische Beschwerden.

Lab: Unkonjugiertes Bilirubin erhöht, Transaminasen normal.
Ther: Nicht erforderlich
Prog: Günstig

Icterus neonatorum
Def: Physiologische Gelbfärbung der Haut bei 50–90% der Neugeborenen am 2.–4. Lebenstag bis zur 2. Lebenswoche. Der Bilirubinspiegel übersteigt 15 mg% normalerweise nicht.
s. a. Icterus neonatorum gravis
Ätio:
- Funktionelle Leberunreife: Mangel an Glucuronyltransferase, die das indirekte in das wasserlösliche direkte Bilirubin umwandelt
- Abbau von Erythrozyten bei Neugeborenen.

Icterus neonatorum gravis
Def: Ansteigen des Serumbilirubinspiegels bei Neugeborenen auf mehr als 15 mg%.
s. a. Icterus neonatorum
Ätio:
- Starke Unreife der Leberfunktion (Frühgeborene).
- Morbus haemolyticus neonatorum (Rh- oder ABO-Inkompatibilität)
- Neugeboreneninfektionen mit infektiös-toxischem Leberschaden.
- Gallengangsmißbildung

Ther: UV-Bestrahlung, evtl. Blutaustauschtransfusion wegen der Gefahr eines Kernikterus.

Idiopathic cutaneous pseudoepitheliomatous hyperplasia
s. Keratoakanthom

Idiopathische, thrombozytopenische Purpura, ITP
Syn: Morbus maculosus Werlhof, Morbus Werlhof
Def: Isolierte, nicht toxisch bedingte Verminderung der Thrombozytenzahl mit akut oder chronisch verlaufender Blutungsneigung wahrscheinlich im Rahmen eines Autoimmungeschehens.
Ätio: Postinfektiöses, allergisches Geschehen? Arzneimittelallergie? Immunologische Schädigung der Thrombozyten mit beschleunigtem Abbau der Thrombozyten in der Milz?
Man: In 85% der Fälle Kinder
Klin: Akut: Plötzlich auftretende Hämorrhagien an Haut und Schleimhäuten, Blutung aus Mund, Nase, Rachen. Hämaturie, Melaena.
Chronisch: Meist schleichender Beginn, rezidivierende Nasen- und Zahnfleischblutungen, Menorrhagien, Metrorrhagien, petechiale- oder flächenhafte Blutungen, Hämaturie, Milz in 20% der Fälle tastbar.
Lab: Erniedrigte Thrombozytenzahl, in 60–80% der Fälle „Antiplättchenfaktor“ nachweisbar.
Ther: Absetzen des in Frage kommenden Medikamentes.
Hohe Dosen von Prednison, ggf. Thrombozytenkonzentrate. Zur Kapillarabdichtung: Vitamin C, Kalzium, Rutin, AT 10. Wegen der Thrombopenie: ACTH, Kortikoide, Transfusionen, Milzexstirpation.
Prog: Ausheilung unter kritischem Thrombozytenanstieg innerhalb von Wochen möglich, ansonsten Übergang in die chronische Form mit fast generalisierter *Pupura, *Suggilationen und *Suffusionen, charakteristische Schleimhautblutungen und selten Subarachnoidal- Konjunktival- und Glaskörperblutungen.

Idiosynkrasie
Def: Nicht immunologische Überempfindlichkeit ohne Bezug zur pharmakologischen Toxizität, z. B. das Auftreten von *Urtikaria, *Angioödem und *anaphylaktoiden Reaktionen^ nach Applikation von nicht steroidalen Antiphlogistika (Acetylsalicylsäure, Diclophenac, Indometacin).

Idiotie, ichthyotische mit Ataxie
s. Wubenthal-Syndrom

Idiotie-Syndrom, xerodermisches
s. xerodermische Idiotie^

Idiotie, xerodermatische
Syn: De Sanctis-Cacchione-Syndrom, xerodermisches Idiotie-Syndrom

Def: Kombination von *Xeroderma pigmentosum und Schwachsinn. Weitere Merkmale: Proportionierter Kleinwuchs, genitale Unterentwicklung, kleine Sella, Porphyrinstoffwechselstörung, zentralnervöse Ausfallerscheinungen wie bei der Friedreichschen Ataxie.

Id-Reaktion
Syn: Mikrobide
Def: Allergische Fernreaktionen der Haut auf mikrobielle Antigene im Sinne einer Antigen-Antikörper-Reaktion im Verlauf von Infektionen durch Bakterien, Pilze oder Viren. Je nach der Ursache unterscheidet man *Bakteride, *Tuberkulide, *Mykide, *Trichophytide, *Candidamykide, *Viruside.
Klin: Makulopapulöse Exantheme, nodöse oder multiforme Erytheme.
Ther: Behandlung der Grunderkrankung.

IgE
Def: 190 kD großes Glykoprotein, welches in der Serumimmunelektrophorese in der Gammaglobulinfraktion zu finden ist. Das IgE macht nur 0,004% der Serumimmunglobuline aus. Normalwert im Serum < 20 U/ml, 20 bis 100 U/ml Grenzbereich, über 100 U/ml pathologisch. Die pathogenetische Bedeutung von allergenspezifischem IgE bei der *Rhinitis allergica und dem Asthma bronchiale besteht in der IgE-vermittelten Aktivierung von Entzündungszellen, insbesondere Mastzellen durch Allergene mit konsekutiver Liberation präformierter und neugenerierter Mediatoren. Eine Erhöhung des Serum-IgE findet sich bei allergischen Erkrankungen, bei parasitären Infektionen und verschiedenen Immunmangelsyndromen wie dem *Wiskott-Aldrich-Syndrom, der *Ataxia teleangiectatica, dem *Nezelof-Syndrom, dem *Di Georges-Syndrom, dem *Hyper-IgE-Syndrom. Die Plasmahalbwertzeit des IgE's beträgt etwa 2 Tage.

Ignis
Def: Bezeichnung für *Zoster in der Antike.

Ikterus
Def: Universelle Durchtränkung der Gewebe mit gelösten Gallenfarbstoffen bei einem Serum-Bilirubin-Spiegel von mindestens 1 mg%. Erkennbar zuerst an den Bindehäuten und dem weichen Gaumen. Formen:
- Flavinikterus; hämolytischer Ikterus:
  Strohgelbes Flavinkolorit bei hämolytischen Anämien oder sonstigem, massivem Erythrozytenabbau.
- Hämolytischer, familiärer Ikterus:
  *Minkowski-Chauffard-Gänsslen-Syndrom.
- Melas-Ikterus:
  Schmutzig-dunkelgrüner Farbton bei kachektischen Leberzirrhotikern oder Lebertumorpatienten.
- Rubin-Ikterus:
  Intensiv gelbroter Farbton bei hepatozellulärem Ikterus (diffuse Hepatitis).
- Verdin-Ikterus = Verschlußikterus:
  Grünlicher Farbton bei mechanischer Obstruktion der Gallenwege, häufig *Pruritus.

Iktus
s. Insektenstich

Ilaga
s. kutane Leishmaniose^, mukokutane Leishmaniose^

Ileitis terminalis
s. Enteritis regionalis

Ilioinguinalsyndrom
Def: Kompression des Nervus ilioinguinalis (z. B. durch zu enge Jeans) mit Dysästhesien, Schmerzen in der Leistenregion, Schonhaltung des Beines in Adduktion und Innenrotation. Schmerzhafter Druckpunkt: Spina iliaca anterior superior.
Ther: Beseitigung der auslösenden Faktoren.

ILVEN (Inflammatory linear verrucous epidermal nevus)
Syn: Entzündlicher linearer verruköser epidermaler Naevus
Def: Einzelner, gelegentlich systematisierter, durch persistierende, juckende, erythematosquamöse oder papulokeratotische, psoriasiforme Herde gekennzeichneter *Naevus mit warziger, entzündlicher Oberfläche. Gehäuft Skelett- und ZNS-Anomalien.
Man: Kindheit
Hist: *Akanthose, *Papillomatose, *Parahyperkeratose, lymphohistiozytäres Koriuminfiltrat.
Ther: Ggf. Exzision
Prog: Manchmal langsame Vergrößerung.

Immediate pigment darkening (IPD)
s. Sofortpigmentierung

Immotile-Ciliae-Syndrom
Def: Störung des Bewegungsapparats der Spermatozoen sowie der Kinozilien des Flimmerepithels im Respirationstrakt aufgrund verschiedener genetischer Strukturdefekte der Zilien.
Man: Familiäre Häufung, Vererbungsmodus noch ungeklärt.
Klin: Sterilität durch stark eingeschränkte Progressivbewegung der Spermatozoen. Seit Kindheit rezidivierende Bronchitiden und Pneumonien, Bronchiektasen.
Diag: Ejakulatuntersuchung, elektronenmikroskopische Untersuchung von Spermien, Lungenclearance (szintigraphisch).
Ther: Keine kausale Therapie möglich, symptomatische Therapie der pulmonalen Symptome.
Lit: Hönig-Gerhold I, Krause W, Aumüller G (1987) Immotile-ciliae-Syndrom. Hautarzt 38;:738–739

Immundefekte
Def: Man unterscheidet 1) angeborene (primäre) oder 2) erworbene (sekundäre) Störung der Abwehrfunktion des Immunsystems.
a) B-Zell-Funktionsstörungen (50–60% der primären Immundefekte), IgA-Defekt, andere Defizienzien von Ig-Isotypen, x-chromosomale Agammaglobulinämie, Common variable Immunodeficiency,
b) Kombinierte (T- und B-Zell)-Funktionsstörungen (10–20% der primären Immundefekte),
c) T-Zellfunktionsstörungen (5–10% der primären Immundefekte) *SCID, *Di Georges-Syndrom, abnormale *HLA-Expression, Störung der T-Zellrezeptor-Funktion, Defizienz der Leukozyten-Adhäsion, *Wiskott-Aldrich-Syndrom, *Ataxia teleangiektasia,
d) Störung der Phagozytose (10–15% der primären Immundefekte),
e) Störungen des Komplement-Systems (< 2% der primären Immundefekte).

Immunfluoreszenz
Def: Methode zum Nachweis von Antigenen im Gewebe 1) mittels Fluorochrom (Fluorescein, Phycoerythrin) gekoppelten Antikörpern (direkte IF) und 2) nach der Sandwich-Methode d. h. mit nicht markierten, spezifischen Antikörpern, deren Bindung mit einem zweiten markierten Antikörper nachgewiesen wird (indirekte IF).

Immunglobuline
Syn: Ig-Gammaglobulinantikörper
Def: Die Immunglobuline sind die Träger der humoralen, spezifischen, körpereigenen Abwehr. Es lassen sich 5 Immunglobulinklassen differenzieren: IgG, IgA, IgM, *IgE und IgD. Die Immunglobuline G lassen sich vom Menschen in Subklassen 1 bis 4 unterteilen, beim IgA in A1 und A2. Die Struktur der Antikörper besteht aus 2 schweren (H=heavy chains) und 2 leichten (L=light chains) Ketten, die über Disulfidbrücken miteinander verbunden sind. Am aminoterminalen Ende findet sich die sogenannte Antigenbindungsstelle, diese wird als Fab-

Fragment bezeichnet. Im C-terminalen Ende finden sich das Fc-Stück. Die Art der H-Kette entscheidet über die Klassenspezifität der Antikörper, bei den Leichtketten lassen sich Kappa- und Lambdaketten unterscheiden. Die unterschiedlichen Funktionen der Antikörperklassen werden durch verschiedene Strukturen im Bereich des Fc-Stückes und damit unterschiedliche Zellbindungen vermitteln. Die Antikörperdiversität entsteht durch Rekombination der Keimbahngene V = variabel, J = joining, C = constant für die Leichtketten und V = variabel, D = diversity, J = joining und C = constant für die Schwerkettengene. Durch Deletion und Translokation sowie konsekutiver Transskription und alternativem RNA-Splicing werden Antikörper unterschiedlicher Spezifität und unterschiedlicher Immunglobulinklassen synthetisiert.

Immunkomplexe
Def: Produkte der Antigenantikörperreaktion. Bei einem optimalen Antigen-Antikörper-Verhältnis entstehen große, stark vernetzte Immunkomplexe, die im Plasma nicht mehr löslich sind und ausfallen (Immunprezipitation). Die Ablagerung von Immunkomplexen in den Gefäßen führt zur Komplementaktivierung und konsekutiver, neutrophiler Chemotaxis (s. a. Vaskulitis).

Immunkomplexreaktionen
*Allergie

Immunisierung
Def: Erzeugung einer aktiven oder passiven Immunität. Bei der aktiven Immunisierung wird der Körper durch Kontakt zu einem Immunogen zur spezifischen Antikörperbildung veranlaßt ohne selbst geschädigt zu werden. Bei der passiven Immunisierung werden dem Organismus Antikörper zugeführt.

Immunität
Def: Fähigkeit des Organismus ein als fremd erkanntes Agens ohne pathologische Reaktion unschädlich zu machen.

Immunkomplexvaskulitis
s. hyperergische Vaskulitis^

Immunoblastom
s. immunoblastisches Lymphom^

Immunoblot (Western-Blot)
Def: Elektrophoretisch aufgetrennte Proteine werden auf ein Trägermaterial übertragen. Diese Träger werden dann mit Serum inkubiert und die spezifische Bindung von Antikörpern mit einem markierten Zweitantikörper nachgewiesen. Anwendung zum Nachweis spezifischer Antikörper (HIV-Serologie) bei bekanntem Antigen, oder zur Identifizierung von Antigenen bei Verfügbarkeit von Antikörpern.

Immunozytom, lymphoplasmozytoides
s. lymphoplasmozytoides Lymphom^

Immunreaktion, zelluläre
s. zelluläre Immunreaktion

Impetiginisation
Syn: Pyodermisation
Def: Sekundäre, bakterielle Infektion einer bestehenden Hautkrankheit. Besonders häufig bei *endogenem Ekzem^.

Impetigo
Def: Eitrige, zur Blasen- und Pustelbildung führende Hautinfektion durch Strepto- oder Staphylokokken.

Impetigo Bockhart
s. Ostiofollikulitis

Impetigo, bullöse
s. großblasige Impetigo^ contagiosa

Impetigo circinata
s. Staphylodermia superficialis circinata

Impetigo contagiosa
Syn: Impetigo parasitaria Kaposi, Impetigo vulgaris Unna, Foxsche Impetigo

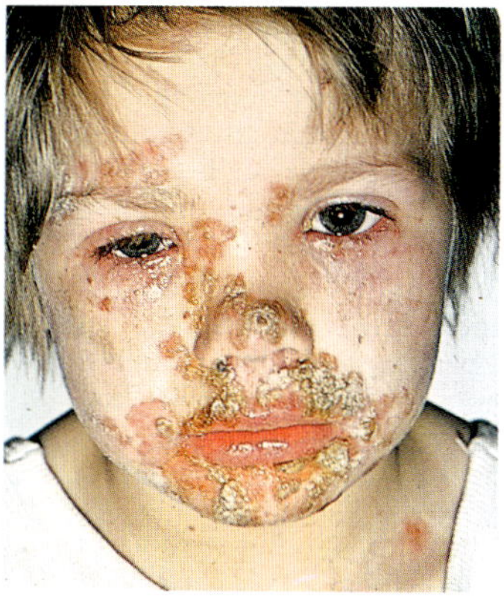

Impetigo contagiosa

Def: Stark infektiöse, nicht follikulär gebundene superfizielle *Pyodermie.
Ätio: Infektion mit Staphylo-und/oder Streptokokken, häufig Schmierinfektion.
Man: Vor allem Kinder
Lok: Vor allem Gesicht
Klin: Rote Flecken, Bläschen mit klarem Inhalt, Umwandlung in Pusteln, nach deren Platzen Eintrocknen des Eiters mit Ausbildung honiggelber Krusten.
Man unterscheidet die *großblasige und die *kleinblasige Impetigo^ contagiosa.

Impetigo contagiosa, großblasige
Syn: Schälblasen, Impetigo contagiosa staphylogenes, bullöse Impetigo, Impetigo staphylogenes, Staphylodermia bullosa, Pyosis Mansoni
Def: *Impetigo contagiosa mit großen schlaffen Blasen.
Ätio: Meist Infektion mit epidermolysinbildenden Staphylokokken. Hohe Kontagiosität, Endemien.
Err: Virulenter, koagulasepositiver Staphylococcus aureus
Klin: Große, schlaffe Blasen auf gerötetem Untergrund, Hypopyon-Blasen, zunächst klarer, dann weißlich-grauer, rahmig eitriger Inhalt. Zerstörung der Blasendecke, Ausbildung verkrusteter, erodierter Flächen mit Blasenresten am Rand und coleretteartiger Schuppung. Narbenlose Abheilung.
Sonderform: *Staphylogenes Pemphigoid^ der Neugeborenen
Hist: Intraepidermale, Fibrin und neutrophile Leukozyten enthaltende Blasen. Spongiose, subepidermale entzündliche Reaktion.
Komp: Generalisation in das *staphylogene Lyell^-Syndrom.
Ther: Intern: Ggf. Antibiotika, Erythromycin, penicillinasefeste Penicilline.
Extern: Abtragen der Blasendecken, Vioform 2% in Grundlage, wäßrige Farbstofflösungen.

Impetigo contagiosa, kleinblasige
Syn: Impetigo contagiosa streptogenes
Def: Häufigere Form *Impetigo contagiosa mit kleinen, rasch platzenden Bläschen meist durch Streptokokken.
Ätio: Schmierinfektion, häufig durch Patienten mit Schnupfen oder latenter Nasen-Rachen-Raumbesiedelung. Begünstigung durch vorbestehende Hautläsionen.
Err: Meist hämolysierende Streptokokken, selten Staphylokokken im Verlauf der Erkrankung.
Man: Fast nur Kinder
Lok: Vor allem Gesicht, Hals, Kopfhaut, Hände
Klin: Häufig unter der Nase beginnende, zunächst kleine, rote Makulae, Übergang in glasstecknadelkopfgroße, prall gespannte, wasserklare, rasch platzende Bläschen. Ausbildung von bohnen- bis münzgroßen, häufig juckenden Läsionen mit starker Exsudation. Zirzinäre Krankheitsherde durch peripheres Fortschreiten und zentrale narbenlose Abheilung.
Hist: Subkorneale, Bakterien, neutrophile Leukozyten und Fibrin enthaltende Pustel. Geringe Spongiose und Leukozytendurchwanderung des darunterliegenden Epithels.
DD: *Syphilide, *Mykosen, *Herpes simplex

Komp: *Impetigo-Nephritis in 4% der Fälle
Ther: Extern: Vioform-haltige Salben, desinfizierende Umschläge.
Intern: Bei ausgedehntem Befund Penicillin G.

Impetigo contagiosa staphylogenes
s. großblasige Impetigo^ contagiosa

Impetigo contagiosa streptogenes
s. kleinblasige Impetigo^ contagiosa

Impetigo follicularis Bockhart
s. Ostiofollikulitis

Impetigo, Foxsche Impetigo
s. Impetigo contagiosa

Impetigo herpetiformes
Syn: Impetigo herpetiformis Hebra-Kaposi, Psoriasis pustulosa hypocalcaemica
Def: Variante der *Psoriasis pustulosa generalisata (Zumbusch). Klinische Manifestation einer bisher latenten Psoriasis infolge Parathormoninsuffizienz in der Schwangerschaft oder nach operativer Schädigung der Epithelkörperchen.
Man: Vor allem 2. Schwangerschaftshälfte, erneutes Auftreten in jeder weiteren Gravidität möglich. Auch außerhalb der Gravidität und bei Männern.
Lok: Rumpf, vor allem intertriginöser Bereich, auch Extremitäten. Schleimhaut: Mund und obere Atemwege.

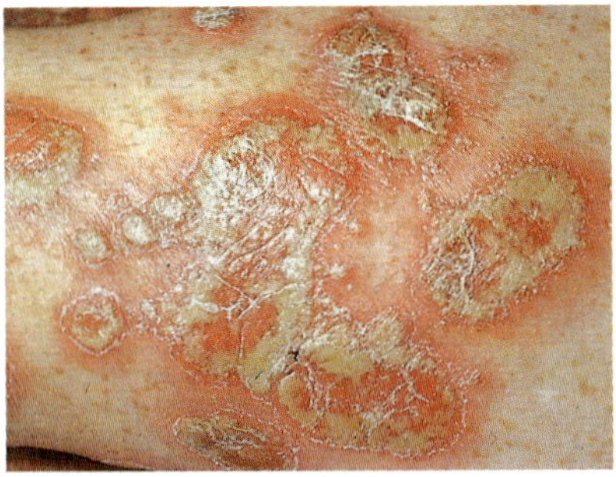

Impetigo herpetiformis

Klin: Multiple Einzelherde mit Pustelgruppen auf entzündlichem Untergrund. Ausbildung ringförmiger Figuren. Nach innen gerichtete collerette-artige Schuppensäume. Entwicklung einer exfoliierenden Erythrodermie möglich.
Starke Beeinträchtigung des Allgemeinbefindens, Nephritis, Zeichen von Hypoparathyreoidismus, Peritonitis, Lähmungen, tetanische Anfälle.
Hist: *Psoriasis pustulosa generalisata
Lab: Dysproteinämie, neutrophile Leukozytose, Eisenmangel
DD: *Candidose, *follikuläre Pyodermien^, *Dermatitis herpetiformis Duhring
Komp: Frühgeburt, Totgeburt, Geburt eines lebensunfähigen Kindes
Ther: A. T. 10 in hoher Dosierung evtl. in Kombination mit Glukokortikoiden; (Zusammenarbeit mit Internisten und ggf.Gynäkologen) in schweren Fällen ist eine Interruptio indiziert.
Extern: Austrocknende Maßnahmen: Lotio zinci spirituosa, Farbstoffpinselungen, fluorierte Glukokortikoide.

Impetigo herpetiformis Hebra-Kaposi
s. Impetigo herpetiformis

Impetigonephritis
Def: Postinfektiöse Glomerulonephritis nach *kleinblasiger Impetigo^ contagiosa.

Impetigo parasitaria Kaposi
s. Impetigo contagiosa

Impetigo scabida
s. Tinea amiantacea

Impetigo staphylogenes
s. großblasige Impetigo^ contagiosa

Impetigo vulgaris Unna
s. Impetigo contagiosa

Impfenzephalitis
s. Encephalitis postvaccinalis

Impfkeloide
Def: *Narbenkeloide am Ort der Impfung.

Impfschäden
s. a. Vaccinia secundaria, Vaccinia generalisata, Vaccinia translata, Encephalitis postvaccinalis, Impfkeloide, Eccema vaccinatum, postvakzinales Exanthem^

Impotentia coeundi
Syn: Erektile Dysfunktion
Def: Unfähigkeit des Mannes zum Beischlaf. Man unterscheidet:
- Organische Impotenz infolge anatomischer Veränderungen am Penis, z. B.: *Hypo- und *Epispadie, *Induratio penis plastica, Verletzungen, Thrombose des Schwellkörpers.
- Funktionelle Impotenz infolge hormoneller, zentralnervöser oder psychischer Störungen, z. B. *Ejaculatio praecox, Klimakterium virile.
- Libido- und Erektionsverlust auch bei Hypo- und Hypertonie, chronischem Leberleiden, Diabetes mellitus, starker körperlicher oder geistiger Beanspruchung, Mißbrauch von Alkohol, Nikotin u. a.

Ther: Behandlung des Grundleidens, bei älteren Männern ggf. Testovirongaben.

Impotentia generandi
Syn: Zeugungsunfähigkeit, männliche Sterilität
Def: Unfähigkeit des Mannes zur Befruchtung infolge eines primären oder sekundären Hodenschadens oder einer Erkrankung der ableitenden Samenwege.

Impotentia gestandi
Syn: Infertilität, Impotentia
Def: Unfähigkeit der Frau, nach der Empfängnis die Frucht auszutragen.

Inanitionsatrophie der Haut
Def: Hautatrophie infolge Schwundes oder fibröser Umwandlung des subkutanen Fettgewebes bei chronischen, konsumierenden Erkrankungen.

Incontinentia pigmenti achromians (Ito)
Def: Wahrscheinlich autosomal-dominante Erbkrankheit mit Hypopigmentierungen, die große Teile des Körpers befallen und häufig mit ZNS-Veränderungen und Dysplasien von Wirbelsäule und Hüftgelenken assoziiert sind.
Man: Bald nach der Geburt
Lok: Extremitäten, seitliche Rumpfanteile
Klin: Retikuläre oder fleckförmige, linear angeordnete Depigmentierungen ohne entzündliches oder blasiges Vorstadium. In 75% der Fälle Begleiterkrankungen wie Anomalien des ZNS, kleinfleckige Alopezien, Augenveränderungen, Veränderungen des Muskel- und Skelettsystems.
Hist: Uncharakteristisch
DD: *Naevus depigmentosus
Prog: Häufig vollständige Rückbildung der Hautveränderungen in der Adoleszenz. Sonst abhängig von den Begleiterkrankungen.

Incontinentia pigmenti, Typ Bloch-Sulzberger
Syn: Bloch-Sulzberger-Syndrom, Bloch-Sulzberger Krankheit, Poikilodermie Bloch-Sulzberger, Melanoblastosis Bloch-Sulzberger, Pigmentdermatose Siemens-Bloch, Melanoblastosis cutis linearis sive systematisata
Def: Genodermatose des Kindesalters in Form einer erst entzündlich verlaufenden Hauterkrankung, die später spritzerartiger Pigmentierungen hinterläßt; häufig mit anderen Anomalien kombiniert.
Ätio: X-chromosomal-dominater Erbgang, für männliche Feten Letalfaktor.
Man: Ab Geburt oder in den ersten Lebenswochen
Vork: Vor allem bei Mädchen
Lok: Vor allem Extremitäten, seitliche Rumpfpartien
Klin: Entzündungsstadium: Schubweise auftretende, stecknadelkopf- bis linsengroße, linear gruppierte, bullöse Effloreszenzen mit klarem Inhalt; später zusätzlich linear angeordnete rote Papeln, die ulzerieren können.

Pigmentierungsstadium: Jahrelang persistierende, spritzerartige, selten netzförmige, hell- bis schmutzigbraune Pigmentierungen infolge von *Pigmentinkontinenz.
Begleitsymptome: In über 80% der Fälle werden zusätzlich andere Fehlbildungen beobachtet: Augenanomalien, Störungen der Zahnentwicklung, Anomalien des Zentralnervensystems und andere Mißbildungen (angeborene Herzfehler, Skelettsystem).
Hist: Intraepidermale und subkorneale Blasen mit reichlich eosinophilen Zellen, akanthotisch verbreiterte, spongiotisch aufgelockerte Epidermis mit Einzelzellverhornungen. Erhebliche Melaninablagerung in den Melanophagen des Koriums in den Rückbildungsphasen.
Lab: Hohe Blut- und Gewebseosinophilie
DD: *Dermatitis herpetiformis Duhring, *bullöses Pemphigoid^, *Epidermolysis bullosa hereditaria, *Incontinentia pigmenti, Typ Franceschetti-Jadassohn
Ther: Ggf. Glukokortikoide intern bei massiver Ausprägung.
Prog: Rückbildung der Hauterscheinungen bis zum Erwachsenenalter, evtl. leichte Hypopigmentierungen. Sonst abhängig von den Begleiterkrankungen.
Lit: Carney R (1976) Incontinentia Pigmenti. A world statistical analysis. Arch. Dermatol. 112:535–542
Schaller J, Kock M, Goos M (1992) Disseminiert beginnende Incontinentia pigmenti Bloch-Sulzberger. Hautarzt 43:383–385

Incontinentia pigmenti, Typ Franceschetti-Jadassohn
Syn: Familiärer Chromatophorennaevus, Melanophorennaevus, dermatose pigmentaire réticulée, Naegeli-Syndrom, retikuläre Pigmentdermatose, Naegeli-Bloch-Sulzberger-Syndrom, Franceschetti-Jadassohn-Syndrom
Def: Autosomal-dominante Erbkrankheit mit retikulär angeordnete *Hyperpigmentierungen, Palmoplantarkeratosen, Zahnanomalien, gel. *Alopezie, *Hypohidrose mit resultierenden Fieberschüben bei körperlicher Belastung.
Man: Etwa ab 2. Lebensjahr
Lok: Nacken, oberer Stamm, Extremitätenbeugen
DD: *Incontinentia pigmenti, Typ Bloch-Sulzberger

Indirekte Pigmentierung
s. Spätpigmentierung

Induratio congelativa submentalis (Hochsinger)
Def: Chronische Kälteschädigung in der Submentalregion meist bei Doppelkinn.
Ätio: Durch Kälte verursachte Zirkulationsstörung mit Ödembildung im subkutanen Fettgewebe.
Man: Kinder und beleibte Frauen
Lok: Streng median, unmittelbar unter dem Kinn
Klin: Zunächst ziehender Schmerz, Ausbildung einer knotenförmigen, daumennagelgroßen, auf der Unterlage verschieblichen Induration im subkutanen Fettgewebe mit darüberliegender, sukkulent infiltrierter, vorgewölbter, blasser, evtl. rosaroter, druckschmerzhafter Haut.
Prog: Rückbildung bei Vermeidung weiterer Frostschäden innerhalb von 2–3 Wochen.

Induratio penis plastica (de la Peyronie)
Syn: Morbus Peyronie, Sclerosis fibrosa penis, Penisknochen
Def: Derbe Schwielenbildung in der Tunica albuginea des Penis.
Ätio: Ungeklärt, wahrscheinlich genetische Disposition
Man: Vor allem zwischen dem 40. und 60. Lebensjahr
Lok: Dorsalseite des Penisschaftes
Klin: Tastbare, längs verlaufende, streifige, plattenförmige oder knotige Verhärtungen am Penisrücken. Schmerzhafte Abknickung des Gliedes bei der Erektion, *Impotentia coeundi.

Begleiterscheinungen: Bei 30% der Patienten gleichzeitig *Dupuytrensche Kontraktur, außerdem *Keloide, *Fingerknöchelpolster.
s. a. Polyfibromatosis (Touraine)
Hist: Entzündlich-vaskulitische Veränderungen, zunächst zellreiche, später zellarme, faserreiche Fibromatose, metaplastische Verkalkung, evtl. Knorpel- und Knochenbildung.
Ther: Hochdosiert Vitamin E oral (600–800 mg/die) über 1–2 Jahre; lokale Kortikoid- oder Hyaluronidaseinjektionen sind umstritten und für die Patienten sehr schmerzhaft. Versuch mit Röntgenweichstrahltherapie (Dermopan, Stufe 4) der betroffenen Areale (Gesamtdosis unter 32 Gy, fraktioniert in Einzeldosen von 4 Gy über mehrere Wochen) ist in schweren Fällen mit rascher Progredienz angebracht, in schweren Fällen ggf. chirurgische Maßnahmen mit Implantation einer Penisprothese.
Prog: Häufig Progredienz trotz Therapie, in bis zu 30% der Fälle auch spontane Rückbildung möglich (v. a. bei jüngeren Patienten).
Lit: Landthaler M, W Kodalle, O Braun-Falco (1983) Röntgenweichstrahltherapie der Induratio penis plastica. Hautarzt 34:171–174
Heite HJ, H Wokalek (1980) Männerheilkunde. Andrologie. Lehrbuch der Krankheiten und Funktionsstörungen des männlichen Genitale. G. Fischer Verlag Stuttgart

Industrieakne
s. Akne, Berufsakne

Infantile digitale Fibromatose
s. Fibromatose infantile digitale

Infantile papulöse Akrodermatitis
s. Acrodermatitis papulosa eruptiva infantilis

Infantiles akrolokalisiertes papulo-vesikulöses Syndrom (Crosti und Gianotti)
Def: Der *Acrodermatitis papulosa eruptiva infantilis ähnliche Hautveränderungen ohne begleitende Virushepatitis.
Man: Kindesalter, Frühjahr und Herbst
Ätio: Unbekannt, möglicherweise infektionsallergische Dermatose polyätiologischer Genese. Vereinzelt Nachweis von Cocksackie-Virus A 16 aus dem Rachenspülwasser oder Stuhl.
Lok: Vor allem Wangen, Extremitäten, Palmae und Plantae, Ellbeugen, Kniekehlen, auch Rumpf.
Klin: Symmetrisch-exanthematische Eruptionen von halbkugeligen, sukkulenten, rosa bis purpurroten, papulösen, teilweise papulovesikulös erscheinenden Effloreszenzen mit möglicher hämorrhagischer Note. Neigung zur Konfluenz.
Hist: Ödem im oberen Korium, spongiotische Auflockerung, Mikrobläschen, leichte Akanthose mit Hyperkeratose, Papillarkörperödem.
DD: *Mononukleose, *Zytomegalie, postvakzinelle Exantheme
Ther: Extern: Lotio zinci, niedrigdosierte kortikoidhaltige Cremes.
Prog: Meist Abheilung nach 1–2 Monaten, selten Rezidive.

Infantilismus, pterygonuchaler
s. Turner-Syndrom

Infantiles subkutanes Myofibroblastom
s. fibröses Hamartom^ der Kindheit

Infarktulkus
s. Ulcus cruris hypertonicum (Martorell)

Infectious eczematoid dermatitis
Def: *Kumulativ-toxisches Kontaktekzem^ der Haut des Ohres durch eitrige Absonderung aus dem Mittelohr.

Infective melanotic freckles
s. Lentigo maligna

Infektiöse Mononukleose
s. Mononucleosis infectiosa

Infektionen, opportunistische
Def: Infektionskrankheiten durch Erreger, gegen die bei normaler Funk-

tion des Immunsystems natürliche Immunität besteht.
Ätio: Iatrogen:
Hochdosierte oder Langzeittherapie mit Kortikosteroiden, immunsuppressive, zytotoxische Therapie.
Malignome:
Tumoren, die von Zellen mit enger Beziehung zu Zellen des Immunsystems ausgehen: M. Hodgkin, Non-Hodgkin-Lymphome, multiples Myelom etc.
Immunschwächekrankheiten:
*AIDS und andere erworbene Immundefekte, kongenitale *Immundefektsyndrome.
Err und Klin: *AIDS

Infertilität
s. Impotentia gestandi

Infiltrat, lupoides
Def: Ansammlung epitheloider Zellen im Korium, die unter Glasspateldruck als apfelgeleeartiger Fleck erscheint. Charakteristisches Phänomen für die *Tuberculosis cutis luposa, auch bei *Sarkoidose.

Inflammatio cutis racemosa
s. Livedo racemosa

Inflammatory linear verrucous epidermal nevus
s. ILVEN

Influenza
s. Grippe

Infrarotthermographie
Def: Methode: Vermessung der von der Körperoberfläche abgegebenen Infrarotstrahlung (Wellenlänge 2 bis 20 µm). Der Detektor verändert unter der Einwirkung infraroter Strahlenenergie seine elektrische Leitfähigkeit (Photokonduktionseffekt). Ein Radiometer sorgt für die Umwandlung in sichtbares Licht, welches photographisch oder densitometrisch festgehalten wird. Hierbei können Temperaturunterschiede von 0,2 °C erfaßt werden. Die Methode ist geeignet zur Erkennung peripherer Durchblutungsstörungen.

Infundibulum-Follikulitis, disseminiert-rezidivierende (Hitch und Lund)
Syn: Disseminate and recurrent infundibulo-folliculitis
Def: Erkrankung mit fast generalisiertem Auftreten von follikulären, papulösen Eruptionen. Die Eigenständigkeit dieses Krankheitsbildes ist noch umstritten.
Man: Schwarze Rasse bevorzugt
Lok: Vor allem Stamm, auch Extremitäten und Gesicht
Klin: Über Monate oder Jahre rezidivierende, streng follikulär gebundene, stecknadelkopfgroße Papeln. Gänsehautartiger Aspekt. Keine Haarwachstumsstörungen.
Hist: Periinfundibuläre, lymphoidzellige Infiltrate; gel. intrainfundibuläre Hyperkeratose.
DD: *Mucinosis follicularis, *Keratosis follicularis, *Lichen pilaris, *Pityriasis rubra pilaris
Lit: Hitch JM, Lund HZ, Hill C (1972) Disseminate and recurrent infundibulo-folliculitis. Arch Dermatol 105:580–583

Infusions-Ulzera
Def: Ulzerationen an der Einstichstelle der Kanüle bei Infusionen, meist Folge von paravenös eingedrungenen vasokonstriktorisch oder zytotoxisch wirkenden Medikamenten.

Innenohrschwerhörigkeit, syphilitische
Def: Vor allem bei metaluischen Erkrankungen vorkommende Innenohrschwerhörigkeit (*Syphilis acquisita).
Innenohrschwerhörigkeit bei *Syphilis congenita: *Hutchinsonsche Trias.
s. a. Hennebertsches Fistelsymptom
Ätio: Endolabyrinthäre Ursache angenommen, Druckschwankungen zwischen Peri- und Endolymphe
Klin: Relativ größter Hörverlust für Töne um die Frequenz von 500 Hz.

Inokulations-BCG-Tuberkulose
Def: Spezifische Komplikationen der BCG-Impfung, z. B. Impfulzera mit

suppurativer Lymphadenitis regionalis.
s. a. Tuberculosis cutis luposa, BCG-Tuberkulose, Tuberculosis verrucosa, Tuberculosis colliquativa

Inokulationsblastomykose
s. Blastomykose, Inokulationsblastomykose

Inokulationslymphoretikulose, benigne
s. Katzenkratzkrankheit

Inokulations-Tbc
Def: Primäre Infektion der Haut mit Mycobacterium tuberculosis. Entwicklung eines tuberkulösen Primärkomplexes.
s. a. Tuberculosis cutis

Insemination
Def: Künstliche Befruchtung.
s. a. heterologe Insemination^, homologe Insemination^

Insemination, heterologe
Syn: Artifizielle Insemination mit Donorsamen (AID)
Def: Iatrogenes Einbringen von Spendersamen eines der Frau unbekannten Mannes vor die Portio vaginalis uteri (in speziellen Fällen auch intrauterin) am Ovulationstermin zur Erzielung einer (außerehelichen) Befruchtung. In Deutschland z. Z. nicht erlaubt.
Ind: Impotentia generandi (Zeugungsunfähigkeit) des Ehemannes, nur mit Einverständnis beider Eheleute nach ausführlichen sexualmedizinischen Beratungsgesprächen bei verschiedenen Ärzten und dringendem Kinderwunsch.
Prog: Die Methode ist juristisch sehr fragwürdig (letztlich nicht geklärte Vaterschaft und Unterhaltsansprüche) sowie medizinisch-ethisch höchst umstritten; durch die Verwendung von kryokonserviertem Sperma nach negativer Hepatitis- und HIV-Serologie sind die Schwangerschaftsraten gegenüber der Verwendung von Nativsperma deutlich reduziert.
Lit: Szalmay G (1983) Heterologe (donogene) Insemination. Indikation und Ergebnisse. Fortschritte der Fertilitätsforschung 12:205–209, Grosse Verlag Berlin
Deutsch E (1985) Artifizielle Wege menschlicher Reproduktion: Rechtsgrundsätze. Fertilität 1:110–117

Insemination, homologe
Syn: Artifizielle Insemination mit homologem Samen des Ehemannes (AIH)
Def: Iatrogenes Einbringen von ggf. aufbereitetem Nativsperma (z. B. 1. Fraktion eines Splitejakulates) des Ehemannes vor die Portio vaginalis uteri (in speziellen Fällen auch intrauterin) am Ovulationstermin zur Erzielung einer Schwangerschaft bei der Ehefrau.
Ind: Stark herabgesetzte Fertilität des Ehemannes, Impotentia coeundi (fehlende Beischlaffähigkeit) des Ehemannes sowie immunologische Sterilitätsfaktoren bei der Ehefrau mit Kinderwunsch.
Prog: Die Methode ist teilweise ethisch umstritten, heute aber eine durchaus geübte Methode in der Therapie steriler Ehepaare mit Kinderwunsch; die Schwangerschaftsraten liegen über mehrere Zyklen bei etwa 20% (abhängig von den Ausgangsbefunden).
Lit: Bollmann W, T Brückner, WB Schill (1987) Neue Möglichkeiten der Inseminationsbehandlung in der Praxis. Fortschritte der Fertilitätsforschung 16:334–339, Grosse Verlag Berlin

Insektenstich
Syn: Iktus.
s. a. Mückenstich, Wespenstich, Hornissenstich, Bienenstich, Bremsenstich, Flohstich

Insuffizienz, chronisch-venöse (CVI)
s. chronisch venöse^ Insuffizienz

Insulin-Lipoatrophie
s. Insulin-Lipodystrophie

Insulin-Lipodystrophie
Syn: Lipoatrophie, lokalisierte nach Insulininjektionen, Insulin-Lipoatrophie
Def: Nebenwirkung im Bereich der Insulin-Injektionsstellen bei Diabetikern mit teilweise massiven Hautatrophien 6 Monate bis 2 Jahre nach Beginn der Insulinreaktionen.
Man: Vor allem Frauen und Kinder
Vork: Vor allem bei Insulinen mit saurem pH-Wert, auch durch im Insulin enthaltene Eiweißverunreinigungen
Lok: Injektionsstellen, ausnahmsweise auch fern der Injektionsstellen.
Ther: Prophylaktisch:
Wechselnde Injektionsstellen, Wechsel des Insulinpräparates. Verwendung eines neutralen Insulins oder eines Monokomponent-Insulins.
s. a. Insulinlipom
Prog: Spontane Rückbildung innerhalb von Jahren

Insulinlipom
Def: Umschriebene Lipohypertrophie als Reaktion auf Insulininjektion.
Vork: Fast ausschließlich bei Kindern.
Prog: Rückbildung bei Schonung der Injektionsstelle.

Intersexualität
Def: Widersprüchliche Ausbildung von äußerem Habitus, genitaler Entwicklung und chromosomalem Geschlecht.
s. a. Hermaphroditismus verus, testikuläre Feminisierung^, Klinefelter-Syndrom, Gonadendysgenesie, Zwittertum

Intertriginöses Ekzem
s. intertriginöses Ekzem^

Intertrigo
Syn: Hautwolf, Dermatitis intertriginosa
Def: Rote, erosive, juckende Hautveränderungen, häufig Rhagaden in den Körperfalten (submammär, Leisten, Analfalte).
Ätio: Reibung, Mazeration
Man: Häufig adipöse, leicht schwitzende Personen.
Komp: Sekundärinfektion mit Bakterien oder Pilzen, vor allem Candida albicans (*Candidose).
Ther: Trockenlegen z. B. Pinselung mit 1%iger Pyoktaninlösung, Pflege z. B. mit Zinkpaste; cave Infektionen.
Prog: Bei rechtzeitiger Therapie Abheilung, ansonsten möglicher Übergang in das *intertriginöse Ekzem^.

Intertrigo ani
Def: *Intertrigo der Analfalte.

Intertrigo candidamycetica
s. *Candidose

Intertrigo infantum
Def: Ekzematisierte *Intertrigo bei Säuglingen, möglicher Ausgangspunkt eines *seborrhoischen Ekzems^.

Intertrigo, pseudomembranöse
Def: Durch sekundäre Infektion einer bestehenden *Intertrigo mit Anaerobiern entstandene Hautveränderungen. Das klinische Bild erinnert an *Diphtherie der Haut.

Intertrigo sporotrichotica
Def: Epidermale Hautreaktion durch Sporotrichon lipsiense.
s. a. Sporotrichose

Intoleranzreaktionen
Syn: Pseudoallergie, pseudoallergische Reaktionen
Def: Dosisabhängige, die allergische Typ-I-Reaktion imitierende Reaktion. Häufig ausgelöst durch Arzneimittel (*nichtimmunologische Urtikaria^), Nahrungsmittelkonservierungsstoffe und -farbstoffe.
Klin: *Chronische Urtikaria^, *anaphylaktischer Schock, *angioneurotisches Ödem.

Intradermaltest
s. Intrakutantest

Intrakutantest
Syn: Intradermaltest
Def: Weitergehender Test zur Diagnostik einer IgE-vermittelten allergischen Reaktion vom Soforttyp (*Typ-I-

Allergie^) mit sterilisierten, verdünnten Testlösungen an der Haut; durchzuführen bei negativem oder zweifelhaftem *Reibe-, *Scratch- und *Pricktest. – Darüberhinaus wird der Test auch zur Diagnostik allergischer Spättypreaktionen vom Tuberkulintyp (Typ-IV-Reaktion) und vom granulomatösen Typ (Typ-V-Reaktion) angewandt.
Methode: Mit einer feinen Kanüle (Insulinkanüle) werden an der Unterarmbeugeseite (seltener am Rücken) etwa 0,03–0,05 ml der Allergenlösung streng intrakutan injiziert, so daß eine kleine Quaddel von 3 mm Durchmesser entsteht. Eine positive Kontrolle (0,01% Histaminlsg.) und eine negative Kontrolle (0,9% NaCl-Lsg.) sollte unbedingt mitgetestet werden, um falsch negative wie falsch positive Testreaktionen sicher auszuschließen. Abgelesen wird bei Typ-I-Allergenen die urtikarielle Reaktion nach 20 Minuten. Nach dem Durchmesser von Quaddel und Reflexerythem im Vergleich zur Positiv- und Negativkontrolle werden analog zum Pricktest die jeweiligen Testreaktionen semiquantitativ von 0 bis ++++ bewertet.
- Die Ablesung der allergischen Spättypreaktionen (Tuberkulin- bzw. Granulomtyp) erfolgt entsprechend dem Ablauf der immunologischen Reaktion nach 48 und 72 h bzw. erst nach 3–4 Wochen.

Komp: Lokale und systemische allergische Typ-I-Reaktionen können auftreten (v. a. bei unsachgemäßer Testung sowie bei hohem Sensibilisierungsgrad und unverdünnten Testlösungen, z. B. Arzneimittel und Insektengifte !)
s. a. Provokationstest
Lit: Ring J (1988) Angewandte Allergologie. 2. Auflage. MMW Verlag München

Inverted follicular keratosis
s. Akrotrichom

IPD (immediate pigment darkening)
s. Sofortpigmentierung

Iridocyclitis acuta sero-fibrinosa
Def: Entzündung von Iris und Ziliarkörper. Vorkommen im dermatologischen Krankengut:
*Gonorrhoe, Syn: Iridocyclitis gonorrhoica
Ätio: Meist Schmierinfektion bei gleichzeitiger
Genitalgonorrhoe
*Morbus Behçet

Iridocyclitis gonorrhoica
*Iridocyclititis acuta sero-fibrinosa

Iridocyclitis luetica
Def: Iridocyclitis im Verlauf der *Syphilis III.
Ätio: Unbehandelte Fälle von Spätsyphilis.
Klin: Ausgedehnte, linsen- bis bohnengroße, tumorartige, höckrige, gelbbraune bis graue Gebilde an der Iris, insbesondere in Kammerwinkelnähe, die sich auf den Ziliarkörper fortsetzen. Nicht selten Einwachsen in den Kammerwinkel.
Ther: *Syphilis

Iridocyclitis, rezidivierende
Def: Rezidivierende Iridocyclitis, im dermatologischen Krankengut bei *Morbus Behçet.
s. a. Hypopyoniritis

Iridoneurodermite axillaire Audry
s. Fox-Fordycesche Krankheit

Irisblendenphänomen
Def: Verzögerte Gefäßfüllung nach Anämisierung, z. B. bei der *Akrozyanose.

Irisknötchen bei der Neurofibromatosis von Recklinghausen
Def: Multiple, runde bis ovale, graue, gelbe oder graubraune, scharf abgesetzte Gebilde an der Iris bei der *Neurofibromatosis generalisata.

Irisroseolen
Def: Gelbbraune bis rosenrote, trübe, unscharfe, bald wieder verschwindende Flecken an der Iris bei der sekundären *Syphilis.

Irritationssyndrom
s. Aurikulotemporales Syndrom

Irritationssyndrom von Reilly
Def: Vasomotorische Entgleisung nach längerdauernder Reizung sensibler Nervenfasern durch Bakterien, Gifte, Alkaloide und mechanische Einflüsse.
Klin: Zunächst Vasokonstriktion, dann Dilatation, Erhöhung der Kapillarpermeabilität, Blutungen in entfernten Organen

Ischämie
Def: Durch örtliche Ursache und allgemeine Störungen bedingte relative oder absolute Mangeldurchblutung einer Region.
Relative Ischämie: Durchblutung vermindert, jedoch nicht aufgehoben.
Absolute Ischämie: Totaler oder nahezu totaler und anhaltender Stillstand der Blutzirkulation (Perfusionsstop).

Isomorpher Reizeffekt
s. Köbner Phänomen

Iso-Kikuchi-Syndrom
s. kongenitale Onychodysplasie der Zeigefinger

Isotopenlymphographie
Def: Szintigraphische Methode zur Bestimmung des regionalen Lymphabflusses. Verwendet wird heute allgemein Technetium-99m-Antimon-Kolloid.
Ind: Differentialdiagnose des geschwollenen Beines,
Nachweis von primären und sekundären Lymphödemen,
Nachweis der Lymphtransportstörungen nach radikaler Lymphadenektomie (z. B. axilläre Lymphknoten).

Istizin-Dermatitis
Def: *Kontaktekzem der Analregion.
Ätio: Ausscheidung des Abführmittels Istizin, das im Kolon zu Cignolin umgewandelt wird.
Klin: Erythem im Kontaktbereich
Ther: Absetzen des Medikamentes; symptomatisch

Itching purpura (Loewenthal)
s. ekzematidartige Purpura

Ito-Reenstierna-Reaktion
Def: Intrakutanprobe mit sterilisiertem Drüseneiter beim *Ulcus molle.

IVF (In-Vitro-Fertilisation)
Syn: Extrakorporale Befruchtung
Def: Nach vorangegangener hormoneller Hyperstimulation der Frau werden mehrere Oozyten kurz vor der Ovulation unter sonographischer Kontrolle abpunktiert und extrakorporal in physiologischem Milieu mit gewaschenen Spermatozoen des Ehemannes inkubiert und über mehrere Tage kultiviert; danach erfolgt die Implantation einer oder mehrerer befruchteter Oozyten in das Cavum uteri.
Ind: Extrem aufwendiges Verfahren zur Therapie weiblicher Sterilitätsfaktoren (Tubenobliteration nach chron. Adnexitis, Genital-TBC, tubarer Endometriose, Z. n. Tubektomie bds. nach Tubargraviditäten, pathologischer Sims-Huhner-Test (*Mukuspenetrationstest) durch Antikörperbildung u. a.); zur Therapie der männlichen Infertilität nur bedingt geeignet, da auch die Befruchtungsfähigkeit in-vitro an (sub-)normale Spermiogrammbefunde gebunden ist.
Lit: Habermann PG, T Kniewald, S Trotnow (1984) Übersicht: Die extrakorporale Befruchtung – eine neue Möglichkeit der Sterilitätsbehandlung. D M W 14:547–554
Die In-vitro-Fertilisation (IVF) und der intratubare Gametentransfer (GIFT) in der Bundesrepublik Deutschland (1981–1986). Fertilität 1987 3:73–81

Iwanowsche Flecken
Def: Postakneiforme, weißliche, narbige Indurationen.

Ixodes ricinus
Syn: Holzbock
Def: Häufigste Zeckenart in Mitteleuropa; Befall des Menschen = Ixodiosis.
s. a. Zecken, Zeckenbiß, Zeckengranulom, Erythema chronicum migrans, Acrodermatitis chronica atrophicans, Q-Fieber, Tularämie, Lymphadenosis cutis benigna

Ixodiosis
Def: Befall des Menschen von *Ixodes ricinus.

J

Jacquetsches Syndrom
s. Anhidrotisch ektodermale Dysplasie

Jadassohn-Lewandowsky-Syndrom
s. Pachyonychia congenita

Jaffé-Lichtenstein-Uehlinger-Syndrom
Syn: Osteodystrophia fibrosa unilateralis, nicht ossifizierendes juveniles Osteofibrom, halbseitige von Recklinghausen-Krankheit
Def: Im 5.–15. Lebensjahr beginnende, in Schüben fortschreitende Skelettfehlbildung infolge fibröser Osteodystrophie die häufig mit endokrinologischen Störungen und Pigmentanomalien einhergeht.

Jahresbeule
*kutane Leishmaniose^

Janewaysche Flecken
Def: Kleine *Ekchymosen und *Petechien an den Fingerbeeren und unter den Nägeln infolge von kleinen Embolien bei der *Endocarditis lenta.

Jarisch-Herxheimer Reaktion
Def: Sogenannter therapeutischer Schock meist bei der *Syphilis, auch bei *Tinea profunda und *Onychozerkose, toxische Reaktion.
Ätio: Rascher Zerfall der Spirochäten bzw. der Pilze mit Freisetzung von Toxin nach der ersten Penicillin-(Griseofulvin)-Gabe.
Klin: Wenige Stunden nach Therapiebeginn Resorptionsfieber, Aufflammen des makulösen oder makulopapulösen, syphilitischen Exanthems, Auftreten neuer *Syphilide bzw. *Mykide. Kopfschmerzen.
Bei den folgenden Injektionen tritt keine Wiederholung ein.

Jeepfahrerkrankheit
s. *Steißbeinfistel

Jellinek-Zeichen
Def: Um die inneren Augenwinkel verstärkte Hyperpigmentierung bei Überfunktion der Schilddrüse.
s. a. Morbus Basedow

Jessner-Cole-Syndrom
s. Goltz-Gorlin-Syndrom

JO1-Antikörper
Def: *Autoantikörper gegen Histidyl tRNA-Synthetase.
Vork: *Dermatomyositis.

Jo1-Syndrom
Def: *Overlapping-Syndrom einer *Polymyositis in Verbindung mit fibrosierender Alveolitis und Polyarthritis. Serologisch durch Antikörperbildung gegen Aminoacyl-tRNA-Synthetasen charakterisiert. Am häufigsten Antikörper gegen *Jo1, seltener Nachweis von Antikörpern gegen Treonyl-tRNA-Synthetase (PL7-Antikörper) oder Alanyl-tRNA-Synthetase (PL12-Antikörper), oder Glyzyl-tRNS-Synthetase und Isoleuzyl-tRNS-Synthetasen.

Jodakne
s. Akne, Jodakne

Jodfibrinogentest
Def: Verfahren zur Lokalisation frischer Thromben. Intravenös injiziertes, mit radioaktivem Jod markiertes Fibrinogen kumuliert dort, wo ein frischer Thrombus entsteht. 6 bis 12 Stunden nach der intravenösen Injektion wird die Radioaktivität der unteren Extremitäten punktuell gemessen. Erhöhte Aktivität über entstehenden Thromben.

Jodidiosynkrasie
Def: Angeborene oder erworbene Intoleranz gegen Jod.

Klin: Erytheme, *Urtikaria, *Purpura, bullöse, tuberöse, *Erythema exsudativum multiforme oder *Erythema nodosum-ähnliche Exantheme.

Jodkalimedikationsfolgen
Def: Multiple, subkutane Abszesse im Fettgewebe nach Gabe von Jodkali.
Klin: Zunächst pannikulitisähnliche Nekrosen, Perforation und Entleerung eines nekrotischen Gewebes nach außen.

Jodkaliprobe
Def: Provokationsmethode bei *Dermatitis herpetiformis durch Gabe von 11–13 Teelöffeln Lugolscher Lösung.

Jododerm
s. Jododerma tuberosum

Jododerma tuberosum
Syn: Jododerm
Def: *Arzneiexanthem durch jodhaltige Medikamente.
s. a. Bromoderm
Lok: Vor allem im Gesichtsbereich, Nase. Auch Beine
Klin: Knotige, rotbraune, entzündliche Veränderungen der Haut mit ulzerokrustöser Oberfläche und pustulösem Randsaum.
Hist: Granulomatöse Entzündung im Korium, pseudokarzinomatöse epidermale Hyperplasie, intraepidermale Abszeßbildung.
Diag: Erhöhte Jodausscheidung im Urin
Ther: Absetzen der Jodtherapie, 5–10%ige Natriumthiosulfatlösung, 0,9%ige Natriumchloridlösung i. v., Kochsalz per os, Glukokortikoide. Extern: Antiphlogistische Salben

Jodvergiftung
Def: Schwere Vergiftungssymptome (evtl. Exitus letalis) nach Jodtinkturbehandlung großer Hautflächen.
DD: Überempfindlichkeitsreaktion gegen Jod (*Jodidiosynkrasie)

Jones-Mote-Reaktion
s. *Typ-IV-Allergie^

Josephsche Räume
Def: Subepidermale Spaltbildungen infolge Zerstörung der Basalmembran und der basalen Epithelzellschichten beim *Lichen ruber planus.

Juckreiz
s. Pruritus

Jünglingsche Krankheit
s. Ostitis multiplex cystoides

Junctional bullous epidermatosis (Pearsen)
s. Epidermolysis bullosa hereditaria letalis

Junktionale Aktivität
Def: Histologisch architektonischer Terminus beim *Naevuszellnaevus. Nesterartige Ansammlung von Naevuszellen im Bereich der dermoepidermalen Junktionszone. Es besteht keine Korrelation zur zytologischen Proliferationsaktivität.
Lit: Wollina, Henkel U, Schaarschmidt H, Knopf B (1990) Histochemische Heterogenität von Nävuszellen in situ. Akt. Dermatol. 16:124–127

Junktionaler Naevus
s. Naevus, Junktionsnaevus

Junktionsnaevus
s. Naevus, Junktionsnaevus

Juvenile aponeurotic fibroma
s. digitale infantile Fibromatose^

Juvenile plantar dermatosis
s. Dermatitis hiemalis

Juxtaartikuläre Knoten
Syn: Nodositates juxtaarticulares, doenca de Lutz-Jeanselme, Lutz-Jeanselme-Syndrom
Def: Bei *Frambösie, *Pinta, *Syphilis, auch bei 20% der Fälle von *Acrodermatitis chronica atrophicans vorkommende Knötchen, häufig symmetrisch an den Streckseiten der Ellenbogen- und Kniegelenke, auch Fuß- und Hüftgelenke.
Klin: Meist multiple, schmerzlose, kugelförmige, bis zu taubeneigroße,

prallelastische kutane Knoten, die auf der Unterlage frei beweglich sind.
Hist: Dreizonal aufgeteiltes Granulombild.
Zunächst: Lymphozytoide Plasmazellen, Epitheloidzellen, Langhans-Riesenzellen.

Bei älteren Knoten: Innere, zellarme, fibröse Schicht mit fibrinisiertem oder hyalinisiertem, evtl. zystisch erweitertem Bindegewebe im Zentrum.

K

Kälteagglutinine
Syn: Kältehämagglutinine
Def: Kälteantikörper, die eine reversible Kältehämagglutination allogener und xenogener Erythrozyten bewirkt (Autohämagglutinin).
In vitro bei 5 °C, in vivo bei Temperaturen unter 20 °C. Es handelt sich um einen kompletten IgM-Antikörper (19 S).
Vorkommen bei chronischer Kältehämagglutinationskrankheit, bei Virusinfektionen, Trypanosomiasis, hämolytische Anämie, *Lupus erythematodes visceralis.

Kälteagglutininkrankheit
s. Kryoglobulinämie

Kältebrand
s. Erfrierungen

Kälte-Kontakturtikaria
s. Kälteurtikaria, Kontakttyp
s. a. Kaltlufturtikaria, Kaltwasserurtikaria

Kälte-Reflexurtikaria
s. Kälteurtikaria, Reflextyp

Kälteneuritis
Def: Neuritis im Anschluß an Kälteeinwirkung, wahrscheinlich Folge kältebedingter Blutzirkulationsstörungen.
Klin: Zeitgesetz der Latenz: Latenzzeit um so kürzer, je stärker das Kältetrauma und umgekehrt.
- Nach allgemeiner Unterkühlung: Klinisches Bild einer idiopathischen Polyneuritis, motorische Lähmungen, veränderte elektrische Erregbarkeit und Sehnenreflexe, Störungen der Oberflächen- und der Tiefensensibilität, Spontan- und Druckschmerz der Nervenbahnen.
- Nach lokaler Unterkühlung: Neuritiden im Innervationsgebiet peripherer Nerven; nach mehrmaliger oder langdauernder Unterkühlung motorische und sensible Störungen.

Kältepannikulitis
s. Pannikulitis, Kältepannikulitis

Kältepurpura
Def: Stecknadelkopf- bis linsengroße, follikuläre und interfollikuläre, rundliche Hautblutungen nach ein- oder mehrmaligem Kältetrauma, meist genügt Abkühlung zum Nullpunkt, s. a. Purpura cryoglobulinaemica
Man: Nur Erwachsene
Lok: Vor allem Unterschenkel, besonders die Außenseiten, auch Streckseiten der Arme.
Hist: Leukozytoklastische *Vaskulitis.

Kälteurtikaria
Syn: Urticaria e frigore
Def: Meist erworbene, selten autosomal-dominant vererbte, durch Kälteeinwirkung ausgelöste *Urtikaria.
s. a. physikalische Urtikaria
Klin:
- Kontakttyp: An exponierten Körperstellen, vor allem an Gesicht, Hals und Händen, juckende Erytheme und Quaddeln.
  s. a. Kaltluft- und Kaltwasserurtikaria
- Reflextyp: Fernauslösung einer Urtikaria nach örtlich begrenzter Kälteeinwirkung.

Hist: Uncharakteristisch
Diag: Anamnese, Kältetest:
- Kontakttyp: Auflegen eines mit Eiswasser gefüllten Metallzylinders oder Reagenzglases für 5 bis 10 Minuten.
- Reflextyp: Doppelseitiges kaltes Armbad (10 °C) 10 bis 20 Minuten oder kaltes Wannenteilbad (10–16 °C)

DD: Schistosoma-Zerkarienbefall, *Kältepannikulitis
Ther: Erworbene Kälteurtikaria: Antihistaminika.
Bei familiärer Kälteurtikaria zeigt eine Penicillinbehandlung in 20–40% positive Effekte, Benzylpenicillin 10^6 IE/die i. v.-Infusion. Versuchsweise Hydroxychloroquin.

Käseschmiere
s. Vernix caseosa

Kaffeeallergie
Def: Sehr seltene *Intoleranzreaktion auf Bestandteile des Kaffees.

Kaffernpocken
s. Alastrim

Kahlersche Krankheit
s. plasmozytisches Lymphom^

Kaiserstuhlkrankheit
Def: Chronische Arsenvergiftung; *Berufskrankheit der Winzer durch den arsenhaltigen Haustrunk (nochmaliges Abpressen der schon gepreßten Trauben).
s. a. Arsenhaut, Arsenkeratosen, Arsenkarzinom

Kakhidrosis
s. Bromhidrose

Kala-Azar
s. viszerale Leishmaniose^

Kalabarbeule
s. Loiasis

Kalabarschwellung
s. Loiasis

Kaliumpermanganat-Kristall-Nekrosen
Def: Multiple Nekrosen der Haut mit geröteter, entzündlicher Umgebung durch Einwirkung hochkonzentrierter Kaliumpermanganatlösungen bzw. von Kaliumpermanganatkristallen.

Kalkgicht
Def: Irreführende Bezeichnung für die *Akrokalzinose.

Kalk-Gicht-Knoten
Def: Kalkablagerungen bei der *Calcinosis.

Kalkknötchen, kutanes
Syn: Calculus cutaneus, Hautsteinchen
Def: Verkalktes *Atherom oder *Epithelioma calcificans (Malherbe).
Man: Ab Geburt, auch im Lauf des Lebens möglich
Lok: Vor allem Extremitäten und Gesicht
Klin: Einzelne oder einige wenige umschriebene, leicht erhabene, harte Knötchen.
Hist: Nester kalziumsalzhaltiger Kugeln im oberen Korium, periphere Fremdkörperreaktion
Ther: Exzision

Kalkknötchen an den Ohrrändern
Def: Weißliche, harte, rosenkranzartig angeordnete Knötchen am freien Helixrand, möglicher Durchbruch nach außen
Ätio: Lokale Einwirkungen, z. B. Perniosis, Erfrierungen, Ochronose, Diabetes mellitus, systemische Chondromalazie, Akromegalie
DD: *Chondrodermatitis nodularis chronica helicis, *Basaliom, *Granuloma anulare, *Gichtknötchen
Ther: Ggf. Exzision

Kallmann-Syndrom
Def: Hypophysäre Insuffizienz (FSH- und LH-Mangel) beim Mann mit sekundärem Hypogonadismus, infantilem äußeren Genitale, ausbleibender oder verzögerter Pubertät, eunuchoidem Hochwuchs und Anosmie (N.olfactorius) in Kombination mit zusätzlichem primären Hypogonadismus (Insuffizienz der Leydigzellen im Hoden mit Androgen-/Testosteronmangel); irreversible Infertilität.
Lit: Heite HJ, Wokalek H (1980) Männerheilkunde. Andrologie – Lehrbuch der Krankheiten und Funktionsstörungen der männlichen Genitale. Gustav Fischer Verlag, Stuttgart. S. 75–76

Kaltkaustik
s. Elektrokoagulation

Kaltlufturtikaria
Def: *Kälteurtikaria vom Kontakttyp, ausgelöst durch kalten Wind.

Kaltwasserurtikaria
Def: *Kälteurtikaria vom Kontakttyp nach kalten Waschungen.

Kaltwelldermatitis
Def: *Akutes toxisches Kontakt-Ekzem^ durch die bei der Kaltwelle verwendeten Chemikalien.
Klin: Akute *Dermatitis mit Jucken und Brennen sowie residuären Pigmentierungen am Kapillitium, an der Haargrenze sowie periokulär.

Kalzinose, tumorartige
Syn: Tumoral Calcinosis, Hip Stone (Bezeichnung in Neu Guinea)
Def: Fast ausschließlich in Afrika vorkommende *Calcinosis cutis mit langsam wachsenden kutan-subkutan gelegenen Kalkknoten v. a. im Bereich der großen Gelenke. Wird teilweise der *Calcinosis idiopathica, teilweise der *Calcinosis dystrophica zugerechnet.
Ätio: Ungeklärt, metabolische Störung meist nicht nachweisbar (in einigen Fällen wurde ein erhöhter Serumphosphatspiegel festgestellt).
Man: V. a. bei Schwarzafrikanern, sehr selten bei Weißen. Beginn meist im Kindes- oder frühen Erwachsenenalter. Familiäre Häufung
Lok: Nähe der großen Gelenke (ohne direkte Gelenkbeteiligung): Hüft-, Ellenbogen-, Schultergelenk.
Klin: Einer oder mehrere subkutan gelegene, gut verschiebliche, bis zu 5 cm dicke, harte, nicht druckdolente Knoten. Evtl. Rötung der darüberliegenden Haut. Jahrelanges, langsames Wachstum. Evtl. Ulzeration und Durchbruch nach außen.
Hist: Zunächst Destruktion kollagener Fasern, Zystenbildung, Fremdkörperreaktion; später ausgedehnte Verkalkungszonen.
Diag: Röntgenaufnahme, Histologie, Sonographie
DD: *Epithelioma calcificans (Malherbe), *Fremdkörpergranulom, verkalkende Bursitis, *Osteoma cutis
Ther: Operative Entfernung
Lit: Zimmermann J, Hartschuh W, Petzoldt D (1990) Tumorartige Kalzinose. Hautarzt 41:475–377
McKee PH, Liomba NG, Hutt MSR (1982) Tumoral Calcinosis: A Pathological Study of 56 Cases. Br J Dermatol 107:669–674

Kamerunschwellung
s. Loiasis

Kamptodaktylie
Def: Angeborene Beugekontraktur einzelner Fingergelenke ohne knöcherne Veränderungen vor allem am 4. und 5. Finger.

Kandidose
s. Candidose

Kandidose der Vulva
s. *Candidose

Kaninchenfieber
s. Tularämie

Kantennagel
Def: Deformierung des Nagels durch geradlinige Längskanten.

Kanzerose
s. Carcinosis cutis

Kapillarmikroskopie
Def: Lichtmikroskopische Untersuchungsmethode zur intravitalen Darstellung dermaler Kapillaren. Besonders geeignet sind die Kapillaren des Nagelfalzes (*Nagelfalzmikroskopie). Charakteristische kapillaroskopische Zeichen wurden für eine große Anzahl verschiedener Krankheitsbilder beschrieben (*progressive systemische Sklerodermie^, *chronische-venöse Insuffizienz, vasomotorische Störung). Über die statische Kapillarmikroskopie kann mit Hilfe eines zusätzlich angebrachten Vidosystems die Dynamik mikrozirkulatorischer Vorgänge erfaßt werden.

Kaposi-Bureau-Barrière-Grupper-Syndrom
s. Keratosis lichenoides chronica

Kaposi, Morbus
s. Kaposi-Sarkom

Kaposi-Sarkom
Syn: Sarcoma idiopathicum multiplex haemorrhagicum, M. Kaposi, idiopathisches multiples Pigmentsarkom Kaposi, Angiomatosis Kaposi, teleangiektatisches Pseudosarkom, Angioretikulomatose
Def: Multifokale Proliferation spindelförmiger, niedrig maligner Zellen mesenchymalen Ursprungs (wahrscheinlich Endothelzellen), vorwiegend in der Haut.
Man: Einteilung in 4 Formen:
1. Klassisches/sporadisches Kaposi-Sarkom:
V. a. bei Männern aus Südosteuropa, Assoziation zu HLA DR5, Beginn jenseits des 50. Lebensjahres. Lokalisation an den distalen Extremitäten, zentripedale Ausbreitung, Organbefall in 5–20% d. F. Meist jahrzehntelanger Verlauf.

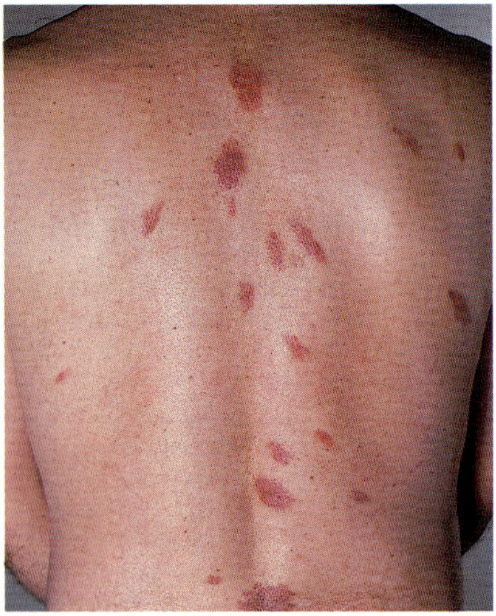

Kaposi Sarkom (Körper)

2. Afrikanisches/endemisches Kaposi-Sarkom:
V. a. afrikanische Kinder, unterschieden werden Haut- und Lymphknotentyp, aggressiver Verlauf.
3. HIV-assoziiertes, epidemisches Kaposi-Sarkom:
bei *AIDS-Patienten (v. a. männliche Homosexuelle). Disseminierter Hautbefall (Extremitäten, Stamm, Akren), Schleimhautbeteilgung in 30% d. F., häufig Organbeteiligung (Lymphknoten, Gastrointestinal-Trakt, Lunge). Variabler Verlauf.
Stadieneinteilung nach Mitsuyasu und Groopman:

Stad.	Klinischer Befund
1	umschrieben kutan (< 10 Herde o. eine anatomische Region)
2	disseminiert kutan (> 10 Herde o. > 1 anatomische Region)
3	ausschließlich viszeral
4	kutan und viszeral
A:	ohne Allgemeinsymptomatik
B:	mit Fieber u./o. Gewichtsverlust

4. Kaposi-Sarkom bei immunsupprimierten Patienten:
iatrogen oder durch Erkrankungen, z. B. *Lupus erythematodes visceralis. V. a. bei Männern, ähnlicher Verlauf wie 3.
Klin: Initial braunrote bis violette Maculae, aus denen plaqueartige und knotige Tumoren entstehen; Neigung zur Konfluenz und Ausbildung neuer Herde im Randbereich; Tendenz zur Ulzeration (v. a. Schleimhautläsionen). Bei Stammbefall meist exanthematische Ausbreitung der Herde mit charakteristischer Anordnung entlang der Hautspaltlinien. Gestörter Lymphabfluß führt zu elephantiasisartigen Anschwellungen.
Befall von Lymphknoten, seltener Gastrointestinaltrakt, Leber, Lunge, Herz möglich.
Hist: Im oberen und mittleren Korium Proliferation von endothelartigen Zellen und Fibroblasten, Ausbildung vaskulärer Strukturen mit Erythrozytenextravasaten und Hämosiderinablage-

rungen, lymphozytisches und makrophagozytisches Infiltrat. Später stehen Spindelzellformationen im Vordergrund.
DIF: Tumorzellen Vimentin-positiv, in frühen Läsionen auch Faktor VIII-positiv.
DD: *Lymphom, *Angiokeratom, *Hämangiom, *Syphilis II, *Pseudo-Kaposi-Sarkom
Ther: Einzelherde: Exzision, Röntgenweichstrahltherapie mit 12–30 Gy, *Laser- und *Kryotherapie.
Systemisch: Versuch mit alpha-2-Interferon, Polychemotherapie
Lit: Schröder K, Garbe et al. (1992) Granulozyten-Koloniestimulierender Faktor (G-CSF) in der Behandlung von Patienten mit HIV-assoziiertem mukokutanem Kaposi-Sarkom. Hautarzt 43:700–706
Schirren CG et al. (1990) Invasive migration of epidemic Kaposi's sarcoma cells in vitro. Br J Dermatol 123:313–318

Kaposis varicelliform eruption
s. Eccema herpeticatum

Kappennaevus
Def: An den Körperpolen lokalisierter *Naevus giganteus.
s. a. Naevus, Badehosennaevus

Karbamidpurpura
s. Purpura pigmentosa progressiva

Karbolochronose, exogene
Def: Früher häufige *Ochronose bei jahrelanger Therapie der *Ulcera cruris mit Karbolwasserumschlägen.

Karbunkel
Def: Schwerste Verlaufsform des *Furunkels.
Ätio: Infektion mit Koagulase-positivem Staphylococcus aureus, auch Staphylokokken- und Streptokokken-Mischinfektion
Man: Vor allem ältere Männer
Lok: Vor allem Nacken und Rücken
Klin: Befall mehrerer benachbarter Follikel, multizentrische Einschmelzungsherde. Fieber, Schmerzen, brettharte Infiltration der Umgebung, bis zur Faszie reichende Nekrosen, Lymphangitis, Lymphadenitis.
Hist: Abszedierende Entzündung
Komp: Sepsis
Ther: Inzision und Abszeßdrainage.
Intern: Penicillinase-feste Penicilline hochdosiert, ggf. Umstellung nach Antibiogramm.
Prog: Gehäuft wochenlanger Verlauf

Kardiolipinantikörper
s. Phospholipid-Antikörper

Karotingelbsucht
s. Aurantiasis cutis

Karotinose
s. Aurantiasis cutis

Kartagener Syndrom
Def: Kombination des *Immotile-Ciliae-Syndroms mit Situs inversus.

Kartenblattschanker
Def: *Primäraffekt der *Syphilis mit der Konsistenz eines Spielkartenblattes.

Karzinoid, Arningsches
s. Arning Karzinoide

Karzinoidsyndrom
Def: Endokrin aktiver (vor allem Serotonin), selten metastasierender Tumor des APUD-Systems mit anfallsartiger Flush-Symptomatik.
Lok: Darm, Bronchialsystem
Klin: Anfallsweise Flushphänomene: Fleckige oder flächenhafte, bläulichrote, wenige Minuten anhaltende Erytheme im Gesicht oder der oberen Körperhälfte. Später persistierende Gefäßerweiterungen, pellagroide Züge. Spastische Begleitsymptome von Darm und Bronchien. Fibröse, vorwiegend rechtsseitige Endokarditis.
Hist: Geschwulst aus argentophilen Zellen. Argentaffinoma
Diag: Vermehrte Ausscheidung von 5-Hydroxy-Indolessigsäure im Urin (mehr als 20 mg/24 Stunden).

Ther: Chirurgische Entfernung des Tumors.
Symptomatisch: Chlorpromazin, Prednison, Methysergid = Serotoninantagonisten.
Prog: Tod durchschnittlich 4 bis 6 Jahre nach Krankheitsbeginn, Krankheitsdauer von 20 Jahren wurde beobachtet.

Karzinom
Syn: Carcinoma
Def: Nichtheilende, destruierend und infiltrierend wachsende metastasierende Geschwulst.
Die von der Haut ausgehenden Karzinome in der Dermatologie sind *spinozelluläre Karzinome^.
Hist: Je nach Gehalt an bindegewebigem Stroma werden folgende Gruppen unterteilt:
Carcinoma simplex (Epithel und Bindegewebe liegen etwa in gleicher Menge vor).
Carcinoma medullare (Epithel steht im Vordergrund).
Carcinoma scirrhosum (Bindegewebe steht im Vordergrund, Krebszellen liegen nur in kleinen Nestern oder Haufen vor).

Karzinom, embryonales
Def: Maligner Hodentumor aus undifferenzierten Anteilen mit Drüsenschläuchen, Papillen, soliden Zellnestern.
s. a. Hodentumoren
Ther: Semikastration, Lymphknotenausräumung, Bestrahlung, Chemotherapie.

Karzinom, epidermotropes, ekkrines
s. ekkrines Porokarzinom^

Karzinom, Lippenkarzinom
Syn: Carcinoma spinocellulare an der (Unter-)Lippe
Def: *Spinozelluläres Karzinom^ der Lippen, vor allem der Unterlippe.
Ätio: Meist Entwicklung aus Präkanzerosen: *Leukoplakie, *Cheilitis actinica praecancerosa, *Cheilitis abrasiva praecancerosa.
Man: Bevorzugt bei Männern mittleren oder höheren Alters
Klin: Auf vorgeschädigter Haut Ausbildung einer kleinen, flachen, deutlich konsistenzvermehrten, krustenbedeckten Ulzeration. Kontinuierliches endo- und exophytisches Wachstum; Auftreibung der Lippe. Verziehung der Mundwinkel. Metastasierung in regionale und ferne Lymphknoten.
DD: Keratoakanthom, verruköse Leukoplakie, Verruca vulgaris, syphilitischer Primäraffekt.
Ther: Exzision in toto, Radiatio, ggf. Kryochirurgie

Karzinom, Mamillenkarzinom
Syn: Brustwarzenkarzinom
Def: Vom Mamillenepithel ausgehendes *spinozelluläres Karzinom^.
DD: *Mamillenadenom, *Morbus Paget

Karzinom, metastatisches
s. Hautmetastasen

Karzinom, Nabelkarzinom
Def: Selten primäres *spinozelluläres Karzinom^, häufiger *Hautmetastase von primären *Karzinomen aus der Bauchhöhle, dann vermutlich auf dem Lymphweg des Ligamentum rotundum fortgeleitetes Karzinom.

Karzinom, Ohrmuschelkarzinom
Def: *Spinozelluläres Karzinom^ der Ohrmuschel.
Lok: Vor allem an der Helix
Klin: Man unterscheidet eine exophytisch wachsende und eine primär ulzerierende Form mit möglicher Destruktion der Ohrmuschel. Metastasierung in die regionären Lymphknoten im Kieferwinkel und in die zervikalen Lymphknoten. Selten Fernmetastasen
Ther: Exzision, Strahlentherapie, ggf. Ablatio der Ohrmuschel
Prog: Ungünstig

Karzinom, Peniskarzinom
Def: Meist hochdifferenziertes *spinozelluläres Karzinom^ des Penis mit

unterschiedlicher Verhornungstendenz.
Ätio: Begünstigende Faktoren: *Phimose (Smegma-Einwirkung) chronische *Balanitis; Präkanzerosen, z. B. *Lichen sclerosus et atrophicus, *Erythroplasie Queyrat.
Man: 4. bis 7. Lebensjahrzehnt
Lok: Vor allem Dorsalseite der Glans penis, Sulcus coronarius, Präputium
Klin: Papillomatöse, exophytisch wachsende Epithelproliferate mit Neigung zum Zerfall oder infiltrierende Induration mit Ulzeration. Frühzeitige Metastasierung in die regionalen Lymphknoten.
DD: Syphilitischer Primäraffekt (*Syphilis aquisita)
Ther: Exzision verdächtiger Bezirke im Gesunden, ansonsten Teilamputation des Penis, Radiotherapie bei nicht operablen Patienten.

Karzinom, sekundäres
s. Hautmetastasen

Karzinom, spinozelluläres
Syn: Carcinoma spinocellulare, verhornendes Plattenepithelkarzinom der Haut, Spinaliom, Epithelioma spinocellulare, Stachelzellkrebs, Stachelzellkarzinom, Spinalzellkarzinom, Spindelzellkarzinom, verhornender Plattenepithelkrebs
Def: Bösartige epitheliale Geschwulst der Haut mit destruierendem Wachstum und Metastasierung.
s. a. Karzinom
Ätio: Chronische Lichtexposition, langdauernde immunsuppressive Therapie, *Landmanns- und Seemannshaut (fakultative Präkanzerose), straffe Narben
Lok: Vor allem Unterlippe (*Karzinom, Lippenkarzinom), Ohrmuscheln (*Karzinom, Ohrmuschelkarzinom), Stirn, Handrücken, Unterarmstreckseiten, Mundschleimhaut, Glans penis und Vulva

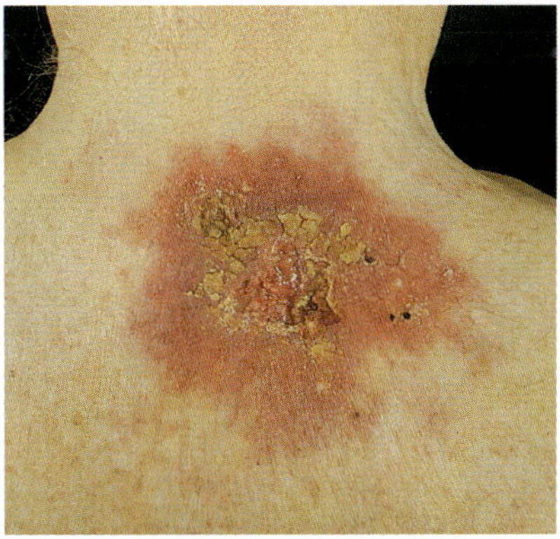

Spinozelluläres **Karzinom** mit Lymphangiosis carcinomatosa

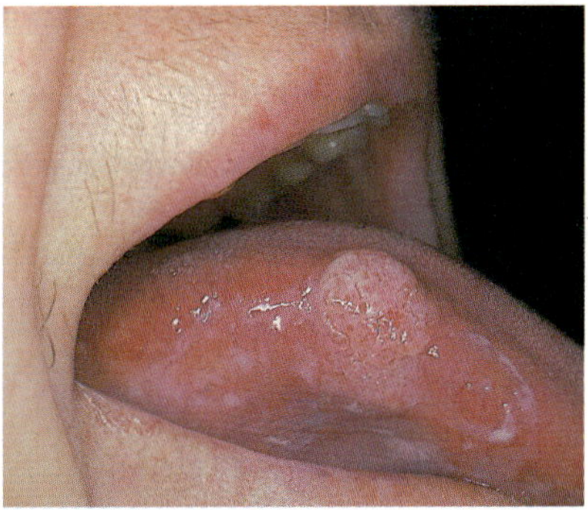

Spinozelluläres **Karzinom** der Zunge bei verruköser Leukoplakie

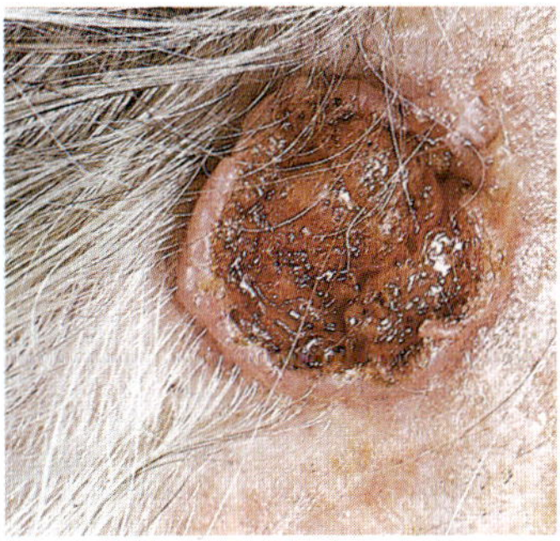

Spinozelluläres **Karzinom**

Klin: Exophytisches, grobhöckeriges, warzenförmiges oder endophytisches Wachstum mit Ulzeration
Hist: Proliferation spinozellulärer Verbände mit normalen und atypischen Stachelzellen. Infiltrierendes, destruierendes Wachstum.
Nach Broders unterscheidet man je nach dem Anteil atypischer Zellen:
Grad I: < 25%
Grad II: 25–50%
Grad III: 50–75%
Grad IV: .036375%
DD: *Basaliom, *malignes Melanom^, *Keratosis senilis, *Chondrodermatitis nodularis chronica helicis, *Leukoplakie, *Keratoakanthom, *Pemphigus chronicus vegetans, *Morbus Bowen, syphilitischer oder tuberkulöser *Primäraffekt.
Ther: Operativ
Prog: Bei adäquatem operativem Vorgehen günstig. Frühe Metastasierung der Penis- und Vulvakarzinome sowie der Ohrmuschelkarzinome möglich.
Lit: Johnson TM et al. (1992) Squamous cell carcinoma of the skin (excluding lip and oral mucosa). J Am Acad Dermatol 26:467–484
Guitart J et al. (1990) Squamous cell carcinoma of the nail bed: a clinicopathological study of 12 cases. Br J Dermatol 123:215–222

Karzinom, sklerodermiformes
Syn: Carcinoma éburné
Def: Seltene Form der *Hautmetastasierung (Infiltration der Kutislymphspalten mit Tumorzellen) mit derber Induration und elfenbeinfarbigem, sklerodermiformem Aspekt der Haut.

Karzinom, trabekuläres
s. Merkelzell-Tumor

Karzinom, verruköses
s. Carcinoma verrucosum

Karzinomatose der Haut
s. Carcinosis cutis

Karzinose
s. Carcinosis cutis

Kasabach-Merritt-Syndrom
Syn: Thrombopenie-Hämangiom-Syndrom, Thrombozytopenie-Hämangiom-Syndrom
Def: Kombination von Riesenhämangiomen mit disseminierter, intravasaler Koagulation und Verbrauchskoagulopathie
Man: Säuglinge, Kleinkinder, selten Erwachsene
Klin: Zunehmend wachsende, ausgedehnte Hämangiome. Petechiale Blutungen an Haut und Schleimhäuten, auch Suffusionen
Ther: Regression der Hämangiome (Laser, Kortikoid-Therapie); Behandlung der Hyperkoagulabilität.

Kastsches Syndrom
s. Mafucci-Syndrom

Kastration
Def: Operative Entfernung der Keimdrüsen (Hoden, Eierstöcke) oder deren Ausschaltung durch Röntgenbestrahlung.

Katagenhaar
Def: Haar in der Katagenphase.
s. a. Haarzyklus

Katarakt
Syn: Cataracta, grauer Star
Def: Linsentrübung
Klin: Man unterscheidet je nach Lokalisation in der Linse, bzw. der Ätiologie unterschiedliche Formen: Cataracta (C.) capsularis, C. centralis, C. punctata, C. totalis, C. zonularis. Cataracta diabetica, C. electrica, C. neurodermitica, C. pyramidalis, C. senilis, C. tetanica, C. traumatica etc.

Katzenfloh
s. a. Flöhe

Katzenkratzkrankheit
Syn: Miyagawanellose, benigne Inokulationslymphoretikulose, Maladie des griffes de chat, cat scratch disease
Def: Virusbedingte Lymphdrüsenerkrankung mit akutem oder subakutem Verlauf und spontaner Abheilung.

Inokulation des Erregers häufig durch Katzenkratzer oder -bisse.
Ätio: Wahrscheinlich Infektion mit Chlamydien: Keim aus der Ornithose-Psittakose-Lymphogranuloma inguinale-Gruppe.
Übertragung des Erregers durch Lecken, Kratzen oder Biß des Tieres, auch durch Dornverletzung, Insektenstiche u. a.
Lok: Vor allem unbedeckte Körperteile
Klin: Inkubationszeit meist 10 Tage (3–60 Tage).
Unscheinbarer Primäraffekt an der Eintrittspforte des Erregers: Entzündlich gerötetes, geschwürig zerfallendes Knötchen. Nach ungefähr 6 Wochen Lymphknotenvergrößerung im Lymphabflußgebiet, selten Einschmelzung und Perforation des betreffenden Lymphknotens = Primärkomplex.
Allgemeinsymptome: Subfebrile Temperaturen, generalisierte Lymphadenopathie, Splenomegalie.
Fakultativ: Skarlatiniforme, morbilliforme, makulopustulöse Exantheme, evtl. *Exanthema exsudativum multiforme, *Erythema nodosum.
Diag: Papulöse Hautreaktion durch Intrakutan-Test (Frei-Test) mit Mollaret-Antigen aus dem Lymphknoteneiter
DD: Tularämischer Primärkomplex (*Tularämie), venerische Infektion, *Aktinomykose, tuberkulöser Primärkomplex (Tuberkulose), *Brucellose, *Sporotrichose
Ther: Intern: Breitbandantibiotika, z. B.: Tetracycline; Makrolid-Antibiotika.
Extern: Symptomatisch
s. *Meldepflicht!
Prog: Spontane Abheilung innerhalb von Wochen bis Monaten

Katzenohr
Def: Seltene Mißbildung der Ohrmuschel mit vergrößertem, oben spitz zulaufendem Helixrand.

Katzenräude
Def: Milbenerkrankung bei Katzen mit krümeligen Auflagerungen, Krusten- und Schuppenbildungen bei den erkrankten Tieren. Überwandern der *Milben auf die menschliche Haut möglich; s. a. Räude
Err: Notroedes cati

Kaumuskelhypertrophie
Def: Aktivitätshypertrophie der Kaumuskulatur bei Überbeanspruchung infolge Fehlstellung des Gebisses.
Klin: Einseitige oder beidseitige Schwellung temporal oder über den Mandibeln. Spannungs- oder Ermüdungsgefühl.
Ther: Korrektur der Fehlstellung

Kauschwielen
Def: Durch Kauen verursachte Verdickungen über den Fingerrücken.
Ätio: Ticartiges Kauen, Saugen, Lutschen, Ziehen, Reiben der Fingerrücken.
Lok: Meist symmetrisch an den Fingerrücken, vor allem 4. bis 5. Finger.
Klin: Sich langsam entwickelnde, symptomlose, spindelförmige Verdickung der Finger mit einem Übermaß an Bindegewebe, besonders zwischen den Fingergelenken. Rauhe, häufig in der Längsachse der Finger gefaltete Haut.
Hist: *Akanthose, *Papillomatose, *Orthohyperkeratose, diffuse Bindegewebshyperplasie.
DD: *Fingerknöchelpolster, *Gichttophie, *Xanthome, *Heberden-Knoten, *Ostitis cystoides multiplex, *Erythema hyperkeratoticum dyspepticum supraartikulare digitorum
Ther: Aufklärung, Korrektur des Fehlverhaltens

Kaustik
s. Kauterisation

Kauterisation
Syn: Kaustik
Def: Thermische Zerstörung von Gewebe.
s. a. Elektrokoagulation oder Verätzung

Kautschukallergie
s. Kautschukdermatitis

Kautschukalopezie
Def: Reversibler Haarausfall durch intermediäre Kondensationsprodukte bei der Kautschuksynthese.

Kautschukdermatitis
Syn: Kautschukallergie, Gummikrätze
Def: Durch Gummi oder gummihaltige Gebrauchsgegenstände hervorgerufenes *kontaktallergisches Ekzem^.
Ätio: Überempfindlichkeit gegen Rohkautschuk, meist gegen Zusatzstoffe: Vulkanisationsbeschleuniger, Füllstoffe, Farbstoffe, Weichmacher, Alterungsschutzmittel usw.
Lok: Vor allem Hände und Füße
Ther: Elimination der Kontaktnoxe

Kaviarzunge
s. sublinguale Varikose^

Kawasaki-Syndrom
s. Lymphknotensyndrom, mukokutanes

Kayser-Fleischer-Ring
Def: Braun-grünlicher bis grünlichgrauer Kornealring bei der hepatolentikulären Degeneration.

KAZ
Def: Abkürzung für Kontaktallergiezeit; Zeitintervall vom Beginn der epidermalen Applikation eines „Neoallergens“ bis zum Auftreten einer allergischen Kontaktreaktion. Als Sensibilisator werden DNCB (Dinitrochlorbenzol) oder Dinitrofluorbenzol eingesetzt. Die KAZ ist ein Parameter der zellulären Immunität.

KBR
s. Komplementbindungsreaktion

Kedanifieber
s. Tsutsugamushifieber

Keimschicht
s. Stratum basale

Keimzelle
s. Basalzelle

Kelly-Patersonsches Syndrom
s. Plummer-Vinson-Syndrom

Keloid
Syn: Traumatisch: Narbenwucherung, Wulstnarbe.
Spontan: Spontankeloid
Def: Benigne, umschriebene Binde-

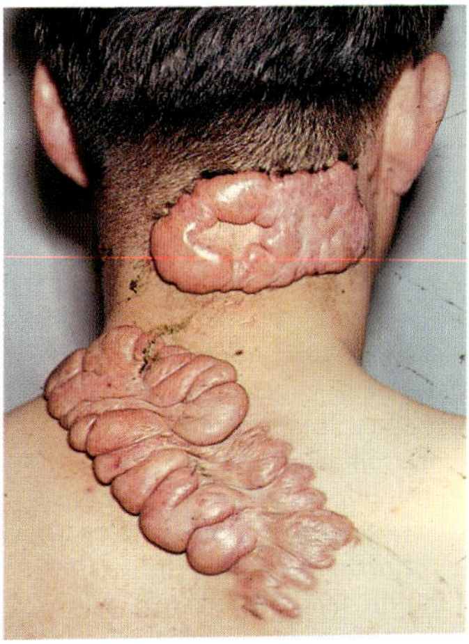

Keloid

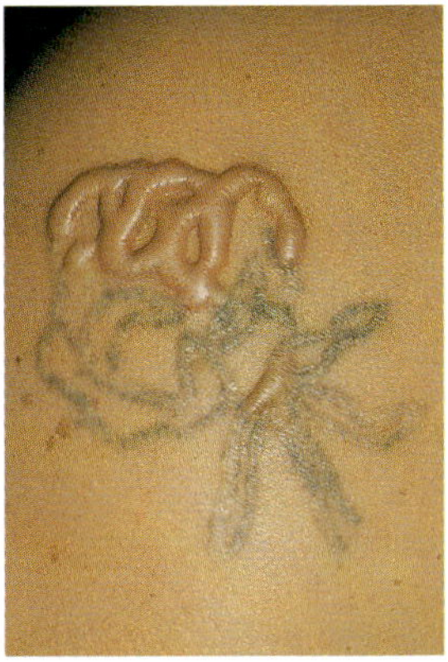

Keloid nach Lasertherapie

gewebsproliferation bei genetischer Disposition.
Ätio: Trauma (Impfung, Operation, Verbrennung), Entzündung (Keloidakne) oder spontane Entwicklung.
Man: Besondere Disposition: Jugendliche, weibliches Geschlecht, Schwarze.
Lok: Außer Handtellern und Fußsohlen überall, vor allem obere Körperhälfte.
Klin: Wochen bis Monate nach der Verletzung Entwicklung unterschiedlich dicker, die Umgebung überragender, scharf abgesetzter, derber, plattenoder wulstartiger Bindegewebshyperplasien, die durch rasches Wachstum das eigentliche Narbengebiet überschreiten. Farbe zunächst rötlich bis braunrot, später weißrötlich bis elfenbeinfarben, gehäuft Teleangiektasien, gelegentlich Juckreiz oder Spontanschmerz.
Hist: Bild eines zellreichen Fibroms.
DD: *Hypertrophische Narbe^, hartes *Fibrom, *Leiomyom, *zirkumskripte Sklerodermie^
Ther: Frische Keloide, bis zu 6 Monaten:
Extern: Massage mit heparinhaltigen Salben, Kortikoide.
Ältere Keloide: Druckverband, Kortikoidkristallsuspension-Injektionen, *Kryochirurgie.

Keloid fibromatosis
s. digitale infantile Fibromatose^

Keloidakne
s. Akne, Keloid-Akne

Keloidblastomykose
s. Lobomykose

Keloidmorphea
s. *zirkumskripte und noduläre zirkumskripte Sklerodermie^

Keratin
Def: Strukturprotein der Hornschicht, der Haare und Nägel.

Keratinozyten
Def: Die das verhornende Plattenepithel, schichtweise *Stratum basale, Stratum spinosum, Stratum granulosum bildenden Zellen.

Keratitis bei endogenem Ekzem
Syn: Früher: Ekzema corneae, Ecceme corneae
Def: In Stadien ablaufende Hornhautveränderungen beim *endogenen Ekzem:
- Massive seröse, abakterielle *Konjunktivitis.
- Hornhautinfiltrationen mit Übergang in Ulzeration.
- Keratokonus.

Keratitis dendritica
Def: Baumartige verästelte Hornhauterosionen bei der oberflächlichen Form der *Herpes simplex-Infektion der Hornhaut.

Keratitis disciformis
Def: Scheibenförmige, zentral in der verdickten Hornhaut liegende Entzündung bei der tiefen Form der *Herpes simplex-Infektion der Hornhaut.

Keratitis eczematosa
s. Keratitis scrofulosa

Keratitis e lagophthalmo
Def: Gewöhnlich am unteren Hornhautrand lokalisierte Hornhautentzündung mit Substanzdefekt, evtl. Geschwürbildung bei Lähmung des den Musculus orbicularis versorgenden Fazialisastes mit daraus resultierender Unfähigkeit zum Lidschluß.

Keratitis epidemica
s. Keratokonjunktivitis scrofulosa

Keratitis fascicularis
s. *Keratokonjunktivitis scrofulosa

Keratitis filiformis (sicca)
Def: Hornhautveränderungen bei verminderter Tränenbildung mit punktförmiger Hornhauttrübungen und kleinen Epithelblasen. Abschilferung des Epithels beim Lidschlag.
s. a. Sjörgren-Syndrom
Ther: Tränenersatzpräparate, ggf. Hornhauthaftschalen

Keratitis gummosa
Def: Gummen auf der Hornhaut bei der *Spätsyphilis.
Keratitis interstitialis
s. Keratitis parenchymatosa

Keratitis marginalis
Def: Am Hornhautrand lokalisierte Entzündung. Im Bereich des Greisenbogens ist die Hornhautresistenz herabgesetzt.
Vork: Vor allem ältere Menschen

Keratitis neuroparalytica
Def: In der Mitte der Hornhaut lokalisierte Entzündung mit Substanzdefekt, Geschwürbildung, aufgehobener Hornhautsensibilität durch Ausfall des ersten Trigiminusastes (z. B. nach Verödung des Ganglion Gasseri).

Keratitis parenchymatosa
Syn: Keratitis interstitialis
Def: Entzündung der Hornhaut, meist bei *Syphillis connata selten bei *Tuberkulose oder *Lepra.
Klin: Zunächst graue Hornhauttrübung, diffuse Infiltration um die Peripherie der Hornhaut, von dort zur Mitte hin letztendlich matte, grau-rote Hornhaut. Aufhellung vom Limbus her nach Wochen bis Monaten. Zurück bleiben graue Narben.
Ther: Kortikosteroide lokal, vorbeugende Kortikosteroidbehandlung des zweiten Auges. Therapie der Syphillis beeinflußt die Keratitits nicht.

Keratitis phlyctaenulosa
s. Keratitis scrofulosa

Keratitis photoelectrica
Def: Schädigung der Hornhaut durch *Ultraviolette Strahlen.
Ätio: Künstliche oder natürliche Höhensonne, Schweißen
Klin: Lichtscheu, Tränenfluß, Fremdkörpergefühl, Bild der *Keratitis punctata superficialis.

Keratosis pilaris scorbutica
s. Hyperkeratosis follicularis durch *Avitaminose C

Keratitis punctata superficialis
Def: Punktförmige oberflächliche Epithelinfiltration der Hornhaut unterschiedlicher Genese.

Keratitis rubra figurata
s. Erythrokeratodermia figurata variabilis

Keratitis scrofulosa
Syn: Keratitis phlyctaenulosa, Keratitis eczematosa
Def: Beteiligung der Hornhaut bei der *Keratokonjunktivitis scrofulosa.

Keratitis sicca
s. Keratitis filiformis

Keratoakanthom
Syn: Molluscum sebaceum und pseudocarcinomatosum, selbstheilendes Stachelzellkarzinom, idiopathic cutaneous pseudoepitheliomatous hyperplasia
Def: Pseudomaligener Tumor, der sich vom Haarfollikel aus entwickelt, initial infiltrativ wächst und eine spontane Rückbildungstendenz hat.
Ätio: Ungeklärt, häufig nach aktinischen Noxen, nach Traumata, Kontakt mit chemischen Karzinogenen, Immunsuppression und Neoplasien innerer Organe besonders des Intestinaltraktes.
Man: Gehäuft männliche Personen ab dem 55. Lebensjahr
Lok: Lichtexponierte Areale hellhäuti-

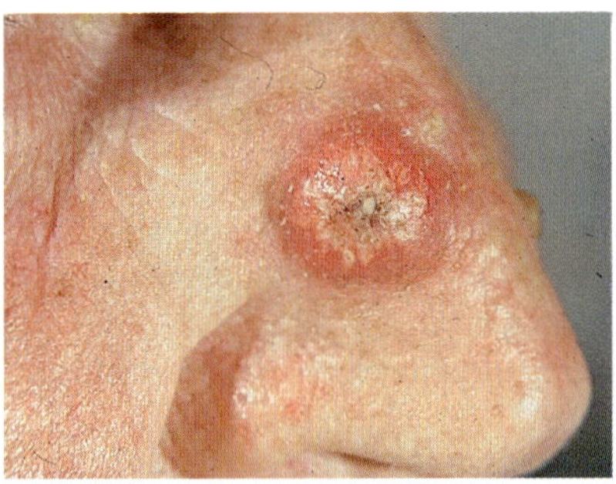

Keratoakanthom

ger Personen, vor allem Gesicht, auch Handrücken.
Klin: Meist einzelne, kugelig vorgewölbte, harte, rötliche, zentral eingedellte, stark verhornende Knötchen mit von Teleangiektasien durchzogenen, wallbildenden Rändern und zentralem graugelbem, keratotischem Pfropf. Dreiphasiger Verlauf: Initial rasches Wachstum, statische Phase, spontane Rückbildung.
Hist: Bei Teilexzision von einem hochdifferenzierten *spinozellulärem Karzinom^ nicht abgrenzbar.
Totalexzision: Zentraler Hornpfropf mit randständiger Epidermislippe.
DD: *Spinozelluläres Karzinom^, *Molluscum contagiosum, *Trichoepitheliome, *Basaliome, *Verruca vulgaris
Ther: Exzision; *Kryochirurgie
Prog: Spontane Rückbildung möglich, Narbenbildung
Lit: Seifert A, Nasemann Th (1989) Das Keratoakanthom und seine klinischen Varianten. Hautarzt 40:189–202

Keratoakanthome, familiäre
Syn: Eruptive Keratoakanthome Typ Ferguson-Smith
Def: Autosomal-dominant vererbte, sich über Jahre und Jahrzehnte neu ausbildende *Keratoakanthome.
Man: Vor allem frühes Erwachsenenalter
Lok: Chronisch lichtexponierte Körperareale
Ther: Etretinat (initial 0,5–1 mg/kg KG/die, Reduktion auf Erhaltungsdosis)
Prog: Abheilung unter Ausbildung eingezogener Narben, maligne Entartung möglich.

Keratoakanthome, multiple eruptive
Syn: Eruptive Keratoakanthome Typ Grzybowski
Def: Nahezu gleichzeitig auftretende, zahlreiche, teilweise flächenhaft zusammenfließende *Keratoakanthome.
Man: Mittleres Erwachsenenalter
Lok: *Keratoakanthom, auch Mundschleimhaut u. Kehlkopfbefall möglich. Palmae und Plantae frei.
Klin: Manchmal Hunderte von Einzeltumoren, Neigung zur Neubildung von Keratoakanthomen auf äußere Reize, z. B. Injektionsstellen
Diag: Ausschluß eines *Torre-Syndroms.
Ther: Etretinat (initial 0,5–1 mg/kg KG/die, Reduktion auf Erhaltungsdosis), lokal 10%ige Salicylsäure.
Prog: Keine maligne Entartung.
Lit: Laaf H et al. (1992) Eruptive Keratoakanthome Typ Grzybowski und Ektropium. Hautarzt 43:143–147

Keratoatrophodermia hereditaria chronica et progressiva
s. Porokeratosis Mibelli

Keratoatrophodermie
s. Porokeratosis Mibelli

Keratoderma blenorrhagicum
Syn: Keratodermia blenorrhagica, Keratodermia pustulosa bei Morbus Reiter
Def: Keratodermie vor allem an Handtellern und Fußsohlen beim *Morbus Reiter.
Klin: Zirzinäre hyperkeratotische, teils pustulöse bzw. erosive Herde. Nagelbeteiligung mit Verdickung und Ablösung.
Hist: Hyperkeratose, Parakeratose, Akanthose, Papillomatose und spongiforme Pusteln. Stärkere Hyperkeratose und Parakeratose als bei *Psoriasis pustulosa.
Ther: Lokal wie bei *Psoriasis; die Herde neigen zu spontaner Abheilung.

Keratoderma climacterium
s. Keratodermia climacterica

Keratodermia blenorrhagica
s. Keratoderma blenorrhagicum

Keratodermia climacterica
Syn: Keratoderma climacterium
Def: Palmoplantarkeratose vor allem bei Frauen in der Menopause, gelegentlich auch in der Gravidität,

bei Hyperthyreose, bei älteren Männern.
Lok: Vor allem mittlere Handtelleranteile
Klin: Kleinherdige, symmetrische Palmoplantarkeratose, später Übergang in ekzematöse Hautveränderungen. Juckreiz
DD: Tylotisches *Ekzem, *Tinea manuum, *Psoriasis inversa

Keratodermia excentrica
s. Porokeratosis Mibelli

Keratodermia figurata variabilis (Miescher und Stäheli)
s. Erythrokeratodermia figurata variabilis (Mendes da Costa)

Keratodermia palmoplantare
s. Keratosis palmoplantaris

Keratodermia palmoplantaris progressiva
s. Keratosis extremitatum hereditaria transgrediens et progrediens

Keratodermia pustulosa bei Morbus Reiter
s. Keratoderma blenorrhagicum

Keratodermia symmetrica progressiva (Gottron)
s. Erythrokeratodermia progressiva symmetrica Gottron

Keratodermia type Papillon-Lefèvre
s. Papillon-Lefèvre-Syndrom

Keratoelastoidosis marginalis manuum
s. Akrokeratoelastoidose

Keratoelastoidosis marginalis of the hands
s. Akrokeratoelastoidose

Keratoelastoidosis verrucosa
s. Stukkokeratosis

Keratohyalinschicht
s. Stratum granulosum

Keratokonjunktivitis
Def: Entzündung der Bindehaut mit Beteiligung des Hornhautepithels.

Keratokonjunktivitis eczematosa
s. Keratokonjunktivitis scrofulosa

Keratokonjunktivitis epidemica
Def: Sehr häufige, hoch kontagiöse Infektionskrankheit der Augen.
Ätio: Kontakt über gemeinsames Handtuch, Seife, etc.
Err: Virus der APC-Gruppe (Adeno-Pharyngo-Conjunctival)
Klin: Zunächst meist einseitige Rötung und Schwellung der Bindehaut, häufig Schwellung der präaurikulären Lymphknoten. Meist wäßriges Sekret, evtl. Pseudomembranen. Bei zunächst einseitigem Befall folgt die Erkrankung des zweiten Auges 8–10 Tage nach dem ersten. Beteiligung der Hornhaut (Keratitis epidemica).
Ther: Symptomatisch: Bei Schwellung der Bindehaut ohne Hornhautbeteiligung, kortisonhaltige Medikamente.
Prophylaxe: Strenge Hygiene

Keratokonjunktivitis phlyktaenulosa
s. Keratokonjunktivitis scrofulosa

Keratokonjunktivitis photoelectrica
Syn: Schneeblindheit
Def: Konjunktivitis und Keratitis nach Einwirkung *ultra-violetter Strahlung mit zahllosen feinfleckigen Nekrosen.
s. a. Keratitis photoelectrica

Keratokonjunktivitis scrofulosa
Syn: Keratokonjunktivitis phlyktaenulosa, Keratokonjunktivitis eczematosa
Def: Schmerzlose Knötchen (Phlyktaenen) in der Bindehaut und am Hornhautrand, vermutlich bei Allergie gegen Tuberkuloseprotein.
Lok: Meist an beiden Augen
Klin: Die Knötchen verursachen heftige Reizung (Blendung, Tränenträufeln). Ulkusentwicklung. Hornhautbeteiligung durch Wanderphlyktaenen (Keratitis fascicularis). Häufig chronische Rhinitis, Rhagaden und Schwellung der Lippen, Ekzem in der Umgebung des Mundes, im Gesicht oder auf der Kopfhaut.
Ther: Extern: Kortikosteroide, milde Adstringentien. Hygiene

Keratokonus
Def: Kegelförmige Verdünnung der Hornhautmitte, Verdünnung und Trübung des Parenchyms an der Spitze des Kegels. Mögliche Komplikation beim *endogenen Ekzem^.
s. a. Keratitis beim endogenen Ekzem

Keratolysen, grübchenförmige
s. Keratoma sulcatum

Keratolysis, pitted
s. Keratoma sulcatum

Keratoma dissipatum naeviforme palmare et plantare
Def: Seit der Geburt bestehende, ausgedehnte, den kleinherdigen Keratosen ähnelnde Effloreszenzen an Handtellern und Fußsohlen.

Keratoma giganteum
s. Cornu cutaneum

Keratoma hereditarium mutilans
s. Keratosis palmoplantaris mutilans

Keratoma palmare et plantare hereditarium
s. Keratosis palmoplantaris diffusa

Keratoma palmare et plantare hereditarium dissipatum
s. Keratosis palmoplantaris papulosa seu maculosa

Keratoma palmare et plantare hereditarium transgrediens
s. Keratosis palmoplantaris transgrediens

Keratoma plantaris sulcatum
s. Keratoma sulcatum

Keratoma senile
s. Keratosis actinica

Keratoma sulcatum (Castellani)
Syn: Pitted keratolysis, Plantar pitting, grübchenförmige Keratolysen, Keratoma plantaris sulcatum
Def: Grübchenförmige Hornhautdefekte an den belasteten Bereichen der Fußsohlen.
Ätio: Feuchte Mazeration der Fußsohlenhornhaut durch Fußschweiß und okklusiv wirkendes Schuhwerk. Quantitative Vermehrung der koryneformen Bakterien. Zusammentreffen von aufgequollener Hornschicht und hornzellab- bzw. auflösenden Enzymen der Propionibakterien.
Lok: Fußsohlen, vor allem Ferse, Großzehenballen, seitliche Sohlenanteile.
Klin: Hyperhidrose, auch livide Fußsohlen, weißlich verfärbte, aufgequollene Hornhaut mit grübchenförmigen, 1–3 mm großen flachen, ausgestanzt wirkenden Hornschichtdefekten, evtl. zu 1–3 cm großen flachen Vertiefungen konfluierend. Geringer Druckschmerz, brennende, stechende Schmerzen beim Gehen.
Hist: Umschriebene Defekte im Stratum corneum
Ther: Beseitigung der Milieufaktoren: Extern: Antimikrobielle Therapie, z. B. Chlorhexidinglukonat, Abreibungen mit 40–60%igem Isopropylalkohol oder mit Erythromycin, Tetracyclin oder Chloramphenicol in Spiritus. Behandlung der Hyperhidrose: Aluminiumsalze, täglich Fußwaschungen mit entfettenden Seifen.
Prog: Bei Beseitigung der Milieufaktoren günstig, ansonsten chronischer Verlauf.

Keratose, aktinische
s. Keratosis actinica

Keratose, benigne lichenoide
s. Keratose, lichenoide aktinische

Keratose, disseminierte, polymorphe
Def: *Kutane Paraneoplasie, die neben akral lokalisierten, psoriasiformen Keratosen zusätzlich dicht stehende filiforme Keratosen mit z. T. bürstenartigem Aspekt v. a. im Bereich des Gesichtes und des oberen Stammes sowie beetartig konfluierende, lichenoide und papulöse Keratosen aufweist.
Wahrscheinlich identisch mit dem Nazarro-Syndrom. Klinisch von der *paraneoplastischen Akrokeratose^ (Basex) zu trennen.

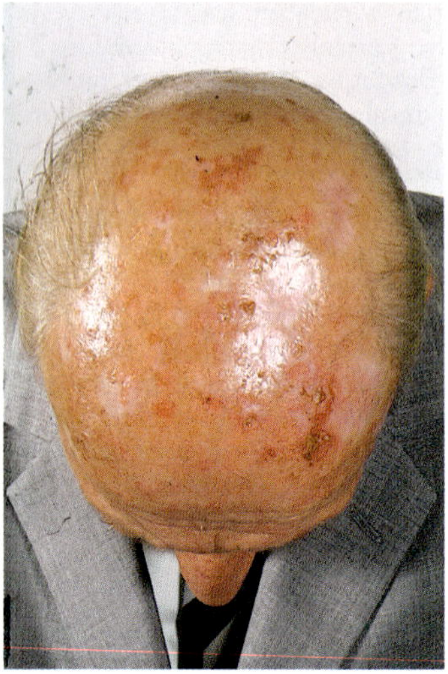

Aktinische **Keratosen**

Lit: Sönnichsen N, Castanet P, Marschall HU (1987) Disseminierte, polymorphe Keratose-Nazarro-Syndrom oder eine neue, kutane Paraneoplasie? Akt. Dermatol 13:11–16

Keratose, follikuläre

Def: Auf die Haarfollikel beschränkte Verhornungsstörung. Hierzu gehören: *Keratosis follicularis, *Ulerythema ophryogenes, *Hyperkeratosis follicularis et parafollicularis in cutem penetrans, *Dyskeratosis follicularis, *Ichthyosis follicularis.

Keratose, invertierte follikuläre

Syn: Akrotrichom, Porome folliculaire

Def: Gutartige, von den Follikelostien fingerförmig in die Dermis einstülpende Tumore mit basaloiden Zellen, Stachelzellen und typischen Hornquirlen („squamous eddies"). Von einigen Autoren als *aktivierte Verruca seborrhoica angesehen.

Man: Zu 2/3 bei Männern, höheres Lebensalter.

Lok: V. a. Gesicht

DD: *Verruca vulgaris, *Basaliom, *Verruca seborrhoica, intradermaler *Naevus, *Cornu cutaneum

Lit: Mehregan AH (1964) Inverted follicular Keratosis. Arch Dermatol. 89:229–235

Keratose, lichenoide

s. Keratose, lichenoide aktinische

Keratose, lichenoide aktinische

Syn: Lichen-planus-artige Keratose, solitärer Lichen planus, lichenoide Keratose, benigne lichenoide Keratose

Def: Variante der *Keratosis actinica: In sonnenexponierten Arealen auftretende, meist solitäre, hyperkeratotische, rötlich-bräunliche, makroskopisch uncharakteristische flache Papel mit den histologischen Merkmalen eines *Lichen ruber planus.

Man: Vorwiegend ältere Frauen

Hist: Irreguläre Akanthose und Hyperkeratose, Zellatypien, lichenoides Infiltrat im oberen Korium.

DD: *M. Bowen, *Basaliom, *Verruca seborrhoica, *Histiozytom

Ther: Curettage

Lit: Wolff H, Lincke-Plewig H (1982) Lichenoide Keratose. Hautarzt 33:651–653

Shapiro L, Ackerman AB (1966) Solitary lichen planus-like keratosis. Dermatologica 132:386–392

Keratose, lichen-planus-artige

s. Keratose, lichenoide aktinische

Keratose, palmoplantare

s. Keratosis palmoplantaris

Keratose, pigmentierte aktinische

s. Keratosis actinica

Keratose, seborrhoische

s. Verruca seborrhoica

Keratosis actinica

Syn: Keratosis solaris, Keratosis senilis, Keratoma senile, aktinische Keratose, Crasse de Vieillard

Def: Durch chronische kumulative Lichteinwirkung über 10 bis 20 Jahre entstandene Schädigung der Haut mit klinisch unterschiedlichem Bild.

Man: Vor allem hellhäutige, zum Sonnenbrand neigende Menschen
Lok: Chronisch lichtexponierte Hautareale, vor allem Stirn, Glatze, Nase, Ohrmuscheln, Wangen, Handrücken
Klin: Man unterscheidet:
- Erythematischer Typ: Zunächst wenige Millimeter große, runde, ovale oder unregelmäßige, stets scharf begrenzte, entzündlich gerötete, auch von Teleangiektasien durchzogene Herde mit rauher, horniger Oberfläche. Rasche Größenzunahme (bis Pfenniggröße). Blutungsneigung nach kleinen Verletzungen.
- Keratotischer Typ: Verstärkung der Hornauflagerung mit Ausbildung einer gelblichen bis braunen, bzw. grau-schwarzen Keratose.
- Cornu-cutaneum Typ: Hauthornartiger Zustand (*Cornu cutaneum).
- Lichen-planus-artige Keratose, vor allem an Streckseiten der Unterarme. Histologisch an *Lichen ruber planus erinnernde entzündliche Infiltrate.
- Pigmentierte aktinische Keratose: Durch vermehrte Pigmentbildung bräunlich tingierte aktinische Keratosen mit Tendenz zum spreitenden Wachstum.

Hist: Atypische Zellen in den unteren Epidermisschichten. Hypertrophischer – atrophischer – bowenoider Typ. Hyperkeratose, Parakeratose auf akanthotisch verbreitertem oder atrophischem Epithel.
DD: *Verruca seborrhoica, *Arsenkeratosen, *Lupus erythematodes chronicus, *Lichen ruber planus
Ther: Vereinzelte aktinische Keratosen: Exzision, *Kryotherapie, Elektrokaustik.
Zahlreiche aktinische Keratosen: 5-Fluoruracil-Salbe über 3–4 Wochen. Prophylaktische Vermeidung stärkerer Sonnenbelastung durch Lichtschutzmaßnahmen.
Prog: Maligne Entartung in 20–25% nach jahrelangem Verlauf.
Lit: Rödder-Wehrmann O, Lincke-Plewig H (1989) Spreitende pigmentierte aktinische Keratose-Diagnose und Therapie. Hautarzt 40:527–529

Keratosis areolae mammae naeviformis
Syn: Mamillenkeratosen
Def: Naevoide Fehlbildungen im Mamillenhof, fast ausschließlich bei Frauen.
Klin: Schmutzig-bräunliche bis schwärzliche, hyperkeratotische warzenähnliche Exkreszensen.
Prog: Rückbildung nicht möglich

Keratosis congenita multiplex
s. Pachyonychia congenita

Keratosis diffusa maligna
s. Ichthyosis congenita gravis

Keratosis disseminata circumscripta (follicularis)
s. Pachyonychia congenita

Keratosis extremitatum hereditaria progrediens
s. Keratosis extremitatum hereditaria transgrediens et progrediens

Keratosis extremitatum hereditaria transgrediens et progrediens
Syn: Keratosis extremitatum hereditaria progrediens, Keratodermia palmoplantaris progressiva, Greither-Syndrom
Def: Autosomal-dominant vererbte, zunächst auf Palmae und Plantae begrenzte, später über Hand- und Fußkanten, auf die Streckseiten (progrediente), auf Handgelenke, Fersen, Unterarme und -schenkel übergreifende (transgrediente) Verhornungsstörung.
Man: Beginn in der Kindheit
Klin: Ausgeprägte Hyperkeratosen.
Begleitsymptome: Brachyphalangie, Hyperhidrosis, Nagelbeteiligung.
DD: *Keratosis palmoplantaris transgrediens, *Erythrokeratodermia symmetrica progressiva

Keratosis follicularis
Syn: Keratosis pilaris, Keratosis suprafollicularis, Lichen pilaris, Folli-

kelkeratosen, Ichthyosis anserina, Ichthyosis scrophulosorum
Def: Verhornungsstörung der Haarfollikel, wahrscheinlich autosomal-dominanter Erbgang.
Man: Vor allem junge Mädchen im Pubertätsalter
Lok: Vor allem Streckseiten der Oberarme, Außenseite der Ober- und Unterschenkel, Glutaealregion
Klin: Zahlreiche, an die Follikel gebundene, meist hautfarbene, spitzkegelige, das Hautniveau überragende Hornpfröpfchen. Reibeisengefühl beim Darüberstreichen. Regelmäßig Akrozyanose, auch „Pernio follicularis" in den betroffenen Gebieten. Beim Abkratzen der Keratose tritt häufig ein aufgerolltes Haar hervor.
Hist: Hyperkeratose des Follikelostiums.
DD: *Ichthyosis follicularis, *Lichen ruber acuminatus
Ther: Lokal: Keratolytische und fettende Salben, Kochsalz-Ölbäder, Urea-Kochsalz-Salbe, harnstoffhaltige Externa, Vitamin A-Säure-Präparate, Bimsstein, Luffaschwamm
Prog: Meist Besserung mit zunehmendem Alter

Keratosis follicularis akneiformis (Typ Siemens)
Syn: Keratosis follicularis congenita (Siemens), Keratosis follicularis hereditaria Gertler, Siemens-Syndrom II
Def: Erbliche Verhornungsanomalie mit disseminierten, komedonenartigen, follikulären Keratosen, *Keratosis palmaris et plantaris, *Pachyonychie, *Onychogrypose und *Hyperhidrose. Im Schleimhautbereich: *Lingua plicata, *Leukoplakien.
DD: *Keratosis follicularis epidemica, *Pachyonychia congenita, *Pityriasis rubra pilaris

Keratosis follicularis amiantacea
s. Tinea amiantacea

Keratosis follicularis contagiosa (Morrow-Brooke)
s. Tinea amiantacea

Keratosis follicularis epidemica (Schuppli)
Syn: Baseler Krankheit, Keratosis follicularis toxica, Keratosis follicularis contagiosa (Morrow-Brooke)
Def: Veralteter Krankheitsbegriff; passagere akneiforme Follikelhyperkeratosen. Wahrscheinlich der *Akne venenata zuzuordnen.

Keratosis follicularis hereditaria Gertler
s. Keratosis follicularis akneiformis

Keratosis follicularis inversa
s. invertierte follikuläre Keratose^

Keratosis follicularis serpiginosa
s. Elastosis perforans serpiginosa

Keratosis follicularis spinulosa
s. Spinulosismus

Keratosis follicularis spinulosa decalvans
Syn: Keratosis pilaris decalvans, Siemens-Syndrom I
Def: Erbliche Verhornungsanomalie mit typischer Lokalisation (Capillitium, Gesicht, Streckseiten der Extremitäten, Thorax, Glutaeen), die beim männlichen Geschlecht mit Augenveränderungen und narbiger Alopezie einhergeht. Seltene assoziierte Symptome: Palmoplantare Keratosen, Oligophrenie.
Ätio: Wahrscheinlich X-chromosomal-dominater Erbgang.
DD: *Keratosis follicularis spinulosa, *Keratosis follicularis akneiformis, *Ulerythema ophryogenes.
Prog: Spontanes Sistieren des Prozesses im 2.–3. Dezennium
Lit: Harth W, Richard G, Schubert H (1992) Keratosis follicularis spinulosa decalvans: Das Vollbild der Erkrankung bei einer Frau. Z. Hautkr. 67:1080–1084

Keratosis follicularis toxica
s. Keratosis follicularis epidemica

Keratitis-Ichthyosis-Taubheit-Syndrom
Syn: KID-Syndrom (keratitis, ichthyosis, deafness)

Def: Seltenes, durch Ichthyose und Hyperkeratosen sowie Innenohrschwerhörigkeit gekennzeichnetes Syndrom unklarer Genese. Vermutlich Spontanmutation; kein familiäres Auftreten.
Man: Ab Geburt
Klin: Am gesamten Integument feinlamellöse Ichthyose mit stecknadelkopfgroßen Hyperkeratosen; hyperkeratotische Plaques an Ohren, Wangen, Ellbogen, Knien. Lederartige Verdickung der Haut an Palmae und Plantae. Spärliche Kopf- und Körperbehaarung. Nageldystrophie. Vorgealterter Aspekt. Progrediente Innenohrschwerhörigkeit.
Eitrige Keratokonjunktivitis und vaskularisierende Keratitis führen zu Hornhautulzera und Synechienbildung.
Intellektuelle Entwicklung meist normal.
Hist: *Akanthose, Hypergranulose und massive Orthohyperkeratose (unspezifisches Bild).
Ther: Symptomatisch mit keratolytischen Substanzen, Versuch mit Retinoiden als niedrig dosierte Dauertherapie.
Komp: Rezidivierende Infektionen (z. B. *Pyodermien, *Mykosen, *Skabies)
Lit: Langer K, Konrad K, Wolff K (1990) Keratitis, ichthyosis and deafness (KID)-syndrome: report of three cases and a review of the literature. Br J Dermatol 122:689–697

Keratosis lichenoides chronica

Syn: Lichenoide Trikeratose, Kaposi-Bureau-Barrière-Grupper-Syndrom, Keratose lichenoide striee, Lichen verrucosus et reticularis, Porokeratosis striata, Lichenoid trikeratosis, Nekam's disease (Lichen ruber moniliformis)
Def: Seltene, extrem chronische, durch hyperkeratotische Papeln gekennzeichnete Dermatose unklarer Ätiologie.
Ätio: Unklar, Variante des *Lichen ruber planus oder der *Hyperkeratosis follicularis et perifollicularis in cutem penetrans wird diskutiert.
Man: Um das 20. oder 50. Lebensjahr, grundsätzlich immer möglich (zweigipflige Kurve).
Lok: Meist Ausbreitung von einem Herd auf große Teile des Integuments, bevorzugt Extremitätenstreckseiten
Klin: Hyperkeratotische, rotbraune Papeln, die zu linearen und retikulären Formationen, seltener zu psoriasiformen Plaques konfluieren. Die Gesichtsbeteiligung erinnert an ein *seborrhoisches Ekzem^.
Befall von Mundschleimhaut (Aphthen, Laryngitis) und Augen (Keratokonjunktivitis, Synechienbildung) möglich.
Häufig charakteristische Nagelveränderungen (aufgetriebener hyperkeratotischer Nagelfalz, verstärkte Krümmung der Nagelplatte).
Hist: *Akanthose und *Orthohyperkeratose, seltener *Parakeratose der Epidermis, follikuläre Keratose, vakuoläre Degeneration des Stratum basale, lichenoides lymphozytäres Infiltrat (Bild des *Lichen ruber planus).
DD: *Dyskeratosis follicularis, *Lichen ruber planus und – verrucosus, *Pityriasis rubra pilaris, *Hyperkeratosis follicularis et perifollicularis in cutem penetrans, *Parakeratosis variegata, *Lupus erythematodes
Ther: *PUVA und systemische Retinoide, evtl. kombiniert. Komplette Resistenz gegenüber Lokaltherapeutika.
Lit: Braun-Falco O, Bieber T, Heider H (1989) Keratosis lichenoides chronica: Krankheitsvariante oder Krankheitsentität? Hautarzt 40:614–622
Duschet P, Schwarz T, Gschnait F (1987) Keratosis lichenoides chronica. Hautarzt 38:678–682
Skorupka M, Kuhn A, Mahrle G (1992) Keratosis lichenoides chronica. Hautarzt 43:97–99

Tabelle: Einteilung der hereditären Palmoplantar**keratosen** nach klinischen Gesichtspunkten (modifiziert nach Buhles 1988)

Palmoplantarkeratosen ↙ ↓ ↘

Heredität	I. Flächenhafter Befall	II. Streifen- bzw. inselförmiger Befall	III. Disseminierter und papulöser Befall
autosomal dominant	1. Keratosis palmoplantaris diffusa circumscripta (Unna Thost) (assoziierte Symptome fehlen)	7. Keratosis palmoplantaris varians (Wachters) (assoziiert teilweise mit Nagelveränderungen und Kraushaarigkeit)	8. Keratosis palmoplantaris papulosa/dissipata(maculosa (assoziierte Symptome fehlen)
	2. Keratosis palmoplantaris transgrediens (Greither) (assoziierte Symptome fehlen)		9. Akrokeratoelastoidosis (Costa) (assoziierte Symptome fehlen)
	3. Keratosis palmoplantaris mutilans (Vohwinkel) (assoziiert mit Uhrglasnägeln, Hypogonadismus, teilweise Innenohrschwerhörigkeit)		
autosomal-rezessiv	5. Keratosis palmoplantaris transgrediens (Meleda-Krankheit) (assoziiert mit Brachyphalangie, Hyperhidrosis, Koilonychie, EEG-Abnormalitäten, Augenstörungen usw.)		10. Porokeratosis palmaris, plantaris et disseminata (teilweise assoziiert mit Mundschleimhautveränderungen)
	6. Keratosis palmoplantaris (Papillon Lefèvre) (assoziiert mit Periodontosis, teilweise Debilität usw.)		12. Richner-Hanhart-Syndrom (Tyrosinämie, assoziiert mit Hornhautdystrophien, Oligophrenie, Minderwuchs, Lipome, Darm- und Blasendivertikulose)

Keratosis palmaris et plantaris cum surditate congenita et leuconychia totalis unguium
Syn: Schwann-Syndrom
Def: Kombination von Palmoplantarkeratosen mit *Leukonychie aller Nägel und Taubstummheit; *Hyperhidrose der Hände. Wahrscheinlich unregelmäßig dominanter Erbgang.

Keratosis palmoplantaris
Syn: Palmoplantare Keratose, Palmoplantarkeratose
Def: Hereditäre oder symptomatische Verhornungsstörung der Handflächen und Fußsohlen.
1. Zu den hereditären Palmoplantarkeratosen gehören z. B.:
*Keratosis extremitatum hereditaria transgrediens et progrediens
*Keratosis palmaris et plantaris cum surditate congenita et leuconychia totalis unguium
*Keratosis palmoplantaris circumscripta
*Keratosis palmoplantaris circumscripta seu areata
*Keratosis palmoplantaris cum degeneratione granulosa

*Keratosis palmoplantaris diffusa circumscripta
*Keratosis palmoplantaris mit Hypotrichose
*Keratosis palmoplantaris mit Ösophaguskarzinom
*Keratosis palmoplantaris mit Uhrglasnägeln und Knochenhypertrophie
*Keratosis palmoplantaris mutilans
*Keratosis palmoplantaris papulosa seu maculosa
*Keratosis palmoplantaris transgrediens
*Keratosis palmoplantaris varians
*Howell-Evans-Syndrom
*Pachyonychia-congenita
*Papillon-Lefèvre-Syndrom
Übersicht: s. Tabelle, S. 412
Isolierter Befall der Handinnenflächen oder der Fußsohlen ist möglich, einzelne Kasuistiken lassen sich nicht immer in die geläufigen Keratose-Syndrome einordnen.
s. a. Porokeratosis palmaris, plantaris et disseminata, Akrokeratoelastoidose, Erythema palmoplantare hereditarium,
2. Symptomatisch z. B. bei *Arsenkeratosen und *Keratodermia climacteria.
Ther: Extern: Pflegemaßnahmen, Hornhauthobel, Salicylsäure-haltige Salben oder Pflaster (bis 60%), Vitamin A-Säure-haltige oder Harnstoff-haltige Präparate, heiße Schmierseifen-Bädern.
Ggf. Versuch mit Retinoiden intern.
Lit: Buhles N (1988) Hereditäre Palmoplantarkeratosen. Eine Übersicht. In: Altmeyer P, Schultz-Ehrenburg U, Luther H (Hrsg.) Dermatologische Erkrankungen der Hände und Füße. Editiones Roche, S. 119–128
Sybert V et al. (1988) Palmar-plantar keratoderma. J Am Acad Dermatol 18:75–86
Salamon T (1989) Die erblich bedingte Keratosis palmaris ohne Veränderungen der Fußsohlen und die Keratosis plantaris ohne Veränderung der Handteller. Hautarzt 40:255–258
Koch HJ et al. (1991) Keratosis palmoplantaris mit Trommelschlegelfingern, Hypotrichose, Hypohidrose und Zahndysplasie. Hautarzt 42:399–401

Keratosis palmoplantaris areata Siemens
s. *Keratosis palmoplantaris varians

Keratosis palmoplantaris circumscripta seu areata
Syn: Richner-Hanhart-Syndrom, okulokutane Tyrosinämie, Tyrosinämie Typ II
Def: Hereditäre, punkt- bis bandförmige, klavusartige Palmoplantarkeratose, subunguale Keratosen in Kombination mit Hornhautdystrophien, geistiger Retardierung, Minderwuchs, evtl. multiplen Lipomen, *Lingua plicata, Darm- und Blasendivertikulose.
Ätio: Autosomal-rezessiver Erbgang
Man: Haut- und Augenveränderungen oft im Kindesalter, neurologische Störungen später.
Lok: Vor allem Finger- und Zehenkuppen, Palmae, Plantae
Lab: Tyrosinämie, Tyrosinurie
Ther: Exzision schmerzhafter Hornplatten.

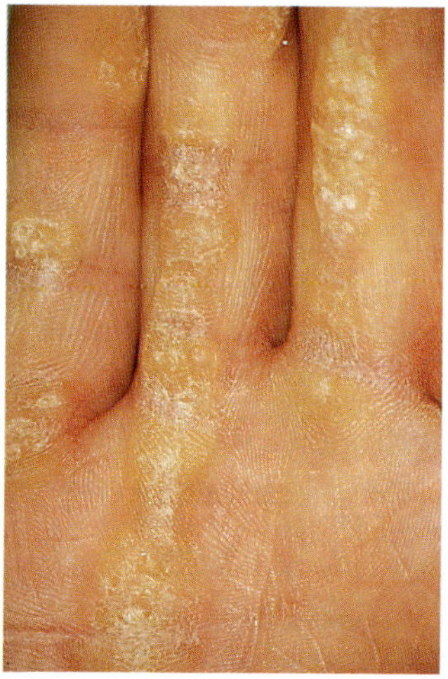

Keratosis palmoplantaris circumscripta seu areata

Prog: Z. T. spontane Abheilung der Palmae, keine Besserung der Plantae.
Lit: Salamon T et al. (1988) Vier Fälle von Richner-Hanhart-Syndrom (Tyrosinämie Typ II) mit neurologischer Symptomatologie in einer jugoslawischen Familie. Hautarzt 39:149–154

Keratosis palmoplantaris cum degeneratione granulosa (Voerner)
Def: Die physiologischen Druckstellen bevorzugende Palmoplantarkeratose mit granulomatöser Degeneration.
Hist: Akanthokeratolyse

Keratosis palmoplantaris diffusa circumscripta
Syn: Keratoma palmare et plantare hereditarium, Morbus Unna-Thost, Ichthyosis palmaris et plantaris (Thost)
Def: Autosomal-dominant vererbte, palmoplantare Verhornungsstörung.
Man: 1. oder 2. Lebensjahr
Lok: Symmetrisch an Handinnenflächen und Fußsohlen
Klin: Dicke, wachsartige, gelblich, evtl. rissig gefelderte Hornschicht, die zunächst durch einen rosaroten Saum abgescharf von der normalen Haut abgesetzt ist. Häufig Hyperhidrose. Abnorm gewucherte Fingernägel.
Hist: Massive Verdickung der Hornschicht.
DD: *Keratosis palmoplantaris cum degeneratione granulosa
Ther: Intern: Retinoide
Extern: Symptomatisch: Aufweichung und Ablösung der Hornschicht mittels salizylsäurehaltiger Salben, heißen Schmierseifen-Bädern und Hornhauthobel.
Prog: Lebenslanger Bestand, Verstärkung durch mechanische Belastung.

Keratosis palmoplantaris diffusa non circumscripta
s. Papillon-Lefèvre-Syndrom

Keratosis palmoplantaris maculosa
s. Keratosis palmoplantaris papulosa seu maculosa

Keratosis palmoplantaris mit Hypotrichose
Def: Diffuse Palmoplantarkeratose mit Hyperhidrose, subungualen Keratosen, Nageldysplasien und Hypotrichie.

Keratosis palmoplantaris mit Ösophaguskarzinom
Def: Wahrscheinlich autosomal-dominant vererbte, sich zwischen dem 5. und 15. Lebensjahr manifestierende, diffuse palmoplantare Keratose und Hyperhidrose. In 70% Entwicklung eines Ösophaguskarzinoms um das 50. Lebensjahr. Androtropie.

Keratosis palmoplantaris mit Parodontose, Typus Papillon Lefèvre
s. Papillon-Lefèvre-Syndrom

Keratosis palmoplantaris mit Periodontose
s. Papillon-Lefèvre-Syndrom

Keratosis palmoplantaris mit Uhrglasnägeln und Knochenhypertrophie
Def: Diffuse, streng palmoplantar lokalisierte Keratose mit Hyperhidrose, Uhrglasnägeln und Verschmälerung der Kortikalis der langen Röhrenknochen.

Keratosis palmoplantaris mutilans
Syn: Vohwinkel-Syndrom, Keratoma hereditarium mutilans, Pseudoainhum-artige Dermatose
Def: Wahrscheinlich autosomal-dominant vererbte, massive palmoplantare Keratose mit lividem Rand, Hyperhidrose, Kontrakturen, anulären keratotischen Schnürfurchen mit Fingeramputationen. Uhrglasnägel, Hypogonadismus, gelegentlich Innenohrschwerhörigkeit.

Keratosis palmoplantaris papulosa seu maculosa
Syn: Keratoma palmare et plantare hereditarium dissipatum
Def: Hereditäre Palmoplantarkeratose mit Ausbildung von Hornkegeln.
Ätio: Regelmäßiger autosomal-dominanter Erbgang

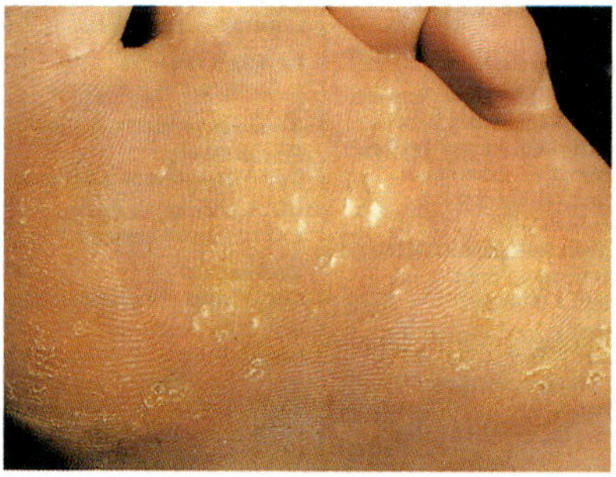

Keratosis palmoplantaris papulosa seu maculosa

Man: Zwischen dem 15. und 30. Lebensjahr.
Lok: Palmae und Plantae
Klin: Zahlreiche, etwa linsengroße, isolierte, warzenartige Hornkegel mit schuppender Oberfläche. Zentrale Abstoßung mit trichterförmigem Defekt.
Gelegentlich Nagelveränderungen
DD: *Verrucae plantares, *Schwielen, *Clavi syphilitici, *Dyskeratosis follicularis, *Psoriasis vulgaris
Prog: Keine Spontanremission

Keratosis palmoplantaris transgrediens
Syn: Keratoma palmare et plantare hereditarium transgrediens, Mal de Meleda, Mljet-Krankheit
Def: Autosomal-rezessiv vererbte Palmoplantarkeratose mit Übergang auf die Hand- und Fußrücken.
Man: Säuglingsalter
Klin: Ausgeprägte Hyperkeratosen, die im Laufe des Lebens auf Handrücken, Fingerknöchel, Unterarme, Fußrücken und Unterschenkel übergreifen (transgrediens).
Brachyphalangie, Hyperhidrose; Nagelbeteiligung: Subunguale Keratosen, Koilonychie
Ther: Intern: Versuch mit Retinoiden
Extern: Pflegemaßnahmen, Hornhauthobel, Vitamin A-Säure-präparate, Salicylsäure-haltige Salben.

Keratosis palmoplantaris transgrediens, Typ Greither
s. Keratosis extremitatum hereditaria transgrediens et progrediens

Keratosis palmoplantaris varians (Wachters)
Def: Autosomal-dominante Palmoplantarkeratose, die in früheren Jahren in eine inselförmige (Siemens) und eine striäre Form (Brünauer-Fuchs) getrennt wurde.
Man: 15.–30 Lebensjahr
Klin: Striäre, inselförmige oder diffusmembranöse Keratosen in Abhängigkeit von der physikalischen Belastung. Freibleiben von wenig belasteten Arealen, Ausbreitung auf Finger- und Zehenbeugeseiten möglich, selten Befall von Knien, Ellbogen, Fingerrücken. Keine Assoziation mit weiteren Symptomen.
Lit: Luderschmidt C, Plewig G (1980) Keratosis palmoplantaris areata Siemens. Hautarzt 31:96–99

Keratosis pilaris
s. Keratosis follicularis

Keratosis pilaris decalvans
s. Keratosis follicularis spinulosa decalvans

Keratosis pilaris faciei
s. Ulerythema ophryogenes

Keratosis pilaris rubra atrophicans faciei
s. Ulerythema ophryogenes

Keratosis pilaris scorbutica
s. Hyperkeratosis follicularis durch Avitaminose C

Keratosis-pilaris-Syndrom
Def: Seltenes, autosomal-dominant vererbtes gemeinsames Auftreten von Krankheiten, die durch follikuläre Hyperkeratose, Gefäßerweiterung und Atrophie charakterisiert sind:
- *Keratosis follicularis
- *Ulerythema ophryogenes
- *Folliculitis ulerythematosa reticulata
- *Folliculitis decalvans

Lit: Azambuja R, Proenca NG, Cardoso WV (1987) Ulerythema ophryogenes und Folliculitis ulerythematosa reticulata. Hautarzt 38:411–413

Keratosis rubra congenita (Rille)
s. Erythrodermia congenitalis ichthyosiformis bullosa

Keratosis senilis
s. Keratosis actinica

Keratosis solaris
s. Keratosis actinica

Keratosis spinulosa
s. Spinulosismus

Keratosis spinulosa cum trichostasi (Galewsky)
s. Trichostasis spinulosa

Keratosis suprafollicularis
s. Keratosis follicularis

Keratosis vegetans
s. Dyskeratosis follicularis

Keratosis verruciformis (Weidenfeld)
Def: Verruziforme Keratosen.
DD: *Lichen ruber verrucosus, *Lichen amyloidosus

Kerion Celsi
Syn: Celsussches Kerion
Def: Alte Bezeichnung für die tiefe *Trichophytie des behaarten Kopfes mit Ausbildung wulstiger Knollen.
s. Tinea capitis profunda

Kerzenfleckphänomen
Syn: Kerzenspanphänomen
Def: Phänomen bei der Psoriasis: Durch Kratzen läßt sich die lamelläre Schuppung deutlich erkennen und entfernen.

Kerzenspanphänomen
s. Kerzenfleckphänomen

Keuchhusten
s. Pertussis

KID-Syndrom
s. Keratosis-Ichthyosis-Taubheit-Syndrom

Kiebitzeinaevus
s. Naevus spilus

Kiebitznaevus
s. Naevus spilus

Kimura, Morbus
s. angiolymphoide Hyperplasie^ mit Eosinophilie

Kimura-Syndrom
s. angiolymphoide Hyperplasie^ mit Eosinophilie

Kinky hair disease
Syn: Pili torti mit Kupfermangel, Trichopoliodystrophie, Menkes-Syndrom, Menkes-Stahlhaarkrankheit, Kraushaarsyndrom
Def: Fortschreitende neurodegenerative, rezessiv geschlechtsgebunden vererbte Erkrankung infolge einer Kupferresorptionsstörung im Darm und einer Kupfertransportstörung im Gewebe.
Man: 5. Lebenswoche bis 5. Lebensmonat
Lok: Kopfhaar, Augenbrauen
Klin: *Pili torti, pigmentarme, borstige, glanzlose, geknickte Haare. Psychomotorische Retardierung, Krämpfe, Wachstumsstörungen mit skorbutartigen Knochenveränderungen. Fortschreitende Dezerebrationszeichen.
Ther: Versuchsweise Kupfersubstitution

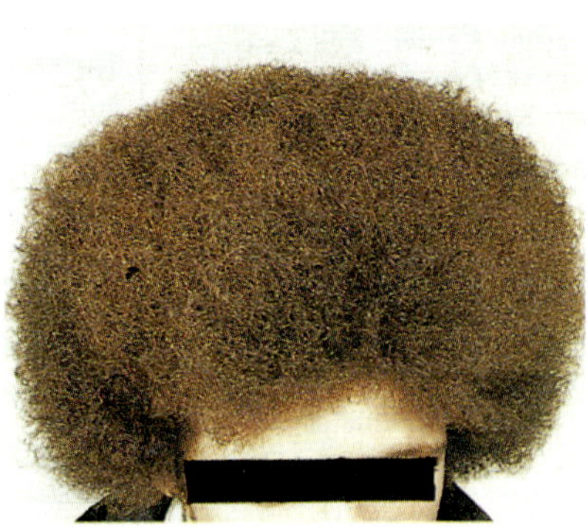

Kinky hair disease

Prog: Tod meist im 4. bis 5. Lebensjahr

Kitamura-Takahashi-Sasagawa-Syndrom
s. Patchy pityriasiform lichenoid eczema

Kitzel
Def: Reizwahrnehmung, ausgelöst durch sehr schwache, anhaltende Berührungen.
Abwehr: Wischreflexe

Kladiose
Def: Tiefe Pilzinfektion mit Scopulariopsis brevicaulis; auch oberflächliche Dermatomykosen sind bekannt.
s. a. Mykose, Schimmelpilz
Klin: Subkutane, knotige, sporotrichoseartige Veränderungen, flächenhafte proliferative Beteiligung der Epidermis.

Klarzellenakanthom
Syn: Hellzellenakanthom, Acanthoma Degos, clear-cell-acanthoma; pale cell acanthoma; acanthome à cellule claire
Def: Benigner Tumor mit Lokalisation v. a. im Bereich des Unterschenkels.
Klin: 0,5 bis 1 cm großer, ovaler, blaßroter bis hellbrauner Tumor mit gering schuppender Oberfläche.
Hist: Breites, plumpes Epithelband mit zahlreichen großen hellen Zellen und zentral gelegenen, normalen Kernen. Keine Steigerung der Mitoserate.
Ther: Exzision

Klarzellenhidradenom
Syn: Klarzellenmyoepitheliom, Hellzellenmyoepitheliom, clear cell hidradenoma
Def: Von den Ausführungsgängen der ekkrinen *Schweißdrüsen ausgehender Tumor.
s. a. Syringom
Man: Erwachsenenalter
Lok: Gesicht, Kopfhaar, Haut, Brustbereich
Klin: Überwiegend solitärer, bis zu 3 cm großer, mit der Epidermis verwachsener, gegen die Subkutis gut verschieblicher, teils solider, teils zystischer Tumor. Zentrale Ulzeration möglich.
Hist: Lobulär angeordnete epitheloide Zellen im Korium. Hohlräume, pflanzenzellartige, hydropisch-klare Zellen mit scharf begrenzter Zytoplasmamembran.
DD: *Fibrom, *Naevus
Ther: Exzision
Lit: Ambrojo P, Caballero L et al. (1989) Clear-cell syringoma. Dermatologica 178:164–166

Klarzellenmyopepitheliom
s. Klarzellenhidradenom

Klarzellsyringom
s. *Syringom

Klavus
s. Clavus

Kleeblattnase (Gay-Prieto)
Def: Typische Nasendeformation durch Destruktion des Nasenseptums bei der *Lepra lepromatosa.

Kleiderlausbefall
s. Pediculosis vestimentorum

Kleieflechte
s. Pityriasis

Kleinsporenflechte
s. Mikrosporie

Klein-Waardenburg-Syndrom
Def: Kombination von *Piebaldismus, Taubstummheit, Blepharophimosis, Dystopie der unteren Tränenpunkte und Hypoplasie der Iris.
Autosomal-dominant vererbt, variable Penetranz und Expressivität
Klin: Umschriebener Pigmentmangel, in 17% weiße Stirnlocke, in 78% hyperplastisch verbreiterte Nasenwurzel, Hypertrichose der medialen Augenbrauenanteile in 45%, laterale Dislokation der Canthi in 99%, evtl. Knochendeformität, Intelligenzverminderung.

Kleinwuchs, sexogener
s. Rössle-Syndrom

Klempner Knie
Def: Kalzinose der Haut über der Kniescheibe nach langjähriger Tätigkeit als Klempner.
s. a. Calcinosis cutis

Klimatischer Bubo
s. Lymphogranuloma inguinale

Klimakterium der Frau
Syn: Wechseljahre
Def: Übergangsphase von der vollen Geschlechtsreife zum Senium; die *Menopause fällt in diese Zeit.
Ätio: Physiologische Verminderung der Östrogene durch Erlöschen der zyklischen Ovarialfunktion.
Man: Meist 40.–50. Lebensjahr
Klin: Prämenopause (6 Jahre vor der Menopause): Zyklusstörungen. Postmenopause (bis 6 Jahre nach der Menopause): Vegetative und psychische Störungen: Hitzewallungen, Flushphänomene, Kälteschauer, Schweißausbrüche, Schwindel, Herzklopfen, Angina pectoris, Schlaflosigkeit, Angstzustände, Abnahme der Leistungsfähigkeit, Vergeßlichkeit, Antriebsschwäche, Stimmungslabilität, Depressionen, Reizbarkeit. Selten Dauerblutungen.
Kompl: *Alopezie, *Hirsutismus, Osteoporose
Ther: Östrogenzufuhr in Form von Pflastern, oralen Therapeutika oder Injektionen in Zusammenarbeit mit dem Gynäkologen.

Klimakterium des Mannes
Syn: Klimakterium virile
Def: Wechseljahre des Mannes infolge rascher Abnahme der Testosteronbildung.
Man: 45.–60. Lebensjahr
Klin: Klimakterische Beschwerden infolge eines beschleunigten Alterungsprozesses. Nachlassen der physischen und psychischen Leistungsfähigkeit. Schlafstörungen, Herzklopfen, Abnahme von Libido und Potenz.
Lab: Verminderung der Ejakulatmenge unter 2 ml, des Fruktosegehaltes im Sperma und der sauren Phosphatase im Ejakulat. Abnahme der 17-Ketosteroide im Urin.

Klimakterium praecox
Def: Vorzeitiges *Klimakterium: 25.–35. Lebensjahr.

Klimatherapie, dermatologische
Def: Krankheitsangemessene Ordination des thermisch-hygrischen, des aktinischen und des luftchemischen Wirkungskomplexs (*medizinische Klimatologie) für die Behandlung von Integument und hautnahen Schleimhäuten, d. h. z. B. Einsatz der „Heliotherapie“ als Teilmenge des aktinische Wirkungskomplexes bei der *Psoriasis vulgaris, Einsatz der „Thalassotherapie“ bei chronischen Konstitutionsdermatosen sowie Einsatz von Schon- und Reizfaktoren des luftchemischen Komplexes bei der *Atopie.

Klimatologie, medizinische
Def: Teilmenge der „Bio-Meteorologie”, die im wesentlichen die atmosphärischen und terrestrischen Vorgänge an einem Ort, die sich aus der Gesamtzahl der Witterung gemessen über mindestens 3 Jahrzehnte ergeben und auf den Menschen einwirken können, definiert (Loewy, 1924).
Da alle Versuche gescheitert sind, Klimareaktionen auf den Menschen auf Einzelfaktoren zu reduzieren, spricht man seit Linke (1922) von sog. Wirkungskomplexen. Für die Dermatologie wichtige Wirkungskomplexe sind.
1. Thermisch-hygrischer Wirkungskomplex: Beinhaltet die Klimadaten von: Lufttemperatur, Luftfeuchtigkeit, Windgeschwindigkeit und Windrichtung sowie der Wärmestrahlung von Sonne, Himmel und an der Erdoberfläche.
2. Aktinischer Wirkungskomplex: Definiert sich durch die Wirkung der Sonne- und Himmelsstrahlung im Spektralbereich von 280–2400 nm. Als Biosphäre bezeichnet man die auf die Oberfläche gelangende, biologisch

bedeutsame Strahlung zwischen 280 und 2400 nm im allgemeinen gemessen in Kalorie pro cm2 und Tag.
3. Luftchemischer Wirkungskomplex (Syn: „Aerosolkomplex" nach Jessel): Zusammengesetzt aus allen schwebefähigen Beimengungen der Luft, z. B.: Gasanteile wie Kohlen- und Schwefeldioxide, Pollen, Halogene wie Fluor, Chlor, Brom und insbes. Jod sowie die verschiedenen Kerngrößen des „Brandungsaerosol" (d. h. die Meerwasserbeimengungen am Flutsaum gemessen im Seewind).

Klinefelter-Syndrom
Syn: 47 XXY-Syndrom, im weiteren Sinne auch 48 XXXY- und 49 XXXXY-Syndrome
Def: Testikuläre Entwicklungsstörung mit unterschiedlich stark ausgeprägten körperlichen Merkmalen auf der Grundlage einer numerischen Aberration der Geschlechtschromosomen durch Non-Disjunction bei der Reifeteilung bei phänotypisch männlichen Individuen.
Häufigkeit: 1:500 männliche Neugeborene bzw. zwischen 2 und 5% bei infertilen Männern.
Klin: – Präpubertär keine sicheren Symptome, gelegentlich Oligophrenie
– In der Pubertät bzw. postpubertär obligat kleine Hoden mit Volumina unter 3–5 ml im Sinne eines *primären Hodenschadens^ mit kompensatorisch hypergonadotropem Hypogonadismus (*FSH stark erhöht, *LH/ICSH mäßig erhöht oder normal), *Azoospermie bzw. hochgradige *Oligozoospermie mit meist irreversibler Infertilität (vereinzelt sind Vaterschaften beschrieben worden); fakultativ in 30–50% der Fälle manifester oder latenter Testosteronmangel mit gynoidem Habitus (Gynäkomastie, Fettverteilungsmuster, Sekundärbehaarung, erhöhte Stimmlage, lange Extremitäten), Osteoporose, Intelligenzdefekten bis zum Schwachsinn, Gefäßaplasien, vaskulären Störungen u. a., vor allem bei Formen mit mehr als 2 X-Chromosomen.
Diag: Obligat herabgesetztes Hodenvolumen (unter 3–5 ml); Azoospermie oder hochgradige Oligozoospermie, FSH-Erhöhung, Hodenbiopsie mit exzessiver Tubulussklerose und Hyperplasie der v.Leydig'schen Zwischenzellen, Mundschleimhautabstrich mit Nachweis eines oder mehrerer Chromatinkörperchen in den Zellkernen, Chromosomenanalyse.
DD: *Sekundärer Hodenschaden^, *Hodendygenesie anderer Ursache, *Gynäkomastie anderer Ursache
Ther: Ggf. operative Korrektur bei starker Gynäkomastie, bei Testosteronmangel Substitution, ansonsten symptomatisch.
Lit: Gall H, M Schmid, J Schmidtke, W Schempp, L Weber (1985) Familiäre, strukturelle Aberration des Y-Chromosoms mit Fertilitätsstörungen. Hautarzt 36:622–628
Plewa GF (1983) Klinische Beobachtungen bei Patienten mit Klinefelter-Syndrom. Fortschritte der Fertilitätsforschung 12:649–652

Klinefelter-Syndrom, falsches
s. idiopathische Tubulusdegeneration^

Klingelknopfphänomen
Def: Phänomen beim *Neurofibrom der Haut, Eindrückbarkeit und baldiges Wiederausstülpen der weichen Hauttumoren, z. B. bei *Neurofibromatosis generalisata.

Klippel-Trénaunay-Syndrom
Syn: Haemangiectasia hypertrophicans, Angio-osteo-hypertrophisches Syndrom, Naevus varicosus osteohypertrophicus, Osteoangiohypertrophie-Syndrom, Quadrantensyndrom
Def: Kongenitale *Angiodysplasie, gekennzeichnet durch die Trias *Naevus flammeus lateralis, *Varikosis und Riesenwuchs meist einer, selten mehrerer Extremitäten.

Man: Ab Geburt, männliches Geschlecht bevorzugt
Lok: Meist asymmetrischer Befall einer Extremität, selten sind mehrere Quadranten des Körpers betroffen.
Klin: Ausgedehnter *Naevus flammeus lateralis (meist gesamte Extremität, evtl. Lymphangiome)
- Ausgeprägte *Varikosis
- Dysproportionierter Riesenwuchs mit Weichteil- und Knochenhypertrophie der befallenen Extremität Gelegentlich Anomalien der tiefen Beinvenen, Fehlen von Veränderungen der Arterien und a.-v. Fisteln

Diag: Ausschluß *arteriovenöser Fisteln^.
DD: *Parkes-Weber-Syndrom, *Cobb-Syndrom, *Servelle-Martorell-Syndrom
Ther: Konservativ: *Kompressionsverbände, ggf. *Argon-Laser-Therapie, *Sklerosierung von Varizen. Ggf. orthopädischer Ausgleich eines Beckenschiefstands.
Prog: Günstig (keine Progredienz, keine Dominanz hämodynamischer Faktoren)
Lit: Wolf CH, Partsch H (1987) Angiodysplasien der Extremitäten. Hautarzt 38:645–651

Klippel-Trénaunay-Weber-Syndrom
Def: Wird sowohl als Synonym für *Klippel-Trénaunay-Syndrom als auch für *Parkes-Weber-Syndrom gebraucht (teilweise wird das Parkes-Weber-Syndrom als Variante des Klippel-Trénaunay-Syndroms aufgefaßt).

Klopftest
Def: Diagnostisches Verfahren zum Nachweis von Klappeninsuffizienzen im Verlauf der Vena saphena magna und zur Objektivierung von *Thrombophlebitiden der tiefen Beinvenen. Durchführung im Stehen; bei insuffizienten Klappen pflanzt sich die durch das Beklopfen ausgelöste Druckwelle über ein größeres Segment fort.
s. a. chronisch venöse^ Insuffizienz, Varikose

Knees, dirty knees der Hausmädchen
s. Hausmädchenknie

Knötchen
s. Papel

Knötchen, piezogene
s. Piezogene Knötchen

Knötchen, rheumatische
Syn: Rheumatische Granulome, Aschoffsche Knötchen
Def: Erbsgroße, vor allem über Knochenvorsprüngen (Finger, Ellenbogen, Hinterkopf) lokalisierte Knötchen bei *rheumatischem Fieber (30% der Fälle), häufig Herzbeteiligung.
Hist: Massive fibrinoide Nekrose, kutane, sarkoidoseähnliche Knötchen.
DD: *Rheumatoide Knötchen^
Prog: Rückbildungsfähig in kurzer Zeit

Knötchen, rheumatoide
Syn: Rheumaknoten, Noduli rheumatici
Def: Zum sogenannten Rheumatismus nodosus gehörende Knötchen, in 20% der Fälle der *primär chronischen Polyarthritis^, meist bei schweren Verlaufsformen, gelegentlich ohne Gelenkerscheinungen.
Lok: Vor allem Ulnarbereich, Ellbogen, auch Hände, Fingerrücken, über den Ohren.
Klin: Indolente, hautfarbene, erhabene, harte, subkutan oder in den Weichteilen gelegene, bis über haselnußgroße, evtl. ulzerierende Knoten.
Hist: Kleinherdige fibrinoide Nekrose mit umgebenden, palisadenartig angeordneten Fibroblasten und Histiozyten. Resorption und Organisation der Herde, Ausbildung einer fibrösen Kapsel.
Lab: Häufig positive Rheumafaktoren oder positive antinukleäre Faktoren
DD: *Heberden-Knoten, *juxtaartikuläre Knoten, Knoten bei der *Acrodermatitis chronica atrophicans (Herxheimer), *Xanthoma tendinosum et articulare, *Gichttophie, *rheumatisches Knötchen^

Ther: Behandlung der Grundkrankheit, ggf. Exzision oder Glukokortikoid-Kristallsuspension intrafokal
Prog: Mögliche Perforation bei längerem Bestand

Knötchenflechte
s. Lichen ruber planus

Knollennase
s. Rhinophym

Knopfsondenphänomen
s. Sondenphänomen

Knorpel-Haar-Hypoplasie
Def: Autosomal-rezessiv vererbte Sonderform der *Chondrodystrophie mit langem Rumpf, glockenartigem Thorax, kurzen Extremitäten, Bindegewebsschlaffheit sowie Wachstumsstörungen mit Ausbildung eines Zwergwuchses.
Feines, schwach pigmentiertes, brüchiges, insgesamt spärlich entwickeltes Haarkleid an Kopf und Körper.
Kurze, brüchige Nägel.
Man: Bei Geburt

Knorpelnaevus branchiogener
s. Aurikularanhang

Knoten, juxtaartikuläre
s. Juxtaartikuläre Knoten

Knotenfilariose
s. Onchozerkose

Knotenrose
s. Erythema nodosum

Knuckle Pads
s. echte Fingerknöchelpolster^

Koagulationsnekrose
Def: Scharf begrenzter, pergamentartiger Ätzschorf, entstanden durch säurebedingte Eiweißfällung in zugrundegehenden Zellen. Die Säure wird durch die Koagulation meist gebunden, daraus folgt: Kein weiteres Vordringen in die Umgebung.
s. a. Verätzung, Kolliquationsnekrose

Koagulopathien
Def: Hämorrhagische Diathese, bedingt durch Störungen der plasmatischen Gerinnungsfaktoren.
s. a. Hämorrhagische Diathese
Man unterscheidet die angeborene, genetisch bedingte Koagulopathie mit meist selektivem Gerinnungsdefekt (*Haemophilie, *von Willebrand-Jürgens-Syndrom) von der erworbenen Koagulopathie mit Verminderung der Aktivität mehrerer Gerinnungsfaktoren, z. B. bei: Vitamin K-Mangel, hepatogener Blutungsneigung, urämische Blutungsneigung, Verbrauchskoagulopathie, Immunkoagulopathien (Hemmkörperbildung), *Purpura hyperglobulinaemica, hämorrhagische Diathese der Neugeborenen.

Köbner-Phänomen
Syn: Isomorpher Reizeffekt
Def: Auftreten der zur Grunderkrankung gehörenden Hauterscheinungen in einer mechanischen, thermischen oder chemischen Reizung (z. B. Kratzspur, Verbrennung etc.).
Vork: z. B. bei *Psoriasis vulgaris, *Lichen ruber planus

Köbnersche Krankheit
s. Epidermolysis bullosa hereditaria simplex (Köbner)

Köhlmeier-Degos-Syndrom
s. Papulosis maligna atrophicans

Kölnisch Wasser-Dermatitis
s. Berloque-Dermatitis

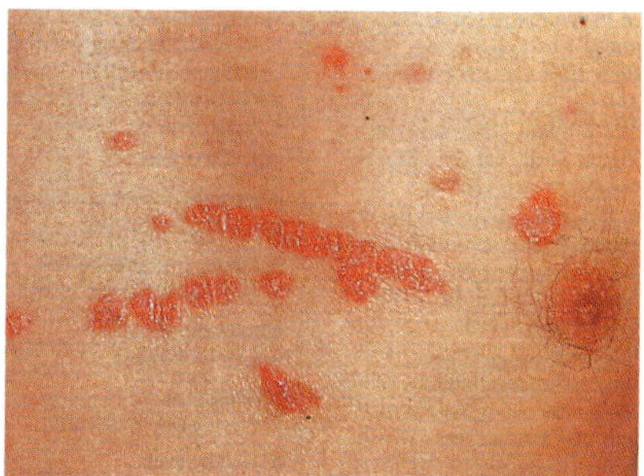

Köbner-Phänomen (bei Psoriasis vulgaris)

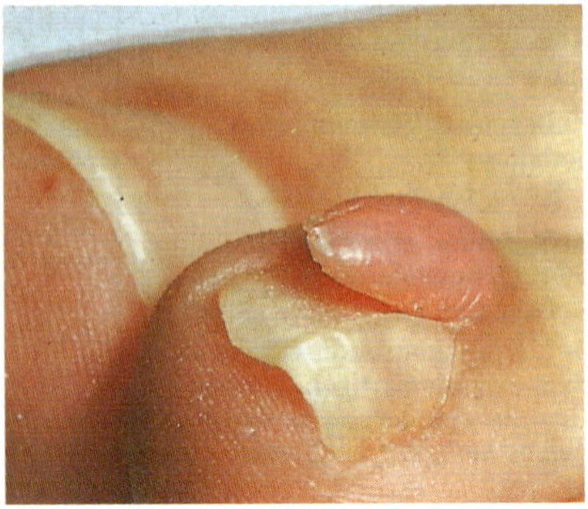

Koenen-Tumor

Koenensche Tumoren
Def: Peri- und subunguale *Fibrome beim *Adenoma sebaceum, *Morbus Pringle.

Körnerkrankheit
s. Trachom

Körnerschicht
s. Stratum granulosum

Körnerzelle
Def: Spindelförmige Epidermiszelle mit basophilen Körnchen im Zytoplasma. Diese, das *Stratum granulosum bildende Zellen synthetisieren vermutlich das Keratohyalin.

Kogoj-Pustel
Def: Histologische Bezeichnung für unilokuläre intraepitheliale Pustel mit neutrophilen Leukozyten.
Vork: *Acrodermatitis continua suppurativa (Hallopeau); *Psoriasis pustulosa.

Kohlenmonoxydvergiftung
Def: Intoxikation mit Kohlenmonoxyd.
Klin: Hauterscheinungen: Massives, dermales Ödem, umschriebene bullöse Reaktionen im Gesicht und an den Extremitäten.
Hist: Subepidermale Blase, epidermale Nekrose, Nekrose der sekretorischen Anteile ekkriner Schweißdrüsen
DD: *Barbituratvergiftung
Ther: Sauerstoffzufuhr, Sofortmaßnahmen zur Sicherung von Atmung und Kreislauf. Korrektur der Azidose

Koilonychie
Syn: Löffelnagel, spoon nail
Def: Napfartige Aushöhlung der am Rand abgelösten Nagelplatte, Ausbildung einer löffelartigen Form.
Vork: Bei Eisenmangelanämie, bei *Raynaud-Syndrom, auch autosomal-dominanter Erbgang
Klin: Meist sind mehrere, ggf. alle Fingernägel, selten die Fußnägel, betroffen.
Ther: Je nach Ursache: Kausal bei Eisenmangelanämie. Vermeiden mechanisch auslösender Faktoren, evtl. Nagellack.

Kokardenerythem
s. Erythema exsudativum multiforme

Kokardennaevus
s. Naevus, Kokardennaevus

Kokardenpurpura
Def: Kokardenförmig gruppierte Ekchymosen bei der *rheumatischen Purpura^.

Kokardenpurpura, frühinfantile postinfektiöse (Seidlmayer)
Syn: Seidlmayersche Kokardenpurpura
Def: Mit kokardenförmigen Hämorrhagien einhergehendes, seltenes Krankheitsbild im frühen Kleinkindalter. Hämorrhagische Variante des *Erythema exsudativum multiforme oder Variante der *rheumatischen Purpura^ wird diskutiert.
Ätio: Meist Infektion mit Mykoplasma pneumoniae nachweisbar, daher Interpretation des Krankheitsbildes als infektallergische Reaktion auf Mykoplasmeninfektion.
Man: Säuglinge und Kleinkinder
Lok: Gesicht, Extremitätenstreckseiten, Gesäß
Klin: Kreisrunde, bis markstückgroße, oft mit Begleitödem kombinierte Hämorrhagien, evtl. flächenhafte Ausbreitung.

Keine Beteiligung innerer Organe.
Ther: Extern symptomatisch; intern Erythromycin
Prog: Günstig, keine Rezidivneigung
Lit: Ruhrmann G (1977) Kokardenpurpura. Hämorrhagische Variante des Erythema exsudativum multiforme als Folge einer Mykoplasmapneumoniae-Infektion? Pädiat Prax 19:37–40

Kokzidioidomykose
s. Coccidioidomycose

Kokzygealfistel
s. Pilonidalsinus

Kolbenhaar
s. Telogenhaar

Kollagen, injizierbares
Def: Aus hochgereinigtem Rinderhautkollagen (vorwiegend Typ I) bestehende Dispersion in phosphatgepufferter physiologischer Kochsalzlösung (xenogenes Kollagen). Therapeutische Anwendung v. a. im Gesichtsbereich, klinischer Einsatz seit 1977.
Indikationen erster Wahl:
- isolierte oder multiple weiche, eingesunkene Narben, z. B. Aknenarben, nach Trauma, Operation, viralen Hautinfekten.
- kutane Atrophien, z. B. nach Depotkortikosteroidinjektionen.
- Falten und Furchen aufgrund des Alterungsprozesses der Haut, z. B. Glabella-, Nasolabialfalten.

Durchführung: Zunächst Testung der Verträglichkeit: Injektion von 0,1 ml Kollagen-Suspension intradermal an der Unterarminnenseite, Beobachtung der Testreaktion über 4 Wochen. Ist sie negativ, therapeutische Applikation intrakutan in die tiefen Bereiche des Koriums. Anfängliche Überkorrektur bildet sich wieder zurück. Wie lange die Korrektur anhält, ist individuell unterschiedlich.
Komp: Allergische Reaktionen; vorübergehende Schwellungen und Verhärtungen des Gewebes noch Monate nach Applikation möglich (häufig nach Sonnenbestrahlung, Alkoholgenuß)

Kollagendegeneration, basophile
s. Elastosis actina

Kollagenom, disseminiertes noduläres
s. eruptives Kollagenom^

Kollagenom, eruptives
Syn: Disseminiertes noduläres Kollagenom
Def: Krankheitsbild mit zahlreichen myxödemartigen, knotigen Gewebsveränderungen, dessen Eigenständigkeit noch umstritten ist.
Lok: Vor allem Stamm, auch proximale Extremitätenabschnitte
Klin: Erhabene, runde bis längsovale, gut palpable, auf der Unterlage verschiebliche, mit der Epidermis verbackene Knoten. Kein Juckreiz
Hist: Verdickte, homogenisierte, eosinophile kollagene Fasern.
DD: *Lichen myxoedematosus, *Mucinosis follicularis

Kollagenose, reaktive perforierende
Syn: Reactive perforating collagenosis, Collagenoma perforans verruciformis
Def: Vorwiegend bei Kindern beobachtete , familiäre, fokale Bindegewebsdegeneration mit transepithelialer Ausschleusung der Kollagenfasern. Als erworbene reaktive Kollagenose des Erwachsenen v. a. bei Diabetikern und Niereninsuffizienten.
Ätio: Wahrscheinlich genetisch veranlagt.
Auslösemoment: Geringfügige Traumen
Lok: Vor allem Streckseiten der Extremitäten
Klin: Meist einzelne oder linear angeordnete (*Koebner-Phänomen), etwa stecknadelkopfgroße, langsam zu Halberbsgröße anwachsende Papeln mit letztlich zentraler Eindellung und hartem, festhaftendem keratotischem Propf. Zumeist narbige Abheilung nach 2–6 Wochen.

Hist: Basophile Degenerationen des kollagenen Bindegewebes, Ausschleusung durch die Epidermis.
DD: *Elastosis perforans serpiginosa, perforierendes *Granuloma anulare, *Calcinosis cutis, *Hyperkeratosis follicularis et parafollicularis in cutem penetrans
Lit: Vion B, Frenk E (1989) Erworbene reaktive Kollagenose des Erwachsenen: erfolgreiche Behandlung durch UV-B-Licht. Hautarzt 40:448–450

Kollagenosen
Def: Diffuse Bindegewebskrankheiten, hierzu zählen: *Sklerodermie, *Dermatomyositis, *Lupus erythematodes.

Kolliquationsnekrose
Def: Weiche, durch Ätzalkalien verursachte Nekrose infolge von Auflösung des Eiweißes aus zugrundegehenden Zellen,
s. a. Koagulationsnekrose, Verätzung
Klin: Gequollener, weicher, evtl. gallertartiger und transparenter Ätzschorf. Leichtes Vordringen der Chemikalien in die Umgebung mit darausfolgender Zerstörung und Schädigung des umgebenden Gewebes.

Kollodiumbaby
s. Kollodiumhaut der Neugeborenen

Kollodium-Haut der Neugeborenen
Syn: Kollodiumbaby
Def: Klinisch deskriptiver Terminus für perinatales Zustandsbild verschiedener Formen der *Ichthyosis congenita.
Man: Bei Geburt
Klin: Die Neugeborenen sind gänzlich in eine orange-bräunliche, pergamentpapierartige Hornmembran eingehüllt mit Ausbildung von Ektropium und Eklabium, die sich in der Regel innerhalb weniger Tage ablöst. Meist entwickelt sich danach eine *lamelläre Ichthyosis^ verschieden starker Ausprägung oder es kommt selten zur Normalisierung des Hautzustandes.
Ther: Lokal Vitamin-A-Salbe
Lit: Langer K, Konrad K, Weninger M, Wolff K (1991) Kollodiumbaby mit Übergang in milde Ichthyose. Hautarzt 42:34–38

Kollodiumschuppe
Syn: Oblatenschuppe
Def: Weißliche oder silbrige Schuppenauflagerung, die nur im Zentrum fest haftet und sich randwärts löst.
Vork: Bei *Pityriasis lichenoides chronica

Kolloid
s. Kolloidmilium

Kolloiddegeneration, basophile
s. Elastosis actinica

Kolloide Degeneration der Haut
s. Kolloidmilium

Kolloidmilium (Wagner)
Syn: Pseudomilium colloidale, Hyalom, kolloide Degeneration der Haut, Elastosis colloidalis conglomerata
Def: Umschriebene Bindegewebsstörung mit Ablagerung eines „fehlerhaften" Skleroproteins (Kolloid) in den Papillenspitzen lichtexponierter Hautareale.
Man: 1. adulte oder solare Form, bei chron. Lichtexposition oder nach Kontakt mit Photosensibilatoren (häufiger)
2. juvenile Form, autosomal-dominant vererbt; vor der Pubertät (selten)
Lok: Belichtete Hautbezirke, vor allem Stirnmitte, Jochbogen, Nackenseiten, Ohren, Handrücken, Nase, Oberlippe, Kinn.
Klin: Zahlreiche glasstecknadelkopfgroße, transparent anmutende, ausnahmsweise gelb-bräunliche oder hautfarbene, weiche, gruppiert stehende Papeln; nach Stichinzision entleert sich auf Druck eine gallertartige Masse.
Bei adulter Formen in Kombination mit anderen aktinischen Veränderungen (*Elastoidosis cutanea nodularis et cystica, *Cheilitis actinica chronica, *Cutis rhomboidalis nuchae).

Hist: Homogene, umschriebene, PAS-positive Kolloidkonglomerate im oberen Korium
DD: *Amyloidose, *Hyalinosis cutis et mucosae, *erythropoetische Protoporphyrie^, *Adenoma sebaceum, *Trichoepitheliom, *Hidrokystom
Ther: Diathermie, Kürettage oder *Kryochirurgie. Versuchsweise Dermabrasion
Lit: Schrallhammer-Benkler K, Landthaler M (1990) Kolloidmilium. Hautarzt 41:451–454

Kombinationsnaevus
s. Combined Naevus^

Komedo
Syn: Mitesser
Def: Horntalgpfropf im Ausführungsgang eines Talgdrüsenfollikels.
Klin: Es werden geschlossene Komedonen, deren Öffnung tabaksbeutelartig zugeschnürt ist von offenen Komedonen mit weiter Öffnung und an der Spitze schwarzgefärbtem Inhalt (Melanin) unterschieden. Im Komedo können massenhaft Propionibakterien, Kokken, Pityrosporum, Pilze, sowie gelegentlich Follikelmilben gefunden werden.
Komedonen sind Leitphänomene bei der *Akne vulgaris sowie bei *der Elastoidosis cutanea nodularis et cystica. s. a. Naevus comedonicus
Ther: Mechanische Entfernung der Komedonen; medikamentöse Schältherapie mit Vitamin-A-Säure Präparaten.
Komp: Infektion mit Ausbildung von entzündlichen Papeln und Pusteln.

Komedonenakne
s. *Akne vulgaris

Komedonenbildung, retroaurikuläre
Syn: Retroaurikuläre Talgretentionszyste
Def: Wahrscheinlich durch Seifenschaum verursachte Komedonenbildung hinter dem Ohr.

Komedonennaevus
s. Naevus comedonicus

Komedonennarben
Def: Durch Druckatrophie bei Riesenkomedonen entstandene Grübchen.

Komedonen, sekundäre
Def: Komedonenartige zystische Gebilde die aus einem Komedo infolge rezidivierender Entzündungen mit anschließender epithelialer Einkapselung entstehen.

Kommensalen
s. Haftkeime

Komplementbindungsreaktion
Syn: KBR (Bordet und Gongou 1901)
Def: Nachweissystem einer Antigen-Antikörperreaktion unter Komplementverbrauch.
Testprinzip: Zu einer unbekannten Serumprobe wird ein bekanntes Antigen und eine wohldosierte Menge Komplement hinzugegen. Es findet im Serum eine Antigen-Antikörperreaktion statt, d. h. sind Antikörper gegen das bekannte Antigen vorhanden, kommt es zum Verbrauch des Komplementes.
Nachfolgende Zugabe eines Indikatorsystems aus Schafs-Erythrozyten und gegen sie gerichtete Kaninchen-Antikörpern kommt es, falls eine Antigen-Antikörper-Reaktion stattgefunden hat, falls Antikörper vorhanden sind und somit Komplement verbraucht wurde, zum Ausbleiben der Erythrozytenlyse.
Anwendungsgebiet: Diagnostik viraler Infektionen, *Wassermann'sche Reaktion.

Komplementdefekte
Def: Angeborene Defekte bzw. Dysfunktionen eines oder mehrerer Komplementbestandteile.
Zusammenstellung der kongenitalen Defekte des Komplementsystems: s. Tabelle, S. 426

Tabelle: Zusammenstellung der kongenitalen Defekte des **Komplementsystems**

Defekte Komplement-komponente	Wahrscheinlicher Vererbungsmodus	Assozierte klinische Symptome
C1Q	unbekannt	Rezidivierende Infekte, *Vaskulitis, CGN
C1Q-Dysfunktion	AR (cd)	*SLE-AR
C1R	*AR	SLE-Syndrom, CGN
C1S	unbekannt	*SLE, CGN
C1S	unbekannt	*SLE
C4	AR (cd)	*SLE, *Vaskulitis, *CDLE
C2	AR (cd)	*SLE, MPGM, *Purpura rheumatica, *Dermatomyositis, Pneumokokkensepsis
C3	AR (CD)	CGN, pyogene Infekte mit fehlender Granulozytose
C5	AR (CD)	*SLE, pyogene Infekte, Gonokokken, Meningokokkeninfekte
C5-Dysfunktion	AD	Pyoederma, Sepsis, *Erythrodermia desquamativa Leiner
C6	AR (CD)	Gonokokken und Meningokokkeninfekte, *SLE-Syndrom
C7	AR (CD)	*Sklerodaktylie, CGN, Gonokokken und Meningokokkeninfekte
C8	AR (CD)	Gonokokken und Meningokokkeninfekte, *SLE-Syndrom
C9	AR (CD)	Meningokokkeninfekte
C1-INH	AD	*hereditäres Angioödem
C3B-INA	AR (CD)	pyogene Infekte

Abkürzung: *AR:* autosomal-rezessiv; *AD:*autosomal dominant; *CD:* quodominant; *CDLE:* Lupus erythematodes chronicus discoides; *SLE:* Lupus erythematodes viceralis; *CGN:* chronische Glomionephriotis; *MPGM:* Membran proliferative Glomionephritis; *INH:* Inhibitor; *INA:* Inaktivator

Komplementsystem

Def: Ein System von im normalen Serum vorkommenden Faktoren, das typischerweise Antigen-Antikörper-Reaktionen aktiviert wird und anschließend eine Anzahl biologisch wichtiger Funktionen auslöst. Kongenitale *Komplementdefekte sind mit verschiedenen klinischen Symptomen assoziert.

Kompressionsstrumpf

Syn: Gummistrümpfe

Def: Medizinischer Strumpf in verschiedenen Druckklassen und Ausführungen zur *Kompressionstherapie.

1. Druckklassen:
Klasse I: Leichte Kompression, etwa 20 mmHg in der Fersengegend
Klasse II: Mittelkräftige Kompression, 30 mmHg
Klasse III: Kräftige Kompression, 40 mmHg
Klasse IV: Extra kräftige Kompression, 60 mmHg

2. Ausführungen:
Wadenstrumpf a-c
Kniestrumpf a-d
Halbschenkelstrumpf a-f
Schenkelstrumpf a-g
oder Strumpfhose.
In besonderen Fällen Anfertigung nach Maß.

Kompressionstherapie

Def: Klassische Behandlungsmethode bei Krankheiten der Venen und der Lymphgefäße.

Wirkung:
- Veränderung des Rückflusses in den Beckenvenen

- Veränderung des Pendelflusses in oberflächlichen Varizen
- Refluxsenkung im Beinvenensystem
- Verringerung des vermehrten intravasalen Blutvolumens
- Abnahme des extrazellulär-infiltrierten Ödems bzw. Senkung des Gewebedrucks am komprimierten Bein.

Die Effekte können entweder durch einen Kompressionsverband (*Kurzzug- und *Langzugbinden) oder durch einen *Kompressionsstrumpf erreicht werden.
Indikation: *Phlebitis, *Phlebothrombose, *chronische venöse^ Insuffizienz, *Lymphödem, nach *Sklerosierung oder Varizenchirugie, Thromboseprophylaxe
Lit: Partsch H, Mayer W (1992) Kompressionstherapie: Wann? Wozu? Womit? Wie? Z. Hautkr. 67:863–869

Kondomdermatitis
Def: *Kontaktallergisches Ekzem^ auf Kondome als Folge einer Typ IV-Sensibilisierung auf Gummi bzw. Latex; Ausweichmöglichkeit auf Spezialprodukte aus Darm.

Kondylome, breite
s. Condylomata lata

Kondylome, spitze
s. Condylomata acuminata

Konjunktivitis
Def: Allergisch oder infektiös bedingte Bindehautentzündung. Auch als Begleitsymptom von Dermatosen, z. B. *Erythema exsudativum multiforme, *Morbus Reiter, *Pemphigus vulgaris.
Klin: „Rotes Auge" durch verstärkte Injektion der konjunktivalen Gefäße. Vermehrte wäßrige, schleimige oder eitrige Sekretion. Lichtscheu, Tränen. Bei Keratokonjunktivitis: Krampfhafter Lidschluß.

Konjunktivitis, allergische
Def: Allergisch ausgelöste Konjunktivitis, z. B. Konjunktivitis bei *Rhinitis allergica, Medikamentenallergie, *Conjunctivitis vernalis.

Konjunktivitis bei Erythema exsudativum multiforme
Def: Beim *Erythema exsudativum multiforme häufig zu beobachtende Entzündung der Konjunktiven mit Gefahr der Symblepharonbildung.
Ther: Intern: *Erythema exsudativum multiforme.
Extern: Kortikoid-Augensalben, milde antiphlogistische Spülungen, Augenschalen.

Konjunktivitis, Frühjahrskonjunktivitis
s. Conjunctivitis vernalis

Konjunktivitis bei Morbus Reiter
s. *Morbus Reiter

Konjunktivitis bei Pemphigus
Def: Blasige Entzündung und Schrumpfung der Bindehaut. Ausbildung eines Symblepharons bei *Pemphigus vulgaris.

Konjunktivitis bei Rosazea
Def: Stecknadelkopfgroße, geschwürig zerfallende Knötchen im Lidspaltenbereich bei der *Rosazea.
Ther: *Rosazea, lokal Kortikosteroide

Konjunktivitis scrofulosa
Def: Der *Keratokonjunktivitis scrofulosa entsprechende Bindehautentzündung ohne Keratitis.

Kontaktakne
s. Akne venenata

Kontaktallergene
Syn: Kontaktekzematogene
Def: Substanzen, die in der Lage sind über eine topische Einwirkung eine Sensibilisierung zu erzielen. Die häufigsten Allergene sind Metalle (Dichromat, *Nickel) Reinigungsmittel, Lokaltherapeutika, Gummichemikalien, Kosmetika, Pflanzen, Textilien, Kunststoffe, Konservierungsmittel und Farbstoffe. Die Erkennung eines Kontaktallergens erfolgt über Anamnese, Klinik und *Epikutan-Test.

Auf dem Boden von z. B. *chronischer venöser^ Insuffizienz oder chronischem *toxischem (Kontakt)ekzem^ kommt es leichter zur Ausbildung einer *Kontaktallergie.

Lit: Frosch PJ et al. (1987) Kontaktallergien auf Gummi-, Operations- und Vinylhandschuhe. Hautarzt 38:210–217
Frosch P et al. (1987) Kontaktallergie auf Kathon CG. Hautarzt 38:422–425
Lindemeyer H et al. (1985) Unterschenkelekzem und Kontaktallergie. Hautarzt 36:227–231
Senff H et al. (1991) Kontaktallergien gegen neuere Konservierungsmittel. Hautarzt 42:215–219

Kontaktallergie
Def: Immunreaktion vom Typ IV (Gell u. Coombs); s. unter Allergie, Typ IV-Reaktion.
Hierbei liegt eine zellvermittelte Reaktion vor, bei der Langerhans-Zellen als Antigen-präsentierende Zellen, sowie sensibilisierte T-Lymphozyten eine wesentliche Rolle spielen. Penetration in die Haut und Bindungsfähigkeit im Gewebe sind für den Sensibilisierungsvorgang, ebenso wie die individuelle Disposition von grundlegender Bedeutung

Kontaktallergie, Gruppenallergie
Def: Allergie gegen chemisch einander verwandte Substanzen mit analogen determinanten Gruppen

Kontaktallergie, Kopplungsallergie
Def: Kontaktallergie gegen verschiedene Kontaktallergene in ein und demselben Material. Z. B. Nickel und Gummiakzeleratoren beim Strumpfhalterekzem

Kontaktallergie, monovalente
Def: Kontaktallergie mit positiver Reaktion im Epikutantest gegen eine Testsubstanz

Kontaktallergie, oligovalente
Def: Kontaktallergie mit positiver Reaktion im Epikutantest gegen 3–5 chemisch nicht verwandte Allergene

Kontaktallergie, polyvalente
Def: Kontaktallergie mit positiver Reaktion im Epikutantest gegen mehr als 5 Stoffe

Kontaktallergiezeit
s. KAZ

Kontaktcheilitis
Def: Dem *kontaktallergischen bzw. -toxischen Ekzem^ entsprechende Hautveränderung im Lippenbereich.
Ätio: Manifestation einer *Atopie, kontaktallergische Reaktion auf Lippenstifte und -therapeutika. *Photoallergisches, *phototoxisches Ekzem^.
Klin und Ther: *Cheilitis simplex

Kontaktdermatitis
s. Ekzem, Kontaktekzem

Kontaktdermatitis, gemischte
Syn: Mixed contact dermatitis
Def: Kombination eines toxischen und allergischen (Kontakt)ekzems^.

Kontaktdermatitis, photoallergische
s. photoallergisches Ekzem^

Kontaktekzem
s. Ekzem, Kontaktekzem

Kontaktekzematogene
s. Kontaktallergene

Kontaktekzem von Soforttyp
s. Protein-Kontaktdermatitis

Kontaktglossitis
Def: Glossitis, ausgelöst durch Kontakt mit einem Agens gegen das eine Sensibilisierung vorliegt.
Beispielsweise: Novocain, Anästhesin

Kontaktreaktion, granulomatöse
Def: Allergische, granulomatöse Kontaktreaktionen der Haut, besonders nach Einwirkung von Beryllium, Zirkonium oder Quecksilber.

Kontakturtikaria
Def: Auf den Ort der Einwirkung begrenzte *Urtikaria. Die Urtikaria kann toxisch oder allergisch (Kontaktallergie vom Soforttyp) bedingt sein. Toxisch wirkende Stoffe: Brennesseln,

Raupengift (bes. Gift der Prozessionsraupe), Quallen, Seeanemonen, Insektengifte (Stich und Bißreaktionen). Histamin-liberierende Stoffe: Koffein, Bacitracin, Polymyxin u. a. Allergisch wirkende Stoffe: Tierische, pflanzliche Stoffe, Nahrungsmittel, Kosmetika, gewerbliche Stoffe.
Ther: Meiden des auslösenden Agens.
Intern: Antihistaminika, evtl. Glukokortikoide.
Extern: Evtl. Glukokortikoide

Kontaktvitiligo (Malten)
Def: Örtlich begrenzter Pigmentverlust durch bestimmte Kontaktnoxen. Hierzu gehören: Hydrochinon-Monobenzyläther, paratertiäres Butylphenol, paratertiäres Butylcatechol.
Ther: Vermeidung der Noxe. Lichtschutz

Kopfgrind
s. Favus

Kopflaus
s. Pediculus capitis

Kopflausbefall
s. Pediculosis capitis

Koplik-Flecken
Syn: Reubold-Flecken, Reubold-Kopliksche-Flecken
Def: Kalkspritzerartig aggregierte, oberflächliche Epithelnekrosen um den Ductus parotideus, gegenüber den Prämolaren, 1–3 Tage vor dem Exanthem bei *Masern.
DD: *Candidose

Kopplungsallergie
s. Kontaktallergie, Kopplungsallergie

Koproporphyrie, erythropoetische
s. Coproporphyria congenita erythropoetica

Korium
Syn: Corium, Cutis, Lederhaut, Dermis
Def: Gefäße und Nerven führender bindegewebiger Anteil der Haut. Im Korium sind die epidermalen Anhangsgebilde (Haare, Schweiß- und Talgdrüsen) eingelagert.

Korneozyt
s. Hornzelle

Kortikoid-Nebenwirkungen
Syn: Glukokortikoidnebenwirkungen, Steroidnebenwirkungen
Def: Unerwünschte Wirkungen einer prolongierten internen und/oder externen Glukokortikoidtherapie.
Klin: Striae cutis distensae, Steroidatrophie, Steroidpurpura, Teleangiektasien, Pigmentverschiebungen, Hypertrichose, Komedonenbildung, Steroidakne,
s. a. Rubeosis steroidica, stippled skin
Ther: Absetzen der Steroidtherapie

Koryza
Syn: Rhinitis syphilitica, Coryza syphilitica
Def: Blutiger Schnupfen bei der *Syphilis connata praecox, häufig Erstsymptom. Ulzeration, Zerfall von Knorpel und Knochen mit Ausbildung einer *Sattelnase.

Kosmetikakne
s. Akne venenata

Krabbe-Syndrom
s. Angiomatosis encephalo-cutanea

Krähenfüße
Def: Volkstümlicher Begriff für Alterserscheinung der Haut infolge von Degeneration der elastischen Fasern mit Fältchen am lateralen Augenrand und Runzeln an den Ohren in der Tragusgegend.

Krämerkrätze
Syn: Grocer's itch, copra itch, gale des épiciers
Def: Erkrankung durch Käsemilben.
Ätio: Kontakt mit den von getrockneten Früchten und von Käse stammenden Tyroglyphiden, z. B. Tyroglyphus siro = Käsemilbe.
Klin: Stark juckende mikropapulöse oder papulovesikulöse Hauterscheinungen.

Krätze
s. Skabies

Krätze, Erntekrätze
s. Trombidiose

Krätze, Heukrätze
s. Trombidiose

Kräuselhaarnaevus
s. Naevus, Wollhaarnaevus

Kragen, spanischer
s. Paraphimose

Krallenhand
s. *progressive systemische Sklerodermie^

Krallennagel
s. Onychogrypose

Krallnagel
s. Onychogrypose

Krampfader
s. Varize

Krankheit, englische
s. Rachitis

Krankheit, dritte
s. Röteln

Krankheit, erste
s. Masern

Krankheit, fünfte
s. Erythema infectiosum

Krankheit, sechste
s. Exanthema subitum

Krankheit, vierte
s. Rubeola scarlatinosa

Krankheit, zweite
s. Scharlach

Kranzfurchen-Lymphangitis, nichtvenerische
Syn: Non-venereal sclerosing lymphangitis of the penis, nicht-venerische sklerosierende Lymphangitis des Penis, nichtvenerische plastische Lymphangitis des Sulcus coronarius, zirkuläre indurierte Lymphangitis, Lymphangiectasis penis, Lymphozele, vorübergehende Lymphangiektasie des Penis

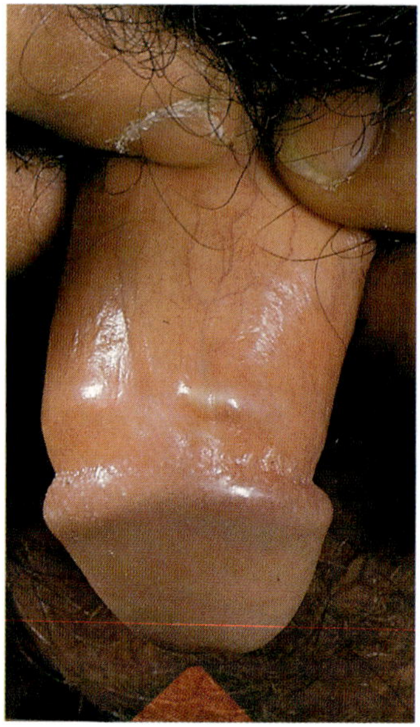

Nichtvenerische **Kranzfurchen**-Lymphangitis

Def: Meist nach gehäuftem Geschlechtsverkehr auftretende, blande Lymphangitis proximal der Glans penis.
Klin: Sich akut ausbildende, häufig quer zur Längsachse des Penis verlaufende, wulstförmige, relativ derbe 1–2 cm lange Strangbildung unterhalb des inneren Präputialblattes. Keine wesentlichen Beschwerden.
Ther: Aufklärung.
Intern: Nicht erforderlich, ggf. nichtsteroidale Antiphlogistika.
Extern: Nicht erforderlich, da Spontanheilung
Prog: Spontane Rückbildung in einigen Wochen

Kranzfurchen-Phlebitis
Syn: Strangförmige oberflächliche Phlebitis am Penis
Def: Uneinheitlich verwendeter Begriff für strangförmige Verdickungen im Präputialraum; überwiegend der *nichtvenerischen Kranzfurchen-

Lymphangitis zugeordnet, teilweise auch als Teilsymptom der *Mondor-Krankheit angesehen.

Kraurosis (Breisky)
Def: Genitaler Schrumpfungsendzustand bei unterschiedlichen Grundkrankheiten.
Selten primäre Kraurosis; im Rahmen einer *Acrodermatitis chronica atrophicans, vor allem aber bei *Lichen sclerosus et atrophicus.
s. a. Kraurosis penis, Kraurosis vulvae

Kraurosis penis
Syn: Balanitis xerotica obliterans (Stühmer), Balanoposthitis xerotica obliterans
Def: Narbiger obliterierender Endzustand der Glans penis, ggf. den vorderen Anteil der Urethra sowie das innere Vorhautblatt umfaßt.
Ätio: Chronisch rezidivierende *Balanitiden, vor allem *Lichen sclerosus et atrophicus.
Ther: Kortikoidexterna; Testosteronhaltige Salben, *Zirkumzision.
Prog: Selten maligne Entartung (*spinozelluläres Karzinom^).

Kraurosis penis (et praeputii) spontanea progressiva
Syn: Delbancosches Syndrom
Def: Fortschreitende straffe Atrophie von Glans und Präputium ohne erkennbare Ursache.

Kraurosis vulvae (Breisky)
Syn: Breiskysche Krankheit, Atrophia vulvae
Def: Manifestation eines *Lichen sclerosus et atrophicus an der Vulva (kleine und große Labien, Klitoris, Introitus vaginae). Wurde früher als eigenständiges Krankheitsbild vom Lichen sclerosus et atrophicus abgetrennt.
Man: Meist späte Menopause
Klin: Zunächst Juckreiz, später trockene, glänzende, pergamentartig starr atrophische Vulvahaut. Schwund von Labien und Klitoris. Verengung des Introitus vaginae.
Ther: *Intern:* Chloroquin, Vitamin-A, Vitamin-E, Östrogenpräparate.
Extern: Kortikoid-Lotio, Antihistaminika, Östrogensalbe, Sitzbäder mit Eichenrinde, Kaliumpermanganat-Lösung.
Selten Vulvektomie nötig.
Prog: Gehäuft maligne Entartung

Kraushaar-Syndrom
s. Kinky hair disease

Krebs
Def: Bezeichnung für bösartige Geschwülste.
Hierzu gehören: *Karzinom, *Sarkom, *malignes Melanom^, *Basaliom u. a.

Krebsekzem
s. Paget der Brustwarze

Kremer-Test
s. Mukuspenetrationstest

Kretapneumonie
s. Balkangrippe

Kreuzbeinfistel
s. Pilonidalsinus

Kreuzbeinsyndrom, lipomatöses
Def: *Lipomatosis dolorosa in der Kreuzbeinregion.
DD: Schmerzhafte Wirbelsäulenerkrankungen

Kriechkrankheit
s. Myiasis linearis migrans

Kriegsmelanose
s. Riehl-Melanose

Krötenhaut
s. Phrynoderm

Krompecher-Karzinom
s. Basaliom

Krosse
Syn: Venenstern, Crosse
Def: Aus dem französischen übernommene Bezeichnung für „Krummstab“ oder „Hirtenstab“, der für die kolben- oder bogenförmige Krümmung der Vena saphena magna und parva vor ihrer Einmündung in die Vena femo-

ralis bzw. poplitea gebraucht wird. Der im phlebologischen Sprachgebrauch übliche Terminus „Crosse der Vena saphena magna" bezeichnet ein 2 bis 4 cm langes Verbindungsstück der Vena saphena magna zur Vena femoralis. Funktionell wichtigste transfasziale Verbindung zwischen den epi- und subfaszialen Venen.

Krossektomie
Def: Chirurgische Entfernung der *Krosse.
Hohe Ligatur und Ektomie der Vena saphena magna mit sorgfältiger Ligatur der in die Vena saphena magna einmündenden Nebenäste.

Krosseninsuffizienz
Syn: Mündungsklappeninsuffizienz
Def: Defekt im Bereich der *Krosse von V. saphena magna oder parva mit Störung des antegraden Bluttransportes der *extrafaszialen Venen^ bei *chronischer Veneninsuffizienz^ der Beine.
Klin: *Varikose, kann auch klinisch symptomlos sein
Diag: Ultraschall-Doppler-Untersuchung, *Lichtreflexions-Rheographie
Ther: *Krossektomie, *Sklerosierung

Krummnagel
s. Onychogrypose

Kruste
s. Crusta

Kryochirurgie
Def: Therapie von Hautveränderungen, insbesondere Tumoren, durch Vereisung mit flüssigem Stickstoff. Optimale Zellzerstörung durch sehr schnelles Einfrieren mit langsamer Auftauphase. Dabei kommt es zur sog. homogenen Nukleation, d. h. zur intra- und extrazellulären Eiskristallbildung mit Destruktion der Zellmembranen.
Vorgehen: Stanzbiopsie zur Diagnosesicherung. Anschließend Vereisung entweder mit geschlossenem Kontaktverfahren (Kryosonde passender Größe wird auf die Läsion plaziert) oder mit offenem Sprayverfahren (flüssiger Stickstoff wird auf das zu behandelnde Areal aufgesprüht). Mit Hilfe einer von der Seite an die Tumorbasis vorgeschobenen Thermosonde wird die Temperatur kontrolliert.
Kryoreaktion: Zunächst Rötung, innerhalb der ersten 24 h kräftige Exsudation und Begleitödem. Krustenbildung. Nach Abstoßung leicht atrophische hypopigmentierte Narbe. Dauer der Wundheilung abhängig von der Anzahl der Vereisungszyklen und Lokalisation des behandelten Areals (bei einmaliger Vereisung im Gesichtsbereich ca. 2 Wochen)
Indikationen: *Basaliome, v. a. in therapeutisch schwierigen Lokalisationen wie Ohrmuschel, Orbitabereich, Nasenrücken (–30 °C müssen an der Tumorbasis erreicht werden), *spinozelluläre Karzinome^ (–30 °C), *M. Bowen, *Erythroplasie Queyrat, *Lentigo maligna (–20 °C)
Lit: Altmeyer P, Luther H (1989) Die dermatologische Kryochirurgie. Akt. Dermatol 15:303–311

Kryofibrinogenämie
Def: Proteinkomplexe aus Fibrinogen, Fibrin und Fibronektin, der im Plasma nach längerer Kälteexposition bei 0–4 °C (12–48 Stunden) ausfällt und verschiedenste klinische Erscheinungen auslösen kann.
Ätio: Infektionen, maligne, insbes. myeloproliferative Prozesse, thromboembolische Erkrankungen, auch idiopathisch.
Klin: Haut: *Akrozyanose, *Livedo, akrale Nekrosen, Ödem, *Purpura, *Raynaud-Phänomen, *Urtikaria.
Allgemein: Arthralgie, Myalgie, Glomerulonephritis, periphere Neuropathie.
Lab: Nachweis von Kryofibrinogen
Ther: Behandlung der Grunderkrankung, Meiden von Kälte, Medikamentöse Therapie mit unterschiedlichem Erfolg: Streptokinase, Kortikoide, Phenylbutazon, Plasmapherese.

Lit: Brüning H, Christophers E (1991) Kryofibrinogenämie-erfolgreiche Therapie durch Fibrinogenverminderung. Hautarzt 42:227–232

Kryoglobulinämie

Syn: Kälteagglutininkrankheit

Def: Vorkommen von in Kälte ausfallender Serumproteinen = Kryoglobuline. Es handelt sich um Antikörpermoleküle mit der Eigenschaft in der Kälte auszufallen und bei einer Wiedererwärmung auf 37 °C erneut in Lösung zu gehen. Man unterscheidet drei Typen:

- Typ I: Monoklonale Kryoglobulinämie (vor allem Plasmozytom, Makroglobulinämie),
- Typ II: Mono-und polyklonal gemischte Kryoglobulinämie
- Typ III: Ausschlißlich polyklonale Kryoglobulinämie (meist zirkulierende Immunkomplexe bei *Autoimmunerkrankungen oder Infektionen).

Ätio: Idiopathisch oder symptomatisch, z. B. bei *Lupus erythematodes visceralis, *Sjörgen-Syndrom, *Periarthritis nodosa, *primär chronische Polyarthritis, lymphatischer *Leukämie, *maligner Lymphogranulomatose, *Sarkoidose, Infektionen (z. B. Hepatitis B, *infektiöse Mononukleose, *Toxoplasmose, *Syphilis, Lyme-Arthritis, Zytomegalieinfektion, subakuter bakterieller Endokarditis), Arthritis nach intestinalem Bypass, chronische Lebererkrankung, *Colitis ulcerosa u. a.

Klin: Haut (bei 67–100% der Patienten): *Akrozyanose nach Kältebelastung, *Kryourtikaria, *Purpura Kryoglobulinämie, *Raynaud-Phänomen. Nekrosen und Ulzerationen an Fingern, Zehen, Ohren und Nase.

Allgemein: Arthralgie, Myalgie, Nephropathie, Neuropathie.

Lab: BSG bei 37 °C stark beschleunigt, bei 4 °C verlangsamt.

Präzipitation der Kryoglobuline im Serum bei Kühlschranktemperaturen (Stunden bis Tage).

Kryoglobulinkonzentration meist > 1 g/e (Normwert < 100 mg/l).

Häufig Anämie, Hämoglobinurie, falsch-positive *Syphilisserologie.

Diag: Immunelektrophoretischer Kryoglobulinnachweis

Ther: Therapie der Grunderkrankung. Absetzen verdächtiger Medikamente. Versuchsweise Penicillin 5–10 Mega IE/die über mehrere Wochen. Idiopathische Kryoglobulinämie: Kortikoide und/oder Immunsuppressiva systemisch.

Lit: Cohen SJ et al. (1991) Cutaneous manifestations of cryoglobulinemia: Clinical and histopathologic study of seventy-two patients. J Am Acad Dermatol 25:21–27

Kryoglobuline

s. Kryoglobulinämie

Kryopathien

Def: Krankheiten, die durch Kälte ausgelöst sind. Man unterscheidet obligate Kälteschäden (Erfrierungen) und Kälteintoleranzen, die nach minimalen Kälteeinflüssen auftreten, z. B. *Kryofibrinogenämie, *Kryoglobulinämie, *Pernio, *Erythrocyanosis crurum puellarum, *Kälte-Pannikulitis, *Kälteurtikaria.

Kryoproteinämie

Def: Vorkommen von bei niedrigen Temperaturen als Präzipitat oder Gel ausfallenden Proteinen im Serum oder Plasma. Bei den Kryoproteinen sind die Kryoglobuline (*Kryoglobulinämie), Plasmakryoproteine (*Kryofibrinogenämie) und das Fibronektin zu unterscheiden.

Ätio: Unterschiedliche Grunderkrankungen: Myelome, Makroglobulinämie, chronisch-lymphatische Leukämie, chronische Lebererkrankungen, Autoimmunerkrankungen und Infektionen.

Lok: Vor allem Unterschenkel, Extremitäten

Klin: Durch Kälte, längeres Stehen, Anstrengungen oder Medikamente ausgelöstes *Raynaud-Phänomen, *Akrozyanose, *Livedo reticularis, petechiale Blutungen, hämorrhagische Blasen, Ekchymosen oder Nekrosen. Nach wiederholten Schüben: Bräunliche Hyperpigmentierung. In 10% der Fälle *Kälteurtikaria, auch *Kältepannikulitis.
Fakultativ: Disseminierte, sarkoidoseähnliche Knötchen, ulzerierte Plaques, orangefarbene Hautinfiltrate. Beteiligung innerer Organe.
Hist: Entzündliche Gefäßveränderungen, intravasale Proteinniederschläge, epidermale Nekrosen, Blasenbildung
Lab: Unspezifische *Syphilisserologie falsch-positiv, BKS-Beschleunigung bei 37 °C und Erniedrigung bei 4 °C.
Diag: Nachweis der Kryoproteine, Elektrophorese, Präzipitation bei Kühlschranktemperatur.
Ther: Behandlung der Grunderkrankung.
Symptomatisch: Meiden von Kälte. Versuche mit Plasmaphorese, Immunsuppressiva, Hämodialyse. Penicillamin, Chlorambuzil, Chloroquin, ggf. Antikoagulanzien
Lit: Landthaler M (1980) Die Kryoproteinämien. Hautarzt 31:633–638

Kryopurpura
Def: *Purpura bei *Kryoglobulinämie. s. Purpura cryoglobulinaemica

Kryospermakonservierung
Def: Nach Zusatz eines Protektivmediums (Glycerin-/Eidotterzubereitung) zum Nativejakulat wird dieses portioniert und in besonderen gefriertechnischen Verfahren zur schnellen Überwindung des Kristallisationspunktes in flüssigen Stickstoff (–196 Grad) verbracht und bei Bedarf in einem Schnellverfahren aufgetaut. Die Aufbewahrungsdauer beträgt mehrere Monate bis Jahre, wobei die Qualität des Kryospermas mit zunehmender Lagerungsdauer abnimmt.
Ind: Männer mit Hodentumoren, Lymphomen und anderen Malignomen vor Einleiten einer zytostatischen Therapie oder Radiatio zur *homologen Insemination^; Samenspender für die *heterologe Insemination^.
Klin: Gegenüber dem Nativsperma ist das aufgetaute Kryosperma von deutlich herabgesetzter Qualität mit einer Motilitäts- und Vitalitätseinbuße von durchschnittlich 50%, so daß auch die erzielbare Schwangerschaftsrate mit Kryosperma erheblich vermindert ist.
Lit: Köhn FM, WB Schill (1988) Kryospermabank München – Zwischenbilanz 1974 –1986. Hautarzt 39:91–96

Kryourtikaria
Syn: Urticaria cryoglobulinaemica
Def: *Urtikaria bei *Kryoglobulinämie.
Ätio: Vermutlich Freisetzung von vasoaktiven Mediatoren durch Kryoglobuline.
Klin: *Kälteurtikaria; urtikarielle Eruptionen in kälteexponierten Hautarealen.

Kryptokokkose
Syn: Kryptokokkusmykose, Cryptococcosis, Busse-Buschke Krankheit, Torulose, europäische Blastomykose
Def: Infektion mit Cryptococcus neoformans meist bei Immunschwäche mit Befall von Lunge, Meningen und seltener der Haut.
Ätio: Häufig sind Tauben Träger des Erregers, ohne selbst zu erkranken. Infektion des Menschen durch den Staub der Taubennistplätze.
Lok: Eintrittspforte ist die Lunge; hämatogene oder lymphogene Erregeraussaat mit Befall von ZNS, Skelett, Herz, Augen, Testes und Haut (10–15% der Fälle).
Err: Cryptococcus bzw. Torulopsis neoformans
Man: Vor allem Männer zwischen 30 und 60 Jahren, häufig Vorliegen einer ulzerierenden Grunderkrankung.
Klin: Hauterscheinungen: Akneiforme Papeln und Pusteln, einschmelzende

und ulzerierende Knoten und Platten in Haut und Unterhaut.
Diag: Histologischer Nachweis von knospenden, mit einer Kapsel umgebenen Zellen im Eiter, bzw. Liquor-Kultur
DD: *Karzinom, *Basaliom, *Tuberkulose, bakterielle Erkrankungen
Ther: Amphotericin B (1. Tag 0,1, 2. Tag 0,2, 3. Tag 0,3, dann 0,3–0,6 mg/kg KG/die) kombiniert mit 5-Fluorcytosin (150 mg/kg KG/die, in vier Einzeldosen) über Wochen bis Monate, Itraconazol (400 mg/die) als Rezidivprophylaxe.
Lit: Kaben U, Westphal H-J, Zimmermann R, Dunker H (1989) Hautkryptokokkose. Hautarzt 40:31–33
Nilles, M et al. (1992) Dermale Kryptokokkose – Hinweis auf systemische Kryptokkokose. Z. Hautkr. 67:440–447

Kryptokokkusmykose
s. Kryptokokkose

Kryptorchismus
s. Maldescensus testis

Kryptozoospermie
Def: Veralteter Begriff für eine hochgradige *Oligozoospermie mit weniger als 1 Million Spermien/ml Nativejakulat; die Spermien sind meist erst im Ejakulatsediment nachweisbar.

Ku-Antikörper
Def: Antikörper gegen freie Enden von Doppelstrang-DNA.
Vorkommen: Ku-Antikörper werden als Marker eines *Overlapping-Syndroms mit Zeichen der *Sklerodermie und der *Dermatomyositis beschrieben.

Kugelkopfspermatozoen
s. Globozoospermie

Kugelzellanämie, konstitutionelle hämolytische
s. Minkowski-Chauffard-Gänsslen-Syndrom

Kuhmilchallergie
Def: Allergische Reaktion auf das Milcheiweiß der Kuhmilch (*Allergie, *Nahrungsmittelallergie).
Klin: Diarrhoe, Erbrechen, ekzematöse Hauterscheinungen.
Ther: Kuhmilcheiweißfreie Ernährung

Kuhpocken
Syn: Cow pox, Variola vaccina
Def: Pockenerkrankung von Rindern, selten beim Menschen, dann abgeschwächte Form.
Ätio: Übertragung des Kuhpockenvirus vom Rind auf den Menschen
Klin: Hämorrhagische, von Pusteln umgebene Knoten, evtl. Ulzeration. Lymphangitis, febrile Allgemeinerscheinungen.
s. a. Vakzineknoten
Ther: Symptomatisch

Kunststoffdermatitis
Def: *Kontaktallergisches oder -toxisches Ekzem^ auf Kunststoffe.
Ätio:
- Hautschädigende Wirkung der Polyplasten
- Allergisierung gegen Bestandteile der Kunststoffe

Klin: Z. B.: *Ekzeme durch Bakelit-Telefonhörer, Nackenekzem durch Zelluloidspangen, Kontaktekzem durch Igelitschuhe, durch Brillen, Decken, Regenmäntel, Silikonspielzeug, durch Plexiglas etc.
Ther: Meiden des verwendeten Kunststoffes.

Kupferfinne
s. Rosazea

Kupfer, Pigmentierungen der Mundschleimhaut
Def: Rötlich-braune Pigmentierungen der Mundschleimhaut nach exogener Kupferzufuhr.

Kurzrock-Miller-Test
s. Mukuspenetrationstest

Kussmaul-Meier-Syndrom
s. Periarteriitis nodosa

Kutaneo-ossales Syndrom
Syn: Miescher-Syndrom, Miescher-Burckhardt-Syndrom
Def: Wahrscheinlich rezessiv vererbte Kombination von *Chondrodystrophia calcificans congenita mit follikulärer *Atrophodermie, *Pseudopelade des behaarten Kopfes, ggf. *Incontinentia pigmenti, *Keratosis palmoplantaris diffusa und *Keratosis follicularis.

Kutis
s. Cutis

Kveim-Test
Syn: Kveim-Nickerson-Reaktion
Def: Intrakutantestung eines Extraktes aus Sarkoidosegranulomen. Positiv in 80% der Erkrankungsfälle. Heute obsolete Reaktion bei der Sicherung der Diagnose der *Sarkoidose.
Methode: Intrakutane Injektion von 0,2 ml einer Suspension von hitzesterilisiertem Gewebsbrei aus Sarkoidose-Lymphknoten und Milz (Kveim-Suspension).
Bei positivem Ausfall: „Sarkoidose-Knötchen“ im Injektionsort nach 4–6 Wochen.

Kwashiorkor
Def: Fehlernährung, Eiweißmangelsyndrom
Vork: Vor allem Kleinkinder in Afrika, Südamerika, West-Indien.
Klin: Ödeme, Hepatomegalie, Diarrhoe, Apathie, Retardierung des Wachstums und der geistigen Entwicklung, Muskelatrophie.
Hauterscheinungen: Parakeratotische Verhornungsneigung, entzündliche und squamös-krustöse Veränderungen, vor allem im Windelbereich, an den Trochanteren, Knien, Ellenbogen, Druckstellen am Rumpf, unter Aussparung der lichtexponierten Hautareale. Bläulich-rote oder rötlichbraune Erytheme, später deutliche Schuppung, Rhagadenbildung in den großen Gelenkbeugen.
Charakteristische Depigmentierungen: Hypopigmentierungen um den Mund und an den Beinen mit frühzeitiger ödematöser Schwellung. Mögliche Hyperpigmentierung nach Abheilung der entzündlichen Veränderungen.
Trockene, feine, leicht brechende, glanzlose Haare mit rötlich-bräunlichem Farbton. Bandartiger Wechsel von normaler und krankhafter Haarfarbe ergibt das charakteristische Flaggenzeichen. Relativ hohe Mortalität in schweren und rezidivierenden Fällen.
DD: *Pellagra
Ther: Eiweißzufuhr
Prog: In leichten Fällen unter entsprechender Nahrungs- und Eiweißzufuhr Rückbildung.

Kyrle-Krankheit
s. Hyperkeratosis follicularis et parafollicularis in cutem penetrans

L

LA-Antikörper
Syn: SS-B-Antikörper
Def: Antikörper gegen ein 47 kD großes RNA-bindendes Nukleoprotein.
Vork: Primäres *Sjögren-Syndrom, Sicca-Symptomatik, *Lupus erythematodes visceralis.
Lit: Leung PSC, Gershwin NE (1990) The Molecular structure of autoantigens. Curr. Opin. Immunol. 2:567–575

Labiennekrose
Def: Nekrose der Labien, mögliche Komplikation beim *Erysipel der Vulva.

Labyrinthtaubheit
Def: Innenohrschwerhörigkeit, Vorkommen bei *Lues connata.

Lack-Dermatitis
Syn: Lackkrätze,„Mah-Jongg"-Dermatitis
Def: Meist *toxisches Kontaktekzem^, hervorgerufen durch den Milchsaft von Rhus vernicifera und Rhus succedanea, der zu japanischem und chinesischem Lack verarbeitet wird.

Lackhand
Def: *Chronisch-toxisches Kontaktekzem^ bei Friseuren durch Kontakt mit Thioglykolaten (Kaltwellenentwickler, s. a. Kaltwelldermatitis).
Lok: Beugeseiten der Finger, Handteller
Klin: Hochrote, gespannte glänzende Haut, verstrichene Papillarlinien. Hyperhidrose. Mögliche Entwicklung von Bläschen, Schuppen, Rhagaden.
Ther: *chronisch-toxisches Ekzem^; *Ekzem, Kontaktekzem

Lackkrätze
s. *Lack-Dermatitis

Lackzunge
Syn: Leberzunge
Def: Lackartig glänzende, auffällig rote, fast immer belagfreie Zunge von derber Konsistenz mit regelmäßiger Felderung und mäßig feuchter Schleimhautoberfläche.
Vork: Die „rote, glatte Leberzunge" ist nicht spezifisch und nicht bei jedem Fall von schwerer Hepatopathie vorhanden. Es liegen fast immer nutritive Mangel- oder Stoffwechselkrankheiten vor, z. B. bei rezidivierenden Ulzerationen bei *Enteritis regionalis.
s. a. Moeller-Hunter-Glossitis

Läppchentest
s. Epikutantest

Läusebefall
s. Pediculosis

Läuseekzem
s. Pediculosis capitis

Läusefleckfieber
s. epidemisches Fleckfieber^

Läuserückfallfieber
s. epidemisches Rückfallfieber^

Lagerungsprobe (nach Ratschow)
Def: Einfache Untersuchungsmethode, die wichtige Aufschlüsse über den Kompensationsgrad eines arteriellen Verschlusses der unteren Extremitäten gibt (*chronische arterielle^ Verschlußkrankheit).
Durchführung: Der auf dem Rücken liegende Patient beugt beide Beine im Hüftgelenk nach oben und führt über 2 Minuten entweder abwechselnde Dorsal- und Plantarreflexionen oder Kreisbewegungen im Sprunggelenk aus. Bei unzureichender Durchblutung kommt es zu einer Abblassung der Haut vornehmlich im Bereich der Fußsohlen, eventuell auch zu ischämi-

schen Schmerzen in der Wadenmuskulatur.
Nach 2 Min. (oder mit Einsetzen der Schmerzen) rasches Herabhängen der Beine. Beim Gefäßgesunden röten sich die Füße innerhalb von 5 Sek., die Hauptvenen sind spätestens nach 10 Sek. gefüllt. Eine zeitliche Verzögerung von Hautrötung und Venenfüllung sind zusammen mit der Intensität einer reaktiven Hyperämie ein Kriterium für den Schweregrad der Arteriendurchblutungsstörung.

LAKS (Lymphadenopathisches Kaposi-Sarkom)
Def: Variante des *endemischen Kaposi^-Sarkoms, das bes. bei Kinder und Jugendlichen auftritt und klinisch wie ein *malignes Lymphom^ erscheinen kann.
Lit: Burns MK (1991) Palisaded myofibroblastoma simulating chronic primary lymphadenopathic Kaposi's sarcoma. J Am Acad Dermatol 25:566–567

LAMB-Syndrom
s. NAME-Syndrom

Lambliasis
Syn: Giardiasis
Def: Parasitose durch Giardia lamblia.
Klin: Gastroenteritis, Hauterscheinungen: Psoriasiforme, bullöse und pustulöse Effloreszenzen, Paronychien, diffuse Alopezien, rektale Erosionen.
Diag: Erregernachweis im Stuhl

Lamelläre Ichthyosis
s. Ichthyosis lamellosa

Lamina densa
s. *Basalmembran

Lamina lucida
s. *Basalmembran

Landkartenzunge
s. Exfoliatio areata linguae

Landmannshaut
Syn: Seemannshaut
Def: Durch Kummulation schädigender Sonnen- oder anderer Lichteinwirkung veränderte Haut mit Atrophie der Epidermis, Pigmentverschiebungen und *aktinischer Elastose^.
Ätio: Langdauernde aktinische Hautschädigung
Lok: Unbedeckte Körperareale, vor allem Gesicht, Nacken, Handrücken.
Klin: Pergamentartig dünne, durchscheinende, leicht lädierbare Haut, Lichenifikationen, scheckige poikilodermieartige Veränderungen, *Purpura factitia senilis Jadassohn, weißliche, sternförmige Narben, *Keratosis actinica.
s. a. Atrophie des Lippensaumgebietes, *Cutis rhomboidalis nuchae, Elastosis cutanea nodularis et cystica (Morbus Favre-Racouchot)
Hist: Epithelatrophie oder -hypertrophie, schwere aktinische Elastose, ggf. Zellatypien.
Prog: Gefahr der Entstehung von Präkanzerosen, *Basaliomen, *Karzinomen.
Ther: Lichtschutz, Exzision von malignitätsverdächtigen Herden

Langerhanszelle
Def: Aurophile, dendritische, vorwiegend im Stratum spinosum lokalisierte Zelle mesenchymaler Herkunft mit phagozytotischen Fähigkeiten.
Wichtige Funktion bei epikutaner Sensibilisierung: Antigenpräsentation.
Antigen-Eigenschaften: CD 1 und S 100 positiv.

Langzugbinden
Def: Kompressionsbinden mit einer Dehnbarkeit bis über 130%, dadurch ergibt sich ein hoher Ruhe- und ein geringer Arbeitsdruck.
Heute werden vornehmlich *Kurzzugbinden in der *Kompressionstherapie von *chronisch venöser^ Insuffizienz, *Thrombophlebitis, *Phlebödem, u. a. benutzt, da die Tiefenwirkung um so größer, je unelastischer der Verband ist.
Lit: Wienert V (1984) Kompressionstherapie. In: Wienert V (Hrsg) Die Beinveneninsuffizienz. Schattauer Stuttgart New York, S. 87–103

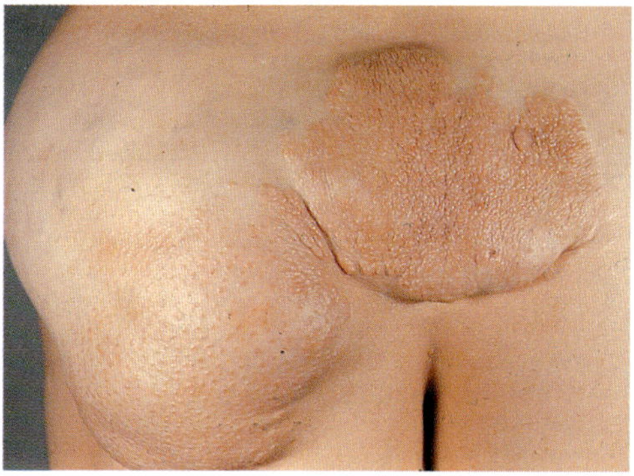

Lappenelaphantiasis

Lanugo-Comedonen
s. Trichostasis spinulosa

Lanugohaar
Syn: Flaumhaar
Def: Kurze, dünne, marklose, pigmentarme oder -lose Haare in der Fetalzeit. Beginn des Ersatzes durch *Vellushaare kurz vor der Geburt, postnatal Ersatz durch *Flaum- und *Terminalhaar.
Lit: Serri F, Cerimele D (1979) Die Arten des Haares. In: Orfanos CE (Hrsg) Haar und Haarkrankheiten. Gustav Fischer Stuttgart New York. S. 17

Lappenelephantiasis
s. *Wammen

Larva currens
Def: Für die *Strongyloidose pathognomonische Sonderform der *Myiasis linearis migrans: Einzelne oder mehrere bandartige, langgestreckte, rezidivierende Urticae im Gesäßbereich, die sich innerhalb von Stunden bis Tagen ausbilden.
Lit: Holzki G, Kaufmann R (1990) Larva migrans cutanea in atypischer Lokalisation. Dt. Derm. 38 (9): 1126–1129

Larva migrans
s. Myiasis linearis migrans

Laryngitis specifica
Def: Syphilitische Laryngitis mit Aphonie im Rahmen der *sekundären Syphilis^.

Larynxpapillom, infektiöses
Def: Durch HP-Viren bedingtes Papillom im Larynxbereich.

LAS (**L**ymphadenopathie-**S**yndrom)
Def: Persistierende (mehr als 3 Monate) Lymphknotenschwellungen an mehr als zwei Körperstellen außerhalb der Leistenbeuge bei Patienten mit positivem HTLV-III-Titer.
s. a. AIDS, HIV-Infektion
Prog: Nach Jahren Übergang in *AIDS.

LASER (**L**ight **A**mplification by **S**timulated **E**mission of **R**adiation)
Def: Gerät zur kohärenten Verstärkung elektromagnetischer Schwingungen durch induzierte Emissionen, wodurch gebündeltes, monochromatisches, energiereiches Licht mit hoher Intensität und guter Fokussierbarkeit erzeugt wird.
Die Tabelle zeigt eine Übersicht der Indikationen für die Lasertherapie in der Dermatologie.
Biologische Wirkung von Laserstrahlung auf Gewebe:
- Erwärmung, Denaturierung von Eiweiß
- Koagulation
- Karbonisierung

Tabelle: Indikationen für die Behandlung mit den verschiedenen **Laserttypen**

Lasertyp Indikation	Argon	Argon-Dye	Nd:YAG ohne Kontakt	Nd:YAG Kontakt	CO_2
Kondylome	+		+ (+)		++
Mollusken	+		+ (+)		++
Verrucae	+		+ (+)		++
Tätowierungen	+				++
Angiome	+		++	++	
Blutstillung	(+)		++	+	
Zysten	(+)		+	+	+
Naevi aranei	++		+		
Naevus flammeus	++		(+)		
Kutane Hämangiome					
– kappiläre	++		++		
– Kavernome			++	++	
– gemischte	+		++	++	
Teleangiektasien	++		+		

– Vaporisation (Verdampfen)
– Gewebszertrennung

Für die Medizin wichtige Laser sind (s. Abbildung):

– Argon-Laser: Emissionslinien bei 488 und 514 nm, bevorzugte Absorption im Hämoglobin, geringe Eindringtiefe (0,2–0,5 cm).

Ind: Koagulation superfizieller vaskulärer Fehl- und Neubildungen (*Naevus flammeus), evtl. Vaporisation kleiner oberflächlicher Hautveränderungen.

Nebenwirkungen: Narbenbildung, Pigmentverschiebung, Keloide. Erfolg abhängig von Lokalisation und Farbe der Gefäßveränderung sowie vom Alter des Patienten.

– Neodym-YAG-Laser: Emissionslinien bei 1064 und 1320 nm, geringe Absorption in der Hautoberfläche, große Streuwirkung, tiefreichende thermische Wechselwirkungen, kontinuierliche und diskontinuierliche Betriebsarten.

Ind: Großknotige vaskuläre Fehl- und Neubildungen der Haut und Schleimhaut.

Nebenwirkungen: Narbenbildung, Pigmentverschiebung, Keloide.

– CO2-Laser: Emissionslinie bei 10.600 nm, starke Absorption im Gewebewasser, keine Penetration in die Tiefe.

Ind: Superfizielle Vaporisation, bei fokussiertem Strahl Gewebezertrennung, z. B. Viruspapillome, *Condylomata acuminata, *Leukoplakien, Tätowierungen.

Nebenwirkungen: Narbenbildung, Pigmentverschiebung, Keloide. Die Keloidrate bei der Entfernung von Tätowierungen liegt bei 7,5%.

– Farbstofflaser, z. B. Argon-Dye-Laser: Emissionslinie bei 577 nm, relativ gefäßspezifisch.

Ind: Pigmentanomalien, *Naevus flammeus

– Excimer

Lit: Kaufmann R (1992) Aktueller Stand und neue Trends in der dermatologischen Lasertherapie. Z. Hautkr. 67 (6) 495–502

Landthaler M, Braun-Falco O (1991) Lasertherapie in der Dermatologie. Dtsch Ärztebl 88 (31):2638–2644

Laser-Doppler

Def: Nichtinvasive Methode zur Erfassung der kutanen mikrovaskulären Dynamik.

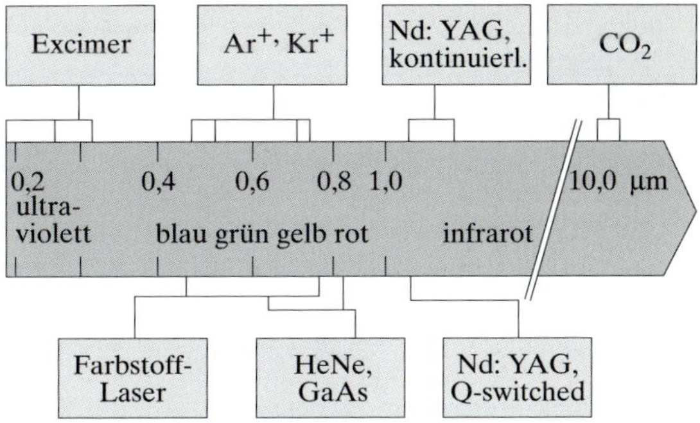

Absorbtionspektren verschiedener **Lasertypen**

Lichtquelle: Helium-Neonlaser (632,8 nm). Gemessen wird die Frequenzverschiebung des Laserlichtes an bewegten Teilchen (Erythrozyten). Der Laser-Dopplerflux entspricht dem relativen Maß des mikrovaskulären Flusses und erlaubt in der klinischen Anwendung die Beurteilung der kutanen Mikrozirkulation.

Lassueur-Graham-Little-Syndrom
Syn: Graham-Little-Syndrom, Piccardi-Lassueur-(Graham)-Little-Syndrom
Def: Variante des *Lichen ruber mit follikulärer Lokalisation, die zu narbiger Alopezie führt (s. a. Lichen ruber follicularis decalvans), evtl. Nageldystrophien.
DD: *Keratosis follicularis, *Dyskeratosis follicularis, *Lupus erythematodes, *Ulerythema ophryogenes
Lit: Stadler R, Schaumburg-Lever G (1985) Lichen follicularis decalvans, spinulosus et pigmentosus. Eine Variante des Graham-Little-Syndroms? Akt. Dermatol. 11:55–61

Late Phase Reaction
s. LPR

Latex-Überempfindlichkeit
Def: Allergie oder Intoleranzreaktion (s. Tabelle) auf Latex bzw. Additiva (Vulkanisatoren, Akzeleratoren, Antioxidantien) des Verarbeitungsverfahrens. Bei *Allergie meist IgE-vermittelte Sofortreaktion, selten Typ 4-Reaktionen.
Vork: Nach Kontakt mit Operations-, Untersuchungs-, Haushaltshandschuhen, Pflaster, Beatmungsmasken, Urinbeuteln, Darmrohren, etc. Insgesamt zunehmende Inzidenz. Risikogruppe: Medizinisches Personal, Atopiker, Kinder mit Spina bifida oder Harntraktfehlbildungen.
Klin: *(Kontakt)ekzem^, *Kontakturtikaria, *Rhinitis, anaphylaktische Reaktion (*Allergie, Typ 1-Reaktion)

Tabelle: Reaktionen auf **Latex**-Handschuhe (modifiziert nach Heese et al. 1989)

1. Allergische Reaktionen (Einteilung nach Coombs und Gell)

Typ-IV-Allergien (allergisches Kontaktekzem):
- Akzeleratoren (Thiurame, Thiocarbamate, Benzothiazole, Thioharnstoffe)
- Antioxidantien, Vulkanisatoren, Farbstoffzusätze, Epichlorhydrin (?)

Typ-I-Allergien (immunologische Kontakturtikaria):
- Latex
- Maisstärkepuder (?)

2. Pseudoallergische Reaktionen

nichtimmunologische Kontakturtikaria:
- Maisstärkepuder (Sorbinsäure?)
- Druck- und Schwitzurtikaria

irritativ-ekzematöse Hautreaktionen:
- Okklusionseffekte (Mazeration)
- Handschuhpuder
- Desinfektionsmittel

Tabelle: Wichtige Ursachen für Melaninpigmentierungen der Mundschleimhaut (modifiziert nach Haneke 1991)
Melanozytäre Veränderungen: rassische Pigmentierung, bei Nikotinabusus, Lentigo, melanozytärer Nävus, Naevus coeruleus, Melanom
Hormonelle Ursachen: Nebenniereninsuffizienz, Karzinome mit ektoper ACTH/MSH-Produktion
Sonstige Krankheiten: Lichen planus mucosae, chronisches Traumata, AIDS, Hämochromatose
Syndrome: Peutz-Jeghers-Syndrom, Leopard-Syndrom, Cowden-Syndrom, Laugier-Hunziker-Baran-Syndrom
Nicht-Melanin-bedingte Pigmentierungen: Amalgamtätowierung, Pigmentierung durch Wismut, Chlorochin, Silber, Gold, Blei

Diag: Prick-, Intracutan-, Scratch-, Epicutan-, Reibe-, Provokationstest, RAST
Ther: Meiden des Allergens (Kunstgummihandschuhe: „Neolon“, „Ansell dermaprene“, „Elastyren“; akzeleratorenfreie Latex-Handschuhe: „Puritee Pur“, puderfreie Latex-Handschuhe: „Manex Biogel“, Polyvinylchlorid-Handschuhe: „Triflex“, „Tru-touch“). Bei beruflichem Kontakt Verdacht auf *Berufskrankheit melden.
Lit: Heese A, Peters K-P, Koch HU, Hahn H, Riedl B, Hornstein OP (1989) Allergien und Intoleranzreaktionen gegen Latex-Handschuhe im medizinischen Bereich. Dt. Ärztebl. 86, 46:41–46
Fabro L, Mühlethaler K, Wüthrich B (1989) Anaphylaktische Reaktion auf Latex, ein Soforttypallergen von zunehmender Bedeutung. Hautarzt 40:208–211
Ehl W, Hartjen A,Thiel C, Aulepp H, Fuchs E (1988) Latex-Allergien als IgE-vermittelte Sofortreaktionen. Allergologie 11, 5:182–187
Bonnekoh B, Merk HF (1992) Berufsdermatologische Relevanz einer im medizinischen Tätigkeitsbereich inhalativ ausgelösten generalisierten Latex-Anaphylaxie. Z. Hautkr. 67 (6): 532–534

Laugier-Hunziker-Syndrom
Syn: Pigmentation melanique lenticulaire essentielle de la muqueuse jugale et des lèvres, Laugier-Hunziker-Baran-Syndrom
Def: Durch hell- bis dunkelbraune, lentikuläre, z. T. diffuse Flecken der Wangen- und Lippenschleimhaut gekennzeichnetes Syndrom, in 50–60% longitudinale Nagelpigmentierungen (*Melanonychia striata longitudinalis).
Ätio: Unbekannt
Histo: Hyperpigmentierung des Epithels, Melanophagen im Papillarkörper, keine Nävuszellen.
DD: s. Tabelle
Lit: Haneke E (1991) Laugier-Hunziker-Baran-Syndrom. Hautarzt 42:512–515
Veralde S, Cavicchini S, Benelli C, Gasparini G (1991) Laugier-Hunziker syndrome: A clinical, histopathologic, and ultrastructural study of four cases and review of the literature. J Am Acad Dermatol 25:632–636

Launois-Bensaude-Syndrom
s. benigne symmetrische Lipomatose

Laurence-Moon-Bardet-Biedl-Syndrom
Syn: Laurence-Moon-Biedl-Syndrom, Laurence-Moon-Biedl-Bardet-Syndrom, Bardet-Biedl-Syndrom, adiposo-hypogenitales-Syndrom
Def: Erblich bedingtes Syndrom mit Striae rubrae, Hypogenitalismus, Retinopathie, Fettsucht, Taubheit, Skelettanomalien, Bradykardie, Epilepsie und geistiger Retardierung
DD: *Dystrophia adiposo-genitalis, *Cushing-Syndrom, *Prader-Willi-Syndrom

Laurence-Moon-Biedl-Syndrom
s. Laurence-Moon-Bardet-Biedl-Syndrom

Lawford-Syndrom
s. *Sturge-Weber-Krabbe-Syndrom

Lawrence-Syndrom
Def: Erworbene Form der *generalisierten Lipodystrophie^ mit Schwund des subcutanen Fettgewebes, Hepatomegalie und insulinresistentem Diabetes mellitus nach Infektionen oder Hirntumoren.
Man: Vor dem 40. Lebensjahr
Klin: *Hypertrichose, *Makroglossie, *Acanthosis nigricans, *eruptive Xanthome^, Phlebektasien, diencephale Astrozytome, cerebrale Herdsymptomatik, Diabetes insipidus
s. a. Generalisierte Lipodystrophie^
Lit: Sollberg S (1987) Generalisierte Lipodystrophie (Seip-Lawrence-Syndrom) vom kongenital-hereditären Typ. Akt. Dermatol. 13:165–168

Laxité articulaire congénitale multiple
s. Ehlers-Danlos-Syndrom

LE
s. Lupus erythematodes

LE-Faktor
Def: Antinukleärer Faktor beim *Lupus erythematodes visceralis.
s. a. LE-Zellphänomen

LE-Zellen
Def: Neutrophile Granulozyten mit an den Rand gedrängten Kernen und großen rauchgrauen Einschlußkörpern im Zytoplasma. Nur noch selten gebräuchliche Labormethode,
s. a. LE-Zellphänomen.
Vork: *Lupus erythematodes visceralis

LE-Zellphänomen
Def: Auftreten von LE-Zellen. Antinukleäre Faktoren (LE-Faktor) zerstören vorgeschädigte Zellen durch Angriff des Kernmaterials. Neutrophile Granulozyten phagozytieren das alterierte Kernmaterial und werden zu *LE-Zellen.
Vork: *Lupus erythematodes visceralis

Leberfleck
Def: Im Volksmund gebräuchlicher Begriff für den angeborenen oder erworbenen *Naevuszellnaevus.

Leberhände
s. *Erythema palmare et plantare symptomaticum

Leberzirrhose, Hautveränderungen bei
Def: Die Leberzirrhose kennzeichnende Hautveränderungen.
Klin: Gynäkomastie (*Silvestrinisches Zeichen), Abdominalglatze (*Chvostek-Zeichen), Geldscheinhaut, Kryoglobulinämie, Weißnägel, *Palmarerythem, Erythema diffusum hepaticum, *Ekchymosen, *Naevi aranei, *Xanthome, *Xanthelasmen, *Lackzunge, *Ikterus, *Hypotrichose.

Leberzunge
s. *Lackzunge

Leckekzem
s. *Cheilitis simplex

Ledderhose, Morbus
s. Plantarfibromatose

Lederdermatitis
Def: *Kontaktallergisches Ekzem^ auf Ledermaterialien (Schuhe, Handschuhe, Hüte, usw.).
Häufig Allergie auf die zum Gerben oder Färben verwendeten Substanzen (Chromatsalze, Pflanzensäfte: Sumach, Eiche, Lorbeer; Formaldehyd).

Lederhaut
s. Korium

Lederzecken
s. Argasiden

Le-Fèvre-Languepin-Syndrom
s. Fèvre-Languepin-Syndrom

Leichenfinger
s. Digitus mortuus
s. a. M. Raynaud, Raynaud-Syndrom

Leichentuberkel
s. Tuberculosis cutis verrucosa

Leinersche Dermatitis
s. Erythrodermia desquamativa Leiner

Leinersche Erythrodermie
s. Erythrodermia desquamativa Leiner

Leiomyom
Def: Von glatten Muskelzellen ausgehende gutartige Geschwulst.
Lok: Ubiquitär in der Haut; vor allem im Bereich der Extremitäten, der Glutaeen und der Skrotalhaut.
Klin: Meist gruppierte, auch streifenförmig angeordnete, bis erbsgroße, hautfarbene bis bräunliche, evtl. druckschmerzhafte, leicht erhabene Knötchen.
s. a. Myomatosis cutis miliaris
Hist: Konvolute glatter Muskelfasern im Korium.
s. a. Angioleiomyom, Myofibrom
DD: *Fibrome, *Keloide, *Naevi, *ekkrines Spiradenom
Ther: Ggf. Exzision

Leiomyosarkom
Def: Seltene maligne Geschwulst der glatten Muskulatur, meist von Haarbalgmuskeln ausgehend. Wegen unterschiedlichen biologischen Verhaltens Einteilung in kutane und subkutane Tumore.
Man: In jedem Lebensalter möglich, nach dem 60. Lebensjahr etwas häufiger.
Lok: Vor allem untere Extremität
Klin: Bis zu 9 cm Durchmesser große, gegen die Unterlage verschiebliche, mit der bedeckenden Cutis verwachsene Tumoren; gelegentlich oberflächliche Ulzeration.
Hist: Zellreicher Spindelzelltumor mit Myom-Struktur in einzelnen Abschnitten, ansonsten anaplastische Zellverbände.
Ther: Operative Entfernung
Prog: Frühzeitige Metastasierung in die regionären Lymphknoten, auch hämatogen in die Lungen möglich, bes. bei subkutanen Tumoren. Hohe lokale Rezidivquote.
Lit: Stieler W, Mensing H, Schaeg G, Jehn E (1991) Primäres kutanes Leiomyosarkom. Hautarzt 42:44–47

Leishmania
Def: Protozoen der Klasse Mastigophora; intrazellulär parasitierend und durch Sandmücken – *Phlebotomen – übertragen.
Erreger der *Leishmaniosen.

Leishmania brasiliensis
Def: Erreger der *(süd)amerikanischen Leishmaniose^.
Reservoir: V. a. Nager

Leishmania brasiliensis pifanoi
s. Leishmania leproidea

Leishmania donovani
Def: Erreger der *viszeralen Leishmaniose^.
Reservoir: V. a. Hunde

Leishmania leproidea
Syn: Leishmania brasiliensis pifanoi
Def: Unterart der *Leishmania brasiliensis, Erreger der *Leishmaniasis tegumentaria diffusa.

Leishmania mexicana
Def: Erreger des Chiclero ulcer.
s. a. (süd)amerikanische Leishmaniosen^

Leishmania-Test
s. Montenegro-Reaktion

Leishmania tropica
Def: Erreger der *kutanen Leishmaniose^, Orientbeule.
Reservoir: Hund, Katze, Affen, Nager

Leishmaniase
s. Leishmaniose

Leishmaniasis
s. Leishmaniose

Leishmaniasis brasiliensis
s. (süd)amerikanische Leishmaniose^

Leishmaniasis cutis diffusa
s. Leishmaniasis tegumentaria diffusa

Leishmaniasis furunculosa
s. viszerale Leishmaniose^

Leishmaniasis interna
s. viszerale Leishmaniose^

Leishmaniasis, leproide
s. Leishmaniasis tegumentaria diffusa

Leishmaniasis tegumentaria diffusa
Syn: Leishmaniasis cutis diffusa, leproide Leishmaniasis
Def: In Venezuela und Äthiopien vorkommende Form der *kutanen Leishmaniose^, wahrscheinlich bei verminderter Resistenz.
Err: Leishmania leproidea

Leishmaniose
Syn: Leishmaniase, Leishmaniasis
Def: Durch Leishmanien hervorgerufene granulomatöse Erkrankung. Abhängig von Klinik und Erreger unterscheidet man drei Formen: *kutane Leishmaniose^, *(süd)amerikanische Leishmaniose^ und *viszerale Leishmaniose^.
Ätio: Leishmanienübertragung durch den Stich von Sandfliegen (*Phlebotomen).
Err: 1. Leishmania donovani: s. a. viszerale Leishmaniose^
2. Leishmania brasiliensis: s. a. (südamerikanische Leishmaniose^
3. Leishmania mexicana: Chiclero ulcer, s. a. (süd)amerikanische Leishmaniosen^
4. Leishmania tropica: Orientbeule, s. a. kutane Leishmaniose^
Lok: Vor allem unbedeckte Körperareale
Lit: *Kutane Leishmaniose^

Leishmaniose, kutane
Syn: Orientbeule, Aleppobeule, Jerichobeule, Sartengeschwür, Biskrabeule, Siskrabeule, Bagdadbeule, Gafsabeule, Nilbeule, Delhibeule, Lahorebeule, Dattelbeule, Jahresbeule
Def: Infektionskrankheit der Haut durch Leishmania tropica.
Klin: Es werden drei Formen unterschieden:
- Nodöse Form: Inkubationszeit 2–3 Wochen bis zu 1 Jahr.

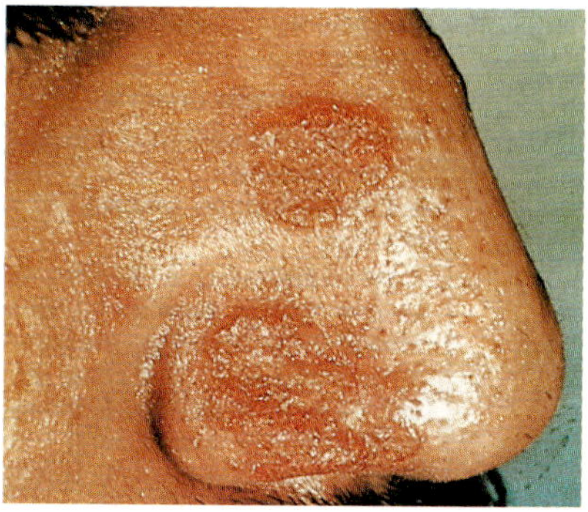

Kutane **Leishmaniose**

Primäreffloreszenz: Kleine, rotbraune, sukkulente, langsam wachsende Papel. s. a. Eggen-Zeichen
- Ulzeröse Form: Entwicklung aus der nodösen Form. Weiche, verkrustete, meist nach einem Jahr spontan abheilende Ulzerationen (Jahresbeule, selbstlimitierend).
- Recidivansform: Neue Effloreszenzschübe am Rande des alten Ulkus bei etwa 10% der Patienten. Mutilationen, Abheilung nach Jahren.

Diag: Anamnese, mikroskopischer (Giemsa) oder kultureller (Blutagar) Erregernachweis, *Montenegro-Reaktion
DD: *Furunkel, *Karbunkel, *Basaliom, *Ekthyma, *Frambösie, syphilitischer oder tuberkulöser Primäraffekt.
Ther: Bei kleineren Herden Exzision, Kryochirurgie oder Unterspritzung mit Pentosamin (1 ml pro cm^2 einmal die Woche). Bei größeren oder zahlreichen Herden systemische Behandlung mit Antimonpräparaten (z. B. „Pentostam“, Dos.: 0,06–0,19 g/kg Körpergewicht i. m. tägl. oder über 6–12 Tage, nach 2 Wochen Pause evtl. Wiederholung), aromatischen Diamidinen (z. B. „Lomidine“, Dos.: 3–4 mg/kg Körpergewicht i. m. für 10 Tage, nach 10 Tagen Pause evt. Wiederholung), Rifampicin (1,200 mg pro Tag)

oder Amphotericin B (0,25–1 mg/kg i. v. als Langzeitinfusion jeden 2. Tag).
Prog: Der Verlauf ist meistens komplikationslos. Selten begleitende Lymphangitis, Erysipel oder Pyodermie. Häufig Spontanheilung nach ca. einem Jahr.
Lit: Memisoglu HR, Acar A, Göcük M, Kotogyan A, Serdaroglu S, Iscimen A (1991) Intraläsionale Antimon-Behandlung bei kutaner Leishmaniasis. Hautnah derm 2:97–100
Rabl W, Steyrer K (1991) Kutane Leishmaniose. Akt. Dermatol. 17:195–198
Solbach W, Röllinghoff M, Kern P (1992) Differentialdiagnose Leishmaniose. Dt. Ärztebl. 89 (36): B-1814–B-1819

Leishmaniose, (süd)amerikanische
Syn: Espundia (mukokutane Form), Bauru, Bahia-Ulkus, Ilaga brava, Bubas, Pian bois, forest yaws, bosh yaws, Boshyawa, Uta (kutane Form), Chiclero Ulkus, Leishmaniasis brasiliensis
Def: *Leishmaniose durch *Leishmania brasiliensis evtl. mit späterem Übergreifen auf die Schleimhäute des oberen Respirationstraktes (mukokutane Form). Nach der Klinik unterscheidet man eine kutane und mukokutane Form (s. unten).
Lok: Besonders Gesicht
Klin:
- Kutane Form: Zunächst Ausbildung einer erythematösen Papel mit Übergang in zentrale Ulzeration unter Ausbildung eines elevierten Randwalls. Es besteht häufig eine Begleitlymphangitis.
- Mukokutane Form: Übergang von kutaner- in mukokutane Form wahrscheinlich hämatogen. Verdickungen im Nasen- und Lippenbereich mit Septumzerstörung evtl. Fortschreiten auf Pharynx, Larynx und Trachea.

Diag: Anamnese, *Montenegro-Test, Erregernachweis (Giemsa-Färbung) und Kultur auf Blutagar.
Ther: *Kutane Leishmaniose^
Prog: Kutane Form: Häufig Spontanheilung
Mukokutane Form: Chronisch-rezidivierender Verlauf, Sepsisgefahr, Mutilationen, Malnutrition.
Lit: *Kutane Leishmaniose^

Leishmaniose, mukokutane
s. *(süd)amerikanische Leishmaniose^

Leishmaniose, Post-Kala-Azar
s. Post-Kala-Azar-Dermatose

Leishmaniose, viszerale
Syn: Kala-Azar, Schwarzes Fieber, Dum-dum-Fieber, Splenomegalia tropica, Leishmaniasis furunculosa, Leishmaniasis interna
Def: *Leishmaniose des retikulohistiozytären Systems von Milz, Leber und Knochenmark mit Hautbeteiligung durch Leishmania donovani.
Klin: Inkubationszeit: 3 Monate bis zu 2 Jahren.
Hautveränderungen: Kleine, dunkelrote Papeln; fleckige braun-schwärzliche Makulae, das gesamte Integument ist trocken und schuppig, glänzende atrophische Haut, vor allem an den Beinen. Haut- und Schleimhautblutungen, Haarausfall.
Hepatomegalie, Splenomegalie lang andauerndes Fieber mit periodischen Unterbrechungen.
Ther: *Kutane Leishmaniose^
Prog: Bei rechtzeitiger Therapie Ausheilung in 95% der Fälle, unbehandelt liegt die Mortalität bei ca. 80%. Dauerhafte Immunität.
Lit: *Kutane Leishmaniose^
Leishmanoid, dermales
s. Post-Kala-Azar-Dermatose

Leishmanoide, Post-Kala-Azar-dermale
s. Post-Kala-Azar-Dermatose

Leitungswasser-Iontophorese
Def: Therapieverfahren der Wahl bei der *Hyperhidrosis manuum et pedum: Baden der Hände und Füße in von schwachem Gleichstrom (ca. 25 mA an 1–2 kOhm) durchflossenem

Leitungswasser (zunächst täglich, später in größeren Abständen jeweils 20–30 Minuten). Nur anwendbar bei intakter Haut (starkes Brennen erosiver Veränderungen).
Verschiedene Geräte im Handel (auch Heimgeräte).
Lit: Raulin C, Rösing S, Petzoldt D (1988) Heimbehandlung der Hyperhidrosis manuum et pedum durch Leitungswasser-Iontophorese. Hautarzt 39:504–508
Hölzle E, Alberti N (1987) Long-term efficiacy and side effects of tap water iontophoresis of palmoplantar hyperhidrosis – the usefulness of home therapy. Dermatologica 175:126–136

Leloirsche Krankheit
Def: Französische Bezeichnung für den *Lupus erythematodes

Lemmingfieber
s. Tularämie

Lemmingseuche
s. Tularämie

Lennert Lymphom
Syn: Lymphoepitheloides Lymphom, atypische, lymphoepitheloidzellige Proliferation, epitheloidzellige Lymphogranulomatose
Def: Epitheloidzellreiches, kleinzelliges peripheres *T-Zell-Lymphom^, welches der *Lymphogranulomatose sehr nahe steht. Vereinzelt wurden spezifische Infiltrate der Haut beobachtet.
Klin: Mediastinale, hiliäre Lymphknotenvergrößerung, intrapulmonale Rundherde. Hautveränderungen: stammbetonte, meist follikulär gebundene, kleine, hautfarbene bis rote, derbe Papeln, die zu größeren Plaques mit glänzender Oberfläche konfluieren können. *Vernarbende Alopezie^, Ulzerationen bes. genital.
Hist: In Lymphknoten, Knochenmark und befallener Haut epitheloidzellreiches T-Zell-Infiltrat, fokal Histiozyten, Epitheloidzellen und UCHL1-positive Lymphozyten.
Ther: Polychemotherapie (z. B. COPP- und/oder ABVD-Schema), Radiatio, Exzision einzelner Herde.
Lit: Kim H, Jacobs C etal. (1978) Malignant lymphoma with a high content of epitheloid histiozytes. Cancer 41:620–635
Lennert K, Mestdagh J (1968) Lymphogranulomatosen mit konstant hohem Epitheloidzellgehalt. Virchows Arch. Abt. A Path. Anat. 344:1–20
Roundtree JM, Burgdorf WHC et al. (1980) Cutaneous involvement in Lennert's lymphoma. Arch. Dermatol. 116:1291–1294

Lentigines
Def: Mehrzahl von *Lentigo.
s. a. Epheliden, Lentigo simplex, Lentigo maligna, Lentigo senilis, naevoide Lentigo^

Lentiginose
Def: Disseminiertes oder einem bestimmten Verteilungsmuster folgendes Auftreten einer großen Zahl von kleinen Pigmentflecken (*Lentigo simplex).
Man: Meistens bei Jugendlichen
Vork: Isoliert oder syndromal verbunden mit Erkrankungen anderer Organe.
- *Lentiginosis eruptiva
- *Lentiginosis centrofacialis
- *Lentiginosis perigenitoaxillaris
- *LEOPARD-Syndrom
- *NAME-Syndrom
- *Peutz-Jeghers-Syndrom
- *Xeroderma pigmentosa
- chronische *PUVA-Therapie

Lentiginose, unilaterale
s. *Neurofibromatosis generalisata

Lentiginose, periorifiziale
s. Peutz-Jeghers-Syndrom

Lentiginose, zentrofaziale
s. Lentiginosis centrofacialis

Lentiginosis centrofacialis-(Touraine)
Syn: Zentrofaziale Lentiginose
Def: Seltenes, wahrscheinlich autosomal dominant vererbtes Syndrom mit

*Lentigines im Gesicht und assoziierten Fehlbildungen.
Man: 1. Lebensjahr, Zunahme während der Kindheit
Lok: Zentrum des Gesichtes; seitliche Wangenpartien, Schleimhäute frei.
Klin: Kleine, bräunliche oder schwarze Flecken.
Begleitsymptome: Spina bifida, Hypertrichosis sacralis, Kyphoskoliose, Trichterbrust, Fehlen der oberen mittleren Schneidezähne, geistige Retardierung mit Intelligenzminderung, primäre Keratosen, Epilepsie.
DD: *Epheliden
Ther: Keine kausale Therapie möglich, ggf. kosmetische Abdeckung.

Lentiginosis eruptiva (Degos und Carteaud)
Def: Entwicklung zahlreicher *Lentigines innerhalb weniger Wochen bei Kindern und Jugendlichen. Weiterentwicklung in *Naevuszellnaevi möglich. Keine Assoziation mit anderen Organstörungen.

Lentiginosis perigenitoaxillaris
Def: Auf Axillen- und Perigenitalbereich begrenzte Abortivform der *Lentiginosis profusa.
DD: Axillary freckling bei *Neurofibromatosis generalisata

Lentiginosis profusa
Def: Ausdehnung von *Lentigines über das gesamte Integument unter Aussparung der Schleimhäute. Keine Beteiligung innerer Organe.
s. a. LEOPARD-Syndrom

Lentiginosis-Syndrom
s. LEOPARD-Syndrom

Lentigo
Syn: Linsenmal, Linsenfleck
Def: Braune Makula durch Melanozytenvermehrung in der Basalschicht der Epidermis. Man unterscheidet drei Formen (*Lentigo simplex, *Lentigo maligna, *Lentigo senilis).

Lentigo benigna
s. Lentigo simplex

Lentigo juvenilis
s. Lentigo benigna

Lentigo maligna
Syn: Melanosis circumscripta praecancerosa (Dubreuilh), prämaligne Melanose, melanotische Präkanzerose, Melanosis circumscripta Dubreuilh, Hutchinson's melanotic freckle, irrtümlich auch infective melanotic freckles
Def: Auf einer *Lentigo senilis entstehendes, langsam wachsendes *Melanoma in situ in aktinisch belasteter Haut infolge von Proliferation atypischer Melanozyten. Entwicklung eines *Lentigo maligna Melanoms möglich.
Lok: Vor allem Gesicht
Klin: Bräunlicher, rundlich-ovaler, peripher wachsender, nicht palpabler Fleck von unterschiedlicher Farbintensität, häufig mit polyzyklischen unscharfen Rändern.
Auflichtmikroskopie: Hoch irreguläres, prominentes Pigmentnetz, in der Peripherie Abbrüche des Netzes, Flecken diffuser Pigmentierung, zentral und peripher Black dots, evtl. unregelmäßig begrenzte Depigmentierungen, zarter Graustich.
Hist: Atrophische Epidermis, atypische melanozytische Zellen im

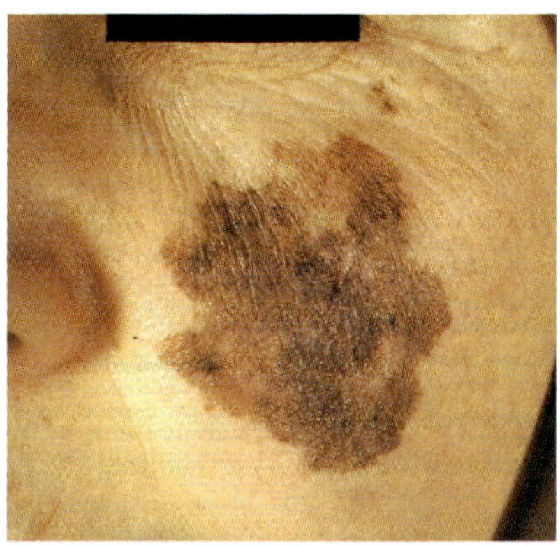

Lentigo maligna

gesamten Epithelband. Entzündliches Infiltrat im Korium, zahlreiche Melanophagen, pagetoide Zellen.
DD: *Verruca seborrhoica, *Lentigo senilis, *Melanoakanthom, *pigmentierte Basaliome^, *pigmentierter Morbus Bowen^
Prog: Bei Nichtbehandlung allmähliche Vergrößerung und Entwicklung eines *Lentigo-maligna-Melanoms^.
Ther: Kleinere Herde: Exzision in toto. Größere Herde: *Kryochirurgie, Elektrochirurgie; bei Verdacht auf Melanom: Exzision; bei sehr alten Menschen auch noch Röntgenweichstrahltherapie.

Lentigo-maligna-Melanom (LMM)
s. Lentigo-maligna-Melanom^

Lentigo, naevoide
Def: Übergang der *Lentigo simplex in einen *Junktionsnaevus.
Klin: Stecknadelkopf- bis linsengroße, scharf abgegrenzte Pigmentflecken mit unregelmäßiger, hell- bis dunkelbrauner Pigmentierung.
Auflichtmikroskopie: Reguläres, prominentes Pigmentnetz, evtl. zentral diffuse Pigmentierung. Keine black dots, brown globules oder Pseudopodien.
Hist: Vermehrung der linear angeordneten Melanozyten im Stratum basale mit nestartiger Aggregation.
Ther: Bei klinisch suspektem Bild Exzision, Kontrolluntersuchungen.

Lentigo pendula
Def: Unübliche Bezeichnung für das *Fibroma molle.

Lentigopolypose
s. Peutz-Jeghers-Syndrom

Lentigopolyposis
s. Peutz-Jeghers-Syndrom

Lentigo senilis
Syn: Alterspigmentierung, Altersfleck, senile freckle, lentigo solaris
Def: Bräunliche, scharf begrenzte Fleckbildungen in chronisch lichtexponierten Hautarealen.
Man: Mittleres und höheres Lebensalter
Lok: Vor allem Gesicht, Handrücken, Unterarmstreckseiten
Klin: Wenige Millimeter bis zu einigen Zentimetern große, scharf begrenzte, bräunliche Flecken. Keine Zunahme der Pigmentierung durch Sonnenlichtexposition. Keine Abblassung im Winter.
Auflichtmikroskopie: Pigmentnetz mit prominenten und diskreten Anteilen.
Hist: Hyperpigmentiertes, meist atrophisches Epithelband mit verlängerten Reteleisten; Melanozytenvermehrung; reichlich Melanophagen im Korium.
DD: *Verruca seborrhoica; *Epheliden; *Lentigo maligna
Ther: Ggf. kosmetische Abdeckung; Lichtschutz; evtl. Kürettage oder Kryochirurgie. Kontrolluntersuchungen!
Prog: Übergang in eine *Lentigo maligna nach Jahren bis Jahrzehnten möglich.

Lentigo simplex
Syn: Lentigo benigna, Lentigo juvenilis, Linsenmal
Def: *Lentigo durch einfache Melanozytenhyperplasie.
Man: Ab Geburt oder im Kleinkindesalter.
Klin: Meist in Mehrzahl auftretende, stecknadelkopf- bis linsengroße, braune, scharf begrenzte Hyperpigmentierungen. Keine Bevorzugung lichtexponierter Hautpartien. Übergang in Naevuszellnaevus möglich.
s. a. naevoide Lentigo^, Lentiginose
Auflichtmikroskopie: Reguläres, prominentes Pigmentnetz, evtl. zentrale diffuse Pigmentierung, Ausdünnung des Pigmentnetzes in der Peripherie.
Hist: Melanozyten im Epithelband (Basalschicht) vermehrt, Reteleisten verlängert
Ther: Nicht notwendig, jährliche Kontrollen.
Prog: Übergang in *Naevuszellnaevus möglich

LEOPARD-Syndrom
(**L**entiginosis, **e**lektrokardiographische Störungen, **o**cular hypertelorism, **P**ulmonalstenose, **A**bnormalitäten der Genitalien, **R**etardierung des Wachstums, **D**eafness)
Syn: Lentiginosis-Syndrom, progressive kardiomyopathische Lentiginose, Lentiginosis-profusa-Syndrom, kardio-kutanes Syndrom
Def: Syndrom mit multiplen *Lentigines assoziiert mit verschiedenen inneren Veränderungen (Kardiomyopathie, Pulmonalstenose, Augenbeteiligung, Innenohrschwerhörigkeit, Taubheit).
s. a. Lentiginose
Ätio: Autosomal-dominant vererbt, unterschiedliche Expressivität.
Diag: Internistische Durchuntersuchung, vor allem Ausschluß einer obstruktiven Kardiomyopathie.
Prog: Wahrscheinlichkeit der malignen Entartung der Lentigines nicht erhöht.
Lit: Vehring KH, Kretzschmar L, Hamm H (1991) Das LEOPARD-Syndrom – eine generalisierte Lentiginose mit Indikatorfunktion. Akt. Dermatol. 17. 85–88

Leopardenhaut bei Parapsoriasis en plaques
Def: Netzförmige- bzw. streifenförmige Anordnung der Hautveränderungen bei der *Parapsoriasis en petit plaques ergibt ein an ein Leopardenfell erinnerndes klinisches Bild.

Lepra
Syn: Aussatz, Hansen-Krankheit, Morbus Hansen, Hansenosis; biblisch: Zaraath
Def: Chronische, granulomatöse Infektionskrankheit durch Mykobakterium leprosum mit bevorzugtem Befall von Haut und peripheren Nerven von geringer Kontagiosität. Einteilung aufgrund immunologischer, klinischer, bakteriologischer und histologischer Befunde.
Man unterscheidet:
- Eine Vorstadium, die *Lepra indeterminata
- zwei polare Formen, die erregerreiche, anerge *Lepra lepromatosa und die erregerarme, *Lepra tuberkuloides und eine
- Zwischenform die *dimorphe Lepra^ (syn: Borderline Lepra).

Meldepflicht!
Ätio: Infektion von Mensch zu Mensch durch Tröpfcheninfektion (hohe Bakteriendichte im Bereich der Nasenschleimhaut), auch Übertragung von Haut zu Haut, über Gegenstände des täglichen Lebens und die Muttermilch. Übertragung des Erregers abhängig vom Immunstatus und der Lepraform; bei *lepromatöser und *dimorpher Lepra^ Infektionsgefahr. Eine Übertragung durch blutsaugende Arthropoden wird für möglich gehalten.
Err: Mycobacterium leprae (Hansen 1873)
Unbewegliche, grampositive, säurefeste Stäbchen, häufig intrazellulär in Bündeln; sehr langsames Wachstum.
Vork: Weltweit, vor allem in tropischen Gebieten West- und Zentralafrikas, Asiens, Lateinamerikas und der südeuropäischen Länder.
Man: Kindes- oder Jugendalter
Klin: Inkubationszeit: 3 bis ca. 20 Jahre; uncharakteristische Frühsymptome.
Hauterscheinungen: *Lepra lepromatosa, *Lepra tuberculoides, *Lepra indeterminata, *dimorphe Lepra^.
De- oder Hypopigmentierungen der Haut.
Sensibilitätsstörungen: Hyperästhesie, Parästhesie, Hypästhesie, Anästhesie.
Strangartige Nervenverdickung, häufig des N. ulnaris.
Diag: 1. Sensibilitätsstörungen: Störung des Temperatur-, Schmerz- und Berührungsempfindens.
2. Erregernachweis: a) Direkt: Abstrich der Haut (Stirn, Ohrmuschel, Stamm, Extremitätenstreck-

seiten) und der Nasenschleimhaut, Haut- oder Nervenbiopsien, Faraco-Fite-Färbung; Ziehl-Neelsen Färbung.
b) Kulturell: Züchtung nur durch Übertragung auf Tiere: Mäuse, Gürteltiere, Streifenhörnchen, Igel, wenig erfolgversprechend.
3. *Leprominreaktion: Zur individuellen Lepraklassifikation und Prognosestellung.
4. Histamintest: Intrakutane Applikation von Histamin – fehlendes Reflexerythem.
5. Schwitztest: Fehlende Schweißsekretion in lepromatösen Herden (s. a. Minor-Schwitzversuch).
Ther: Isolierung, Verbesserung der hygienischen Verhältnisse. Es empfiehlt sich heute eine Kombinationstherapie um Resistenzen vorzubeugen.
1. Bei bakterienpositiver Lepra (*Lepra lepromatosa, *dimorphe Lepra^): Rifampizin 600 mg 1 mal im Monat, Dapsone 100 mg (1–2 mg/kg/die) Clofazimin 300 mg 1 mal pro Monat oder 50 mg/die für mindestens 2 Jahre.
2. Bei bakteriennegativer Lepra (*Lepra tuberkuloides, *Lepra indeterminata): Rifampicin 600 mg 1mal pro Monat, Dapsone 100 mg (1–2 mg/kg) /die.
Es können bei jeder Therapie auch nach jahrelanger Behandlung noch virulente Bakterien auftreten.
Über eine Kurzzeittherapie mit der Kombination Rifampicin + Cotrimoxazol + Isoniazid wird berichtet.
Prog: Günstiger bei tuberkuloider Lepra, ungünstiger bei lepromatöser Lepra. Beeinträchtigt durch Sekundärinfektionen.
Lit: Fucha J, Schulz C et al. (1992) Diagnostische und therapeutische Probleme bei Leprapatienten aus dermatologischer Sicht. Akt. Dermatol. 18:231–235
Freerksen E, Alvarenga AE, Leguizamon O, Morra de MV, Ballestrem von W, Reyes LA (1991) Kurzzeitchemotherapie der Lepra mit der Kombination Rifampicin + Cotrimoxazol + Isoniazid. Med-Klin. Sep 15, 86 (9):441–448
Stingl P (1990) Lepra. Pathogenese-Klassifizierung-Diagnostik-Behandlung. Hautarzt 41:126–130

Lepra, Borderline-L.
s. dimorphe Lepra^

Lepra, dimorphe
Syn: Borderline Lepra
Def: Zwischen der *lepromatösen und der *tuberkuloiden Lepra^ stehende Form der Lepra, die ihrerseits noch in 3 Untergruppen geteilt werden kann. Dies sind die borderline-tuberkuloide, die boderline und die borderline-lepromatöse Lepra. Charakteristika der verschiedenen Formen s. Tabelle, S. 452.
Klin: Symmetrisch (Stamm) oder asymmetrisch (Gesicht) lokalisierte, isolierte oder konfluierende, sukkulente, schuppige Erythemscheiben und knotige Veränderungen. Anfänglich allgemeine Krankheitssymptomatik mit Muskelschwäche. Selten Alopezieherde (*Alopecia lepromatosa). Asymmetrische Polyneuritis.
Hist: Tuberkuloide und lepromatöse Strukturen (*Lepra tuberculoides, *Lepra lepromatosa), Erregernachweis möglich.
Lab: *Leprominreaktion je nach Immunitätslage positiv oder negativ.
Diag: Art der Hauterscheinungen, Sensibilitätsprüfung mit Nadel und Wattebausch, Bakt. Abstrich (Ziehl-Neelsen-Färbung) von der Nasenschleimhaut, evtl. Verdickung der Halsnerven.
Ther: *Lepra
Lit: Fucha J, Schulz C et al. (1992) Diagnostische und therapeutische Probleme bei Leprapatienten aus dermatologischer Sicht. Akt. Dermatol. 18:231–235

Lepra Graecorum
s. Psoriasis vulgaris

Tabelle: Charakteristika der **Lepraformen** (modifiziert nach Fuchs et al. 1992)

	TT	BT	BB	BL	LL
Hautläsionen					
Anzahl	einzelne	wenige	mäßige	viele	sehr viele
Symmetrie	–	–	–	±	+
Nervenläsionen					
Anästhesie	betont	betont	mäßig	schwach	kaum
Verdickung	++	+	+	±	±
Immunstatus	gut		mittel		schlecht
Bakterien-Index	0	1–2 +	2–4 +	3–5 +	5–6 +
Lepromin-Test	+++	±	–	–	–
Leprareaktion					
Typ I	0	+	++	+	0
Typ II	0	0	0	+	++

TT = tuberkuloid, BT = borderline-tuberkuloid, BB = borderline, BL = borderline-lepromatös, LL = lepromatös

Lepra indeterminata
Syn: Unbestimmte Lepra, indeterminate leprosy.
Def: Unstabile Form der beginnenden Lepra mit uncharakteristischen Erythemen und der Möglichkeit der Spontanheilung.
Lok: Gesäß, Rumpf, Hals, Extremitäten, selten im Gesicht
Klin: Nur Haut-, ganz selten Nervenveränderungen.
Hautveränderungen: Asymmetrische, hypo- oder hyperpigmentierte, anästhetische, anhidrotische, makulöse, rosarote Herde, die bei dunklen Menschen als hypochromes Erythem auftreten
Hist: Uncharakteristische Entzündungsreaktion, perineural einzelne säurefeste Stäbchen, evtl. einzelne *epitheloidzellige Granulome^.
Lab: Bakteriologisch: Wenige oder nicht nachweisbare Mycobacteriae leprae.
Immunologisch: schwach positive oder negative *Leprominreaktion.
Ther: *Lepra
Prog: Spontanremissionen möglich; häufig Übergang in die *Lepra lepromatosa seltener in die *Lepra tuberculoides.

Lepra, Lazarine Lepra
s. diffuse Lepromatosis^

Lepra, lepromatöse
s. Lepra lepromatosa

Lepra lepromatosa
Syn: Lepromatöse Lepra; Lepra tuberosa
Def: Schwere, anergische, infektiöse Verlaufsform der *Lepra bei schlechter Immunitätslage des Organismus.
Sonderform: *diffuse Lepromatosis^.
Klin: Hauterscheinungen: Symmetrisch angeordnete, unscharf begrenzte, runde oder ovale Makulae, vor allem an bedeckten Körperarealen. Hautfarbene oder bräunlich-rote Infiltrate. Scharf begrenzte, wenige Millimeter- bis Zentimeter große Knoten (= *Leprome), die aus Makulae oder in normaler Haut entstehen, vor allem an Druckstellen. Trockenheit, Anhidrose, Alopezie, Anästhesie. Ulzeration, Perforation möglich, dann Gefahr der Sekundärinfektion.
*Facies leonina: Flächige Infiltrate und Leprome im Gesicht unter Aussparung der Hautfalten. Keratokonjunktivitis, Vergrößerung der Ohrläppchen, Haarausfall der lateralen Augenbrauen.

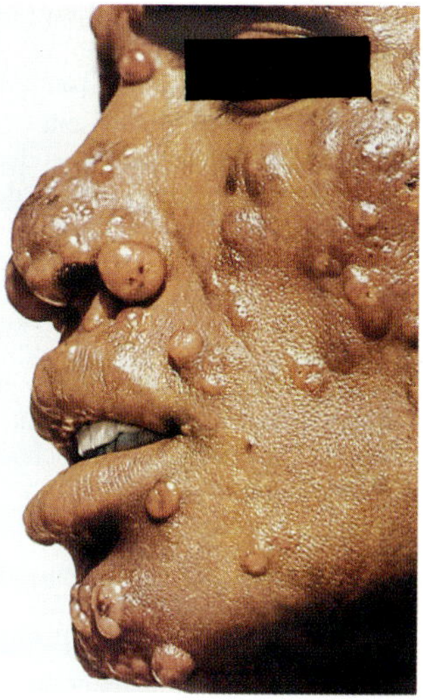

Lepra lepromatosa

Die *diffuse Lepromatosis^ (Lucio Latapi) ist charakterisiert durch eine generalisierte wachsartige Infiltration der Haut. Alopezie von Wimpern, Brauen und Kopfhaut (Alopecia lepromatosa).
Befall von Schleimhäuten (Nasenschleimhaut mit chron. Schnupfen, Destruktion des Nasenseptums; Larynxschleimhaut mit eitriger Laryngitis und Luftnotanfällen) und Augen mit schwerwiegender Schädigung durch Infiltration, die zu Sehbehinderung und Erblindung führen kann, sowie Nerven mit Paralysen und Sensibilitätsverlust.
Viszerale Beteiligung: Adenopathie, Hepatosplenomegalie, Orchitis, Epididymitis, Osteitis, Kachexie. Bei dieser Lepraform werden sog. *Leprareaktionen beobachtet.
Hist: Schaumzellenreiche Granulome (Virchow- und *Leprazellen) mit massenhaft auftretenden Leprabakterien.
Lab: *Leprominreaktion negativ, massenhaft Erreger in den *Leprazellen, Bakteriämie (Nachweis: *Lepra).
Ther: *Lepra

Lepra maculoanaesthetica
s. Lepra tuberculoides

Lepra tuberculoides
Syn: Tuberkuloide Lepra, Lepra maculoanaesthetica
Def: Relativ benigne, gewöhnlich nicht kontagiöse Lepraform bei guter Abwehrlage des Organismus. Man unterscheidet eine Minor- und eine Majorform.
Lok: Häufig im Ausbreitungsgebiet eines Nerven.
Klin: Hauterscheinungen:
Einige wenige, asymmetrisch angeordnete, scharf begrenzte, rötliche oder rötlich-violette Makulae; kleine, sich randwärts vergrößernde, zentral mit Depigmentierung und leichter Atrophie abheilende Papeln.
Sensibilitätsstörungen: Zunächst Hyperästhesie, dann vor allem zentral Verlust der Temperatur-, später der Berührungs- und Schmerzempfindung.
Anhidrose.
- Minorform: Relativ stabile Form der tuberkuloiden Lepra mit gering ausgeprägten Hautveränderungen, vor allem in der Nähe von Körperöffnungen. Spontane Rückbildung möglich.
- Majorform: Instabile Form (Spontanheilung möglich, häufiger Übergang in *lepromatöse oder *dimorphe Lepra^) der tuberkuloiden Lepra mit stärker erhabenen, infiltriert erscheinenden Papeln, Knötchen und Plaques. Eingesunkenes blasses Zentrum; Ausbildung von Ringformen, vor allem an Gesäß, Rücken, Gesicht, um die Körperöffnungen, an dorsalen und seitlichen Extremitätenanteilen lokalisiert.
- Nervenbeteiligung: Ausgeprägt asymmetrisch, häufig N. ulnaris. Facies antonina: Fazialisparese, Ptose, mimische Starre.
- Keine Beteiligung innerer Organe

Hist: Epitheloidzellige *Granulome (s. a. tuberkuloide Granulome^).

Lab: Keine oder wenige Bakterien nachweisbar. Leprominreaktion stark positiv.
Ther: *Lepra

Lepra, tuberkuloide
s. Lepra tuberculoides

Lepra tuberosa
s. Lepra lepromatosa

Lepra, unbestimmte
s. Lepra indeterminata

Leprareaktion
Syn: Lepra in reaction
Def: Episodenhafte, akute Exazerbation der *Lepra mit Fieber, Exazerbation der Hautveränderungen und Beteiligung innere Organe durch hypererge Immunitätslage. Nach Pathomechanismus unterscheidet man 2 Formen.
Man: Spontan, nach *Lepromintestung, häufig unter Therapie.
Klin: Typ I: Zellvermittelt. Entzündliche Umwandlung bestehender Lepraherde. Vorkommen bei *tuberkuloider, dimorpher und lepromatöser Lepra^.
Typ II: Wahrscheinlich Arthus-Reaktion durch zirkulierende Immunkomplexe: Auftreten eines *Erythema nodosum leprosum oder eines *Erythema exsudativum multiforme. Bei der lepromatösen Lepra zusätzlich Allgemeinsymptome: Starke Kopfschmerzen, Schüttelfrost, Arthralgien, Neuritiden, Verschlimmerung der Augen- und Organmanifestationen. Bei der tuberkuloiden Lepra: Hauterscheinungen, akute Nervenbeteiligungen, Nervenschwellungen und Neuralgien.
Ther: Bei leichten Formen Acetylsalicylsäure oder Paracetamol ausreichend, in schwereren Fällen Kortikoide (Prednison 30–40 mg/die, Reduktion nach Klinik). Bei steroidresistenten Schüben Thalidomid intern (Beginn mit 400 mg über 48 h, Erhaltungsdosis 50 mg pro Tag) oder Clofazimin (initial 300 mg/die). Parallel Fortsetzung der antiinfektiösen Therapie (*Lepra).
Lit: Fucha J, Schulz C et al. (1992) Diagnostische und therapeutische Probleme bei Leprapatienten aus dermatologischer Sicht. Akt. Dermatol. 18:231–235
Rodellas AC, Bosca AR, Holzmann H, Aguas JT (1992) Immunologie der Lepra. Hautarzt 43:184–189

Leprazellen
Def: Umgewandelte Histiozyten mit zahlreichen Mykobakterien im schaumigen Zytoplasma.
s. Lepra lepromatosa

Leprom
Syn: Lepraknoten
Def: *Tuberkuloides Granulom^ bei Lepra.
Klin: Scharf begrenzte, millimeter- bis zentimeter-große Knoten, bei der *dimorphen und *lepromatösen Lepra^.

Lepromatosis, diffuse (Lucio Latapi)
Syn: Lazarine Lepra
Def: Sonderform der *Lepra lepromatosa mit generalisierter, wachsartiger Hautinfiltration bei trocken-schuppiger Epidermis. *Alopecia lepromatosa, *Lucio-Phänomen
Lab: Massenhafte Mycobacteriae leprae, auch in scheinbar gesunder Haut.

Lepromin
Def: Antigenes Material von Mycobacterium leprae enthaltender Extrakt aus bakterienreichem, lepromatösem Gewebe.

Leprominreaktion:
Def: Immunologische Lokalreaktion vom verzögerten Typ auf 0,1 ml Lepromin. Stets positiv bei *tuberkuloider Lepra^; stets negativ bei *lepromatöser Lepra^.

Leprosy, indeterminate
s. Lepra indeterminata

Leptonychie
Def: Mechanisch bedingte Verdünnung der Nagelplatte, z. B. bei Gerbern.

Leptospirosis icterohaemorrhagia
s. Morbus Weil^

Léri-Johanni-Syndrom
s. Melorheostose

Léri-Syndrom
s. Melorheostose

Lesch-Nyhan-Syndrom
Syn: Automutilationssyndrom, Hyperurikämie-Syndrom
Ätio: X-chromosomal-rezessiv vererbtes Fehlen der Hypoxantin-Guanin-Phosphoribosyl-Transferase in den Zellen mit stark erhöhter Harnsäurebildung und Autophagie.
Klin: Ulzera, Krusten und Hautdefekte vor allem perioral, (Automutilation in Form von Autophagie: Lippen, Hände, Finger usw.) Oligophrenie, Entwicklungsverzögerung, Nystagmus.
Lab: Harnsäure 5–15 mg/dl
DD: Idiopathische geistige Retardierung, Epilepsie mit unwillkürlichen Verletzungen, *Cornelia de Lange-Syndrom, *Möbius-Syndrom, *Pseudeo-Lesch-Nyhan-Syndrom
Ther: Kausal nicht möglich, Allopurinol wegen der Hyperurikämie
Prog: Tod meist um das 10. Lebensjahr im Rahmen der Organschäden bei Hyperurikämie und Harnsäurekristallablagerungen.

Leschke-Syndrom
s. Dystrophia pigmentosa

Leser-Trélat-Syndrom
Def: Sehr seltenes paraneoplastisches Syndrom, gekennzeichnet durch akut exanthematisch auftretende zahllose *Verrucae seborrhoicae mit intensivem Pruritus auf nicht entzündlich veränderter Haut. In ca. der Hälfte der Fälle mit *Acanthosis nigricans maligna vergesellschaftet (fragliche Sonderform). Auftreten v. a. bei Adenokarzinomen des Gastrointestinaltrakts, seltener bei Lymphomen und Leukämien. Malignom meistmetastasiert.
Man: Meist nach dem 50. Lebensjahr
Ther: Behandlung der Grunderkrankung. Ggf. Curettage der *Verrucae seborrhoicae.
Prog: Schlecht (entsprechend dem meist fortgeschrittenen Tumorwachstum).
Lit: Stieler W, Plewig G (1986) Acanthosis nigricans und Leser-Trélat-Zeichen bei Doppelmalignom von Magen und Mamma. Z Hautkr 62:344–366
Wagner G, Knippel H (1990) Das Leser-Trélat-Syndrom. Akt Dermatol 16:318–320
Venecie PY, Perry HO (1984) Sign of Leser-Trélat: Report of two cases and review of the literature. J Am Acad Dermatol 10:83–88

Letalität
Def: Anzahl der an einer bestimmten Krankheit Gestorbenen, bezogen auf die Gesamtzahl gleichartig Erkrankter während einer Beobachtungsperiode. Die Letalität ist ein Gradmesser der Schwere einer Krankheit und bildet eine wichtige Grundlage für prognostische Aussagen.

Lethal midline granuloma of the face
s. Granuloma gangraenescens nasi

Letterer-Sieve, Morbus
s. Morbus Abt^-Letterer-Sieve

Leucaemia cutis diffusa
Syn: Leucaemia cutis universalis
Def: Unüblich gewordener Begriff für eine diffuse Infiltration der Haut bei Leukämie, meist im Sinne einer *Erythrodermie.

Leucaemia cutis universalis
s. Leucaemia cutis diffusa

Leucoderma acquisitum centrifugum
s. Sutton-Naevus

Leucoderma centrifugum acquisitum
s. Sutton-Naevus

Leucoderma lenticulare disseminatum
s. Hypomelanosis guttata idiophatica

Leucoderma leprosum
Def: Punktförmig perifollikulär beginnendes, sich flächenhaft ausdehnendes *Leukoderm bei der *Lepra. *Anhidrose und Änästhesie.

Leucoderma psoriaticum spurium
s. Pseudoleucoderma psoriaticum

Leucoderma psoriaticum (verum)
Def: Hypopigmentierung im Bereich abgeheilter Psoriasisherde durch vorübergehende Hemmung der Melaninproduktion in den Melanozyten und vermehrter Abschuppung der Haut.
DD: *Pseudoleucoderma psoriaticum

Leucoderma syphiliticum
Def: Linsen- bis pfenniggroße Depigmentierungen bei der sekundären Syphilis im Gefolge spezifischer makulöser Exantheme oder auf unveränderter Haut, s. a. Halsband der Venus.

Leucokeratosis nicotinica palati
Syn: Leukokeratosis fumosa palati, Raucherleukokeratose, Smoker's gum
Def: Klinische Sonderform der *exogen-irritativen Leukoplakie^ bei Rauchern.
Ätio: Reizwirkung von Destillationsproduktion im Tabakrauch.
Lok: Meist am harten, aber auch am Übergang zum weichen Gaumen
Klin: Isoliert oder gedrängt stehende, gepflastert erscheinende, grau-weißliche, derbe, Knötchen von 1–3 mm Durchmesser mit gedelltem oder punktförmig gerötetem Zentrum.
Ther: Meiden von Reizstoffen, halbjährliche Kontrollen.
Prog: Meist Rückbildung nach Einstellung des Rauchens möglich. Maligne Entartung kann nicht ausgeschlossen werden.

Leuconychia
s. Leukonychie

Leuconychia mycotica (Jessner)
s. weiße, superfizielle Onychomykose^

Leuconychia punctata
Def: *Leukonychie mit zahlreichen, bis stecknadelkopfgroßen, weiße Flecken an einem oder mehreren Nägeln.
Ätio: Unklar, evt. Manipulation am Nagelhäutchen.
Ther: Vermeiden artefizieller Faktoren.

Leuconychia striata
Def: *Leukonychie mit unterschiedlich breiten, weißen Querstreifen im Nagel, Beginn an der Lunula, Vorwachsen über den Nagel.
s. a. Meessche Querbänder
Ätio: Maniküreschäden, Säureverätzungen, Thallium- und Arsenintoxikation, schwere Schädel-Hirn-Traumen.

Leuconychia striata longitudinalis (Siemens)
Def: *Leukonychie mit weißer Längsstreifung im Nagel, z. B. bei erworbenen entzündlichen Dermatosen, *Dyskeratosis follicularis und *Pemphigus chronicus benignus familiaris.
Lit: Kirtsching G, Effendy I, Happle R (1992): Leukonychia longitudinalis als Leitsymptom des Morbus Haily-Haily. Hautarzt 43:451–452

Leuconychia totalis
Def: Autosomal dominant vererbte, totale Weißfärbung (*Leukonychie) aller Nägel. Häufig zusätzlich epidermale Zysten.
s. a. Weißnägel (Leberzirrhotiker, Addison-Patienten),
s. a. Halb- und halb-Nägel

Leuconychia trichophytica
s. weiße, superfizielle Onychomykose^

Leucoplacia candiomycetica
Def: Irreführende, fälschliche Bezeichnung für die Sekundärbesiedlung einer bestehenden *Leukoplakie mit Candida albicans (*Candidose).

Leucoplacia erosiva (Sugar und Bánóczy)
Def: Erosive Herde einer *Leukoplakie. Der Begriff ist weitgehend identisch mit der *gesprenkelten Leukoplakie^ (Pindborg).
Prog: Häufig maligne Entartung.

Leucoplacia simplex (Sugar und Bánóczy)
Def: Klinisch diskrete, häufig initiale Form einer *Leukoplakie.

Leucoplacia verrucosa (Sugar und Bánóczy)
Def: *Leukoplakie mit meist unregelmäßig gefelderter oder auch warzenartiger Oberfläche. Erhebliche Verhornungstendenz, derbe Infiltration. Als Präkanzerose anzusehen, evtl. auch initiales Plattenepithelkarzinom.
Lok: Vor allem am Alveolarfortsatz, im Mundboden- und Gaumenbereich
Ther: Exision
Prog: Entstehung eines *spinozellulären Karzinoms^ wahrscheinlich.

Leukämie
Syn: Leukose
Def: Maligne Neoplasien der hämatopoetischen Zellen, monoklonale Wucherungen des leukopoetischen, myeloischen und des lymphatischen Systems. Nach Ätiologie und Klinik werden 3 Formen unterschieden: lymphatische Leukämie, myeloische Leukämie und unreifzellige, akute Leukämie.
Hautveränderungen bei
- 1. Lymphatischer Leukämie (mehr als 90% B-Zell-Typ, ca. 10% T-Zell-Typ):
  Spezifische Hauterscheinungen (bei 10% der Patienten): generalisierte Lymphknotenschwellungen, leukämische Exantheme (rote bis rotblaue makulopapulöse Effloreszenzen), platte bis wulstartige, derbe Infiltrate, besonders im Bereich Stirn, Wangen, Nase und Ohren; kutane Tumore. Konfluieren der Tumore und Infiltrate zur *Facies leontina, *Lymphadenosis cutis circumscripta.
  Unspezifische Hauterscheinungen (Leukämide, bei 28% der Patienten): *Pruritus, *Prurigo, *chronische Urtikaria^, *Petechien, *Purpura, *Ekchymosen, *Zoster generalisatus, *Herpes simplex
- 2. Myeloischer Leukämie:
  Spezifische Hauterscheinungen (relativ selten): Plattenartige bis knotenförmige Infiltration der Haut, s. Myelosis cutis circumscripta.
  Unspezifische Hautveränderungen: Blässe bei sekundärer Anämie, Blutungen in Haut und Schleimhaut mit Neigung zur ulzerös-nekrotischen Umwandlung, vor allem bei akuter myeloischer Leukämie; generalisierter *Pruritus, *Prurigo simplex subacuta, makulöse, nodöse, figurierte Erytheme; erythrosquamöse oder vesikulobullöse Eruptionen; sehr selten universelle unspezifische *Erythrodermien.
- 3. Unreifzelligen, akuten Leukosen (Myelo- oder Paramyeloblastenleukämie):
  Thrombopenische *Purpura, Ausbildung von Nekrosen mit Zerfallsneigung in der Mundhöhle, dem Genital- und Analbereich (durch Begleitagranulozytose), *Candidose der Schleimhäute, Gingivahyperplasie, evtl. generalisierte Lymphknotenvergrößerungen.
- Basophilenleukämie:
  s. Myelosis cutis circumscripta basophilica
- Eosinophilenleukämie:
  s. Myelosis cutis circumscripta eosinophilica
- Monozytenleukämie:
  s. Myelosis cutis circumscripta monocytica

Diag: Blutbild, Probeexision mit Histologie und Immunhistologie, Chromosomenanalyse (bei chronisch lymphatischer Leukämie in ca. 90% Philadelphia-Chromosom).
Lit: Wilms K (1987) Erkrankungen der Leukopoese. In: Siegenthaler W,

Kaufmann W, Hornbostel H, Waller HD (Hrsg) Lehrbuch der inneren Medizin. Thieme Stuttgart New York. S. 606–625

Leukämide
Def: Unspezifische Hauterscheinungen bei chronisch lymphatischer *Leukämie.

Leukämoid, eosinophiles
s. Hypereosinophilie-Syndrom

Leukoderm
Def: Umschriebene, temporäre, sekundäre Depigmentierung durch unterschiedliche Mechanismen, die bei oder im Gefolge von Hauterkrankungen (intra- und/oder periläsional) auftritt; z. B. bei *Pityriasis versicolor, *atopischen Ekzem^, *Psoriasis vulgaris.
Ätio: Chemische Hemmung der Melanogenese, Störung im Transportmechanismus der *Melanosome, UV-Absorption in Schuppenauflagerungen.
s. a. Pseudoleukoderm, Leucoderma psoriaticum (verum)

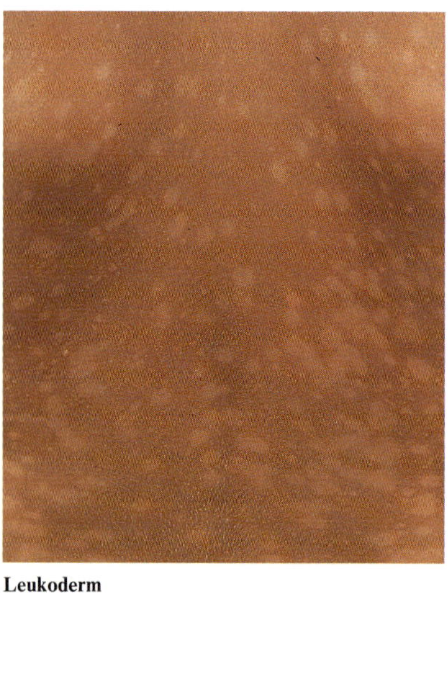

Leukoderm

Leuködem, sog. (Bánóczy)
Def: Weißliche Verfärbung im Mundschleimhautbereich durch verstärkte Verhornung, s. a. Leukoplakie.
Hist: Hydropische Zellballonierung bis in das untere Stratum spinosum.

Leukokeratose
Def: Unüblicher Begriff für *Leukoplakie.
s. a. Leucokeratosis nicotinica palati

Leukokeratosis linguae
s. Pachyonychia congenita

Leukometastasen
Def: Unüblicher Begriff für pigmentarme oder pigmentlose Metastasen des *malignen Melanoms^.

Leukonychie
Def: Punkt- oder streifenförmige Weißfärbungen der Nagelplatte, die einen oder mehrere Nägel betreffen. Eine totale Leukonychie ist sehr selten.
s. a. Leuconychia mycotica
Leuconychia punctata
Leuconychia striata
Leukonychia totalis
Ätio: Wahrscheinlich durch parakeratotische Verhornung im Rahmen von Irritation im Kutikularbereich.
Ther: Unzweckmäßige Eingriffe am Nagelhäutchen müssen vermieden werden.

Leukonycholysis paradentotica
s. Schuppli-Syndrom

Leukopathia unguis toxica
Def: Weißfärbung der Nägel durch systemisch wirkende, toxische Substanzen, z. B. Zytostatika.
Ätio: Intensive, kurzzeitig wirksame Proliferations- und Reifungshemmung der Onychozyten (Nagelplattenzellen).
Klin: Gleichmäßig über die gesamte Nagelbreite querlaufende und mit dem Nagel nach distal auswachsende weiße Bänder, an allen Nägeln auftretend (s. Meessche Querbänder)
Lit: Zaun H, Omlor G (1992) Einseitige Leukopathia unguis toxica und

diffuser Haarausfall nach zytostatischer Extremitätenperfusion. Hautarzt 43:215–216

Leukophlegmasie
s. Phlegmasia alba dolens

Leukoplakia, speckled
s. gesprenkelte Leukoplakie^

Leukoplakia vulvae
Def: *Leukoplakie im Vulva-Bereich.

Leukoplakie (orale) (E.Schwimmer 1878)
Def: Weißer, nicht abwischbarer, keiner definierten Krankheit zuzuordnender Schleimhautbezirk (WHO-Definition). Pathogenetisch liegt jeder Leukoplakie ungeachtet seiner Ursache eine vermehrte oder abnorme Verhornung des geschichteten (normalerweise nicht verhornenden) Plattenepithels der Mundschleimhaut vor; die hieraus resultierende Änderung der Lichtbrechung und -reflexion führt zur Weißverfärbung.
Vom klinischen Erscheinungsbild ist es zweckmäßig die Leukoplakien im engeren Sinne (s. unten) je nach Aussehen und Oberfläche weiter zu differenzieren nach einem planen (meist harmlos), einem verrukösen und einem erosiven (dringender Verdacht auf Präkanzerose) Typus (s. Tabelle). Eine präkanzeröse Sonderform stellt die *orale Erythroplakie^ dar, ein Analogon zur *Erythroplasie Queyrat.
Grundsätzlich werden die oralen Leukoplakien unterteilt in:
a) Leukoplakien im engeren Sinn
b) Leukoplakien im weiteren Sinn (s. Tabelle)
Zu a) Bei den Leukoplakien im engeren Sinne, den exogen-irritativen Leukoplakien, unterscheidet man Leukoplakien durch physikalische (mechanische Irritationen durch schadhafte Zähne, Fehlstellungen von Zähnen, *Morsicatio buccarum u. a.) oder chemische Noxen (örtlicher Kontakt mit Rauch – oder Kautabak).
Zu b) Bei den Leukoplakien im weiteren Sinn unterscheidet man:

Tabelle: **Leukoplakien** im **engeren Sinn** (modifiziert nach Nasemann 1990)

- Leukoplakia simplex
- Leukoplakia verrucosa
- Leukoplakia erosiva
- Morbus Bowen bzw. Erythroplasia Queyrat

Crescendo in der Ausprägung der Läsionen bis hin zum malignen Prozeß
Carcinom

- Erbliche Leukoplakien, z. B. *weißer Schleimhautnaevus^, *benigne intraepitheliale Dyskeratose^, *Dyskeratosis follicularis u. a.
- endogen irritative (entzündliche oder infektiöse) Leukoplakien, z. B. *Lichen ruber planus mucosae, fixes Arzneienanthem (s. a. Arzneiexanthem^,fixes), *Pemphigus mucosae, *Glossitis^ interstitialis syphilitica^, Viruspapillome.

Man: In Mitteleuropa werden Prävalenzen zwischen 0,6–3,3% angegeben. Männer jenseits des 40. Lebensjahres sind bevorzugt betroffen (Verhältnis m:w = 3–5:1).
Lok: Ubiquitär in der Mundhöhle; bevorzugt retroangulär, Mundboden, Zungenränder, Vestibulum oris, zahnloser Alveolarkamm
Klin: Uni- oder multizentrisch auftretende, umschriebene oder großflächige, grau- bis sattweiße Herde mit glatter oder höckriger Oberfläche.
s. a. gesprenkelte Leukoplakie^, homogene Leukoplakie^, Leucoplacia erosiva, Leucoplacia simplex, Leucoplacia verrucosa
Hist: *Akanthose, Hyperkeratose (ortho- bzw. parakeratotisch). Dysplastische Epithelveränderungen unterschiedlichen Grades.
Ther: Merke: Jede Leukoplakie ist bis zum Nachweis des Gegenteils als Präkanzerose anzusehen. Ursachen-

Tabelle: Ätiologische Einteilung der **Leukoplakien** im **engeren und weiteren Sinn** (modifiziert nach Hornstein 1979)

I. Exogen-irritative Leukoplakien

Physikalische Noxen

Mechanische Irritation durch schadhafte Zähne oder Zahnfüllungen usw.
Fehlstellung natürlicher Zähne (mit Okklusionsstörungen) mea alba buccalis (verstärkte Interdentalleiste)
Morsicatio buccarum („habituelles Wangenkauen")
„Stomatitis elektrogalvanica" (durch Potentialdifferenz verschiedener intraoraler Metalle)
Scheuer- und Druckwirkung schlecht angepaßter Zahnprothesen
Narben nach Bestrahlung oder Verbrennung
Leukoplakie über vorstehenden Schleimhauttumoren (Fibrome usw.)
Cheilosis actinica

Chemische Noxen

Leukoplakie durch örtlichen Kontakt mit Rauchtabak, Kautabak, Schnupftabak
Leuködem (Tabak-bedingt)
Leucokeratosis fumosa palati (Raucherleukokeratose)
Orale submuköse Fibrose (Pindborg)
Betelpriem(-Tabak)-Leukoplakie

II. Erbliche Leukoplakien

Weißer epithelialer Schleimhautnävus („white spongy nevus", „white folded gingivo-stomatosis", „Leukoedema exfoliativum mucosae oris", etc.)
Leuködem (rassisch, konstitutionell)
„Benigne intraepitheliale Dyskeratosis" (Wittkop-v. Sallmann)
Dyskeratosis follicularis (Darier)
Dyskeratosis congenita (Zinsser-Engman-Cole)
Pachyonychia congenita (Jadassohn-Lewandowsky)
Epidermolysis hereditaria bullosa dystrophicans
Lipoidproteinosis (Urbach-Wiethe)
Fibromatosis gingivae hereditaria

III. Endogen-irritative Leukoplasien

Chronisch hyperplastische oder granulomatöse Mykosen (Candidamykosen, Südamerikanische und Nordamerikanische Blastomykose, Histoplasmose etc.)
Chronische entzündliche Leukoplakien anderer Ätiologie (beispielsweise Glossitis interstitialis luica, Glossitis granulomatosa bei MRS)
Lichen planus mucosae (partim atrophicans, partim pemphigoides)
Pemphigus mucosae cicatricans
Lichen sclerosus et atrophicus
Zirkumskripte Sklerodermie (Morphaea)
Lupus erythematodes
Pityriasis rubra pilaris
Fixe Arzneimittelenantheme
Hypovitaminosis A
Fokale epitheliale Hyperplasie (Morbus Heck)
Viruspapillom(-atose)
Leukoplakie über Granularzellneurom. Xanthoma verruciforme etc.

beseitigung. Kryo- oder elektrochirurgische Koagulation des Epithels, anschließend Curettage des Areals, ggf. Vitamin-A-Säure lokal (0,1%).

Prog: Gefahr der Karzinomentstehung. Auch exogen-irritative und endogen-irritative Leukoplakien können sich karzinomtös umwandeln.

Lit: Hornstein OP (1979) Klinik, Ätiologie und Therapie der oralen Leukoplakien. Hautarzt 30:40–50. Nasemann TRK (1990) Zur Ätiologie und Differentialdiagnose Leukoplakischer Veränderungen der Mundschleimhaut. Schrift. Marchionini-Stiftg. 15:55–75

Leukoplakie, gefleckte
s. gesprenkelte Leukoplakie

Leukoplakie, gesprenkelte (Pindborg)
Syn: Speckled leukoplakia, gefleckte Leukoplakie
Def: Der Begriff ist weitgehend identisch mit der *Leucoplacia erosiva (Sugar und Bánóczy).
Klin: Unregelmäßige Mischung von leuko- und erythroplakischen Bezirken an der Mundschleimhaut.
Prog: Hochverdächtig auf Präkanzerose.

Leukoplakie, homogene (Pindborg)
Def: Gleichförmige, teils diskrete, teils stärker verhornende *Leukoplakie. Der Begriff umfaßt die *Leukoplacia simplex und die *Leukoplacia verrucosa (Sugar und Bánóczy).

Leukoplakie, proliferative verruköse
Def: Von Hansen et al. eingeführter übergeordneter Begriff für ein klinisch und pathologisch definiertes Krankheitsspektrum in der Mundhöhle, welches von einfacher Epithelhyperplasie bis zum undifferenzierten, invasiven Plattenepithelkarzinom mit den Zwischenstufen der verrukösen Hyperplasie, des verrukösen Karzinoms und des Grad-1-Plattenepithelkarzinoms reicht.
Vork: Vor allem ältere Frauen mit Tabakabusus, multilokulär.
Lit: Burkkart A (1986) Verruköses Karzinom und Carcinoma cuniculatum – Formen des Plattenepithelkarzinoms? Hautarzt 37:373–383
Hansen LS, Olson JA, Silverman S (1985) Proliverative verrucous leukoplakia. A long term study of thirthy patients. Oral Surg Oral Med Oral Pathol 69:285–298

Leukose
s. Leukämie

Lewandowsky-Lutz-Syndrom
s. Verrucosis generalisata

Lewisit
Def: Hautschädigender Kampfstoff mit Ausbildung einer bullösen Dermatitis bei Hautkontakt.
Klin: Bei Hautkontakt nach kurzer Latenzzeit Blasenbildung, Ulzerationen. Systemisch: Lungenödem, Kreislaufdepression.
Ther: *Lost, zusätzlich als spezifisches Antidot Dimercaprol (British-Anti-Lewisit, BAL: für 2 Tage 2,5 mg/kg KG alle 4–6 h intragluteal, dann ausschleichend über ca. eine Woche), Polyäthylenglykol (Roticlean) als Dekontaminationsmittel zum Entfernen fettlöslicher Gifte von der Haut.

Leydigzellinsuffizienz, postpuberale
Def: Androgenmangel durch herabgesetztes hypophysäres LH/ICSH ungeklärter Ätiologie; androgenabhängig stark erniedrigte Fruktosekonzentration im Ejakulat mit stark herabgesetzter Fertilität; sonst normaler männlicher Habitus, normale Hodengröße und Normozoospermie;
Ther: Hormonsubstitution (HCG=LH/ICSH und/oder Testosteron) bis zur Normalisierung der Fruktosewerte im Ejakulat
Lit: Heite HJ, H Wokalek (1980) Männerheilkunde. Andrologie – Lehrbuch der Krankheiten und Funktionsstörungen der männlichen Genitale. Gustav Fischer Verlag, Stuttgart

Leydig-Zell-Tumor
Def: Von den Leydig-Zellen ausgehender Hodentumor mit erhöhter Produktion von 17-Ketosteroiden, Östrogenen und Androgenen.

LH (Luteotropes Hormon)
Syn: Gonadotropin, HCG (humanes Chorion-Gonadotropin), ICSH (interstitiell cell stimulating hormone)
Def: In der Adenohypophyse gebildetes Glycoproteinhormon, welches

überwiegend die inkretorische (=hormonelle) Funktion der Gonaden steuert; so werden die Leydig'schen Zwischenzellen beim Mann kontinuierlich stimuliert (Testosteronproduktion in den Testes) und bei der Frau zyklisch die Ovulation und nachfolgend die Funktion des Corpus luteum (Östrogen- und Progesteronproduktion); die Freisetzung erfolgt analog dem *FSH (Follikelstimulierendes Hormon) durch pulsatile Sekretion von *GnRH (Gonadotropin-Releasing-Hormon) aus dem Hypothalamus und unterliegt einem endogenen Rückkopplungsmechanismus.
Lit: Schirren C, Leidenberger F, Stoll P (1980) Die kinderlose Ehe. 1. Auflage, Deutscher Ärzteverlag Köln.

Libman-Sacks-Syndrom
Def: Abakterielle, verruköse Endokarditis, vor allem im rechten Herzen beim *Lupus erythematodes visceralis.
Diag: Systolikum oder Diastolikum durch Herzklappenfehler, selten hämodynamische Auswirkungen. Diagnose meistens erst bei Autopsie.
Ther: Symptomatisch
Prog: Neben den anderen typischen Allgemeinsymtomen des *Lupus erythematodes visceralis in der Bedeutung zurücktretend.

Lichen acuminatus
s. Lichen ruber follicularis

Lichen albus
s. Lichen sclerosus et atrophicus

Lichen amyloidosus
Def: Primär *kutane Amyloidose^ mit dichtstehenden Papeln und starkem Juckreiz.
s. a. Amyloid, Amyloidose
Ätio: Unbekannt, gelegentlich familiäres Vorkommen. Produktionsort des Amyloid scheint der Keratinozyt zu sein.
Lok: Extremitätenstreckseiten, vor allem Unterschenkel.
Klin: Derbe, unterschiedlich braune, halbkugelige, gruppiert stehende, war-

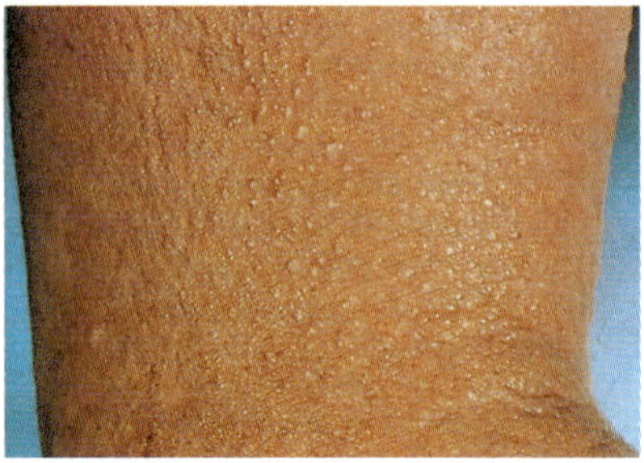

Lichen amyloidosus

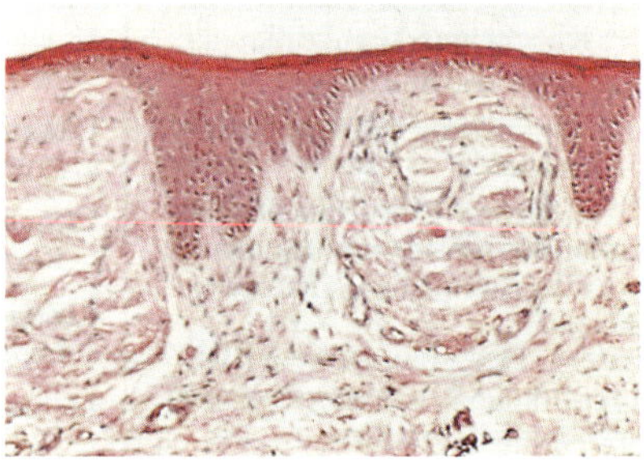

Lichen amyloidosus (H. E.-Färbung)

zig-rauhe Knötchen, Neigung zu Konfluenz, gehäuft präeruptiver Juckreiz.
Hist: Nachweis von Amyloideinlagerungen (Kongo-Rot-Färbung).
DIF: Zytokeratin-Ak positiv.
DD: *Lichen simplex chronicus, *Lichen ruber planus, *Lichen ruber verrucosus
Ther: Symptomatisch: Unterspritzen mit Kortikoiden, ggf. Exzision oder Dermabrasio. *Kryotherapie und Tigason (initial 0,8 mg/kg KG, Dauertherapie mit 0,4 mg/kg) sind erfolgreich eingesetzt worden.
Lit: Wagner G, Kimmig W, Breitbart EW, Mensing (1988) Kryotherapie und Etretinat (Tigason) – zwei Behandlungsmöglichkeiten des Lichen amyloidosus. Akt. Dermatol. 14:205–208
Hashimoto K, Gross BG, Lever WF (1965) Lichen amyloidosus. J Inv Dermatol 45:204–219

Lichen anulatus
s. Pityriasis rosea

Lichen aureus
Syn: Lichen purpuricus
Def: Seltenere, therapierefraktäre Variante der *Purpura pigmentosa progressiva mit oft segmental angeordneten lichenoiden Papeln wahrscheinlich durch eine chronisch rezidivierende Vasopathie.
Ätio: Ungeklärt, evtl. Medikamenten-induziert, Infekte, Traumen, auch auf dem Boden einer CVI auftretend.
Klin: Häufig segmentär angeordnete, kleine blau-rötliche bis rötlich-bräunliche, lichenoide, gelegentlich juckende Papeln mit umgebendem, feinem, rötlichem oder gelblichem Rand.
Hist: Bandförmiges lymphohistiozytäres Infiltrat in der oberen Dermis. Kapillaritis, Endothelschwellung, Erythrozytendiapedese. Erythrozyten im Gewebe. Hämosiderin im Gewebe und in Makrophagen.
DD: *Arzneiexanthem, *Dermatite lichénoide purpurque et pigmentée
Ther: Entfällt meistens, evtl. lokale Kortikoide, Meiden potentiell ursächlicher Medikamente.
Prog: Chronischer Verlauf, Therapieresistenz, Regression nach Monaten bis Jahren.
Lit: Böhler-Sommeregger K, Mainitz M, Schuller-Petrovic S, Gebhart W (1987) Lichen aureus. Akt. Dermatol. 13:273–277
Braun-Falco O, Abeck D, Betke M, Strasser S (1989) Lichen aureus zosteriformis. Hautarzt 40:370–372

Lichen chronicus simplex
s. Lichen simplex chronicus (Vidal)

Lichen corneus disseminatus
s. Prurigo nodularis Hyde

Lichen fibromucinoidosus
s. Lichen myxoedematosus

Lichen follicularis decalvans, spinulosus et pigmentosus
Def: Gleichzeitiges Auftreten von *Lichen ruber follicularis bzw. *Lichen ruber follicularis decalvans und *Lichen pigmentosus, evtl. Variante des *Lassueur-Graham-Little-Syndroms.
Lit: Stadler R, Schaumburg-Lever (1985) Lichen follicularis declavans, spinulosus et pigmentosus. Eine Variante des Graham-Little-Syndroms? Akt. Dermatol. 11:55–61

Lichen giganteus
Syn: Lichénification géante Pautrier
Def: Sonderform des *Lichen simplex chronicus im Genitalbereich mit umschriebenen, entzündlichen Lichenifikationen, papillomatösen Wucherungen, Nässen und extremem Juckreiz.
Lok: Vor allem große Labien oder Skrotum

Lichen myxoedematosus
Syn: Mucinosis papulosa seu lichenoides, Myxodermia papulosa, Lichen fibromucinoidosus
Def: Papulöse, kleinherdig-disseminierte *Muzinose bei Euthyreose. Klinisch leichtere Variante des *Skleromyxödem (Arndt-Gottron).
Ätio: Unbekannt, Fibroblastenproliferation mit Anreicherung saurer Mukopolysaccharide. Gleichzeitig monoklonale Gammopathie mit Plasmazellinfiltration im Knochenmark.
Lok: Vor allem Arme, Rumpf, Oberschenkel
Klin: Bis halberbsengroße, auch lichenoid wirkende, weiche oder prallelastische, hautfarbene, gelblich-weiße oder gelblich-rötliche, regional aggregierte oder konfluierende Papeln. Fakultativ assoziierte Begleiterscheinungen: Leberfunktionsstörungen, Paraproteinämie, Plasmazellinfiltration des Knochenmarkes, *lymphoplasmozytoides Lymphom^, *plasmozytisches Lymphom^.

Hist: Muzinöse Papeln in umschriebenen Arealen im oberen Korium, Fibroblastenproliferation.
DD: *Granuloma anulare, *Noduli rheumatici
Ther: *Intern:* Versuchsweise symptomatisch Glukokortikosteroide, Immunsuppressiva (Alkeran 10 mg pro Tag für 10 Tage, Erhaltungsdosis 2,5–5 mg pro Tag; Cyclophosphamid) oder Resochin (250–500 mg pro Tag). *Extern:* Hyaluronidase oder Glukokortikoid-Kristallsuspension intraläsional. Exzision.
Prog: Chronischer Verlauf, Spontanheilung möglich, Tumor-Suche.

Lichen nitidus
Syn: Pinkus-Krankheit, Granuloma nitidum
Def: Harmlose papulöse Dermatose mit lichenoiden Papeln und tuberkuloiden, korialen Infiltraten. Keine Beteiligung innerer Organe.
Ätio: Unklar, diskutiert werden: Verlaufsform des *Lichen ruber planus, miliäre Form des *Granuloma anulare oder Morbus sui generis.
Man: Mittleres Lebensalter, ohne Geschlechtsbindung
Lok: Vor allem am Penisschaft, Glans, Beugeflächen der Unterarme, Hals, auch Brust und Rücken.
Klin: Teilweise gruppiert stehende, auf heller Haut rötlich-bräunliche, auf dunkler Haut weißliche, kleine, leicht erhabene, perlmuttartig spiegelnde, zentral gelegentlich genabelte, nicht juckende runde oder polygonale Papeln. Evtl. Konfluenz und isomorpher Reizeffekt; Verdickung der Nagelplatte, Onychorrhexis
Hist: Subepidermales *tuberkuloides Granulom^ aus lymphomonozytoiden Zellen, Epitheloid-, Plasma- und mehrkernigen Riesenzellen vom Langerhanstyp, Epidermis verschmälert, Hyper- und Parakeratose.
DD: *Lichen ruber planus, *Lichen scrophulosorum, *Lichen trichophyticus, *Lichen syphiliticus, *Lichen scorbuticus, *Pityriasis rubra pilaris
Ther: Aufklärung über Harmlosigkeit, ggf. versuchsweise Retinoide (z. B. Tigason® 20–50 mg/die, Neo-Tigason® 10–25 mg), Kortikoidexterna und -interna.
Prog: Chronischer Verlauf, Heilung nach mehreren Jahren ohne Atrophie.
Lit: Gehring W, Rupec M (1989) Lichen nitidus der Handinnenflächen. Akt. Dermatol. 15:312–314
Smoller BR, Flynn TV (1992) Immunohistochemical examination of lichen nitidus suggests that it is not a localized papular variant of lichen planus. J Am Acad Dermatol 27:232–236

Lichen obtusus corneus
s. Prurigo simplex subacuta

Lichen pilaris
s. Keratosis follicularis

Lichen planopilaris
s. Lichen ruber follicularis

Lichen plan péripilaire
s. Lichen ruber follicularis

Lichen planus
Def: Bezeichnung für den Lichen ruber planus im angloamerikanischen Sprachgebrauch.

Lichen-planus-artige Keratose
s. lichenoide aktinische Keratose^

Lichen planus mucosae
s. Lichen ruber mucosae

Lichen planus, solitärer
s. lichenoide aktinische Keratose^

Lichen purpuricus
s. Lichen aureus

Lichen ruber
s. Lichen ruber planus

Lichen ruber actinicus
Syn: Lichen tropicalis, Lichen ruber tropicalis, Lichen ruber subtropicus
Def: Lichtinduzierter *Lichen ruber planus in tropischen und subtropischen Zonen mit anulären bzw. nummulären Herden, besonders im

Bereich der Stirn, Handrücken und Unterlippe. Kasuistik aus nicht tropischem Gebiet.
Hist: *Lichen ruber planus
Ther: *Lichen ruber planus
Lit: Lamminger C, Pagenstecher A, Schröter R (1991) Lichen ruber in ausschließlich lichtexponierten Arealen. Hautartz 42:48–49

Lichen ruber acuminatus
s. Lichen ruber follicularis

Lichen ruber anularis
Def: Verlaufsform des *Lichen ruber planus mit zentral abheilenden und peripher fortschreitenden Effloreszenzen und Ausbildung ringförmiger Figuren.

Lichen ruber atrophicans
Syn: Lichen atrophique, Lichen plan sclèreux
Def: Variante des *Lichen ruber planus mit Epithelatrophie.
Klin: Meist wenige, zentral eingesunkene, linsengroße, bräunliche, gelegentlich auch bläuliche Herde mit Verlust der Haare und der Follikelostien. Mögliche Konfluenz mit Ausbildung scharf begrenzter atrophischer Flächen.
DD: *Lichen sclerosus et atrophicus, *Sklerodermie

Lichen ruber bullosus
Syn: Lichen ruber vesiculosus
Def: Seltene Variante des *Lichen ruber planus mit blasiger Umwandlung von Lichen ruber planus-Knötchen.
Hist: Subepidermale Blasenbildung.
s. a. Lichen ruber pemphigoides, Lichen ruber erosivus, Lichen ruber ulcerosus

Lichen ruber erosivus
Syn: Lichen ruber planus erosivus
Def: In schmerzhafte Erosionen übergehende bullöse Veränderungen des Lichen ruber planus zwischen den Zehen und an den Fußsohlen.
s. a. Lichen ruber ulcerosus
Prog: Geringe Heilungstendenz

Lichen ruber erosivus mucosae
Def: Schmerzhafte Erosionen des *Lichen ruber planus im Bereich der Schleimhaut; s. a. Lichen ruber mucosae.
DD: *Lupus erythematodes chronicus, *sekundäre Syphilis^, *Kontaktallergie gegen Prothesenmaterial
Diag: *Wickhamsche Streifung, Probeexision
Hist: Degeneration der Basalschicht, Parakeratose, selten *Akanthose.
Ther: *Lichen ruber planus

Lichen ruber exanthematicus
Syn: Lichen ruber generalisatus
Def: Exanthematische Form des *Lichen ruber planus. Ausbildung einer sekundären *Erythrodermie möglich.
Ätio: Relativ häufig Medikamenteninduziert (z. B. Goldsalze, Antimalariamittel, Arsenverbindungen, etc.)

Lichen ruber follicularis
Syn: Lichen planopilaris, Lichen ruber acuminatus, Lichen accuminatus, Lichen plan péripilaire
Def: An die Haarfollikel gebundene Variante des *Lichen ruber planus.
Lok: Vor allem Gelenkbeugen, oberer Rumpf, Hals, Oberschenkelinnenseiten, Kreuzbeingegend.
s. a. Lichen ruber follicularis capillitii
Klin: Follikuläre, isoliert oder herdförmig gruppiert stehende, stecknadelkopfgroße, zartrote Knötchen mit zugespitzter Hyperkeratose, unterschiedlich große Herde, oft allmähliche Pigmentation im Herdbereich.
DD: *Lichen scrophulosorum, *Lichen trichophyticus, *Lichen syphiliticus, *Psoriasis lichenoides, *Pityriasis rubra pilaris
Ther: *Lichen ruber planus

Lichen ruber follicularis capillitii
Def: Sonderform des *Lichen ruber follicularis im Bereich des behaarten Kopfes. Hautveränderungen, verbunden mit festhaftender Schuppung und

Ausbildung einer narbigen Alopezie = *Pseudopeladezustand = Lichen ruber follicularis decalvans.
s. a. Lassueur-Graham-Little-Syndrom

Lichen ruber follicularis decalvans
s. *Lichen ruber follicularis capillitii

Lichen ruber generalisatus
s. Lichen ruber exanthematicus

Lichen ruber, großknotiger
Def: *Lichen ruber planus mit locker disseminierten, ungewöhnlich knotigen, erhabenen Herden.

Lichen ruber, herdförmiger
Def: Zirkumskripte Form des *Lichen ruber planus.
Lok: Vor allem an den Unterschenkeln, in der Kreuzbeingegend, den seitlichen Halspartien und dem Penis. Selten Schleimhautbeteiligung.

Lichen ruber hypertrophicus
s. Lichen ruber verrucosus

Lichen ruber linearis
Syn: Lichen ruber striatus
Def: *Lichen ruber planus mit bandförmiger Anordnung der Effloreszenzen. Gelegentlich auch zosteriforme oder segmentale Anordnung.

Lichen ruber moniliformis
Def: Von Kaposi geprägter, heute nicht mehr gebräuchlicher Begriff, wahrscheinlich identisch mit *Keratosis lichenoides chronica.

Lichen ruber mucosae
Syn: Lichen planus mucosae, Spinngewebsleukoplakie
Def: *Lichen ruber planus der Schleimhaut.
DD: *Leukoplakie

Lichen ruber palmoplantaris
Def: Variante des *Lichen ruber planus mit an den Finger- und Handflächen lokalisierten, derben, gelblichen, papulokeratotischen oder nodulären Herden.
Lit: Florack M (1985) Lichen ruber planus mit vorherschendem Befall der Handflächen und Fußsohlen. In: Goerz G (1985) Düsseldorfer Dermatologen-Abend. Z. Hautkr. 60 (3):283–315

Lichen ruber pemphigoides
Def: Äußerst seltene möglicherweise paraneoplastische Variante des *Lichen ruber planus.
s. a. Lichen ruber bullosus
Die Entität des Lichen ruber pemphigoides wird von einigen Autoren angezweifelt, die ihn als *Lichen ruber bullosus mit typischer Blasenbildung kombiniert mit einer „Pemphigus vulgaris-artigen bullösen Dermatose“ interpretieren.
Hist: Neben subepidermaler Blasenbildung kann auch eine akantholytische intraepidermale Blasenbildung vorkommen.
Lit: Pachinger W (1983) Zum paraneoplastischen Lichen ruber pemphigoides. Z. Hautkr. 58 (14):1024–1037

Lichen ruber pigmentosus
Def: *Lichen ruber planus mit oft sehr hartnäckiger Hyperpigmentierung.
Vork: Vor allem bei stärker atrophisierenden Lichenformen
Hist: *Lichen ruber planus, Besonderheit: Ausgeprägte Pigmentinkontinenz.

Lichen ruber planus (Wilson)
Syn: Knötchenflechte, Lichen planus, Lichen ruber
Def: Nicht kontagiöse, subakut bis chronisch verlaufende, entzündliche, meist juckende, papulöse Erkrankung mit Haut-, Schleimhaut- und Nagelmanifestationen. Je nach Lokalisation und Ätiopathogenese unterscheidet man:
*Lichen ruber actinicus, *Lichen ruber anularis, *Lichen ruber atrophicans, *Lichen ruber bullosus, *Lichen ruber erosivus, *Lichen ruber exanthematicus, *Lichen ruber follicularis, *großknotiger Lichen ruber, *herdförmiger Lichen ruber, *Lichen ruber linearis, *Lichen ruber mucosae,

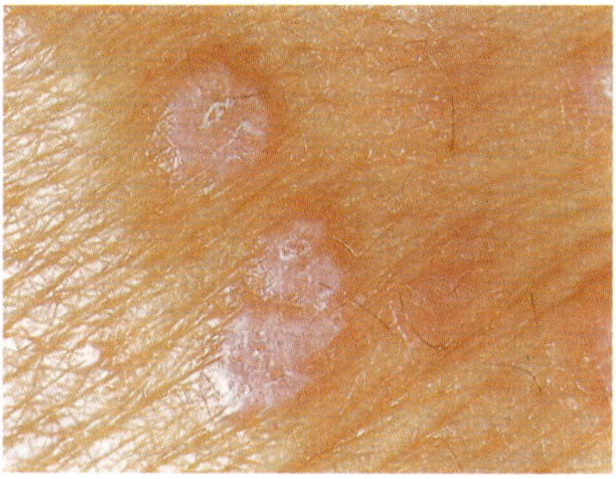

Lichen ruber planus

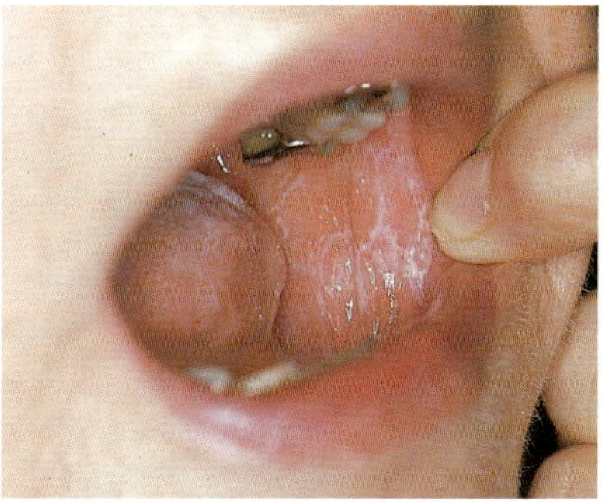

Lichen ruber der Mundschleimhaut

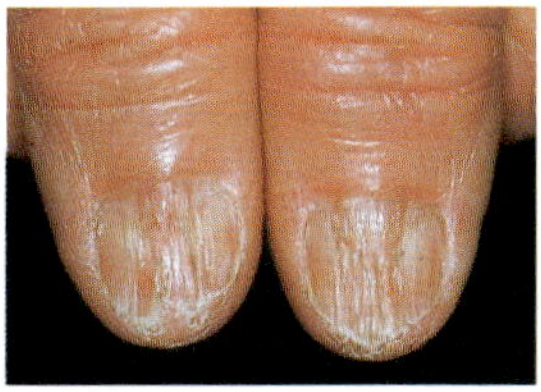

Lichen ruber planus der Nägel

*Lichen ruber pemphigoides, *Lichen ruber verrucosus, *Lichen ruber vesiculosus
Ätio: Unbekannt, triggerbare Erkrankung, Provokation durch Medikamente (Antimalariamittel, Goldsalze, organische Arsenverbindungen = *Lichen ruber planus e medicatione)

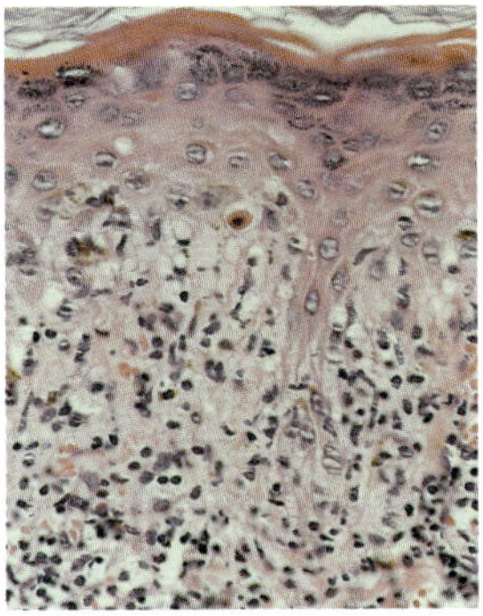

Lichen ruber planus

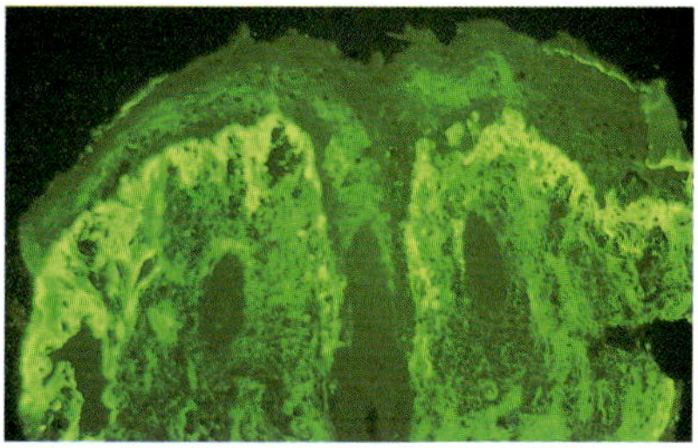

Lichen ruber planus

und mechanische Alterationen (Kratzen, Reiben, etc.) möglich.
Man: In jedem Lebensalter möglich, vor allem 3. bis 6. Lebensjahrzehnt.
Lok: Vor allem Beugeseiten der Handgelenke und Unterarme, seitliche Knöchelgegend der Fußgelenke, Penis, auch Stamm.
Klin:
– 1. Hautveränderungen: Zunächst etwa stecknadelkopfgroße, von den natürlichen Hautfurchen umgrenzte, erhabene, plateauartige, glatte, wachsartig glänzende, rote Papeln. Aggregation mehrerer Papeln mit Ausbildung unterschiedlich konfigurierter Herde. Typisch sind *Wickhamsche Streifung und *Köbner-Phänomen.
Palmae und Plantae: An den Handflächen und Fußsohlen einschließlich der

Seitenkanten lokalisierte, derbe, gelbliche, papulokeratotische oder noduläre Herde. An den Kanten mit erythematösen Randsaum.
Kapillitium: *Lichen ruber follicularis capillitii
Juckreiz auch an hautgesunden Stellen (Dermatose invisible)
DD: Schwielen mit entzündlichem Randsaum, *Psoriasis vulgaris, *Verrucae vulgares, *sekundäre Syphilis^, hyperkeratotisch- rhagadiformes Handekzem, *Tinea, *Porokeratosis Mibelli.
– 2. Schleimhautveränderungen (*Lichen ruber mucosae):
Vorkommen bei 25–70% der Patienten der Patienten mit Lichen ruber planus, auch isoliert an der Schleimhaut.
a) Mundschleimhaut und Schleimhautkomissuren der Lippen: Typisch sind netzartige weißliche Leisten der Wangenschleimhaut.
b) Zunge: Mehr plaqueartige, meist linsengroße oder streifenförmige, zur Atrophie neigende Herde.
s. a. Lichen ruber erosivus mucosae.
c) Penis, vor allem an der Glans, auch an der Skrotalhaut:
Kleine, umschriebene, typische Papeln mit zentraler Abheilung und peripherer Progression mit Ausbildung eines *Lichen ruber anularis.
d) Weibliches Genitale: Den Schleimhautveränderungen des Mundes entsprechende Erscheinungsformen.
e) Analbereich: Streifige, verzweigte und den Schleimhautveränderungen des Mundes entsprechende Zeichen.
– 3. Nagelveränderungen: Vorkommen bei 10% der Patienten. Längsriffelung, Neigung zu Onychoschisis, Grübchen- oder Dellenbildung, subunguale Keratosen, Atrophie, Schwinden der Nagelplatte.
Hist: Orthohyperkeratose, Hypergranulose (umschriebene Verdickung der keratohyalinhaltigen Zellagen des Stratum granulosum bedingt das klinische Bild der Wickhamschen Zeichnung), *Akanthose. Vakuolige Degeneration der basalen Epithelzellagen. Zytoide Körperchen. Bandförmiges, lymphohistozytäres Infiltrat, Epidermotropie. Pigmentinkontinenz.
DD: *Papulöses Syphilid^, *Psoriasis punctata, *lichenoide Exantheme^, *Leukoplakien, erosiver *Lupus erythematodes chronicus.
Ther: Intern: Etretinat (Neotigason®, Beginn mit 50 mg pro Tag, Reduktion je nach klinischer Symptomatik auf Erhaltungsdosis von 10–15 mg/die).
Cave: Regelmäßig Blutbild, Leberwerte und Blutfette kontrollieren
Bei exanthematischem Lichen ruber planus Kombination von Etretinat mit Prednisolon (z. B. 50–75 mg/die). Bei therapieresistentem erosivem Lichen ruber der Mundschleimhaut ggf. immunsuppressive Therapie mit Azathioprin (50 mg/die).
Extern: Kortikoidsalben, evtl. Okklusivmaßnahmen, Vitamin-A-Säure, Teer-Präperate.
Prog: Unterschiedlicher Verlauf: Akut mit Abheilung innerhalb eines Jahres bis zu jahrelang chronischem Verlauf. Spontanremissionen möglich. Jahrelang bestehende Schleimhautveränderungen sind als fakultative Präkanzerosen anzusehen!

Lichen ruber planus e medicatione
Def: Durch Medikamente (Goldsalze, Antimalariamittel, Arsenverbindungen, Diuretika, Antibiotika, Phenothiazine, Schwermetalle) getriggerter *Lichen ruber planus.
Ther: Absetzen oder Umsetzen der auslösenden Medikamente, sonst wie bei *Lichen ruber planus.

Lichen ruber planus erosivus
s. Lichen ruber erosivus

Lichen ruber striatus
s. Lichen ruber linearis

Lichen ruber subtropicus
s. Lichen ruber actinicus

Lichen ruber tropicalis
s. Lichen ruber actinicus

Lichen ruber ulcerosus
Def: Sehr seltene Sonderform des *Lichen ruber bullosus, die hochchronisch und äußerst therapieresistent verläuft.
s. a. Lichen ruber erosivus
Klin: Großflächige, schmerzhafte Ulzerationen der Fußsohle und Zehen mit Nagelverlust, atrophisierende Alopezie, Lichen ruber mucosae und Lichen-ruber-planus-Herde im Bereich der gesamten Haut, Abheilung unter narbiger Atrophie.
Hist: Subepidermale Spaltbildung.
Ther: Auf interne und lokale Therapeutika fast kein Ansprechen, die längsten Remissionen wurden mit Isoniazid erzielt.
Operativ: Exzision der Ulzerationen und Spalthautdeckung zeigen gute Ergebnisse.
Prog: Kanzeröse Entartung möglich
Lit: Huwyler T, Künzi W, Dörzapf O (1989) Lichen ruber ulcerosus plantae. Hautarzt 40:28–30
Rußwurm R, Hagedorn M (1989) Lichen ruber ulcerosus. Hautarzt 40:233–235

Lichen ruber verrucosus
Syn: Lichen ruber hypertrophicus
Def: Verruköse Sonderform des *Lichen ruber planus insbesondere im Bereich der unteren Extremitäten.
Ätio: *Lichen ruber planus; die verruköse Komponente dürfte Ausdruck einer besonderen Reaktionsform auf Grund eines orthostatischen Faktors sein.
Lok: Vor allem Streckseiten der Unterschenkel, Knöchelregion
Klin: Zahlreiche, bohnengroße, teilweise auch handflächengroße, derbe, bräunliche oder bräunlich-rote, verruköse Herde. Juckreiz. Narbenbildung nach Abheilung.
Häufig auf dem Boden einer chronisch-venösen Insuffizienz entstehend.
DD: *Lichen simplex chronicus, *Lichen amyloidosus, s. *lichenifiziertes Ekzem^
Ther: Versuch mit Kortikosteroiden unter Okklusion; ggf. Unterspritzen der Herde mit Kortikoid-Kristall-Suspension; ggf. Kompressionsverbände bei *chronisch venöser^ Insuffizienz (s. a. Lichen ruber planus).
Komp: Karzinomatöse Entartung (insbesondere Entwicklung eines *Carcinoma verrucosum) möglich.
Lit: Schirren CG, Schmoekel C (1992) Lichen ruber hypertrophicus mit verrukösem Karzinom. Hautarzt 43:707–710

Lichen ruber vesiculosus
s. Lichen ruber bullosus

Lichen-sclérodermie
s. Sclérolichen

Lichen sclerosus
s. Lichen sclerosus et atrophicus

Lichen sclerosus et atrophicus
Syn: Lichen sclerosus, Weißfleckenkrankheit, Lichen albus, White spot disease, Morphoeid scleroderma, Lichen sclerosus et atrophicans
Def: Kutane, chronisch entzündliche Bindegewebserkrankung mit phasenhaftem Krankheitsverlauf. Eine primär zellreiche Entzündung des oberen Koriums wird von einem ödematösem und schließlich sklerotischen Stadium gefolgt. Man unterscheidet genitale und extragenitale Manifestationen.

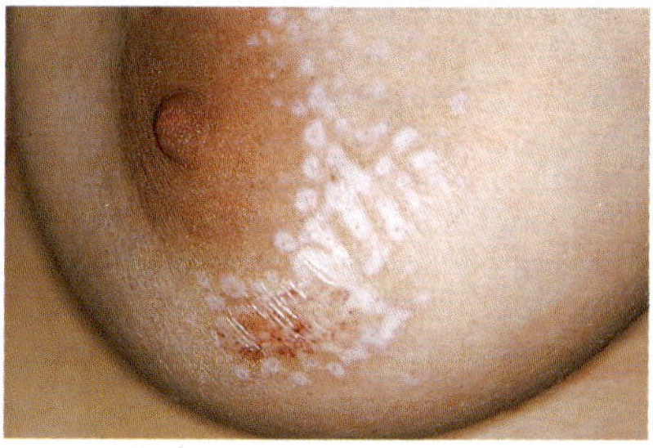
Lichen sclerosus et athrophicans

Ätio: Unbekannt, hormonelle Faktoren; Dysregulation der Sexualhormone, infektiöse Genese (Borrelia burgdorferi), eine genetische Disposition sind beschrieben (seltenes familiäres Auftreten, Assoziation mit HLA-B 40, HLA-B 44). Assoziation mit Autoimmunerkrankungen: Vitiligo, Alopecia areata, Schildrüsenerkrankungen, perniziöser Anämie, primär biliärer Zirrhose und *Lupus erythematodes visceralis. Immunhistologische Gemeinsamkeiten mit der *zirkumskripten Sklerodermie^ lassen an eine pathogenetische Verwandtschaft denken.
Man: Frauen und Männer im mittleren Lebensalter, Frauen werden bevorzugt nach der Menopause betroffen, auch Kinder zwischen dem 5. und 11. Lebensjahr, Verhältnis Frauen zu Männer 4,4–10:1.
Lok: 1. Genitoanalbereich: Vulva, Präputium, Glans penis, Analbereich.
2. Extragenital: Vor allem seitliche Halspartie, Schlüsselbeingegend, prästernal, submammär, Beugeseiten der Unterarme, Schultern, selten Mundschleimhaut.
Klin: 1. Genitalveränderungen: Weißlich-atrophische, porzellanartige, deutlich konsistenzvermehrte Herde; Tendenz zur Schrumpfung, balanopräputiale Synechien und erworbene Phimose. Bei Frauen häufig Juckreiz und Schmerzen in der Scheide. Defäkationsschwierigkeiten, Blutungen durch Rhagadenbildung, Superinfektion. Gehäuft flächenhafte, langzeitig persistierende läsionale Einblutungen. Cave: Einblutung kann klinisch im Vordergrund stehen. Spätstadium bei Frauen: *Kraurosis vulvae, bei Männern: vernarbende Phimose.
2. Extragenital: Stecknadelkopf- bis linsengroße, porzellan- bis bläulichweiße, rundliche, atrophische Herde. Konfluenz der Herde mit Ausbildung unregelmäßig konfigurierter größerer Areale möglich. Pergamentartig gefältelte Hautoberfläche mit follikulären Hyperkeratosen (selten Blasenbildung). Selten Befall der Mundschleimhaut.
3. Sonderformen: Bullöser oder hämorrhagischer Lichen sclerosus
Hist: Frühstadium: Epithelatrophie, Orthohyperkeratose. Subepithelial bandförmig angeordnetes epidermotropes rundzelliges Infiltrat.
Intermediärstadium: Elastikafaserfreie Ödemzone, mit weitklaffenden Blut- und Lymphgefäßen, die sich reißverschlußartig zwischen die Epidermis und die bandförmige Entzündungszone schiebt. Bullöse Umwandlung möglich.
Spätstadium: Zunehmende Sklerosierungstendenz, bei Rückbildung der zellulären Entzündungsphänomene.
DIF: Dermales Infiltrat überwiegend aus T-Lymphozyten, mit hohem Anteil von B-Lymphozyten (20–30%).
DD: *Zirkumskripte Sklerodermie^, *Lichen ruber planus
Ther: Behandlung assoziierter Autoimmunerkrankungen.
Intern: Versuch mit Etretinat (0,6 mg/kg KG pro die), alternativ Penicillin 10 Mega IE pro Tag für 10 Tage, 3 Behandlungszyklen in Abstand von 4 Wochen; alternativ Sulfasalazin (2–4 g/die). Ggf. Therapie mit Vitamin A oder E, Chloroquin (z. B.: „Resochin", 250 mg/die).
Extern: Testosteronhaltige Lokaltherapeutika (z. B. Testosteronpropionat 2–2,5% in hydrophiler Grundlage; cave: Resorption, in den ersten 3 Behandlungsmonaten nicht mehr als 1 g Testosteron pro Monat), Kortikosteroide, gleichzeitig Heparin- und Östrogenzusätze (z. B. Lasonil, Linoladiol). Glukokortikoid-Kristallsuspension intraläsional, vor allem bei genitalen Läsionen mit Juckreiz. Bei Befall des Präputiums und/oder der Glans penis Zirkumzision; ggf. *Kryotherapie.
Prog: Quoad vitam gut, quoad sanationem zweifelhaft. Chronischer, evtl. schubweiser Verlauf. Irreversible

Atrophie. Im Genitalbereich: In 3–6% Karzinomentwicklung, Frauen bevorzugt betroffen.
Lit: Feldmann R, Harms M (1991) Lichen sclerosus et atrophicus. Hautarzt 42:147–153

Lichen scorbuticus
s. Hyperkeratosis^ follicularis durch Avitaminose C

Lichen scrophulosorum
s. Tuberculosis cutis lichenoides

Lichen simplex acutus
s. Prurigo simplex acuta infantum

Lichen simplex chronicus (Vidal)
Syn: Neurodermitis circumscripta, Lichen chronicus Vidal, Lichen Vidal, Vidalsche Krankheit
Def: Umschriebene, ortsständige, juckende, chronisch-entzündliche, plaqueförmige, lichenoide Hauterkrankung.
Ätio: Diskutiert wird eine Minusvariante des *endogenen Ekzems^
- Beziehung zu Magen-Darm-Störungen, Lebererkrankungen, Cholezystopathien, Diabetes mellitus.
- Psychogene Faktoren

Lok: Vor allem Nackenregion, Streckseiten von Unterarmen und -schenkeln, Innenseiten der Oberschenkel, Kreuzbeingegend, Skrotum, Vulva.
Klin: Hanfkorngroße, solide, scharf begrenzte, plane, graue bis braunrötliche oder hautfarbene Papeln, die zu rundlichen, bandförmigen oder streifenförmigen Herden aggregieren. Dreizonenaufbau: Zentral: Flächige Lichenifikation, randwärts lichenoide Knötchen, peripher Hyperpigmentierung. Starker Juckreiz.
Diag: Entscheidend ist die Klinik und die Histologie. Das Fehlen oder Vorhandensein von Atopie-Zeichen (Erhöhung des IgE-Spiegels, Sensibilisierungen im Epikutan- und Pricktest) hilft bei der Diagnosestellung nicht.
Hist: Hyperparakeratose, *Akanthose, weite Kapillaren im Stratum papillare, in der oberen Kutis vorwiegend gefäßgebundenes lymph-histiozytäres Infiltrat.
DD: *Endogenes Ekzem^, *Lichen ruber planus, *Prurigo nodularis, *Lichen amyloidosus
Ther: Behandlung der Begleiterscheinungen. Gegen den Juckreiz Antihistaminika, Kortikoidsalben unter Okklusionsverband ggf. kurzfristig, Unterspritzen mit Kortikoid-Kristall-Suspension (Volon A 10 Kristallsuspension gemischt mit 1% Xylocain), ggf. *Kryochirurgie oder Exzision.
Prog: Chronischer schubweiser Verlauf

Lichen simplex chronicus verrucosus
Def: Form des *Lichen simplex chronicus an den Unterschenkeln, vor allem bei chronisch-venöser Insuffizienz
Klin: Warzige Keratosen auf der zentralen Lichenifikation, starker Juckreiz.
DD: *Lichen ruber verrucosus, *Lichen amyloidosus
Ther: *Lichen simplex chronicus, zusätzlich Kompressionsverbände

Lichen spinulosus
s. Spinulosismus

Lichen striatus
Syn: Dermatitis linearis
Def: Den *Blaschko-Linien folgende, streifenförmige Dermatitis unbekannter Ätiologie.
Man: Vor allem Kinder und Jugendliche
Lok: Asymmetrisch: Arme, Beine, gelegentlich Nacken oder Rumpf
Klin: Kleine rötliche Papeln, die zu einem geröteten, verhornenden, 2 mm bis 2 cm breiten, sich evtl. über die gesamte Länge der Extremität ausdehnenden Band konfluieren
Hist: *Akanthose, Hyperkeratose, einzelne dyskeratotische Zellen, leichte Spongiose.
DD: *ILVEN, *Naevus verrucosus unilateralis, *Psoriasis striata, *Lichen ruber linearis

Ther: Aufklärung, Hautpflege.
Prog: Ausbildung in 2 bis 4 Wochen, Rückbildung in ca. 3 Monaten, evtl. bis zu einem Jahr.

Lichen syphiliticus
Syn: Lichenoides Syphilid
Def: *Papulöses Syphilid^, mit gruppiert stehenden, kleinen, geröteten, derben, spitzkegeligen Papeln bei sekundärer oder tertiärer *Syphilis.
DD: *Tuberculosis cutis lichenoides, *Lichen trichophyticus
Ther: *Syphilis

Lichen trichophyticus
Syn: Lichenoide Dermatophytie, Lichen dermatophyticus
Def: *Mykid mit follikulär-lichenoiden Verhornungsstörungen bei *Dermatophytosen.
Klin: Stecknadelspitzen- bis stecknadelkopfgroße, rosarote, rote bis bräunliche Papeln, symmetrische diffuse Verteilung, schubweises Auftreten, vor allem Gesicht, lateraler Stamm und proximale Extremitäten.
Vork: Besonders bei stark entzündlichem Primärherd durch zoophile oder geophile *Dermatophyten.

Lichen tropicalis
s. Lichen ruber actinicus

Lichen urticatus
s. Prurigo simplex acuta infantum
s. Prurigo simplex subacuta

Lichen variegatus
s. Parakeratosis variegata

Lichen Vidal
s. Lichen simplex chronicus (Vidal)

Lichen Vidal urticatus
s. Prurigo simplex subacuta

Lichenificatio maculopapulosa
s. Prurigo nodularis Hyde

Lichenificatio nodularis
s. Prurigo nodularis Hyde

Lichénification géante Pautrier
s. Lichen giganteus

Lichenifikation
Syn: Lichénisation, Neurodermisierung
Def: Umschriebene, flächenhafte Verdickung der Haut und Vergröberung der Oberflächenfelderung der Haut mit Verminderung der Elastizität und Vertiefung der Hautfurchen.
Vork: Bei chronischen *Ekzemen unterschiedlicher Ätiologie, z. B. *endogenem Ekzem^, *Lichen simplex chronicus, *kummulativtoxisches Ekzem^; durch wiederholte physikalische oder chemische Traumen der Haut.
Hist: *Akanthose, unterschiedlich ausgeprägte Ortho- bzw. *Parahyperkeratose
Ther: Teere (z. B. Liquor carbonis detergens 2,5; Linola-Fett ad 50,0; M. D.S.) in Fettsalben, Behandlung der Grunderkrankung.
Prog: Abhängig von der Grunderkrankung

Lichenisation
s. Lichenifikation

Lichenoide Trikeratose
s. Keratosis lichenoides chronica

Lichtausschlag, polymorpher
s. polymorphe Lichtdermatose^

Lichtempfindlichkeit
*Def:*Konstitutionell unterschiedliche Sensibilität der Haut auf Licht (*Hauttypen).
s. a. MED

Lichtdermatosen
Def: Durch Licht ausgelöste oder aggravierte Hautveränderungen. Man unterteilt in primäre (ohne Photosensibilisierung) und sekundäre (mit Photosensibilisierung) Lichtdermatosen. Unterschieden werden je nach Ätio:
- Akut-toxische Lichtdermatosen (L.) z. B.: Erythema solare, *Dermatitis bullosa pratensis, *Berloque-Dermatitis, *Porphyria cutanea tarda, *Protoporphyria erythropoetica

Tabelle: Häufige **Lichtdermatosen** (modifiziert nach Haidl 1992)

Diagnose	Auslöser	Klinisches Bild	Prophylaxe	Therapie
Dermatisis solaris (Sonnenbrand)	UV B 295–315 nm	metachrone Ausbildung von Erythem, Ödem, Bläschen, Blasen, Schuppen (Typische Entzündungsreaktion, Erythem in der frühen Phase vermittelt durch Prostaglandine)	Sonnenschutz (UV B-Sonnenfilter)	innerlich: nur bei schweren Sonnenbrandreaktionen. Glukokortikoide, Indomethacin oder ASS; äußerlich: feuchte Umschläge oder Hydrogele, Glukokortikoide in Form von Cremes, Schaum oder Milch; Lotio zinci zur Linderung des Juckreizes und zur Kühlung.
Phototoxische Reaktionen	UV A 315–400 nm + phototoxische Substanzen, z. B. Psoralen, Steinkohleteer, Tetracycline	analog Sonnenbrand auf das bestrahlte Areal limitierte Reaktion	Absetzen der phototoxischen Medikamente, Lichtschutz (UV A)	äußerlich: glukokortikoidhaltige Milch, Cremes[1], Lotio zinci bei großflächigen Blasen, Therapie wie bei Verbrennungen 2. Grades (Blasen steril eröffnen; Applikation antibiotikahaltiger Kortikoidcremes) [1]Behandlung analog zur toxischen Kontaktdermatitis
Photokontaktallergie	UV A 315–400 nm (UV B selten) + Photoallergen z. B. Sulfonamide, Antidiabetika, Tuberkulostatika	allergische Reaktionen vom Typ IV starker Juckreiz, der über das bestrahlte Areal hinausreicht	Ausschalten des Allergens, Lichtschutz (UV A)	äußerlich: feuchte Umschläge glukokortikoidhaltige Milch, Creme (akut); innerlich: bei schweren Fällen auch systemische Glukokortikoide
Polymorphe Lichtdermatose „Sonnenallergie“	UV A u/o UV B	Erythem oder Quaddeln oder Papeln	Lichtschutz (UV A u/o UV B); Lichttraining (z. B. PUVA)	bestehende Hautveränderungen sprechen auf lokale Glukokortikoide gut an (in schweren Fällen auch systemische Glukokortikoide)
Mallorca-Akne	UV A+Lipide bzw. Emulgatoren	starker Juckreiz follikulär stehende Knötchen (wie bei Acne vulgaris)	Lichtschutz (UVA) lipid- und emulgatorfreie Grundlage; Lichttraining	Die Mallorca-Akne heilt in der Regel in der zweiten Woche von selbst ab; kurzfristig auch steroidhaltige Milch, Creme

- Allergische L.
  z. B.: *Photoallergisches Ekzem^, *persistierende^ Lichtreaktion, *aktinisches^ Retikuloid, *Lichturtikaria, *Photoonycholyse
- Ätiologisch ungeklärte L.
  z. B.: *Polymorphe Lichtdermatose^, *Hidroa vacciniformia
- Durch chronische Lichtexposition
  z. B.: *Basaliom, *Lentigo maligna, *Elastosis cutanea nodularis et cystica, *aktinisches Retikuloid
- Lichtaggravierte Erkrankungen
  z. B.: *Lupus erythematodes integumentalis, *Lichen ruber actinicus, *Xeroderma pigmentosa

Eine Zusammenstellung der häufigsten Varianten zeigt die Tabelle.
Lit: Haidl G (1992) Die Therapie des Sonnenbrandes und weitere lichtprovozierter Hauterkrankungen. Haut 4/92:69–71
Meffert H (1991) Diagnostik und Therapie der Lichtdermatosen. Dt. Derm. 39 (3):271–272

Lichtdermatose, lupus-erythematodes-artige
s. polymorphe Lichtdermatose^

Lichtdermatose, polymorphe (Haxthausen)
Syn: PMLE: Polymorphic light eruption, Summer eruption, Sommerprurigo, Prurigo aestivalis, Lupus-erythematodes-artige Lichtdermatose, Eccema solare, Lichtekzem, polymorpher Lichtausschlag, light sensitive eruption, Dermatopathia photoelectrica, polymorphes Lichtexanthem
Def: Durch Sonneneinwirkung hervorgerufene Hauterkrankung unbekannter Ätiologie. Erhöhte Empfindlichkeit gegen den UVA- und/oder UVB-Anteil (seltener auch gegen den sichtbaren Anteil) des Sonnenlichtes. Dosis- und Frequenzabhängigkeit.
Ätio: Diskutiert werden genetische Disposition und *photoallergische Mechanismen, bes. auf Lichtschutzmittel.
Man: Frühjahr bis Frühsommer, bei lichtentwöhnten Personen auch später. Bei 60% Erstmanifestation zwischen dem 10. und 30. Lebensjahr. Zu 80% bei Frauen. In mindestens 20% positive Familienanamnese.
Lok: Unbedeckte Hautgebiete, vor allem seitliche Gesichtspartien, Halsausschnitt, lateraler Oberarm.
Klin: Von Patient zu Patient unterschiedliche, auch beim einzelnen Patienten vielgestaltige Eruptionen. Ekzem-Typ, Plaque-Typ, Urtikaria-Typ, Erythema-exsudativum-multiforme Typ, hämorrhagischer Typ, Iktus-Typ.
s. a. Aktinische Prurigo
Hist: Perivaskuläre lymphohistiozytäre Zellinfiltrate im oberen und unteren Korium; subepidermales Ödem, evtl. Spongiose, meist normales Stratum corneum. Histologisches Bild variiert je nach klinischer Form.
Diag: Phototestung im erscheinungsfreien Intervall, *MED meist normal, Auslösung von isomorphen Hauterscheinungen durch mehrfach kumulative UVA-Dosen (50–100 J/cm2) bei 50–70% der Fälle.
DD: *Photoallergisches Ekzem, *endogenes Ekzem, *Iktus, *Prurigo simplex subacuta, *hämorrhagische Vaskulitis, *Lupus erythematodes, *Lichturtikaria, *erythropoetische Porphyrie^, *Erythema exsudativum multiforme, *ABCD (= airborn-contact-dermatitis)
Ther: Lichtschutz (Abdeckende Maßnahmen, wie Kleidung, Hüte Make up; cave: *Lichtschutzmittel, die über eine Sensibilisierung Auslöser der PLME sein können), Glukokortikoide, langsame Lichtgewöhnung, evtl. präsaisonale UVA-Bestrahlungen in steigender Dosierung (Hardening).
Prog: Im Winter Abheilen ohne Defektbildung
Lit: Biella U (1992) Polymorphe Lichtdermatose und Mallorca-Akne. Haut 4/92:6–15
Lindmaier A, Neumann R (1991) Der PLD-Patient. Hauttyp, Hardening

und andere Licht-assozierte Merkmale. Hautarzt 42:430–433
Lindmaier A, Neumann R (1991) Patientencharakterisierung, Allgemeinsymptome und Prädilektionsstellen der polymorphen Lichtdermatose. Akt. Dermatol. 17:272–275
Lindmaier A, Neumann R (1992) Die polymorphe Lichtdermatose. Hautarzt 43:621–624

Lichtdermatose, protoporphyrinämische
s. Protoporphyria erythropoetica

Lichtekzem
s. polymorphe Lichtdermatose^

Lichtfilter
Def: *Lichtschutzmittel, die aus dem Sonnenspektrum einen Teilbereich herausfiltern.
Im kosmetischen Bereich werden häufig Lichtschutzmittel benutzt, die den größten Teil der UV-B-Strahlen abfiltern, UV-A-Strahlen hingegen passieren lassen.
Lichtschutzfilter bergen die Gefahr der Sensibilisierung und des übermäßig langen Aufenthaltes in der Sonne mit möglicher Ausbildung von *Lichtdermatosen.
Die Gruppe der Lichtfilter umfaßt u. a.:
UVA-Breich:
- Dibenzoylmethane
- Benzophenone

UVB-Bereich:
- p-Aminobenzoesäureester
- Salizylsäurederivate
- Zimtsäurederivate
- Anthralinsäurederivate
- Campherderivate

Im medizinischen Bereich bei Lichtdermatosen, wie z. B. *Lupus erythematodes, *Porphyria cutanea tarda, *Porphyria acuta intermittens, *Xeroderma pigmentosa sinnvoll (Lichtschutz z. B. mit Contralum ultra®, Ilrido plus®, Anthèlios®). Cave: Sensibilisierung.
Lit: Schauder S, Ippen H (1988) Photoallergisches und allergisches Kontaktekzem durch Dibenzoylmethan-Verbindungen und anderen Lichtschutzfiltern. Hautarzt 39:435–440
Schauder S (1990) Göttinger Liste. Lichtfilterhaltige Hautpflegepräparate in der Bundesrepublik Deutschland. Grosse Verlag Berlin

Lichtreaktion, persistierende
s. Persistierende Lichtreaktion

Lichtreflexions-Rheographie
Syn: PPG (Photoplethysmographie)
Def: Nicht-invasive, obtoelektronische Methode zur Bestimmung des Füllungszustandes des dermalen Gefäßplexus.
Hierbei wird nach einem standardisierten Bewegungsprogramm, das zur Abnahme des Füllungszustandes des Gefäßplexus führt, seine Wiederauffüllzeit gemessen. Verkürzungen werden als pathologisch bewertet (unterschiedliche Graduierung I-III, s. Abbildung, S. 476). Ursächlich hierfür ist eine gestörte Venenfunktion.
Indikation: Diagnostik der *chronischen venösen^ Insuffizienz, von frischen und alten *Phlebothrombosen, präoperative Prognosestellung, Therapiekontrolle.
Lit: Blank AA (1987) Haben neue nicht-invasive Untersuchungsmethoden die blutige Venendruckmessung in der Dermatologie ersetzt? Hautarzt 38:385–387
Weindorf N (1985) Lichtrefexionsrheographie-Möglichkeiten und Grenzen. Z. Hautkr. 60:1850–1854
Wienert V (1984) (Hrsg) Die Beinveneninsuffizienz. Schattauer Stuttgart New York. S. 15 + 77

Lichtschrumpfhaut (Hoffmann)
s. Xeroderma pigmentosum

Lichtschutzfaktor
Def: Quotient aus der Erythemschwellendosis der geschützten Haut und der Erythemschwellendosis der ungeschützten Haut. Beispielsweise bedeutet ein Lichtschutzfaktor 6 eine sechsfach verlängerte Expositionszeit vor Eintreten des Erythems.

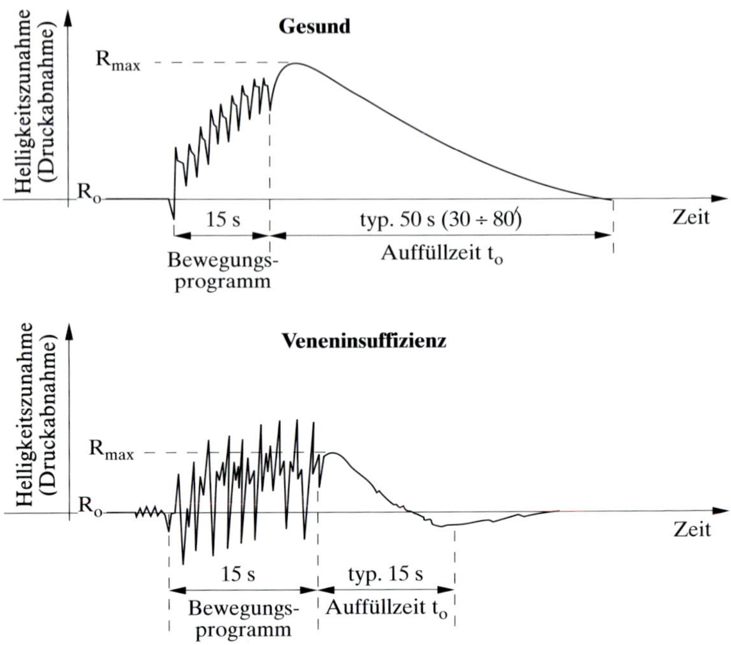

Lichtreflexions-Rheographie. LRR-Kurven mit und ohne pathologischen Befund (modifiziert nach Wienert 1984)

Lit: Hönigsmann H (1992) Sonnenschutz. Hautarzt 43:395–401

Lichtschutzmittel

Def: Substanzen, die bestimmte oder alle Anteile des Sonnenspektrums auf der Haut abblocken.

Lichtschutzmittel können unterteilt werden nach den

- Absorptionsspektren
- *Lichtschutzfaktoren
- Wirkstoffen
  Bei den Wirkstoffen unterscheidet man (s. Tabelle):
- Deckstoffe (z. B. Zinkoxyd, Titandioxid)
- Bräunungssubstanzen (z. B. Dihydroxyaceton, Carotin)
- *Lichtfilter

Lit: Hönigsmann H (1992) Sonnenschutz. Hautarzt 43:395–401

Tabelle: Verschiedene **Lichtschutzstoffe** (modifiziert nach Hönigsmann 1992)
Absorbierende Stoffe (UV-Filter)
UVB-Filter:
Paraaminobenzoesäure und Derivate
Campherderivate
Zimtsäureester (Cinnamate)
Homosalat
Benzimidazole
UVA-Filter:
Dibenzoylmethane
Benzophenone
Reflektierende Stoffe (Pigmente)
Titandioxid
Zinkoxid
Eisenoxid
Kaolin
Talkum

Lichtschwiele (Miescher)
Def: Adaptationsmechanismus der Epidermis auf UV-Strahlen.
Hist: Gesteigerte Epidermopoese mit *Akanthose und *Hyperkeratose.

Lichttoleranz
Def: Biologischer Hautzustand durch Adaptationsmechanismen (*Lichtschwiele, *Sofort- und *Spätpigmentierung) auf Sonnenexposition.

Lichttreppe
s. MED (Minimale Erythemschwellendosis)

Lichturtikaria
Syn: Sonnenurtikaria, Urticaria solaris, photoallergische Urtikaria, Urticaria photogenica, Sommerurtikaria
Def: Seltene, innerhalb von Minuten nach Lichtexposition auftretende Quaddelbildung an den exponierten Hautstellen bis hin zu anaphylaktischen Reaktionen nach kurzen Aufenthalten im Freien. Auslösend wirkt nur ein bestimmter, individuell verschiedener Teilbereich des ultravioletten oder sichtbaren Lichtes.
Ätio: Wahrscheinlich allergische Reaktion vom Soforttyp auf ein unbekanntes Autoallergen, ein Serumfaktor spielt bei einigen Patienten eine Rolle.
Klin: Plötzliche Quaddelbildung und Abklingen der Eruptionen innerhalb von Minuten bis Stunden nach Beendigung der Lichtexposition.
Ther: Bei Patienten mit Serumfaktor evtl. Plasmapherese
Prog: Cave Kreislaufstillstand
Lit: Duschet P, Schwarz T, Gschnait F (1989) Plasmapherese bei Lichturtikaria. Hautarzt 40:553–555
Leenutahong V, Hölzle E, Plewig G (1990) Solar urticaria: studies on mechanisms of tolerance. Br J Dermatol 122:601–606

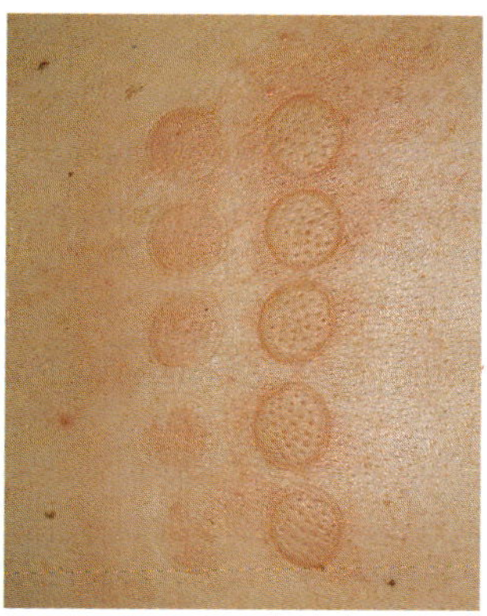
Lichturtikaria

Lidabzeß
Def: Eitrige Lidentzündung mit *Abzeß^bildung ohne Bezug zu Anhangsdrüsen.
DD: *Hordeolum

Lidekzem
Def: Ekzematöse Hautveränderung im Lidbereich mit unterschiedlicher Ätiologie, z. B. *kontaktallergisches Ekzem^ oder als Minusvariante eines *endogenen Ekzems^.

Lidsäcke
s. Blepharochalasis

Lidspaltenfleck
s. Pinguecula

Lidsyringome
s. Syringome der Unterlider

Lidxanthelasma
s. Xanthelasma palpebrarum

Liebermann-Cole-Syndrom
s. Goltz-Gorlin-Syndrom

Life wear
Def: Anglo-amerikanische Bezeichnung für die *Landmannshaut.

Light sensitive eruption
s. polymorphe Lichtdermatose^

Light sensitive seborrhoide
s. Dermatitis perioralis

Lilac Ring
s. *zirkumskripte Sklerodermie^

Lilakrankheit
s. Dermatomyositis

Linea alba buccalis
s. Morsicatio buccarum

Lineare IgA-Dermatose
s. IgA-lineare Dermatose^

Lingua Brocq-Pautrier
s. Glossitis rhombica mediana

Lingua geographica
s. Exfoliatio areata linguae

Lingua nigra pilosa
s. schwarze Haarzunge^

Lingua plicata
Syn: Faltenzunge, Lingua scrotalis, Glossitis dissecans, Lingua dissecans
Def: Häufige (15% aller Menschen), harmlose, verstärkte Furchung der Zungenoberfläche mit Betonung der vorderen zwei Drittel, meist angeborene Anomalie des Zungenprofils. Teilsymptom beim *Melkersson Rosenthal-Syndrom und des *Cowden-Syndroms.
DD: *Glossitis interstitialis superficialis et profunda
Ther: Information über Harmlosigkeit

Lingua scrotalis
s. Lingua plicata

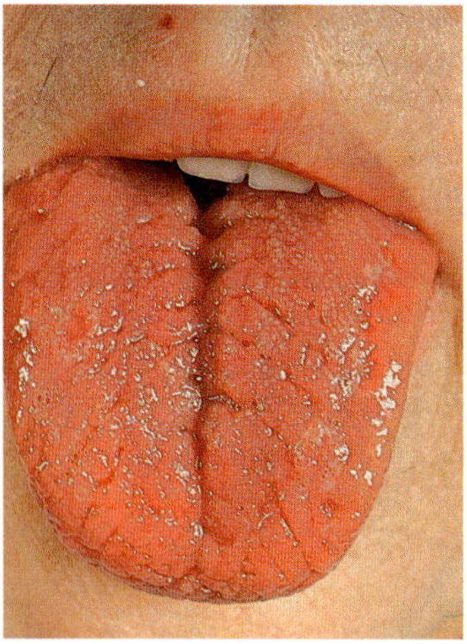

Lingua plicata

Lingua villosa nigra
s. schwarze Haarzunge^

Linsenmal
s.Lentigo benigna

Lioderma
s. Glanzhaut

Lioderma essentialis congenita (Ausspitz)
s. Xeroderma pigmentosum

Liodermia syphilitica
s. syphilitische Glanzhaut^

Lipalgie
s. Adipositas dolorosa

Lipatrophia anularis
s. Lipoatrophia anularis

Lipidablagerungserkrankungen, systematisierte
Syn: Thesaurismosen
Def: Meist genetisch fixierte Zellstoffwechselstörungen mit sekundärer intrazellulärer Lipideinlagerung ohne Hyperlipoproteinämie. Durch genetisch fixierte Zellstoffwechselstörungen kommt es erst sekundär zu intrazellulärer Lipideinlagerung.
Hierzu gehören:
s. *Refsum-Syndrom, *Tangier-Krankheit, *Angiokeratoma corporis diffusum, *Gaucher-Krankheit, *Niemann-Pick-Krankheit, *Farber-Krankheit.

Lipidgranulom
s. eosinophiles Granulom^

Lipoatrophia anularis (Ferreira-Marques)
Syn: Lipatrophia anularis
Def: Mit ringförmigen oder streifigen Fettgewebsatrophien einhergehendes Krankheitsbild; möglicherweise mit der *Lipoatrophia semicircularis identisch. Fakultativ: Schmerzen und Funktionsbehinderung.
Lok: Oberarm, Unterarm, beide Fußknöchel
DD: *Zirkumskripte Sklerodermie^
Ther: Unbekannt
Prog: Keine Rückbildung

Lipoatrophia semicircularis (Ferreira-Marques)
Syn: Lipodystrophia semicircularis
Def: Rückbildungsfähige Atrophie des Fettgewebes.
Ätio: Unbekannt, diskutiert werden chronische äußere Traumatisierungen (z. B. regelmäßiges Abstützen an Tischen mit den Oberschenkeln) und lokale Kreislaufstörungen.
Man: Meist jüngere Frauen
Lok: Oberschenkelstreckseite, obere und untere Extremität
Klin: Bandförmig-zirkuläre, schmerzlose Hauteindellung ohne Entzündungszeichen mit unveränderter Epidermis und geringer Induration.
Hist: Entzündliche Gefäßveränderungen mit perivaskulären Rundzellinfiltraten, herdförmige Verkleinerung der Fettgewebszellen.
DD: *Zirkumskripte Sklerodermie, *lokalisierte Lipoatrophie^ nach Glukokortikoid-Injektionen, *Insulin-Lipodystrophie, *Lipoatrophia anularis
Ther: Vermeidung jeglicher Traumata.
Prog: Meist spontane Regression, bes. bei Vermeiden des auslösenden Traumas.
Lit: Röhrborn W, Korting GW (1988) Lipoatrophia semicircularis – zu ihrer Pathogenese. Akt. Dermatol. 14:94–95
Thiele B, Ippen H (1983) Multilokuläre progrediente Lipoatrophia semicircularis. Hautarzt 34:292–293

Lipoatrophie, lokalisierte nach Glukokortikosteroid-Injektionen
Syn: Glukokortikosteroid-Lipodystrophie
Def: Meist reversible Atrophie von Kutis und Subkutis nach Injektion von Glukokortikosteroid-Kristall-Suspension; selten auch nach Applikation von fluorierten Glukokortikosteroiden im Okklusivverband. Fast ausschließlich bei Frauen zu beobachten.
Ätio: Unbekannt
Man: Vor allem in Kombination mit Druck (*Keloide), in einigen Fällen scheint eine stärkere Kristallsuspensionsdichte bei fehlerhaften Injektionstechnik (zu tief bei intradermaler bzw. zu hoch bei intramuskulärer Injektion) eine Rolle zu spielen.
Lok: Ort der Injektionen, meist Oberschenkel, Gesäß oder Oberarm.
DD: *Zirkumskripte Sklerodermie^, *Acrodermatitis chronica artrophicans
Prog: Meist Rückbildung innerhalb von 1–3 Jahren.
Lit: Süss R, Peter RU, Donhauser G, Ruzicka T (1992) Hautatropie nach intraläsionaler Glukokortikoisteroidinjektion unter dem Bild der lineären zirkumskripten Sklerodermie. Akt. Dermatol. 18:247–248

Lipoatrophie, lokalisierte nach Insulininjektionen
s. Insulin-Lipodystrophie

Lipoblastomatose
Def: Multiple benigne Tumore aus unreifem Fettgewebe.
s. a. Lipom

Lipocalcinogranulomatose
s. Calcinosis metabolica universalis

Lipocalcinosis progrediens
s. Calcinosis metabolica universalis

Lipodermoid
Def: Weiche, durch Ansammlung von Fettzellen hervorgerufene, bis erbsgroße Bindehautgeschwulst, meist am Limbus corneae.

Lipodystrophia centrifugalis abdominalis infantilis
Def: Sehr seltene, fast nur in Japan beschriebene, umschriebene Einziehung der Bauch- und Brusthaut durch Fettgewebsdystrophie bei Kindern.
Ätio: Unbekannt, gelegentlich mechanische Traumen, nach operativen Eingriffen.
Man: Kinder, Verhältnis Jungen zu Mädchen 1:2
Klin: Beginn der Hautveränderungen in den Leisten (80%) oder Achseln mit erythematösen, bläulichen oder

violetten Flecken, zentrifugale Größenzunahme über mehrere Jahre.
DD: *Atrophodermia idiopathica et progressiva Pasini-Pierini, *zirkumskripte Sklerodermie^, *Lipodystrophia progressiva
Ther: Unbekannt, Versuch mit oralen und lokalen Steroiden sowie Penicillin wirkungslos.
Prog: Spontane Rückbildung und Abheilung möglich
Lit: Imamura S, Yamada M, Yamamoto K, Yamanishi Y (1979) Lipodystrophia centrifugalis abdominalis infantilis. Hautarzt 30:360–364

Lipodystrophia generalisata acquisata
Def: Meist im Gefolge von Infektionskrankheiten auftretender, progredienter, letztlich generalisierter Verlust des subkutanen Fettgewebes. Möglicherweise als Vorläufer eines lipatrophischen insulinresistenten Diabetes nach einigen Jahren.
Unserer Meinung nach synonym mit dem *Lawrence-Syndrom als erworbene *generalisierte Lipodystrophie^.
Man: Kinder und Jugendliche

Lipodystrophia generalisata congenita
s. generalisierte Lipodystrophie^

Lipodystrophia progressiva
s. progressive partielle Lipodystrophie^

Lipodystrophia semicircularis
s. Lipoatrophia semicircularis

Lipodystrophie, cephalo-thorakale
s. Lipodystrophia progressiva

Lipodystrophie, generalisierte
Def: In der Literatur unterschiedlich gebrauchter Begriff, meist synonym mit dem 1. *Seib-Lawrence-Syndrom, aber auch mit 2. der progressiven Lipodystrophie oder 3. der hereditären, generalisierten Lipodystrophie benutzt. Zweites führt zu Verwechselungen mit der *partiellen progressiven Lipodystrophie, letzteres berücksichtigt nicht die erworbene Form der generalisierten Lipodystrophie. Man unterscheidet je nach Ätiologie
- *Berardinelli-Seip-Syndrom (kongenital-hereditär)
- *Lawrence-Syndrom (erworben, Infektionen und Hirntumore als Vorerkrankungen).

Oft wird unter *Seip-Lawrence-Syndrom auch lediglich die hereditäre Variante verstanden.
Lit: Sollberg S (1987) Generalisierte Lipodystrophie (Seip-Lawrence-Syndrom) vom kongenital-hereditären Typ. Akt. Dermatol. 13:165–168
Leiber B (1990) Die klinischen Syndrome: Syndrome, Sequenzen und Symptomenkomplexe. Hrsg: Burg G, Kunze J, Pongratz D, Scheurlen PG, Schinzel A, Spranger J. Urban & Schwarzenberg München Wien Baltimore

Lipodystrophie, hereditäre generalisierte
s. generalisierte Lipodystrophie^

Lipodystrophie, kongenital-progrediente
s. generalisierte Lipodystrophie^

Lipodystrophie, progressive partielle
Syn: Lipodystrophia progressiva, Holländer-Simons-Syndrom, Barraquer-Simons-Syndrom, cephalo-thorakale Lipodystrophie, partielle Lipodysthrophie
Def: Progressive, sporadisch auftretende Form des *partiellen Lipodystrophiesyndroms^.
Ätio: Unbekannt, keine genetische Bedingtheit
Man: Meist in der Kindheit, vor allem weibliches Geschlecht, z. T. nach fieberhaften Infekten.
Klin: Symmetrischer völliger Schwund des subkutanen Fettgewebes an Oberkörper und im Gesicht mit Entstellung durch Skelettierung des Gesichtes, normales (Typ Laingnel-Lavastine-Viard) bis vermehrtes (Typ Mitchell) Fettpolster am Unterkörper. In 20% der Fälle insulinrestistenter Diabetes mellitus, in 50% Assoziation mit Nierenerkrankungen, häufig membrano-proliferative Glomerulonephritis. Komplementdefekt (selektive C3-Erniedringung im Serum).

Ther: Nicht möglich, in Ausnahmefällen plastisch-chirurgische Maßnahmen.
Prog: Quoad vitam günstig, quoad sanationem ungünstig.
Lit: Taylor WB, Honeycutt WM (1961) Progressive Lipodystrophie and Lipatrophic Diabetes. Arch Dermatol 84:81–86
Chartier S, Buzzanga J, Paquin F (1987) Partial lipodystrophie associated with a type 3 form of membranoproliferative glomerulonephritis. J Am Acad Dermatol 16:201–205

Lipodystrophiesyndrom, generalisiertes
s. generalisierte Lipodystrophie^

Lipodystrophiesyndrom, partielles
Def: Angeborene oder erworbene, umschriebene Fettgewebsatrophie mit Begleitsymptomen wie *Acanthosis nigricans, *Hirsutismus, akromegaler Aspekt.
Bisher werden 3 Formen unterschieden
- Typ Barraquer-Simons: s. progressive partielle Lipodystrophie^
- Typ Dunnigan,
- Typ Köbberling:

Typ Dunnigan und Köbberling unterscheiden sich grundsätzlich vom Typ Barraquer-Simons durch eine autosomal-dominante Vererbung sowie durch das Freibleiben des Gesichtes. Typ Dunnigan manifestiert sich am Stamm und den Extremitäten, Typ Köbberling nur an den Extremitäten.
Lit: Koebberling J, Dunnigan MG (1986) Familial partial lipodystrophy: two types of an X linked dominant syndrom, lethal in the hemizygot state. J Med genet 23:120–127

Lipödem
Def: Bezeichnung für eine diffuse Vermehrung des subkutanen Fettgewebes meist an der unteren Extremität, primär kein lymphostatisches Ödem, allerdings wird die Entstehung sekundärer *Lymphödeme begünstigt.
s. a. schmerzhaftes Lipödemsyndrom
Lit: Tiedjen K-U, Schulz-Ehrenburg U (1985) Isotopenlymphographische Befunde beim Lipödem. In: Holzmann H, Altmeyer P, Hör G, Hahn K (Hrsg) Dermatologie und Nuklearmedizin. Springer, Berlin Heidelberg New York, S. 432–438
Wienert V, Leeman S (1991) Das Lipödem. Hautarzt 42:484–486

Lipödemsyndrom, schmerzhaftes
Syn: Schmerzhaftes Fettsyndrom, schmerzhaftes Lipödemsyndrom der Unterschenkel, Säulenbein, Fettbein, zonale Adipositas, Lipidose, Lipödem, painful fat syndrom, „das dicke Bein der gesunden Frau"
Def: Durch Vermehrung des Unterhautfettgewebes und orthostatische Beinödeme gekennzeichnetes, mit einer Fettverteilungsstörung bes. an Ober- und Unterschenkeln einhergehendes, klinisches Syndrom.
Ätio: Unklar, familiäre Disposition ist beschrieben. Die Erkrankung scheint mit einer vermehrten Kapillarfiltration durch die lockere Fettgewebsstruktur zu beginnen. Durch Ödembildung kommt es sekundär zur Okklusion von Kapillargefäßen mit Minderung des Lymphtransportes.
Man: Kindheit oder Pubertät, Verhältnis Frauen : Männer ca. 100 : 1
Lok: Hüfte, Ober- und Unterschenkel, Füße gewöhnlich frei
Klin: Symmetrische, derbe, nicht eindrückbare, bei längerer orthostatischer Belastung zunehmende Schwellung der Beine mit diffusem Schmerz oder Druckschmerz, vor allem im Bereich der Tibiakante. Supramalleolärer Kragen = Fettmuff.
Lab: Gelegentlich Hyperlipoproteinämie
DD: *Lymphödem, *Phlebödem, *Adipositas dolorosa, sekundäre *Dermatosklerose bei chronisch-venöser Insuffizienz, *Skleroedema adultorum
Ther: Physikalische Entstauungstherapie, apparative intermittierende

Kompressionstherapie, *Kompressionsstrümpfe als Dauerbehandlung.
Prog: Langsam progredienter Verlauf.
Lit: Wienert V, Leeman S (1991) Das Lipödem. Hautarzt 42:484–486

Lipödemsyndrom, schmerzhaftes der Unterschenkel
s. schmerzhaftes Lipödemsyndrom^

Lipofibromatose
Def: Multiple *Lipome mit starker Ausprägung der bindegewebigen Komponente.

Lipogranulom
s. Lipophages Granulom^

Lipogranulom, sklerosiertes idiopathisches
Def: Umschriebenes progressives *lipophages Granulom^ mit *Ölzysten unbekannter Ätiologie.
Klin: Bevorzugt am Stamm finden sich subkutan gelegene, knotenförmige oder plattenartige Infiltrate. Die darüberliegende Haut ist mit einbezogen. Die Areale können sich über Jahre langsam vergrößern.
Ther: Bei kosmetischer oder mechanischer Störung Exzision.

Lipogranulom, traumatogenes
Def: Meist exogen induzierte umschriebene granulomatöse *Pannikulitis mit Ausheilung unter Narbenbildung.
Ätio: Vor allem stumpfe Traumen; nach Silikonöl- oder Paraffininjektion (s. a. Silikonom, Paraffinom); nach Injektion öliger Medikamente.
Lok: Vor allem Brust, Arme, Beine, Gesäß
Klin: Schmerzhafte, prominente oder nur tastbare Knoten. Ausbildung plattenartiger Indurationen, unregelmäßige Einziehungen der Haut.
Hist: Nekroseherde mit entzündlicher Reaktion, Schaumzellen und Fremdkörperriesenzellen. Umwandlung des *lipophagen Granuloms^ in fibrotisches Narbengewebe.
DD: Subkutan gelegene Tumoren
Ther: Ggf. Exzision
Prog: Selten spontane Rückbildung, meist Ausbildung narbiger Platten und Knoten, sarkomatöse Entartung bei Paraffinomen möglich.

Lipogranulomatose, disseminierte
Syn: Farber-Krankheit, familiäre Lipogranulomatose
Def: Sphingolipidose, autosomal rezessiv vererbter Ceramidasemangel mit nachfolgender Ceramidspeicherung in den Geweben.
Man: Frühe Kindheit
Klin: Teigig-ödematöse Gelenkschwellung mit schmerzhafter Bewegungseinschränkung in fast allen Gelenken. Heiserkeit durch Mitbefall des Larynx, subkutane bräunliche Knötchen, vor allem über den Streckseiten der großen Gelenke. Gedeihstörung, Ateminsuffizienz durch Ablagerungen im Lungengewebe.
Hist: Granulomatöse, Ceramid-haltige intralysosomale Ablagerungen in allen Geweben (= Faber bodies).
DD: *Multizentrische Retikulohistiozytose^, andere *Mukopolysaccharidosen
Ther: Nicht möglich
Prog: Meist akuter Verlauf: Tod in den ersten 2 Lebensjahren.

Lipogranulomatose, familiäre
s. disseminierte Lipogranulomatose^

Lipogranulomatose, gerneralisierte
s. Panniculitis nodularis nonsuppurativa febrilis et recidivans

Lipogranulomatosis Erdheim-Chester
Def: Erkrankung mit Lipoidgranulomen (*Granulom) in verschiedenen Körperregionen und Organen (Innere Organe, Orbita, Knochen) bei unklarer Ätiologie und Pathogenese.
Prog: Abhängig von der Lokalisation der Granulome

Lipogranulomatosis subcutanea (Rothmann, Makai)
Syn: Rothmann-Makaisches-Syndrom, Spontanpannikulitis Rothmann-Makai

Def: Idiopathische herdförmige chronisch verlaufende *Pannikulitis ohne Allgemeinsymptome.
Ätio: Idiopathisch, diskutiert werden eine Störung der Fettzusammensetzung und Fokalinfekte. Einige Autoren sehen die Lipogranulomatosis subcutanea als afebrile Variante der *Panniculitis nodularis nonsuppurativa febrilis et recidivans.
Man: Vor allem ältere Kinder, Frauen im mittleren Lebensalter.
Lok: Bevorzugt an Unterschenkeln; seltener Stamm oder Gesicht.
Klin: Plötzlich auftretende kirsch- bis walnußgroße, subkutane, gegen Haut und Unterlage verschiebliche, druckschmerzhafte Knoten oder auch plattenartige Verhärtungen ohne Allgemeinsymptome und ohne Beteiligung von Innenorganen.
Hist: Lobuläre Pannikulitis, herdförmige granulomatöse Infiltrate, Schaumzellen, Riesenzellen, Mikropseudozysten.
DD: *Erythema induratum, *Gummen, *nodöse Vaskulitiden^, *Lipome; *Panniculitis nodularis nonsuppurativa febrilis et recidivans, *Erythema nodosum
Ther: Intern: Versuchsweise Antiphlogistika, Glukokortikosteroide. Extern: Glukokortikosteroide, ggf. Okklusivverband
Prog: Monate- bis jahrelanger Verlauf.
Lit: Säger H-D, Altstädt F (1979/80) Rothmann-Makai-Syndrom. Chir Praxis 26:25–29
Undeutsch W, Berger HE (1970) Lipogranulomatosis Rothmann-Makai-eigenständiges Krankheitsbild oder polyätiologisches Syndrom? Hautarzt 21:221–225

Lipoiddermatoarthritis
s. multizentrische Retikulohistiozytose^

Lipoidhistiozytose vom Kerasintyp
s. Gaucher-Krankheit

Lipoidkalkgicht
s. Calcinosis metabolica universalis

Lipoidosen
Def: Gruppe von unterschiedlichen erblichen Fettstoffwechselstörungen, z. B. *Hyperlipoproteinämien, *Sphingolipidosen, *Refsum-Syndrom.

Lipoidproteinose bei Lichtempfindlichkeit
Syn: Lichtinduzierte Lipoidproteinose
Def: Heute nicht mehr gebräuchliche Bezeichnung für Hauterscheinungen bei den äußerst lichtempfindlichen Patienten mit *Protoporphyria erythropoetica, die an eine *Hyalinosis cutis et mucosae denken lassen.
Man: Vor allem Frühling
Lok: Lichtexponierte Hautareale
Klin: Gepflastert wirkende papuloverruköse Veränderungen an den Fingerstreckseiten und -kanten, an den Ellenbogen, im Nasenbereich. Keine Schleimhautveränderungen, keine Beteiligung innerer Organe.
DD: *Hyalinosis cutis et mucosae
Diag u. Ther: *erythropoetische Protoporphyrie^
Lit: Findlay GH (1987) Lipoid Proteinosis. In: Fitzpatrick TB, Eisen AZ, Wolff K, Freedberg IM, Austen KF (eds) Dermatology in General Medicine. McGraw-Hill New York St. Louis San Francisco, pp 1760–1763

Lipoidproteinose, lichtinduzierte
s. Lipoidproteinose bei Lichtempfindlichkeit

Lipoidproteinose Urbach-Wiethe
s. Hyalinosis cutis et mucosae

Lipokalzinogranulomatose
s. Calcinosis metabolica universalis

Lipom
Syn: Fettgewebsgeschwulst
Def: Gutartige, umschriebene, knotige Wucherungen des subkutanen Fettgewebes, einzeln oder zahlreich vorkommend. Bei multiplem Auftreten spricht man von Lipomatosen.
Ätio: Familiäre Häufung bes. bei Lipomatose
Lok: Vor allem Schultern, Arme, Oberschenkel.

Klin: Sicht- oder nur tastbare, prallelastische, selten gelappte, gut abgrenzbare, zwischen Haut und Unterlage verschiebliche Tumoren. Gelegentlich Schmerzen durch Druck auf Nervenenden. Multiple Lipome treten als Teilsymptom auf bei: *Gardner-Syndrom, *Richner-Hanhart-Syndrom.
Hist: Durch Septen unterteiltes, manchmal gekapseltes, reifes Fettgewebe.
s. a. Lipoma fibrosum, Lipoma myxomatodes, Lipoma petrificum, Lipoma ossificum, Lipoma teleangiektodes
DD: *Zysten, *Fibrome, *Lipogranulome, *Pannikulitiden, *Metastasen
Ther: Bei kosmetischer oder mechanischer Störung Exzision.

Lipom, braunes
s. Hibernom

Lipoma fibrosum
Syn: Fibrolipom
Def: *Lipom mit erhöhtem Bindegewebsanteil.

Lipoma myxomatodes
Def: *Lipom mit Ablagerung von Schleim.

Lipom ossificum
Def: *Lipom mit Knochenbildung.

Lipoma petrificum
Def: *Lipom mit Ablagerung von Kalk.

Lipoma teleangiektodes
s. Angiolipom
s. a. Lipom

Lipomatose
s. *Lipom

Lipomatose, benigne symmetrische
Syn: Symmetrische Adenolipomatose, Lipomatosis symmetrica, diffuse symmetrische Lipomatose, generalisierte symmetrische Lipomatose, multiple symmetrische Lipomatose, umschriebene symmetrische Lipomatose, Lipomatosis simlpex indolens, Launois-Bensaude-Syndrom, Bensaude-Syndrom, Madelung-Krankheit
Def: Durch diffuse subkutane Fettgewebshyperplasie bes. im Bereich des oberen Stammes charakterisierte Erkrankung, die zu pseudoathletischem Habitus führt.
Ätio: Unklar, gelegentlich familiäre Häufung, evtl. Beziehung zu Stoffwechselstörungen (*Hyperlipoproteinämie Typ IV, Hyperurikämie, Diabetes mellitus, Alkoholismus), Defekt der lipolytischen Aktivationskaskade wird postuliert.
Man: Vor allem Männer mit Alkoholabusus, Verhältnis Männer: Frauen = 13:1
Lok: Hals (*Madelung-Fetthals), vor allem Nacken (Büffelhöcker), Oberarmbereich (Puffärmellipomatose), seitliche Stammpartie, gelegentlich Oberschenkelbeugeseiten. Klassifikation anhand des Verteilungsmusters (nach Donhauser):
Typ 1: Madelung-Fettals (lokalisierter Typ)
Typ 2: Schultergürteltyp (pseudoathletischer Typ)
Typ 3: Beckengürteltyp (gynäkoider Typ)
Klin: Diffuse symmetrische, massive, geschwulstartige, teigig derbe Fettgewebsvermehrungen. Die Abgrenzung der *Lipome ist wegen der fehlenden Abkapselung schwierig.
Assoziation mit inneren Erkrankungen: Polyneuropathie, chron. Leberschäden, Gynäkomastie, Hodenatrophie, Diabetes mellitus, Hyperlipidämie, Hyperurikämie, Lungenkarzinome, *Kaposi-Sarkome, Myalgien, Arthralgien und Varikosis.
Ther: Behandlung von Stoffwechselstörungen, ggf. operative Entfernung (*Liposuction).
Lit: Donhauser G, Vieluf D, Ruzicka T, Braun-Falco O (1991) Benigne symmetrische Lipomatose Launois-Bensaude Typ 3 und Bureau-Barrière-Syndrom. Hautarzt 42:311–314

Lipomatose, enzephalo-kranio-kutane
Def: Kombination von kutaner Lipomatose (*Lipom) vor allem im Kopfbereich mit lipomatösen Veränderungen an Meningen, ZNS, Herz und anderen Innenorganen. Epileptiforme Anfälle, geistige Retardierung, spastische Lähmungen.

Lipomatose, zervikale
s. Madelung-Fetthals

Lipomatosis dolorosa
s. Adipositas dolorosa

Lipomatosis symmetrica
s. benigne symmetrische Lipomatose^

Lipomelanotische Retikulose (Pautrier-Woringer)
s. dermatopathische Lymphadenopathie^

Liposarkom
Def: Maligner Weichteiltumor, der meist tief intermuskulär lokalisiert und schon initial maligne ist (keine Entwicklung aus *Lipomen).
Man: Späteres Lebensalter
Klin: Subkutaner derber Knoten mit erst unauffälliger Oberfläche, später auch exophytisches Wachstum.
Hist: Abhängig vom Grad der Zellatypien werden 4 Typen unterschieden: 1. gut differenziert, lipomartig (sklerosierend oder entzündlich), 2. myxoid, 3. rundzellig und 4. pleomorph.
Prog: Sehr ungünstig durch häufig frühzeitige Metastasierung in Leber und Lunge.

Liposuction
Syn: Fettgewebsabsaugung
Def: Schonende chirurgische Methode zum Entfernen von überschüssigem, kosmetisch störendem, subkutanem Fettgewebe durch Aspiration mit Hilfe einer weitlumigen Kanüle (Durchmesser 3–10 mm). Wird meist ambulant in Lokalanästhesie durchgeführt. Bei größeren Aspiratonsvolumina Substitution von Flüssigkeit und Elektrolyten notwendig. Ambulant sollten nicht mehr als 1,5 l Fettgewebe, insgeamt nicht mehr als 3,0 l abgesaugt werden. Anschließend Kompressionsverband.
Ind:
- Lokalisierte, umschriebene Fettgewebsvermehrung (z. B. *Reithosenfettsucht, Doppelkinn)
- *Gynäkomastie
- *Lipome, *benigne symmetrische Lipomatose^, *Lipödem

Je nach abgesaugtem Volumen werden 4 Kategorien unterschieden:
- Kategorie I: bis 600 ml; Lokal- und Vollnarkose. Postoperativ Ringerlactat.
- Kategorie II: 600–1200 ml; Vollnarkose. Postoperativ Ringerlactat, 5%ige Glukose.
- Kategorie III: 1200–2200 ml; Vollnarkose. Postoperativ Ringerlactat, 5%ige Glukose, evtl. Albumin.
- Kategorie IV: 2200–3000 ml; Vollnarkose. Postoperativ Ringerlactat, 5%ige Glukose, Albumin, evtl. Bluttransfusion.

Komp: Wellenbildung der Haut durch zu oberflächliche Liposuction oder falsche Kanülenstärke; bindegewebiger Umbau der Subkutis mit narbigen Strängen und Einziehungen der Oberfläche, v. a. bei zu forcierter Aspiration; Verletzungen von Muskulatur, Gefäßen, Nerven bei zu tiefer Aspiration, Infektionen.
Hämotokriterniedrigung, RR-Abfall, hypovolämischer Schock, Thrombose, Lungenembolie, Fettembolie.
Lit: Mantse L (1987) Liposuction Under Local Anaesthesia. A Retrospective Analysis of 100 Patients. J Dermatol Surg Oncol 13:1333–1338
Newman J Dolsky R (1984) Evaluation of 5458 Cases of Liposuction Surgery. Am J Cosmetic Surg 1:25–28
Müller RPA (1990) Liposuction. Hautarzt 41:405

Lippenangiom
s. seniles Angiom^ der Lippen

Lippenekzem
s. Cheilitis simplex

Lippenfisteln
s. kongenitale Unterlippenfisteln^

Lippenkarzinom
s. spinozelluläres Karzinom^ der Lippen

Lippenleckekzem
s. *Cheilitis simplex

Lippenrandangiom
s. seniles Angiom^ der Lippen

Liquefying nodular panniculitis
s. *Panniculitis nodularis nonsuppurativa febrilis et recidivans

Lisch-Knötchen
Def: Pigmentiertes Irishamartom bei *Neurofibromatosis generalisata.

Lissquersche Paralyse
Def: Besondere Form der progressiven Paralyse im Rahmen der *Meta-Syphilis mit dauerhaften Herderscheinungen wie Aphasie, Agnosie, Hemiplegie und allgemeinen psychischen Veränderungen bei umschriebenen Atrophien im Gehirn.

Listeria monocytogenes
Def: Korynebakterium, Erreger der *Listeriose.

Listeriome
Def: Hirsekorngroße Hautgranulome bei *Granulomatosis infantiseptica.

Listeriose
Def: Bakterielle Infektion mit Listeria monocytogenes, in der Regel sporadisch, gelegentlich epidemisch auftretend.
Ätio: Schmierinfektion bei Kontakt mit kranken Tiere, evtl. durch Genuß infizierter Nahrungsmittel, auch durch gesunde Keimträger, beim Foetus diaplazentar.
Err: Listeria monocytogenes aus der Familie der Korynebakterien
Klin: Fieber, Kopfschmerzen, Benommenheit, Lendenschmerz, Sepsis.
Bei Neugeborenen: s. Granulomatosis infantiseptica.
Bei Tierärzten und Arbeitern in der Landwirtschaft Inokulation des Erregers durch ekzematöse Hautveränderungen begünstigt (Berufs-Listeriose). Ausbildung papulo-vesikulöser, papulo-pustulöser und hyperämischer Effloreszenzen. Augenbefall. Jedes Organ kann befallen werden.
Diag: Direkter Erregernachweis im Rachenabstrich, von Hautläsionen, Mekonium. *Antikörpenachweis, *Intrakutantestung
DD: *Staphylokokkenfollikulitiden
Ther: Ampicillin (100–200 mg/kg KG pro Tag), bei Überempfindlichkeit (nicht bei Neugeborenen) Erythromycin.

Livedo anularis
s. Livedo racemosa

Livedoerkrankungen
Def: Vaskuläre Erkrankungen von unterschiedlicher Ätiologie und Prognose, denen eine netzförmige bläuliche Zeichnung der Haut gemeinsam ist. Die Livedozeichnung entspricht nicht oberflächlichen Hautvenen, sondern Hautbezirken mit niedriger Sauerstoffspannung des kapillären Bluts. Durch Strömungsverlangsamung unterschiedlicher Genese kommt es zu stärkerer Hypoxygenisierung.
Man unterscheidet nach Ätiologie 2 Formen:
- *Livedo racemosa
- *Livedo reticularis.

Lit: Fritsch P (1991) Livedosyndrome. Haut 3/91:34–39

Livedo racemosa (Ehrmann)
Syn: Vasculitis racemosa, Livedo anularis, Inflammatio cutis racemosa, Asphyxia reticularis multiplex.
Im angloamerikanischen Sprachraum für uns irrtümlich auch mit *Livedo reticularis synonym gesetzt.
Def: Erkrankung mit generalisierten oder umschriebenen, selten einseitigen, bizarren, rötlich-lividen Hautzeichnungen durch fokale Verlangsamung des Blutflusses und resultieren-

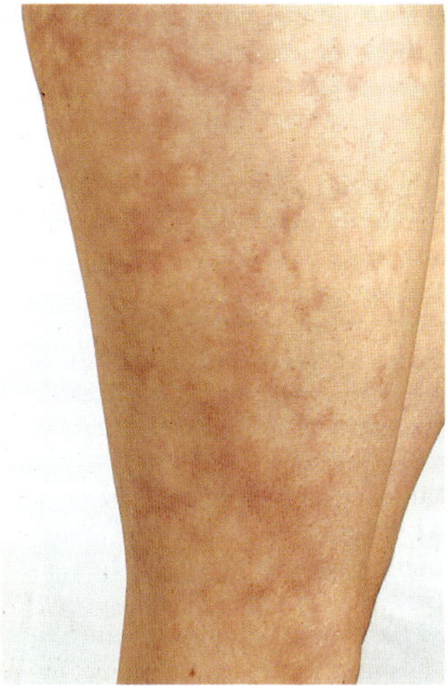

Livedo racemosa

der unregelmäßigen, regional schwankenden Oxygenierung des kapillären Blutes.
Ätio: Polyätiologische Genese: idiopathisch, symptomatisch bei *Periarteriitis nodosa, *Endangitis obliterans, *Endangitis obliterans, bakterieller Endokarditis, *Lupus erythematodes, *Dermatomyositis, *Syphilis, *Tuberkulose, arterieller Embolie, *Plasmozytom, *Kryoglobulinämie, intravasaler Koagulopathie, Hypertonie.
Lok: Vor allem Beine, Oberarme, Gesäß, Rücken
Klin: Bizarr geformte, blitzfigurenartige, streifige oder netzförmige, bläulich-rote, im Muster nicht wechselnde, ortsständige Hautverfärbungen.
Leichte Abblassung unter Glasspateldruck. Selten Ulzerationen.
Bei der generalisierten Form meistens extrakutane Gefäßbeteiligung mit kardialer, zerebraler oder renaler Symptomatik.
Besteht eine zerebrale Symptomatik spricht man vom *Sneddon-Syndrom.
s. a. Livedo reticularis mit Sommerulzerationen; s. a. Ulcus hypertonicum
Hist: An den kleinen Arterien der Kutis und Subkutis:
Endangiitische Veränderungen mit Intimawucherung und fibrinoider Nekrose. Abschnittsweise Obliteration der Gefäßlumina. Spärliche perivaskuläre entzündliche Infiltrate.
DD: *Livedo reticularis, *Periarteriitis nodosa, *Vasculitis allergica, *Embolia cutis medicamentosa
Ther: Striktes Rauchverbot, Absetzen oraler Kontrazeptiva, Antiphlogistika (z. B. Acetylsalicylsäure 100 mg pro Tag), Behandlung der Grunderkrankung (s. unter Ätiologie).
Bei extrakutanem Befall immunsuppressive Therapie (Kortikosteroide u. Azathioprin).
Prog: Bei rein kutanem Befall günstig; ansonsten ungünstig durch Mitbefall von Herz, Niere und Gehirn (Infarkt, Apoplex), da Progredienz nicht aufzuhalten ist.
Lit: Lubach D, Stamm T (1981) Neurologische Veränderungen bei Livedo racemosa generalisata (Ehrmann). Hautarzt 32:245–248
Fritsch P (1991) Livedosyndrome. Haut 3/91:34–39
Otte H-G, Stieler W, Salfeld K (1990) Sneddon-Syndrom: Livedo racemosa generalisata mit neurologischen Veränderungen. Akt. Dermatol. 16:21–23

Livedo racemosa generalisata
s. *Livedo racemosa (Ehrmann)

Livedo reticularis
Syn: Cutis marmorata
Def: Funktionelle Gefäßweitstellung mit livider Netzzeichnung der Haut. Meist nach Kälte-(Livedo reticularis e frigore), seltener nach Wärmeexposition (Livedo reticulare e calore, Erythema ab igne).
Im angloamerikanischen Sprachraum für uns irrtümliche Bezeichnung für *Livedo racemosa.
Man: Vor allem Jugendliche, konstitutionelle Disposition

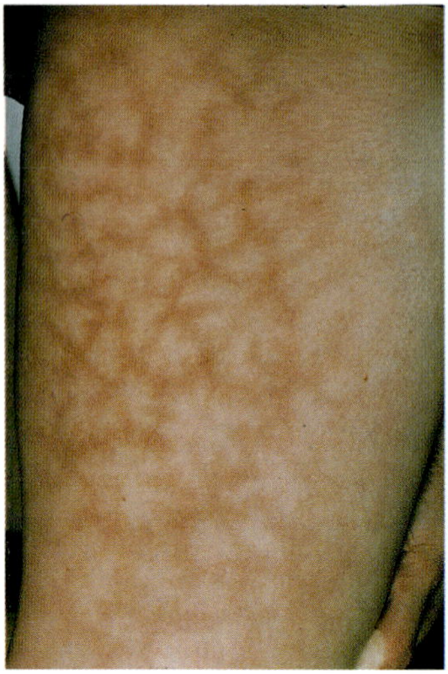

Livedo reticularis e calore

Lok: Symmetrisch an den Extremitäten, evtl. auch am Stamm, häufig periphere *Akrozyanose.
Klin: Großmaschige livide Marmorierung, je nach Form Verschwinden oder Auftreten nach Erwärmung bzw. Abkühlung
DD: *Livedo racemosa
Prog: Besserung mit zunehmendem Alter

Livedo reticularis congenitalis
s. Cutis marmorata teleangiectatica congenita

Livedo reticularis e calore
s. *Livedo reticularis

Livedo reticularis e frigore
s. *Livedo reticularis

Livedo reticularis mit Sommerulzerationen
Syn: Livedovaskulitis, idiopathische Atrophie blanche, segmentale hyalinisierende Vaskulitis, PURPLE(=painful purpuric ulcers with reticulate patterning of lower extremities), O'Leary-Montgomery-Brunsting-Syndrom
Def: Seltene Sonderform einer idiopathischen *Livedoerkrankung an den Unterschenkeln durch segmentale chronische Entzündung mittlerer Hautgefäße.
Ätio: Ungeklärt, Beziehungen zum *Lupus erythematodes und zur *Periarteriitis nodosa sind unter Umständen gegeben.
Klin: Retikuläre, sattrote, livide, infiltrierte Erytheme mit Ausbildung bizarrer, therapieresistenter Ulzera im Knöchelbereich, vor allem in den Sommermonaten.
Hist: Segmental hyalinisierende *Vaskulitis.
DIF: Ablagerungen von IgG, IgA, C3 und Fibrin.
Ther: Lokal symptomatisch (antibiotische, granulationsfördernde oder fermentative Salben, ggf. Exzision und plastische Deckung frischer Nekrosen), beschrieben sind: low dose Heparin-Therapie, fibrinolytische Therapie mit Phenformin und Äthylstrenol, Thrombozytenaggregationshemmung mit Salicylaten, Gefäßerweiterung mit Nifedipin und Immunsuppression mit Azathioprin (100 mg/die) und Kortikoiden (20 mg/die).
Lit: Braun-Falco O, Meigel W (1972) Zur Azathioprintherapie der Livedo racemosa mit Ulzerationen. Hautarzt 23:136–138

Livedo with nodules
s. Periarteriitis nodosa cutanea benigna

Livedovaskulitis
s. Livedo reticularis mit Sommerulzerationen.
Gelegentlich synonym mit *Livedo racemosa verwendet.

Liver palms
s. *Erythema palmare et plantare symptomaticum

Lividities plantaris symmetrica (Pernet)
Def: Isolierte harmlose Zirkulationsanomalie der Fußsohlen mit umschriebenen, symmetrisch angeordneten,

bläulich-roten, hellrot gesäumten, bei Belastung eventuell schmerzhaften Arealen.
Ätio: Wahrscheinlich Erfrierung oder Hyperhidrose.
Lok: Vor allem Vorderfuß und Fersenbereich, Fußgewölbe bleibt frei.
Ther: Entfällt

Loa-Loa
s. Loiasis

Lobomykose
Syn: Keloidblastomykose
Def: Chronische *tiefe Mykose der Haut und Unterhaut mit prominenten, papulösen, möglicherweise ulzerierenden, verkrustenden, keloidähnlichen Knoten.
Err: Loboa loboi, möglicherweise identisch mit Paracoccidioides brasiliensis, der sich allerdings im Gegensatz zu Loboa loboi anzüchten läßt.
Vork: Brasilien, Venezuela, Kolumbien, Zentralamerika, Guayana
Hist: Epidermis mit parakeratotischen Zonen, im Korium hypertrophische hyalinisierte Bindegewebsbündel und granulomatöse Infiltrate mit zahlreichen hefeähnlichen Pilzzellen extrazellulär und in Makrophagen.
Ther: Chirurgische Abtragung der Hautveränderungen. Bei einigen Patienten wurde eine Besserung unter Clofazimin und 5-Fluoro-Cytosin gesehen, kein anderes Medikament hat sich als wirksam erwiesen.

Local panatrophy (Gowers)
s. Panatrophia localisata

Löffel-Nagel
s. Koilonychie

Löffler-Syndrom
Def: Flüchtige eosinophile Infiltrate in der Lunge im Verlauf der *Askaridiasis.

Löfgren-Syndrom
Syn: Akuter Morbus Boeck
Def: Frühphase einer akuten *Sarkoidose mit *Erythema nodosum. Schwellung der mediastinalen Lymphknoten, Hyp- oder Anergie im *Tuberkulintest.
Ther: Meist keine systemische Kortikoidtherapie, es gibt hierzu allerdings unterschiedliche Meinungen, die Langzeitprognose scheint mit und ohne Kortison (Beginn mit 40–50 mg pro Tag, Reduktion nach Klinik für 12 Monate) gleich günstig zu sein.
Lokaltherapie: *Erythema nodosum
Prog: Günstig, spontane Remission in 70% der unbehandelten Fällen.

Löwengesicht
s. Facies leontina

v. Lohuizen-Syndrom
s. Cutis teleangiectatica congenita

Loiase
s. Loiasis

Loiasis
Syn: Kalabarschwellung, Calabar, Kamerunschwellung, Loiase, Loa-Loa, Kalabarbeule
Def: Infektionserkrankung durch Filarien mit typischen subcutanen Schwellungen als Zeichen einer Überempfindlichkeitsreaktion auf die im Unterhautbindegewebe umherwandernden Filarien.
Ätio: Übertragung des Erregers durch die Bremse Chrysops demidiata
Err: Loa-Loa (Augenwurm), wandernde Filarien
Vork: Äquatorialafrika, gelegentlich in anderen Breiten (Tourismus)
Klin: Flächenhafte, entzündliche-ödematöse Schwellung der Haut, in der der 5–7 cm lange weibliche Wurm nachgewiesen werden kann
Lok: Vor allem Handgelenke, Gesicht, Fußknöchel
Diag: Mikrofiliariennachweis im Blutausstrich frühestens 1–2 Jahre nach Infektion, Nachweis der Würmer in Haut oder Konjunktiven.
DD: *Onchozerkose
Ther: Diethylcarbamazin (Hetrazan, 2 mg/kg KG 3 mal tgl. für 10–20 Tage), ggf. kurzfristig lokale Kortikosteroide.

Loosy skin
s. Cutis-laxa-Syndrom

Loose Anagen-Syndrome
s. Phänomen der leicht ausziehbaren Haare

Lorgnettennase
s. Opernglasnase

Loses Anagen-Haar
s. Haare, Phänomen der leicht ausziehbaren

Lost
Def: Chlordiäthylsulfid, hautschädigender Kampfstoff, als Senfgas besonders im 1. Weltkrieg gebraucht.
Klin: Entzündliche Rötung 2 Stunden nach dem Kontakt, nach 1–2 Tagen blasige Abhebung, nach 8–10 Tagen Einreißen der Blasen, schmierige, nekrotische Wundfläche, schlechte Heilungstendenz.
Ther: Kleidung entfernen, Lost-Reste mit 70%igem Alkohol abtupfen, evtl. AgNO3-, H2O2-, Chloramin- oder Kaliumpermanganatlösungen aufpinseln, mit Wasser und Seife spülen. Weitere Lokaltherapie wie bei *Verbrennungen.
Prog: Als Spätfolgen sind maligne epitheliale Geschwülste an den Kontaktstellen bekannt, Lost gilt als stark kanzerogen. Narbige Abheilung je nach Tiefe der Nekrosen und Wundheilungsverlauf.

Lota
Def: Bezeichnung für *Pinta und für die *Pityriasis versicolor.

Louis-Bar-Syndrom
s. Ataxia teleangiectatica

Louseborne relapsing fever
s. epidemisches Rückfallfieber^

Lovibondscher Winkel
Def: Winkel, den die Nagelplatte des Daumens zur Oberfläche des Fingerrückens bildet (in Seitenansicht). Normalerweise ist er stets < 180, bei Anomalien wie z. B. Trommelschlegelfingern kann er größer sein.

Lowenberg-Zeichen
Def: Druckschmerz der Wade bei *Phlebothrombose.

Loxoszelismus
Def: Durch das Gift von Spinnen der Gattung Loxosceles hervorgerufene ulzeröse Hautdefekte und systemische Reaktionen.
Err: V. a. Loxoszeles reclusa (braune Einsiedlerspinne), ferner L. deserta, L. arizonica u. a.
Verbreitung in Nord- und Südamerika, Nahem Osten. Das aus mehreren Proteinfraktionen zusammengesetzte Gift besitzt Sphingomyelinase D-Aktivität.
Klin: Hauterscheinungen an der Bißstelle: zunächst schmerzlose Papel, erythematöse Schwellung der Umgebung, nach 6–12 h Blasenbildung, innerhalb einer Woche Entwicklung eines schlecht heilenden Ulkus.
Fakultative generalisierte Hautsymptome: Makulopapulöse *Exantheme, *Purpura, *Urtikaria, pustulöse Exantheme.
Fakultative systemische Reaktionen: Fieber, Abgeschlagenheit, selten Hämolyse oder disseminierte intravasale Koagulation, Ikterus, Nierenversagen.
Ther: Symptomatische Lokaltherapie (Kühlen, evtl. Hochlagern), intern Antihistaminika, evtl. Dapsone. Kortikosteroide bei Systembeteiligung. Bei therapierefraktären Ulzera Hauttransplantation.
Lit: Trattner A, Ingber A (1990) Pustulöse Form des Loxoszelismus. Hautarzt 41:218–219
Rees RS, King LE jr (1987) Arthropod bites and stings. In: Fitzpatrick TB et al. Dermatology in general medicine. 3rd ed. 2495–2499

LPR (Late Phase Reaction)
Syn: Phase 2-Reaktion, Spätreaktion der IgE-induzierten allergischen Entzündung, Spätreaktion, Lipidreaktion
Def: 3–8 Stunden nach Allergenkontakt auftretende Entzündungsreaktion.

Pathogenese: Die durch die allergenvermittelte Aktivierung von gewebsständigen Mastzellen führt zur Mediator (Interleukin 3, Interleukin 5, GM-CSF) Migration von Eosinophilen und basophilen Leukozyten wie auch Monozyten, die über Freisetzung weiterer Entzündungsmediatoren (ECP, EDN, MBP, Histamin, Leukotriene) eine erneute Entzündungsreaktion auslösen können. An den Bronchien dominiert eine erneute Bronchokonstruktion, eine Schleimhautschwellung bedingt durch zelluläre Infiltration, Ödembildung und Schleimsekretion. An der Haut findet sich eine indurierte Erythembildung.
Lit: Kay AB (1991) Asthma and Inflammation. J. Allergy Clin. Immunol. 87:893–910

Lucio-Phänomen
Def: Verlaufsform bei Patienten mit *diffuser Lepromatosis^ als *Leprareaktion, bes. in Mittelamerika.
Klin: Blaseneruption, bizarren Hautnekrosen und tiefen Ulzerationen. Abheilung unter Ausbildung bizarrer Narben, Mutilationen.

Lues
s. Syphilis

Lues acquisita
s. Syphilis acquisita

Lues connata
s. Syphilis connata

Lues, dekapitierte
s. dekapitierte Syphilis^

Lues latens seropositiva
s. frühlatente Syphilis^
s. spätlatente Syphilis^

Lues, Transfusionslues
Syn: Syphilis d'emblée, Transfusionssyphilis
Def: Syphilitische Infektion durch Übertragung der Erreger mittels Bluttransfusion. Es fehlt ein Primärstadium. Als erstes Zeichen entwickeln sich Exantheme.
s. a. Syphilis acquisita

Luische Alopezie
s. Alopecia areolaris specifica

Lumbosakralnaevus
s. lumbosakraler Bindegewebsnaevus^

Lungenfibrose
Def: Bindegewebiger Umbau des Lungenparenchyms mit nachfolgender restriktiver Lungenfunktionsstörung. Vorkommen im dermatologischen Krankengut: *Kollagenosen, besonders *progressive systemische Sklerodermie^.
s. a. Hamman-Rich-Syndrom

Lungenhämosiderose, essentielle
s. Ceelen-Gellerstedt-Syndrom

Lungenspitzen-Syndrom
s. Pancoast-Tumor

Lunulae triangulares
Def: Dreieckige Lunulae z. B. beim *Nagel-Patella-Syndrom.

Lupoide periorale Dermatitis
Def: Variante der *perioralen Dermatitis^ mit zahlreichen, rötlich-bräunlichen, bis reiskorngroßen Papeln, die diaskopisch ein gelblich-bräunliches Eigeninfiltrat aufweisen.
Hist: Neben einem unspezifischem chronisch entzündlichem Infiltrat zeigen sich *tuberkuloide Granulome^ mit Epitheloidzellen und Riesenzellen.
DD: *Lupoide Rosacea^, *Lupus miliaris disseminatus faciei
Ther: *Dermatitis perioralis
Lit: Marghescu S (1988) Lupoide Form der Rosazea-artigen Dermatitis. Hautarzt 39:382–383
Engelmann L (1989) Lupoide periorale Dermatitis. Dermatologie im Bild 11:5–12

Lupoide Rosazea
s. lupoide Rosazea^

Lupoides Infiltrat
Def: Apfelgeleeartige Färbung bei Anämisierung eines Hautareals durch Glasspateldruck, durch Granulomeigeninfiltrat.

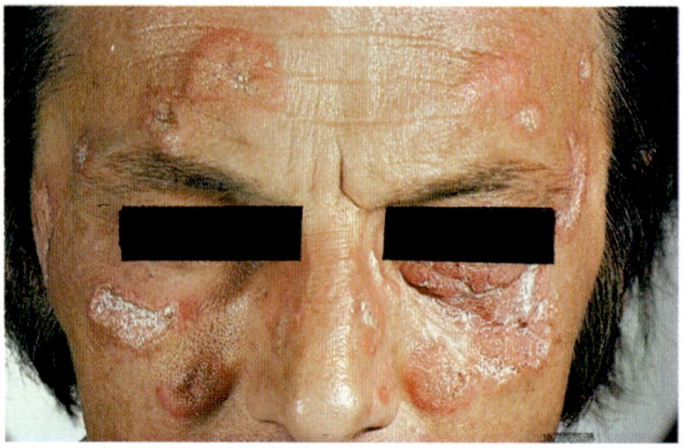

Lupus erythematodes

Vork: Bei allen granulomatösen Prozessen, wie *Tuberculosis cutis luposa, *Sarkoidose, *lupoide Rosazea^, *Fremdkörpergranulom.

Lupus
Def: Lateinisch: Wolf; „fressende Flechte“.
s. a. Lupus erythematodes, Tuberculosis cutis luposa, Lupus miliaris disseminatus faciei, Lupus pernio

Lupus erythematodes
Syn: Lupus erythematosus, L. E., Erythematodes, Schmetterlingsflechte
Def: Mono- oder polytope *Autoimmunerkrankung (*Autoantikörper) mit unterschiedlicher Akuität.
Wesentliche Formen:
- *Lupus erythematodes integumentalis
- *subakuter kutaner Lupus erythematodes^
- *Lupus erythematodes visceralis.

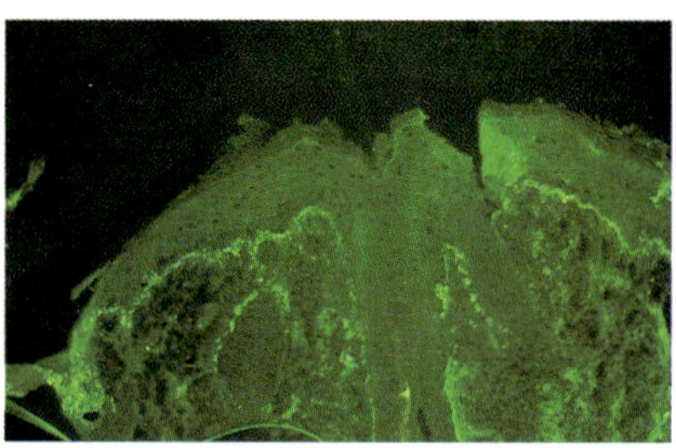

Lupus erythematodes

Lupus erythematodes-ähnliches Syndrom
s. Pseudo-SLE-Syndrom

Lupus erythematodes chronicus
s. Lupus erythematodes integumentalis

Lupus erythematodes chronicus discoides
Syn: Discoid Lupus erythematosus (DLE),nagende Flechte
Def: Häufigste Form des *Lupus erythematodes integumentalis mit scheibenförmigen, erythematösen Herden meist im Bereich des Gesichtes mit charakteristischer Hyperkeratose und zentraler Atrophie der Herde.

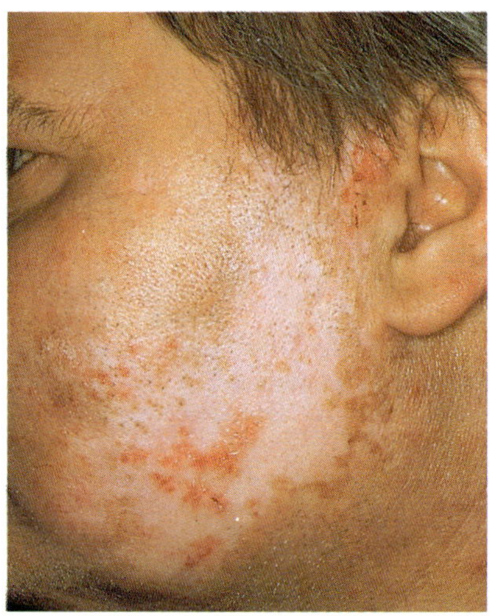

Chronisch diskoider **Lupus** erythematodes

Ätio: Unbekannt, möglicherweise Autoimmunerkrankung mit genetischer Prädisposition. Provokation und Unterhaltung der Manifestation durch exogene Faktoren: Traumen, Licht, Kälte, Streß, Infektionen.
Man: Vor allem zwischen dem 20. und 40. Lebensjahr; Gynäkotropie. Selten Familiarität.
Lok: Meist Gesicht: Wangen, Stirn, Nase, aber auch behaarter Kopf, Brustausschnitt, selten Stamm und Extremitäten.
Klin: Scharf begrenzte, münzgroße, schuppende, infiltrierte Erytheme. Durch peripheres Wachstum scheibenförmige (diskoide), eventuell konfluierende Herde. Zentral fest haftende Schuppen mit spitzkegeligen, in den Follikelöffnungen gelegenen Hornzapfen an der Unterseite (*Tapeziernagelphänomen, Reißnagelphänomen). Hyperaesthesie beim Bestreichen der Herde. Zentral beginnende, atrophische Rückbildung mit Schwund der Hornauflagerung und der Follikelostien, De- oder Hyperpigmentierungen, Teleangiektasien, auch Mutilation.
s. a. Lupus erythematodes tumidus, Chilblain-Lupus, Lupus erythematodes profundus, Lupus erythematodes verrucosus
Lab: Selten Leukopenie und Antinukleäre-Antikörper
Hist: Atrophische Epidermis, kompakte Orthohyperkeratose mit follikulärer Keratose, hydropische Degeneration der Zellen des Stratum basale. Ödem im oberen Korium, perivasales lymphozytäres Infiltrat mit Zugrundegehen der elastischen und kollagenen Fasern.
DIF: In befallener Haut Nachweis von IgG, IgM, IgA, C1 und C3 (= positiver Lupusbandtest), unbefallene Haut negativ.
Ther: *Lupus erythematodes integumentalis
DD: *Tuberculosis cutis luposa, *Polymorphe Lichtdermatose^, *Rosacea, *seborrhoisches Ekzem^, *Psoriasis vulgaris, *Tinea faciei, *Tinea corporis, *aktinische Keratose^
Prog: Chronischer Verlauf, akute Exazerbation mit viszeraler Beteiligung möglich; quod vitam günstig, Defektheilung.

Lupus erythematodes hypertrophicus et profundus
Syn: Lupus erythematodes hypertrophicus
Def: Sonderform des *Lupus erythematodes integumentalis mit massiven, vorwiegend lymphozytären Infiltraten und livid- bis hellroten, breit aufsitzenden, tumorförmigen Plaques.
Lok: Vor allem Gesicht
Ther: Sehr therapieresistent, Versuche mit Kortikoiden lokal und intern, Antimalariamitteln, aromatischen Retinoiden. In der Literatur auch mit Thalidomid.
Prog: Keine Neigung zu Exazerbation oder viszeraler Beteiligung
Lit: Balabanova MB, Mateev GS et al. (1992) Lupus erythematodes hypertrophicus et profundus (Fallbericht). Z. Hautkr. 67 (9):812–815

Lupus erythematodes integumentalis
Syn: Lupus erythematodes chronicus
Def: Chronisch verlaufender *Lupus erythematodes der Haut ohne viszerale Beteiligung.
Man: Vorwiegend Erwachsene im mittleren Alter, bes. Frauen
Hist: *Lupus erythematodes chronicus discoides
Klin: *Lupus erythematodes chronicus discoides, *Lupus erythematodes chronicus integumentalis cum exacerbatione acuta, *Lupus erythematodes chronicus superficiales disseminatus, *Lupus erythematodes profundus, *Lupus erythematodes hypertrophicus et profundus, *Lupus erythematodes verrucosus, *Lupus erythematodes tumidus, *Chilblain-Lupus
Lab: Selten antinukleäre Antikörper oder Kardiolipin-Antikörper, Leukopenie (*Autoantikörper).

DD: *Tuberculosis cutis luposa, *polymorphe Lichtdermatose^, *Rosazea, *seborrhoisches Ekzem^, *Psoriasis vulgaris, *aktinische Keratosen^, *Tinea faciei, *Tinea corporis
Komp: Mutilation, irreversible Alopezie, schlecht heilende Ulzeration mit Entwicklung *spinozellulärer Karzinome^.
Ther: Intern: Chloroquin („Resorchin", Anlaufzeit von 10–20 Tagen, 250 mg/die, wegen möglicher Retinopathie regelmäßige augenärztliche Kontrollen, Laborkontrollen!), Hydroxychloroquinsulfat (Quenzyl, 200 mg/die); ggf. Immunsuppressiva, Kortikoide (anfänglich 20 mg pro Tag) Extern: Glukokortikoid-Kristallsuspension verdünnt mit Lokalanaesthetikum intrafokal, Glukokortikoidsalben im Okklusivverband; oberflächliche *Kryochirurgie bei ausgebranntem CDLE.
Prophylaxe: Lichtschutz! Meiden provozierender Medikamente
Prog: Über Jahre chronischer Verlauf, Defektheilung. In ca. 5% Übergang in *Lupus erythematodes visceralis.
Lit: Kind P, Schuppe H-C et al. (1992) Kutaner Lupus erythematodes und Kardiolipin-Antikörper. Hautarzt 43:126–129

Lupus erythematodes integumentalis chronicus cum exacerbatione acuta
Def: Akute Exazerbation eines *integumentalen Lupus^ erythematodes. Provokation durch Medikamente oder Sonnenlichtbelastung.

Lupus erythematodes integumentalis et visceralis
s. Lupus erythematodes visceralis

Lupus panniculitis
s. Lupus erythematodes profundus

Lupus erythematosus pemphigoides
s. Pemphigus erythematosus

Lupus erythematodes profundus (Kaposi-Irgang)
Syn: Lupus pannicilitis
Def: Sonderform des *Lupus erythematodes integumentalis mit schmerzhaften, entzündlich geröteten, in die Subkutis reichenden Knoten ohne wesentliche Epidermisbeteiligung. Abheilung unter Ausbildung eingezogener Narben. Kombinationen mit *Lupus erythematodes chronicus discoides oder *Lupus erythematodes viszeralis möglich.
Lok: Vor allem Gesicht, Gesäß, Oberschenkel
Ther: *Lupus erythematodes integumentalis
DD: *Malignes Lymphom, *Pannikulitis, *Lymphocytic infiltration, *Akne conglobata
Komp: Selten Exazerbation, viszerale Beteiligung
Lit: Wätzig V, Wollina U, Schaarschmist H (1989) Lupus panniculitis (Lupus erythematodes profundus). Akt. Dermatol. 15:109–111

Lupus erythematodes, subakuter kutaner
Syn: Lupus erythematodes chronicus superficialis disseminatus, anulär-gyrierter Lupus erythematodes, SCLE
Def: Disseminierte, weniger charakteristische Verlaufsform bezüglich der Hautveränderungen des *Lupus erythematodes, mit höherem Risiko zur systemischen Mitbeteiligung als bei *Lupus erythematodes integumentalis.
Klin: Multiple kleinfleckige bis flächenhafte, scharf begrenzte, anuläre und gyrierte Erytheme, livide Note, keine Vernarbung, auch papulosquamöse, psoriasiforme Veränderungen. Geringfügiger viszeraler Befall mit Polyarthritis, Serositis, selten renale oder zerebrovaskuläre Erkrankungen.
Lok: Lichtexponierte Areale: Gesicht, oberer Thorax, Arme.
Lab: Bei 75% höhertitrige ANA-, seltener Anti-DNS-Antikörper. Besonders charakterisch ist der Nachweis von Anti-SSA/Ro-Antikörper und Anti-SSB/La-Antikörpern in 80% der Fälle (*Autoantikörper).

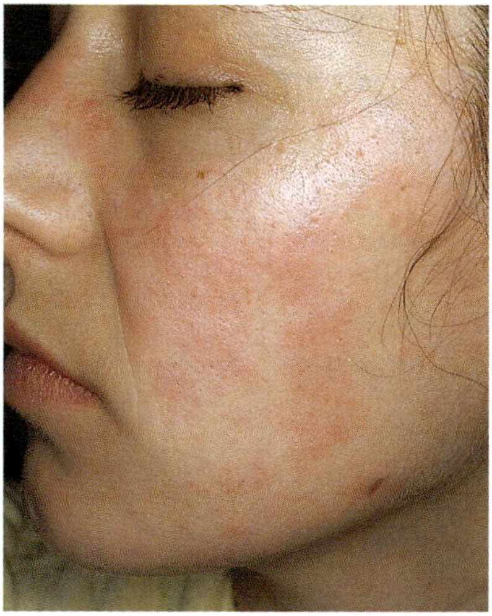

Subakut-akuter **Lupus** erythematodes

Evtl. Leukopenie (Zytopenie), Hypergammaglobulinämie.
Hist: Wie bei *Lupus erythematodes integumentalis, allerdings weniger deutlich ausgeprägte Hyperkeratose und lymphozytäres Infiltrat.
DIF: In 40–50% der Fälle negativ.
Ther: Chloroquin (Beginn mit 400 mg/die, nach 2–4 Wochen Reduktion auf 200 mg/die, cave: Augenärztliche Kontrollen), Prednison (20–40 mg/die), in der Literatur auch Dapsone, Gold, Clofazimine, Etretinat und Thalidomid. Lokale Kortikoide meist ohne Erfolg. Lichtschutz!
Prog: Stärker therapieresistent, chronischer Verlauf, bei mehr als 50% der Patienten mehr als 4 ARA-Kriterien (*Lupus erythematodes visceralis) positiv. Hautveränderungen heilen oft narbenlos ab.
Lit: Fitzpatrick TB, Eisen AZ, Wolff K, Freedberg IM, Austen, KF (1987) Dermatology in Gerneral Medicine. McGraw-Hill Book Company - New York, St. Louis, San Francisco
Bardach H (1982) ANF-negativer subakuter kutaner Lupus erythematosus mit Anti-Ro-Antikörpern. Hautarzt 33:537–541
Provost TT, Talal N, Harley JB, Reichlin M, Alexander E (1988) The Relationship Between Anti-Ro (SS-A) Antibody-Positive Sjörgren's Syndrome and Anti-Ro (SS-A) Antibody-Positive Lupus Erythematosus. Arch Dermatol-Vol 124:63–71
Wollenberg A, Meurer M (1991) Thiazid-Diuretika-induzierter subakut-kutaner Lupus erythematodes. Hautarzt 42:709–712
Wollina U, Knopf B (1989) Zum Spektrum dermatologischer Manifestationen bei Patienten mit subakutkutanem Lupue erythematodes und ihrer nosologischer Bedeutung. Akt. Dermatol. 15:208–212
Schneider I, Puskas M, Sebök B (1992) Subakuter Lupus erythematodes mit Blasen. Z. Hautkr. 67 (3):220–223

Lupus erythematodes-Syndrom, neonatales

Def: Passagere Erkrankung Neugeborener, hervorgerufen durch maternofötal übertragene Ro–(SSA–) und/ oder La–(SSB–)-Antikörper bei Müttern mit *Lupus erythematodes. *Sjörgren-Syndrom oder einer anderen Kollagenose.
Ätio: Diaplazentar übertragene Anti-Ro-(SSA)-Antikörper, die als Marker gelten, aber auch die Möglichkeit eines genetisch determinierten *Lupus erythematodes visceralis wird diskutiert.
Klin: Spontan reversible Hautherde im Sinne eines *Lupus erythematodes chronicus discoides, reversible Coombs-positive Anämie und/oder intrauterine Endokarditis mit irreversiblem AV-Block.
Komp: In 20–70% kongenitaler Herzblock
Prog: Rückbildung der Hautveränderungen innerhalb 12 Monaten.
Lit: Kufner A (1985) Neonatales LE-Syndrom. Z. Hautkr. 60 (20): 1620–1636

Tabelle: Diagnostische Kriterien für den systemischen **Lupus** erythematodes (American Rheumatoid Association-ARA-)

1. Schmetterlingserythem: Im Hautniveau oder erhaben, unter Aussparung der Nasolabialfalten.
2. Diskoide Herde mit festhaftender keratotischer Schuppung und follikulären Horntröpfchen, atrophische Narbenbildung in alten Herden.
3. Lichtempfindlichkeit.
4. Gewöhnlich schmerzlose orale oder nasopharyngeale Ulzeration (auch vom Arzt beobachtet).
5. Nicht erosive Arthritis, die 2 oder mehr Gelenke betrifft, mit Schmerzen, Schwellung oder Erguß.
6. Serositis
   - Pleuritis, Pleurareiben oder Pleuraerguß
   - Pericarditis, Pericardreiben oder Pericarderguß
7. Nierenbeteiligung
   - Persistierende Proteinurie über 0,5 g/d oder > 3+
   - Zellzylinder (Erythrozyten, Tubuluszellen u. a.)
8. Neurologische Beteiligung
   - Krampfanfälle bei Fehlen anderer eindeutiger Ursachen (wie z. B. Medikamente oder Stoffwechselentgleisungen)
   - Psychosen bei Fehlen anderer Ursachen (wie z. B. Medikamente oder Stoffwechselentgleisungen)
9. Hämatologische Störungen
   - Haemolytische Anämie mit Retikulozytose
   - Leukopenie unter 4000/µl
   - Thrombozytopenie unter 100000/µl
10. Immunologische Symptome
    - LE-Zellen im Blut
    - erhöhter Anti-DNS-Titer
    - Nachweis von Sm-Kernantigen
    - Biologisch falsch-positive Luesserologie
11. Antinukleäre Antikörper

Für die Diagnose eines Lupus erythematodes disseminatus müssen mindestens 4 Kriterien positiv sein.

Albrecht-Nebe H, Ziegler H, Eggert W, Barthelmes H, Denk J (1988) Der neonatale Lupus erythematodes-Überlegungen zur nosologischen Stellung anhand eigener Beobachtungen. Dermatol. Monatsschr 174:243–256
Belter SV, Bonsmann G (1988) Neonataler Lupus erythematodes. Akt. Dermatol. 14:368–370

Lupus erythematodes, systemischer
s. Lupus erythematodes visceralis

Lupus erythematodes tumidus
Def: Sonderform des *Lupus erythematodes chronicus discoides mit massivem, entzündlichem Infiltrat und tumorförmig über das Hautniveau erhabenen Herden.

Lupus erythematodes und Erythema multiforme artiges Syndrom (Rowell)
s. Rowell's Syndrom

Lupus erythematodes visceralis
Syn: Lupus erythematodes integumentalis et visceralis, systemischer Lupus erythematodes, SLE, Systemerythematodes
Def: Entzündliche *Autoimmunerkrankung des Gefäßbindegewebes mit möglichem Befall aller Organe. Diagnostik nach den Kriterien der ARA (American Rheumatism Association, s. Tabelle).
Ätio: Autoimmunerkrankung, wahrscheinlich genetisch bedingte Anomalien des Immunsystems. Exogene Auslösungsfaktoren: Licht, Medikamente

(Antihypertonika, Procainamid, Antikonvulsiva, INH, Antibiotika, orale Antikonzeptiva), Traumen, psychischer Streß, Gravidität, viszerale Vorkrankheiten (Tuberkulose, Hepatitis, Nierenerkrankungen).
Man: Vor allem jüngere Erwachsene, meist Frauen (Verhältnis 8:1)
Klin:
- 1. Hauterscheinungen: In 80% der Fälle vorhanden.

Erythema perstans: Persistierendes, unscharf begrenztes, schmetterlingsartiges Erythem im Gesicht; s. a. Erythema perstans faciei.
Erythemato-papulo-vesikulöse Herde, pityriasiforme festhaftende Schuppung, Atrophie.
Morbilliforme, skarlatiniforme, multiforme, rosazea- oder livedoartige Exantheme vor allem an oberen Rücken- und Brustpartien. Auch bullöse Veränderungen bekannt.
Fleckige oder diffuse Erytheme vor allem an Finger- und Zehenendgliedern.
Fakultativ: *Teleangiektasien an Fingerspitzen und Nagelfalz, subunguale Blutungen. Angiitische Veränderungen können zu *Livedo racemosa, umschriebener *Hautgangrän und damit zu *Ulzerationen führen. *Vernarbende Alopezie^; *Raynaud-Symptomatik durch Gefaßbeteiligung.
Lichtüberempfindlichkeit (*MED)
- 2. Schleimhautveränderungen: Ödematöse, livide, Enantheme an der Mundschleimhaut mit Erosionen und Ulzerationen vor allem am harten Gaumen und an der Wangenschleimhaut. Exsudative, verkrustete, zur Atrophie neigende *Cheilitis.
- 3. Innere Organe: Arthritis (90%), in 65% Nierenbeteiligung (nephrotisches Syndrom), Lymphknotenschwellungen (50%), Pleuritis (40%), Hepatosplenomegalie (40%), Perikarditis (25%), Herz (*Libmann-Sacks-Syndrom), Polymyositis, Peritonitis, Gastritis, Kolitis, Psychosen, Krampfanfälle.
- 4. Allgemeinsymptome: Fieber, Müdigkeit, Krankheitsgefühl

Hist: Häufig uncharakteristisch, z. T. wie bei *Lupus erythematodes integumentalis oder mit stärker exsudativer Komponente.
DIF (Lupusbandtest): Immunglobulinablagerungen an der Basalmembran (IgG, IgM, C3, IgA); auch in gesunder Haut (bes. bei Sonnenexposition in bis zu 80% der Fälle positiv)
IIF: Antinukleäre Antikörper (Homogenes, gesprenkeltes, peripheres oder nukleoläres Muster), Antikörper gegen definierte Zellkernbestandteile (Doppelstrang- und Einzelstrang-DNS-Antikörper, RNS, ENA, Sm-Antikörper), antizytoplasmatische Antikörper (Mitochondrien, Ribosome, Proteine), Antikörper gegen Blutzellen (Erythrozyten, T- und B-Lymphozyten, Thrombozyten).
s. a. Autoantikörper
s. *LE-Zellen, s. a. LE-Zellphänomen
Lab: BSG-Erhöhung (korreliert oft mit der Schwere der Krankheitsphase), Leukopenie, Linksverschiebung, Lymphopenie, Eosinopenie, Anämie, Thrombopenie, im Urin je nach Nierenbeteiligung Proteinurie, Hämaturie und Zylindrurie.
Elektrophorese: Hypalbuminämie, Hypergammaglobulinämie.
Immunelektrophorese: IgG-Erhöhung.
In 33% falsch positiver Rheumafaktor, aber auch falsch negativer Rheumafaktor ist möglich, C-reaktives Protein positiv, Coombs-Test gehäuft positiv. Auch Kryoglobuline, zirkulierende Immunkomplexe.
Immunkomplementspiegel erniedrigt.
In 25% der Fälle falsch-positive Syphilis-Serologie.
DD: *Primär chronische Polyarthritis^, *Dermatomyositis, *progressive systemische Sklerodermie^, *Mixed connective tissue disease, *Periarteriitis nodosa, bakterielle Endokarditis, Meningokokken-, Gonokokkensepsis, *rheumatisches Fieber, Glomerulo-

nephritis, *Arzneimittelexanthem, *Serumkrankheit
Ther: Immunsuppressiv, Kortikosteroide (anfänglich 100–200 mg Prednison, Erhaltungsdosis nach langsamer Reduktion 5–10 mg) in Kombination mit Azathioprin („Imurek"®, 5–200 mg), evtl. Methotrexat, Resochin (250 mg/die), Immunelektrophorese, Immunadsorption.
Cave: Östrogenhaltige Kontrazeptiva führen in ca. 45% der Fälle zu neuen Schüben. Reine Progesteronderivate (z. B. Chlormadion) zeigten bisher keine entsprechenden Nebenwirkungen.
Prog: Foudroyanter, häufig schubweiser Verlauf möglich.
Quoad vitam abhängig von der Organbeteiligung. Fünfjahres-Überlebensrate bei entsprechender Therapie 90%.
Lit: Bluebarb S, Wallk S, Kroll CL (1991) Bullous lupus erythematodes. Arch. Derm. 83:1040–1041
Rothenberg RJ, Graziano FM, Grandone JT, Goldberg JW, Bjarnason DF, Finesilver AG (1988) The use of methotrexate in steroid-resistant systemic lupus erythematosus. Arthritis Rheum 31:612–615
Smolen JS, Zielinski CC (1987) Systemischer Lupus erythematodes. Klinische und experimentelle Aspekte. Springer Berlin Heidelberg New York London
Studenski S, Allen NB, Caldwell DS, Rice JR, Polisson RP (1987) Survival in systemic lupus erythematosus. A multivariate analysis of demographic factors. Arthritis Rheum 30:1326–1332
Wagner J Andrassy K (1991) Kontrazeptiva und Lupus erythematodes systematisatus. Hautarzt 42:726

Lupus erythematodes-visceralis-artiges Syndrom
s. Pseudo-SLE-Syndrom

Lupus miliaris disseminatus faciei
Syn: Tuberculosis cutis miliaris disseminata faciei, Tuberculosis lupoides miliaris disseminata faciei, disseminated follicular lupus (Tilbury Fox)
Def: Selbstlimitierende Erkrankung mit disseminierten Papeln im Gesicht. Eigenständigkeit nicht unumstritten.
Ätio: Wahrscheinlich polyätiologische Hautreaktion, keine Beziehung zur *Tuberkulose anzunehmen (*Tuberkulin-Test negativ, keine Organtuberkulose nachweisbar), diskutiert wird eine granulomatöse Form der *Rosacea und eine allergische Reaktion vom Spättyp.
Lok: Vor allem Gesicht (mittlere Stirn, Augenlieder, Wangen, Kinn, perioral), auch Hals, Kapillitium, selten Stamm.
Klin: Disseminierte, symmetrisch angeordnete, glasstecknadelkopf- bis hanfkorngroße, blau- bis bräunlichrote, halbkugelige, weiche Papeln oder Papulopusteln. Diaskopisch: *Lupoides Infiltrat.
Hist: *Tuberkuloide Granulome^ mit zentralen Nekrosen.
DD: *Lupoide Rosazea^, *Akne vulgaris, *kleinknotige Sarkoidose^, *papulosquamöse Syphilide^, *lupoide periorale Dermatitis^
Ther: Intern: Versuchsweise Tetracycline (z. B. Doxycyclin 200 mg/die für 8 Wochen), Metronidazol. In der Literatur auch Isotretinoin (1 mg/kg KG pro Tag für 3 Monate).
Extern: Meiden von Sonnenlicht, Metronidazol-Externa, Ichthyol-Schwefel-Paste, Erythromycin-haltige Emulsionen und Lösungen.
Prog: Evtl. chronischer Verlauf über 1–2 Jahre. Abheilung unter Hinterlassung zart atrophischer Närbchen.
Lit: Stieler W, Senff H, Kuhlwein A, Jänner M (1988) Lupus miliaris disseminatus faciei. Akt. Dermatol. 14:4–6
Berbis P, Privat Y (1987) Lupus miliaris disseminatus faciei: Efficacy of isotretinoin. J. Am. Acad. Dermatol. 16:1271–1272

Lupus murinus (Maguire)
Def: Impfkomplikation nach Applikation von Mycobacterium tuber-

culosis var. muris. Heute unübliche Impfung.

Lupus mutilans
Def: Bezeichnung für die *Tuberculosis cutis luposa mit kosmetischer Entstellung des Patienten.

Lupus papillomatosus
s. Lupus vegetans

Lupus pernio
Def: Sonderform der *Sarkoidose mit flächenhafter, livider Infiltration der Nase und Wangen.

Lupus postexanthematicus
Def: Wenig gebräuchlicher Begriff, Sonderform der *Tuberculosis cutis luposa mit disseminierter Absiedelung von Lupusknötchen nach akuten Infektionen (bakteriell, viral, mykotisch) infolge einer allgemeinen Immunabschwächung.

Lupus tumidus
Syn: Lupus vulgaris tumidus et hypertrophicus
Def: Sonderform der *Tuberculosis cutis luposa mit Knotenbildung vor allem im Bereich der Beine im Rahmen eines Staus bei *chronisch venöser^ Insuffizienz.

Lupus ulceroserpiginosus
Def: Sonderform der *Tuberculosis cutis luposa mit bogigen Begrenzungen und Ulzerationen.

Lupus ulcerosus
Syn: Lupus vulgaris ulcerosus
Def: Sonderform der *Tuberculosis cutis luposa mit Nekrosen der tuberkulösen Granulome und ulzerösem Zerfall von Haut- und Knorpelanteilen bes. im Gesichtsbereich.

Lupus vegetans
Syn: Lupus papillomatosus
Def: Sonderform der *Tuberculosis cutis luposa mit papillomatösen Vegetationen auf ulzerierten Flächen.

Lupus verrucosus
Syn: Lupus vulgaris verrucosus
Def: Sonderform der *Tuberculosis cutis luposa mit warzenartig verhornter Oberfläche.

Lupus vulgaris
s. Tuberculosis cutis luposa

Lupus vulgaris exfoliativus
s. *Tuberculosis cutis luposa

Lupus vulgaris planus
s. *Tuberculosis cutis luposa

Lupus vulgaris tumidus et hypertrophicus
s. Lupus tumidus

Lupus vulgaris ulcerosus
s. Lupus ulcerosus

Lupus vulgaris verrucosus
s. Lupus verrucosus

Lupuskarzinom
s. Carcinoma in lupo

Lupusknötchen
s. *Tuberculosis cutis luposa

Lustseuche
Def: Früher gebräuchliche volkstümliche Bezeichnung für die *Syphilis.

Lutschekzem
Syn: Saugekzem, Lippenleckekzem
Def: Variante des *endogenen Ekzems^ mit perioraler Entzündung und feinen lichenoiden Papeln bei Säuglingen.
s. a. periorales Ekzem^, Ekzem, Lippenekzem

Lutschschwielen
Def: Kallusbildung über Daumengrund- und Mittelgelenken durch Lutschen.
DD: *Knuckle pads

Lutz-Jeanselme' Syndrom
s. Juxtaartikuläre Knoten

Lutzner-Zellen
Syn: Sézary-Zellen
Def: Atypische lymphozytoide Zellen mit T-Zellkennzeichen.
Vork: *T-Zell-Lymphome^, *Mykosis fungoides, *Lupus erythematodes, *Lichen ruber, *Psoriasis, unspezifi-

sche chronische Dermatitis, bei Arthritiden mit Synovialsekret.
Hist: Zellen mit großem, eingebuchtetem Kern von 6–10 μm Größe. Elektronenmikroskopie: Zerebriformer Kern, Glykogengranula im Zytoplasma.
Blutausstrich: PAS-positiv

Lutz-Splendore-Almeida-Krankheit
s. südamerikanische Blastomykose^

Lyell-Syndrom, medikamentöses
Syn: Epidermolysis acuta toxica, Syndrom der verbrühten Haut, Epidermo6lysis necroticans combustiformis, toxic epidermal necrolysis
Def: Maximalvariante einer erythematobullösen Dermatose mit flächenhafter Epidermisablösung bei charakteristischer subepidermalen Blasenbildung.
Ätio: Wird z. Z. uneinheitlich diskutiert. Die alleinige Auslösung durch Medikamente (Barbiturate, Hydantoinderivate, Pyrazolonderivate, Sulfonamide, auch: Phenylbutazon, Oxyphenbutazon, Chinin, Penicilline, Nitrofurantoin, Chloramphenicol, Tetracycline, Allopurinol u. a.) ist in Frage gestellt. Es soll auch idiopathische Fälle geben. Im Zusammenhang mit einigen Erkrankungen (u. a. *Lupus erythematodes visceralis, *Leukämie, *Lymphomen, *Colitis ulcerosa, *Morbus Crohn) ist nicht klar, ob die Erkrankung selber oder die zur Therapie benutzten Medikamente Auslöser sind. *Graft-versus-Host-Reaktionen und auch nicht immunologische Reaktionen (Bakterien-Toxine, UV-Licht, Pharmakotoxizität, Enzymaktivitäten) werden als Auslöser diskutiert.
Lok: Gesicht, Rumpf, Streckseiten der Extremitäten
Klin: Zunächst feinfleckiges konfluierendes, erythematöses Exanthem, Bläschen- und Blasenbildung. Flächenhafte Epidermisablösung. Handtuch-artig abschiebbare Haut. Frühe Beteiligung von Ober- und Unterlidern mit hämorrhagisch verkrustenden Erosionen. Konjunktivitis mit Neigung zu Symblepharonbildung. Mund- und Genitalschleimhaut: Entzündlich gerötet, Erosionen, Ulzerationen, hämorrhagische Verkrustung, evtl. Verwachsungen.
Hohes Fieber, ggf. Somnolenz, Abgeschlagenheit.
Hist: Flächenhafte Nekrolyse der Epidermis mit subepidermaler Blasenbildung, Blaseninhalt meist hämorrhagisch, ödematisiertes Korium, rundzellige Infiltrate, Vasodilatation.
Kryostatschnitt: Zur Schnelldiagnostik Biopsie einer frischen Blasendecke, die von der gesamten Epidermis gebildet wird (DD: *staphylogenes Lyell^-Syndrom, hier intraepidermale Blasenbildung und so deutlich geringere Blasendicke).
Lab: Lymphopenische Leukozytose, Alpha- und Gamma-Globulinfraktion erhöht.
DD: *Staphylogenes Lyell^-Syndrom, *Major-Formen des Erythema^ exsudativum multiforme.
Ther: – Intensivpflege: Ausreichende Wärmezufuhr, Flüssigkeits- und Elektrolytbilanz beachten. Vermeiden von Sekundärinfektion: Breitspektrumantibiotika. Thromboseprophylaxe mit Heparin. Augenärztliche und internistische Betreuung.
- Glukokortikoide intern (Cave: *Staphylogenes Lyell^-Syndrom). Heute kontrovers diskutiert. Es gibt Studien, die eine schlechtere Prognose bei hochdosierter, längerfristiger Kortikoid-Medikation zeigen. Eine kurzfristige Stoßtherapie wird empfohlen (1000–250–100–20 mg Prednisolon, Tag 1–4).
- Extern: Metallinefolien, Antibiotika-haltige Fettgaze (cave: Sulfonamide), Schleimhautpflege, Abtragen der Nekrosen.

Prog: Letalität bei 30%, in kleineren Studien bis 60%. Intensivmaßnahmen notwendig. Die Hauterscheinungen heilen ohne Narben ab.

Komp: Störung des Nagelwachstums: *Beau-Reil-Furchen, Nagelverlust. Diffuse toxische, reversible *Alopezie. Dokumentation: In einer prospektiven Studie werden alle Fälle erfaßt. Anschrift: Dokumentationszentrum schwerer Hautreaktionen, Universitäts-Hautklinik, Hauptstr. 7, 79104 Freiburg. Telefon: 0761/2708–423

Lit: Roujeau J-C, Chosidow O, Saiag P, Guillaume J-C (1990) Toxic epidermal necrolysis (Lyell-Syndrom). J Am Acad Dermatol 6:1039–1062
Luderschmidt von Ch, Lindekamp O, Ring J (1986) Salizylamid-induziertes Lyell-Syndrom bei einem vierjährigen Mädchen. Allergologie 7:319–323
Ring J (1989) Drug-Induced Lyell's Syndrom (Toxic Epidermal Necrolysis). In: Progress in Allergy and Clinical Immunology - Proceedings of the 13th International Congress of Allergology and Clinical Immunology. Pichler WJ, Stadler BM, Dahinden C, Pècoud AR, Frei PC, Schneider C, Weck de AL (Hrsg) Hogrefe & Huber Publishers, Toronto Lewiston NY Bern Göttingen Stuttgart

Lyell-Syndrom, staphylogenes

Syn: Dermatitis exfoliativa neonatorum, Dermatitis exfoliativa neonatorum staphylogenes , Morbus Ritter von Rittershain, Epidermolysis toxica acuta, Syndrom der verbrühten Haut, Staphylodermia superficialis bullosa, Staphylodermia superficialis bullosa neonatorum et infantum, Staphylodermia superficialis diffusa exfoliativa, Staphylococcal scalded skin syndrome (SSSS) Pemphigoid der Säuglinge, Fleischer-Pemphigus, Metzkerpemphigus, Pemphigus febrilis, Pemphigus acutus febrilis gravis

Def: Erkrankung mit flächenhafter Ablösung der Haut durch Bakterientoxine.

Ätio: Infektion mit Staphylococcus aureus, meist Phagentyp 71, dessen Exotoxin (Epidermolysin) die typischen Hautveränderungen auslöst.

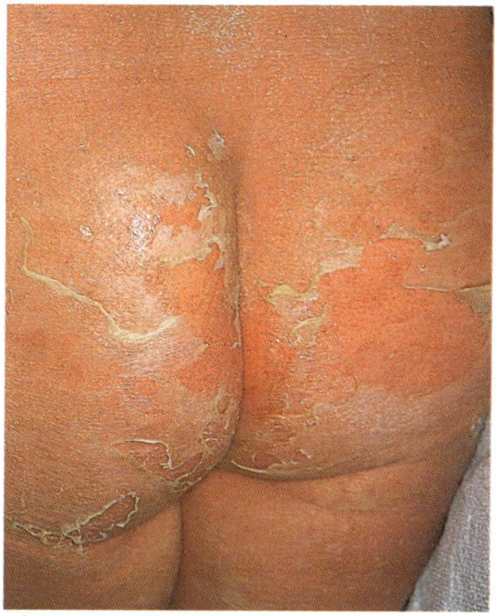

Staphylogenes **Lyell**-Syndrom

Man: Säuglinge in den ersten 3 Lebensmonaten, Kleinkinder, immunologisch geschwächte Erwachsene.

Klin: Skarlatiniformes Exanthem, positives *Nikolski-Zeichen. Ausbildung großer schlaffer, leicht rupturierender Blasen am ganzen Körper. Austrocknung der Blasendecke, groblammelöse Abschuppung.

Hist: Subkorneale Blase: Akantholytische Spaltbildung innerhalb des Stratum granulosum.

DD: *Pemphigus syphiliticus, *Epidermolysis bullosa hereditaria, *medikamentöses Lyell^-Syndrom

Ther: Sofortige Antibiotikagabe: Penicillinasefeste Penicilline, Erythromycin, Cephalosporine. Forcierte Diurese. Keine Kortikoide!

Lokal: Symptomatisch wie bei ausgedehnten Verbrühungen. Ggf. Intensivpflege (Elektrolytkontrollen, Flüssigkeitsbilanzierung und -ersatz).

Prog: Bei rechtzeitiger Therapie Reepithelisierung innerhalb von einer Woche. Ansonsten schwerer Verlauf.

Lit: Petzelbauer P, Konrad K, Wolff K (1989) Staphylicoccal scalded skin syndrome bei zwei Erwachsenen mit akutem Nierenversagen. Hautarzt 40:90–93

Lyme-Arthritis

Def: Infektallergische Arthritis bei *Lyme-Borreliose oder als Manifestation einer *Lyme-Borreliose mit schubweisem Verlauf und vorwiegendem Befall der Knie- und Sprunggelenke.

Lyme-Borreliose

Syn: Lyme-Krankheit, Erythema-migrans-Krankheit, Zecken-Borreliose

Def: Durch Borrelia burgdorferi hervorgerufene, klinisch vielgestaltige, stadienhaft verlaufende Spirochätose mit fakultativ multipler Organbeteiligung. An der Haut Manifestation als *Erythema chronicum migrans, *Lymphadenosis benigna cutis, *Acrodermatitis chronica atrophicans Herxheimer.
Über eine Assoziation von kutanen *B-Zell-Lymphomen^ mit positiven Borrelientiter ist berichtet worden.

Err: Borrelia burgdorferi, fadenförmige, gewundene, lebhaft bewegliche Spirochäte. Überträger sind Zecken (Ixodes ricinus, – dammini u. a.), die in Mittel-, Ost- und Nordeuropa und Amerika ubiquitär vorkommen und in 50–60% erregerbefallen sind, selten auch Insekten, z. B. Stomoxys calcitrans. Diaplazentare Infektion möglich.

Klin: Einteilung in 3 Stadien, wobei jedes Stadium die Erstmanifestation der Erkrankung darstellen kann und Stadien übersprungen werden können (s. Tabelle, S. 503)

- Stadium 1 (lokalisiert): Leitsymptom: *Erythema chronicum migrans. Evtl. regionale Lymphknotenschwellung, evtl. leichte Allgemeinsymptome (Fieber, Abgeschlagenheit, Kopfschmerzen).
- Stadium 2 (disseminiert): Meningopolyneuritis Garin-Bujadoux-Bannwarth: starke nächtliche Kopfschmerzen, unilaterale Radikulitis mit schmerzhaften Lähmungen, evtl. diskrete Enzephalitis. *Lymphadenosis benigna cutis, unspezifische Exantheme, Wangenerytheme, *Erythema nodosum. Arthralgien, Myalgien. Myo-/Perikarditis, rezidivierende Hepatitis, Konjunktivitis, evtl. Panphthalmitis, Lymphknoten- und Milzschwellung. Schweres Krankheitsgefühl.
- Stadium 3 (persistierend): *Acrodermatits chronica atrophicans Herxheimer, *Lyme-Arthritis, progressive Enzephalomyelitis, ähnlich der Enzephalomyelitis disseminata (Multiple Sklerose). Keratitis. Über eine noduläre Pannikulitis als hypererge Reaktion auf eine Borrelieninfektion wurde berichtet.
  Auch an eine Doppelinfektion mit Frühsommermeningoenzephalitis-Virus sollte gedacht werden.

Diag: Anamnese (Zeckenbiß) häufig positiv. Nachweis von Antikörpern (IgM und IgG) gegen Borrelia burgdorferi in Serum, Liquor, Gelenkflüssigkeit (allerdings im Stadium 1 häufig negativ). Evtl. Versuch der kulturellen Anzüchtung des Erregers aus bioptischem Material.

Ther: Tetracycline (3 mal 500 mg/die für mindestens 14 Tage, je nach Verlauf auch länger, Cephalosporine z. B Rocephin® 2 g/die über 14 Tage i.v.).

Prog: Unterschiedlicher Verlauf der Erkrankung in Europa und Nordamerika: Die spontane Ausheilung im Stadium 1 (*Erythema chronicum migrans als alleiniges Symptom) ist in Europa wesentlich häufiger als in den USA, wo Organbeteiligungen eher im Vordergrund stehen. Typische Manifestation des Stadium 3 ist in Europa die *Acrodermatits chronica atrophicans Herxheimer, in Nordamerika die *Lyme-Arthritis.

Lit: Detmar U, Maciejwski W, Link C et al. (1989) Ungewöhnliche Erscheinungsformen der Lyme-Borreliose. Hautarzt 40:423–429
Garbe C (1991) Borreliosen der Haut – Fortschritte der Kenntnis seit der

Tabelle: Stadien und klinische Manifestationen der **Lyme**-Borreliose (modifiziert nach Merkle et al. 1992)

Stadium	Inkubationszeit	Haut	Nervensystem	Organsysteme	Bewegungs-apparat	Allgemeinsymptome
I	Tage – Wochen	Erythema chronicum migrans Ringförmige Erytheme	Meningismus	Splenomegalie, Hepatosplenomegalie	Myalgien Arthralgien	Lymphknotenschwellung, Fieber, Müdigkeit, Übelkeit
II	Wochen – Monate	Urtikarielle Effloreszenzen Lymphozytom Diffuse Erytheme	Meningitis Neuritis Radikulitis (Banwarth-Syndrom)	Myoperikarditis AV-Block Pankarditis Augenbeteiligung Hepatitis Mikroproteinurie Mikrohämaturie Affektionen des Respirationstraktes	Arthritis Myalgien Myositis Wandernde Schmerzen im Bewegungsapparat Osteomyelitis Pannikulitis	Schweres Krankheitsgefühl Lymphknotenschwellung
III	Monate – Jahre	Acrodermatitis chronica atrophicans	Chronische Enzephalomyelitis Spastische Paraparesen Ataktischer Gang Mentale Störungen		Chronische Arthritis Periostitis Arthropathie	Abgeschlagenheit

Entdeckung der Lyme-Krankheit. Hautarzt 42:356–365
Garbe C, Stein H, Dienemann D, Orfanos CE (1991) Borrelia burgdorferi-associated cutaneous B cell Lymphoma: Clinical and immunohistologic characterizatio of four cases. J Am Acad Dermatol 24:584–590
Hassler D, Zorn J (1992) Noduläre Pannikulitis: eine Verlaufsform der Lyme-Borreliose? Hautarzt 43:134–138
Hofmann H, Meyer-König U (1990) Serodiagnostik bei dermatologischen Krankheitsbildern der Borrelia burgdorferi-Infektion. Hautarzt 41:424–431
Kramer MD, Simon MM, Schaible UE, Moter SE, Wallich R (1991) Die Borrelia-burgdorferi-Infektion. Hautarzt 42:63–71
Merkle T, Landthaler M, Neubert U (1992) Pigmentierte urtikarielle Erytheme mit schlaffer Atrophie als Ausdruck einer ungewönlichen Manifestation der Lyme-Borreliose. Hautarzt 43:89–91
Neubert U (1990) Die Borrelia-burgdorferi-Infektion. Dt Derm 36:708–723

Lyme-Krankheit
s. Lyme-Borreliose

Lymphabflußszintigramm
Def: Methode zur Darstellung der drainierenden Lymphwege einer Region.
Radiotrese: Technetium-^{99m} Antimon-Koloid
Ind: Definition der Lymphabflußwege und der drainierenden Lymphknoten; insbesondere bei high risk Melanomen eingesetzt.

Lymphadenitis, dermatopathische
s. dermatopathische Lymphadenopathie^

Lymphadenitis inguinalis tularaemica
Def: Inguinale Lymphknotenbeteiligung bei *Tularämie mit Sitz des Primäraffektes im Genitalbereich.

Lymphadenitis nuchalis et cervicalis
Syn: Piringer-Kuchinka-Syndrom, Piringer-Kuchinka-Lymphadenitis, Kikuchi-Syndrom, zervikale subakute nekrotisierende Lymphadenitis
Def: Subakute, benigne, nichteitrige Lymphadenitis, vor allem im Halsbereich.
Ätio: Wahrscheinlich polyätiologische Lymphknotenreaktion. Auslösende Faktoren: Vor allem *Toxoplasmose (Lymphknotentoxoplasmose), auch chronische Form der infektiösen *Mononukleose.
Klin: Rezidivierende Anginen und rheumatoide Gelenkerscheinungen in der Vorgeschichte. Leicht schmerzhafte, bis walnußgroße Lymphknotenschwellungen im Hals- und Nackenbereich. Ungestörtes Allgemeinbefinden.
Lab: Beta- und Gamma-Globulinerhöhung. Gesamteiweiß normal
DD: *Katzenkratzkrankheit, *maligne Lymphogranulomatose^, *Sarkoidose, *maligne Lymphome^, *dermopathische Lymphadenophatie^
Prog: Rückbildung innerhalb von Monaten. Übergang in *maligne Lymphogranulomatose^ und Sarkoidose wird diskutiert.

Lymphadenitis tuberculosa
Syn: Tuberkulose-Lymphom
Def: Lymphknotenbeteiligung bei *Tuberkulose.

Lymphadenopathie, angioimmunoblastische
s. Lymphogranulomatosis X

Lymphadenopathie, dermatopathische
Syn: Lipomelanotische Retikulose, dermatopathische Lymphadenitis, Morbus Pautrier-Woringer, pigmentiertes Lymphogranulom mit generalisierter Hauterscheinung, Reticulose lipo-mélanique (Pautrier, Woringer)
Def: Reaktive rückbildungsfähige Lymphknotenschwellung bei ausgedehnten Dermatosen (z. B. *generalisiertes Ekzem^, *Mycosis fungoides, *Erythrodermie u. a.)

Klin: Lymphknotenschwellungen, bes. inguinal und axillär. Hauterscheinungen im Rahmen der Grunderkrankung.
Hist: Lymphfollikel mit großen Keimzentren, zentral Retikulumzellproliferation, Lipoidspeicherung, Melanin- und Hämosiderinablagerung.
DD: *Zentroblastisch-zentrozylisches Lymphom^, *maligne Lymphogranulomatose, *Lymphadenitis nuchalis et cervicalis
Ther: Behandlung der Grunderkrankung
Prog: Rückbildung nach Abheilung der Dermatose

Lymphadenopathie, großfollikuläre
s. zentroblastisch-zentrozytisches Lymphom^

Lymphadenopathie-Syndrom
s. LAS

Lymphadenopathiesyndrom, akutes febriles mukokutanes
s. mukokutanes Lymphknotensyndrom^

Lymphadenosis benigna cutis (Bäfverstedt)
Syn: Lymphozytom, benigne Lymphoplasie der Haut, multiples Sarkoid, Bäfverstedt-Syndrom
Def: Polyätiologische, gutartige, rückbildungsfähige, tumorförmige Proliferation des lymphoretikulären Gewebes der Haut mit insgesamt variablem klinischen Bild. Tendenziell wird der Begriff heute einer Borrelien-Infektion (*Lyme-Borreliose) zu geordnet. Ätiologisch ungcklärte Fälle werden eher als *Pseudolymphom bezeichnet.
Ätio: 1/3 der Fälle sind Borrelien-induziert. 2/3 bleiben ätiologisch ungeklärt, pharmakologische Ursachen (Medikamente, ätherische Öle) sind selten.
Man: Kinder, Jugendliche, vor allem Frauen im 4.–7. Lebensjahrzehnt.
Lok: Gesicht, vor allem Ohrläppchen, Nacken, Mamillenregion, Vulva- und Skrotalhaut, Achselhöhlen, Fußrücken

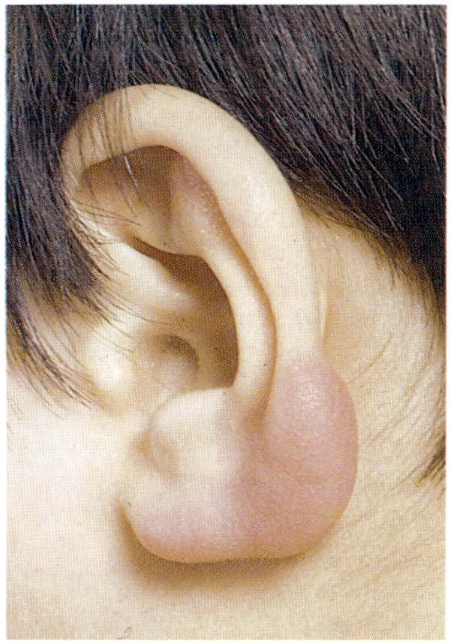

Lymphadenosis benigna cutis (Batrerstedt)

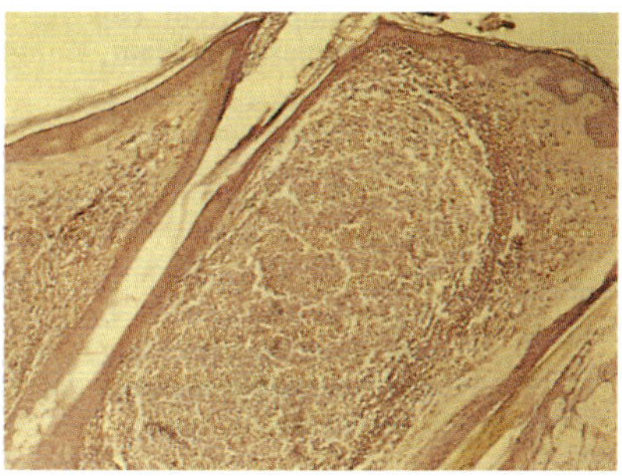

Lymphadenosis benigna cutis (Histobild)

Man unterscheidet je nach Klinik 3 Formen:
- 1. Tumorform: Großknotig-solitäre oder kleinknotig-multiple umschriebene, weiche, rote bis blaurote halbkugelig vorgewölbte, von dünnem Epithel bedeckte Tumoren oder Knötchen.
- 2. Disseminiert miliare Form: Symmetrisch angeordnete, bis erbsgroße, blaurötliche Knötchen.

Diaskopisch: *Lupoides Infiltrat *Sondenphänomen negativ.

– 3. Flächenhaft-infiltrative Form: Flächenhafte bläulich- bis bräunlichrote, wenig erhabene vor allem an den Beinen lokalisierte Plaques, evtl. mit Teleangiektasien und Hämosiderinablagerungen.
Diaskopisch: *Lupoides Infiltrat.
s. a. Spiegler-Fendt-Sarkoid
Hist: Vor allem perivaskuläre und periadnexielle, dichtzellige Infiltrate in Korium und Subkutis, bestehend aus reifzelligen Lymphozyten, Plasmazellen, Retikulumzellen und gelegentlich eosinophilen Leukozyten. Ausbildung von Lymphfollikeln mit Zellen des Keimzentrums (Zentrocyten und -blasten) möglich.
Lab: Ggf. Borrelien-Antikörper der Klasse IgG und IgM, evtl. BSG-Erhöhung, Leukozytose und Erhöhung der Serum-IgM-Fraktion.
DD: *Lymphadenosis^ cutis circumscripta, *Sarkoidose, *Tuberculosis^ cutis luposa, *Lupus^ erythematodes hypertrophicus et profundus, *eosinophiles Granulom^, *maligne Lymphome^
Ther: Intern: Cephalosporine (z. B. Rocephin, 2 g/die für 14 Tage), Tetracycline (3 × 500 mg/die). Exzision kleinerer Herde.
Prog: Involution, aber auch langsame Vergrößerung oder Vermehrung der Geschwülste möglich.
Lit: Büchner SA, Flückiger B, Rufli T (1988) Infiltrative Lymphadenosis benigna cutis als Borreliose der Haut. Hautarzt 39:77–81
Merkle T, Landthaler M, Neubert U (1992) Pigmentierte urtikarielle Erytheme mit schlaffer Atrophie als Ausdruck einer ungewöhnlichen Manifestation der Lyme-Borreliose. Hautarzt 43:89–91
Neubert U (1987) Fortschritte in der Diagnostik des Erythema migrans, der Lymphadenosis cutis benigna und der Acrodermatitis chronica atrophicans. Hautarzt 38: S34-S42
Weber K, Schierz G, Wilske B, Preac-Mursic V (1985) Das Lymphozytom – eine Borreliose? Z. Hautkr. 60 (20):1585–1598

Lymphadenosis cutis circumscripta
Def: Wenig gebräuchliche Bezeichnung für spezifische Hautinfiltrate bei chronisch lymphatischer *Leukämie.
Lok: Vor allem Kopf, Gesicht, meist symmetrisch
Klin: Hauterscheinungen (heute sehr selten anzutreffen): Kalottenförmig erhabene, unterschiedlich große, hautfarbene oder braunrote, weiche Knoten oder diffuse Infiltration des Gesichtes (*Facies leontina).
Diaskopie: Lupoides Infiltrat.
Schleimhauterscheinungen: Flächenhafte Infiltrate, Tumoren, Makrulie, Tonsillentumoren
Hist: Monomorphes lymphoidzelliges Infiltrat, meist vom B-Zell-Typ.
DD: Non-Hodgkin-*Lymphome, *Sézary-Syndrom, *Sarkoidose, *Mycosis fungoides, *Lymphadenosis cutis benigna, *Lupus vulgaris tumidus, *Lupus erythematodes hypertrophicus

Lymphangicctasis penis
s. nichtvenerische Kranzfurchen^-Lymphangitis

Lymphangiektasie, kutane
Def: Dilatierte Lymphkapillaren; häufig infolge einer Obstruktion der lymphatischen Zirkulation (z. B. nach rezidivierenden Erysipelen und operativen Eingriffen).
Klin: Froschlaichartige, etwa glasstecknadelkopfgroße Bläschen, die aus dem Hautniveau heraustreten.
Ther: Behandlung des Grundleidens

Lymphangiektasie, intestinale
Def: Erweiterung der intestinalen Lymphgefäße.
Klin: Hauterscheinungen: Bein- und Genitaloedeme, auch *Makrulie.

Lymphangiektasie, vorübergehende des Penis
s. nichtvenerische Kranzfurchen^-Lymphangitis

Lymphangiom
Def: Geschwulstartige Fehlbildung (*Hamartom) der Lymphgefäße. Je nach Ätiologie und Klinik werden verschiedene Formen unterschieden (*Lymphangioma cavernosum, *Lymphangioma circumscriptum).

Lymphangiom, reaktives
Def: Sekundäre Lymphostase, z. B. bei *postthrombotischen Syndrom oder *chronisch venöser Insuffizienz.
Ther: Physikalische Entstauungstherapie, *Kompressionstherapie, *Sklerosierung.

Lymphangioma cavernosum (subcutaneum)
Syn: Lymphangioma cysticum, Hygroma cysticum
Def: Tiefliegendes *Lymphangiom mit hochgradiger zystischer Ausweitung.
Man: Ab Geburt oder im frühen Säuglingsalter
Lok: Ubiquitär an Haut und Schleimhaut, vor allem Halsbereich (*Hygroma colli cysticum), Kopfbereich, Extremitäten
Klin: Hautfarbene, kissenartige, sukkulente, meist unscharf begrenzte Geschwulst unterschiedlicher Größe. *Elephantiasis, *Makrocheilie, *Makroglossie möglich.
Diag: Klinik, Isotopenlymphographie
Ther: Ggf. operative Entfernung

Lymphangioma circumscriptum
Syn: Lymphangioma circumscriptum cysticum, Lymphangioma circumscriptum cutis, Lymphangioma simplex
Def: Dilatation von Lymphgefäßen durch angeborene oder erworbene Störungen des Lymphabflusses, die zu klinisch erkennbaren Bläschen führt.
Ätio: 1. Primäres Lymphangioma circumscriptum: naevoide Fehlbildung (die dermalen Lymphektasien stehen mit subkutan gelegenen Zisternen in Verbindung, die als Anteile des embryonalen Lymphgefäßsystems keinen Anschluß an die übrigen Lymphgefäße erhielten). Der erhöhte intravasale Druck führt schon vor der Geburt oder in den ersten Lebensjahren zur Ausweitung v. a. der papillären Lymphgefäße.
2. Sekundäres Lypmphangioma circumscriptum: Auftreten nach Radiatio, postoperativ bei Lymphknotenausräumung (bis zu jahrzehntelange Latenz), häufig mit *Lymphödem vergesellschaftet.
Man: ad 1) Meist angeborene oder in den ersten Lebensjahren auftretende naevoide Fehlbildung von Lymphgefäßen.
ad 2) Meist bei älteren Erwachsenen.
Lok: Vor allem Brust, Rücken, Nacken, proximale Extremitätenanteile, Mundschleimhaut, Zunge
Klin: Dicht stehende, bis stecknadelkopfgroße, dickwandige, sagokorn- oder froschlaichartige, langsam an Größe zunehmende Gefäßektasien. Bei längerem Bestand warzenähnlicher Aspekt. Häufig Einblutungen, die nur langsam resorbiert werden (Hämatolymphangiom).
Ther: Exzision, ggf. Sticheln mit der Diathermienadel, *Laser (Hämatolymphangiome), *Kryotherapie.
Prog: Harmlos, kein Übergang in *Lymphangiosarkom beschrieben.
Lit: Weyers W, Nilles M, König M (1990) Lymphangioma circumscriptum cysticum nach chirurgischer und radiologischer Therapie. Hautarzt 41:102–014
Eilers J, Daum S, Haas N (1988) Lymphangioma circumscriptum der Zunge. Akt. Dermatol. 14:108–109

Lymphangioma circumscriptum cutis
s. Lymphangioma circumscriptum

Lymphangioma circumscriptum cysticum
s. Lymphangioma circumscriptum

Lymphangioma cysticum
s. Lymphangioma cavernosum

Lymphangioma simplex
s. Lymphangioma circumscriptum

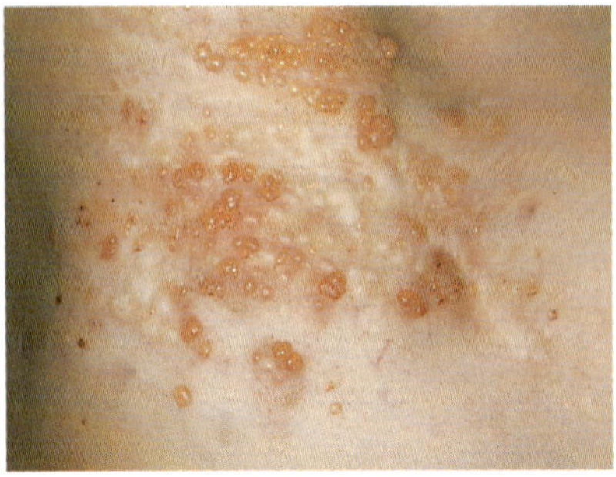

Lymphangioma circumscriptum cysticum

Lymphangiokeratom

Def: Lymphangiektasien (*Lymphangioma circumscriptum) mit hyperkeratotischen Auflagerungen, meist bei *Lymphödem.

Prog: In der Regel gut, allerdings kann unter der Hyperkeratose ein Angiosarkom versteckt sein (*Lymphangiosarkom).

Lit: Wendt T, Kietzmann H, Schubert C, Kaiserling E (1988) Progressives Lymphangiokeratom und Angiosarkom (Stewart-Treves-Syndrom) bei kongenitalem Lymphödem. Hautarzt 38:155–160

Lymphangiosarkom

Syn: Stewart-Treves-Syndrom, Postmastektomie-Lymphangiosarkom

Def: Maligner Tumor, der von den Endothelzellen der Gefäße ausgeht mit früher Metastasierungstendenz.

Ätio: Entwicklung auf dem Boden eines chronischen häufig, postoperativen Lymphoedems des Armes (Mastektomie). Ob die Angiosarkome ihren Ausgang von Endothelzellen der Blut- oder Lymphgefäße nehmen, wird kontrovers diskutiert.

Man: 5–20 Jahre nach der Mastektomie

Klin: Derbe, meist hämorrhagische, makulopapulöse Knoten mit Tendenz zur Ulzeration.

Hist: Gefäßräume mit atypischen Endothelzellen; entzündliche Infiltrate, Hämosiderinspeicherung.

DIF: UEA 1, Vimentin und HLA-DR positiv

DD: Hautmetastasen

Ther: Amputation, Röntgentherapie, Chemotherapie

Prog: Ernst: Lymphogene und hämatogene Metastasierung

Lit: Gregl A, Pavic S, Pavic Z, Schauer A, Wilke C, Zinn H (1988) Stewart-Treves-Syndrom am ödematösen Arm nach Brustkrebsoperation. Z Lymphol. 12 (2):66–83

Kanitakis J, Bendelac A, Marchand C, Rigot-Muller G, Thivolet J (1986) Stewart-Treves syndrome: an histogenetic (ultrastructural and immunhistological) study. J Cutan Patho 13:30–39

Marsch WC (1987) Das Stewart-Treves-Syndrom: ein Hämangiosarkom bei chronischem Lymphödem. Hautarzt 38:82–87

Lymphangiosarkom der Kopfhaut

s. Angiosarkom der Kopf- und Gesichtshaut

Lymphangiosis carcinomatosa

Def: Flächenhafte Ausbreitung eines Karzinoms auf intrakutanem Lymphweg durch intralymphatisches Tumorwachstum mit begleitender Entzündungsreaktion, meist bei Mammakarzinom.

Klin: Flächenhafte, derbe Infiltration und Rötung der Haut mit zungenförmigen Ausläufern.

s. a. Erysipelas carcinomatosum

Lymphangitis acuta

Syn: Volkstümlich: Blutvergiftung

Def: Entzündung der oberflächlichen Lymphgefäße nach Ausbreitung von Bakterien in den drainierenden Lymphgefäßen mit möglicher Schwellung der regionären Lymphknoten.

Ätio: Verletzung mit bakterieller Hautinfektion

Klin: Roter, druckschmerzhafter Streifen an der Haut im Verlauf der Lymphwege.

DD: *Erysipel, *Lymphangiosis carcinomatosa

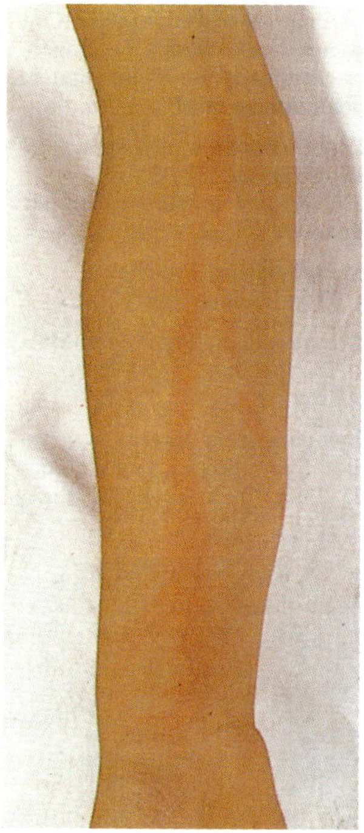

Lymphangitis acuta

Ther: Breitebandantibiotikum, *Erysipel

Lymphangitis, indurierte zirkuläre
s. nichtvenerische Kranzfurchen^-Lymphangitis

Lymphangitis des Penis, nichtvenerische sklerosierende
s. nichtvenerische Kranzfurchen^-Lymphangitis

Lymphangitis des Sulcus coronarius, nichtvenerische, plastische
s. nichtvenerische Kranzfurchen^-Lymphangitis

Lymphknotensyndrom, mukokutanes
Syn: Kawasaki-Syndrom, Morbus Kawasaki (1967), akutes febriles mukokutanes Lymphadenopathie-syndrom
Def: Multisystemische Vaskulitis im frühen Kindesalter, klinisch mit scharlachähnlichem Enanthem sowie polymorphen Exanthemen einhergehend.
Ätio: Ungeklärt, erregerbedingte Auslösung wahrscheinlich
Vork: 1962 erstmals in Japan, 1978 in Deutschland beobachtet, inzwischen weltweit beschrieben. Seltene Erkrankung, höchste Inzidenz in Japan und Korea.
Man: Meist Kleinkinder von 1–5 Jahren, leichte Betonung des männlichen Geschlechtes. Selten junge Erwachsene.
Klin: Hauptsymptome:
1. Hohes, antibiotikaresistentes, länger als 5 Tage andauerndes Fieber.
2. Konjunktivale Injektion
3. Hochrote, rissige Lippen, diffuse Rötung der Mund- und Rachenschleimhaut, *Himbeerzunge.
4. *Palmoplantarerythem mit ödematöser Umwandlung; nach 2–3 Wochen Abschuppung, die halbmondförmig an den Fingerspitzen beginnt.
5. Polymorphe Exantheme: morbilli- oder skarlatiniform, *Erythema-exsudativum-multiforme-ähnlich.
6. zervikale Lymphknotenschwellung.
Begleitsymptome: Gastroenteritis, Urethritis, abakterielle Meningitis, Arthralgien, Gallenblasenhydrops.

Lab: Leukozyturie und Proteinurie, ausgeprägte Leukozytose mit Linksverschiebung, CRP und alpha-2-Globuline erhöht. Thrombozytose ab der 2. Krankheitswoche.
DD: *Scharlach, *Masern, *infektiöse Mononukleose^, *Bruzellosen, M. Weil, Typhus, akutes *rheumatisches Fieber, *Hand-Fuß-Mund-Krankheit, *M. Still, *Erythema exsudativum multiforme
Ther: Therapiebeginn in der ersten Krankheitswoche wichtig: Kombination von Azetylsalizylsäure (30–50 mg/kg KG pro Tag nach Entfieberung 5 mg/kg KG über 6 Wochen, cave *Reye-Syndrom) und Gammaglobulin (400 mg/kg KG für 5 Tage), alternativ

ASS (s.oben) und Prednisolon (2 mg/kg KG über 3 Wochen, dann in einer Woche ausschleichen).
Komp: In 20% d. F. führt die Vaskulitis zur Aneurysmabildung vorwiegend im Bereich der Koronararterien. Nach Monaten meist Rückbildung.
Prog: Letaliät ca. 1%, v. a. durch Herzinfarkte.
Entscheidend für Verlauf und Prognose ist das Ausmaß der Gefäßbeteiligung.
Lit: Cremer H (1990) Das Kawasaki-Syndrom (Mukokutanes Lymphknoten-Syndrom). Dt Ärztebl 87:1526–1531
Machet L, Vaillant L et al. (1990) Kawasaki disease in a young adult with perineal rash. Br J Dermatol 123:413

Lymphoblastom, großfollikuläres
s. zentroblastisch-zentrozytisches Lymphom^

Lymphocytic infiltration of the skin (Jessner-Kanof)
Syn: Lymphozytäre Infiltration der Haut
Def: Kutanes von T-Zellen ausgehendes *Pseudolymphom mit Ausbildung eines oder mehreres, rotes Plaques mit zentaler Aufhellung, meist im Gesicht.
Ätio: Unklar, Entität umstritten, häufig medikamentös ausgelöst, fragliche Beziehung zu *Lupus erythematodes discoides und *polymorpher Lichtdermatose^.
Man: Vor allem männliche Erwachsene unter 50 Jahren
Lok: Vor allem Gesicht: Stirn, Wangen, Nacken, Hals
Klin: Meist mehrere, häufig symmetrisch lokalisierte, zunächst kleinpapulöse, scharf begrenzte, rötliche oder bräunlichrote, polsterartig erhabene, derbe, gelegentlich zirzinäre Infiltrate ohne epidermale Beteiligung. Narbenlose Abheilung
Hist: Im oberen und mittleren Korium scharf begrenzte perivaskuläre und periadnexielle Infiltrate, überwiegend aus T-Lymphozyten bestehend
DIF: CD4-, Leu-1-, Leu-2a-, Leu-3a-, TA-1, HLA-DR-positive, OKT6 und Leu-8 negative Zellen.
DD: *Lymphadenosis benigna cutis, *Lupus erythematodes tumidus und hypertrophicus, *Lupus erythematodes chronicus superficialis disseminatus, *polymorphe Lichtdermatose, *Sweet-Syndrom
Ther: Intern: Antimalariamittel, Chloroquin-Präparate (z. B. Resochin 250 mg/die, Quenzyl 400 mg/die).
Extern: Fluorierte Glukokortikoide, Triamcinolon (Volon A-Kristallsuspension) intrafokal mit Lokalanaesthetikum, in der Literatur auch Kohlensäureacetonschnee und Röntgenweichstrahltherapie.
Lit: Smolle J, Kaudewitz P et al. (1987) Immunhistochemische Klassifizierung von kutanen Lymphomen und Pseudolymphomen. Hautarzt 38:461–466.
Toonstra J, Wildschut A et al. (1989) Jessner's lymphocytic infiltration of the skin. Arch dermatol 125:1525–1530
Willemze R, Dijkstra A, Meijer SJLM (1984) Lymphozytic infiltration of the skin (Jessner): A T-cell lymphoprolifertive disease. Br J Dermatol 110:523–529
Bahmer FA (1992) Therapie bei lymphozytischer Infiltration. Hautarzt 43:663

Lymphodermia perniciosa (Kaposi)
Def: Einzelfallbeschreibung eines erythrodermischen Krankheitsbildes bei chronisch lymphatischer *Leukämie. Der Begriff ist heute unüblich.

Lymphödem
Def: Durch eine Lymphangiopathie bedingte ungenügende Transportkapazität des Lymphgefäßsystems, welches die normale lymphpflichtige Eiweißlast nicht mehr abtransportieren kann.
Man unterscheidet:
- Primäres L.: Vor allem bei jugendlichen Patienten. Genetisch bedingte oder sporadisch vorkommende,

ein- oder beidseitige, strukturelle Lymphgefäßanomalien mit Ödembildung (*Trophödem).
- Sekundäres L.: Vor allem bei älteren Menschen. Ein- oder beidseitige Lymphödeme infolge von Herz-, Kreislauf- und Niereninsuffizienz, Eiweißmangel, Tumoren, Entzündungen des Lymphgefäß- oder Venensystems, Bakterien-, Pilz-, Wurm- oder Treponemeninfektionen.

Ätio: Genetisch, entzündlich oder Organinsuffizienzen (s. oben). Im lymphostatischem Staugebiet kommt es durch gestaute Plasmaproteine zu einer zellulären Reaktion (Makrophagen, Fibroblasten) und zur Bindegewebsproliferation mit Proliferation der Blutgefäße. Eine gesteigerte Infektanfälligkeit im lymphostatischem Gebiet kann zu rezidivierenden *Erysipelen führen, die wiederum eine sekundäres Lymphödem bedingen.

Klin: Umfangvermehrung und Schweregefühl der Extremitäten, Verdickung von Kutis und Subkutis, verruziforme Epidermishyperplasie, postinflammatorische Hyperpigmentierung, *Onychodystrophie, *Onychogrypose, Störung des Nagelwachstums. Ausbildung einer *Elephantiasis möglich

Diag: Lymphszintigraphie, indirekt Lymphographie

Ther: Manuelle Lymphdrainage, intermittierende *Kompressionstherapie, *Kompressionsstrümpfe. Intern: z. B. Troxerutin. Cave: Injektionen, Infusionen, Blutabnahmen, Akupunktur, Blutdruckmessung, knetende Massagen, Wärme- und Kältetherapie oder invasive Verfahren an der erkrankten Extremität (mögliche Verstärkung der schlechten Drainage Situation). Keine Glukokortikoide oder Diuretika wegen des Lymphödems (Therapieresistenz).

Erysipelprophylaxe.

Prog: Auch bei primären Lymphödemen Rückbildung beschrieben, aber eher ungünstig; bei sekundären günstiger.

Lit: Földi E (1985) Pathogenese des Lymphödems. In: Holzmann H, Altmeyer P, Hör G, Hahn K (Hrsg) Dermatologie und Nuklearmedizin. Springer, Berlin Heidelberg New York, S. 395–400

Holzegel K (1988) Grundzüge klinischer Diagnostik und Therapie des Bein-Lymphödems. Dt. Dermatol. 36 (3):237–238

Lymphoedem, hereditäres, kongenitales
s. chronisches hereditäres Trophoedem^

Lymphoedem, Typ Meige
s. Trophoedem, Typ Meige

Lymphoedem, Typ Nonne-Milroy
s. Trophoedem, Typ Nonne-Milroy

Lymphoedema praecox
Def: Sporadisches, sich vor dem 35. Lebensjahr manifestierendes,

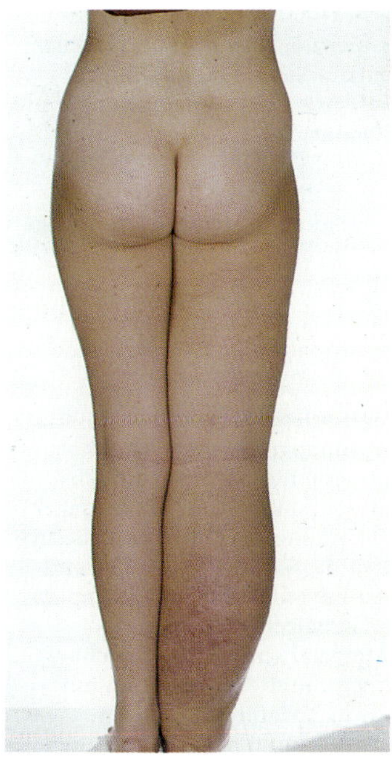

Lymphoedema praecox

*primäres Lymphödem^ an der unteren Extremität.
Ätio: Unbekannt
Man: Vor allem Frauen, Pubertät
Lok: Fuß, Bein
Klin: Beginn einseitig mit teigig-oedematöser, zunächst reversibler, prämenstrueller Schwellung, Dellenbildung auf Druck, Ermüdungsschmerzen. Bei längerem Bestand Ausbildung harter Schwellungen mit verruköser Oberfläche.
Ther: *Lymphödem
Prog: Chronisch-progredienter Verlauf. Selten spontane Rückbildung. Verschlechterung durch rezidivierende *Erysipele.

Lymphoedema tarda
Def: Sporadisches, sich nach dem 35. Lebensjahr manifestierendes *primäres Lymphödem^, bei dem es durch sekundäre Faktoren zu einer Manifestation eines vorher latenten primären Lymphödems kommt.
Ätio: Diskutiert wird eine Lymphangiosklerose, geringfügige Traumen und entzündliche Veränderungen.
Beachte: Ausschluß eines sekundären Lymphoedems!
Lit: Huth F (1983) General Pathology of the lymphvascular System. In: Lymphangiology. Schattauer, Stuttgart New York, S. 215

Lymphogranulom, pigmentiertes mit generalisierten Hauterscheinungen
s. dermatopathische Lymphadenopathie^

Lymphogranuloma inguinale
Syn: Lymphogranuloma venereum, Lymphogranulomatosis inguinalis, Lymphopathia venerea, klimatischer Bubo, Lymphomatosis inguinalis suppurativa subacuta, Morbus Durand-Nicolas-Favre, Poradenitis inguinalis, vierte Geschlechtskrankheit
Def: Meldepflichtige *Geschlechtskrankheit durch *Chlamydien mit Verlauf in 3 Stadien.
Ätio: Ansteckung nahezu nur durch Geschlechtsverkehr.

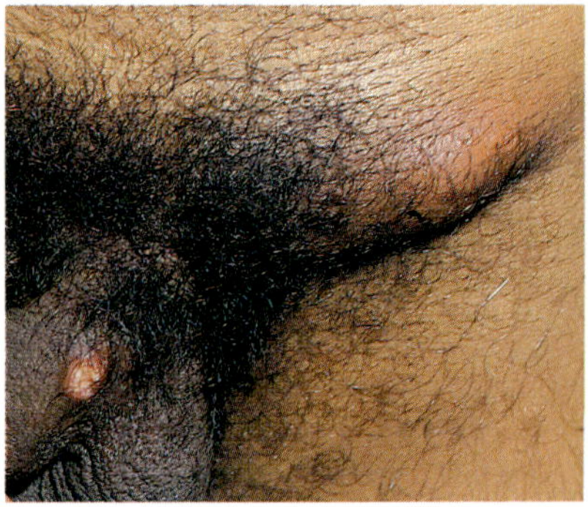

Lymphogranuloma inguinale

Err: Chlamydia trachomatis Serotyp L1-L3
Vork: Vor allem tropisch-subtropische Gebiete, häufiger bei Männern.
Lok: Vor allem an Glans penis, Kranzfurche, Präputium, vorderer Urethra, Vulva, Vagina, Zervix oder Portio.
Klin: Inkubationszeit 5–10 Tage
– Stadium I: Primärläsion
Schmerzlose hirsekorn- bis reiskorngroße Papel, Übergang in Papulovesikel oder Papulopustel, die flach ulzeriert und seröses Sekret entleert. Flaches, schmierig belegtes Ulkus.
– Stadium II: Bubonen
2–4 Wochen nach der Primärläsion einseitige oder doppelseitige bis hühnereigroße, schmerzhafte Schwellung der Leistenlymphknoten; auf der Unterlage gut, gegen die Haut nicht verschieblich. Oberfläche der Knoten rot, dann blaurot, schließlich braunrötlich. Abzeßbildung, Perforation nach außen. Fistelbildung mit Entleerung eines rahmigen weißlichgrauen, bröckligen Eiters. Eingezogene Narbenbildung. Bei Sitz der Primärläsion in Vagina oder Rektum: Befall der perirektalen und para-aortalen Lymphknoten.
„Intraabdomineller Bubo“: Festsitzende geschwollene Drüsen auf der Innenseite der Beckenschaufel.

- Stadium III: Elephantiasis genito-anorectalis ulcerosa, Esthiomène, anorektaler Symptomenkomplex.

Über Jahre schwelendes Endstadium mit Geschwüren, Strikturen und Fibrosen in Urethra, Genitaltrakt und Rektum.
Elephantiasis genitalium: Vergrößerte Labien von gummiartiger Konsistenz, glatte Wulstbildungen, tiefe Furchen, verruköse papillomatöse Wucherungen. Auch Elephantiasis von Skrotum und/oder Penis.
Anorektaler Symptomenkomplex: Um den After Hämorrhoiden, Feigwarzen. Beteiligung der Gerota-Lymphknoten mit konsekutiver schwerer Stauung oberhalb des Afters. Verdickter, verhärteter, infiltrierter, eingezogener Enddarm mit zahlreichen Geschwüren. Perianale und perirektale Fistelbildungen. Dünner, blutig-eitrig belegter Stuhl.
Diag: Klinik; Erregernachweis: Selten direkter Nachweis im Ausstrichpräparat möglich, Kultur, Komplementbindungsreaktion (positiv 2–4 Wochen nach Beginn der Erkrankung), Titeranstieg. Mikroimmunfluoreszenz-Test.
Ther: Tetracycline (z. B. Doxycyklin 2×100 mg/die für 14 Tage; Tetracyclin-CL 4×500 mg/die für 14 Tage), auch Erythromycin (4×500 mg/die, 14 Tage), Sulfamethoxazol und Trimethoprim (2×1 g/die, 14 Tage), ggf. Tetracyclin in Kombination mit Cotrimoxazol.
Im III. Stadium operative Maßnahmen.
Partnerbehandlung! *Meldepflicht!
Lit: Gscheit F (1986) Genitale Clamydieninfektionen. Hautarzt 37:312–319
Dt. Gesellschaft zur Bekämpfung der Geschlechtskrankheiten (1992) Richtlinien zur Diagnosik und Therapie von sexuell übertragbaren Krankheiten.

Lymphogranuloma papulosum disseminatum
s. *maligne Lymphogranulomatose^

Lymphogranuloma venereum
s. Lymphogranuloma inguinale

Lymphogranulomatose, atypische
s. T-Zonen-Lymphom^

Lymphogranulomatose, benigne
Def: Veraltete Bezeichnung für die *Sarkoidose.

Lymphogranulomatose, maligne
Syn: Morbus Hodgkin, Morbus Paltauf Steinberg, Hodgkin Sarkom, Lymphogranulomatosis maligna
Def: Maligne Erkrankung des lymphoretikulären Systems, die histologisch durch einkernige (Hodgkin-Zellen) oder mehrkernige (Sternberg-Reed-Zellen) atypische Zellen in einem granulomatösen Gewebe gekennzeichnet ist. Klinisch unilokulärer Beginn, Ausbreitung über benachbarte Lymphknotenstationen und später hämatogene Dissemination.
Ätio: Unklar, evtl. Virusinfektion (Epstein-Barr-Virus)
Man: Vor allem 3.–4. Lebensjahrzehnt, in jedem Alter möglich
Klin: Lymphknotenvergrößerungen, vor allem im Halsbereich und in den Achselhöhlen, Gewichtsverlust. Bei etwa einem Drittel der Patienten Schmerzen in den lymphogranulomatösen Herden wenige Minuten nach dem geringsten Alkoholgenuß, schubweises Lymphogranulomatosefieber (Pel-Epstein-Fieber) mit rekurrierendem Charakter.
Im Frühstadium: wenige Tage Fieber im Wechsel mit fieberfreien Intervallen.
In spätem Stadium: Auftreten des Pel-Epstein-Fiebers mit retroperitonealen Lymphomen.
Hauterscheinungen:

- Spezifische Hautveränderungen (0,5–3,5% der Patienten):

Unscharf begrenzte, plattenförmige Infiltrate (*Lymphogranulomatosis cutis erysipelatoides); auch einzelne, mehrere oder als papulo-nodöses Exanthem imponierende bräunliche

bis livid-rote, kutan-subkutane Knötchen (*Lymphogranuloma papulosum disseminatum). Neigung zu nekrotisierender Ulzeration: *Ulcus lymphogranulomatosus, vor allem an Rumpf, Unterbauch, Inguinal- und Oberschenkelregion sowie Kopf.
Spezifische Infiltrate im lymphatischen Rachenring mit Neigung zur Ulzeration.

- Unspezifische (bei 30–50% der Patienten):

Quälender, medikamentös kaum beeinflußbarer *Pruritus mit Kratzeffekten, Impetiginisation, Ekzematisation und *Lichenifikation, *Erythrodermie, Blasenbildung, *Pyodermie.
Diffuse, Morbus-Addison-ähnliche Hyperpigmentierung an Haut und Schleimhäuten.
Prurigo symptomatica, *Prurigo lymphogranulomatotica. Ichthyosisartige Veränderungen; *Zoster generalisatus.
Je nach Ausbreitung oder Befallsmuster werden vier Stadien unterschieden (Konferenz von Ann Arbor, s. Tabelle).

- Stadium 1:
  Befall einer Lymphknotenregion (I) oder lokalisierter extralymphatischer Herd (IIE).
- Stadium 2:
  Zwei oder mehr Regionen gleichseitig vom Zwerchfell (II) oder solitärer extralymphatischer Herd und/oder ein oder mehr Lymphknotenregionen gleichseitig vom Zwerchfell (IIIE).
- Stadium 3:
  Befall beidseits des Zwerchfells (III), Milz (IIIIS) oder lokalisierter extralymphatischer Herde (IIIIE) oder beide (IIIISIE).
- Stadium 4:
  Disseminierter Organbefall

Hist: Je nach Zellinfiltrat unterscheidet man 5 verschiedene Formen:

a) Diffus lymphozytäre und/oder histiozytäre Form
b) Nodulär lymphozytäre und/oder histiozytäre Form

Tabelle: Stadieneinteilung der **Lymphogranulomatose** nach der Konferenz in Ann Arbor (modifiziert nach Wilms 1987)

Stadium	
I	Befall einer Lymphknotenregion oder eines einzelnen extranodalen Herdes (I_E).
II	Befall von 2 oder mehr Lymphknotenregionen auf der gleichen Seite vom Zwerchfell oder lokalisierte extranodale Manifestation und Befall einer oder mehrerer Lymphknotengruppen auf der gleichen Seite vom Zwerchfell (II_E).
III	Befall von Lymphknotenregionen beiderseits des Zwerchfells. Die Beteiligung der Milz wird durch III_S, der Befall extralymphatischer Herde durch III_E gekennzeichnet.
IV	Diffuser oder disseminierter Befall eines oder mehrerer Organe oder Gewebe mit oder ohne gleichzeitigen Lymphknotenbefall. Weitere Beschreibungen durch Angabe des Organbefalles (H = Leber, L = Lunge, M = Knochenmark, O = Skelett, P = Pleura, D = Haut).

Allgemeinsymptome:
Jedes Stadium wird unterteilt in A und B. Dabei steht B für das Vorliegen von Allgemeinsymptomen, A für Fehlen.

Bewertet werden:

1. Gewichtsabnahme von mehr als 10% des Körpergewichtes in den letzten 6 Monaten
2. Fieber nichtinfektiöser Ursache über 38°C
3. Nachtschweiße

c) Gemischtzellige Form
d) Diffuse Fibrose
e) Lymphozytenarme Form

In der Frühphase sieht man in den Lymphknoten Retikulumzellproliferation, dann eine Durchsetzung mit neutrophilen und eosinophilen Granulozyten, Vernarbung, einkernige (Hodgkinzellen) und mehrkernige (Sternberg-Reed-Riesenzellen), atypische retikuläre Zellen.
Hautbiopsien sind oft weniger charakteristisch.
Hodgkin- und Sternberg-Reed-Zellen sind CD30/Ki 1 positiv.

Lab: Absolute Lymphozytopenie bei 3/4 der Patienten in der Phase der Generalisation. BSG-Erhöhung, Vermehrung der γ-Globuline
Diag: Probeexzision eines vergrößerten Lymphknotens.
DD: *T-Zell-Lymphome^, *Non-Hodgkin-Lymphome
Ther: Strahlentherapie (Stadien 1–3a), Polychemotherapie (Stadium 3b und 4, z. B. COPP-Schema, ABVD-Schema)
Prog: 10-Jahres-Überlebensrate von 60%. Die Prognose wird von a)–e) ungünstiger (s. Histo).
Lit: Wilms K (1987) Erkrankungen des lymphoretikulären Systems. In: Siegenthaler, Kaufmann W, Hornbostel H, Waller HD (Hrsg) Lehrbuch der inneren Medizin. Thieme Stuttgart New York. S. 626–633
Winzer M, Müller W, Arnholdt H (1991) Spezifische Hautinfiltrate bei Morbus Hodgkin. Hautarzt 42:648–651

Lymphogranulomatose Paltauf-Steinberg
s. maligne Lymphogranulomatose

Lymphogranulomatosis benigna
Def: Veraltete Bezeichnung für die *Sarkoidose.

Lymphogranulomatosis cutis erysipelatoides
s. *maligne Lymphogranulomatose

Lymphogranulomatosis inguinalis
s. Lymphogranuloma inguinale

Lymphogranulomatosis maligna
s. maligne Lymphogranulomatose

Lymphogranulomatosis X
Syn: Angioimmunoblastische Lymphadenopathie, Angioimmunoblastische Lymphadenopathie mit Dysproteinämie, AILD, Immunoblastische Lymphadenopathie, Immunoplastic disease, IDD
Def: Wahrscheinlich zu den peripheren, niedrig malignen *T-Zell-Lymphomen^ gehörendes Krankheitsbild, charakterisiert durch Fieber, generalisierte Lymphknotenschwellung, Hepato-Splenomegalie, hämolytische Anämie, Bluteosinophilie und polyklonale Dysglobulinämie.
Ätio: Anfänglich wurde eine abnorme, nicht neoplastische Immunreaktion durch z. B. medikamentös oder viral induzierte Stimulierung des Immunsystems angenommen. Eine klonale Proliferation von T-Lymphozyten in den Lymphknoten von AILD-Kranken, ist zu mindest bei einem Teil nachgewiesen. Ein Kontinuum zwischen *Pseudolymphom und T-Zell-Lymphom wird von einigen Autoren angenommen.
Klin: Fieber, generalisierte Lymphknotenschwellung, Hepato-, Splenomegalie, hämolytische Anämie. Hauterscheinungen bei 40% der Patienten:
Generalisierter Pruritus, Erytheme, makulopapulöse Exantheme, umschriebene knotige oder plattenförmige Infiltrate
Hist: Strukturzerstörung der Lymphknoten. Infiltrat in Kutis und Subkutis: Kleine Lymphozyten, Immunoblasten, Plasmazellen, Histiozyten, deutliche Vermehrung der Kapillaren.
Ther: Intern: Glukokortikoide (Prednison 80 mg/die), Immunsuppressiva, Erfolge mit Danazol sind beschrieben.
Extern: Glukokortikoide
Prog: Übergang in ein *lymphoblastisches Lymphom^ möglich. Zwei Drittel der Patienten sterben innerhalb von 1–2 Jahren.
Lit: Matloff RB, Neimann RS (1978) Angioimmunoblastic lymphadenopathy. A generalized lymphoproliferative disorder with cutaneous manifestations. Arch. Dermatol. 114:92
Krieger RM, Djawari D (1992) Angioimmunoblastische Lymphadenopathie mit Dysproteinämie-als endogenes Ekzem maskiert. Z. Hautkr. 67 (6):528–531
Schotte U et al. (1992) Angioimmunoblastische Lymphadenopathie mit kutanen Manifestationen bei einem

13jährigen Mädchen. Hautarzt 43:728–734

Lymphokine

Def: Zu den *Zytokinen gehörende Mediatoren der zellvermittelten Immunität. Faktoren, die von B- und T-Lymphozyten nach unspezifischer oder spezifischer Aktivierung freigesetzt werden und auf unterschiedliche Zellsysteme (Makrophagen, Lymphozyten, Granulozyten, Wachstumsfaktoren) wirken. Hierzu gehören auch die Interferone.

Die Lymphokine führen zum regulären Ablauf oder zur Verstärkung der Abwehrleistung eines Organismus gegenüber Antigenen verschiedenster Art.

Lymphom, malignes

Syn: Non-Hodgkin-Lymphom

Def: Primär maligner Tumor des lymphatischen Systems durch monoklonale Proliferation von Zellen auf unterschiedlichen Differenzierungsstufen. Der Begriff maligne cutane lymphome (MCL) bezieht die alte Bezeichnung Retikulosen der Haut mit ein. Die Erkrankungen werden als Non-Hodgkin-Lymphome von der *malignen Lymphogranulomatose^ getrennt.

a) Nach neueren Erkenntnissen werden die Lymphome nach prognostischen Kriterien wie folgt unterteilt (s. Tabelle)

- 1. MCL von niedrigem Malignitätsgrad (*chronisch lymphatische Leukämie, *Mycosis fungoides, *Sézary-Syndrom. *Haarzellenleukämie, *T-Zonen-Lymphom, Immunozytom (*Lymphom, Immunozytom), *zentrozytisches Lymphom^, *zentroblastisch-zentrozytisches Lymphom^.
- 2. MCL von hohem Malignitätsgrad (*zentroblastisches Lymphom, *lymphoblastisches Lymphom, *immunoblastisches Lymphom).

b) Nach zytologischen/immunhistologischen Kriterien werden unterschieden:

- 1. *T-Zell-Lymphome^: *Mycosis fungoides (häufigstes MCL), *Sézary-Syndrom, *T-Zonen-Lymphom; *lymphoblastisches Lymphom, convoluted type; *immunoblastisches Lymphom.
- 2. *B-Zell-Lymphome^: *Chronisch lymphatische Leukämie, *Haarzellenleukämie, *immunozytische Lymphome, *zentrozytische Lymphome, *zentroblastisch-zentrozytische Lymphome, *zentroblastische Lymphome, *lymphoblastische Lymphome, *immunoblastisches Lymphom.

Tabelle: Arbeitsgrundlage für die Klassifikation der Hautlymphome in Anlehnung an die Kiel-Klassifikation (nodaler) Non-Hodgkin-**Lymphome** (Lehnert 1981) Anhang: Verwandte Krankheitsbilder (modifiziert nach Burg 1984)
ML, niedriger Malignitätsgrad (vorwiegend kleinzellig)
T-Typ
- Mycosis fungoides
- Sézary-Syndrom
- Pagetoide Retikulose
- Chronische lymphatische Leukämie
T-Zell-Typ
- Unklassifizierte Lymphome
B-Typ
- Chronische lymphatische Leukämie
- Immunozytom
- Zentrozytisches Lymphom
- Zentroblastisch/zentrozytisches Lymphom (Großfolllikuläres Lymphoblastom Brill-Symmers)
ML, hoher Malignitätsgrad (vorwiegend großzellig)
- Zentroblastisches Lymphom
- Immunoblastisches Lymphom
- Lymphoblastisches Lymphom
Morbus Hodgkin
Unklassifizierte Lymphome
Pseudolymphome
- T-Typ (z. B. lymphomatoide Retikulose)
- B-Typ (z. B. Lymphadenosis benigna cutis)
Myelomonozytäre Leukämien
Tumoren des mononukleären Phagozytensystems (MPS, MMS)

Einige Lymphome lassen sich wegen fehlender Oberflächenmarker immunologische nicht einordnen (0-Zellen). Durch immunhistochemische Methoden (*Monoklonake Antikörper) gelingt eine korrekte Phänotypisierung, Klassifikation und z. T. Prognosestellung (CD30 günstig, Ki67 ungünstig).

Man: Lymphome niedrigen Malignitätsgrades kommen fast nie unter 20 Jahren vor; hohen Malignitätsgrades zeigen zwei Manifestationsgipfel: einen von 5–15 Jahren und einen von 60–70 Jahren.

Ther: Bei disseminierten malignen Lymphomen mit sekundärem Hautbefall gelten Stadien-orientierte, internistisch-onkologische Therapiestrategien, bei hochmalignen in kurativer, bei niedrig malignen in palliativer Absicht.

Lit: Kaudewitz P, Burg G, Smolle J, Braun-Falco O (1986) Immunologische Phänotypisierung kutaner Lymphome. Hautarzt 37:647–655

Burg G (1984) Diagnostik und Klassifikation. In: Petes J, Kunze J, Müller RA (Hrsg) Onkologie der Haut. Grosse Berlin. S. 179–189

Schwonzen M, Pohl Chr., Diehl V (1992) Internistische Therapie kutaner Lymphome. Z. Hautkr. 67 (3):216–219

Cerroni L, Rieger E, Kerl H (1992) Phänotypisierungsuntersuchungen bei kutanen Lymphomen als diagnostische Routinemaßnahme. Z. Hautkr. 67 (5):406–410

Lymphom, afrikanisches Burkitt-Lymphom

Syn: Burkitt-Lymphom, Burkitt-Tumor

Def: Zu den *lymphoblastischen Lymphomen^ gehörende Erkrankung mit positivem Epstein-Barr-Virus-Nachweis.

Lymphom, B-Zell-Lymphom

Def: Von B-Lymphozyten ausgehende *maligne Lymphome^. Hierzu gehören:

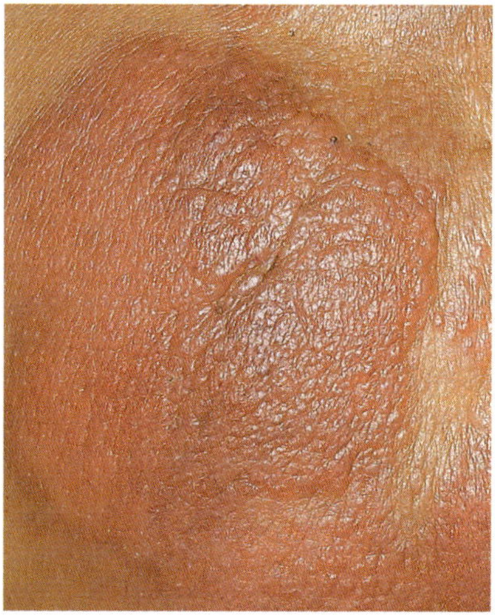

B-Zell-**Lymphom**

Chronisch lymphatische *Leukämie, *Haarzellenleukämie, *plasmozytisches Lymphom, *Lymphoplasmozytisches Lymphom, *zentrozytisches Lymphom, *zentroblastisch-zentrozytisches Lymphom, *zentroblastisches Lymphom, *lymphoblastisches Lymphom, *immunoblastisches Lymphom.

Es ist über eine Assoziation von niedrig malignen B-Zell-Lymphomen und positiven Borrelien-Titer (*Lyme-Borreliose) berichtet worden.

Klin: In 2/3 der Fälle primär ausschließlich Hautbefall ohne extrakutane Manifestation in den Frühstadien.

- Spezifische Hautveränderungen: Bräunlicher oder livid-roter, auch hautfarbener, kutaner bis subkutaner, flacher bis knotiger, harter Tumor. Lok. auch in der Mundhöhle möglich.
- Unspezifische Hautveränderungen: *Erythrodermie, *Ekzeme, pigmentierte und infiltrierte Herde, Amyloidablagerungen in der Haut: Papeln, Knötchen. Alopezie. Auch

*Makroglossie, *Kryoglobulinämie, disseminierte plane *Xanthome, *Herpes zoster, *Epidermolysis bullosa acquisita, Pruritus, symptomatische Purpura, *Ichthyosen, Lichenifikation.
- Allgemeinsymptome: Lymphknotenvergrößerungen, Splenomegalie, Beteiligung von Lunge, Leber, auch Magen und Knochenmark (*Retikulosarkomatose).

Hist: Dichtes lymphozytäres Infiltrat im Korium ohne Epidermotropie.
Ther: Exzision kleinerer Knoten, Strahlentherapie größere Knoten, als letzte Möglichkeit Polychemotherapie.
Prog: Je nach Erkrankung unterschiedlich, günstig bis ernst.

Lymphom, europäisches vom Burkitt-Typ
Def: Zu den *lymphoblastischen Lymphomen^ gehörende Erkrankung mit negativem Epstein-Barr-Virus-Nachweis.
Klin: Seltene, spezifische Hauterscheinungen, die erst sekundär nach Knochenmarksbefall die Haut infiltrieren. Multiple Knoten und Infiltrate vor allem an Bauch- und Kopfhaut, auch an den Extremitäten.

Lymphom, histiozytisches
s. immunoblastisches Lymphom^

Lymphom, immunoblastisches
Syn: Immunoblastom, Stammzellenlymphom, Retikulosarkom der Haut, malignant lymphoma with large pyroninophilic cells, histioblastisches Retikulosarkom; histiozytisches Lymphom
Def: Hochmalignes, durch neoplastische Proliferation von Immunoblasten entstandenes *Lymphom mit primärer oder sekundärer Hautmanifestation.
Ätio: Unbekannt
Man: Vor allem Männer, vor allem zwischen dem 4. und 8. Lebensjahrzehnt
Lok: Vor allem behaarter Kopf, Finger-, Zehen-, Knöchel-Gegend
Klin: *B-Zell-Lymphom^
Hist: Dichtes Infiltrat aus großen Zellen mit großem Kern und basophilem Zytoplasma. Zahlreiche Mitosen. Helle Histiozyten.
Immunologisch: B-Zell-Typ, T-Zell-Typ, oft nicht klassifizierbar
DD: *Lymphome, *maligne Lymphogranulomatose^, Hautmetastasen, *Mycosis fungoides
Prog: Ungünstig, Tod meist innerhalb von 2 Jahren

Lymphom, immunozytisches
s. *lymphoplasmozytoides Lymphom^, *plasmozytisches Lymphom^

Lymphom, lymphoblastisches
Syn: Akute lymphatische Leukämie, Paramyeloblastenleukämie, Stammzellenleukämie, lymphoblastisches Lymphosarkom, malignant lymphoma with small non cleaved follicle center cells
Def: *Lymphom von hohem Malignitätsgrad, welches immunologisch B-, T- oder O-Zellen zeigen kann.
Man: Vor allem Kinder
Klin: *B-Zell-Lymphom^, häufig Thymustumor.
Hist: Durchsetzung der Haut mit kleinzelligen oder großzelligen Lymphoblasten, dazwischen große Makrophagen: Typisches Sternhimmelbild.

Lymphom, lymphoblastisches, convoluted type
Def: Variante des *lymphoblastisches Lymphom^ vom T-Zell-Typ, morphologisch abtrennbar durch Lymphomzellen mit gelappten Zellkernen. Hauptcharakteristikum ist die fokal paranukleär positive saure Phosphatase.

Lymphom, lymphoplasmozytoides
Syn: Lymphoplasmozytoides Immunozytom, Immunozytom. Die *Makroglobulinämie Waldenström wird heute als Variante des lymphoplasmozytoiden Lymphoms gesehen mit Paraproteinämie gesehen. Von einigen Autoren aber auch synonym benutzt.

Def: Primäres oder sekundäres *malignes Lymphom^ von niedrigem Malignitätsgrad mit monoklonaler Proliferation von immunglobulinbildenden B-Zellen, meist keine Abgabe der Immunglobuline vom Intrazellularraum in die Blutbahn, früher z. T. zur malignen *Retikulose gezählt.
Man: Vor allem 5. Lebensjahrzehnt
Klin: *B-Zell-Lymphom^
Hist: Tumorzellaggregation im ganzen Korium bis in die obere Subkutis, bestehend aus atypischen lymphoplasmozytoiden Zellen (Lymphozyten, plasmozytoiden Zellen, reifen Plasmazellen, Immunoblasten, Histiozyten, Mastzellen, Eosinophilen) ohne Epidermotropie.
Intrazellulär: Immunglobuline, häufig monoklonale IgM-Synthese
Lab: Anämie, Lymphozytose mit atypischen unreifen Formen, Serumeiweißkonzentration erhöht. Serumelektrophorese: Hohe Zacke im Bereich der Gamma-Globuline. Immunelektrophorese: Monoklonale Gammopathie: IgM-Typ. Sternalpunktat: Lymphozytoide und/oder plasmazytoide Zellen
Prog: Günstig bei solitärem, primärem, frühzeitig therapiertem Lymphomen. Entdifferenzierung in *immunoblastisches Lymphom^ möglich, ebenso Übergang in eine *Makroglobulinämie Waldenström.
Lit: Wilms K (1987) Non-Hodgkin-Lymphome. In: Siegenthaler W, Kaufmann W, Hornbostel H, Waller HD (Hrsg) Lehrbuch der inneren Medizin. Thieme Stuttgart New York. S. 630–633

Lymphom, plasmozytisches
Syn: Plasmozytom, multiples Myelom, M. Kahler
Def: *Malignes Lymphom^ mit niedrigem Malignitätsgrad und Proliferation von Plasmazellen (*B-Zell-Lymphom^). In abfallender Häufigkeit: IgG-, IgA- und Bence-Jones-Plasmozytom.
Klin: *B-Zell-Lymphom^
Hist: Diffuse Infiltration von Kutis und/oder Subkutis mit plasmozytischen Zellen. Keine Epidermotropie.
Diag: BSG-Erhöhung, Paraproteinämie, Paraproteinurie (Bence-Jones-Probe), auch Kryoglobuline. Röntgen-Schädel: mottenfraßähnliche Osteolysen. Plasmazelluläre Knochenmarksinfiltrationen.
Lit: Landthaler M, Scherer R, Wolff HH (1980) Kryoglobulinämie bei Plasmozytom. Hautarzt 31:661–667

Lymphom, T-Zell-Lymphom
Def: Von T-Lymphozyten ausgehendes *malignes Lymphom^. Hierzu zählen:
s. *Mycosis fungoides (häufigstes MCL), *Sézary-Syndrom, *T-Zonen-Lymphom; *lymphoblastisches Lymphom, convoluted type; *immunoblastisches Lymphom.
Klin: Ekzematöse, plaquartige, z. T. erythrodermische oder tumoröse Hautveränderungen. Lymphknotenvergrößerungen.
Hist: Charakteristisch für T-Zell-Lymphome ist die Epidermotropie.
Ther: *PUVA, *extrakorporale Photophorese^, Interferone, Polychemotherapie, Strahlentherapie
Prog: Eher günstig
Lit: Holloway KB, Flowers FP, Ramos-Caro FA (1992) Therapeutic alternatives in cutaneous T-cell lymphoma. J Am Acad Dermatol 27:367–378
Otte HG, Herges A, Stadler R (1992) Kombinationstherapie mit Interferon alfa 2a und PUVA bei kutanen T-Zell-Lymphomen. Hautarzt 43:695–699

Lymphom, zentroblastisches
Syn: Lymphoblastisches Lymphosarkom, germinoblastisches Sarkom, malignant lymphoma with large non cleaved follicle center cells, Zentroblastom
Def: B-Zell-Lymphom, das primär oder sekundär in der Haut auftritt. Entwicklung aus dem *zentrobla-

stisch-zentrozytischen Lymphom^ möglich.
Klin: *B-Zell-Lymphom^
Hist: Infiltration von Korium und Subkutis durch große Zellen mit den Merkmalen der Zentroblasten. Zahlreiche Mitosen.

Lymphom, zentroblastisch-zentrozytisches
Syn: Großfollikuläres Lymphoblastom, M. Brill-Symmers, malignant lymphoma with small cleaved and large non cleaved follicle center cells, großfollikuläre Lymphadenopathie
Def: Von B-Lymphozyten ausgehendes *Lymphom von niedrigem Malignitätsgrad mit morphologisch meist follikulärer Struktur.
Lok: Vor allem Achseln, Kopfbereich
Klin: *B-Zell-Lymphom^
Hist: Dichte Infiltration von Kutis und Subkutis durch mittelgroße, blastenartige Zellen. Deutliche Orientierung an den Adnexstrukturen mit supepidermal freier Zone. Im Semidünnschnitt zeigen sich kleinere Zellen mit deutlich gekerbten Kernen und zahlreichen Granula sowie größere Zellen mit großen runden Kernen und evtl. zwei Nukleoli.
DD: Reaktive Follikelhyperplasien, *chronisch-lymphatische Leukämie^
Lit: Böhm A, Warnecke B, Hoting E Paraneoplastische Vasculitis allergica Ruiter bei zentrozystisch-zentroblastischem Lymphom. Akt. Dermatol. 15:99–101

Lymphom, zentrozytisches
Syn: Lymphozytäres Lymphosarkom, malignant lymphoma with small cleaved follicle center cells
Def: *B-Zell-Lymphom^ von relativ niedrigem Maliginitätsgrad
Klin: *B-Zell-Lymphom^
Hist: Infiltration der Haut mit kleinen und mittelgroßen Zentrozyten, Lymphozyten, Histiozyten, Retikulumzellen
DD: *Chronisch lymphatische Leukämie^

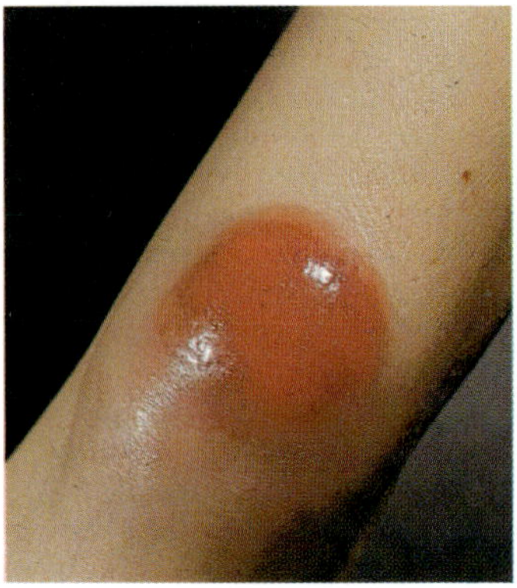

Zentrozytisches **Lymphom**

Lymphoma malignant with large non cleaved follicle center cells
s. zentroblastisches Lymphom^

Lymphoma malignant with large pyroninophilic cells
s. immunoblastisches Lymphom^

Lymphoma malignant with small cleaved and large non cleaved follicle center cells
s. zentroblastisch-zentrozytisches Lymphom^

Lymphoma malignant with small cleaved follicle center cells
s. zentrozytisches Lymphom^

Lymphoma malignant with small non cleaved follicle center cells
s. lymphoblastisches Lymphom^

Lymphomatoide Granulomatose
Syn: Morbus Liebow
Def: Systemische granulomatöse *Vaskulitis, bei der klinisch eine pulmonale Angiitis (96%) im Vordergrund steht, häufig mit extrapulmonaler Beteiligung.
Klin: Husten, Kurzatmigkeit, Brustschmerzen, Fieber, Gewichtsverlust, Beteiligung des ZNS (26%, Kopfschmerzen, Ataxie, Halbseitenlähmung, Krämpfe).

Hautsymptome (45%): Dermale und subkutane Papeln mit Spontanheilungstendenz, makulöse Erytheme, Ulzerationen.
Hist: In Lunge und Haut zeigt sich eine angiozentrische und angiodestruktive Vaskulitis mit Lymphozyten, Plasmazellen und Histiozyten ohne Epidermotropismus, epitheloide Granulome
Ther: Prednison 1 mg/kg und Cyklophosphamid 2 mg/kg pro die, nach Erfolg Reduktion.
Prog: Schlecht, Tod bes. durch respiratorische Insuffizienz
Lit: Caussade P, Grosshans E, Stemmer R (1985) Lymphomatoide Granulomatose (Lymphomatoid vasculitis) mit Beginn an der Haut. Phleb. Prokt. 14:121–128

Lymphomatoide Papulose
Syn: *T-Zell-Pseudolymphom^
Def: Kutane Proliferation aktivierter T-Zellen mit der Potenz zur malignen Entartung bei histologisch malignem Bild, aber insgesamt meist gutartigem schubweisen Verlauf über viele Jahre.
Ätio: Unbekannt
Man: Erwachsenenalter, vor allem Männer
Lok: Vor allem Rumpf, Glutaealregion, selten Hände und Mundhöhle
Klin: Mehrere, selten mehr als 5, entzündlich gerötete, schmerzlose Papeln oder Knötchen, später Schuppung und Rückbildung, auch hämorrhagisch-nekrotische Umwandlung, Juckreiz, Ulzeration und Ausbildung hyperpigmentierter Narben möglich. An eine *Pityriasis lichenoides et varioliformis acuta erinnernd.
Hist: Koriales, häufig perivaskulär orientiertes, lymphoides Infiltrat, außerordentliche Kernpolymorphie. Große, stark basophile Zellen mit großen, nierenförmigen Zellkernen. Epidermotropismus. Mitosen.
DIF: T(Helfer)-Zellen, CD 30 und Ki 1 positive Zellen.
DD: *Maligne Lymphome^ der Haut, *Pityriasis lichenoides chronica, *sekundäre Syphilis^
Ther: Glukokortikoide, auch intrafokal (verdünnt), *PUVA-Therapie, Versuch mit extrakorporaler *Photophorese.
Prog: Meist gut, Rezidive über Jahre möglich. Übergänge in *Mycosis fungoides und *maligne Lymphome^ sind in 10–20% beschrieben.
Lit: Braun-Falco O, Nikolowski J, Burg G, Schmöckel C (1983) Lymphomatoide Papulose – Übersicht und eigene Beobachtungen an vier Patienten. Hautarzt 34:59–65
Matsuyoshi N, Horiguchi Y, Tanaka T, Takahashi K, Dosaka N, Fujita M (1989) Lymphomatoid papulosis: ultrastructural, immunohistochemical and gene analytical studies. Br J Dermatol 121:381–389
Schönlein KM, Worret WI (1992) Zur Prognose der lymphomatoiden Papulose. Akt. Dermatol. 18:41–43

Lymphomatosis inguinalis suppurativa subacuta
s. Lymphogranuloma inguinale

Lymphopathia venerea
s. Lymphogranuloma inguinale

Lymphoplasie, benigne der Haut
s. Lymphadenosis benigna cutis

Lymphosarkom, lymphoblastisches
s. zentroblastisches Lymphom^

Lymphosarkom, lymphozytäres
s. zentrozytisches Lymphom^

Lymphosarkomatose der Haut
Def: Heute unüblicher Begriff für generalisierten Hautbefall bei malignen Lymphomen von hohem Malignitätsgrad (z. B. *Lymphom, zentroblastisches; *immunoblastisches Lymphom^).

Lymphozele
s. nichtvenerische Kranzfurchen^-Lymphangitis

Lymphozytäre Infiltration der Haut
s. Lymphocytic infiltration of the skin

Lymphozytentransformations-Test
Syn: LTT
Def: In vitro-Test mit Stimulation von Lymphozyten durch Mitogene zur Abklärung von Immundefekten oder mit Allergenen zum Nachweis spezifisch sensibilisierter Lymphozyten, z. B. bei Arzneimittelallergien. Nach Stimulation Umwandlung kleiner ruhender Lymphozyten zu großen aktivierten Lymphoblasten, nachgewiesen durch den vermehrten Einbau von radioaktiv markierten Nukleinsäuren. Der Test erfaßt eine sehr frühe Phase der immunologischen Reaktion (Antigenpräsentation und Antigenerkennung).
Lit: Merk HF (1988) In-vitro-Diagnostik bei Arzneimittel-Allergie. Allergologie 11:57–59

Lymphozytom
s. Lymphadenosis benigna cutis

M

Macrogenitosomia praecox
Syn: Zentrale Pubertas praecox, Vierhügel-Syndrom
Def: Symptomenkomplex mit Pubertas praecox als Fernwirkung bei raumfordernden Prozessen in der Vierhügelplatte.

Macrulia gravidarum
Def: Seltene, vorübergehende Zahnfleischhypertrophie während der Gravidität.
s. a. Makrulie, s. a. Gingivitis hyperplastica

Macula
Syn: Fleck
Def: Scharf oder unscharf begrenzte, unterschiedlich große Verfärbung im Hautniveau, die zu den primären *Effloreszenzen gehört.
Ätio:
1. Dunkler Fleck (gelb, grün, rot, blau, braun, schwarz):
- Farbstoffeinlagerung, Melanin, Hämosiderin, Carotin, Gallenfarbstoff oder körperfremde Substanzen: Kohle, Pulver, Teer, Wismut, Silber, Gold, Atebrin u. a.
- Vermehrte Gefäßfüllung
- Vermehrte Gefäßanlage, z. B. *Naevus flammeus

2. Heller Fleck:
- Pigmentierung vermindert: *Depigmentierung, *Leukoderm
- Verengte Blutgefäße: z. B. bei *Digitus mortuus, *Steroidhaut
- Gestörte Blutgefäßdynamik: z. B. *Naevus anaemicus

Maculae atrophicae
Syn: Atrophia maculosa
Def: Fleckförmige Atrophien der Haut bei narbig abheilenden Prozessen, z. B. nach *Favus, *Sklerodermie, *Acrodermatitis atrophicans, *Lichen ruber atrophicans, *Syphilis.

Maculae coeruleae
Syn: Tâches bleues
Def: Verwaschene, bläuliche oder schieferfarbene, bis fingernagelgroße Flecken bei *Pediculosis pubis.
Ätio: Wahrscheinlich grünliche Hämoglobinabbauprodukte nach kleinen Hämorrhagien unter dem Einfluß von Läusespeichel.
Lok: Vor allem Unterbauch und Oberschenkelinnenseiten

Maculae distensae
s. Striae cutis atrophicae

Madarosis
Def: Wimpernverlust (Augenbrauen) infolge destruktiver Prozesse am Lidrand, z. B. bei *Lepra lepromatosa.

Madelung-Fetthals
Syn: Fetthals, zervikale Lipomatose, Fettkropf
Def: Diffuse, massive, manchmal schmerzhafte Vermehrung des Unterhautfettgewebes im Hals- und Schulterbereich im Verlauf von Monaten bis Jahren. Isoliert vorkommendes Teilsymptom der *benignen symmetrischen Lipomatose^.
Ätio: Unbekannt

Madenfraß
s. Myiasis

Madonnenfinger
Def: Verjüngung der Fingerendglieder bei der *Sklerodaktylie im Rahmen der *progressiven systemischen Sklerodermie^.

Madurafuß
s. Myzetom

Maduramykose
s. Myzetom

Mäler
s. Naevus

Mafucci-Syndrom
Syn: Kast'sches Syndrom, Chondrodysplasie-Hämangiom-Syndrom, Dyschondroplasia hämangiomatosa
Def: Konstitutionelle, nicht-hereditäre mesodermale Dysplasie mit multiplen *kavernösen Haemangiomen^ der Haut und progressiver, asymmetrischer Knochenchondromatose, vor allem im Haemangiombereich.
Ätio: Unbekannt
Diag: Radiologisch
Prog: In 20% Neigung zur Entwicklung maligner Tumoren, vor allem *Angiosarkom, Chondrosarkom. Knochenfrakturen.
s.a Olliersches Syndrom

Magic-Syndrom (mouth and genital ulcers with inflamed cartilage)
Def: Überlappung der klinischen Manifestation von *Morbus Behcet^ und *Polychondritis recidivans et atrophicans, wahrscheinlich bei immunologischer Anomalie mit Elastin als mögliches Zielantigen.
Lit: Firestein GS (1985) Mouth and Genital Ulcers with Inflamed Cartilage: Magic-Syndrome. Amer. J. Med. 79:65–72

Mah-Jongg-Dermatitis
s. Lackkrätze

Mahorner-Ochsner-Versuch
Def: Methode zur Überprüfung der Suffizienz der *transfaszialen Venen^. Zwei Staubinden in verschiedener Höhe an die ausgestrichene Extremität legen. Beim Umhergehen des Patienten füllen sich die Varizen im Falle einer Insuffizienz der Perforansvenen zwischen beiden Binden.
s. a. Trendelenburg-Versuch,
s. a. Perthes-Versuch

Majocchi, Morbus
s. Purpura anularis teleangiectodes (Majocchi)
s. Tinea corporis profunda (= Granuloma trichophyticum Majocchi)

Majocchische Krankheit
s. Purpura anularis teleangiectodes

Major histocampatibility complex
s. MHC

Makakus-Form des Ohres
Def: Anomalie der Ohrmuschel mit frei nach hinten gerichteter Spitze am hinteren oberen Ohrmuschelrand.

Makroangiopathie, diabetische
s. Angiopathia diabetica

Makrocheilie
Def: Vergrößerung der Lippen.
Vork: Idiopathisch-familiäre Makrocheilie, *Ascher-Syndrom; Cheilitiden unterschiedlicher Genese, vor allem *Cheilitis granulomatosa, z. B. bei *Melkersson-Rosenthal-Syndrom, *Tuberkulose, *tertiärer Syphilis^, *Lepra, *Herpes simplex recidivans, *Sarkoidose, *angioneurotischem Ödem, *Lymphangiomen, *Hämangiomen, *Hämatomen, *Pseudolymphom

Makrodontie mit dermatologischem Syndrom
s. Angiome trigémine osteohypertrophique

Makroglobulinaemie
Syn: Morbus Waldenström
s. lymphoplasmozytoides Lymphom^

Makroglossie
Def: Vergrößerte Zunge:
- Angeboren bei z. B. *kavernösem Hämangiom^ oder *Lymphangiom, *Mongolismus
- Erworben bei *Melkersson-Rosenthal-Syndrom (*Glossitis granulomatosa), *Hyalinosis cutis et mucosae, *Amyloidose, *Aktinomykose, *Syphilis (*Glossitis interstitialis profunda, *Glossitis gummosa), *Karzinom der Zunge, *Urtikaria, *angioneurotischem Ödem, *Glossitis Möller-Hunter.

Makroonychie
Def: Zu große Nägel, z. B. bei pulmonaler oder kardialer Insuffizienz (*Trommelschlegelfinger, *Uhrglasnägel), bei *Akromegalie.

Makrophagen-Migrations-Hemmtest
Def: Heute unüblicher Test zum Nachweis *zellulärer Immunreaktionen.

Makroprosopitis
Def: Unförmige, ein- oder beidseitige, entzündliche Auftreibung des Gesichtes (Prosopitis).
Unüblicher Begriff, der vorwiegend für Schwellungszustände des Gesichtes beim *Melkersson-Rosenthal-Syndrom gebraucht wird.

Makrulie
Syn: Gingivahyperplasie
Def: Diffuse Verdickung des Zahnfleisches unterschiedlicher Genese; z. B. bei *Gingivitis hyperplastica, *Fibromatosis gingivae hereditaria, *Pringle-Bourneville'scher Phakomatose, *Myelosis cutis circumscripta basophilica, *Myelosis cutis circumscripta monocytica, *Skorbut, Dysthyreose, *Akromegalie, *Acanthosis nigricans, *idiopathischer systemischer Amyloidose^, *Hyalinosis cutis et mucosae, *Sarkoidose, *Mycosis fungoides.
s. a. Macrulia gravidarum

Maladie de Duhring
s. Dermatitis herpetiformis Duhring

Mal de Meleda
s. Keratosis palmoplantaris transgrediens

Mal de Mljet
s. Keratosis palmoplantaris transgrediens

Mal de pinto
s. Pinta

Mal perforant
s. Malum perforans

Maladie de Meige
s. Trophödem, Typ Meige

Maladie de Peyronie
s. Induratio penis plastica

Maladie dermatophytique (Hadida et Schousboe)
s. tiefe generalisierte Trichophytie^

Maladie des griffes de chat
s. Katzenkratzkrankheit

Maladie trisymptomatique
s. Purpura rheumatica

Malakoplakie
Def: Sehr seltene granulomatöse Erkrankung aufgrund verminderter Phagozytosefähigkeit von Bakterien. Manifestation an zahlreichen inneren Organen, selten auch an der Haut.
Ätio: Erworbener Defekt der Makrophagen (Immunsuppression) bezüglich des intrazellulären, lysosomalen Abbaus phagozytierter Bakterien. Bakterien können nicht aus den Geweben eliminiert werden. Aus Malakoplakie-Herden kann meist Escherichia coli, seltener Staphylococcus aureus oder andere Bakterien isoliert werden.
Man: Vorwiegend bei immunsupprimierten Patienten, z. B. bei immunsuppressiver Therapie nach Organtransplantation.
Lok: Hautveränderungen bevorzugt perianal, genital, im Glutäalbereich. Am häufigsten Befall des Urogenitaltrakts, gefolgt von Gastrointestinaltrakt, Lymphknoten, weiblichen Genitalorganen, Gehirn, Knochen, Lunge.
Klin: Hautbefall selten, uncharakteristische, umschriebene, pyodermische Herde, Abszesse, ulzerierende Knoten, Aggregation schmerzhafter, solider, derber Papeln.
Hist: Granulomatöse Infiltrate aus großen Histiozyten mit schaumigem, eosinophilem Zytoplasma (sog. von Hansemann Zellen). Teilweise enthalten sie basophile, PAS-positive zielscheibenartige Einschlüsse (sog. Michaelis-Gutmann-Körperchen). Elektronenmikroskopie: Nachweis

Tabelle: Therapie der akuten **Malaria** modifiziert nach Siegenthaler et al. (1987)

Medikamente/Dosierung	unter 1 Jahr	1–3 Jahre	4–6 Jahre	7–11 Jahre	über 12 Jahre
Chloroquin (Base) (Resochin)					
a) Initialdosis	75 mg	150 mg	300 mg	300 mg	600 mg
b) Wiederholung nach 6 Stunden	75 mg	150 mg	150 mg	150 mg	300 mg
c) tgl. Dosis für die folgenden 3 Tage	37 mg	75 mg	75 mg	150 mg	300 mg
Chinin					
auf 3–6 orale Gaben verteilte tgl. Dosis für die Dauer von 10 Tagen	100–200 mg	200–300 mg	300–500 mg	500–1000 mg	2000 mg
Kombinationspräparat (Fansidar)					
Sufadoxin 500 mg und Pyrimethamin 25 mg pro Tbl. Einmalige Dosis	½ Tbl.	½ Tbl.	1 Tbl.	2 Tbl.	3 Tbl.
Einzeldosen bei parenteraler Therapie:					
Chloroquin (Base): 5 mg/kg	in 1–2 Stunden				
Chinin-hydrochlorid: 10 mg/kg	durch Infusion in 6–8 Stunden				

intrazellulärer Bakterien in Makrophagen und Granulozyten.
Ther: Wenn möglich großzügige operative Entfernung der Herde, Versuch mit Clofazimine (100 mg/die) systemisch. Antibiotika systemisch und lokal zeigen nur wenig Wirkung
Lit: Palou J, Torras H, Baradad M et al. (1988) Cutaneous Malakoplakia. Dermatologica 176:288–292
Almagro UA, Choi H, Caya JG (1981) Cutaneous malakoplakia. Report of a case and review of the literature. Am J Dermatopathol 3:295–301

Malaria
Syn: Sumpffieber
Def: Tropische Infektionskrankheit durch Plasmodien (Protozoen) mit typischer Periodik des Fiebers und intravasaler Hämolyse. Überträger der Plasmodien sind Mücken der Gattung Anopheles. Je nach Erreger und Klinik werden drei Formen unterschieden.
Err: Plasmodium falciparum (Malaria tropica), Plasmodium vivax (Malaria tertiana), Plasmodium ovale (Malaria tertiana), Plasmodium malariae (Malaria quartana)
Klin:
- Periodische Fieberschübe, alle drei Tage (Tertianatyp bei Plasmodium falcipare, vivax und ovale) oder alle vier Tage (Quartanatyp bei Plasmodium malariae).
- Hauterscheinungen: Erytheme, hämorrhagische Diathesen, selten Erythema nodosum-ähnliche oder Raynaud-artige Hautveränderungen.
  Gehäuft *Arzneimittelexantheme, vor allem durch Chinin.

Lab: Anämie, Thrombozytämie, Anstieg von LDH, Nierenwerten, Gesamtbilirubin, Transaminasen.
Diag: Direkter Erregernachweis im Blutausstrich (Giemsa-Färbung: Trophozoiten, Merozoiten, Schizonten) oder im „dicken Tropfen“ zur Anreicherung der Erreger.
Ther: Je nach Erreger, Erregerresistenzen und Stadium der Erkrankung unterschiedliche Dosen von Chloroquin, Chinin, Sufadoxin + Pyrimethamin (s. Tabelle).
Malaria-Prophylaxe: Chloroquin 300 mg einmal pro Woche 2 Tage vor bis 6 Wochen nach Verlassen des Malariagebietes. Für Gebiete mit Chloroquin-Resistenz aktuelle Empfehlungen der Deutschen Tropen-

medizinischen Gesellschaft (Postfach 100–162, 40789 Monheim) beachten. Eine Informationschrift „Gesundheitsempfehlung für den internationalen Reiseverkehr, Impfbestimmungen – Malariasituation“ kann beim Deutschen Grünen Kreuz (Schuhmarkt 4, 35037 Marburg) bezogen werden.
Prog: Bei frühzeitiger Therapie Restitutio ad integrum, bei Therapieverzögerung über eine Woche Lebensgefahr, Rückfälle nach bis zu 20 Jahren möglich.
Lit: Dietrich M, Kern, P (1987) Tropenkrankheiten. In: Siegenthaler W, Kaufmann W, Hornbostel H, Waller HD (Hrsg) Lehrbuch der inneren Medizin. Georg Thieme, Stuttgart New York, S. 806–809
Höfeler W, Bienzle U, Eichenlaub D, Fleischer K (1988) Empfehlungen zur Malariavorbeugung. Dt. Ärztebl. 85:2536–2538
Schulze-Röbbecke R (1986) Malariaprophylaxe-Stand 1986. Dt. Ärztebl. 83 (36):2351–2360
Seitz HM (1986) Antikörpernachweis bei Malariaverdacht: Wert und Grenzen. Dt. Ärztebl. 83:2361–2364

Malassezia furfur
Syn: Microsporon furfur, Pityrosporon orbiculare, Pityrosporon ovale
Def: Zu den Hefen zählender Pilz mit ovalen, häufig doppelt konturierten Sporen und kurzen Hyphen. Erreger der *Pityriasis versicolor und der *Pityrosporumfollikulitis. Benötigt zur Entwicklung ein feuchtwarmes, mit Lipiden angereichertes Milieu.

Malasseziafollikulitis
s. Pityrosporumfollikulitis

Maldescensus testis
Syn: Kryptorchismus, Hodenretention, Retentio testis
Def: Ausbleiben des Deszensus testis (ein- oder beidseitig). Die Hoden liegen normalerweise bei der Geburt im Skrotum (96–97%), sollten jedoch spätestens am Ende des 1. Lebensjahres deszendiert sein, da die physiologische Hodenentwicklung nur bei (überwiegend) intraskrotaler Lage erfolgt.
Klin: Nach der Lage des Hodens werden verschiedene Formen unterschieden:
- Retentio testis abdominalis (Bauchhoden): Hoden nicht palpabel.
- Retentio testis inguinalis (Leistenhoden): Hoden im Leistenkanal oder vor dem äußeren Leistenring palpabel, läßt sich nicht ins Skrotum verlagern.
- Testis mobilis (Gleit- bzw. Pendelhoden)
  1. Der Gleithoden kann nur unter Spannung der Samenstranggebilde ins obere Skrotalfach verlagert werden, gleitet jedoch sofort in seine inguinale Position zurück.
  2. Der Pendelhoden kann bleibend ins Skrotum verlagert werden, er „pendelt “ nur gelegentlich in den Leistenkanal zurück. Diese Form ist im Kindesalter nicht behandlungsbedürftig sollte aber regelmäßig kontrolliert werden. Mit Abschluß der Pubertät kommt es in den meisten Fällen zu einer dauerhaften intraskrotalen Positionierung.
- Ektopia testis: Verlagerung des Hodens außerhalb des physiologischen Deszensusweges, z. B. perineal, retroperitoneal.

DD: Hodenaplasie bei Retentio testis abdominalis und Ektopia testis, Leistenhernie bei Retentio testis inguinalis.
Ther: Mit Ausnahme des Gleit- bzw. Pendelhodens muß jede Lageanomalie nach dem 1. Lebensjahr behandelt werden. Zunächst Hormontherapie mit Choriongonadotropin (HCG) über 5 Wochen (2malige Kur); wenn erfolglos, Operation mit Orchidopexie.
Ektope Hoden werden primär chirurgisch entfernt.
Prog: Bei Retention der Testes über das 6. Lebensjahr hinaus weist das

Keimepithel erhebliche Schäden auf, die eine später ausreichende Spermiogenese (Zeugungsfähigkeit) unmöglich machen können. Erhöhte Entartungsgefahr retinierter Hoden!

Maldescensus testis
s. Retentio testis

Male-pattern-alopecia
s. Alopecia androgenetica

Malignant down
s. Hypertrichosis lanuginosa acquisita

Malignant granuloma of the nose
s. Granuloma gangraenescens nasi

Malignant lymphoma with large pyroninophilic cells
s. immunoblastisches Lymphom^

Malignes fibröses Histiozytom
s. malignes fibröses Histiozytom^

Malleoidose
s. Melioidose

Malleus
Syn: Rotz, glanders, Hautrotz
Def: Infektionskrankheit durch Pseudomonas mallei bei Einhufern und anderen Haustieren, selten beim Mensch.
Beachte: *Meldepflicht!
Ätio: Übertragung des Erregers vor allem durch Kontakt mit Nasen- und Geschwürssekret erkrankter Tiere.
Err: Pseudomonas mallei (= Actinobazillus mallei, Bazillus mallei), gramnegatives Bakterium
Klin: Inkubationszeit wenige Tage bis zu 2–3 Wochen. Je nach Verlauf werden vier Formen unterschieden:
- Akute fulminante Form: Plötzlicher Beginn mit Kopfschmerzen, Gliederschmerzen, Schüttelfrost, Übelkeit, Erbrechen.
- Akuter Hautrotz (Dermatitis malleosa): Entzündlich gerötete Schwellung; häufig zentrale Pustel an der Inokulationsstelle. Umwandlung in gezacktes, unterminiertes, eitrig belegtes Ulkus = Primäraffekt mit schmerzhafter regionaler Lymphangitis und Lymphadenitis. Generalisierung mit schweren Allgemeinsymptomen. Schubweise Entwicklung makulöser, später bullöser oder pustulöser, geschwürig zerfallender Läsionen (Rotzgeschwüre). Schleimhautbefall. Letaler Ausgang in der 2.–3. Krankheitswoche bei Beteiligung innerer Organe.
- Chronische Form: Schleichende Entwicklung ulzerierender Knoten und schlecht heilender Ulzerationen. Begleitende Glieder- oder Gelenkschmerzen. *Schleimhaut:* Infiltration, Abszesse, Ulzerationen, Mutilationen = Malleus mutilans.
- Primärer Nasenrotz: Eintrittspforte: Nasenschleimhaut. Schwellung, Pusteln, Geschwüre, zähe; blutig-eitrige Sekretion. Deszendieren der Veränderungen, Erstickungsgefahr, Sepsis.

Diag: Erregernachweis: Abstrich, Kultur; positiver Agglutinations- und Komplementbindungstest ab dem 20. Tag
DD: *Tuberculosis cutis miliaris disseminata, *Typhus, *Syphilis, *Sporotrichose, *Erysipel, multiple *Abszesse
Ther: Isolation des Patienten; geringe Ansprechbarkeit auf moderne Antibiotika. Sulfadiazin (4–6 g/die) und Tetracycline (2–3 g/die) über 4 Wochen. Extern: Symptomatisch, Desinfektion

Malleus mutilans
s. Malleus

Mallorca-Akne
s. Mallorca-Akne^

Maltafieber
s. Bruzellosen

Malum perforans
Syn: Anästhetische Ulzera, perforierende Ulzerationen, Mal perforant, neurotrophische Ulzerationen
Def: Chronische, schmerzlose, nichtinflammatorische Ulzerationen in anäs-

thetischen Hautbereichen mit Druckbelastung oder ständiger Traumatisierung und geringer Heilungstendenz.
Ätio: U. a. bei Syringomyelie, *Tabes dorsalis, Polyneuropathie, periphere Nervenläsionen, Diabetes mellitus, *Lepra, *Syphilis
s. a. trophoneurotisches Nasenflügelgeschwür^, Acropathia ulcero-mutilans familiaris, Acropathia ulceromutilans nonfamiliaris
Lok: Vor allem Fußsohlen, Fersen, Kleinzehenballen, Großzehenballen.
Ther: Kausal je nach Ätiologie, Entlastung durch adäquates Schuhwerk, Reinigung des Ulkus, cave: farbstoffhaltige Desinfiziensen (Nekrosegefahr).

Mamille, akzessorische
Syn: Aberrierte Brustwarze, Hyperthelie, Polythelie
Def: Überzählige Brustwarzen im Bereich der sogenannten Milchleiste.
s. a. aberrierte Mamma^

Mamillenadenom
Syn: Erosive Adenomatose der Mamille, papilläres Adenom der Mamille, Milchgangsadenom, papilläres intraduktales Zystadenom, intraduktales benignes Papillom, proliferierendes papilläres Adenom der Mamille, floride subareoläre Papillomatose
Def: Seltener benigner, mit den Milchgängen assoziierter Tumor.
Klin: Rötlicher bis erosiver, schuppender, krustöser Plaque im Mamillenbereich mit Vergrößerung, Blutung und Nässen der Brustwarze.
Hist: In Kontinuität mit der Epidermis Proliferation zystischer und tubulärer Strukturen mit zylindrischem Epithel, außen Myoepithelzellen.
DD: *Morbus Paget^, intraduktales papilläres Milchgangskarzinom
Ther: Lokale Exzision der befallenen Milchgänge
Prog: Keine maligne Entartung
Lit: Undeutsch W, Nikolowski J (1979) Papillomatöses Milchgangsadenom (Pseudo-Paget der Mamille). Hautarzt 30:371–375

Mamillenekzem
Def: Ekzem der Brustwarze unterschiedlicher Ätiologie, z. B. bei *endogenem Ekzem^, bei *kontaktallergischem Ekzem^, bei *Skabies.
DD: Einseitig: *Morbus Paget^

Mamillenkarzinom, primäres
s. Karzinom, primäres Mamillenkarzinom

Mamillenkeratosen
s. Keratosis areolae mammae naeviformis

Mamma, akzessorische
Syn: Aberrierte Brust, Mamma heterotopica, Polymastie
Def: Überzählige Brustdrüsenrudimente im Bereich der von den Achselhöhlen zur Mitte der Oberschenkel verlaufenden Milchleiste.
s. a. akzessorische Mamille^

Mamma, heterotopica
s. akzessorische Mamma^

Mancini-Technik
Def: Quantitative Antigenbestimmungen anhand der Größe des Immunpre-

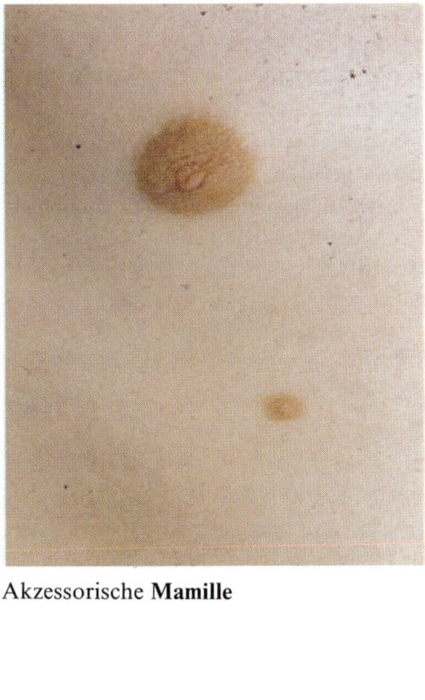

Akzessorische **Mamille**

zipitates bei radialer Immundiffusion in einem spezifische Antikörper enthaltenden Agarosegel, z. B. zur Quantifizierung von Immunglobulinen.

Mandrin-Phänomen
s. Sondenphänomen

Mandschurisches Fieber
s. epidemisches hämorrhagisches Fieber^

Mangodermatitis
Def: Sehr häufiges *kontaktallergisches Ekzem^ nach dem Kontakt mit Mangofrüchten. Das wirksame Agens befindet sich in Fruchtschale, Stengeln und Baumsaft.

Marasmus
Syn: Carence sèche
Def: Allgemeine Unterernährung durch ungenügende Zufuhr von Kalorien, Proteinen und Vitaminen mit Verlust des subkutanen Fettgewebes, sebostatisch trockener Haut, grober Fältelung der Haut über den großen Gelenkbeugen und Glutaeochalasie. Keine Ödeme, keine Apathie, großer Appetit.

Marburg-Virus-Krankheit
Def: Hochkontagiöse Viruskrankheit, die bei Affen (Uganda) endemisch auftritt. 1967 Laborinfektion durch aus Afrika importierte Affen. Sekundärinfektion von Mensch zu Mensch möglich.
Err: Rhabdoviren
Klin: Inkubationszeit: 5–7 Tage. Akuter fieberhafter Beginn mit Kopfschmerzen, Lichtscheu, Myalgie, Erbrechen und Diarrhoe. Makulopapulöses, evtl. purpurisches Exanthem, tiefrotes Enanthem.
Ther: Kausale Therapie nicht möglich
Prog: Letalität 25%

Marfan-Achard-Syndrom
s. Marfan-Syndrom

Marfan-Syndrom
Syn: Dolichostenomelie, Marfan-Achard-Syndrom; Dystrophia mesodermalis congenita, Typus Marfan; Hyperchondroplasie, Akrochondrohyperplasie
Def: Generalisierte Bindegewebserkrankung durch Degeneration der elastischen Fasern mit Beteiligung von Auge, Skelett, kardiovaskulärem System und Haut.
Ätio: Autosomal-dominanter Erbgang, in 15% sporadisch (Alterseffekt des Vaters wird diskutiert), ein Fall mit halbseitigem Befall beschrieben.
Klin: Meist asthenischer großwüchsiger Habitus mit *Madonnenfinger, Spinnenfingrigkeit, Linsenluxation u. a.
- Haut: *Striae cutis distensae über Brust, Schulter, Oberschenkel (ohne Übergewicht!), *Elastosis perforans serpiginosa.
- Auge: Linsenektopie, Myopie, Katarakt, Retinaablösung.
- Skelett: Arachnodaktylie, lange Extremitätenknochen, Kyphoskoliose, lange Rippen, Pectus excavatum oder carinatum. Plattfüße, Genu recurvatum, Überstreckbarkeit der Gelenke, Gelenkdislokationen.
- Kardiovaskuläres System: Störungen entwickeln sich im Laufe der Zeit infolge der verminderten mechanischen Belastbarkeit: Aortenaneurysmen, vor allem in der aufsteigenden Aorta, Mitralklappeninsuffizienz (floppy valvae).

DD: *Beals-Hecht-Syndrom, *Homozystinurie
Prog: Abhängig von den kardiovaskulären Komplikationen.
Lit: Pyeritz RE, McKusick VA (1979) The Marfan's syndrome: diagnosis and managment. N Engl J Med 300:772
Milewicz DM, Pyeritz RE, Crawford ES, Byers PH (1992) Marfan syndrome: defective synthesis, secretion, and extracellular matrix formation of fibrillin by cultured dermal fibroblats. J Clin Invest 89:79–86

Marghescu-Braun-Falco-Syndrom
s. kongenitale Poikilodermie^ mit Blasenbildung

Marginal keratoderma of the palms
s. Akrokeratoelastoidose

Maridi-hämorrhagisches Fieber
Syn: Viral haemorrhagic fever
Def: Fieberhafte hämorrhagische Viruserkrankung, die 1976 endemisch im Süden des Sudan und im nördlichen Zaire auftrat.
Klin: Inkubationszeit: 4–16 Tage. Bild entsprechend der *Marburg-Virus-Krankheit.
Charakteristische, stechende, retrosternale Schmerzen.
Prog: Häufig letaler Ausgang.

Marie-Bamberger-Syndrom
Syn: Bamberger-Syndrom, Ostéoarthropathie hypertrophiante, Akropachie
Def: Osteoarthropathia hypertrophica als *paraneoplastisches Syndrom bei malignen Lungentumoren oder im Rahmen chronischer Lungenerkrankungen. *Symptomatische Pachydermoperiostose^.
Man: 4. Lebensjahrzehnt
Klin: Schmerzhafte Polyarthritis, Gelenkverdickungen, Uhrglasnägel, Verdickung der Haut an Händen, Fingern, Füßen und Zehen sowie der Kopfschwarte.

Marie-Unna-Syndrom
s. Hypotrichosis congenita hereditaria generalisata Marie Unna

Marisken
Def: Nicht reponierbare, sich beim Pressen nicht füllende, schlaffe Hautfalten am Anus nach perianalen Thrombosen, die zur Unterhaltung eines *Analekzems führen können.
Ther: Ggf. operative Entfernung

Marjolins Ulcus
Def: Heute unüblicher Begriff für ein auf Brandnarben entstandenes, langsam wachsendes, spät metastasierendes *Karzinom.

Maroteaux-Lamy, Morbus
Def: *Hereditäre Mukopolysaccharidose^ mit Wachstumsstörung, Knochendysplasien, Gelenkkontrakturen, Hornhauttrübung, Hepatomegalie, Mukopolysaccharidurie.
Ätio: Genetisch bedingter Defekt des Enzyms: N-Acetylgalaktosamin-4-sulfat-Sulfatase (Arylsulfatase B).
Man: 2.–3. Lebensjahr

Marschgangrän
s. Tibialis-anterior-Syndrom

Marsupialisation
Def: Eröffnen einer Zyste, und Vernähen der Zystenränder am Vestibulum, so daß ein nach außen offener Beutel entsteht.
Anwendung: *Bartholinische Retentionszysten.
s. a. Bartholinitis

Martin-Albright-Syndrom
s. Osteodystrophia hereditaria Albright

Martorell-Ulkus
s. Ulcus cruris hypertonicum

Masern
Syn: Morbilli, Measles, Rosolia, Rougéole, Sarampion, 1. Infektionskrankheit
Def: Hochkontagiöse Viruserkrankung mit typischem Exanthem und Enanthem.
Ätio: Übertragung durch Tröpfcheninfektion, lebenslängliche Immunität. Ansteckend während des katarrhalischen Stadiums und in den ersten Tagen des Exanthems.
Err: Masernvirus
Man: Meist Kindesalter
Klin: Stadienhafter Verlauf mit
- Inkubationszeit: 9–11 Tage.
- katarrhalisches Prodromalstadium: Fieber bis 40 °C, Rhinitis, Konjunktivitis, Lichtscheu, Pharyngitis, Tracheitis.

- Am 2.–3. Tag *Koplik-Flecken, Temperaturabfall und rascher Wiederanstieg.
- Exanthematisches Stadium: Am 3. Krankheitstag, Enanthem am Gaumen, Tonsillen, Uvula. Rote, runde oder ovale, zunächst blaß- dann dunkelrote, evtl. hämorrhagische Flecken zunächst hinter den Ohren, dann an Hals und Rumpf, zuletzt an den Extremitäten. Vergrößerung und Konfluenz der Flecken. Nach 3–4 Tagen Temperaturabfall, Abblassen des Exanthems in genannter Reihenfolge. Häufig kleieförmige Abschilferung.

Besondere Verlaufsformen:
- Abortive Form: *Morbilloid
- *Masernpemphigoid
- Primär toxische Masern: Foudroyanter Verlauf mit Somnolenz, Hyperpyrexie, blutigen Stühlen, Zirkulationsstörungen, Krämpfen und letalem Ausgang möglich.

Lab: Prodromalstadium: Leukozytose. Exanthematisches Stadium: Leukopenie, Neutropenie.
Diag: Klinisches Bild, Titeranstieg um 2 Stufen beim Hämagglutinationshemmtest.
DD: *Arzneimittelexantheme, *Röteln, *Scharlach, *Fleckfieber
Komp: Bronchopneumonie, Otitis media, Masernkrupp, Masernenzephalitis, subakut sklerosierende Panenzephalitis.
Prophylaxe: Aktive Immunisierung mit abgeschwächter Lebendvakzine gegen Ende des 1. Lebensjahres.
Ther: Symptomatisch. Antibiotikagabe zur Vermeidung von Komplikationen, Gamma-Globulin bis zum 6. Inkubationstag bei gefährdeten Kindern.

Masernpemphigoid
Syn: Morbilli vesiculosi, Morbilli bullosi
Def: Sehr seltene, dem *Lyell-Syndrom ähnliche Erkrankung mit Blasen und Bläschen, welche bei *Masern mit dem Exanthem gleichzeitig oder kurze Zeit später in läsionalen Hautpartien auftreten.
Lit: Schulz H (1989) Praxisrelevante pädiatrische Hautkrankheiten. Hautnah dermatol. 84–95

Maskengesicht
Syn: Sphinx-Gesicht
Def: Maskenartiger Gesichtsausdruck, z. B. bei *Turner-Syndrom durch Erschlaffung der Gesichtshaut oder bei Parkinson-Syndrom durch starre Mimik und erhöhte Talgproduktion.

Masque biliaire
s. Chloasma hepaticum

Mastitis
Syn: Brust-Abszeß
Def: Bakterielle, abszedierende Mastitis, in 95% der Fälle: Mastitis puerperalis.
Err: Meist Staphylococcus aureus
Klin: Subkutane, intramammäre, glanduläre, retromammäre oder subareoläre Abszesse. Schmerzen, Fieber, Schüttelfrost, Rötung und Fluktuation.
Ther: Großzügige Eröffnung und Drainage, Antibiotikagabe, Hochbinden und Abstillen.

Mastozytom, isoliertes
Syn: Mastzellennaevus, ursprüngliche Bezeichnung Xanthelasmoidea (Tilbury Fox 1875)
Def: *Mastozytose mit lokalisierter kutaner Mastzellenvermehrung.
Man: Ab Geburt oder in den ersten Lebensmonaten.
Klin: Solitäre oder einige wenige, bis pflaumengroße, derbe, bräunlich-violette, unscharf begrenzte, makulopapulöse Herde. Nach Reiben der Herde urtikarielle oder bullöse Reaktion.
Hist: Tumoröses, dichtes Infiltrat aus Mastzellen (metachromatische Granula im Zytoplasma) mit kuboiden Zellkernen im gesamten Korium.
DD: *Xanthogranulom; *Granuloma gluteale infantum
Ther: Häufig Spontanheilung, ggf. Glukokortikoide extern.

Prog: Rückbildung innerhalb von Monaten bis Jahren möglich.

Mastozytose

Def: Oberbegriff für klinisch heterogene Krankheitsbilder, die durch Mastzellenanreicherungen in der Haut und in inneren Organen gekennzeichnet sind. Das Spektrum reicht von solitären Hautinfiltraten bis zu ausgedehnten systemischen Mastozytosen, dabei sieht man in 90% aller Fälle eine kutane Beteiligung und in 10% eine Systembeteiligung.
a) Kutane Mastozytosen: Je nach Klinik werden folgende Formen unterschieden:
- *isoliertes Mastozytom^
- *Urticaria pigmentosa (= disseminierte Mastozytome), mit der Sonderform *Teleangiectasia macularis eruptiva perstans
- *diffuse Mastozytose^ der Haut

b) Systemische Mastozytosen. Die Anwendung subtiler Untersuchungstechniken (mehrere Knochen-, Leberbiopsien) ergibt teilweise eine höhere prozentuale Innenorganbeteiligung (s. oben). Ob alle kutanen Mastozytosen Ausdruck einer evtl. klinisch latenten Systemerkrankung sind, wird diskutiert.
Betroffene Organe: Skelettsystem (Osteolysen, Osteofibrose v. a. in Schädel, Achsenskelett), Knochenmark (Anämie, Leukozytose, Leukopenie, Eosinophilie), Lymphknoten, Gastrointestinaltrakt (Erbrechen, Krämpfe, Diarrhoen), Leber und Milz (Hepato-, Splenomegalie).
c) Sehr selten: Maligne Mastozytose (*Mastzellen-Leukämie).
Man: Kleinkindesalter (< 2 Jahre). Keine Geschlechtsbevorzugung.
Diag: Programm bei Mastozytosen des Erwachsenenalters, modifiziert nach Langer und Wolff:
1. Basisprogramm:
Hautbiopsie (Giemsa- o. Toluidinblau-Färbung),
Blutbild mit Differentialblutbild, Thrombozyten, Gerinnungsstatus, Blutsenkung,
Elektrophorese, Gesamt-IgE, Skelettszintigraphie, Röntgen-Thorax, Abdomensonographie, Leber-Milz-Szintigraphie.
2. Erweitertes Basisprogramm (bei begründetem Verdacht auf systemische Mastozytose):
Knochenmarkausstrich (Beckenkammbiopsie),
Gezielte Knochenbiopsie,
Leberbiopsie,
Magen-Darm-Untersuchungen (Endoskopie, Röntgen),
Neurologische Untersuchung.
3. Bei gezielter differentialdiagnostischer Fragestellung:
Ausscheidung des Histamins und seiner Metaboliten im 24h-Harn,
5-Hydroxyindolessigsäure-Ausscheidung im 24h-Harn,
Katecholaminausscheidung im 24h-Harn.
Ther: Cave: Histaminliberatoren (Koffein, Aspirin, Atropin, Morphin, Toxine, Kälte, Wärme, Nahrungsmittel).
Intern: Ggf. Antihistaminika, Kombination von H1-Rezeptorenblocker und H2-Blockern, z. B. Cimetidin (z. B. Tagamet 200–800 mg/die), Dinatrium-Cromoglycat (z. B. Colimune 4mal 200 mg/die) bes. bei gastrointestinaler Symptomatik, Ketotifen (z. B. Zaditen, 1–4 mg/die nach Symptomatik) hemmt gleichzeitig die Mastzellendegranulation und ist ein H1-Blocker.
Lokal: *PUVA bes. bei Urticaria pigmentosa, Kortikoidtherapie unter Okklusion oder intraläsionale Injektionen sind bei *isolierten Mastozytomen^ beschrieben.
Prog: Je jünger der Patient und je geringer die Zahl der Hautläsionen, desto wahrscheinlicher ist eine Spontanremission. Solitäre Mastozytome im Säuglingsalter bilden sich praktisch immer spontan zurück. Bei Erkrankungsbeginn im Erwachsenenalter ist

das Risiko einer klinisch manifesten Systembeteiligung und langer Persistenz größer.
Lit: Langer K, Wolff K (1990) Das klinische Spektrum der Mastozytosen. Hautarzt 41:188–195

Mastozytose, diffuse der Haut
Def: *Mastozytose mit großflächiger, massiver Mastzelleninfiltration des gesamten Koriums. Als Sonderform gilt die erythrodermische Mastozytose mit progredientem Verlauf und gehäufter Entwicklung einer *Mastzellenleukämie.
Man: Vor allem Säuglinge
Klin: Diffuse, elefantenhautartige Verdickung der Haut; unscharf begrenzte Hyperpigmentierung; große, gelbliche, flache, lichenifiziert wirkende Herde. Starker Juckreiz. Urtikarieller *Dermographismus, großblasige Eruptionen nach Kratzen und Reiben.
Bei erythrodermischer Mastozytose häufig innerliche Manifestationen mit Zeichen von Histaminliberation: Flush, Diarrhoe, spastische Bronchitis, Magenulkus, Blutdruckabfall, intensiver Juckreiz.
Hist: Bandförmiges, dichtes Mastzelleninfiltrat mit ovalen Kernen und metachromatischen Granulae in der Giemsa-Färbung.
Betroffene innere Organe: Mastzelleninfiltrate, Fibrosierungsneigung.
Ther: *Mastozytosen
Prog: *Mastozytosen

Mastozytose, kutane
s. Urticaria pigmentosa

Mastozytose-Syndrom
Def: *Mastozytose, die ausschließlich systemische Symptome ohne einen Hautbefall zeigt.
Klin: Flush, generalisierter Pruritus, klopfende Kopfschmerzen, Bronchospasmus, vasovagale Synkope, schockähnliche Zustände und diffuse neuropsychiatrische Störungen.
Diag: *Mastozytosen
Ther: *Mastozytosen
Prog: *Mastozytosen

Mastzellenleukämie
Syn: Mastzellenretikulose
Def: *Mastozytose mit systemischer maligner Mastzellenvermehrung und Ausschwemmung atypischer Mastzellen ins periphere Blut.
Klin: *Mastozytose
Diag: *Mastozytose
Ther: Versuch mit Polychemotherapie
Prog: Infaust, meist rasch progredienter Verlauf

Mastzellennaevus
s. isoliertes Mastozytom

Mastzellenretikulose
s. Mastzellenleukämie

Matratzenphänomen
Syn: Status protrusus cutis, Dermopanniculosis deformans
Def: Spontan oder im Kneiftest auftretende, der Fettgewebsarchitektur folgende Dellenbildung und Vorwölbungen im Bereich der Oberschenkelgesäßregion.
Man: Vor allem Frauen, Übergewichtige.
Ther: Nicht möglich.
Prophylaxe: Gewichtskontrolle, Gymnastik.

Maul- und Klauenseuche (echte)
Syn: Stomatitis epidemica, foot and mouth disease, aphthous fever, Aphthosis epizootica
Def: Virale Zoonose, die durch direkten Kontakt, selten durch infizierte Gegenstände oder Milchprodukte, von Klauentieren (Rinder, Schweine, Schafe) auf den Menschen übertragen wird.
Err: Maul- und Klauenseuchen-Virus (MKS-Virus)
Lok: Eintrittspforte: Vor allem Haut und Schleimhäute des oberen Respirations- und Verdauungstraktes.
Klin: Inkubationszeit: 2–6 Tage.
- Prodromalstadium mit Fieber, Kopfschmerz, Mattigkeit und Kreuzschmerz.

- Nach 2–3 Tagen: Blase an der Eintrittspforte des Erregers.
- Virämische Phase: Gerötete Mundschleimhaut, morbilliformes Exanthem.
  Bis linsengroße, aphthöse Läsionen an Mund-, Rachen-, Zungen- und Lippenschleimhaut sowie an Fußsohlen, Handflächen und Fingerspitzen.

Hist: Intraepidermale Blase, eosinophile Zellpyknose, retikuläre Degeneration.
Diag: Virusisolierung (Gewebekulturen), Komplementbindungsreaktion.
DD: *Hand-Fuß-Mund-Krankheit, *Erythema exsudativum multiforme, *Aphthoid Pospischill-Feyrter, *Herpangina
Komp: Bakterielle Sekundärinfektionen, Gastroenteritis, Orchitis, Nephritis, Myokardschädigung
Ther: Symptomatisch, Lotionen. Beachte: Benachrichtigung des zuständigen Tierarztes! Keine *Meldepflicht für erkrankte Menschen.
Prog: Günstig, narbenloses Abheilen innerhalb von 14 Tagen.

Maul- und Klauenseuche (falsche)
s. Hand-Fuß-Mund-Krankheit

Maurerekzem
Syn: Zementekzem
Def: *Kontaktallergisches Ekzem^ auf Chromate: welches sich primär meist an den Händen befindet und 6–8 Jahre nach Expositionsbeginn auftritt. Später Streureaktionen auf Gesicht Hals und Stamm.
Diag: *Epikutantest auf Kalium-Dichromat.
Ther: Meiden des Allergens, antiekzematöse Lokaltherapie. Ggf. *Berufskrankheit, s. a. MdE
Lit: Oostendorp I, Walter P, Rakoski J, Borelli S (1991) Noxen und Allergene in Beruf und Umwelt. Berufserkrankungen bei Maurern. Dt. Dermatol. 39:1185–1186

Mazerativer Fußinfekt
s. gram-negativer Fußinfekt^

McCune-Albright-Syndrom
s. Albright-Syndrom

MdE (Minderung der Erwerbsfähigkeit)
Def: Prozentuale Minderung der Möglichkeiten des zu Begutachtenden auf dem gesamten Feld des Erwerbslebens nach Eintritt der Krankheit im Vergleich zu vorher.
Die MdE wird also auf die individuelle Erwerbsfähigkeit auf dem allgemeinen Arbeitsmarkt ab Eintritt der Erkrankung bezogen.
Bei Hautkrankeiten liegt die MdE meist bei 20–30%. Tabellarische Übersichten können bei der Einschätzung der Höhe Anhaltspunkte geben.
Die Punktetabellen beziehen sich auf beruflich bedingte *kontaktallergisches Ekzeme^.
Lit: Bergner T, Dippel H, Przybilla B (1992) Die Minderung der Erwerbsfähigkeit (MdE) in der dermatologischen Begutachtung. Hautarzt 43:258–263
Klaschka F (1987) Empfehlungen der Arbeitsgemeinschaft für Berufsdermatologie in der Deutschen Dermatologischen Gesellschaft und des Hauptverbandes der gewerblichen Berufsgenossenschaften für die Einschätzung der Minderung der Erwerbsfähigkeit (MdE) bei Hauterkrankungen nach Ziffer 5101 der Anlage 1 zur Berufskrankheitenverordnung (BeKV). Dermatosen 35:102–104

Tabelle: Einschätzung der **MdE** nach der Gesamtzahl in der Punktetabelle (nach Klaschka 1987)

0 bis 5 Punkte	= 0% MdE
10 bis 15 Punkte	= 10% MdE
20 bis 30 Punkte	= 20% MdE
35 bis 45 Punkte	= 25% MdE
50 bis 60 Punkte	= 30% MdE
60 Punkte	= 30% MdE

In besonders schweren Einzelfällen kann auch eine höhere MdE in Frage kommen.

Tabelle: (**MdE**) Punktetabelle für das allergische Kontaktekzem (nach Klaschka 1987)

	keine	gering oder wenig	mittel-gradig	stark/persistierend weit verbreitet
Hauterscheinungen	0	5	10	15 bis 20 Punkte
Umfang und Intensität der Sensibilisierung	0	5	10	15 bis 20 Punkte
Verbreitung des Allergens/ der Allergene	0	5	10	15 bis 20 Punkte

MEA-Syndrom
s. multiple endokrine Neoplasie

Measles
s. Masern

MED (Minimale Erythemschwellendosis nach Wucherpfennig)
Syn: Lichttreppe
Def: Die Erythemschwelle des Ultraviolett ist die schwächste, aber noch scharf gegen die nicht bestrahlte Umgebung begrenzte Hautrötung, die 7 bzw. 24 h nach der Testbestrahlung abzulesen ist (Wucherpfennig 1931). Methode: Entsprechend der exponentiellen Progression der UV-Reaktion an der Haut wird zur Ermittlung der MED-UV-B und der MED-UV-A eine Reihe von Testfeldern an nicht UV-Licht exponierter Haut (Gesäß bzw. Rücken) mit ansteigenden Bestrahlungszeiten = Energiemengen in Stufen von 20–25% bestrahlt und nach der o. a. Definition abgelesen und bewertet. Normalwerte der MED-UV-B betragen in Abhängigkeit von Hauttyp und Strahlenquelle zwischen 0,03 und 0,1 J/cm^2, die Normalwerte der MED-UV-A betragen entsprechend der nur geringen Erythemwirksamkeit des UV-A zwischen 20 und 80 J/cm^2.
Klin: Diagnostische Bedeutung bei *Lichtdermatosen bzw. bei UV-provozierbaren Dermatosen (*persistierende Lichtreaktion, *photoallergisches bzw. *phototoxisches Ekzem^, *Lichturtikaria, *Lupus erythematodes, *erythropoetische Protoporphyrie^, *Hidroa vacciniformia, *polymorphe Lichtdermatose^ u. a.) durch eine ggf. herabgesetzte MED-UV-B bzw. MED-UV-A.
s. a. Photopatchtest und Photoprovokationstest
Lit: Lehmann P, Hölzle E, von Kries R, Plewig G (1986) Lichtdiagnostische Verfahren bei Patienten mit Verdacht auf Photodermatosen. ZentrBl HuG 152:667–682

Medaillon
s. Pityriasis rosea

Median rhomboid glossitis
s. Glossitis rhombica mediana

Medinawurm
s. Drakunkulose

Meessche Querbänder
Def: Mehrere Millimeter breite, transversal über die Nagelplatte führende Bänder mit der Farbe der Lunula.
Vork: Arsenvergiftung, Thalliumvergiftung, schweres Schädel-Hirn-Trauma, lokale Säureverätzung oder Maniküreschäden.
s. a. Leukopathia unguis toxica

Megalerythem
s. Erythema infectiosum

Megalerythema epidemicum
s. Erythema infectiosum

Megalerythema infectiosum
s. Erythema infectiosum

Mehlallergie
Def: Allergie gegen das Mehl einzelner oder mehrerer Getreidearten. Man kennt Typ-1-Reaktionen mit Rhinoconjunktivitis allergica und Asthma sowie die *Mehlprotein-Dermatitis.
s. a. Bäckerekzem

Cave: Ggf. *Berufskrankheit, s. a. MdE, s. a. Meldepflicht

Mehlprotein-Dermatitis
Def: Kontaktekzem vom Soforttyp durch Mehlproteine (*Protein-Kontaktdermatitis).
Diag: *Atopie-Patch-Test, *Prick-Test
Cave: Ggf. *Berufskrankheit, s. a. MdE, s. a. Meldepflicht

Mehlstrichphänomen
s. Hobelspanphänomen

Meige-Syndrom
s. Trophödem, Typ Meige

Meige-Nonne-Milroy-Syndrom
s. chronisches hereditäres Trophödem^

Melaena neonatorum
Def: Darmblutungen in den ersten Lebenstagen bei *Morbus haemorrhagicus neonatorum.

Melanoakanthom (Mishima u. Pinkus)
Def: Mischtumor in dem Melanozyten und Keratinozyten gleichmäßig proliferieren, wahrscheinlich Variante der *Verruca seborrhoica.
Klin: Tief pigmentierter, warzenartiger Tumor, der von einer seborrhoischen Warze nicht zu unterscheiden ist.
Hist: Proliferation basaloider Epithelzellen, über alle Lagen des Tumors verteilte Melanozyten, sowie zahlreiche Melanophagen im Bindegewebe des Koriums.
Ther: Exzision oder Curettage
Prog: Gutartig

Melanoblasten
*malignes Melanom^

Melanoblastose neurocutanée (Touraine)
s. Melanosis neurocutanea

Melanoblastose-Syndrom, neurokutanes
s. Melanosis neurocutanea

Melanoblastosis Bloch-Sulzberger
s. Incontinentia pigmenti, Typ Bloch-Sulzberger

Melanoblastosis cutis linearis sive systematisata
s. Incontinentia pigmenti, Typ Bloch-Sulzberger

Melanochia striata longitudinalis
s. Naevuszellnaevus, subungualer

Melanocytosis dermalis generalisata
s. generalisierte dermale Melanozytose^

Melanoderm
Def: Hyperpigmentierung der Haut im Anschluß an andere Dermatosen.

Melanodermia factitia
Syn: Flagelatartige Hyperpigmentierung
Def: Pigmentierte, juckende, entzündliche Hautveränderung, bisher ausschließlich bei Chemotherapie von Tumorpatienten mit Bleomycin beschrieben.
Ätio: Dosisabhängiger toxischer Effekt des Bleomycins bei disponierten Patienten, diskutiert werden auch postinflammatorische Hyperpigmentierung, durch Tumorzerfallsbestandteile oder Allergie ausgelöste Reaktion, Stimulation der MSH-Sekretion und Strukturveränderung im ACTH-Molekül.
Klin: Innerhalb von Minuten bis Tagen nach der ersten Bleomycin-Infusion Auftreten von *urtikariellen Exanthemen^ und Juckreiz. Nachfolgend (1–3 Wochen) Entwicklung von bizarren Pigmentierungen in den Regionen des Exanthems oder an mechanisch stark belasteten Stellen.
Hist: Hyperpigmentierung der basalen Epithelschicht bei deutlicher Pigmentinkontinenz, wandverdickte Blutgefäße mit unregelmäßig konturierter Endothelschicht und deutlich eingeengtem Lumen, perivaskulär schüttere Rundzellinfiltrate.
Elektronenmikroskopie: Wandverdickte Kapillare mit schmalem Restlumen, zottenartige Zytoplasmaausläufer des Endothels, zwiebelschalenartig proliferierende Perizyten, dazwischen

feingranuläres, elektronendichtes Material; reichlich Kollagenfibrillen, stoffwechselaktive *Melanozyten mit reichlich Melanosomen.
Ther: Absetzen des Bleomycins, orale Antihistaminika gegen den Juckreiz.
Lit: Altmeyer P, Schäfer G, Reimer R, Kachel HG (1984) Ein Beitrag zur Pathogenese der kutanen Bleomycin-Nebenwirkungen. Akt. Dermatol. 10:191–196
Albig J, Gollnick H, Detmar M, Orfanos CE (1992) Flagellatartige Hyperpigmentierung durch Bleomycin. Hautarzt 43:376–379

Melanodermatitis toxica
s. Melanodermitis toxica (lichenoides bullosa)

Melanodermia reticularis calorica
s. kalorische Hyperpigmentierung^

Mélanodermie biliaire
Def: Diffuse oder umschriebene, schiefergraue Pigmentierungen der Haut bei Patienten mit familiärer Cholämie oder hypertrophischer Leberzirrhose.

Melanodermie, diffuse
Def: Flächenhafte Hyperpigmentierung durch diffuse Melanozytenanhäufungen im Korium z. B. bei
1. endokrinen Erkrankungen (M. Addison, ACTH- und/oder MSH-bildende Tumore der Hypophyse, *Akromegalie, Cushing-Syndrom, Hyperthyreose),
2. inneren Erkrankungen (Leberzirrhose, *maligne Lymphogranulomatose^, *Hämochromatose, Enzephalitis, chronische Infektionskrankheiten),
3. bei/nach verschiedenen Dermatosen (z. B. *progressive systemische Sklerodermie^, *Dermatomyositis, nach *Erythrodermien, selten bei metastasierenden *malignen Melanomen^) und
4. durch Medikamente (Arsen, Chlorpromazin, Chloroquin).

Melanodermie-Porphyrie
s. Porphyria-cutanea-tarda

Melanodermitis toxica (lichenoides bullosa) (Hoffmann)
Syn: Hoffmann-Habermannsche Pigmentanomalie, Melanodermatitis toxica
Def: Exogen ausgelöste, chronisch-phototoxische, z. T. evtl. auch photoallergische Reaktion mit postinflammatorischer Pigmentinkontinenz. Die Identität mit der *Riehl-Melanose wird diskutiert.
s.a. Melanosis perioralis et peribuccalis
Ätio: Kontakt mit Schmieröl und seinen Derivaten, Teerdampf, ungereinigter Vaseline (*Vaselinoderm), phototoxischen und -sensibilisierenden Substanzen.
Lok: Vor allem belichtete Körperpartien: Gesicht, Hals, oberer Brustausschnitt.
Klin: Schmutzig-braune Hyperpigmentierungen mit follikulären Keratosen, zarten Atrophien und Teleangiektasien.
Hist: Schüttere perivaskuläre lymphoidzellige Infiltrate; Pigmentinkontinenz.
Ther: Meiden der verursachenden Substanz, Lichtschutz, kosmetische Abdeckung.
Prog: Rückbildung bei Meiden der Ursache möglich.

Melanoerythrodermie
Def: Polyätiologische Variante bzw. Abheilungsphase einer *Erythrodermie mit bronzefarbener Pigmentierung des gesamten Integumentes.
Hist: Unspezifisch
Ther: Der Grundkrankheit angepaßt; ansonsten blande fettende Externa.

Melanokarzinom
s. malignes Melanom^

Melanokarzinosis
Def: Diffuse *Melanose im Endzustand eines *malignen Melanoms^ mit ausgedehnter Metastasierung.

Melanoleukodermie, kongenitale generalisierte
s. Berlin-Syndrom

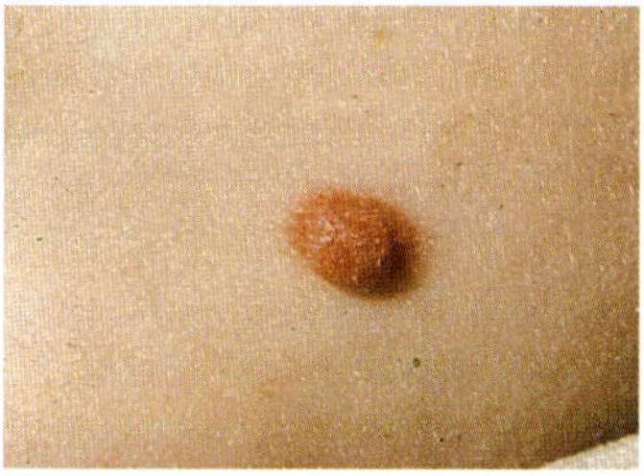

Benignes juveniles **Melanom**

Melanom, benignes juveniles

Syn: Spindelzellnaevus, Spitz Tumor, Allen Spitz Naevus, Spitz Naevus, Epitheloidzellnaevus

Def: Benigner, histologisch an ein malignes Melanom erinnernder Tumor mit klinisch sehr variablem Bild.

Man: Vor allem Kinder (3.–8. Lebensjahr), selten Erwachsene.

Lok: Vor allem Gesicht

Klin: Solitärer, selten über erbsgroßer, halbkugelig vorgewölbter, glänzender, hellbraun-rötlicher bis blauschwarzer Tumor, der von Teleangiektasien durchzogen wird. Diaskopisch: Gelblich-bräunliches Eigeninfiltrat.

Hist: *Naevuszellnaevus, meist vom Compoundtyp, aber auch intradermal und intraepidermal. *Akanthose, Zellpolymorphie, Mitosen, fischzugartige Wirbel von Spindelzellen, auch epitheloide oder kleine runde Elemente, Riesenzellen, meist geringe Pigmentierung, in Einzelfällen aber massiv. Keine Zerstörung der kollagenen Fasern.

In fast 3% histologisch keine Unterscheidung vom *malignen Melanom möglich.

DD: *Malignes Melanom^, *Tuberculosis cutis luposa, *Lymphadenosis cutis benigna, *juveniles Xanthogranulom^, *Histiozytom, pigmentierter *Naevuszellnaevus, *eruptives Hämangiom^

Ther: Exzision im Gesunden

Prog: Günstig

Lit: Borsa S, Toonstra J et al. (1991) Blasenzellige Variante des Spitz-Nävus. Haurarzt 42:707–708

Gartmann, H., Ganser, M. (1985) Der Spitz-Naevus – Eine klinische und histologische Analyse von 652 Tumoren. Z. Hautkr. 60 (1/2):22–42

Melanom d'emblée

Def: Wenig gebräuchliche Bezeichnung für ein auf einer bisher unauffälligen Haut entstandenes *malignes Melanom^.

Melanom, malignes

Syn: Melanokarzinome, Melanoma sarcomatodes, malignes Chromatophorom, Melanomalignom, Naevokarzinome, malignes Naevoblastom, schwarzer Hautkrebs

Def: Bösartiger, invasiv wachsender, zur Metastasierung neigender Tumor, der sich von entarteten Melanozyten ableitet. Es werden 5 Gruppen unterschieden:

1. Lentigo maligna Melanoma (LMM) (*Lentigo-maligna-Melanom^)
2. Superficial spreading Melanoma

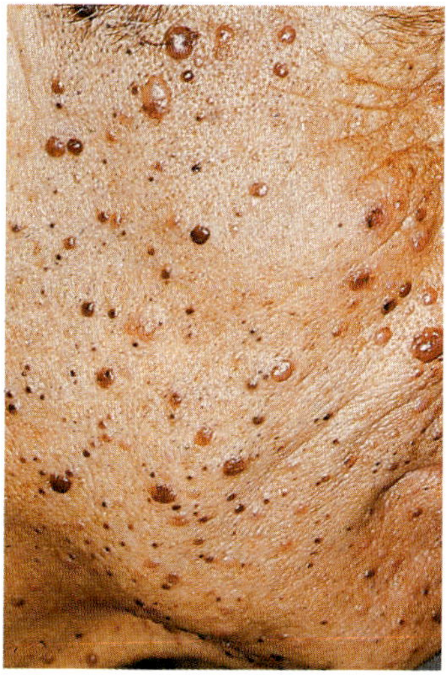

Melanommetastasen

(SSM) (*superfiziell spreitendes Melanomˆ)
3. Noduläres Melanom (NM) (*noduläres Melanomˆ)
4. Akro-lentiginöses Melanom (ALM) (*akrolentiginöses malignes Melanomˆ)
5. Unklassifizierbares Melanom (UCM) (*unklassifizierbares Melanomˆ)
Ätio: Unbekannt, UV-Licht scheint Initiatorfunktion oder bei disponierten Menschen Promotorfunktion auszuüben. Bei SSM und NM wird der Grundstein ihrer Entwicklung durch UV-Strahlung in der Kindheit und Adoleszenz gelegt. Bei LMM kumulativ karzinogene Wirkung der UV-Strahlung.
Risikofaktoren für die Entwicklung von Melanomen:
- Gesamtzahl der melanozytären Naevi
- Vorhandensein atypischer melanozytärer Naevi
- Zahl der aktinischen Naevi
- Haarfarbe
- Hauttyp
- z. T. berufliche Sonnenexposition

In 10–20% der Fälle: Entwicklung auf bisher unveränderter Haut (*Melanom d'emblée).
In 20% der Fälle: Entwicklung auf dem Boden einer *Lentigo maligna nach einer Latenz von durchschnittlich 14,5 Jahren (Lentigo-maligna-Melanom).
In 30% der Fälle: Entwicklung aus einem seit Jahren bestehenden *Naevuszellnaevus.
Selten: Entwicklung aus einem *Naevus bleu
Wachstumsrichtung: LMM und SSM primär horizontales Wachstum, NM und ALM primär Wachstum in die Tiefe.
Man: Vor allem bei der weißen Rasse, mittleres Lebensalter; Frauen:Männer = 2:1
Lok: Am gesamten Integument möglich; auch Schleimhaut, Bindehaut des Auges und im Auge.
Bei Frauen vor allem Gesicht und untere Extremitäten; bei Männern vor allem obere Rumpfpartien.
Klin: Meist tiefbraune bis blauschwärzliche, aber auch teilweise oder völlig pigmentfreie (*amelanotisches malignes Melanomˆ) Tumoren von erheblich differierendem klinischen Aspekt.
s. a. noduläres Melanomˆ
Lentigo-maligna-Melanomˆ
akrolentiginöses malignes Melanomˆ
amelanotisches malignes Melanomˆ
Melanom, Schleimhautmelanom
superfiziell spreitendes Melanomˆ
Metastasierung: Meist frühzeitig lymphogen in die umgebende Haut oder in die regionalen Lymphknoten. Satellitenartig um den Primärtumor oder zwischen Primärtumor und regionalen Lymphknoten (= Intransit-Metastasen) angeordnete, pigmentierte und unpigmentierte Tochtertumoren.
Harte, indolente, später verbackene regionäre Lymphknoten. Später meist hämatogene Metastasierung, vor allem in Lungen, Leber, Herz, Gehirn, Haut oder Knochen.
Die Stadieneinteilung wird nach klinischen und histologischen Kriterien vorgenommen:
1. Klinische Stadieneinteilung:
Stadium I: Primärtumor ohne klinisch nachweisbare regionale Lymphknotenmetastasen.
Stadium II: Primärtumor mit klinisch nachweisbaren In-transit bzw. regionalen Lymphknotenmetastasen.
Stadium III: Primärtumoren mit hämatogenen oder lymphogenen Fernmetastasen.
Bestimmung des Stadiums: Körperliche Untersuchung, Röntgen, sonographische Lymphknotendiagnostik, Computertomographie, Lymphabflußszintigramm (s. u.)
TNM-Klassifikation: s. Tabelle S. 541
2. Zur Risikoabschätzung ist die histologische Bestimmung der Tiefenausdehnung wichtig. Gebräuchlich sind 2 Methoden:

Tabelle: Klinische TNM-Klassifikation des malignen **Melanoms** (s. a. Tabelle S. 543)

T	Primärtumor Eine Klassifikation des Primärtumors nach klinischen Kriterien ist nicht vorgesehen, die Beurteilung erfolgt nach Exzision und Histologie (siehe pT).	
N	Regionäre Lymphknoten	
NX	Regionäre Lymphknoten können nicht beurteilt werden.	
N0	Keine regionären Lymphknotenmetastasen	
N1	Metastase(n) 3 cm oder weniger in größter Ausdehnung in irgendeinem regionären Lymphknoten	
N2	Metastase(n) mehr als 3 cm in größter Ausdehnung in irgendeinem regionären Lymphknoten und/oder In-transit-Metastase(n)	
	N2a	Metastase(n) mehr als 3 cm in größter Ausdehnung
	N2b	In-transit-Metastase(n)
	N2c	Metastase(n) mehr als 3 cm in größter Ausdehnung und Intransit-Metastase(n)
M	Fernmetastasen	
MX	Das Vorliegen von Fernmetastasen kann nicht beurteilt werden	
M0	Keine Fernmetastasen	
M1	Fernmetastasen	
	M1a	Befall von Haut, Subkutis oder Lymphknoten jenseits der regionären Lymphknoten
	M1b	Viszerale Metastasen

– a) Eindringtiefe nach Clark:
Eindringtiefe I: Tumorzellen in der Epidermis oberhalb der Basalmembran.
Eindringtiefe II: Basalmembran durchbrochen, Tumorzellen reichen bis ins Stratum papillare.
Eindringtiefe III: Tumorzellen bis an die Grenzzone zwischen Stratum papillare und Stratum reticulare.
Eindringtiefe IV: Tumorzellen zwischen den Kollagenfasern des Stratum reticulare.
Eindringtiefe V: Tumorzellen bis ins subkutane Fettgewebe vorgedrungen.

– b) Tumordicke nach Breslow: Hierbei wird die größte Tiefenausdehnung des Tumors in mm gemessen. Melanome mit einer Tumordicke <0,76 mm haben ein geringes Metastasierungs-Risiko, solche mit einer Dicke >1,5 mm ein høhes Risiko.

3. Risikoeinschätzung:
„Low risk“: <0,76 mm
„Medium risk“: 0,76–1,5 mm
„High risk“: >1,5 mm

Auflichtmikroskopie: *Superfiziell spreitendes Melanom^, *Lentigo maligna-Melanom, *noduläres Melanom^, *amelanotisches Melanom^
*Hochauflösende Sonographie: Homogene echoarme Struktur mit scharfen Grenzen zu den echoreichen Dermisstrukturen. Sehr gute Korrelation der sonographisch ermittelten Tumordicke mit den histometrischen Werten.
Lymphoszintigraphie: Durch interstitielle Lymphabflußszintigraphie mit Tc–99 Identifizierung der regionalen Lymphknotenstationen; präoperativ bei allen High-risk-Melanomen an Kopf, Hals und Stamm zur Bestimmung der Lymphdrainage empfehlenswert.

Hist: *Superfiziell spreitendes Melanom^, *Lentigo maligna-Melanom, *noduläres Melanom^, *amelanotisches Melanom^

Diag: Klinisch auch von melanomerfahrenen Dermatologen in 18% falsch-negative Einschätzungen, durch *Auflichtmikroskopie sind 95% richtig-positive Diagnosen erreichbar. Histologische Sicherung.

DD: Pigmentierter *Naevuszellnaevus, pigmentierte *Verruca seborrhoica, pigmentiertes *Basaliom, thrombo-

Tabelle: (**Melanom**) Operative Therapie des Primärtumors im klinischen Stadium I

MM in situ (Clark I)	0,5 cm Resektionsabstand
MM „low risk" < 0,76 mm	1–2 cm
MM „medium risk" 0,76–1,5 mm	2–3 cm
MM „high risk" > 1,55 mm	3 cm

Anmerkung: jedes ulzerierte Melanom ist als „high-risk" einzustufen
Bei unidirektionalem Lymphabfluß ist eine regionale elektive Lymphknotendissektion zu diskutieren.

siertes *eruptives Hämangiom^, pigmentiertes *Histiozytom, *benignes juveniles Melanom^, *Naevus bleu, *Lentigo maligna, *Verruca vulgaris, *Klarzellenakanthom, *ekkrines Hidrozystom^, pigmentiertes *spinozelluläres Karzinom^, *Angiokeratom, *Sarcoma idiopathicum multiplex haemorrhagicum, *Glomustumor, *Mastozytom, *Neurofibrom

Ther:

- 1. Operatives Vorgehen: s. Tabelle Solitäre Metastasen werden exzidiert.
- 2. Chemotherapie:
  a) Isolierte Extremitätenperfusion: Meist mit Melphalan in Hyperthermie durchgeführt. Ind: Tumorlokalisation an den Extremitäten mit einer Dicke über 1,5 mm und *akrolentiginöse maligne Melanome^. Bei hoher lokaler Dosierung des Chemotherapeutikums werden systemische Wirkungen niedrig gehalten. Wiederholung bis zu fünfmal möglich.
  b) Systemische Chemotherapie: – Monotherapie mit Dacarbazin wird heute zunehmend mehr verlassen (DTIC, 250 mg/m² für 5 Tage einmal monatlich oder einmalig 850 mg/m² alle 4 Wochen: Ansprechrate 14–25%), Kombination mit Interferon (s. unten).

Tabelle: Polychemotherapie-Schemata beim metastasierenden malignen **Melanom** nach Stadler u. Ramme (1992)

		Remissionsraten
VD	(Vincristin, Dacarbazin)	22,0%
FD	(Fotemustin, Dacarbazin)	33,3%
DVP	(Dacarbazin, Vindesin, Cisplatin)	34,4%
CVD	(CCNU, Vincristin, Dacarbazin)	17,7%
POC	(Procarbazin, Vincristin, CCNU)	47,7%
BHD	(BCNU, Hydroxyurea, Dacarbazin)	25,5%
BVD	(BCNU, Vincristin, Dacarbazin)	25,0%
BVP	(Bleomycin, Vinblastin, Platinex)	25,0%
BOLD	(Bleomycin, Vincristin, CCNU, Dacarbazin)	32,8%
BHDV	(BCNU, Hydroxyurea, Dacarbazin, Vincristin)	30,3%
BELD	(Bleomycin, Vindesin, CCNU, Dacarbazin)	45,0%

- Die Überlegenheit von Polychemotherapieschemata ist nach neueren Studien nicht gesichert. Die Tabelle zeigt mögliche Schemata und die erreichten Remissionsraten. Als Indikation gelten Patienten mit Vorliegen von multiplen Haut-, Weichteil- und Lungenmetastasen.
- Fotemustine bei Hirnmetastasen
- 3. Immunotherapie:
  a) Aktive unspezifische Immuntherapie z. B. mit BCG, DNCB, Levamisol, Vaccinavirusbestandteilen: Erfolgsquote unter 20%
  b) Passiv-adoptive Immuntherapie mit Interferonen (INF): Ansprechquote 15%; mit Interleukin 2 (IL2) bzw. Kombination von INF mit IL2: erste Ansprechraten bei bis zu 40%.
- 4. Chemoimmunotherapie: Meist Kombination von INF mit DTIC oder Vincristin.
- 5. Hormontherapie: In vivo mit Tamoxifen z. Z. kein überzeugender Ansatz.

Tabelle: Stadienabhängige Prognose beim malignen **Melanom** nach Kaufmann et al. (1989)

Klinisches Stadium (EORTC)	UICC-Stadium	Vertikale Dicke (Breslow)	pTNM	8-Jahres-Überlebensrate
Intraepidermaler TU, MM in situ			pTis	100%
I				
Primärtumor	I	< 0,76 mm	pT1	> 90%
		0,76–1,5 mm	pT2	> 70%
	II	1,51–3,0 mm	pT3a	< 70%
		> 3,0 mm	pT3a, 4	< 50%
IIa				
In-transit-Metastasen	III	unabhängig von Primärtumordicke	pT4/N0, N2b	< 40%
IIb				
Klinisch manifeste LK-Metastasen			alle pT, N1, 2	< 20%
III				
Fernmetastasen	IV	unabhängig von Primärtumordicke	alle pT, alle N, M1	≪ 5%

– 6. Strahlentherapie: Ind: Inoperable, ältere Patienten, Befall von lebenswichtigen Organen (Gefäße, Gehirn), als Zusatztherapie.

Nachkontrolle:
Derzeit ist ein Beobachtungszeitraum von 10 Jahren üblich, empfehlenswert ist eine lebenslange jährliche Kontrolle.

Prog: s. Tabelle

Lit: Garbe, C. (1992) Sonne und malignes Melanom. Hautarzt 43:251–257
Karg C, Garbe C, Orfanos CE (1990) Chemotherapie des malignen Melanoms – gegenwärtiger Stand. Hautarzt 41:56–65
Kaufmann, R., Weber, L., Rodermund, O.-E. (1989) Kutane Melanome – Klinik und Differentialdiagnose. Editiones „Roche“, Mayr Miesbach, Druckerei und Verlag GmbH
Orfanos, C. E., Garbe, C. (1990) Das maligne Melanom der Haut.Hrsg. C.Garbe. W. Zuckschwerdt Verlag München, Bern, Wien, San Francisco
Schadendorf, D., Czarnetzki, B. M. (1991) Neuere Erkenntnisse in der Diagnostik und Therapie des malignen Melanoms. Dt. Derm. 39:302–307
Stadler R, Ramme K (1992) Neue Chemotherapien und kombinierte immunchemotherapeutische Verfahren beim malignen Melanom. Hautnah derm 3:248–256

Melanom, Lentigo-maligna-Melanom (LMM)

Syn: Malignes Melanom auf dem Boden einer Melanosis circumscripta praecancerosa (Dubreuilh), malignes Melanom auf dem Boden einer melanotischen Präkanzerose, malignes

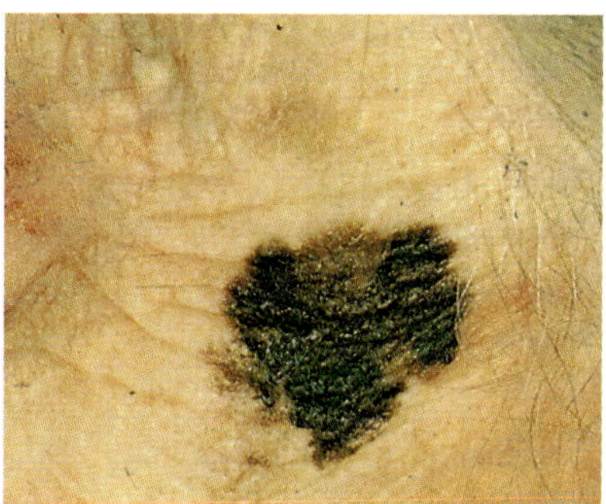

Lentigo-maligna-**Melanom**

Melanom auf dem Boden einer Lentigo maligna
Def: Entwicklung eines *malignen Melanoms^ auf einer *Lentigo maligna.
Lok: Vor allem Gesicht, Unterschenkel
Klin: Schwärzliche, leicht infiltrierte Hautveränderungen oder schwärzliche Knötchen, die in einer jahrelang bestehenden *Lentigo maligna auftreten.
*Auflichtmikroskopie: Irreguläres Pigmentnetz mit Pseudopodien und Regressionen, Oberflächentextur nicht mehr erhalten.
*Hochauflösende Sonographie: *malignes Melanom^
Hist: Nestförmige Aggregate atypischer, pigmentierter, melanozytischer Zellen, die die Basalmembran durchbrochen und das Korium infiltriert haben.
Ther: *Malignes Melanom^
Prog: Infolge der späten Metastasierung günstiger als bei anderen Melanomtypen.

Melanom, malignes akrolentiginöses (ALM)
Def: Sich primär an Handinnenflächen und Fußsohlen oder auf einer Lentigo an den Phalangen entwickelndes *malignes Melanom^.
Klin: Unterschiedlich große, braune bis schwarze, fleckige Hautveränderungen. Horizontal-radiales, später umschrieben vertikales Wachstum mit Infiltration und Ausbildung eines weichen, schwärzlichen oder nicht pigmentierten Knotens in den beschriebenen Herden. Oberflächliche Erosionen, Ulzerationen. Nässender, blutender, von einer verdickten Hornschicht umgebener Tumor ohne Regressionszeichen.
*Auflichtmikroskopie: Streifenförmige Pigmentierungen, unregelmäßige Pigmentierung, braune verwaschene Makeln in der Tumorumgebung.
*Hochauflösende Sonographie: *Malignes Melanom^

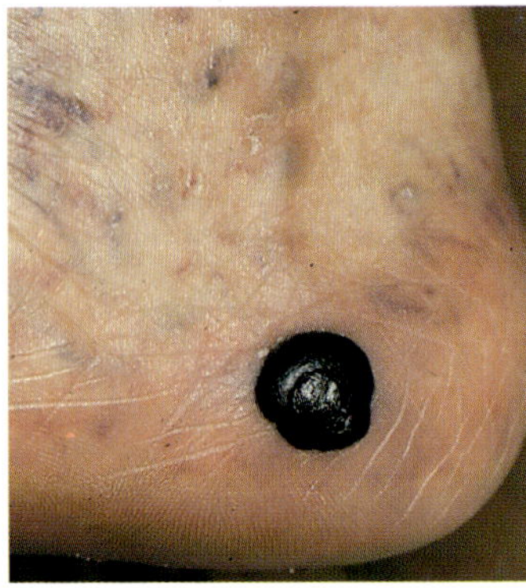

Akrolentiginöses **Melanom** mit knotigem Anteil

Hist: Zahlreiche atypische, die Epidermis nestförmig durchsetzende, in die Tiefe vordringende Melanozyten.
Ther: *Malignes Melanom^
Prog: Ungünstig

Melanom, malignes amelanotisches
Def: Form des *malignen Melanoms^ mit nichtpigmentiertem Tumoranteil, selten völlig melaninfreier Tumor.
*Auflichtmikroskopie: Rötliche oder hautfarbene Knötchen, evtl. Reste des Pigmentnetzes.
*Hochauflösende Sonographie: *Malignes Melanom^
Hist: Melanin-Nachweis gelingt oft nur mit Spezialfärbungen (Versilberung).
DIF: HMB 45- und S 100-positive Zellen
Ther: *Malignes Melanom^
Prog: Schlechter als bei pigmentierten Melanomen.

Melanom, malignes, auf dem Boden einer Melanosis circumscripta praecancerosa (Dubreuilh)
s. Lentigo-maligna-Melanom^

Melanom, malignes, auf dem Boden einer melanotischen Präkanzerose
s. Lentigo-maligna-Melanom^

Melanom, malignes desmoplastisches
Syn: DMM

Def: Seltene Variante eines *malignen Melanoms^, welches sich klinisch in 2/3 der Fälle als *amelanotisches malignes Melanom^ darstellt.
Man: Zu 60–70% bei Männern
Lok: Vor allem Kopf und Hals
Klin: Plaqueförmige oder noduläre, gerötete, derbe Herde. Es kann lediglich eine Verdickung und Fibrosierung der Haut vorliegen.
Hist: Lymphohistiozytäre Infiltrate, Fibrosierungen, atypische hyperchromatische Spindelzellen in der Dermis. Proliferation von atypischen Melanozyten an der dermoepidermalen Junktionszone, wenig Pigment.
DIF: S-100-, HMB-45- und Vimentinpositiv
DD: *Lentigo maligna, *spinozelluläres Karzinom^, *Naevuszellnaevus, *lymphozytic infiltation of the skin, *Histiozytom, *Fibroxanthom
Ther: *Malignes Melanom^
Prog: Ungünstig durch frühe tiefe Infiltration der Subkutis und einer durchschnittlichen Tumordicke (Breslow) von 4,5–5,7 mm bei Diagnosestellung. Relativ späte Lymphknoteninfiltration.
Lit: Whitaker DC, Argenyi Z, Smith AC (1992) Desmoplastic malignant Melanoma: Rare and difficult to diagnose. J Am Acad Dermatol 26:704–709

Melanom, noduläres
Syn: Primär knotiges Melanom, nodular melanoma (NM), nodöses Melanomalignom, knotiges malignes Melanom
Def: Primär oder auf einem pigmentierten Naevuszellnaevus, auch beim dysplastischen Naevuszellnaevussyndrom entstehende knotige Form eines *malignen Melanoms^.
Klin: Man unterscheidet zwei Formen:
- Kleiner schwarzer Tumor, der sich zu einem halbkugeligen, blauschwarzen, glatten Knoten entwickelt.
- Schwarzer Tumor mit horizontalem Wachstum und Ausbildung eines beetartig über das Hautniveau erhabenen Gebildes.

*Auflichtmikroskopie: Diffuse Pigmentierung dominierend, Pigmentnetz evtl. noch am Rand vorhanden.
*Hochauflösende Sonographie: *Malignes Melanom^
Hist: Spindelige, epitheloide und polymorphe Melanomzellen in der Epidermis, dem Korium und bis ins subkutane Fettgewebe. Starke entzündliche Stromareaktion.
Ther: *Malignes Melanom^
Prog: Ungünstig, frühes invasives Wachstum.

Melanom, pagetoides
s. superfiziell spreitendes Melanom^

Melanom, primär knotiges
s. noduläres Melanom^

Melanom, Schleimhautmelanom
Def: *Malignes Melanom^ an der Mund- oder Genitalschleimhaut.
Vork: Vor allem bei stärker pigmentierten Rassen.
Prog: Schlechter als die malignen Melanome der Haut, da die Diagnose meist später gestellt wird.

Melanom, subunguales
Def: *Akrolentiginöses malignes Melanom^ unter der Nagelplatte, im Nagelbett.
s. Melanonychia striata longitudinalis

Melanom, superfiziell spreitendes (SSM)
Syn: Superficial spreading melanoma, pagetoides Melanom, oberflächlich spreitendes Melanom
Def: Häufigste Form des *malignen Melanoms^, das durch primär horizontales Wachstum gekennzeichnet ist. Später vertikales, invasives Wachstum.
Lok: Vor allem Stamm
Klin: Markstück- bis talergroße, rundliche bis ovale, scharf begrenzte, hellbraun- bis bräunlich-schwärzliche, graue oder weißliche, auch rosa bis

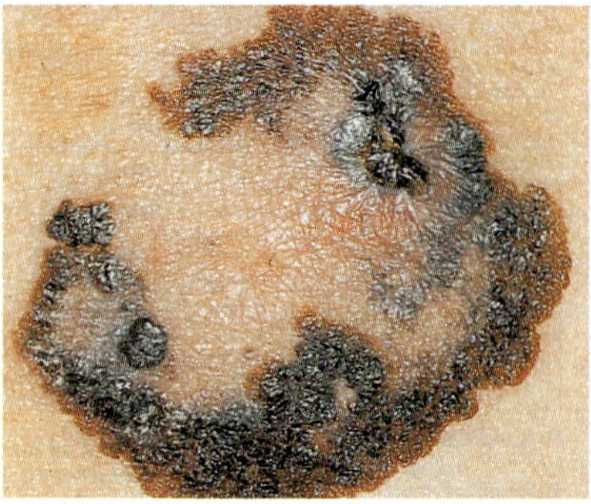

Superfiziell spreitendes **Melanom**

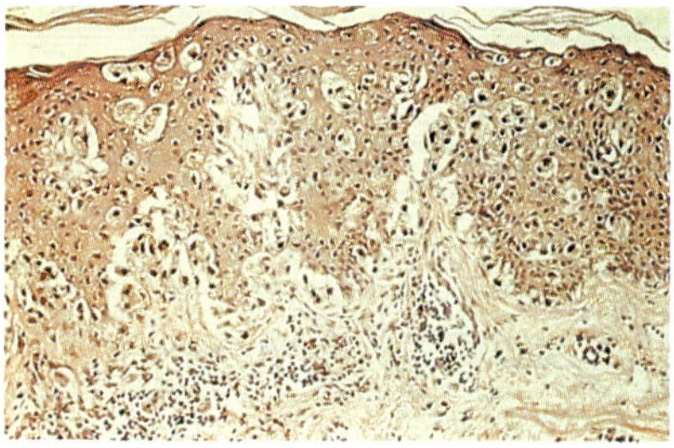

Superfiziell spreitendes **Melanom**

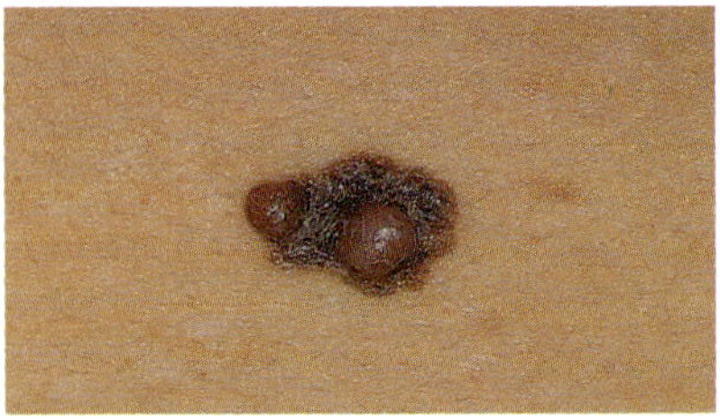

Superfiziell spreitendes **Melanom** mit nodulären Anteil

rötlich gescheckte, zunächst flache Herde mit leicht erhabenem Rand. Später höckrige Oberfläche, Ausbildung infiltrierter Papeln, Knötchen oder Knoten (vertikale Wachstumsrichtung).

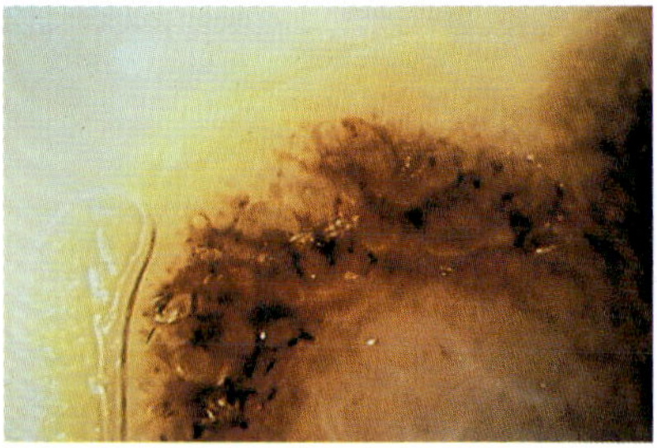

Superfizielles **Melanom**, Auflichtmikroskopie

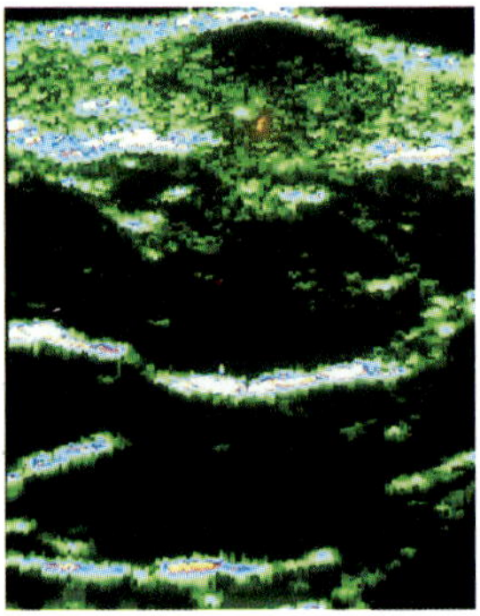

Melanom, Ultraschallbild

*Auflichtmikroskopie: Stark irreguläres, weitmaschiges, grobtrabekuläres, prominentes Pigmentnetz, periphere Abbrüche, Pseudopodien, radial streaming, Depigmentierungen, Regressionen, black dots.
s. *Hochauflösende Sonographie: *Malignes Melanom
Hist: Frühphase: Melanoma in situ. Die Epidermis ist von großen atypischen Melanozyten mit hellem Zytoplasma durchsetzt.
Später: Durchbruch durch die Basalmembran, invasives Melanom.
Ther: *Malignes Melanom
Prog: Günstig in der Frühphase bei kleinen Herden. Entscheidend: Tumordicke in den knotigen Bereichen.

Tabelle: Wichtigste Differentialdiagnosen der **Melanonychia** longitudinalis (nach Haneke 1991)
Melanozytäre Veränderungen: Benigne Melanozytenhyperplasie einschließlich rassischer Pigmentierung, Lentigo, melanozytärer Nävus, Melanom, Melanommetastasen
Hormonelle Ursachen: Nebennierenrindeninsuffizienz, ektope Hormonproduktion (ACTH, MSH)
Stoffwechselerkrankungen: Vitamin-B_{12}-Mangel, Mangelernährung, Malabsorption
Sonstige Krankheiten: Lichen planus, AIDS, Carpaltunnelsyndrom, chronisches Trauma, Röntgentherapie
Medikamente: Bleomycin, 5-Fluoracil, Zidovudin, Mepacrin
Syndrome: Peutz-Jeghers-Syndrom, Laugier-Hunziker-Baran-Syndrom

Melanom, unklassifizierbares
Def: Histologischer Begriff für ein nicht in die bekannten Melanomtypen einzuordnendes *malignes Melanom^.
s. a. desmoplastisches malignes Melanom^

Melanoma sarcomatodes
s. malignes Melanom^

Melanomalignom
s. malignes Melanome^

Melanonychia striata longitudinalis
Syn: Streifenförmige Nagelpigmentierung
Def: Longitudinal über die Nagelplatte verlaufende Pigmentierung unterschiedlicher Genese.
Ätio: Umschriebene Vermehrung oder erhöhte Aktivität der Melanozyten in einem umschriebenen Areal der Nagelmatrix, z. B. bei: *Naevuszellnaevus, *Lentigo simplex, *subungualem Melanom^. Auch durch bakterielle oder mykotische Infektionen bedingt.
Vork: Häufig bei dunklen Rassen (96% der über 50jährigen!)
Diag: Klinik, *Auflichtmikroskopie, Biopsie (unter der Nagelmatrix).
DD: s. Tabelle
Ther: Bei dringendem Melanomverdacht Exzision, ansonsten Biopsie.
Lit: Haneke E (1991) Laugier-Hunziker-Baran-Syndrom. Hautarzt 42:512–515
Kreusch J, Rassner G (1992) Auflichtmikroskopische Beurteilung pigmentierter Nagelveränderungen. Dt. Dermatol. 40:1006–1015

Melanonychie
Syn: Melonychie
Def: Dunkelbraune Verfärbung der Nagelplatte.
s. a. Melanonychia striata longitudinalis

Melanophagen
Def: Melanin speichernde Makrophagen.

Melanophoren
Def: Von der Neuralleiste abstammende, Melanin enthaltende Zellen im Bindegewebe der Haut, der Regenbogen- und Aderhaut des Auges, sowie im Gehirn.

Melanophorennaevus
s. Incontinentia pigmenti, Typ Franceschetti-Jadassohn

Melanoplakie mit Darmpolyposis
s. Peutz-Jeghers-Syndrom

Melanosarkom
Def: Unüblicher Begriff für *maligne Melanome^ und maligne *Naevi bleu.

Melanose
Syn: Melanosis
Def: Angeborene oder erworbene, diffuse oder umschriebene, melanotische Hyperpigmentierung der Haut und/oder der Schleimhaut unterschiedlicher Genese (Genstörung, hormonell oder Stoffwechsel-bedingt, paraneoplastisch, Arzneimittel, Phytoallergene).
s. a. Arsenmelanose, Melanosis diffusa congenita, Riehlsche Melanose, Chloasma

Melanose, Arsenmelanose
s. Arsenmelanose

Melanose, diffuse neurokutane
s. Melanosis diffusa congenita

Melanose, fleckige des Gesichtes
Def: Fleckige, braune Pigmentierungen des Gesichtes mit unterschiedlicher Ätiologie. Hierzu gehören als wichtigste Formen: *Chloasma, *Riehlsche Melanose und *Melanodermitis toxica.

Melanose, genitale
Def: Essentielle Hyperpigmentierung der Schleimhaut im Sinne des *Laugier-Hunziker-Syndroms.
Lok: Vulvo-vaginal, Penis
Klin: Multiple, braune Makulae
Hist: Hyperpigmentierung der Basalschicht ohne melanozytäre Proliferation.
Prog: Günstig
Ther: Nach histologischer Sicherung nicht notwendig.
Lit: Revuz J, Clerici T (1989) J. Am. Acad. Dermatol. 20:567–570

Melanose, neurokutane
s. Melanosis neurocutanea

Melanose, prämaligne
s. Lentigo maligna

Melanose, Riehl-Melanose
s. Riehlsche Melanose

Melanose, transitorische neonatale pustulöse
Def: Bei Geburt manifeste, sehr seltene Dermatose mit disseminierten, bräunlich pigmentierten Flecken, Vesikeln und Pusteln sowie Befall der Palmae und Plantae. Die Flecken persistieren einige Monate, die Vesikel und Pusteln wenige Tage.
Ätio: Unbekannt
Man: Höhere Frequenz in der schwarzen Bevölkerung.
Hist: Intra- oder subkorneale Aggregation von neutrophilen Granulozyten, vereinzelt Eosinophile, im Korium z. T. entzündliches Infiltrat. Fokale basale Hyperpigmentierung bei den Makulae.
DD: *Erythema toxicum neonatorum, *Pyodermie
Prog: Spontanheilung
Lit: Barr RJ, Globermann LM, Werber FA (1979) Transident neonatal pustular melanosis. Int J Dermatol 18:636–683
Hansen LP, Bandrup F, Zori R (1985) Erythema toxicum neonatorum mit Pustulation versus transitorische neonatale pustulöse Melanose. Hautarzt 36:475–477

Melanosis
s. Melanose

Melanosis bulbi
Def: *Melanose des Augapfels (Bindehaut und Sklera) als monosymptomatische Verlaufsform des Ota Naevus (*Naevus fuscocoeruleus ophthalmomaxillaris).

Melanosis circumscripta Dubreuilh
s. Lentigo maligna

Melanosis circumscripta praeblastomatosa (Dubreuilh)
s. Lentigo maligna

Melanosis circumscripta praecancerosa
s. Lentigo maligna

Melanosis diffusa congenita
Syn: Dyschromatosis universalis hereditaria, z. T. irrtümlich auch *diffuse neurokutane Melanose˄
Def: Angeborene diffuse Hyperpigmentierung des gesamten Integuments ohne weitere Organsymptomatik.
Ätio: Unbekannt
Lok: Gesamtes Integument
Klin: Gleichmäßig schmutzig graubraune Hyperpigmentierung, gescheckte Palmae und Plantae, fleckförmige Aufhellungen im Bereich großer Hautfalten, der Axillen und der Inguinalregion. Follikuläre Hyperkeratosen an den Streckseiten der Extremitäten. *Leukonychie, *Koilonychie, dünne Haare.

Melanosis factitia

Hist: Vermehrt Melaningranula in den Keratinozyten der Epidermis, Pigmentinkontinenz.
DD: *M. Addison^, *M. Gaucher^, *M. Niemann-Pick, ACTH- oder MSH-produzierende Thymustumoren, *Erythema dyschromicum perstans.
Ther: Unbekannt
Prog: Aufhellung mit zunehmendem Alter

Melanosis lenticularis generalisata (Gottron)
s. Pigmentatio maculosa eruptiva idiopathica

Melanosis lenticularis progressiva
s. pigmentiertes Xerodermoid^

Melanosis naeviformis (Siemens)
Syn: Becker Naevus, Becker Melanose, pigmentierter behaarter epidermaler Naevus, current Melanosis and Hypertrichosis in distribution of nevus unius lateris
Def: Komplexes *Hamartom mit handgroßem oder größeren, unilateralen, häufig hypertrichotischen, bevorzugt am Stamm auftretenden Pigmentfleck mit „archipelartiger" Auflockerung der Randzone.
Man: Häufig im Sommer, vor allem im 2. Lebensjahrzehnt
Hist: Geringe Akanthose, Hyperkeratose, Hyperpigmentierung der Basalzellschicht, Pigmentinkontinenz.
DD: *Naevus spilus, *Atrophodermia idiopathica, *Mongolenfleck
Ther: Nicht erforderlich, evtl. Dermabrasio.
Prog: Progression wie auch Rückbildung möglich.
Lit: Adam B, Altmeyer P (1988) Keratosis pilaris perforans in einer Becher'schen Melanose. Akt. Dermatol. 14:96–98

Melanosis neurocutanea
Syn: Neurokutane Melanose, neurokutanes Melanoblastose-Syndrom, Mélanoblastose neurocutanée (Touraine)
Def: Neuroektodermale Fehlbildung mit multiplen kongenitalen *Naevuszellnaevi, großflächigen Pigmentnaevi sowie leptomeningealer Melanosis oder Melanomen.
Ätio: Neurokutane Phakomatose, Erbgang nicht gesichert.
Man: Pigmentmäler ab Geburt. Neurologische Symptome meist bis zum 2. Lebensjahr ausgebildet.
Lok: Diffus, *Naevus giganteus häufig im Gesicht, Nacken und Badehosenbereich.
Klin:
- Großflächige Pigmentnaevi (größer als 20 cm, bei Kindern 6–9 cm im größten Durchmesser) in 66%
- Multiple (mehr als 3) Naevi
- Melanosis der Meningen (97%)
- Hydrozephalus in 64% mit Hirndrucksymptomatik
- Leptomeningeale Melanome (62%)

Ther: Bei Hydrozephalus Shunt-Operation, Radiatio und Chemotherapie zeigten keinen Erfolg. Frühzeitig großzügige Exzision wird kontrovers diskutiert (in 40–62% Entwicklung von leptomeningealen Melanomen).

Prog: Ungünstig, Tod in 70% der Fälle vor dem 10. Lebensjahr.
Lit: Kadonaga JN, Frieden IJ (1991) Neurocutaneous melanosis: Definition and review of the literature. J Am Acad Dermatol 24:747–755

Melanosis perioralis et peribuccalis
Syn: Peribukkale Pigmentierung (Brocq), Erythrosis pigmentata faciei, erythrose péribuccale pigmentaire Brocq
Def: Beschreibende Bezeichnung für Hyperpigmentierungen im Gesicht mit perioraler Betonung, evtl. identisch mit *Melanodermitis toxica, *Riehlsche Melanose oder *Chloasma.
Ätio: Verwendung photodynamischer Substanzen und Vaselinbestandteile in Kosmetika.
Man: Vor allem Frauen, mittleres Lebensalter
Klin: Unscharf begrenzte, braunrötliche, später grauschwärzliche Pigmentierung.
Ther: Ursachenausschaltung, kosmetische Abdeckung, Lichtschutz (cave: Sensibilisierung), ggf. Versuch mit Bleichmitteln (Monobenzon, Versuch mit Depigman Creme, cave: Depigmentierungen, Flecken).

Melanosis toxica lichenoides
s. Riehlsche Melanose

Melanosomen
Def: Tyrosinase-reiche, aus den Vesikeln des Golgi-Apparates entstandene Zellorganellen in *Melanozyten, die zu Melaningranula werden. Sie enthalten das Melanin, welches hier aus Tyrosin über Dopa durch die Tyrosinase gebildet wird.

Melanotic freckles
Def: *Malignes Melanom^ mit mehreren kleinen Knoten in der Tumorumgebung.

Melanotische Präkanzerose
s. Lentigo maligna

Melanotrichie
Def: Umschriebene Dunkelfärbung der Haare.

Melanozyt
Def: Melaninbildende Zelle, die zwischen den Keratinozyten der Basalschicht der Epidermis liegt und in Haut, Auge und Gehirn vorkommt. Das Verhältnis Keratinozyten zu Melanozyten variiert in den verschiedenen Körperregionen. Durch aktive Phagozytose werden *Melanosome von den Melanozyten auf Keratinozyten übertragen. Die ansonsten pigmentfreien Keratinozyten können so einen Pigmentschirm bilden, der die Haut vor UV-Strahlen schützt.

Melanozytennaevus
s. Naevus

Melanozytose, deltoideo-akromiale
s. Naevus fuscocoeruleus deltoideoacromialis

Melanozytose, okulodermale
s. Naevus fuscocoeruleus ophthalmomaxilaris

Melanurie
Def: Melanogenvermehrung (Vorstufe des Melanins) im Urin. Als diagnostisches Kriterium bei metastasierenden *malignen Melanomen^ ungeeignet.

Melasikterus
s. Ikterus, Melas-Ikterus

Melasma
s. Chloasma

Meldepflicht
Def: Gesetzliche Pflicht zur Meldung der anzeigepflichtigen Krankheiten in der Bundesrepublik Deutschland gemäß Bundes-*Seuchengesetz (BGB), der *Berufskrankheiten gemäß BVKO sowie bestimmter *Geschlechtskrankheiten (BGBI 1953, I: 700; s. a. Gonorrhoe, Syphilis, Lymphogranuloma inguinale, Ulcus molle).

Meleda, Krankheit von Meleda
s. Keratosis palmoplantaris transgrediens

Meleney-Geschwür
s. Pyoderma gangraenosum

Melioidose
Syn: Pseudomalleus, Pseudorotz, Whitmore-Krankheit, Stanton's disease, Melioidosis, Malleoidose
Def: Bakterielle Infektionskrankheit bei Ratten, Katzen, Schweinen, selten auch beim Mensch.
Ätio: Aerogene Übertragung des Erregers, selten durch Hautläsionen oder Nahrungsmittel.
Err: Pseudomonas pseudomallei
Vork: Tropen, Ceylon, Hinterindien, Indonesien, Australien, Madagaskar.
Klin: Akutes pleuro-pneumonisches Bild, Sepsis, eitrig einschmelzende Metastasen in Haut, inneren Organen, Muskeln. Petechiale Exantheme.
In der zweiten Krankheitswoche möglicherweise Entwicklung linsengroßer Pusteln.
Diag: Kultureller Erregernachweis in Sputum, Eiter, Blut, Urin. KBR, Agglutinationstest, Intrakutantest.
DD: *Malleus, *Tuberkulose, Typhus, Cholera, *Malaria, *Syphilis, *Mykosen
Ther: Tetrazykline (2–3g/die über 4 Wochen).

Melioidosis
s. Melioidose

Melkergranulationsknoten
s. Melkergranulom

Melkergranulom
Syn: Melkergranulationsknoten
Def: *Fremdkörpergranulom infolge eines ins Korium eingedrungenen Kuhhaares.
s. a. Friseurgranulom
Lok: Nagelfalz oder Hautfalte zwischen zwei Fingern.
DD: *Ecthyma contagiosum

Melkerinnenknötchen
s. Ecthyma contagiosum

Melkerknoten
s. Ecthyma contagiosum

Melkerpocken
s. Melkerknoten

Melkerschwielen
Syn: Tylosis pollicis symmetrica
Def: Symmetrische, linsengroße, flache Schwielen an den Dorsalseiten des Daumenendgliedes bei Melkern, die die Daumen beim Melken in Flexionsstellung halten.
DD: *Ecthyma contagiosa, *Melkergranulom

Melkersson-Rosenthal-Syndrom
Def: Komplexe Symptomenkombination im Rahmen einer granulomatösen Entzündung mit der klassischen Symptomentrias *Cheilitis granulomatosa, Fazialisparese, Lingua plicata.
Ätio: Unbekannt, diskutiert werden: Konstitutionsanomalie, erbliche oder erworbene Störung des autonomen Abwehrsystems, entzündliche, ggf. infektionsallergische Reaktionen auf unterschiedliche Antigene.
Man: Meist jüngeres Erwachsenenalter
Klin: Mono- und oligosymptomatische Fälle kommen besonders bei Erstmanifestation häufig vor. Variabler Verlauf der Kardinalsymptome Gesichtschwellung (anfangs rezidivierend, später persistierend, meist einseitig) und Fazialisparese.
- 1. Gesichtschwellung: *Cheilitis granulomatosa, Beteiligung der Wangen (*Pareiitis granulomatosa), der Augenlider (*Blepharitis granulomatosa), der Stirn (*Metopitis granulomatosa), des Gaumens

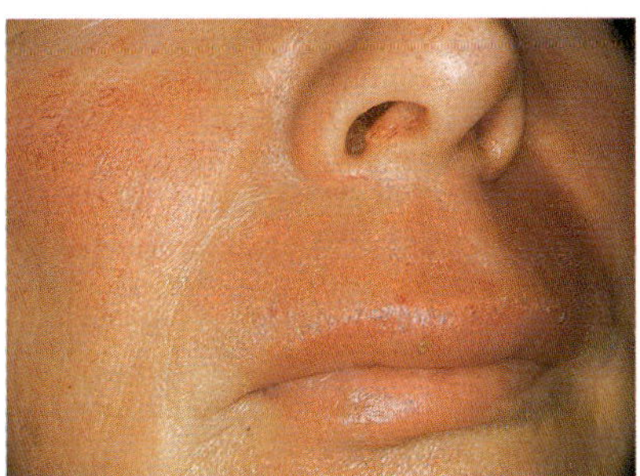

Melkersson-Rosenthal-Syndrom

(*Uranitis granulomatosa), der Gingiva (*Gingivitis granulomatosa), der Zunge (*Glossitis granulomatosa, *Makroprosopitis), des Gesäßes (*Hetraitis granulomatosa).
- 2. Fazialisparese: Meist einseitig, in 25% beidseitig, immer vom peripheren Typ.
- 3. *Lingua plicata in 54% der Fälle (Normalbevölkerung 13%). Zuordnung zu den Kardinalsymptomen wird in den letzten Jahren verlassen, hat nur noch Indikatorfunktion.
- 4. Minorsymptome: Durch häufiges und konstantes Auftreten haben sie in der Diagnostik einen wichtigen Stellenwert erlangt. Man sieht mit absteigender Häufigkeit: Migränoide Kopfschmerzen, Parästhesien im Schwellungsbereich, Störungen der Tränensekretion, Rötung, Juckreiz, Übelkeit/Brechreiz, Sekretionsstörungen Speichel/Nase, Schwindel, Kribbeln, Schwitzanfälle im Gesicht, Akroparästhesien, Hitzegefühl, Globusgefühl im Hals, akustische Sensationen.

DD: Rezidivierendes *Erysipel, rezidivierender *Herpes simplex, *Makrocheilie anderer Ursache, Fazialisparesen andere Ursache.

Ther: Schwere Fälle: Intern: Clofazimin (Lamprene, 100 mg/die über 6 Monate, Wiederholung nach 3 Monaten Pause möglich), Glukokortikosteroide (40–60 mg/die Prednisolon-Äquivalent über 2–4 Wochen, allmähliche Dosisreduktion). Zusätzlich Acetylsalizylsäure oder Phenylbutazon. Auch: Nicotinamid, Folsäure, Vitamin B12, Antimalariamittel (z. B. Resochin 250 mg/die), Sulfone, Methotrexat.
Lokal: Ggf. Triamcinolonkristallsuspension intraläsional.
Operative Verkleinerung der Lippe in einer schubfreien Phase.

Prog: Schubweiser, chronischer Verlauf. Quoad vitam gut, quoad sanationem schlecht. Spontanremission möglich.

Lit: Hornstein OP, Stosiek N, Schönberger A, Meisel-Stosiek M (1987) Klassifikation und klinische Variationsbreite des Melkersson-Rosenthal-Syndroms (MRS). Z. Hautkr. 62 (20): 1453–1475
Knopf B, Schaarschmidt H, Wollina U (1992) Monosymptomatisches Melkersson-Rosenthal-Syndrom mit nachfolgender Vulvitis und Perivulvitis granulomatosa. Hautarzt 43:711–713
Stosiek N, Peters KP, Stäbler A (1990) Melkersson-Rosenthal-Syndrom – Verlaufsanalyse von 73 Patienten (1968–1990). Z. Hautkr. 66 (1):18–24
Tausch I, Sönnichsen N (1992) Erfahrungen mit der Clofazimin-Therapie des Melkersson-Rosenthal-Syndroms. Hautarzt 43:194–198

Melonychie
s. Melanonychie

Melorheostose
Syn: Léri-Syndrom, Léri-Johanni-Syndrom, Osteosis eburnisans monomelica, Osteopathia hyperostotica
Def: Seltene, wahrscheinlich rezessiv vererbte, enostale, teilweise periostale Sklerose. Manifestation meist an einer Extremität. Ausbreitung der Sklerose wie ein an der Kerze herunterfließender Wachstropfen. Teilweise Kombination mit Hautveränderungen der *zirkumskripten Sklerodermie^ oder des *chronischen hereditären Trophödems^.
Ätio: Unbekannt

Meloschisis
Syn: Wangenspalte
Def: Schräge, von der Oberlippe zum Auge verlaufende Gesichtsspalte, bedingt durch eine ausbleibende Verschmelzung der Gesichtsfortsätze im 1.–2. Embryonalmonat.

Melotus
s. Wangenohr

MEN
s. multiple endokrine Neoplasie

Mendel-Mantoux-Test
s. Tuberkulintest

Mendes da Costa-Syndrom
s. Erythrokeratodermia figurata variabilis

Meningiom (kutanes)
Def: Von den Meningen ausgehender, 2–10 cm großer dermaler oder subkutan gelegener Tumor. Man unterscheidet primäre, von Geburt an bestehende, und sekundäre, z. B. nach Zellverschleppung bei Verletzungen oder Operationen entstandene Meningiome.
Lok: Stirn, Kapillitium oder Stamm (paravertebral)
Hist: Scharf begrenzte Zellinseln in einem dichten hyalinen Stroma. Die Zellen haben große, ovale, vesikulöse Kerne. Kein invasives Wachstum.
Ther: Exzision
Prog: Gutartig

Meningoencephalitis herpetica
Def: Seltene Form einer primären *Herpes simplex-Infektion, meist mit Befall des Temporallappens.
Klin: Cephalaea, Vertigo, Tinnitus aurium, Meningismus
Diag: Virusisolierung aus Blut oder Liquor

Meningokokkensepsis, fulminante
s. Waterhouse-Friderichsen-Syndrom

Menkes-Stahlhaar-Krankheit
s. Kinky hair disease

Menkes-Syndrom
s. Kinky hair disease,
s. a. Ahornsirup-Syndrom

Menopausal areas
Def: Bevorzugte Lokalisationen des *Exsikkationsekzems bei älteren Frauen: Mons pubis, Vulva, Leistenbeuge, Oberschenkelinnenseite, Damm, Submammillarfalten.

Menschenfloh
s. Pulex irritans

Meralgia paraesthetica
Def: Periphere Irritation des Nervus cutaneus femoralis lateralis mit Hyperaesthesien an der Oberschenkelaußenseite. Gelegentlich pemphigoide, ekzemartige oder sklerodermiforme Veränderungen in diesem Bereich. Als Ausdruck der trophischen Störung kann sich auch eine *Alopezie finden.
s. a. Nostalgia paraesthetica
Ätio: Reizung des Nerven beim Durchtritt durch das Leistenband, selten durch Traumen oder enge Kleidung.
Diag: Im EMG verzögerte Latenz und Amplitudenminderung des somatosensorisch evozierten Potentials des Nerven.
Ther: Neurochirurgisch oder konservativ (Meiden mechanischer Auslöser)
Lit: Krause KH, Flemming M, Scheglmann K (1987) Alopezie bei der Meralgia paraesthetica. Hautarzt 38:474–476

Mercuria lentis
Def: Braune irreversible Verfärbung der vorderen Linsenkapsel durch Quecksilber.
s. a. Mercurosis

Mercurialismus
s. Mercurosis

Mercurosis
Syn: Mercurialismus,
Def: Chronische Quecksilbervergiftung durch Anreicherung von Quecksilber in verschiedenen Organen.
Klin: Quecksilbersaum am Zahnfleisch, *Hydrargyrose, Ptyalismus (Speichelfluß), Parotisschwellung, *Stomatitis mercurialis, psychische Erregbarkeit (Erethismus mercurialis), Psychasthenie, Tremor mercurialis, Psellismus mercurialis (Sprachstörungen, Stammeln).
s. a. Quecksilberallergie, Mercuria lentis, Gingivitis mercurialis

Meristom (Hueck)
Def: Kleinzelluläre bösartige Geschwulst ohne jegliche Differenzierung der Zellen (Abgrenzung zwischen Sarkom und Karzinom ist nicht möglich).

Merkelzell-Karzinom
Syn: Trabekuläres Karzinom, neuroendokrines (Merkelzell) Karzinom der Haut, Merkeliom, Merkelzell-Tumor
Def: Maligner, langsam wachsender, neuroendokriner, klinisch schwer diagnostizierbarer Tumor der Haut mit lymphogener Metastasierung.
Klin: Meist solitärer, derber, rötlicher Knoten im Bereich des Kopfes und der Extremitäten von 1–4 cm Größe.
Hist: Im Korium lokalisierter Prozeß. Uniformer, unreifer, kleinzelliger Tumor mit trabekulärem Aufbau und unscharfer peripherer Abgrenzung. Typisch sind argyrophile Granulae.
DIF: Neuronenspezifische Enolase positiv.
DD: *Basaliom, *Angiom, *Hidradenom, *B-Zell-Lymphome^
Ther: Exzision weit im Gesunden, prophylaktische Entfernung der regionalen Lymphknoten wird empfohlen. Bei Rezidiven in loco auch Radiatio mit 6000–7000 Rad.
Prog: In 50% Lokalrezidive, Letalität durch Metastasierung 25%.
Lit: Schmidt-Winterscheidt M, Oberste-Lehn H (1985) Das Merkeliom (Merkelzellkarzinom) aus klinischer Sicht anhand von 4 Fällen. Z. Hautkr. 60 (15): 1187–1197
Haneke CW, Conner C et al. (1989) Merkel cell carcinoma. Arch Dermatol 125: 1096–1100

Merkel-Zelle
Def: Neurogene Zelle, die im Bereich der basalen Epidermisschichten auftritt und lichtmikroskopisch von Langerhans-Zellen und Melanozyten nur schwer zu unterscheiden ist, im Elektronenmikroskop finden sich typische argyrophile Granulae. Die Zelle dient nach heutigem Wissen als Mechanorezeptor (Merkel-Zell-Neuritenkomplex). Möglicherweise neurosekretorische Funktionen, Beziehungen zum APUD-Zellsystem.

Meshgraft
Def: Sonderform der Spalthautplastik, Operationstechnik zum Decken großer Oberflächendefekte.
Es wird mit einem Maschendermatom (mesh-graft 2 dermatom) eine dünne Hautschicht, meist vom Oberschenkel oder gluteal, entnommen und direkt Spalten zur besseren Dehnbarkeit und zum Sekretabfluß in den Hautlappen eingearbeitet. Auch Hautentnahme mit dem Elektrodermatom und manuelles Schlitzen des Lappens mit dem Skalpell möglich.
Dann Fixierung auf dem zu deckenden Gebiet mittels Fibrinklebers und Naht nach subtiler Blutstillung.
Lit: Kaufmann R, Landes E (1987) Standardtechniken in der operativen Dermatologie. In: Kaufmann R, Landes E (Hrsg) Dermatologische Operationen. Thieme Stuttgart New York, S. 39

Mesotheliom
Def: Geschwulstförmige Neubildung aus den Endothelzellen der serösen Häute an Pleura, Perikard und Peritoneum.

Meta-Syphilis
Syn: Metalues
Def: Quartärstadium der *Syphilis.

Metagerie
Def: Wahrscheinlich autosomal-rezessiv vererbtes, prämatures Alterungssyndrom (*Progerie) bei hochgeschossenen jugendlichen Diabetikern.
Klin: Vogelgesicht, atrophische Haut und mit fleckförmiger Hyperpigmentierung und Teleangiektasien an den Extremitäten. Dünne, spärliche Haare, Verlust des subkutanen Fettgewebes, Canities praecox, Kataraktbildung.
Komp: Frühzeitig Arteriosklerose

Lit: Gilkes, JJH, Sharvill DE, Wells RS (1974) The premature ageing syndromes. Brit. J. Derm. 91:243–262

Metalues
s. Meta-Syphilis

Metastasen, Haut
s. Hautmetastasen

Metastatic tuberculous abscess
s. Tuberculosis cutis colliquativa

Metophym
Def: Schwellungen der Haut mit Talgdrüsenhypertrophie an der Stirnmitte über dem Nasensattel, dem *Rhinophym entsprechendes Bild.

Metopitis granulomatosa
Def: Fakultatives Teilsymptom des *Melkersson-Rosenthal-Syndroms mit chronischer granulomatöser Entzündung der Stirn.

Metzgerpemphigus
s. Pemphigus acutus febrilis gravis

Meyenburg-Altherr-Uehlinger-Syndrom
s. Polychondritis recidivans et atrophicans

Meyer-Kouwenaarsches Syndrom
Def: Blut-Eosinophilie bei Mikrofilarieninfektion: Atypische allergische Reaktion gegen Mikrofilarien, vor allem gegen Brugia malaya.
s. a. Filariose
Klin: Fieber, Asthmaanfälle, Husten, Auswurf, bronchitische Geräusche, Leber-, Milz- und Lymphknotenvergrößerungen.
Röntgenologisch Lungenverschattungen.
Lab: Eosinophilie, Leukozytose
Ther: *Lymphatische Filariose^

Meyerson-Naevi
Syn: Halo-Ekzeme um Naevuszellnaevi, Halo-Dermatitis um Naevuszellnaevi
Def: Spontan auftretende, haloförmig um *Naevuszellnavi herum angeordnete *Ekzeme, entsprechend dem pigmentfreien Hof bei *Sutton-Naevi.
Ätio: Ungeklärt, diskutiert wird Ekzematisation im Rahmen eines *endogenen Ekzems^ oder Manifestation einer *Pityriasis rosea.
Man: Vorwiegend Männer im mittleren Erwachsenenalter
Klin: Plötzliche haloförmige Ekzematisation der meisten oder aller Naevuszellnaevi eines Patienten in Form eines geröteten, leicht schuppenden, 1–2 mm breiten Saums. Auftreten meist im Sommer.
Hist: Durchsetzung der Naevuszellnester mit einem zahlreiche eosinophile Granulozyten enthaltenden Infiltrat. Im Randbereich epidermale Veränderungen in Form von Parakeratose, Spongiose, Akanthose sowie Exozytose von Leukozyten.
DD: *Sutton-Naevus
Ther: Milde antiekzematöse Lokaltherapie, z. B. mit 1% Hydrokortison in Vaseline.
Prog: Spontane Regressionstendenz der Ekzeme. Die Naevuszellnaevi bleiben stets unverändert bestehen.
Lit: Wand A, Jünger H (1991) Halo-Dermatitis um Naevuszellnaevi (Meyerson-Naevi). Akt Dermatol 17:22–24
Nicholls DSH, Mason GH (1988) Halodermatitis around a melanocytic naevus: Meyerson's naevus. Br J Dermatol 118:125–129

MHC
Def: MHC= major histocampatibility complex der Haupthistocompatibilitätskomplex bei Menschen als HLA, bei Schimpansen ChLA, bei Maus als H-2.
Der Haupthistokompatibilitätskomplex einer Spezies umfaßt eine Gruppe von enggekoppelten Genen, die gemeinsam gleich definiert sind, da sie die am schwierigsten zu überwindende Barriere gegen eine Transplantation von Gewebe des Knochenmarkes darstellen. Die genetische Organisation des MHC-Komplexes verschiedener Spezies zeigen eine weitgehende Analogie im Hinblick auf die genetische

Organisation, die Art und Anzahl der im MHC enthaltenen Gene und die Funktion ihrer Genprodukte auf. Der MHC umfaßt etwa 15 bis 30 verschiedene Genorte für die Histokompatibilitätsantigene der Klasse 1 (MHC Klasse 1 = HLA-A, -B und -C des Menschen).
Die Klasse 1-Merkmale bestehen aus einem alpha-beta-Kettendimer, wobei nur die alpha-Kette MHC codiert ist, die beta-Kette ist das beta–2-Mikroglobulin. Weiterhin enthält der MHC eine Gruppe von Genen, die die sogenannte Klasse 2-Antigene (MHC II = HLA-DR, -DP, -DQ). Diese Klasse 2-Antigene sind alpha-beta-Dimere und beide Ketten werden in enger Nachbarschaft im MHC-Locus codiert. MHC-Klasse 1-Antigene finden sich auf allen Körperzellen, MHC Klasse 2-Antigene in erster Linie auf immunkompetenten Zellen (T- und B-Lymphozyten, Mononzyten, Langerhanszellen). MHC Klasse 3, ein Sammelbegriff für in ihrerer Funktion unheitlicher Gene, die zwischen den Klasse 1- und Klasse 2-Antigenen auf dem Chromosom 6 des Menschen lokalisiert sind. Hierzu gehören Komplementgene, Gene aus der Kortisolsynthese sowie Gene der Heatshockprotein 70-Familie und Tumornekrosefaktorgene.

Mi1-Antikörper
Def: Antikörper gegen ein mit bovinem Ig-verwandten, nicht näher definiertem Antigenmolekular 150 kd vorkommen bei Myositis.

Mi2-Antikörper
Def: Antikörper gegen ein 53, 61 kD großes DNS-bindendes Protein. Vorkommen hochspezifisch für die *Dermatomyositis im Erwachsenenalter in ca. 20% der Fälle positiv.

Mibellische Krankheit
s. Angiokeratoma Mibelli
s. Porokeratosis Mibelli

Michaelis-Gutmann-Körperchen
s. *Malakoplakie

Michelin tyre baby
s. Michelinreifen-Baby-Syndrom

Michelinreifen-Baby-Syndrom (Ross)
Syn: Michelin tyre baby, generalized folded skin with underlying lipomatous nevus, folded skin with scarring
Def: Seit Geburt bestehende, "reifenförmig„ gewulstete Hautoberfläche (an Symbolfigur der Michelinreifenreklame erinnernd), die durch eine Vermehrung des subkutanen Fettgewebes hervorgerufen wird. Verwandtschaft zum *Naevus lipomatosus cutaneus superficialis wird diskutiert.
Ätio: Autosomal-dominanter Erbgang, Neumutationen.
Prog: Rückgang der Hautfaltenbildung mit zunehmendem Alter.

Midline lethal granuloma
s. Granuloma gangraenescens

Miescher-Burckhardt-Syndrom
s. Kutaneo-ossales Syndrom

Miescher-Granulomatosis
s. Granulomatosis disciformis chronica et progressiva

Miescher-Syndrom
Def: Kombination von *Acanthosis nigricans, geistiger Retardierung, *Hypertrichose und Diabetes mellitus, Zahnanomalien und *Cutis verticis gyrata.
s. Kutaneo-ossales Syndrom
s. Cheilitis granulomatosa

Mikroabszesse
Def: Nur histologisch zu erkennende Abzesse, die bei bestimmten Erkrankungen in charakteristischer Weise ausgebildet sind.
- *Munro-Mikroabszeß, *Psoriasis
- *Pautriersche Mikroabszesse, *Mycosis fungoides
- Eosinophile Mikroabszesse im Stratum papillare bei *Dermatitis herpetiformis Duhring.

Mikroangiopathie
Def: Stenosierende bzw. obliterierende

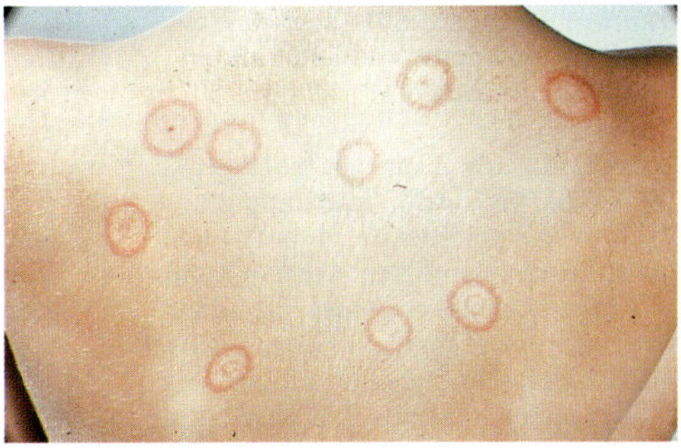

Mikrosporie

Veränderungen kleiner oder kleinster Gefäße der terminalen Strombahn im Rahmen verschiedener Krankheiten.
s. a. Angiopathia diabetica, Moschcowitz-Syndrom

Mikroangiopathie, diabetische
s. Angiopathia diabetica

Mikroangiopathie, thrombotische
s. Moschcowitz-Syndrom

Mikrobid
s. Id-Reaktion

Mikrolivedo, akrale
Def: Kutane Manifestation des sog. Phospholipid-Syndroms (*Phospholipid-Antikörper) mit unscharf begrenzten, bizarr konfigurierten, lividen Hautveränderungen an den Akren, die ulzerieren und sehr schmerzhaft sein können.
s. a. Livedo racemosa, Livedo reticularis mit Sommerulzerationen
Hist: Vermehrung der kleinen und mittleren Gefäße der Dermis, zahlreiche thrombosierte Kapillare und Venolen, keine Vaskulitis.
Diag: Klinik, Histologie, Labor (Erhöhung der Phospholipid-Antikörper-Werte).
DD: *Kryoglobulinämie, *Thrombozytämie, *Cholesterolembolisation
Ther: ASS (100 mg/die), Antikoagulation, bei schwerer Manifestation auch Kortikoide, Immunsuppressiva oder Plasmapherese.
Lit: Wolf P, Soyer P, Auer-Grumbacg P, Kerl H (1992) Akrale Mikrolivedo – Ein klinisches Symptom des Antiphospholipid-Syndroms. Z. Hautkr. 67:714–717

Mikroonychie
Def: Normvariante mit extrem kleinen Nägeln (kleiner Finger, schmales Nagelbett, schmale Matrix).

Mikroschanker
Syn: Miliärer Schanker
Def: Bis reiskorngroßer *Primäraffekt im Rahmen der *Syphilis I,
s. a. Riesenschanker.

Mikrospermie
Def: Abnorme Kleinheit der Spermien bei Endokrinopathien und Nebenhodenerkrankungen.

Mikrosporid
Def: Juckende *Id-Reaktion bei *Mikrosporie.
Man: Vor allem zu Beginn der antimykotischen Therapie.

Mikrosporie (Gruby)
Syn: Grubysche Krankheit, von Gruby selbst Porrigo decalvans, Phytoalspecie genannt
Def: Hochkontagiöse Sonderform der *Tinea capitis durch Mikrosporumarten. Befall des gesamten Integuments möglich.
Err: Microsporum (M.) canis, M. audouinii, M. gypseum, M. ferrugineum

Vork: Der zoophile M. canis breitet sich oft endemisch in Kindergärten und Schulen aus.
Klin:
- Kapillitium: Zunächst multiple, kleine, pityriasiform schuppende, langsam wachsende, zu polyzyklisch begrenzten Arealen konfluierende Herde mit kurz über dem Haarboden abgebrochenen Haaren.
- Körper: Rundliche, randbetonte, schuppende Herde v. a. an Gesicht, Hals, Nacken, seltener Stamm und Extremitäten.

Diag: Erregernachweis im Nativpräparat und in der Kultur, Grünfluoreszenz im *Wood-Licht.
DD: *Psoriasis, *Pityriasis rosea, *seborrhoisches Ekzem^
Ther: Intern: Griseofulvin (500 mg/die)
Extern: Moderne Breitbandantimykotika.
Infektionsquelle: Infiziertes Tier (Katze, Hund) suchen und behandeln.
Prog: Nachwachsen der Haare nach der Abheilung.
Lit: Kriegesmann I, Weindorf N, Altmeyer P (1990) Exanthematische Mikrosporie. Akt. Dermatol 16:321–322

Mikrosporon furfur
s. Malassezia furfur

Mikrosporon minutissimum
s. Corynebacterium minutissimum

Mikrosporum
Def: Gattung imperfekter Pilze aus der Gruppe der *Dermatophyten, Auslöser der *Mikrosporie. Wichtigster Vertreter Mikrosporum canis.

Mikrostomie
Def: Abnorme Kleinheit des Mundes, z. B. bei *progressiver systemischer Sklerodermie^.

Mikrotie
Def: Angeborene abnorme Kleinheit der Ohrmuschel, die unter Umständen nur als Rudiment angelegt ist.

Mikrozirkulation
Def: Blutzirkulation in der terminalen Blutbahn. Sie dient dem Flüssigkeit- und Stofftransport sowie dem Gasaustausch. Beteiligt sind Arterien, Arteriolen, Endarteriolen, Kapillare mit arteriellem und venösem Schenkel, Venolen, Sammelvenolen, muskularisierte Venolen, Sammelvenen und terminale Lymphbahnen.

Mikulicz-Syndrom
Def: Symmetrische, chronische, schmerzlose Tränendrüsen- und Speicheldrüsenschwellung.
Ätio: *Chronisch-lymphatische Leukämie^, *Syphilis oder *Tuberkulose.

Mikulicz-Typ der habituellen Aphthen
s. habituelle Aphthen^

Mikulicz-Zellen
Def: Große, runde Histiozyten mit schleimigem Inhalt und zahlreichen Bazillen, exzentrisch gelegener Kern. Krankheitsspezifisch für das *Rhinosklerom.

Milben
Def: Zu der Klasse der Spinnentiere (Arachnida) gehörige Insekten, ca. 10000 Arten. Neben ihrer infektiologischen Bedeutungen bei der Übertragung verschiedener Erreger (z. B. *Rickettsiose, *Tsutsugamushifieber) können sie durch Bisse Hautläsionen hervorrufen. Milbenkot verursacht juckende Dermatosen und allergische Reaktionen der Atemwege.
Für den Menschen pathogene Erscheinungen werden u. a. durch folgende Arten hervorgerufen:
1. Sarcoptes scabiei var hominis – Krätzemilbe
Weltweites Vorkommen, meist direkt durch Körperkontakt, seltener auch indirekt, z. B. durch Bettwäsche in Hotels, übertragen.
Klin: *Skabies
2. Sarcoptes scabiei var canis – Hundemilbe
Weltweites Vorkommen, an Hunden lebend und dort Räude hervorrufend.

Geht bei engem Kontakt auf den Mensch über.
Mensch ist Fehlwirt, Milben können sich nicht einnisten und gehen zugrunde.
Klin: Makulopapulöse Effloreszenzen an den Stellen vergeblicher Bohrversuche.
3. Dermanyssinus avium – Vogelmilbe
Weltweites Vorkommen, bes. an Hühnern, auch an Tauben und diversen Singvögeln schmarotzend, in Ställen und Nestern.
Die Milben können unter Umständen durch Fenster oder Ventilationsysteme in die Wohnung eindringen. Mensch ist Fehlwirt.
Klin: *Gamasidiosis oder Vogelmilben-Krätze. An unbedeckten Körperteilen stark juckende papulovesikulöse, z. T. urtikarielle Effloreszenzen. Kein Milbennachweis auf der Haut.
4. Ornithonyssus bacoti – tropische Rattenmilbe
Vorkommen in tropischen Ländern, auch in Europa, Mensch ist Fehlwirt.
Klin: Kleinpapulöse, z. T. urtikarielle Herde, bevorzugt an Stellen mit eng sitzender Kleidung.
5. Cheyletiella yasguri – Cheyletiellen
Weltweites Vorkommen bei Hunden, Kaninchen, Hasen, Katzen, selten Übergehen auf den Mensch bei engem Kontakt mit befallenen Tieren.
Klin: Prädilektionsstellen der *Cheyletiellosis sind Arme und Stamm, makulopapulöse Herde, teils mit Vesikeln und Pusteln.
6. Trombicula autumnalis – Erntemilbe
In Europa überwiegend im Herbst. Menschen werden beim Wandern in entsprechenden Gegenden (Alpen) durch die Larven befallen.
Klin: *Trombidiose, Stellen mit eng anliegender Kleidung sind bevorzugt.
7. Pyemotes ventricosus – Kornkäfermilbe
Vor allem Mittelmeerländer, auch in Nordeuropa. Milbe nährt sich von Getreideschädlingen und kommt somit in Getreidelagern, Scheunen, auf Strohmatratzen vor. Auch Holzwürmer sind befallen.
Klin: Getreidekrätze: kleinfleckiges, meist papulöses, gelegentlich urtikarielles Exanthem.
8. Dermatophagoides pteronyssinus – *Hausstaubmilbe
Dermatophagoides farinae – *Hausstaubmilbe
9. Acarus firo – Mehlmilbe
10. Demodex folliculorum – Haarbalgmilbe (*Demodikose)
11. Käsemilben: *Krämerkrätze
Lit: Stüttgen G, Haas H, Mittelbach F, Rudolph P (1982) Umweltdermatosen. Springer, Wien New York, S. 282–286

Milbenfieber
s. Tsutsugamushifieber

Milbengang
Def: Linearer Kanal, den die weibliche Krätzmilbe zur Eiablage in die Haut gräbt. Typisch bei *Skabies.

Milchbein
s. Phlegmasia alba dolens

Milchkaffeeflecken
s. Café au lait-Flecken

Milchpocken
s. Alastrim

Milchschorf
s. Eccema infantum

Milchtrinkerbelag
Def: Einige Stunden anhaltender physiologischer weißlicher Zungenbelag bei Milchtrinkern.
DD: Stomatitis candidomycetica (*Candidose)

miliar
Def: Von der Größe eines Hirsekorns (= *Milium)

Miliaria
Syn: Schweißfrieseln, Hitzepickel, Hitzeblattern, Dermatitis hidrotica, Hidroa, Schweißbläschen, Schwitzbläschen

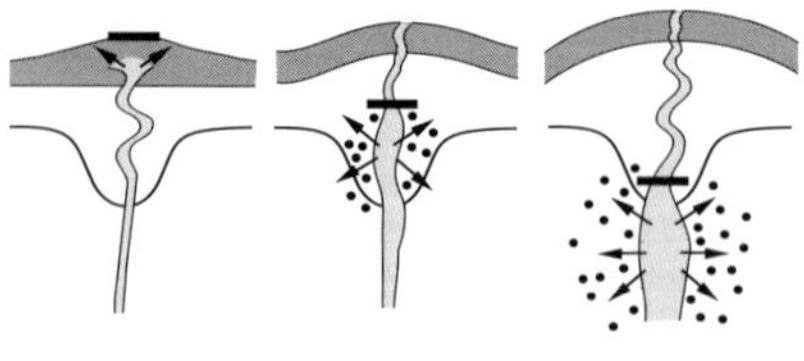

Formale Pathogenese der **Miliaria** nach Braun-Falco

Def: Bei starkem Schwitzen entstehender, häufig juckender Hautausschlag mit hirsekorngroßen (*Miliaria cristallina) oder geröteten Papeln (*Miliaria rubra). Pathogenetisch liegt bei gesteigerter Schweißsekretion eine Verlegung des Schweißdrüsenausführungsganges vor. Je nach Lokalisation des Verschluses werden verschiedene Formen unterschieden (s. Abbildung).
Vork: Vor allem in den Tropen, in gemäßigten Breiten bei enganliegender, abschließender Kleidung, gelegentlich auch bei Säuglingen.

Miliaria alba
Def: *Miliaria mit milchigem Bläscheninhalt.

Miliaria, apokrine
s. Fox-Fordycesche Krankheit

Miliaria cristallina
Syn: Sudamina
Def: Flüchtige *Miliaria durch Verschluß der Schweißdrüsenausführungsgänge innerhalb der Hornschicht (St. corneum).
Ätio: Z. B.:
- Starkes Schwitzen
- Parakeratotische Verhornung im Rahmen einer Dermatitis, z. B. *Dermatitis solaris
- Anwendung eiweißfällender Externa, z. B. Formalin, Trichloressigsäure

Lok: Vor allem Rumpf
Klin: Disseminiert stehende, kleinste bis stecknadelkopfgroße, wasserhelle, pralle, leicht platzende Bläschen mit dünner Decke.
Dauer: Wenige Stunden. Nachfolgende Desquamation möglich.
Ther: Ggf. Schüttelmixtur: Lotio zinci spirituosa.

Miliaria profunda
s. Miliaria rubra und Miliaria profunda

Miliaria pustulosa
Def: *Miliaria mit gelbeitrigem Bläscheninhalt.

Miliaria rubra und Miliaria profunda
Syn: Roter Hund, prickly heat, tropische Flechte
Def: Juckender Hautausschlag. Bei Miliaria rubra durch Verschluß des Schweißdrüsenausführungsganges in der Epidermis (St. spinosum), bei Miliaria profunda am dermalen Anteil des Ausführungsganges oder am Übergang in die epidermalen Papillenzapfen (St.papillare) (s. Abbildung).
s. a. Anhidrosis thermogenic
Ätio: Thermoregulatorische Probleme infolge von Schweißretention:
- Tropische Hitze, hohe Luftfeuchtigkeit, Quellung der Hornschicht, Sekretretention, Austritt von Schweiß in das Interstitium, evtl. Ruptur des Ausführungsganges
- Bakterientoxine
- Metallsalze, toxische Detergenzien, starker Ionenfluß bei Iontophorese s. a. Atebrin-Dermatitis

Vork: Vor allem in den Tropen, Menschen, die in feuchtwarmer Umgebung arbeiten, Adipöse mit Belastungshyperhidrose. Entwicklung innerhalb von Wochen und Monaten nach Hitzeexposition.
Lok: Bedeckte Körperareale, vor allem Rumpf. Windelbereich bei Säuglingen. Gesicht, Handflächen und Fußsohlen stets frei.
Klin: Aussaat kleinster, intensiv roter, punktförmiger Flecken und Knötchen. Sekundär Entwicklung von Bläschen mit Juckreiz, Prickeln oder Brennen, in intertriginösen Bereichen Konfluenz und Ausbildung aus-

gedehnter nässender Flächen mit Pustulationen nach Impetiginisierung möglich.
Hist: Intra- oder subepidermale Bläschen, entzündliches Infiltrat um die Schweißdrüsenausführungsgänge.
DD: *Follikuläres Ekzem^, *follikuläre Arzneimittelreaktion^
Prophylaxe: Aufenthalt in klimatisierten Räumen, leichte Kleidung.
Ther: Trockenpinselungen (Lotio zinci spirituosa) oder Puder. Bei Superinfektion ggf. Antibiotika intern.
Prog: Günstig
Lit: Rogers M et al. (1990) Giant centrifugal miliaria profunda. Pediatric Dermatol 7:140–146

Miliaria scarlatinosa
Syn: Scarlatina miliaris
Def: Kleinste Bläschen im Scharlachexanthem bei ausgeprägter entzündlicher Follikelreaktion.

Miliarlupoid, benignes
s. Sarkoidose, kleinknotig disseminierte Form

Miliartuberkulose, disseminierte der Haut
s. Tuberculosis cutis miliaris disseminata

Milien
Syn: Hautgrieß
Def: Bis stecknadelkopfgroße, mit weißlichen Hornperlen gefüllte Epithelzysten ohne offene Verbindung zur Hautoberfläche.
Ätio:
- Primäre Milien: Entwicklung spontan aus interfollikulärer Epidermis, Vellushaarfollikeln oder in Ausführungsgängen ekkriner Schweißdrüsen.
- Sekundäre Milien: Z. B. nach bullösen Dermatosen oder posttraumatisch durch Verlagerung verhornender Epithelabschnitte unter die Epidermis.

Man: Junge Erwachsene, vor allem Frauen, auch Kleinkinder.
Lok: Vor allem Gesicht: Seitliche Wangen, periorbital, an den Schläfen.
Klin: Stecknadelkopfgroße, kugelige, gelblich-weiße, erhabene Knötchen.
Hist: Horngefüllte Epithelzysten im unteren Stratum Malpighii, an einem Vellushaarfollikel oder an einem Akrosyringium.
DD: *Hidradenome, *Xanthelasmen, *Fibrome, *Kolloidmilium
Ther: Anritzen mit dem Moncorps-Messer, Exprimieren des Inhaltes.
Prog: Sekundäre Milien: Spontane Rückbildung möglich.

Milien, eruptive
Def: Plötzlich auftretende *Milien in großer Anzahl, meist bei jungen Mädchen.

Milium
Def: Einzahl von *Milien.

Milk pox
s. Alastrim

Milles-Syndrom
s. Sturge-Weber-Krabbe-Syndrom

Milroys disease
s. Trophödem, Typ Nonne-Milroy

Miltonsche Riesenurtikaria
s. Angioneurotisches Ödem

Milzbrand
s. Anthrax der Haut

Milzbrandkarbunkel
s. Anthrax der Haut

Mimeae
Def: Gruppe anaerober unbeweglicher, gramnegativer Bakterien, die Diplokokken ähneln. Fakultativ pathogene Erreger, die Ursache für eine *unspezifische Urethritis^ sein können. Penicillinresistent, meist sensibel gegen Tetracycline und Chloramphenicol.

Minderwuchs, sexogener
s. Rössle-Syndrom

Minkowski-Chauffard-Gänsslen-Syndrom
Syn: Konstitutionelle hämolytische Kugelzellanämie, familiärer hämolytischer Ikterus, Sphärozytose

Def: Mit mehreren Konstitutionsanomalien kombinierte, familiäre, hämolytische Anämie. Die Anämie entsteht durch einen Membrandefekt der Erythrozythen, die Kugelform annehmen und in der Milz verstärkt abgebaut werden.
Ätio: Autosomal-dominanter Erbgang, Genlokalisation evtl. auf Chromosom 8.
Klin: Leitsymptome: Hämolytischer Ikterus, Vergrößerung der Milz, Linksverschiebung, Knochenmarksveränderungen, herabgesetzte Osmoresistenz, Turmschädel, verbreiterter Nasensattel. Fakultative Teilsymptome: Ossäre oder kutane Syndaktylien, Polydaktylie, Spitz- oder Klumpfußbildung. Zahnfehlstellungen, Anodontie, Stellungsanomalien der Ohrmuscheln, Darwin Höcker.
Ther: Splenektomie

Minorscher Schwitzversuch
Def: Prüfung der Schweißsekretion durch Auftragen einer Jodlösung und anschließendem Überstäuben mit Stärkepuder. Die schwitzenden Areale färben sich blau.
Anwendung: Z. B. bei Hyperhidrosis axillaris vor Operation.

Minozyklin-Hyperpigmentierung
Def: Seltene Hyperpigmentierung nach Einnahme von Minozyklin durch Speicherung von eisenhaltigem Pigment in Makrophagen bei entzündlich veränderter Haut; evtl. auch vermehrte Melaninproduktion.

Mischtumor der Haut
s. chondroides Syringom^

Mischtumor, maligner der Haut
s. malignes chondroides Syringom^

Mitchell-Gerhardt-Syndrom
s. Erythromelalgie

Mittelmeerfieber
s. Bruzellosen

Mittlere Phototoxizitätsdosis (MPD)
Def: Der *MED entsprechender Wert bei *PUVA-Patienten. Die Bestimmung erfolgt nach oraler Gabe von Psoralen. Zwei Stunden nach der Gabe werden im Bereich UV-empfindlicher Hautareale (Gesäß) kleine Felder mit verschiedenen UVA-Dosen bestrahlt, um die Schwellendosis zu bestimmen, mit der gerade ein sichtbares Erythem erzeugt werden kann. Die Ablesung erfolgt nach 72 Stunden.

Mixed connective tissue disease
Syn: Sharp-Syndrom, gemischte Bindegewebserkrankung, Mischkollagenose, MCTD, auch *Overlapping-Syndrom
Def: Zu den *Overlapping-Syndromen zählende Kollagenose mit Überlappung von *progressiver systemischer Sklerodermie^, *Dermatomyositis und *systemischem Lupus erythematodes^ sowie dem Nachweis von Antikörpern gegen extrahierbare nukleäre Antigene (ENA). Je nach Autor sind verschiedene diagnostische Kriterien beschrieben.
Man: Vor allem Frauen, vor allem 4. Lebensjahrzehnt
Klin:
- Indurierte Schwellung der Hände und Füße (Ödeme und *Akrosklerose), *Raynaud-Phänomen, häufig Oesophagusbeteiligung im Sinne der systemischen Sklerodermie.
- Dem *Lupus erythematodes visceralis oder chronicus discoides entsprechende Hautveränderungen.
- Diffuse *Alopezie.
- Pigmentverschiebungen
- Allgemeine interne Symptome: Abgeschlagenheit, Fieber, Arthralgien, Myositis, Polyserositis, Hepatosplenomegalie, Lymphadenopathie, Lungenveränderungen.

Lab: Serum: Positive ANA, gesprenkeltes Muster, mittelhohe Titer (größer 1:160). In 100% der Fälle ebenso positiver Nachweis von *U1-sn-RNP-Autoantikörpern (*ENA). Fehlender Nachweis von *Autoantikörpern gegen ds-DNA, Smith, Scl-70, PM-Scl, Ro, La und andere Kernantigene.

Vermehrung der Gamma-Globuline, positive Rheumafaktoren in 60% der Fälle. Allgemeine Entzündungszeichen, Leukopenie, Anämie, Thrombozytopenie.
Ther: Gutes Ansprechen auf eine Steroidtherapie.
Prog: Die klinische Nachbeobachtung der primär von Sharp beschriebenen Patienten ergab über mehrere Jahre eine Transition des Krankheitsbildes fast aller Patienten in Richtung auf eine *progressive systemische Sklerodermie^.
Lit: Meurer M, Hausmann-Martinez-Prado G, Braun-Falco O (1989) Das Spektrum antinukleärer und antizytoplasmatischer Antikörper bei Dermatomyositis und Polymyositis-Overlap-Syndromen. Hautarzt 40:623–629
Sharp GC, Irwin WS, Tan EM et al. (1972) Mixed connective tissue disease-an apparently distinct rheumatic disease syndrome associated with a specific antibody to an extractable nuclear antigen (ENA). Am J Med 52:148–159
Maddison PJ (1991) Overlap syndroms and mixed connective tissue disease. Current Opinion in Rheumatology 3:995–1000
Alarcon-Segovia D, Cardiel MH (1989) Comparison between 3 diagnostic criteria for mixed connective tissue disease. Study of 593 patients. J Rheumatol 16:328–334
Nimelstein SH, Brady S, Mcshane D, Holman HR (1980) Mixed connective tissue disease – a subsequent evaluation of the original 25 patients. Medicine (Baltimore) 59:239

Mixed contact dermatitis
s. gemischte Kontaktdermatitis^

Mixed tumor of the skin
Def: Veraltete Bezeichnung für ein *chondroides Syringom^.

Miyagawanella lymphogranulomatis
Def: Zu den *Chlamydien gehörende Erreger des *Lymphogranuloma inguinale.

Miyagawanellen
s. Chlamydien

Miyagawanellosen
s. Chlamydien-Erkrankungen

Mkar-Krankheit
s. Granuloma multiforme

Mljet-Krankheit
s. Keratosis palmoplantaris transgrediens

MMN-Syndrom (Multiple Mukosaneurome)
Syn: MEN Typ 3, MEN Typ 2b
Def: Variante der *multiplen endokrinen Neoplasie mit multiplen Mukosaneuromen und endokriner Polyadenomatose.
Ätio: Autosomal-dominant erbliche Erkrankung
Klin: Marfanoider Habitus (*Marfan-Syndrom), multiple Haut- und Schleimhaut-*Neurome (100%), medulläre Schilddrüsen-Karzinome (85%) und Phäochromozytom (45%), Skelettanomalien, evtl. Störungen der Nebenschilddrüsenfunktion, zentrofaziale *Lentiginose, neurologische Störungen, hyperplastische Kornealnerven.
Lit: Gorlin RJ, Sedano HO, Vickers RA, Cervenka J (1968) Multiple mucosal neuromas, pheochromocytoma and medullary carcinoma of the thyroid: A Syndrome: Cancer 22:293–299
Burgdorf WHC, Worret WI (1988) Karzinom-assoziierte Genodermatosen. Hautarzt 39:413–418

Mnemodermie
Def: Persistenz von nicht objektivierbarem Juckreiz (Gewöhnungseffekt, Mnemo = Gedächtnis) nach Abklingen einer juckenden Dermatose.

Möbius-Syndrom
Syn: Moebius-Kernaplasie, infantiler Kernschwund, infantiler Augenmuskelschwund, angeborene Facialisparese, kongenitale Gesichtslähmung, congental facial diplegia syndrome

Def: Kongenitale Lähmung isolierter Nerven, bes. der Gesichtsnerven.
Ätio: Heterogener Entwicklungsfelddefekt, autosomal-dominanter Erbgang ist beschrieben.
Ther: Entfällt
Lit: Hillig U, Stroth HJ et al (1978) Moebius-Syndrom: Nachweis-Klinik-Genetik. Diagnostik und Intensivtherapie 3:131–132

Moeller-Christensen-Syndrom
Def: Klinisch inapparente Knochendefekte der Nase bei fortgeschrittener *Lepra.

Moeller-Barlow-Cheadlesche-Krankheit
Syn: Säuglingsskorbut, infantiler Skorbut
Def: Chronisches Vitamin-C-Mangel-Syndrom bei Kindern mit Blutungsneigung.
Ätio: Vitamin-C-Mangel durch Malabsorption oder einseitige Fehlernährung.
Klin: Petechiale Blutungen in Haut (Ohren, Hals) und Schleimhäuten (Zahnfleisch, Gaumen). Blaurötliche Verfärbung und Schwellung der Gingiva. Schmerzhaftigkeit und Schwellung der unteren Gliedmaßen durch subperiostale Blutungen mit Zusammenzucken bei der leichtesten Berührung (Hampelmannphänomen). Beachte: Häufig Kombination mit Vitamin-D-Mangel
Lab: Mikro- bzw. Makrohämaturie
Ther: Ascorbinsäure (500–1000 mg/die i. v. oder 1500–2000 mg/die oral), adäquate Ernährung.

Moeller-Hunter-Glossitis
Def: Entzündlich gerötete Zunge als Früh- und Begleitsymptom der perniziösen Anämie.
Ätio: Vitamin B12 und/oder Folsäure-Mangel, z.B. bei atrophischer Gastritis.
Klin: Initial Zungenbrennen, glatte, belagfreie Zunge durch Atrophie vor allem der filliformen Papillen. Verquollene, bläschenartige fungiforme Papillen, eher verkleinerte Zunge. Blitzartiges Auftreten weißer Anämisierungsareale beim Herausstrecken der Zunge = Arndt-Zeichen. Weitere hinweisende Symptome: Parästhesien der Zunge, Mundbrennen, Geschmacksstörungen, Mundtrockenheit.
Diag: Typischer Zungenbefund, megaloblastische Anämie, strohgelbes Hautkolorit, megalozytäre hyperchrome Erythrozyten
DD: *Lack-Zunge
Ther: Behandlung der Grunderkrankung

Mole
s. Naevus

Molluscum
Def: Weicher Hauttumor.

Molluscum contagiosum (Bateman)
Syn: Dellwarze, Epithelioma contagiosum, Epithelioma molluscum, Schwimmbadwarzen
Def: Gutartige, durch epidermotrope Viren verursachte Hauttumoren.
Ätio: Übertragung von Mensch zu Mensch durch Schmierinfektion über kleine Epitheldefekte oder über Kleidung und Handtücher.
Err: Molluscum contagiosum-Virus, der Gruppe der Pockenviren zugeordnet.
Man: Vor allem Kleinkinder und Jugendliche, immunsupprimierte Patienten (*AIDS), Patienten mit *endogenem Ekzem^.

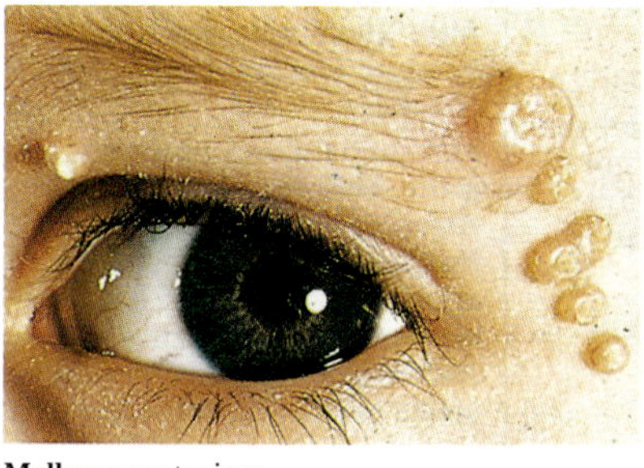

Mollusca contagiosa

Lok: Vor allem Gesicht, Augenlider, Hals, Oberkörper, Oberarm, Axillarfalte, Perianal- und Perigenitalregion
Klin: Inkubationszeit Wochen bis Monate. Einzelne oder gruppierte, manchmal strichförmig angeordnete (Pseudo-Köbner-Phänomen), derbe, stecknadelkopf- bis erbsgroße, breit aufsitzende, zentral gedellte, wachsartige, weißliche, gelbliche oder blaßrosa Knötchen von 2–5 mm Durchmesser. Weißlich fettige Masse exprimierbar.
s. a. Molluscum contagiosum pediculatum, Molluscum contagiosum giganteum
Hist: Aus mehreren Läppchen aufgebautes epitheliales Akanthom. Im Exprimat: Molluskumkörperchen: Kernlose, homogene, epithelzellähnliche, ovoide Gebilde = virusbefallene Epidermiszellen.
Lab: Immunfluoreszenztest: In 90% Antikörper gegen das in den Epidermiszellen vorkommende Virusantigen.
DD: *Xanthome, *Xanthogranulome, *Xanthelasmen, *Milien, *Verrucae vulgares, *Syringome
Komp: Entzündung durch Kontamination mit pyogenen Keimen. Juckreiz mit Kratzeffekten und Inokulation weiterer Molluscum contagiosum-Viren (*Eccema molluscatum).
Ther: Ausdrücken mit Spezialpinzette, ggf. nach Anritzen. Kürettage mit scharfem Löffel, ggf. in Vollnarkose.
Lit: Wagner G, Mensing H (1989) Perkutane Anästhesie durch Anwendung einer Lidocain-Prilocain-Creme (Emla-Creme® 5%)-Erfahrungen bei der Therapie multipler Mollusca contagiosa im Kindesalter. Akt. Dermatol. 15:44–46
Buntin M et al. (1991) Sexually transmitted diseases: Viruses and ectoparasites. J Am Acad Dermatol 25:527–534

Molluscum contagiosum giganteum
Def: Riesenform des *Molluscum contagiosum durch Konfluenz der Knötchen, häufig im Genitalbereich.

Molluscum contagiosum pediculatum
Def: Seltene gestielte Form des *Molluscum contagiosum.

Molluscum fibrosum
Def: Im anglo-amerikanischen Schrifttum üblicher Begriff für die kutanen *Neurofibrome bei der *Neurofibromatosis generalisata.

Molluscum pseudocarcinomatosum
s. Keratoakanthom

Molluscum sebaceum
s. Keratoakanthom

Molluskumkörperchen
s. Molluscum contagiosum

Monarthritis
Def: Auf ein einziges Gelenk beschränkte (mon[o]artikuläre) Gelenkentzündung, z. B. bei *Gonorrhoe (*Monarthritis gonorrhoica).

Monarthritis gonorrhoica
Syn: Tripperrheumatismus
Def: Fernkomplikation der *Gonorrhoe durch hämatogene Aussaat der *Gonokokken in ein Gelenk.
Lok: Großes Gelenk, vor allem Kniegelenk, auch Sprung-, Hand-, Ellbogen- oder Hüftgelenk.
Klin: Anfangs Bild einer beginnenden Polyarthritis. Hydrops: Spindelförmige Anschwellung des Gelenkes. Anschließend serofibrinöse Entzündung, Gelenkempyem. Rötung der bedeckenden Haut, Schmerzen, hohes Fieber, Einschränkung der Beweglichkeit. Selten Perforation nach außen. Zerstörung des Gelenkknorpels, produktive Überwucherung, Synechien im Gelenk, evtl. bleibende Bewegungseinschränkung.
Diag: *Gonorrhoe
DD: *Rheumatisches Fieber
Ther: *Gonorrhoe. Aktive und passive Bewegungstherapie.
Cave: Langfristige Ruhigstellung

Mondgesicht
s. Facies leonata

Mondor-Krankheit
Syn: Mondor-Syndrom, phlébite en cordon de la paroi thoracique, sclerosing periphlebitis of the chestwall, phlébite en fil de fer, Eisendrahtphlebitis
Def: Sonderform einer oberflächlichen strangförmigen *Phlebitis im Bereich der thorakoepigastrischen Venen, die auch in anderer Lokalisation, so im Bereich der Extremitäten und selten bei Männern am Dorsum penis vorkommen kann.
Ätio: Trauma, Operation, Infektion
Man: Vor allem Frauen im Alter zwischen 30 und 60 Jahren
Lok: Seitliche Brustwand, vordere Axillarlinie
Klin: Gerade verlaufender, 2–3 mm dicker, mehrere Zentimeter langer, harter Strang.
Keine Allgemeinsymptome.
DD: Sklerosierende Lymphangitis
Prog: Spontane Abheilung nach Wochen bis Monaten

Mongolenfalte
Def: Hautfalte, die den inneren Augenwinkel vom Oberlid her überlagert. Merkmal der mongolischen Rasse.
DD: Epikanthus des *Mongolismus.

Mongolenfleck
Def: Dermaler Pigmentzellnaevus mit graublauer Verfärbung der Haut, meist von Handtellergröße ohne weitere klinische Symptomatik.
Man: Ab Geburt, vor allem beim männlichen Geschlecht
Vork: Asiaten, aber auch Schwarzafrikaner, selten bei der weißen Rasse.
Lok: Distaler Rückenbereich, über dem Kreuzbein, selten ventral.
s. a. Naevus Yamamoto, Naevus fuscocoeruleus deltoideoacromiale (Ito), Naevus fuscocoeruleus ophthalmomaxillaris (Ota)
Hist: Spindelige oder sternförmige pigmentbeladene Melanozyten, vor allem im mittleren Korium.
Ther: Entfällt
Prog: Gewöhnlich Rückbildung bis zur Pubertät, maligne Entartung nicht beobachtet.

Mongolide
Def: Bezeichnung für die gelbhäutige Großrasse.

Mongolismus
Syn: Trisomie 21, Down-Syndrom, mongoloide Idiotie, Morbus Langdon-Down, trisomaler dysmorpher Schwachsinn
Def: Durch chromosomale Aberration mit Verdreifachung des Chromosom 21 hervorgerufenes, häufig auftretendes, klinisch charakteristisches Syndrom.
Ätio: Bei 95% d. F. freie Trisomie des Chromosom 21, Translokationstrisomie bei 2,5%, Mosaiktrisomie bei 2,5%.
Klin: Charakteristisch sind Epikanthus, nach außen oben schräge Lidspalten, Brushfield-Flecke (weiße Tüpfelung der Iris), kleine Nase, kleine dysplastische Ohren, große Zunge, Brachy- und Klinodaktylie der Kleinfinger, *Vierfingerfurche, Sandalenlücke, Hypotonie der Muskulatur, Überstreckbarkeit der Gelenke. Häufig Herzfehler. Mittlerer Entwicklungs- und Intelligenzquotient < 50.
Häufigste Hautveränderungen: *Ichthyosis, *Keratoma palmare et plantare, *Lentigines, Atrophien, *Akrozyanose, Fehlen der Achselbehaarung, *Canities, totale *Alopezie.
Beim Neugeborenen normale Haut.
Im Kindesalter Elastizitätsverlust, Rückgang bis zum Sistieren der Talg- u. Schweißdrüsensekretion mit konsekutiver trockener, stumpfer Haut.

Mongoloide
Def: Patienten mit *Mongolismus.

Monilethrix-Syndrom
Syn: Aplasia pilorum intermittens, Moniletrichie, Aplasia moniliformis, beaded hairs, Saubouraud-Syndrom, Spindelhaare
Def: Seltene, hereditäre Wachstumsstörung der Haare mit periodischer

Kaliberschwankung des Haarschaftes und Durchbruchstörungen.
Ätio: Autosomal-dominant vererbt, hohe Penetranz, wechselnde Expressivität, selten auch autosomal-rezessiv.
Man: Ab dem 2. Lebensmonat
Klin: Fragile, perlschnurartig verdickte Kopfhaare, selten länger als 1 cm. Die dickeren Haarstellen werden in 24–48stündigem Rhythmus gebildet. Die verdickten Haarteile sind pigmentiert, die verdünnten pigmentlos. Kleine, hautfarbene oder rote follikuläre hornige Papeln. Bild der Alopezie. Beteiligung von Augenbrauen-, Wimpern-, Achsel- und Schamhaaren möglich. Selten isoliertes Vorkommen = pilärer Typ.
Meist mit Begleitsymptomen:
- *Keratosis follicularis, vor allem an Oberarmstreckseiten, Rumpf, Gesicht und Nacken = pilokutaner Typ nach Heydt.
- Zusätzlich *Koilonychie = pilocutano-ungualer Typ nach Heydt.

Selten: Intelligenzdefekte, Zahn- und Augenanomalien.
Hist: Hyperkeratose im Akroinfundibulum, alternierend eingeschnürter Haarschaft bei morphologisch unveränderter Haarpapille.
DD: *Pili torti, *Trichorrhexis nodosa, *Pili anulati, *Keratosis suprafollicularis
Ther: Ggf. Perücke
Prog: Spontane Remissionen während der Pubertät oder der Schwangerschaft sind beschrieben.

Moniletrichie
s. Monilethrix-Syndrom

Moniliasis
Syn: Moniliose
Def: Überholte Bezeichnung für *Candidose.

Moniliose
s. Candidose

Monoklonale Antikörper
Def: Antikörper die von einem Zellklon produziert werden, somit eine einzige definierte Spezifität besitzen. Zur Produktion monoklonaler Antikörper werden Milzzellen immunisierter Mäuse mit Myelomzellen fusioniert. Das Fusionsprodukt sezerniert die monoklonalen Antikörper definierter Spezifität. Anwendung z. B. zur Differenzierung von Zelloberflächenantigenen, Fusionsprodukt sezerniert die monoklonalen Antikörper definierter Spezifität. Anwendung z. B. zur Differenzierung von Zelloberflächenantigenen bzw. für Immunoassays.

Mononucleosis infectiosa
s. infektiöse Mononukleose^

Mononukleose, infektiöse
Syn: Mononucleosis infectiosa, Monozytenangina, Pfeiffer-Drüsenfieber, Pfeiffersche Krankheit
Def: Variante einer Viruserkrankung durch Epstein-Barr-Virus mit nekrotisierender Angina, Lymphknotenschwellungen und Exanthemen.
Ätio: Übertragung durch Tröpfcheninfektion oder Körperkontakt.
Man: Vor allem Jugendliche, junge Erwachsene, vor allem im Frühjahr. Bei 90% der Kleinkinder meist inapparenter Verlauf.
Klin: Inkubationszeit: 4–14 Tage. Geschwollene Tonsillen mit oberflächlichen, nekrotischen, pseudomembranösen Belägen.
Generalisiertes, evtl. juckendes, urtikarielles, morbilliformes oder rubeoliformes Exanthem am 4. bis 6. Krankheitstag bei einigen Patienten. Regionale oder generalisierte Lymphknotenschwellung, häufig Leber- und Milzvergrößerung.
s. a. Piringer-Kuchinka-Syndrom
Lab: Leukozytose 10000–40000 pro mm^3, zahlreiche atypische monozytoide Zellen. Häufig Erhöhung der Transaminasen. *Paul-Bunnell-Seroreaktion positiv, bei Kindern nur in 40–50% der Fälle.

IIF: IgG-Antikörper gegen Epstein-Barr-Virus, vierfacher Titeranstieg im Abstand von 10–14 Tagen
Ther: Symptomatisch, cave: Ampicillin (Verstärkung des Exanthems).

Monozytenangina
s. infektiöse Mononukleose^

Monozytenleukämie
s. Myelosis cutis circumscripta monocytica

Montenegro-Reaktion
Def: Immunologischer Test bei Verdacht auf eine *Leishmaniose (Typ-IV-Reaktion, *Allergie). Intrakutane Injektion hitzeabgetöteter Leishmanien.
Bei Vorliegen einer Infektion: Impfpapel von 1–2 cm Durchmesser auf erythematösem Grund nach 48 Stunden. Auch bei lange zurückliegender Leishmaniose positive Reaktion.

Montgomery-Drüsen
Def: Knötchen im Bereich der weiblichen Areolae mammae, bestehend aus apokrinen Drüsen, den sog. Glandulae areolares.

Montgomery-Syndrom
s. Xanthoma disseminatum mit Diabetes insipidus

Moon-Zähne
s. Syphilis connata

Moos-Fuß
s. Chromomykose

Morbidität
Syn: Erkrankungshäufigkeit
Def: Anzahl einer an einer bestimmten Krankheit manifest Erkrankten, bezogen auf die Gesamtzahl der Bevölkerung (z. B. auf 100000 Einwohner innerhalb eines Jahres).

Morbilli
s. Masern

Morbilli bullosi
s. Masernpemphigoid

Morbilli vesiculosi
s. Masernpemphigoid

Morbilloid
Def: Abortive Verlaufsform der *Masern mit flüchtigem Exanthem und kurzem Fieber bei Säuglingen mit mütterlichen Antikörpern oder bei geimpften Kindern.

Morbus
Def: Lateinisches Wort für Krankheit.
s. unter den Eigennamen

Morbus haemorrhagicus neonatorum
Syn: Hämorrhagische Diathese der Neugeborenen
Def: Erkrankung mit schwersten Blutungen bei Neugeborenen durch Vitamin-K-Mangel der Mutter.
Ätio: Verminderung des Prothrombinkomplexes durch Vitamin-K-Mangel der Mutter; die darmeigene Vitamin-K-Produktion setzt erst nach einigen Wochen ein.
Man: Ab Geburt, vor allem bei Frühgeborenen
Klin: Schwere Blutungen in Haut, Nabelschnur u. Muskeln, intrakranielle Blutungen, Hämatemesis und Meläna.
Ther: Vitamin K (Konakion)

Morbus maculosus Werlhof
s. idiopathische thrombozytopenische Purpura^

Morgagni-Steward-Morel-Syndrom
Syn: Morgagni-Syndrom, Morel-(Moore)-Syndrom, Craniopathia metabolica, Craniopathia neuroendocrinica, diabetes of bearded women, hyperostose frontale interne
Def: Symptomenkomplex mit Hyperostosis frontalis interna, *Virilismus und Adipositas bei Frauen im höheren Lebensalter mit Störungen des Kohlenhydratstoffwechsels, evtl. Diabetes mellitus.
Ätio: Unbekannt, evtl. zufälliges Zusammentreffen von häufigen Veränderungen.
Klin: Hyperostosis frontalis interna, *Hypertrichose und Adipositas, psychische und neurologische Störungen.

Morgagni-Syndrom
s. Morgagni-Steward-Morel-Syndrom

Morgagni-Turner-Syndrom
s. Turner-Syndrom

Morgan-Fleck
s. seniles Angiom^
de Morgan spot
s. seniles Angiom^

Moro-Probe
s. Tuberkulintest

Morphaea
s. zirkumskripte Sklerodermie^

Morphaea bullosa
Syn: Morphaea pemphigoides
Def: Seltene Komplikation bei *zirkumskripter Sklerodermie^ mit Blasenbildung, wahrscheinlich als Mikrozirkulationsstörung mit zirkumskripter Lymphostase.
Lok: Vor allem untere Extremitäten
Hist: Ausgedehnte subepitheliale Ödemzone, subepidermale Blasenbildung ohne entzündliches Infiltrat.
Lit: Altmeyer P et al. (1985) Morphea mit Arthritis und Polymyositis. Akt. Dermatol. 11:157–160

Morphaea generalisata
Def: Ausgedehnte, nahezu das gesamte Integument bedeckende *zirkumskripte Sklerodermie^.

Morphaea guttata
Def: Disseminierte, kleinfleckige, *zirkumskripte Sklerodermie^, die klinisch und histologisch dem *Lichen sclerosus et atrophicus nahesteht.

Morphaea plana atrophicans
s. Athrophodermia idiopathica et progressiva

Morphaea pemphigoides
s. Morphaea bullosa

Morphea en plaques
s. zirkumskripte Sklerodermie^

Morphoea
s. zirkumskripte Sklerodermie^

Morphoeid scleroderma
s. Lichen sclerosus et atrophicus

Morquio, Morbus
Syn: Morquio-Brailsford-Krankheit, Morquio-Syndrom, Morquio-Krankheit
Def: Zu den *hereditären Mukopolysaccharidosen^ gehörende Speicherkrankheit.
Ätio: Autosomal-rezessiver Erbgang, Mutation des Gens der Galaktosamin-6-sulfat-Sulfatase (Typ A) oder der beta-Galaktosidase (Typ B). Lysosomale Speicherung nur in Bindegewebszellen, nicht im Gehirn oder inneren Organen.
Man: Kleinkindesalter
Klin: Disproportionierter Minderwuchs, Kielbrust, X-Beine, feine Hornhauttrübung, Zahnschmelzdefekte, Skelettdysplasien mit Platyspondylie, Coxa valga, Verkürzung aller Röhrenknochen. Normale Intelligenz.
Lab: Vermehrte Ausscheidung von Keratansulfat bei Kindern.

Morsicatio buccarum
Syn: Linea alba buccalis
Def: Parallel zur Zahnschlußlinie verlaufende Schleimhautschwielen an den Wangen.
Ätio: Bewußtes oder unbewußtes Einsaugen und Kauen der Wangenschleimhaut.
Klin: Streifige, bläulich-weiße, unscharf begrenzte Epitheltrübungen, auch Blutungsherde und Erosionen.
Ther: Aufklärung über Ätiologie und Harmlosigkeit.

Mortalität
Def: Anzahl Gestorbener, bezogen auf die Gesamtzahl der Bevölkerung innerhalb einer bestimmten Zeitspanne (z. B. auf 100000 Einwohner innerhalb eines Jahres).

Morular cells
s. Russel-Körperchen

Mosaik-Warze
Def: Plantarwarzenbeete, die durch Konfluenz einzelner *Verrucae plantares entstehen und evtl. mehrere Quadratzentimeter bedecken. Selten an den Palmae.

Moschcowitz-Syndrom
Syn: Purpura thrombotica, Purpura thrombotica thrombocytopenica, Purpura Moschcowitz, thrombotische Mikroangiopathie, thrombotisch-thrombozytopenische Purpura, Moschcowitz-Singer-Symmers-Syndrom
Def: Form einer thrombotisch-thrombozytopenischen Purpura mit hämolytischer Anämie und zentralnervösen Ausfallerscheinungen.
Ätio: Unbekannt, diskutiert werden *Autoimmunerkrankung, Infektionskrankheiten und Medikamentenallergien. Ablagerung hyaliner Substanzen unter dem Endothel von Präkapillaren und Arteriolen. Thrombozyten- und Fibringerinnsel bleiben haften. Konsekutiv: Thrombopenie, Erythrozytenschädigung.
Klin: Uncharakteristisches Vorstadium. Plötzlicher Beginn mit Fieber, multiplen Thrombosen, Desorientierung, Stupor. *Purpura an Haut und Schleimhäuten: *Petechien und *Ekchymosen.
Lab: Thrombozytopenie, Schistozyten (formveränderte Erythrozyten), Erythroblasten, Coombs-Test negativ.
DD: Hämolytisch-urämisches Syndrom
Ther: Plasmainfusionen, Heparin. Versuch mit Thrombozytenaggregationshemmern, ggf. Prednison in hohen Dosen.
Prog: Chronisch-intermittierende Verläufe, aber auch akute Verläufe mit Tod nach wenigen Tagen.

Moschcowitz-Singer-Symmers-Syndrom
s. Moschcowitz-Syndrom

Mossy foot
s. Chromomykose

MOTT
s. atypische Mycobakterien^

Moulage
Def: Anatomisches Modell aus Wachs oder Plastik von Körperteilen oder Organen.

Mucha-Habermann-Syndrom
s. Pityriasis lichenoides et varioliformis acuta

Mucinosis erythematosa reticularis (Steigleder)
s. REM-Syndrom (retikuläre erythematöse Muzinose)

Mucinosis follicularis
Syn: Alopecia mucinosa, Mucophanerosis intrafollicularis et seboglandularis, Pinkus Alopezie, verschleimende Follikeldegeneration (Korting)
Def: Follikuläre Papelbildung und elevierte Erytheme mit *Alopezie bei intraepithelialen Muzinansammlungen in Talgdrüsen und Follikelwand.
Ätio: Unbekannt, idiopathische und symptomatische Formen: Zusammenhang mit *T-Zell- und *B-Zell-Lymphomen im Sinne eines uncharakteristischen Vorstadiums.
Lok: Vor allem Kopf, obere Körperhälfte
Klin: Herdförmig auftretende, gruppierte, follikuläre, gut abgegrenzte, flach erhabene, infiltrierte, gerötete, gelegentlich juckende Papeln mit festhaftender Schuppung oder Hyperkeratose. Muzinentleerung bei seitlichem Druck. Haarausfall im Herdbereich.
Hist: Retikuläre Epithelzelldegeneration und Ausbildung von mit mukoidem, an sauren Mukopolysacchariden reichem Material gefüllten Spalten und Hohlräumen in der äußeren Wurzelscheide des Haarfollikels oder dem supraseboglandulären Anteil des Follikels, auch in den Tagdrüsenläppchen.
DD: *Alopecia areata, *Tinea capitis, *Tinea barbae, *seborrhoisches Ekzem, *Lichen simplex chronicus, *Lichen ruber acuminatus, *Keratosis pilaris, lichenoide *Id-Reaktion

Ther: Idiopathische Form: Intern (Prednison bis 50 mg/die) und extern Kortikosteroide. Versuchsweise *PUVA, SUP, Röntgenweichstrahltherapie, Diamino-diphenylsulfon Symptomatische Form: Behandlung der Grunderkrankung.
Prog: Idiopathische Mucinosis follicularis:
- Akute Verlaufsform mit spontaner Abheilung nach Wochen bis Monaten ohne bleibende Alopezie.
- Chronische Form: Ausdehnung über das gesamte Integument möglich. Persistenz über mehrere Jahre.

Symptomatische Mucinosis follicularis: Keine Rückbildungstendenz, Prognose abhängig von der Grunderkrankung.
Lit: Buchner SA, Meier M, Rufli T (1991) Follicular mucinosis associated with Mykosis fungoides. Dermatologica 183 (1):66–67

Mucinosis papulosa seu lichenoides
s. Lichen myxoedematosus

Muckle-Wells-Syndrom
Def: Sehr seltene, autosomal dominant vererbte Erkrankung mit unvollständige Penetranz, gekennzeichnet durch
- rezidivierende urtikarielle Exantheme
- Fieberschübe mit Gelenk- und Muskelschmerzen, allgemeinem Schwächegefühl
- progrediente Innenohrschwerhörigkeit
- fakultativ sekundäre *systemische Amyloidose^ der Nicre.
- Beginn im Jugendalter

Ätio: Unklar, intermittierende Entzündungsreaktion.
Klin: Klinisch Bild der *chronisch rezidivierenden Urtikaria^, selten der *Urtikaria vasculitis.
Hist: Bild der *Urtikaria oder der leukozytoklastischen *Vaskulitis, fakultativ Ablagerungen von *Amyloid.
DD: *Chronisch rezidivierende Urtikaria^, sekundäre *systemische Amyloidosen^
Ther: Immunsuppresiv (initial Cyclophosphamid 100 mg/die und Methylprednisolon 40 mg/die, Reduktion nach Klinik), Dapsone (initial 100 mg/die), ggf. Colchizin.
Lit: Muckle TJ (1979) The 'Muckle-Wells-Syndrom'. Br J Dermatol 100:87–92
Grassegger A, Greil R, Feichtinger J et el. (1991) Urtikarielle Vaskulitis als Syndrom des Muckle-Wells-Syndroms? Hautarzt 42:116–119

Mucophanerosis intrafollicularis et seboglandularis
s. Mucinosis follicularis

Mucormykose
Def: Tiefe, nur selten kutane *Mykose, im allgemeinen nur bei Patienten mit Diabetes mellitus, Verbrennungen, Immunsupression, Malignomen, Urämie, *Candidose und *Aspergillose durch Erreger der Pilzgattung Mucor.
Ätio: Inhalation der Pilze mit der Atemluft, über den Intestinaltrakt, selten über die Haut.
Err: Vor allem Rhizopus oryzae, Rhizopus nigricans, Rhizopus arrhizus, Rhizopus cohnii, Mucor corumbifer und hiemalis, Mucor pusillus, Mucor ramosissimus
s. a. Phykomykosen
Lok: Vor allem kraniofazial, Gehirn, Lunge, Bauch- und Beckenbereich.
Klin: Klinisch stumme oder manifeste Sinusitis. Thrombosen, Embolien durch die Fähigkeit der Pilze Gefäßwände zu durchwandern, infarktoide Pneumonie, Lungenkavernen, Meningoenzephalitis, retroorbitale Prozesse, Orbitalphlegmone, Abszeßbildungen in allen Organen und im Bereich der Haut.
Meist schmerzhafte, papulöse oder knotige bis handtellergroße Vegetationen mit intakter oder ulzerierter Oberfläche.
Hist: Intradermale Granulome mit Mikroabzessen. *Myzelien teils frei,

teils von mehrkernigen Riesenzellen phagozytiert.
Diag: Kultur (Sabourand-Glukose-Agar)
Ther: Behandlung der Grundkrankheiten (s. Def).
Intern: Amphotericin B (langsam über 8–10 h i. v.; Beginn: 0,1 mg/kg KG, Steigerung bis 0,8–1 mg/kg KG; alle 2 Tage; 2–3 Wochen über Krankheitsaktivität herraus), evtl. in Kombination mit Flucytosin.
Lokal: Chirurgische Sanierung, Imidazolderivate.
Prog: Ungünstig, bes. bei rhinozerebraler und pulmonaler Form rasch letal.
Lit: Wang JJ, Satoh H et al. (1990) A case of cutaneous mucormycosis in Shanghai. Mycoses 33:311–315

Mücken (Nematocera)
Def: Mücken sind schlanke, dünn- und langbeinige Zweiflügler mit vielgliedrigen, zackenförmigen Fühlern, deren Mundwerkzeuge häufig zu Stechorganen umgewandelt sind. Von besonderer medizinischer Bedeutung ist die Familie der Stechmücken (Culicidae). Hierzu gehören die gemeinen Stechmücken, die Schnaken, die Fiebermücken (Anopheles) als Überträger der *Malaria, die Gelbfiebermücken als Überträger des Gelbfiebers, Phlebotomen als Überträger der *Leishmaniose und des *Pappataci-Fiebers.

Mückenstich
Syn: Fliegenstich
Def: Stich durch Stechmücken.
Klin: An der Stichstelle (unbedeckte Hautpartien) entsteht eine unterschiedlich große, stark juckende *Quaddel mit punktförmiger, häufig hämorrhagischer Einstichstelle: Umwandlung in eine weiterhin juckende, stark gerötete Papel, evtl. Blasenbildung (*Culicosis bullosa). Nur bei hochgradiger Sensibilisierung sind allergische Systemreaktionen (*Urtikaria) zu erwarten.
Diag: Klinik, bei V. a. Sensibilisierung *RAST und *Prick-Test auf Stechmücke.
Komp: Sekundärinfektionen
Ther: Kortikoid-Tinkturen oder -Cremes; ggf. Antihistaminika intern. Bei sekundärer Impetiginisation antibiotische Externa.
Prophylaxe: Vitamin-B1-Präparate intern, lokal Autan®.

Muehrcke-Bänder
Def: Paarweise, weißliche, parallel zur Lunula über die Nagelplatte verlaufende Querbänder.
Vork: Z. B. bei Hypalbuminämie, zytostatischer Therapie.
DD: *Meessche Querbänder

Müller-Krankheit
s. Siderosis cutis

Münchhausen-Syndrom
Syn: Münchhausen-Neurose
Def: Psychoneurotisches Krankheitsbild bei dem es neben internistischen und chirurgischen Beschwerden auch eine dermatologische Variante gibt. Bei der sog. Dermatitis autogenica lösen die Patienten eine Hauterkrankung (z. B. ein bekanntes *kontaktallergisches Ekzem^ mittels bewußter Applikation des *Allergens, eine Cheilorrhagia durch Lippenbiß) selbst aus.
s. a. Artefakte
Lit: Michalowski R (1985) Munchausen's Syndrome: A New Variety of Bleeding Type – Self-Inflicted Cheilorrhagia and Cheilitis glandularis. Dermatologica 170:94–97

Mündungsklappeninsuffizienz
s. Krosseninsuffizienz

Mukoepidermoidtumor, infraumbilikaler
Def: Gutartiger Tumor, unterhalb des Nabels, streng in der Mittellinie liegend.
Ätio: Wahrscheinlich Urachusreste (Urachustumor)
Klin: Halbkugelig vorgewölbter, ungleichmäßig weinroter, mit sagokornartigen Aufhellungen durchsetz-

ter, glatter Tumor mit mehreren, stecknadelkopfgroßen Öffnungen, aus denen sich spontan oder auf Druck ein getrübtes, fadenziehendes Sekret entleert.
Hist: Kapsel, Pflasterepithelzellen, Schleimzellen, Intermediärzellen, hypernephroide Zellkomplexe, Hohlräume.
DD: *Kutane Endometriose^, *Karzinosis cutis
Ther: Exzision in toto (mit Kapsel)

Mukoide Fingerzysten
s. Dorsalzysten

Mukokutane Candidose
s. Candidose

Mukokutanes Lymphknotensyndrom
s. mukokutanes Lymphknotensyndrom^

Mukokutanes Syndrom
s. Erythema exsudativum multiforme

Mukopolysaccharidosen, hereditäre
Def: Gruppe von seltenen Speicherkrankheiten mit Ablagerung von Mukopolysacchariden in Geweben und Zellen, sowie Ausscheidung größerer Mengen von Mukopolysacchariden im Urin.
Hierzu gehören:
s. *Pfaundler-Hurler-Krankheit, *Morbus Hunter, *Sanfilipposche Krankheit, *Morbus Morquio, *Morbus Maroteaux-Lamy, *Morbus Quinton-Sly.
Ätio: Genetische Enzymdefekte im Stoffwechsel von Mukopolysaccharidproteinkomplexen mit intralysosomaler Anhäufung von nicht weiter abbaubaren Bruchstücken der Glykosaminglykane.
Klin: Skelettveränderungen, Trübungen der Kornea, Hepatosplenomegalie, Gefäßveränderungen.
Hauterscheinungen: Elfenbeinfarbene, evtl. konfluierende Knötchen oder symmetrische Leisten zwischen den Winkeln der Scapulae und im Bereich der hinteren Axillarfalte. Meist Fehlen der Behaarung im Bereich von Mons pubis und Axillen. Insgesamt verdickte Haut, häufig *Hypertrichose.
Diag: Pränatal durch Amniozentese.
Postpartal:
- Mukopolysaccharidbestimmung im Urin
- Nachweis der Speicherung von Mukopolysacchariden in Blutzellen als Screeninguntersuchung
- Enzymbestimmungen in Fibroblasten, Leukozyten oder Serum

Ther: Nicht möglich

Mukormykosen
s. Mucormykosen
s. a. Phykomykosen

Mukoviszidose
Syn: Zystische Pankreasfibrose, zystische Fibrose, Dysporia entero-bronchopancreatica congenita familiaris
Def: Durch angeborene erhöhte Viskosität der Sekrete aller exokrinen Drüsen bedingte zystisch-fibröse Veränderung von Pankreas und Lungen.
Ätio: Autosomal-rezessiv vererbt, unterschiedliche Penetranz.
Klin: Zystische Pankreasfibrose, Mekoniumileus, Bronchiektasen, rezidivierende Bronchopneumonien, Lungenabszesse, herdförmige Leberfibrose, Mangelernährung, Wachstumsstillstand.
Diag: Hohe Elektrolytkonzentration im Schweiß. Natrium >80 mval/ml verdächtig. Fehlen von Pankreasenzymen im Duodenalsaft.
Ther: Empfohlen wird: Kontinuierliche antibiotische Therapie bei respiratorischen Infekten, Enzymsubstitution, Reduktion der Fettzufuhr, ausreichende Flüssigkeits- und Kochsalzzufuhr.
Prog: Ungünstig, mittlere Lebenserwartung 25 Jahre, Tod durch Herzversagen bei Überbelastung des Lungenkreislaufes.

Mukozele
s. Schleimhautgranulome

Mukuspenetrationstest
Def: In-vitro-Test zur Beurteilung der Progressivmotilität von Spermatozoen in humanem oder bovinem Zervikalmukus zum Zeitpunkt der Ovulation.
Methode:
- Sims-Huhner-Test (Postkoitaltest, Spermainkompatibilitätstest): postkoitale Entnahme von weiblichem Zervikalmukus, in dem sich bei physiologischem Befund mehrere Spermatozoen progressiv bewegen,
- Kurzrock-Miller-Test (gekreuzter Mukuspenetrationstest): Vermengung von Nativejakulat und Zervikalmukus eines sterilen Paares auf dem Objektträger miteinander sowie jeweils mit Ejakulat und Mukus eines fertilen Paares unter Beurteilung der Spermatozoen-Progressivmotilität im Mukus,
- Kapillar-Mukuspenetrationstest (Kremer-Test): Inkubation kleiner mit ovulatorischem humanen Zervikalmukus gefüllter Kapillarröhrchen in ein Nativspermarerservoir auf einem graduierten Objektträger mit Beurteilung der Wanderungsstrecke im Mukus;
- Penetrak-Test: industriell standardisierte Variante des Kremer-Testes mit biologisch äquivalentem bovinen Zervikalmukus; als Normwerte gelten Penetrationsstrecken von mehr als 30 mm in 90 Minuten.

Ind: Gynäkologisch-andrologische Indikation bei V. a. immunologische Sterilitätsfaktoren.
Antikörpernachweis bei der Frau auch mittels *RAST.
Lit: Alexander NJ (1981) Evaluation of male infertility with an in-viro cervical mucus penetratiotn test. Fertility and Sterility 37:823–827

Multiple bowenoide Penispapeln
s. bowenoide Papulose^

Multiple endokrine Adenomatose
s. multiple endokrine Neoplasie

Multiple endokrine Neoplasie
Syn: Multiple endokrine Adenomatose, multiples endokrines Adenom, MEN, MEN-Syndrom, multiple endokrine Adenopathie, MEA, endokrine Polyadenomatose
Def: Erbliche Störung mit multiplem Auftreten verschiedener, von den *Apud-Zellen ausgehender, endokrin aktiver Adenome (Apudome) und deren inadäquat vermehrter Hormonproduktion. Mindestens 3 verschiedene klinische Kombinationen werden beschrieben:
1. MEN Typ 1: *Wermer-Syndrom
2. MEN Typ 2: *Sippel-Syndrom
3. MEN Typ 3: *MMN

Ätio: Autosomal-dominanter Erbgang
Lit: Klonoff DC (1983) Syndroms affecting multiple endocrine glands. In: Greenspan FS, Forsham PH (eds) Basic and clinical endocrinology. Lang Med Publ, Los Altos

Multiple-Hamartome-Syndrom
s. Cowden-Syndrom

Multisemie
Def: Überholter Begriff für die *Hyperspermie.

Multispermie
s. Hyperspermie

Mumifikation
Def: Trockene *Gangrän.

Mumps
s. Parotitis epidemica

Mumpsorchitis
Def: *Orchitis bei *Parotitis epidemica.

Mundfäule
Def: Volkstümliche Bezeichnung für aphthöse Veränderungen der Mundschleimhaut, z. B. *Gingivostomatitis herpetica, *habituelle Aphthen^.

Mundgeruch, übler
Syn: Foetor ex ore
Def: Unangenehme Geruchsbildung im Mundbereich unterschiedlicher Ätiologie.

Ätio:
1. Lokale Ursachen im Mund-, Nasen-, Rachenraum: Foetor ex ore (wird vom Patienten häufig nicht wahrgenommen):
- Erkrankungen von Zähnen und Zahnfleisch (Karies, Parodontose, mangelnde Zahnreinigung)
- Bakterielle Entzündungen (*Angina Plaut-Vincenti, *Rhinitis atrophicans cum foetore)
- Zerfallende Tumoren
- Verminderter Speichelfluß (*Sjögren-Syndrom, Mundatmung, anticholinerge Medikamente)
- Nikotinabusus

2. Abatmung von Geruchstoffen aus tiefer liegenden Organen: Halitosis (wird vom Patienten wahrgenommen):
- Lunge (eitrige Bronchitis, Bronchiektasen, Pneumonie)
- Gastrointestinaltrakt (Ösophagusdivertikel, - karzinom, Achalasie, Ileus)
- Stoffwechselentgleisungen (Urämie, Coma diabeticum, Coma hepaticum)
- Resorption von Geruchsstoffen über den Darm und Abatmung über die Lunge (Knoblauch, Phosphor, Arsen, Tellur, Selen)
- essentielle Halitosis: Abatmung übelriechender Fettsäuren aus unbekannter Ursache

Diag: Gründliche zahnärzliche, HNO-ärztliche und internistische Untersuchung.
DD: Subjektiv empfundener Mundgeruch, der nicht zu objcktivieren ist: halluzinatorische Geruchsmißempfindung.
Ther: Behandlung einer evtl. Grunderkrankung. Symptomatische Therapie: Meidung geruchsintensiver Speisen, Zahn(taschen)reinigung, Anregung des Speichelflusses, z. B. durch Kaugummi, Äpfel. Bei essentieller Halitosis (s. Ätio 2.) Umstellung auf fettarme Diät (mittelkettige Fettsäuren), Änderung der Darmflora (Lactulose).

Mundsoor
s. Candidose

Mundwinkelcheilitis
s. Perlèche

Mundwinkelrhagaden
s. Perlèche

Munro-Mikroabszeß
Def: Ansammlungen neutrophiler Leukozyten innerhalb parakeratotischer Hornschichtareale an der Grenze zum Stratum spinosum bei der *Psoriasis vulgaris.
s. a. Mikroabzesse

Murchinsonsche Flecken
Def: Netzförmige Erythemfiguren im Roseolenexanthem beim *endemischen Fleckfieber^.

Murray-Syndrom
s. hyaline juvenile Fibromatose^

Musculus arrector pilorum
Def: Glatter Haarmuskel, der im oberen Korium verläuft schräg zur Epidermis und im Bereich des Haarbalges unterhalb der Talgdrüse inseriert. Bei Kontraktur des Muskels kommt es zur „Gänsehaut".
Hist: Glatte Muskelzellen mit fusiformen Kernen, Myofibrillen.

Muttermal
Def: Volkstümliche Bezeichnung für *Naevus.

Muzinose, retikuläre erythematöse
s. REM-Syndrom

Muzinosen
Syn: Myxodermien
Def: Ätiologisch und klinisch unterschiedliche Erkrankungen mit Anreicherung von schleimartigem, aus mesenchymaler, interfibrillärer Grundsubstanz bestehendem Material im kutanen Bindegewebe. In der Literatur existieren verschiedene Einteilungen der Muzinosen (M.):
- 1. M. bei Dys- und Euthyreose
  Bei Dysthyreose:
- *diffuses Myxoedem^

- *zirkumskriptes Myxoedem^
- *Myxoedema circumscriptum symmetricum praetibiale

Bei Euthyreose:
- *Lichen myxoedematosus
- *Skleromyxoedem (Arndt-Gottron)
- *REM-Syndrom
- *Plaque-like form of cutaneous mucinosis (Perry)
- *Myxom (kutane fokale Muzinose)
- *Scleroedema adultorum Buschke
- *Mucinosis follicularis
- 2. Primäre und sekundäre M. Primäre Muzinosen: Idiopathische Muzinosen (s.oben, bei Euthyreose) sekundäre Muzinosen: Nach entzündlichen Erkrankungen, z. B. *Ekzem, *Psoriasis, auch bei Tumoren (*Fibrom, *Lipom, *Liposarkom, *Myxosarkom, *Basaliom)
- 3. M. im engeren und weiteren Sinn Muzinosen im engeren Sinn:
- *diffuses Myxoedem^
- *zirkumskriptes Myxoedem^
- *Myxoedema circumscriptum symmetricum praetibiale
- *Lichen myxoedematosus
- *Skleromyxoedem (Arndt-Gottron)
- *REM-Syndrom
- *Plaque-like form of cutaneous mucinosis (Perry)
- *Myxom (kutane fokale Muzinose)

Muzinosen im weiteren Sinn:
- *Scleroedema adultorum Buschke
- *Mucinosis follicularis
- 4. Epitheliale (*Mucinosis follicularis, sekundäre M. bei Basaliom) und dermale (alle anderen Formen, s. oben) M.
- 5. Lokalisierte und diffuse M.

Lokalisierte Muzinosen:
- *zirkumskriptes Myxoedem^
- *Myxoedema circumscriptum symmetricum praetibiale
- *Myxom (kutane fokale Muzinose)

Diffuse Muzinosen:
- *Lichen myxoedematosus
- *Skleromyxoedem (Arndt-Gottron)
- *REM-Syndrom
- *Plaque-like form of cutaneous mucinosis (Perry)
- *diffuses Myxoedem^
- *Scleroedema adultorum Buschke
- *Mucinosis follicularis

Hist: Nachweis von sauren Mukopolysacchariden mit der Hale-Reaktion oder der Alzianblaufärbung. Bei V. a. Muzinose sollte das Präperat mit absolutem Alkohol mit 1% Formalin fixiert werden.

Lit: Weindorf N, Schultz-Ehrenburg U, Altmeyer P (1988) Plaqueförmige kutane Muzinose mit Teleangiektasien. Hautarzt 39:589–592
From L, Assaad D (1987) Cutaneous mucinosis. In: Fitzpatrick TB, Eisen AZ, Wolff K, Freedberg IM, Austen KF (eds) Dermatology in General Medicine. McGraw-Hill New York St. Louis San Francisco. pp 1046–1052
Truhan AP, Roenigk HH, Roenigk HH (1986) The cutaneous mucinoses. J Am Acad Dermatol 14:1–18

Myalgia epidemica
s. Bornholmer Krankheit

Myalgie-Syndrom, eosinophiles
s. Eosinophiles Myalgie-Syndrom

Mycetoma
s. Myzetom

Mycobacteria other than tubercle bacilli (MOTT)
s. atypische Mykobakterien^

Mycobacterium
s. Mykobakterien

Mycobacterium avium
Def: *Atypisches Mykobakterium^ mit Vorkommen in Staub, Schmutz, Süß- und Salzwasser, bei Vögeln, Schweinen, Schafen, Rindern, in Milch und Eiern.
Klin: Gelb-orange-farbene Papel oder multiple Hautulzerationen bei Patienten mit langdauernder Kortikoid-Therapie und/oder Vogelzüchtern (Tauben).
Ther: Operativ. Kombination von Streptomycin, Ethambutol und Cyclo-

serin, auch Amicacin, Clofazimine, Ciprofloxacin (nach Resistogramm). In vitro Resistenzen auf Isoniazid, Aminosalizylsäure und Pyrazinamid.
Lit: Heifets LB, Isemann MD (1990) Choice of antimicrobial agents for M. avium disease based on quantitative tests of drug susceptibility. N Engl J Med 322:419–420

Mycobacterium chelonei
Def: *Atypisches Mykobakterium^ mit Vorkommen in Erde, Staub und Wasser.
Klin: Inkubationszeit: Wochen bis Monate.
Fluktuierende Knoten, Ulzerationen in indurierter, entzündeter Haut. Verkäsende Nekrosen.
Ther: Rifampicin, Erythromycin und Cotrimoxazol

Mycobacterium intracellulare
Def: *Atypisches Mykobakterium^ mit Vorkommen in Staub, Schmutz, Süß- und Salzwasser, bei Vögeln, Schweinen, Schafen, Rindern, in Milch und Eiern.
Klin: Rote erhabene Papeln oder Plaques mit erythematösem Rand, zentraler Erosion oder Ulzeration.

Mycobacterium kansasii
Def: *Atyisches Mykobakterium^ mit Vorkommen in Erde, Staub und Wasser.
Klin: Verrukös-granulomatöse Veränderungen, ulzeröse, papulopustulöse und nekrotische Umwandlung durch immunsuppressive Therapie möglich.
Ther: Nach Antibiogramm, Rifampicin + INH + Ethambutol, Erfolg auch mit Kanamycin oder Minocyclin.

Mycobacterium scrofulaceum
Def: *Atypisches Mykobakterium mit Vorkommen in Milch, Austern, Erde und Wasser.
Man: Vor allem im Kindesalter, nach dem Abstillen.
Klin: Zervikale Lymphadenitis, kolliquative Hautveränderungen.

Mycosis flexuarum
s. endogenes Ekzem^

Mycosis fungoides (M. f.)
Syn: Granuloma fungoides
Def: Chronisch-progressive, von der Haut ausgehende, zu den *T-Zell-Lymphomen^ mit niedriger Malignität gehörende Hautkrankheit.
Ätio: Unbekannt, übermäßige Neubildung meist von T-Helferzellen. Diskutiert werden: Infektiöse Entstehung (Virus), Antigenpersistenz mit Entgleisung des T-Immunsystems nach vorausgegangener Arzneireaktion und Kontaktallergie oder primär malignes Lymphom der Haut.
Man: Vor allem nach dem 4. Lebensjahrzehnt
Klin: Klinisch vielgestaltiges und variables Bild, bei dem die Hauterscheinungen im Vordergrund stehen. Je nach Klinik werden 3 Formen unterschieden:
- 1. Die klassische Mycosis fungoides oder Alibert-Bazin-Form, welche die häufigste Form ist und normalerweise in drei nacheinander oder nebeneinander verlaufenden Stadien vorkommt.
- 2. *Mycosis fungoides d'emblée
- 3. *Mycosis fungoides, Erythrodermie-Form

Stadieneinteilung:
1. Prämykosides Stadium:
*Pruritus oder uncharakteristisch erythematöse, urtikarielle, psoriasiforme, ekzematoide Hautausschläge.
s. a. Parapsoriasis en grande plaques
2. Infiltratives Stadium:
Plattenförmig infiltrierte, scharf begrenzte, bizarr konfigurierte, leicht schuppende oder verkrustete, stark juckende, rote, rötlichviolette oder bräunlichrote Herde, die langsam an Größe zunehmen. Scharf begrenzte Inseln mit normaler Haut in diesen Arealen (Nappes claires).
Im Kapillitiumbereich: Umschriebene *Alopezien.
Lymphknotenschwellungen.

Tabelle: (**Mycosis**) Stadieneinteilung der kutanen T-Zell-Lymphome (nach Schwozen et al. 1992)

T (Haut)	
T_1	begrenzter Hautbefall mit Plaques (kleiner 10% KO)
T_2	generalisierte Plaques
T_3	kutane Tumoren
T_4	generalisierte Erythrodermie
N (Lymphknoten)	
N_0	keine Lymphknotenvergrößerung, histologisch ohne Befall
N_1	Lymphknotenvergrößerungen, histologisch ohne Befall
N_2	keine Lymphknotenvergrößerungen, aber histologisch befallen
N_3	Lymphknotenvergrößerungen mit histologischem Befall
M (Viszerale Organe)	
M_0	kein Organbefall
M_1	Organbefall
Stadium I	begrenzte (IA) oder generalisierte Plaques (IB) (T_1 N_0 M_0 oder T_2 N_0 M_0)
Stadium II	begrenzte oder generalisierte Plaques mit Lymphknotenvergrößerungen (IIA) oder kutane Tumoren mit/ohne Lymphknotenvergrößerungen (IIB), histologisch ohne Lymphknotenbefall oder Organbefall (T_{1-2} N_1 M_0 oder T_3 N_{0-1} M_0)
Stadium III	generalisierte Erythrodermie mit/ohne Lymphadenopathie, kein histologischer Befall von Lymphknoten oder Organen (T_4 N_{0-1} M_0)
Stadium IV	Histologischer Befall von Lymphknoten (IVA) oder Organen (IVB) (T_{1-4} N_{2-3} M_0 = IVA oder T_{1-4} N_{0-3} M_1 = IVB)

[a] Nachweis von Lymphozellen im Blut nicht vorhanden (B_0), oder vorhanden (B_1), die Beurteilung geht aber in die endgültige Stadieneinteilung nicht ein.

3. Mykosides (tumoröses) Stadium: Tumorentwicklung im Bereich der infiltrierten Herde nach meist jahre- bis jahrzehntelanger Krankheitsdauer. Halbkugelige, eventuell gelappte, meist weiche, pilzförmige, blau- bis braunrote, an der Oberfläche erodierte, nässende und ulzerös zerfallende Tumoren. TMN-Klassifikation: s. Tabelle

Begleitsymptome bei der M. f.:
- Schleimhautbeteiligung: In jeder Phase möglich, Mundschleimhaut, Zunge, Tonsillen, Nasenhöhlen, Pharynx.
- Organbeteiligung: Beteiligung von Milz, Leber, Lunge, Gastrointestinaltrakt, ZNS in späteren Phasen der Erkrankung.
- Lymphknotenschwellungen: Zunächst unspezifisch, später als Ausdruck der Entdifferenzierung in ein *immunoblastisches oder *lymphoblastisches Lymphom^.

Diag: Biopsien aus mehreren Herden, Verlaufshistologie!

Hist: Unterschiedlich dichtes, zunächst bandförmiges, subepidermales, später das gesamte Korium durchsetzendes Infiltrat. Exozytose von atypischen lymphoiden und monozytoiden Zellen in die Epidermis. *Pautriersche Mikroabszesse. *Epidermotropismus.

Spätere Krankheitsphasen: Zunehmende Infiltratmonomorphie bei ausgeprägter Zellpolymorphie.

Lab: Blutbild: Lymphozytose, Eosinophilie, atypische T-Lymphozyten (= *Lutzner-Zellen), gelegentlich IgE-Erhöhung

DD: Stadium 1: *Nummuläres Ekzem^, *Psoriasis vulgaris, *Pemphigus vulgaris, *Lichen simplex chronicus.

Stadium 2: *Pseudolymphome, leukämische Hautinfiltrate.

Stadium 3: *Maligne Lymphome^ vom B-Zell-Typ.

Ther: Abhängig vom Stadium. Systemisch: *Photochemotherapie (PUVA), *Photophorese, Kortikoide, Polychemotherapie (Stadium 4, palliativ, Ansprechrate 80–90%, keine Verlängerung der Überlebenszeit, z. B. Knospe- oder COP-Schema), Interferone, Antihistaminika symptomatisch. Lokal: Röntgen-Weichstrahltherapie, Kortikoide, antiekzematös, allgemeine Hautpflege, auch Stickstoff-Lost-Therapie.
Prog: Dauer des prämykosiden Stadiums 5 Jahre bis zu mehr als 20 Jahren. Rückbildungen und Rezidive möglich.
5-Jahres-Überlebensrate 66,1%, 10-Jahres-Überlebensrate 43,2%.
Im Tumorstadium, bei Lymphknotenschwellung und Beteiligung innerer Organe rasche Progredienz mit Exitus letalis.
Lit: Hödl S (1986) Mykosis fungoides und Sezary-Syndrom. Eine retrospektive Studie über 60 Patienten mit Korrelation zwischen histologischer Klassifikation und Überlebenszeit. Z. Hautkr. 61:993–1013
Hönigsmann H (1987) Puva-Therapie der Mykosis fungoides. Akt. Dermatol. 13:78–79
Meißner K, Lönning T, Rehpenning W (1991) Mykosis fungoides und Sezary-Syndrom: diagnostische und prognostische Relevanz der Expression zellulärer Antigene. Hautarzt 42:84–91
Schwozen M, Pohl Chr, Diehl V (1992) Internistische Therapie kutaner Lymphome. Z. Hautkr. 67:216–219

Mycosis fungoides, Alibert-Bazin-Form
s. *Mycosis fungoides

Mycosis-fungoides-d'emblée (Vidal und Brocq)
Def: Diese Form der *Mycosis fungoides manifestiert sich primär mit Tumoren. Diskutiert wird, ob es sich um primäre *maligne Lymphome^ der Haut handelt.
Ther: *Mycosis fungoides
Prog: Letaler Verlauf in 6–24 Monaten.

Mycosis fungoides, Erythrodermie-Form (Hallopeau und Besnier)
Def: Erythrodermatische Form der *Mycosis fungoides. Die Eigenständigkeit dieser Erkrankung ist umstritten, die Abgrenzung zum *Sezary-Syndom unscharf.
Klin: Erstmanifestation: Unspezifische *Erythrodermie, gerötete, verdickte, harte, schuppende oder stark juckende Haut mit typischen ausgesparten Inseln mit gesunder Haut (Nappes claires), spezifische Infiltration oft initial nicht nachweisbar.
DD: *Erythrodermien aus anderen Ursachen.
Ther: *Mycosis fungoides
Prog: Langsamer Verlauf, oft über 20 Jahre.

Mycosis fungoides, lokalisierte mit Epidermotropismus
s. pagetoide Retikulose^

Mycosis-fungoides-Zelle
s. Lutzner-Zelle

Myeloblastenleukämie
s. Leukämien, unreifzellige Leukosen

Myeloblastenmyom
s. granuläres (Feyrter) Neurom^

Myelom, solitäres
s. plasmozytisches Lymphom^

Myelom, multiples
s. plasmozytisches Lymphom^

Myelosis cutis circumscripta
Def: Spezifische Hautveränderungen bei der *akuten/chronischen *myeloischen Leukämie^.
s. a. Myelosis cutis circumscripta basophilica, eosinophilica, monocytica
Klin: Hautveränderung: Stecknadelkopf- bis haselnußgroße, scharfbegrenzte, harte, blau- bis braunrote, manchmal blaugraue bis lividrote, leicht nekrotisch zerfallende Knoten.

Durch Konfluenz kleiner Herde entstehen plattenartige, flache, blasse, blaugraue bis bläulichrote, glatte oder höckrige, feste Infiltrate, die infolge der häufig begleitenden Thrombozytopenie hämorrhagisch werden können.
Schleimhautveränderungen:
Vor allem Mund- und Rachenhöhle. Hämorrhagien, rötliche bis violette, knotige oder plattenförmige, mäßig derbe, teilweise die Zähne überwuchernde Infiltrate.
Hist: In allen Schichten des Koriums: Zelldichte Infiltrate aus vorwiegend unreifen Zellen der myeloischen Reihe, Lymphozyten, Mastzellen und phagozytierenden Histiozyten.

Myelosis cutis circumscripta basophilica
Def: Spezifische Hautveränderungen bei Basophilenleukämie (*Leukämie).
Klin: Hautveränderungen:
Knoten- oder plattenartige, livide Infiltrate an Haut und Schleimhaut, sekundäre Ulzeration.
Hist: Infiltrate aus unreifen, basophilen Granulozyten.
DD: Maligne *Mastozytose, Hautinfiltrate bei Promyelozytenleukämie.

Myelosis cutis circumscripta eosinophilica
Def: Hautveränderungen bei Eosinophilenleukämie (*Leukämie) mit hochgradige Eosinophilenvermehrung und Ausschwemmung unreifer eosinophiler Granulozyten und Blasten in die Blutbahn.
Klin: Hautveränderungen: Gyrierte Erytheme und Knoten oder juckende Exantheme.
Hist: Spezifisches Infiltrat: Reife und unreife eosinophile Zellen.
DD: *Hypereosinopilie-Syndrom

Myelosis cutis circumscripta monocytica
Def: Spezifische Hautveränderungen bei Monozytenleukämie (*Leukämie).
Man: Vor allem Erwachsene, bei akut oder subakut verlaufenden Monozytenleukämien.
Klin:
- Polymorphe, disseminierte, makulopapulöse oder papulonodöse, teilweise schuppende, bräunlich- bis bläulichrote Exantheme.
- Nodöse Form: Multiple, bräunlichbläuliche, hämorrhagische Knoten und Infiltrate, die zur Konfluenz neigen mit Ausbildung der sog. Retikulosarkomatose Gottron.
- Diffuse Infiltration der Gingiva mit Gingivahyperplasie.

Hist: Monomorphe, massive Infiltrationen aus monozytischen Zellen in Kutis und Subkutis, vor allem perivaskulär und periadnexiell.
DD: *Maligne Lymphome^ von hohem Malignitätsgrad.
Ther: Hautveränderungen: Röntgenweichstrahltherapie; Entwicklung von Strahlenresistenz in kurzer Zeit.
Prog: Meist Exitus letalis nach 4–6 Monaten.

Myiasis
Syn: Madenfraß, Fliegenmadenkrankheit
Def: Parasitismus von Fliegenmaden (-larven) in der Haut oder in inneren Organen des Menschen (ca. 80 Fliegenarten sind als Erreger bekannt). Man unterscheidet kutane von viszeraler Myiasis: An der Haut manifestieren sich:
*Myiasis externa
*Myiasis linearis migrans
*furunkuloide Myiasis^
Lit: Anegg B, Auer H et al. (1990) Wundmyiasis. Hautarzt 41:461–463
Lieske H (1990) Myiasis (Madenfraß). Hautnah'90 dermatologie: 32–40

Myiasis externa
Syn: Wundmyiasis
Def: *Myiasis mit Entwicklung von Fliegenlarven in offenen Hautwunden, ulzerierten Hautveränderungen und nekrotisch zerfallenden Tumoren infolge der Eiablage unterschiedlicher *Fliegenarten, z. B. Musca domestica, Calliphoriden u. a.
Lit: *Myiasis

Myiasis, furunkuloide
Syn: Dasselbeule, Beulenmyiasis, Dermatobiasis
Def: In Afrika und Südamerika vorkommende *Myiasis durch einzelne, in die Subkutis penetrierte und sich dort stationär entwickelnde Fliegenlarven.
Err: Cordylobia anthropophaga (Tumbufliege) und Wohlfahrtia vigil (Vorkommen in Afrika), Dermatobia hominis (Dasselfliege: Vorkommen in Mittel- und Südamerika). Larven dringen unbemerkt in die Haut ein und entwickeln sich in der Subkutis.
Klin: Einer oder mehrere, sich langsam vergrößernde, schmerzhafte furunkuloide Knoten, oft mit zentraler, kraterförmiger Ulzeration (Atemöffnung der Larve). Evtl. Schwellung der regionalen Lymphknoten, Muskelschmerzen. Die ausgereifte Larve verläßt die Haut.
Ther: Inzision und vorsichtige Entfernung der Larve; alternativ Verschluß der Atemöffnung mit Vaseline: die Larve tritt dann innerhalb der nächsten 48 h spontan aus. In Costa Rica übliche Selbstbehandlung: Luftdichte Befestigung eines Speckstückchens auf der Atemöffnung, in das sich die Larve hineinbohrt.
Lit: *Myiasis
Bork K, Schramm P (1981) Furunkuloide Myiasis durch Larven von Dermatobia hominis. Hautarzt 32:141–144

Myiasis linearis migrans
Syn: Kriechkrankheit, Larva migrans, Hautmaulwurf, plumber's itch, water dermatitis, creeping eruption, Creeping Myiasis
Def: *Myiasis durch in die Haut penetrierte Fliegenlarven mit typischen Gangstrukturen in der Haut. Meist an afrikanischen Stränden (Barfußgehen) erworben.
Err: Z. B. Larven der Pferdebremsen oder Hakenwürmer: Ancylostoma brasiliense, A. caninum, A. duodenale u. a.

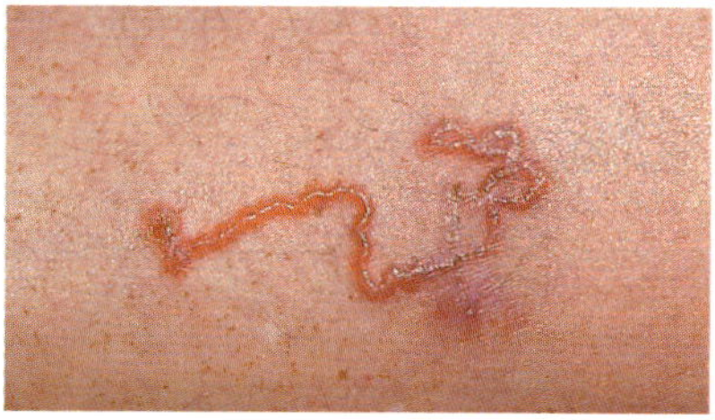

Myiasis linearis migrans

Klin: An der Eintrittsstelle juckende Dermatitis mit Ödem, Papeln, Papulovesikel. Gewundene, fadenförmige, stark juckende, kräftig gerötete Gänge, die sich pro Tag um 1–2 cm verlängern. Gefahr der bakteriellen Infektion.
Ther: Entfernung der Larve am Ende des Ganges: Exzision oder *Kryochirurgie. Versuch mit Tiabendazol-Salbe (5–10%). Evtl. Tiabendazol systemisch.
Lit: *Myiasis

Mykide
Def: Hyperergische hämatogene Streureaktion (*Id-Reaktion) bei *Mykosen mit Ausbildung symmetrischer dyshidrotischer Eruptionen an Händen und Füßen, nodöse und multiforme Eruptionen, vor allem an den Extremitäten.
s. a. Id-Reaktion, Epidermophytid, Trichophytid

Mykobakterien
Def: Aerobe, alkohol- und säurefeste, grampositive, unbewegliche Stäbchen. Die wichtigsten pathogenen Mykobakterien:
Mycobacterium tuberculosis var. hominis und bovis (*Tuberkolose), *Mycobacterium avium, Mycobacterium leprae (*Lepra), Mycobacterium leprae murium. Mycobacterium paratuberculosis Johne.
s. a. atypische Mykobakterien

Mykobakterien, atypische
Syn: Nichtklassifizierbare Mykobakterien, Mycobacteria other than tubercle bacilli (MOTT)
Def: Mit Tuberkelbakterien nicht identische, meerschweinchenapathogene *Mykobakterien, die für den Menschen, abhängig von der Abwehrlage, fakultativ pathogen sind.
Klin: Je nach Erreger werden sieben relevante Formen unterschieden:
- 1. *Mycobacterium (M.) kansasii
- 2. M. marinum (*Schwimmbadgranulom)
- 3. M. ulcerans (*Buruli-Geschwür)
- 4. *M. chelonei
- 5. *M. avium
- 6. *M. intracellulare
- 7. *M. scrofulaceum

Lit: Kiehl P, Eicher U, Vakilzadeh F (1992) Lupus vulgaris-artige atypische Mykobakteriose durch Mycobacterium xenopi (Lupus xenopi). Hautarzt 43:569–575

Mykobakteriosen
s. *Mykobakterien

Mykoplasmen
Syn: Pleuro-pneumonia like organisms (PPLO), Eaton agent
Def: Bakterienähnliche Mikroorganismen ohne Zellwand. Menschenpathogen sind:
- Mycoplasma pneumoniae
- Mycoplasma hominis
- Ureaplasma urealyticum.

Dermatologische Bedeutung haben die beiden Letztgenannten: *Mykoplasmenurethritis, Prostataurethritis, *Vulvovaginitis adultorum, Kolpitis, Zervicitis.
Diag und Ther: *Mykoplasmenurethritis.

Mykoplasmenurethritis
Def: Durch *Mykoplasmen verursachte *unspezifische Urethritis^.
Err: Mycoplasma hominis, Ureaplasma urealyticum
Klin: Seröser, urethraler Fluor, evtl. Fieber.
Lab: Sterile Leukozyturie, saurer pH-Wert im Urin.
Diag: Kultureller Erregernachweis, Antikörpernachweis im Serum.
Komp: Infektion der männlichen Adnexe
Ther: Tetracycline (2 mal 500 mg/die für 10 Tage). Bei Ureaplasma urealyticum auch Erythromycin (3 mal 500 mg/die für 10 Tage). Partnerbehandlung!
Wegen der Zellwandlosigkeit Resistenz gegen zellwandwirksame Antibiotika (z. B. Penicilline, Cephalosporine) und zellwandwirksame Enzyme.
Lit: Werni R, Mardh PA (1985) Genitale Mykoplasma-Infektionen. Z. Hautkr. 60:1486–1505
Blenk H (1980) Die mykoplasmenbedingte Urethritis. Hautarzt 31:259–262

Mykosen
Def: Infektionskrankheiten durch parasitäre Pilze. Man unterscheidet nach Lokalisation:
- Dermatomykosen (*Mykosen, Dermatomykosen)
- tiefe Mykosen (*Mykosen, tiefe Mykosen)
- Systemmykosen (*Mykosen, Systemmykosen)

Diag:
1. Kalilaugen-Nativpräparat: Hautschuppen werden in 20%iger Kalilauge aufgelöst, im mikroskopischem Bild zeigen sich die Pilzfäden ohne spezielle Färbung.
2. Perjodsäure-Schiff-Färbung (PAS) im histologischen Präpart: Pilzfäden und Sporen färben sich rot.
1.+2. Eine Unterscheidung von Schimmelpilz, Dermatophytenmyzel und *Pseudomyzel pathogener Hefen ist nicht möglich.
3. *Woodlicht-Lampe: Grünliche Fluoreszenz, bes. bei *Mikrosporie, *Favus, *Tinea inguinalis eingesetzt.
4. Kulturelle Erregeridentifizierung: Auf speziellen Nährböden (Sabouraud-Glukose- und Kimmig-Agar) wachsen innerhalb von 1–4 Wochen

*Dermatophyten, innerhalb 1–2 Wochen *Schimmelpilze und innerhalb 3–4 Tagen *Hefen. Durch Wuchsform und Farbe der Kultur ist eine Verdachtsdiagnose möglich.
5. Mikrokultur: Genaue mikroskopische Unterscheidung durch Mikro- und Makrokonidien, Clamydosporen, Form und Anordung der Blastosporen und Pseudomyzelien.

Mykosen, dermale
s. tiefe Mykosen^

Mykosen, Dermatomykosen
Def: Kutane *Mykosen durch
- *Dermatophyten (Dermatophytosen: *Tinea)
- Hefe- oder Sproßpilzen (Levurosen: *Candidose, *Pityriasis versicolor, *Weiße Piedra, *Malasseziafolliculitis)
- *Schimmelpilzen (*Schwarze Piedra, *Tinea nigra, *Aspergillose)

Diag: *Mykosen
Ther: Lokal: Ciclopiroxolamin, Imidazolderivate, Farbstofflösungen, Desinfizientien, symptomatisch antientzündlich (feuchte Umschläge, synthetische Detergenzien)
Intern: Ggf. bei Befall des Kapillitiums, Nagelbefall, großflächigem Körperbefall Griseofulvin (nur bei Dermatophyten, 2 mal 500 mg/die über mehrere Wochen, cave: Transaminasenkontrolle), Ketoconazol (Hefen und Dermatophyten, 200–400 mg/die für 4 Wochen, cave: Leberenzyme), Itraconazol (bis zu 4 Wochen, 100–200/die.
Ind: Großflächige *Tinea corporis, *Pityriasis versicolor, Keratitis durch Aspergillus, Fusarium oder Hefen, z. Zt. noch keine Zulassung für *Onychomykosen), bei Dermatophyten neuerdings Terbinafin (2 mal 250 mg/die).
Lit: Arzneimittelkommission (1992) Terbinafin: Beeinträchtigung des Geschmacksinns? Dt. Ärztebl. 89 (44): 1942

Mykosen, epidermale
s. Mykosen, Dermatomykosen

Mykosen, follikuläre
s. Mykosen, Dermatomykosen

Mykosen, sekundäre
Syn: Sekundärmykose
Def: Durch opportunistische, schwach pathogene Pilze hevorgerufene Infektionen bei lokaler oder systemischer Abwehrschwäche des Patienten. Fließende Übergänge zu den primären *Mykosen bzw. obligat pathogenen Keimen.

Mykosen, subkutane
s. tiefe Mykosen^

Mykosen, Systemmykosen
Syn: Endomykosen, viszerale Mykosen.
Def: *Mykosen mit vornehmlichen Befall der inneren Organe.
s. a. Kryptokokkose, Blastomykose, Parakokzidioidomykose, Histoplasmose, Kokzidioidomykose
Diag: *Mykosen, serologisch (Hämagglutination, Agargelpräzitation, Latex-Test), Oberbauch-Sonographie, Röntgen-Thorax.
Ther: Flucytosin (Hefen und einige tropische Mykosen, 150 mg/kg KG/die, cave: Blutbild und Leberenzyme; nur in Kombination mit Amphotericin-B sinnvoll), Amphotericin B (Hefen und Aspergillus, initial 0,1 mg/kg KG, ansteigend bis 1 mg/kg KG/die, cave: Leber- und Nierenwerte).

Mykosen, tiefe Mykosen
Syn: Dermale Mykosen, subkutane Mykosen
Def: Granulomatös-entzündliche *Mykosen der Haut und des subkutanen Gewebes nach traumatischer Pilzinokulation. Mögliche Infektion tiefergelegener Gewebe per continuitatem.
s. a. Candidagranulom, Chromomykose, Sporotrichose, Myzetom

Mykosen, viszerale
s. Mykosen, Systemmykosen

Mykosiszelle
Def: Heute nicht mehr gebräuchlicher Begriff, synonym mit *Lutzner-Zelle.

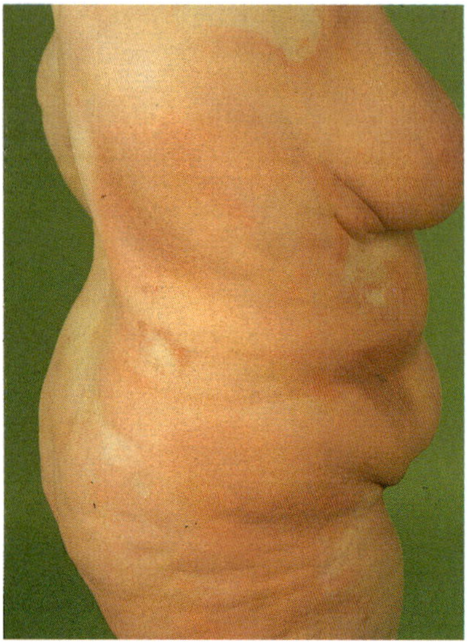

Mykosis fungoides, plaqueförmiges erythematöses Stadium

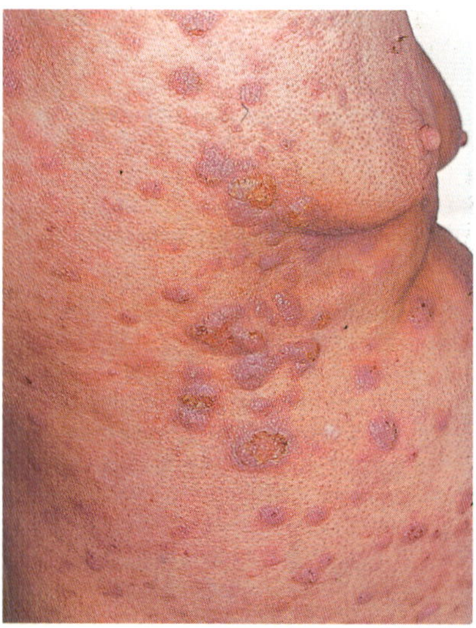

Mykosis fungoides, Tumorstadium

Myo-Arterioangiom
s. *Angioleiomyom

Myoblastenmyom
s. granuläres Neurom^ (Feyrter)

Myoblastom
s. Granular Zelltumor

Myoepitheliom
s. Klarzellenhidradenom

Myofibroblastom, infantiles subcutanes
s. fibröses Hamartom^ der Kindheit

Myofibroblastoma, palisaded
Syn: Intranodulal hemorrhagic spindel-cell tumor
Def: Primär gutartige Neubildung, bisher nur in inguinalen Lymphknoten nachgewiesen mit klinisch und histologischer Ähnlichkeit zum *LAKS.
Lit: Burns MK, Headington JT, Rasmussen JE (1991) Palisaded myofibroblastoma simulating chronic primary lymphadenopathic Kaposi's sarcoma. J Am Acad Dermatol 25:566–567

Myofibroblastose, infantile
s. kongenitale generalisierte Fibromatose^

Myofibrom
Def: Von Myofibroblasten ausgehender Tumor mit größeren Mengen kollagener Fasern.
s. a. Leiomyom
Ätio: Unbekannt, z. T. als *Hamartom oder sekundär postoperativ.
Klin: Kleiner, rundlicher Tumor, evtl. mit zentraler Kruste, peripherem Randwall und umgebenen Teleangiektasien, an ein *Basaliom erinnernd.
Hist: Bündel von spindelförmigen, zytoplasmareichen Zellen, sowie regellos angeordnete, kleine, zytoplasmaarme Zellen mit hyperchromatischen Zellkernen.
Histologisch und immunhistologisch wie bei *kongenitaler generalisierter Fibromatose^.
Ther: Exision
Prog: Gutartig
Lit: Laaff H, Wokalek H, Schöpf E (1990) Kutanes Myofibrom – Spätmanifestation. Hautarzt 41:617–619

Myokymia
Def: Neurologische Instabilität der Zellen des vorderen Horns des Rückenmarks, wobei es zu intermittierenden Entladungen kommt, was zu einer Hypertrophie der *Musculi arrectores pilorum führt.
Lit: Tonkens SW, Eng TY (1975) Myokymia. Arch. Dermatol. 111:130

Myomatosis cutis miliaris
Def: Diffuse Aussaat von *Leiomyomen über die Körperoberfläche.

Myome der Tunica dartos
s. Genitalleiomyome

Myopathie durch Kortikosteroide
Def: Toxische Myopathie nach Einnahme von Glukokortikosteroiden.

Myo-Phleboangiom
s. *Angioleiomyom

Myositis ossificans
Def: Myositis mit ossifizierender Metaplasie des Granulationsgewebes, häufig nach intramuskulären Hämatomen.

Myositis, proliferative (Kern)
Def: Seltenes *Pseudosarkom, meist 1–5 cm großes, tumoröses, derbes, mit der bedeckenden Haut und der Subkutis verbackenes, schmerzhaftes Infiltrat der Muskulatur.
Lok: Vor allem Schulter, Hals, Arme, Unterschenkel
Hist: Im Korium zellreiche, polymorphe Infiltrate aus epitheloiden Zellen und einigen mehrkernigen bizarren, Riesenzellen, herdförmig Lymphozyten, Leukozyten, Einblutungen und hämosiderotisches Pigment. Subepidermal freier Streifen, dichte, zellige Infiltration der quergestreiften Muskulatur, z. T. mit Sarkolyse.
DD: *Sarkom; *Fasciitis nodularis
Ther: Exzision
Lit: Altmeyer P, Bartelt R-N (1983) Proliferative Myositis. Hautarzt 34:221–224

Myotonia atrophicans
Syn: Dystrophia myotonica Curschmann-Steinert
Def: Autosomal-dominante Systemerkrankung mit degenerativer Myotonie und myotonen Reaktionen.
Klin: Hautveränderungen: Vorzeitige Glatzenbildung bis völlige Alopezie, Cataracta myotonica, Hodenatropie, *Akrozyanose.
Lab: Kreatinurie

Myrmecia
s. Einschlußwarzen

Myxadenitis labialis
s. Cheilitis glandularis purulenta superficialis

Myxoderma papulosum
s. Lichen myxoedematosus

Myxodermia circumscripta symmetrica praetibiale
s. Myxoedema circumscriptum symmetricum praetibiale

Myxodermia papulosa
s. Lichen myxodematosus

Myxodermie, diffuse bei Hypothyreose
s. diffuses Myxoedem^

Myxodermie, zirkumskripte bei Hypothyreose
s. zirkumskriptes Myxödem^

Myxodermien
s. Muzinosen

Myxoedem, diffuses
Syn: Echtes Myxoedem, diffuse Myxodermie bei Hypothyreose
Def: Diffuse Ansammlung von sauren Mukopolysacchariden und Flüssigkeit in der Haut bei Hypothyreose.
Ätio: Angeborene (primäres Myxoedem) oder erworbene (sekundäres Myxoedem) Störung der Synthese von Schilddrüsenhormonen (z. B. Entzündung, s. a. postoperatives Myxödem^).
Klin: Fahle, trockene, gedunsene, oedematöse Haut. Keine Dellenbildung nach Fingerdruck. Gedunsenes Gesicht. Gelblich-weißliche Haut-

farbe, vor allem an Palmae und Plantae sowie im Nasolabialbereich. Stellenweise hyperkeratotische Haut, auch follikuläre Keratosen, allgemeine Sebostase.
Hist: Grundsubstanzanreicherung vor allem im oberen Korium um Haarfollikel und Blutgefäße, histochemischer Muzinnachweis.
Lab: Primäre Hypothyreose: T3- und T4-Erniedrigung, TSH-Erhöhung. Sekundäre Hypothyreose: T3-, T4- und TSH-Erniedrigung.
Außerdem: Karotinämie
Ther: Substitutionsbehandlung nach endokrinologischer Klärung der Genese.
Prog: Rückbildung unter Substitution.

Myxoedem, echtes
s. diffuses Myxoedem^

Myxoedem, postoperatives
Def: *Diffuses Myxoedem^ nach subtotaler oder totaler Schilddrüsenexstirpation mit erworbener Hypothyreose.

Myxoedem, prätibiales
s. Myxoedema circumscriptum symmetricum praetibiale

Myxoedem, primäres
s. diffuses Myxoedem^

Myxoedem, sekundäres
s. diffuses Myxoedem^

Myxoedem, zirkumskriptes (Jadassohn u. Dossekker)
Syn: Zirkumskripte Myxodermie bei Hypothyreose, sogenannte Pseudophlegmone
Def: Umschriebene, derbe, plattenartige Infiltrationen oder teigige, elephantiasis-ähnliche Schwellungen mit oder ohne *diffusem Myxoedem^.
s. a. Myxoedema circumscriptum symmetricum praetibiale
Ätio: Ausgeprägte Hypothyreose, vor allem primäre Hypothyreose.
Lok: Extremitäten, Genitale, auch Gesicht
Ther: *Diffuses Myxödem^

Myxoedem, zirkumskriptes prätibiales
s. Myxoedema circumscriptum symmetricum praetibiale

Myxoedema circumscriptum symmetricum praetibiale
Syn: Prätibiales Myxoedem, Myxodermia circumscripta symmetrica praetibiale, Myxoderma tuberosum praetibiale, zirkumskriptes prätibiales Myxoedem, Myxoederma circumscriptum thyreotoxicum
Def: Prätibiale *Muzinose bei Hyperthyreose.
Ätio: Hyperthyreose, auch nach der Thyreodektomie. Als auslösende Faktoren werden TSH (thyreotropes Hypophysenvorderlappenhormon) und ESF (Exophthalmus stimulierender Faktor) inzwischen vor allem LATS (long acting thyreoid stimulator) diskutiert.
Man: Patienten mit Hyperthyreose, Morbus Basedow, nach Thyreoidektomie oder mit Thyreostatikatherapie.
Lok: Symmetrisch, Unterschenkelstreckseiten
Klin: Prätibiale Oedeme: Gelblich-rosafarbene oder weißlichgraue, derb infiltrierte, schwer oder nicht eindrückbare, teilweise massive, elephantiasis-ähnliche Anschwellungen mit apfelsinenschalenartiger Oberfläche und *Hypertrichose.
Hist: Schleimansammlung im oberen Bindegewebe, saure Mukopolysaccharide, Fibroblasten, feines, kurzfaseriges Kollagennetz.
Ther: Intern: Behandlung der Hyperthyreose. Immunsupressiva und Kortikoide sind beschrieben.
Extern: Versuchweise Injektion von Hyaluronidase (Kinetin), auch verdünnter Glukokortikoidkristallsuspension, *Kompressionstherapie, ggf. Operation.
Prog: Teilweise Rückbildung bei Normalisierung der Schilddrüsen- bzw. Hypophysenfunktion, Rezidivneigung.
Lit: Heise P, Zimmermann R (1992) Myxoedema circumscriptum symme-

tricum praetibiale. Dermatol. Monatsschr. 178:205–206

Myxoedema circumscriptum thyreotoxicum
s. Myxoedema circumscriptum symmetricum praetibiale

Myxoedema circumscriptum tuberosum praetibiale symmetricum
s. Myxoedema tuberosum praetibiale

Myxoedema nodosum
s. Myxoedema tuberosum praetibiale

Myxoedema tuberosum
Def: Unterschiedlich verwendeter und somit mißverständlicher Begriff für die großknotige Variante eines *zirkumskripten oder *diffusen Myxoedems^, sowie für das *Myxoedema circumscriptum praetibiale symmetricum, fälschlich auch für *Lichen myxoedematosus und *Skleromyxoedem verwendet.
Klin: Tuberöse oder polsterartige, derbe, umschriebene, braungelbe, rötliche bis blaurötliche teilweise konfluierende Knoten unterschiedlicher Größe an Stirn, Ohrläppchen, Ellenbogen, Handrücken und Hals.

Myxoedema tuberosum praetibiale
Syn: Myxoedema nodosum, Myxoedema circumscriptum tuberosum praetibiale symmetricum
Def: Tuberöse Form des *Myxoedema circumscriptum symmetricum praetibiale.

Myxofibrom
Syn: Fibromyxom, Fibroma areolare, Fibroma molluscum (Virchow), Fibroma mucinosum, Fibroma myxomatodes
Def: *Fibrom mit stärkerer Schleimablagerung.

Myxom, kutanes
Syn: Fokale kutane Muzinose
Def: Seltene, gutartige, aus Schleimgewebe bestehende Geschwulst, häufig Mischtumoren.
s. a. Myxoma lipomatodes, Myxoma fibromatosus
Ätio: Unklar, diskutiert werden dominanter Erbgang, exzessive Produktion von sauren Mukopolysacchariden der Fibroblasten unklarer Genese und Persistenz von embryonalen Bindegewebe.
Man: Gehäuft 2. und 3. Lebensjahrzehnt, bei extrakutaner Lokalisation bevorzugt 6. und 7. Lebensjahrzehnt.
Klin: Knotige, flache Vorwölbung bei subkutaner Lokalisation der Geschwulst, unverändert bis leicht gerötete bedeckende Haut. Von Zeit zu Zeit Entleerung des Schleimes. Gelegentlich Vorkommen mit Myxomen des Herzens (*Carney-Syndrom, *NAME-Syndrom).
Hist: Dünne Kapsel, mehrere Geschwulstareale: Spindelige oder sternförmige, netzartig verbundene Zellen, Einlagerung von gallertartigen Substanzen in das Maschenwerk, ektatische Gefäße.
s. a. Myxoma cavernosum
DD: *Fibrom, *Lipom, *Lipofibrom
Ther: Exzision, evtl. Röntgennachbestrahlung
Prog: Die Neigung zur malignen Entartung wird unterschiedlich beurteilt, sehr rezidivfreudig.
Lit: Senff H, Kuhlwein A, Jänner M, Schäfer R (1988) Kutanes Myxom (fokale dermale Muzinose). Hautarzt 39:606–610

Myxoma cavernosum
Def: *Kutanes Myxom^ mit kavernenartig erweiterten Gefäße.

Myxoma fibromatosus
Def: Zu den *kutanen Myxomen^ gehörende Mischgeschwulst aus Schleim und kollagenen Faser.

Myxoma lipomatodes
Def: Zu den *kutanen Myxomen^ gehörende Mischgeschwulst aus Schleim und Fettgewebe.

Myxomatosis nodularis cutanea
s. Dorsalzyste

Myxosarkom
s. *Fibrosarkom

Myzel
Syn: Thallus, Hyphen, Myzelfäden, Zellschläuche, Filamente
Def: Unterschiedlich dichtes Knäuel von verzweigten, fadenförmigen Vegetationsorganen bei Pilzen; sie dienen entweder zur Ernährung oder zur Fortpflanzung.
Man kennt *eumyzetisches, *zönozytisches, *vegetatives und *Luft-Myzel sowie *Pseudomyzel.

Myzel, eumyzetisches
Def: *Myzel, dessen Fäden in mehr oder weniger regelmäßige Einzelglieder aufgeteilt sind, die durch Scheidewände getrennt sind, aber durch einen zentralen Porus miteinander in Verbindung stehen.

Myzel, Luftmyzel
Def: *Myzel, das sich an der Oberfläche des Nährmediums entwickelt und das die Fruktikationsorgane hervorbringen und tragen kann.

Myzel, vegetatives
Def: *Myzel, das sich in der Tiefe des Nährmediums entwickelt.

Myzel, zönozystisches
Def: *Myzel, dessen Fäden ohne Septen sind und in dessen Innerem die Kerne und das Zytoplasma frei zirkulieren.

Myzeten
Def: Griechische Bezeichnung für Pilze.
s. a. Mykose

Myzetom
Syn: Madurafuß, Mycetoma, Maduramykose, Fungus indiano, Phykomyzetom
Def: Chronisch-granulomatöse Entzündung durch verschiedene Erreger mit charakteristischer Bildung von „Körnern", die durch Fistelgänge abgestoßen werden. Man unterscheidet je nach Erreger Eumyzetome (Pilze) und Aktinomyzetome (Aktinomyzeten) und differenziert nach der Farbe der Granula.
Ätio: Eindringen der Erreger durch kleine Hautverletzungen
Err:
- Bei schwarzen Granula:
  Madurella mycetomi, Madurella grisei, Leptosphaeria senegalensis, Pyrenochaeta romeroi
- Bei hellen Granula:
  Allescheria boydii, Cephalosporium falciforme oder recifei
- Auch: Nocardia brasiliensis (*Nocardiose)

Klin: Chronisch entzündlicher Prozeß mit Ausbildung von Pseudotumoren an den Füßen und anderen Körperregionen. Fistelgänge mit Entleerung von hellen oder schwarzen Granulae, viszerale Beteiligung.
Diag: 1–5 mm große Körnchen unterschiedlicher Farbe in der Fistelflüssigkeit.
Mikroskopischer oder kultureller Erregernachweis (*Mykose)
Komp: Bakterielle Superinfektion, Knochendestruktion, Adenopathie, viszerale und zerebrale Metastasen.
Ther: Sulfonamide, Streptomycin und Sulfone; Cotrimoxazol, Tetracycline wurden alleine und kombiniert, in verschiedenen Dosierungen, jahrelang verwendet, ohne befriedigende Resultate. Erfolge bei Therapie von Eumyzetomen mit Ketoconazol (400 mg/die über Jahre).
Chirurgische Exzision, nicht selten Amputation notwendig.
Prog: Ungünstig, Invalidität, bei Befall innerer Organe Exitus letalis.
Lit: Alteras I, Hagler J, Trattner A, Morojinski G, Segal R, Sandbank M (1992) Myzetom mit schwarzen Granula: erstmals bei einem gebürtigen Israeli. Hautarzt 43:446–447

N

Nabelkarzinom
s. Karzinom, Nabelkarzinom

Nabelkonkrementbildung
Syn: Nabelstein, Omphalith
Def: Durch Haften und Aggregation von Schmutz in der Nabelgrube entstandene harte, dunkelbraune Konkremente, die sich mit der Pinzette entfernen lassen.
DD: *Malignes Melanom^, *Verruca seborrhoica, *Nabelmetastase
Ther: Anweichen, z. B. mit Salizylsäure 2% in Vaseline, dann vorsichtig entfernen.

Nabelmetastase
Syn: Sister Joseph's Nodule, umbilikale Metastase
Def: Seltene Form einer *Hautmetastase, meist ausgehend von internen Adenokarzinomen (Magen, Ovarien, Kolon/Rektum, Pankreas). Metastasierung per continuitatem bei Peritonealkarzinose, über Umbilikalgefäße oder über embryonale Strukturen (Urachus) möglich.
Klin: Derber, geröteter, gelegentlich schmerzhafter, durchschnittlich 1–2 cm großer Knoten mit meist intakter, evtl. aber auch ulzerierter Oberfläche. Auftreten meist im Spätstadium der zugrundeliegenden Tumorerkrankung, teilweise aber auch als erstes klinisch faßbares Symptom.
DD: *Nabelkonkrementbildung, *Basaliom, *Naevuszellnaevus, *Lipom, *Hämangiom, Endometriose, *Karzinom, Nabelkarzinom
Prog: Infaust
Lit: Holzki G, Kaufmann R, Weber L (1989) „Sister Josephs Nodule“ – Nabelmetastasen interner Tumoren. Hautarzt 40:312–315

Nabelstein
s. Nabelkonkrementbildung

Nackenkeloid
s. Folliculitis sclerotisans nuchae

Nägel
s. Nagel, s. Nagelerkrankungen

Nägelbeißen
s. Onychophagie

Naegeli-Syndrom
s. Incontinentia pigmenti, Typ Franceschetti-Jadassohn

Naegeli-Bloch-Jadassohn-Syndrom
s. Incontinentia pigmenti, Typ Franceschetti-Jadassohn

Nägelkauen
s. Onychophagie

Naevobasaliomatose
s. Basalzellnaevus-Syndrom

Naevobasaliome
s. Basalzellnaevus-Syndrom

Naevocellularis
Def: Aus *Naevuszellen bestehend.

Naevoide Basaliome
s. Basalzellnaevus-Syndrom

Naevoide Lentigo
s. naevoide Lentigo^

Naevoides Bündelhaar
Def: Aus einem gemeinsamen Infundibulum entspringende, gruppierte Haare. Seltene Haarschaftanomalie des humanen *Terminalhaares im Sinne eines Atavismus des Behaarungsmusters.
s. a. Haarfollikeltumore
Hist: Verschmelzung der äußeren Haarwurzelscheide im suprasebo-glandulären Follikelabschnitten.
Komp: Terrainfaktor für chronische *Follikulitiden.

Ther: Keine
Lit: Wollina U, Schaarachmidt H, Berger U (1991) Nävoide Bündelhaare. Hautarzt 42:189–191

Naevoides Teleangiektasie-Syndrom
s. Naevoides Teleangiektasie^-Syndrom

Naevokarzinome
s. maligne Melanome^

Naevomatose
Def: Heute wenig gebräuchliche Bezeichnung für die *Melanosis neurocutanea.

Naevoxanthoendotheliom
s. Xanthogranuloma juvenile

Naevoxanthom
s. Xanthogranuloma juvenile

Naevozytennaevus
s. Naevuszellnaevus

Naevus
Syn: Mal, Muttermal, z. T. auch syn. zu *Naevuszellnaevus gebraucht.
Def: Unterschiedlich verwendeter Begriff für scharf begrenzte, umschriebene Mißbildungen der Haut, die durch Überschuß, selten auch durch Unterentwicklung, eines oder mehrerer normaler, völlig ausgereifter Hautbestandteile gekennzeichnet sind. Abnorme Entwicklung der Hautanhangsgebilde, der Gefäße oder Nerven bzw. des Hautbindegewebes oder der Epidermis mit verstärkter oder verminderter Pigmentierung. Verschiedenartig kombinierte Fehlbildungen sind hierbei möglich (organoide Naevi), sie werden nach dem vorherrschenden Gewebetyp benannt (z. B. Schweißdrüsennaevus). Als systematisiert bezeichnet man Naevi, die über eine Körperregion verteilt sind. Sie folgen in ihrer Anordnung entweder einem Dermatom, häufiger jedoch den *Blaschko-Linien.
Zu unterscheiden sind:
- 1. Pigmentnaevi
  1.1. Melanozytäre Naevi:
  Syn: Pigmentzellnaevi, Melanozytennaevi.
  a) Epidermal: *Café-au-lait-Flecken, *Naevus spilus, *Lentigo simplex
  b) Dermal: *Naevus bleu, *Mongolenfleck, *Naevus fuscocoeruleus ophthalmomaxillaris, *Naevus fuscocoeruleus deltoideoacromialis
  1.2. Naevuszellnaevi:
  *Naevuszellnaevus, *Sutton-Naevus, *Melanosis neurocutanea, *benignes juveniles Melanom^, *dysplastisches Naevuszellnaevus-syndrom^, *BK-mole-Syndrom, *dysplastischer Naevuszellnaevus^
  1.3. *Naevus depigmentosus
- 2. Organoide Naevi:
  a) Epidermal: *Naevus verrucosus, *ILVEN, *Keratosis areolae mammae naeviformis, *Naevus sebaceus, *Naevus, Schweißdrüsennaevus, *Kräuselhaarnaevus, *Haarnaevus
  b) Bindegewebe: *Lumbosakraler Bindegewebsnaevus^, *grobknotig-disseminierter Bindegewebsnaevus^, *Naevus elasticus.
  c) Blutgefäße: *Naevus flammeus, *Angioma serpiginosum, *Naevus araneus, *Sturge-Weber-Krabbe-Syndrom, *Parkes-Weber-Syndrom, *Teleangiectasia hereditaria haemorrhagica, *Naevus anaemicus.
  d) Fettgewebe: *Naevus lipomatosus

Man: Bei Geburt oder aus angeborener Anlage postnatal, unter zeitlichen Wachstumsbegrenzung entwickelnd.

Naevus achromians
s. Naevus depigmentosus

Naevus achromicus
s. Naevus depigmentosus

Naevus albus
s. Naevus depigmentosus

Naevus, Allen-Spitz
s. benignes juveniles Melanom^

Naevus anaemicus
Syn: Funktioneller Naevus, pharmakologischer Naevus.
Def: Kongenitaler, blasser Fleck durch dauerhafte Konstriktion der korialen Gefäße.
Ätio: Unbekannt, diskutiert wird eine gestörte Funktion motorischer Endplatten glatter Gefäßmuskulatur bzw. eine erhöhte endogene Empfindlichkeit der Hautgefäße gegen Katecholamine.
Lok: Vor allem Thoraxbereich
Klin: Münz- bis handtellergroßer, unregelmäßig begrenzter, blasser Fleck. Nach Reiben des Fleckes keine Rötung im Bereich des Naevus. Auf Glasspateldruck verschwinden die Grenzen zur Umgebung.
Hist: Keine Veränderungen der Gefäße.
DD: *Incontinentia pigmenti achromians, *Vitiligo
Lit: Hamm H, Happle R (1986) Naevus vascularis mixtus. Hautarzt 37:388–392

Naevus angiomatosus
Def: Im anglo-amerikanischen Schrifttum gebräuchliche Bezeichnung für das *Hämangiom des Säuglings.

Naevus aplasticus, hereditärer symmetrischer
s. angeborene ektodermale Dysplasie^ des Gesichtes

Naevus apocrinus
Def: Seltene nävoide Hyperplasie apokriner Drüsen mit Manifestation ab der Pubertät.
DD: Erworbene *Schweißdrüsentumore

Naevus arachnoides
s. Naevus araneus

Naevus araneus
Syn: Spidernaevus, Spinnennaevus, Sternchenangiom, Spinngewebsnaevus, Naevus arachnoides, Eppinger Sternchen, Spinnenangiom, Angioma stellatum

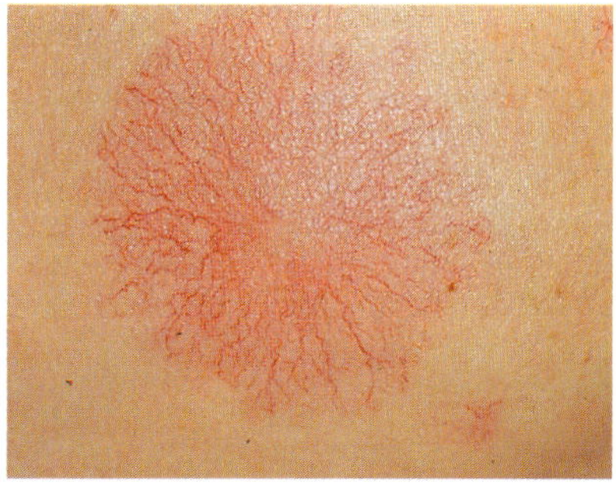

Naevus araneus

Def: Stecknadelkopf- bis pfenniggroße *Teleangiektasien mit zentralem arteriellem Gefäßknötchen und strahlenförmig davon ausgehenden Kapillarektasien.
In großer Anzahl und dichter Aussaat Hinweis auf schwere Lebererkrankungen oder Karzinoid-Syndrom.
Lok: Vor allem Gesicht und Oberkörper
Ther: Verödung des Zentralgefäßes, *Argon-Laser, ausnahmsweise Exzision.

Naevus atrophicus
Syn: Atrophia cutis congenita circumscripta
Def: Sehr seltene angeborene oder sich später manifestierende, isoliert bzw. multiple (gelegentlich zosteriform), potentiell ubiquitär auftretende Hauterkrankung mit linsengroßen, atrophisch eingesunkenen, meist teleangiektatischen Läsionen.

Naevus, atypischer
s. dysplastischer Naevuszellnaevus^

Naevus, Badehosennaevus
Syn: Bathing trunk naevus, Schwimmhosennaevus
Def: *Naevus giganteus im Gesäß- und Lendenbereich.
Prog: Gefahr der malignen Entartung.

Naevus, Becker-Naevus
s. Melanosis naeviformis

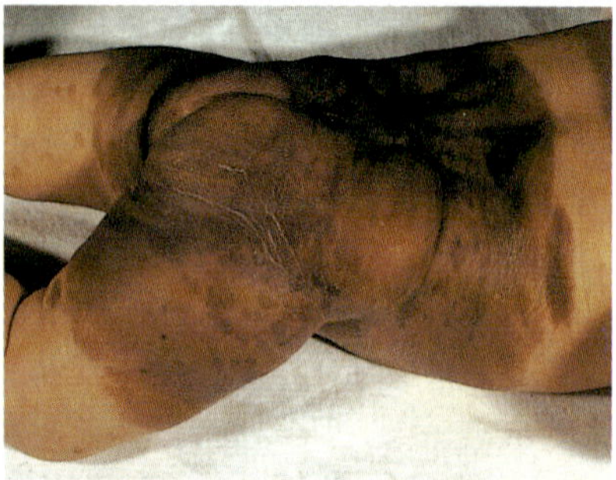

Naevus, Badehosennaevus

Naevus, blauer
s. Naevus bleu

Naevus bleu
Syn: Blauer Naevus, Naevus coeruleus, névus bleu, blauer Naevus, Naevus caeruleus
Def: Gutartige, angeborene oder erworbene Ansammlung von Melanozyten im Korium.
Klin: In der Regel einzelnes, scharf umschriebenes, meist derbes, indolentes, blau-schwarzes Knötchen mit glattglänzender Oberfläche.
Als Sonderform sind kokardenartige Naevi (target blue Nevi), plaqueartig sich ausbreitende blaue Naevi, gruppiert angeordnete Naevi und die Kombination mit einem *Naevuszellnaevus (*combined Naevus^) bekannt.
Benigne Zellabsiedlungen in den Lymphknoten (Kapsel und Trabekel) im Sinne von Pseudometastasen sind beschrieben.
Lok: Vor allem Gesicht; Extremitäten: Hand- und Fußrücken, selten Schleimhäute.
Hist:
- Einfacher (vulgärer) Typ, häufigster Typ:
  Dendritische oder spindelige, pigmentreiche Melanozyten und Melanophagen in einem fibrosierten Areal im Korium.
- Kombinierter Typ: *Combined Naevus^

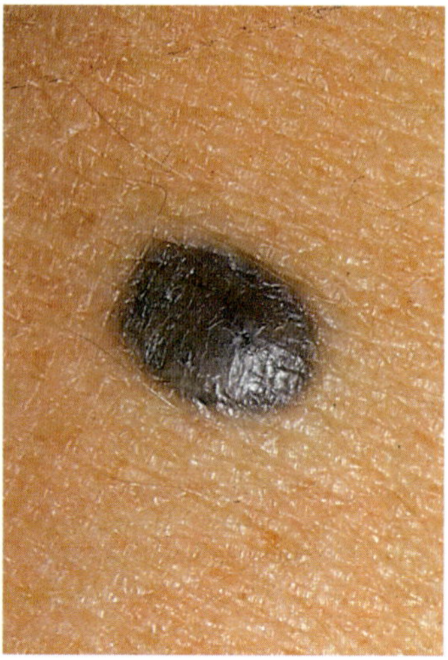

Naevus bleu

- Zellulärer (zellreicher) Typ: Zahlreiche zytoplasmareiche Zellen mit kleinen spindeligen chromatindichten Kernen und Melanozytenansammlungen.

DD: Pigmentiertes *Histiozytom, *Fibroma cavernosum, *malignes Melanom^, *Hämangiom, *Glomustumor, *pigmentiertes Basaliom^, Fremdkörpereinsprengung
Ther: Exzision im Gesunden
Prog: Gutartig, sehr selten maligne Umwandlung (*maligner Naevus^ bleu).
Lit: Pfaltz M, Schneyder UW (1989) Verlauf und Ultrastruktur beim plaqueartigen Naevus bleu. Hautarzt 40:355–357
Hofmann U, Schacht B, Megahed M (1992) Gruppiert angeordnete und kombinierte blaue Nävi. Hautarzt 43:517–519
Gartmann H (1987) Target Blue Nevi. Arch Dermatol 123:18

Naevus bleu, maligner
Def: Maligne Umwandlung eines *Naevus bleu, meist vom zellulären Typ des Naevus bleu ausgehend,

mit rascher lymphogener Metastasierung.
Hist: Im Korium große, globoide Zellen in alveolärer Anordnung, Zell- und Kernpolymorphie, hyperchromatische Riesenzellen, zahlreiche Mitosen, charakteristische umschriebene Nekrosen im Tumorparenchymbereich. Tumorzellen im Randsinus der Lymphknoten.
DD: *Naevus bleu, *malignes Melanom^
Ther: *Malignes Melanom^
Prog: Ungünstig, Tod meist innerhalb eines Jahres an Lymphknoten-, Lungen-, Perikard- und Hirn-Metastasen.
Lit: Djawari D, Cremer H (1989) Maligner blauer Naevus. Z. Hautkr. 64 (1):51–53

Naevus caeruleus
s. Naevus bleu

Naevus cartilagineus
s. Aurikularanhang

Naevus cerebriformis
s. Cutis verticis gyrata

Naevus coeruleus
s. Naevus bleu

Naevus collagenicus lumbosacralis
s. lumbosakraler Bindegewebsnaevus^

Naevus, Combined Naevus
Syn: Kombinationsnaevus
Def: Kombination eines *Naevuszellnaevus mit einem *Naevus bleu.
DD: *Malignes Melanom, *Naevus bleu
Lit: Hofmann U, Schacht B, Megahed M (1992) Gruppiert angeordnete und kombinierte blaue Nävi. Hautarzt 43:517–519

Naevus comedo-follicularis
s. Naevus comedonicus

Naevus comedonicus
Syn: Naevus comedo-follicularis, Naevus follicularis keratosus
Def: *Hamartom des Haarfollikels, meist mit Manifestation im Laufe der Kindheit, aber auch ab Geburt oder im Erwachsenenalter. Familiäre Naevi comedonici sind beschrieben.
Lok: Ubiquitär, am Rumpf oft segmental, an den Extremitäten linear, auch an haarlosen Körperregionen beschrieben.
Klin: Lineare, meist unilaterale, gruppiert angeordnete, scharf begrenzte, flache, oft spritzerartige Vertiefungen mit zahlreichen dilatierten Poren, die einen schwarzen Hornpfropf enthalten.
Hist: Follikelkeratosen mit Erweiterung des mit lamellierten Korneozyten gefüllten Infundibulums, keine Talgdrüsenbeteiligung, keine Entzündungszeichen.
DD: *Akne vulgaris, *Ulerythema ophryogenes
Ther: Bei rezidivierenden Entzündungen ggf. Exzision, Erfolge mit Vitamin-A-Säure werden berichtet, orales Isotretinoin wurde als nicht wirksam beschrieben.
Lit: Nilles M, Viragh de PA, Moßmann H, Heinrichs C, Eckert F (1992) Naevus follicularis keratosus: Klinik, Histologie und Histogenese. Hautarzt 43:205–209

Naevus, Compound-Naevus
Def: Histologischer Begriff: Aus epidermalen und korialen *Naevuszellen zusammengesetzter *Naevuszellnaevus, Kombination von *Junktionsnaevus und *intraepidermalem Naevus^.

Naevus corniculatus (Happle)
*Def:*Bisher erst einmal beschriebenes Krankheitsbild: Systematisierter *epidermaler Naevus^ mit stark hyperkeratotischen Hautveränderungen und histologisch ausgeprägter *Akantholyse.
Klin: Den *Blaschko-Linien folgende, streifenförmige Areale, bestehend aus filiformen Hyperkeratosen, Cornua cutanea und an Riesenkomedonen erinnernde Hyperkeratosen. Bei deren manueller Entfernung bleiben rosafarbene, nicht blutende Mulden in der Haut zurück.

Hist: *Akanthose und ausgeprägte Orthohyperkeratose. Akantholytische Spaltbildung sowohl suprabasal als auch in den oberen Epidermisschichten.
DD: *Phemphigus familiaris chronicus benignus, *Dyskeratosis follicularis, rezidivierende lineäre akantholytische Dermatose vom Typ Vakilzadeh-Kolde, akantholytischer dyskeratotischer Epidermalnaevus, familiäre dyskeratotische Komedonen.
*Lit:*Happle R, Steijlen PM, Kolde G (1990) Naevus corniculatus: a new acantholytic disorder. Br J Dermatol 122:107–112

Naevus depigmentosus
Syn: Naevus achromicus, hypomelanotischer Naevus, Naevus albus
Def: Angeborener fleckförmiger Pigmentmangel, der durch eine verminderte Zahl funktionell gestörter Melanozyten hervorgerufen wird.
Lok: Ubiquitär, gehäuft am Stamm
Klin: Man unterscheidet folgende Formen:
- Solitär: Rundlicher oder eckiger hypomelanotischer Fleck
- Segmental: einem Dermatom zugeordnete Hypopigmentierung
- Systematisiert: Den *Blaschko-Linien folgende Hypopigmentierung, s. a. Incontinentia pigmenti achromicans Ito.

DD: *Vitiligo, *Naevus anaemicus
Prog: Keine Rückbildung, keine Progredienz

Naevus durus
s. Naevus verrucosus

Naevus, dysplastischer
s. dysplastischer Naevuszellnaevus^

Naevus eccrinus
Syn: Naevus seborrheicus et sudoriferus, Ephidrosis, ekkrine Schweißdrüsenhyperplasie, ekkriner Schweißdrüsennaevus, eccrine angiomatous hamartoma
Def: Seltenes, ekkrines Schweißdrüsenhamartom mit zirkumskripter Hyperhidrose, das sich feingeweblich in den meisten Fällen in einer umschriebenen Hyperplasie oder Hypertrophie der ekkrinen Schweißdrüsen darstellt. Klinisch werden
- Naevus sudoriferus mit lokaler Hyperhidrose und
- ekkrines angiomatöses Hamartom mit einer stärkeren angiomatösen Komponenten unterschieden.

Bei dem eccrine pilar angiomatous nevus (hamartoma) sind ekkrine, Haar- und Gefäßkomponenten kombiniert.
Lit: Bertacchini M, Zala L (1991) Ekkrin-angiomatöser Nävus. Hautarzt 42:631–633
Wätzig V, Jäger K (1989) Ekkriner Schweißdrüsennävus-immunhistochemische Darstellung von MAM-3- und MAM-6-Antigenen. Hautarzt 40:164–166
Velasco JA, Almeida V (1988) Eccrine-pilar angiomatous nevus. Dermatologica 177:317–322

Naevus elasticus (Lewandowsky)
Def: Sonderform eines *Bindegewebsnaevus mit Vermehrung der elastischen, selten der kollagenen Fasern.
Man: Ab Geburt oder in den ersten Lebensjahren
Lok: Meist multipel, vor allem oberer Thoraxbereich
Klin: Dicht stehende, linsengroße, weißlich-gelbliche Papeln oder flache größere Herde.
Hist: Stellenweise Hyperpigmentierungen des Stratum basale, im Korium große Mengen ungeordnetes elastisches Material.
Ther: Exzision bei kosmetisch störender Lokalisation.
Lit: Schön B, Bübl R, Worret (1991) Naevus elasticus am Capilltium. Dt. Dermatol. 39 (12):1566–1568

Naevus, entzündlicher linearer verruköser epidermaler
s. ILVEN

Naevus, epidermaler
Def: Angeborene, meist systematisierte, entzündliche oder reaktionslose, rötlich-bräunliche oder schmutzig-braune, weich papillomatöse oder warzenartige Fehlbildungen der Oberhaut (häufig mit dermaler Komponente) vielfach in den *Blaschko-Linien angeordnet.
Zu den epidermalen Naevi gehören:
- 1. *Papillomatöser (weicher) epidermaler Naevus^
- 2. Verruköser (harter) epidermaler Naevus (*Naevus verrucosus, *striärer Naevus^)
  Sonderform: *Naevus verrucosus unius lateralis
- 3. Entzündlicher epidermaler Naevus^ (*ILVEN)
  s. a. Schimmelpfennig-Feuerstein-Mims-Syndrom

Naevus, epidermaler, harter
s. Naevus verrucosus

Naevus epidermicus-Syndrom
s. Schimmelpennig-Feuerstein-Mims-Syndrom

Naevus epithelioma-cylindromatosus
s. Zylindrome

Naevus epitheliomatosus sebaceus
s. Naevus sebaceus

Naevus, Faun-tail-Naevus
Syn: Faunenschwanznävus
Def: Umschriebene, angeborene, mehrere Zentimeter breite Hypertrichose in der Mittellinie des Rückens, am häufigsten sakral oder lumbal, selten thorakal oder zervikal. Die Haare sind mehrere Zentimeter lang und hängen pferdeschwanzartig herab.
Diag: Neurologische Abklärung.
Komp: Fakultatives kutanes Zeichen des spinalen Dysraphismus.
Lit: Harper J (1992) Faun-tail-Nävus. Hautarzt 43:235–236

Naevus flammeus
Syn: Naevus vinosus, Naevus teleangiectaticus, Naevus hyperaemicus, Feuermal, Hämangioma planum, Portweinfleck, Hämangioma simplex
Def: Angeborene oder sich später manifestierende naevoide Fehlbildung der dermalen Kapillaren. Je nach Klinik werden *Naevus flammeus lateralis und *Naevus flammeus medialis unterschieden.
s. a. *posttraumatischer Naevus^ flammeus
Hist: In den ersten Lebensjahren diskret, später zahlreiche dilatierte Kapillare im Str. papillare.
Lit: Hamm H, Happle R (1986) Naevus vascularis mixtus. Hautarzt 37:388–392

Naevus flammeus, asymmetrischer lateraler
s. Naevus flammeus lateralis

Naevus flammeus fissurale
s. Naevus flammeus medialis

Naevus flammeus lateralis
Syn: Asymmetrischer lateraler Naevus flammeus
Def: Angeborener oder sich in frühester Kindheit entwickelnder, einseitig lokalisierter *Naevus flammeus.

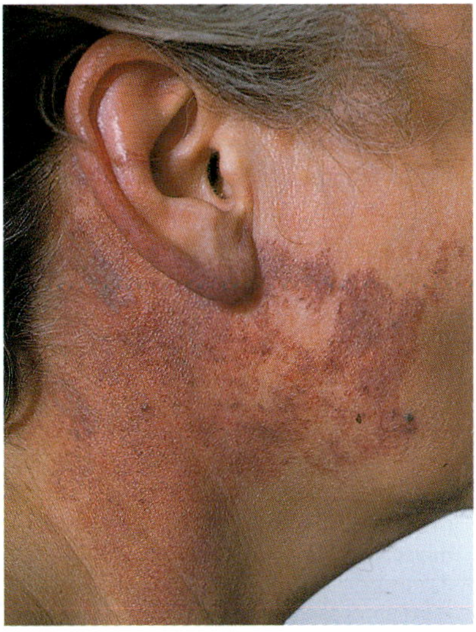

Naevus flammeus lateralis

Klin: Durchmesser vom 1 mm bis zu großflächigen, eine ganze Extremität bedeckenden Arealen. Kein autochthones Wachstum, keine spontane Regression. Zunächst glatte Oberfläche, tuberöse oder tubero-nodöse Umwandlung im Laufe des Lebens möglich mit Blutungsgefahr. Klinisch bedeutsam ist seine fakultative syndromale Verknüpfung mit Mißbildungen anderer Organe:
- *Hippel-Lindau-Syndrom,
- *Klippel-Trénaunay-Syndrom,
- *Parkes-Weber-Syndrom,
- *Sturge-Weber-Krabbe-Syndrom
- *Cobb-Syndrom
- *Bonnet-Dechaume-Blanc-Syndrom

Ther: *Laser-Therapie, kosmetische Abdeckung (Covermark®).
Prog: Keine Spätrückbildung

Naevus flammeus medialis
Syn: Naevus flammeus fissurale, Naevus flammeus symmetricus
Def: Meist angeborener medialer *Naevus flammeus. Keine syndromale Verbindung mit anderen Organmißbildungen bekannt. Sonderform: *Naevus flammeus, Unna-Politzer-Nackennaevus
Ther: Bei kosmetischer Störung Abdeckung (Covermark®), ggf. *Laser-Therapie.
Prog: Günstig, keine Progression, keine tubero-nodöse Umwandlung.

Naevus flammeus, posttraumatischer
Syn: Fegler-Syndrom, acquired port-wine stain
Def: Einseitige, plane, rote Flecken von unterschiedlicher Farbtiefe (je nach Durchblutung), die durch eine traumatische Schädigung z. B. des Hals- oder Brustmarkes mit Verschiebung des Vasomotorengleichgewichtes entstanden sind.
Lit: Fegeler F (1949) Naevus flammeus im Trigeminusgebiet nach Trauma im Rahmen eines posttraumatisch-vegetativen Syndroms. Arch Derm Syph 188:416–422
Kainz JT, Soyer HP, Strasser-Fuchs S, Smolle J (1991) Erworbener Naevus flammeus (Fegeler-Syndrom). Hautarzt 42:289–292

Naevus flammeus symmetricus
s. Naevus flammeus medialis

Naevus flammeus, Unna-Politzer-Nackennaevus
Syn: Naevus Unna, Storchenbiß
Def: Häufig vorkommender, im Nacken gelegener Naevus flammeus medialis. Keine Rückbildungstendenz, keine assoziierten Symptome.

Naevus follicularis keratosus
s. Naevus comedonicus

Naevus, funktioneller
s. Naevus anaemicus

Naevus fuscocoeruleus acromiodeltoideus
s. Naevus fuscocoeruleus deltoideoacromialis

Naevus fuscocoeruleus deltoideoacromialis
Syn: Naevus fuscocoeruleus acromiodeltoideus, Naevus Ito, deltoideo-akromiale Melanozytose
Def: Dermaler melanozytärer *Naevus, der fast nur bei Asiaten vorkommt.
s. a. Naevus fuscocoeruleus ophthalmomaxillaris, Mongolenfleck
Lok: Schulter- und oberer Rumpfbereich
Klin: *Naevus fuscocoeruleus ophthalmomaxillaris
Prog: Unverändertes Bestehenbleiben, keine Melanomentwicklung.

Naevus fuscocoeruleus ophthalmomaxillaris
Syn: Naevus Ota, okulodermale Melanozytose, mesodermalmelanosis of the face and sclera
Def: Meist kongenitaler, dermaler melanozytärer *Naevus, der fast nur bei der mongolische Rasse, besonders bei Frauen, vorkommt. Eine erworbene Variante ist beschrieben.
s. a. Naevus fuscocoeruleus deltoideoacromialis

Lok: Versorgungsbereich des 1. und 2. Trigeminusastes
Klin: Dem *Mongolenfleck entsprechende unregelmäßige, hellrotbraune bis schwarzbläuliche Pigmentierung halbseitig im Wangenbereich. Beteiligung des Auges und der Wangenschleimhaut möglich. Fakultativ Entwicklung papulöser oder kleinknotiger erhabener Effloreszenzen. Bis zu 26% bilaterale Ausprägung.
Beteiligung des Trommelfells (55%), der Augen (49%), Nasenschleimhaut (28%), Pharynx (24%) und des Gaumens (18%).
Assoziierte Symptome: Glaukom, Katarakt, Taubheit, Occiputdeformität, Hemiatrophia facei.
Hist: Im mittleren und oberen Korium teils gruppiert liegende, bevorzugt periadnexielle, spindelförmige, mit Pigmentgranula gefüllte Melanozyten, keine Melanophagen.
Ther: Ggf. kosmetische Abdeckung, klinische Kontrolle
Prog: Selten Entwicklung eines *malignen Melanoms^. Intrazerebrale melaninbildende Tumoren möglich.
Lit: Kaufmann R, Vranes M (1986) Bilateraler Naevus Ota-Ein kasuistischer Beitrag. Z. Hautkr. 61 (16): 1152–1158
Ueki H, Tsuda N, Kohda M, Nakagawa S (1991) Erworbener, bilateraler Naevus Ota. Hautarzt 42:584–586

Naevus giganteus
Syn: Kongenitaler Riesenpigmentnaevus
Def: Große Körperoberflächen bedeckender, kongenitaler, behaarter (*Naevus, Tierfellnaevus) oder unbehaarter *Naevuszellnaevus. Bei Sitz im Gesäß- oder Lendenbereich spricht man von einem Badehosennaevus (*Naevus, Badehosennaevus). Ein Riesenpigmentnaevus kann als Teilsymptom der *Melanosis neurocutanea auftreten.
Komp: Maligne Entartung schon in der Kindheit.
Ther: Versuch mit Dermabrasion so früh wie möglich (erste Lebenswochen), ist der Zeitpunkt verpasst, halbjährliche Kontrollen, ggf. Exzision von verdächtigen Anteilen.

Naevus, Haarfollikelnaevus
s. Haarfollikelnaevus

Naevus, Halo-Naevus
s. Sutton-Neavus

Naevus, harter
s. verrucosus Naevus^

Naevus, hellblauer, Yamamoto
s. Naevus Yamamoto

Naevus hyperaemicus
s. Naevus flammeus

Naevus hyperkeratotischer
s. Naevus verrucosus

Naevus hypomelanotischer
s. Naevus depigmentosus

Naevus Ito
s. Naevus fuscocoeruleus deltoideoacromialis

Naevus, Junktionsnaevus
Syn: Grenznaevus, junktionaler Naevus, Abtropfungsnaevus, Übergangsnaevus
Def: Histologischer Begriff für einen *Naevuszellnaevus mit Sitz der *Naevuszellen im Bereich der *Epidermis oder der dermoepidermalen Junktionszone.
s. a. Junktionale Aktivität

Naevus keratoatrophicans
s. Porokeratosis Mibelli

Naevus, Kokardennaevus
Def: Unterschiedliche Pigmentierung von *Naevuszellnaevi in konzentrischen Ringen.

Naevus lipomatodes cutaneus superficialis (Hoffmann, Zurhelle)
Def: Umschriebener *Fettgewebsnaevus mit Entwicklung von Fettgewebsläppchen in der gesamten Dermis.
Man: Ab Geburt
Lok: Lenden und Glutaealregion

Klin: Seit der Geburt bestehende, meist gruppierte, weiche, hautfarbene bis gelbliche Papeln und flache, weiche, glatte oder verruziforme Knoten.
Hist: Fettzellenheterotopien: Läppchen normalen Fettgewebes im oberen Korium.
Ther: Entfällt
Lit: Stenger D, Bahmer FA (1986) Naevus lipomatodes cutaneus superficialis (Hoffmann-Zurhelle). Z. Hautkr. 61:50

Naevus lipomatosus generalisatus
Def: Abnorme Hautfaltenbildung entsprechend der *Cutis verticis gyrata über das gesamte Integument.
s. a. Michelinreifen-Baby-Syndrom

Naevus musculi arrector pili
Def: *Bindegewebsnaevus durch Vermehrung von Bündeln glatter Muskulatur (*Musculus arrector pili), gehäuft innerhalb der *Melanosis naeviformis.

Naevus naevocellularis
s. Naevuszellnaevus

Naevus, Osteo-Naevus
Def: Seltene, anscheinend von den Hautanhangsgebilden ausgehende Verknöcherung eines *Naevuszellnaevus.
Lok: Ausschließlich im Gesicht

Naevus Ota
s. Naevus fuscocoeruleus ophthalmomaxillaris

Naevus, papillomatöser, weicher epidermaler
Syn: Weicher epidermaler Naevus
Def: *Epidermaler Naevus^, der klinisch hautfarben bis grau, weiche und auf kleine Bezirke begrenzt erscheint.
Hist: *Akanthose, Papillomatose, Orthohyperkeratose
DD: *Papillomatöser Naevuszellnaevus^, papillomatöse *Verruca seborrhoica

Naevus papillomatosus verrucosus der Mamille
s. Keratosis areolae mamillae

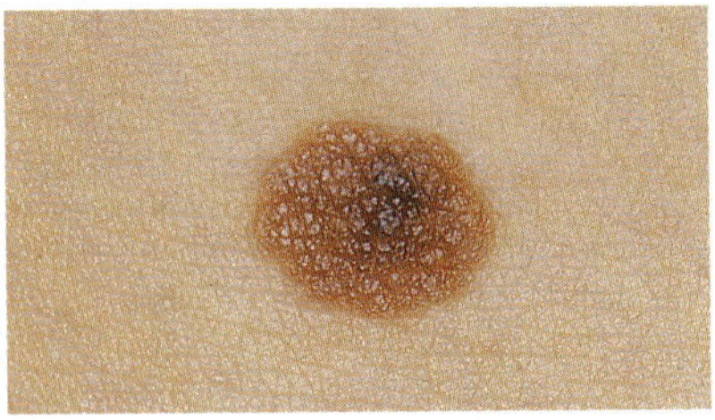

Naevus pigmentosus

Naevus pellinus
s. Naevus, Tierfellnaevus

Naevus pellitus
s. Naevus, Tierfellnaevus

Naevus, Pflastersteinnaevus
s. lumbosakraler Bindegewebsnaevus^

Naevus, pharmakologischer
s. Naevus anaemicus

Naevus, pigmentierter, behaarter, epidermaler
s. Melanosis naeviformis

Naevus pigmentosus
Def: Makulöser *Naevuszellnaevus, histologisch oft *Junktionsnaevus, aber auch *Compound Naevus^.
Ther: Jährliche Kontrolle, ggf. Exzision (*ABCD-Regel).

Naevus pigmentosus naevocellularis
s. Naevuszellnaevus

Naevus pigmentosus et papillomatosus
Def: Erhabener pigmentierter *Naevuszellnaevus, vor allem am Rumpf, auch im Gesicht lokalisiert.
Klin: Größerer, sattbraun bis schwarzer, papillomatöser, erhabener Pigmenttumor.
Ther: Kontrolle, bei suspektem Befund ggf. Exzision (*ABCD-Regel).

Naevus pigmentosus et pilosus
Def: *Naevuszellnaevus mit derben *Terminalhaaren,
s. a. Naevus, Tierfellnaevus

Naevus pigmentosus tardus
s. Melanosis naeviformis

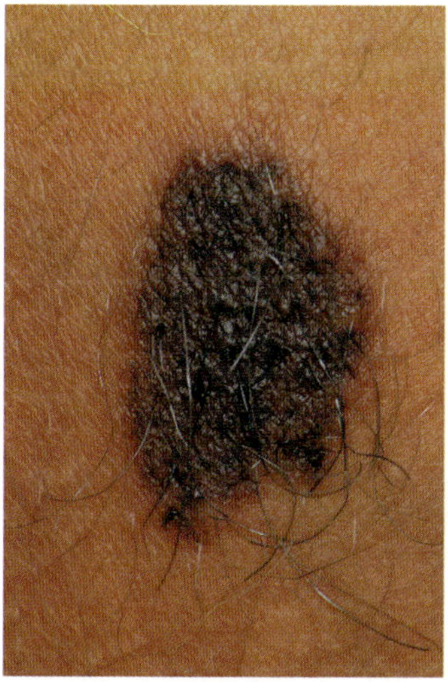

Naevus pigmentosus et pilosus

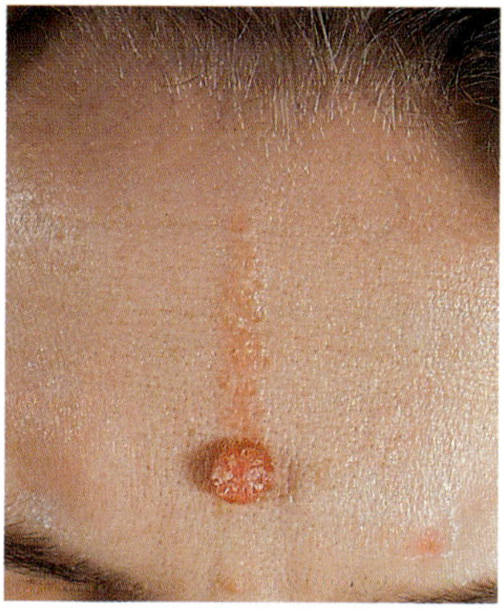

Naevus sebaceus mit Basaliom

Naevus pilo-follicularis
s. Haarfollikelnaevus

Naevus sebaceus (Jadassohn)
Syn: Talgdrüsennaevus, Naevus epitheliomatosus sebaceus
Def: *Hamartom der Haut, das vor allem Haarfollikel, Talg- und Schweißdrüsen betrifft.
Man: Meist ab Geburt
Lok: Vor allem Kapillitium, auch Gesicht, Nacken, selten am Rumpf.
Klin: Gelbliche, flache, feste, glänzende, haarlose Platte mit feingefurchter, papillomatöser oder keratotischer Oberfläche. Oft lineare Anordnung. s. a. Schimmelpennig-Feuerstein-Mims-Syndrom
Hist: Konvolut reifer Talgdrüsenläppchen im oberen und mittleren Korium, Vermehrung apokrin differenzierter Drüsen, zahlreiche abortive Haarfollikel.
Ther: Exzision spätestens bis zum jüngeren Erwachsenenalter.
Prog: *Basaliomentwicklung in etwa 30% der Fälle, selten *spinozelluläre Karzinome^. Häufiger entwickeln sich gutartige Adnextumoren.

Naevus sebaceus senilis
s. senile Taldrüsenhyperplasie^

Naevus spilus
Syn: Speckled lentiginous nevus, Kiebitzeinaevus
Def: Ab Geburt bestehender, scharf begrenzter, unregelmäßig geformter, meist linsen- bis handtellergroßer, milchkaffeebrauner Fleck mit kleinen braunen Einsprengungen, welche sich häufig erst später entwickeln.
Hist: Z. T. basale Hyperpigmentierung wie bei *Lentigo simplex, im Bereich der dunklen Areale Nester aus *Naevuszellen wie bei *Naevuszellnaevi.
Ther: Jährliche Kontrolle, dunkle Anteile ggf. exzidieren, Entartungsgefahr. Ggf. kosmetische Abdeckung.

Naevus, Spindelzellnaevus
s. benignes juveniles Melanom^

Naevus Spitz
s. benignes juveniles Melanom^

Naevus spongiosus albus mucosae
Syn: White sponge nevus, weißer Schleimhautnaevus, white folded gingivostomatosis
Def: Harmlose Verhornungsstörung der Mund-, manchmal auch der Anal- und Vaginal-Schleimhaut.

Ätio: Meist autosomal dominant vererbt
Man: Ab Geburt oder in früher Kindheit
Lok: Vor allem Mundschleimhaut, Gaumen, Zungenränder, auch Lippen. Anal- oder Vaginalschleimhaut.
Klin: Flächige, leukoplakische, unscharf begrenzte Weißfärbung, evtl. mit kleinen Erosionen der Schleimhaut.
Hist: Epithel: *Akanthose, intra- und extrazelluläres Oedem, Parakeratose, entzündliches Infiltrat, epidermolytische Hyperkeratose ist beschrieben.
DD: *Leukoplakie
Ther: Nach histologischer Sicherung jährliche Kontrollen.
Prog: Günstig
Lit: Schaarschmidt H, Wollina U, Roth H (1992) Naevus spongiosus et albus mucosae. Hautarzt 43:35–37
Aloi FG, Molinero A (1988) White sponge nevus with epidermolytic changes. Dermatologica 177:323–326

Naevus, striärer
Syn: Naevus verrucosus linearis
Def: Meist einseitig lokalisierter, streifenförmig angeordneter, papillomatöser oder verruköser *epidermaler Naevus^.

Naevus sudoriferus
s. Naevus eccrinus

Naevus, Sutton
s. Sutton-Naevus

Naevus-Syndrom, blue-rubber-bleb-Naevus-Syndrom
s. Blue-rubber-bleb-Naevus-Syndrom

Naevus syringoadenomatosus papilliferus
s. Syringocystadenoma papilliferum

Naevus syringocystadenomatosus papilliferus
s. Syringocystadenoma papilliferum

Naevus systematicus
Def: Heute unüblicher Begriff, mit dem in erster Linie ein systematisierter, überwiegend epidermaler *Naevus bezeichnet wurde.

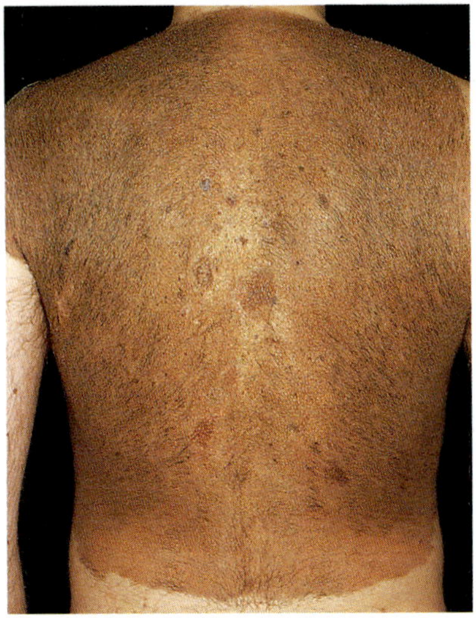

Naevus Tierfellnaevus

Naevus tardus
Def: Im höheren Lebensalter auftretender *Naevus.

Naevus teleangiectaticus
Def: Gruppiert stehende *primäre Teleangiektasien^. Auch synonym für *Naevus flammeus gebraucht.
s. a. naevoides Teleangiektasie^-Syndrom

Naevus, Tierfellnaevus
Syn: Naevus pellinus, Naevus pellitus, Naevus pigmentosus et pilosus
Def: Angeborener behaarter *Naevus giganteus.

Naevus Unna
s. Naevus flammeus, Unna-Politzer-Nacken-Naevus

Naevus, weicher epidermaler
s. Naevus, papillomatöser, weicher epidermaler

Naevus varicosus osteohypertrophicus
s. Klippel-Trénaunay-Syndrom

Naevus vascularis mixtus
Def: Kombiniertes Vorkommen eines *Naevus anaemicus und eines

*Naevus flammeus bei dem neben einzelnen Herden bis zu 20% der Körperoberfläche von teleangiektatischen und angiospastischen Anteilen übersäht sein können.
Lit: Hamm H, Happle R (1986) Naevus vascularis mixtus. Hautarzt 37:388–392

Naevus vasculosus
Syn: Vaskulärer Naevus
Def: Übergeordneter Begriff, der *Naevi flammei, den *Naevus anaemicus und das *Hämangiom des Säuglings umfaßt.

Naevus vaskulärer
s. Naevus vasculosus

Naevus verrucosus
Syn: Hyperkeratotischer Naevus, harter Naevus, harter epidermaler Naevus, Naevus durus
Def: Überwiegend systematisierter, ggf. halbseitiger *epidermaler Naevus^, der in bizarrem Muster häufig den *Blaschko-Linien folgt.
Man: Ab Geburt oder in der Kindheit
Klin: Harter, keratotischer Naevus mit schmutzig-brauner, warzenartiger Oberfläche.
Hist: Orthohyperkeratose, breite *Akanthose unter Umständen Aspekt einer *Verruca seborrhoica.
DD: *Ilven
Ther: Exzision, Kurettage

Naevus verrucosus linearis
s. striärer Naevus^

Naevus verrucosus unius lateralis
Def: Organoider, epithelialer, fast immer einseitig angeordneter *Naevus verrucosus; Beziehungen zur *Erythrodermia ichthyosiformis congenitalis (bullosa) werden diskutiert.

Naevus vinosus
s. Naevus flammeus

Naevus, Wollhaarnaevus
Syn: Kräuselhaarnaevus
Def: Seltene ektodermale Anomalie mit umschriebener, angeborener dauerhafter Wachstumsstörung des Haarschaftes. Ausbildung eines Areales krauser Haare (wie Negerhaare), evtl. multiples Vorkommen.
Man: In den ersten 18 Lebensmonaten
Lok: Kapillitium
Klin: Dünne, helle, fein gekräuselte Haare in unterschiedlich großen und konfigurierten Arealen. Zu 50% Assoziation mit linearen *epidermalen Naevi^, weitere assoziierte Fehlbildungen bekannt.
DD: *Nävoide Bündelhaare, *Pili torti, *Pili caniculati
Ther: Bei kosmetischer Störung wiederholte Entkräuselung durch den Friseur oder Dauerwellung des gesamten Haares.
Lit: Stieler W, Otte H-G, Stadler R (1992) Multiple Wollhaarnävi mit linearem epidermalen Nävus und persistierender Pupillarmembran. Hautarzt 43:441–445

Naevus Yamamoto
Syn: Hellblauer Naevus Yamamoto
Def: *Dermaler melanozytärer Naevus^, Sonderform des *Mongolenfleckes.
Lok: Stamm und Extremitäten
Klin: Unregelmäßig begrenzte, hellblaue bis graublaue Flecken.
DD: *Naevus bleu
Ther: Keine

Naevuszellen
Syn: Naevozyten
Def: Vom Neuroektoderm abstammende, spindel- bis sternförmige Zellen, die die Naevuszellnester bilden und die für *Naevuszellnaevi typisch sind.
Hist: Runde oder ovoide, relativ kleine Kerne, leicht undeutliche Zellgrenzen, helles Zytoplasma, das in wechselnden Mengen feingranuläres Melanin enthält.
DIF: Teils LS.59-, teils Anti-CaM-positiv, nur selten Ki67 positiv. Insgesamt heterogene Zellen.
Lit: Wollina U, Henkel U, Schaarachmidt H, Knopf B (1990) Histochemi-

sche Heterogenität von Nävuszellen in situ. Akt. Dermatol. 16:124–127

Naevuszellnaevus

Syn: Naevus naevocellularis, Naevozytennaevus, Naevus pigmentosus naevocellularis

Def: Gutartiger, angeborener oder erworbener pigmentierter, aus *Naevuszellen bestehender, sehr häufig vorkommender Hauttumor. s. a. Naevus

Lok: Am gesamten Integument, auch an oberflächlichen Schleimhäuten möglich.

Klin: Flacher, papulöser oder papillomatöser, meist linsen- bis handtellergroßer oder größerer, hautfarbener bis schwarz-brauner Tumor. Je nach dem klinischen Aspekt unterscheidet man:

- 1. *Naevus pigmentosus,
- 2. *Naevus pigmentosus et papillomatosus,
- 3. *Naevus pigmentosus et pilosus,
- 4. Naevus giganteus (*Riesenpigmentnaevus, kongenitaler,
- 5. *papillomatöser Naevuszellnaevus^

  s. a. Sutton-Naevus, Blasenzell-Naevus

Verdächtige klinische Zeichen auf maligne Entartung sind (*ABCD-Regel): Größenzunahme, Erhabenheit, Zunahme der Pigmentierungsintensität, pigmentierter Hof um einen leicht erhabenen pigmentierten Naevus, entzündliche Reaktionen, Juckreiz, Erosion, Blutung.

Hist: Es werden drei Formen unterschieden:

- 1. Grenzflächen- oder Junktionstyp (epidermales Anfangsstadium): *Junktionsnaevus
- 2. Compoundtyp (epidermodermal): *Compound-Naevus
- 3. Dermaler Typ: Korialer Naevuszellnaevus.

  Kleine, überwiegend im Korium lokalisierte, lymphozytoide Naevuszellen, dichte Kerne, geringe Melaninbildung.

DD: *Malignes Melanom, *Naevus bleu, *benignes, juveniles Melanom^, pigmentiertes *Basaliom, *Histiozytom, thrombosiertes *Hämangiom, pigmentierte *Verruca seborrhoica

Ther: Mindestens jährliche Kontrolle, ggf. Exzision bei suspekten Naevi oder Irritationen durch Kleidungsstücke. Bei großflächigen Naevi: Teilexzision in mehreren Sitzungen, auch plastische Deckung möglich, s. a. Naevus giganteus.

Prog: Die Gesamtzahl der melanozytären Naevi und das Vorhandensein von *dysplastischen Naevi^ ist ein signifikanter Risikofaktor für die Entwicklung von *malignen Melanomen^. Bei großen kongenitalen pigmentierten, behaarten Naevi in 10–25% Melanomentwicklung z. T. schon in der Kindheit.

Lit: Garbe C (1992) Sonne und malignes Melanom. Hautarzt 43:251–257

Naevuszellnaevus, atypischer

s. dysplastischer Naevuszellnaevus^

Naevuszellnaevus, dysplastischer

Syn: Atypischer Naevuszellnaevus

Def: Klinisch auffälliger (*ABCD-Regel) *Naevuszellnaevus mit erhöhter Wahrscheinlichkeit der Umwandlung in ein *malignes Melanom^. s. a. dysplastisches Naevuszellnaevus-Syndrom, s. a. BK-mole-Syndrom

Klin: Meist größer als 5 mm messende, unscharf, häufig polyzyklisch begrenzte, unterschiedlich pigmentierte, von rötlich-braun bis braunschwarze Flecken mit oder ohne papulösen Anteil und häufig alterierter Hautoberflächenfelderung.

s. *Auflichtmikroskopie: Unregelmäßig verteiltes, irreguläres, z. T. prominentes, z. T. diskretes Pigmentnetz mit unterschiedlicher Maschengröße, black dots und evtl. Abbrüchen des Netzes. Keine Verbreiterung des Netzes, Pseudopodien und radial streaming. Anhand eines Bewertungsprotokolles kann die Diagnostik standardisiert werden (s. Tabelle).

Tabelle: Auflichtmikroskopisches Bewertungsprotokoll für dysplastische **Nävuszellnävi** (modifiziert nach Schulz 1992)

Merkmal	Punktwert
1. Black dot vor blauem Hintergrund	10
2. Areal mit gleichmäßig angeordneten Kapillaren	10
3. Pseudopodienähnliche Randstruktur	10
4. Regressiver Umbau mit randständigen Melanophagen	9
5. Abrupte Pigmentabbrüche in den Trabekeln	7
6. Dendritische graublaue Trabekel	6
7. Bizarre Netzmuster	5
8. Mehrkomponentenaufbau	5
9. Grauer Farbton	2
10. Graublaue Globuli im Papillenzentrum	2

Beurteilung: Punktsumme 10–15 = Dysplasieverdacht, Punktsumme > 15 = hochgradiger Dysplasieverdacht

Hist: Atypische, epitheloidzellige Melanozyten an der dermo-epidermalen Grenze, lymphohistiozytäres Infiltrat im Korium.
Ther: Kontrolle, Photodokumentation, ggf. Exzision, Lichtschutz.
Prog: Übergang in ein *malignes Melanom^ wahrscheinlich.
Lit: Happle R (1989) Gregor Mendel und die Dysplastischen Nävi. Hautarzt 40:70–76
Kint A (1986) Das dysplastische Naevus-Syndrom. Z. Hautkr. 61 (9): 595–598
Schulz H (1992) Auflichtmikroskopischer Score zur Differentialdiagnose dysplastischer Nävi. Hautarzt 43:487–490

Naevuszellnaevus, fibrosierter
Def: Alter, ausgebrannter *Naevuszellnaevus bei dem das Stroma die *Naevuszellen ersetzt hat.
DD: *Fibroma molle

Naevuszellnaevus, kongenitaler
Def: Bereits bei der Geburt vorhandener *Naevuszellnaevus unterschiedlicher Größe.
Klin, Hist, Ther: *Naevuszellnaevus
Prog: Bes. beim *Naevus giganteus gehäuft maligne Entartung schon in der Kindheit.

Naevuszellnaevus, molluskoider
Def: Ungebräuchlicher Begriff für einen *papillomatösen Naevuszellnaevus.

Naevuszellnaevus, papillomatöser
Syn: Früher: Molluskoider Naevuszellnaevus
Def: Häufige Form des *Naevuszellnaevus, entweder als *Naevus pigmentosus et papillomatosus oder als gering pigmentierter, ausgebrannter Naevuszellnaevus.
s. a. fibrosierter Naevuszellnaevus^
Klin: Breitbasig aufsitzendes, weiches, erbsgroßes, meist gering pigmentiertes Knötchen.
DD: *Fibroma molle

Naevuszellnaevus, rezidivierender
Syn: Pseudomelanom
Def: Nach oberflächlicher, unvollständiger Entfernung eines *Naevuszellnaevus auftretende Bildung von dunklen Flecken und Streifen in der Narbe.
Hist: Atypische Melanozytenhyperplasie der unteren Epidermis, evtl. dermale *Naevuszellen.
Ther: Evtl. Nachexzision

Naevuszellnaevus, subungualer
Def: Unter dem Nagel lokalisierter *Naevuszellnaevus mit dunkler bis schwärzlicher, evtl. streifenförmiger Nagelverfärbung (Melanochia striata longitudinalis).

Naevuszellnaevus, zerebriformer intradermaler
Def: *Naevuszellnaevus mit zerebriformer Hautfaltenbildung.
s. a. Pseudo-cutis-verticis gyrata

Naevuszellnaevussyndrom, dysplastisches
Def: Man unterscheidet das hereditäre dysplastische (*BK-mole-Syndrom) und das nichthereditäre dysplastische Naevuszellnaevussyndrom, die gekennzeichnet sind durch multiple *dysplastische Naevi^ (*ABCD-Regel) und die Bildung immer neuer Naevuszellnaevi auch im Erwachsenenalter. Die monogene Vererbung und die Trennung von hereditärem und nicht hereditärem Syndrom wird von einigen Autoren angezweifelt.
Ther: Kontrolle, Photodokumentation, ggf. Exzision.
Lit: Kint A (1986) Das dysplastische Naevus-Syndrom. Z. Hautkr. 61:595–598
Happle R (1989) Gregor Mendel und die dysplastischen Nävi. Hautarzt 40:70–76

Naevuszellnaevussyndrom, hereditäres dysplastisches
s. BK-Mole-Syndrom

Nagel
Syn: Unguis
Def: Quer gewölbte Hornplatte aus Keratin mit längsgerichteter Linienstruktur an der Dorsalseite der Finger- und Zehenendphalangen. Die Nagelplatte ist mit dem epithelialen Nagelbett verwachsen und liegt distal dem verhornten Hyponychium auf. Das proximale Ende der Nagelplatte (Nagelwurzel) entspringt von einer Epidermiseinstülpung (Sinus mit Nagelmatrix). Die Nagelmatrix erstreckt sich vom proximalen Ende der Einstülpung bis zu einer sichtbaren halbmondförmigen hellen Zone der Lunula und produziert die dorsale und mittlere Schicht der Nagelplatte. Die ventrale Schicht der Nagelplatte ist ein Verhornungsprodukt des Nagelbettes.
Die Nagelplatte wird randständig vom Nagelwall (= Perinychium, Nagelfalz, Paronychium) erfaßt.
Von diesem schiebt sich ein feines, verhorntes Häutchen, das Eponychium (= Nagelhäutchen) auf die Nagelplatte vor.
s. a. Nagelerkrankungen

Nagelatrophie
s. Onychoatrophie

Nagelbänder
s. Meessche Querbänder

Nagelbett
s. *Nagel

Nagelerkrankungen
Syn: Onychose
Def: Nagelveränderungen im Rahmen von verschiedener Erkrankungen oder als eigenständige Erkrankung. Man kennt u. a.: *Ekzemnägel, *Glanznägel, *Halb-und-Halb-Nägel, *Koilonychie, *Ölfleck, *Meessche Querbänder, *Onychodystrophie, *Onychogryposis, *Onycholysis, *Onychophagie, *Onychorrhexis, *Onychoschisis, *Pachyonychia congenita, *Paired narrow white bands, *Paronychie, *Pterygium inversum unguis, *Rackettnägel, *Tüpfelnägel, *Uhrglasnägel, *Ungues incarnati, *Yellow-nail-Syndrom.
s. a. Leuconychia...

Nagelfalz
s. *Nagel

Nagelfalzentzündung
s. Paronychie

Nagelfalzkapillaroskopie
Def: Methode zur morphologischen Beurteilung der Nagelfalzkapillaren z. B. für die Frühdiagnose der *progressiven systemischen Sklerodermie^.
Lit: Bahmer FA (1988) Nagelfalz-Kapillaroskopie mit dem Auflicht-Mikrofotogerät nach Bahmer und Rohrer. Ärztl Kosmetol 18:242–247

Nagelfalzpsoriasis
Def: Scharf begrenzte, erythematosquamöse Veränderungen um den Nagel herum bei *Psoriasis vulgaris. Sekundär *Onychodystrophie mit Längsriffelung, Querwulsten usw. möglich.

Nagelfurchen
s. Beau-Reilsche Querfurchen der Nägel

Nagelhäutchen
s. *Nagel

Nagelkauen
s. Onychophagie

Nagel-Dyschromien
Def: Verfärbungen der Nägel durch verschiedenste Ursachen. Man unterscheidet exogene (äußere Einwirkung farbgebender Substanzen) und endogene Dyschromien.
s. a. Nagelpigmentierungen
Ätio: Exogene Dyschromien:
- medizinische Anwendungen (Rivanol, AgNO3, KMnO4)
- Kosmetika (Henna, Quecksilber in Bleichsalben, Bestandteile von Nagellacken)
- Berufsstoffe (Friseurstoffe, Holzpolituren, Lacke)

Endogene Dyschromien:
- Gifte (Blei, Silber, Arsen)
- Medikamente (Phenothiazine, Antimalariamittel, Tetrazykline, Ketokonazol, Gold, Zytostatika)
- Bakterien/Pilze (Pseudomonas aeruginosa, Scopulariopsis u. a.)
- Metabolische und kardiovaskuläre Krankheiten (M. Wilson, M. Addison, Amämie, Polyzythämie)

DD: *Yellow-nail-Syndrom
Lit: Winckler H (1989) Dyschromie der Nägel durch Nagellack. Akt. Dermatol. 15:127–128

Nagelmatrix
s. *Nagel

Nagelmykose
s. Onychomykose

Nagel-Patella-Syndrom
Syn: Osteoonychodysplasia hereditaria, Beckenhörner-Syndrom, nail-patella-elbow-syndrome, nail-patella-syndrome, Turner-Kieser-Syndrom, Osteo-Arthro-Onycho-Dysplasie, Osteo-Onycho-Dysostosis, Osterreicher-Syndrom, Onycharthrose hereditaire
Def: Autosomal-dominant vererbte Osteo-Arthro-Onycho-Dystrophie mit typischer Beteiligung von Fingernägeln und Kniegelenken sowie weiterer Knochendeformitäten (Beckenhörner), Beteiligung des Urogenitalsystems und der Augen.
Klin:
- Nägel: Anonychie, Hyponychie, Onychoschisis, dreieckige Lunula. Befallen sind vor allem Daumen- und Zeigefingernägel; Zehennägel fast immer normal.
- Knochen und Gelenke: Aplasie oder Hypoplasie mit Subluxation der Patella, Hypoplasie des Radiusköpfchens, Subluxation des Radius, exostosenartige Beckenhörner (Fong'sches Symptom), Skapulahypoplasie, Skoliose, Genu valgum, Pes equinovarus.
- Urogenitalsystem: Nierendysplasien, Ureterduplikation, Nierenversagen, nephrotisches Syndrom, Goodpasture-Syndrom, chronische Pyelonephritis.
- Augen: Heterochrome Iris, Glaukom, Mikrokornea

Prog: Keine Änderung
Lit: Burkhart CG, Bhumbra R, Iannone AM (1980) Nail-patella syndrome. J Am Acad Dermatol 3:251–256
Protas-Dozd F, Kozlowski J, Kokoszczynski (1979) Nail-Patella-Syndrom. Dermatologica 3:575–576
Nowak C (1979) Turner-Kieser-Syndrom. Dermatologica 3:576–577

Nagelpigmentierung
Def: Nagelverfärbung durch verschiedenste Ursachen (s. Tabelle, S. 606).
s. a. Melanonychia striata longitudinalis
Lit: Kreusch J, Rassner G (1992) Auflichtmikroskopische Beurteilung pigmentierter Nagelveränderungen. Dt. Dermatol. 7:1006–1015

Nagelpigmentierung, streifenförmige
s. Melanonychia striata longitudinalis

Tabelle: Ursachen von dunklen **Nagelpigmentierungen**
(modifiziert nach Kreusch u. Rassner 1992)

Exogene Ursachen
Fremdkörper
externe Therapeutika
Kosmetika
Arbeitsstoffe
Mikroorganismen
Bakterien
Dermatophyten
Hefen
Schimmelpilze
Medikamente
Endogene Ursachen
a) melanozytische Pigmentierung
Lentigo
Nävuszellnävus
malignes Melanom
b) nichtmelanozytische Pigmentierung
Tumoren der Nagelmatrix
Basaliom
M. Bowen
Plattenepithelkarzinom
subunguale Tumoren
Verruca vulgaris
mucoide Zyste
Glomustumor
hämoglobinogenes Pigment
Hämorrhagie
(vaskularisierte Tumoren)
Pigmentierung bei dermatologischen Erkrankungen
Lichen ruber planus
Röntgenbestrahlung
Peutz-Jeghers-Syndrom
Pigmentierung bei inneren Erkrankungen
perniziöse Anämie
M. Wilson
M. Addison
Porphyria cutanea tarda

Nagelplatte
s. *Nagel

Nagelpsoriasis
s. *Psoriasis vulgaris

Nagel, schmerzhafter
Def: Häufiges und unspezifisches Symptom vieler Veränderungen des Nagelapparates.
DD: s. Tabelle, S. 607

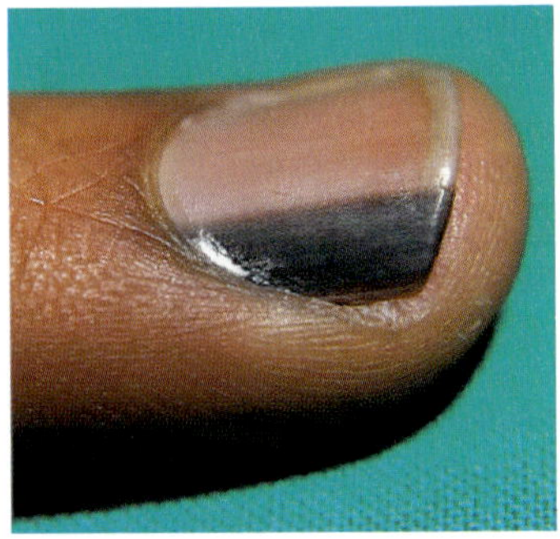

Streifenförmige **Nagelpigmentierung** bei Pigmentnaevus

Nagelspalte
s. Onychia mediana canaliformis

Nageltrichophytie
s. *Tinea unguium, *Onychomykose

Nagelverdickung
s. Pachyonychie

Nagelwall
s. *Nagel

Nageltumoren
Def: Gutartige oder bösartige, vom Nagelwall, Nagelbett oder von der Nagelmatrix ausgehende Tumoren (*Nagel).
Die häufigsten gutartigen Tumoren sind: *Verrucae vulgares, *Granuloma teleangiectaticum, *Pseudozysten, *Fibrome, *Koenen Tumore, Osteochondrome und *Glomustumoren.
Bösartige Tumoren im Nagelbereich sind äußerst selten:
*M. Bowen^, *spinozelluläres Karzinom^ und *subunguales malignes Melanom^, Sarkome, Metastasen anderer Tumoren.

Nagelwallentzündung, eitrige
s. Paronychie

Nagelwurzel
s. *Nagel

Nagetierseuche
s. Tularämie

Tabelle: Einige Ursachen des schmerzhaften **Nagels**
Trauma
- Splitter und Fremdkörper
- Fingerquetschungen
- Verletzungen durch Sportschuhe
- Erfrierungen
- Eingewachsene Zehennägel
- Nagelschiefstand in der Kindheit
- Üblicher Typ der eingewachsenen Zehennägel
Entzündung
- Akute (und chronische) Paronychie
- Subkutaner Abszeß
- Subungualer Fremdkörper
- Tuberculosis cutis verrucosa
- Osteitis terminalis
- Herpes simplex
- Nach Kryochirurgie (kann zu sehr lang anhaltenden Knochenschmerzen führen)
- Ventrales Pterygium
- Dorsolaterale Fissuren
- Röhrennagel, insbesondere schwere Formen, die den Knochen umschließen
- Akroosteolyse
- Implantationszyste
- Sarkoidale Daktylitis
Tumoren des Weichteilgewebes und der Knochen
- Subungualer Glomustumor
- Subunguale Warze
- Subungualer Klavus
- Subunguales Papillom bei Incontinentia pigmenti
- Keratoakanthom
- Morbus Bowen
- Plattenepithelkarzinom
- Sekundärinfektion bei langsam wachsenden Tumoren
- Leiomyom
- Einige Neurome
- Fibrom
- Osteom
- Exostose
- Enchondrom
- Osteoid-Osteom
- Aneurysmatische Knochenzyste
- Myxoide Pseudozyste
Vaskulär
- Chilblain-Lupus
- Raynaud-Phänomen-Krankheit
- Systemische Sklerose
- Rheumatische Vaskulitis

Tabelle: Häufige **Nahrungsmittelallergene** (modifiziert nach Gühring 1991)
1. Tierische Provenienz
Milch, speziell Kuhmilch
Lactalbumin, Lactalglobulin, Kasein
Milchprodukte
Ei
Fisch
Schalentiere
Fleisch
Geflügel
2. Pflanzliche Provenienz
Sellerie
Beifuß
zahlreiche Gewürze
Hülsenfrüchte (Linsen, Erbsen, Bohnen)
Tomaten
andere Nachtschattengewächse
Nüsse
Stein- und Kernobst (besonders Äpfel)
Beerenfrüchte
Honig
Getreide
(Zitrusfrüchte und Erdbeeren)

Nahrungsmittelallergie

Syn: Trophallergie

Def: *Nahrungsmittelunverträglichkeit, meist als humorale allergische Reaktion vom Soforttyp (*Typ-I-Allergie^) auf Nahrungsmittel (s. Tabelle) oder Nahrungsmittelzusätze (s. Tabelle). IgG-vermittelte *Typ-III-Allergie^ kann vorkommen. Zu beachten sind die Kreuzreaktionen bei Nahrungsmittel- und Inhalationsallergenen (s. Abbildung, s. a. Sellerie-Karotten-Beifuß-Gewürz-Syndrom).

Man: Haut (50%), Gastrointestinaltrakt (20%), Atemwege (20%), kardiovaskulär (10–15%). Bei Atopikern findet man zu ca. 17% echte Nahrungsmittelallergien.

Klin: *Nahrungsmittelunverträglichkeit

Diag: Anamnese (Diät-Tagebuch), Prick-, Scratch-, Intrakutantest, RAST, Eliminationsdiät, Provokation. Für die Provokation stehen z. T. spezielle Lyophilisate zur Verfügung.

Tabelle: (**Nahrungsmittelallergie**) Lebensmittel-**Zusatzstoffe** und ihre E-Nummern[a] (modifiziert nach Ring)

Farbstoffe	EWG-Nummer	Konservierungsmittel	EWG-Nummer
Lactoflavin (Riboflavin)	E 101	Sorbinsäure	E 200
Beta-Carotin	E 160a	Natriumsorbat	E 201
Zuckerkulör	E 150	Kaliumsorbat	E 202
Silber	E 174	Kalziumsorbat	E 203
Gold	E 175	Benzoesäure	E 210
Kurkumin	E 100	Natriumbenzoat	E 211
Tartrazin	E 102	Kaliumbenzoat	E 212
Chinolingelb	E 104	Kalziumbenzoat	E 213
Riboflavin-5-phosphat	E 106	para-Hydroxibenzoesäure-	
Gelborange S	E 110	äthylester	E 214
Echtes Karmin (Karminsäure,		para-Hydroxibenzoesäure-	
Cochenille)	E 120	äthylester	
Azorubin	E 122	Natriumverbindung	E 215
Amaranth	E 123	para-Hydroxibenzoesäure-n-	
Cochenillerot A (Ponceau 4 R)	E 124	propylester	E 216
Erythrosin	E 127	para-Hydroxibenzoesäure-n-	
Patentblau V	E 131	propylester-Natriumverbindung	E 217
Indigotin I (Indigo-Karmin)	E 132	para-Hydroxibenzoesäure-	
Chlorophylle	E 140	methylester	E 218
Kupferhaltige Komplexe der		para-Hydroxibenzoesäure-	
Chlorophylle und		methylester-Natriumverbindung	E 219
Chlorophylline	E 141	Schwefeldioxid, schwefelige Säure	E 220
Brillantsäuregrün BS		Natriumsulfit	E 221
(Lisamingrün)	E 142	Natriumhydrogensulfit	
Brillantschwarz BN	E 151	(Natriumbisulfit)	E 222
Carbo medicinalis vegetabilis	E 153	Natriumdisulfit (Natriumpyrosulfit	
Alpha-Caroten	E 160a	oder Natriummetabisulfit)	E 224
Gamma-Caroten		Kaliumdisulfit (Kaliumpyrosulfit	
Bixin, Norbixin (Annatto,		oder Kaliummetabisulfit)	E 224
Orlean)	E 160b	Kalziumsulfit	E 226
Capsanthin, Capsorubin	E 160c	Kalziumhydrogensulfit	E 227
Lycopin	E 160d	Ameisensäure	E 236
Beta-Apo-8'-Carotenal	E 160e	Natriumformiat	E 237
Beta-Apo-8'Caroten-		Kalziumformiat	E 238
säureäthylester	E 160f	Propionsäure	E 280
Xanthophylle	E 161	Natriumpropionat	E 281
Flavoxanthin	E 161a	Kalziumpropionat	E 282
Lutein	E 161b	Kaliumpropionat	E 283
Kryptoxanthin	E 161c	Biphenyl (Diphenyl)	E 230
Rubixanthin	E 161d	Orthophenylphenol	E 231
Violaxanthin	E 161e	Natrium-orthophenylphenolat	
Rhodoxanthin	E 161f	Thiabendazol	E 232
Canthaxanthin	E 161g	2-(4-Thiazolyl)-Benzimidazol	E 233
Beetenrot, Betanin	E 162		
Anthocyane	E 163		
Aluminium	E 173		
Kalziumkarbonat	E 170		
Titandioxid	E 171		
Eisenoxide und -Hydroxide	E 172		

[a] Auszug aus der Lebensmittelzutatenliste der Verbraucherzentrale Hamburg e. V., Große Bleichen 23, Hamburg

Fortsetzung Tabelle Lebensmittel-Zusatzstoffe und ihre E-Nummern

Antioxidantien	EWG-Nummer	Trägerstoffe	EWG-Nummer
Propylgallat	E 310	Alginate	
Octylgallat	E 311	Ammoniumalginat	E 403
Dodecylgallat	E 312	Kaliumalginat	E 402
Butylhydroxianisol (BHA)	E 320	Natriumalginat	E 401
Butylhydroxituluol (BHT)	E 321	Bienenwachs	–
Ascorbate (Salze der L-Ascorbinsäure)	E 300	Glyzerin	E 422
Natrium-L-ascorbat	E 301	Natriumkarbonat	–
Kalium-L-ascorbat	–	Natriumhydrogenkarbonat	–
Kalzium-L-ascorbat	E 302	Natriumsulfat	–
Zitrate (Salze der Zitronensäure)		Pektine	E 440
Zitronensäure	E 330	Sorbit	E 420
Natriumzitrate	E 331	Hartparaffin	–
Kaliumzitrate	E 332	Magnesiumstearat	–
Kalziumzitrate	E 333	Äthylzellulose	–
Laktate (Salze der Milchsäure)		Benzylalkohol	–
Milchsäure	E 270	Kolophonium	–
Natriumlaktat	E 325	Kopal	–
Kaliumlaktat	E 326	Milchsäure-Äthylester	–
Kalziumlaktat	E 327	Schellack	–
Lecithine	E 322	6-Palmitoyl-L-ascorbinsäure	E 304
Mono- und Diglyzeride von Speisefettsäuren, verestert mit Zitronensäure	E 472c	Carrageen	E 407
Orthophosphate (Salze der Orthophosphorsäure)		Gummi arabicum	E 414
Natriumorthophosphate	E 339		
Kaliumorthophosphate	E 340		
Kalziumorthophosphate	E 341		
6-Palmitoyl-L-ascorbinsäure	E 304		
Tartrate (Salze der L(+)Weinsäure)			
L(+)Weinsäure	E 334		
Natriumtartrate	E 335		
Kaliumtartrate	E 336		
Kalium-Natriumartrat	E 337		
Tocopherole			
gamma-Tocopherol, synthetisches	E 303		
delta-Tocopherol, synthetisches	E 309		
Tocopherolacetat	–		
stark tocopherolhaltige Extrakte natürlichen Ursprungs	E 306		
alpha-Tocopherol, synthetisches	E 307		
beta-Tocopherol, synthetisches	–		

Unbeabsichtigte Inhaltsstoffe:

Reinigungs- und Desinfektionsmittel: Formalin, Chloramin, p-Chlorbenzoesäure, Dichlorophen, Hexachlorophen, quarternäre Ammoniumverbindungen, Jodophore

Bezüglich der Möglichkeiten von Allergiediäten s. Tabelle S. 610, genauere Auflistungen s. Literatur.
DD: Intoleranzreaktionen (*Nahrungsmittelunverträglichkeiten)
Ther: Vermeiden der auslösenden Nahrungsmittel, Teefasten über 3–6 Tage.
Prog: Bei Kindern gilt: Je jünger die Kinder bei Beginn einer Nahrungsmittelallergie sind, desto wahrscheinlicher ist eine Rückbildung durch Ausrei-

	69%	←	Kamille	→	34%	
Beifuß ↓	54%	←	Anis	→	53%	Birke ↓
	56%	←	Sellerie	→	31%	
	16%	←	Karotte	→	21%	
	27%	←	Haselnuß	→	51%	
	28%	←	Kümmel	→	0%	
	40%	←	Paprika	→	19%	
Beifußpollen	0%	←	Apfel	→	57%	Birkenpollen
Beifußpollen	28%	←	Soja	→	36%	Graspollen
Birkenpollen	16%	←	Erdnuß	→	48%	Graspollen
Birkenpollen	28%	←	Pfefferminz	→	28%	Graspollen
Beifußpollen	47%	←	Curry	→	51%	Birkenpollen

Pollenassoziierte **Nahrungsmittelallergien**. Dominante Querverbindungen zwischen bestimmten Pollenspezies und assoziierten Nahrungsmitteln (Trendanalyse) (modifiziert nach Thiel 1989)

fung des Darmsystems. Bei Hautreaktionen ist die Allergie eher rückläufig als bei systemischer Reaktion.
Lit: Thiel C (1989) Kreuzreaktionen bei Nahrungsmittel- und Inhalationsallergien, ausgewählte Kasuistiken. In: Forck G (Hrsg) Practicum Allergologicum 100. Merrell Dow Pharma GmbH. S. 55–79
s. a. *Nahrungsmittelunverträglichkeit

Nahrungsmittelunverträglichkeit
Def: *Nahrungsmittelallergie, *Idiosynkrasie oder *Intoleranzreaktion (s. Tabelle S. 611) auf verschiedene Nahrungsmittelbestandteile mit unterschiedlicher Symptomatik. Relativ häufig ist eine Salizylat-Intoleranz.
s. a. Skombroid-Syndrom, biogene Amine^ und Sulfit-Unverträglichkeit
Klin: Neben Nausea, Erbrechen, Bauchschmerzen, Gastroenteritis mit Diarrhoe, asthmoiden Beschwerden, allergischer Rhinitis bis zur *Anaphylaxie oder serumkrankheitsartigen Reaktionen mit Arthralgie oder Vaskulitis finden sich diverse Haut- und Schleimhauterscheinungen (s. Tabelle S. 612).
Ther: Meiden der Auslöser. Bezüglich salizylathaltiger Substanzen s. Tabelle S. 612.

Tabelle: (**Nahrungsmittelallergie**)
Möglichkeiten von **Allergie-Diäten**
(modifiziert nach Ring u. Braun-Falco 1987)

1. Diagnostische Diäten
Allergie-Diät 1 („Allergen-frei"):
  kurzzeitig (bis 10 Tage), vor Provokation oder nach akuter Reaktion
Allergie-Diät 2 („Allergen-arm"):
  bis zu 3 Wochen, als Basis für Provokationsverfahren
Allergie-Diät 3 („Additiva-frei"):
  Wochen bis Monate, Basis für Provokation mit Zusatzstoffen

2. Stufen-Diäten
(diagnostisch und therapeutisch)
Stufen-Elimination
  (Abstand Tage oder Wochen)
Stufen-Provokation
  (Abstand Tage oder Wochen)

3. Therapeutische Diäten
spezifische Allergen-Karenz (z. B. Ei, Fisch, Kuhmilch, Perubalsam, Schimmelpilze)
Additiva-freie Diät (Überempfindlichkeit gegen Zusatzstoffe)
Nickel-arme Diät (bei oral provozierbarer Nickel-Allergie)
Glutenfreie Diät (bei Zöliakie, Dermatitis herpetiformis)

4. Prophylaktische Diäten („Pauschal anti-allergische" Diät)
Brustmilchernährung (bei Neugeborenen zur Atopie-Prophylaxe)

Tabelle: Gliederung verschiedener Formen von **Nahrungsmittelunverträglichkeit** (modifiziert nach Ring)

Mechanismen	Allergie			
	IgE	IgG/M	IgA (?)	Lymphozyten
Beispiele	Sofort-reaktion	Serum-krankheit	Gluten-sensitive Enteropathie	Zelluläre Allergie
Klinische Symptomatik: (Auswahl)	Urtikaria, Anaphylaxie, Asthma, Koliken, Diarrhoe, (Atopisches Ekzem?)	Vaskulitis, Arthralgie, Diarrhoe	Diarrhoe, Malab-sorption	Hämatogenes Kontaktekzem, Exantheme

Mechanismen	Idiosynkrasie[a]		Toxizität Intoleranz
	Mediator-freisetzung	Enzymdefekte	
Beispiele	Farbstoffe, Konser-vierungs-mittel, Salicylate	Laktase – angeboren – sekundär Galaktokinase Gal-1-PO_4-Uridyltransterase	Echte Gifte, Histamin, Serotonin, Katecholamine, Psychoaktive Substanzen
Klinische Symptomatik: (Auswahl)	Urtikaria, Quincke-Ödem	Diarrhoe, Malabsorption	Anaphylaktoide Reaktion, Blutdruck-Schwankung, Verwirrtheit

[a] Bei starker Ähnlichkeit der klinischen Symptome mit Nahrungsmittel-Allergien wird auch der Begriff „Pseudo-Allergie“ verwendet

Tabelle: (**Nahrungsunverträglichkeit**) Haut- und Schleimhauterscheinungen, die durch Nahrungsmittel ausgelöst werden können (modifiziert nach Ring)
Pruritus
Flush, Urtikaria
Quincke-Ödem
Atopisches Ekzem
Lippenschwellung und Schwellung der Mundschleimhaut
Stomatitis, Glossitis (Papillitis linguae)
Rezidivierende Aphthen
Immun-Komplex-Vaskulitis
Pannikulitis?
Purpura pigmentosa progressiva
Allergische Kontaktdermatitis
Phototoxische und photoallergische Reaktionen
Exantheme
Melkersson-Rosenthal-Syndrom?
Bromoderm, Iododerm
Akne?
Dermatitis herpetiformis

Tabelle: (**Nahrungsmittelunverträglichkeit**) Salicylathaltige Substanzen
Aspirin und zahllose Analgetika, Antirheumatika, Antiinflammatoria
Würz-, Geruchsstoffe:
Antiseptika, Getränke, Bonbons, Kosmetika, Kaugummi, Pastillen, Mundwässer, Öl wintergrüner Pflanzen, Parfüms, Zahnpasta
Nahrungsmittel:
Mandeln, Äpfel, Aprikosen, Blaubeeren, Kirschen, Johannisbeeren, Stachelbeeren, Pampelmusen, Orangen, Nektarinen, Pfirsiche, Pflaumen, Himbeeren, Erdbeeren, Weine, Birkenbier, Teebeerentee
Pflanzen:
Blätter, Blüten, Früchte, Holz, Zwiebeln, Borke, Wurzeln, Espe, Birke, Pappel, Weide, Akazie, Spiräen, „Teebeere", Calycanthus, Camellia, Hyazinthe, Mangold, Tulpe, Veilchen
Sonstiges:
Methylendisalicylsäure (in Schmieröl), Salicylanilid (antimikrobiell), Seifen, Sulfosalizylsäure, Sonnenschutzlotiones

Lit: Bertram B (1987) Farbstoffe: Wie gefährlich sind sie wirklich? Eine Übersicht über Stoffe zur Lebensmittel- und Arzneimittelfärbung. Dt. Apotheker Zeitung 127:499–508
Fritz K, Kraft J (1992) Nahrungsmittelunverträglichkeit bei atopischer Dermatitis. Dt. Dermat. 40:339–345
Gühring H (1991) Allergie und Ernährung. Dt. Dermatol. 39:1544–1550
Häberle M (1987) Klinische und lebensmitteltechnische Aspekte bei Unverträglichkeitreaktionen auf Salicylat- und Additiva-haltige Lebensmittel. Zbl. Haut 153:75–95
Ring J, Braun-Falco O (1987) Allergie-Diät: Verfahren zur Diagnostik und Therapie von Nahrunsmittelallergie und -Pseudo-Allergie. Hautarzt 38:198–205
Ring (1991) Angewandte Allergologie. MMW-Verlag München. S. 112–121

Nail en raquette
s. Rackettnägel

Nail-patella-elbow-syndrome
s. Nagel-Patella-Syndrom

NAME-Syndrom
(**N**aevi, **A**triale Myxome, **M**yxoid Neurofibrome, **E**philiden)
Syn: LAMB-Syndrom (**L**entigines, **A**triale Myxome, **M**ukokutane Myxome, **B**laue Naevi), Carney-Syndrom
Def: Erbleiden mit Assoziation von mukokutanen *Lentigines, kardiomukokutanen *Myxomen und *Naevus bleu.
Das Carney-Syndrom wird von einigen Autoren als eigene Entität, von anderen als weiteres Synonym betrachtet. Der charakteristische Unterschied soll eine endokrine Überaktivität bei den Patienten mit Carney-Syndrom sein. Allerdings ist diese auch in der Originalliteratur von Carney nur zu 50% vorhanden.
Man: Jugend, frühes Erwachsenenalter
Klin: Haut: Multiple Pigmentstörungen, v. a. Lentigines und Naevi bleues, bevorzugt in sonnenexponierten Arealen. Akral lokalisierte Hautmyxome.

Interne Tumoren: Kardiale Myxome (75% d. F.), seltener myxoide Fibroadenome der Mamma, Sertolizell-neoplasien, pigmentierte noduläre Hyperplasie der NNR.
DD: *Lentiginose, *Leopard-Syndrom
Lit: Atherton DJ et al. (1980) A syndrome of various cutaneous pigmented lesions, mycoid neurofibromata, and atrial myxoma: the NAME syndrome. Br J Dermatol 103:411
Carney JA, Headington JT, Su WPD (1986) Cutaneus Myxomas. Arch Dermatol 122:790–798
Rhodes AR, Silvermann RA, Harrist TJ, Perez-Atayde AR (1984) Mucocutaneous lentigines, cardiomucocutaneous myxomas, and multiple blue nevi: the „Lamb" syndrome. J Am Acad Dermatol. 10:72–82
Burgdorf WHC, Worret WI (1988) Autosomal dominante Genodermatosen und ihre Assoziation mit internen Karzinomen. Hautarzt 39:413–418

Nanisme progéroide
s. Progeria-like-syndrome

Nanisme sénile
s. Progeria infantilis

Napkinpsoriasis
Syn: Windelpsoriasis
Def: An *Psoriasis vulgaris erinnernde Hauterscheinungen im Windelbereich bei *seborrhoischem Ekzem^ des Säuglings.
s. a. Windeldermatitis

Nappes claires
Def: Kleinfleckige, unterschiedlich geformte, meist bizarre Aussparungen mit normaler Haut bei der *Mycosis fungoides sowie der *Pityriasis rubra pilaris.

Narbe
s. Cicatrix

Narbe, atrophische
Syn: Narbige Atrophie
Def: Unzureichender bindegewebiger Ersatz eines Hautdefektes mit bleibender Epithelverdünnung.

Narbe, hypertrophische
Def: Sich rasch ausbildende, den Narbenrand nicht überschreitende Bindegewebswucherung.
s. a. Keloid, Narbenkeloid

Narbenbasaliom
Def: *Basaliom, das auf mechanisch irritierten Narben entstanden ist.
s. a. Lupusbasaliom, s. a. Röntgenbasaliom

Narbenkeloid
Def: Auf Narben, z. B. Verbrennungen oder Verätzungen oder nach chronischen Entzündungen entstandenes *Keloid, Rezidivneigung.
Ther: *Keloid

Narbenpterygium
*Syn:*Pseudopterygium
*Def:*Narbige Stränge der Augenbindehaut nach Verbrennungen oder Verätzungen, auch bei Schleimhautpemphigoid.
*DD:**Pterygium conjunctivae (im Gegensatz zum Narbenpterygium progredient)

Narbensarkoidose
Def: Manifestation einer *Sarkoidose in einer Narbe, die als Realisationsfaktor dient.
Man: Im frühen oder chronischen Stadium der Sarkoidose.
Klin: Gelblich-rötliche, später bräunlich-rötliche Infiltrate innerhalb von alten Narben.
Diaskopie: Lupoides Infiltrat, rehbraune Eigenfarbe.
Hist: *Sarkoidose
Ther: *Sarkoidose
Prog: Rückbildung möglich.
s. a. Sarkoidose

Narbenwucherung
s. *Keloid

Narzissendermatitis
Def: *Kontaktallergisches Ekzem^ auf Narzissen.

Nasenfistel
Def: Seltene kongenitale Fistel im Nasenrückenbereich, Mündung am inneren Lidwinkel.
DD: *Talgdrüsenfollikulome, *Trichofollikulome, *Furunkel, *Steatocystoma multiplex
Ther: Exzision

Nasenflügelgeschwür, trophoneurotisches
Syn: Ulcus trophoneuroticum, neurotrophes Trigeminus-Syndrom
Def: Seltene Komplikation nach iatrogener Schädigung des Nervus trigeminus (Eingriffe am Ganglion Gasseri, 70%) oder neurologischer Erkrankungen (ischämische Kernläsionen, 10%) mit charakteristischem Nasenflügeldefekt (ulcération en arc) sowie Anästhesie und Parästhesie im Innervationsgebiet des 2. Trigeminusastes.
s. a. Malum perforans
Lit: Maaßen D, Voigtländer V (1990) Das Neurotrophe Trigeminus-Syndrom. Akt. Dermatol. 16:3–6

Nasengliom
s. periphers Gliom^

Nasenpapel, fibröse
Syn: Fibrosis nodularis nasi
*Def:*Harmlose, flache, bis linsengroße, meist an der Nasenspitze lokalisierte Papel.
Ätio: Wahrscheinlich regressiv alterierter *Naevuszellnaevus, von einigen Autoren als Fibrom aufgefaßt.
Lok: Vor allem Nasenspitze und Nasenflügel.
Klin: Einzelne oder mehrere schmerzlose, bis linsengroße, meist derbe, halbkugelige, hautfarbene bis rotbraune, flache, unscheinbare Papeln mit glatter Oberfläche.
Hist: Unregelmäßig pigmentiertes Epidermisband mit zahlreichen hellen Zellen im Stratum basale. Aus Epitheloidzellen und einzelnen bizarr konfigurierten Riesenzellen bestehendes Infiltrat im oberen Korium, Bindegewebsproliferation mit perifollikulärer Betonung.
DD: *Basaliom
Ther: Ggf. Exzision oder Kauterisation
Lit: Altmeyer P (1977) Die fibrösen Nasenpapeln – eine klinische und histologische Entität? Hautarzt 28:416–420

Nasenrotz
s. *Malleus

Natalfieber
s. Zehntagefieber

Nazarro-Syndrom
s. *disseminierte, polymorphe Keratose^

Nebenhodenentzündung
s. Epididymitis

Nebennierenrindeninsuffizienz, Hautveränderungen
Def: Im Rahmen einer Nebennierenrindeninsuffizienz kann es zu einer *diffusen Melanodermie^ kommen.
s. a. Addisonsche Krankheit

Nebenpocken
s. Vaccinolae

Necrobiosis
Syn: Nekrobiose
Def: Der Übergang der Zelle vom Leben zum Tod, als intermediäres Stadium der Nekrose, mit irreversiblen Kern- und Proteoplasmaveränderungen.

Necrobiosis lipoidica (Oppenheim, Urbach)
Syn: Necrosis lipoidica diabeticorum, Oppenheim-Urbach-Syndrom, Urbach-Syndrom, Dermatitis atrophicans lipoides diabetica, Dyslipoidosis cutanea (Oppenheim-Urbach)
Def: Zur *Necrobiosis führende granulomatöse Entzündung unbekannter Ursache mit Anreicherung von Lipiden im mittleren Korium. Die *Granulomatosis disciformis chronica et progressiva wird von einigen Autoren als Sonderform von anderen als Differentialdiagnose gesehen.
Ätio: Unbekannt, Assoziation mit Diabetes mellitus (65%), Hypertonie,

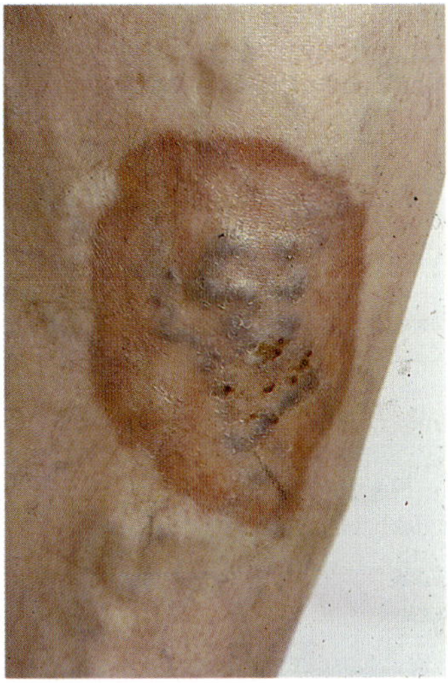

Necrobiosis lipoidica

Morbus Crohn, Colitis ulcerosa, Granuloma anulare, kutaner Sarkoidose. Diskutiert werden Gefäßveränderungen (Mikroangiopathie, Fibronektin- und Faktor 8 assoziierte Antigen-Erhöhung, Störungen in der Prostaglandinsynthese), Veränderungen der Schweißdrüsen, Kollagenstörungen, Immunmechanismen, gestörte Leukozytenfunktionen.
Man: Vor allem mittleres Lebensalter, Verhältnis Männer zu Frauen 1:3.
Vork: Bei Diabetes mellitus-Patienten, aber auch in 35% der Fälle bei Nichtdiabetikern.
Häufigkeit bei Diabetiker: 3 pro 1000.
Lok: Vor allem Unterschenkelstreckseiten, Fußrücken, Fußgelenkregion, in 15% andere Körperregionen. Zunächst einseitig, dann symmetrisch.
Klin: Unregelmäßig konfigurierte, scharf begrenzte, plattenförmige, atrophische, von Teleangiektasien durchzogene Herde mit einem gelben bis braungelben, sklerotisch harten Zentrum. Rötlich-violetter bis braunroter Randsaum. Konfluenz mehrerer Herde möglich. In etwa 30% der Fälle Entwicklung schlecht heilender Ulzera mit gelblich-speckigem, nekrotischem Grund; ggf. Begleitperiostitis.
Abheilung mit Atrophie der Haut und Untergang der Hautanhangsgebilde.
Im Bereich des behaarten Kopfes Ausbildung einer Pseudopelade.
Sonderformen: *Necrobiosis lipoidica maculosa disseminata, *Necrobiosis lipoidica an Stirn- und Kopfbereich
Hist: Im mittleren und unteren Korium landkartenartige nekrobiotische Kollagenbezirke mit sudanophilem Material. Palisadenartige und tuberkuloide *Granulome mit randwärtigen Fibrosen, Infiltraten aus Lymphozyten, Histiozyten, Epitheloidzellen und Fibroblasten, Plasmazellen, Fremdkörperriesenzellen, Schaumzellen. Schwund der elastischen Fasern. Wandverdickung oder Verschluß von Kapillaren.
Diag: Klinik, Histologie, Glukose im Serum und Glukosebelastungstest.
DD: *Granuloma anulare, *Sarkoidose, *zirkumskripte Sklerodermie^, *ulzeriertes tuberoserpiginöses Syphilid^
Ther: Behandlung der Grundleiden: Diabetes mellitus, Hypertonie.
An den Unterschenkeln: *Kompressionstherapie.
Extern: Glukokortikoidhaltige Folien, Glukokortikoidkristallsuspension intrafokal. Heparininjektionen periläsional. Ggf. Exzision, plastische Deckung, kosmetische Abdeckung.
Systemisch: Beschrieben werden Acetylsalicylsäure Dipyridamol, auch in Kombination, Pentoxifyllin, Nicotinamid.
Prog: Chronischer Verlauf.
Mögliche Komplikationen durch Ulzerationen. Spontanheilung in 20% der Fälle mit narbiger Abheilung.
Lit: Buhles N, Altmeyer P (1982) Necrobiosis lipoidica. Fortschritte der Medizin 100 (18):859–863
Lowitt MH, Dover JS (1991) Necrobiosis lipoidica. J Am Acad Dermatol 25:735–748

Noster U, Jänner M, Schulz KH (1974) Zur Entität der Necrobiosis maculosa, Granulomatosis disciformis chronica et progressiva Miescher und ihre Beziehung zur Necrobiosis lipoidica diabeticorum. Hautarzt 25:325–332
Schuhmacher F, Schnyder UW (1991) Necrobiosis lipoidica und Köbner-Phänomen. Hautarzt 42:587–588

Necrobiosis lipoidica diabeticorum
s. Necrobiosis lipoidica

Necrobiosis lipoidica granulomatosa
Def: Meist im angloamerikanischen Schrifttum gebrauchte Bezeichnung für *Granulomatosis disciformis chronica et progressiva.

Necrobiosis lipoidica maculosa disseminata
Syn: Necrobiosis maculosa Miescher
Def: Sonderform der *Necrobiosis lipoidica mit disseminierten geröteten, gering infiltrierten, linsen- bis markstückgroßen Herden, vor allem an den Extremitäten.
DD: *Granuloma anulare

Necrobiosis lipoidica an Stirn- und Kopfbereich
Def: Sonderform der *Necrobiosis lipoidica mit ringförmigen oder serpiginösen, zentral abheilenden Herden und Depigmentierung; vor allem im Haargrenzbereich.
DD: Annuläre *Sarkoidose

Necrolytic migratory erythema
s. Erythema necroticans migrans

Negerpocken
s. Alastrim

Neidnägel
Syn: Niednägel, Perionychitis exfoliativa
Def: Teilweise angehobenes Nagelhäutchen mit schmerzhaftem Riß zwischen dem fest anliegenden und dem angehobenen Teil, der sich bis in den Nagelfalz fortsetzt.
Komp: Infektionen: *Paronychie, *Verrucae vulgares
Ther: Rückschieben und Beschneiden des Nagelhäutchens (cave: Traumatisierung), regelmäßiges Einfetten.

Neisser, M
s. Gonorrhoe

Neisseria gonorrhoeae
Syn: Gonokokken
Def: Gram-negatives Bakterium, intrazelluläre Diplokokken, Erreger der *Gonorrhoe.
Lit: Kohl PK et al. (1987) Untersuchungen eines monoklonalen Co-Agglutinationstestes zur Identifikation von Neisseria gonorrhoae. Ärztl. Lab. 33:201–204

Nekrobiose
s. Necrobiosis

Nekrolyse, toxische epidermale
s. *medikamentöses Lyell^-Syndrom, *staphylogenes Lyell^-Syndrom

Nekrospermie
s. Nekrozoospermie

Nekrozoospermie
Syn: Nekrospermie
Def: Totale Akinese der Spermien im Ejakulat.

Nelson-Mayer-Test
s. TPI-Test

Nelson-Test
s. TPI-Test

Nemathelminthes
Def: Rundwürmer, wichtigste Klasse: *Nematoden.

Nematoden
Def: Fadenwürmer, zur Gattung der *Nemathelminthes gehörende Würmer, z. B. Enterobius vermicularis (*Oxyuriasis), Ascaris lumbricoides (*Askaridiasis), Trichuris trichiuria (*Trichinose), Ancylostoma duodenale, Necator americanus, Strongyloides stercoralis, Wucheria (*Filariose), Loa (*Loiasis), Onchocerca (*Onchozerkose), Dracunculus (*Drakunkulose).

Nesselausschlag
s. Urtikaria

Nesselfieber
Def: Akute *Urtikaria mit Temperaturerhöhung.

Nesselsucht
s. Urtikaria

Netherton-Syndrom
Syn: Erythroderma ichthyosiforme congenitum, trichorrhexis syndrome, ichthyosis linearis circumflexa (Rille-Comel) and trichorrhexis invaginata, bamboo hairs
Def: Seltenes, kongenitales Krankheitsbild mit *Ichthyosis linearis circumflexa, Haarschaftanomalien (*Bambushaare, *Trichorrhexis nodosa, *Pili torti) und *Atopie, fakultativ Störungen im Aminosäurestoffwechsel, evtl. Oligophrenie, zerebrale Krampfanfälle.
Ätio: Autosomal-rezessiver Erbgang
Ther: *PUVA, Retinoide (z. B. Etretinat, Beginn mit 35 mg/die, Reduktion auf 10 mg alle 2 Tage).
Lit: Haußer I, Anton-Lamprecht I, Hartschuh W, Petzolt D (1989) Netherton's syndrome: ultrastructure of the active lesion under retinoid therapy. Arch Dermatol Res 281:165–172
Wehr RF, Hickmann J, Krochmal L (1988) Effective treatment of Netherton's syndrome. J AM Acad Dermatol 19:140

Nettleshipsche Krankheit
s. Urticaria pigmentosa

Nettleship-Syndrom
s. Urticaria pigmentosa

Neugeborenenakne
s. Akne neonatorum

Neuner Regel (Wallace)
Def: Regel zur Einschätzung der Ausdehnung einer Verbrennung (s. Abbildung).

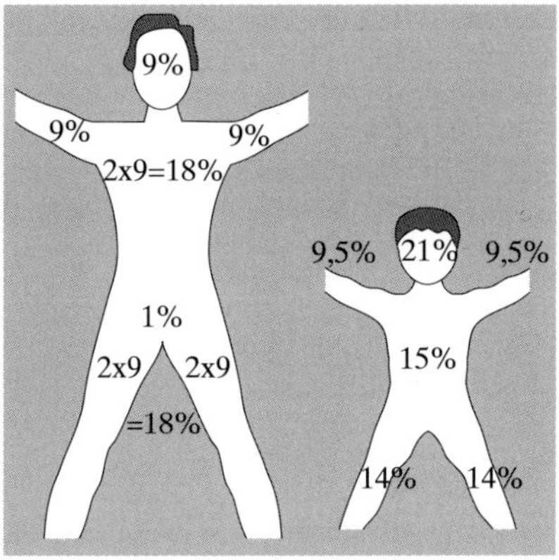

Neuner-Regel zur Abschätzung der Verbrennungsausdehnung

Erwachsene:	
Kopf	9%
Oberkörper vorn	9%
hinten	9%
Arme je	9%
Unterkörper vorn	9%
hinten	9%
Bein vorn	9%
hinten	9%
Kinder ab dem 5. Lebensjahr:	
Kopf	15%
Arme je	9,5%
Körper vorn	16%
hinten	16%
Beine je	17%
Neugeborene:	
Kopf	21%
Arme je	9,5%
Körper vorn	16%
hinten	16%
Beine je	14%

Neurilemmom
s. Neurinom

Neurinom (Verocay)
Syn: Schwannom, Neurilemmom
Def: Benigner Tumor der Nervenscheide aus Schwannschen Zellen überwiegend ohne Axone. Am häufigsten sind Akustikusneurinome (47%) und Spinalwurzelneurinome (29%) gefolgt von kutanen Neurinomen (14%).
Lok: Ubiquitär, bes. Kopf, Extemitäten und Zunge. Meist solitär, gelegent-

lich bei *Neurofibromatosis generalisata.
Klin: Kutanes Neurinom: Meist im Verlauf eines sensiblen Nerven auftretendes, 1–4 cm großes, schmerzhaftes oder unempfindliches, derbes Knötchen. In der Regel intradermal gelegen, Ausdehnung bis ins subkutane Fettgewebe möglich. Auch über handtellergroße hypertrichotische flache Geschwülste wurde berichtet.
Hist: Charakteristisch ist die Mischung von Gewebe des Typs Antoni A und B.
Für den Typ Antoni A ist ein polarer, faseriger Aufbau mit dicht aneinandergereihten Kernpalisaden, die durch blaß-eosinophile Zytoplasmabänder (Verocay-Körperchen) voneinandergetrennt sind typisch.
Typ Antoni B zeigt eine apolare, retikuläre Anordnung der Schwannschen Zellen mit mäßigen Größenunterschieden der stäbchenförmigen Kernen.
DIF: S-100-positive Zellen.
DD: *Neurofibrom, *Neurom
Ther: Ggf. Exzision
Prog: Auftreten bei *Neurofibromatosis generalisata möglich, selten maligne Entartung.
Lit: Altmeyer P (1979) Histologie und Klinik kutaner Neurinome. Hautarzt 30:586–589

Neurinome, multiple
Def: Multiple *Neurinome, die entweder diffus verteilt oder „rosenkranzartig" im Verlauf eines sensiblen Nervens auftreten.

Neuro-Behçet
s. *Behçet-Krankheit

Neuroblastoma symphathicum
s. Sympathikogoniom

Neurodermitis atopica
s. endogenes Ekzem^

Neurodermitis Brocq-Jaquet
Def: *Endogenes Ekzem^ der Erwachsenen mit Befall der großen Beugen.

Neurodermitis circumscripta
s. Lichen simplex chronicus Vidal

Neurodermitis constitutionalis
s. endogenes Ekzem^

Neurodermitis diffusa
s. endogenes Ekzem^

Neurodermitis disseminata
s. endogenes Ekzem^

Neurodermitis, Katarakt
s. Cataracta neurodermitica

Neurodermitis nodosa
s. Prurigo nodularis Hyde

Neurofibrom
Def: Im wesentlichen aus neurofibrillenfreien Neurinomfasern und aus kollagenen Fasern bestehende, solitär oder im Rahmen einer neuroektodermalen Mißbildung (*Neurofibromatosis generalisata) auftretender Tumor. Man unterscheidet diffuse, oder eingekapselte Neurofibrome, plexiforme, solche mit organoiden Strukturen, sowie Mischformen.
s. a. Rankenneurom
Hist: Zellreiche, fast homogene Ansammlung aus myelinisierten und unmyelinisierten Nervenfasern, modifizierten Schwannschen-Zellen, Fibroblasten, Makrophagen, Mastzellen, kollagene und elastische Fasern, sowie schwach basophiler mukoider Grundsubstanz ohne erkennbare Zellgrenzen.
DD: *Neurinom, *Neurom
Ther: Ggf. Exzision
Lit: Filippo G, Massobrio R (1989) Solitary Plexiform Neurofibroma. Dermatologica 179:84–86

Neurofibromatose
s. Neurofibromatosis generalisata

Neurofibromatosis generalisata (v. Recklinghausen)
Syn: Neurofibromatose, M. Recklinghausen, tumorbildende Ostitis deformans, NF
Def: Hereditäre, autosomal-dominant vererbte, selten durch Spontanmutation hervorgerufene neuroektodermale

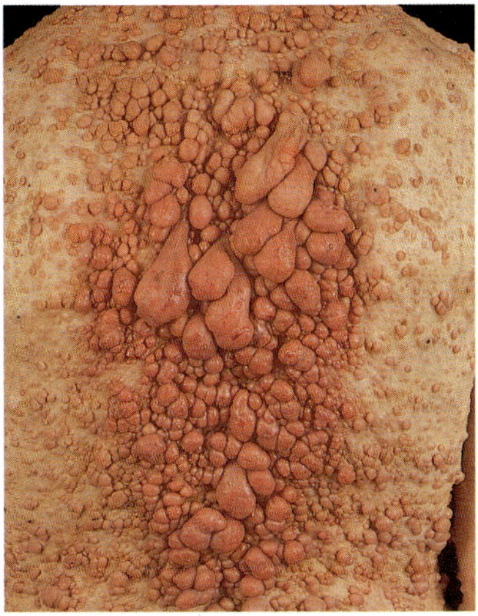

Neurofibromatosis generalisata

Systemerkrankung, bei der sich aus klinischer und genetischer Sicht z.Zt. 8 Typen abgrenzen lassen.
Typ 1: Periphere Neurofibromatose, auch klassische oder kutane N. genannt, 85% aller Fälle, Defekt auf Chromosom 17
Typ 2: Zentrale N., uni- oder bilaterale Akustikusneurinome (Hörverlust oft als Erstsymptom mit 20–30 Jahren), Defekt auf Chromosom 22
Typ 3: Zentral-periphere N. (palmo-plantare N.)
Typ 4: Atypische N. (heterogene Gruppe), Defekt evtl. auf Chromosom 12
Typ 5: *Segmentale N.
Typ 6: Familiäre-intestinale N. (multiple Cafe-au-lait-Flecken ohne Neurofibrome)
Typ 7: Neurofibromatose-Phäochromozytom-Duodenalkarzinoid-System (NPDC)
Typ 8: Neurofibromatose-Noonan-Syndrom
Man: Pigmentflecke ab Geburt oder in der Kindheit, Tumoren vor allem in der Pubertät.
Lok: Gesamtes Integument, vor allem Rumpf
Klin:
- 1. Pigmentflecken: *Café au lait-Flecken, *axillary freckling
  s. a. Pigmentierungen der Mundschleimhaut
- Naevi: *Naevuszellnaevi, *Häm- und Lymphangiome, *Lentigines, *Naevi spili.
- 2. Einzelne oder zahlreiche, erbsgroße oder monströse, hautfarbene bis bläuliche, breit oder gestielt aufsitzende *Neurofibrome, evtl. mit Faltenbildung oder als wammenartige Gebilde (*Wammen), *Cutis laxa.

Klingelknopfphänomen:
Hernienartig durch die Haut hervorragende subkutane Tumoren lassen sich mit einem Finger zurückschieben.
- Skelett: Kyphoskoliose, Spitzfuß, zystische Erweiterungen, Verdickungen und Verlängerungen an den Röhrenknochen.
- Augen: Lisch-Knötchen (*Irishamartome), charakteristisch bei NF1, kommen bei NF2, NF3 und NF4 nicht vor.
  Zur Diagnose der NF1 s. Tabelle, S. 620.

Komp: Neurofibrome treten auch an inneren Organen, Spinal- und Hirnnervenwurzeln mit neurologischer Symptomatik auf.
Hist: *Neurofibrom
DD: *Lentiginosis profusa, *Dystrophia pigmentosa, *Naevus spilus, *Albright-McCune-Sternberg-Syndrom
Ther: Exzision der kosmetisch störenden, schmerzhaften, rasch wachsenden Tumoren. Genetische Beratung, eine pränatale Diagnostik ist für NF 1 und 2 theoretisch möglich.
Prog: Quoad vitam günstig.
Zunahme der Tumoren während des Lebens an Zahl und Größe.
In 5% sarkomatöse Entartung mit Metastasierung (*Neurofibrosarkom).
Lit: Froster-Iskenius UG, Wolff HH (1991) Neurofibromatose-neue klini-

Tabelle: Symptome der **Neurofibromatose** von Recklinghausen (NF1) (modifiziert nach Froster-Iskenius u. Wolff 1991)

Hauptsymptome	Nebensymptome und Komplikationen
Café-au-lait-Flecke mehr als 5, > 15 mm ∅ (85%); Beginn: ab 1. Lebensjahr	Lernbehinderung (29,8%)
Neurofibrome (≤ 2) oder ein plexiformes Neurofibrom (100%); Beginn: Kindesalter/Pubertät	Geistige Behinderung (3,2%)
Lisch-Knötchen = pigmentierte Irishamartome; ≥ 2 (93%) Spaltlampenuntersuchung! Beginn: Kindesalter	Krampfanfälle (4,2%)
Sommersprossenartige Pigmentierung axillär oder inguinal (70%); Beginn: ab 3. Lebensjahr	Hydrozephalus (2,1%)
	Neurogene Malignome, ZNS oder peripher (4,4–5,2%)
	Optikusgliom (0,7%)
	Vorzeitiger oder verspäteter Pubertätsbeginn (2,1%)
	Skoliose (5,2%)
	Pseudoarthrosen (2,1%)
	Hemihypertrophie (4,7%)
	Gastrointestinale Neurofibrome (2,1%)
	Nierenarterienstenosen (2,1%)

Die Diagnose Neurofibromatose von Recklinghausen (NF1) kann gestellt werden, wenn 2 oder mehr der Hauptsymptome vorliegen

sche und molekulargenetische Aspekte. Hautarzt 42:279–283

Neurofibromatosis localisata

Def: Umschriebene Aussaat kleiner *Neurofibrome, keine Pigmentflecken.

Neurofibromatose, segmentale

Syn: NF 5, Neurofibromatose Typ 5

Def: Variante der *Neurofibromatosis generalisata mit uni- oder noch seltener bi-segmentaler Anordnung der *Neurofibrome. Von einigen Autoren werden Subtypen (hereditär/nicht hereditäe, uni-/bilateral, mit/ohne Beteiligung innerer Organe) postuliert. Die partielle unilaterale Lentiginose wird als segmentale NF beschrieben (Cafe-au-lait-Flecken, Lentigines ohne Neurofibrome), evtl. im Sinne eines Mosaikzustandes einer NF 6.

Ätio: Somatische, postzygotische Mutation mit dem Risiko des Keimbahnmosaiks (Vererbbarkeit).

Lok: Unisegmentale N. liegen in zervikalen bis sakralen Segmenten, bilateral bisher ausschließlich thorakolumbal.

Lit: Happle R (1991) Segmentale Neurofibromatose und Keimbahnmosaik. Hautarzt 42:739–740
Rose I, Vakilzadeh F (1991) Bilaterale segmentale Neurofibromatose. Hautarzt 42:770–773
Gerhards G, Hamm H (1992) Die unilaterale Lentiginose-eine segmentale Neurofibromatose ohne Neurofibrome. Hautarzt 43:491–495
Zimmermann-Schröder J (1992) Bilateral-segmentale Form der Neurofibromatosis v. Recklinghausen. Akt. Dermatol. 18:277–279

Neurofibrosarkom

Def: Maligne entartetes *Neurofibrom. In ca. 5% bei *Neurofibromatosis generalisata, wobei eine de novo Entstehung und eine maligne Umwandlung eines vorbestehenden Neurofibroms diskutiert werden.

Hist: Ausgeprägte Zell- und Kernatypien, viele unreife Fibroblasten, feine argyrophile Neurofibrillen.

Neurogene Tumore

Def: Von den Nerven oder Nervenscheiden abstammende Tumore.

Hierzu gehören:
*echtes kutanes Neurom^
*Neurofibrom
*Neurinom
*peripheres Gliom^
*Granularzelltumor
*Neurofibrosarkom.

Neurokutane Melanose
s. neurokutane Melanose^

Neurokutane Syndrome
Syn: Phakomatosen
Def: Mißbildungssyndrome mit Hautveränderungen und Mißbildungen der Augen, des ZNS und anderer Organe. Hierzu gehören: *Neurofibromatosis generalisata, *Pringle-Bournevillesche Phakomatose, *Sturge-Weber-Krabbe-Syndrom, *Morbus Hippel-Lindau, *Peutz-Jeghers-Syndrom.

Neurolues
s. *Syphilis

Neurom, echtes kutanes
Def: Von gemischten, peripheren Nerven hergeleitete, gutartige, tumoröse Wucherung der kernlosen Axone und ihrer kernreichen Markhüllen. Je nach Klinik, Histologie und Ätiologie werden verschiedene Varianten gesehen. Nur bei dem in der Haut sehr seltenen *Ganglioneurom findet man zusätzlich Ganglienzellen im Tumorparenchym.
Klin: Hautfarbenes, solitär oder multipel auftretendes, gut verschiebliches, gelegentlich schmerzhaftes, linsen- bis erbsgroßes, subkutanes Knötchen mit weicher bis derbelastischer Konsistenz. Einteilung der echten kutanen Neurome:
A *Ganglioneurom
B*Fibrilläres Neurom^, dazu gehören:
1. *traumatisches Neurom^ (Narbenneurom, Amputationsneurom)
2. idiopathische solitäre oder multiple Neurome (*systematisierte Neurome^, *Rankenneurome)
3. multiple Haut- und Schleimhautneurome beim Multiple-Neurome-Syndrom (*MMN-Syndrom)
4. *Umkapseltes Neurom^
5. *rudimentäre Polydaktylie^
DD: *Neurinom, *Neurofibrom
Lit: Kutzner H, Embacher G et al. (1990) Das solitäre, umkapselte Neurom. Hautarzt 41:620–624
From L, Assaad D (1987) Neoplasms and Hyperplasias of Neural and Muscular Origin. In: In: Fitzpatrick TB et al. Dermatology in general medicine. 3rd ed. 1053–1059 Altmeyer P (1981) Multiple systematisierte Neurome der Haut und der Schleimhaut. Hautarzt 32:240–244

Neurom, fibrilläres
*Def:*Oberbegriff für aus Nervenfasern (Axone und Markhüllen) zusammengesetztes *echtes kutanes Neurom^ im Gegensatz zu *Ganglioneuromen. Beschrieben bei *Xeroderma pigmentosum, Teilsymptom bei dem *MMN-Syndrom.
Ther: Ggf. Exzision

Neurom, granuläres (Feyrter)
s. Granularzelltumor

Neurom, Rankenneurom
s. Rankenneurom

Neurom, traumatisches
Syn: Amputationsneurom, Narbenneurom
Def: Regeneratorische, geschwulstartige Wucherung durchtrennter peripherer Nervenenden, z. B. nach einer Operation oder Amputation.
Klin: *Echtes kutanes Neurom^, typisch sind ausstrahlende Schmerzen und Parästhesien.
Hist: Sub- oder intrakutan gelagerte Bündel strahlig verzweigter, markhaltiger Nerven, dazwischen gewuchertes interstitielles Bindegewebe.
Ther: Bei Schmerzsymptomatik: Exzision

Neurom, umkapseltes
*Syn:*Palisaded encapsulated Neuroma (Reed), eingekapseltes Neurofibrom
Def: Wahrscheinlich den *echten kutanen Neuromen^ zugehöriger,

gutartiger neurogener Tumor mit knotiger Proliferation von Nervenfasern und typischer zumindest partieller Umkapselung, der klinisch und histologisch oft verkannt wird.
Man: Meist ältere Menschen
Lok: V. a. Gesicht mit Betonung schleimhautnaher Regionen
Klin: Solitäres, hautfarbenes, prallderbes, glänzendes, halbkugeliges Knötchen.
Hist: Im oberen Korium gelegener, von einer schmalen Kapsel aus Schwann-Zellen umgebener, kernreicher Spindelzelltumor. Teilweise Palisadenstellung der Kerne, zahlreiche Schrumpfspalten. Oft kleine Randknötchen.
DIF: S-100- und Vimentin-positive Zellen, Kapsel nur Vimentin-positiv.
*DD:*Klinisch: *Basaliom, *Naevuszellnaevus; histologisch: *Neurinom, *Leiomyom
Lit: Kutzner H, Embacher G et al. (1990) Das solitäre, umkapselte Neurom. Hautarzt 41:620–624
From L, Assaad D (1987) Neoplasms and Hyperplasias of Neural and Muscular Origin. In: In: Fitzpatrick TB et al. Dermatology in general medicine. 3rd ed. 1053–1059

Neurome, systematisierte
Def: Multiple, *echte, kutane Neurome^, die isoliert im Haut-und Schleimhautbereich auftreten.
DD: Neurome im Rahmen eines *MMN-Syndroms (Typ 2b der multiplen endokrinen Neoplasie).
Lit: Altmeyer P (1991) Multiple systematisierte Neurome der Haut und der Schleimhaut. Hautarzt 32:240–244

Neuromyopathie, karzinomatöse
Def: Paraneoplastisches Symptom mit Neuropathie und *Dermatomyositis bei gleichzeitigem malignem Tumor.

Neuropathie, kongenitale sensorische
s. Acropathia ulcero-mutilans familiaris

Neurosyphilis
s. *Syphilis

Neurotic excoriations
s. Exkoriation, neurotische

Neutralisationstest
Def: Serologisches Nachweisverfahren basierend auf der Fähigkeit neutralisierender Antikörper zur Neutralisierung (Inaktivierung mikrobieller oder tierischer Antigene), so daß bei nachfolgender Testung in einem empfänglichen System (Versuchstier, Zellkultur mit dem Antigen-Antikörper) der toxische bzw. zytopathische Effekt ausbleibt.

Névus
s. Naevus bleu

New-Guinea-Lichen planus
s. Atebrin-Dermatitis

Nezelof-Syndrom
Syn: Thymic aplasia, T-lymphocyte deficiency
Def: Schwerer kombinierter Immundefekt mit rezidivierenden pulmonalen und Hautinfektionen ab dem 6. Lebensmonat.
Ätio: Autosomal-rezessiver Erbgang, bes. T-Zell-Defekte.
Ther: Versuche mit Knochenmarktransplantation

Nickelallergie
Def: *Typ 4-Allergie auf Nickelsulfat, welche sich als *kontaktallergisches Ekzem^ und als *hämatogenes allergisches Kontakt-Ekzem^ zeigen kann. Nickel ist bei Frauen im *Epikutan-Test mit einer Reaktionsfrequenz von 13,7% das häufigste Allergen (Modeschmuck, Ohrringlöcher), bei Männern 2,6% positive Reaktionen.
Vork: Z. B. in Modeschmuck, Hosenknöpfen, Büstenhaltern, Reißverschlüssen, Strumpfhaltern, Korsetts, Schuhschnallen, usw.
Nickel ist in geringen Mengen in Nahrungsmitteln enthalten. Bei Relevanz für die Erkrankung (*hämatogenes allergisches Kontaktekzem^) sollte eine Diät (s. Tabelle S. 623) eingehalten werden.

Tabelle: (**Nickelallergie**) Vorschläge zur **nickelarmen Diät** (modifiziert nach Ring 1991)

Verboten	Erlaubt
Konservennahrung	Speisen aus Aluminium-, Email- oder Teflon-Geschirr
Speisen aus Stahlgeschirr	
Fische und Meeresfrüchte (besonders Hering)	Frisches oder tiefgefrorenes Fleisch
	Milchprodukte
Vollkornprodukte	Eier
Mais	Polierter Reis
Backpulver	Weißmehl
Blumenkohl	Frische Früchte
Spargel	(außer Birnen)
Bohnen	Kaffee
Erbsen	Wein
Tomaten	Bier
Spinat	
Zwiebeln	
Pilze	
Birnen	
Rhabarber	
Tee	
Kakao, Schokolade	

Zahlreiche Waschmittel enthalten Nickelspuren

Cave: Ggf. *Berufskrankheit (evtl. bei Friseuren, Metallarbeitern, häufigem Kontakt mit Münzen)
Diag: *Epikutan-Test, Provokationstest mit nickelhaltigen Kapseln (2,5–5 mg), Eliminationsdiät.
Komp: Lokale oder systemische Reaktionen nach Implantation von nickelhaltigem Osteosynthesematerial.
Lit: Brehler R, Grabbe J, Eichelberg D (1990) Nickelallergie nach Plattenosteosynthese. Akt. Dermatol. 16:202–203
Bresser H (1992) Orale Nickelprovokation und nickelarme Diät. Hautarzt 43:610–615
Ring J (1991) Angewandte Allergologie. MMW Verlag München. S. 178
Scheller R, Strahlmann B, Schwendt G (1988) Lebensmittelchemische und -technologische Aspekte zur nickelarmen Ernährung bei endogen bedingten allergischen Kontaktekzemen. Hautarzt 39:491–497

Nicoladoni-Branham-Test
s. *reflektorische Pupillenstarre

Nicolas-Durand-Favre-Erkrankung
s. Lymphogranuloma inguinale

Nicolau-Syndrom
s. Embolia cutis medicamentosa

Niednägel
s. Neid-Nägel

Niederspannungsunfall
Def: *Elektrizitätsschädigung bei Unfall mit elektrischem Strom mit Spannungen unterhalb 1000 V.

Nielsen-Syndrom
Syn: Dystrophia brevicollis congenita Nielsen
Def: Kombination des *Bonnevie-Ullrich-Syndroms mit Hemmungsmißbildung der Halswirbelsäule und konsekutiver Verkürzung und Bewegungseinschränkung des Halses (Klippel-Feil-Syndrom).

Niemann-Pick-Krankheit
Syn: Sphingomyelinlipoidose, Sphingomyelinose
Def: Degenerative Lipidstoffwechselstörung mit Sphingomyelinasedefekt und konsekutiver Anreicherung von Sphingomyelin und Cholesterin in Lymphknoten, Milz, Thymus, Kupfer-Sternzellen und Gliazellen des Gehirns. Nach Klinik, Ätiologie und Prognose werden 5 Formen unterschieden.
Ätio: Autosomal-rezessiver Erbgang, Chromosom 17
Klin: Hepatosplenomegalie, Lungeninfiltration, generalisierte Lymphknotenschwellung, ZNS-Beteiligung, z. B. epileptiforme Anfälle.
Hauterscheinungen: Bei fortgeschrittener Erkrankung:
Gelbbraune Hyperpigmentierung der Haut und Schleimhäute.
Ther: Kausal nicht möglich, bei Hypersplenismus erscheint eine Splenektomie sinnvoll.

Niereninsuffizienz, Hautveränderungen
Def: Hauterscheinungen die bei chron. Niereninsuffizienz auftreten können:
- Generalisierter *Pruritus,
- Voralterung, *aktinische Elastose^, trocken schuppende Haut (Xerose),
- Hellbräunliche Haut- und Schleimhautpigmentierung (*diffuse Melanodermie^),
- Nagelveränderungen (*Halb- und Halb-Nägel),
- Zunahme der Vulnerabilität der Haut, Wundheilungsstörungen,
- Abnahme der Talg- und Schweißdrüsensekretion,
- Kälteempfindlichkeit, *Raynaud-Phänomen,
- Porphyria-cutanea-artige Hautveränderungen (*Pseudoporphyrie),
- Karpaltunnelsyndrom, *Dupuytren-Kontraktur.

Lit: Altmeyer P, Kachel HG, Jünger M, Koch KM, Holzmann H (1982) Hautveränderungen bei Langzeitdialysepatienten. Hautarzt 33:303–309
Altmeyer P, Bacharach-Buhles M, Weindorf N (1990) Hauterkrankungen. In: Franz HE (Hrsg) Blutreinigungsverfahren. Thieme Stuttgart New York. S. 297–305

Nikolski-Phänomen I
Def: Abschiebbarkeit der oberen Epidermislagen bei festem seitlich-schiebendem Druck, z. B. bei *Pemphigus vulgaris, *Dermatitis exfoliativa neonatorum, *Lichen ruber pemphigoides, *Lyell-Syndrom.

Nikolski-Phänomen II
Def: Bei Druck auf eine Blase bei *Pemphigus vulgaris wandert der Blaseninhalt seitlich innerhalb der Epidermis weiter.

Nilbeule
s. *kutane Leishmaniosen^

Nisbetscher Schanker
Def: Bubonuli (= kleine Bubonen) des *Ulcus molle entlang dem Lymphstrang des Penis.

Nissen
Def: An die Haare gekittete Eier der Kopflaus.
s. a. Pediculosis capitis

Nitrazingelbtest (nach Suter)
Def: Orientierender Test zur Beurteilung des Alkaliresistenzvermögens der Haut bei V. a. toxisch-degenerative Ekzeme (Störung des normalen Haut *pH-Wertes).
Methode: 1 Tropfen einer 1% igen Nitrazingelblösung wird auf ein Hautareal (meist Handrücken oder Unterarmbeugeseite) getropft. Die Ablesung erfolgt nach 30 Sekunden wobei punkt-bzw. fleckförmige Farbumschläge nach blauschwarz Zonen verminderter Alkaliresistenz kennzeichnen. Bei mehr als 10 solcher Punkte bzw. Flecken wird der Test als positiv angesehen.
s. a. Alkalineutralisationstest (nach Burckhardt) und Alkaliresistenztest (nach Burckhardt)
Lit: Korting GW (1980) Dermatologie in Praxis und Klinik. Bd. I.4.31. Thieme Verlag Stuttgart

Nitroblau-Tetrazolium-Reduktionstest
Def: In vitro Verfahren zur Diagnostik granulozytärer Funktionsstörungen.

Njovera
Def: Bezeichnung in Südrhodesien für die *Frambösie.

Nocardiose
Syn: Nokardiose
Def: Chronisch-granulomatöse bakterielle Infektionskrankheit durch Erreger der Gattung Nocardia (Aeroaktinomyzeten).
Ätio: Inokulation des Erregers bei Vorliegen von Wunden → Hautnocardiose (meist Nocardia brasiliensis)
Inhalation des Erregers → Lungennocardiose (meist Nocardia asteroides)
Err: Grampositive, aerobe Stäbchen. Vor allem Nocardia asteroides, auch

Nocardia brasiliensis, Nocardia madurae, Nocardia pelletieri.
Klin:
- Pulmonale und systemische Form vor allem bei immunologisch geschwächten Patienten.
- Superfizielle Form: Vor allem an Füßen und Händen finden sich abszedierende Knoten in kettenförmiger Anordnung entlang des Lymphabflußgebietes, gelegentlich *Myzetombildung.
- Lymphokutane Form durch Nocardia asteroides.

Diag: Erregernachweis im Eiter oder Sputum
DD: *Aktinomykose, *Tuberkulose, *Histoplasmose, *Kokzidioidomykose, *Sarkoidose, *maligne Lymphogranulomatose^, *Kollagenosen
Ther: Intern: Sulfonamide; Streptomycin und Sulfone; Cotrimoxazol oder Tetracycline über Wochen – Monate; ggf. Kombination mit chirurgischer Herdausräumung bzw. Exzision der Myzetome oder Amputation.
Prog: Kutane Form günstig; pulmonale und systemische Form in 50% der Fälle letaler Ausgang. Rezidivneigung.
Lit: Tsuboi R, Yamagucchi T, Matsuda K, Ogawa H (1989) Extracellular proteinase productio and the pathogenity of Nocardiae. Arch Dermatol Res 281:78–80

Nodöse Erytheme
s. nodöse Erytheme^

Nodöses Melanomalignom
s. noduläres Melanom^

Nodositates juxtaarticulares
s. Juxtaartikuläre Knoten^

Noduläre Fasziitis
s. Fasciitis nodularis pseudosarcomatosa

Nodular melanoma
s. noduläres Melanom^

Nodular subepidermal fibrosis
Def: Im anglo-amerikanischen Schrifttum Bezeichnung für *Histiozytom.

Noduli rheumatici
s. rheumatische Knötchen^

Nodulus cutaneus (Arning Lewandowsky)
s. Fibroma durum

Nokardiose
s. Nocardiose

Noma
Syn: Chancrum oris, infektiöse Gangrän des Mundes, Wasserkrebs, Wangenbrand, Cancer aquaticus, Stomatitis gangraenosa
Def: Mischinfektionen mit progressiven Ulzerationen im Mund-Wangen-Bereich bei Abwehrschwäche.
Ätio: Schlechte Abwehrleistung gegen bakterielle Infektionen, Infektion mit Plaut-Vincent-Erregern fraglich.
Man: Vor allem Kleinkinder und Schulkinder in Afrika, Südostasien, Südamerika.
Klin: Zunächst Stomatitis ulcerosa oder Schwellung der betreffenden Gesichtsregion, Zahnverlust, Übergang der Entzündung auf den Knochen: Sequestrierende Osteitis, Ulzeration der Wangen, Nekrose der Wangengegend.
Ther: Intern: Penicillin, Tetracycline, Cephalosporine, andere Breitbandantibiotika, möglichst nach Antibiogramm. Ggf. Glukokortikoide, proteinreiche Kost, Vitamingaben. Extern: Feuchte Umschläge mit Antiseptika, antibiotische Salben
Prog: Neben raschem tödlichem Verlauf sind auch mildere Verläufe bekannt.

Non-Hodgkin-Lymphome der Haut
s. *Lymphom

Nonne-Milroy-Meige-Syndrom
s. *chronisches hereditäres Trophödem^

Nordamerikanische Blastomykose
s. nordamerikanische Blastomykose^

Normergie
Def: Normale Reaktionsform des Organismus zwischen *Allergie und *Anergie auf einen Reiz.

Normozoospermie
Def: Nach einer internationalen Übereinkunft definiert die WHO seit 1989 die Normozoospermie bei einer Spermatozoenanzahl von mehr als 20 Millionen pro ml Nativejakulat, bei mehr als 50% motiler Spermatozoen über 4 Stunden post ejaculationem und überwiegend progressiv gerichteter Motilität sowie einer Fehlformenrate von unter 50%; darüberhinaus soll das Ejakulatvolumen mehr als 2 ml und die Ejakulatfruktose mehr als 120 mg/dl betragen.
s. a. Spermiogramm

Norwegische Skabies
s. Scabies norvegica

Notalgia paresthetica
Syn: Puzzling posterior pigmented pruritic patches, peculiar spotty pigmentation, hereditary localized pruritus
Def: Neuropathie mit neuralgischen Parästhesien und Hypoästhesien im Bereich der Schulterblätter (Segment T2-T6), Pigmentierung und Juckreiz im betroffenen Segment sowie verminderte Schweißbildung.
s. a. Meralgia paraesthetica
Ätio: Schädigung der primären Äste der Rami posteriores unbekannter Ursache. Diskutiert werden mechanische Traumen, Prädispositionsfaktoren, familiäre Häufung beschrieben, X-chromosomaler Erbgang.
DD: *Postinflammatorische Hyperpigmentierung^, *Lichen simplex chronicus, *Lichen amyloidosus, makulöse *Amyloidose, *REM-Syndrom, *Lepra
Ther: Lokal und intraläsionale Kortikoide, Steinkohlenteer, Clioquinol. Intern: Cyproheptadine, Phenytoin. Sogar Laminektomie ist beschrieben. Psychotherapie.
Prog: Chronischer Verlauf
Lit: Bottenbruch S, Kind P (1991) Notalgia paraesthetica. Dt. Dermatol. 39 (11): 1442–1444
Weber PJ, Poulos EG (1988) Notalgia paraesthetica. J Am Acad Dermatol 18: 25–30

Notroedes cati
Def: Erreger der Katzenräude. Übertragung der *Milben auf den Menschen möglich: Krätzeartiger Hautausschlag.
s. a. Räude

Nummuläres Ekzem
s. mikrobielles Ekzem^

Nummulär mikrobielles Ekzem
s. mikrobielles Ekzem^

Nylondermatitis
Def: *Kontaktallergisches Ekzem^ auf Nylon, z. B. bei Verwendung der Kunststoffaser zur Herstellung von Strümpfen und Unterwäsche. Verantwortlich für die Sensibilisierung sind Farben und Appreturen von Nylon.

O

OAT-Syndrom (Oligo-Astheno-Teratozoospermie)
Def: Kombinierte Störung der Spermiogenese mit gegenüber der Norm herabgesetzter Spermatozoenanzahl (unter 20 Mill./ml), Motilität (unter 50% über 4 h post ejaculationem) und Morphologie (Fehlformenrate über 50%); dabei ist die Fertilität meist erheblich eingeschränkt.

Oberflächlich spreitendes Melanom
s. superfiziell spreitendes Melanom^

Oberhaut
s. Epidermis

Oblatenschuppe
s. Kollodiumschuppe

Ochronose
Syn: Ockerfarbenkrankheit, Ochronosis
Def: Bläulich schwärzliche Verfärbung von bindegewebigen und knorpeligen Geweben durch Ablagerung von Homogentisinsäure.
- Endogen: Teilsymptom bei *Alkaptonurie oder als *symptomatische Alkaptonurie^.
- Exogen: Durch chronische Karbolintoxikation (z. B. Umschläge mit Karbolwasser, hydrochinonhaltige Bleichcremen) entstandene Ochronose.

Ther: Endogene Ochronose: *Alkaptonurie, exogene: nicht erforderlich.
Lit: Findlay GH, Morrison JGL, Simon IW (1975) Exogenous ochronosis and pigment colloid milium from hydrochinone bleaching creams. Br J Dermatol 93:613–622
Hortobagyi J, Schneider I et al. (1992) Eine seltene Stoffwechselerkrankung: Alkaptonurie-Ochronose. Hautarzt 43:580–582
Teller H, Winkler K (1973) Zur Klinik und Histopathologie der endogenen Ochronose. Hautarzt 24:537–543

Ochronose, alkaptonurische
s. Alkaptonurie

Ockerfarbenkrankheit
s. Ochronose

Ockerpurpura
s. Purpura jaune d'ocre

Ödem
Syn: Oedema, Gewebswassersucht
Def: Vermehrte, umschriebene oder diffuse, interstitielle Flüssigkeitsansammlung in verschiedenen Organen durch Störungen im Gleichgewicht des Flüssigkeitsaustausches ins Gewebe hinein, der Resorption aus dem Interstitium und dem Lymphabfluß.
Man unterscheidet *akute und *chronische Ödeme^.
Ätio: Verschiedenste Ursachen (s. Tabelle, S. 628) können zu Hyperämie, vermehrter Transsudation, Störungen der Barrierefunktion der Endothelien, Erhöhung des Kapillardruckes im venösen Schenkel, Verminderung des Gewebedruckes, Verringerung des kolloidosmotischen Druckes des Blutes und/oder Behinderung des Lymphabflusses führen.
s. a. Hydrops, Anasarka
Ther: Je nach Ätiologie: Diuretika, Steigerung der Herzleistung (Digitalis) und des arteriellen Perfusionsdrucks (z. B. Etilefrin, Dihydroergotamin), Verbesserung der *Mikrozirkulation (z. B. Rutiside, 600 mg/die, Troxerutin 900 mg/die), *Kompressionstherapie, feuchte Umschläge, ggf. antibiotische oder antimykotische Therapie.

Tabelle: Verschiedene Ursachen für **Ödeme**

I. Gefäßbedingt
   a) *chronische venöse Insuffiziensˆ (*Phlebödem, bedingt *Phlebothrombose, *Thrombophlebitis, Postthrombotisches Syndrom, *Phlegmasia alba und rubra dolens, *Phlegmasia coerulea dolens)
   b) *Lymphödem (primär und sekundär)
   c) Stauungsödeme durch mechanische Kompression von Venen (Venöses Bifurkationssyndrom, Crossing Syndrom, Ormond-Syndrom u. a.)

II. Allergie (*angineurotisches Ödem)

III. Infektionen (*Erysipel, *Furunkel, *Filariose)

IV. Bei inneren Krankheiten
   a) bei Herzinsuffizienz
   b) bei Hypoproteinämie (Nephrose, Nephritis Krankheiten Lebererkrankungen, Marasmus, Hungerzustand)
   c) Hypokaliämie (Laxantien- und Diuretikaabusus)
   d) M. Cushing

V. Bei *Kollagenosen

VI. Bei neurologischen Erkrankungen (an gelähmten Extremitäten)

VII. Traumatische Handrücken- und Unterschenkelödeme (Artefakte durch Beklopfen oder Selbststau)

VIII. Weitere Ursachen
   a) idiopathisches Ödem
   b) „essentielles“ Ödem bei Frauen (zyklisch prämenstruell, in Gravidität)
   c) hereditäres Angioödemˆ

Ödem, angioneurotisches
s. Angioneurotisches Ödem

Ödem, akutes
Def: Plötzlich auftretendes *Ödem.
Ätio: Z. B. bei Infektionen (*Erysipel, *Furunkel, *Anthrx), hereditär (*hereditäres Angioödem) oder allergisch bedingt.

Ödem, chronisches
Def: Mit einer Lymphstauung verbundenes länger bestehendes *Ödem (s. a. Lymphödem).
Ätio: Z. B. bei *chronischer venöserˆ Insuffizienz, rezidivierenden *Erysipel-Schüben, posttraumatisch und -operativ, bei *Kollagenosen, Herz- und Niereninsuffizienz.
Klin: Chronisches, induratives Ödem von kautschukartiger Konsistenz.
DD: *Lipödem, *Myxoedema circumscriptum symmetricum prätibiale

Ödem, hereditäres Angioödem
s. hereditäres Angioödemˆ

Ödem, idiopathisches
Syn: Flüssigkeitsretentionssyndrom, zyklisches idiopathisches Ödem
Def: Episodisch vorkommende Schwellungen an Händen, Füßen, Brüsten, Bauchbereich und im Gesicht mit Gewichtzunahme über 2 kg im Tagesverlauf unabhängig vom Menstruationszyklus. Begünstigende Faktoren sind Übergewicht, heißes Wetter, längeres Stehen und lange Flugreisen.
Ätio: Unklar
Man: V. a. Frauen nach der Pubertät, Manifestationsgipfel 3.–4. Lebensdekade.
Diag: Ausschluß anderer Ödemursachen (*Ödem, s. Tabelle).
Ther: *Kompressionstherapie, Einsatz von Diuretika wird kontrovers diskutiert.
Lit: Moebius UM et al. (1992) Zur Behandlung des idiopathischen Ödems. Arzneitelegramm 11/92:110

Ödem, kongenitales lymphangiektatisches
Def: Teigige, eindrückbare Schwellungen bei Systemerkrankung der Lymphgefäße, möglicherweise Einbeziehung der inneren Organe. Die Eigenständigkeit des Krankheitsbildes ist umstritten.

Ödem, malignes
s. Gasbrand

Ödem, Quincke
s. Angioneurotisches Ödem

Oedema
s. Ödem

Oedema cutis circumscriptum acutum
s. Angioneurotisches Ödem

Oedema indurativum
Def: Syphilitischer Primäraffekt (*Syphilis aquisita) in Form einer walzenförmigen oder kugeligen Induration evtl. elephantiasisartige Schwellungen.
s. a. Ulcus durum
Lok: Labien, Präputium, selten Skrotum.
Ther: *Syphilis aquisita

Oedema perstans faciei
Def: Hartnäckiges Gesichtsödem, z. B. bei *Melkersson-Rosenthal-Syndrom.

Ödemsklerose
s. Hypodermitis

Ölakne
s. *Akne, Ölakne

Ölfleck, psoriatischer
Def: Psoriatische Nagelbettveränderung: Rötlicher bis gelbbrauner, durch die Nagelplatte durchschimmernder Psoriasisherd, der sich mit dem wachsenden Nagel nach vorn schiebt.
s. a. Nagelveränderungen bei *Psoriasis vulgaris

Ölfollikulitis
s. *Akne, Ölakne

Ölgranulom
s. Oleom

Ölzyste
Def: Mit flüssigem Fett angefüllte Zyste im subkutanen Fettgewebe.
Ätio:
- Trophisch bedingte zystische Degeneration eines *Lipoms
- Nach traumatischer oder iatrogener Injektion öliger Substanzen.
  s.a Oleom

Öko-Syndrom
Syn: Klinisches Ökologie-Syndrom, clinical ecology-Syndrom, Eko-Syndrom, Total-Allergy-Syndrom, 20th century disease
Def: Polysymptomatischer Beschwerdekomplex mit vom Patienten vermuteten Allergie gegen Umweltstoffe. Die Auslöser werden in der Luft, im Wasser, in Medikamenten vermutet. Routineallergieteste sind bei diesem Krankheitsbild negativ. Die Pathogenese ist als komplexe Interaktion psychogener Faktoren vermischt mit atopischer Reaktionsweise zu verstehen. Therapeutisch ist eine subtile allergologische Abklärung zum Ausschluß relevanter Allergien auch mittels Provokationstestung notwendig, weiterhin interdisziplinäre psychiatrische und allergologische Betreuung.
Lit: Ring J (1987) Das „klinische Ökologie-Syndrom": Psychosomatische Beschwerden bei subjektiver Nahrungsmittelallergie. In: Braun-Falco O, Schill WB (Hrsg.) Fortschritte prakt. Dermatol. Vernerol. 11. Springer Berlin. S. 434–436
Ring J et al (1991) Clinical ecology Syndrom (Eko-Syndrom) Psychology or allergy? In: Ring J , Przybilla B (Hrsg) New Trends in Allergy III. Springer Verlag, S. 500–516

Ofuji-Syndrom
s. sterile eosinophile Pustulose^

Ohara's disease
s. Tularämie

Ohrekzem
s. Ekzem, Ohrekzem

Ohrfehlbildungen
Def: Kongenitale Fehlbildungen der Ohren. Hierzu gehören:
s. *Wangenohr, *Aurikularanhänge, *angeborene Ohrfistel^ und *gespaltenes Ohrläppchen.
Auch im Rahmen von *Bonnevie-Ullrich-Syndrom, *Dysostosis mandibulo-facialis, *Mongolismus, *Ullrich-Turner-Syndrom, und *Goldenhar-Syndrom auftretend.

Ohrfistel, angeborene
Syn: Fistula auris congenita
Def: Angeborene, manchmal mit weiteren Anomalien kombinierte Fistelbildung im Bereich des äußeren Ohres (*Fistel).
Klin: Äußere Fistelöffnung oberhalb oder vor dem Tragus oder im Bereich der aufsteigenden Helix. Rötlich-bräunliches, an ein *Fremdkörpergranulom erinnerndes Knötchen oder kleines Ulkus. Mitunter Verbindung zum Mittelohr oder dem Pharynx. Gehäuft hartnäckige Gehörgangsekzeme.
Diag: Röntgenologische Darstellung des Fistelganges nach Sondierung und Kontrastmittelinjektion.
Ther: Exzision der Fistel

Ohrfurunkel
s. Gehörgangsfurunkel

Ohrhypertrichie
s. *angeborene zirkumskripte Hypertrichose^, *erworbene zirkumskripte Hypertrichose^

Ohrknötchen, schmerzhaftes
s. Chondrodermatitis nodularis chronica helicis

Ohrknoten, elastotischer
Def: Relativ häufiger, asymptomatischer gelblicher Knoten der Anthelix mit aktinischer Elastose nach chronischer Sonnenexposition.
Man: Weißhäutige Menschen im mittleren bis höheren Lebensalter.
Klin: Bilaterale, 4–6 mm große, gelbliche Knötchen an der Anthelix.
DD: *Basaliom, *Chondrodermatitis nodularis chronica helicis, *Gichttophi
Ther: Lichtschutzmaßnahmen
Lit: Carter VH, Constantine VS, Poole WL (1969) Elastotic Nodules of the Anthihelix. Arch Derm 100: 282–285

Ohrläppchen, akzessorisches
Def: Ausgeprägteste Form des *gespaltenen Ohrläppchens^ mit Ausbildung von 2 Ohrläppchen.

Ohrläppchen, gespaltenes
Def: Unterschiedlich ausgeprägte Spaltung des Ohrläppchens.
s. a. akzessorisches Ohrläppchen^

Ohrläppchen-Symptom
Def: Diagnostisches Zeichen bei koronarer Herzkrankheit
Klin: Tiefe, reizlose Hautfalte des Ohrläppchens, die diagonal (Diagonalfalte) von fasziocranial nach dorsocaudal verläuft.

Ohrmuschelkarzinom
s. Karzinom, Ohrmuschelkarzinom
s. a. spinozelluläres Karzinom^

Oidiomycosis
s. Candidose

Oidiomykose
s. Candidose

Oidiose
s. Candidose

Oidium
Def: Überholte Bezeichnung für hefeartig wachsende Pilze, z. B. Candida albicans.
s. a. Candidose

oid-oid-disease
s. exsudative diskoide lichenoide Dermatitis^

Okulo-aurikulovertebrale Dysplasie
s. Goldenhar-Syndrom

Okulodermale Melanozytose
s. Naevus fuscocoeruleus opthalmomaxillaris

Okulokutanes Syndrom
s. Harada-Syndrom

Olaquindox
Def: Zusatzmittel in Schweinefutter (z. B. in WCG Swina Ferkelaufzuchtfutter und WCG Vitamiral 13), potentes *Photoallergen, Auslösung von *photoallergischem Kontakt-Ekzem, *aktinischem Retikuloid und *persistierender Lichtreaktion beim Menschen möglich.
Bei Landwirten ggf. als *Berufskrankheit anerkannt.
Diag: *MED, *Photopatch-Test mit Olaquindox 1% in Vaseline (z. B. von Hermal).
Lit: Schauder S (1989) Gefahren durch Olaquindox. Photoallergie, chronisch photosensitive Dermatitis und extrem gesteigerte Lichtempfindlichkeit beim Menschen, Hypoaldosteronismus beim Schwein. Dermatosen 37:183–185
Schauder S (1992) Olaquindox und Chlorpromazin verursachen persistierende Lichtreaktionen bei Landwirten. hautnah 4 dermatologie: 364–376

Olfield Krankheit
Def: Autosomal-dominant vererbte Kombination von Dickdarmpolyposis und multiplen *Atheromen, die sich schon bei der Geburt oder im frühen Kindesalter manifestieren. Wahrscheinlich Variante des *Gardner-Syndroms.

Oleogranulom
s. Oleom

Oleom
Syn: Oleogranulom, Ölgranulom, Oleosklerom, Paraffinom, Silikonom
Def: Subkutane Knoten oder plattenartige Infiltrate an Injektionsstellen von ölhaltigen Medikamenten oder verschiedenen Ölen zu kosmetischen Zwecken.
Hist: *Traumatogenes Lipogranulom
DD: *Ölzyste
Ther: Exzision
Prog: Sarkomatöse Umwandlung ist beschrieben.

Oleosklerom
s. Oleom

Oligoasthenoteratozoospermie
Def: *Oligozoospermie mit *Asthenozoospermie und *Teratozoospermie.

Oligodontie
Def: Hemmungsmißbildung mit nur wenig angelegten Zähnen, häufig kombiniert mit Hemmungsmißbildung des Haarkleides.
s. a. Hypodontie, Anodontie

Oligohidrosis
Def: Verminderung der Schweißdrüsensekretion, z. B. bei *Ichthyosen, auch bei Polyurie, Diarrhoe, renalem *Oedem.
s. a. Anhidrosis

Oligophrenia phenylpyruvica
s. Phenylketonurie

Oligosemie
Def: Überholte Bezeichnung für *Hypospermie.

Oligospermie
s. Hypospermie

Oligozoospermie
Def: Weniger als 20 Millionen Spermatozoen pro ml Nativejakulat.

Oliver-Cardarelli-Symptom
Def: Systolisches Tiefertreten des Larynx durch Druck eines spindelförmigen Aneurysmas des Arcus aortae auf den Bronchialbaum, z. B. infolge einer *Syphilis aquisita.

Olliersches Syndrom
Syn: Enchondromatose Ollier, Dyschondroplasie, Hemichondrodystrophie, M. Ollier
Def: Skelettdysplasie charakterisiert durch multiple Enchondrome, die überwiegend halbseitig auftreten und mit gestörtem Längenwachstum einhergehen.
Ätio: Unklar
Klin: Halbseitig verkürzte Extremitäten. Häufig multiple Enchondrome

und Hämangiome in den betroffenen Knochen.
Prog: Gelegentlich Spontanfrakturen

Olmsted-Syndrom
Def: Seltene Erythrokeratomie mit scharf begrenzten Palmoplantarkeratosen, *Onychodystrophien, periorifizielle Hyperkeratosen und erythematöse hyperkeratotische Plaques im Bereich des Integumentes. Die palmoplantaren Keratosen bedingen eine Mutilationstendenz, welche bis zur Spontanamputation von Zehen oder Fingern führen kann.
Ätio: Unklar, Zugehörigkeit zu den Genodermatosen wird diskutiert.
Man: Vor allem im Kindesalter, bisher 8 Fälle beschrieben.
DD: *Acrodermatitis enteropathica, *Keratosis palmoplantaris transgrediens, *Erythrokeratodermia progressiva symmetrica Gottron, *Pachyonychia congenita, *Keratosis palmoplantaris mutilans, *Papillon-Lefèvre-Syndrom
Ther: Kaum beeinflußbar, Retinoide (Etretinat 25–75 mg/die), Versuch mit Kortikoiden (Beginn mit Prednison 60 mg/die, Reduktion auf eine Erhaltungsdosis von 3–6 mg/die). Ggf. Amputation von Fingern oder Zehen.
Lit: Atherton DJ, Sutton C, Jones BM (1990) Mutilating palmoplantar keratoderma with periorificial keratotic plaques (Olmstedt's syndrome). Br J Dermatol 122:245–252
Georgii A, Przybilla B, Schmöckel C (1989) Olmstedt-Syndrom-Assoziation mit primär sklerosierender Cholangitis und Immunschwäche unklarer Genese. Hautarzt 40:708–712

Olympierstirn
Def: Stirnhöcker infolge periostaler Hyperostosen bei der *Syphilis connata tarda.
s. a. Caput natiforme

Omenn Syndrom
Def: Kongenitale Erkrankung mit exfoliativer *Erythrodermie und kombiniertem Immundefekt.
Ätio: Autosomal rezessiver Erbgang
Klin: Diffuse, ekzematöse, exfoliative Eruptionen, rezidivierende Infektionen, diffuse Alopezie, Hepatosplenomegalie, Lymphadenopathie, Diarrhoe.
Lab: Eosinophilie, Lymphozytose, IgE-Erhöhung, T-Lymphozyten-Abnormitäten.
DD: *Erythrodermia desquamativa Leiner, *Psoriasis vulgaris, *endogenes Ekzem^, *graft-versus-host-Reaktion.
Ther: Therapieresistent, Versuche mit Kortikoiden intern und extern, Immunsuppressiva, Cyclosporin, Knochenmarkstransplantation, Behandlung der Infekte.
Prog: Ungünstig
Lit: Pupo RA, Tyring SK et al. (1991) Omenn's syndrome and related combined immunodeficiency syndromes: Diagnostic considerations in infants with persistant erythroderma and failure to thrive. J Am Acad Dermatol 25:442–446
Velders AJ, Kuis W etal. (1983) Omenn syndrome: familial reticuloendotheliosis with eosinophilia and combined immunodeficiency. Br J Dermatol 108:118–120

Omphalith
s. Nabelkonkrementbildung

Omphalitis
Def: Entzündung des Nabels.

Onchocercaknoten
*Onchozerkose

Onchozerkiasis
s. Onchozerkose

Onchozerkose
Syn: Onchozerkiasis, Knotenfilariose, Flußblindheit
Def: *Filariose durch Mikrofilarieninfektion mit Haut- und Augenbefall und Ausbildung subkutaner Knoten.
Ätio: Übertragung durch Stich von Kriebelmücken von Mensch zu Mensch. 15–18 Monate nach dem

Stich der Mücke Mikrofilarien in der Haut nachweisbar.
Err: Onchocerca volvolus
Vork: Äquatorialafrika, Mittelamerika
Lok: Rumpf- und Kopfbereich
Klin: Hautveränderungen: Juckreiz, Dermatitis, schubweise urtikarielle Eruptionen, Kratzeffekte. Trockene, schuppende Haut, Lichenifikation. Selten Elephantiasis. Vergrößerung der Leistenlymphknoten mit bedeckenden, schlaffen Hautfalten (hanging groins). Bis walnußgroße, schmerzlose, subkutane Knoten (Onychozerkome, Fremdkörperreaktion) vor allem im unteren Rumpfbereich. Fleckförmige Depigmentierungen an den Schienbeinen.
Auge: Keratitis, Iritis, Retinitis, Hornhauttrübung mit Erblindung durch Einwandern der Mikrofilarien ins Auge.
Diag: Nachweis der Mikrofilarien in der Haut oder den Augen.
Mazotti-Test: Therapieversuch mit 50 mg Diäthylkarbamazin (Hetrazan) ergibt nach 24 Std. juckende Papeln.
Ther: Intern: Diäthylkarbamazin (Hetrazan, 6 mg/kg KG pro die für mindestens 8 Tage).
Cave: *Jarisch-Herxheimer Reaktion, Erblindung

One shot-Therapie
Def: Einmalige Gabe von Spectinomycin (2 g beim Mann, 4 g bei der Frau) zur Behandlung der *Gonorrhoe. Bei Mischinfektionen keine Beeinflussung der *Syphilis aquisita. Heilungsrate ca. 90%.

Onychauxis
s. Pachyonychie

Onychia
Syn: Onychie, Onychitis
Def: Entzündung des Nagelorgans.
s. a. pyogene Onychie^

Onychia candidosa
Def: *Candidose der Nagelplatte ohne Zerstörung des Keratins. Typisch sind grauschwarze Verfärbungen der seitlichen Nagelplatte durch Diffusion von mikrobiellen Farbstoffen.
Diag und Ther: *Mykose, *Candidose

Onychie
s. Onychia

Onychie, pyogene
Syn: Panaritium subunguale, Onycholysis semilunaris purulenta
Def: Vereiterung des Nagelbettes.
Ätio: Vorausgegangene *Pyodermie oder *Panaritium.
Err: Meist Staphylokokken, seltener Streptokokken, s. a. Onychitis erosiva luica.
Man: Vor allem Kinder und Jugendliche.
Lok: Ein oder mehrere Nägel, vor allem Daumen-, Zeige- oder Kleinfingernagel.
Klin: Zunehmender Eitersee am Nagelwinkel; Ausbreitung des Eiters unter die Nagelplatte mit Ablösung derselben. Gelbgrünes, sulziges Nagelbett mit praller Epitheldecke.
Diag: Bakterielle Kultur mit Resistogramm.
DD: *Acrodermatitis continua suppurativa (Hallopeau)
Ther: Desinfizierende Bäder (z. B. Chinosol), Ichthyol oder antibiotische Salbenverbände, ggf. interne Antibiotikagabe, Nagelextraktion.

Onychitis
s. Onychia

Onychitis erosiva luica
Def: Spezifische Entzündung des Nagelorgans nach syphilitischem Primäraffekt (*Syphilis acquisita) am Perinychium.
DD: Nagelveränderungen im Tertiärstadium der Syphilis
Prog: Restitutio ad integrum

Onychoatrophia congenita
Def: Angeborene *Onychoatrophie vor allem an den Fingernägeln.

Onychoatrophie
Syn: Nagelatrophie
Def: Nagelmißbildung durch gestörte

Entwicklung der Nagelplatte,
s. a. Atrophie.
Ätio: Verschiedenste Ursachen möglich, z.B. *arterielle Verschlußkrankheit, Hyperthyreose, *M. Raynaud, *Endangiitis obliterans, Kachexie, Vinylchlorid.
Klin: Kleine, dünne, teilweise mißgebildete Nägel.
Ther: Ursachenbeseitigung

Oynchodysplasie, kongenitale der Zeigefinger
Syn: Iso-Kikuchi-Syndrom, kongenitale ischämische Onychodystrophie
Def: Seltene, kongenitale, sehr variabel ausgeprägte Nageldysplasie vorwiegend der Zeigefinger, häufig mit knöchernen Veränderungen der Endphalanx assoziiert.
Ätio: Ungeklärt, diskutiert werden autosomal-dominanter Erbgang, Medikamenteneinnahme während der Schwangerschaft, Atavismus.
Lok: V. a. Zeigefinger, aber auch andere Finger möglich, selten Zehen. Ein- oder beidseitiger Befall.
Klin: Meist *Mikroonychie oder *Polyonychie, seltener *Anonychie, *Onychogryposis. Radiologisch Verschmälerung der Endphalanx, dorsale Spornbildung am Fingerendglied.
DD: *Aplasia cutis congenita, *Syn- und Polydaktylie, *Nagel-Patella-Syndrom, *anhidrotische ektodermale Dysplasie, *Dyskeratosis congenita, *Epidermolysis bullosa hereditaria
Lit: Haneke E, Kienlein-Kletschka B (1984) Kongenitale Onychodysplasie: Iso-Kikuchi-Syndrom. Hautarzt 35:468–471
Bittar EO, Parra CA, de Prieto GL et al. (1988) Kongenitale ischämische Onychodystrophie (Iso-Kikuchi-Syndrom) und chronischer Lupus erythematodes. Hautarzt 39:750–752

Onychodystrophia mediana canaliformis
Syn: Dystrophia ungium mediana canaliformis, Nagelspalte
Def: Longitudinal verlaufende Grube, Kerbe oder rohrartiger Kanal von der Matrix bis zum Nagelrand.
Ätio: Traumen, Entzündungen, angeborene Defekte im Matrixbereich.
Lok: Vor allem Daumen, ein oder mehrere Nägel.

Onychodystrophia psoriatica
Def: *Onychodystrophie bei *Psoriasis vulgaris, z. T. ausgeprägte Nagelveränderungen bis zum Krümelnagel.
s. a. Tüpfelnägel

Onychodystrophia schindalamoides
Def: Ungebräuchlicher Begriff für dachschindelartige, rhythmische Längsleisten der Nagelplatte.
Vork: *Altersnagel, bei *progressiver systemischer Sklerodermie^, bei *Psoriasis vulgaris, auch bei Enteritiden, Pankreatitis, Kachexie.

Onychodystrophie
Def: Sammelbegriff für Nagelwachstumsstörungen unterschiedlicher Ätiologie, hierzu gehören: *Onychoatrophie, *Pachyonychie, *Onychogrypose, *Onychorrhexis, *Koilonychie, *Onychoschisis, *Mees-Streifen und *Beau-Reilsche Querfurchen.
Vork: Im Rahmen verschiedener Grunderkrankungen:
*Psoriasis vulgaris
*Acrodermatitis continua suppurativa
*Onychomykose
*Paronychie
*Traumen, Vergiftungen
*Ekzemnägel
*subunguale Epidermalzysten^
Bei verschiedenen Syndromen:
*Nagel-Patella-Syndrom
*Pachyonychia congenita
*Cronkhite-Canada-Syndrom
*Dyskeratosis congenita
*anhidrotische ektodermale Dysplasie.

Onychogrypose
Syn: Onychogryposis, Krummnagel, Krallnagel, Krallennagel
Def: Stark gewölbte, verdickte, häufig verfärbte, krallenartige harte Nagelplatte. Ausbildung großer, mißgebildeter, in die falsche Richtung gewachsener Nägel.

Ätio: Reizung, z. B. zentrale oder periphere Nervenverletzungen, auch bei *Psoriasis, *Syphilis, *Lepra, *Ichthyosis, nach *Diphtherie, *Mykosen, Erfrierungen, Traumen, beim *Altersnagel.
Ther: 40%ige harnstoffhaltige Salbe.

Onychogryposis
s. Onychogrypose

Onychogryptose
s. Unguis incarnatus

Onycholyse
Def: Ablösung der Nagelplatte vom Nagelbett mit unterschiedlichen Ursachen.
Man unterscheidet die relativ häufige partielle Ablösung (*Onycholysis semilunaris) und die seltene totale Ablösung (*Onycholysis totalis).
s. a. Onycholyse, Photoonycholyse

Onycholyse, Photoonycholyse
Def: Teilweise oder komplette, nach Einnahme von Tetracyclinen (Demethyl-Chlor-tetracyclin) phototoxisch induzierte Ablösung eines oder mehrerer Nägel.

Onycholysis partialis
s. Onycholysis semilunaris

Onycholysis psoriatica
Def: Durch subunguales parakeratotisches Schuppenmaterial (*Ölfleck) wird der Nagel bei *Psoriasis vulgaris vom Nagelbett abgehoben. Nach Entleerung der Hornmasse nach außen beim Weiterwachsen des Nagels entsteht ein lufthaltiger Spalt und somit eine *Onycholysis semilunaris.

Onycholysis semilunaris
Syn: Partielle Onycholyse, Onycholysis partialis
Def: Halbmondförmige unvollständige *Onycholyse mit Ablösung der Nagelplatte vom freien Rand her.
Ätio: Häufig bei langfristiger Einwirkung von Wasser, Seife und Detergenslösungen. Traumatisch: Quetschung mit Bluterguß, *pyogene Onychie^, *Onycholysis semilunaris mycotica, *Onycholysis psoriatica.
Klin: Der abgelöste Teil der Nagelplatte erscheint weiß. Einsaugen von Flüssigkeit unter die abgelöste Nagelplatte (Kapillarwirkung) mit subungualer Mazeration und Vergrößerung der Ablösung.
Ther: Ursachenbeseitigung, Kurzschneiden der Nägel.

Onycholysis semilunaris mycotica
Def: Halbmondförmige *Onycholysis mit Ablösung der Nagelplatte vom Rand her bei *Onychomykose.

Onycholysis semilunaris purulenta
s. pyogene Onychie^

Onycholysis totalis
Syn: Onychomadose, Onychomadesis
Def: *Onycholysis mit Ablösung der ganzen Nagelplatte, z. B. nach *Scharlach, anderen Infektionskrankheiten, nach Traumatisation, *Paronychie, bei *Alopecia areata, *Lichen ruber planus, *Erythrodermie, beim *Lyell-Syndrom.

Onychomadesis
s. Onycholysis totalis

Onychomadose
s. Onycholysis totalis

Onychomalazie
Def: Erweichung der Nagelplatte.
Vork: Z. B. bei Laugenkontakt der Nägel.

Onychomycosis nigricans
Def: Braunschwarze, meist fleckige Farbveränderungen des Nagels durch mykotischen oder bakteriellen Infekt.
s. a. Onychomykose, Onychia candidosa

Onychomykose
Def: Infektion des Nagelorgans mit Pilzen (Tinea unguium = Infektion des Nagelorgans mit Dermatophyten).
s. a. Mykose
Lok: V. a. Fußnägel, Groß- und Kleinzehen besonders häufig betroffen.

Man: 15–20% aller 40–60 Jährigen sind befallen; im Kindesalter selten.
Ätio: Praedisponierende Faktoren sind arterielle und venöse Durchblutungsstörungen einschließlich Nikotinabusus, periphere Nervenkrankheit, Diabetes mellitus, seltener auch immunologische Störungen.
Err: Am häufigsten *Dermatophyten (Trichophyton rubrum, Trichophyton mentagrophytes, Epidermophyton floccosum). Hefepilze (*Candidose) besitzen keine eigenen Keratinasen, können deshalb einen intakten Nagel nicht befallen; sie finden sich entweder als Mischinfektion, bei der mykotischen Paronychie oder saprophytär in dem Spaltraum unter dem Nagel bei der mykotischen Onycholyse. Hefepilze werden am häufigsten von Fingernägeln isoliert. *Schimmelpilze lassen sich praktisch nur von Fußnägeln isolieren. Rolle als primäres Pathogen für die meisten Schimmelpilze umstritten; aber für bestimmte Arten (z. B. Scopulariopsis brevicaulis) anerkannt. Mischinfektionen mit Dermatophyten, Schimmelpilzen und Hefen sind möglich. Der Verlauf der Onychomykosis ist gewöhnlich langsam und chronisch, wobei es oft über Jahre zum Stillstand kommen kann. Ungeklärt ist, warum einzelne Nägel befallen, andere frei sind.
Klin: Es lassen sich 6 Typen unterscheiden:
1. Distale subunguale Onychomykose: Ausgehend von einer Infektion der umgebenden Haut dringt der Pilz über das Hyponychium und den distalen Anteil des lateralen Nagelsulcus langsam in das Nagelbett zur Matrix vor. Die bedeckende Nagelplatte wird allmählich ebenfalls von dem Pilz infiziert, sie wird undurchsichtig, verfärbt sich und wird brüchig. Schließlich kommt es zu einer Nagelwachstumsstörung; das gesamte Nagelorgan kann betroffen sein.
2. Weiße, superfizielle Onychomykose: Auch als Leukonychia trichophytica oder Leuconychia mycotica (Jessner) bezeichnet. Kommt ausschließlich an den Zehennägeln vor und wird in über 90% von Trichophyton mentagrophytes verursacht. Klinisch erkennt man plaque- oder streifenförmige, sehr oberflächlich gelegene Weißverfärbung der Nagelplatte.
3. Proximal subungualer Typ: Insgesamt recht selten; geht vermutlich von einer Infektion der Haut des proximalen Nagelwalles aus, die bis zur Cuticula reichen kann. Typisch ist eine fleckförmige Verfärbung der Nagelplatte über der Lunula und im Nagelbett. Es kann relativ plötzlich zu ausgedehnten Onycholysen kommen.
4. Totale, dystrophische Onychomykose:
Einerseits bei der chronischen mukokutanen *Candidose, andererseits aber auch als Endstadium zu der distalen als auch der proximalen subungualen Onychomykose beobachtet. Hierbei findet man bröckelige Nagelplattenreste, meistens eines papillomatösen Nagelbettes mit ausgeprägter Hyperkeratose.
5. *Paronychia candidomycetica
6. Mykotische* Onycholyse:
Auftreten nahezu ausschließlich an den Fingernägeln. Candida albicans und andere Candidaspezies sind Ursachen. Nach Verletzung des Hyponychiums kommt es bei entsprechender Disposition und bei entsprechenden Arbeitsplatzbedingungen zu einer Ablösung der Nagelplatte vom Nagelbett. Die Invasion von Hefen wird hiermit gefördert. Eine zusätzliche bakterielle Kolonisation ist fast immer vorhanden. Häufig läßt sich eine graugelbliche, pastenartige, nicht selten übel riechende Masse unter dem Nagel herauskratzen. Superinfektionen mit Pseudomonas aeruginosa oder Protospezies führen zu einer zusätzlichen schwärzlichgrünen bis schwarzen Farbe.
Diag: Nativpräparat von Nagelmaterial, Pilzkultur und unter Umständen

auch eine histologische Untersuchung (*Mykose).
DD: Nageldystrophien bei älteren Menschen mit arteriellen Durchblutungsstörungen, *Psoriasis vulgaris, *Lichen ruber planus, Nagelveränderungen bei *Morbus Reiter.
Ther: Lokaltherapien mit modernen Breitbandantimykotika (Azolantimykotika, Ciclopiroxolamin, Amorolfin), Verbesserung der Therapieergebnisse durch atraumatische Ablösungen der Nägel mit 40%-iger Harnstoff- oder 50%-iger Kaliumioditsalbe.
Systemische Therapie bei Dermatophyteninfektionen mit Griseofulvin, Ketoconazol (Cave: Leberparenchymschädigungen) oder Itraconazol (*Mykose, Dermatomykose), bei Hefen mit Ketokonazol, Fluconazol oder Itraconazol, s. a. Schimmelpilze.
Chirurgische Therapie, bisher häufig angewandtes Verfahren, wird heute zunehmend seltener durchgeführt.
Zusätzliche Maßnahmen: Behandlung einer Grundkrankheit, s. a. Tinea pedum.
Lit: Hain K (1991) Kutan infiziert – systemisch kuriert. Orale Antimykotika – Ein Überblick. Hautnah myk 2:92–94

Onychopathie, azotämische
s. Halb- und Halb-Nägel

Onychophagie
Syn: Nagelkauen, Nägelkauen, Nägelbeißen
Def: Neurotisch bedingtes Abbeißen der Nägel mit Zerstörung des Nagelrandes und der Nagelecken.
Ätio: Unbewußte, unterdrückte aggressive Impulse.
Man: Häufig bei Kindern, auch bei Erwachsenen.
Ther: Aufklärung, Gespräche, ggf. Psychotherapie.

Onychorrhexis
Def: Abnorme Brüchigkeit der Nägel.
Ätio: Meist ungeklärt, selten kongenital, familiär.
Mögliche exogene Ursachen: Lange intensive Wasser- und Detergentieneinwirkung, Kontakt mit alkoholischen und fettlösenden Flüssigkeiten, intensive Maniküre.
Mögliche interne Ursachen: Hyperthyreose und Hypothyreose, Vitamin A- und B-Mangel, Unterernährung, Eisenmangel, Calciummangel.
Klin: Einreißen, Splittern, Spalten der Nagelplatte
Ther: Ggf. Ursachenbeseitigung.
Intern: Versuch mit gelantine- oder biotinhaltigen Mitteln.

Onychoschisis
Def: Aufspaltung der Nagelplatte vom freien Rand her in zwei horizontal geschichtete Lamellen.
Ätio: Unbekannt, diskutiert werden Traumatisation, zu häufiges Waschen, Nagelhautentferner, Eisen- und Calciummangel, familiär.
Ther: Ggf. Ursachenbeseitigung, Abkleben der Nägel, künstliche Nägel.
Intern: Versuch mit gelantine- oder biotinhaltigen Mitteln.

Onychose
s. Nagelerkrankungen

Onychosis multi- et micropunctata
s. Tüpfelnägel

Onychosis punctata
s. Tüpfelnägel

Onychotillomanie
Def: Artefizielle Extraktion von Nagelteilen, meist in Verbindung mit Parasitophobie.
s. a. Dermatozoenwahn
Klin: Rauhe, unregelmäßige Nagelplatte mit ausgefransten Rändern.
Ther: Psychiatrische Behandlung

Operngiasnase
Syn: Lorgnettennase
Def: Einsinken der Nasenflügel bei *Syphilis connata.

Ophiasis
Def: Besondere Verlaufsform der *Alopecia areata mit Lokalisation des

Herdes im Nacken und Hinterhaupt, an den Schläfen oder der Stirn, durch Fortschreiten der Alopezie bleibt letztlich ein Haarrest im Scheitelbereich.
Prog: Ungünstig, Tendenz zur Progression

Ophthalmia lenta (Gilbert)
Def: Initialstadium des *M. Behçet mit chronisch rezidivierender *Hypopyon-Iritis, Zyklitis, Glaskörper- und Fundushämorrhagien. Schmerzhafte Lichtscheu.

Ophthalmoblenorrhoe
s. Gonoblenorrhoe

Oppenheim-Urbach-Syndrom
s. Necrobiosis lipoidica

Oral hairy leukoplakia
s. orale Haarleukoplakie^

Orangenhautphänomen
Syn: Apfelsinenhautphänomen, Peau d'orange
Def: An eine Orangenschale erinnernde Veränderungen der Hautoberfläche: Erweiterung und Einziehungen der Follikelöffnungen, teilweise follikuläre Hyperkeratosen.
Vork: Bei *Zellulitis, beim Mammakarzinom (Spätzeichen bei Infiltration der Subkutis).

Orchitis
Syn: Didymitis
Def: Entzündung des Hodens.
Ätio: Infektion mit Bakterien oder Viren oder als immunologischer Prozeß, z. B. bei *Parotitis epidemica, Syphilis (*Orchitis fibrosa specifica).
Klin: Hohes Fieber, schmerzhafte Hodenschwellung. Dauer bis zu mehreren Wochen.
DD: Hodentorsion
Ther: Kausal, antibiotisch, Hochlagerung.
Prog: Evtl. nachfolgende *Azoospermie und Impotenz.

Orchitis fibrosa specifica
Def: Syphilitische Infektion des Hodens, möglicherweise beidseitig. Hochgradige Atrophie der Testikel.
s. a. Orchitis, Syphilis aquisita

Orf
s. Ecthyma contagiosum

Organoid
Def: Organähnlich, im Aufbau an ein Organ erinnernd.

Organoider Naevus
s. *Naevus

Orientbeule
s. kutane Leishmaniosen^

Ornithonyssus bacofi
s. tropische Rattenmilbe^

Ornithose
Syn: Psittakose, Papageienkrankheit
Def: Meldepflichtige, von Vögeln auf Menschen durch Tröpfcheninfektion übertragbare *Chlamydienerkrankung.
Ätio: Infektion des Menschen durch Kontakt mit befallenen Vögeln, vor allem tropische Vögel, Zugvögel, Tauben.
Err: Chlamydia psittaci
Klin: Inkubationszeit: 10–14 Tage. Schwerere Formen gehen mit Fieber, Schüttelfrost, schweren Allgemeinsymptomen, Lichtscheu und atypische, interstitielle Pneumonie (Husten und mäßiger, oft hämorrhagischer Auswurf) einher.
Hautveränderungen: Blässe, ikterische Haut, kleine rotbräunliche, unter Glasspateldruck verschwindende Makulae. Selten papulöse, multiforme oder nodöse Erytheme.
Diag: Erregernachweis in Blut und Sputum. KBR 10 Tage nach Erkrankungsbeginn positiv. 4facher Anstieg des Antikörpertiters.
Ther: Tetracycline (1,5–2 g/die über 7–14 Tage), alternativ Erythromycin (2 g/die).
Prog: Bei antibiotischer Therapie: Letalität 0,5–5%.
Prophylaxe: Quarantäne der importierten Vögel und importierter Menschen.

Oro-fazio-digitales Syndrom
Syn: Papillon-Lèage-Psaume-Syndrom, Dysplasia linguofacialis, linguofaziale Dysplasie, OFD-Syndrom Typ 1
Def: Kombination faszialer und akraler Fehlbildungen mit hyperplastischen multiplen Frenula der Mundhöhle, Zahnaplasien, Lappungen und Kerbungen der Zunge, Zungenfibromen und medianer Oberlippen-Gaumen-Spalte. Hypoplasie des Nasenspitzenknorpels. Polydaktylien, Syndaktylien, Brachydaktylien. Hautveränderungen: Im Gesichtsbereich multiple Milien, sprödes, schütteres Haar, zirkumskripte Alopezien.
Ätio: X-chromosomal vererbt, XY-Kombinationen meist letal, unterschiedliche Expressivität und unvollständige Penetranz.

Oro-okulo-genitales Syndrom
s. *Ariboflavinose

Osteodystrophia fibrosa unilateralis
s. Jaffé-Lichtenstein-Uehlinger-Syndrom

Oropharyngeale Gonorrhoe
s. *Gonorrhoe, Oropharyngeale Gonorrhoe

Oroya-Fieber
s. *Bartonellose

Orthohyperkeratose
Def: Reaktiv oder idiopathisch einsetzende, starke Verdickung des Stratum corneum mit erhöhter Proliferation bei normaler Ausdifferenzierung der Keratinozyten.
Man unterscheidet Retentions- (z. B. *Ichtyosis vulgaris), Proliferations- (z. B. *Psoriasis vulgaris, *Ichthyosis congenita) und akanthokeratolytische (z. B. *Dyskeratosis follicularis) Hyperkeratosen.
s. a. Parahyperkeratose

Orthokeratose
Def: Regelrechte Verhornung der Haut.

Oschi
Def: Tumor mit einer Größe über 3,5 cm.
s. a. Eumel

Osler-Knoten
Def: Durch Mikroembolien entstandene Knötchen bei subakuter Endokarditis durch Streptococcus viridans.
Lok: Vor allem Finger- und Zehenkuppen, Thenar- und Hypothenargebiet. Auch an Armen und Beinen.
Klin: Häufig Hunderte von kleinen hämorrhagischen, geröteten, schmerzhaften, wenige Tage bestehenden, gruppierten Knötchen mit weißlichem Zentrum.

Osler, Morbus
s. Teleangiectasia hereditaria haemorrhagica

Osmihidrosis
s. Bromhidrose

Osteoangiohypertrophie-Syndrom
s. Klippel-Trénaunay-Syndrom

Osteoarthropathia hypertrophica
s. Marie-Bamberger-Syndrom

Osteoarthropathia psoriatica
Syn: Arthritis psoriatica, Psoriasisarthritis, psoriatische Osteoarthropathie, Arthropathia psoriatica
Def: Fakultative Manifestation der *Psoriasis vulgaris am Bewegungsapparat mit morphologisch typischer Beteiligung von Gelenken und Knochen und mit individuell unterschiedlicher Ausprägung im Rahmen eines typischen Befallsmusters. Wichtigste Extrakutanmanifestation der Psoriasis.
Ätio: Synovitis, angenommen wird auch ein vom gelenknahen Knochenteil ausgehender Prozeß mit wahrscheinlich sekundärem Übergang in eine entzündliche Synovitis.
Vork: Klinisch-röntgenologische Manifestation bei 5–10% der Psoriatiker. *Skelettszintigraphisch zeigen 50–90% der Patienten pathologische Speicherherde im Bereich von Gelenken und Knochen.

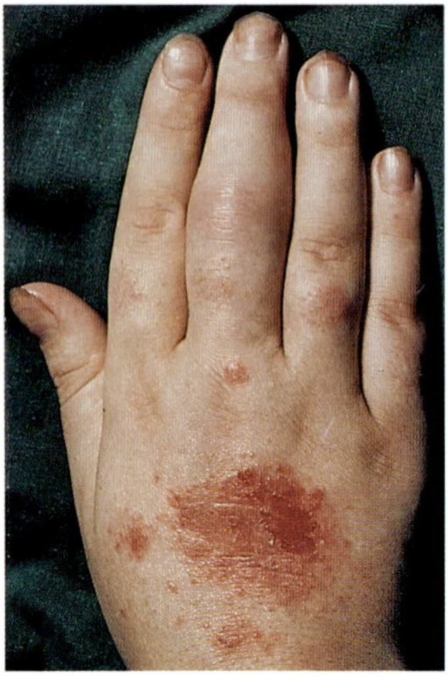

Osteoarthropatica psoriatica: Wurstförmige Schwellung des Mittelfingers

Klin: Chronische, in Schüben verlaufende, mutilierende, seronegative Polyarthritis.
Typisches Verteilungsmuster (klinisch oder nur szintigraphisch erkennbar):
1. Periphere Manifestation (am häufigsten Korrelation mit HLA-BW 13, 18 und 5):
Kleine, periphere Gelenke betroffen, bevorzugt der Hände. Charakteristisch ist der 'Befall im Strahl' (sog. *Wurstfinger) und der Transversalbefall v. a. der distalen Interphalangealgelenke.
Asymmetrie der Gelenkbeteilgung.
2. Stammskelettmanifestation (seltener, Korrelation mit HLA-B27): Befall der Sakroiliakal- und Wirbelgelenke. Klinisch oft schwere, deformierende Arthritis.
3. Kombination aus 1. und 2.
Diag: *Skelettszintigraphie, *Weichteilszintigraphie, Röntgen
Ther: Nichtsteroidale Antiphlogistika, ggf. Goldtherapie, Methotrexat, physikalische Maßnahmen.
Prog: Die nur skelettszintigraphisch erkennbaren Frühstadien sind potentiell reversibel. Klinisch manifeste Erscheinungen zeigen kaum Rückbildungstendenz.
Lit: Holzmann H, Altmeyer P, Sollberg S, Hör G (1987) Nuklearmedizinische Befunde der Psoriasis. In: Holzmann H, Altmeyer P, Marsh WCH, Vogel HG (Hrsg) Dermatologie und Rheuma. Springer Berlin Heidelberg. S. 157–170
Schilling F (1986) (Hrsg) Arthritis und Spondylitis psoriatica. Steinkopff Darmstadt

Osteoarthropathie, idiopathische hypertrophische
s. Pachydermoperiostose

Osteoarthrosis deformans alcaptonurica
s. Alkaptonurie

Osteochondritis syphilitica
Def: Osteochondritis mit Epiphysenablösung bei der *Syphilis connata praecox.
Prog: Ausbildung der *Parrotschen Pseudoparalyse.

Osteocopi nocturni
s. Syphilis acquisita

Osteodystrophia hereditaria (Albright)
Syn: Martin-Albright-Syndrom, Seabright-Bantam-Syndrom, Albright-Bantam-Syndrom, Pseudohypoparathyreoidismus (Albright), familiärer Pseudohypoparathyreoidismus, konstitutionelle chronische Hypokalzämie, hypoparathyreotischer Kretinismus, Pseudopseudohypoparathyreoidismus
Def: Symptomenkomplex mit (Pseudohypoparathyreoidismus) oder ohne (Pseudopseudohypoparathyreoidismus) Parathormonresistenz.
Klin: Multiple Osteome (*Osteoma cutis) in Haut und subkutanem Gewebe. *Pachydermie, hypokalzämischer Tetanie, Kleinwuchs, Adipositas, Oligophrenie, Verkalkung der Basalganglien und multiplen Skelett-

anomalien. Assoziation mit Hypothyreose und Hypogonadismus.
Ätio: Meist autosomal-dominant vererbt, auch rezessiver Erbgang möglich und nicht erbliche Formen bekannt.
Ther: Vitamin D, ggf. Hormonsubstitution (Hypothyreose, Hypogonadismus).
Lit: Schrallhammer K, Landthaler M, Braun-Falco O (1988) Primäres Osteoma cutis. Hautarzt 39:509–513

Osteofibrom, nicht ossifizierendes juveniles
s. Jaffé-Lichtenstein-Uehlinger-Syndrom

Osteogenesis imperfecta
Syn: Vrolik-Syndrom, Fragilitas ossium, fetale Osteoporose, hereditäre mesenchymale Dysplasie; kongenitale periostale Dystrophie, Osteopsathyrosis idiopathica (Lobstein), van-der-Hoeve-Trias, Maladie de Porak et Durante; volkstümlich: Glasknochenkrankheit
Def: Sehr variable, erbliche Bindegewebskrankheit durch verschiedene Defekte des Typ 1 Kollagens, die durch brüchige Knochen, blaue Skleren und Taubheit charakterisiert ist. Man unterscheidet:
- Osteogenesis imperfecta congenita = Typ Vrolik. Frakturen bereits in utero.
- Osteogenesis imperfecta tarda = Typ Lobstein. Manifestation im Säuglings- bis Kleinkindesalter.

Andere Einteilungen gehen von 4 Typen aus.
Typ 1: Frakturen und blaue Skleren, milde Verlaufsform, dominant erblich.
Typ 2: Tod in utero oder kurz nach der Geburt, rezessiver Erbgang.
Typ 3: Frakturen in der frühen Kindheit, dominant oder rezessiv erblich.
Typ 4: Weiße Skleren, sonst wie Typ 1, dominant erblich.
Insgesamt phänotypische, nicht ätiologische Einteilungen.
Ätio: Autosomal-dominanter, seltener autosomal-rezessiver Erbgang.
Klin: Blaue Skleren, brüchige Knochen mit Frakturen, häufig überstreckbare Gelenke, dünne, überdehnbare Haut, makulöse Hautatrophien, breit ausgezogene Narben, Taubheit.
Lab: Hydroxyprolin-Erhöhung im Urin
Ther: Nicht möglich
Prog: Typ Vrolik ungünstig, Typ Lobstein günstiger.
Lit: Gahagen S, Rimsza ME (1991) Child abuse or osteogenesis imperfecta: how can we tell? Pediatrics 88 (5):987–992

Osteohypertrophie-Syndrom
s. Klippel-Trénaunay-Weber-Syndrom

Osteom, echtes der Haut
s. Osteoma cutis

Osteom, heteroplastisches
s. *Osteoma cutis

Osteom der Kopfhaut
s. *Osteoma cutis

Osteom, metatraumatische
Def: Durch traumatisch verlagerte Periostteilchen entstandene Osteome (*Osteoma cutis).

Osteom, neoplastisches
s. Osteoma cutis

Osteom, primäres
s. Osteoma cutis

Osteom, sekundäres
s. Osteoma cutis

Osteoma cutis
Syn: Echte Osteome der Haut
Def: Seltene, gutartige, angeborene oder sich später manifestierende, meist multipel auftretende Hauttumoren durch desmale Ossifikation. Man unterscheidet primäre (neoplastische) und sekundäre (metaplastische) Osteome. Die Klassifikation der Osteome ist nicht einheitlich, einige Autoren gebrauchen den Begriff „Osteoma cutis“ nur für primäre

Tabelle: Klassifikation kutaner **Osteome** (modifiziert nach Schuhmacher u. Worret 1992; Schrallhammer et al. 1988)

1. Primäre kutane Ossifikation

a) Isoliert auftretendes primäres Osteoma cutis
- Multiple Osteome seit Geburt bzw. frühem Lebensalter und ohne Hinweis auf Albright-Syndrom
- Ein isoliertes, plattenförmiges kongenitales Osteom, an der Kopfhaut oder in der Haut/Subkutis einer Extremität
- Ein isoliertes kleines Osteom in den verschiedensten Lokalisationen und erst später auftretend
- Multiple Osteome im Gesicht (z. B. Akne)

b) Multipel auftretende primäre Osteome:
- Albright-Syndrom
- Gardner-Syndrom
- Myositis ossificans progressiva
- Osteosis cutis multiplex (fraglich primäre Ossifikation)

2. Sekundäre kutane Ossifikationen

a) Kutane Tumoren
- Nävuszellnävus
- Basaliom
- Pilomatrixom
- Chondroides Syringom
- Hämangiom
- Epidermalzyste
- Trichoepitheliom
- Dermatofibrom
- Fibroxanthom
- Neurilemmom
- Chondrom
- Molluscum contagiosum
- Desmoid-Tumor
- Naevus sebaceus
- Spitz-Nävus
- Blauer Nävus
- Melanom auf kongenitalem Nävus

b) Im Rahmen entzündlicher Prozesse (Acne vulgaris, Dermatomyositis, Sklerodermie, Myositis ossificans etc.)

c) Narben

d) Chronische venöse Insuffizienz

Ossifikationen, die nicht im Rahmen einer *Osteodystrophia hereditaria (Albright) auftreten. Die Tabelle zeigt eine mögliche Klassifikation.
s. a. Osteosis cutis multiplex

Ätio: Bei primären Osteomen unklar, diskutiert wird eine Umwandlung von omnipotenten Bindegewebszellen in Osteoblasten, eine Versprengung von Knochenkeimzentren, die Auffassung des Osteoms als *Hamartom und eine erbliche Prädisposition.
Bei sekundären Osteomen bilden Entzündungsvorgänge (bes. bei *Akne vulgaris) und Traumata die Grundlage zur Ossifikation.
Lok: Vor allem Kapillitium (Osteome der Kopfhaut), bzw. Gesicht (Osteosis multiplex faciei).
Klin: Stecknadelkopfgroße, derbe Knötchen und/oder umfangreiche harte, höckrige Infiltrate.
Hist: Im Korium unregelmäßig geformte Knochenbälkchen, in den Randbereichen stellenweise Osteoblasten und Osteoklasten in Howshipschen Lakunen, Osteoidnachweis.
Röntgen: Glatt begrenzte, knochendichte Verschattungen.
Diag: Histologie
DD: *Basaliom, *Keloid, *Calcinosis cutis, *Fibrom, kalzifizierte *Trichilemmalzyste^
Ther: Bei kosmetischer Beeinträchtigung Exzision, Therapie mit Diphosphonaten bisher insgesamt enttäuschend. Versuche mit Dermabrasio und Tretinoin z. T. erfolgreich, z. T. anschließend verstärktes Auftreten von Osteomen beschrieben.
Prog: Günstig
Lit: Nakamura S, Imai T, Nakayama K, Onda S (1987) Primary Osteoma Cutis. J Dermatol 14:85–88
Roth SI, Stowell RE, Helwig EB (1963) Cutaneous Ossification. Arch Pathol 76:56–66
Schrallhammer K, Landthaler M, Braun-Falco O (1988) Primäres Osteoma cutis. Hautarzt 39:509–513
Schuhmacher G, Worret WI (1992) Osteoma cutis. Hautarzt 43:422–425

Osteomyelosklerose-Syndrom
Def: Proliferative Verödung des Knochenmarks durch Mark- und

Osteosklerose mit extramedullärer Blutbildung, gelegentlich Hautveränderungen.

Osteo-Nävus
s. Naevus, Osteo-Naevus

Osteoonychodysplasia hereditaria
s. Nagel-Patella-Syndrom

Osteopathia hyperostotica
s. Melorheostose

Osteoporose, fetale
s. Osteogenesis imperfecta

Osteopsathyrosis idiopathica (Lobstein)
s. Osteogenesis imperfecta

Osteosis cutis circumscripta
Def: Multiple, auf umschriebene Hautbezirke begrenzte *Osteomae cutis.

Osteosis cutis multiplex
Def: Multiple primäre *Osteomae cutis über große Teile der Körperoberfläche verstreut.
Ätio: Ungeklärt, wahrscheinlich primäre Ossifikation (*organoider Naevus^), diskutiert wird auch eine sekundäre metaplastische Ossifikation z. B. nach *Akne vulgaris.
Lok: Vor allem Stirn, Wangen, Kinn, seltener Thorax, Extremitäten.
Klin: Multiple, hautfarbene, harte Knötchen von meist nur 5 mm Durchmesser.
Diag: Histologie (*Osteoma cutis)
DD: *Milie, *Komedo, *Hidradenom
Lit: Wagner G, Jänner M, Mensing H (1988) Osteosis cutis multiplex, ein organoider Naevus? Z Hautkr 63:333–335

Osteosis eburnisans monomelica
s. Melorheostase

Ostiofolliculitis Bockhart
s. Ostiofollikulitis

Ostiofollikulitis (Bockhart)
Syn: Impetigo Bockhart, Impetigo follicularis Bockhart, Folliculitis staphylogenes superficialis, Folliculitis pustulosa, Ostiofolliculitis Bockhart, Staphylodermia Bockhart
Def: Sehr oberflächlich lokalisierte, epidermale Staphylokokkeninfektion der Haarfollikel.
Ätio: Infektion mit Staphylococcus aureus.
Voraussetzungen:
- Feuchte Mazeration, feuchtwarme intertriginöse Bereiche, Schwitzen, zu fette oder zu feuchte Behandlung bestimmter Hautareale, Plastikokklusionsverband.
- Abwehrschwäche
- juckende Dermatosen
- zyanotische Bereiche

Man: In jedem Lebensalter möglich, nicht geschlechtsbezogen.
Lok: Vor allem Gesicht, Kapillitium, Extremitäten, Achselhöhlen, am gesamten Integument möglich.
Klin: Plötzlich auftretende, follikulär gebundene, oft gruppiert angeordnete, stecknadelkopfgroße, flache, weißgelbe Pusteln mit rotem Entzündungshof. Keine Konfluenz, nach ca. 5 Tagen Eintrocknung und Ausbildung einer gelb-braunen Kruste. Restitutio ad integrum, Rezidive häufig.
Hist: Follikulär gebundene, subkorneale Pustel. Entzündliches Infiltrat im Follikelinfundibulum.
DD: *Folliculitis barbae candidamycetica, follikuläre *Trichophytie, *akneiforme Exantheme^, *Akne vulgaris, Ölakne (*Akne, Ölakne), Teerakne (*Akne, Teerakne), *pustulöses Syphilid^
Ther:
- Extern: Eröffnen der Pusteln, antiseptische Lösungen.
- Intern: Bei ausgedehnten Infektionen: Antibiotika entsprechend dem Antibiogramm.

Ostitis cystoides multiplex
s. Ostitis multiplex cystoides Jüngling

Ostitis deformans, tumorbildende
s. Neurofibromatosis generalisata

Ostitis multiplex cystoides Jüngling
Syn: Ostitis cystoides multiplex, Ostitis tuberculosa multiplex cystica

Def: Besondere ostitische Manifestationsform der *Sarkoidose mit zystischen Knochenveränderungen der Fuß-, und Fingerendphalangen bei 5–10% der Sarkoidosepatienten.
Diag: Röntgen

Ostitis tuberculosa multiplex cystica
Def: Frühere Bezeichnung für die *Ostitis multiplex cystoides Jüngling.

Ota-Naevus
s. Naevus fuscocoeruleus ophthalmomaxillaris

Othämatom
Def: Bluterguß zwischen Perichondrium und Knorpel der Ohrmuschel, meist durch äußere Gewalteinwirkung entstanden.
Lok: Vor allem Vorderfläche der Ohrmuschel.
Klin: Meist schmerzlose, blaurote, rundliche, prall fluktuierende Geschwulst.
Ther: Kleine Ergüsse: Abpunktieren, Druckverband. Große Ergüsse und infiltrierte Ergüsse: Operation: Schnitt an der Rückfläche der Ohrmuschel, Knorpelfensterung, Drainage und Druckverband.
Prog: Spontane Rückbildungstendenz gering, kaum Beschleunigung durch Inzision oder Punktion.

Otitis
Def: Entzündung des Ohres oder von Teilen des Ohres. Zu den dermatologisch relevanten Erkrankungen gehören: *Otitis externa, *Gehörgangsfurunkel, *Erysipel des Ohres, *Zoster oticus, *Otomykose, *Otophym, *Perichondritis, *Chondrodermatitis chronica nodularis helicis, *Polychondritis recidivans et atrophicans.

Otitis externa
Syn: Gehörgangsekzem
Def: Entzündung von Gehörgang und Ohrmuschel.
Ätio:
- Otitis externa acuta: *Kontakt-Ekzem, bakterielle Infektionen
- Otitis externa chronica: Bei *endogenem Ekzem^, *Exsikkations-Ekzem^, *seborrhoischem Ekzem^.

Otitis externa acuta circumscripta
s. Gehörgangsfurunkel

Otobiosis
Def: Befall durch die ektoparasitische „Ohrzecke", Otobius. Überwiegend bei Haus- und Wildtieren; seltener beim Menschen.
Vork: Mittelamerika

Otoblennorrhoe
s. Blenorrhoe

Otoklisis
Def: Operative Korrektur abstehender Ohren.

Otomykose
Def: *Mykose des äußeren Gehörganges, meist sekundär auf dem Boden einer *Otitis externa anderer Genese.
Ätio: Vor allem durch *Schimmelpilze (Aspergillusarten), *Dermatophyten und Hefen.
Diag: Nativer oder kultureller Nachweis der Pilzelemente (*Mykose)
Ther: Lokal antimykotische Behandlung (*Mykose).

Otophym
Def: Schwellungen mit Talgdrüsenhypertrophie und periglandulärer Fibrose am Ohr, entsprechend dem *Rhinophym. Verdickung und Vergrößerung der Ohrläppchen, teilweise Verschluß des äußeren Gehörganges.

Ovarialtumor, virilisierender
Def: Androgenproduzierender Ovarialtumor; z. B. Hiluszelltumor, Arrhenoblastom mit dem klinischen Bild des *Virilismus.

Overlapping-Syndrom
Syn: Mischkollagenose
Def: Kollagenosen, die klinisch überlappende Symptome mit dem *Lupus erythematodes visceralis der *progressiven systemischen Sklerodermie^, der *Dermatomyositis, der *primär-chronischen Polyarthritis^ oder dem

*Sjögren-Syndrom aufweisen. Serologisch durch distinkte ANA-Muster charakterisiert.
Klin: Klinische Krankheitsbilder sind *Mixed connective tissue-Syndrom, *PM-SCL-Syndrom, *Jo1-Syndrom.

Owrensche Krankheit
s. Parahämophilie

Oxyuriasis
Syn: Enterobiasis vermicularis
Def: Häufigste *Wurmerkrankung beim Menschen in Mitteleuropa.
Ätio: Infektion durch Wurmeier auf kopfgedüngten Salaten und Gemüsen. Erneute Übertragung der Eier vom After zum Mund durch Schmutz- und Schmierinfektion.
Err: Oxyuris vermicularis, Enterobius vermicularis
Man: Vor allem Kinder
Klin: Pruritus analis, Kratzen mit Erosionen, Ekzematisation.
Evtl. Sekundärinfektion: *Pyodermien, *Condylomata acuminata, *Mollusca contagiosa im Analbereich. Bei Mädchen evtl. *Vulvovaginitis.
Selten: *Chronisch rezidivierende Urtikaria^.
Diag: Erregernachweis: Makroskopisch. Oxyuren oder Wurmeier in der Aftergegend oder im Stuhl. Zum Nachweis der Wurmeier durchsichtiges Klebeband morgens an den Analrand drücken.
Komp: Blepharitis oder Augenmuskelerkrankungen möglich.
Ther: Intern: Mebendazol (einmal 100 mg/die, nicht bei Kindern unter 2 Jahren). Alternativ Tiabendazol (2 mal 25 mg/kg KG für 1–3 Tage).
Extern: Fingernägelschneiden, Händewaschen nach dem Stuhlgang.
Prophylaxe: Salat waschen, Hygiene.

Ozaena
Syn: Stinknase
Def: Chron. Rhinitis unklarer Ätiologie mit typischem wiederlichem Gestank, den die Patienten wegen einer Anosmie nicht wahrnehmen.
Klin: Grün-gelbliche Borkenbildung perinasal, Behinderung der Nasenatmung, Kopfdruck, Schluckbeschwerden.

P

Pachionyxie
s. Pachyonychie

Pachydaktylie
Def: Angeborene Verdickung der Finger und Zehen.

Pachydermia verticis gyrata
s. Cutis verticis gyrata

Pachydermie
Def: Oberbegriff für eine Verdickung und Verhärtung des Koriums infolge interstitieller Bindegewebshypertrophie.
Vork: Z.B bei *Cutis verticis gyrata
*primäre Pachydermoperiostose^
*symptomatische Pachydermoperiostose^
*Lichen myxoedematosus
Sekundär bei chron. *Ödem, *Elephantiasis.

Pachydermie, faltenartige
s. Cutis verticis gyrata

Pachydermoperiostose, primäre
Syn: Touraine-Solente-Golé-Syndrom, Hyperostosis generalisata mit Pachydermie, familiäre Pachydermoperiostose, idiopathische Trommelschlegelfinger und Periostosis, idiopathische hypertrophische Osteoarthropathie, Akropachydermie mit Pachydermoperiostose, chronische hypertrophische Haut und lange Röhrenknochen, Uehlinger-Syndrom u. a.
Def: Durch Hyperostosen des Skelettes, *Pachydermien und Trommelschlegelfinger gekennzeichnetes Krankheitsbild.
Klin: Symmetrische periostale Verdickungen, bes. distal an den langen Röhrenknochen, Weichteilverdickungen im Gesicht (Cutis verticis et frontis gyrata, *Cutis verticis gyrata), an Armen und Beinen, *Keratosis palmoplantaris und Hyperhidrose, trommelschlegelähnliche Finger und Zehen, *Akrozyanose sowie *Seborrhoe.
Ätio: Unregelmäßig autosomal-dominant vererbt, selten sporadisch.
Man: Jugend, vor allem männliches Geschlecht
DD: *Cutis verticis gyrata, *EMO-Syndrom, *symptomatische Pachydermoperiostose^
Ther: Operative Raffung der Haut.
Lit: Brilon C, Klei H-M (1999) Pachydermoperiostose. Akt. Dermatol. 16:353–356
Lindmaier A, Raff M, Seidl G, Jureka W (1989) Pachydermoperiostose. Hautarzt 40:752–757
Pramatarov K, Daskarev L, Schurliev L, Tonev S (1988) Pachydermoperiostose (Toraine-Solente-Golè-Syndrom). Z. Hautkr. 63 (1):55–56

Pachydermoperiostose, familiäre
s. Pachydermoperiostose

Pachydermoperiostose, sekundäre
s. symptomatische Pachydermoperiostose^

Pachydermoperiostose, symptomatische
Syn: Sekundäre Pachydermoperiostose
Def: Erworbene *Pachydermoperiostose bes. bei pulmonalen Erkrankungen (*Marie-Bamberger-Syndrom), aber auch bei Schilddrüsenerkrankungen (*Thyroid acropachy).

Pachyonychia congenita (Jadassohn und Lewandowsky)
Syn: Pachyonychia ichthyosiformis, Polykeratosis congenita (Touraine), Jadassohn-Lewandowsky-Syndrom, Keratosis disseminata circumscripta (follicularis), Keratosis congenita multiplex, Pachyonychie-Syndrom
Def: Autosomal-dominant vererbte Verhornungsstörung der Haut und

Schleimhaut mit Nageldysplasien; rezessive Vererbung und Spontanmutation möglich.
Klin: Angeborene krallenförmige, verdickte Finger- und Zehennägel. Inselförmige oder streifige Palmar-, seltener Plantarkeratosen, häufig Hyperhidrose. Umschriebene Keratosen an Zehen, Fußsohlen, Ferse, Ellenbogen und Knien. *Sebostase, Blasenbildung möglich.
- Schleimhautveränderungen: Weißliche, streifige Plaques an Zunge, Mundwinkeln, Mundschleimhaut und Kehlkopf (*Leukoplakie).
- Augenveränderungen: Verdickung und Trübung der Hornhaut, Katarakte.
- Begleitsymptome: Spina bifida occulta, Divertikulitis, Herzanomalien, Dentes connati

Ther: Intern: Etretinat (25–75 mg/die). Extern: Abschleifen der Nägel, ggf. Entfernung der Nägel mit der Nagelwurzel. Keratolytische Maßnahmen (z. B. Guttaplast, Onychomal).

Pachyonychia ichthyosiformis
s. Pachyonychia congenita

Pachyonychie
Syn: Skleronychie, Onychauxis, Pachionyxie
Def: Verdickung der Nagelplatte, ggf. mit Vergrößerung und Deformierung (*Onychogrypose) infolge eines vermehrten und gestörten Nagelwachstums.
Ätio: Angeboren (*Pachyonychia congenita) oder erworben, z. B. mechanisch, infektiös, hypothyreotisch, Durchblutungsstörungen.
s. a. Gerontonychie

Pachyonychie-Syndrom
s. Pachyonychia congenita

Pacini-Körperchen
s. Vater-Pacini-Körperchen

PAF (Platelet Activating Factor)
Def: Thrombozyten aktivierendes Phospholipid, das bei IgE vermittelten allergischen Reaktionen freigesetzt wird.

Page-Syndrom
Def: Zentral induzierter Hypertonus mit Tachykardie, wechselndem Gesichts- und Brusterythem sowie fakultativer *Hyperhidrose.

Paget carcinoma
s. extramammärer M. Paget^

Paget's disease of the nipple
s. Paget der Brustwarze

Paget der Brustwarze
Syn: Paget's disease of the nipple, volkstümlich Krebsekzem
Def: Intraepidermal wachsendes, wahrscheinlich intraduktales Adenokarzinom mit ekzemähnlichen, meist einseitigen Veränderungen im Bereich der Brustwarze und des Warzenhofes.
s. a. extramammärer M. Paget^
Man: Vor allem Frauen nach dem 4. Lebensjahrzehnt
Klin: Initial kleiner, geröteter, schuppender, langsam wachsender Herd an der Brustwarze oder in deren Nähe. Entzündliche Rötung, Nässen, Desquamation, Schuppenkrusten. Bei invasivem Wachstum Knotenbildung oder Ulzeration

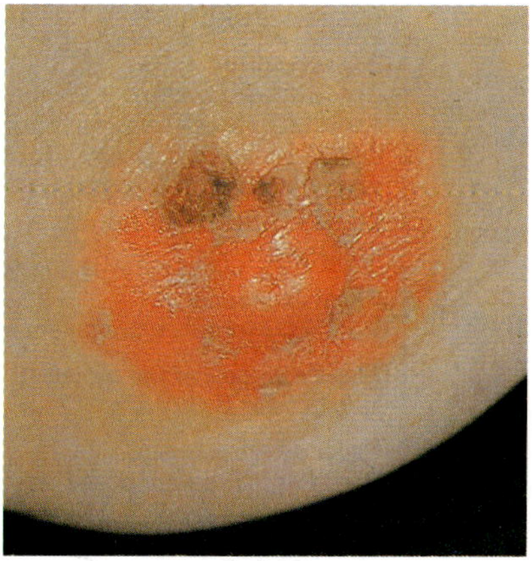

Morbus **Paget** der Brustwarze

Hist: Intraepidermal:
Paget-Zellen: Große, klare, PAS-positive Tumorzellen mit großem Zellkern
DD: *Mamillenekzem, *Morbus Bowen, *ekzematoides Basaliom^, *Skabies, *Psoriasis vulgaris
Ther: Mastektomie, ggf. mit Ausräumung der axillären Lymphknoten.

Paget, Morbus, extramammärer
Syn: Adenocarcinoma apocrinocellulare epidermotropicum, Paget carcinoma
Def: Seltene Form des M. Paget in Körperregionen mit apokrinen Schweißdrüsen: z. B. Anogenitalregion, Achselhöhlen, Nabelregion.
Beachte: Bei Lokalisierung in der Anogenitalregion ist in 20% der Fälle ein primäres Karzinom anderer Organe vor allem Rektum, Urethra, Cervix uteri zu finden.
Hist: Duktales Karzinom apokriner Schweißdrüsen, Einwachsen der Karzinomzellen (*Paget-Zellen) in die Epidermis
DD: *Ekzem, *Intertrigo, *M. Bowen
Ther: Exzision weit im Gesunden.

Paget-von-Schroetter-Syndrom
Syn: Thrombose par effort, Effort-Thrombose, Armvenenstau, Achselvenenthrombose, Achselvenensyndrom, Axillarvenenthrombose
Def: Akuter thrombotischer Verschluß der V. subclavia oder V. axillaris durch Mikrotraumen bzw. Intimaeinrisse der Vene.
Ätio: Arbeiten mit starken Bewegungen im Schultergürtelbereich (Holzhacken, Reckturnen), extreme Überstreckung des Arms, Fehlhaltung im Schlaf. Halsrippe, Osteome der vorderen Skalenuslücke, substernale Struma, Pancoast-Tumor, Polyzythämie, Ovulationshemmer;
s. a. Claudicatio intermittens venosa
Man: V. a. Männer im erwerbsfähigen Alter, Verhältnis Männer zu Frauen 3:1.
Lok: In 2/3 d. F. rechter Arm.
Klin: Einseitige Armschwellung mit Betonung von Hand und Unterarm, pralle Venenfüllung, Zyanose, Parästhesien, schmerzhafter tastbarer Strang im Sulcus bicipitalis.
Ther: Thrombektomie mit operativer Dekompression der Vene oder Lyse (bis zu 3 Monaten nach Manifestation indiziert). Bei Entwicklung eines *postthrombotischen Syndroms: *Kompressionstherapie, nächtliches Hochlagern des Arms
Prog: Meist günstig: Kollateralisation über die V. cephalica, Hals- und Brustwandvenen. Selten Entwicklung eines *postthrombotischen Syndroms am Arm. Sehr selten Übergang in *Phlegmasia ceorulea dolens, Embolisation.
Lit: Lechner W (1981) Postthrombotisches Achselvenensyndrom. Hautarzt 32:313–316

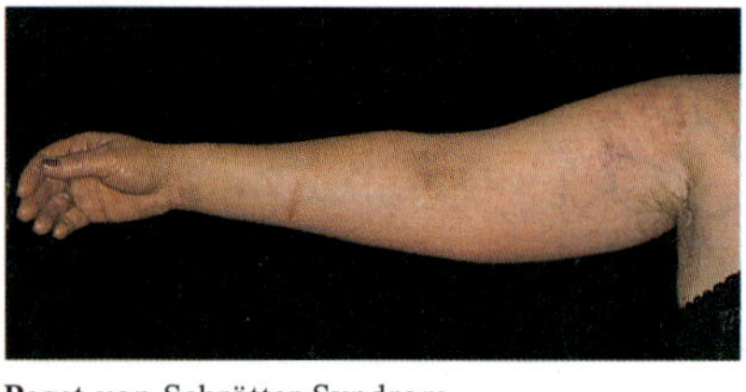

Paget-von-Schrötter-Syndrom

Paget-Zellen
s. *M. Paget^ der Brustwarze

Pagetoid
Def: Histologische Bezeichnung für ein dem *Paget der Brustwarze vergleichbares histologisches Bild mit Ausbreitung der Tumorzellen im Epithelband; z. B. pagetoides Melanom.
s. superfiziell spreitendes Melanom^

Pagetoide Retikulose
s. pagetoide Retikulose^

painful-bruising-syndrom
s. schmerzhaftes Ekchymosen^-Syndrom

painful piezogenic pedal papules
s. Piezogene Knötchen

Palisadengranulom
Syn: Palisading granuloma
Def: *Granulom mit radiär wallartig angeordneten Histiozyten nach nekrobiotischen Bindegewebsveränderungen, z. B. bei *Granuloma anulare, *Necrobiosis lipoidica, *rheumatoide Knötchen^.

Palisading granuloma
s. Palisadengranulom

Palmarerythem
s. Erythema palmarc et plantare symptomaticum,
s. Erythema palmoplantare hereditarium

Palmarfibromatoses
s. Dupuytrensche Kontraktur

Palmar- und Plantarsyphilide
Def: *Syphilid mit symmetrischer Manifestation einer *Syphilis aquisita im Sekundärstadium an Handtellern und Fußsohlen.

Pallida-Reaktion
Def: Komplementbindungsreaktion mit einem aus Reiter Spirochäten gewonnenen Antigen (Pallida Antigen) zur Syphilisdiagnostik. Heute weitgehend verlassen.
s. a. Syphilisserologie

Palmenrute
Def: Kongenitale flügelfellartige Verwachsungen zwischen Penis und Skrotum. Kombination mit *Hypospadie möglich.

Palmoplantarfibromatose, juvenile
Syn: Aponeurotisches Fibrom, juveniles aponeurotisches Fibrom
Def: Angeborene oder bis zum 20. Lebensjahr auftretende Verhärtungen oder Knotenbildungen der Subkutis und angrenzenden Schichten.
Hist: Diffus infiltrierend wachsender bindegewebiger Tumor
Prog: Rezidivierung nach Exzision, Spontanrezidive möglich. Keine Metastasierung.

Palmoplantarkeratose
s. Keratotis palmoplantaris

Palms red
s. Erythema palmoplantare hereditarium

palpable migratory arciform erythema
s. Erythema migrans arciforme et palpabile

Paltauf-Sternberg, Morbus
s. maligne Lymphogranulomatose^

Panangitis
Def: Alle Wandschichten betreffende Gefäßentzündung (Panarteriitis, Panphlebitis).
s. a. Vasculitis

Panaritium
Def: Unspezifische eitrige Entzündung an Fingern oder Zehen.
Nach der Tiefenausdehnung werden unterschieden (s. Abb., S. 650):
- Panaritium (P.) cutaneum, periunguale, subunguale: *Paronychie
- P. subcutaneum, tendinosum, articulare, periostale.

Vork: Meist nach Bagatellverletzungen mit sekundärer bakterieller Infektion.
Klin: Schmerzhafter, ödematös geschwollener Bezirk, klopfendes Gefühl, Abszedierung. Die zunächst oberflächliche Entzündung kann in die Tiefe fortschreiten.
Diag: Bakteriologische Untersuchung, Resistogramm
Ther: Ruhigstellung, Antibiotika intern und extern, ggf. operative Maßnahmen.

Panaritium subunguale
s. Onychie pyogene

Panarteritis nodosa
s. Periarteriitis nodosa

Panatrophia cutis localisata
s. Panatrophia localisata

Panatrophia localisata
Syn: Panatrophia cutis localisata, Panatrophy of Gowers, Local panatrophy (Gowers), Morbus Gowers

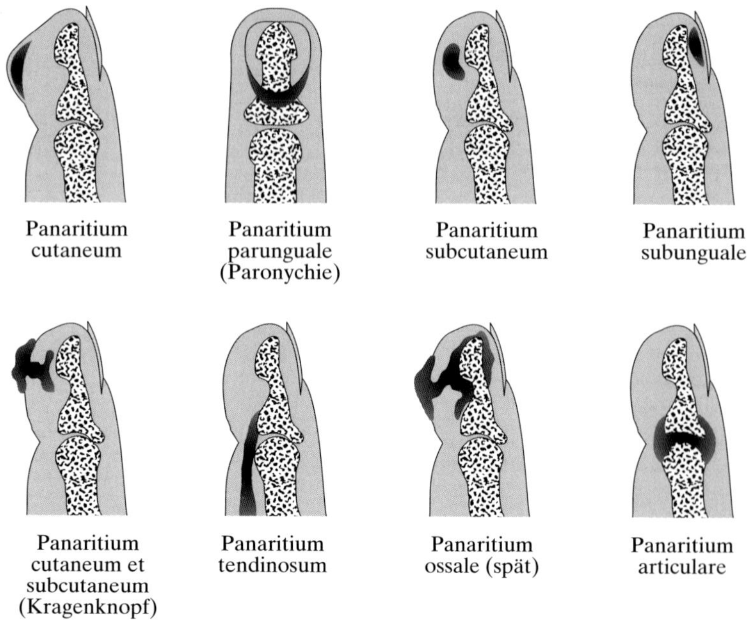

Lokalisation der verschiedenen **Panaritien**

Def: Meist umschriebener, partieller oder totaler Verlust des subkutanen Fettgewebes. Atrophie der darunterliegenden Muskeln und Knochen innerhalb von wenigen Monaten.
Ätio: Ungeklärt, in einigen Fällen werden Kortikoidkristallsuspensionen angeschuldigt, Zusammenhang mit der *zirkumskripten Sklerodermieˆ wird diskutiert.
Man: Vor allem Frauen zwischen dem 2. und 4. Lebensjahrzehnt.
Lok: Vor allem Rücken, Gesäß, Extremitäten.
Klin: Scharf begrenzter, atrophischer, muldenförmig eingesunkener, hyper- oder depigmentierter Hautbereich.
Hist: Korium und Epidermis verschmälert, Schwund des subkutanen Fettgewebes.
DD: *Lipoathrophia semicircularis, *lokalisierte Lipoatrophieˆ, *sklerotische Panatrophieˆ
Prog: Keine Rekonstitution möglich. Sistieren des atrophischen Prozesses innerhalb weniger Monate.

Panatrophia of Gowers
s. Panatrophia localisata

Panatrophie, sklerotische
Def: *Panatrophia localisata im Gefolge einer typischen *zirkumskripten Sklerodermieˆ.

Panatrophy of Gowers
s. Panatrophia localisata

Panchondritis
s. Polychondritis recidivans et atrophicans

Pancoast-Syndrom
s. Pancoast-Tumor

Pancoast-Tumor
Syn: Sulkus-Tumor, Pancoast-Syndrom, Lungenspitzen-Syndrom

Def: Peripher lokalisiertes Bronchialkarzinom mit Alteration des Halssympathikus.
Hierdurch kommt es zu Schweißsekretionsstörungen: *Anhidrose der seitengleichen Gesichtshälfte, Hals, Schulter, Arm, Hand, untere Grenze: 4.–8. zervikales Dermatom und zum *Horner-Syndrom.

Pangerie
s. Progeria adultorum

Pankreasadenom, metastasierendes exokrines
s. *pankreatische Pannikulitis^

Pankreaskarzinom
s. *pankreatische Pannikulitis^

Pankreasnekrose
s. *Cullen-Hellendahlsches Zeichen

Panmyelopathie
Syn: Panmyelophthise, aplastische Anämie, Panzytopenie
Def: Knochenmarksinsuffizienz mit Ersatz des blutbildenden Markes durch Fettmark. Durch die Panzytopenie kommt es zu folgenden Hautveränderungen: *Purpura, teilweise massive Blutungen aus allen Körperöffnungen, Schleimhautulzerationen, weiße Schleimhäute (Anämie).
Ätio: Idiopathisch und sekundär (Medikamente, Strahlentherapie, Chemikalien, Infektionskrankheiten, neoplastische und immunologische Erkrankungen).
Ther: Kortikoide, Substitution von Erythrozyten, Thrombozyten und Granulozyten, ggf. Knochenmarkstransplantation.

Panmyelophthise
s. Panmyelopathie

Panniculitis nodularis nonsuppurativa febrilis et recidivans
Syn: Pfeifer-Weber-Christian-Syndrom, rezidivierende fieberhafte, nicht eitrige Pannikulitis, Weber-Christian-Syndrom, Idiopathic nodular panniculitis (Mac Donald), idiopathische lobuläre Pannikulitis
Def: Über Jahre in Schüben verlaufende, herdförmige, nicht eitrige Entzündung des subkutanen Fettgewebes (*Pannikulitis) mit Fieber und Ausbildung symmetrisch angeordneter, subkutaner Knoten oder Platten.
Wahrscheinlich ist das klassische Pfeifer-Weber-Christian-Syndrom eine gemeinsame pathopysiologische Endstrecke auf unterschiedliche ätiologische Faktoren. Heute trennt man die *pankreatischen Pannikulitiden^, Pannikulitis bei *Lupus erythematodes u. a. ab, sodaß die ungeklärten, idiopathischen lobulären Pannikulitiden mit Allgemeinsymptomatik (idiopathischen Pannikulitiden ohne Allgemeinsymptomatik: *Lipogranulomatosis subcutanea) das Pfeifer-Weber-Christian-Syndrom darstellen.
Ätio: Ungeklärt, diskutiert werden: Allergische *Vaskulitis, Infekte, Autoimmunvorgänge und Alpha–1-Antitrypsin-Mangel. Eine noduläre Pannikulitis als hypererge Reaktion bei *Lyme-Borreliose ist beschrieben.
Man: Ca. 70% Frauen, Durchschnittsmanifestationsalter bei 40 Jahren.
Lok: Vor allem Oberschenkel, Gesäß, seltener Stamm und Arme.
Klin: Plötzlicher Beginn: Schwächegefühl, Erbrechen, Müdigkeit, rheumatoide Beschwerden, Fieber. Multiple kleine oder größere, druckschmerzhafte, weiche subkutane Knoten mit Rötung und Schwellung der bedeckenden Haut.
Abheilen der Knoten nach Wochen bis Monaten unter Hinterlassung einer dellenartigen Hauteinziehung infolge Vernarbung im subkutanen Fettgewebe.
Selten Spontanperforation durch die Haut (= liquefying nodular panniculitis, Pannikulitis mit Liquefaktion).
Lab: BSG-Beschleunigung, Leukopenie, seltener Leukozytose.
Hist: Lobuläre Pannikulitis: Initial zwischen den Fettzellen neutrophile Granulozyten, Lymphozyten, Histiozyten, später lipophages Granula-

tionsgewebe mit Makrophagen und Schaumzellen, fibrotisches Narbenstadium. Selten Induktion einer histiozytären Proliferation (*zytophagische Pannikulitis).
DD: *Lipogranulomatosis subcutanea, *traumatogenes Lipogranulom^, *Adipositas dolorosa, *Erythema nodosum, *rheumatoide Knötchen^
Ther: Intern: Glukokortikosteroide (Prednison 80 mg/die Tage, dann Ausschleichen), nichtsteroidale Antiphlogistika, Antimalariamittel, ggf. Antibiotika (Tetrazykline, Chephalosporine), Immunsuppressiva bei Therapieresistenz (Azathiopin).
Prog: Schubweiser Verlauf, häufig mit jahrelangen erscheinungsfreien Intervallen.
Lit: Panush RS, Yonker RA et al. (1985) Weber-Christian Disease. Medicine 64 (3): 181–191
Hassler D, Zorn J et al. (1992) Noduläre Pannikulitis: eine Verlaufsform der Lyme-Borreliose? Hautarzt 43: 134–138
Gehring W, Rupec M (1989) Pannikulitis mit Liquefation-eine besondere Verlaufsform der Pfeiffer-Weber-Christian-Pannikulitis. Hautarzt 40: 589–591

Panniculitis, post-Steroid-Panniculitis
s. poststeroidale Pannikulitis^

Pannikulitis
Syn: Fettgewebsentzündung
Def: Heterogene Gruppe von Erkrankungen bei denen hauptsächlich im subkutanen Fettgewebe ein entzündlicher Prozeß abläuft. Eine Unterscheidung erfolgt nach histologischen und ätiologischen Kriterien (s. Tabelle).
Klin: Meist rötliche bis livide, subkutan gelegene Knoten mit Betonung der Beine, Ulzerationen möglich.
Diag: Tiefe Hautbiopsie, Sonographie (7,5 MHz).
Ther: Ggf. Behandlung der Grunderkrankung, evtl. Kortikoide (Prednison 80 mg/die initial, dann Reduktion)
Lit: Braun-Falco O, Hohenleutner U, Helm D, Landthaler M (1989) Pankreatogene Pannikulitis. Hautarzt 40: 778–781

Tabelle: Klassifikation der **Pannikulitiden**

1. Lobuläre Pannikulitis:
a) ohne Vaskulitis:
- *Panniculitis nodularis nonsuppurativa febrilis et recidivans
- *Lipogranulomatosis subcutanea
- *zytophagische Pannikulitis^
- physikalische Pannikulitis: *Kältepannikulitis, *Druckpannikulitis, chemische (*Oleom, *Lipogranulom) und artefizielle Pannikulitis
- Neonatale Pannikulitis: *Sclerema adiposum neonatorum *Adiponecrosis aubcutanea neonatorum
- *pankreatische Pannikulitis^
- *poststeroidale Pannikulitis^
- Lobuläre Pannikulitiden bei systemischen Erkrankungen: *Lupus erytematodes *Sklerodermie *Sarkoidose *Granuloma anulare bei Lymphomen, Leukämien, Infektionen

b) mit Vaskulitis:
- Noduläre Vaskulitis (*Erythema induratum Bazin)

2. Septale Pannikulitis:
a) ohne Vaskulitis:
- *Erythema nodosum
- *Necrobiosis lipoidica
- *eosinophile Fasziitis^
- bei *progressiver systemischer und *zirkumskripter Sklerodermie^

b) mit Vaskulitis:
- *Periarteriitis nodosa
- *Periarteriitis nodosa cutanea benigna
- *Thrombophlebitis migrans
- (*Erythema nodosum)

Pannikulitis, Druckpannikulitis
Def: Entzündung des subkutanen Fettgewebes 2–12 Stunden nach einem druckbedingten Trauma.
Prog: Abklingen der Entzündung nach 1–8 Tagen.

Pannikulitis, Kältepannikulitis
Syn: Adiponecrosis subcutanea e frigore (Haxthausen), Popsicle-Pannikulitis

Def: Vor allem bei adipösen Frauen auftretende, tiefkutan gelegene, sukkulente, schmerzhafte Knoten im Fettgewebe 2 bis 3 Tage nach Unterkühlung.
Lok: Vor allem Doppelkinn, Mammae, Nates, Oberschenkel.
Hist: Lymphozyten- und eosinophilenreiches Infiltrat im Fettgewebe.
Diag: 2–3minütiges Auflegen von Eisstückchen auf fettgewebsunterlagerte Haut führt zur Knotenbildung.
Ther: Spontane Rückbildung der Knoten, Kälteschutz als Prophylaxe.

Pannikulitis mit Liquefaktion
s. *Panniculitis nodularis nonsuppurativa febrilis et recidivans

Pannikulitis, pankreatische
*Syn:*Pankreatische Fettgewebsnekrose
*Def:*Sehr selten im Rahmen von Entzündungen des Pankreas auftretende Nekrosen des subkutanen Fettgewebes.
s. a. Pannikulitis
Ätio: Unklar, diskutiert werden fokale Wirkungen der vom Pankreas freigesetzten Lipase oder alpha-Amylase sowie von freien hydrolisierten Fettsäuren.
Vork: V. a. bei akuter Pankreatitis, seltener bei Pankreaskarzinom, Pankreaspseudozysten
Man: Meist Männer, häufig Alkoholanamnese
Lok: Untere Extremitäten, v. a. prätibial, seltener Rumpf.
Klin: Schubweise symmetrisch auftretende, derbe, erythematöse, subkutane, gelegentlich ulzerierte Knoten. Assoziation mit Arthritis und Polyserositis.
Lab: Erhöhung von Lipase, Serum- und Urinamylase, evtl. Gamma-GT und AP, Leukozytose, Hypokalzämie.
Hist: Lobuläre Fettgewebsnekrose mit basophilen Kalziumablagerungen und kernlosen Fettzellen, gemischtes entzündliches Infiltrat.
Ther: Behandlung der Grunderkrankung

Lit: Braun-Falco O, Hohenleutner U, Helm D, Landthaler M (1989) Pankreatogene Pannikulitis. Hautarzt 40:778–781
Goldmann MP (1985) Ascites, Gastrointestinal Bleeding, and Leg Nodules. Arch Dermatol 121:673
Hughes PSH, Aprosarnthanarx P, Mullins JN (1975) Subcutaneous fat necrosis associated with pankreatic disease. Arch Dermatol 111:506–510
Krahl D (1991) Pankreatogene Pannikulitis mittelbar paraneoplastischer genese. Akt. Dermatol. 17:281–283

Pannikulitis, poststeroidale
Syn: Post-Steroid-Panniculitis, Poststeroidpannikulitis
Def: Knotige *Pannikulitis 1–35 Tage nach dem Absetzen einer hochdosierten internen Kortikosteroidbehandlung.
Man: Vor allem Kinder bis zum 12. Lebensjahr.
Lok: Vor allem Wangen, Kinn, Arme, Stamm.
Klin: Bis zu 4 cm große, von unauffälliger bis leicht geröteter, warmer, juckender Haut bedeckte subkutane Knoten
Hist: Lobuläre Pannikulitis, nadelförmige, radiär angeordnete Aussparungen in den Fettzellen.
DD: *Panniculitis nodularis nonsuppurativa febrilis et recidivans, *Erythema nodosum
Ther: Nicht bekannt
Prog: Günstig: Rückbildung in Wochen bis Monaten.

Pannikulitis, rezidivierende fieberhafte nichteitrige
s. Panniculitis nodularis nonsuppurativa febrilis et recidivans

Pannikulitis, symptomatische
Def: *Pannikulitis (s. Tabelle S. 652) im Rahmen einer Grunderkrankung (z. B. Kollagenosen, Gefäßerkrankungen, Pankreaserkrankungen, *Necrobiosis lipoidica, *Erythema nodosum u. a.).
Ther: Behandlung der Grunderkrankung, ggf. Kortikoide intern.

Pannikulitis, zytophagische
Def: Lobuläre *Pannikulitis mit histiozytärer Proliferation, Retikuloendotheliomegalie und Hämophagozytose. Möglicherweise Variante der *Panniculitis nodularis nonsuppurativa febrilis et recidivans.
Klin: *Pannikulitis im Bereich des Rumpfes und der Extremitäten, Fieber, Hepatosplenomegalie, Serositis, aphthöse Läsionen.
Lab: Panzytopenie
Prog: Ungünstig, tödliche generalisierte Hämorrhagie, Leberinsuffizienz.
Lit: Csato M, Szekeres L, Frecska I, Hegyi E (1981) Zytophagische Pannikulitis. Hautarzt 32:370–371
Winkelmann RK (1981) Pannikulitis mit Zellphagozytose. Hautarzt 31:588–594

Pantothensäure
Def: Zu den Vitaminen des B-Komplexes gehörendes Vitamin, Bestandteil des Coenzym A.

Panzerkrebs
s. Cancer en cuirasse

Papageienkrankheit
s. Ornithose

Papaverintest
s. Schwellkörper-Pharmakontestung

Papel
Syn: Knötchen, Papula, Blatter
Def: Primäreffloreszenz (s. Effloreszenzen). Flaches, kugeliges oder spitzkegeliges die Haut überragendes derbes Knötchen.
Hist: Man kann 3 Typen unterscheiden.
- Epidermale Papel: *Akanthose
- Kutane Papel: Vermehrung von Fibroblasten und Kollagen im Korium.
- Gemischte Papel: Vermehrung der Zellen der Epidermis und des Koriums.

Papeln, multiple bowenoide am Penis
s. *bowenoide Papulose

Papeln, multiple bowenoide der Vulva
s. *bowenoide Papulose

Papeln, persistierende postskabiöse
Def: Braunrote, bis linsengroße, stark juckende Papeln vor allem in der Inguinal-, Perigenital- und Axillarregion trotz ausreichender Behandlung einer *Skabies.
s. a. postskabiöses Ekzem^
Ätio: Wahrscheinlich hypererge Hautreaktion auf die Krätzmilbe und ihre Produkte.
Man: Vor allem bei Kindern, auch bei Erwachsenen
Hist: Pseudo-lymphomartiges, histiozytär-eosinophiles Infiltrat.
Ther: Glukokortikoidcreme, ggf. vorsichtige intraläsionale Glukokortikoidkristallsuspension-Injektion.

Papeln und Plaques, pruritische urtikarielle in der Schwangerschaft
s. PUPPP

Paper Radio Immuno Sorbent-Test
s. PRIST

Papilionitis
Def: Teils irritative, teils urtikarielle Haut- und Schleimhauterkrankung, hervorgerufen durch Giftschuppen der Motte Hylesia metabus nach Kontakt mit dem Menschen.
Vork: Mittelamerika
Klin: Stark juckende, dichtstehende, auch konfluierende bis pfenniggroße, unscharf begrenzte, erythematöse, urtikarielle Hautveränderungen. Vereinzelt Exkoriationen.
Nach Inhalation kann es auch zu Atembeschwerden kommen.
DD: *Raupenhaardermatitis
Ther: Je nach Ausprägung des Befundes kurzfristig orale Antihistaminika und lokale Kortikoide.
Lit: Manske U, Seifert HW, Zink E (1992) Papilionitis. Akt. Dermatol. 18:249–251

Papillae coronae glandis
s. Hirsuties papillaris penis

Papillom
Def: Gutartige Geschwulst der Haut- oder Schleimhaut infolge von Vermehrung des subepidermalen Bindegewebes und der Epidermis als Reizantwort auf infektiöse, chemische oder mechanische Noxen. Das *Akanthom ist eine Sonderform des Papilloms. Man kennt u. a.: *infektiöse Akanthome^,
*Verrucae planae juveniles,
*Verrucae vulgares,
*Plantarwarzen,
*Condylomata acuminata,
*Verrucosis generalisata,
*Verrucae seborrhoicae.

Papillom, intraduktales benignes
s. Adenomatose der Brustwarze

Papillomatose
Syn: Papillomatosis
Def: Multiple *Papillome der Haut- und/oder Schleimhaut.

Papillomatose confluente et réticulée
s. Papillomatosis confluens et reticularis

Papillomatose, floride orale
Syn: Papillomatosis mucosae carcinoides
Def: Papillomatös-verruziforme, sich progredient ausdehnende weißliche Proliferationen der Mundschleimhaut mit lokal invasivem Wachstum von atypischen Keratinozyten, jedoch gewöhnlich ohne Metastasierung. Wird dem *Carcinoma verrucosum zugerechnet (niedrig malignes *spinozellulärtes Karzinom^).
Ätio: Möglicherweise viral bedingt.
Man: Vor allem Männer im Alter von 60–80 Jahren, häufig Raucher.
Lok: Mundhöhle (Gaumen, Wangen-, Lippenschleimhaut) und Kehlkopf.
Klin: Zunächst flache Leukoplakien, daraus Entwicklung breit aufsitzender, beetartiger, papillomatöser Vegetationen mit grauweißer, tief eingekerbter Oberfläche. Große Ausbreitungstendenz, Konfluenz einzelner Herde, Ausbildung blumenkohlartiger Tumormassen. Leichte Verletzlichkeit.
Hist: Stark hyperplastische Epithelproliferation (exophytisch-papillomatöse Projektionen, breite Reteleisten). Tiefe Einfaltungen des Epithels, das aus gut differenziertem verhornendem Plattenepithel mit erhaltener Schichtung und nur wenigen Mitosen besteht. Verdrängung des Koriums, evtl. invasives Wachstum. Der histologische Malignitätsgrad wird unterschiedlich beurteilt.
DD: *Fokale epitheliale Hyperplasie, *spinozelluläres Karzinom^, *Leukoplakie.
Ther: Lokale Tumorentfernung im Gesunden, evtl. Bleomycin.
Prog: Langsames, lokal destruierendes Wachstum. Sehr selten Metastasierung in die regionalen Lymphknoten. Übergang in ein *spinozelluläres Karzinom^ möglich.
Lit: Wienert V, Grussendorf EI (1978) Die Behandlung der floriden oralen Papillomatose mit Bleomycin. Z. Hautkr. 53 (22):781–786

Papillomatose, floride subareoläre
s. Mamillenadenom

Papillomatose, orale
Syn: Disseminierte Schleimhautwarzen
Def: Zahlreiche, weiße, warzenähnliche, unterschiedlich lange persistierende Papeln im gesamten Mundschleimhautbereich.
Prog: Spontanheilung möglich.

Papillomatosis
s. Papillomatose

Papillomatosis confluens et reticularis (Gougerot und Carteaud)
Syn: Gougerot-Carteaud-Syndrom, papillomatose confluente et réticulée, konfluierende retikuläre Papillomatose
Def: *Acanthosis nigricans-ähnliche Erkrankung mit persistierenden Hyperpigmentierungen und verrukösen Keratosen.
Ätio: Ungeklärt, diskutiert werden: genetisch bedingte Störung der Ver-

hornung, reaktive Keratose nach *Pityriasis versicolor.
Man: Vor allem Mädchen zu Beginn oder kurz nach der Pubertät.
Lok: Vor allem sternoepigastrischer Bereich, intermammäre Region, auch Ausbreitung über Bauch, Hals, Schulter, Rücken.
Klin: Flache, gräuliche bis bräunliche, bis zu 5 mm Durchmesser große flache Papeln, die netzartige Muster ausbilden und zu größeren Flächen konfluieren.
DD: *Acanthosis nigricans benigna, *Pseudoacanthosis nigricans, Pseudoatrophodermia colli
Ther: Oberflächliche Curettage der Veränderungen, ggf. Behandlung wie *Pityriasis versicolor.

Papillomatosis cutis carcinoides (Gottron)
Def: Tumoröse pseudoepitheliomatöse Epidermishyperplasie in versorgungsgestörter Haut.
Ätio: Ungeklärt, diskutiert werden: Form der vegetierenden Pyodermie, hochdifferenziertes *spinozelluläres Karzinom^
Man: Vor allem höheres Lebensalter. Nur Patienten mit Lymph- und venösen Abflußstörungen.
Lok: Vor allem Unterschenkel, einseitig oder beidseitig
Klin: Langjährige Dermopathia cruris, rezidivierende *Erysipele. Große, blumenkohlartige, von schmierigem Sekret bedeckte Wucherungen; ggf. inselförmige Hyperkeratosen bzw. leicht blutende Granulationen.
Hist: Pseudoepitheliomatöse Epithelproliferationen, Keratohyalin- und Hornperlenbildung, entzündliche Reaktion im Stroma. Kapillarproliferation.
DD: *Spinozelluläres Karzinom^, *Pyodermia vegetans
Ther: Abtragung im Gesunden, plastische Deckung
Prog: Über Jahre chronischer Verlauf

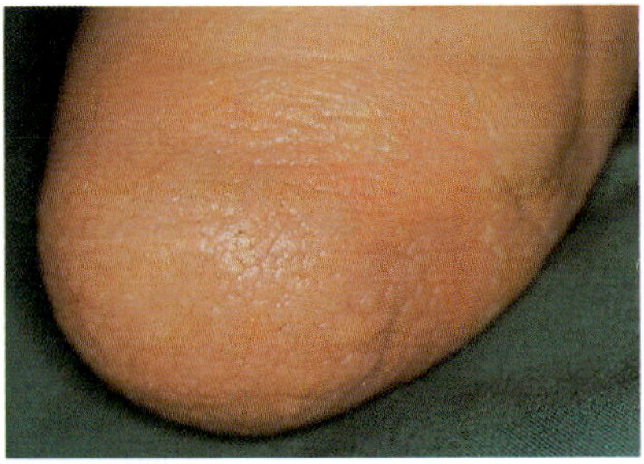

Papillomatosis cutis lymphostatica

Papillomatosis cutis lymphostatica
Syn: Stauungspapillomatose, Elephantiasis verrucosa, Pachydermia vegetans, Elephantiasis crurum papillaris et verrucosa, Lymphostatic verrucosa, Elephantiasis nostras verrucosa, warty hyperkeratosis
Def: Ausbildung von hautfarbenen bis schmutzigbraunen, papillomatösen Hautveränderungen im Bereich der distalen Unterschenkel, der Füße oder an Amputationsstümpfen, die selten tumorartig imponieren können.
Ätio: Zirkumskripte kutane Lymphostase infolge regionaler subkutaner Lymphabflußstörungen z. B. bei *chronisch venöser^ Insuffizienz, *Lymphödem oder chronischer kardialer Dekompensation.
Ther: *Kompressionstherapie, harnstoffhaltige Externa, ggf. Antibiose, evtl. Exzision und plastische Deckung.
Lit: Niederauer HN, Schultz-Ehrenburg U, Tiedjen KU (1991) Tumorform einer Papillomatosis cutis lymphostatica. Hautarzt 42:518–522
Stöberl C, Partsch H (1988) Lymphostatische Stauungedermatose. Hautarzt 39:441–446
Lindemayr H (1988) Therapieerfolge mit harnstoffhaltigen Externa bei Papillomatosis cutis verrucosa (Lymphostatische Stauungspapillomatose) Hautarzt 39: S78–79

Papillomatosis mucosae carcinoides
s. floride orale Papillomatose^

Papillomatosis penis
s. Hirsuties papillaris penis

Papillomviren, humane
Def: Epidermotrope Doppelstrang-DNA-Viren der Papova-Gruppe mit einer Größe von 55 nm. Z.Zt.sind ca. 60 verschiedene Typen bekannt. Einige verursachen benigne epitheliale Tumoren (z. B. *Verrucae planae juveniles, *Verrucae vulgares, *Plantarwarzen, *Condylomata acuminata) andere sind mit genitalen oder extragenitalen Karzinomen (*Verrucosis generalisata) assoziiert.
Man unterscheidet die manifeste, die subklinische und die latente Infektion (Viruspersistenz in basalen Keratinozyten).
Lit: Kowalzick L, Grimmel M, Weyer U, Villiers EM, Jänner M (1990) Recurrent papillomas of the nipple associated with human papillomavirus 41. Br J Dermatol 122:757–762
Buntin DM, Rosen T et al. (1991) Sexually transmitted diseases: Viruses and ectoparasites. J Am Acad Dermatol 25:527–534
Gross GE (1990) Neuere Entwicklungen bei den anogenitalen HPV-Infektionen. Hautarzt 41:527–536
Gross GE, Gissmann L (1986) Urogenitale und anale Papillomvirusinfektionen. Hautarzt 37:587–596

Papillon-Lefèvre-Syndrom
Syn: Keratosis palmoplantaris mit Paradentose, Keratosis palmoplantaris mit Periodontose, Keratosis palmoplantaris diffusa non circumscripta, Hyperkeratosis palmoplantaris with periodontosis, Keratodermie type Papillon-Lefèvre, Keratodermia palmo-plantaris diffusa Papillon
Def: Autosomal rezessiv vererbte Verhornungsstörung mit diffusen transgredienten Palmoplantarkeratosen, Zahnanomalien und Infektanfälligkeit.
Klin: Transgrediente palmoplantare Keratose, scharf begrenzte Rötung von Palmae und Plantae, psoriasiforme Hyperkeratosen an Ellbogen und Knien, Hyperhidrose. Frühzeitig Karies, Gingivitis, Periodontopathie, Alveolaratrophie, Zahnausfall an Milchzähnen und bleibendem Gebiß, teilweise Debilität.
DD: *Keratosis extremitatum hereditaria progrediens, *Psoriasis inversa, *Keratosis palmoplantaris diffusa circumscripta, *Schuppli-Syndrom, *Keratosis palmaris et plantaris cum surditate congenita et leuconychia totalis unguium (Schwann-Syndrom)
Ther: Erfolge mit systemischer Retinoidtherapie (Etretinat, Acitretin)
Prog: Schubweiser Verlauf. Keine Progredienz, eher Rückbildung im höheren Alter. Nach vollständigem Zahnverlust Sistieren der Entzündungsvorgänge.
Lit: Bergmann R, Friedmann-Birnbaum (1988) Pappilon-Lefèvre syndrome: a study of the long-term clinical course of recurrent pyogenic infections and the effects of etretinate treatment. Br J Dermatol 119:731–736
Bork K, Löst C (1980) Extrapalmoplantare Hautsymptome und weitere klinische und ätiologische, insbesondere immunologische Gesichtspunkte beim Papillon-Lefevre-Syndrom. Hautarzt 31:179–183

Pappataci-Fieber
Syn: Phlebotomusfieber, Sandfly-Fever, Hundskrankheit, Sommerfieber, Dreitagefieber
Def: Grippeähnliche Viruserkrankung durch Arboviren, die von Phlebotomus papatasii übertragen werden. s. a. Phlebotomen
Klin: 2–4tägiges, akut einsetzendes Fieber, Kopfschmerzen, retrobulbäre Augenschmerzen, Konjunktivitis, gerötetes Gesicht, heiße, trockene Haut. Haut- und Schleimhautblutungen kommen vor, selten morbilliforme, roseoläre, skarlatiniforme oder urtikarielle Exantheme. Fleckige oder streifenförmige, düsterrote Enantheme, vor allem am weichen Gau-

men. Gelegentlich schleimige Gastroenteritiden, Bradykardie.
Lab: Leukopenie
DD: *Denguefieber, Typhus, *Malaria, Grippe
Prog: Günstig

Papula
s. Papel

Papulae obtusae
s. Prurigo nodularis Hyde

Papular dermatitis of pregnancy
s. papulöse Dermatitis^ in der Schwangerschaft

Papular eruptions of infants
s. Acrodermatitis papulosa eruptiva (Gianotti-Crosti)

Papulöse Dermatitis in der Schwangerschaft
s. papulöse Dermatitis^ in der Schwangerschaft

Papulonekrotisches Tuberkulid
s. papulonekrotisches Tuberkulid^

Papulose, lymphomatoide
s. Lymphomatoide Papulose

Papulosis atrophicans maligna
s. Papulosis maligna atrophicans

Papulosis maligna atrophicans (Degos)
Syn: Köhlmeier-Degos-Syndrom, tödliches kutaneointestinales Syndrom, Thrombangitis cutanea-intestinalis disseminata, Degos-Delort-Tricot-Syndrom, Papulosis atrophicans maligna
Def: Systemerkrankung durch thrombotischen Verschluß kleiner Arterien, die durch typische Papeln mit nachfolgender zentraler Atrophie an der Haut und häufiger Beteiligung des Magen-Darm-Traktes und des Zentralnervensystem charakterisiert ist. Man unterscheidet sporadische und familiäre Formen, foudroyante oder milde protrahierte Verlaufsformen.
Ätio: Unbekannt. Diskutiert werden: primäre Störung des endothelialen Lipidmetabolismus, Störungen der systemischen und lokalen Rheologie, allergische Vaskulitis, Virusinfektion, Autoimmunvorgänge, genetische Disposition. Für familiäre Formen ist ein autosomal-dominanter Erbgang beschrieben.
Man: Manifestationsgipfel zwischen dem 20.–50. Lebensjahr, Verhältnis Männer zu Frauen 3:2
Lok: Vor allem am mittleren Rumpf
Klin:
- Hautveränderungen: Schubweise auftretende, disseminierte, entzündliche Papeln. Nach wenigen Tagen zentral porzellanweiße Färbung und Dellung. Abstoßung der Nekrose, Ausbildung von Ulzera und zentral depigmentierter, peripher hyperpigmentierter, atrophischer Närbchen. Ggf. pustulöse und pustulös-nekrotische Veränderungen.
- Interne Symptome (60% der Fälle): Evtl. erst Monate bis Jahre nach den Hauterscheinungen: Bauchschmerzen, Koliken, Hämatemesis, Fieber. Tod durch Darminfarkt mit Perforation und Peritonitis. Beteiligung von Nervensystem, Auge, Herz, Niere, Lunge, Leber oder Pankreas möglich.

Hist: Infiltration der Arteriolenwand mit Neutrophilen und Rundzellen, thrombotischer Verschluß, keilförmige Bindegewebsnekrose, Narbenbildung.
Lab: Paraproteinämie, teilweise Anomalie der Immunglobuline.
Diag: Fachübergeifende interdisziplinäre Zusammenarbeit.
DD: *Lichen myxoedematosus, *hyperergische Vaskulitis^, *papulonekrotisches Tuberkulid^, *Thrombangiitis obliterans, *Lupus erythematodes
Ther: Keine spezifische Therapie bekannt, günstige Wirkung von Azetylsalizylsäure in Kombination mit Dipyramidol, Phenylbutazon, Heparin u. a. Antikoagulantien sowie Phenformin kombiniert mit Ethyloestrenol sind beschrieben.

Prog: Ungünstig, Letalität über 50%, Spontanremissionen möglich.
Lit: Burg G, Vieluf D, Stolz W, Landthaler M, Braun-Falco O (1989) Maligne atrophische Papulose (Morbus Köhlmeier-Degos). Hautarzt 40:480–485

Papulosis miliaris
Def: Heute unüblicher Begriff für eine Variante des *Lichen simplex chronicus Vidal.

Paraamyloidose
s. *systematische Amyloidose^

Paraartefakte
Def: Ticartige Selbstbeschädigung ohne Täuschungsabsicht. Hierzu gehören: *Trichotillomanie, *Onychophagie, *Trichotemnomanie.
s. a. Artefakt

Parablennorhagie
s. Urethritis nongonorrhoica

Paracoccidioidomycose
s. südamerikanische Blastomykose^

Paraffinom
Def: *Traumatogenes Lipogranulom^ nach Injektion von Paraffin.
s. a. Oleom, Silikonom

Paragruppen-Allergie
Def: Gruppen-Allergie (*Kontaktallergie, Gruppenallergie) gegen in Parastellung substituierte aromatische Aminoverbindungen: z. B. Sulfonamide, Lokalanaesthetika, Farbstoffe.

Parahämophilie
Syn: Owrensche Krankheit, kongenitaler Faktor-V-Mangel, Hypoproakzelerinämie
Def: Autosomal-rezessiv vererbter Faktor-V-Mangel mit Blutungsneigung.
Man: Frühes Kindesalter
Klin: Nasen-, Zahnfleischbluten, *Ekchymosen, *Suffusionen, Menorrhagien, Magen-Darm-Blutungen, zerebrale Blutungen, Kombination mit anderen Mißbildungen möglich.
Lab: Verlängerte Prothrombinzeit
Diag: Nachweis des Faktor-V-Mangels
Ther: Frischvollblut, Frischplasma
Prog: Ungünstig

Parahyperkeratose
Syn: Hyperparakeratose
Def: Vermehrung der Zellagen und *Parakeratose der Hornschicht.

Parakeratose
Def: Verhornungsstörung mit Zellkernreste in der Hornschicht.

Parakératose infectieuse
s. mikrobielles Ekzem^

Parakeratosis anularis
s. Porokeratosis

Parakeratosis centrifugata atrophicans
s. Porokeratosis Mibelli

Parakeratosis Mibelli
s. Porokeratosis Mibelli

Parakeratosis pityriasiforme (Brocq)
s. seborrhoisches Ekzem^

Parakeratosis variegata
Syn: Parapsoriasis variegata, Parapsoriasis lichenoides, Lichen variegatus, Paralichen (Brocq), retiform parapsoriasis, poikilodermatische Parapsoriasis, atrophic Parapsoriasis, auch *Poikiloderma atrophicans vasculare.
Def: Seltene, chronisch progredient verlaufende, entzündliche Hauterkrankung mit striärer oder netzförmiger Anordnung lichenoider Papeln, die heute in der Regel als poikilodermatische Variante der *Parapsoriasis en grandes plaques angesehen wird.
Ätio: Ungeklärt, potentielles *T-Zell-Lymphom^. Wird von einigen Autoren als *Mycosis fungoides, von anderen Autoren als *Parapsoriasis en grande plaque-großherdig-poikilodermatische Form oder als eigene Entität gesehen.
Lok: Vor allem Rumpf, Mammae, Abdomen, Glutäen.
Man: Meist mittleres Lebensalter, aber auch im Jugendalter.
Klin: Annulär, striär oder netzförmig angeordnete, lichenoide Papeln mit

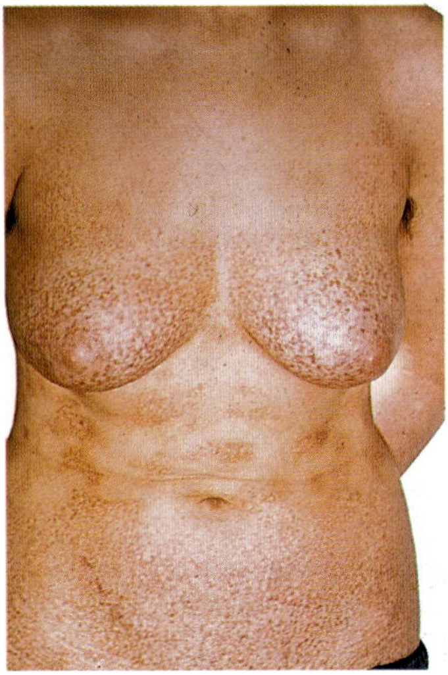

Parakeratosis variegata

Neigung zur Konfluenz, poikilodermatische Veränderungen mit Atrophie der Haut. Pigmentierungen und Teleangiektasien bei Rückbildung der Effloreszenzen.
Hist: *Parakeratose, z. T. *Akanthose, z. T. atrophisch verdünnte Epidermis, pleomorphes lymphoidzelliges Infiltat der Epidermis, subepidermal bandförmiges Infiltrat aus meist kleinen Lymphozyten, *Pautrier-Mikroabszesse möglich. Pigmentinkontinenz. Elektronenmikroskopie: *Lutzner-Zellen in der Epidermis.
Ther: UVB-Bestrahlungen, *PUVA-Therapie, Helio-Klimatherapie, halbjährliche Kontrolluntersuchungen.
Prog: Chronischer Verlauf über Jahre bis Jahrzehnte. Übergang in ein *T-Zell-Lymphom^ in ca. 10% der Fälle (je nach Literatur 5–45%).
Lit: Lambert WC (1987) Parapsoriasis. In: Fitzpatrick TB, Eisen AZ, Wolff K, Freedberg IM, Austen KF (eds) Dermatology in general medicine. McGraw-Hill. pp 991–1006
Popp C, Bacharach-Buhles M, Sterry W, Griesser H, Altmeyer P (1992) Überlegungen zur Pathogenese der Parakeratosis variegata anhand morphologischer und molekulargenetischer Befunde. Hautarzt 43:634–639

Parakokzidioidomykose
s. südamerikanische Blastomykose^

Paralichen
s. Parakeratosis variegata

Paralyse, progressive
Syn: Paralysis progressiva
Def: Zur Metasyphilis (*Syphilis, Spätsyphilis, Syphilis IV) gehörende Erkrankung mit hirnorganischen und psychischen Veränderungen sowie Krämpfen und apoplektischen Insulten.
Diag: Seroreaktionen
DD: *Tabes dorsalis

Paralysis progressiva
s. progressive Paralyse^

Paramyxoviren
Def: Gruppe der RNS-Viren (Größe 150–250 nm). Erreger von Parainfluenza, *Masern und *Mumps.

Parangi
s. Frambösie

Paraovine
s. Ecthyma contagiosum

Paramyeloblastenleukämie
s. lymphoblastisches Lymphom^

Paramyloidose
s. *systemische Amyloidose^

Paraneoplastisches Syndrom
Def: Nicht metastatische, sondern auf humoraler Fernwirkung viszeraler Malignome beruhende Symptome, die nach Tumorentfernung abklingen.
s. a. kutane Paraneoplasie^
Ätio: Verschiedene Ursachen spielen eine Rolle oder sind in der Diskussion: Ektopisch gebildete Hormone und hormonartig wirkende Polypeptide, tumorspezifische humorale oder zellvermittelte Immunität, unspezifische Immunreaktionen, epidermal growth factor, Prostaglandine u. a.

Tabelle: Hautkrankheiten bei malignen Tumoren. **Paraneoplastische** Dermatosen

	Tumorhäufigkeit	Tumorart
1. Obligat paraneoplastische Dermatosen		
Acanthosis nigricans maligna	80–100%	zu 85% Tumoren des Gastrointestinaltraktes (Apudome?)
Erythema gyratum repens Gammel	~ 100%	alle Tumoren
Erythema necroticans migrans	100%	Glukagonom
Akrokeratose, paraneoplastische (Bazex)	100%	Karzinome im Nasen-Rachenraum und in der oberen Trachea
Hypertrichosis lanuginosa acquisita	60–80%	alle Tumoren
2. Fakultativ paraneoplastische Dermatosen		
Dermatomyositis	10–50%	Ovarial-, Mamma-, Bronchial- und andere Karzinome, Sarkome
Erythrodermie	10–20%	maligne Lymphome u. a.
Thrombophlebitis migrans	2–10%	Karzinom des ekkrinen Pankreas, andere Malignome
Pachydermoperiostose (*Marie-Bamberger-Syndrom)	5–10%	Lungenkarzinom
Pankreatische Paraneoplasie	5%	ekkrines Pankreaskarzinom
Lupus erythematodes subacutus		Lymphome, Plasmozytom, Karzinome
Pyoderma gangraenosum		Leukämien, Plasmozytom
Pemphigus		Thymom, Lymphom, andere Tumoren
bullöses Pemphigoid, Dermatitis herpetiformis, Pustulosis subcornealis	1–2%	verschiedene Tumoren
Lichen ruber pemphigoides		Hypophysen-, Nebennierentumoren, Sympathikoblastome
papulöse dissipierte Palmoplantarkeratosen	~ 20–40%	Lungen-, Blasenkarzinom
3. Hauterscheinungen durch bekannte Tumorprodukte		
	auslösende Substanz	Tumorart
Porphyria cutanae tarda paraneoplastica (verschiedene biochemische Typen)	Porphyrine	Leberkarzinome, Hepatom (Prostatakarzinom)
Karzinoid-Syndrom	Prostaglandine, Kinine?, Serotonin?	Karzinoid
Cushing-Syndrom mit Hyperpigmentierung, Mundschleimhautpigmentierung	ACTH β-MSH?	kleinzellige Bronchialkarzinome, andere Tumoren
(Pseudo-)Pubertas praecox, Gynäkomastie	Gonadotropine	Bronchial-, Leber-, andere Karzinome, NNR-Tumoren
Amyloidosis paraneoplastica	Paraprotein	Plasmozytom, Retikulosen, Mycosis fungoides
Skleromyxödem	Paraprotein	Plasmozytom

Fortsetzung Tabelle Hautkrankheiten bei malignen Tumoren

4. Hauterscheinungen, bei denen öfter innere Karzinome beobachtet wurden

Hautkrankheit		Tumorart
figurierte Erytheme Erythema gyratum perstans Erythema anulare centrifugum Darier		alle Tumoren
Epidermolysis bullosa acquisita		Karzinome
Panniculitis mit Polyarthritis und Eosinophilie		ekkrines Pankreaskarzinom
diffuse plane Xanthomatose		Plasmozytom, Mycosis fungoides
Ichthyosis acquisita		Lymphome, Karzinome
Eczéma craquelé		Lymphome, Hodgkin
Keratosis palmoplantaris acquisita		Karzinome
Pseudosklerodermie		Plasmozytom
Pruritus		Lymphome, andere Tumoren
Atypische Pyodermie Herpes zoster generalisatus, Tinea generalisata, Candidosis generalisata	karzinombedingter Immundefekt	Lymphome, Leukämien, metastasierende Karzinome
Hämatome		Leukämien
Purpura		Hypernephrom, andere
Vasculitis „allergica“		alle Tumoren
Fibrinogenmangel-Syndrom		Prostatakarzinom
Periarteriitis nodosa		Karzinome
Vitiligo		Karzinome, Melanome
toxische Epidermolyse Lyell		Lymphome
Urticaria pigmentosa		Genitalkarzinome bei Frauen
Onycholyse		Bronchialkarzinom?
akute febrile neutrophile Dermatose (Sweet-Syndrom)		akute Leukämie
multizentrische Retikulohistiozytose		Karzinome
multiple seborrhoische Warzen (Leser-Trelat-Syndrom)		Karzinome
multiple Keratoakanthome (Torre-Syndrom)		Karzinome
multiple Talgdrüsenadenome (Bakker-Joe-Syndrom)		Karzinome
Lymphadenosis cutis benigna Bäfverstedt		Karzinome Leukosen
Hypereosinophilie-Syndrom		Malignes Melanom

Lit: Niebauer G (1984) Malignom und kutane paraneoplastische Syndrome. Hautarzt 35:602–608

Paraneoplasie, kutane

Syn: Paraneoplastische Dermatose

Def: Sich an der Haut manifestierendes *paraneoplastisches Syndrom. Man unterscheidet obligate Paraneoplasien (Vorliegen eines malignen Tumors mit großer Wahrscheinlichkeit), fakultative Paraneoplasien, Hauterscheinungen durch bekannte Tumorprodukte und Hauterscheinungen, bei denen öfter innere Karzinome beobachtet wurden (s. Tabelle).

Prog: Rückgang der Symptome nach Tumorentfernung.

Lit: Niebauer G (1984) Malignom und kutane paraneoplastische Syndrome. Hautarzt 35:602–608

Parangi
s. Frambösie

Paraovine
s. Ecthyma contagiosum

Parapemphigus
s. bullöses Pemphigoid^

Paraphimose
Syn: Spanischer Kragen
Def: Strangulierende Abschnürung der Glans penis durch Kompression der Dorsalvene und der Lymphgefäße bei zurückgestreiftem, nicht reponierbarem Präputium.
Ätio: Zurückstreifen des phimotischen Präputiums in den Sulcus coronarius, Stau des Blutrückflusses aus der Glans penis.
Klin: Blaurote, geschwollene Eichel, gerötete, ödematöse, aufgetriebene, ringförmige Vorhaut. Zu Beginn starke Schmerzen.
Ther: Bei kurzfristig bestehender Paraphimose: Konservativer Versuch: Spasmolytikagabe, anschließend Kompression des Penis von distal nach proximal bis zum Ödemschwund, Rückschieben der Eichel unter die Vorhaut mit dem Klingelknopfgriff.
Bei länger bestehender Paraphimose: Operative Durchtrennung des Schnürringes über eine Sonde.
Später immer *Zirkumzision.
Prog: Nekrosegefahr

Parapoxvirus
Def: Gruppe von Viren, die Krankheitssymptome bei Mensch und Tier hervorrufen. Beim Menschen Erreger des *Melkerknotens.

Paraproktitis
s. Periproktitis

Parapsoriasis (Brocq)
Syn: Pseudopsoriasis
Def: Von Brocq 1902 als Provisorium eingeführte Bezeichnung für verschiedene, seltene, nicht klassifizierbare, erythematosquamöse, äußerst therapieresistente Dermatosen. Die Erkrankungen der Parapsoriasisgruppe besitzen keine nosologische Verwandschaft zur *Psoriasis und auch untereinander existieren keine pathogenetischen Gemeinsamkeiten. In der Literatur werden verschiedene Einteilungen und Nomenklaturen gebraucht.
Man unterscheidet heute:
- Parapsoriasis guttata (*Pityriasis lichenoides)
- *Parapsoriasis en plaques
a) *Parapsoriasis en plaques – benigne kleinherdige Form
b) *Parapsoriasis en plaques – großherdig-entzündliche Form
- Parapsoriasis lichenoides (*Parakeratosis variegata)
Lit: Meigel WN (1982) Parapsoriasis-Gruppe. Z. Hautkr. 57 (16): 1188–1204
Lambert WC (1987) Parapsoriasis. In: Fitzpatrick TB, Eisen AZ, Wolff K, Freedberg IM, Austen KF (eds) Dermatology in generalal medicine. McGraw-Hill. pp 991–1006
Lambert WC, Everett MA (1981) The nosology of parapsoriasis. J Am Acad Dermatol 5: 373–395

Parapsoriasis, atrophische
s. Parapsoriasis en plaques, großherdige poikilodermatische Form

Parapsoriasis digitiformis
s. Parapsoriasis en plaques – benigne kleinherdige Form

Parapsoriasis en gouttes
s. Pityriasis lichenoides

Parapsoriasis en grandes plaques Brocq
s. Parapsoriasis en plaques – großherdig-entzündliche Form

Parapsoriasis en grandes plaques poikilodermiques
s. Parapsoriasis en grandes plaques – großherdig-poikilodermatische Form

Parapsoriasis en plaques
Syn: Erythrodermie pityriasique en plaques disséminées, M. Brocq, Xanthoerythrodermia perstans, Erythroderma squamosum, Chronic

superficial dermatitis, chronische superfizielle Dermatitis
Def: Chronische Dermatose (*Parapsoriasis) mit geröteten, pityriasiform schuppenden, disseminierten Herden und unterschiedlichem Verlauf.
Je nach Klinik und Prognose unterscheidet man:
s. *Parapsoriasis en plaques – benigne kleinherdige Form
s. *Parapsoriasis en plaques – großherdig-entzündliche Form
s. *Parapsoriasis en plaques – großherdig-poikilodermatische Form.

Parapsoriasis en plaques – benigne kleinherdige Form
Syn: M. Brocq im engeren Sinne, Parapsoriasis en plaques -kleinherdiger Typ, Parapsoriasis digitiformis
Def: Kleinfleckige, in den Spaltlinien angeordnete *Parapsoriasis.
s. a. Parapsoriasis en plaque
Ätio: Unbekannt, familiäres Vorkommen beschrieben.
Man: Erwachsene, bevorzugt Männer
Lok: Vor allem seitliche Partien des Stammes, Extremitäten. Gesicht, Palmae und Plantae frei.
Klin: Zahlreiche (meist mehr als 20), kleine (Plaquegröße bis 10 cm im Durchmesser), gelblich-rote oder hellgelbe, pityriasiform schilfernde, ovale oder rundliche, auch fingerförmige Herde. Ausbildung größerer Herde durch Konfluenz. Scheinbare Vergröberung der Hautfelderung durch feinste Einrisse in der Hornschicht.
Pseudoatrophie der Haut: Zigarettenpapierähnlich fältelbare Haut ohne Atrophie im histologischen Substrat.
Hist: Geringe *Akanthose, umschriebene Spongiose, geringe *Epidermotropie, perivaskuläres, lymphohistiozytäres Infiltrat.
DD: *Seborrhoisches Ekzem, Exsikkationsekzematid (*Ekzem, Exsikkationsekzem), *Parapsoriasis en plaques – großherdig-entzündliche Form
Ther: *Photo-Therapie, *PUVA.

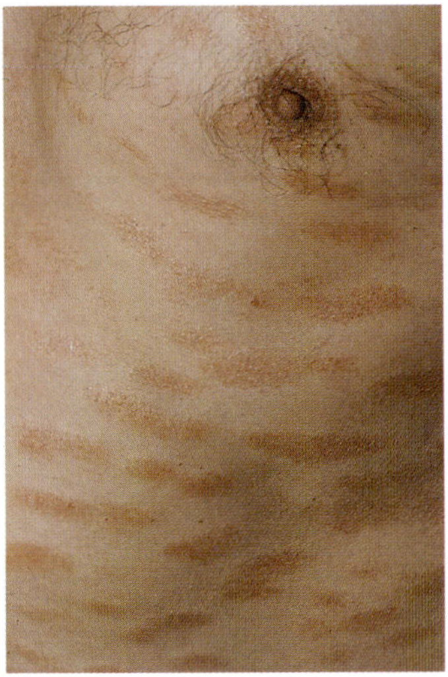

Parapsoriasis en petit plaques

Wenige, kleine Herde kurzfristig lokale Kortikoide.
Bei Sebostase: Vermeiden von Detergenzien, rückfettende Badeöle.
Prog: Gutartiger, chronischer Verlauf, Besserung unter Sonnenbestrahlung. Selten Abheilung.
Lit: Matthes U, Luther H, Altmeyer P (1990) „Hereditäre" Parapsoriasis en petites plaques und Psoriasis vulgaris in einer Familie. Akt. Dermatol. 16:110–111

Parapsoriasis en plaques – großherdig-entzündliche Form
Syn: Prämaligne Form der Parapsoriasis en plaques, Parapsoriasis en plaques simples, Parapsoriasis en grandes plaques Brocq
Def: Großherdige *Parapsoriasis en plaques, die z. T. als prämykoside Phase der *Mycosis fungoides angesehen wird.
Lok: Brustbereich, Glutaealregion, Oberschenkel
Klin: Wenige (im Mittel bis 6) entzündliche, infiltrierte, größere (meist über 10 cm Durchmesser), bizarr

konfigurierte, scharf abgegrenzte, pityriasiform schilfernde, rote, häufig juckende Herde, die meist in den Spaltlinien lokalisiert sind. Zunehmendes Wachstum, Ausbildung größerer, plattenartig infiltrierter Herde.
Hist: *Akanthose, *Parakeratose, lymphohistiozytäres Infiltrat in oberen Korium, evtl. *Pautriersche Mikroabzesse wie bei *Mycosis fungoides. In ca. 10–20% uncharakteristisches ekzematoides Bild.
Ther: *Photo-Therapie, *PUVA. Glukokortikoidhaltige Externa.
s. a. Mycosis fungoides
Prog: Chronischer Verlauf, Größenzunahme der Herde. Übergang in das Stadium infiltrativum der Mycosis fungoides bei einem Drittel der Patienten zu erwarten. Keine Rückbildungstendenz.

Parapsoriasis en plaques – großherdig-poikilodermatische Form
Syn: Parapsoriasis en plaques – großherdiger poikilodermatischer Typ. Parapsoriasis en grandes plaques poikilodermiques, atrophische Parapsoriasis, Parapsoriasis lichenoides. Parapsoriasis lichenoides wird außerdem noch synonym für *Parakeratosis variegata benutzt, die von einigen Autoren als identisch mit der poikilodermatischen Parapsoriasis angesehen wird.
Auch der Begriff *Poikilodermia vascularis atrophicans wird z. T. synonym genommen.
Def: Variante der *großherdig-entzündlichen Parapsoriasis^ en plaque mit Ausbildung eines poikilodermatischen Zustandes.
s. a. Parapsoriasis
Ätio: Unbekannt
Man: Vor allem mittleres Lebensalter
Klin: Einige wenige, größere, entzündlich erythematöse, pityriasiform schilfernde, leicht infiltrierte Herde mit Ausbildung von Hautatrophie, Teleangiektasien, sowie retikulärer Hyper- und Depigmentierung. Auch kleinere hellrote Paplen, Juckreiz oder Schmerzen.
Hist: Unspezifische Dermatitis oder Bild eines *T-Zell-Lymphoms^.
DD: Kongenitale *Poikilodermien, *Dermatomyositis, *Lupus erythematodes
Ther: *Phototherapie, *PUVA
Extern: Glukokortikosteroide bei Juckreiz
Prog: Weiterentwicklung in ein malignes *T-Zell-Lymphom^ möglich.
Lit: Popp C, Bacharach-Buhles M, Sterry W, Griesser H, Altmeyer P (1992) Überlegungen zur Pathogenese der Parakeratosis variegata anhand morphologischer und molekulargenetischer Befunde. Hautarzt 43:634–639

Parapsoriasis en plaques – kleinherdiger Typ
s. Parapsoriasis en plaques – benigne kleinherdige Form

Parapsoriasis en plaques – prämaligne Form
s. Parapsoriasis en plaques – großherdig entzündliche Form

Parapsoriasis en plaques simples
s. Parapsoriasis en plaques – großherdig entzündliche Form

Parapsoriasis guttata (Brocq)
s. Pityriasis lichenoides

Parapsoriasis lichenoides
s. Parakeratosis variegata

Parascarlatina
s. Rubeola scarlatinosa

Parasitenwahn
s. Dermatozoenwahn

Parasitophobie
s. Dermatozoenwahn

Paraspadie
Def: *Hypospadie mit seitlicher Harnröhrenöffnung.

Parasyphilis (Fournier)
Def: Im älteren französischen Schrifttum gebräuchliche Bezeichnung für die *Syphilis IV (*Tabes dorsalis, *progressive Paralyse^).

Paratrachom
s. Schwimmbadkonjunktivitis

Paratyphus
Def: Salmonelleninfektion mit typhusähnlichem Verlauf.
Als Hauterscheinungen sieht man: *Roseolen meist größer und zahlreicher als beim Typhus abdominalis, Übergreifen auf die Extremitäten. Freibleiben von Händen und Füßen. Häufig Assoziation mit *Herpes simplex labialis.

Paravaccinia
s. Melkerknoten

Paravakzineknoten
s. Melkerknoten

Pareiitis granulomatosa
Def: Zunächst reversible, später persistierende Schwellungen der Wangenschleimhaut als Teilmanifestation eines *Melkersson-Rosenthal-Syndroms.

Parenchymlues
s. *Syphilis acquisita, Spätsyphilis, Syphilis IV

Parenchymsyphilis
s. *Syphilis acquisita, Spätsyphilis, Syphilis IV

Parkes-Weber-Syndrom
Syn: F. P. Weber-Syndrom
*Def:*Kongenitale *Angiodysplasie mit Riesenwuchs und *arteriovenösen Fisteln^, teilweise auch *Naevus flammeus lateralis einer Extremität. Wird teilweise als Variante des *Klippel-Trénaunay-Syndroms aufgefaßt.
Man: Ab Geburt
Lok: Meist eine Extremität
Klin:
- Proportionierte Hypertrophie
- Tumorförmige Gefäßhyperplasien: Dilatation von Venen und Arterien. Aktive *arteriovenöse Fisteln^ führen zu lokaler Gewebshypertrophie, peripheren ischämischen Schäden, kardiopulmonaler Belastung mit schließlicher Herzinsuffizienz
- Gelegentlich Naevus flammeus lateralis

Diag: *Arteriovenöse Fistel^, außerdem Herzinsuffizienz abklären.
DD: *Klippel-Trénaunay-Syndrom, *Servelle-Martorell-Syndrom, *Cobb-Syndrom
Ther: Gefäßchirurgie
Prog: Abhängig von frühzeitiger chirurgischer Therapie.
Lit: Wolf CH, Partsch H (1987) Angiodysplasien der Extremitäten. Hautarzt 38:645–651

Paronychia candidosa
Def: Langwierige chron. *Paronychie meist durch Candida albicans.
Vork: Vorzugsweise bei Erwachsenen, Frauen sind dreimal häufiger betroffen als Männer. Etwa 3/4 der Fälle an Zeige oder Mittelfinger.
Man: Prädisponierend ist das Arbeiten im feuchten Milieu sowie das Arbeiten mit Kohlehydraten, aber auch Hyperhidrose, Akrozyanose und Diabetes mellitus sind wichtige, prädisponierende Faktoren. Durch eine Verletzung der Cuticula können die Hefen unter den proximalen Nagelwall gelangen und sich hier vermehren.
Klin: Chronische, meist wenig schmerzhafte *Paronychie. Das Eponychium verliert seine Haftung an der Nagelplatte, so daß Fremdkörper eindringen können. Hierdurch kommt ein weiterer entzündungsunterhaltender Faktor hinzu.
s. a. Onychia candidosa, Candidose

Paronychie
Syn: Nagelfalzentzündung, Umlauf, Fingerumlauf, Bulla repens, *Panaritium para- und subunguale.
Def: Eitrige Nagelwallentzündung (*Panaritium) mit akutem oder chronischem Verlauf, äußerst rezidivfreudig.
Err: Staphylococcus aureus, Streptokokken, Pseudomonas aeruginosa, Proteus mirabilis, Hefen (Candida albicans).
Klin: Entzündlich geröteter, geschwollener, schmerzhafter Nagelwall mit

Entleerung von Eitertröpfchen auf Druck.
Diag: Klinik, kultureller Erregernachweis.
Ther: *Panaritium

Paronychie, luische (syphilitische)
Def: Blasige oder pustulöse Hautveränderungen mit Befall des Paronychium und Nagelablösung bei *konnataler Syphilis^.

Paronychium
s. *Nagel

Paronychose
Def: Das dem „psoriatischen Nagel" zugrunde liegende pathologische Substrat. Der Parakeratose der Haut vergleichbarer fehlerhafter Verhornungsprozess des Nagels.

Parotitis epidemica
Syn: Mumps, Ziegenpeter
Def: Virusinfektion mit überwiegender Beteiligung der Ohrspeicheldrüse.
Ätio: Tröpfcheninfektion
Err: Mumps-Virus
Man: Vor allem Schulalter
Klin: Inkubationszeit 14–21 Tage; Kopf- und Gliederschmerzen, Fieber, zunächst einseitige, schmerzhafte Schwellung der Ohrspeicheldrüse. Häufig entzündete Mundschleimhaut, gerötete Mündungsstelle des Parotisausführungsganges.
Komp:
- Beteiligung anderer Drüsen: z. B. Glandula submandibularis, Glandula submaxillaris, Pankreas, Tränendrüsen, Testes.
- *Orchitis, bei Männern postpubertär Gefahr der Infertilität.
- Meningoenzephalitis

Ther: Symptomatisch
Prog: Günstig

Paroxysmales Fingerhämatom
s. paroxysmales Fingerhämatom^

Parrotsche Furchen
Def: Periorale, bis ins Lippenrot reichende, narbige Einkerbungen bei der *Syphilis connata tarda. Vorkommen auch perianal.
s. a. Hochsingersche Infiltrate
DD: Narben anderer Genese, *Perlèche, *endogenes Ekzem^, Altersrunzeln, Mikrostomie = "Tabaksbeutelmund„ bei *progressiver systemischer Sklerodermie^

Parrotsche Pseudoparalyse
Def: Charakteristisches Stigma der *Syphilis connata praecox mit einwärtsgedrehtem, aktiv nicht bewegbarem, schlaff hängendem Unterarm infolge *Osteochrondritis syphilitica mit Epiphysenlösung im Ulnarbereich.

Parru
s. Frambösie

Parvispermie
s. Hypospermie

PAS-Reaktion
Syn: Perjodsäure-Schiffreaktion
Def: Histochemischer Nachweis von Mukopolysachariden, Muko- und Glykoproteinen, Glyko- und Pospholipiden.
Funktionsprinzip: Die nicht substituierten Glykolgruppen der Polysaccharide werden mit wässriger Perjodsäure zu Aldehyden oxidiert, die dann mit der Fuchsin-schwefeligen Säure (Schiff-Reagens) durch Bildung eines roten basischen Farbstoffes nachgewiesen.

Paschensches
Def: Variola-verus-Virus, Erreger der *Pocken.

Pasini-Syndrom
s. Epidermolysis bullosa albopapuloidea

Pasini-Pierini-Syndrom
s. Epidermolysis bullosa albopapuloidea

Pasqualini-Syndrom
Syn: Fertile eunuch syndrome, Eunuchismus mit Spermiogenese
Def: Isolierter Mangel an LH bei normaler FSH-Sekretion durch inkretorische Hodenfunktionsstörung mit sekundärer Leydig-Zell-Insuffizienz.

Klin: Eunuchoidismus, große schlanke Erscheinung ohne sekundäre Geschlechtsmerkmale, fast normale Hodengröße.
Lab: Normo- bis Oligozoospermie, LH- und Gesamtgonadotropinausscheidung im Urin vermindert.
Ther: Testosteronoenanthat 250 mg i. m. alle 2–3 Wochen.

Patch-Test
s. Epikutantest

Patchy pityriasiform lichenoid eczeme (Kitamura-Takahashi-Sasagawa)
Def: Reaktionsform des *endogenen Ekzems^ im Kindesalter mit juckenden, follikulär gebundenen, kleinsten, schuppenden, hautfarbenen oder bräunlichen Papeln.
Man: Vor allem im Frühling und Winter
Lok: Vor allem Stamm, auch Nacken, Kniestreckseiten.
DD: *Keratosis suprafollicularis, *Lichen pilaris, *Lichen nitidus

Paterson-Kelly-Syndrom
s. Plummer-Vinson-Syndrom

Pathergie-Phänomen
Def: Überholter Begriff für die Auslösung einer krankheitsspezifischen Läsion durch einen unspezifischen Stimmulus.
Dem *Köbner-Phänomen entsprechendes Phänomen bei *M. Behcet. Nach intrakutaner Injektion von Kochsalzlösung kommt es zur Ausbildung einer Papel nach ca. 48 Stunden.

Paul-Bunnel-Reaktion
Def: Nachweis heterophiler Antikörper gegen Hammelbluterythrozyten zur Diagnostik der *infektiösen Mononukleose^.

Pautriersche Mikroabszesse
Def: Nestförmige oder mikroabzeßartige Ansammlungen atypischer Lymphozyten in der Epidermis als Ausdruck der *Epidermotropie und des „Homing in" der Zellen.
s. a. Mikroabszesse
Vork: Kutane *T-Zell-Lymphome^

Pautrier-Woringer-Morbus
s. dermatopathische Lymphadenopathie^

Paxton Krankheit
s. Trichorrhexis nodosa

PCP
s. primär-chronische Polyarthritis^

PDP
s. papulöse Dermatitis^ in der Schwangerschaft

Pearly penile papules
s. Hirsuties papillaris penis
s. Hirsuties papillaris vulvae

Peau citréine
s. *Elastoma diffusum

Peau d'orange
Def: Großporige, entzündlich verdickte Haut bei der *Rosazea, Stadium III.

Peau lisse
s. Glanzhaut

Pechakne
s. Akne, Pechakne

Pechhaut
Def: Chronische Hauterkrankung, die als Summationseffekt nach Einwirken von Teerprodukten und UV-Strahlen auftritt.
Lok: Überwiegend belichtete Hautpartien.
Klin: Zunächst juckende oder brennende Erytheme, gefolgt von schmutzigbraunen Pigmentierungen. Später *Elastose, *Komedonen, *Präkanzerosen, *Basaliome und *Karzinome.

Pechwarzen
s. Teerkeratosen

Pediculoides ventricosus
Syn: Pyemotes ventricosus
Def: Erreger der *Getreidekrätze.

Pediculosis
Syn: Verlausung
Def: Juckende Hauterkrankung durch Läuse. Läuse sind streng wirtsspezifische Ektoparasiten.

Je nach Erreger und Klinik unterscheidet man den Befall durch die
- Kopflaus (*Pediculosis capitis)
- Kleiderlaus (*Pediculosis vestimentorum)
- Filzlaus (*Pediculosis pubis)

Ther: Lokal:
Hexachlorcyclohexan=Lindan. Pyrethroide (synthetische Pyrethrine, z. B. Allethrin (Jacutin N®)) sollen Lindan (Jacutin®) überlegen sein. Adjuvante Maßnahmen: Entfernen der toten Läuse (Läusekamm), ggf. lokale Antipruriginosa, Antiseptika oder Antibiotika, Desinfektionsmaßnahmen.

Lit: Hausstein UF (1991) Pyrethrine und Pyrethroide (Permethrin) bei der Behandlung von Skabies und Pediculosis. Hautarzt 42:9–15
Haustein UF (1991) Pyrethrine/Pyrethroide bei Epizootin. Hautarzt 42:335

Pediculosis capitis

Syn: Kopflausbefall
Def: Infektion mit Kopfläusen (*Pediculosis).
Ätio: Übertragung meist direkt von Mensch zu Mensch, selten über Kämme oder andere Gebrauchsgegenstände.
Err: *Pediculus capitis
Man: Vor allem Kinder, Menschen mit langen Haaren.
Lok: Kopfhaar, vor allem Schläfe, Nacken, retroaurikulär. Selten Befall von Bart- und Schamhaaren.

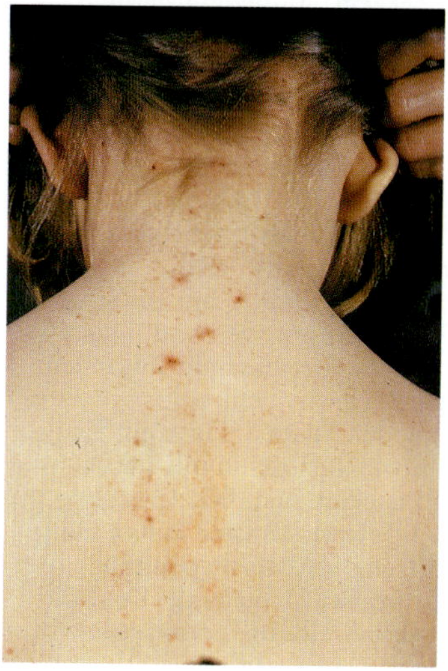

Pediculosis capitis

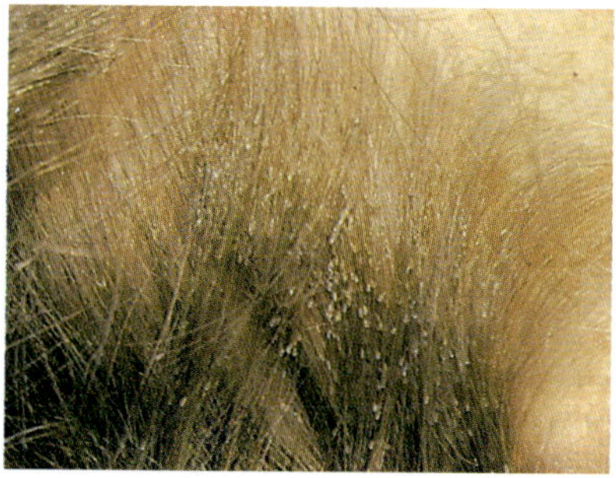

Pediculosis capitis

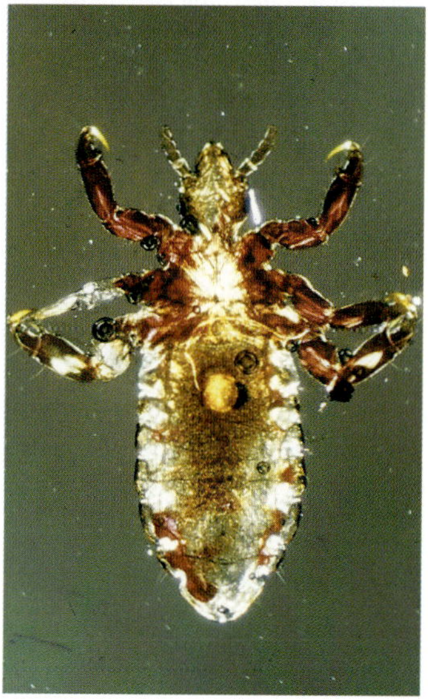

Pediculosis capitis

Klin: Stunden bis Tage nach dem Biß der Kopflaus hochrote, urtikarielle, stark juckende Papeln, Kratzeffekte mit nachfolgender Ekzematisation (Läuseekzem), Impetiginisierung. Sekretaustritt bewirkt Verklebung und Verfilzung des Haares: Weichselzopf. Schmerzhafte Lymphadenitis im Okzipital- und Halsbereich.
Diag: Nissennachweis
DD: Kopfekzem, *Impetigo contagiosa, *Tinea amiantacea
Ther: *Pediculosis
Einreiben des Haares mit Lindan 12–24 Std. Kappenverband, Haarewaschen an 3 aufeinanderfolgenden Tagen.
Lösung der Nissen: Haare mit Essigwasser waschen, dann mit Läusekamm auskämmen. Wiederholung nach 3–5 Tagen. Später Behandlung des Ekzems und der Pyodermie. Sanierung der Umgebung (Kontaktpersonen, Kleidung, Bettwäsche).

Pediculosis corporis
Syn: Kleiderlausbefall
Def: *Pediculosis durch Infektion mit Kleiderläusen. Die Laus ist Überträger von *Fleckfieber, *Febris quintana, *europäischem Rückfallfieber^.
Ätio: Übertragung durch die Kleidung und direkt von Mensch zu Mensch. Eiablage in den Kleidern (Nähte), auch an Körperhaaren.
Err: 4 mm lange Kleiderlaus, Pediculus vestimentorum.
Lok: Vor allem bedeckte Körperpartien, Nahtstellen.
Klin: Rötung, stark juckende *Quaddeln, Kratzspuren, evtl. mit Ekzematisation oder Impetiginisation. Ausbildung einer *Cutis vagantium möglich.
Diag: Kleiderlaus- und Nissen-Nachweis in den Nähten der Kleider, vor allem der Unterwäsche.
DD: *Dermatitis herpetiformis Duhring, *Ekzeme, Alterspruritus, diabetischer *Pruritus.
Ther: *Pediculosis, Sanierung der Kleidung wichtig, Lindan für 3 Tage, tgl. Kleidungs- und Bettwäschewechsel.

Pediculosis pubis
Syn: Phthiriasis, Phthiriase, Filzlausbefall
Def: *Pediculosis durch Infektion mit Filzläusen.
Ätio: Übertragung durch engen körperlichen Kontakt, offenbar auch über Kleidung, Bettwäsche und Handtücher möglich.
Err: Filzlaus, Pediculus pubis
Lok: Areale mit apokrinen Schweißdrüsen: Schambehaarung, Genitalbereich, Achselhaare, Behaarung in Brust- und Bauchregion. Selten, vor allem bei Kindern, Augenbrauen und Wimpern.
s. a. Blepharitis pediculosa
Klin: Mäßiger, nachts starker Juckreiz, *Maculae coeruleae, Filzläuse und Nissen.
Ther: *Pediculosis. Einreiben der gewaschenen befallenen Gebiete mit Lindan, am nächsten Tag auswaschen. Wiederholung nach 3–4 Tagen (teilweise nach 10 Tagen notwendig).
Bei Augenbrauen- bzw. Wimpernbefall: Ungt. hydrargyrum flavum oder Vaseline. Entfernung der Läuse und Nissen mit der Pinzette.
Behandlung der Kontaktpersonen.
Lit: Buntin DM et al. (1991) Sexually transmitted diseases: Virus and ectoparasites. J Am Acad Dermatol 25:527–534

Pediculus capitis
Syn: Kopflaus
Def: 2–3,5 mm lange, blutsaugende, in behaarten Kopfregionen lebende Laus, die ihre Eier (= Nissen) basisnahe an die Haare kittet.
s. Pediculosis capitis

Pedrosos-Krankheit
s. Chromomykose

Peeling
Def: Entfernen der obersten Hornschicht durch chemische oder physikalische Mittel, z. B. kosmetische

Peeling-Cremen, Benzoylperoxidpräparate.

Peeling Skin Syndrom (Levy und Goldsmith 1982)
Syn: Congenital ichthyosiform erythroderma
Def: Angeborene oder unmittelbar nach der Geburt auftretende Verhornungsanomalie, die meist zeitlebens besteht. Störungen des Aminosäuremetabolismus wurden berichtet (verminderter Plasma-Tryptophan-Spiegel).
Klin: Juckende oder brennende peripher migrierende Erytheme mit collerette-artigem Schuppensaum. Der Schuppensaum kann leicht pergamentartig abgezogen werden.
Hist: *Hyperkeratose, fokale *Parakeratose, *Akanthose, schüttere Rundzellinfiltrate im Korium, Seperation des Stratum corneum oberhalb der Epithelschicht.
Elektronenmikroskopie: Fehlen des normalen Keratohyalins.
Lit: Meovrah B et al. (1987) Peeling skin syndrome: aclinical, ultrastructural and biochemical study. Br J Dermatol 116:117–125

Pélade
s. Alopecia areata

Péladehaare
Def: In Randgebieten von Alopecia-areata-Herden vorkommende 0,2–0,7 cm lange, gering pigmentierte, häufig gespaltene, proximal in einen Kolben übergehende Haare.
Prog: Ungünstiges Zeichen bezüglich der Reversibilität der Pélade.
s. a. Haare, Ausrufungszeichenhaare.

Peliosis rheumatica
s. Purpura rheumatica (Schoenlein-Henoch)

Pellagra
Def: Avitaminose durch Mangel an Nikotinsäure oder anderen Faktoren des B-Komplexes mit Haut- (Pelle agra = braune Haut), Darm- und ZNS-Störungen.
Vork: Bei bevorzugter Maisernährung, vor allem in Italien, Balkan, Südstaaten der USA, bei Fehlernährung (Alkoholismus), Resorptionsstörungen und Einnahme von Medikamenten (INH, Hydantoine).
Klin: Veränderungen an Haut, Darmtrakt und Nervensystem. Gekennzeichnet durch 4 D: Diarrhoe, dermatitis, dementia, death.
- Hauterscheinungen: Meist symmetrische, scharf begrenzte, ödematöse, gerötete, später blaurote bis bräunlichrote, dünn oder kleinlamellös abschuppende Veränderungen mit pergamentartiger Haut. Blasenbildung oder gangränöse Ulzeration. Saisongebundenheit! Auslösung durch Sonnenlicht und mechanische Belastung.

Lok: Vor allem unbedeckte Körperareale: Finger- und Handrücken, Schienbein, Gesicht, Brustausschnitt, Nacken, Hals.
Bei längerer Dauer: Verdickung der Haut, schmerzhafte Fissuren, diffuse Palmarkeratosen.
s. a. Casalsches Halsband
- Schleimhautveränderungen: Stomatitis, Glossitis, Vulvitis, trockene, spröde, gerötete Lippen. Starke Sialorrhoe.
- Gastrointestinale Erscheinungen: Leibschmerzen, Diarrhoen, in 50% der Fälle verminderte Salzsäureproduktion des Magens.
- Neurologische Erscheinungen: Depression, Apathie, periphere Polyneuritis, Myelitis, Psychosen.
  s. a. Pellagroid, Pyridoxinmangel, Perniziosa, Avitaminose-Folsäure, Pantothensäuremangel

DD: *Porphyria cutanea tarda, *Porphyria variegata, Arzneimittelreaktionen, *Kwashiorkor, *photoallergisches Ekzem
Ther: Nikotinsäureamid (Nicobion), andere Vitamine des B-Komplexes. Proteinreiche Diät.
Lit: Stadler R, Orfanos CE et al. (1982) Medikamentös induzierte Pellagra. Hautarzt 33:276–280

Pellagra-cerebellar-ataxia-renal-aminoaciduria syndrome
s. Hartnup-Syndrom

Pellagra, sekundäre
s. Pellagra, symptomatische

Pellagra, symptomatische
Syn: Sekundäre Pellagra
Def: *Pellagra infolge einer schweren Resorptionsstörung (chronischer Alkoholismus = Wohlstandspellagra, schwere Enteritis), Malabsorption oder langdauernde Einnahme von Breitbandantibiotika.

Pellagroid
Def: Abortive *Pellagra ohne schwere innerliche oder neurologische Symptome.
Ther: Niazin
Prog: Rasche Abheilung

Peloispondylitis ossificans
s. Bechterew-v. Strümpell-Marie-Krankheit

Pemphigoid
Def: *Autoimmunerkrankung mit subepidermaler Blasenbildung. Zu dieser Krankheitsgruppe gehört als häufigster Vertreter das *bullöse Pemphigoid.
DIF und IIF: *Pemphigoidantikörper
DD: *Pemphigus vulgaris, andere *blasenbildende Erkrankungen

Pemphigoid, bullöses
Syn: Parapemphigus, Alterspemphigus, Pemphigus mit subepidermaler Blasenbildung, Dermatitis herpetiformis senilis, Erythema bullosum chronicum
Def: Immunologisch ausgelöste blasenbildende Dermatose mit subepidermalem Blasensitz. Klinisch imponieren große, pralle, feste Blasen auf veränderter Haut, meist bei älteren Leuten. Inzidenz doppelt so hoch wie die des *Pemphigus vulgaris.
Ätio: Unbekannt, wahrscheinlich *Autoimmunerkrankung; auch als *paraneoplastisches Syndrom^ (z. B. bei Prostatakarzinom) oder durch Medikamente (Salazosulfapyridin, Penicillin V, Furosemid, lokal angewandtes 5-Fluoruracil) auslösbar.
Vork: U. a. bei Polymyositis, Colitis ulcerosa, chronischer Polyarthritis.
Man: Im höheren Lebensalter, selten in der Kindheit.
Lok: Vor allem seitliche Halspartien, Achselhöhlen, Beugeseiten der Oberarme, Nabelregion, Oberschenkelinnenseiten, selten Beteiligung der Schleimhäute (20–30%).
Klin: Sich schubweise entwickelnde, zu Beginn juckende, pralle, große, oft hämorrhagische Blasen, meist auf elevierten Erythemen. Platzen der Blasen und Ausbildung von Erosionen.
s. *Nikolski-Phänomen I höchstens in Umgebung der Herde positiv,
s. *Nikolski-Phänomen II positiv.
Mundschleimhautveränderung (20–30% der Fälle): Kleine Blasen, scharf begrenzte Erosionen mit geringer Heilungstendenz.
Sonderformen des bullösen Pemphigoids:
s. *bullöses vesikulöses Pemphigoid^
s. *bullöses lokalisiertes Pemphigoid^
s. *bullöses vegetierendes Pemphigoid^
*seborrhoisches Pemphigoid^
s. *vernarbendes Pemphigoid^.
Hist: Subepidermale, junktiolytische Blase; häufig Histoeosinophilie.
DIF: Nachweis von Immunglobulinen (überwiegend IgG, seltener IgA, IgM

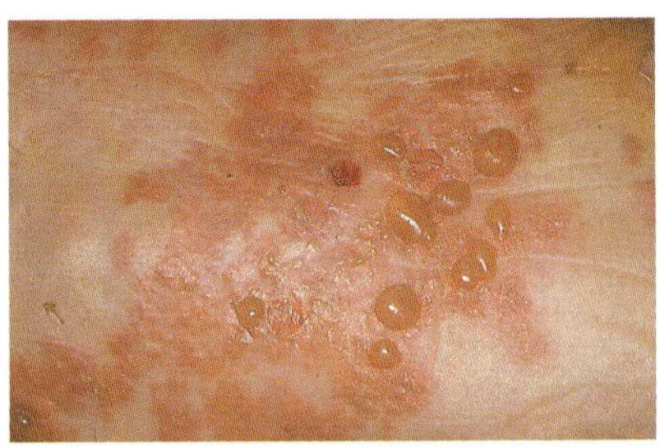

Bullöses **Pemphigoid**

oder IgD) und Komplement (C3) linear an der Basalmembran.
IIF: Pemphigoid-Antikörper: zirkulierende Anti-Basalmembran Antikörper der IgG-Klasse bei 75% der Patienten.
DD: *Pemphigus vulgaris, *Blasenbildende Dermatosen (Tabelle).
Ther: Intern: Kortikoide (Prednison 100–120 mg/die initial, dann Reduktion auf individuelle Erhaltungsdosis), evtl. zusätzlich Immunsuppressiva (z. B. Azathioprin 50–100 mg/die, Reduktion nach Klinik), auch Sulfonamide, Sulfone. Therapiedauer mindestens 6 Monate, später Auslaßversuch.
Extern: Abtragen der Blasen. Desinfektion, blande antibiotische Salben, bei großflächigen Erosionen Fettgitter-Auflagen
Prog: Chronischer, schubweiser Verlauf. Mortalität ohne Therapie bei ca. 40% durch sekundäre bakterielle Infekte.
Cave: Wichtig ist die Tumorsuche.
Lit: Mensing H, Brehm H, Nasemann T (1984) Bullöses Pemphigoid im Kindesalter. Hautarzt 35:254–258
Schaller J, Haustein UF (1989) Das Verhalten von Membranrezeptoren peripherer Blutlymphozyten beim bullösen Pemphigoid. Hautarzt 40:296–303
Venning VA, Wojnarowska (1990) The association of bullous pemphigoid and malignant disease: a case control study. Br J Dermatol 123:439–445

Pemphigoid, bullöses lokalisiertes
Def: Vor allem bei älteren Menschen vorkommendes, lokalisiertes, *bullöses Pemphigoid^.
Lok: Vor allem Unterschenkel, aber auch Halsbereich, vielfach symmetrisch.
Hist: Subepidermale, suprabasale Blase.
DIF: C3, IgM und Fibrin an der dermo-epidermalen Grenze.
IIF: Meist keine *Pemphigoidantikörper nachweisbar.
DD: *Epidermolysis bullosa aquisita
Ther: Lokale Kortikoide
Lit: Maciejewski W, Perwein E, Speer U (1984) Lokalisiertes bullöses Pemphigoid. Hautarzt 35:543–545
Jong MCJM, Kardaun SH, Tupker RA, Seijen HG (1989) Immunomapping in lokalisiertem bullösem Pemphigoid. Hautarzt 226–230

Pemphigoid, bullöses vegetierendes
Syn: Pemphigoid vegetans
Def: Vegetierende Veränderungen in den intertriginösen Räumen beim *bullösen Pemphigoid^, wahrscheinlich infolge von Sekundärinfektionen.
Lok: Große Gelenkbeugen, Intertrigines
Klin: Eiternde, verruziforme Vegetationen neben bullösen, verkrusteten oder schuppenden Herden.
Hist, DD und Ther: *Bullöses Pemphigoid

Pemphigoid, bullöses vesikulöses
Def: Seltenes, sich ausschließlich mit juckenden oder brennenden Blasen manifestierendes *bullöses Pemphigoid^.
Lok: Vor allem Rumpf, auch Extremitäten
DD: *Bullöses Pemphigoid^

Pemphigoid, cicatricial
s. vernarbendes Pemphigoid^

Pemphigoid der Neugeborenen
s. staphylogenes Pemphigoid^ der Neugeborenen

Pemphigoid, disseminiertes vernarbendes
s. vernarbendes disseminiertes Pemphigoid^

Pemphigoid, juveniles
Def: *Bullöses Pemphigoid^ im Kindesalter als ausgesprochene Rarität. Die Entität wird von einigen Autoren angezweifelt, dort synonym mit

*chronisch-bullöser Dermatose^ im Kindesalter.
Hist: Supepidermale Blase
DIF: Lineare Ablagerungen von IgG und C3 an der Basalmembran.
DD: *Benigne chronische bullöse Dermatose^ bei Kindern
Ther: In der Literatur Erfolg mit Erythromycin.
Lit: Mensing H, Brehm H, Nasemann T (1984) Bullöses Pemphigoid im Kindesalter. Hautarzt 35:254–258

Pemphigoid, polymorphes
Def: Heute obsoleter Begriff, der für eine klinische Variante des *bullösen Pemphigoides benutzt wurde.
Nach heutiger Kenntnis gehören diese Patienten in verschiedene Gruppen: *IgA-lineare Dermatose^, *bullöses Pemphigoid, gemischte subepidermale bullöse Dermatosen.
Lit: Bernard P (1989) Polymorphic Pemphigoid. Dermatologica 178:181–183

Pemphigoid, Schleimhautpemphigoid, benignes
s. vernarbendes Pemphigoid^

Pemphigoid, seborrhoisches
Def: Seltene Sonderform des *bullösen Pemphigoids^ mit Lokalisation im Bereich der seborrhoischen Zonen des Stammes.
Man: Frauen zu Männern 3:1, 7. und 8. Lebensjahrzehnt
Hist, DIF, IIF und Ther: *Bullöses Pemphigoid^
Lit: Schneider I, Husz S (1986) Seborrhoisches Pemphigoid. Hautarzt 37:149–151

Pemphigoid, staphylogenes der Neugeborenen
Syn: Pemphigus acutus neonatorum, Schälblasen, Schälblattern, Pemphigus contagiosus, Exanthema bullosa neonatorum
Def: Sonderform der großblasigen *Impetigo contagiosa beim Neugeborenen mit fließendem Übergang in ein *staphylogenes Lyell^-Syndrom.
Ätio: Staphylokokken-Infektion der Epidermis
Err: Häufig Staphylococcus aureus, Phagengruppe II, Phagentyp 71.
Man: Säuglingsalter
Klin: Teilweise große, nach allen Seiten weiter verschiebbare Blasen.
Ther: Intern: Antibiotika.
Lokal: Antiseptika
Prog: Großflächige Toxinresorption möglich, fließender Übergang in das *staphylogene Lyell^-Syndrom.

Pemphigoid vegetans
s. bullöses vegetierendes Pemphigoid^

Pemphigoid, vernarbendes
Syn: Benignes Schleimhautpemphigoid, vernarbendes Schleimhautpemphigoid, dermatite bulleuse mucosynéchiante, cicatricial pemphigoid, scarring pemphigoid, okulärer Pemphigus, Dermatitis pemphigoides mucocutanea chronica, Syndrome muco-oculo-épithélial, Pemphigus conjunctivae, Pemphigus oculaire
Def: Chronische, zur Vernarbung führende, blasenbildende Erkrankung der Schleimhäute von Konjunktiven, Mund, Pharynx, Ösophagus, Genitalien und Anus, die immunhistologisch identische Befunde mit dem *bullösem Pemphigoid^ aufweist und wahrscheinlich Variante dieses ist.
Man: Vor allem Frauen über dem 60. Lebensjahr.
Klin: Herdförmige, in loco rezidivierende Blasenbildung, Abheilung unter Narben-, Strikturen- und Synechien-Bildung.
- Augen: Beginn meist einseitig, nach 1–2 Jahren beidseitig. Katarrhalische Konjunktivitis; klare, rasch platzende Blasen, narbige Schrumpfung, Synechien zwischen bulbärer und palpebraler Konjunktiva; Lidschluß häufig unmöglich, Einschränkung der Augenbewegungen; Verlegung des Tränen-

ausführungsganges mit Xerophthalmie.
- Mundschleimhaut: Rezidivierende, rasch platzende, narbig abheilende Blasen. Je nach Lokalisation: Bewegungseinschränkung der Zunge, mukosogene Kieferklemme.
- Haut: In 30–50% Hautbefall (Gesicht, Nabel, Mons pubis). Derbe, in loco rezidivierende Blasen auf erythematösem Grund, Ausbildung atrophischer Narben, eventuell narbige Alopezie.

Sonderformen:
s. *vernarbendes Pemphigoid^ Typ Brunsting-Perry;
s. *vernarbendes disseminiertes Pemphigoid^
Hist: Subepidermale Blasenbildung, entzündliche Infiltrate im oberen Korium; später Fibrose.
DIF: Lineare IgG (seltener IgA oder IgM) und Komplementablagerungen (C3) an der Basalmembran.
IIF: Zirkulierende Anti-Basalmembran-Antikörper nur selten nachweisbar.
DD: Bei Augenbefall: Sekundäre narbige Veränderungen nach membranöser Konjunktivitis, nach Traumata oder Epidermolysis bullosa, s. a. *blasenbildende Dermatosen.
Ther: Bei generalisiertem Befall: *bullöses Pemphigoid^. Schleimhautveränderungen häufig therapieresistent: versuchsweise DADPS, Sulfapyridin, aromatisches Retinoid.
Extern: Augenärztliche Behandlung, Kortikoide intraläsional.
Prog: Wellenförmiger, jahrelanger Verlauf, Erblindung in 20% der Fälle, selten Karzinomentwicklung.

Pemphigoid, vernarbendes disseminiertes
Def: Extrem seltene Sonderform des *vernarbenden Pemphigoids^ mit ausschließlicher Hautmanifestation.
Lok: Vor allem Rumpf, auch Extremitäten.
Klin: Münzgroße, rötliche oder weißliche, atrophische, evtl. stark juckende Herde mit Ausbildung hämorrhagischer Blasen.
Hist: *Bullöses Pemphigoid^
DD: *Artefakte, *Prurigo, s. a. blasenbildende Dermatosen
Ther: *Vernarbendes Pemphigoid^
Lit: Battyani Z, Magyarlaki, M, Zombai E, Schneider I (1991) Disseminiertes vernarbendes Pemphigoid. Hautarzt 42:307–310
Braun-Falco O, Wolff HH, Ponce E (1981) Disseminiertes vernarbendes Pemphigoid. Hautarzt 32:233–239
Göhring HD (1991) Disseminiertes vernarbendes Pemphigoid. Hautarzt 43:315–316

Pemphigoid, vernarbendes, Typ Brunsting Perry
Def: Seltene Variante des *vernarbendes Pemphigoid^ mit solitärem Befall von Kopf, Stirn und Nacken.
Man: Männer in höherem Lebensalter
Diag und Ther: *vernarbendes Pemphigoid^
Lit: Kolde G, Bonsmann G (1985) Lokalisiertes vernarbendes Pemphigoid Typ Brunsting-Perry. Akt. Dermatol. 11:183–184
Ahmed AR et al. (1984) Localized cicatricial pemphigoid (Brunsting-Perry). Arch Dermatol 120:932–935

Pemphigoidantikörper
Syn: Basalmembranantikörper
Def: Gegen Bestandteile der Basalmembran gerichtete Antikörper, die mittels direkter Immunfluoreszenz im Gewebe oder indirekter Immunfluoreszenz im Serum der Patienten nachgewiesen werden können. Der Nachweis dieser Antikörper (überwiegend Antikörper der IgG-Klasse) ist diagnostisch wegweisend bei Erkrankungen der Pemphigoid-Klasse.
Vork: Bei etwa 70% aller Patienten mit *bullösem Pemphigoid^ nachweisbar.

Pemphigoide séborrhéique
s. Pemphigus erythematosus

Pemphigus
Syn: Blasensucht
Def: Chronisch verlaufende, blasenbildende *Autoimmunerkrankungen mit intraepidermaler Blasenbildung infolge von *Akantholyse. Je nach Sitz der Blase und Klinik unterscheidet man:
a) bei Akantholyse in den unteren Epidermisschichten (suprabasal): *Pemphigus vulgaris, *Pemphigus vegetans
b) bei Akantholyse in den oberen Epidermisschichten (subkorneal, im Str. granulosum): *Pemphigus erythematosus, *Pemphigus foliaceus, *brasiliensischer Pemphigus^ foliaceus
DD: *Bullöses Pemphigoid, andere *blasenbildende Dermatosen

Pemphigus acutus febrilis gravis
s. staphylogenes Lyell-Syndrom

Pemphigus acutus neonatorum
s. staphylogenes Pemphigoid^ der Neugeborenen

Pemphigus, Alterspemphigus
s. bullöses Pemphigoid^

Pemphigus, Blätterteigpemphigus
s. Pemphigus foliaceus

Pemphigus, brasilianischer
s. brasilianischer Pemphigus^ foliaceus

Pemphigus brasiliensis
s. brasilianischer Pemphigus^ foliaceus

Pemphigus chronicus
s. Pemphigus chronicus benignus familiaris (Hailey-Hailey)

Pemphigus chronicus benignus familiaris (Hailey-Hailey)
Syn: M. Hailey-Hailey, Pemphigus Gougerot-Hailey-Hailey, chronic recurrent acantholysis, recurrent herpetiform dermatitis repens, Dyskeratosis bullosa hereditaria, Gougerot-Hailey-Hailey-Krankheit, Dyskeratosis bullosa, Dyskeratoid dermatosis, Pemphigus chronicus. Familiärer gutartiger Pemphigus
Def: Eminent chronisch verlaufende, rezidivierende Genodermatose, die durch entzündliche, nässende und mazerierte Areale in den großen Körperfalten gekennzeichnet ist. Häufig familiäres Auftreten. Keine nosologische Beziehung zum *Pemphigus vulgaris.
Provokation durch Sonne, Hitze, Scheuern und mikrobielle Infektionen möglich.
Ätio: Autosomal dominanter Erbgang mit variabler Penetranz.
Man: Nach der Pubertät.
Lok: Halsbereich, Axillen und Inguinalregion.
Klin: Initial solitäre oder gruppierte, längliche Bläschen oder Blasen, ausgeprägter Juckreiz oder Brennen. Durch Konfluenz Ausbildung juckender, geröteter, von schmierigen Schuppenkrusten bedeckter, rundlicher, ovaler oder zirzinärer, meist scharf begrenzter Herde mit typischen querverlaufenden Fissuren.
s. *Nikolski-Phänomen I und II positiv.

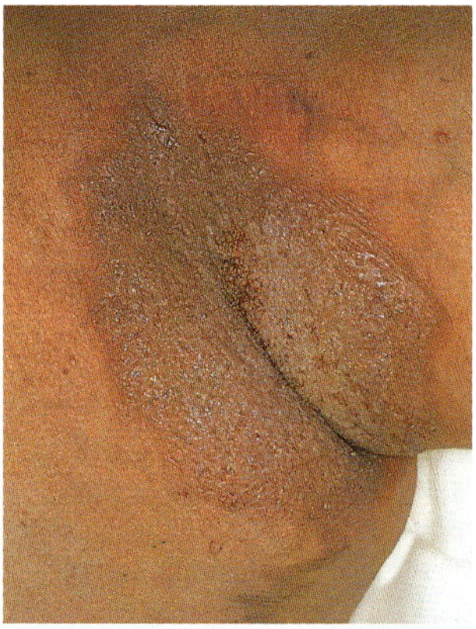

Pemphigus chronicus benignus familiaris

Bei ca. 50% der Patienten *Leukonychia longitudinalis striata.
Hist: *Akanthose, *Akantholyse des gesamten Str. Malpighi, Ausbildung intraepidermaler Spalt- und Blasenbildung, dyskeratotische Umwandlung der akantholytischen Zellen vor allem im Stratum granulosum, selten corps ronds und grains, parakeratotische Zellen im Blasendach.
Elektronenmikroskopie: Spärliche Desmosomen, Desmolyse
DD: *Intertrigo, *Candidose, *Tinea corporis, *Pemphigus vegetans, *Dyskeratosis follicularis.
Komp: Sekundärinfektionen
Ther: Lokal: Genitoanal *Kryochirurgie, ggf. komplette Exzision und sekundäre Wundheilung oder plastische Deckung. Kortikoidexterna (Unterspritzen mit Kortikoidkristallsuspensionen), eventuell im Wechsel mit Antiseptika. Meiden provozierender Faktoren.
Prog: Chronisch-rezidivierender Verlauf mit Remissionen.
Lit: Schanne R, Burg G, Braun-Falco O (1985) Zur nosologischen Beziehung der Dyskeratosis follicularis (Darier) und des Pemphigus benignus chronicus familiaris (Hailey-Hailey). Hautarzt 36:504–508
Kirtschig G, Effendy I, Happle R (1992) Leukonychia longitudinalis als Leitsymptom des Morbus Hailey-Hailey. Hautarzt 43:451–452

Pemphigus conjunctivae
s. vernarbendes Pemphigoid^

Pemphigus contagiosus
s. staphylogenes Pemphigoid^ der Neugeborenen

Pemphigus, Erythema-anulare-ähnlicher
Def: Sonderform des *Pemphigus vulgaris mit klinisch dem *Erythema anulare ähnelndem Bild.
Klin: Anuläre und girlandenförmige Erytheme, selten Entwicklung von Blasen oder Bläschen.
Ther: *Pemphigus vulgaris

Pemphigus erythematosus
Syn: Pemphigus seborrhoicus, Senear-Usher-Syndrom, pemphigoéde séborrhéique, Lupus erythematosus pemphigoides
Def: Variante des *Pemphigus foliaceus mit klinischen und immunologischen Merkmalen eines *subakuten kutanen Lupus^ erythematodes, erhöhte Lichtempfindlichkeit (*MED).
Lok: Seborrhoische Zonen: Gesicht, Kopf, Brust- und Rückenregion, überwiegend symmetrisch, selten Schleimhautbeteiligung.
Klin: Schmetterlingsförmige, krustenbedeckte Erytheme im Gesicht. Brust und Rücken: Fettig-krümelige Schuppung, Krusten, einzelne Blasen auf erythematöser oder unveränderter Haut, Erosionen. *Nikolski-Phänomen positiv.
Hist: *Pemphigus foliaceus. Leukozyten in der Dermis wie beim *Lupus erythematodes.
DIF: Nachweis von IgG-Antikörpern in der Interzellarsubstanz und an der

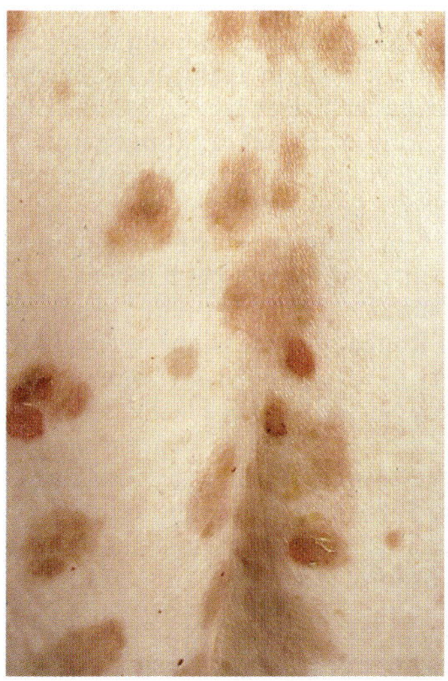

Pemphigus erythematosus

Basalmembran, bis zu 60% positiver *Lupusbandtest.
IIF: *Pemphigusantikörper, gelegentlich antinukleäre Antikörper
Diag: Lichttreppe (*MED), DIF nach UV-Provokation
DD: *Seborrhoisches Ekzem^, *subakut kutaner Lupus^ erythematodes
Ther: Intern: Kortikoide in ausgedehnten Fällen.
Extern: Kortikoidhaltige Cremes, Okklusivverband, Lichtschutz.
Prog: Übergang in *Pemphigus foliaceus möglich; selten Koexistenz mit Myasthenia gravis, Thymom oder systemischem Lupus erythematodes.
Lit: Amerian AL, Achmed A (1985) Pemphigus erythematosus. Int. J. Dermat. 24:16–25

Pemphigus familiaris chronicus benignus
s. Pemphigus chronicus benignus familiaris

Pemphigus febrilis
s. Pemphigus acutus febrilis gravis

Pemphigus foliaceus (Cazenave)
Syn: Cazenavesche Krankheit
Def: Variante des *Pemphigus vulgaris mit hoher intraepidermaler (subcornealer) Kontinuitätstrennung und dadurch sehr dünner, flüchtiger, leicht einreißender Blasendecke.
Ätio: Autoimmunerkrankung, provozierend wirken unspezifische Faktoren wie Streß, Sonnenlicht.
Man: Vor allem zwischen dem 30. und 60. Lebensjahr (auch bei Kindern möglich).
Klin: Zunächst umschriebener Beginn meist am Kopf, Gesicht, vordere oder hintere Schweißrinne. Flache, schlaffe, leicht platzende Blasen; blätterteigartige Schuppenkrusten, hyperkeratotische Schuppen, nässende, klebrigfeuchte Erosionen mit unangenehmem Foetor infolge bakterieller Zersetzung. Ausbreitung bis zur *Erythrodermie möglich.
s. *Nikolski-Phänomen I positiv.
Selten kleine oberflächliche Erosionen der Mundschleimhaut, auch eitrige Konjunktivitis.
Häufig *Alopezie, schmerzhafte *Pachonychie.
Hist: Akantholytische Blasenbildung im oberen Stratum spinosum oder Stratum granulosum. Auch Akanthose, Papillomatose, Hyperkeratose, dyskeratotische Veränderungen.
DIF: Antiepitheliale Antikörper, interzelluläre IgA-Ablagerungen sind beschrieben.
IIF: *Pemphigusantikörper nicht immer nachweisbar
DD: *Seborrhoisches Ekzem^, *Lupus erythematodes, *Pemphigus erythematosus
Komp: Sepsis bei Sekundärinfektion
Ther: Kortikoide (Prednison 40–70 mg/die, Reduktion nach Klinik), in Kombination mit Immunsuppressiva (initial Azathioprin 50–100 mg/die, Reduktion).
Extern: Desinfizierende oder antiphlogistische bzw. adstringierende Badezusätze; versuchsweise fluorierte Glukokortikoide. Behandlung von Sekundärinfektionen.
Prog: Günstiger als beim *Pemphigus vulgaris. Beim Erwachsenen chronischer Verlauf. Bei Kindern gelegentlich Spontanheilung.
Lit: Beutner EH et al. (1989) IgA pemphigus foliaceus. J Am Acad Dermatol 20:89–97

Pemphigus foliaceus, brasilianischer
Syn: Brasilianischer Pemphigus, Fogo Selvagem, Pemphigus brasiliensis
Def: Dem *Pemphigus foliaceus nahestehende, endemisch in Zentral- und Westbrasilien, Argentinien, Bolivien, Paraguay, Peru und Venezuela vorkommende Erkrankung.
Ätio: *Autoimmunerkrankung, diskutiert wird eine infektiöse (virale) Genese.
Man: Vor allem Mädchen, jüngere Frauen

Lok: Gesicht und Kopf, auch Brust und Rücken; keine Schleimhautbeteiligung.
Klin: Flache, rasch platzende Blasen, geschichtete, schuppende Krusten auf gerötetem Grund. Brennen der Haut, Übergang in sekundäre Erythrodermie nach Jahren möglich. Polymorphes Bild durch gleichzeitiges Vorkommen von bullösen, papillomatösen, verruziformen, pustulösen, erythrodermischen und hyperpigmentierten Hautveränderungen.
*Nikolski-Phänomen positiv.
Hist: *Pemphigus foliaceus
DIF: Antiepitheliale Antikörper (gegen ein Desmosom-assoziiertes Glykoprotein)
IIF: *Pemphigusantikörper positiv, Titerverlauf parallel zur Schwere der Erkrankung.
Ther: Kortikoide (Beginn mit Prednison 60–90 mg/die, dann Reduktion auf Erhaltungsdosis).
Dauer der Therapie: 2–4 Jahre.
Prog: Mortalität 5%. Heilungsquote bei mehrjähriger Kortikoidtherapie 55%.
Lit: Squiquera HL, Diaz LA et al. (1988) Serologic abnormalities inpatients with endemic pemphigus foliaceus (fogo selvagem), their relatives, and normal donors from endemic and non-endemic areas of Brazil. J Invet Dermatol 91:189–191
Guillet G et al. (1984) Pemphigus bresilien de lènfant en guyane francaise. Ann. Dermatol. Vernereol. 111:1087–1092

Pemphigus Gougerot-Hailey-Hailey
s. Pemphigus chronicus benignus familiaris

Pemphigus gravidarum
s. Herpes gestationis

Pemphigus héréditaire traumatique
s. Epidermolysis bullosa hereditaria simplex (Köbner)

Pemphigus herpetiformis
Syn: Akantholytische Dermatitis herpetiformis
Def: Sonderform des *Pemphigus vulgaris mit herpetiform angeordneten, juckenden oder brennenden, papulovesikulösen Hauterscheinungen auf erythematösem Grund.
Hist: Oberflächliche Blasenbildung: *Akantholyse, eosinophile Spongiose.
DIF: IgG im Interzellularraum der Epidermis.
IIF: *Pemphigusantikörper
DD: *Dermatitis herpetiformis Duhring
Ther: Kortikoide (Beginn mit Prednison 60–90 mg/die, dann Reduktion auf Erhaltungsdosis). Alternativ DADPS.
Prog: Chronisch-rezidivierender Verlauf.
Lit: Weber L (1984) Pemphigus herpetiformis. Hautarzt 35:316–318

Pemphigus hystericus
Def: Frühere Bezeichnung für die *Culicosis bullosa.

Pemphigus, kongenitaler, nichtsyphilitischer
s. Epidermolysis bullosa hereditaria letalis

Pemphigus oculaire
s. vernarbendes Pemphigoid^

Pemphigus okulärer
s. vernarbendes Pemphigoid^

Pemphigus mucosus
Def: Auf die Schleimhäute begrenzter *Pemphigus vulgaris.

Pemphigus, Parapemphigus
s. bullöses Pemphigoid^

Pemphigus scarring
s. bullöses Pemphigoid^

Pemphigus seborrhoicus
s. Pemphigus erythematosus

Pemphigus serpiginosus
Def: *Pemphigus vulgaris mit zentral unter Pigmentierung abheilenden Blasen und peripher fortschreitenden, zu landkartenartigen Figuren konfluierenden Herden.

Pemphigus mit subepidermaler Blasenbildung
s. bullöses Pemphigoid^

Pemphigus syphiliticus
Def: Seltenes Symptom mit subepidermaler Blasenbildung an Handtellern und Fußsohlen bei der *Syphilis congenita praecox.

Pemphigus vegetans
Def: Sonderform des *Pemphigus vulgaris mit Ausbildung von papillomatösen Wucherungen durch mächtige Proliferation des Epithels in läsionaler Haut. Es wird der Typ Neumann vom Typ Hallopeau (*Pemphigus vegetans, Typ Hallopeau und Typ Neumann) unterschieden.

Pemphigus vegetans, Typ Hallopeau
Syn: Pyoderma vegetans, Pyodermite vegetante

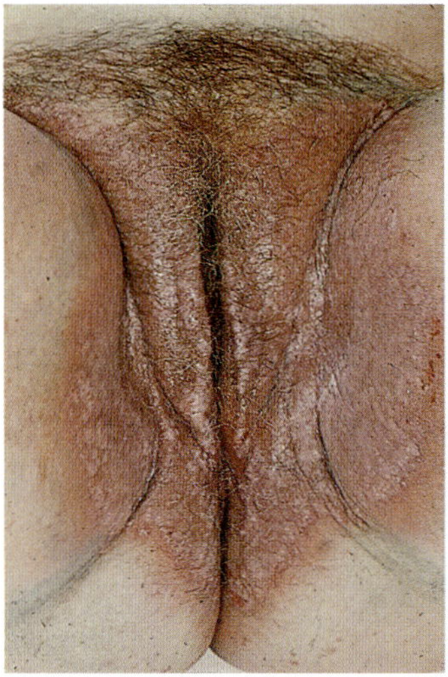

Pemphigus vegetans

Def: Variante des *Pemphigus vulgaris mit Ausbildung von papillomatösen Wucherungen in den erodierten Arealen und vor allen intertriginöser Lokalisation. Initial zeigen sich gelblich-eitrige Pusteln, die nach Zerplatzen in fötide riechende Vegetationen auf erodiertem Grund übergehen.
s.a. Pemphigus vegetans, Typ Neumann
Von einigen Autoren wird die *Pyostomatitis vegetans als Minimalvariante angenommen.
Komp: Bakterielle Superinfektion.
Ther: Kortikoide und Azathioprin in absteigender Dosierung (initial Pednison 60–120 mg/die und Azathioprin 50–150 mg/die), Erfolg von Etretinat ist beschrieben.
Lit: Steiner A, Diem E, Rappersberger K (1985) Pemphigus vegetans (Hallopeau) mit eosinophiler Spongiose – eine erfolgreiche Retinoidtherapie. Hautarzt 36:356
Neumann HA, Faber WR (1980) Pyodermite vegetante of Hallopeau. Arch Dermatol 116:1169–1171

Pemphigus vegetans, Typ Neumann
Syn: Erythema bullosum vegetans, Pyostomatitis vegetans, Neumann-Krankheit
Def: *Pemphigus vegetans mit initial schlaffen, weißlichen Bläschen.
Lok: Intertriginöse Räume: Lippenkommissuren, Nasolabialfalten, Vulva- und Analbereich, axillär und inguinal.
Klin: Schlaffe, rasch einreißende Blasen. Entwicklung von papillomatösen Wucherungen auf den entstandenen Erosionen. Im Randbereich Epithelreste. Verruköse und hyperkeratotische Umwandlung der Läsionen. Rückbildung unter Hinterlassung rot-bräunlicher Pigmentierungen möglich.
Hist: Suprabasale Blase, Akantholyse, Akanthose, Papillomatose, intraepidermale Mikroabszesse aus eosinophilen Leukozyten.

Pemphigus vegetans
Diag: *Pemphigus vulgaris

DD: *Condylomata lata, *bullöses Pemphigoid^, *Acanthosis nigricans, *Jodo- und Bromoderm.
Ther: *Pemphigus vulgaris
Prog: Chronischer Verlauf

Pemphigus vulgaris (Hebra, Kaposi)
Def: Chronische, mit akantholytischer Blasenbildung an Haut und Schleimhaut einhergehende, ohne Therapie meist tödlich verlaufende Erkrankung. Häufigste Variante der Pemphigus-Gruppe.
Ätio: *Autoimmunerkrankung
Man: Vor allem zwischen dem 30. und 60. Lebensjahr, auch im Kindes- und Greisenalter möglich.
Assoziation mit Myasthenia gravis, Thymomen, Lupus erythematodes, bei Lymphomen und Karzinomen.
Auslösung eines Pemphigus vulgaris nach Einnahme von bestimmten Medikamenten: Captopril, Indometacin, Penicillin, Rifampicin u. a. sowie nach Verbrennung, Sonnenbrand, UV-Bestrahlung und Röntgenbestrahlung möglich.

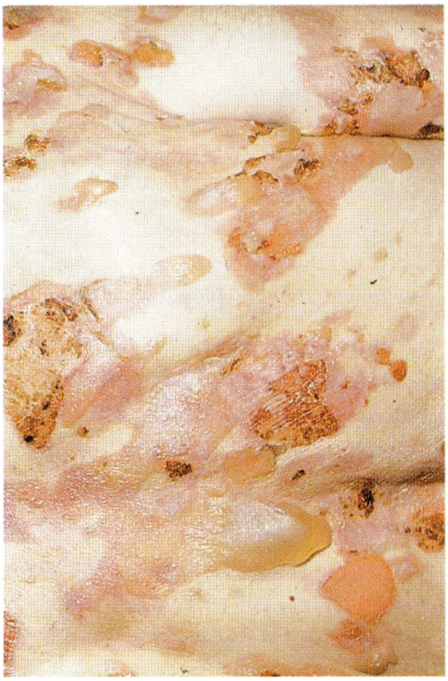
Pemphigus vulgaris

Lok: Mundhöhle, Nabel, später vor allem intertriginöse Bereiche, auch gesamtes restliches Integument.
Klin: In mehr als 50% der Fälle Beginn in der Mundhöhle oder der Vagina.
- Hautveränderungen: Klare, zuerst gespannte, dann schlaffe, rasch platzende Blasen, Erosionen, Verkrustung. Weiterwandern des Blasenrandes, Eruption neuer Blasen.

*Nikolski-Phänomen I und II positiv.
s. a. Pemphigus serpiginosus
- Schleimhautveränderungen: Rasch platzende, dünne Blasen. Ausbildung schmerzhafter Erosionen. Die seltene Manifestation im Bereich des Oesophagus kann zur Notfallsituation werden.

Sonderformen: *Pemphigus herpetiformis
*Erythema-anulare-ähnlicher Pemphigus^
*intertrigo-ähnlicher Pemphigus^
*Pemphigus vegetans.
Hist: Suprabasale akantholytische Kontinuitätstrennung mit Blasenbildung. In älteren Blasen: Neutrophile und eosinophile Leukozyten.
DIF: IgG und meist Komplementkomponenten (C3, C4, C1) im Interzellularraum der Epidermis.
IIF: *Pemphigusantikörper im Serum
Elektronenmikroskopie: Desmosolyse
Diag: Klinik, Histologie, DIF, IIF. Zytologie des Blasengrundausstriches (Tzanck-Test): *Pemphiguszellen.
DD: *Blasenbildende Dermatosen
Komp: Sekundärinfektionen, Sepsis, Bronchopneumonie, Kachexie
Ther: Intern: Kortikoide (Beginn mit Prednison 100–200 mg/die, dann Reduktion auf individuelle Erhaltungsdosis von 5 bis 10 mg) in Kombination mit Azathioprin (50–150 mg/die).
Auch: Cyclophosphamid (Endoxan, 50 mg/die), Methotrexat (25 mg/Woche), Cyclosporin A 5 mg/kg KG/die).

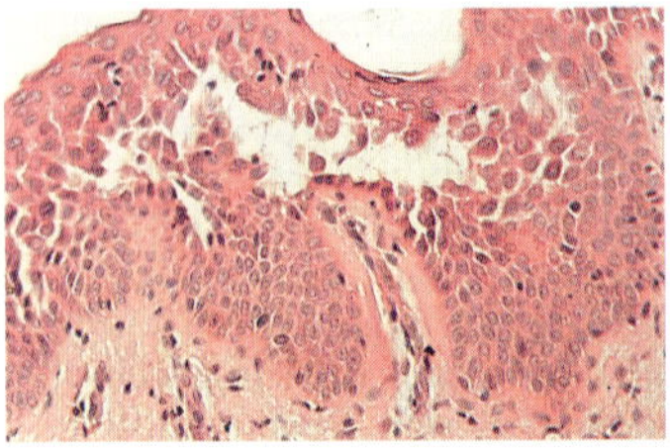

Pemphigus vulgaris, suprabasale Akantholyse

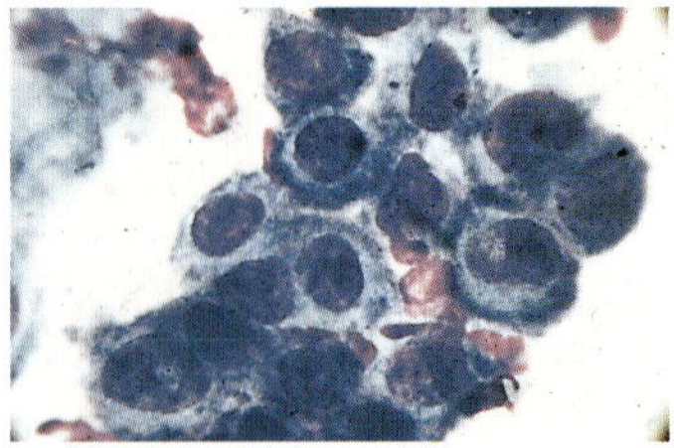

Pemphiguszellen

Extern: Symptomatisch: Vermeiden von Sekundärinfektionen, Fördern der Wundheilung. Kontrolle der bakteriellen und mykotischen Besiedlung mit Antibiogramm.
Prog: Unterschiedlicher Verlauf. Ohne Therapie Tod meist in 1 bis 3 Jahren. Körperlicher Verfall durch Erschwerung der Nahrungsaufnahme.
Lit: Hohl DM, Mitsuhasi Y (1987) Pemphigus vulgaris mit Oesophagus-Beteiligung. Hautarzt 38:536–540
Rauterberg AS, Kohl PK, Hartschuh W, Rauterberg EW (1988) Komplement-unabhängige Blasenbildung bei Pemphigus vulgaris durch IgG4. Hautarzt 39:426–429
Smolle J (1985) Zur Therapie der Pemphiguskrankheiten. Hautarzt 36:96–102

Pemphigusantikörper
Def: Zirkulierende Antikörper der Klasse IgG gegen die interzellulären Komponenten des verhornenden und nicht verhornenden Plattenepithels.

Pemphiguszelle
Syn: Tzanck-Zelle
Def: Akantholytische Epidermiszellen. Im Blasengrundausstrich bei Pemphiguserkrankungen zu findende Epidermiszellen mit wenigen oder gar keinen interzellulären Verbindungen.

Pendelhoden
s. Gleithoden

Penetrak-Test
s. *Mukuspenetrationstest

Penetranz
Syn: Manifestationswahrscheinlichkeit
Def: Anzahl der an einer bestimmten Krankheit manifest Erkrankten, bezogen auf die Gesamtzahl gleichartig befallener, aber sich gesund fühlender Individuen.

Penicillin-Allergie
Def: *Typ-1 Allergie^ auf Penicillin mit *Urtikaria oder *angioneurotischem Ödem. Systembeteiligung bis zum *anaphylaktischen Schock möglich.
Ther: Initial hochdosiert Kortikoide i. v. (z. B. 250 mg Solu Decortin H) und Antihistiminika i. v. (z. B. Tavegil 1 Ampulle). Stationäre Überwachung empfehlenswert.

Penisfraktur
Syn: Penisruptur
Def: Rißverletzung des Penisschwellkörpers mit massiver Blutung in den Penis.

Penisgangrän
Def: Gewebsuntergang des Penis mit Gewebserweichung oder Mumifikation infolge von *Paraphimose, Gefäßembolie, Harnröhrenverletzung, Wundinfektion u. a.

Peniskarzinom
s. Karzinom, Peniskarzinom

Penisknochen
s. Induratio penis plastica

Penisknötchen, artefizielles
Syn: Tancho-Knötchen, Tancho-Knoten, Penisimplantat

Def: Erbsgroßes, hartes, frei verschiebliches, subkutanes Knötchen am Penisschaft (meist dorsal gelegen) durch Implantation einer kleinen Kugel aus Glas, Plastik o. ä. zur Steigerung der sexuellen Erregung der Partnerin. Selten mehrere Implantate. In der Regel völlig reizlos.
Vork: V. a. in Thailand und anderen südostasiatischen Ländern
Lit: Bork K, Bräuninger W (1985) Artefizielle Penisknötchen (Tancho-Knötchen) bei Südostasiaten. Hautarzt 36:354–355

Penispapeln, pigmentierte (PPP)
s. bowenoide Papulose

Penispapillome, hirsutoide
s. Hirsuties papillaris penis

Penisruptur
s. Penisfraktur

Penisthrombose
Def: Thrombosierung der zirkulären Venen nahe der Corona glandis; bei Abflußsperre der Schwellkörper resultiert ein *Priapismus.

Penistorsion
Def: Angeborene Mißbildung mit Drehung des Penis.

PEP
s. Polymorphic eruption of pregnancy

Perforansvenen, transfasziale
s. transfasziale Venen^

Perforating elastosis
s. Elastosis perforans serpiginosa

Perforating folliculitis
s. perforierende Follikulitis^ (Mehregan)

Pergamenthaut, braunfarbene
s. Xeroderma pigmentosum

Periadenitis mucosae necrotica recurrens
s. habituelle Aphthen^

Periarteriitis nodosa (Kussmaul-Meier)
Syn: Panarteriitis nodosa, Polyarteriitis nodosa, nekrotisierende Polyarteriitis, Kussmaul-Meier-Syndrom
Def: Systemische nekrotisierende *hyperergische (leukozytoklastische) Vaskulitis^ kleiner und mittlerer Arterien und Arteriolen v. a. im Bereich der Waden- und Unterarmmuskeln und in inneren Organen.
s. a. Periarteriitis nodosa cutanea benigna
Ätio: Letztlich ungeklärt, man vermutet eine allergische Reaktion vom *Arthus-Typ (Ablagerung von Immunkomplexen, *Typ-III-Allergie^). In 30% d. F. HbS-Antigen i. S. nachweisbar, teils auch in den betroffenen Gefäßabschnitten in Form von Immunkomplexen.
Man: Meist mittleres Lebensalter, Frauen : Männer = 3:1
Klin:
- Hauterscheinungen (40% d. F.): Kutane oder subkutane, plötzlich auftretende Papeln und Knötchen, *Livedo racemosa, Ulzeration, nodöse und multiforme Erytheme, flächenhafte oder petechiale Blutungen, Hautgangrän. Subkutane oder in der Muskulatur tastbare Knötchen entlang des Arterienverlaufs.
- Allgemeinsymptome: Fieber, Abgeschlagenheit, Gewichtsverlust.
- Beteiligung innerer Organe: Glomeruläre Herdnephritis, Myositis und Arthralgien, gastrointestinale Symptome (Koliken, Diarrhoen, Blutungen), Angina pectoris, Polyneuropathie, ZNS-Symptomatik (Krämpfe, Apoplex).

Hist:
- Degeneratives Stadium: Fibrinoide Nekrose aller Wandschichten der befallenen mittleren Arterie.
- Entzündliches Stadium: Infiltration mit Neutrophilen, Eosinophilen, Rundzellen evtl. Thrombosierung
- Granulomatöses Stadium: Granulationsgewebe
- Fibrotisches Stadium: Vernarbung

Ther: Zunächst Monotherapie mit Prednisolon 100 mg/die, allmähliche Reduktion auf eine möglichst niedrige

Erhaltungsdosis; ggf. Kombination mit Azathioprin 100–150 mg/die. Antiphlogistika.
Bei Sekundärinfektion frühzeitig Antibiotikatherapie.
Prog: Schubweise intermittierender Verlauf. Fulminanter Verlauf mit Exitus letalis innerhalb von 1–2 Jahren möglich. Mögliche Abheilung unter Glukokortikoidtherapie.

Periarteriitis nodosa cutanea benigna
Syn: Kutane Polyarteriitis nodosa, Apoplexia cutanea Freund, Livedo with nodules
Def: Nekrotisierende, leukozytoklastische *Vaskulitis, die im Gegensatz zur *Periarteriitis nodosa isoliert die Haut befällt.
Ätio: Unklar, evtl. Fokalinfekte und/oder allergische Reaktion.
Lok: Vor allem Streckseiten der unteren Extremitäten.
Klin: Bis pflaumengroße, zunächst derbe, häufig druckdolente, rötlich bis livide gefärbte Knoten. Ulzeration, Ausbildung flacher, teilweise hyperpigmentierter Narben. *Livedo racemosa, vor allem im Knöchelbereich, petechiale Blutungen, Nekrosen, auch *Apoplexia cutis mit bizarren Ulzera.
DD: Systemische *Periarteriitis nodosa, *Livedo racemosa, *Sneddon-Syndrom, *Erythema nodosum
Ther: Extern: Kortikoide im Okklusivverband.
Intern: In schweren Fällen: Kortikoide, Immunsuppressiva, Antibiotika, Antiphlogistika.
Prog: Günstig, schubweiser Verlauf. Abklingen innerhalb von Jahren.
Lit: Wand A, Jünger H (1991) Periarteriitis nodosa cutanea benigna. Akt. Dermatol. 17:148–150
Schlitz M, Weiß J, Heine M, Jung EG (1991) Periarteriitis nodosa cutanea benigna-Eine häufig verkannte Erkrankung. Akt. Dermatol. 17: 162–165

Perichondritis der Ohrmuschel
Def: Entzündung des Ohrknorpels.
Ätio: Infektion eines *Othämatoms oder im Gefolge eines Gehörgangfurunkels.
Klin: Schmerzhaft fluktuierende Geschwulst, gerötete Haut, heiße, abstehende Ohrmuschel, Aussparung des Ohrläppchens.
Ther: Intern: Antibiotika; lokal: Feuchte Umschläge mit Desinfizienzien.
Fensterung bzw. Entfernung des Knorpels bei Abszedierung.

Perichondritis, generalisierte chondrolytische
s. Polychondritis recidivans et atrophicans

Peribukkale Pigmentierung (Brocq)
s. Melanosis perioralis et peribuccalis

Perifolliculitis capitis abscedens et suffodiens (Hoffmann)
Syn: Folliculitis et Perifolliculitis capitis abscendes et suffodiens, atrophisierende Erkrankung mit Büschelhaaren, profunde dekalvitierende Follikulitis, Pyoderma fistulans significa
Def: Seltene fast nur bei Männern vorkommende, abzedierende, fistelnde Haarbalgentzündung. Auftreten im Rahmen der *Akne-Triade.
Ätio: Unbekannt; begünstighend scheinen Büschelhaare mit weiten, für Infektionen anfälligem Akroinfundibulum und Irritation der Epidermis zu sein
Man: Männer ab dem 20. Lebensjahr mit starker Seborroeh
Lok: Kapillitium, behaarter Nacken und perianal, axillär oder inguinal
Klin: Häufig mehrere, follikuläre Papulopusteln, Perifollikulitis, Schmerzlose und perforierende subkutane Knoten und Granulome, Kolliquationsnekrosen, Ausbildung fuchsbauartiger, epithelauskleideter Untertunnelungen der Kopfhaut. Auf Druck Entleerung von Eiter oder eines hämorrhagischen Sektrets. Haarausfall, Abheilung unter Ausbildung atrophischer Brücken und hypertrophischer Zipfelnarben

Hist: Abszedierende, einschmelzende und granulomatöse Entzündung; Fremdkörperreaktionen. Hyperplasie des Talgdrüsenapparates
DD: jeweils mit *Folliculitis sclerotisans nuchae. *Acne conglobata, *Hidradenitis suppurativa, *Tuberculosis cutis colliquativa, *Aktinomykose, *Blastomykose
Ther: Intern: Antibiotika nach Antibiogramm, Isotretionin (0,5 mg/kg KG; cave: Leberkontrollen). Extern: Antiseptische und antibiotische feuchte Umschläge; antimikrobielle Shampoos mit Seleniumdisulfid, Kadmiumdisulfid und Röntgenpilation, ggf. plastisch-chirurgische Therapie.
Prog: Chronischer Verlauf über Jahre bis Jahrzehnte, evtl. Entwicklung einer sekundären *Amyloidose, nach radikaler chirurgischer Exzision keine Rezidive

Perifollikulitis
s. Fibromatosis cutis, perifollikuläre mit Kolonpolypen

Perifollikulitis
Def: Übergreifen einer *Follikulitis auf das perifollikuläre Gewebe. Übergang in einen *Furunkel möglich
Klin: Gerötetes, ödematös durchtränktes Gewebe um den Follikel herum

Perihepatitis acuta gonorrhoica
s. Perihepatitis gonorrhoica

Perihepatitis gonorrhoica
Syn: Fitz-Hugh-Curtis-Syndrom. Perihepatitis acuta gonorrhoica
Def: In der Leberregion lokalisierte Peritonitis bei *Gonorrhoe
Ätio: Genital-Gonorrhoe, Weiterwandern der Gonokokken durch die Eileiter in die freie Bauchhöhle, auch lymphogene und hämatogenen Keimentwicklung möglich
Klin: Schmerzen im rechten Oberbauch mit Ausstrahlung in die rechte Schulter. Fieber, Kopfschmerzen, Brechreiz. Vergrößerte, druckempfindliche Leber.
Diag: Gonokokkennachweis
Ther: *Gonorrhoe

Perionychium
*Nagel

Perionychitis exfoliativa
s. Neidnägel

Perionychitis purulenta
Def: Meist Staphylo- oder Streptokokken-bedingte serös eitrige Entzündung des Perionychiums (*Nagel).
Ther: Lokal Sublimatlösung, Antibiotikalösungen.

Periorale Dermatitis
s. Dermatitis perioralis

Periorale lupoide Dermatitis
s. Lupoide periorale Dermatitis

Periporitis des Säuglings
Syn: Multiple Schweißdrüsenabszesse der Säuglinge, Staphylodermia sudoripara suppurativa, disseminierte Hidrosadenitis multiplex, Staphylodermia suppurativa disseminata
Def: Akute Staphylokokkeninfektion der ekkrinen *Schweißdrüsen.
Ätio: Eindringen der Erreger über die Ostien der ekkrinen Schweißdrüsen, evtl. hämatogen.
Err: Staphylococcus aureus
Man: Abwehrgeschwächte oder dystrophe Säuglinge
Lok: Vor allem Kopf, Rücken, Gesäß
Klin: Oberflächliche Pusteln (Periporitis) neben roten, haselnuß- bis kirschgroßen, tiefsitzenden, fluktuierenden, lividroten Knoten mit zentralem Durchbruch einer Eiteransammlung.
Hist: Leukozytäre Imbibierung der ekkrinen Schweißdrüsen. Intraepitheliale Pustel, Leukozyten, Staphylokokken.
Komp: Phlegmoneartige Prozesse, Fistelbildung.
Ther: Klinikeinweisung, Antibiotika, ggf. Stichinzision.

Periostitis syphilitica
Def: Schmerzhafte Knochenhautentzündung bei der *Syphilis.

Periproktitis
Syn: Paraproktitis
Def: Entzündung des Bindegewebes um Mastdarm und After.
Ätio: Meist Entwicklung aus einer Kryptitis; häufige Komplikation bei Thrombophlebitis eines inneren Hämorrhoidalknotens.
Klin: Schmerzen bei der Defäkation, Fremdkörpergefühl. Chronische Prozesse führen zu Fissuren, Analstenosen und *Analabszessen.

Periproktitischer Abszeß
s. Analabszeß

Peritonitis gonorrhoica
Def: *Gonorrhoe mit Infektion des Peritoneums durch die Gonokokken, die von den infizierten Tuben aus die freie Bauchhöhle erreichen. Teilweise Destruktion des Bauchfells, Ausbildung von Verklebungen und Verwachsungen. Großer Konglomerattumor bei Einbeziehung des Pelveoperitoneums.
s. a. Perihepatitis gonorrhoica

Perlèche
Syn: Cheilitis angularis, Faulecken, Angulus infectiosus oris, Mundwinkelcheilitis, Mundwinkelrhagaden, Stomatitis angularis
Def: Akutes oder chronisches *Ekzem der Mundwinkel aus verschiedenen Ursachen.
Ätio:
- Infektionen, v. a. mit Candida-Arten (sog. Angulus infectiosus candidamyceticus; s. a. Candidose), Streptokokken, Staphylokokken (*Impetigo contagiosa). Häufig Mischflora.
- Mechanische Faktoren: Speichelfluß bei fehlendem Mundschluß (ältere Menschen), Hypersalivation (z. B. bei *Monglismus), Prognathie.
- Im Rahmen eines Lippenekzems, v. a. als Manifestation eines *endogenen Ekzems^.
- Bei Stoffwechselstörungen: Eisenmangel, *Vitamin-B–12–Mangel (perniziöse Anämie), Avitaminosen, *Plummer–Vinson-Syndrom. Häufig Kombination mehrerer Ursachen.

Klin: Zunächst umschriebene Rötung im Mundwinkel, Rhagade, Ausbildung eines ovalen, linsen- bis erbsgroßen, erosiv-krustösen Herdes.
Diag: Abstrich: Untersuchung auf Pilze und Bakterien, Stuhl auf Hefen, Blutbild.
Ther: Behandlung der Grundkrankheit.
Lokal antibiotische oder antimykotische Salben oder Pasten.

Perlmutt-Stomatitis
Def: Lichenoid-papulöse Enantheme der Mundschleimhaut durch Intoxikation (z. B. Quecksilber, Streptomycin, Chinidin, Thallium).
DD: *Plaques opalines und *Plaques muqueuses bei der *Syphilis II.
Ther: Absetzen der Noxe.

Perlondermatitis
Def: Allergisches, selten toxisches Kontaktekzem (*Ekzem, Kontaktekzem) ausgelöst durch Perlongewebe, meist durch Weichmacher, Appreturen, Dispersionsmittel.

Perna Krankheit
s. *Akne, Chlorakne

Perniciosa
s. Perniziosa

Pernio
Syn: Frostbeulen, Perniosis
Def: Reversible Hautveränderungen bei mäßiger Kälteeinwirkung und peripherer funktioneller Gefäßstörung.
Ätio: Meist vegetativ gestörte Gefäßfunktion mit mangelnder Anpassung an äußere Temperaturbedingungen (Außentemperaturen wenig über 0°C, bes. bei naßkaltem Klima), aber auch bei lokalen oder systemischen Infektionen (Tuberkulosekranke).
Man: Vor allem weibliche Jugendliche mit Akrozyanose, häufig allgemeine

Adipositas oder pastöser Habitus. Vor allem im Frühjahr und Herbst.
Lok: Dorsalseiten der Finger und Zehen, Unterschenkel, Knieinnenseiten.
Klin: Blau-rötliche, evtl. blaue oder rotbraune, teigige, plattenartige oder knotenförmige Infiltrate, die bei Erwärmung jucken oder brennen. Blasenbildung und Ulzeration möglich. s. a. Pernio follicularis, Perniosis marginata, Frühlingsperniosis, Herbstperniosis
Hist: Im Korium Kapillardilatation, größere Gefäße wandverdickt mit Thromben, perivaskulär lymphohistiozytäre Infiltrate, Ödem im oberen Korium.
DD: *Chilblain-Lupus, *Erythema induratum Bazin, *Sarkoidose, *Erythema exsudativum multiforme
Ther: Extern: Prophylaxe: Schutz vor Kälte und Nässe.
Hyperämisierung: Warme Bäder, Nikotinsäurebenzylester, Heißluft, Fangopackungen.
Verbesserung der Blutzirkulation: *Kompressionstherapie mit *Kompressionsstrümpfe oder -verbänden. Bei Entzündung kurzfristig Glukokortikoide.
Prog: Rezidive bei Kälteexposition. Besserung im höheren Alter.

Pernio follicularis
s. Perniosis follicularis

Perniosis
s. Pernio

Perniosis follicularis
Syn: Pernio follicularis, Cyanosis follicularis crurum
Def: Sonderform der *Pernio mit follikulärer Anordnung und follikulärer Hyperkeratose.
s.a. Erythrocyanosis crurum puellarum
Lok: Vor allem Unterschenkel, Oberschenkel, Glutaeen, Streckseiten der Arme.
Klin: Zahlreiche, dichtstehende, stecknadelkopfgroße, lividrote perifollikuläre Papeln. Senkrecht stehende Haare (= Cutis anserina perpetua), *Keratosis follicularis. Manchmal Juckreiz oder Brennen.
Ther: *Pernio. Da die Erkrankung als Prädispositionsfaktor für bakterielle und mykotische Follikulitiden gilt, ggf. antiseptische Behandlung.

Perniosis, Frühjahrsperniosis
s. Frühjahrsperniosis

Perniosis, Herbstperniosis
s. Herbstperniosis

Perniosis marginata
Def: *Pernio mit weniger knotigen, sondern mehr flachen, randwärts infiltrierten Herden.

Perniziöse Anämie
s. Vit-B12-Mangel

Perniziosa
s. Vit-B12-Mangel

Peromelie
Syn: Gliedmaßeneinschnürung, amniotische Abschnürungen, amniotische Fehlbildungen
Def: Angeborene Ein- oder Abschnürungen von Fingern, Zehen oder Extremitäten. Sonderform des *Pseudo-Ainhum-Syndroms.
Ätio: Letztlich unbekannt, man diskutiert Abschnürung durch Amnionstränge nach Amnionruptur oder Störung der frühembryonalen Extremitätenentwicklung. Familiäres Vorkommen ist extrem selten
Klin: Meist doppelseitige ringförmige Schnürfurchen, v. a. an Fingern und Unterarmen, seltener Unterschenkeln. Evtl. Amputationen von Fingern oder Zehen. Distale Syndaktylien.
DD: Andere Formen des *Pseudo-Ainhum-Syndroms, *Ainhum-Syndrom
Ther: Evtl. plastisch-chirurgische Versorgung.

Persistent acantholytic dermatosis
s. Transitorische akantholytische Dermatose

Persistent light reaction
s. Persistierende Lichtreaktion

Persistierende Lichtreaktion
Syn: Persistent light reaction
Def: Schwerste Form der *Photoallergie, die nach der Sensibilisierung ohne weitere Photoallergenzufuhr bei Lichtexposition ausgelöst wird, Erniedrigung der *MED im UVA- und UVB-Bereich. Das *aktinische Retikuloid ist wahrscheinlich eine Maximalvariante dieser Erkrankung.
s. a. Olaquindox
Ätio: Unklar, meistens primär Photosensibilisierung mit Persistenz des Photoallergens. Später Auslösung und Unterhaltung der Hauterscheinungen durch geringe Lichtdosen möglich.
Man: Vor allem Männer im mittleren und höheren Lebensalter
Lok: Lichtexponierte Körperareale, vor allem Stirn, Wangen, Ohrmuscheln, Nacken, Hals, Handrücken.
Klin: Zunächst akutes Ekzem, rezidivierender Verlauf mit Übergang in ein chronisches Stadium. Entzündete, rote, bis livide, polsterartig verdickte, gefurchte, schuppende, gelegentlich nässende Hautveränderungen. Erhebliche Lichenifikation; oft quälender Juckreiz. Evtl. *Facies leontina. Häufig Streuphänomene. Ausbildung einer *Erythrodermie möglich.
Hist: Charakteristische dichte, perivaskuläre, lymphohistiozytäre Infiltrate, *Akanthose, *Papillomatose, *Hyperparakeratose.
Diag: *Aktinisches Retikuloid
DD: *Polymorphe Lichtdermatose^, *Dermatitis bullosa pratensis, *Sézary-Syndrom
Ther: Intensiver Lichtschutz: Meiden von Lichtexposition, lichtdichte Kleidung, Lichtschutzmittel (cave: häufig Sensibilisierungen auf *Lichtschutzfilter) oder Make-up (z. B. Covermark) für die lichtexponierten Hautareale. Versuch mit Karotin.
Günstig: *PUVA: Lichtkonditionierung
Intern: Kortikoide und Immunsupressiva (cave: Nebenwirkungen, mehrmonatige Gabe notwendig).
Prog: Hochchronischer Verlauf, starke Beeinträchtigung durch die ständigen Ekzeme, die durch geringste Lichtzufuhr unterhalten werden können.
Lit: Lehmann P, Hölzle E, Plewig G (1986) Persistierende Lichtreaktion: Therapie mit PUVA. Allergologie 9:19
Wolf C, Hönigsmann H (1988) Das Syndrom der chronisch-aktinischen Dermatitis. Hautarzt 39:635–641

Perthes-Test
s. Perthes-Versuch

Perthes-Versuch
Syn: Perthes-Test
Def: Klinischer Venenfunktionstest zur Überprüfung der tiefen Beinvenen bei *chronisch-venöser Insuffizienz.
Methode: Stauschlauch unterhalb des Kniegelenkes am stehenden Patienten anlegen. Fünf Minuten Gehen. Bei einer Insuffizienz der tiefen Venen (Perforantes oder Leitvene) bleibt der Füllungszustand der Unterschenkelvarizen unverändert.
s. a. Mahorner-Ochsner-Versuch,
s. a. Trendelenburg-Versuch

Pertussis
Syn: Keuchhusten
Def: Akute bakterielle Infektionskrankheit bei Kindern mit bellendem anfallweisem Husten und ggf. anschließendem Erbrechen. Als Hauterscheinungen sieht man ein traumatisches Schleimhautgeschwür am Zungenbändchen und Hämorrhagien: subkonjunktivale Petechien, Nasen- und Zahnfleischblutungen, evtl. eine *hyperergische Vaskulitis^.
Ätio: Tröpfcheninfektion mit Bordetella pertussis
Prophylaxe: Aktive Immunisierung wegen Enzephalopathie nicht unumstritten.

Perubalsam
Def: Geschmacksstoff, der häufig als Kontaktallergen fungiert. Er besteht

aus mindestens 180 verschiedenen Einzelsubstanzen und wird in der Genußmittel-, Parfüm- sowie Zigarettenindustrie verwendet.
Kreuzallergien mit Holzteer, *Propolis, Duftstoffen. Indikator für eine Gewürzallergie.
Vork: In Lebensmitteln (Geruchs- und Geschmacksstoff, Ersatz für Vanille), Zigaretten, Parfüms, Schampoos, Wund-, Heil-, Brand- u. a. Salben, Mineral- und Schneideölen.
Ther: Meiden von Perubalsam als Kontaktallergen und ggf. perubalsamfreie Diät.
Lit: Walter P, Oostendrop I, Rakoski J, Borelli S (1991) Perubalsam. Dt. Dermatol. 39 (3):320–321

Peru-Warze
s. *Bartonellose

Pes dolorus (Castellani)
s. Restless-legs-Syndrom

Pest
Syn: Schwarzer Tod, Pestis, Pestilentia
Def: Historisch wichtige Anthropozoonose, die heute nur noch in Einzellfällen in Zentralafrika, Madagaskar, Zentralasien und Amerika (USA: 10–20 Erkrankungen/Jahr) vorkommt. Man unterscheidet: Bubonenpest (90% der Fälle), Pestsepsis, Lungenpest oder abortive Pest.
Beachte: *Meldepflicht!
Ätio: Übertragung des Erregers durch Flöhe –Bubonenpest oder durch Tröpfcheninfektion von Mensch zu Mensch –Lungenpest
Err: Yersinia (Pasteurella) pestis
Klin: Inkubationszeit: 1–6 Tage
- Bubonenpest: Flohstich, Ausbildung einer entzündlichen Papel; schmerzhafte regionäre Lymphadenitis. Fieber, toxische ZNS-Symptome (z. B. Delirium). Bei Bakteriämie: *Petechien, *Ekchymosen, *Verbrauchskoagulopathie.
  Auch: Erytheme, gedellte Bläschen und Pusteln.
- Lungenpest: Schweres Krankheitsbild mit Dyspnoe, Zyanose, Hämoptoe. Ohne Chemotherapie letaler Verlauf.
- Pestsepsis: Tödliche Komplikation im Endstadium der Bubonen- oder Lungenpest, auch nach kleinen oder nicht nachweisbaren Bubonen.
- Abortive Pest: Meist einzelner Bubo, leichtes Fieber. Eitrige Einschmelzung und Abheilung.

Diag: Nur durch Anzüchtung des Erregers (Speziallabor, Blutkultur).
DD: *Tularämie, *Lymphogranuloma inguinale
Ther: Isolierung des Patienten.
Intern: Streptomycin (3 g/die i. m. über 2 Tage oder 1,5–2 g/die i. m. über 5–10 Tage), alternativ: Chloramphenicol, Tetrazyklin.
Prophylaxe: Sicherer Schutz von Kontaktpersonen mit Tetracyclin (200 mg/die).
Prog: Letalität der Bubonen-Pest unbehandelt 50%, behandelt 10%.

Pest, abortive
s. *Pest

Pestilentia
s. Pest

Pestis
s. Pest

Pestsepsis
s. *Pest

Petechien
Def: Punktförmige Hautblutungen.
s. a. hämorrhagische Diapedese, Purpura

Petechien, kalkaneale
s. Black heel

Petges-Cléjat-Syndrom
s. Poikilodermatomyositis

Petite vérole
s. Alastrim

Petite vérole volante
s. Varizellen

Peutz-Jeghers-Syndrom
Syn: Pigmentfleckenpolypose, Melanoplakie mit Darmpolypen, Lentigo-

polypose, periorifiziale Lentiginose, Polyposis intestinalis et Ephelides inversae, Hutchinson-Weber-Peutz-Syndrom, Peutz-Touraine-Jeghers-Syndrom
Def: Autosomal-dominant vererbtes Syndrom mit *Lentiginose und intestinalen Polypen.
Man: Lentigines: Ab Geburt oder frühe Kindheit.
Darmpolypen: Adoleszenz
Lok: Vor allem perioraler und periorbitaler Bereich, Handrücken, Lippen, auch Mundschleimhaut, Konjunktiven. Die Polyposis betrifft Dünndarm, seltener auch Magen.
Klin: Bizarre, dunkel- bis schwarzbraune, sommersprossenartige Pigmentflecke in genannter Lokalisation. Selten diffus oder longitudinal streifenförmig pigmentierte Nägel. Abdominelle Beschwerden durch Dünndarmpolypose.
Hist: Pigmentflecken: Teilweise ephelidenartig (*Epheliden), teilweise lentiginesartig (*Lentigines).
DD: *Cronkhite-Canada-Syndrom, *Gardner-Syndrom, *Lentiginosen, *NAME-Syndrom
Ther: Keine Therapie bezüglich der Pigmentflecke, bezüglich der Polyposis Kontrolle und ggf. internistische oder chirurgische Therapie.
Prog: Pigmentflecke der Haut rückbildungsfähig.
Orale Pigmentflecke konstant. Selten maligne Entartung der Dünndarmpolypen. Assoziation mit internen Neoplasien.
Lit: Blank A, Schneider BV, Panizzon R (1981) Pigmentfleckenpolypose (Peutz-Jeghers-Syndrom). Hautarzt 32:296–300
Burgdorf WHC, Worret WI (1988) Autosomal dominante Genodermatosen und ihre Assoziation mit internen Karzinomen. Hautarzt 39:413–418
Wilson DM, Pitts WC, Hintz RL, et al. (1986) Testicular tumors with Peutz-Jeghers syndrome. Cancer 57:2238–2240

Peyronellaeose
Def: Schimmelpilzinfektion mit entzündlichen Haut- und Schleimhautveränderungen durch Peyronellaea specifica.

Peyronie's disease
s. Induratio penis plastica

Pfaundler-Hurler-Krankheit
Syn: M. Hurler, Mucopolysaccharidose Typ I-H, Iduronidasemangel
Def: Autosomal-rezessiv vererbte *Mukopolysaccharidose mit Wachstumsstörungen, Gelenkkontrakturen, Knochendysplasie, Gargoylismus, Hornhauttrübungen und Hepatomegalie.
Fakultativ: *Hypertrichose im Gesicht, tief ansetzendes Kopfhaar, buschig prominente Augenbrauen, gelegentlich *Hirsutismus und *Akne.
Man: 1. Lebensjahr

Pfeifer-Weber-Christian-Syndrom
s. Panniculitis nodularis nonsuppurativa febrilis et recidivans

Pfeiffer Drüsenfieber
s. infektiöse Mononukleose^

Pfeiffersche Krankheit
s. infektiöse Mononukleose^

Pferdekrätze
Def: Milbenerkrankung (*Milbe) bei Pferden mit potentieller Infektion des Menschen.
s. a. Räude
Err: Acarus equi
Lok: Unterarme, Nacken, häufig eine Körperhälfte bevorzugt. Hände meist frei.
Klin: Aussaat stecknadelkopfgroßer, stark juckender, follikulär gebundener Knötchen auf urtikariellem Untergrund. Kratzeffekte. Abheilung unter Hyperpigmentierung.

Pflanzendermatitis
s. Dermatitis bullosa pratensis

Pflastersteinnaevus
s. lumbosakraler Bindegewebsnaevus^

Pfropfallergie
Def: Aufpfropfen einer *Kontaktallergie auf eine primär nicht kontaktallergische Dermatose.

Pfundnase
s. Rhinophym

Phänomen des letzten Häutchen
Def: Diagnostisches Phänomen bei der *Psoriasis vulgaris. Nach Auslösen des *Kerzenfleckphänomens (Entfernen der Schuppe) sieht man ein zusammenhängendes blattartiges, feucht wirkendes Häutchen.
s. a. Auspitz-Phänomen

Phänomen der leicht ausziehbaren Haare
s. Phänomen der leicht ausziehbaren Haare^

Phäochrome Zellen
s. Chromaffine Zellen

Phäochromozytom
Def: Tumor des Nebennierenmarkes mit Ausschüttung von Noradrenalin mit typischen *Flushphänomenen. Möglicherweise mit *Neurofibromatosis generalisata (Typ 7) und anderen *neurokutanen Syndromen vergesellschaftet.

Phakomatosen
s. Neurokutane Syndrome

Phakomatosis pigmento-vascularis
s. Pigmentär-vaskuläre Phakomatose Typ IVa

Pharyngitis, ulzerative
s. Herpangina

Pharyngitis vesicularis
s. Herpangina

Phenylketonurie
Syn: Fölling-Krankheit, Oligophrenia phenylpyruvica, Brenztraubensäure-Oligophrenie
Def: Oligophrenie und Pigmentarmut durch autosomal-rezessiv vererbten Enzymdefekt der 1-Phenylalaninoxydase mit Anreicherung von Phenylalanin und seinen Derivaten im Blut. Ausscheidung von Phenylbrenztraubensäure und Phenylessigsäure im Urin.
Klin: Oligophrenie, Krampfanfälle. Hauterscheinungen: Helle Haut, hellblonde Haare, blaue Augen. (Mangel an Tyrosin führt zu verminderter Melaninsynthese). Lichtempfindlichkeit, Hyperhidrose mit mäuseähnlichem Geruch. Trockene, pityriasiform schilfernde Haut. In 20–50% der Fälle Symptome des *endogenen Ekzems^.
Diag: Frühe Kindheit: Grünfärbung des Urins mit 5% Eisen-III-Chloridlösung oder Phenistix-Streifen. Phenylalanin im Plasma 15 mg/100 ml.
Ther: Phenylalaninarme Diät.
Hautveränderungen: Hautpflege, Ölbäder.

Phenytoinhypersensibilitätssyndrom
Def: Kreuzreaktion zwischen Carbamazepin, Phenytoin, Phenobarbital. Obwohl keine chemische Verwandtschaft zwischen diesen Antikonvulsiva besteht, ist mit entsprechenden Kreuzreaktionen bei Unverträglichkeiten eines dieser Antikonvulsiva zu rechnen. Kreuzreaktionen mit Sulfonamiden sind ebenfalls möglich.
Lit: Schier NH, Spielberg SP (1988) Antikonvulsant hypersensitivity syndrome in vitro asessment of risc. J Clin Invest 82:1826–32

Phimose
Syn: Vorhautverengung
Def: Angeborene oder erworbene Vorhautverengung mit konsekutivem Smegmastau, Smegmolithen und *Balanoposthitis. Man unterscheidet zwischen akuten und chronischen sowie zwischen vollständigen (Vorhaut nicht reponierbar) und unvollständigen (Vorhaut nur bei Erektion nicht reponierbar) Phimosen. Häufigste Ursache in der Dermatologie: *Lichen sclerosus et atrophicus.
Ther: *Zirkumzision
Lit: Rathert P, Roth S (1992) Die Phimose. Dt. Ärztbl. 89:2600–2603

Phimose, adhäsive
Def: Bestehenbleiben der *physiologischen Phimose^.
Ther: Operative Korrektur im Kindesalter.

Phimose, physiologische
Def: Verklebung von Präputialblatt und Glans penis beim Neugeborenen. Nur 4% aller Neugeborenen haben bei Geburt eine hinter den Sulcus coronarius retrahierbare Vorhaut.
Prog: Lösung der Verklebung im Verlauf des 1. Lebensjahres (50%), nach 3 Jahren bei 80–90%, evtl. vollständige Lösung erst im Pubertätsalter.
s. a. Phimose, Pseudophimose

Phlebalgie
Def: Venen- oder Varizenschmerz.

Phlebarteriektasie, genuine, diffuse
s. Rankenangiom

Phlebectasia congenita generalisata
s. Cutis marmorata teleangiectatica congenita

Phlebektasie
Syn: Venektasie
Def: Gleichmäßige, diffuse Erweiterung oder Weitstellung von Venen; im Gegensatz zur *Varize ohne gröbere Schlängelung und ohne Wandumbau der Vene.

Phlebektasie, angeborene, generalisierte
s. Cutis marmorata teleangiectatica congenita

Phlebite bleue
s. *Phlegmasia coerulea dolens

Phlébite en cordon de la paroi thoracique
s. Mondor-Krankheit

Phlébite en fil de fer
s. Mondor-Krankheit

Phlebitis
Syn: Venenentzündung
Def: Entzündung der Venenwand. Hierzu gehören die *Thrombophlebitis, die *Varikophlebitis und die *Phlebothrombose.

Phlebitis exsudativa simplex
s. *oberflächliche akute Thrombophlebitis^

Phlebitis gangraenosa
Syn: Phlebitis suppurativa
s. *oberflächliche akute Thrombophlebitis^

Phlebitis migrans
s. Thrombophlebitis migrans

Phlebitis nodularis
s. Vasculitis nodularis

Phlebitis, oberflächliche
s. *Mondorsche Krankheit

Phlebitis am Penis, strangförmige, oberflächliche
s. Kranzfurchenphlebitis

Phlebitis saltans
s. Thrombophlebitis migrans

Phlebitis suppurativa
s. Phlebitis gangraenosa

Phleboarthrotischer Komplex
Def: Assoziation eines chronisch venösen Stauungszustandes des Beins mit einer Arthrose (meist Kniearthrose).
Komp: Fußdeformitäten (pes equinovarus)

Phlebodynamometrie
Def: Blutige, dynamische Venendruckmessung, apparative Venenfunktionsdiagnostik.

Phlebödem
Def: Unüblicher Begriff für *Ödem bei *chronischer venöser^ Insuffizienz = *Stauungsödem.

Phlebographie
Def: Röntgenologische Darstellung von Venen nach Kontrastmittelinjektion in die Venen.

Phlebokalzinose
Def: Sekundär verkalkte oberflächliche *Thrombophlebitis.

Phlebolith
Syn: Venenstein
Def: Konkrement in einer Vene, meist ohne Krankheitswert.

Ätio: Verkalkung oder Verknöcherung eines Thrombus.

Phlebosklerose

Def: Diffuse oder herdförmige Intimaverdickungen mit Vermehrung der kollagenen bzw. der elastischen Fasern in der Media der Venenwand.
Ätio: Altersbedingte Wandveränderung oder als Folge abnorm gesteigerten Venendrucks.

Phlebothrombose

Syn: Tiefe Thrombophlebitis, Thrombophlebitis profunda, tiefe Venenthrombose
Def: Entzündung der Wand tiefer Venen mit thrombotischem Verschluß des Lumens.
Ätio: Strömungsverlangsamung des Blutes (Bettlägrigkeit), Venenwandveränderungen, erhöhte Gerinnungsbereitschaft des Blutes = Virchow-Trias.
Man: Höheres Alter, intra- und postoperativ, Bettlägrigkeit, nach Herzinfarkt, nach Traumen der unteren Extremitäten, Einnahme von Ovulationshemmern, in der Gravidität, im Wochenbett u. a.
Lok: Vor allem tiefe Beinvenen, Beckenvenen. In 60% der Fälle linkes Bein, in 30% rechtes Bein, in 10% beide Beine.
Klin: Akuter, subakuter bis chronischer Beginn.
Frühsymptom: Schweregefühl der Beine, krampfartige Schmerzen in Fußsohle und Wade, subfebrile Temperaturen, Tachykardie, Beinödem, Zyanose beim Stehen, Schmerzen. Einseitige Konsistenzvermehrung der Muskulatur (subfaziales Ödem). Oberflächliche Venenerweiterung = Warnvenen. Evtl. tastbarer, druckschmerzhafter Venenstrang in der Tiefe. Fieber, Schüttelfrost, Kletterpuls.
s. a. Venendruckpunkte, Homan-Zeichen
Diag: *Ultraschall-Doppler-Untersuchung, *Phlebographie, Jodfibrinogen-Test.
Komp:
- Frühkomplikationen (1–3 Tage): Lungenembolie (3%), *Phlegmasia coerulea dolens.
- Spätkomplikationen: *Postthrombotisches Syndrom

Ther: Therapiemethode der Wahl für schwere Fälle sind die *Thrombektomie und die Fibrinolyse (mit Streptokinase oder Urokinase). Alternativ ist eine Behandlung mit Antikoagulantien angezeigt: Zuerst Heparin (2×20000 I. E./die s. c. oder als Perfusor, nach Bolus von 20000 I. E. 1000 I. E./Stunde), parallel Einstieg mit Cumarinpräparaten (Macumar, Beginn mit 5 Tbl./die, Reduktion nach Quick-Wert). Ein Quick von 15–30% und die 3–4fache Verlängerung der Thrombinzeit sollten erreicht werden.
Wenn die Beckenetage nicht betroffen ist ist ein *Kompressionsverband und Mobilisation möglich, auch bei Beckenvenenthrombose ist die strenge Bettruhe mit Lagern des betroffenen Beines auf gut gepolsterter Schiene und Hochstellen des Fußendes des Bettes mittlerweile umstritten.
Extern: Feuchte Umschläge mit Alkohol, verdünntes Ichthyolwasser.
Prophylaxe: Meiden unnötiger Bettruhe, Frühmobilisation nach Operationen, Krankengymnastik, *Kompressionstherapie, Heparin 3×5000 I. E. s. c.
Prog: Meist spontan einsetzende Rekanalisation, valvuläre Insuffizienz.

Phlebotomen

Def: Kleine Schmetterlingsmücken, Überträger der *Leishmaniose, und des *Pappataci-Fiebers.

Phlebotomusfieber

s. Pappataci-Fieber

Phlegmasia alba dolens

Syn: Leukophlegmasie, Milchbein
Def: Hochgradiges blasses, schmerzhaftes, wachsartig ödematöses Bein bei Oberschenkel- bzw. *Becken-

venenthrombose (*Phlebothrombose). Häufig nach Entbindung: Phlegmasia puerperalis.
Ther: *Phlebothrombose

Phlegmasia coerulea dolens
Syn: Pseudoembolie Nicole, akute massive Venenokklusion (Veal), Phlegmasia rubra dolens Saegesser
Def: Massive *Phlebothrombose, vor allem in der Vena iliaca oder Vena femoralis mit stasebedingter Ischämie der Mikrozirkulation (venöser Reflux blockiert). Selten arteriell-ischämisches Syndrom aufgepfropft.
Klin: Akute schmerzhafte Anschwellung einer Extremität mit zunehmender zyanotischer Verfärbung (phlébite bleue), motorischer Schwäche und mäßiger Hypaesthesie. In der Folge rasche Weiterentwicklung des zyanotischen Ödems und Ausbildung einer Gangrän. Zeichen des hypovolämischen Schocks.
Zunehmende Anämie.
Diag: *Ultraschall-Doppler-Sonographie
Ther: *Phlebothrombose, Spasmolytika bei arteriellem Spasmus.

Phlegmasia puerperalis
s. *Phlegmasia alba dolens

Phlegmasia rubra dolens (Saegesser)
Def: Plötzliche, schmerzhafte Schwellung einer Extremität mit Rotfärbung der Haut bei ausgedehnter *Phlebothrombose. Übergang in *Phlegmasia coerulea dolens möglich.

Phlegmone
Def: Diffus sich in Gewebsspalten ausbreitende, eitrige, bakterielle Entzündung (subkutan, subfaszial, intramuskulär) mit Gewebseinschmelzung.
s. a. Holzphlegmone, Halsphlegmone, Handphlegmone bzw. Sehnenscheidenphlegmone, nekrotisierende Fasziitis
Ätio: Häufig Streptokokken- (Streptodermia phlegmonosa) oder Staphylokokkeninfektion (Staphylodermia phlegmonosa), auch gramnegative

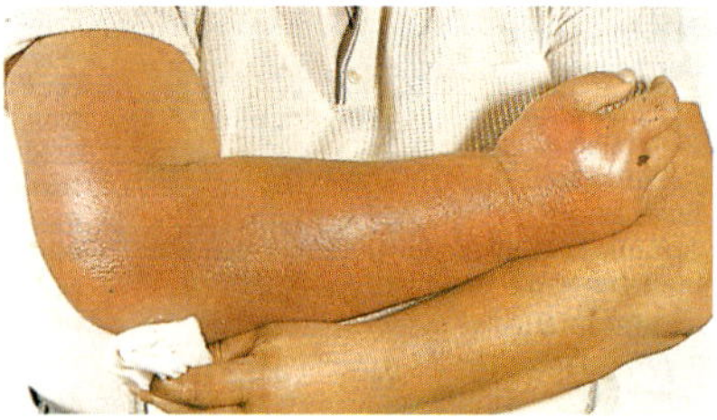
Phlegmone

Keime und Mischflora. Nach Bagatellverletzungen, *Panaritien, *Erysipel, *Thrombophlebitis Rascher Einbruch in Blutbahnen und Lymphwege.
Klin: Heißes, gerötetes, schmerzhaftes, teigig-entzündliches umschriebenes Ödem. Selten eitrige subkutane Abszesse, Durchbruch durch die Haut. Lymphangitis und Lymphadenitis, Fieber.
Lab: Leukozytose, BSG-Erhöhung
Ther: Ruhigstellung, Antibiotika nach Antibiogramm, ggf. chirurgische Eröffnung.
Extern: Feuchte Verbände

Phlyktaenen
*Keratokonjunktivitis scrofulosa

Phospholipid-Antikörper
Def: *Antikörper, die gegen Phospholipide gerichtet sind (Kardiolipin, Phosphaditylcholin, Phosphatidylethanolamin, Phosphaditylserin, Phospaditylinositol).
Vork: *Syphilis (Wassermann-Reaktion, Kardiolipinmikroflockungstest, VDRL-Test), *Lupus erythematodes visceralis, *Sjögren-Syndrom, *primär chronische Polyarthritis^, Hashimoto-Thyreoiditis, *Livedo racemosa generalisata, *Sneddon-Syndrom, *AIDS, *Phospholipid-Antikörper-Syndrom.
Bedeutung: Antiphospholipidantikörper können aufgrund der Bindung an Phospholipiden mit der Thrombozytenmembran interagieren und so als Co-Faktoren in verschiedenen Stufen der Gerinnungskaskade eingreifen. In

vivo resultiert hieraus eine stärkere Aktivierbarkeit des Gerinnungssystems mit Thromboseneigung. Klinisch können auch migrierende Thrombophlebitiden imponieren.
Die Reaktion der Phospholipidantikörper mit zentralnervösen Membranbestandteilen kann zu einer ZNS-Symptomatik, z. B. Schwindel, partielle Störung des Kurz- und Langzeitgedächtnisses, Störung der Feinenmotorik bis hin zu Hirninfarkten mit Hemiplegien, eventuellen zerebralen Krampfanfällen, führen.
Nachweismethoden: ELISA, Kreuzreaktionen mit dem VDRL-Test, in vitro pathologisch verlängerte PTT und verlängerte Russel-Wiper-Venomzeit.
Lit: Meurer M, Degitz K (1992) Antiphospholipidantikörper. Hautarzt 43:11–13
Degittz, Kind, Lakomek, Görtz (1989) Livedo racemosa bei Nachweis von Antiphospholipidantikörper. Hautarzt 40:437–440
Kind P et al. (1992) Kutaner Lupus erythematodes und Kardiolipin-Antikörper. Hautarzt 43:126–129
Naldi L, Lorenzo M et al. 81990) Antiphospholipid antibodies and necrotizing purpura. Dermatologica 180:272–275
Wand A, Jünger H (1992) Sneddon-Syndrom bei Nachweis von Anti-Phospholipid-Antikörpern. Hautarzt 43:380–382

Phospholipid-Antikörper-Syndrom
Syn: Antiphospholipid-Syndrom, Antikardiolipin-Syndrom
Def: Noch umstrittene *Autoimmunerkrankung mit Nachweis von *Phospholipid-Antikörpern und klinisch Thromboseneigung, thromboembolischen Komplikationen, habituellen Aborten, zerebraler Symptomatik sowie verschiedensten Hauterscheinungen: *Livedo racemosa, *Purpura, Ulzerationen, Nekrosen.
Ätio: *Autoimmunerkrankung, evtl. Variante des *Lupus erythematodes visceralis.
Man: V. a. junge Frauen
Ther: Acetylsalicylsäure, Heparin, Dipyridamol, ggf. Kortikoide und Immunsuppresiva (Cyclophosphamid).
Lit: Grimm W, Ruzicka T, Degitz K, Meurer M (1992) Das Antiphospholipid-Syndrom. Z. Hautkr. 67:800–803
Wolf P, Soyer P, Auer-Grumbach P, Kerl H (1992) Akrale Mikrolivedo – Ein klinisches Symptom des Antiphospholipid-Syndroms. Hautarzt 43:714–717

Phosphornekrose
Def: Weichteilnekrose bei *Phosphorverbrennung. Auch Knochennekrosen bei chronischer Phosphorvergiftung.

Phosphorverbrennung
Def: Beispielsweise nach Phosphorbrandbomben auftretende Schädigung der Haut durch Hitze- und Phosphoreinwirkung.
Komp: Weichteil- und Knochennekrosen.
Ther: Luftabschluß: Öl.
Zur Inaktivierung des Phosphors Bäder mit Zusatz von 2%igem Kupfersulfat.

Photoallergen
Def: Durch photochemische (kurzwelliges Licht, UV-Strahlung) Veränderung eines lichtempfindlichen Prohaptens zum Hapten und über dessen Verbindung mit einem Protein in der Haut entstandenes Antigen. Das Prohapten kann exogen oder endogen in die Haut gelangen. Medikamente, Kosmetika und Körperpflegemittel sind die bekanntesten Photoallergene (s. Tabelle, S. 696).

Photoallergie
Def: Immunologisch bedingte Reaktionslage nach Sensibilisierung durch ein *Photoallergen.
Je nach Klinik und Ätiologie unterscheidet man: Photokontaktallergie (*photoallergisches Ekzem^, *photoallergische Dermatitis^), *hämatogene Photoallergie^, *persistierende Licht-

Tabelle: Photoallergisch wirkende Substanzen
Desinfizienzien
Bithionol
Buclosamid
Carbanilide
Dibromsalizylanilid
Dichlorophen
Hexachlorophen
Pentichlor
Tetrabromsalizylanilid
Tetrachlorsalizylanilid
Tribromsalizylanilid
Sulfonamide und Derivate
Antidiabetika
Tolbutamid
Glibenclamid
Chlorpropamid
Carbutamid
Antiinfektiosa
Sulfanilamid
Sulfathiazol
Sulfisoxazol
Sulfamethoxypyridazin
Sulfadimethoxin
Diuretika
Antihypertensiva
Chlorthalidon
Chlorothiazid
Hydrochlorothiazid
Quinethazon
Süßstoffe
Benzosulfimid
Cyclamat
Sonstiges
Amitriptylin
Amantadin
Azathioprin
Benzophenone
Cadmiumsulfid
Chlordiazepoxid
Chloroquin
Chlorpromazin
Carbinoxamin
Cyproheptadin
Digalloyl-Triolat
Diphenhydramin
Gold
Griseofulvin
Imipramin
Mercuriumsulfid
Para-aminobenzoesäure
Penicillin
Prochlorperazin
Promethazin
Östrogene
Triacethylphenylisatin
Trifluopromazin

reaktion, *Lichturtikaria, *polymorphe Lichtdermatose^.

Photoallergie, hämatogene
Def: *Photoallergisches Ekzem^ mit enteraler oder parenteraler Allergenzufuhr, z. B. Phenothiazine, Sulfonamide
Diag und Ther: *Photoallergisches Ekzem^

Photoanaphylaktische Reaktion
Def: Unüblicher Begriff für eine Hautreaktion auf normale Lichtdosen infolge primär erhöhter Empfindlichkeit (*MED).

Photoaugmentation
Def: Verstärkung (Addition oder Potenzierung) der erythematogenen Wirkung der mittelwelligen und kurzwelligen (UV-B und UV-C) Strahlen durch Anwendung von langwelligen ultravioletten Strahlen (UV-A) in Dosen, welche eine Sofortpigmentierung hervorrufen.

Photochemotherapie
s. PUVA

Photodermatitis heracleogenica
Def: Phytophotodermatitis (*Dermatitis bullosa pratensis) durch Kontakt mit Bärenklau: Heracleum sphendylium.

Photodermatitis phytogenica
s. Dermatitis bullosa pratensis

Photodermatitis pigmentaria
Syn: Photomelanose
Def: Heute unübliche Bezeichnung für eine phototoxische, mit auffälliger Hyperpigmentierung einhergehende Dermatitis, unseres Erachtens synonym mit *Melanodermitis toxica.

Photodermatitis vaselinogenica
s. Vaselinoderm

Photodermatose, endogene
Def: *Lichtdermatose, die durch endogene Photosensibilisatoren (z. B. Porphyrine) ausgelöst wird.
s. a. phototoxisches Ekzem^

Photokontaktallergie
s. photoallergisches Ekzem^

Photokontaktdermatitis
s. phototoxisches Ekzem^

Photomelanose
s. Photodermatitis pigmentaria

Photoonycholyse
s. Onycholyse, Photoonycholyse

Photopatchtest
Syn: Belichteter Epikutantest
Def: Test zur Diagnostik einer Spättypreaktion vom Ekzemtyp durch photoallergisch und/oder phototoxisch wirksame Substanzen. Durchführung: 24 h nach okklusiver Applikation der Testsubstanzen am Rücken wird das Testareal mit einer UV-A-Standarddosis von 10 J/cm2 bestrahlt (Spektrum 320–400 nm). Die Beurteilung der Testreaktionen erfolgt unmittelbar sowie 24, 48 und 72 h nach der Bestrahlung nach den Kriterien des *Epikutantestes. Zur Kontrolle wird ein unbelichteter Epikutantest mit den gleichen Substanzen parallel durchgeführt.
Beispiel für eine Standardreihe von relevanten Testsubstanzen (Arbeitsgemeinschaft Photopatchtest der DDG): s. Tabelle
s. a. photoallergisches Ekzem und phototoxisches Ekzem.
Lit: Hölzle E, Rowold J, Peper S, Plewig G (1989) Die belichtete Epikutantestung. Allergologie 12:13–20
Hölzle E et al. (1991) Photopatch-Test: Ergebnisse der multizentrischen Studie. Akt. Dermatol. 17:117–123

Tabelle: Substanzliste **Photopatchtest**

Substanzen
1. Tetrachlorsalicylanilid
2. Monobromsalicylchloranilid
3. Tribromsalicylanilid
4. Buclosamid
5. Fenticlor
6. Hexachlorophen
7. Bithionol
8. Triclosan
9. Sulfanilamid
10. Chlorpromazin
11. Promethazin
12. Carprofen
13 Tiaprofensäure
14. Chinidinsulfat
15. Moschus Ambrette
16. Moschus Mix
17. Parfüm Mix
18. 6-Methylcumarin
19. Paraaminobenzoesäure
20. Hydrochlorothiazid
21. Furosemid
22. 2-Hydroxy-4-Methoxybenzophenon
23. 2-(4-Methylbenzyliden)-Campher
24. 4-Isopropyldibenzoylmethan
25. Zyklamat
26. Saccharin
27. Holzteer
28. Kolophonium
29. Perubalsam
30. Kompositen-Mix
31. Tolbutamid
32. Thiourea

Photopherese, extrakorporale
Def: *PUVA-Therapie der Lymphozyten in einem extrakorporalen Kreislauf. Kombination der zytotoxischen Wirkung von 8-Methoxypsoralen mit der gezielten Bestrahlung der Lymphozyten des Patienten mit UVA. Man vermutet, daß es durch die Reinfusion der psoraleninaktivierten Lymphozyten zu einer Stimulation des Immunsystems gegen Antigendeterminanten auf diesen Zellen kommt, die zur Zerstörung unbehandelter Lymphozyten in Blut und Haut führt.
Ind: *T-Zell-Lymphome^, *progressive systemische Sklerodermie^, auch *Pemphigus vulgaris, *primär chronische Polyarthritis^ und Multiple Sklerose.
Lit: Edelason RL (1990) Photophoresis. J Clin Apheresis 5:77–79

Heald P, Rook A et al. (1992) Treatment of erythrodermic cutaneous T-cell lymphoma with extracorporeal photochemotherapy. J Am Acad Dermatol 27:427–433
Rook AH, Freundlich B et al. (1992) treatment of systemic sclerosis with extracorporeal photochemotherapy. Arch Dermatol 128:337–342

Photoprovokationstest
Def: Kontrollierte Provokation bestimmter Dermatosen mittels UV-B-/A-Lichtexposition umschriebener Hautareale mit Suberythemdosen zu diagnostischen Zwecken. Dabei wird die Testung in Abhängigkeit von der klinischen Symptomatik modifiziert (in-loco-Bestrahlung über mehrere Tage, unterschiedliche UV-Spektren, Testung in UV-lichtexponierter wie nicht lichtexponierter Haut).
Klin: Diagnostische Bedeutung bei *Lichtdermatosen bzw. UV-provozierbaren Dermatosen, wenn die Bestimmung der MED-UV-B bzw. der MED-UV-A normale Werte erbracht hat (*polymorphe Lichtdermatose^, *Hidroa vacciniformia, *Lupus erythematodes, *phototoxisches Ekzem^ u.a).
s. a. MED und Photopatchtest
Lit: Lehmann P, Hölzle E, von Kries R, Plewig G (1986) Lichtdiagnostische Verfahren bei Patienten mit Verdacht auf Photodermatosen. ZentrBl HuG 152:667–682

Photosensibilisatoren
Def: Substanzen, die die Empfindlichkeit gegenüber Licht steigern. Sie sind in der Natur weit verbreitet und finden sich in Teeren, Teerderivaten (z. B. Rivanol), Pflanzen (z. B. Furocumarine, die als Duftstoffe in Kosmetika vorkommen können) und Medikamenten.
Man unterscheidet *Photoallergie und *Phototoxizität, wobei nahezu alle Auslöser photoallergischer Reaktionen auch phototoxisches Potential besitzen.
Lit: Ring J (1991) Angewandte Allergologie. MMW München. S. 204–210

Phototest
s. Photoprovokationstest

Phototherapie
Def: Ganzkörper- oder Lokalbestrahlung mit UVA-, UVB oder gemischten UVA/UVB-Strahlern (sowie *PUVA) zur Behandlung von *Psoriasis, *Parapsoriasisformen, *endogenem Ekzem^, *Akne u. a.
Kontraindikationen:
Absolut: *Lichtdermatosen, Infektionserkrankungen, akute Infekte, Geschlechtskrankheiten, Parasitosen
Relativ: Akute Dermatosen, akute Schübe chronischer Dermatosen, *chronisch venöse^ Insuffizinz, *Kollagenosen, *blasenbildende Dermatosen, fortgeschrittene Schwangerschaft.
Lit: Krutmann J, Schöpf E (1991) Neure Aspekte der UV-Therapie der atopischen Dermatitis. Hautarzt 42:284–288
Kurtmann J (1991) Dermatologische Phototherapie. Hautarzt 42:407–414

Phototoxische Dermatitis
s. phototoxisches Ekzem^

Phototoxisches Ekzem
s. phototoxisches Ekzem^

Phototoxizität
Def: Nicht immunologische Reaktion, die bereits bei dem ersten Kontakt mit dem *Photosensibilisator und bei jedem Menschen auftritt, wenn die Dosis der Substanz ausreichend ist und anschließend entspechende UV-Bestrahlung erfolgt.
Übersicht über phototoxische Substanzen und Pflanzen s. Tabelle
s. a. phototoxisches Ekzem^
DD: *Photoallergie
Lit: Schauder S (1991) Neue Verfahren zur Diagnostik von phototoxischen und photoallergischen Arzneimittel-Reaktionen. Hautnah 1 derm: 57–62

Tabelle: Wichtige **phototoxische Substanzen**
Ätherische Öle
Zedernöl
Zitronenöl
Lavendelöl
Lindenöl
Antimykotika
Bromsalizylsäureisopropylamid
Tetramethylthiuramdisulfid
Desinfizienzien
Dichlordioxydiphenylsulfid
Tetrachlorsalizylanilid
Farbstoffe
Acriflavin
Bengalrot
Eosin
Fluorescin
Methylenblau
Proflavin
Riboflavin
Rivanol
Thiopyronin
Trypaflavin
Phenothiazine
Alimemazin
Chlorpromazin
Levopromazin
Mepazin
Parazin
Prochlorperazin
Promazin
Thiopropazat
Thioridazin
Triflupromazin
Sulfonamide
Sulfanilamid
Sulfisoxazol
Teer- und Teerbestandteile
Akridinfarbstoffe
Zyklische Kohlenwasserstoffe
Tetracycline
Chlortetracyclin
Dimethylchlortetracyclin
Doxycyclin
Methacyclin
Oxytetracyclin
Andere
5-Fluorouracil
Methoxypsoralene
Nalidixinsäure
Resorcinderivate
Vinblastin

Tabelle: Wichtige **phototoxische Substanzen (Fortsetzung)**
Pflanzen mit phototoxischen Inhaltsstoffen (Furocumarine)
Ackerwinde (Convolvulus arvensis L.)
Bergamotte (Citrus aurantium L. ssp. bergamia)
Buchweizen (Fagopyrum esculentum M.)
Engelwurz (Angelica archangelica L.)
Feigen
Gartenraute (Ruta graveolens L.)
Johanniskraut (Hypericum perforatum L.)
Liebstöckel (Levisticum officinale K.)
Meisterwurz (Imperatoria ostruthium L.)
Petersilie (Petroselinum crispum M.)
Pimpinelle (Pimpinella saxifraga L.)
Scharfgarbe (Achillea millefolium L.)
Schierlingskraut (5-Methoxypsoralen)
Sellerie (Apium graveolens L.)
Wiesen-Bärenklau (Heracleum sphondylium L.)

Phototoxizitätsdosis, mittlere
s. mittlere Phototoxizitätsdosis

Phototrauma
Def: Wenig gebräuchliche Bezeichnung für Hautschäden, die bei normaler Lichtempfindlichkeit durch hohe UV-Dosen hervorgerufen werden, z. B. *Dermatitis solaris.
s. a. Lichtdermatosen

Phrynoderm
Syn: Krötenhaut, Hyperkeratosis follicularis bei Avitaminose A, Hyperkeratosis follicularis metabolica
Def: Follikulär-lichenoide Keratosen beim Vitamin-A-Mangel mit trockener, schlaffer, gefälteter und aschgrauer Haut.
s. a. Avitaminose, Bitot-Flecke
Lit: Barr DJ et al. (1984) Bypass phrynoderma. Arch Dermatol 120: 919–921

Phthiriasis
s. Pediculosis pubis

pH-Wert der menschlichen Haut
*Def:*Die gesunde Hautoberfläche reagiert leicht sauer, wobei der pH-Wert in erster Linie von der Lokalisation,

weniger von Lebensalter, Geschlecht oder Rasse abhängig ist. Unter dem normalen Haut-pH versteht man den oberflächlichen pH-Wert im Bereich des Unterarmes eines gesunden erwachsenen weißen Mannes; dieser liegt im Bereich von 5,4 bis 5,9. Bestimmung v. a. mit der Flachelektrode nach Ingold. Einen höheren pH-Wert (zwischen 6 und 7) haben Axilla, Fußsohle, Interdigitalräume, Genitoanalbereich (physiologische Lücken des Säureschutzmantels)
*Lit:*Braun-Falco O, Korting HC (1986) Der normale pH-Wert der menschlichen Haut. Hautarzt 37:126–129

Phykomyzetom
s. Myzetom

Phykomykosen
Syn: Zygomykosen
Def: Gruppe verschiedener tiefer Mykosen, die durch zahlreiche opportunistische Pilzarten hervorgerufen werden.
s. a. Mucormykose
Err: Mucor, Rhizopus, Absidia, Mortierella Cunninghamella u. a.

Physiologic postnatal redness
s. Erythema neonatorum

Phytansäurethesaurismose
s. Refsum-Syndrom

Phytoalspecie
Def: Unübliche Bezeichnung für die *Mikrosporie.

Phytophotodermatitis
s. Dermatitis bullosa pratensis

Phytophotodermatose
s. Dermatitis bullosa pratensis

Pia-Angiom
s. Angiom, Pia-Angiom

Pian
s. Frambösie

Pian bois
Def: Bezeichnung für die *mukokutane Leishmaniose^ in Guayana und Uta.

Pianome
s. *Frambösie

PIBI(D)S-Syndrom (Photosensitivity, **I**chthyosis, **B**rittle cystine-deficient hair, (**D**ementia), short stature)
Def: Autosomal rezessives Syndrom mit exessiver Lichtempfindlichkeit, einem Defekt des DNA-Reperatur-Systems, *Ichthyosis, brüchigen Haaren, neurologischen Störungen und Kleinwuchs. Das Krankheitsbild wird zur Gruppe D der *Xeroderma pigmentosum-Erkrankung gezählt, zeigt aber in den erst 20 Lebensjahren keine Hauttumoren
Lit: Rebora A, Crovato F (1987) PIBI(D)S syndrome-trichothiodystrophy with xeroderma pigmentosum. J Am Acad Dermatol 16:940–947

Piccardi-Lassueur-(Graham)-Little-Syndrom
s. Lassueur-Graham-Little-Syndrom

Pickel
Def: Volkstümliche Bezeichnung für eine oberflächliche *Follikulitis.

Picksche Krankheit
s. Erythromelie

Pick-Herxheimer-Krankheit
s. Acrodermatitis chronica atrophicans Herxheimer

Picorna-Virus
Def: RNA-Viren, zu denen die Entero-, Rhino-, MKS- und Enzephalomyokarditisviren gehören. Der Name setzt sich aus pico = klein (22–27 nm) und RNA zusammen.

Piebaldismus
Syn: Angeborene Weißfleckung, partieller Albinismus, Albinismus circumscriptus
Def: Angeborene, autosomal dominant vererbte, umschriebene Weißfleckung der Haut. Der klassische Piebaldismus ist eine reine Hautanomalie, entsprechende Veränderungen sind aber bei verschiedenen Syndromen (s. unten) beschrieben.
s. a. Albinismus

Lok: Brust, Abdomen (ventral) und obere Extremität, Stirn
Man: Weiße Stirnlocke bei Geburt, übrige Herde nach einigen Monaten.
Klin: Meist münzgroße, scharf begrenzte, amelanotische, isolierte, symmetrisch oder systematisiert auftretende Flecken, weiße Stirnlocke (*Poliose).
Sechsfelderkomplex (six field complex): Poliosis circumscripta und Pigmentmangel an Kinn, Nacken, Rumpfmitte und distalen Extremitätenanteilen.
Teilsymptom folgender Syndrome: s. *Klein-Waardenburg-Syndrom, *Tietz-Syndrom, *Chédiak-Higashi-Syndrom, fakultativ beim *Stargardt-Syndrom.
Hist: Melanozyten vermindert oder fehlend
DD: *Vitiligo

Piedra
Syn: Tinea nodosa, Piedra nostras, Trichomycosis nodularis oder nodosa, Trichosporia tropica, Trichosporie, Chignon fungus, Chignon disease, Beigel's disease
Def: Pilzinfektion der Haarschäfte mit knotigen Auflagerungen.
Man unterscheidet die *weiße Piedra^ und die *schwarze Piedra^.

Piedra, schwarze
Syn: Trichomycosis nodosa nigra, Piedra nigra
Def: Variante der *weißen Piedra^ durch Piedraia hortae. Der Pilz wurde in einigen schwarzen Stämmen zum Färben der Haare benutzt.
Err: Piedraia hortae (Schwärzepilz), der in feuchtwarmen Gebieten auf Pflanzen, fakultativ in Affen- und Menschenhaaren lebt.
Vork: Vor allem Tropen, Südamerika, Ferner Osten
Klin: Zahlreiche harte bräunlich-schwarze Knoten am Haarschaft.
Ther: *Weiße Piedra^

Piedra, weiße
Syn: Trichomycosis nodosa, Trichosporose, Piedra alba
Def: *Mykose des Haarschaftes durch Trichosporon beigelii mit charakteristischen weißen Knötchen. Bei inguinalem Befall sind die typischen Knötchen auch an Baumwollfasern der Unterwäsche nachgewiesen.
Err: Trichosporon beigelii, saprophytärer Hefepilz. Eine synergistische Infektion mit Corynebakterien wird diskutiert.
Vork: Vor allem Subtropen, gemäßigte Zonen
Lok: V. a. Kopfhaar, Bart- und Achselhaar
Klin: Mehrere, perlschnurartig aufgereihte, steinharte, wenige Millimeter große, weiße Knoten. Brüchigwerden des Haares im Bereich der Knoten.
DD: Haarschaftanomalien
Ther: Abschneiden der befallenen Haare.
Lokal: Antimykotika
Lit: Ellner KM, McBride ME et al. (1990) White piedra: evidence for a synergistic infection. Br J Dermatol 123:355–363
Almeida HL, Rivitti EA, Jaeger RC (1990) White piedra: ultrastructure and a new microecological aspect. mycoses 33:491–497

Piezogene Knötchen
Syn: Druckbedingte Handkantenknötchen und Fersenknötchen, piezogenic papules of the feet, painful piezogenic pedal papules
Def: Multiple Fettgewebshernien vorwiegend im medialen Bereich der Ferse bei Adipösen.
Ätio: Wahrscheinlich unzureichende Septierung des Fettgewebes.
Lok: Medialer dorsaler oder lateraler Fußrand, etwa 2 cm oberhalb der Fußfläche.
Klin: Bis zu über 20 hautfarbene, derbe Knötchen. Gelegentlich schmerzhaft durch Irritation der Nerven.

Hist: Defekt in der Septierung des subkutanen Fettgewebes.
Ther: Aufklärung, ggf. Exzision mit Subkutannaht.

Piezogenic papules of the feet
s. Piezogene Knötchen

Pigment
Def: Man unterteilt die Farbstoffe im Körper in endogene und exogene.
Exogenes Pigment: Kohlenstaub, Metallstaub, Carotinoide, Tusche
Endogenes Pigment: Melanin, Hämoglobin, Myoglobin, Lipofuscin, Biliverdin, Bilirubin und Hämosiderin.
s. a. Hyperpigmentierung

Pigmentär-vaskuläre Phakomatose
Syn: Phakomatosis pigmentovascularis
Def: Kombination eines ausgedehnten Gefäßnaevus mit einem großflächigen Pigmentmal, bei der das gemeinsame Auftreten kein Zufall, sondern eine Entität ist.
Ätio: Genodermatose mit sporadischem Auftreten, diskutiert wird das Vorliegen zweier verschiedener rezessiver Mutationen.
Klin: Interindividuell variable Kombination von *Naevus spilus, *Mongolenfleck, *Naevus flammeus, eventl. assoziierte Defekte anderer Organe. Eine Einteilung in 4 Typen mit je 2 Subtypen existiert.
Lit: Happle R, Steijlen PM (1989) Phacomatosis pigmentovascularis gedeutet als ein Phänomen der Zwillingsflecken. Hautarzt 40:721–724

Pigmentanomalie Hoffmann-Habermann
s. Melanodermitis toxica(lichenoides bullosa)

Pigmentatio maculosa acquisita
s. Pigmentatio maculosa eruptiva idiopathica

Pigmentatio maculosa eruptiva idiopathica
Syn: Melanosis lenticularis generalisata, Pigmentatio maculosa acquisita, kleinfleckige Pigmentdermatose
Def: Seltenes, nicht sicher eigenständiges Krankheitsbild. Wahrscheinlich *postinflammatorische Hyperpigmentierung^ nach entzündlicher Hautreaktion (Medikamenten- oder Nahrungsmittelunverträglichkeit).
Man: Vor allem Kinder und Adoleszente
Lok: Vor allem seitliche Halsanteile, Rumpf, Extremitäten
Klin: Braune bis bräunlich-rötliche, runde bis ovale, 5–25 mm Durchmesser große, gut abgegrenzte Flecken auf unveränderter Haut oder nach erythematösem bzw. erythematopapulösem Exanthem.
Hist: Basale Hyperpigmentierung
DD: *Erythema dyschromicum perstans, *Incontinentia pigmenti
Ther: Kosmetische Abdeckung

Pigmentatio reticularis e calore
s. kalorische Hyperpigmentierung^

Pigmentation melanique lenticulaire essentielle de la muqueuse jugale et des lèvres
s. Laugier-Hunziker-Syndrom

Pigmentdermatose, kleinfleckige
s. Pigmentatio maculosa eruptiva idiopathica

Pigmentdermatose, retikuläre
s. Incontinentia pigmenti, Typ Franceschetti-Jadassohn

Pigmentdermatose, retikuläre Naegeli
s. Incontinentia pigmenti, Typ Franceschetti-Jadassohn

Pigmentdermatose, retikuläre der Beugen
s. M. Dowling-Degos

Pigmentdermatose Siemens-Bloch
s. Incontinentia pigmenti, Typ Bloch-Sulzberger

Pigmentdystrophie, kongenitale
s. Dystrophia pigmentosa

Pigmentflecken, palmoplantare
Def: Lentiginöse Pigmentation der Palmae und Plantae. Assoziation mit

verschiedenen inneren Erkrankungen und Malignomen.
s. a. Paraneoplastisches Syndrom
Lit: Narisawa Y, Kohda H (1987) Clinical characteristics of pigmented maculae on palms and/or soles appearing after middle age in Japan. J Dermatol 14:430–436

Pigmentflecken, praetibiale
Syn: Prätibial pigmented patches
Def: Vor allem bei Diabetikern (*Hautveränderungen bei Diabetes^ mellitus) vorkommende, ovale, nicht erhabene, braune Pigmenteinlagerungen im Bereich der Schienbeinkanten im Sinne einer diabetischen Mikroangiopathie. Entwicklung aus flachen, gering schuppenden Erythemen.
Hist: Gefäßvermehrung mit perivaskulärem, dichtem lymphozytärem Infiltrat. Hämosiderinablagerungen.
DD: *Purpura pigmentosa et progressiva

Pigmentfleckenpolypose
s. Peutz-Jeghers-Syndrom

Pigmentierte Penispapeln
s. Bowenoide Papulose

Pigmentiertes Basaliom
s. pigmentiertes Basaliom^

Pigmentiertes Xerodermoid
s. pigmentiertes Xerodermoid^

Pigmentierung, direkte
s. Sofortpigmentierung

Pigmentierung, gelbe
s. Ikterus
s. Aurantiasis cutis

Pigmentierung, indirekte
s. Spätpigmentierung

Pigmentierung, peribukkale (Brocq)
s. Melanosis perioralis et peribuccalis

Pigmentierung, verzögerte
s. Spätpigmentierung

Pigmentierungen, guillochierte
Def: Ungewöhnliche verschlungene Pigmentierungen bei der *progressiven systemischen Sklerodermie^.

Pigmentinkontinenz
Def: Pathohistologischer Begriff für das Ausschleusen des basalen Melanins in das Korium und anschließender Phagozytose durch Makrophagen (Melanophagen).
Ursache: Entzündliche Prozesse im Korium, die eine Schädigung der Melanozyten herbeiführen.
Vork: Postinflammatorische Hyperpigmentierung, z. B. bei *Lichen ruber planus, *Melanodermitis toxica, *Erythema dyschromicum perstans u. a

Pigmentmal
s. *melanozytärer Naevus^

Pigmentpurpura, progressive
s. Purpura pigmentosa progressiva

Pigmentsarkom, idiopathisches multiples
s. Sarcoma idiopathicum multiplex haemorrhagicum

Pigmentstörungen
s. *Hyperpigmentierung, *Hypopigmentierung
s. a. Dyschromie

Pigmentsyphilide
Def: Unübliche Bezeichnung für postinflammatorische Hyperpigmentierung nach einem *Syphilid.

Pigmentzellnaevus
s. *melanozytärer Naevus^

Pilar sheath akanthoma (Mehregan, Brownstein)
Syn: Haarscheidenakanthom
Def: Zwischen *Riesenpore und *Trichofollikulom einzuordnendes follikuläres Neoplasma.
Lok: Oberlippe
Man: Mittleres Lebensalter

Pilar tumor of the scalp
s. proliferierende Trichilemmalzyste^

Pili anulati
Syn: Ringelhaare
Def: Wahrscheinlich regelmäßig dominant vererbte Verhornungsstörung mit in regelmäßigen Abständen in der Längsrichtung der Haare wechseln-

den, dunklen und hellen Banden. Die hellen Bande weisen einen abnormalen Luftgehalt des Haarmarkes oder der -rinde auf. In der Regel sind die Haare kräftig und gesund.
Assoziation mit *Alopezia areata und *Wollhaaren ist beschrieben.
DD: *Pili pseudo-anulati
Ther: Nicht erforderlich

Pili canaliculi
Syn: Unkämmbare Haare, Syndrom der unkämmbaren Haare, Pili trianguli et canaliculi, Glaswollhaare, Cheveux incoiffables
Def: Durch sog. *Furchenhaare gekennzeichnete Haaranomalie, sporadisches und familiäres Auftreten möglich (möglicherweise autosomaldominant vererbt).
Man: Im 1. Lebensjahr, z. T. bereits ab Geburt
Klin: Sich rauh anfühlende, trockene, gekräuselte, harte, ungeordnet von der Kopfhaut abstehende, meist blonde Haare. Bürsten und Kämmen unmöglich. Augenbrauen, Wimpern, Körperhaare normal.
DD: *Pili torti, *Kinky hair disease, *Hypotrichosis congenita hereditaria generalisata, *Monilethrix-Syndrom, *anhidrotische und *hidrotische ektodermale Dysplasie
Ther: Nicht bekannt, fettende Pflegeprodukte
Prog: Meist Besserung oder sogar Normalisierung des Befundes im Laufe der Jahre.
Lit: Braun-Falco O, Ryckmanns F, Heilgemeir GP, Ring J (1982) Zum Syndrom: Unkämmbare Haare. Hautarzt 3:366–372
Ludwig E (1987) Pili canaliculi, eine Art von unkämmbaren Haaren. Hautarzt 38:727–732

Pili incarnati
s. Pseudofolliculitis barbae

Pili planati (Touraine)
Def: Formvariante normaler Haare, wahrscheinlich identisch mit *Pili pseudo-anulati.

Pili pseudo-anulati
Syn: Pseudoringelhaare, Pseudopili anulati
Def: Formvariante normaler Haare mit um etwa 90° hin und rückläufig gedrehten, elliptisch geformten Haaren. Die unregelmäßige Lichtreflexion ergibt ein *Pili-anulati-ähnliches Bild.

Pili recurvati
s. Pseudofolliculitis barbae

Pili torti
Syn: Trichokinesis, Trichotortosis, Twisted hair
Def: Häufig familiär auftretende Haarfehlbildung mit Drehung der Haare um die Längsachse.
Man: Vor allem Mädchen, 2. bis 5. Lebensjahr
Lok: In der Kindheit am gesamten Kopfhaar, später vor allem in der Okzipital- und Schläfengegend.
Klin: Umschriebene Herde mit eigenartig schimmernden, gedrehten, trockenen, spröden, dünnen Haaren, die selten länger als 4–6cm werden. Aspekt der umschriebenen Hypotrichie.
Häufig begleitende *Keratosis follicularis.
In Einzelfällen kombiniert mit *ektodermaler Dysplasie^ oder hereditärer Taubheit (*Björnstadt-Syndrom), bei *Netherton-Syndrom und *Monilethrix-Syndrom.
Diag: Mikroskopisch: Drehung der Haare um 90 oder 180° um ihre Längsachse im Abstand von 2–10 mm; bandartige Abplattung der Haare.
Prog: Weitgehende Rückbildung bis völliges Verschwinden der Haarfehlbildung nach der Pubertät möglich.

Pili torti mit Kupfermangel
s. Kinky hair disease

Pili trianguli et canaliculi
s. Pili canaliculi

Pilomatricoma
s. Epithelioma calcificans

Pilomatrixom
s. Epithelioma calcificans

Pilomatrixome, eruptive multizentrische
Def: Sonderform des *Epithelioma calcificans mit multizentrisch auftretenden Knoten.

Pilonidalfistel
s. Pilonidalsinus

Pilonidalsinus
Syn: Steißbeinfistel, Steißbeinzyste, pilonidaler Abszeß, Sinus pilonidalis, Pilonidalfistel, Kokzygealfistel, Fistula coccygealis, Haarnestfistel, Haarnestgrübchen, Pilonidalzyste, Sakraldermoid
Def: Epithelausgekleideter und mit einem Stratum granulosum versehener, verhornender Fistelgang in der Steißbeingegend/Analfalte. Entsteht entweder postinflammatorisch durch Eindringen von Haaren und Oberflächenepithelien in die Haut oder als persistierender Neuroporus in der Medianlinie oberhalb der Linie des Sakrokokzygealgelenkes.
Man: Meist junge, stark behaarte Männer mit überwiegend sitzender Tätigkeit (Auto-, Motorradfahrer). Vorkommen im Rahmen der *Aknetetrade.
Klin: Im entzündungsfreien Stadium keine Beschwerden. In der Rima ani sieht man eine oder mehrere, evtl. winzig kleine Fistelöffnungen, oft mit eingewachsenen Haaren.
Neigung zu ausgedehnten, hartnäckigen, abszedierenden Entzündungen durch chronische Reibung und Mazeration (Rötung, Fluktuation, starke Schmerzen, evtl. weitreichende, fuchsbauartige Fistulationen mit Sekundäröffnungen).
Hist: Pseudoepitheliomatöse Epidermishyperplasie mit Ausbildung von Gängen. Evtl. Abszesse um Haarfragmente mit Fremdkörperriesenzellen.
DD: *Analfistel, *periproktitischer Abszeß^

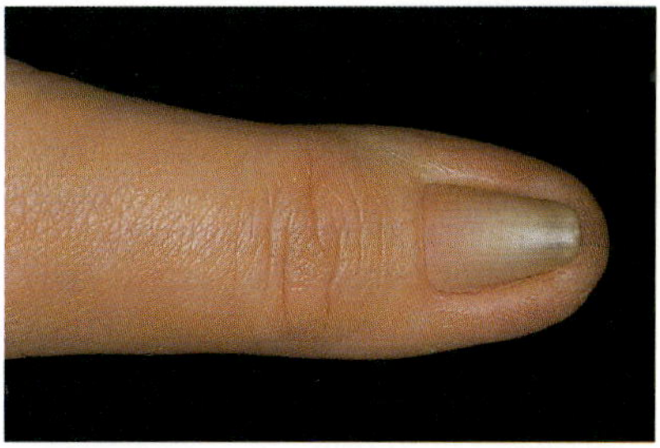

Pincer-nail-Syndrom

Ther: Bei Abszedierung großzügige Exzision des Pilonidalsinus bis zur Sakrokokzygealfaszie. Sekundärheilung.

Pilonidalzyste
s. Pilonidalsinus

Pilzerkrankungen
s. Mykosen

Pilzgrind
s. Favus

Pin point lesion
Def: Punktförmige Initialläsion der *Psoriasis vulgaris.

Pincer-nail-Syndrom
Def: Idiopathische schmerzhafte Nagelverformung der Großzehen und Daumennägel, evtl. auch weitere Nägel.
Ätio: Unbekannt, fraglich genetisch bedingt.
Man: Vor allem Frauen
Lok: Querverbiegung der Nägel, schmerzhaftes Einschneiden der röhrenförmigen Nagelränder in das Nagelbett. Entzündungen im Paronychialraum. Evtl. Rarefizierung der Knochenendphalangen. Osteoarthritis der Endgelenke.
DD: *Röhrennagel
s. a. schmerzhafter Nagel^
Ther: Ggf. Entfernung des Nagels (z. B. 40%ige Harnstoffsalbe), Verödung des Nagelbettes.

Pingranliquose
Def: Umschriebene multiple, derbe, kirsch- bis hühnereigroße Knoten an den großen Fettpolstern des Gesäßes und des Unterbauches. Bläuliche, geringfügig eingezogene bedeckende Oberhaut. Kunstwort aus lat.: pinguis = fett, granum = Korn, liquescere = sich verflüssigen.
Hist: Bindegewebige Kapsel, dünnflüssiges Fett im Innern.
Prog: Keine spontane Rückbildung

Pinguecula
Syn: Lidspaltenfleck
Def: Harmlose gelbliche Einlagerungen in die Bindehaut des Auges bei älteren Menschen.
Man: V. a. Menschen mit hoher UV-Belastung (z. B. Landwirte)
Klin: Meist doppelseitig im Lidspaltenbereich bei 3 und 9 Uhr gelegene gelbliche Flecke.
Hist: Hyaline Degeneration des Bindegewebes der Bindehaut.

Pink disease
s. Acrodynia

Pinkus Alopezie
s. Mucinosis follicularis

Pinkus-Krankheit
s. Lichen nitidus

Pinkus-Tumor
s. prämalignes Fibroepitheliom^

Pinselhaare
s. Trichostasis spinulosa

Pinselwarzen
s. filiforme Warzen^

Pinta
Syn: Azul, Lota, Piquite, Quiriqua, Tina, Tinta, Carate, Mal de Pinto, Cute, Cativa, Purú-purú
Def: Über Jahr(zehnt)e auf die Haut und oberflächlichen Lymphknoten beschränkte, nicht venerische Treponematose, die durch Pigmentstörungen charakterisiert ist.
Err: Treponema carateum
Ätio: Übertragung wahrscheinlich durch direkten, möglicherweise durch indirekten Kontakt.
Vork: Mittel- und Südamerika
Klin: Inkubationszeit 7–20 Tage.
1. Stadium (Primärläsion): Erythematöse Papel, die meist übersehen wird. Periphere Ausdehnung, scharfrandige, begrenzte, schuppenbedeckte Hautveränderungen.
2. Stadium (lymphohämatogene Aussaat): Unter gleichzeitiger Lymphknotenschwellung, Krankheitsgefühl und Fieber entwickeln sich neben der Primärläsion teils schuppig-erythematöse, teils hyperkeratotische, weißliche oder schwarzgraue Herde (Pintide).
3. Stadium (dyschromes Stadium): Weißliche oder schiefergrau-violette Areale, Alopezie und juxtaartikuläre Knoten können entstehen.
Diag: Erregernachweis im Dunkelfeld (Sekret aus Hautläsionen), Serologie nach 2 bis 4 Monaten positiv.
DD: *Eryrthema dyschromicum perstans, *tuberkuloide Lepra^, *Pityriasis versicolor, *Vitiligo, *Syphylis
Ther: Penicillin (z. B. mit 2,4 Megaeinheiten Benzathine-Penicillin 3 Wochen treponemazide Blutspiegel), alternativ Tetracycline.
Prog: Chronischer Verlauf, keine Selbstheilungstendenz

Pintide
s. *Pinta

Piquite
s. Pinta

Piringer-Kuchinka Lymphadenitis
s. Piringer-Kuchinka-Syndrom

Piringer-Kuchinka-Syndrom
s. Lymphadenitis nuchalis et cervicalis

Pit
s. *Dyskeratosis follicularis

Pitted keratolysis
s. Keratoma sulcatum

Pityriasiformes Seborrhoid
s. pityriasiformes Seborrhoid^

Pityriasis
Syn: Kleieflechte
Def: Oberbegriff für Hautveränderungen verschiedenster Ätiologie mit kleinlamellöser, kleieförmiger Schuppung.
Man kennt: *Pityriasis alba
*Pityriasis lichenoides
*Pityriasis rubra Hebra-Jadasohn
*Pityriasis rubra pilaris
*Pityriasis rosea
*Pityriasis rotunda
*Pityriasis senilis
*Pityriasis simplex
*Pityriasis steatoides
*Pityriasis versicolor

Pityriasis alba
Def: Minimalvariante eines *endogenen Ekzems^ meist an den Wangen, aber auch großflächig.
Man: Vor allem Kindesalter
Klin: Deutliche runde oder landkartenförmige, gering pityriasiform schuppende *Pseudoleukoderme. Evtl. Juckreiz.
s. a. Pseudoleucoderma atopicum,
s. a. Pityriasis simplex faciei
Lit: Wolf R et al. (1985) Extensive pityriasis alba and atopic dermatitis. Br J Dermatol 112:247

Pityriasis alba corporis
s. *Pityriasis simplex corporis

Pityriasis alba faciei
s. *Pityriasis simplex faciei

Pityriasis amiantacea
s. Tinea amiantacea

Pityriasis cachecticorum
Def: Sonderform der *Pityriasis senilis mit obligatem Schwund des subkutanen Fettpolsters.

Pityriasis capitis
s. Pityriasis simplex capillitii

Pityriasis circinata
s. Pityriasis rotunda

Pityriasis flava
s. Pityriasis versicolor

Pityriasis folliculorum
s. Demodikose

Pityriasis lichenoides
Syn: Parapsoriasis guttata (Brocq), Parapsoriasis en gouttes
Def: Seltene erythemato-squamöse Hauterkrankungen, die ursprünglich zur *Parapsoriasis zählte, mit morphologischer, jedoch nicht nosologischer Verwandtschaft zur *Psoriasis vulgaris.
Man unterscheidet: *Pityriasis lichenoides et varioliformis acuta und die *Pityriasis lichenoides chronica.

Pityriasis lichenoides chronica (Juliusberg)
Def: Wahrscheinlich infektallergische erythematosquamöse Erkrankung. Harmlose aber chronische Verlaufsform der *Pityriasis lichenoides et varioliformis.

Pityriasis lichenoides chronica
Ätio: Unbekannt, vermutlich infektallergisch bedingte Dermatose.
Man: Vor allem Kinder, junge Erwachsene, häufig nach Infekt.
Lok: Vor allem Rumpf, proximale Extremitätenanteile, typischerweise symmetrisch in den Spaltlinien angeordnet.
Klin: Initial kleine, kalottenförmige, gerötete, derbe, oberflächlich stumpfe oder spiegelnde Papeln, die von einer feinen Schuppe bedeckt werden. Grö-

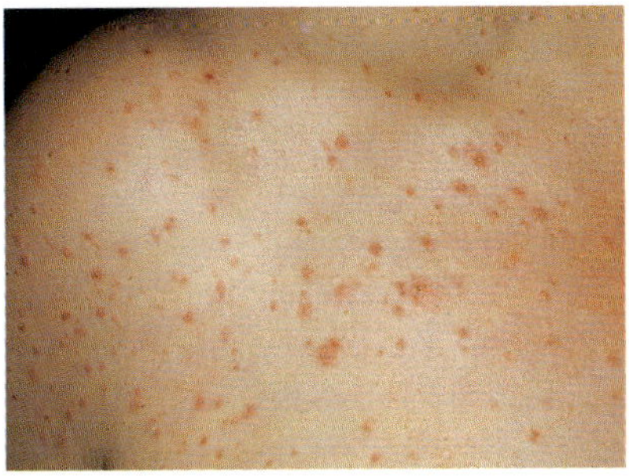

Pityriasis lichenoides chronica

ßenzunahme bis zu Halberbsgröße. Abblassung bzw. Braunfärbung der Papeln, Ausbildung einer kompakten bedeckenden, zentral haftenden Schuppe.
Z. T. durch Regression nach 3–4 Wochen Abflachung der Effloreszenzen und oblatenförmige Schuppen auf normaler Haut. Evtl. sekundäre Depigmentierung.
Phasenartiger Verlauf, polymorphes Bild durch unterschiedlichen Phasenabschnitt der Einzeleffloreszenzen.
Hist: Perivaskuläre, aus Lymphozyten und Histiozyten bestehende Infiltrate im oberen Korium, den Papillen, der Epidermis. Spongiose, Akanthose, parakeratotische Schuppe.
DIF: Immunkomplexe in Basalmembranzone und Gefäßwänden.
DD: *Psoriasis guttata, Virusexantheme, *Lichen ruber planus, *papulosquamöses Syphilid^
Ther: Fokalsanierung;
Intern: Bei Vorliegen eines Fokus Breitspektrumantibiose.
Extern: Kortikoide, *Phototherapie, *PUVA. Ggf. Klimatherapie.
Prog: Chronischer, wochen- evtl. jahrelanger Verlauf. Übergang in *Pityriasis lichenoides et varioliformis acuta, aber auch Neigung zu spontaner Rückbildung. Kein Übergang in *malignes Lymphom^.

Pityriasis lichenoides et varioliformis acuta (Mucha-Habermann) (PLEVA)
Syn: Mucha-Habermann-Syndrom
Def: Wahrscheinlich infektallergische erythematosquamöse Erkrankung mit akutem Verlauf.
s. a. Pityriasis lichenoides,
s. a. Pityriasis lichenoides chronica
Ätio: Unbekannt. Wahrscheinlich infektallergische, medikamentös-allergische oder durch Virusinfektion ausgelöste, nekrotisierende *Vaskulitis.
Man: Männer im 3. Lebensjahrzehnt, spontan oder nach fieberhaften Infekten.
Lok: Vor allem Rumpf

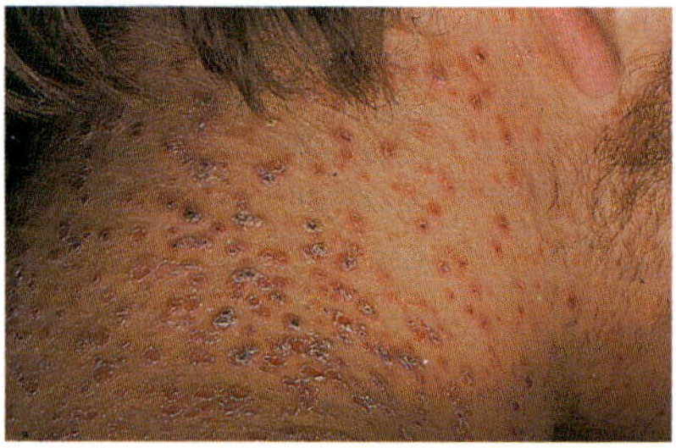
Pityriasis lichenoides et varioliformis acuta

Klin: Akuter Beginn. Aufschießen polymorpher, papulosquamöser oder papulonekrotischer bis ulzeronekrotische Effloreszenzen und selten hämorrhagischer Bläschen. Abheilung unter Ausbildung varioliformer Narben. Passagere Pigmentierung oder *Leukoderm.
Hist: *Pityriasis lichenoides chronica. Intraepidermale Blasenbildung. Schwellung der Endothelzellen von Kapillaren, perivaskuläre Infiltrate aus mononukleären Zellen, umschriebene Erythrozyten-Diapedese. Evtl. inter- und intrazelluläres Ödem in der Epidermis, retikuläre Degeneration, Nekrose der Epidermis.
DIF: Meist C3 und/oder IgM in den Gefäßwänden des oberen dermalen Plexus.
DD: *Varizellen, *Variola, *Arzneiexanthem, *Lymphomatoide Papulose, *Syphilis, *Tuberkuloid
Ther: Fokalsanierung.
Intern: Breitbandantibiotika (Erythromycin, Tetrazyklin) in Kombination mit Kortikoiden (Beginn mit Prednisolon 100 mg/die, dann rasche Reduktion).
Extern: Kortikoide, Lotio zinci spirituosa.
Prog: Abheilung nach einem Schub oder nach Wochen. Übergang in *Pityriasis lichenoides chronica möglich.
Lit: Engelmann L, Jeibmann M, Senff H, Kunze J (1990) Pityriasis lichenoi-

des et varioliformis acuta (Mucha-Habermann)-afebril nekrotisch-ulzeröser Verlauf. Akt. Dermatol. 16:361–365

Pityriasis maculata circinata (Duhring, Bazin, Vidal)
s. Pityriasis rosea

Pityariasis marginé et circiné de Vidal
s. Pityriasis rosea

Pityriasis rosea (Gibert)
Syn: Röschenflechte, Gibertsche Krankheit, Pityriasis maculata circinata, Schuppenröschen, Roseola anulata, Erythema anulatum, Lichen anulatus, Herpes tonsurans maculosus, Pseudoexanthème desquamatif (Besnier), Pityriasis marginé et circiné de Vidal
Def: Exanthematische, selbstlimitierende Erkrankung unbekannter Ätiologie mit typisch zweiphasigem Verlauf.
Ätio: Unbekannt, diskutiert werden Virusinfekt (besonders oberer Respirationstrakt), andere Infektionen, Streß, Medikamente, *seborrhoisches Ekzem˄, Schwangerschaft, imprägnierte Kleidungsstücke.
Vork: Häufig, vor allem Herbst und Winter. Provokationsfaktoren z. B. Streß, Schwangerschaft.
Klin: Gelegentlich Prodromi: Übelkeit, Mattigkeit, Fieber, Kopfschmerzen. Am Stamm lokalisierter, scharf begrenzter, ovaler, zunächst hellroter, später blaßrosa-farbener, zentral eingesunkener schuppender Primärplaque (Medaillon, s. a. Heraldic plaque), von 2–7 cm Durchmesser, randständig findet sich eine nach innen gerichtete Schuppenkrause: Collerette.
In Schüben über 1–2 Wochen exanthematische Ausbreitung (Sekundärexanthem) mit Betonung des Stammes. Gesicht und distale Extremitätenhälften bleiben frei. Einzelmorphe: Kaum pfenniggroße, scharf begrenzte, hellrote, häufig oval, in der Längsachse der Spaltlinien der Haut ausgerichtete, pityriasiform abschilfernde Erytheme. Juckreiz möglich.
Sonderformen: Follikuläres Exanthem, Hämorrhagien, urtikarielle Formen, kleine, bräunliche oder rosafarbene, den Spaltlinien der Haut folgende Papeln. Auch zirzinäre, vesikulöse oder squamöse Form, sowie psoriasiforme Variante. Selten Enantheme der Mundschleimhaut.
Komp: *Pityriasis rosea irritata
Hist: Unspezifische superfizielle Dermatitis
DD: *Tinea corporis, *Pityriasis lichenoides, *Syphilis, *Arzneiexanthem, *Psoriasis vulgaris
Ther: Blande Pflege, cave: Irritation, Wärmestau.
Ölzusätze zum Badewasser, vorsichtige UV-Bestrahlung, evtl. dünnes Einfetten mit 0,5%iger Hydrokortison-Creme.
Ggf. orale Antihistaminika.
Prog: Abheilung in 3–8 Wochen, allgemein ohne bleibende Hautveränderungen. Hyperpigmentierung, Leukodermbildung, Narbenbildung möglich.

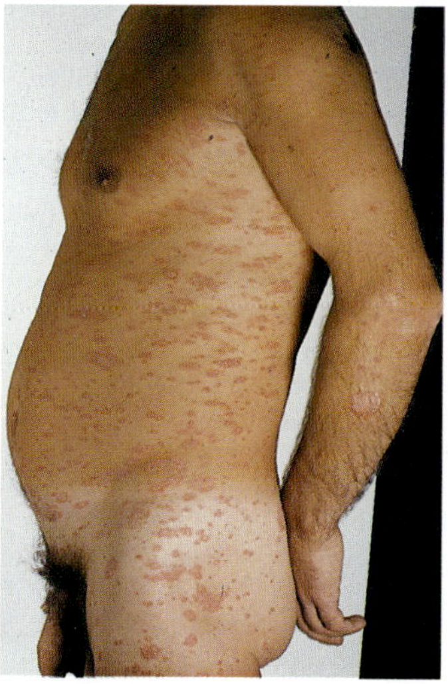

Pityriasis rosea

Lit: Chuang TY, Perry HO et al. (1983) Recent upper respiratory tract infection and pityriasis rosea: a case-control study of 249 matched pairs. Br J Dermatol 108:587–591

Pityriasis rosea inversa
Def: Seltene Form der *Pityriasis rosea mit ausschließlicher Manifestation an den Extremitäten.

Pityriasis rosea irritata
Def: *Pityriasis rosea mit sekundärer Ekzematisation, bedingt durch Juckreiz mit konsekutiver Irritation der Haut oder zu aggressiver Lokaltherapie.

Pityriasis rotunda
Syn: Pityriasis circinata (Toyama)
Def: Ursprünglich in Japan unter der Bezeichnung Pityriasis circinata beschriebenes (seltenes), ichthyosiformes Krankheitsbild mit strikt anulären, bräunlich schuppenden, ansonsten symptomlosen Plaques.
Ätio: Unbekannt
Lok: Stamm und Streckseiten der Extremitäten
Hist: Hyperkeratose
Ther: Milde, fettende Externa
Prog: Günsig, im Sommer Symptomfreiheit
Lit: Rubin MG, Mathes B (1986) Pityriasis rotunda: Two cases in black Americans. J Am Acad Dermatol 14:74–78

Pityriasis rubra
s. Pityriasis rubra Hebra-Jadassohn

Pityriasis rubra Hebra-Jadassohn
Syn: Pityriasis rubra Hebra, Erythrodermia exfoliativa Besnier, Zehrröteln
Def: Ungebräuchliche Bezeichnung für eine *Erythrodermie bei inneren Erkrankungen, deren Eigenständigkeit heute bezweifelt wird.

Pityriasis rubra pilaris
Syn: Devergiesche Krankheit, Besnier-Krankheit, Besnier-Flechte, Stachelflechte
Def: Seltene, chronisch entzündliche, durch eine follikuläre Keratose

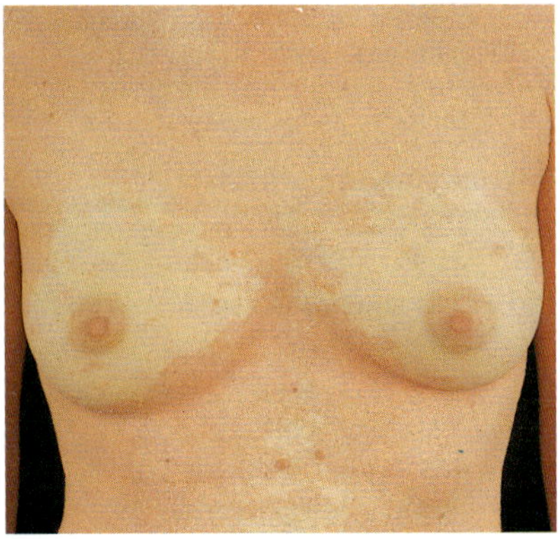

Pityriasis rubra pilaris

gekennzeichnete Dermatose. Nach Griffiths kann man 5 Typen unterscheiden:
Klassischer Erwachsenentyp (55%), atypischer Erwachsenentyp (5%), klassischer juveniler Typ (10%), umschriebener juveniler Typ (25%) und atypischer juveniler Typ (5%).
Ätio: Unbekannt, manchmal familiär gehäuft, evtl. genetische Verhornungsstörung, auch hormonelle Störungen.
Man: In jedem Alter möglich. Gehäuft Kinder und Jugendliche, auch nach schweren Krankheiten oder Unfällen. Kasuistik über HIV-Patienten mit Pityriasis rubra pilaris.
Klin:
- Initialsymptom: Dichtstehende, follikuläre, keratotische, rote bis rotbräunliche, stecknadelkopfgroße, spitze Papeln mit zentraler konischer oder kraterförmig abfallender Keratose. Vor allem an Finger- und Handrücken, Extremitätenstreckseiten.
  s. a. Placards granités.
- Flächenhaft pityriasiform schilfernde, lichenifizierte Erytheme am Kapillitium, im Gesicht, vor allem Augenbrauen, Nasolabialfalten, auch am Körper. Infiltration, Ausbildung einer Suberythrodermie

möglich. Inseln normaler Haut (*Nappes claires).
Rote diffuse Erytheme an Palmae und Plantae, flüchtige Hyperkeratosen, schmerzhafte Rhagaden. Haarausfall im späteren Stadium, meist sehr starke, gipsartige Kopfschuppung. Ektropium.
Hist: Unregelmäßige *Akanthose, kräftige (auch follikuläre) Hyperkeratose, *Parakeratose-Inseln. Evtl. leichte Spongiose.
DD: *Psoriasis vulgaris, *seborrhoisches Ekzem^, *Erythrokeratodermie, *Lichen ruber follicularis
Ther: Intern:
- Versuch mit Vitamin A (150000–300000 E/die) maximal 3 Monate
- Aromatische Retinoide (Acitretin 0,5–0,7 mg/kg KG/die oder Isotretinoin)
- Fluorierte Glukokortikoide in Kombination mit Vitamin A.
- *PUVA

Extern: Fluorierte Glukokortikoide, keratolytische Salben (Harnstoff-Salben evtl. mit Vitamin-A-Säure-Zusatz)
Prog: Unberechenbar, meist chronischer Verlauf. Spontanremissionen möglich.
Lit: Griffiths A (1984) Pityriasis rubra pilaris. J Am Acad Dermatol. 10:1086–1088
Schlieter A, Ständer M (1991) Pityriasis rubra pilaris. Akt. Dermatol. 17:28–30
Auffret N, Quint L et al. (1992) Pityriasis rubra pilaris in a patient with human immunodeficieny virus infection. J Am Acad Dermatol 27:260–261

Pityriasis senilis
Syn: *Ichthyosis simplex älterer Leute.
s. a. Pityriasis simplex
Def: Ichthyotische Hautveränderungen mit trockener, schuppender Haut bei älteren Leuten infolge von Sebostase.

Pityriasis sicca
s. Pityriasis simplex

Pityriasis sicca faciei
s. Pityriasis simplex faciei

Pityriasis simplex
Syn: Pityriasis sicca
Def: Konstitutionelle oder artifizielle (durch stark entfettende Seifen oder alkoholische Lösungen) kleieförmig schuppende, meist symptomlose, gelegentlich auch juckende Hautveränderungen, die insbesondere in der kalten Jahreszeit auftreten. Nach der Lokalisation werden unterschieden:
s. *Pityriasis simplex (P. s.) capillitii,
s. *P.s. faciei,
s. *P.s. corporis.
Man: Vor allem Patienten mit Sebostase (*atopische Diathese, *endogenes Ekzem^); Säuglinge, Kleinkinder und alte Menschen (*Pityriasis senilis).

Pityriasis simplex capillitii
Syn: Pityriasis capitis
Def: Beschreibender Begriff für eine trockene Kopfschuppung (*Pityriasis simplex), z. B. bei *atopischer Diathese, *endogenem Ekzem, Minimalvariante einer *Psoriasis vulgaris, *seborrhoischem Ekzem^. Ohne weitere Hautveränderungen ist eine ätiologische Bestimmung häufig nicht möglich. Als Provokationsfaktor gilt die Irritation durch Pflegemittel.
Klin: Umschriebene, schuppende, evtl. juckende Herde am Kapillitium.
DD: *Tinea capitis, *Tinea amiantacea

Pityriasis simplex corporis
Def: *Pityriasis simplex am Körper, vor allem an den distalen Extremitätenabschnitten.
Man: Kleinkinder, ältere Menschen, bei übertriebener Körperreinigung.
Klin: Meist großherdige pityriasiform schuppende, mäßig bis stark juckende, weißgraue Herde, die nach Besonnung durch mangelnde Pigmentierung als helle Flecken klinisch manifest werden (*Pityriasis alba corporis).
Ther: Pflege der Haut mit Cremes und Ölbädern.

Pityriasis simplex faciei
Syn: Pityriasis sicca faciei, fliegende Flechte, Dartre volante
Def: *Pityriasis simplex im Bereich des Gesichtes.
Ätio: Häufiges Waschen der Mund- und Wangenpartie
Man: Vor allem Säuglinge, Kleinkinder, häufig bei *endogenem Ekzem^. Auch bei Männern, die alkoholische Gesichtswasser benutzen.
Klin: Etwa münzgroße, meist diskrete, kleieförmig schuppende Herde, die häufig erst nach Besonnung durch mangelnde Pigmentierung klinisch manifest werden (= *Pityriasis alba faciei).

Pityriasis steatoides (Sabouraud)
Def: Bei seborrhoischer Konstitution gelbe, fettige, festhaftende Schuppung im Bereich der Schweißrinnen, retroaurikulär und auf dem Haarboden (Pityriasis steatoides capillitii).
DD: *Psoriasis vulgaris, *Tinea amiantacea

Pityriasis steatoides capillitii
s. *Pityriasis steatoides

Pityriasis tabescentium
s. Ichthyosis cachecticorum

Pityriasis versicolor
Syn: Pityriasis versicolor flava, Tinea versicolor, auch *Lota
Def: Häufige, oberflächliche *Mykose durch *Malassezia furfur.
Ätio: Prädisponierend wirken *Hyperhidrosis oleosa, Seborrhoe und behinderte Hautabdunstung. Entwicklung von Malassezia furfur im feuchtwarmen, lipidreichen Milieu. Individuelle Faktoren werden diskutiert.
Man: Jugendliche, postpubertär, Erwachsene
Lok: Vor allem Brust- und Rückenmitte, Übergreifen auf seitliche Rumpfanteile, auch: Nabelregion, Oberschenkelinnenseiten, Oberarminnenseiten.
Klin: Insgesamt variables Bild. Im Sommer erscheinen die Herde im Vergleich zur umgebenden gebräunten Haut heller (*Pityriasis versicolor alba), im Winter dunkler.
-Meist hyperpigmentierte Form: Umschriebene bis pfenniggroße, später konfluierende schmutziggelbe bis bräunliche, kleieförmig schuppende Herde. Selten Juckreiz.
s. a. Hobelspanphänomen.
Besondere Formen:
- Follikuläre Form: *Pityriasis versicolor punctata.
- Erythematöse Form: Pityriasis versicolor mit entzündlicher Komponente, an Tinea corporis superficialis erinnernd.
- *Pityriasis versicolor flava
- *Pityriasis versicolor nigra

Unter Besonnung evtl. Rückbildung der Herde.
Hist: In der PAS-Färbung intrakornealer Nachweis von Sporen und Hyphen.
Diag: Pilznachweis im Nativpräparat oder Klebestreifenpräparat. Woodlicht: Rötliche oder (grünlich-)gelbe Fluoreszenz.
DD: *Vitiligo, *Pseudoleukoderme, *Erythrasma, *seborrhoisches Ekzematid^
Ther: Extern: Zum Haarewaschen und Duschen z. B. Epipervaryl-PV-Lösung oder Terzolin Schampoo für 3 Tage. Bei Therapieresistenz Antimykotika in Gel- oder Cremeform.
Intern: Bei Rezidiven evtl. kurzfristig Ketoconazol oder Itraconazol.
Prog: Chronischer Verlauf. Exazerbation und Remission jederzeit möglich.

Pityriasis versicolor achromians
s. Pityriasis versicolor alba

Pityriasis versicolor alba
Syn: Pityriasis versicolor achromians
Def: Depigmentierung persistierender oder bereits abgeheilter Herde der *Pityriasis versicolor, die in sonnengebräunter Haut besonders hervortreten.
s. a. Pityriasis versicolor alba punctata

Ätio: Wahrscheinlich Hemmung der Melanogenese durch Stoffwechselprodukte (Azelainsäure?) des Erregers.

Pityriasis versicolor alba punctata
Def: Negativbild der *Pityriasis versicolor punctata im Sinne der *Pityriasis versicolor alba.

Pityriasis versicolor flava
Def: Variante der *Pityriasis versicolor, wahrscheinlich durch Malassezia tropica hervorgerufen.

Pityriasis versicolor nigra
Def: Seltene schwarze Form der *Pityriasis versicolor mit stecknadelkopfgroßen, meist follikulär angeordneten, braunen bis schwarzen Knötchen.

Pityriasis versicolor punctata
Def: Auf miliare follikuläre Effloreszenzen beschränkte *Pityriasis versicolor ohne Ausdehnung und Konfluenz der Herde.

pityroides
Def: Mit kleieförmiger Schuppung einhergehend.

Pityrosporon orbiculare
s. Malassezia furfur

Pityrosporon ovale
s. Malassezia furfur

Pityrosporumfollikulitis
Syn: Malasseziafollikulitis
Def: Chronische Follikulitis durch *Malassezia furfur.
Man: Erwachsenenalter, vielfach Patienten mit langfristiger Glukokortikoid-, Antibiotika- oder immunsuppressiver Therapie.
Lok: Vor allem Rücken, seborrhoische Zonen
Klin: Starke Seborrhoe, gehäuft Zustand nach Akne vulgaris. Follikelgebundene entzündliche Papeln, auch Papulopusteln. Abheilung unter Krustenbildung.
Diag: Erregernachweis im Direktpräparat, in der Kultur oder im histologischen Schnitt (PAS-Färbung).
DD: *Akneiforme Exantheme^, *akneiformes Syphilid^, *Akne vulgaris
Ther: Extern antimykotische Behandlung mit einem Breitbandantimykotikum als Lösung oder Puderspray. Behandlung der Seborrhoe: Detergenzien, Fabry-Spiritus, Salizylsäure-Spiritus, versuchsweise Crotamiton.
Prog: Chronischer Verlauf

Placards granités
Def: Größere, schuppenbedeckte Plaques bei der *Pityriasis rubra pilaris. Ausbildung durch sehr dicht stehende Hornknötchen.

Plantarerytheme
s. Erythema palmare et plantare symptomaticum
s. Erythema palmoplantare hereditarium

Plantar pitting
s. Keratoma sulcatum

Plantarfibromatose
Syn: M. Ledderhose, Aponeurosis fibrosa plantaris, Fußsohlenfaszienkontraktur
Def: Der *Dupuytrenschen Kontraktur entsprechende, evtl. gleichzeitig auftretende Erkrankung an der Fußsohle durch fibröse Proliferation (*kutane Fibromatosen^) der Aponeurose, evtl. genetisch bedingt.
Man: Junge Männer
Lok: Mittlerer Bereich der Planta.
Klin: Solitärer, derber, subkutaner Knoten, mit der Haut verbacken, Gehbehinderung möglich.
Ther: *Dupuytrensche Kontraktur

Plantarwarzen
s. Verruca plantaris

Plaque-like form of cutaneous mucinosis – PCM – (Perry)
Syn: Plaqueartige Form der kutanen Mucinosis
Def: Kutane *Muzinose mit dichtstehenden, gelegentlich urtikariellen, asymptomatischen Papeln im Rücken- und Brustbereich.
s. a. REM-Syndrom

Plaque primitive
Def: Wenig gebräuchliche Bezeichnung für den Primärherd (Medaillon) bei der *Pityriasis rosea.

Plaques, kollagene der Hände und Füße
s. Akrokeratoelastoidose

Plaques lisses
Def: Mundschleimhautveränderungen bei der sekundären Syphilis (*Syphilis aquisita): Linsengroße glatte Papeln am Zungenrücken.
s. a. Schildkrötenzunge

Plaques muqueuses
Syn: Schleimhautplaques
Def: Linsengroße rote Flecken am harten und weichen Gaumen, sowie an der Wangenschleimhaut bei der sekundären Syphilis (*Syphilis aquisita).
s. a. Plaques opalines, Angina specifica

Plaques opalines
Def: Mundschleimhautveränderungen bei der sekundären Syphilis (*Syphilis aquisita).
Entwicklung aus den *Plaques muqueuses. Entzündung, Ödembildung, Infiltration der Plaques muqueuses, Mazeration mit Ausbildung eines hauchartigen grauen Schleiers.

Plaques, Schleimhautplaques
s. Plaques muqueuses

Plasmoakanthom (Ferreira-Marques)
s. *floride, orale Papillomatose^

Plasmocytoma penis
Def: Unübliche Bezeichnung für die *Balanitis plasmacellularis.

Plasmocytosis circumorificialis (Schuermann)
Def: Nicht allgemein üblicher Begriff, durch den chronisch plasmazelluläre Entzündungen an den Grenzbereichen von Schleimhaut und Haut zusammengefaßt werden. Hierzu gehören: *Balanoposthitis chronica circumscripta plasmacellularis Zoon, *Vulvitis chronica circumscripta plasmacellularis, *Cheilitis plasmacellularis, Pareiitis plasmacellularis, Conjunctivitis plasmacellularis.

Plasmozytom
s. plasmozytisches Lymphom^

Plasmozytom, primär kutanes
Def: Äußerst seltenes, sich primär an der Haut manifestierendes *plasmozytisches Lymphom^. Ob es sich um das Frühstadium eines vom Knochenmark ausgehenden plasmozytischen Lymphoms oder um eine eigenständige Entität handelt, ist umstritten.
Lit: Müller RPA, Krauße S, Rahlf G (1990) Primär kutanes Plasmozytom. Hautarzt 41:232–235

Plathelminthes
Syn: Plattwürmer
Def: Zu den Plathelmithen gehören: *Bandwürmer, *Trematoden. Plathelmithen sind Errger folgender Erkrankungen:
*Zystizerkose, *Echinokokkose, *Bilharziose, *Zerkariendermatitis.

Platonychie
Syn: Plattnagel
Def: Flache, nicht gebogene Nagelplatte. Häufig Hyperkeratose unter dem zentralen Teil der Nagelplatte.
Ätio: Vorstufe der *Koilonychie, auch bei Nagelbeißern und Patienten mit Erkrankungen des Magen-Darm-Traktes beobachtet. Ferner bei Vitamin-C-Mangel, Eisenmangel, Basedow-Krankheit, *Turner-Syndrom. Auch hereditäre Form bekannt.

Plattenepithelkarzinom, nicht verhornendes
s. spinozelluläres Karzinom^

Plattenepithelkarzinom, verhornendes
s. spinozelluläres Karzinom^

Plattenepithelkrebs, verhornender
s. spinozelluläres Karzinom^

Plattnagel
s. Platonychie

Plattwürmer
s. Plathelminthes

Plaut-Vincent-Angina
s. Angina Plaut-Vincenti

Plaut-Vincent Organismen
Def: Gemisch aus Borrelia vincenti und Fusobacterium plauti. Ursprünglich ging man davon aus, daß die Kombination dieser beiden Bakterien für die *Angina und *Stomatitis Plaut-Vincenti verantwortlich sei. Heute werden zusätzlich Anaerobier (Bacteroides-Arten) als pathogenetisch bedeutsam diskutiert.

Plaut-Vincent Stomatitis
s. Stomatitis Plaut-Vincenti

Pleuro-pneumonia like organisms (PPLO)
s. Mykoplasmen

Plica polonica
Syn: Weichselzopf.
s. *Pediculosis capitis

Plumber's itch
s. Myiasis linearis migrans

Plummer-Vinson-Syndrom
Syn: Sideropenische Dysphagie, Eisenmangeldysphagie, Kelly-Paterson-Syndrom, Paterson-Kelly-Syndrom
Def: Dysphagie bei Schleimhautatrophie von Mund, Rachen und Oesophagus mit Eisenmangelanämie.
Ätio: Eisenmangel (durch verschiedenste Erkrankungen Bedarf erhöht oder Resorption erniedrigt), diskutiert wird auch ein komplexer Vitaminmangel.
Klin: Hautveränderungen: Seborrhoische Dermatitis im Gesicht, Hyperkeratose am übrigen Integument. Nageldystrophie und brüchige Haare, Mundwinkelrhagaden, Glossitis superficialis, Zungenbrennen, atrophische Schleimhautveränderungen an Mund, Rachen und Oesophagus.
Ther: Behandlung von Grunderkrankungen, Eisen-Substitution

PMLE (Polymorphic light eruption)
s. polymorphe Lichtdermatose^

PM-SCL-Antikörper
Def: *Antikörper gegen ein nukleoläres Antigen mit Molekulargewichten von 96, 80 und 75 kD.
Vork: *Sklerodermie, *Dermatomyositis, Arthritis, Arthralgien. Nachweis von PM-SCl-Antikörper ist charakteristisch für ein *Overlapping-Syndrom mit Überlappung von *Dermatomyositis und *progressiver systemischer Sklerodermie^.
s. a. Autoantikörper (Tabelle)

Pocken
Syn: Variola, Variola vera, Variola vera (major) humana, echte Pocken, Blattern
Def: Hochkontagiöse, schwere, häufig letal verlaufende Viruserkrankung. 1979 Ausrottung der Pocken von der WHO verkündet.
Verdacht der Erkrankung meldepflichtig.
Err: Variola-verus-Virus = Paschensches Elementarkörperchen. DNA-Virus der Pox-Gruppe. Natürlicher Wirt ist der Mensch.
Ätio: Übertragung von Mensch zu Mensch, vor allem durch Tröpfcheninfektion, auch durch Inhalation virushaltigen Staubes. Schmierinfektion, indirekt über Kleidung oder Gegenstände, manchmal durch Fliegen vom Erkrankten auf Nahrungsmittel.
Lok: Am ganzen Integument, am dichtesten im Gesicht, an Kopf, Extremitäten und Akren. Reihenfolge des Befalles: Kopf, Arme, Rumpf, Unterschenkel, Füße. Auch Schleimhäute.
Klin: Inkubationszeit: 7–17 Tage. Initialstadium: Über 3 Tage Fieber 40–41 °C, Tachykardie, Erbrechen, Kopf- und Gliederschmerzen.
Initialexanthem: Kleine, leicht erhabene rote Flecken, Beginn im Gesicht und an den Armen, Ausbreitung über den ganzen Körper. Lidödem. Temperaturabfall nach ca. 3 Tagen. Eruptionsstadium: Am 5. Tag papulöse Umwandlung der Flecken, Aus-

bildung klarer Bläschen, die etwa am 8. Tag eitrig eintrüben. Ausbildung linsen- bis erbsgroßer, mehrkammeriger, zentral eingedellter von düsterrotem Hof umgebener Pusteln. Monomorphes Bild innerhalb eines Dermatoms, unterschiedlicher Entwicklungsstadien in verschiedenen Dermatomen.
Suppurationsstadium: Temperaturanstieg, deliranter Zustand, Lymphknotenschwellungen, Hepatosplenomegalie.
Exsikkationsstadium: Etwa am 12. Tag: Austrocknung der Pusteln, dicke Krusten. Ausbildung schlüsselförmig eingezogener, bei Farbigen de-, bei Weißen hyperpigmentierter Narben.
Nach Impfung: Abgeschwächter Verlauf. Eruption flächenhafter Ekchymosen statt der Bläschen möglich.
Weitere Abweichungen siehe:
s. *Alastrim,
s. *Purpura variolosa,
s. *Variola abortiva,
*Variola cohaerens,
s. *Variola confluens,
s. *Variola discreta,
s. *Variola haemorrhagica,
s. *Variola miliaris sive verrucosa,
s. *Variola sine exanthemate.
Hist: Mehrkammerige intraepidermale Pustel, ballonierende und retikuläre Degeneration des Stratum spinosum.
Diag: Elektronenmikroskopischer Virusnachweis (Negativstaining), phasenkontrast- bzw. fluoreszenzmikroskopische Untersuchung des Bläschen- und Pustelinhaltes. Anzüchten des Virus.
Serologisch: Spezifischer komplementbindender, hämagglutinationshemmender Antikörper.
DD: *Varizellen, *Vaccinia, *Masern, *Scharlach, *Arzneiexanthem, *Pemphigus vulgaris, *Herpes zoster generalisatus, *Herpes simplex disseminatus u. a.
Komp: Bronchitis, Pneumonie, toxische Myokarditis, Nephritis, Superinfektionen, Osteomyelitis, Enzephalomyelitis
Ther: Isolierung, Bettruhe, Antibiotika zur Verhinderung von Sekundärinfektionen. Symptomatisch.
Lokal: Desinfizierende, austrocknende Maßnahmen.
In der Inkubationszeit, Impfung, Vaccinia-Immunsera.
Prophylaxe: *Pockenschutzimpfung
Prog: Im Suppurationsstadium Tod infolge von Intoxikation und Herzschwäche in 10–30% der Fälle, bei geringem Hautbefall Letalität 5–10%, bei hämorrhagischen Pocken 80%.
Nach Überstehen der Erkrankung lebenslängliche Immunität, Kreuzimmunität mit Variola minor, Vaccinia, Kuhpocken. Narbige Abheilung der Effloressenzen.

Pocken, Kaffernpocken
s. Alastrim

Pocken, Milchpocken
s. Alastrim

Pocken, Negerpocken
s. Alastrim

Pocken, Sanagapocken
s. Alastrim

Pocken, weiße
s. Alastrim

Pockenschutzimpfung
Syn: Vakzination, Vakzine
Def: Impfung mit *Vakzinevirus durch Anlegen von 2 kleinen Einschnitten in die Haut mit einer in Lymphe eingetauchten Impflanzette.
Es besteht keine Impfpflicht mehr (Gesetz zur Schutzimpfung 1982 aufgehoben).
Erstimpfung (mit etwa 2 Jahren) am rechten Oberarm: Normale Impfreaktion: Am 3. Tag Makula; 4. Tag: Papel mit Aula; 5. Tag: Bläschen; 6. Tag: Pustel mit Area. Nach dem 12. Tag Eintrocknung; Borke, die nach 3 Wochen abfällt. Ausbildung einer varioliformen Narbe.

Revakzination (nach 10 Jahren) am linken Oberarm, rascherer Ablauf der Impfreaktion.
Komp: *Area migrans, *Eccema vaccinatum. *Vaccinia secundaria, *postvakzinale Enzephalitis^, *Vaccinia gangraenosa, *Vaccinia generalisata, *Vaccinia translata, *Vaccinia serpiginosa, *Vaccinolae.

Podagra
Def: Akuter Gichtanfall (*Gicht) im Großzehengrundgelenk.

Podopompholyx
s. *Dyshidrose

POEMS-Syndrom
(**P**olyneurophatie, **O**rganomegalie, **E**ndokrinophathie, **M**-Proteine, Hautveränderungen (**s**kin-changes))
Syn: Crow-Fukase-Syndrom, PEP-Syndrom, Schimpo-Syndrom, Takatsuti-Syndrom
Def: Meist paraneoplastischer, neurologisch-internistisch-dermatologischer Symptomenkomplex, dessen Hautveränderungen durch diffuse Hyperpigmentierungen, umschriebene Hypopigmentierungen, Hautverdickungen, Sklerodaktylie, Hypertrichose und selten durch Nagelveränderungen gekennzeichnet ist.
Ther: Behandlung der Grundkrankheit, Radiotherapie, Chemotherapie.
Lit: Bardwick PA, Zvaifler NJ et al. (1989) Plasmacell dyscrasia with polyneuropathy, organomegaly, endocrinopathy, M protein, and skin changes: The POEMS syndrome. Medicine 59:311–322
Ishikawa O, Nihei Y, Ishikawa H (1987) The skin changes of POEMS syndrome. Be J Dermatol 117:523–526

Pogosta
Syn: Ockelbo disease, Karelian fever
Def: Akute Viruserkrankung mit Fieber, makulopapulösem Exanthem und Arthritis.
Vork: Finnland, Schweden, Rußland
Lit: Julkunen I et al. (1986) Elevated serum immune complex levels in pogosta disease, an acute alphavirus infection with rash and arthritis. J Clin Lab Immunol 21:77–82

Poikiloderma, prereticulotic
Def: Wenig gebräuchliche Bezeichnung für die großherdig-poikilodermatische Form der *Parapsoriasis en plaques.

Poikilodermatomyositis
Syn: Petges-Cléjat-Syndrom, auch *Poikilodermia atrophicans vascularis
Def: Sehr seltene, symptomatische *Poikilodermie. Einige Autoren benutzen den Beriff nur im Zusammenhang mit der *Dermatomyositis, andere subsummieren hierunter verschiedene symptomatische Poikilodermien.
Ätio: Wahrscheinlich keine Entität, sondern klinische Beschreibung verschiedener Erkrankungen, s. *Poikilodermie 3. b).
Lit: Forman AB, Garden JM (1989) Progressive erythematous and atrophic eruption in a patient with chronic myelogenous leukemia. Arch Dermatol 125:1265–1270

Poikilodermia reticularis Civatte
s. Riehlsche Melanosis

Poikilodermia vascularis atrophicans (Jacobi)
Syn: Dermatitis atrophicans reticularis Glück
Def: Heute unüblicher beschreibender Begriff, der uneinheitlich gebraucht wird. Man verstand hierunter sowohl die großherdig-poikilodermatische Form der *Parapsoriasis en plaques (frühe Stadien der *Mykosis fungoides), Hauterscheinungen im Rahmen kongenitaler Poikilodermien (*Bloom-Syndrom, *Rothmund-Syndrom, *Dyskeratosis congenita) als auch poikilodermatische Hautveränderungen bei *Dermatomyositis oder *Lupus erythematodes (spätes Stadium der Erkrankung, *Poikilodermatomyositis).

Tabelle: Biotypen der kongenitalen **Poikilodermien** (modifiziert nach Marghescu)

Syndrome / Merkmale	Rothmund	Thomson	Zinsser	Brain	Dowling
Konsanguinität	+	–	–	–	–
Katarakte	+	–	–	–	–
Leukoplakie	–	–	+	–	–
Blasen	–	–	–	+	–
Verruköse Keratosen	–	–	–	–	+

Lit: Formann AB, Garden JM (1989) Progressive erythematodes and atrophic eruption in a patient with chronic myelogenous leukämie. Arch Dermatol 125:1265–1270

Poikilodermie

Def: „Bunte Haut". Aus *Atrophie, Hyper- und Depigmentierungen und *Teleangiektasien zusammengesetzte, buntscheckige Hautveränderungen; oft netzförmige Zeichnung, *Purpura und Schuppung.

Es werden 3 Formen unterschieden:

1. Kongenitale (primäre) Poikilodermien (s. Tabelle):
Hier steht die Poikilodermie jeweils klinisch im Vordergrund. Im engeren Sinne zählen dazu: *Rothmund-Syndrom,
*Thomson-Syndrom,
*Dyskeratosis congenita (Zinsser),
*kongenitale Poikilodermie^ mit warzigen Hyperkeratosen (Dowling),
*kongenitale Poikilodermie^ mit Blasenbildung (Brain, Marghescu-Braun-Falco),
*kongenitale ektodermale Dysplasie mit Katarakt

2. Poikilodermien im Rahmen anderer kongenitaler Syndrome:
*Progeria adultorum (Werner-Syndrom),
*Hartnup-Syndrom (Stoffwechselstörung), *Goltz-Gorlin-Syndrom (Dysplasiesyndrom), *Bloom-Syndrom,
*familiäre poikilodermatische Amyloidose^,
*Incontinentia pigmenti, Typ Bloch-Sulzberger

3. Symptomatische (sekundäre) Poikilodermien:
Im Rahmen chronisch-entzündlicher oder neoplastischer Grunderkrankungen: *Dermatomyositis, *progressiv-systemische
Sklerodermie, *Lupus erythematodes visceralis, *Parakeratosis variegata, *Mycosis fungoides, *Lichen ruber planus, *Acrodermatitis chronica atrophicans, *Urticaria pigmentosa, *Riehlsche Melanose, *aktinische Poikilodermie, *thermische Poikilodermie

Die sogenannten idiopathischen Poikilodermien, hierzu zählten die *Poikilodermia vascularis atrophicans, *Poikolodermatomyositis und die *Poikilodermie réticulée pigmentaire du visage et du cou, werden heute alle bei den symptomatischen Poikilodermien eingeordnet.

Lit: Marghescu S (1989) Kongenitale Poikilodermien. Z. Hautkr. 64 (3): 167–169

Marghescu S, Braun-Falco O (1965) Über die kongenitalen Poikilodermien (Ein analytischer Versuch). Dermat. Wschr. (1):9–19

Popp C, Bacharach-Buhles M, Sterry W, Griesser H, Altmeyer P (1992) Überlegungen zur Pathogenese der Parakeratosis variegata anhand morphologischer und molekulargenetischer Befunde. Hautarzt 43:634–639

Schrallhammer K, Burg G, Stolz W, Braun-Falco O (1988) Kongenitale Poikilodermie mit warzigen Hyperkeratosen. Hautarzt 39:143–148

Poikilodermie, aktinische
Def: Lichtbedingte *Poikilodermie, vor allem im Gesicht und Nacken, auch an Händen und Unterarmen lokalisiert.

Poikilodermie Bloch-Sulzberger
s. Incontinentia pigmenti, Typ Bloch-Sulzberger

Poikilodermie, kongenitale mit Blasenbildung
Syn: Marghescu-Braun-Falco-Syndrom, Brain-Syndrom, hereditäre akrokeratotische Poikilodermie Typ Kindler bzw. Typ Weary, M. Weary-Kindler
Def: *Poikilodermie mit Blasenbildung. Einige Autoren trennen den Typ Weary mit autosomal-dominantem Erbgang vom Typ Kindler mit autosomal-rezessivem Erbgang.
Man: Vor allem Mädchen.
Blasen: Meist ab Geburt oder einige Monate später.
Poikilodermie: Bis zum 4. Lebensjahr
Lok: Gesicht, Streckseiten der Unterarme und Unterschenkel, auch Oberarme, Oberschenkel, Stamm
Klin: Spontane oder posttraumatische subepidermale Blasen, Poikilodermie in genannter Lokalisation. Proportionierter Kleinwuchs. Verruköse Hyperkeratose der Palmae.
Assoziierte Symptome: Nageldystrophie, Zahnanomalien, Skelettfehlbildungen, wenig Haare.
Keine orale *Leukoplakie und kein Katarakt.
DD: *Dyskeratosis congenita, *Epidermolysis bullosa
Prog: Rückgang der Blasenbildung mit steigendem Lebensalter.
Lit: Mayet A, Marsch WC, Wolter M, Senger E, Holzmann H (1991) Kongenitales Poikiliodermiesyndrom mit frühkindlicher Blasenbildung (Brain-Syndrom) und ungewöhnlicher neurologischer Begleitsymptomatik. Hautarzt 42:315–318
Wendenburg WW, Meinhof W (1992) Braun-Falco-Marghescu-Syndrom. Kongenitale Poikilodermie mit Blasenbildung. Akt. Dermatol. 18: 141–144

Poikilodermie, kongenitale mit warzigen Hyperkeratosen
Syn: Dowling-Syndrom, congenital development malformation, Typ verrucosus des Thomson-Syndrom
Def: Kongenitale *Poikilodermie mit Hyperkeratosen, die von einigen Autoren als Sonderform des *Thomson-Syndroms betrachtet wird.
Ätio: Wahrscheinlich autosomal-rezessiv vererbt
Man: Poikilodermie: Zwischen 6. und 12. Lebensmonat.
Hyperkeratosen: Zwischen 7. und 10. Lebensjahr.
Klin: Poikilodermie, vor allem im Gesicht, warzige Hyperkeratosen über Knochenvorsprüngen. Proportionierter Kleinwuchs.
Assoziierte Symptome: Palmoplantarkeratosen
Ther: Versuch mit Etretinat (1 mg/kg/die über längere Zeit) als Tumorprophylaxe.
Prog: Auftreten von *spinozellulären Karzinomen^
Lit: Rodermund OE, Hausmann D (1977) Typus verrucosus des Thomson-Syndroms. Ein Beitrag zu den kongenitalen Poikilodermien. Hautarzt 28:308–313
Schrallhammer K, Burg G, Stolz W, Braun-Falco O (1988) Kongenitale Poikilodermie mit warzigen Hyperkeratosen. Hautarzt 39:143–148

Poikilodermie Jacobi
s. Poikilodermia vascularis atrophicans (Jacobi)

Poikilodermie Petges-Cléjat
Def: Im anglo-amerikanischen Schrifttum der *Dermatomyositis gleichgesetzte Krankheitsbezeichnung.

Poikilodermie, präretikulotische
s. Poikiloderma prereticulotic

Poikilodermie réticulée pigmentaire du visage et du cou
s. Riehlsche Melanose

Poikilodermie réticulée pigmentaire Civatte
s. Riehlsche Melanose

Poikilodermie, thermische
Def: *Poikilodermie nach langdauernden Überwärmungen.
s. a. kalorische Hyperpigmentierung^

Poikilodermien, erworbene
s. *Poikilodermie

Poikilodermien, kongenitale
s. *Poikilodermie

Poison ivy
s. *Rhusdermatitis

Poison vine
s. *Rhusdermatitis

Poland-Syndrom
Def: Syndrom mit einseitiger Syn- und Brachydaktylie, (Teil–)Aplasie des Musculus pectoralis major, evtl. ipsilateral Mammahypo- oder -aplasie. Einseitiges umschriebenes Fehlen der Achselhaare.

Poliernagel
s. Glanznagel

Poliose
Syn: Poliosis circumscripta, Poliosis
Def: Angeborene oder erworbene herdförmige Pigmentlosigkeit der Haare.
Vork: Bei *Vitiligo, *Piebaldismus, *Klein-Waardenburg-Syndrom, *Vogt-Koyanagi-Syndrom, *tuberöser Hirnsklerose, *Neurofibromatosis generalisata, nach *Alopecia areata, *Zoster, Röntgenbestrahlung.
Ther: Bei kosmetischer Störung Haarfärbung.

Poliosis
s. Poliose

Poliosis circumscripta
s. Poliose

Pollenallergie
s. Pollinose

Pollendermatitis
s. *Pollinose, *endogenes Ekzem^

Pollenkonjunktivitis
s. *Pollinose, *Konjunktivitis, *allergische Konjunktivitis^

Pollenrhinitis
s. *Pollinose, *Rhinitis allergica

Pollenvulvitis
s. *Pollinose

Pollinose
Syn: Pollenallergie, fälschlich auch saisonale Rhinokonjunktivitis allergica, *Rhinitis allergica, Heuschnupfen, Heufieber.
Def: Die bei bestehender Pollenallergie durch die Inhalation von Pollen (vor allem blühende Gräser, Baumpollen, Getreide, Kräuter- und Blumenpollen) ausgelösten Krankheitserscheinungen.
s. a. Allergie
Ätio: Bei entsprechender Sensibilisierung führt die Inhalation von Aeroallergenen zur Quervernetzung juxtaponierter IgE-Moleküle auf gewebsständigen Mastzellen mit konsekutiver Liberation präformierter (Histamin, Serotonin) und neugenerierter (Leukotriene, Prostaglandine, PAF) Mediatoren. Folglich kommt es zur Zunahme der Gefäßpermeabilität mit Ausbildung eines Schleimhautödems, zu verstärkten Durchblutung durch Stimulation der Schleimdrüsen, zur Schleimsekretion. An den Bronchien entsprechende Ausbildung von Bronchospasmus, Schleimhautödem, Sezernierung eines zähen Schleimes. Die gleichzeitige Freisetzung eosinophiler und neutrophiler chemotaktischer Faktoren führt über den Einstrom von weiteren Entzündungszellen eventuell zur Ausbildung einer late phase reaction (*LPR) mit Perpetuation der Entzündung. Die gleichfalls von den Mastzellen freigesetzten Zytokine, insbesondere Interleukin 4 fördern die Allergisierung. Zur Auslösung klini-

scher Symptome genügen 10–50 Pollen/m^3 Atemluft.
Man: Vor allem zwischen dem 2. und 3. Lebensjahrzehnt, vor allem Stadtbevölkerung.
Lok: Vor allem obere Luftwege, Bindehäute der Augen
Klin: Wenige Minuten nach Allergenkontakt entwickelt sich Niesreiz, innerhalb weniger Minuten Sekretion, parallel kommt es zur Schwellung der Nasenschleimhaut mit maximaler Intensität nach 30 Minuten. Gleichzeitig besteht Juckreiz, Beeinträchtigung des Geruchs- und Geschmacksempfindens. Fakultativ gleichzeitig Beschwerden im Sinne einer Konjuktivitis mit Juckreiz und Rötung der Augen und Entwicklung asthmoider Symptomatik. Auftreten je nach Sensibilisierungsspektrum im Frühjahr bei Allergie gegen Baumpollen (Birke, Erle, Hasel). Beschwerdesymptomatik im Sommer bei Gräserpollen und Getreidepollensensibilisierung. Eine Sensibilisierung gegen Kräuterpollen (Beifuß, Nessel, Wegerich) führt zur Beschwerdesymptomatik im Spätsommer bis Herbst.
- Pollenrhinitis: *Rhinitis allergica
- Pollenkonjunktivitis: *Konjunktivitis, *allergische Konjunktivitis^.
- Pharyngitis: Kratzendes Gefühl, evtl. petechiale Blutungen.
- Pollenvulvitis: Juckreiz und Entzündung der Vulva nach Pollenkontakt im Vulvabereich bei Kleinkindern.
- Enteritis, Tracheobronchitis, allergisches Pollenasthma, Sinusitis, Sinubronchitis.
- Pollendermatitis: *endogenes Ekzem^.

Diag: Anamnese, Vergleich mit Pollenflug, Hauttestung (*Prick-Test, *Intrakutantest, *Atopiepatch-Test), IgE-Bestimmung, RAST, ggf. *Provokationstest.
Ther: Antihistaminika, prophylaktisch: Natriumcromoglycat. Ggf. Kortikosteroide, Hyposensibilisierung.
Lit: Lewis WH (1992) Pollenallergy In: Korenbladt PE, Wedner HJ (eds) Allergy, Therory and Practice. Saunders Company, p 483

Polyadenomatose, endokrine
s. multiple endokrine Neoplasien^

Polyarteriitis nekrotisierende
s. Periarteriitis nodosa

Polyarteriitis nodosa
s. Periarteriitis nodosa

Polyarteriitis nodosa, kutane
s. Periarteriitis nodosa cutanea benigna

Polyarteriitis, symptomatische
Syn: Sekundäre Polyarteriitis
Def: Von der *primär-chronischen Polyarthritis^ abzugrenzende sekundäre Polyarteriitis, z. B. bei Allergien, *Lupus erythematodes visceralis, *Endangiitis obliterans, Hypertonus, *Periarteriitis nodosa etc.

Polyarthritis, chronische des Erwachsenenalters
s. primär-chronische Polyarthritis^

Polyarthritis, chronische des Kindesalters
s. juvenile rheumatoide Arthritis^

Polyarthritis, primär-chronische
Syn: Progredient-chronische Polyarthritis, chronische Polyarthritis des Erwachsenenalters, PCP, heute zunehmend Gebrauch des Terminus rheumatoide Arthritis.
Def: Entzündliche Gelenkerkrankung unbekannter Ätiologie, die zu Destruktion der befallenen Gelenke führt. Starke Variabilität der Verlaufsformen, Allgemeinsymptome und extraartikuläre Manifestationen (Hauterscheinungen).
s. a. Stillsche Krankheit
s. a. juvenile rheumatoide Arthritis^
s. a. Felty-Syndrom
s. a. Chauffard-Ramon-Syndrom
Klin: Hauterscheinungen: Selten und flüchtig auftretende Erytheme, glatte,

gespannte, atrophische Haut über den geschwollenen Handgelenken. Sklerodaktylie-ähnliche Veränderungen, ggf. schmutzig-bräunliche Pigmentierung über den proximalen Interphalangealgelenken. Brüchige, glanzlose Fingernägel mit Querfurchenbildung, Aufsplitterung, Uhrglasnägel möglich. *Raynaud-Symptome, ischämische Finger- und Zehennekrosen, *rheumatoide Knötchen^ in ca. 20% der Fälle.
DD: Hautveränderungen: *Progressive systemische Sklerodermie^, *Lupus erythematodes viszeralis
Ther: Basistherapeutika (Gold, Chloroquin, D-Penicillamin), nichtsteroidale Antiphlogistika, Kortikoide, physikalische Therapie, operative Maßnahmen.

Polyarthritis, progredient-chronische
s. primär-chronische Polyarthritis^

Polyarthritis syphilitica
Def: Dem klinischen Bild der *primär-chronischen Polyarthritis^ ähnelnde Gelenkveränderungen im Rahmen des syphilitischen Sekundärstadiums (*Syphilis aquisita).

Polychondritis chronica atrophicans
s. Polychondritis recidivans et atrophicans

Polychondritis recidivans et atrophicans
Syn: Relapsing Polychondritis, rezidivierende Polychondritis, systematisierte Chondromalazie, von Meyenburg-Altherr-Uehlinger-Syndrom, Polychondritis chronica atrophicans, Askanazy-Syndrom, Rheumatismus des Knorpelsystems, Panchondritis, generalisierte chondrolytische Perichondritis
Def: Seltene, systematisierte Erkrankung von artikulärem und nicht artikulärem Knorpel mit Chondrolyse, Dysthrophie und Atrophie. Leitsymptom sind die Ohrmuschelchondritis und die nasale Chondritis.
Ätio: Unbekannt, vermutlich *Autoimmunerkrankung mit Autosensibilisierung gegen Knorpelgewebe (Kollagen Typ 2).
Man: Vor allem 3.–5. Lebensjahrzehnt, in jedem Alter möglich.
Klin: Katarrh der oberen Luftwege, grippale Infekte, Abgeschlagenheit. Atemnot (Erweichung des Knorpels in Kehlkopf und Luftröhre).
In über 80% Ohr- oder Nasenbeteiligung: Ausbildung einer Sattelnase, „Blumenkohl- oder Waschlappenohren". Gelenkbeteiligung mit rheumatoiden Beschwerden.
Augenbefall in 50% der Fälle: Konjunktivitis, Skleritis, Iritis.
Gefäßbeteiligung: Aortenaneurysma und -insuffizienz.
Hist: Verlust der Basophilie des Knorpels, entzündliche lymphozytische Infiltrate, Knorpelfragmentation, Fibrosierung. Epidermis unauffällig.
Lab: BSG-Erhöhung, Leukozytose, reaktives Protein positiv.
Urin: Saure Mukopolysaccharide erhöht, Proteinurie
DD: *Primär-chronische Polyarthritis^, *M. Reiter, akute Polyarthritis, *Wegener-Granulomatose, *Syphilis connata, *Periarteriitis nodosa, *Chrondrodermatitis nodularis chronica helicis, *Granuloma anulare, *Gicht
Ther: Intern: Kortikoide (Beginn mit Prednison 40–60 mg/die, dann Reduktion auf 5–25 mg/die). Alternativ oder in Kombination Sulfone (DADPS, 50–250 mg/die). Auch Azathioprin, Cholchicin (1 mg/die für 3 Wochen), Salizylate, Indometazin.
Prog: Chronischer Verlauf über 3–5 Jahre; Prognose abhängig von der Beteiligung der Atemwege und des Herzens.
Lit: Gollhausen R, Krieg T, Gollmitzner W, Landthaler M (1988) Polychondritis recidivans et atrophicans. Hautarzt 39:240–242
Köllner A, Senff H, Engelmann L (1990) Rezidivierende Polychondritis. Akt. Dermatol. 16:357–360

Polychondritis, rezidivierende
s. Polychondritis recidivans et atrophicans

Polycythämia vera
Def: Myeloproliferative Erkrankung mit Vermehrung von Erythrozyten, Leukozyten und Thrombozyten.
Klin: Hautveränderungen: Rote Verfärbung von Haut und Schleimhäuten, *Ekchymosen, *Ekzeme, urtikarielle Effloreszenzen. Knotenförmige, blaurote, schmerzhafte Infiltrate. *Pruritus nach warmem Wasserbad.
Diag: Blutbild

Polydaktylie
Syn: Digitus supranumeralis. Vielfingrigkeit
Def: Aufspaltung oder Verdoppelung eines Fingerstrahls mit resultierendem überzähligem Finger.
DD: *Infantile-digitale Fibromatose^

Polydaktylie, rudimentäre
Syn: Fingerrudiment, akzessorischer Finger, rudimentärer Finger
Def: Minusvariante einer *Polydaktylie in Form eines meist ulnar an der Basis des Kleinfingers lokalisierten, hautfarbenen, kongenitalen Knötchen. Wird aufgrund seines histologischen Reichtums an Nervenfasern teilweise auch den *echten kutanen Neuromen^ zugerechnet.
Lok: Basis oder Mitte der Grundphalanx des kleinen Fingers, meist beidseits.
Klin: Erbs- bis bohnengroßer Tumor, eigenes Papillarleistenmuster, manchmal überzählige Nagelanlagen.
Hist: Zahlreiche Nervenfasern, Tastkörperchen, manchmal Knorpelgewebe.
DD: *Infantile-digitale Fibromatose^, *Naevoxanthom, *Xanthogranulom juveniles, *Histiozytom, *Neurom

Polydysplasia ectodermica, Typ Cole-Rauschkolb-Toomey
s. Dyskeratosis congenita

Polydysplasie ectodermique
s. Anhidrotisch ektodermale Dysplasie

Polyfibromatosis (Touraine)
Def: Überzufällig häufiges Zusammentreffen von fibrosierenden Prozessen: *Induratio penis plastica, *Dupuytrensche Kontraktur, *echte Fingerknöchelpolster^.

Polykeratosis congenita (Touraine)
s. Pachyonychia congenita

Polykeratosis Touraine
Def: Wenig gebräuchliche Bezeichnung für palmoplantare Keratosen unterschiedlicher Morphe und Ätiologie. Da dieser Terminus keine Entität umreißt, kann darauf verzichtet werden.

Polyklonale Antikörper
Def: Aus vielen Zellklonen gebildete Antikörper, z. B. normales Immunglobulinspektrum im Serum oder durch spezifische Immunisierung gewonnene tierische Seren.
s. a. monoklonale Antikörper

Polymastie
s. akzessorische Mamma^

Polymorphe Lichtdermatose
s. polymorphe Lichtdermatose^

Polymorphic eruption of pregnancy (PEP)
s. PUPPP

Polymorphic light eruption (PMLE)
s. polymorphe Lichtdermatose^

Polymyalgia rheumatica
Def: Ätiologisch unklare entzündliche Erkrankung des Bindegwebes und der Muskulatur mit starker Schmerzhaftigkeit der Muskulatur. Zu 50–80% Assoziation mit *Arteriitis temporalis.
DD: *Dermatomyositis, *primär-chronische Polyarthritis^
Lit: Panzner M, Göring HD, Ziemer A (1992) Typischer Verlauf einer Polymyalgia rheumatica. Z. Hautkr. 67 (11):997–1000

Polymyositis
s. Dermatomyositis

Polyonkose, erblich kutane mandibuläre
s. Basalzellnaevussyndrom

Polypen, kongenitale, umbilikale
Def: Breitbasig oder gestielt aufsitzende, feste, hellrötliche Polypen in der Nabelregion als Rest des Ductus omphalomesentericus. Ekzematöse Veränderung der Umgebung.
Hist: Inseln mit intestinaler Schleimhaut oder Pankreasgewebe.

Polypose, Pigmentfleckenpolypose
s. Peutz-Jeghers-Syndrom

Polyposis, intestinale
s. *Peutz-Jeghers-Syndrom

Polyposis intestinalis et ephelides inversae
s. Peutz-Jeghers-Syndrom

Polyscleradenitis syphilitica
Def: *Polyskleradenitis im Rahmen der sekundären Syphilis (*Syphilis acquisita).
Klin: Indolente, nicht einschmelzende Lymphknotenschwellungen.

Polyskleradenitis
Syn: Scleradenitis multiplex
Def: Harte Lymphknotenschwellungen vieler Lymphknoten im ganzen Körper, z. B. bei *Polyscleradenitis syphilitica.

Polythelie
s. akzessorische Mamille^

Polyvinylchlorid-Krankheit (Jühe und Lange)
Syn: Vinylchlorid-Krankheit
Def: Polysymptomatische Erkrankung bei Arbeitern mit Kontakt zu Polyvinylchlorid. Die Hautveränderungen sind an den Extremitätenakren lokalisiert und ähneln der *progressiven systemischen Sklerodermie^.
s. a. Pseudosklerodermie
Klin: Sklerodermieartige Hautveränderungen (in 10% der Fälle) an Unterarmen, Händen und im Gesicht, verplumpte, verkürzte Endphalangen, gehäuft Akroosteolysen (9% der Patienten).
Komp: Hepatozelluläre Karzinome
Ther: Meiden von Polyvinylchlorid
Prog: Günstig, Regression möglich
Lit: Veltmann G,Lange CE, Stein G (1978) Die Vinylchloridkrankheit. Hautarzt 29:177–182

Polyzoospermie
Def: Mehr als 250 Millionen Spermatozoen pro ml Nativejakulat.
Klin: Fragliche pathologische Bedeutung im Zusammenhang mit gehäuften Aborten bei der Frau (unvollständige Gametenausreifung ?); heute zunehmend als Normalbefund eingestuft.

Pomadenakne
s. Akne, Pomadenakne

Pomadenkruste
Def: Pflegebedingte parakeratotische Hornschichtverdickung, vor allem bei Säuglingen.
Ätio: Übermäßiger Gebrauch von Hautpflegepräparaten.
Lok: Symmetrisch in Inguinalgegend, Glutäalfalten, auch im Gesicht beschrieben.
Klin: Grau-bräunliche bis gelb-bräunliche, gepflastert wirkende, schwer oder gar nicht ablösbare Auflagerungen.
Hist: Parakeratotische Hornschichtverdickung, Salbenreste.
Ther: Absetzen von Babyöl und Babycreme. Pudern.
Lit: Jansen T, Küppers U, Plewig G (1991) Pomadenkruste der Kopfhaut unter dem Bild eines Cornu cutaneum. Hautarzt 42:642–644
Landes E (1981) Faziale Pomadenkruste. Hautarzt 32:432–433
Vakilzadeh F, Kalveram KJ (1979) Pomadenkrusten. Hautarzt 30:321–322

Pompholyx
s. Dyshidrosis

Popliteales Flügelfell-Syndrom
Def: Seltenes, autosomal dominantes Leiden mit Gaumen- und Lippenspalte, Lippengrübchen, poplitealen Flügelfellen und Zehennageldysplasien. Seltener Syndaktylie, Haaranomalien.

Popsicle-Panniculitis
s. Kältepannikulitis

Poradenitis inguinalis
s. Lymphogranuloma inguinale

Poroakanthom
s. ekkrines Porom^

Poroepitheliom, ekkrines (Mishima)
Syn: Dermal duct tumor, dermaler Gangtumor
Def: Seltener, vom intraepidermalen Ausführungsgang ekkriner Schweißdrüsen ausgehender Tumor, der sich über die oberen und mittleren Anteile des Koriums ausdehnt. Im Vergleich zum *ekkrinen Porom^ deutliche Zell- und Kernpolymorphie; erhöhte Mitoserate. Übergang zum *ekkrinen Porokarzinom^ möglich.

Porokarzinom, ekkrines
Syn: Epidermotropes ekkrines Karzinom, Hidroacanthoma simplex maligna, malignes ekkrines Porom, malignes Syringoacanthom, dysplastisches Porom
Def: Seltener, maligner, vom intraepidermalen Teil des ekkrinen Schweißdrüsenausführungsganges ausgehender, infiltrierend wachsender Tumor. Charakteristisch ist das retrograde Einwachsen in die Epidermis.
Man: Durchschnittsalter bei Manifestation 67,5 Jahre.
Klin: Plattenartige oder knotige Tumoren mit Ulzerationen. Hinsichtlich Aussehen, Größe und Lokalisation sehr variabel. Lymphogene Metastasierung möglich (12%).
Ther: Exzision
Prog: Langsames Wachstum. Letaler Ausgang möglich, bei Vorliegen von Lymphknotenmetastasen Letalität über 65%.
Lit: Gartmann H (1985) Ekkrines Porokarzinom. Z. Hautkr. 60 (7): 555–562
Horn T, Bettges G (1985) Malignes ekkrines Porom. Z. Hautkr. 60 (12): 992–999
Shaw M, McKee PH, Lowe D, Black MM (1982) Malignant eccrine poroma: a study of twenty-seven cases. Br J Dermatol 107:675–680
Snow SN, Reizer GT (1992) Eccrine porocarcinoma of the face. J Am Acad Dermatol 27:306–311

Porokeratose
Syn: Parakeratosis anularis, Porokeratosis
Def: Übergeordnetes pathogenetisches Prinzip für unterschiedliche Krankheitsbilder mit punktuell beginnender, zentrifugal fortschreitender Hyperkeratose und der Ausbildung einer ringförmigen, parakeratotischen Hornleiste mit zentraler Atrophie.
Je nach Autor werden 4 oder mehr Varianten beschrieben:
- *Porokeratosis Mibelli
- *Porokeratosis plantaris, palmaris et disseminata (Guss)
- *Porokeratosis superficialis disseminata actinica
- *Porokeratosis linearis unilateralis
  Bezüglich der DD der oben genannten Formen s. Tabelle, S. 726.
  Außerdem finden sich folgende Formen in der Literatur:
- *Porokeratosis punctata
- *Porokeratosis punctata palmaris et plantaris
- *Porokeratosis plantaris discreta
- –*Porokeratosis perforans

Lit: Apel HP, Kuhlwein A, Jänner M (1986) Porokeratosis linearis unilateralis (Linear porokeratosis). Hautarzt 37:284–286

Porokeratosis disseminata
s. Porokeratosis superficialis disseminata actinica

Tabelle: Unter dem Begriff **„Porokeratosis“** (P.) zusammengefaßte Krankheitsbilder mit wichtigen Unterscheidungskriterien (modifiziert nach Apel et al. 1986)

	P. Mibelli	P. palmaris, plantaris et disseminata	P. superficialis disseminata	P. linearis unilateralis
Vorkommen	hereditär, familiäre Häufung	hereditär	hereditär	wahrscheinlich hereditär Einzelfälle
Beginn	1. Lebensmonat bis 10. Lebensjahr	ab 10. Lebensjahr	nach der Pubertät, meist 3.–4. Lebensjahr	Kindheit
typische Effloreszenz	rund bis polyzyklisch, atrophisches Zentrum mit hyperkeratotischem Randwall	rund mit diskreter zentraler Atrophie, niedrigem hyperkeratotischen Randwall	kleinere (1,0 cm) runde zentral diskret atrophische Herde mit angedeutetem hyperkeratotischem Randsaum	verrukös hyperkeratotische Areale in linearer oder streifenförmiger Anordnung
Lokalisation	distale Extremitäten, aber auch übriges Integument einschließlich der Schleimhäute	Handteller und Fußsohlen, spätere Ausbreitung mit Schleimhautbefall möglich	lichtexponierte Hautareale, kein Befall von Handtellern, Fußsohlen und Schleimhäuten	distale Extremitäten, auch Fingerrücken
Verlauf	langsames Wachstum, spontane Remission mit atrophischer Narbe möglich	keine spontane Rückbildung	Größenzunahme, Auftreten neuer Herde	häufig Persistenz
Entartungsmöglichkeit	Karzinomentwicklung in 17% ab 30. Lebensjahr	Karzinomentwicklung	aktinische Keratose, Karzinom	Karzinomentwicklung
Provozierbarkeit	isomorpher Reizeffekt	gelegentlich im Sommer	im Sommer unter Lichteinwirkung, experimentell mit UV-B-Licht	

Porokeratosis, disseminierte superfizielle aktinische
s. Porokeratosis superficialis disseminata actinica

Porokeratosis linearis unilateralis
Syn: Porokeratosis naeviformis, Porokeratosis Mibelli zosteriformis, Porokeratosis zosteriformis
Def: Variante der *Porokeratosis Mibelli in linearer oder zosteriformer, einseitiger Anordnung.
Man: Kindheit
Klin: Zosteriform angeordnete, bis walnußgroße, bräunliche, scharf begrenzte, zirzinär oder girlandenförmig konfigurierte, pityriasiform schuppende Herde mit atrophischem Zentrum und leistenartigem Randwall. Keine subjektiven Beschwerden.
Hist: Hyperkeratotische epidermale Papel mit parakeratotischer Hornlamelle. Akanthose, Hyperkeratose, fahnenartige Parakeratose (kornoide Lamelle). Keratinozyten an der Parakeratosebasis mit pyknotischen Atypien und perinukleärem Ödem.
DD: *ILVEN, *Lichen ruber planus

Ther: Keratolytika, ggf. Kryochirurgie oder Exzision.
Prog: Chronischer Verlauf, maligne Entartung möglich.
Lit: Apel HP, Kuhlwein A, Jänner M (1986) Porokeratosis linearis unilateralis (Linear porokeratosis). Hautarzt 37:284–286

Porokeratosis Mibelli
Syn: Parakeratosis Mibelli, Parakeratosis centrifugata atrophicans, Keratoatrophodermie, Mibellische Krankheit, Hyperkeratosis concentrica, Hyperkeratosis figurata centrifugata atrophicans, Keratodermia excentrica, Keratoatrophodermia hereditaria chronica et progressiva, Naevus keratoatrophicans
Def: Zu den *Porokeratosen gehörende, unregelmäßig autosomal-dominant vererbte, auch spontan auftretende, multifokale Differenzierungsstörung der Epidermis mit *Parakeratose inmitten einer Hyperkeratose.
Man: Vor allem Kindheit und Jugend, vor allem männliches Geschlecht.
Lok: Extremitäten, selten Stamm, Gesicht, Glans penis, Schleimhautbefall und selten Beteiligung der Kornea möglich.
Klin: Meist einzelne oder wenige, rasch wachsende Herde.
Initial: Kleine Papel mit zentralem Hornstachel.
Später: Rundliche, zirzinäre oder girlandenförmige, bis pfenniggroße Herde mit evtl. leicht atrophischer, haarloser Haut, umrahmt von einem 1–2 mm hohen, harten Wall mit fest aufsitzender Hornleiste.
Begleitsymptome: Nageldeformitäten
Hist: Schlotförmige Parakeratose, kornoide Lamelle, atypische Basalzellen. Lymphohistiozytäres Infiltrat im oberen Korium.
DD: *Alopecia areata, *aktinische Keratose, *Lupus erythematodes chronicus discoides, *Granuloma anulare, *Keratosis follicularis, *Lichen planus anularis, *Psoriasis vulgaris,

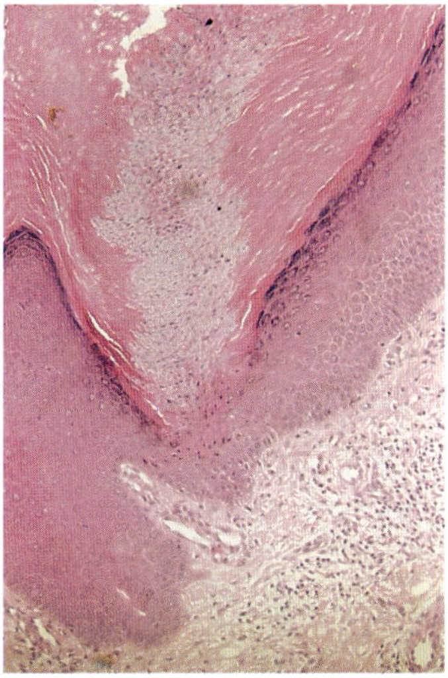

Porokeratosis Mibelli

*Tinea corporis, *Tuberculosis cutis verrucosa.
Ther: Extern: Versuchsweise Vitamin-A-Säure, Kryochirurgie, Elektrokoagulation, Laser.
Intern: Versuche mit Acitretin (0,5 mg/kg/die).
cave: Halbjährliche Kontrolluntersuchungen (Karzinomentwicklung).
Prog: Progredienz. Spontane Regression unter Ausbildung atrophischer Narben und späterer Karzinomentwicklung (17% der Fälle) möglich.
Lit: Judge MR, Michaels M (1990) Disseminated porokeratosis in an infant with craniosynostosis. Br J Dermatol 123:249–254
Ehlers G Rothe A(1971) Porokeratosis Mibelli mit multiplen Präcancerosen und Plattenepithelcarcinomen. Hautarzt 22:68–73

Porokeratosis Mibelli zosteriformis
s. Porokeratosis linearis unilateralis

Porokeratosis naeviformis
s. Porokeratosis linearis unilateralis

Porokeratosis papillomatosa palmaris et plantaris (Mantoux)
Def: Ätiologisch ungeklärte, symptomatische Palmo-Plantar-Keratose mit innerhalb von 24 Stunden auftretenden, asymmetrischen, etwa stecknadelkopfgroßen, symptomlosen Knötchen mit komedonenartigem Zentrum.
Prog: Abheilung mit grübchenartigen Dellen nach wenigen Wochen

Porokeratosis perforans
Def: Sonderform der *Porokeratosis Mibelli mit Fehlen der Basalmembran und transepidermaler Elimination von amorphem Material (Kollagen) beschrieben.
Lit: Izumi AK (1981) Perforating porokeratosis Mibelli. Cutis 28:45–46

Porokeratosis plantaris discreta
Def: Sonderform der *Porokeratose, die evtl. mit der *Porokeratosis plantaris, palmaris et disseminata identisch ist und nur eine milde Verlaufsform dieser darstellt.
Man: Bevorzugtes Auftreten bei Schwarzen
Klin: Schmerzhafte Hautveränderungen an den Hauptbelastungszonen der Fußsohlen.
Lit: Mandojana RM, Katz R, Rodman OG (1984) Porokeratosis plantaris discreta. J Am Acad Dermatol 10:679–682

Porokeratosis plantaris, palmaris et disseminata (Guss)
Def: Seltene exanthematische Genodermatose mit Primärmanifestation an Palmae und Plantae und spätere Disseminierung, die zu den *Porokeratosen zählt.
Ätio: Autosomal-dominanter Erbgang mit unvollständiger Penetranz.
Lok: Stamm und Extremitäten, besonders palmoplantar.
Klin: Symmetrisch verteilte, etwa linsengroße, keratotische Papeln mit Tendenz zur polyzyklischen Konfluenz.
Hist: Hyperkeratose, Akanthose, säulenförmige Parahyperkeratose (kornoide Lamelle).
DD: *Porokeratosis Mibelli, *Porokeratosis superficialis disseminata actinica
Ther: Versuch mit Acitretin (0,5 mg/kg/die); extern keratolytische Salben.
Prog: Entwicklung von Karzinomen möglich.
Lit: Brasch J, Scheuer B, Christophers E (1985) Porokeratosis plantaris, palmaris et disseminata. Hautarzt 36:459–461
Shaw JC, White CR (1984) Porokeratosis plantaris palmaris et disseminata. J Am Acad Dermatol 11:454–460

Porokeratosis punctata
Def: Wahrscheinlich Sonderform der *Porokeratosis Mibelli mit punktförmigen Hornpapeln.
DD: *Arsenhyperkeratosen, *Dyskeratosis follicularis, palmoplantarer *Lichen nitidus, *Keratoma sulcatum
Lit: Rahbari H, Cordero AA, Mehregan AH (1974) Punctate porokeratosis. A clinical variante of porokeratosis of Mibelli. J Cutan Pathol 4:338–341

Porokeratosis punctata palmaris et plantaris
Def: Sonderform der *Porokeratose, die wahrscheinlich nicht hereditär und nicht mit der *Porokeratosis plantaris, palmaris et disseminata identisch ist.
Prog: Kein Hinweis für maligne Entartung.
Lit: Gehring W, Gloor M, Schmiegelow P, Wagner L (1989) Zur Kenntnis der Porokeratosis punctata palmaris et plantaris. Akt. Dermatol. 15:73–75
Lestringant GG (1989) Porokeratosis punctata palmaris et plantaris. Arch dermatol 125:816–819

Porokeratosis superficialis disseminata actinica (Chernosky-Freeman)
Syn: Porokeratosis disseminata, disseminated superficial actinic poro-

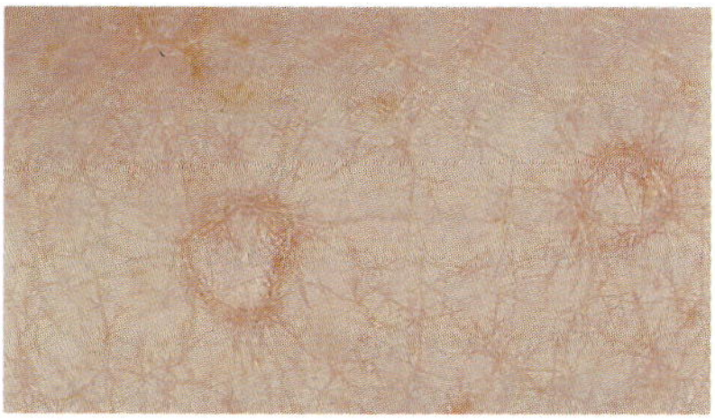

Porokeratosis disseminata aktinica superficialis

keratosis, disseminierte superfizielle aktinische Porokeratosis
Def: Disseminierte Form der *Porokeratose in lichtexponierten Arealen. Als Sonderform ist die disseminierte superfizielle eosinophile Porokeratose mit eosinophiler Spongiose und intraepidermalen Mikroabzessen beschrieben.
Ätio: Unregelmäßig autosomal-dominant vererbt. Provokation durch UV-Licht. Die disseminierte superfizielle eosinophile Porokeratose kann medikamentös induziert sein (Thiazide) oder spontan auftreten.
Man: Vor allem höheres Lebensalter
Lok: Handrücken, Unterarmstreckseiten, Unterschenkel,
Gesicht, keine Schleimhautbeteiligung
Klin: Runde bis ovale, etwa linsengroße, hautfarbene oder bräunlichrote, leicht eingesunkene Plaques mit scharf abgesetztem, hyperkeratotischem Randwall
Hist: *Porokeratosis Mibelli
DD: *Keratosis follicularis, *aktinische Keratose^, *Psoriasis vulgaris, *Verrucae planae, *Akrokeratosis verruciformis
Ther: *Porokeratosis Mibelli, außerdem Lichtschutz.
Prog: Progredienz mit steigendem Lebensalter, vor allem in den Sommermonaten. Ausbildung einer aktinischen Keratose und Karzinomentwicklung möglich.
Lit: Altmeyer P, Luther H (1988) Die disseminierte superfizielle eosinophile Porokeratose. Akt. Dermatol. 14:287–289
Besenhard HM, Korting HC, Stolz W, Braun-Falco O (1988) Disseminierte superfizielle aktinische Porokeratose (DSAP) mit Morbus Bowen. Hautarzt 39:286–290
Schwarz T, Seiser A, Gscheit F (1984) Disseminated superficial „actinic“ porokeratosis. J Am Acad Dermatol 11:724–730

Porokeratosis zosteriformis
s. Porokeratosis linearis unilateralis

Porom, ekkrines (Pinkus)
Syn: Poroakanthom
Def: Gutartiger epithelialer Tumor der Schweißdrüsen, der seinen Ausgang wahrscheinlich von einer pluripotenten Stammzelle am Übergang des dermalen in den intraepidermalen Abschnitt des ekkrinen Schweißdrüsenausführungsganges nimmt. Eine intraepitheliale Variante ist das *Hidroakanthoma simplex.
s. a. ekkrines Porokarzinom^, ekkrines Poroepitheliom^
Man: 40.–60. Lebensjahr, vor allem Männer
Lok: Vor allem Fußsohle, Handteller, Kopf und Hals, auch am übrigen Integument.
Klin: Asymptomatisches, scharf begrenztes,erhabenes, evtl. gering gerötetes, breitbasig aufsitzendes Knötchen.
Hist: Abgegrenzte Zellproliferation in der Epidermis: Kleine, glykogenreiche Zellen, basophiler Kern. Ableitung der Zellen vom dermalen und intraepidermalen Schweißdrüsenausführungsgang.
DD: *Fibrom, *Verruca vulgaris, *amelanotisches malignes Melanom^, *Granuloma teleangiectaticum pediculatum benignum
Ther: Exzision
Prog: Günstig
Lit: Eckert F, Nilles M et al. (1991) Das Ekkrine Porom. Hautarzt 42:692–699

Porom, follikuläres
Syn: Akrotrichom, invertierte follikuläre Keratose, Keratosis follicularis inversa, inverted follicular keratosis
Def: Vom infundibulären Anteil der äußeren Haarscheide (*Tricholemm) ausgehender, benigner, seltener, bei alten Menschen im Gesicht auftretender Tumor.
s. a. Haarfollikeltumoren
Man: Meist nach dem 50. Lebensjahr
Lok: Gesicht, bevorzugt Oberlippe und Wangen, sehr selten in unbelichteten Arealen.
Klin: Einzelnes, derbes, bis zu 1 cm großes, hautfarbenes oder graubraunes, erhabenes, oft krustig belegtes, asymptomatisches Knötchen.
Hist: Papillomatöser epithelialer Tumor aus fingerförmig in die obere Dermis hineinreichenden Tumorformationen, bestehend aus zwiebelschalenförmig angeordneten, flachen Keratinozyten mit randständiger pallisadenförmiger Basalzellreihe. Keine Zellatypien.
DD: *Verruca seborrhoica, *Keratoakanthom, *Basaliom, *dermaler Naevuszellnaevus^, *Verruca vulgaris
Ther: Exzision
Lit: Mehregan AH, (1964) Inverted follicular keratosis. Arch Dermatol 89:117–123
Headington JT (1976) Tumors of the Hair Follicle. AM J Pathol 85:480–505

Porom, malignes ekkrines
s. ekkrines Porokarzinom^

Porospermosis cutanea
s. Dyskeratosis follicularis

Porospermosis follicularis vegetans
s. Dyskeratosis follicularis

Porphyria acuta intermittens (PAI)
Syn: Akute intermittierende Porphyrie, Porphyria hepatica acuta, schwedischer Typ
Def: Form der *hepatischen Porphyrie^ mit akuten Oberbauchbeschwerden und sehr selten Hauterscheinungen.
Ätio: Autosomal-dominant vererbter Defekt der Uroporphyrinogen-I-Synthase mit Störung der Porphyrinsynthese. Gesteigerte Synthese von Delta-Aminolävulinsäure (ALA) und Porphobilinogen in der Leber (Enzyme overproduction syndrome).
Man: Vor allem 20.–40. Lebensjahr, selten präpubertär, vor allem Frauen. Provokation durch Arzneimittel (Analgetika, Barbiturate, Sulfonamide), Alkohol.
Klin: Kolikartigen Schmerzanfälle, evtl. Erbrechen und Obstipation, Rotfärbung des Urins. Tachykardie, Hypertonie, Paresen an Extremitäten, Atemmuskeln, Larynx oder Kopfnerven. Polyneuritis.
Hauterscheinungen selten, an lichtexponierten Arealen Hyperpigmentierung möglich.

Porphyria bullosa congenita tarda
s. Porphyria cutanea tarda

Porphyria congenita Günther
s. Porphyria erythropoetica congenita

Porphyria cutanea tarda (PCT)
Syn: Porphyria hepatica chronica, chronisches Porphyriesyndrom, chronische hepatische Porphyrie D, aktinisch-traumatisch-bullöse Porphyrindermatose, Porphyria bullosa et erosiva, Epidermolysis bullosa traumatica bei Porphyrie
Def: Häufigste *Porphyrie, Form der *hepatischen Porphyrie^ mit verminderter Aktivität der Uroporphyrinogen-1-Decarboxilase.
Man kennt zwei hereditäre Formen:
- Porphyria cutanea tarda (autosomal-dominant, heterozygot)
- *Porphyria hepatoerythropoetica (rezessiv, homozygot)

und symptomatische Formen:
- erworbener Uroporphyrinogen-1-Decarboxilase-Mangel, z. B. *Porphyria turcica (Hexachlorobenzol), digoxin- oder östrogeninduzierte Formen.

s. a. Pseudoporphyrie

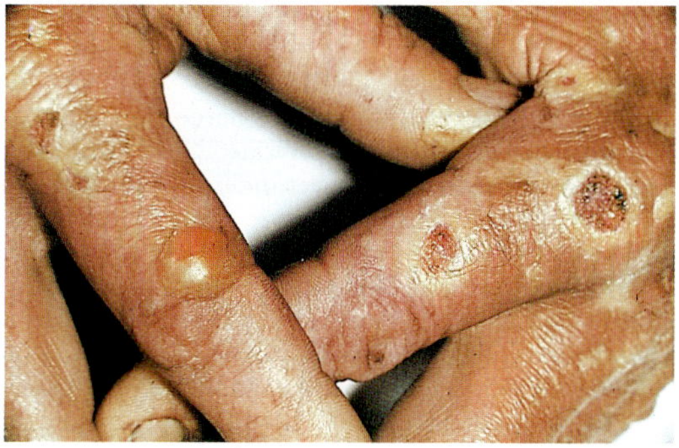

Porphyria cutanea tarda

Die Enzymaktivität in den Erythrozyten ist bei homozygotem Defekt auf 5% des normalen Wertes herabgesetzt, bei Heterozygoten auf 50%. Erst bei Belastung (Manifestationsfaktoren) geht die latente PCT in das manifeste Stadium der PCT über. Bei der symptomatischen PCT, die sich klinisch und durch Porphyrinuntersuchungen in Leber und Urin nicht von der hereditären PCT unterscheidet, ist die Enzymaktivität normal. Bei ca. der Hälfte der sog. sporadischen PCT-Fälle (Famillienanamnese leer) kann aufgrund einer verminderten Enzymaktivität in den Erythrozyten eine genetische Anlage vermutet und durch Famillienuntersuchungen verizifiert werden.

Vork: Etwa 1% der Bevölkerung, 30–40% aller Porphyrien.

Man: Vor allem 40.–70. Lebensjahr, häufiger Männer.

Manifestationsfaktoren: Alkoholismus, Lebererkrankungen, Arzneimittel (Barbiturate, Arsen, Hydantoin, Steroide, orale Kontrazeptiva, Östrogene), Hexachlorbenzol, Dioxin, Vinylchlorid, Eisen.

Lok: Hautveränderungen in den lichtexponierten Arealen, vor allem Handrücken und Gesicht.

Klin: Saisongebunden (Frühjahr, Sommer), auch durch geringe mechanische Belastung Hautveränderungen.

- Blasenbildung: Vor allem an Hand- und Fingerrücken unterschiedlich große, pralle Blasen mit derber Decke und serösem oder hämorrhagischem Inhalt.
  s. *Nikolski-Phämomen 2 positiv. Hämorraghische Krusten, Erosionen, atrophische Narben, Hyper- und Hypopigmentierungen, postbullöse Milien.
- Hyperpigmentierung: Diffuse Melanose im Gesicht und Nacken (Melanodermie-Porphyrie Brugsch).
- *Hypertrichosis lanuginosa der Jochbeingegend und der Wangen, dichte Augenbrauen.
- Elastose: Ausgeprägte Faltenbildung, Teleangiektasien, Komedonen (ähnlich der *Elastoidosis cutis cystica et comedonica). *Cutis rhomboidalis nuchae, *aktinische Keratose^.
- *Pseudosklerodermie, *Skleroporphyrie
- *Sklerovitiligo
- Zyanose, Lidödem, Konjunktivitis

Außerdem: Leberstoffwechselstörungen, Porphyrinurie: Bierbrauner Urin.

Hist: Hyperkeratose, *Akanthose, verdickte Gefäßwände, ggf. subepidermale Blase mit charakteristischem, zottenartig aufgebautem Blasenboden.

Lab: Urin: Uroporphyrine (III3.0363I)-Ausscheidung 10–20fach erhöht, Rotfluoreszenz. Koproporphyrin III erhöht.

Stuhl: Koproporphyrin III.

Serum: Uroprophyin I erhöht, Hypersiderinämie.
DD: *Morbus Addison, *Hämochromatose, *Epidermolysis bullosa hereditaria oder acquisita, Porphyria-cutanea-tarda-artige Hautveränderungen bei Hämodialyse-Patienten (*Pseudoporphyrie).
Ther: Chloroquin (125 mg alle 3 Tage für mehrere Monate), Hydroxychloroquin (200 mg), Aderlaß über 4 Wochen wöchentlich 500 ml, dann einmal monatlich 500 ml (Hb auf 10–12 g/dl).
Hautveränderungen: Symptomatisch, Lichtschutz, Vermeidung traumatisierender Belastung, ggf. Umkehr von Tag/Nacht-Rhythmus.
Genetische Beratung.
Lit: Doss MO (1988) Porphyria cutanea tarda (chronische hepatische Porphyrie): Neue Aspekte zur Pathogenese, Diagnose und Therapie. Z. Hautkr. 63 (4):282–289
Goerz G, Merk H (1985) Porphyria cutanea tarda (PCT). Z. Hautkr. 60 (1/2):137–146
Senger E, Bernd A, Kachel HG, Schoeppe W, Holzmann H (1991) Porphyria cutanea uraemica: eine obligate Systemerkrankung bei chronischer Niereninsuffizienz? Hautarzt 42:764–769

Porphyria cutanea tarda, symptomatische
s. *Porphyria cutanea tarda

Porphyria cutanea tarda, toxische
s. *Porphyria cutanea tarda

Porphyria erythropoetica congenita (CEP)
Syn: Porphyria congenita Günther, Morbus Günther, congenital erythropoetic porphyria (CEP), kongenitale erythropoetische Porphyrie
Def: Seltene Form der *erythropoetischen Porphyrie^ mit exzessiver Lichtempfindlichkeit.
Ätio: Autosomal-rezessiver Erbgang. Gestörtes Gleichgewicht zwischen Uroporphyrinogen-I-Synthese und Uroporphyrinogen-III-Co-Synthese im erythropoetischen System des Knochenmarks.
Man: Meist gleich nach der Geburt bei Sonnenexposition im Sommer des 1. Lebensjahres.
Klin: Kurze Zeit nach Sonnenexposition:
- Juckreiz, Brennen, ödematöse Erytheme, Bläschen, evtl. hämorrhagische Ulzerationen. Ausbildung varioliformer Narben, schwere Mutilationen, Hyper- und Depigmentierungen, narbige Alopezie, Sklerosierungen.
- Hypertrichose.
- Keratokonjunktivitis, Ektropium der Lider, Symblepharon.
- Erythrodontie: Rotfluoreszenz der Zähne im Wood-Licht.
- Chronische hämolytische Anämie, Splenomegalie.
- Roter Urin

Hist: Subepidermale Blasen, Vernarbung, Hyalinisierung
Lab: Roter Urin, Rotfluoreszenz, Uroporphyrin I stark erhöht, Koproporphyrin I weniger stark erhöht.
Stuhl: Koproporphyrin I stärker als Uroporphyrin I erhöht.
Erythrozyten: Rotfluoreszenz, Uroporphyrin I erhöht.
DD: *Epidermolysis bullosa hereditaria, *Xeroderma pigmentosum, *Hydroa vacciniformia
Ther: Versuch mit Betacaroten (100–200 mg/die)
Hautveränderungen: Meiden von Sonnenlicht, Lichtschutz, Umkehr des Tag/Nacht-Rhythmus, Verhindern von Sekundärinfektionen.
Wichtig: Genetische Beratung!
Prog: Mutilation, Verlust von Fingernägeln, Verlust von Fingerendgliedern, Nasen- und Ohrknorpel, Tod häufig vor dem 50. Lebensjahr.

Porphyria hepatica acuta
s. Porphyria acuta intermittens

Porphyria hepatica chronica
s. Porphyria cutanea tarda

Porphyria hepatoerythropoetica
Def: Homozygote Form der *Porphyria cutanea tarda mit obligaten Hauterscheinungen.
Ätio: Autosomal-resessiv vererbter Defekt der Uroporphyrinogen-1-Decarboxilase, Enzymaktivität 5%.
Man: Kindheit
Klin, Hist, Ther: *Porphyria cutanea tarda
Lit: Elder et al. (1981) Hepatoerythropoietic porphyria: a new uroporphyrinogen-decarboxylase-defect or homozygous porphyria cutanea tarda. Lancet 1:916–919

Porphyria mixed
s. Porphyria variegata

Porphyria turcica
Def: *Porphyria cutanea tarda-Epidemie in der Türkei im Jahre 1956 nach Genuß von hexachlorbenzolbehandeltem Saatweizen im Sinne einer ausschließlich exogen ausgelösten, symptomatischen *Porphyria cutanea tarda.
Lit: Goerz G, Merk H (1985) Porphyria cutanea tarda (PCT). Z. Hautkr. 60 (1/2):137–146

Porphyria variegata (PV)
Syn: Hereditäre Protokoproporphyrie, gemischte hepatische Porphyrie, gemischte Porphyrie, mixed porphyria, Porphyria hepeatica mixta, südafrikanische genetische Porphyrie, Proto-Koproporphyrie
Def: Hereditäre *Porphyrie mit Symptomen der *Porphyria acuta intermittens und der *Porphyria cutanea tarda. Häufig latentes Vorkommen, Manifestation erst bei zusätzlichen exogenen Faktoren.
Ätio: Autosomal dominanter Erbgang. Enzymdefekt der Häm-Biosynthese (Protoporphyrinogenoxidase), Aktivitätverlust auf 50%. Homozygotie mit Enzymaktivität von 20% beschrieben.
Man: Mittleres Lebensalter
Auslösende Fakten: Medikamente, vor allem Barbiturate, Sulfonamide, Sulfonylharnstoffderivate, Östrogene, orale Kontrazeptiva.
Vork: Vor allem Südafrika
Klin:
- Hautveränderungen: In lichtexponierten Arealen wie bei der *Porphyria cutanea tarda.
- Akute Attacken: Den abdominellen Krisen, Störungen des Nervensystems und psychische Veränderungen der *Porphyria acuta intermittens entsprechend.

Lab: Urin: Dunkel, Nachdunkeln beim Stehen, Rotfluoreszenz, Delta-Aminolävulinsäure stark erhöht, Porphobilinogen stark erhöht, Porphyrine, vor allem Koproporphyrine erhöht.
Stuhl: Akute Attacke: Koproporphyrin III erhöht.
Remissionsphase: Koproporphyrin III und vor allem Protoporphyrin III erhöht.
Ther: Vermeiden auslösender Medikamente. Meiden von Sonnenexposition und mechanischer Hautreizung. Lichtschutz.
Genetische Beratung
Lit: Meinhof W, Kraus F et al. (1980) Porphyria variegata. Hautarzt 31:595–601
Norris PG, Elder GH, Hawk JLM (1990) Homozygote variegate porphyria: a case report. Br J Dermatol 122:252–257

Porphyrie
Def: Gruppe von Erkrankungen mit hereditärem oder erworbenem Enzymdefekten in der Häm-Biosynthese, die eine Anreicherung von *Porphyrinen und ihrer Vorstufen bedingen. Je nach Hauptsitz der Stoffwechselstörung unterscheidet man *erythropoetische und *hepatische Porphyrien (s. Tabelle, S. 734).

Porphyrie, akute intermittierende
s. Porphyria acuta intermittens

Porphyrie, chronische hepatische D.
s. Porphyria cutanea tarda

Tabelle: Einteilung der primären **Porphyrien**

Bezeichnung	Synonym	Erbgang	Enzymdefekt	Erhöhte Ausscheidung		Photodermatosen	Koliken Neurol.-psychiatr. Symptome
				im Urin von	im Stuhl von		
Erythopoetische Porphyrien							
1. kongenitale erythropoetische Porphyrie	Morbus Günther	autosomal rezessiv	Uroporphyrinogen-I-Synthase ↓ und III-Cosynthase ↓	URO I	KOPRO	+++	–
2. erythropoetische Protoporphyrie	erythropoetische Protoporphyrie	autosomal dominant	Ferrochelatase ↓	– (in Erythrozyten PROTO ↓)	PROTO	++	–
Hepatische Porphyrien							
1. akute intermittierende Porphyrie	Pyrrolporphyrie schwedische Porphyrie	autosomal dominant	Uroporphyrinogen-I-Synthase[a] ↓	ALA, PBG, URO, KOPRO	–	–	+++
2. Porphyria variegata	südafrikanische Porphyrie gemischte Porphyrie Protokoproporphyrie	autosomal dominant	Ferrochelatase oder Protoporphyrinogen-Oxidase[a] ↓	ALA, URO, KOPRO	KOPRO PROTO	++	++
3. hereditäre Koproporphyrie		autosomal dominant	Koproporphyrinogen-Oxidase[a] ↓	ALA, PBG	KOPRO III	–	+
4. Porphyria cutanea tarda	symptomatische Porphyrie Urokoproporphyrie	autosomal dominant oder erworben	Uroporphyrinogen-Dekarboxylase ↓	URO I	KOPRO	++	–

[a] Bei den hepatischen Porphyrien 1–3 ist „kompensatorisch" die δ-Aminolävulinsäure-Synthase erhöht. Dadurch wird der partielle Block der Hämsynthese überwunden, zum Teil überkompensiert, wodurch die Porphyrinsynthese stark ansteigt

Tabelle: **Porphyrien**, Tabelle modifiziert nach Goerz

Erythropoetische Porphyrie	Hepatische Porphyrie	Enzymdefekt		Porphyrinogene
				Porphobilinogen
	PAI	Uroporphyrinogen I-Synthase	→	↓
CEP		Uroporphyrinogen III-Cosynthase	→	↓
				Uroporphyrinogen III
	PCT	Uroporphyrinogen-Decarboxylase	→	↓
				Koproporphyrinogen III
	HC	Koproporphyrinogen III-OxydaseDecarboxylase	→	↓
				Protoporphyrin
EPP	PV	Ferrochelatase	→	↓
				Häm

CEP	Porphyria erythropoetica congenita	PCT	Porphyria cutanae tarda
EPP	Protoporphyria erythropoetica	HC	Coproporphyria hereditaria
PAI	Porphyria acuta intermittens	PV	Porphyria variegata

Prophyrie, erythropoetische
s. Porphyria erythropoetica congenita; s. a. erythropetische Prophyrien^

Porphyrie, gemischte
s. Porphyria variegata

Porphyrie, gemischte hepatische
s. Porphyria variegata

Porphyrie, hepatoerythropoetische
s. Porphyria hepatoerythropoetica

Porphyrie, kongenitale erythropoetische
s. Porphyria, erythropoetica congenita

Porphyrie, paraneoplastische
Def: Koinzidenz von internen Tumoren mit einer *Porphyria cutanea tarda. Es ist derzeit noch offen, ob es sich hierbei um ein zufälliges Zusammentreffen oder um ein echtes *paraneoplastisches Syndrom handelt

Porphyrie, südafrikanische genetische
s. Porphyria variegata

Porphyrien, erythropoetische
Def: Im erythropoetischen System lokalisierte Störungen des Porphyrinstoffwechsels auf dem Biosyntheseweg zum Häm; Hauterscheinungen infolge phototoxischer Reaktionen durch die Porphyrinanreicherung in der Haut.
Klinische Formen: s. Tabelle
s. *Porphyria erythropoetica congenita (CEP)
s. *Protoporphyria erythropoetica (EPP)

Porphyrien, hepatische
Def: Gruppe von Porphyrinerkrankungen, denen eine Störung der Leberzellfunktion zugrunde liegt mit Mehr- oder Fehlbildung von Porphyrinen.
Häufig durch exogene Provokation auslösbar: Schlafmittel (vor allem Barbiturate), Antiphlogistika (vor allem Phenylbutazon, Pyrazolonderivate), Analgetika, Narkotika, Psychopharmaka, Antikonvulsiva, Antibiotika (vor allem Sulfonamide), Antidiabetika, Östrogene, außerdem Alkohol.
Klinische Formen: s. Tabelle
s. *Porphyria acuta intermitten (PAI),
s. *Propyria cutanea tarda (PCT)
s. *Porphyria variegata (PV)
s. *Coproporphyria hereditaria (HC)

Porphyriesyndrom, chronisches
s. Porphyria cutanea tarda

Porphyrinämie
Def: Vermehrtes (pathologisches) Auftreten von Porphyrinen im Blut.

Porphyrindermatose, aktinisch-traumatische bullöse
s. Porphyria cutanea tarda

Porphyrine
Def: Physiologisch vorkommende Substanzgruppe mit einheitlichem Grundgerüst (4 Pyrollringe). In reduzierter Form (= Porphyrinogene) sind sie für die Normsynthese verwendbar (s. Tabelle).
Die oxydierten Derivate sind nicht verwertbare Abfallprodukte.

Porphyrinogene
s. *Porphyrine

Porphyrinurie
Def: Vermehrte (pathologische) Ausscheidung von *Porphyrinen im Urin.

Porphyrozyt
Def: Erythrozyt, der aufgrund seines vermehrten Porphyringehaltes im UV-Licht eine Restfluoreszenz zeigt.

Porrigo decalvans
Def: Überholte Bezeichnung für die *Mikrosporie (Gruby 1841). Zeitgenössige Dermatologen verstanden darunter eine Form der *Alopecia areata.

Portweinfleck
s. Naevus flammeus

Porus sudoriferus
Def: Mündung eines Schweißdrüsenausführungsganges auf der Hautoberfläche.

Posterosives Syphiloid
s. Windeldermatitis

Postgonorrhoischer Katarrh
Def: Postgonorrhoische, unspezifische Irritation der Urethralschleimhaut beim Mann mit morgendlichen Sekretabsonderungen.
Ther: Milde, über den Urin desinfizierend wirkende Mittel (Blasentee).

Postherpetisches Erythema exsudativum multiforme
s. *Erythema exsudativum multiforme

Posthitis
Def: Entzündung des inneren Präputialblattes, meist in Zusammenhang mit Entzündungen der Glans penis auftretend (Balanoposthitis).
s. a. Balanitis

Postholith
s. Präputialstein

Post-Kala-Azar
s. Post-Kala-Azar-Dermatose

Post-Kala-Azar dermale Leishmaniose
s. Post-Kala-Azar-Dermatose

Post-Kala-Azar dermale Leishmanoide
s. Post-Kala-Azar-Dermatose

Post-Kala-Azar-Dermatose
Syn: Post-Kala-Azar dermale Leishmaniose, Post-Kala-Azar dermale Leishmanoide, dermales Leishmanoid Post-Kala-Azar, Post-Kala-Azar-Hautleishmanid
Def: 1–3 Jahre nach der *viszeralen Leishmaniose^ auftretende hypopigmentierte und gerötete, Leishmanienhaltige Makulae und Knoten bei hypererger Reaktionslage, u. U. lepraähnliches Bild.
Lab: Bluteosinophilie
Ther: Antimonpräparate intern. Einzelne Post-Kala-Azar-Knoten: Glukokortikosteroide intrafokal.

Post-Kala-Azar-Hautleishmanid
s. Post-Kala-Azar-Dermatose

Postkoitaltest
Syn: Sims-Huhner-Test
s. *Mukuspenetrationstest

Postmastektomie-Lymphangiosarkom
s. Lymphangiosarkom

Post partum-Syndrom
s. Sheehan-Syndrom

Postskabiöse Granulome
s. persistierende postskabiöse Papeln^

Postskabiöses Ekzem
s. postskabiöses Ekzem^

Poststeroid panniculitis
s. poststeroidale Pannikulitis^

Poststeroidpannikulitis
s. poststeroidale Pannikulitis^

Postthrombotisches Syndrom
Def: Dekompensationserscheinungen nach abgelaufener *Phlebothrombose mit Ausbildung sekundärer *Varizen, erhöhtem peripheren Venendruck, Flüssigkeitsfiltration in das Gewebe, Stauungsödem. Störung des Stoffaustausches, sowie entzündlichen und degenerativen Reaktionen.
Klin: Unterschiedlicher Schweregrad: Im Laufe des Tages auftretende Schwellung des Fußes und des Unterschenkels.
Schweregefühl und Schmerzen in den Beinen.
Chronisch deformierendes *Lymphödem, *Zyanose, Induration, Atrophie, Pigmentierung (*Purpura jaune d'ocre), Ekzematisation möglich (*Stauungs-Ekzem), *Ulcus cruris postthromboticum.
Ther: *Kompression, *Sklerosierung oder operative Entfernung hämodynamisch unwirksamer sekundärer Varizen, Ligatur der Venae communicantes in Einzelfällen möglich.

Postvakzinales Exanthem
s. postvakzinales Exanthem^

Postzosterische Neuralgien
Def: Sehr häufige Neuralgie nach *Zoster.

PPLO (Pleuro-pneumonia-like-organisms)
s. Mykoplasmen

Prader-Willi-Syndrom
Def: Kombination von *Acanthosis nigricans benigna, Adipositas, Kleinwuchs, *Kryptorchismus und Oligophrenie. Im Neugeborenenalter: Myotonie-artiger Zustand.

Präblastomatose
Def: Unüblicher Begriff, der sowohl die Präkanzerosen als auch die nicht zu den „Präkanzerosen" gehörende *Lentigo maligna (veraltet: Melanosis circumscripta praeblastomosa) umfaßt.

Präkanzerosen
Def: Klinisch und histomorphologisch definierbare Hautveränderungen, die sich mit einer gewissen Regelmäßigkeit zu *spinozellulären Karzinomen^ entwickeln.
Man unterscheidet:
s. *Präkanzerosen im weiteren und engeren Sinne. Die Einteilung nach obligaten und fakultativen Präkanzerosen ist heute weitgehend verlassen worden.

Präkanzerosen im engeren Sinne
Def: Klinisch und histomorphologisch definierbare Veränderungen der Haut und der Übergangsschleimhäute mit weitgehendem Ersatz des Epithels durch atypische Keratinozyten.
Ein invasives Wachstum fehlt (*Carcinoma in situ).
Ther: Exzision
Prog: Ohne Therapie Entwicklung eines *spinozellulären Karzinom^.

Präkanzerosen im weiteren Sinne
Def: Hautveränderungen (Atrophie, Hyperkeratosen, aktinische Elastose, Teleangiektasien) nach jahrelanger Schädigung durch karzinogene Noxen.
Ther: Halbjährliche Kontrolluntersuchungen. Ggf. histologische Kontrolle, Exzision.
Prog: Möglichkeit der Entwicklung eines *spinozellulären Karzinom^.

Präkanzerose, melanotische
s. Lentigo maligna

Praemalignant fibroepithelial tumor of the skin
s. prämalignes Fibroepitheliom^

Prämaligne Melanose
s. Lentigo maligna

Prämykosid
Def: Prämykosides Stadium der *Mycosis fungoides.

Präputialadhäsionen
Def: Meist entzündlich bedingte (chronische *Balanitis) Verklebungen zwischen dem inneren Präputialblatt und der Glans penis.

Präputialstein
Syn: Smegmolith, Postholith, Balanolith, Vorhautstein
Def: Aus Smegma und Harnsalzen bestehende Konkremente im Präputialraum bei *Phimose.

Präservativschanker
Def: Syphilitischer Primäraffekt (*Syphilis aquisita) an der Peniswurzel bei Verwendung von Kondomen.

Prausnitz-Küstner-Reaktion
Def: Nachweis zur Übertragbarkeit einer spezifischen humoralen Sensibilisierung durch intrakutane Injektion eines sterilen Allergikaserums und nach 24 Stunden des spezifischen Antigens.
Lit: Prausnitz K, Küstner H (1921) Studien über die Überempfindlichkeit. ZBL. Bakt. 86:160–169

Pregnancy tumor
s. Granuloma teleangiectaticum

Pressure sores
s. Dekubitus

Pretoriafieber
s. Zehntagefieber

Priapismus
Def: Über eine *prolongierte Erektion^ hinausgehende, willkürlich nicht beeinflußbare, schmerzhafte Dauererektion ohne sexuelle Erregung über mehrere Stunden bis Tage anhaltend; dabei besteht eine komplette venöse Abflußblockade der Schwellkörper (Corpora cavernosa) aufgrund permanent relaxierter Schwellkörpermuskulatur mit Sauerstoffmangel CO_2 Überschuß; cave: nach 8–12 Stunden Dauer besteht die Gefahr einer konsekutiven Schwellkörperfibrose.
Ätio: Idiopathisch (35–70%); nach *SKAT (Schwellkörperautoinjektionstherapie mit vasoaktiven Pharmaka); medikamentös (v. a. Psychopharmaka); Drogen und Alkohol; hämatologische, vaskuläre und entzündlich-urologische Erkrankungen; posttraumatisch.
Ther: Mehrfache Schwellkörperentlastungspunktion mit großer Kanüle unter sterilen Bedingungen, Heparininjektion (je Schwellkörper 2500 E in physiologischer NaCl-Lsg.); α-Sympathomimetika (je Schwellkörper 1–2 mg Metaraminol in physiologischer NaCl-Lsg.) unter kardiologischer Intensivüberwachung, cave: hypertone Krise; operative Entlastung (Ausräumung und Shunt-OP); Therapie der Grunderkrankung (z. B. Radiatio leukämischer Infiltrate).
Lit: Porst H (1987) Erektile Impotenz. S. 40–52. Enke Verlag Stuttgart.

Prickly heat
s. Miliaria rubra und Miliaria profunda

Pricktest
Def: Test zur Diagnostik einer IgE-vermittelten allergischen Reaktion vom Soforttyp (*Typ-I-Allergie^) mit Allergentestlösungen an der Haut; durchzuführen bei negativem oder zweifelhaftem *Reibe- bzw. *Scratchtest und vor Durchführung des *Intrakutantestes.
Methode: Nach dem Aufbringen der Allergentestlösungen auf die Haut an der Unterarmbeugeseite (seltener am Rücken) wird die Haut an diesen Stellen mit einer Blutlanzette bzw. Pricknadel leicht eingeritzt und etwas angehoben ohne eine Blutung hervorzurufen. Eine positive Kontrolle (0,1% Histaminlösung) und eine negative Kontrolle (0,9% NaCl-Lösung) sollte unbedingt mitgetestet werden, um falsch negative wie falsch positive Testreaktionen sicher auszuschließen. Abgelesen wird die urtikarielle Reaktion nach 20 Minuten. Nach dem

Durchmesser von Quaddel und Reflexerythem im Vergleich zur Positiv- und Negativkontrolle werden die jeweiligen Testreaktionen semiquantitativ von 0 bis ++++ bewertet.
Komp: Lokale und systemische allergische Typ-I-Reaktionen können in seltenen Fällen auftreten (v. a. bei unsachgemäßer Testung sowie bei hohem Sensibilisierungsgrad und konzentrierten Testlösungen, z. B. bei Arzneimitteln).
s. a. Provokationstest
Lit: Ring J (1988) Angewandte Allergologie. 2. Auflage. MMW Verlag München

Primäraffekt
Def: Ulzeröser Herd am Eindringort der Bakterien bei bestimmten Infektionskrankheiten, z. B. *Syphilis, *Rattenbißkrankheit, *Malleus, *Tuberkulose, *Tularämie.

Primär chronische Polyarthritis
s. primär chronische Polyarthritis^

Primär knotiges Melanom
s. noduläres Melanom^, s. a. Melanom

Primäreffloreszenzen
s. *Effloreszenzen

Primärkomplex, syphilitischer
s. *Syphilis

Primärkomplex, tuberkulöser der Haut
s. *Tuberkulose der Haut

Primärplaque
s. *Pityriasis rosea

Primeldermatitis
Def: Akutes *kontaktallergisches Ekzem^ durch Primelkontakt vor allem im Gesicht, an den Hände, aber auch am gesamten Integument und sogar an der Mundschleimhaut möglich.
Ätio: Kontakt mit Primeln, vor allem Becherprimel, chinesische Primel, auch Alpenveilchen, Schlüsselblume bei entsprechender Sensibilisierung. Allergene Wirkung abhängig vom Gehalt an Primin. Auslösung auch aerogen möglich.
Ther: Meiden des Allergens (Primeln aus der Wohnung entfernen), evtl. kurzfristig Kortikoide lokal.

Pringle, Morbus
Def: Im dermatologischen Schrifttum unterschiedlich verwendeter Begriff z. T. synonym zum sogenannte *Adenoma sebaceum oder z. T. zur *Pringle-Bournevillesche Phakomatose.

Pringle-Bournevillesche Phakomatose
Def: Vollbild der von Bourneville im Jahre 1880 beschriebenen Phakomatose mit *Adenoma sebaceum, lumbosakralen Bindegewebsnaevi, *Koenen-Tumoren, tuberöser Hirnsklerose (*M. Bourneville), geistiger Retardierung und Anfallsleiden.
Man, Klin, Diag: s. Tabelle, S. 740
Lit: Rieger E, Kerl H (1992) Das klinische Spektrum der Organmanifestationen bei tuberöser Sklerose. Hautarzt 43:272–277

Pringle-Tumoren
s. Adenoma sebaceum

Prisoner's campfoot
s. Restless-legs-Syndrom

PRIST
(Paper Radio Immuno Sorbent Test)
Def: Methode zur Bestimmung des IgE-Spiegels im Blut (s. a. RIST und RAST).
Hierbei wird der Anti-IgE-Antikörper an Papierscheiben gekoppelt. Das in der Serumprobe enthaltene IgE bindet an diesen Antikörper und kann mit einem 125 J markierten Anti-IgE nachgewiesen werden.

Probeexzision (PE)
Def: Gewebsentnahme zur feingeweblichen, mikrobiologischen oder biochemischen Diagnosesicherung.

Profichetsches Syndrom
s. Calcinosis circumscripta

Progeria adultorum
Syn: Werner-Syndrom, Pangerie
Def: Hereditäre Systemerkrankung,

Tabelle: Übersicht der wichtigsten Organbeteiligungen bei **Pringel-Bournevillesche Phakomatose** (nach Rieger u. Kerl 1992)

Organsystem	Anomalie	Symptome und Komplikationen	Häufigkeit (%)	Manifestationsalter	Diagnostik
Haut	Weiße Flecke	–	50–90%	1. Lj.	Inspektion, Wood-Lampe
	Adenoma sebaceum	–	50–90	3.–10. Lj.	Inspektion
	Bindegewebsplaques	–	–	1.–5. Lj.	Inspektion
	Lumbosakrale Bindegewebsnävi	–	20–35	–	Inspektion
	Koenen-Tumoren	–	20–50	Pub.	Inspektion
	Fibröse Knötchen der Mundschleimhaut	–	10	4.–10. Lj.	Inspektion
Zentralnervensystem	Tubera, subkortikale und subependymale Hamartome	Krampfanfälle	90	1.–10. Lj.	EEG, CT, MR
		Geistige Retardierung	50–85	1.–10. Lj.	
	Subependymale Riesenzell-Astrozytome	Hirndrucksymptomatik	2–14	1. Lj.–?	CT, MR
Auge	Hamartome der Retina	Glaskörperblutungen	50	–	Direkte und indirekte Ophthalmoskopie
Herz	Rhabdomyome	Rhythmusstörungen, Herzinsuffizienz	50	2. Schwangerschaftsdrittel	EKG, Echokardiographie
Lunge	Lungenzysten, Honigwabenlunge	Spontanpneumothorax, Pleuraergüsse, Cor pulmonale	< 1	20.–30. Lj.	Röntgen, CT
Niere	Angiomyolipome	Flankenschmerzen, Hämaturie, hämorrhagischer Schock, Niereninsuffizienz	50–80	1. Lj.–Erw.	US, CT
	Zysten	Hämaturie, Hypertonus, Niereninsuffizienz	18–53	1. Lj.–Erw.	US, CT
	Nierenzellkarzinom	Hämaturie	4,4	–	US, CT
Gefäße	Aneurysmen	Blutung	–	–	Angiographie

Lj = Lebensjahr, Pub. = Pubertät, Erw. = Erwachsenenalter

Tabelle: Übersicht der wichtigsten Organbeteiligungen bei **Pringel-Bournevillesche Phakomatose** (nach Rieger u. Kerl 1992) (Fortsetzung)

Organsystem	Anomalie	Symptome und Komplikationen	Häufigkeit (%)	Manifestationsalter	Diagnostik
Skelett	Kortikalisauftreibungen, -einsenkungen, Sklerosierung von Wirbeln, Hyperostosen der Kalvaria	–	40–66	Pub.	Röntgen
Zähne	Grübchenförmige Zahnschmelzdefekte	–	71	2.–14. Lj.	Inspektion

Lj = Lebensjahr, Pub. = Pubertät, Erw. = Erwachsenenalter

die durch vorzeitiges und beschleunigtes Altern charakterisiert ist. Abortive klinische Formen können vorkommen, die Diagnose wird meist um das 40. Lebensjahr gestellt.
Ätio: Autosomal-rezessiver Erbgang
Man: Vor allem 20.–30. Lebensjahr, nicht vor dem 10. Lebensjahr
Klin: Typisch sind:
- Kleinwuchs mit charakteristischem Habitus
- Vogelgesicht, Verlust der Mimik
- Canities praecox (frühzeitiges Ergrauen)
- prämature *Alopezia diffusa
- *Skleropoikilodermie, *Striae distensae
- trophische Beinulzera
- juveniler Katarakt
- Hodenatrophie (s. a. Pseudo-Klinefelter-Syndrom), *Azoospermie
- Atherosklerose
- Osteoporose
- metastatische Verkalkungen
- Diabetes mellitus
- krächzende hohe Stimme, Stimmbandleukoplakien
- familiäre Häufung

Beginn an den Unterschenkeln mit straffer Atrophie der Haut, Atrophie des subkutanen Fettgewebes und der Muskulatur sowie Sklerose des Bindegewebes, plantare Hyperkeratosen und Nageldystrophie.
Prog: Ungünstig, Tod infolge der Arteriosklerose häufig vor dem 50. Lebensjahr. In 10% Malignomentwicklung (vor allem *Sarkome).
Lit: Hürlimann AF, Schnyder UW (1991) Werner-Syndrom mit torphischen Ulcera cruris. Hautarzt 42: 721–725
Abdeck D, Schuhmachers G, Jung K, Krieg T (1990) Werner-Syndrom mit ausgeprägten pseudosklerodermieartigen Hautveränderungen und Urticaria pigmentosa-eine zufällige Kombination? Akt. Dermatol. 16:280–283

Progeria Hutchinson-Gilford
s. Progeria infantilis

Progeria infantilis
Syn: Progeria Hutchinson-Gilford, Progerie, Nanisme sénile, greisenhafter Zwergwuchs, Hutchinson-Gilford-Syndrom, Gilford-Syndrom
Def: *Progerie, die sich in den ersten Lebensjahren manifestiert.
Ätio: Ungeklärt, möglicherweise rezessiv-vererbt.
Man: Beginn der Symptome in den ersten Lebensmonaten.
Klin: Hochgradige Vergreisung, proportionierter Zwergwuchs. Atrophische Haut, verstärkte Venen-

zeichnung. Atrophie des subkutanen Fettes und der Muskulatur.
Arteriosklerose, apoplektische Insulte, Koronarinsuffizienz.
Spärliches, früh ergrauendes und ausfallendes Kopfhaar, Unterentwicklung von Wimpern und Augenbrauen.
Nageldystrophie.
Osteoporose mit Spontanfrakturen, doppelseitige Coxa valga, deformierende Arthritis.
Häufig Oligophrenie, Hypogenitalismus.
Ther: Intern: Symptomatisch (z. B. hormonale Insuffizienz); Extern: Hautpflege.
Prog: Tod meist vor dem 20. Lebensjahr durch Folgen der Arteriosklerose.
Lit: Gilkes JJH, Sharvill DE, Wells RS (1974) The premature ageing syndromes. Br J Dermatol. 91:243–262

Progeria-like syndrome
Syn: Cockayne-Syndrom, nanisme progéroide
Def: Wahrscheinlich autosomal rezessiv vererbtes, sich im 2. Lebensjahr manifestierendes Leiden.
Klin: Dysproportionierter Zwergwuchs, Taubheit, Retinitis pigmentosa.
Hauterscheinungen: Dysplastische Ohrmuschel, tiefliegende Augen, Prognathie, trockene, faltige, äußerst lichtempfindliche Haut mit Neigung zu narbig abheilenden Blasen.

Progerie
Syn: Vergreisungssyndrom
Def: Seltene Syndrome mit extremer vorzeitiger Alterung der Patienten. Nach Ätiologie und Klinik trennt man:
s. *Progeria adultorum (Werner-Syndrom)
s. *Progeria infantilis (Hutchinson-Gilford-Syndrom)
s. *Metagerie
s. *Acrogeria Gottron
s. *Progeria-like syndrome
Lit: Gilkes JJH, Sharvill DE, Wells RS (1974) The premature ageing syndromes. Br J Dermatol. 91:243–262

Progressive Paralyse
s. progressive Paralyse^

Proktitis
Syn: Mastdarmentzündung
Def: Entzündung der Schleimhaut des Enddarmes.
Ätio: *Hämorrhoiden, *Colitis ulcerosa, Enteritis, *rektale Gonorrhoe^, vegetative Dysregulation, *Candidose, Wurmbefall etc.
Klin: Druck, Schmerz, seröse oder eitrige Sekretion.
Ther: Behandlung der Grunderkrankung. Extern: Antiphlogistika

Prolapsus ani
Def: Vorfall des sensiblen unteren Drittels des Analkanals bei meist altersbedingter Lockerung der bindegewebigen Verankerung der Schleimhaut auf dem Muskel.
Ätio: Meist Hämorrhoidalvorfall
Klin: Prolabierte Schleimhaut mit radiärer Fältelung. Unkontrollierter Stuhl- und Windabgang.
Ther: Bei Teilprolaps durch Hämorrhoiden Sklerosierungstherapie möglich, ansonsten Operation.

Prolidase-Mangel
Def: Seltene hereditäre metabolische Störung beim Kollagenabbau.
Ätio: Autosomal-rezessiver Erbgang
Klin: Wundheilungsstörungen, *Ulcus cruris, *Purpura, *Poikilodermie, erhöhte Lichtempfindlichkeit, *Canities. Intelligenzstörungen.
Ther: Versuch mit Vitamin C, lokal symptomatisch.
Lit: Milligan A, Graham-Brown RAC, Burns DA, Anderson I (1989) Prolidase deficiency: a case report and literature review. Br J Dermatol 121:405–409

Proliferationsakanthose
Def: *Akanthose durch erhöhte Zellproliferation in der basalen Epidermiszone.

Proliferationshyperkeratose
Def: Vermehrte Proliferation der Epidermis mit Verbreiterung des Stratum corneum und Stratum granulosum.

Proliferierende Trichilemmalzyste
s. proliferierende Trichilemmalzyste^

Propolis
Def: Von Bienen gesammelter Baumharz, Gemisch aus vielen Einzelsubstanzen, z. B. ätherische Öle, Bienenwachs Pollen, Derivate der Zimt- und Benzoesäure, Terpene, Flavonoide und Harze (potente und aktuelle Allergene).
Vork: Vor allem Auslöser von *kontaktallergischen Ekzemen^ bei Imkern. Wegen antiseptischer, antimykotischer, antibakterieller, antiinflammatorischer, anaesthetischer u. a. Wirkung häufig in Lokaltherapeutika enthalten.
Kreuzallergien mit Kolophonium, Bienenwachs, *Perubalsam, Pix liquida, Pix betulina, Zimtaldehyd.
Lit: Hausen BM, Wollenweber E, Senft H, Post B (1987) Propolis allergy: Origin, properties, usage and literature review. Contact Dermatitis 17:163

Proptosis buccalis
Syn: Proptosis labialis, Diapneusis buccalis
Def: Hernienartige Vorwölbungen der Wangenschleimhaut, Lippen oder Zunge im Bereich einer Zahnlücke.
Ätio: Chronischer Reiz durch ständiges Saugen oder Ziehen an der Schleimhaut.
Ther: Schließen der Zahnlücke

Proptosis labialis
s. Proptosis buccalis

Prosopitis
Def: Schwellung des Gesichtes (*Makroprosopitis).

Prostatavesikulitis
Def: Infektion der Bläschendrüsen mit Bakterien, Trichomonaden oder Mykoplasmen bei chron. Prostataentzündung. Dabei kommt es ggf. zu Spermiogrammveränderung: s. *Oligozoospermie, *Asthenozoospermie, niedrige Fruktosekonzentration.
Diag: Kultureller Nachweis pathogener Keime im Sperma.
Ther: Antibiose nach Antibiogramm.

Prostatitis
Def: Entzündung der Prostata, häufig bei Gonorrhoe (*Prostatitis gonorrhoica), auch bei nichtgonorrhoischen Urethritiden (*unspezifische Urethritis^).

Prostatitis, follikuläre pseudoabszeßbildende
s. *Prostatitis gonorrhoica, akute Form

Prostatitis gonorrhoica
Def: Infektion der Prostata mit Gonokokken im Rahmen einer *Gonorrhoe.
- Akute Form: Katarrhalische Prostatitis mit geringen entzündlichen Veränderungen, Druck oder Schmerz am Damm.
- Follikuläre pseudoabszeßbildende Prostatitis: Verstopfung der Ausführungsgänge einzelner Drüsenläppchen, Behinderung des Eiterabflusses, Stauung (= Pseudoabszeß). Auch echte Abszesse. Narbenbildung evtl. mit einseitigem bzw. beidseitigem Verschluß des Ductus ejaculatorius. Folge: *Oligo- bzw. *Aspermie.
- Interstitielle und parenchymatöse Prostatitis: Starke Schwellung der Prostata, Harnabflußstörungen, starke Schmerzen am Damm, hohes Fieber. Schmerzminderung nach dem Durchbruch eines Abszesses in Richtung Harnröhre. Mastdarm, Darm oder Perineum. Komplikation: Rektumgonorrhoe, Ausbildung einer Urinfistel, periprostatische Phlegmone mit eitriger Beckenvenenthrombose, Sepsis.
- Chronische Form: Unmerkliches Übergreifen einer Gonorrhoe der

hinteren Harnröhre auf die Prostata, fast ohne subjektive Beschwerden: Leichte katarrhalische Entzündung der Ausführungsgänge.
Diag: *Gonokokken im Prostataexprimat
Ther: *Gonorrhoe

Prostatitis, interstitielle
s. *Prostatitis gonorrhoica, akute Form

Prostatitis, katarrhalische
s. *Prostatitis gonorrhoica, akute Form

Prostatitis, parenchymatöse
s. *Prostatitis gonorrhoica

Protein-Kontaktdermatitis (Hjarth und Roed-Petersen)
Syn: Protein contact dermatitis, Kontaktekzem von Soforttyp
Def: *Kontaktallergisches Ekzem^ an Händen und Unterarmen, hervorgerufen durch wiederholten Kontakt mit verschieden proteinhaltigen Produkten (z. B. Fleisch, Mehl).
s. a. Mehlprotein-Dermatitis
Ätio: Kontaktallergisches Ekzem vom Soforttyp (*Atopie-Patch-Test, Typ-4-Reaktion auf Typ-1-Allergene).
Diag: *Epikutantest mit den in Frage kommenden Allergenen. Epikutane Reexposition im Bereich der Hautläsionen der durch den Intrakutantest bekannten Allergene.

Protein contact dermatitis
s. Protein-Kontaktdermatitis

Proteoglykane
Def: Wesentliche Komponente der Grundsubstanz des Bindegewebes bestehend aus Glykosaminoglykanen und Proteinen. Der Abbau erfolgt intrazellulär durch entsprechende Enzyme, deren Fehlen zur intrazellulären Speicherung der Substanzen führt (*Mucopolysaccharidosen).

Proteus-Syndrom
Def: Kongenitales Krankheitsbild von außerordentlicher Variabilität.
Ätio: Wahrscheinlich autosomal-dominante Neumutation.
Klin: Als Majorsymptome gelten:
- Hemihypertrophia corporis (91%)
- Makrodaktylie (88%)
- Subkutane mesodermale Tumore (76%)
- Palmoplantare zerebriforme Naevi (65%)
- Exostosen (62%)
- Epidermale Naevi (50%)
- Skoliosen (50%)

Als Minorsymptome gelten verschiedene Hautsymptome, Skelettdeformitäten, kraniofaziale Symptome und sonstige Symptome.
Bei Auftreten von 5 oder mehr Majorsymptomem gilt die Diagnose als sicher.
Lit: Maaßen D, Voigtländer V (1991) Proteus-Syndrom. Hautarzt 42:186–188

Prothesenfibrom der Schleimhaut
Def: Wulstig-knotige, breitaufsitzende Schleimhautwucherungen evtl. mit kleinen Leukoplakieherden (*Leukoplakie) auf den Anlagestellen schlecht angepaßter Zahnprothesen.
Lok: Vor allem Oberkiefer, Gaumen

Protokoproporphyrie, hereditäre
s. Porphyria variegata

Protoporphyria erythropoetica
Syn: Erythropoetische Protoporphyrie, erythrohepatische Protoporphyrie, protoporphyrinämische Lichtdermatose
Def: *Erythropoetische Porphyrie^ mit phototoxischen Hautreaktionen durch erhöhtes Protoporphyrin in Erythrozyten und pathologisch erhöhtes Plasmaprotoporphyrin im Serum. Auslösung durch kurzwelliges sichtbares und langwelliges UVA-Licht (Fensterglas bietet keinen Schutz).
Ätio: Autosomal dominant oder rezessiv vererbter Defekt der Ferrochelatase.
Man: Säuglingsalter, Kindheit, sonnenreiche Jahreszeit

Lok: Lichtexponierte Hautareale
Klin:
- Dermatitistyp: Akut nach Sonnenbestrahlung Brennen und Jucken. Ausbildung eines Erythems oder Ödems. Evtl. Bläschen-, Krustenausbildung, die mit kleinen, varioliformen Narben abheilen. Periorale Pseudorhagaden, lichenifizierte Haut
- Pruritustyp: Kurz nach Sonnenbestrahlung Jucken und Brennen.
- Urtikariatyp: Gerötete, fleckig elevierte, juckende oder brennende Erytheme und Urtikae.
- Quincke-Ödem-Typ: Teigige subkutane Schwellungen.
- Hydroa-vacciniformia-Typ: Papulonekrotische, unter Ausbildung varioliformer Narben abheilende Hautveränderungen, vor allem am Nasenrücken, Ohrläppchen und Handrücken.

Weitere Symptome: Temporale und zygomatische Hypertrichose, Pseudorhagaden der Lippen.
s. Lipoidproteinose bei Lichtempfindlichkeit
Hist: Bei Blasenbildung: Subepidermale Blasen, Multiplikation der Basallamina der Kapillaren in Stratum papillare und reticulare mit Ablagerung PAS-reaktiver amorpher Massen.
DIF: Vor allem in kleinen Gefäßen und lichtexponierten Arealen Immunglobulinablagerungen.
Lab: Urin: Normal gefärbt, Protoporphyrin erhöht.
Stuhl: Protoporphyrin erhöht, Koproporphyrin erhöht.
Erythrozyten: Orangerote Fluoreszenz im Fluoreszenzmikroskop, die nach 10–15 Sekunden erlischt. Protoporphyrin stark erhöht.
Plasma: Protoporphyrin erhöht.
DD: *Photoallergisches oder *phototoxisches Kontaktekzem^, *angioneurotisches Ödem, *polymorphe Lichtdermatose^, *Lichturtikaria, *Coproporphyria congenita erythropoetica
Ther: Intern: Betacarotin (50–200 mg/die), versuchsweise Chloroquin, ansonsten Antihistaminika.
Extern: Lichtschutz, abdeckende Make-ups mit Filterwirkung im UV-A und -B-Bereich.
Prog: Günstig, evtl. Verringern der Symptome im Erwachsenenalter. Cholelithiasis oder Cholezystitis möglich. Leberbeteiligung; evtl. Zirrhose
Lit: Rose I (1990) Die Erythropoetische Protoporphyrie. hautnah derm '90:13–19
Lehmann P, Scharffetter K, Kind P, Goerz G (1991) Erythropoetische Prothoporphyrie: Synopsis von 20 Patienten. Hautarzt 42:570–574

Protoporphyrie, erythrohepatische
s. Protoporphyria erythropoetica

Protoporphyrie erythropoetische
s. Protoporphyria erythropoetica

Protothecosis
Def: Seltene Infektion der Haut und des Unterhautfettgewebes durch Algen, klinisch Dermatitis-Typ oder lokalisierter subkutaner Typ durch granulomatöse Infiltrate.
Err: Prototheca
Lit: Goldstein D et al. (1986) Herpetiform Protothecosis. Int. J. Derm. 25:54–55

Provokationstest (bronchialer, konjunktivaler, nasaler, oraler, parenteraler, subkutan und intravenös)
Def: Weitergehende Testmethode zur Diagnostik allergischer Reaktionen vom Frühtyp (*Typ-I-II-III-Allergie^) und von *Intoleranzreaktionen (Pseudoallergien), wenn bei positiver Anamnese die Hauttestungen (*Reibe-, *Scratch-, *Prick- und *Intrakutantest) negativ oder zweifelhaft geblieben sind.
Methode: In Abhängigkeit von der klinischen Symptomatik wird die Testung entweder als Provokationstest (Allergennachweis, Negativliste) oder als Verträglichkeitstest (Positivliste) durchgeführt und das Ergebnis in einem Allergie- bzw. Warnpaß doku-

mentiert. Die zu testende Substanz (Arzneimittel, Nahrungsmittel, standardisierte Provokationslösungen bei Pollenallergien u. a.) wird in einer aufsteigenden Verdünnungsreihe ggf. bis hin zur Volldosis oral, parenteral, konjunktival, nasal oder auch bronchial exponiert.
Beachte: Provokations- und Verträglichkeitstestungen von Medikamenten, Nahrungsmitteln u. a. Allergenen sollten nur unter laufender ärztlicher Überwachung und Bereitstellung einer Notfallbehandlungseinheit durchgeführt werden, d. h. in der Regel unter stationären Bedingungen.
Komp: Lokale und systemische allergische bzw. pseudoallergische Reaktionen bis hin zum *anaphylaktischen Schock können in Abhängigkeit von der Anamnese auftreten und bedürfen entsprechender Vorkehrungen bei der Testung.
Lit: Ring J (1987) Diagnostik von Arzneimittel-bedingten Unverträglichkeitsreaktionen. Hautarzt 38:516–522
Ring J (1988) Angewandte Allergologie. 2. Auflage. MMW Verlag München.

Prowacek-Halberstädter Körperchen
s. *Einschlußblenorrhoe des Neugeborenen

Prurigo
Syn: Juckblattersucht
Def: Ätiologisch und morphologisch uneinheitliche Gruppe intensiv juckender papulöser Hauterkrankungen mit akutem, subakutem oder chronischem Verlauf.
s. *Prurigo simplex acuta
*Prurigo simplex subacuta
s. *Prurigo nodularis Hyde
Andere Autoren trennen primäre und sekundäre Formen.
Lit: Jorizzo JL, Gatti S, Smith EB (1981) Prurigo: Ein klinischer Überblick. Extracta dermatol 5 (6): 507–520
Greither A (1980) Pruritus und Prurigo. Hautarzt 31:397–405

Prurigo acuta des Kindes
s. Prurigo simplex acuta

Prurigo aestivalis
s. polymorphe Lichtdermatose^

Prurigo, aktinische
Syn: Hereditäre polymorphe Lichtdermatose, familiäre aktinische Prurigo; die Sommerprurigo Hutchinson wird auch synonym mit der *polymorphen Lichtdermatose^ genommen.
Def: Seltene idiopathische Photodermatose mit Ausbildung von Prurigoknoten und Teilsymptomen des *endogenen Ekzems^, der *polymorphen Lichtdermatose^, der *Hydroa vacciniformia und der *persistierenden Lichtreaktion.
Ätio: Ungeklärt, zu 50% *atopische Diathese und/oder erhöhte Lichtempfindlichkeit, bei Indianern kommt eine familiäre Variante vor. Aktionsspektrum für die Photoprovokation überwiegend im UVA-Bereich.
Man: Kindheit
Klin: Starke Lichtempfindlichkeit mit urtikarieller Frühreaktion und persistierenden ekzematoiden und pruriginösen Hautveränderungen in den lichtexponierten Arealen sowie Streureaktionen. Häufig *Cheilitis.
DD: *Polymorphe Lichtdermatose^, *Porphyrie, Lupus erythematodes, *Airborne contact dermatitis, *photoallergisches oder *phototoxisches Ekzem^, *persistierende Lichtreaktion
Ther: Meist unbefriedigend.
Lokal: Lichtschutz.
Intern: Versuch mit Betacarotin (50–200 mg/die), Azathioprin (100 mg/die), Kortikoiden (Prednison 40–60 mg/die), *PUVA. Thalidomid scheint sich am günstigsten auszuwirken.
Prog: Chronischer Verlauf mit anhaltenden Exazerbationen, anfangs saisonal, später perennial. Im Erwachsenenalter zu 25% Besserung.
Lit: Hölzle E, Rowold J, Plweig G (1992) Aktinische Prurigo. Hautarzt 43:278–282

Lane PR, Hogan DJ et al. (1992) Actinic prurigo: Clinical features and prognosis. J Am Acad Dermatol 26:683–692

Prurigo à forme eccemato-lichénienne Brocq
s. endogenes Ekzem^

Prurigo, Asthma-Prurigo
s. endogenes Ekzem^

Prurigo Besnier
s. endogenes Ekzem^

Prurigo chronica Hebra
s. Prurigo simplex subacuta

Prurigo chronica multiformis
Syn: Prurigo multiforme Lutz
Def: Besondere Verlaufsform der *Prurigo simplex subacuta mit polymorphem klinischem Bild.
Klin: Prurigoknötchen, Papeln, ekzematoide Plaques, Ekzematisation, Lichenifikation, Prurigobubonen.

Prurigo diabetica
Def: *Prurigo simplex subacuta bei Patienten mit Diabetes mellitus.

Prurigo diathetica leucodystrophica
Syn: Prurigo leucodystrophica
Def: Pruriginöse Variante des *endogenen Ekzem^ mit kleinfleckigen Depigmentierungen in den abgeheilten Herden.

Prurigo diathesique (Besnier)
s. endogenes Ekzem^

Prurigo dysmenorrhoica
Def: Wenig gebräuchliche Bezeichnung für eine prämenstruell exazerbierende *Prurigo simplex subacuta.
Ätio: Vermutlich Autoimmunprozeß gegen endogen gebildetes Progesteron.
s. a. Autoimmun-Progesteron-Dermatitis

Prurigo ferox
Def: Heute unüblicher Begriff für eine besonders schwer verlaufende Form der *Prurigo simplex subacuta.

Prurigo gestationis
Syn: Prurigo gravidarum
Def: *Prurigo simplex subacuta während der Schwangerschaft. Beginn meist im 2.–3. Schwangerschaftsmonat. Abheilung post partum. Es ist zu diskutieren, ob eine Identität mit der Polymorphic eruption of pregnancy (*PUPPP) besteht.
Ther: Hautpflege, ggf. schwachwirksame lokale Kortikoide.
DD: Prurigoform der *Dermatitis herpetiformis oder des *endogenen Ekzems^, *Pruritus gravidarum, *Herpes gestationis

Prurigo gravidarum
s. Prurigo gestationis

Prurigo Hebra
Def: Heute unübliche Bezeichnung für die *Prurigo simplex subacuta.

Prurigo hepatica
Def: *Prurigo simplex subacuta bei Leberfunktionsstörungen.

Prurigo hiemalis
s. Dermatitis hiemalis

Prurigo leucodystrophica
s. Prurigo diathetica leucodystrophica

Prurigo lymphatica
Def: *Prurigo simplex subacuta als unspezifisches Begleitphänomen bei lymphatischer *Leukämie.

Prurigo lymphogranulomatotica
Syn: Hodgkin's Prurigo
Def: *Prurigo mit stark juckenden, zerkratzten Läsionen als unspezifisches Symptom im Rahmen der *malignen Lymphogranulomatose^.

Prurigo melanotica (Pierini-Borda)
Def: *Prurigo simplex subacuta mit flächenhaften melanotischen Hyperpigmentierungen, evtl. im Zusammenhang mit Hepatopathien.

Prurigo mitis
Def: Heute unübliche Bezeichnung für eine milde Verlaufsform der *Prurigo simplex subacuta.

Prurigo multiforme Lutz
s. Prurigo chronica multiformis

Prurigo, noduläre
s. Prurigo nodularis Hyde

Prurigo nodularis Hyde
Syn: Lichen obtusus corneus (Brocq), Urticaria perstans chronica papulosa (Fabry), Urticaria perstans verrucosa (Kreibich), Lichenificatio maculopapulosa, Lichenificatio nodularis, Tuberosis cutis pruriginosa, Lichen corneus disseminatus, Neurodermitis nodosa, Eccema verrucosum callosum, Papulae obtusae, Eccema verrucosum callosum nodulare, Lichénifications circonscrits nodulaires chroniques, noduläre Prurigo
Def: Eminent chronisch verlaufende, durch zahlreiche große, heftig juckende Knoten gekennzeichnete Erkrankung, deren Zugehörigkeit zur Prurigogruppe umstritten ist (keine Ausbildung von Seropapeln als Primäreffloreszenz).
Ätio: Unbekannt
Man: Vor allem Frauen, mittleres und höheres Lebensalter
Lok: Extremitätenstreckseiten bilateral, Gesicht und Rumpf meist frei.
Klin: Isoliert stehende, erhabene, kalottenartige, derbe, initial leicht gerötete, erbs- bis bohnengroße, graulivide bis schmutziggraue, stark juckende Knoten. Exkoriationen, Neigung zu keratotischen oder verruziformen Auflagerungen.
Hist: Unregelmäßige *Akanthose mit *Papillomatose und Hyperkeratose, chronisch entzündliches Infiltrat im Korium. Schwannom-artige Formationen.
DD: *Prurigo chronica multiformis, *Prurigo simplex subacuta, *endogenes Ekzem^, *Lichen ruber hypertrophicus bzw. *Lichen ruber verrucosus
Ther: Unterspritzen mit Kortikoiden (Triamcinolon-Kristallsuspension), orale Antihistaminika, evtl. Tranquilizer.
Prog: Hochchronischer Verlauf

Prurigo paraneoplastica
Def: Form der *Prurigo simplex subacuta bei viszeralem Karzinom als *kutane Paraneoplasie^.

Prurigo pigmentosa
Def: Vorwiegend in Japan beobachtete Dermatose ungeklärter Ätiologie mit chronisch-rezidivierendem Auftreten von rötlichen juckenden Papeln und Exkoriationen, Abheilung unter retikulär diffuser Hyperpigmentierung.
Ätio: Unbekannt
DD: *Prurigo melanotica, *Lichen ruber pigmentosus, *Dermatitis herpetiformis Duhring
Ther: DADPS (25–100 mg/die), Sulfmethoxazol (2 g/die)
Lit: Joyce AP, Horn TD, Anhalt GJ (1989) Prurigo pigmentosa. Arch Dermatol 125:1551–1554
Miyachi Y, Yoshioka A et al. (1986) Prurigo pigmentosa: a possible mechanism of action of sulfonamides. Dermatologica 172:82–88

Prurigo simplex acuta Brocq
s. Prurigo simplex acuta infantum

Prurigo simplex acuta infantum
Syn: Urticaria chronica infantum, Prurigo simplex acuta Brocq, Prurigo acuta des Kindes, Strophulus infantum, Urticaria papulosa infantum, Lichen urticatus, Lichen simplex acutus, Lichen variegatus
Def: Mit Seropapeln einhergehende, schubweise verlaufende, heftig juckende Hauterkrankung des Kindesalters.
Ätio: Insektenstiche, vor allem von Arthropoden wie *Milben und Flöhen, insgesamt gesteigerte Reaktivität gegenüber exogenen Faktoren. Früher wurde diskutiert: Überfütterung der Kinder (Schokolade, Konfitüren), *Nahrungsmittelallergie, *Arzneimittelreaktion, Zahndurchbruch, Streß.
Man: Frühes Kindesalter, vor allem im 1.–3. Lebensjahr; vor allem Sommer und Herbst.

Lok: Extremitäten, Stamm
Klin: Von einem roten elevierten Hof umgebene, juckende, disseminiert oder gruppiert stehende Seropapeln, daneben bis fingernagelgroße Quaddeln. Ausbildung zentraler Bläschen, Erosionen und Verkrustungen. Selten große Blasen (Strophulus bullosus). Rückgang des roten Hofes, Infiltration der Seropapel, Entstehung einer harten, stark juckenden Papel. Zerkratzen der Papel, Krustenbildung. Abheilung unter Hinterlassung eines de- oder hyperpigmentierten Fleckes.
Hist: Intraepidermales, häufig subkorneales Bläschen, Papillarkörperödem.
Komp: Sekundärinfektion
DD: *Varizellen, *Skabies, *Trombidiose
Ther: Intern: Antihistaminika
Extern: Lotio zinci, verdünntes Essigwasser, Hygiene, Raumdesinfektion.
Prog: Häufig rezidivierender oder chronischer Verlauf.

Prurigo simplex acuta et subacuta adultorum
s. Prurigo simplex subacuta

Prurigo simplex chronica
s. Prurigo simplex subacuta

Prurigo simplex subacuta
Syn: Urticaria papulosa chronica, Prurigo simplex acuta et subacuta adultorum, Strophulus adultorum, Lichen urticatus, Lichen Vidal urticatus, Akne urticata, Urticaria perstans, Lichen obtusus corneus
Def: Subakut bis chronisch verlaufende, endogen ausgelöste, primäre oder sekundäre (s. Tabelle), heftig juckende, entzündliche, papulöse Hauterkrankung.
Ätio: Wahrscheinlich polyätiologisch. Auslösefaktoren: Hormonelle Störungen, Magen-Darm-Störungen, Leberfunktionsstörungen, gynäkologische Störungen, Fokalinfektionen.
s. a. Prurigo diabetica, Prurigo gestationis, Prurigo hepatica, Prurigo lymphatica, Prurigo lymphogranulomatotica, Prurigo dysmenorrhoica, Prurigo paraneoplastica, Prurigo uratica, Prurigo chronica multiformis (Lutz), Prurigo melanotica, Prurigo temporanea. Diskutiert wird auch eine allergische Reaktion und ein Zusammenhang mit den *endogenem Ekzem^.
Man: Vor allem Frauen, zwischen dem 20. und 30. Lebensjahr.
Männer: Meist nach dem 60. Lebensjahr.
Lok: Oberarmstreckseiten, obere Rückenpartie, Außenseite der Oberschenkel, Brustregion, seltener Gesicht.
Klin: Ständig neu auftretende, isoliert stehende Effloreszenzen. Dimorphes Bild mit
- Primäreffloreszenzen: Urtikarielle bis linsengroße, stark juckende, hellrote Papeln mit zentralen prallen Bläschen (Seropapel), die häufig sofort zerkratzt werden und
- Residualeffloreszenzen: Zentral de-, peripher hyperpigmentierte, atrophische bis linsengroße Narben.

Tabelle: Zur Nomenklatur und Einteilung der **Prurigo simplex subacuta** (modifiziert nach Füsgen)

1. Synonyme primäre Form
Prurigo simplex subacuta (Brocq)
Lichen Vidal urticatus
Lichen urticatus
Urticaria papulosa chronica
subakute Prurigo
Strophulus adultorum
Prurigo simplex acuta et subacuta
Sonderformen:
Prurigo chronica multiformis
Acne urticata
2. Sekundäre Formen
Prurigo diabetica
Prurigo dysmenorrhoica
Prurigo gestationes
Prurigo hepatica
Prurigo leucaemica
Prurigo lymphatica
Prurigo lymphogranulomatotica
Prurigo uraemica

Hist: Akanthose, Papillomatose, Spongiose.
Seropapel: Kapillarerweiterung im Stratum papillare, Papillarkörperödem, lymphozytäre Reaktion.
Bei sekundären Veränderungen finden sich sub- oder intrakorneales Bläschen mit neutro- bzw. eosinophilen Leukozyten, Epidermisdefekte, Krusten.
DD: Prurigoform des *endogenen Ekzems^ und der *Dermatitis herpetiformis, *Prurigo aestivalis
Ther: Intern: Kurzfristige Kortikoide (Prednison 40–60 mg), orale Antihistaminika, eventl. Tranquilizer, Neuroleptika, vor allem am Abend. Versuchsweise Chloroquin (Resochin®).
Extern: Oberflächenanästhetika (z. B. 5% Thesit), Ichthyol, Liquor carbonis detergens, Essigwasser.
Prog: Chronischer, oft jahrelanger Verlauf.
Lit: Bergner T, Füsgen I (1990) Prurigo simplex subacuta. Akt. Dermatol. 16:221–225

Prurigo, Sommerprurigo
s. polymorphe Lichtdermatose^
s. aktinische Prurigo^

Prurigo temporanea (Tommasoli)
Def: Relativ akute Form der *Prurigo simplex subacuta mit kleinem, rasch zerkratztem Bläschen auf dem Prurigoknötchen.
Entspricht einer *Prurigo simplex acuta infantum (Strophulus) im Erwachsenenalter.

Prurigo uratica
Def: *Prurigo simplex subacuta bei Gichtpatienten.

Prurigobubonen
Def: Bezeichnung für ausgeprägte Schwellungen der regionären Lymphknoten bei Sekundärinfektion der zerkratzten Prurigopapeln.
Vork: Vor allem bei der *Prurigo chronica multiformis (Lutz).

Prurigoekzem
s. endogenes Ekzem^

Prurigoform des endogenen Ekzems
Def: Sonderform des *endogenen Ekzem^ mit Effloreszenzen wie bei *Prurigo simplex subacuta, vor allem ab der Lebensmitte.

Prurigoformen bei inneren Erkrankungen
Def: Meist Hautveränderungen im Sinne einer *Prurigo simplex subacuta bei inneren Erkrankungen, z. B. *Prurigo diabetica, *Prurigo hepatica, *Prurigo lymphatica, *Prurigo lymphogranulomatotica, *Prurigo uratica.

Prutitic uriticarial papules and plaques of pregnancy
s. PUPPP

Pruritus
Syn: Juckreiz, Hautjucken
Def: Durch äußere oder innere Einflüsse entstehende, unterschwellige, ausschließlich an der Haut auslösbare Schmerzempfindungen, die mit der motorischen Antwort Kratzen oder Scheuern als spinaler Reflex verbunden sind. Hemmbar durch kortikale Zentren.
Als Symptom bei zahlreichen Dermatosen und bei inneren Erkrankungen (*Pruritus cum materia) sowie ohne sichtbare Ursache (*Pruritus sine materia) vorkommend.
Lit: Reinel D (1988) Die Haut als Spiegel innerer Erkrankungen. Differentialdiagnose des Juckreizes. internist. prax. 28:101–106

Pruritus, Analpruritus
s. Analpruritus

Pruritus, aquagener
Syn: Bath-time itch
Def: Intensive Juckreizkrisen unmittelbar nach Wasserkontakt, die nach ca. 1 Stunde wieder abklingen. Wird teilweise als Sonderform der *aquagenen Urtikaria^ angesehen.
Ätio: Unbekannt, manchmal im Rahmen einer *Polyzythaemia vera.
Lok: Bevorzugt an Gesäß und Oberschenkeln (genau beschränkt auf die

Kontaktstellen mit Wasser); Kopf, Hände und Füße sind ausgenommen.
Klin: Starker, teils brennender Juckreiz ohne sichtbare Hautveränderungen, unabhängig von der Temperatur des Wassers regelmäßig auftretend.
Ther: Antihistaminika
Lit: McGrath JA, Greaves WM (1990) Aquagenic pruritus and the myelodysplastic syndrome. Br J Dermatol 123:414–415
Lubach D (1984) Aquagener Pruritus sine materia. Hautarzt 34:600–601
Newron JA, Singh AK, Greaves MW, Spry CJF (1990) Aquagenic pruritus associated with the idiopathic hypereosinophilic syndrome. Br J Dermatol 122:103–106

Pruritus cum materia
Syn: Sekundärer Pruritus
Def: *Pruritus als Begleiterscheinung einer dermatologischen oder internen Grunderkrankung. Einige Autoren sehen den Juckreiz bei inneren Erkrankungen als *Pruritus sine materia. – Unterschieden wird:
- 1. Juckreiz mit Kratzeffekten (als Reflex): z. B. *Ekzem, vor allem *endogenes Ekzem^, *Mykosen, *Epizootien (*Skabies), *Exsikkations-Ekzem.
  s. a. Pruritus senilis, Pruritus hiemalis, urtikarieller Dermographismus, Pruritus hiemalis Ausbildung charakteristischer Kratzspuren und hämorrhagisch verkrusteter Effloreszenzen.
- 2. Juckreiz mit Scheuern (als Reflex): z. B. *Lichen ruber planus, *Urtikaria.
  Charakteristische, spiegelnde Nagelplatten (= Glanznägel).
- Auslösende innere Krankheiten sind: z. B. Diabetes mellitus (*Pruritus diabeticorum), Lebererkrankungen (*Pruritus hepatischer), Nierenerkrankungen (*renaler Pruritus^), *Pruritus bei Hyperurikämie, *Pruritus nach HAES-Infusionen, maligne Lymphogranulomatose (*Pruritus lymphogranulomatosus) und Malignome (*Pruritus bei Neoplasien, *Pruritus leucaemicus).

Lit: Kopera D, Kullnig P (1991) Pruritus sine materia als Initialsymptom bei hepatozellulärem Karzinom. Akt. Dermatol. 17:100–101

Pruritus cutaneus simplex
Def: Pruritus ohne kutane, internistische, neurologische oder psychiatrische Ursache. Entspricht weitgehend dem *Pruritus sine materia.
Ther: Symptomatisch.
Intern: Antihistaminika, Sedativa.
Extern: Essigwasserabreibungen, Einpudern. Gel mit antipruriginösen Zusätzen (Thesit-Gel, Pragman-Gel). Hautpflege.

Pruritus diabeticorum
Def: Meist generalisierter, selten genitoperianaler Juckreiz beim Diabetiker. Persistenz des Juckreizes trotz Einstellung des Diabetes möglich.

Pruritus erblicher, lokalisierter
Def: Dominant oder x-chromosomal vererbter Pruritus ohne sichtbare Symptome.
Man: Zwischen dem 20. und 30. Lebensjahr

Pruritus, Genitalpruritus
s. *Pruritus scroti, *Pruritus vulvae

Pruritus gravidarum
Syn: Recurrent cholestasis of pregnancy, prurigo gravidarum
Def: Mit Cholestase einhergehender Juckreiz in der Schwangerschaft bei genetischer Disposition ohne primäre Hauterscheinungen.
Ätio: Auslösbar durch anabole und östrogene Hormone
Man: Letzte drei Schwangerschaftsmonate
Klin: Zunächst lokalisierter, bald generalisierter, unterschiedlich starker Juckreiz. Kratzeffekte.
Allgemeinsymptome:
Häufig Appetitlosigkeit, Übelkeit, auch mit Brechreiz. Nicht selten

cholestatischer Ikterus nach 2–3 Wochen.
Lab: Bilirubin im Serum erhöht, alkalische Phosphatase erhöht, Gamma-GT-Erhöhung.
Ther: Intern: Ggf. Antihistaminika, Colestyramin (Quantalan).
Extern: Ölbäder, Hautpflege, ggf. lokale Kortikoide.
Prog: Schwinden des Juckreizes einige Tage nach der Entbindung, erneutes Auftreten in der nächsten Schwangerschaft möglich.

Pruritus nach HAES-Infusionen
Syn: Pruritus nach Hydroxyäthylstärke-Infusionen, Pruritus nach HAES-Infusionen
Def: *„Pruritus sine materia", der bis zu einem Jahr nach HAES-Infusionen, dosisabhängig, mit langer Latenz und Persistenz bei fehlendem Hautbefund auftritt.
Ätio: Unklar, diskutiert wird eine längerfristige Speicherung von HAES im Retikuloendothelialen-System.
Vork: Bis zu 40% der Patienten, bes. bei *atopischer Diathese.
Ther: Kein Ansprechen auf Kortikoide und die meisten Antihistaminika. Erfolge mit Hydroxyzin (3 × 50 mg/die), Paracetamol (1–2g/die).
Lit: Gallenkemper G, Ulrich R (1992) Therapie von Pruritus und Urtikaria factitia nach Hydroxyäthylstärke-Infusionen – Fallbericht und Revision der Literatur. Z. Hautkr. 67 (4): 353–358
Hermann J, Gall H (1990) Diagnose und Therapie des persistierenden Pruritus nach Infusion von Hydroxyäthylstärke (HAES). Akt. Dermatol. 16:166–167

Pruritus, hepatischer
Def: Bei ikterischen und anikterischen Lebererkrankungen als Ausdruck einer Cholestase vorkommender Juckreiz mit Exkoriationen und Ekzematisation.
Ther: Behandlung der Grunderkrankung.

Pruritus hiemalis
Syn: Winterjucken
Def: Beim Eintreten in einen warmen Raum nach Kälteexposition vorkommender Juckreiz durch eine Exsikkation der Haut bei geringer Luftfeuchtigkeit in geheizten Räumen.
Man: Vor allem im Winter

Pruritus bei Hyperurikämie
Def: Juckreiz bei Erhöhung der Serumharnsäure. s. a. Gicht

Pruritus leucaemicus
Def: Quälender, therapieresistenter Juckreiz als Initialsymptom bei chronischen *Leukämien.

Pruritus lymphogranulomatosus
Def: Beinahe obligates, kontinuierliches oder paroxysmales Prodromalsyndrom der *malignen Lymphogranulomatose^, synchroner Verlauf der Intensität des Juckreizes mit der Progressionsdynamik der Erkrankung.
Lok: Beginn an den Extremitäten, dann generalisiert.

Pruritus bei Neoplasien
Def: Generalisierter Juckreiz, häufig als Anfangssymptom bei viszeralen Neoplasien, z. B. Bronchialkarzinom. Lokalisierter Pruritus im Vulva- und Perianalbereich bei Genital- oder Rektumkarzinom. Eventuell Juckreizkrisen beim Plasmozytom.
s. a. Pruritus leucaemicus

Pruritus, primärer
s. Pruritus sine materia

Pruritus, renaler
Def: Juckreiz bei chronischer Niereninsuffizienz durch Retention harnpflichtiger Substanzen. Paradoxerweise leiden besonders Dialysepatienten an ausgeprägtem Juckreiz. Ein Zusammenhang mit dem sekundärer Hyperparathyreoidismus bei Urämie wird diskutiert.

Pruritus, postskabiöser
Def: Irritation der Haut mit Juckreiz nach der antiskabiösen Therapie bei

*Skabies. Bei Bestehen des Pruritus über 2–3 Wochen Verdacht auf Reinfektion bzw. Relaps.

Pruritus scroti
Def: Juckreiz am Skrotum.
Ätio: Häufig *Dermatophytosen, *Candidosen, *kontaktallergisches Ekzem^ oder toxisches Kontakt-Ekzem, auch bei *endogenem Ekzem^, *Pellagra (*pellagroide Skrotaldermatitis^).

Pruritus, sekundärer
s. Pruritus cum materia

Pruritus senilis
Def: Juckreiz beim älteren Menschen, vor allem an den talgdrüsenarmen Hautarealen (z. B. Unterschenkel), häufig infolge von Sebostase (s. a. Exsikkations-Ekzem), seltener als *paraneoplastisches Symptom.
Vork: Vor allem im Winter.
s. a. Pruritus hiemalis

Pruritus sine materia
Syn: Primärer Pruritus, psychogener Pruritus
Def: Pruritus ohne eruierbare Grunderkrankung.
In der Dermatologie auch fälschlicherweise für den Pruritus ohne erkennbare Hautveränderung bei zugrundeliegenden internen Erkrankungen verwendet.
Ätio: Psychogen bedingt
Ther: Psychotherapie

Pruritus vulvae
Def: Juckreiz am äußeren weiblichen Genitale mit verschiedensten Ursachen.
Ätio: Exogen bedingt: *Candidose, *Trichomoniasis, *Pediculosis, *Oxyuriasis, kontaktallergisches Ekzem^ und *toxisches (häufig übertriebene Reinlichkeit) Kontakt-Ekzem^.
Endogen bedingt: Diabetes mellitus, Nieren- und Lebererkrankungen, Anämie, Hypovitaminosen (insbesondere B6-Mangel), Östrogenmangelzustände, psychogene Faktoren (Abwehr- oder Wunsch-Symptom). Pruritus bei Involutionsvorgängen, *Leukoplakie, *Kraurosis vulvae.
Ther: Entsprechend der Grundkrankheit.

Psammom
Def: Sich vom Endothel atopischen Arachnoideagewebes entwickelnde Geschwulst.
Man: Ab Geburt oder in den ersten Lebensjahren.
Lok: Ausschließlich am Kopf oder entlang der Wirbelsäule
Klin: Kutane oder subkutane, fest mit der Oberhaut verwachsene, derbe Knoten und Infiltrate. Keine oder borstenartige Haare auf der gelegentlich atrophischen bedeckenden Haut.
Hist: Meningo-endotheliale Zellen, teilweise hyalinisiertes Stroma, Psammomkörperchen, unterschiedlich dicke, die Geschwulst durchsetzende Nerven, *Naevuszellen.
DD: *Naevus, *Atherome, *Epitheliome
Ther: Exzision weit im Gesunden

Pseudoabszeß der Bartholonischen Drüsen
s. *Bartholinischer Pseudoabszeß

Pseudoacanthosis nigricans
Def: Symptomatische, der *Acanthosis nigricans ähnliche Erkrankung.
Ätio: Adipositas, endokrine Störungen, genetische Disposition.
Man: Vor allem zwischen dem 25. und 60. Lebensjahr, meist dunkelhaarige, stärker pigmentierte, adipöse Patienten.
Lok: Vor allem intertriginöse Bereiche und seitlicher Halsbereich, Nacken.
Klin: Graugelbliche bis schmutziggraubräunliche, samtartige Haut mit Papillomatose. In den Achselhöhlen pendulierende Fibrome.
Hist: *Acanthosis nigricans
DD: *Acanthosis nigricans, *Ichthyosis vulgaris
Ther: Normalisierung des Körpergewichtes

Prog: Rückbildung der Hautveränderungen bei Gewichtsreduktion.

Pseudoachromia parasitica
s. Pityriasis versicolor alba

Pseudoainhum-artige Dermatose
s. Keratosis palmoplantaris mutilans

Pseudoainhum-Syndrom
Def: Ein- bzw. Abschnürungen von Gliedmaßen (v. a. Fingern oder Zehen) durch fibrotische, narbige Stränge als seltenes Phänomen zahlreicher Grunderkrankungen (im Gegensatz zum idiopathischen *Ainhum-Syndrom). Kann zur Spontanamputation führen.
Vork: 1. Krankheiten mit vaskulären und Sensibilitätsstörungen:
- Diabetes mellitus
- *Progressive systemische Sklerodermie^
- *Lepra
- *Syphilis III
- Syringomyelie

2. Narbenbildung durch Traumata (Verbrennungen, Erfrierungen)
3. *Mykosen (Dermatophyten, v. a. bei Kindern)
4. Mit Hyperkeratosen einhergehende Erkrankungen:
- *Keratosis palmoplantaris mutilans
- Sekundär- und Tertiärstadium der *Frambösie
- *Keratosis palmoplantaris transgrediens

5. Kongenital (*Peromelie)
6. Durch Artefakte (mit Haaren, Fäden etc.)
Lit: Burgdorf HC, Goltz RW (1987) Ainhum and other forms of constricting bands (pseudoainhum). In: Fitzpatrick TB et al. Dermatology in general medicine. 3rd ed. 1031–1032

Pseudoallergie
s. Intoleranzreaktionen

Pseudoallergische Reaktionen
s. Intoleranzreaktionen

Pseudo-Alopezien
Def: *Alopezie durch Epilation gesunder Haare aus gesunden Follikeln im Sinne der *Traktionsalopezie, *Alopecia marginalis, auch *Trichotillomanie.

Pseudoangiosarkomatose
s. Pseudo-Kaposi-Sarkom

Pseudoatrophie blanche
Def: Fakultatives Ausbleiben der Pigmentierung im Bereich über größeren *Varizen.
s. a. Atrophie blanche

Pseudoatrophoderma colli
Def: Symptomlose, persistierende Depigmentierung im Bereich des Nackens und des oberen Thorax mit Atrophie des Herdes ungeklärter Ätiologie.
Lit: Kesten BM, James HD (1957) Pseudoatrophoderma colli, akanthosis nigricans, and confluent and reticular papillomatosis. Arch Dermatol 75:525–542

Pseudobotryomykom
s. Granuloma teleangiectaticum

Pseudochromhidrose
Syn: Falsche Chromhidrose
Def: Durch bakterielle Chromogene (z. B. Porphyrine) oder andere exogene Farbstoffe hervorgerufene, sekundäre Färbung des *Schweißes (*Chromhidrose).
Lok: Achselhöhlen
Vork: Bei *Trichomycosis palmellina (Pigmentbildung durch Corynebacterium tenuis). Bei Anwendung von Chemikalien, Desodorantien, Solutio castellani u. a.
DD: *Ekkrine und *apokrine Chromhidrose^

Pseudochromhidrosis plantaris
s. Black heel

Pseudocicatrices stellaires spontanées
s. depigmentierte Pseudonarben^

Pseudocutis verticis gyrata
Def: Hautveränderungen, die an eine *Cutis verticis gyrata erinnern (Naevus cerebriformis), z. B. zerebri-

former intradermaler *Naevuszellnaevus, *Naevus lipomatosus, *Neurofibrom, *Amyloidose.

Pseudoembolie Nicole
s. Phlegmasia coerulea dolens

Pseudoepitheliomatöse Hyperplasie
s. pseudoepitheliomatöse Hyperplasie^

Pseudoerysipel
s. Erysipeloid

Pseudoexanthème desquamatif (Besnier)
s. Pityriasis rosea

Pseudofollicullitis Degos
Syn: Kutane Aphthen
Def: Umstrittener Begriff für aphthöse Hautveränderungen an Penis, Skrotum und Lateralseiten der Labien. Möglicherweise Teilmanifestation des *Morbus Behçet.

Pseudofollikulitis barbae
Syn: Pili recurvati, Pili incarnati
Def: Eingewachsene Barthaare mit reaktiver Entzündung.
Ätio: Vor allem bei der Feuchtrasur, auch beim mechanischen und chemischen Epilieren entstehen scharfe Barthaarspitzen im Akroinfundibulum, die sich umbiegen und in das transfollikuläre Bindegewebe und die Epidermis eingraben. Die die Epidermisoberfläche erreichenden Haare können erneut in die Epidermis eindringen. Aufrollen des Haares. Perifollikuläre Fremdkörperreaktion.
Man: Häufig dunkelpigmentierte, mediterrane oder afrikanische Rassen.
Lok: Vor allem Bartbereich, seitliche Wangen, Submandibularregion. Auch am Kapillitium, Schamhaarbereich und den Oberschenkeln möglich.
Klin: Derbe, entzündliche, gerötete, perifollikuläre Knötchen. Postinflammatorisch: Hyperpigmentierungen oder Komedonen.
Hist: Fremdkörpergranulom
DD: *Folliculitis candidamycetica, *tiefe Trichophytie^, *Akne vulgaris, *gramnegative Follikulitis^
Ther: Trockenrasur, besser Stehenlassen des Bartes. Freilegen der rekurvierten Haare mit der Pinzette. Alkoholische Lösungen mit antiseptischen und antibakteriellen Zusätzen zur Vermeidung von Sekundärinfektionen.
Prog: Chronischer, oft lebenslanger Verlauf

Pseudo-Fox-Fordycesche Krankheit
Def: Durch Aluminiumsalze (Deo-Spray) ausgelöste, der *Fox-Fordyce-Krankheit ähnelnde Erkrankung.

Pseudogonorrhoe
Def: Harnröhrenentzündung, die nicht durch Gonokkoken bedingt ist (*unspezifische Urethritis^).
Ätio: Entweder durch unterschiedlich große, meist extrazelluläre, Penicillinresistente Kokken (z. B. Neisseria catarrhalis und flava = Pseudogonokokken) oder durch andere Ursachen (Mikroorganismen, mechanisch, allergisch u. a.) bedingt, die der *Gonorrhoe analoge Symptome hervorrufen.

Pseudohaarleukoplakie
Def: Klinisches Vorliegen einer *oralen Haarleukoplakie^, ohne daß serologisch oder läsional eine Epstein-Barr-Virus-Infektion nachgewiesen werden kann.
Vork: Selten, bei Immunkompetenten
Lit: Fischer DA, Daniels TE et al. (1992) Oral hairy leukoplakia unassociated with human immunodeficiency virus: Pseudo oral hairy leukoplakia. J Am Acad dermatol: 257–258
Itin P, Rufli T et al. (1991) Orale Haarleukoplakie bei nierentransplantierten Patienten. Hautarzt 42:487–491

Pseudohämophilie
s. Willebrand-Jürgens-Syndrom

Pseudohermaphroditismus
Syn: Hermaphroditismus spurius
Def: Zustand mit Vorhandensein der Keimdrüsen des einen und den Geschlechtsmerkmalen des anderen Geschlechtes. Übereinstimmung

zwischen chromosomalem und gonadalem Geschlecht.

Pseudohermaphroditismus femininus
Syn: Hermaphroditismus ovarialis
Def: Vorliegen weiblicher Keimdrüsen, chromosomales Geschlecht weiblich. Phänotyp: Männlich.
Ätio: Endogene oder exogene Einwirkung von Androgenen.
s. a. Adrenogenitales Syndrom

Pseudohermaphroditismus masculinus
Syn: Hermaphroditismus testicularis
Def: Vorliegen männlicher Keimdrüsen, chromosomales Geschlecht männlich. Phänotyp: Weiblich.
Ätio: Enzymdefekt in der Testosteronsynthese.
s. a. testikuläre Feminisierung^

Pseudohypoparathyreoidismus (Albright)
s. Osteodystrophia hereditaria (Albright)

Pseudohypoparathyreoidismus, familiärer
s. Osteodystrophia hereditaria (Albright)

Pseudogonokokken
s. *Pseudogonorrhoe

Pseudokanzerosen
Def: Benigne Haut- und Schleimhautveränderungen unter dem klinischen und histologischen Bild eines *spinozellulärem Karzinoms^. Man unterscheidet zwei Gruppen:
- s. *Pseudoepitheliomatöse Hyperplasie
- s. *Keratoakanthome

Pseudo-Kaposi-Sarkom
Syn: Akroangiodermatitis, Pseudoangiosarkamatose
Def: Durch lokale Veränderungen der Zirkulation (veränderte Sauerstoff- und/oder Druckbelastung) hervorgerufene gutartige Gefäßproliferation, klinisch und histologisch an ein *Kaposi-Sarkom erinnernd.
Ätio:
- Bei *chronischer venöser^ Insuffizienz: *Akroangiodermatitis
- Seltener bei AV-Shunts (*Klippel-Trenaunay-Weber-Syndrom), Hämodialysepatienten: *Stewart-Bluefarb-Syndrom
- In Ausnahmefällen an paralytischen Extremitäten, Amputationsstümpfen
- Bei Adipositas (Ausschlußdiagnose)

Lit: Donhauser G, Eckert F, Landthaler M, Braun-Falco O (1991) Pseudo-Kaposi-Sarkom bei Prader-Labhart-Willi-Syndrom. Hautarzt 42:467–470
Goldblum OM, Kraus E, Bronner AK (1985) Pseudo-Kaposi's Sarcoma of the hand associated with an acquired, iatrogenic arteriovenous fistula. Arch Dermatol 121:1038–1040
Marshall ME, Hatfield ST, Hatfield DR (1985) Arteriovenous Malformation Simulating Kaposi's Sarcoma (Pseudo-Kaposi's Sarcoma). Arch Dermatol 121:99–101
Rüdlinger R (1985) Kaposiforme Akroangiodermatitiden (Pseudokaposi). Hautarzt 36:65–68

Pseudokeloid, blastomyzetisches
s. Blastomykose vom Typ Jorge Lobo

Pseudokeloid, vaccinales
Def: Bezeichnung für die *Vaccine rouge.

Pseudo-Klinefelter-Syndrom
Def: Hypergonadotroper Hypogonadismus mit Tubulussklerose, interstitieller Sklerose und Leydig-Zell-Adenom bei der *Progeria adultorum (Werner-Syndrom). Der Begriff bezieht sich auf die hormonelle Situation und die Hodenhistologie, nicht auf den äußeren Habitus.

Pseudo-Köbner-Phänomen
s. *Molluscum contagiosum

Pseudokomedonen
s. *Trichostasis spinulosa

Pseudo-LE-Phänomen
Def: Auftreten von *Pseudo-LE-Zellen, z. B. bei *maligner Lymphogranulomatose^ oder malignen Tumoren.

Pseudo-LE-Syndrom
s. Pseudo-SLE-Syndrom

Pseudo-LE-Zellen
Def: Den *LE-Zellen ähnelnde Zellen, die aber eine inhomogene Struktur des phagozytierten Zellkerns mit erkennbarer Zellkernstruktur aufweisen.

Pseudo-Lesch-Nyhan-Syndrom
Def: Klinisch dem *Lesch-Nyhan-Syndrom entsprechendes Erkrankungsbild ohne Purinstoffwechselstörung (keine Hyperurikämie), z. B. bei zerebraler Retardierung, *Cornelia de Lange-Syndrom.

Pseudoleucoderma angiospasticum
Def: Umschriebene Anämie der Haut durch Gefäßspasmen.
Ätio: Spasmus der oberflächlichen Arteriolen.
Man: Vor allem vegetativ labile Patienten, auch bei Gesunden.
Lok: Handinnenflächen, Unterarme, Glutäen.
Klin: Bizarre, weißliche Fleckung der Haut, ähnlich einem *Leukoderm.

Pseudoleucoderma atopicum
Def: Hellbleiben des schuppenden Herdes bei Kindern mit *endogenem Ekzem^ infolge der Absorption der UV-Strahlen durch die oberflächliche Schuppung und der verstärkten Abschuppung.
Lok: Vor allem Extremitäten, Gesicht
s. a. Pityriasis alba

Pseudoleucoderma psoriaticum
Syn: Leucoderma psoriaticum spurium
Def: Weißfärbung der Haut bei Cignolin-Therapie der *Psoriasis vulgaris. Abschuppung des Psoriasisherdes führt zu mangelnder Haftung von Cignolin bzw. dessen braunen Oxidationsproduktes in der psoriatrischen Läsion, sodaß lediglich die gesunde Umgebung und nicht der Psoriasisherd braun verfärbt wird.

Pseudoleukoderm
Def: Hypopigmentierung, nicht auf vermindertem Melaningehalt beruhend, z. B. *Pseudoleucoderma angiospasticum, atopicum, psoriaticum, Pseudoleukoderm bei *Pityriasis versicolor.

Pseudolues papulosa
Def: Benigne Reizakanthome mit Sitz im Anogenitalbereich.

Pseudolupus pernio
Def: Wenig gebräuchliche Bezeichnung für ein *spinozelluläres Karzinom^ der Nasengruben unter dem Bild eines *Lupus pernio.

Pseudolymphome der Haut
Def: Benigne, histologisch schwer von den *malignen Lymphomen^ der Haut abgrenzbare, polyklonale, lymphoretikuläre Hyperplasien der Haut.
Ätio: Verschiedenste Ursachen möglich:
- Als Arzneireaktionen: Hydantoinderivate, Menthol, ätherische Pflanzenöle, an Injektionsstellen bei Hyposensibilisierung mit Hausstaub und Bakterienantigen.
- Als Arthropodenreaktion: Solitäre oder multiple, lange bestehende, bräunlich-rote, teilweise zerkratzte Knoten nach dem Biß oder Stich von Arthropoden (z. B. nach Zeckenbiß (*Lymphadenosis cutis benigna, *Lyme-Borreliose) oder bei *Skabies.
- Ungeklärt: *Lymphocytic infiltration of the skin, *Erythema migrans arciforme et palpabile, *lymphomatoide Papulose^, *aktinisches Retikuloid, *angiolymphoide Hyperplasie mit Eosinophilie, *Lymphogranulomatose X.

Hist: Dichtes, streifenförmiges, lymphohistiozytäres Infiltat, Zellpolymorphismus, epidermale und vaskuläre Beteiligung.
DIF: Reife B- und T-Zellen
DD: *Malignes Lymphom^
Prog: Günstig
Lit: Laugier P, Olmos L (1978) Pseudolymphome medikamentösen Ursprungs. Z. Hautkr. 53 (10): 353–361

Sterry W (1986) Kriterien zur Differenzierung von Pseudolymphomen und malignen Lymphomen der Haut. Z. Hautkr. 61 (10):705–708

Pseudomelanom
s. rezidivierender Naevuszellnaevus^

Pseudomilium colloidale
s. Kolloidmilium

Pseudomonas-Follikulitis
Def: Durch Pseudomonas aeruginosa hervorgerufene *gramnegative Follikulitis^.
Ätio: Erregerreservoir und damit Infektionsquelle sind Feuchtbereiche, z. B. beheizte Schwimmbäder, Saunen, Whirl Pools.
Lok: Gesamtes Integument
Klin: 1–3 Tage nach Exposition Auftreten follikulär gebundener, juckender Papulopusteln.
Hist: Haarfollikel erweitert und rupturiert, angefüllt mit zahlreichen neutrophilen Granulozyten. Perifollikuläres granulozytäres Infiltrat.
Ther: Extern z. B. Zink-Schüttelmixtur, desinfizierende Bäder, z. B. mit Kaliumpermanganat. Zur Prophylaxe ausreichende Chlorierung von Schwimmbädern etc.
Prog: Spontane Rückbildung nach ca. 1 Woche
Lit: Silverman AR, Nieland ML (1983) Hot tub dermatitis: a familial outbreak of Pseudomonas folliculitis. J Am Acad Dermatol 8:152–156

Pseudomykose
s. Dermatitis hiemalis

Pseudomyzel
Def: An echtes *Myzel erinnernde, aneinander gereihte, langgestreckte Blastosporen von Hefen, die durch Sprossung entstanden sind. Trennung der Zellen durch eine vollständige Zellwand. Die Zellen haften aneinander, lösen sich aber mit Leichtigkeit aus dieser Verbindung.

Pseudonarben, depigmentierte
Syn: Pseudocicatrices stellaires spontanées
Def: Sternförmig zackige, depigmentierte, spontan entstehende, narbenähnliche Hautveränderung in atrophisch degenerierter Haut.
Ätio: Senile Involution des Bindegewebes oder Folge langdauernder Glukokortikoidtherapie.
Lok: Lichtexponierte Areale, vor allem Unterarmstreckseiten, seitliche Wangenanteile.

Pseudoparalyse
Def: Der progressiven Paralyse (*Paralysis progressiva) ähnelnde klinische Symptomatik bei nicht syphilitischer Grunderkrankung.
Ätio: Alkoholabusus, Arteriosklerose

Pseudo-Parrot-Furchen
Def: Vermehrte Felderung der Lippen bei Jugendlichen und Erwachsenen mit *endogenem Ekzem^.

Pseudopélade (Brocq)
Syn: Alopecia atrophicans, Alopecia areata atrophicans, ursprünglich auch Alopecia circumscripta seu orbicularis
Def: Herdförmiger, mit Follikelzerstörung einhergehender, narbiger Haarausfall (*Alopezie) unklarer Ursache, dessen Entität umstritten ist. Die Pseudopelade sollte eine Ausschlußdiagnose (s. a. Pseudopéladezustand) sein.
Man: Frauen:Männern = 3:1; Erkrankungsbeginn bei Frauen v. a. zwischen dem 30. und 50. Lebensjahr, bei Männern vorwiegend um das 20. Lebensjahr.
Klin: Meist wenige, unregelmäßig begrenzte, linsen- bis handtellergroße, eingesunkene, weißlich atrophische Herde ohne Follikelmündungen. Teils leichtes Erythem. Einzelhaare bleiben in den atrophischen Bezirken stehen. Meist keine subjektive Symptomatik.
Hist: Im Anfangsstadium gering ausgeprägtes lympho-histiozytäres perifollikuläres Infiltrat im oberen und

mittleren Korium. Später Rarefizierung oder Verlust der Haarfollikel; an ihre Stelle treten senkrecht zur Hautoberfläche laufende Bindegewebsstränge. Epidermis unauffällig.
Ther: Kausale Therapie nicht bekannt, evtl. haartragende Vollhauttransplantate.
Prog: Hochchronischer, meist langsam progredienter Verlauf. Stillstand möglich.
Lit: Braun-Falco O, Bergner Th, Heilgemeir GP (1989) Pseudopélade Brocq. Hautarzt 40:77–83

Pseudopéladezustand
Syn: État pseudopéladique
Def: Herdförmige, atrophisierende *Alopezie aufgrund einer bekannten Grundkrankheit. Im ausgebrannten Endzustand von der *Pseudopélade Brocq oft nicht zu unterscheiden.
Ätio: Die wichtigsten, zum Pseudopéladezustand führenden Erkrankungen sind:
1. Erworbene Dermatosen: Atrophisierender *Lichen ruber planus, *Lupus erythematodes chronicus discoides, *Zirkumskripte Sklerodermie^, *Folliculitis decalvans
2. Genodermatosen: *Ichthyosis vulgaris und congenita, *Incontinentia pigmenti, *Chondrodystrophia calcificans congenita, *Epidermolysis bullosa hereditaria dysthrophica, *Keratosis follicularis spinulosa decalvans
Weiterer Ursachen eines vernarbenden Haarausfalls: *Alopezie.
Diag: Abklärung der Grunderkrankung durch gezielte histologische und immunhistologische Untersuchungen.
Ther: Behandlung der Grundkrankheit, nach Abheilung ggf. Haartransplantation.
Lit: Braun-Falco O, Bergner Th, Heilgemeir GP (1989) Pseudopélade Brocq. Hautarzt 40:77–83

Pseudophimose
Def: Scheinbare *Phimose bei normaler Vorhaut durch pathologische Veränderungen der Glans penis (z. B. Tumor), Ablagerungen im Präputialraum (z. B. Smegmasteine) oder Verwachsungen zwischen Vorhaut und Glans.
Sonderform: Kindliche Pseudophimose (*physiologische Phimose^).

Pseudophlegmone
s. zirkumskriptes Myxödem^

Pseudoporphyrie
Def: *Porphyria-cutanea-tarda-artige Hautveränderungen ohne pathologische Porphyrinchemie.
Ätio: Meist chronische Niereninsuffizienz, Hämodialyse-Patienten oder Nierentransplantierte, auch medikamentös ausgelöst (z. B. Teracycline, Nalidixinsäure, DADPS, Furosemid) und sog. Solariumporphyrie. Die Existenz der Pseudoporphyrie ist angezweifelt worden, da es einigen Autoren gelang, eine Erhöhung der Plasmaporphyrine (Uroporphrin) bei nahezu allen Dialysepatienten nachzuweisen.
Vork: Bei ca. 16% der Hämodialysepatienten.
Klin: Erhöhte Lichtempfindlichkeit und Vulnerabilität der Haut, Blasenbildung in lichtexponierten Arealen, Erosionen, Narben, Milien.
Hist: Subepidermale Blasenbildung, perivaskulär lymphohistiozytäre, eosinophilenreiches Infiltrat.
DD: Manifestation einer latenten hereditären *Porphyria cutanea tarda unter Dialyse (Akkumulation von Porphyrinen, Eisen als Realisationsfaktor)
Lit: Goerz G, Merk H (1985) Porphyria cutanea tarda (PCT). Z. Hautkr. 60:137–146
Schaller J (1992) Pseudoporphyrie bei Hämodialyse-Eine histologische und immunhistologische Fallstudie. Z. Hautkr. 67 (6):557–562

Senger E, Bernd A, Kachel HG, Schoeppe W, Holzmann H (1991) Porphyria cutanea uraemica: eine obligate Systemerkrankung bei chronischer Niereninsuffizienz? Hautarzt 42: 764–769
Thivolet J (1979) Pseudoporphyria cutanea tarda bei Hämodialysepatienten. Hautarzt 30:154–157

Pseudopsoriasis
Def: Ungebräuchliche Bezeichnung für *Parapsoriasis.

Pseudopterygium
s. Narbenpterygium

Pseudopusteln (Steigleder)
Def: Wenig gebräuchlicher Begriff für die granulomatösen Infiltrate beim *Lupus miliaris disseminatus faciei.

Pseudorezidiv
Def: Reaktive Epidermisproliferation nach Röntgenbestrahlung und *Kryochirurgie von *Basialiomen und anderen Hauttumoren.
Man: Tage bis Wochen nach der Erosivreaktion.
Lok: Im ehemaligen Tumorrandgebiet.
Klin: Ringförmiger, peripher flach, zentral steil abfallender Randwall. Keine Teleangiektasien.
Hist: Papilläre Epithelhyperplasie.
DD: Randständiges Weiterwachsen des Tumors.
Prog: Rückbildung nach mehreren Wochen.

Pseudoringelhaare
s. Pili pseudo-anulati

Pseudorotz
s. Melioidose

Pseudorubella
s. Exanthema subitum

Pseudorubeolae
s. Boston-Exanthem

Pseudosarcoma Kaposi
s. Akroangiodermatitis

Pseudosarcomatous dermatofibroma
s. Fasciitis nodularis pseudosarcomatosa

Pseudosarcomatous fibromatosis
s. Fasciitis nodularis pseudosarcomatosa

Pseudosarkoidose
Def: Granulomatosen, die eine systemische *Sarkoidose imitieren, hervorgerufen durch Beryllium (*Berylliumgranulom), Histoplasmen, Leprabazillen u. a.

Pseudosarkom, teleangiektatisches
s. Sarcoma idiopathicum multiplex haemorrhagicum

Pseudosarkomatöses Dermatofibrom
s. Fasciitis nodularis pseudosarcomatosa

Pseudosarkome der Haut
Def: Bindegewebswucherungen mit malignem histologischem Aspekt, aber klinisch gutartigem Verlauf.
Zu den Pseudosarkomen werden gerechnet: *Fasciitis nodularis pseudosarcomatosa, *Pseudo-Kaposi-Sarkom, Pseudosarkom nach Radiotherapie, *atypisches Fibroxanthom^, *juvenile Fibromatose^, *Retikulohistiozytom.
s. a. Fibromatosen

Pseudoskabies
Def: „Trugkrätze“, hervorgerufen durch verschiedene, nicht mit Sarcoptes scabiei identischen Milbenarten.

Pseudosklerodermien
Def: Klinisch an *zirkumskripte oder *progressive systemische Sklerodermie^ erinnernde Krankheitsbilder unterschiedlicher Genese.
Ätio: Überschießende Kollagenablagerungen z. B. bei *Lyme-Borreliose, *Scleroedema adultorum, *Skleromyxödem, *Amyloidosen, *Porphyria cutanea tarda, *Phenylketonurie, Glykogenspeicherkrankheit, *Dermatosklerose der Unterschenkel bei *chronischer venöser^ Insuffizienz, *Pro-

geria adultorum, Bronchialkarzinom, metastasierendes Karzinoid, *immunozytisches Lymphom^, *eosinophile Fasziitis.
Verschiedene Substanzen können Pseudosklerodermien induzieren: Vinylchlorid, Kunstharze, Lösungsmittel (Benzol, Toluol, Xylol, Diesel, Erdöl, n-Hexan), Pestizide, Arzneimittel (Bleomycin, D-Penicillamin, Pentazocin), Paraffin, Silikon, Kokain, Rapssamenöl (*Toxic-oil-syndrome), Tryptophan (*Eosinophilie-Myalgie-Syndrom).
DD: Induzierte *progressive systemische Sklerodermie^
Ther: Je nach Grunderkrankung verschieden.
Lit: Hausstein UF, Ziegler V, Herrmann K (1991) Pseudosklerodermien. hautnah derm 1:67–71
Haustein UF (1992) Chemisch induzierte Sklerodermien. Hautarzt 43:469–474

Pseudo-SLE-Syndrom
Syn: Pseudo-LE-Syndrom, Lupus erythematodes-ähnliches Syndrom, Lupus erythematodes-visceralis-artiges Syndrom
Def: An *Lupus erythematodes visceralis erinnerndes Krankheitsbild nach Einnahme bestimmter Medikamente.
Ätio: Vor allem bei Hydralazin, Hydantoinverbindungen, Procainamid, Sulfonamide, auch Venopyronum.
IIF: Häufig antimitochondriale Antikörper.

Pseudotabes
Def: *Tabes-dorsalis-artige Symptomatik bei nicht-syphilitischer Grunderkrankung.

Pseudotabes gliomatosa (Oppenheim)
Def: Syringomyelie mit Höhlenbildung bis in die Hinterstränge und Tabes-dorsalis-artiger Symptomatik, jedoch ohne dissoziierte Empfindungsstörung.

Pseudotabes peripherica
Def: Durch Alkohol, Arsen, Infekte bzw. Diabetes mellitus hervorgerufene Polyneuritis bzw. Polyneuropathie mit Störung der Tiefensensibilität und Reflexausfällen.

Pseudotricheriose
Def: Überholte Bezeichnung für die *Dermatomyositis.

Pseudoxanthoma elasticum
Syn: Systematische Elastorrhexis, Elastorrhexis generalisata und systemica, Pseudoxanthoma elasticum mit Angioidstreifen, Grönblad-Strandberg-Syndrom, Darier-Groenblad-Strandberg-Syndrom
Def: Erbliche systemische Erkrankung des elastischen Bindegewebes, die sich an Haut, Augen und kardiovaskulärem System manifestiert.
Ätio: Erbgang meist autosomal-rezessiv, selten autosomal dominant.
Man: Meist vor dem 30. Lebensjahr
Lok: Haut, Augen, kardiovaskuläres System
Klin:
- Haut: Runde oder ovale, symmetrisch angeordnete, streifenförmige Flecke oder herdförmig angeordnete, leicht erhabene, weiche, ggf.

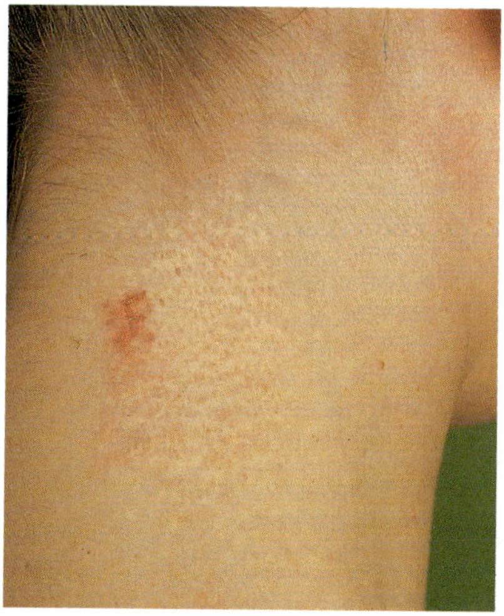

Pseudoxanthoma elasticum

konfluierende Papeln. Farbe: Primär violett, später weiß bis gelblich.
Lok: Vor allem seitlicher Halsbereich, Axillen, Gelenkbeugen, seitliche Rumpfpartien, Nabel. Beteiligung der Mundschleimhaut sowie der Schleimhaut von Nase, Larynx, Magen, Rektum, Harnblase und Vagina möglich.
- Augen: Sehstörungen im 3.–4. Lebensjahrzehnt, angioid streaks im Augenhintergrund,
- Kardiovaskuläre und andere Symptome: Hypertonie, arteriosklerotische Veränderungen, Myokarditis, Aortitis, zerebrale Insulte, Hämorrhagien in innere Organen.

Hist: Stellenweise gequollene, gebrochene elastische Fasern (Elastorrhexis), die reich an Calciumsalzen und sauren Proteoglykanen sind. Elektronenmikroskopie: Vergrößerung, Kavernenbildung und Fragmentierung der elastischen Fasern. Vergrößerung eines variablen Anteils der Kollagenfibrillen mit blumenähnlicher Struktur im Querschnitt. Granulofilamentäres Material und kleinkalibriges Kollagen.
DD: *Aktinische Elastose^, *Dermatochalasis, *Kolloidmilien, *Naevus elasticus
Ther: Symptomatisch, ggf. Operation aus kosmetischer Indikation.
Prog: Langsam-progredienter Verlauf, keine Rückbildung, Gefahr der Erblindung. Quoad vitam abhängig von der kardiovaskulären Beteiligung.
Lit: Stutz SB, Schnyder US, Vogel A (1985) Zur Klinik und Genetik des Pseudoxanthoma elasticum. Hautarzt 36:265–268
Vogel A, Schnyder UW, Stutz SB (1985) Zur Licht- und Elektronenmikroskopie des Pseudoxanthoma elasticum. Hautarzt 36:269–273

Pseudoxanthoma elasticum mit Angioidstreifen
s. Pseudoxanthoma elasticum

Pseudozyste
Def: *Zyste ohne epitheliale Wand; z. B. *Schleimhautgranulome, *Dorsalzysten.

Pseudozyste der Aurikula (Engel)
Syn: Seroma of the auricle
Def: Bis zu kirschgroße, areaktive, fluktuierende Schwellung des kranialen Ohrmuschelbereiches, die auf eine degenerative Knorpelveränderung zurückgeführt wird. Bei Punktion entleert sich visköses Material.
Ätio: Traumata?
DD: *Polychondritis, *Othämatom
Ther: Operativ, häufig genügt Punktion.

Psilosis linguae
s. Sprue

Psittakose
s. Ornithose

Psoriasis
Syn: Schuppenflechte
Def: Genetisch disponierte, durch multiple Faktoren triggerbare, erythematosquamöse Erkrankung mit möglicher entzündlicher Gelenkbeteiligung. Der Hautbefall kann isoliert oder generalisiert auftreten. Generalisierte Formen mit alleinigem Hautbefall sind die *Psoriasis vulgaris, die *Psoriasis pustulosa generalisata, die *Impetigo herpetiformis und die *Erythema-anulare-centrifugum-artige Psoriasis. Lokalisierte Varianten stellen die verschiedenen Formen der *Psoriasis palmoplantaris, die *Psoriasis inversa, die *Psoriasis capillitii, sowie die *Psoriasis retroauricularis dar.
s. a. Psoriasis arthropathica
Lit: Altmeyer P, Bacharach-Buhles M (1987) Psoriasis. In: Röhm Pharma (Hrsg.) Haut im Blickpunkt
Fry L (1988) Psoriasis. Br J Dermatol 119:445–461
Christophers E, Griffiths M (1992) Psoriasis I. Pathogenesis. J Am Acad Dermatol 27:98–101
Christophers E, Henseler T (1989) Patient subgroups and the inflammatory pattern in Psoriasis. Acta Derm

Venerol (Stockh) 69 (Suppl 151): 88–92
Tholen S, Lubach D (1987) Mundschleimhautveränderungen bei Psoriasis pustulosa generalisata. Hautarzt 38:419–421

Psoriasis anularis
Def: *Psoriasis vulgaris mit Ausbildung ringförmiger Herde infolge zentraler Rückbildung und peripherer Progression.

Psoriasis arthropathica
Def: Von der *Psoriasis geprägte Form des chronischen rheumafaktornegativen polyarthritischen Syndroms. Manifestation der Erkrankung an der Haut: *Psoriasis vulgaris bzw. *Psoriasis pustulosa und an den Gelenken *Osteoarthropathia psoriatica.
Lok und Klin: *Psoriasis vulgaris, *Psoriasis pustulosa und *Osteoarthropathia psoriatica
Lit: Knopf B, Wollina U (1991) Das 1. Jenaer Symposium " Psoriatische Osteoarthropathie". Akt. Rheumatol. 16:146–156

Psoriasis capillitii
Def: Sehr häufig vorkommende isolierte *Psoriasis vulgaris am behaarten Kopf.
Klin: Scharf begrenzte, stark schuppende, erythrosquamöse Herde. An Stirnhaargrenze und seitlichen Haargrenzen greifen die psoriatischen Veränderungen auf die unbehaarte Haut über.

Psoriasis cum pustulatione (transiens)
Def: Auftreten eines Pustelschubes im Bereich bereits bestehender Herde bei der *Psoriasis vulgaris.
Hist: *Psoriasis vulgaris, zusätzlich spongiforme Pustel mit neutrophilen Leukozyten.
Ther: *Psoriasis vulgaris, cave Cignolin, cave UV, ggf. kurzfristig Kortikoide extern.
Prog: Verschwinden der Pusteln nach Stunden bis Tagen.

Psoriasis dyshidrotica
s. *Psoriasis palmaris et plantaris

Psoriasis, Erythema-anulare-centrifugum-artige
Syn: Erythema anulare centrifugum (Degos), Erythema circinatum recidivans (Bloch)
Def: Der *Psoriasis pustulosa generalisata nahestehende Psoriasisform mit charakteristischen anulären Herden.
Lok: Vor allem Extremitäten
Klin: Scharf begrenzte, unterschiedlich konfigurierte, sukkulente Erytheme mit dicht stehenden Papeln. Zentrale Abheilung, periphere Progredienz; nach innen gerichtete Schuppung (Colleretteschuppung).
DD: *Erythema necroticans migrans, *Erythema anulare centrifugum Darier
Ther: *Psoriasis vulgaris
Prog: Chronisch rezidivierender Verlauf, Übergang in *Psoriasis vulgaris möglich.

Psoriasis erythrodermica
s. *Erythrodermia psoriatica, *Psoriasis vulgaris

Psoriasis exsudativa
Def: Exsudativ-entzündliche Variante der *Psoriasis vulgaris mit intensiv geröteten Herden und serös durchtränkten, gelblichen Schuppenkrusten.
Komp: Psoriatische *Erythrodermie, *Psoriasis pustulosa generalisata.

Psoriasis follicularis
Syn: Psoriasis follicularis spinulosa
Def: *Psoriasis vulgaris mit kleinsten, follikulär gebundenen Psoriasisherden, meist akuter Schub einer Psoriasis vulgaris.
s. a. Psoriasis lichenoides
Man: Selten, vor allem bei Kindern und nach Streptokokkeninfekten.
DD: *Pityriasis rubra pilaris, *Lichen ruber acuminatus

Psoriasis follicularis spinulosa
s. Psoriasis follicularis

Psoriasis generalisata
Syn: Psoriasis universalis
Def: *Psoriasis vulgaris mit disseminierter Aussaat von Psoriasisherden über das gesamte Integument.

Psoriasis genophänotypische
s. *Psoriasis vulgaris

Psoriasis genotypische
s. *Psoriasis vulgaris

Psoriasis geographica
Def: Form der *Psoriasis vulgaris mit großen, landkartenartigen Herden.

Psoriasis glandis
s. Balanitis psoriatica

Psoriasis guttata
Def: Form der *Psoriasis vulgaris mit disseminierten, tropfengroßen Psoriasisherden. Praktisch immer akuter Schub einer Psoriasis vulgaris, häufig nach Streptokokkeninfekt, vor allem bei Kindern und Jugendlichen. Bei Weiterwachsen der Herde Übergang in *Psoriasis nummularis.

Psoriasis gyrata
Def: Form der *Psoriasis vulgaris mit bogenförmigen, gyrierten Psoriasis-Herden, die durch Konfluenz einzelner Psoriasisherde entstanden sind.

Psoriasis intertriginosa
Def: Ausschließlich die Intertrigines befallende Form der *Psoriasis vulgaris.
Klin: Scharf begrenzte, gehäuft juckende, erythematöse Hautveränderungen, häufig Mazeration, die typische Schuppung fehlt in der Regel.
DD: *Analekzem, *Candidose, *Tinea pedum
Ther: Zunächst Nystatin-haltige Lokaltherapie, ggf in Kombination mit milder externer Kortikoidbehandlung für wenige Tage. Cignolinpaste in aufsteigender Dosierung,
s. a. Psoriasis vulgaris.

Psoriasis inversa
Def: *Psoriasis vulgaris-Form, die ausschließlich beugeseitig und in den intertriginösen Räumen auftritt.

Psoriasis inveterata
Def: Form der *Psoriasis vulgaris mit alten, sehr dicken, stark infiltrierten, schuppenden Herden.

Psoriasis, latente
s. *Psoriasis vulgaris

Psoriasis leucopathica
Def: Weißfleckung inmitten der ansonsten intakten Nagelplatte infolge psoriatischer Nagelbettveränderung (*Paronychose).

Psoriasis lichenoide
Def: *Psoriasis follicularis mit lichenoidem Aspekt.

Psoriasis macularis
Def: Frühe Effloreszenzen der *Psoriasis vulgaris, die klinisch als kleine gerötete Flecken imponieren.
s. a. Psoriasis guttata, Psoriasis nummularis

Psoriasis, manifeste
s. *Psoriasis vulgaris

Psoriasis Napkinpsoriasis
s. Napkinpsoriasis

Psoriasis nigra
Def: *Psoriasis vulgaris mit schwärzlich gefärbten Schuppen infolge von Schmutz- oder Blutbeimengung.

Psoriasis nummularis
Def: Form der *Psoriasis vulgaris mit münzgroßen Herden.
s. a. Psoriasis guttata

Psoriasis ostracea
s. Psoriasis rupioides

Psoriasis palmaris et plantaris
Syn: Psoriasis palmoplantaris
Def: Form der *Psoriasis mit Manifestation an Handinnenflächen und Fußsohlen. Je nach klinischer Morphe unterscheidet man Psoriasis pustulosa palmaris et plantaris, trocken-hyperkeratotische Psoriasis und Psoriasis dyshidrotica.
Klin: Scharf begrenzte erythematöse Plaques an Palmae und Plantae. Die Effloreszenzen innerhalb dieser Plaques variieren je nach Variante:

- Psoriasis pustulosa palmaris et plantaris (Typ Königsbeck-Barber): Scharf begrenzte Erythemplaques mit zahlreichen weiß bis gelblich eingetrübten sterilen Pusteln und klaren, sog. dyshidrotischen Bläschen. Das Leistenrelief geht im Herd verloren, die Haut erscheint glatt atrophisch. Die Herde finden sich in der Regel in der Hohlhand und im Bereich des Fußgewölbes, an den nicht druckbelasteten Stellen.
- Trocken-hyperkeratotische Variante: Inmitten der scharf begrenzten Erythemplaques imponiert eine kräftige Hyperkeratose, bei längerem Bestand dieser Herde kommt es infolge des Elastizitätsverlustes bei mechanischer Belastung zu tiefen, schmerzhaften blutenden Rhagaden. Die hyperkeratotischen Plaques finden sich insbesondere im Bereich des Thenars und Hypothenars, an den Fußsohlen im Bereich der druckbelasteten Areale.
- Psoriasis dyshidrotica: Inmitten der Erythemplaques finden sich unzählige klare, im Hautniveau gelegene, sog. dyshidrotische Bläschen.

Hist: *Psoriasis vulgaris

DD: Je nach Variante: *Pustulöses Bakterid, impetiginisiertes dyshidrotisches *Hand-Ekzem, dyshidrotische *Tinea manuum bzw. *Tinea pedum, *Id-Reaktion, *hyperkeratotisch-rhagadiformes Ekzem^, *Keratosis palmoplantaris, *Arsenkeratosen, *papulosquamöses Syphilid^, *M. Reiter

Ther: – Psoriasis pustulosa palmaris et plantaris und trocken-hyperkeratotische Variante:
Extern: Zunächst Steroide und Acidum salicylicum-haltige Externa unter Okklusion, nach wenigen Tagen Wechsel auf Teer-haltige Externa (Pix lithanthracis 5%) in Kombination mit lokaler *PUVA-Therapie. Bei Therapieresistenz: Intern: Retinoide, Acitretin® in einer initialen Dosierung von 0,5 mg/kg/die, später Reduktion auf Erhaltungsdosis.
- Psoriasis dyshidrotica: Zunächst Steroide lokal, austrocknende Externa, z. B. Tannosynt®, Tannolact®, *PUVA lokal. Bei Therapieresistenz Retinoide intern.

Lit: Bacharach-Buhles M, Altmeyer P (1991) Die Psoriasis palmoplantaris – eine synoptische Wertung. Akt. Dermatol 17:62–69

Psoriasis am Penis
s. Balanitis psoriatica

Psoriasis, phänotypische
s. *Psoriasis vulgaris

Psoriasis punctata
Def: Form der *Psoriasis vulgaris mit disseminierten punktförmigen Psoriasisherden.
s. a. Psoriasis guttata, Psoriasis nummularis

Psoriasis punctata unguium
s. Tüpfelnägel

Psoriasis pustulosa
s. *Psoriasis pustulosa generalisata
s. *Psoriasis pustulosa palmaris et plantaris
s. *Psoriasis cum pustulatione
s. *Erythema-anulare-centrifugum-artige Psoriasis
s. a. Impetigo herpetiformis, Pustulosis palmaris et plantaris, Acrodermatitis continua suppurativa

Psoriasis pustulosa generalisata
Syn: Psoriasis pustulosa gravis Zumbusch, Psoriasis pustulosa vom Typ Zumbusch
Def: Schwere exsudative Manifestation einer *Psoriasis mit zahllosen konfluierenden sterilen Pusteln auf disseminierten Erythemen und stark gestörtem Allgemeinbefinden.
Lok: Gesamtes Integument, auch Palmae und Plantae, Mundschleimhaut, Schleimhäute der oberen Atemwege, Genitalschleimhäute.
Klin: Konfluierende, stets sterile Pusteln auf erythematösem Grund.

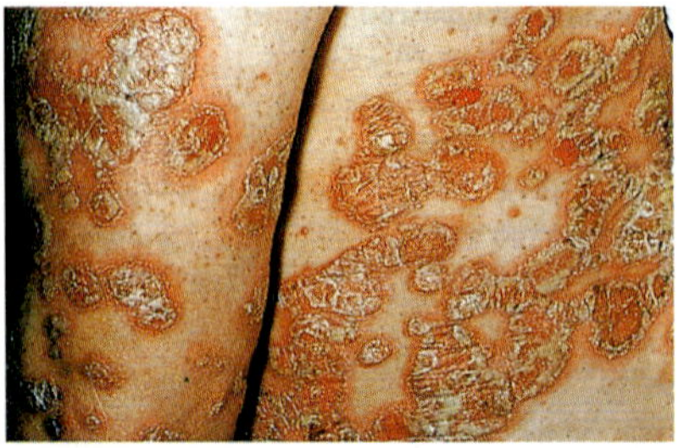

Psoriasis pustulosa generalisata

Periphere Ausbreitung der Herde mit pustulösem Randsaum. Im Bereich der Mundschleimhaut weißliche oder graue, umschriebene Herde, evtl. mit weißlichen Pusteln
Hist: Unilokuläre spongiforme *Kogoj-Pusteln.
Komp: Bronchopneumonie, Leberstoffwechselstörungen, Eisenmangel
DD: *Pustulosis subcornealis, *Pustulosis acuta generalisata, *toxisches Pustuloderm^.
Ther: Blande Lokaltherapeutika, Therapie der Wahl ist Etretninat (Neotigason® in einer Dosierung von initial 50 mg, nach Ansprechen der Therapie Dosisreduktion). Beachte: ggf. Flüssigkeitsbilanzierung.
Lit: Tholen S, Lubach D (1987) Mundschleimhautveränderungen bei Psoriasis pustulosa generalisata. Hautarzt 38:419–421

Psoriasis pustulosa gravis Zumbusch
s. Psoriasis pustulosa generalisata

Psoriasis pustulosa hypocalcaemica
s. Impetigo herpetiformis

Psoriasis pustulosa in graviditate
s. Impetigo herpetiformis

Psoriasis pustulosa palmaris et plantaris
Syn: Psoriasis pustulosa vom Typ Königsbeck-Barber
Def: Pustulöse Variante der *Psoriasis palmaris et plantaris.

Psoriasis pustulosa vom Typ Königsbeck-Barber
s. Psoriasis pustulosa palmaris et plantaris

Psoriasis pustulosa vom Typ Zumbusch
s. Psoriasis pustulosa generalisata

Psoriasis retroauricularis
Def: *Psoriasis vulgaris mit Manifestation hinter der Ohrmuschel.
Klin: Häufig juckende, scharf begrenzte, entzündliche erythematöse Hautveränderungen.
DD: Bakterielle *Intertrigo, *seborrhoisches Ekzem^

Psoriasis rupioides
Syn: Psoriasis ostracea
Def: *Psoriasis vulgaris mit hochaufgetürmten Schuppen.

Psoriasis seborrhoides
Def: Form der *Psoriasis vulgaris mit schwacher, gelblicher Schuppung. Das Bild erinnert an ein *seborrhoisches Ekzem^. Von einzelnen Autoren wird dieses Mischbild als Seborrhiasis bezeichnet.

Psoriasis serpiginosa
Def: Form der *Psoriasis vulgaris mit gyrierten, 1–2 cm breiten, bandartigen Hautveränderungen infolge zentraler Rückbildung und peripherem Wachstum größerer Prosiasisherde.
s. a. Psoriasis gyrata

Psoriasis striata (Jadassohn)
Def: Psoriatische Nagelveränderungen im Bereich der gesamten Matrix mit parakeratotischer oberer Nagelplatte.

Psoriasis, subklinische
s. *Psoriasis vulgaris

Psoriasis, trocken-hyperkeratotische Variante
s. *Psoriasis palmaris et plantaris

Psoriasis universalis
s. Psoriasis generalisata

Psoriasis verrucosa
Def: Form der *Psoriasis vulgaris mit warzig zerklüfteten Psoriasisherden.

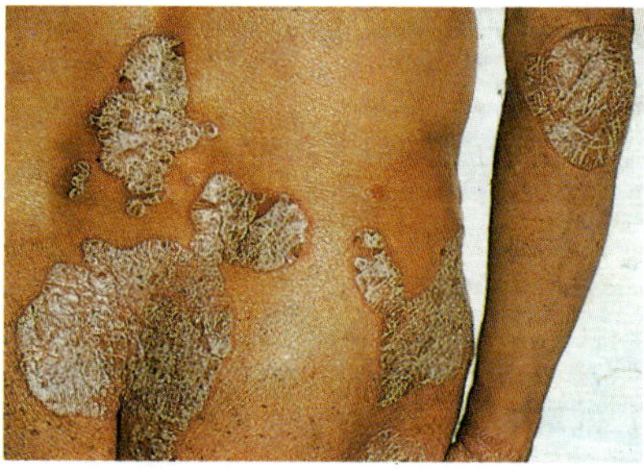

Psoriasis vulgaris

Psoriasis vulgaris

Syn: Schuppenflechte, Lepra Graecorum

Def: Häufigste Form der *Psoriasis mit charakteristischen silbrigen Schuppen auf scharf begrenzten erythematösen Plaques. Man unterscheidet 3 Entwicklungsstufen der Psoriasis.

- Latente Psoriasis:
  Syn: Genotypische Psoriasis. Vorhandene psoriatische Reaktionsweise, klinisch erscheinungsfrei, keine Diagnosemöglichkeit.
- Subklinische Psoriasis:
  Syn: Genophänotypische Psoriasis. Vorhandene psoriatische Reaktionsweise, klinisch erscheinungsfrei, subklinische Erkrankung mit speziellen Methoden nachweisbar.
- Manifeste Psoriasis.
  Syn: Phänotypische Psoriasis. Klinisch manifeste Psoriasis.
  Je nach Eruptionsdruck lassen sich eine chronisch-stationäre von einer eruptiv-exanthematischen Form unterscheiden.

Ätio: Genetische Disposition mit Bereitschaft der Haut zu psoriatischen Reaktionen.

Provokation durch exogene Stimuli: Isomorpher Reizeffekt: *Köbner-Phänomen.

Physikalische Reize: Reiben, Verletzung, Druckstellen, über Varizen, Verbrühung, Verbrennung. Strahleneinwirkung, chemische Reize sowie entzündliche Dermatosen mit Epidermisbeteiligung.

Durch endogene Stimuli: Infektionen (häufig streptogene Infekte der oberen Atemwege), Medikamente, Streß, Diät, Schwangerschaft, Hypokalzämie.

Die Auslösbarkeit des Köbner-Phänomens hängt vom momentanen Eruptionsdruck der Psoriasis ab.

Man: Meist 2.–3. Lebensjahrzehnt (Assoziation mit HLA-B13, Bw57 und Cw6), bei einem Teil um das 5. Lebensjahrzehnt (Assoziation Mit HLA-B27 und Cw2), in jedem Lebensalter möglich.

Vork: 1–2% der Bevölkerung

Lok: Vor allem Extremitätenstreckseiten, Ellbogen, Knie, Lendengegend, behaarter Kopf.

Klin: 1. Hautveränderungen: Unterschiedlich große, entzündlich gerötete, scharf begrenzte, von silbrigen Schuppen bedeckte Herde. Diagnostisch wichtig ist die Auslösbarkeit der Psoriasisphänomene innerhalb der Herde:

- *Kerzenfleckphänomen
- *Phänomen des letzten Häutchens
- *Auspitz-Phänomen

Einteilung mittels der Größe der Herde: Initial punktförmig (*Pin point lesion, *Psoriasis maculosa), zentrifugales Wachstum: *Psoriasis punctata, nummularis, geographica, *Erythrodermia psoriatica.

Anhand der Konfiguration der Herde: Unterschiedlich, meist rund oder oval, durch Konfluenz, zentrale Abheilung und periphere Progredienz: *Psoriasis anularis, geographica, serpiginosa, gyrata.

Je nach Morphe: *Psoriasis nigra, inveterata, rupioides, seborrhoides und verrucosa

und nach Lokalisation: *Psoriasis capillitii, follicularis, intertriginosa, inversa und retroauriculis.

Abheilung der Herde ohne Residuen, evtl. vorübergehende Hyperpigmentierung. Ausbildung eines *Leucoderma

psoriaticum oder eines *Pseudoleucoderma psoriaticum.
2. Nagelveränderungen (meist beidseitig bei etwa 30–50% der Psoriasispatienten):
a) Nagelmatrixpsoriasis: Psoriasis punctata unguium (*Tüpfelnägel, *Onychodystrophia psoriatica, *Psoriasis striata)
b) Nagelbettpsoriasis: *psoriatischer Ölfleck^, *Onycholysis psoriatica, *Psoriasis leucopathica.
Bei gleichzeitigem Auftreten von a) und b): Parakeratotisch krümeliger Nagel = psoriatischer *Krümelnagel.
c) *Nagelfalzpsoriasis
3. Mundschleimhautveränderungen: Im allgemeinen nur bei *Psoriasis pustulosa generalisata.
4. Gelenk- und Skelettbeteiligung: *Psoriasis arthropathica, *Osteoarthropathia psoriatica.
Hist: Hyper- und *Parahyperkeratose, *Akanthose und *Papillomatose. Apikal kolbig aufgetriebene Papillarkörper, elongierte dilatierte Kapillarschlingen subepidermal. *Munro-Mikroabszesse. Perivaskuläres entzündliches Infiltrat im Korium aus Histiozyten, Lymphozyten, polymorphkernigen neutrophilen Leukozyten; unterschiedlich stark ausgeprägte *Epidermotropie.
DD: *Ekzeme, *mikrobielles Ekzem^, *Pityriasis lichenoides chronica, *Pityriasis rosea, *papulosquamöses Syphilid^
Ther: Dithranol (Cignolin) in aufsteigender Dosierung, beginnend mit 1/32tel% bis zu 1%ig 2 x/die in Kombination mit UV-Bestrahlung und Solebädern. Als Minuten-Therapie in 0,5% bis 2%iger Konzentration über 5–20 Minuten. Des weiteren kommen lokal Teer-haltige Cremes, Salben und Pasten in 5–10%iger Konzentration, aber auch Kortikosteroid-Harnstoff-, Salizylsäure (2–5%) und UVB und *PUVA (Psoralen® und UVA-Bestrahlungen) in Frage. Zu empfehlen sind Klimaheilverfahren.
Intern sind in schweren Fällen Retinoide, ggf. auch Zytostatika (Methotrexat®) in Erwägung zu ziehen.
Prog: Chronisch-rezidivierender Verlauf mit unterschiedlich langen erscheinungsfreien Intervallen.
Lit: *Psoriasis

Psoriasis vulgaris, akut-eruptive Form
s. eruptiv-exanthematische Psoriasis^ vulgaris

Psoriasis vulgaris, chronisch-stationäre
Def: Chronische Verlaufsform der *Psoriasis vulgaris.
Lok: Vor allem Kapillitium, Ohren, Ellbogen, Knie, Kreuzbeingegend.
Klin: Geringe Anzahl stark infiltrierter, silbrig schuppender Herde; geringer endogener Eruptionsdruck, meist negativer isomorpher Reizeffekt; kein Juckreiz
Prog: Chronischer Verlauf, keine spontane Rückbildungstendenz.

Psoriasis vulgaris, eruptiv-exanthematische
Syn: Psoriasis vulgaris, akut-eruptive Form
Def: Akut exazerbierte Form der *Psoriasis vulgaris.
Man: Häufig nach Tonsillitis, Infektionen, im 2. oder 3. Lebensjahrzehnt.
Klin: Aussaat kleiner Herde (*Psoriasis guttata) über Stamm und Extremitäten, keine typischen Prädilektionsstellen. Großer endogener Eruptionsdruck, positiver isomorpher Reizeffekt, häufig Juckreiz.
Prog: Häufig spontane Rückbildung, Übergang in die chronisch-stationäre Form der Psoriasis vulgaris möglich.

Psoriasis, Windelpsoriasis
s. Napkinpsoriasis

Psoriasisarthritis
s. Osteoarthropathia psoriatica

Psoriasisphänomene
s. *Psoriasis vulgaris, *Kerzenfleckphänomen, *Phänomen des letzten Häutchens, *Auspitz-Phänomen

Psoriasoide
Def: Nicht allgemein gebräuchliche Bezeichnung für die Herde bei dem *seborrhoischen Ekzem^ der Säuglinge.
s. a. Napkinpsoriasis

Psoriatische Erythrodermie
s. Erythrodermia psoriatica

Psoriatischer Ölfleck
s. psoriatischer Ölfleck^

Psorospermosis follicularis vegetans (Darier)
s. Dyskeratosis follicularis

Pterygium
Syn: Flughaut, Schwimmhaut, Flügelfell
Def: Flughautähnliche Haut- oder Schleimhautfalte. Man kennt: *Pterygium der Haut, *Pterygium inversum unguis, *Pterygium conjunctivae.

Pterygium colli
Syn: Faltenhals
Def: *Pterygium der Haut mit Lokalisation im Halsbereich.

Pterygium conjunctivae
Def: Degenerative, im Lidspaltenbereich gelegene, meist bilaterale, bevorzugt nasale, dreieckig geformte, weißliche Bindehautduplikatur mit Überwachsen der Spitze auf die Hornhaut.
DD: *Narbenpterygium
Ther: Operative Entfernung, bevor die Spitze den optischen Bereich der Hornhaut erreicht hat (Narbenbildung!).

Pterygium der Haut
Def: Angeborene, an die Flug- oder Schwimmhaut von Tieren erinnernde, membranartige Faltenbildung der Haut.
Lok: Am häufigsten im Halsbereich zwischen Warzenfortsatz und Akromeon: Pterygium colli (Syn: Faltenhals).
Seltener zwischen Finger- oder Zehenzwischenräumen oder in Gelenkbeugen.
Vork: Isoliertes Vorkommen möglich; meist jedoch im Rahmen von Mißbildungssyndromen:
Pterygium colli und evtl. Pterygien von Gelenkbeugen beim:
- *Bonnevie-Ullrich-Syndrom
- *Ullrich-Turner-Syndrom
- *Nielsen-Syndrom
- sehr selten auch beim *chronischen hereditären Trophödem^

Pterygien der Kniekehlen beim:
- *Fèvre-Languepin-Syndrom

Pterygium inversum unguis
Syn: Verlängertes Hyponychium
Def: Häufig schmerzhafte, gelegentlich familiär vorkommende Prominenz des hyponychialen Gewebes der Fingernägel, evtl. mit Übergreifen auf die Fingerkuppen.

Pterygium-Syndrom
s. Bonnnevie-Ullrich-Syndrom
s. a. Pterygium der Haut

Pterygo-Palatinum-Syndrom
Def: Halbseitige, akute Schwellungszustände im Gesicht, mit Rhinitis, Epiphora, Neuralgien. Intermittierend: Gesichtserytheme.

Ptilotillomanie
Def: Ein der *Trichotillomanie entsprechendes Krankheitsbild bei Vögeln (Hühner, Sittiche, Papageien) mit Ausrupfen der Federn.

Pubertätsmakromastie
Def: Physiologische Brustdrüsenschwellung bei etwa der Hälfte aller Knaben während der Pubertät.
s. a. Gynäkomastie

Pubertätsstreifen
s. *Striae distensae

Pubertas praecox
Def: Vorzeitige Geschlechtsentwicklung durch primäre oder sekundäre Erhöhung der Gonadotropine. Man unterscheidet zentrale und periphere Formen.
DD: Pseudopubertas praecox (Überproduktion von Steroidhormonen).

Puffärmellipomatose
s. *benigne symmetrische Lipomatose^

Pulex irritans
s. *Flöhe

Pulicosa
s. *Flohstich

Pulicosis
Def: Befall des Menschen mit *Flöhen der Gattung Pulex.

Pulikose
s. *Flohstich

Pulpite digitale kératosique craquelée récidivante
s. Dermatitis hiemalis

Pulpite sèche
s. Dermatitis hiemalis

Pulvereinsprengungen
s. *Tätowierungen

Pulvertätowierungen
s. *Tätowierungen

Punch-Biopsie
s. Stanz-Biopsie

PUPPP
Syn: Pruritic urticarial papules and plaques of pregnancy, Polymorphic eruption of pregnancy, PEP, polymorphe Schwangerschaftsdermatose
Def: Seltene Schwangerschaftsdermatose mit stark juckenden, urtikariellen Papeln und Plaques.
Ätio: Unbekannt, evtl. *Allergie vom Spättyp, Reaktion auf Multivitaminpräparate oder Eisen.
Man: Meist im letzten Trimenon
Klin: Am Abdomen beginnende, sich rasch auf Oberschenkel, Gesäß, Arme und seitliche Rumpfpartien ausbreitende, gerötete ödematöse Papeln und Plaques.
Hist: Perivaskuläre lymphohistiozytäre Infiltration, perivaskuläres Ödem im Stratum reticulare, Ödem im Stratum papillare.
DD: *Erythema exsudativum multiforme, multiformes *Arzneiexanthem, *Prurigo gestationis, *endogenes Ekzem^, *Herpes gestationis.
Ther: Intern: In schweren Fällen Glukokortikoide (20–40 mg Prednisolonäquivalent/die).
Extern: Lotio zinci, schwach konzentrierte Glukokortikoide in Cremeform.
Prog: Spontane Abheilung der Eruptionen nach der Entbindung innerhalb weniger Tage. In der Schwangerschaft vergleichbaren Hormonsitutionen Rezidive durchaus möglich.
Lit: Cohen LM, Capeless EL et al. (1989) Pruritic urticarial papules and plaques of pregnancy and its relationship to maternal-fetal weigt gain and twin pregnancy. Arch Dermatol 125:1534–1536
Nilles M, Weyers W, Gründer K (1989) Die PUPPP-Dermatose. Hautarzt 40:586–588

Pupillenstarre, reflektorische
Syn: Argyll-Robertsonsche Pupillenstarre
Def: Fehlen der direkten und konsensuellen Lichtreaktion, enge Pupille (Reizmiosis), überschießende Naheinstellungsreaktion (Pupillenverengung bei Konvergenz).
Pathognomonisch für *Tabes dorsalis bei *Syphilis IV.

Purinstoffwechselstörungen
s. Gicht, s. Lesch-Nyhan-Syndrom

Purpura
Def: Manifestes hämorrhagisches Exanthem mit lokalisiertem oder disseminiertem Auftreten kleiner Blutungen in Haut, Schleimhaut oder serösen Häute innerer Organe verschiedener Art und Ursache. Nach Form und Größe werden unterschieden: *Petechien (Purpura im engeren Sinn), *Ekchymosen, *Sugillationen und *Hämatome. Reaktiv kann es zu epidermalen ekzematoiden Veränderungen kommen.
Eine haemorrhagische Diathese kann eine Purpura verursachen, aber die

Tabelle: Wichtige **Purpuraformen**

	Ursache
Anaphylaktoide Purpura Schönlein-Henoch-Purpura	infektallergisch, medikamentös; Arthus-Reaktion (Typ III) = Vasculitis allergica
Purpura pigmentosa progressiva	infekt-, medikamenten-, kontaktallergisch; Spätreaktion (Typ IV) mit oft ekzemähnlichem Bild
Purpura senilis Purpura steroidica	aktinische Schädigung bzw. Atrophie des gefäßführenden Bindegewebes mit erhöhter Gefäßfragilität
Hydrostatische Purpura	Stauung an abhängigen Partien, bes. an Beinen
Purpura thrombocytopenica Werlhof	Thrombopenie: idiopathisch, allergisch toxisch; zytolytische Reaktion (Typ II)?
Purpura cryoglobulinaemica	Kryopräzipation od. -gelierung intravasal
Purpura hyperglobulinaemica	Genese ungeklärt; Thrombopenie? Koagulopathie?
Anaphylaktoide Kältepurpura	Genese unklar
Purpura fulminans Waterhouse-Fridrichsen	toxisch
Kasabach-Merritt-Syndrom	durch Blutung in große Hämatome Thrombopenie mit Verbrauchskoagulopathie
Autoerythrozytäre Sensibilisierung (Gardner-Diamond-Syndrom)	Erythrozyten(stroma)antikörper? pathologisches Erythrozytenstroma? Artefakt?
Dicumarol-Nekrose	unbekannt

wenigsten Purpuraerkrankungen sind bedingt durch (s. Tabelle):
Ätio:
- Immunologisch: *Hyperergische Vaskulitis^, *Purpura abdominalis, *Purpura rheumatica, *Purpura anularis teleangiectodes, *Purpura pigmentosa progressiva
- Vaskulopathie : *Amyloid-Purpura, *Purpura senilis, *Purpura solaris,
- Thrombopathie, Thrombopenie: *idiopathische thrombozytopenische Purpura^, *thrombozytopenische Purpura^
- Störung der plasmatischen Gerinnung (z. B. *Verbrauchskoagulopathie): *Purpura bei Kryoglobulinämie oder bei Makroglobulie
- Stase: *Purpura jaune d'ocre
- Protein-C-Mangel: *Purpura fulminans

Klin: Diaskopisch nicht wegdrückbare zunächst rote, später bräunliche Herde verschiedener Größe und Konfiguration, z. T. palpabel (Vaskulitis), z. T. pityriasiforme Schuppung.

Lit: Hundeiker M, Illig L (1977) Dermatologische Purpuraformen als allergische Früh- und Spätreaktionen. Akt. Dermatol. 3:39–48

Purpura abdominalis (Henoch)
Syn: Henochsche Krankheit
Def: Im Rahmen der *Purpura rheumatica auftretende Blutungen im Magen-Darm-Trakt mit kolikartigen Schmerzen, Hämatemesis, und blutigschleimigen Stühlen. In 20–30% der Fälle hämorrhagische Nephritis.

Purpura actinica (Berlin)
s. Purpura solaris

Purpura, Adalin-Purpura
s. Purpura pigmentosa progressiva

Purpura, Amyloidpurpura
Def: *Purpura bei der primären *systemischen Amyloidose^ als Folge von Amyloideinlagerungen in die Gefäßwände.

Purpura, anaphylaktoide
Def: Im dermatologischen Schrifttum unterschiedlich verwendeter Begriff.

Einerseits als fragliche Intoleranzreaktion auf Aspirin definiert, andererseits synonym zur *Purpura rheumatica.

Purpura anularis teleangiectodes (Majocchi)
Syn: Majocchische Krankheit, Purpura Majocchi, Purpura follicularis anulata, Purpura anularis teleangiectodes atrophicans (Majocchi), Teleangiectasia follicularis anulata
Def: Heute unüblicher Begriff für eine klinische Variante der *Purpura pigmentosa progressiva.
Ätio: Unbekannt, ggf. Medikamente.
Man: Vor allem Männer, vor allem 3.–5. Lebensjahrzehnt.
Lok: Beginn an den Beinen, symmetrisch, später auch Stamm und Arme.
Klin: Feinfleckige *Purpura. Zentrifugales Wachstum der punktförmigen, teleangiektatischen Flecken, rote anuläre oder serpiginöse Herde. Veränderung der Farbe von rot zu rotbraun bzw. gelblich-bräunlich. Konfluenz punktförmiger *Petechien zu größeren Flecken. Evtl. zentrale Atrophie der Herde.
Prog: Chronischer Verlauf über Wochen bis Jahre.

Purpura anularis teleangiectodes atrophicans (Majocchi)
s. Purpura anularis teleangiectodes (Majocchi)

Purpura arciformis (Touraine)
s. Purpura teleangiectatica arciformis (Touraine)

Purpura, athrombopenische
s. Purpura rheumatica

Purpura, autoerythrocytic Purpura
s. schmerzhaftes Ekchymosen^-Syndrom

Purpura bei C-Avitaminose
s. *Skorbut

Purpura bei Ehlers-Danlos-Syndrom
Def: Blutungen per rhexis infolge eines mangelhaften kollagenen Haltes der Blutgefäße beim *Ehlers-Danlos-Syndrom.

Purpura bei Kryofibrinogenämie
Def: *Purpura an kälteexponierten Körperpartien.
Ätio: Bildung von Kryofibrinogen (*Kryofibrinogenämie) nach Infekt oder Einnahme bestimmter Medikamente.
Klin: Neben einer kleinfleckigen oder großflächigen Purpura kleinherdige oder großflächige Nekrosen, sowie Zeichen der profunden oder superfiziellen *Vaskulitis.
Diag: Kryofibrinogennachweis im Serum
Ther: Behandlung des Grundleidens

Purpura bei Kryoglobulinämie
Syn: Purpura cryoglobulinaemica, Kryopurpura
Def: *Purpura bei *Kryoglobulinämie.
Klin: Petechiale Blutungen bzw. Sugillationen, die zu hämorrhagischen Nekrosen führen können.
Diag: Kryoglobulinnachweis, Paraproteine
DD: *Hyperergische Vaskulitis^

Purpura bei Makroglobulinämie
Syn: Purpura macroglobulinaemica
Def: Seltene *Purpura bei der Makroglobulinämie Waldenström (*lymphoplasmozytoides Lymphom^).
Ätio: Ungeklärt, diskutiert wird eine Hemmung der Aktivität von Gerinnungsfaktoren und Thrombozyten sowie eine Schädigung der Gefäßfunktion durch die Makromoleküle.
Diag: Paraproteine

Purpura bei Morbus Cushing
s. *Morbus Cushing
s. *Purpura, Kortisonpurpura

Purpura cachectica
Def: Der *Purpura senilis entsprechendes Krankheitsbild bei Patienten mit konsumierenden Erkrankungen.

Purpura, Carbamidpurpura
s. Purpura pigmentosa progressiva

Purpura, chronica progressiva
s. Purpura pigmentosa progressiva

Purpura, Corticosteroidpurpura
s. Purpura, Kortisonpurpura

Purpura cryoglobulinaemica
s. Purpura bei Kryoglobulinämie

Purpura, Cushing-Purpura
s. *Morbus Cushing
s. *Purpura, Kortisonpurpura

Purpura diabeticorum
Def: Fein disseminierte, dichte, petechiale Blutungen am Unterschenkel bei Diabetikern durch diabetische Mikroangiopathie.
Diag: Spiegeln des Augenhintergrundes

Purpura, dysproteinämische
Def: *Purpura infolge Globulinvermehrung, Paraproteinämien und Globulinämien.
s. a. Purpura bei Makroglobulinämie, Purpura hyperglobulinaemica, Purpura bei Kryoglobulinämie, Purpura bei Kryofibrinogenämie

Purpura, eczematid-like Purpura (Doucas-Kapetanakis)
Syn: Ekzematidartige Purpura, epidemische purpurisch-lichenoide Dermatitis, itching purpura (Loewenthal), disseminierte pruriginöse Angiodermatitis
Def: Wurde früher als klinische Variante der *Purpura pigmentosa progressiva gesehen, heute synonym zur *Purpura pigmentosa progressiva.
Lit: Simon M, Hunyadi J (1986) PUVA-Therapie der Ekzematid-artigen Purpura. Akt. Dermatol. 12:100–102

Purpura, ekzematidartige
s. Purpura, eczematid-like purpura

Purpura factitia
Def: Durch Traumatisierung entstandene schmerzhafte *Ekchymosen.

Purpura factitia senilis (Jadassohn)
Def: Phänomen bei der *Landmannshaut: Leichte Verletzbarkeit der Haut vor allem an Unterarmstreckseiten und Handrücken mit fleck- oder streifenförmigen Rhexisblutungen nach banalen Traumata.
s. a. Purpura senilis

Purpura, familiäre hereditäre
s. hereditäre familiäre Purpura simplex

Purpura fulminans (Henoch-Glanzmann)
Syn: Purpura Henoch
Def: Seltenes erworbenes Syndrom im Gefolge einer initialen infektiösen Episode mit Verbrauchskoagulopathie, Hämorrhagien in Haut und inneren Organen und nachfolgenden Nekrosen.
s. a. Waterhouse-Fridrichsen-Syndrom
Ätio: Diskutiert werden 1–4 Wochen nach einer Infektion, z. B. mit Streptokokken, Meningokokken, Haemophilus influenzae, Staphylokokken, Varizellen oder Virusinfekte des oberen Respirationstraktes, auftretende infektionsallergisch bedingte Gefäßwandveränderungen und ein durch die Infektion erworbener Protein-C-Mangel als Initiator für eine disseminierte intravasale Gerinnung.
Man: Meist Kleinkinder, auch Erwachsene.
Klin: Schwere Allgemeinsymptome. Flächenhafte und petechiale, rasch in Nekrosen übergehende Blutungen und Blasen symmetrisch an Extremitäten, Gesicht und Stamm.
Ther: Umgehende Heparinisierung, Behandlung der Grunderkrankung, intensivmedizinische Betreung.
Prog: Ungünstig, hohe Letalität durch Blutung in innere Organe.
Lit: Auletta MJ, Headington JT (1988) Purpura fulminans. Arch Dermatol 124:1387–1391
Lubach D, Barthels M (1984) Flächige Purpura mit Nekrosen bei schwer verlaufender Verbrauchskoagulopathie. Hautarzt 35:152–158
Feldmann R, Harms M (1991) Die Bedeutung des Protein-C-Mangels in der Dermatologie. Hautarzt 42:607–612

Purpura fulminans neonatalis

Def: In den ersten Lebensstunden oder -tagen auftretende ausgedehnte Hautekchymosen mit Entwicklung zu Nekrosen neben viszeralen Thrombosen und Embolien. Bei heterozygotem Protein-C-Mangel sind die Patienten häufig klinisch asymptomatisch, evtl. rezidivierende Thrombophlebitiden, Thrombosen, Embolien oder Nekrosen nach Kumarinbehandlung.
Ätio: Homozygoter Protein-C-Mangel, autosomal dominanter Erbgang mit inkompletter Penetrans.
Ther: Frisches Gefrierplasma, Vitamin-K-Antagonisten, Protein-C-Substitution
Prog: Unbehandelt Letalität 100%, auch bei Therapie ungewisse Langzeitprognose.
Lit: *Purpura fulminans

Purpura gangraenosa
s. Purpura necroticans

Purpura Henoch
s. Purpura fulminans

Purpura hyperglobulinaemica (Waldenström)

Def: Sammelbezeichnung für hämorrhagische Diathese bei chronischen, mit unspezifischer Vermehrung der Gamma-Globuline einhergehenden Erkrankungen.

Purpura, idiopathische thrombozytopenische (ITP)

Syn: Morbus maculosus haemorrhagicus Werlhof, Morbus maculosus Werlhof, Morbus Werlhof, essentielle Thrombozytopenie
Def: Akut oder chronisch verlaufendes Blutungsleiden mit Verminderung der Thrombozytenzahl.
Ätio: Ungeklärt, bei der chronischen Form in 60–80% *Autoantikörper gegen Thrombozyten, beschleunigter Abbau der geschädigten Plättchen in der Milz. Bei der akuten Form Virusinfektion (vor allem Kinder) oder Arzneimittelallergie (Erwachsene).
Man: Akute Form: Zu 85% Kinder.
Chronische Form: Häufig Kinder und Jugendliche (60%), vor allem weibliches Geschlecht.
Klin: Akute Form: Hämorrhagien an Haut und Schleimhaut, Blutungen aus dem Mund bzw. Nasen-Rachen-Raum, Melaena, Hämaturie.
Chronische Form: Meist schleichender Beginn. Nasen- und/oder Zahnfleischblutungen. Menorrhagien, Metrorrhagien, Petechien an den Unterschenkeln, petechiale und flächenhafte Hautblutungen.
Lab: Akute Form: Stark erniedrigte Thrombozytenzahl, kurze Plättchenüberlebenszeit.
Chronische Form: Anämie, Vermehrung der Megakaryozyten in Knochenmark, selten Verminderung infolge Erschöpfung. Verkürzte Plättchenüberlebenszeit.
DD: Hereditäre Thrombozytopenie, medikamentös oder infektiös ausgelöste Thrombozytopenie
Ther: Akute Form: Fokussanierung, Ausschaltung auslösender Medikamente. Kortikoide (Prednison 50–80 mg/die, Reduktion nach Klinik), ggf. Thrombozytenkonzentrate.
Chronische Form: Kortikoide (niedrigst mögliche Erhaltungsdosis), ACTH. Bei Therapieresistenz bzw. Dauerdosis von mehr als 50 mg Prednisolon pro Tag Splenektomie.
Prog: Akute Form: Ausheilung, Rezidive oder Übergang in eine chronische Form (10%) möglich.
Chronische Form: Schubweise-rezidivierender Verlauf.

Purpura jaune d'ocre

Syn: Purpura orthostatica, Ockerpurpura, Stasisblutung, Stauungsblutung
Def: Stauungsblutungen bei *chronisch venöser^ Insuffizienz. Es ist anzunehmen, daß dieses Krankheitsbild mit der *Angiodermite purpurique et pigmentée (Favre-Chaix) identisch ist.
Ätio: Erhöhter hydrostatischer Druck (*chronisch venöse^ Insuffizienz),

atrophische Haut, Erythrozytenextravasate durch die Kapillarwände, nachfolgend Hämosiderinablagerungen in der Haut.
Lok: Vor allem distales Drittel der Unterschenkel, seltener Unterarme.
Klin: Flächenhafte, ockergelbe bis dunkelbraune Hyperpigmentierung der unteren Extremitäten. Petechiale Blutungen, nachfolgend Entwicklung rötlicher, braun-gelber oder braunvioletter Pigmentierungen (= Purpura jaune d'ocre).
Hist: Epithelatrophie, Hyperpigmentierung der Epidermis, Erythrozytenextravasate, Hämosiderinablagerung, perivaskuläre Zellinfiltrationen.
Ther: Behandlung der Grunderkrankung, *chronische venöse^ Insuffizienz.

Purpura, Kokardenpurpura
s. sog. frühinfantile, postinfektiöse Kokardenpurpura^

Purpura, Kortisonpurpura
Syn: Steroidpurpura, Corticosteroidpurpura
Def: Blutungsbereitschaft in Form von Petechien oder flächenhaften Suffusionen, vor allem an mechanisch belasteten Körperstellen
Vork: Bei *M. Cushing und Hyperkortizismus anderer Genese.

Purpura, lichenoide
s. Dermatite lichénoide purpuriquet et pigmentée

Purpura Majocchi
s. Purpura anularis teleangiectodes

Purpura macroglobulinaemica
s. Purpura bei Makroglobulinämie

Purpura, medikamentöse bedingte
s. *Arzneiexantheme; *Thrombozytopenie, erworbene; *Purpura thrombozytopenische (symptomatische)

Purpura Moschcowitz
s. Moschcowitz-Syndrom

Purpura necroticans
Syn: Purpura gangraenosa
Def: Wenig gebräuchliche Bezeichnung für eine nekrotisierende *hyperergische Vaskulitis^ (papulonekrotischer Typ).

Purpura orthostatica
s. Purpura jaune d'ocre

Purpura pigmentosa progressiva (Schamberg)
Syn: Morbus Schamberg, Schamberg-Syndrom, Purpura Schamberg, Dermatosis pigmentaria progressiva, progressive Pigmentpurpura, progressive pigmentöse Dermatose, Capillaritis haemorrhagica maculosa, Adalin-Purpura und ekzematidartige Purpura, Carbromal-Ausschlag, Carbamid-Purpura, Karbamidpurpura
Def: Chronisch rezidivierende, *hämorrhagisch-pigmentäre Dermatose: Petechien in gelb-orange-bräunlichen Herden
Ätio: Allergische Reaktion vom Spättyp (Typ IV), Kapillaritis, Erythrozytendiapedese, Einlagerung von Hämosiderin in die Haut.
Auslösefaktoren: Carbromalhaltige Arzneimittel, auch Diazepame, meprobamathaltige Arzneimittel Nahrungsmittelzusatzstoffe, Hausstaub, Hausstaubmilben, sowie Kontaktallergene.
Bei Störung des Porphyrinstoffwechsels in der Leber: Purpura porphyrica
Man: Vor allem höheres Lebensalter, in jedem Alter möglich. Bevorzugt männliches Geschlecht.
Lok: Zunächst Unterschenkel, symmetrisch. Übergreifen auf Oberschenkel, Bauch, Arme
Klin: Verschieden große, unregelmäßig konfigurierte, bräunlichrote Herde mit nicht wegdrückbaren Petechien im Randbereich. Gelbe Verfärbung, Ablassen der Herde, evtl. leichte Atrophie. Ekzematoide und lichenoide Hautveränderungen.
Varianten: *Dermatite lichénoide purpurique et pigmentée, *Textilpurpura, *Purpura teleangiectodes anularis (Majocchi), *Purpura teleangiectatica arciformis (Touraine)

Hist: Spongiose, chronische Kapillaritis, lymphohistiozytäres perivaskuläres Infiltrat, Erythrozytendiapedese im Stratum papillare.
Diag: Epikutantest in loco nach Tesafilmabrißverfahren.
Ther: Meiden auslösender Faktoren, *Kompressionstherapie der unteren Extremitäten.
Intern: In ausgedehnten Fällen Kortikoide (Prednison 20–40 mg/die), versuchsweise gefäßabdichtende Medikamente: Vitamin C, Rutosid (Rutinon®). Über Erfolg mit *PUVA wurde berichtet.
Extern: Kurzfristig kortikoidhaltige Cremes
Prog: Wenn keine Ursache gefunden wird, chronisch-rezidivierender, progredienter Verlauf. Sonst günstig.
Lit: Zaun H (1987) Hämorrhagisch-Pigmentäre Dermatosen. Z. Hautkr. 62 (20): 1485–1491
Simon M, Hunyadi J (1986) PUVA-Therapie der Ekzematid-artigen Purpura. Akt. Dermatol. 12: 100–102

Purpura porphyrica
s. *Purpura pigmentosa progressiva

Purpura, posttransfusionelle (Shulman)
Def: Schwere hämorrhagische Diathese am 3.–8. Tag nach Bluttransfusion bei Nichtkompatibilität der Spenderthrombozyten.

Purpura, postvaccinale
Def: Ausbildung von *Petechien und *Hämorrhagien nach der *Pockenschutzimpfung.

Purpura pulicosa
s. *Flohstich

Purpura rheumatica (Schönlein-Henoch)
Syn: Vasculitis allergica-hämorrhagischer Typ, Gougerot-Symptom, Gougerot-Krankheit, leukozytoklastische Vaskulitis, anaphylaktoide Purpura, athrombopenische Purpura, Peliosis rheumatica, Immunkomplexvaskulitis, Purpura Schönlein-Henoch, Gougerotsches Trisymptom, Maladie tri(penta)-symptomatique Gougerot
Def: Allergisch-hyperergische Entzündung von Kapillaren und Venolen (*hyperergische Vaskulitis^) mit petechialen Blutungen in die oberen Anteile des Koriums und ggf. Beteiligung innerer Organe.
Ätio: *Typ-III-Allergie^ auf verschiedenste Antigenen: Infektallergisch (Streptokokken und andere Erreger) und/oder durch Arzneimittel (Penicilline, Paraaminobenzoesäure, Salizylsäure), auch Nahrungsmitteladditiva. Intoleranzphänomene.
Man: Vor allem Kinder zwischen dem 4. und 11. Lebensjahr, vor allem Knaben
Lok: Symmetrisch, vor allem Streckseiten der Beine
Klin: Häufig 1–2 Wochen nach einer Streptokokken-Angina akute Kopfschmerzen, Müdigkeit, Fieber, rheumatische Gelenkschmerzen. Kleinste bis markstückgroße, erhabene, petechiale Blutungen, später braungelbe Verfärbung des Exanthems.
Rückbildung nach 10–14 Tagen.
Schwere Erkrankungsform:
Linsen- bis münzgroße, rosa- bis blaurote, später hämorrhagische, juckende, sich evtl. urtikariell umwandelnde Flecken. Übergang in rote urtikarielle Papeln, Bläschen, hämorrhagische Blasen, evtl. Ulzeration.
s. a. Purpura abdominalis, Purpura fulminans, Kokardenpurpura.
Hist: Degeneration der Gefäßendothelien, fibrinoide Gefäßwandnekrose, perivaskuläres neutrophiles Infiltrat mit Leukoklasie, Erythrozytenextravasate.
DIF: Immunglobulinablagerungen in den Gefäßwänden (IgG, IgA).
Diag: Rumpel-Leede-Test positiv. Blutungszeit verlängert. Anämie, BSG-Erhöhung, Globulinvermehrung, ggf. Antistreptolysintitererhöhung.
Ther: Bettruhe. Meiden auslösender Faktoren.
Intern: Kortikoide,
Bei Streptokokkeninfekt: Penicillin

Prog: Mit Ausnahme der *Purpura fulminans günstig. Rezidive über Jahre möglich.
Lit: Heng MCY (1985) Henoch-Schönlein Purpura. Br J Dermatol 112:235–240
Hundeiker M, Illig L (1977) Dermatologische Purpuraformen als allergische Früh- und Spätreaktionen. Akt. Dermatol. 3:39–48

Purpura Schamberg
s. Purpura pigmentosa progressiva

Purpura Schönlein-Henoch
s. Purpura rheumatica

Purpura senilis
Syn: Bateman's Purpura
Def: Im Alter auftretende *Purpura an lichtexponierten Körperstellen.
s. a. Purpura factitia senilis Jadassohn
Ätio: Degenerative Schädigung der Gefäßwand, vor allem senile Elastose.
Man: Meist nach dem 60. Lebensjahr
Lok: Chronisch sonnenlichtexponierte Hautareale, vor allem Handrücken, Unterarmstreckseiten.
Klin: Stecknadelkopfgroße bis münzgroße, unterschiedlich konfigurierte, scharf begrenzte, rötliche bis blaurote hämorrhagische Flecken in atrophisch dünner Haut. Später Übergang in bräunliche Pigmentierungen.
s. a. Purpura cachectica, Purpura solaris
Ther: Hautpflege, Meiden von Traumata.

Purpura simplex, hereditäre familiäre
Syn: Familiäre, hereditäre Purpura
Def: Autosomal-dominant vererbte, gutartige Purpuraformen mit verminderter Kapillarresistenz, verlängerter Blutungszeit, positivem Rumpel-Leede-Test.
Man: Vor allem Frauen, prämenstruell
Klin: Punkt- und fleckförmige Blutungen vor allem an Stamm und Extremitäten.

Purpura solaris
Syn: Purpura actinica (Berlin)
Def: Durch starke Sonnenexposition provozierte *Purpura senilis.
Man: Mittleres Lebensalter

Purpura, Steroidpurpura
s. Purpura und Hyperkortizismus

Purpura teleangiectatica arciformis (Touraine)
Syn: Purpura arciformis (Touraine)
Def: Wahrscheinlich mit der *Purpura anularis teleangiectodes identisch bzw. Variante der *Purpura pigmentosa progressiva.

Purpura, Textilpurpura
s. Dermatitis caused by shirts

Purpura thrombotica
s. Moschcowitz-Syndrom

Purpura thrombotica thrombozytopenica
s. Moschcowitz-Syndrom

Purpura, thrombotische thrombozytopenische
s. Moschcowitz-Syndrom

Purpura, thrombotisch-thrombozytopenische
s. Moschcowitz-Syndrom

Purpura, thrombozytopenische (symptomatische)
Def: Allergisch zytotoxische Reaktion mit Agglutination und Lyse der Thrombozyten bei Medikamentenallergie, Infektionsallergie oder Nahrungsmittelallergie, auch bei *Lupus erythematodes visceralis oder dem *Evans-Syndrom.
s. a. transfusionelle Purpura^
Ätio: *Typ-II-Allergie^
Klin: Hämorrhagien, Suffusionen, Sugillationen. Gehäuft gleichzeitig Kapillarschädigung.
Ther: Meiden des auslösenden Medikamentes, ggf. Kortikoide (initial Prednison 100 mg/die, Reduktion nach Klinik).

Purpura variolosa
Syn: Variola maligna sive nigra, Variola acutissima sive nigra
Def: Petechiale Blutungen im Prodromalstadium der *Pocken.

Purú-Purú
s. Pinta

Pustel
Syn: Pustula, Eiterbläschen
Def: Mit Eiter gefüllter Hohlraum intra - oder subepidermal. Die Pustel kann Sekundäreffloreszenz und Primäreffloreszenz (*Efflorezenzen), bakteriell oder steril sein.
Primäre Pustel: Umschriebene Leukozytenansammlung in der Haut.
Sekundäre Pustel: Einwandern von Leukozyten in ein vorbestehendes Bläschen mit Umwandlung des Bläschens in eine Pustel.
Beim Zerreißen der Pusteldecke entleert sich gelblicher bis weißer Eiter, die Pusteldecke wird zur Schuppe. Der Pustelinhalt ergibt eine Kruste (*Crusta) und der Pustelgrund eine *Erosion.

Pustula
s. Pustel

Pustula maligna
s. Anthrax der Haut

Pustular bacterid
s. Pustulöses Bakterid Andrews

Pustularbakterid Andrews
s. Pustulöses Bakterid Andrews

Pustuloderm, toxisches
Def: Durch foudroyant auftretende intensive Erytheme mit Pustelbildung gekennzeichnete *Arzneimittelrektion.
Lok: Große Beugen, Intertrigines
Man: Beschrieben bis jetzt nach Carbamazepin, Betalactamantibiotika, Kombination von Amoxicillin und Clavulansäure, Trimethoprim/ Sulfamethoxazol.
Klin: Großflächige, düsterrote Erytheme mit Ausbildung zahlreicher Pusteln. Allgemeinbefinden beeinträchtigt, Fieber.
Hist: Lokale Granulozytenaggregation subkorneal, z. T. auch intraepidermal.
DD: *Psoriasis pustulosa generalisata, *Pustulosis acuta generalisata, akneiforme Reaktionen
Ther: Absetzen des ursächlich in Frage kommenden Medikamentes. Ggf. Kortikoide intern.
Prog: Selbstlimitierender Verlauf
Lit: Armster H, Schwarz T (1991) Arzneimittelreaktion auf Amoxicillin unter dem Bild eines toxischen Pustuloderms. Hautarzt 42:713–716

Pustulöses Bakterid Andrews
Syn: Pustularbakterid Andrews, Andrews Bakterid, Pustulosis palmaris et plantaris
Def: Pustulöse *Id-Reaktion an Palmae und Plantae bei bakteriellem Infekt.
s. a. Pustulosis acuta generalisata
Ätio: Fokus, in der Regel akuter Streptokokken-Infekt.
Lok: Palmae und Plantae, auch disseminiert am Stamm
Klin: Gelb-weißliche, stecknadelkopf- bis reiskorngroße, z. T. zu großen Eiterseen konfluierende Pusteln. Im weitern Verlauf trocknen die Pusteln ein und schuppen ab. Polymorphes Bild durch das Nebeneinander unterschiedlicher Entwicklungsstufen. Mäßiger Juckreiz möglich. Allgemeinbefinden in der Regel stark beeinträchtigt, Fieber, meist Zeichen einer akuten Tonsillitis.
Diag: BSG erhöht, Leukozytose, Antistreptolysintiter erhöht, Pustelabstrich steril, ggf. Streptokokken im Rachenabstrich.
Hist: Intraepidermale unilokuläre Pustel mit neutrophilen Leukozyten.

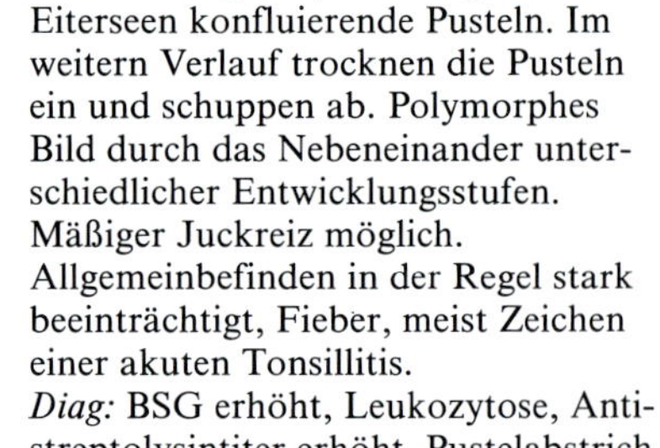

Pustulöses Bakterid

Zellulär-entzündliche Reaktionen im oberen Korium.
DD: *Psoriasis pustulosa palmaris et plantaris, *Acrodermatitis continua suppurativa, *dyshidrotisches Ekzem^, dyshidrosiforme *Tinea pedum bzw. *Tinea manuum
Ther: Fokussanierung: Antibiotika nach Resistogramm (Rachenabstrich), ggf. kurzfristig Steroide in niedriger bis mittlerer Dosierung (50mg/die). Ggf. Tonsillektomie.
Extern: Feuchte Umschläge, blande Externa
Prog: Abheilung nach Fokussanierung
Lit: Bacharach-Buhles M, el Gammal S, Altmeyer P (1993) Das Pustulöse Bakterid (Andrews). Hautarzt 44:221–224

Pustulose, akute generalisata
s. Pustulosis acuta generalisata

Pustulose, sterile eosinophile (Ofuji)
Syn: Eosinophile pustulöse Follikulitis, eosinophile Pustulose
Def: Schubweise Eruption intraepidermal gelegener eosinophiler Pusteln mit starkem Juckreiz.
Ätio: Unbekannt
Man: Vor allem jüngere Männer
Vork: Selten, vor allem Japan, in den letzten Jahren auch im europäischen Raum.
Lok: Häufig zunächst Gesicht, später Stamm und Extremitäten.
Klin: Disseminierte, juckende, gerötete Plaques und Papeln mit Entwicklung steriler Pusteln, Konfluenz zu größeren Herden möglich, auch anuläre und polyzyklische Herde mit zentraler Regression und peripherer Progression.
Am Kapillitium: Zirkumskripte atrophisierende Alopezie vom *Pseudopeladetyp.
Hist: Intraepidermale Pusteln, reichlich Eosinophile in den Pusteln, Haarfollikel, Talg- und Schweißdrüsen, aber auch im perivaskulären subepidermalen Infiltrat.
Lab: gehäuft Blut-Eosinophilie, Erhöhung des Gesamt-IgE, Suppressor-Zellen im peripheren Blut vermindert, negativer Reaktion auf Recall-Antigene.
DD: *Dermatitis herpetiformis, *Psoriasis vulgaris cum pustulatione, *mikrobielles Ekzem^ mit Impetiginisation, *Candidose, *Pustulosis palmaris et plantaris, *Tinea capitis
Ther: Intern: Versuchsweise Sulfone (DADPS®, 100–150 mg/die), ggf. Glukokortikoid-Langzeitmedikation; über erfolgreiche Therapie mit *PUVA wird berichtet.
Extern: Austrocknende Maßnahme (Vioform, Lotio zinci), Glukokortikoide in Lotio oder Creme.
Prog: Chronisch-rezidivierender Verlauf. Spontanheilung möglich, Abheilung unter Hyperpigmentierung, selten Narbenbildung.
Lit: Orfanos CE, Sterry W (1978) Sterile eosinophile Pustulose. Dermatologica 157:193–205
Krahl D (1992) Sterile eosinophile Pustulose (Ofuji) – mediterraner und einheimischer Fall. Hautarzt 43:226–229
Breit R, Röcken M (1991) Klassische Form einer eosinophilen pustulösen Follikulitis – erfolgreiche Therapie mit PUVA. Hautarzt 42:247–250

Pustulose, subkorneale
Syn: Snedden-Wilkinson-Syndrom, subcorneal pustular dermatitis, subkorneale pustulöse Dermatose, Pustulosis subcornealis
Def: Chronisch rezidivierendes Erkrankung mit Eruption streng subkorneal gelegener steriler Pusteln.
Man: Gehäuft ab dem 50. Lebensjahr, häufiger bei Frauen
Lok: Vor allem Stamm, intertriginöse Bereiche und Kopf. Selten an Fußsohlen und Handtellern.
Klin: Bläschen- und Pustelgruppen, die durch Konfluenz und Transformation zirzinäre krustenbedeckte Herde bilden. Häufig kraniokaudaler Ablauf. Bei frischem Pustelschub steiler Fieberanstieg.

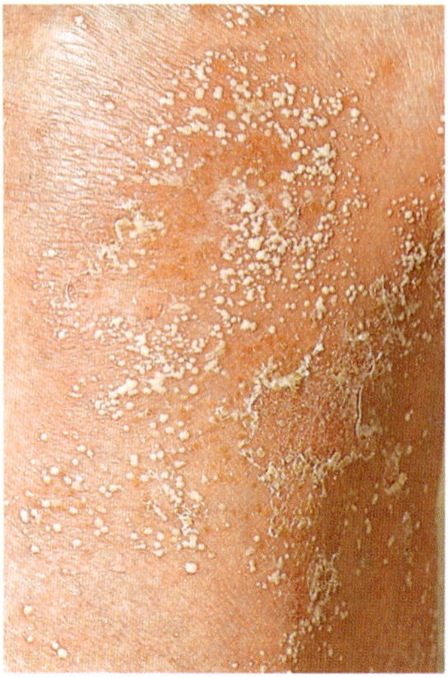

Subkorneale **Pustulose**

Hist: Subkorneale Pustelbildung
Lab: Pustelausstrich: Zahlreiche Neutrophile, selten Eosinophile.
DD: *Dermatitis herpetiformis Duhring, *Impetigo contagiosa, *Psoriasis pustulosa generalisata, *Bullöses Pemphigoid^, *Pemphigus vulgaris, *Pemphigus foliaceus, *Pemphigus erythematodes, *vulgäres Ekzem^
Ther: Intern: DADPS® 100–150 mg/die, versuchsweise aromatisches Retinoid, Therapieerfolge unter Mebhydrolin (3×50mg/die) werden berichtet. Extern: Eröffnung der Pusteln, antiseptische Behandlung der Erosionen, Kortikoidcreme.
Lit: Dorittke P, Wassilew SW (1988) Subcorneale Pustulose Sneddon Wilkinson, Therapie mit Mebhydrolin. Z. Hautkr. 63:1025–1027
Dallot A, Decazes JM, Drouault Y, Rybojad M, Verola O, Morel P, Modai J, Puissant A (1988) Subcorneal pustular dermatosis (Sneddon-Wilkonson disease) with amicrobial lymph node suppuration and aseptic spleen abscesses. Brit J Dermatol 119:803–807

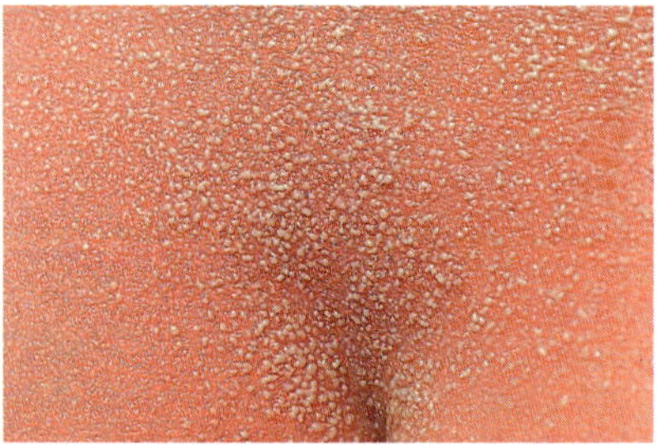

Pustulosis acuta generalisata

Pustulosis acuta generalisata
Syn: Akute generalisierte Pustulose, akutes generalisiertes pustulöses Bakterid, akute generalisierte exanthematische pustulöse Dermatitis
Def: Im Zusammenhang mit Infekten oder Medikamenteneinnahme auftretendes, generalisiertes, akral betontes, pustulöses Exanthem mit Tendenz zur spontanen Abheilung. Wahrscheinlich Maximalvariante des *pustulösen Bakterid Andrews.
Ätio: Auftreten v. a. in Anschluß an Streptokokkenerkrankungen oder virale Infekte (Enteroviren), nach Medikamenteneinnahme
Lok: V. a. Hand- und Fußrücken, Extremitäten; weniger Herde an Stamm und Kapillitium.
Klin: Beeinträchtigung des Allgemeinbefindens, Fieber. Disseminierte, sich synchron entwickelnde, bis halberbsgroße, gelbe, von einem erythematösen Saum umgebene Pusteln. Ausbildung von Erosionen durch Platzen der Pusteln oder bräunliche Eintrocknung der Pusteln. Z. T. *Erythema-exsudativa-multiforme-artige Kokarden.
Hist: Intraepidermale einkammerige Pusteln.
DIF: Immunglobuline (IgG) und Komplementfaktoren (CI3) in den Gefäßwänden der Kapillaren des Stratum papillare und in der Basalmembranzone.
Lab: BSG-Erhöhung, Leukozytose, ggf. Eosinophilie

DD: *Pyodermie, *Miliaria pustulosa, *Psoriasis pustulosa generalisata, *Hand-Mund-Fuß-Krankheit, *Pustulöses Bakterid Andrews, *Erythema exsudativa multiforme, *Sweet-Syndrom
Ther: Intern: Kortikoide (Prednison 60–100 mg/die).
Extern: Lotio zinci, evtl. Glukokortikoidcreme
Prog: Spontane Abheilung nach 10 Tagen bis 4 Wochen.
Lit: Rouchouse B, Bonefoy M, Pallot B et al. (1986) Acute Generalized Exanthematous Pustular Dermatitis and Viral Infection. Dermatologica 173: 180–184
Ishikawa H, Nameki H, Hattori A (1979) Akutes generalisiertes pustulöses Bakterid: Eine Abart des pustulösen Bakterid Andrews. Hautarzt 30: 144–148
Braun-Falco O, Luderschmidt L, Maciejewski W, Scherer R (1978) Pustulosis acuta generalisata. Hautarzt 29: 371–377

Pustulosis acuta varicelliformis
s. Eccema herpeticatum

Pustulosis acuta varioliformis Juliusberg
s. Eccema herpeticatum

Pustulosis palmaris et plantaris
Def: Uneinheitlich gebrauchter Begriff entweder für das *Pustulöse Bakterid Andrews oder für die *Psoriasis pustulosa palmaris et plantaris ohne Beteiligung des restlichen Integumentes.

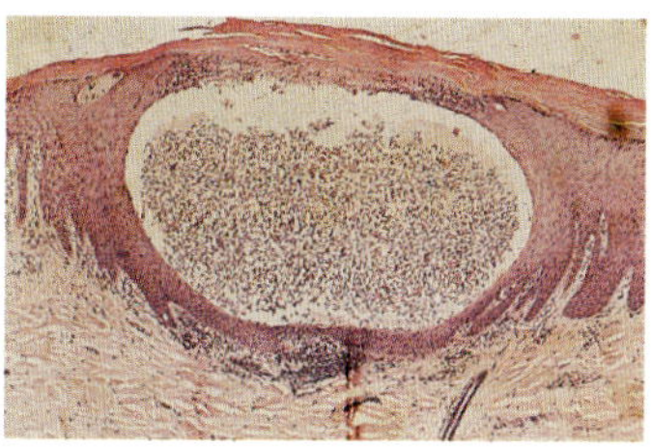

Pustulosis palmaris et plantaris; unilokuläre Pustel

Pustulosis subcornealis
s. subkorneale Pustulose^

Pustulosis vacciniformis acuta
s. varioliforme Pyodermie^

Pustulosis varioliformis acuta
s. varioliforme Pyodermie^

PUVA-Therapie
Syn: Photochemotherapie
Def: Lokale oder systemische Applikation von Psoralen mit nachfolgender UVA-Bestrahlung.
Psoralene sind trizyklische Furocumarine, die in zahlreichen Pflanzen vorkommen, aber auch synthetisch hergestellt werden und als starke Photosensibilisatoren wirken. Verwendet wird v. a. 8-Methoxypsoralen.
- Systemische Anwendung: 0,6–0,8 mg/kg KG per os, nach 1–3 h Ganzkörperbestrahlung mit 0,5–2,0 J/cm^2 UVA (320–380 nm) je nach Hauttyp und Bräunungsgrad (langsame Steigerung der Dosis).
- Lokale Anwendung (an Händen und Füßen): Applikation von 8-Methoxypsoralen als Lösung oder Creme, anschließend UVA-Bestrahlung (Dosierung wie oben).
  Die therapeutische Wirkung beruht auf einer *phototoxischen Reaktion, die sich klinisch als entzündliche Reaktion (verzögertes phototoxisches Erythem) manifestiert.

Indikation
- Für systemische Anwendung: Kutane *T-Zell-Lymphome^, schwere Formen der *Psoriasis vulgaris, schweres *endogenes Ekzem^, *Vitiligo, *Urticaria pigmentosa.
- Für lokale Anwendung: *Psoriasis pustulosa palmaris et plantaris, chronische Hand- und Fußekzeme, *Alopecia areata.
  Unerwünschte Wirkungen:
- Akut: *Verbrennungen 1.–2. Grades (bei Überdosierung), Juckreiz, Übelkeit. Keratitis photoelectrica, daher Augenschutz durch UVA-undurchlässige Brille notwendig.

- Chronisch: *aktinische Elastose^, *Lentigines bis hin zum *Lentigo-maligna-Melanom^, erhöhtes Risiko der Entwicklung von *Basaliomen und *spinozellulären Karzinomen^, fraglich Kataraktbildung (im Tierversuch; Psoralene werden in die Augenlinse eingelagert).

Cave: Bei Männern Gefahr der Entwicklung eines Hodenkarzinoms, daher unbedingt Gonadenschutz erforderlich. Risiko 16–286fach im Vergleich zur Normalbevölkerung.

Lit: Girbig P, Grimmel M, Moll I, Jung EG (1988) Spezielle Späteffekte bei PUVA-Patienten. Akt. Dermatol. 15:28–31

Hönigsmann H, Wolff K, Fitzpatrick TB et al. (1978) Oral Photochemotherapie with psoralens and UVA. In: Fitzpatrick TB et al. Dermatology in general medicine. 3rd ed. 1533–1558

Stern RS et al. (1990) Genital tumors among men with psoriasis exposed to psoralens and ultraviolet A radiation (PUVA) and ultraviolet B radiation. N Engl J Med 322:1093–1097

Wolff K (1985) PUVA: Pro und Contra. Hautarzt 36:25–33

Pyemotes ventricosus

Def: Kornkäfermilbe, Verursacher der *Getreidekrätze.

Pyoderma faciale (O'Leary und Kierland)

Def: *Akne-conglobata-artige, perakut bis subakut verlaufendes Krankheitsbild bei jungen Frauen im Gesicht mit Pusteln und tiefen Abszessen. Die Entität dieses Krankheitsbildes ist umstritten.

Klin: Schmerzhafte, nodulo-zystische Herde zentrofazial, keine Komedonen, keine Teleangiektasien.

DD: *Akne conglobata, *Rosacea

Ther: Isotretinoin (0,5 mg/kg/die, cave: Antikonzeption), Antibiotika oft erfolglos, Versuche auch mit Kortikoiden.

Lit: Oostendrop I, Worret WI (1992) Pyoderma faciale. Z. Hautkr. 67 (11): 1001–1002

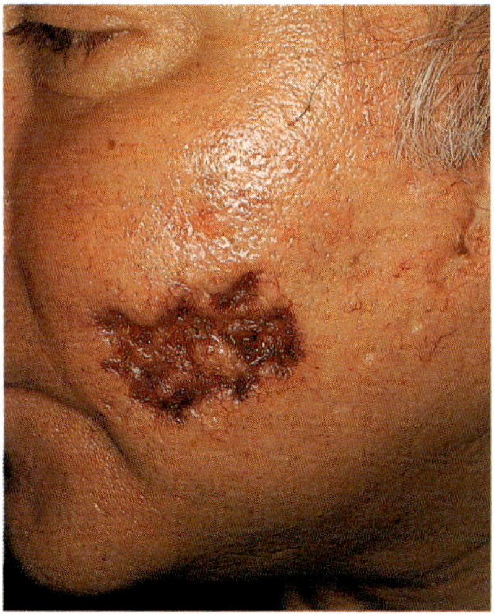

Pyoderma gangrenosa bei Darmentzündung

Pyoderma gangraenosum

Syn: Dermatitis ulcerosa, Meleney Geschwür, Pyodermia ulcerosa serpiginosa, Pyodermia chronica ulcerosa serpiginosa, Pyodermia vegetans et ulcerans gangraenosa, phagedänische Ulzera

Def: Chronisch-progrediente, schmerzhafte, großflächige, polyzyklische Ulzeration ungeklärter Genese. Die Assoziation mit *Colitis ulcerosa hat im Laufe der Jahre in der Häufigkeit abgenommen (1957:60%, 1981:17%), die Assoziation mit hämatologischen Erkrankungen nimmt zu.

Ätio: Unbekannt, diskutiert werden hyperergische (infektallergische) Reaktionen, *Autoimmunerkrankung oder gefäßokklusive Erkrankung sowie Zusammenhang mit einer *hyperergischen Vaskulitis^. Gehäuft Koinzidenz mit *Colitis ulcerosa, *Enteritis regionalis, *Primärchronischer Polyarthritis^, Lungenabszeß, chronischer Bronchitis, chronischer Zystitis, monoklonaler Gammopathie, myeloproliferativen Anomalien.

Lok: Vor allem untere Extremitäten, am gesamten Integument möglich.
Klin: Einzelne oder mehrere, primär aus Blasen, Pusteln, Papeln oder Infiltraten bestehende Herde. Ausbildung flächenhafter, flacher Ulzerationen durch Apposition und randwärtiger Progredienz.
Charakteristische schmerzhafte Randzone mit wallartigen, unterminierten Rändern und düsterrotem lividem Erythemsaum.
Sonderform: *Postoperative progressive Hautgangrän^
Hist: Ulkus, seitlich angehobene Epidermis, dichtes Infiltrat am Ulkusgrund, bestehend aus Neutrophilen, Lymphozyten, Plasmazellen, Histiozyten, Fremdkörperriesenzellen, evtl. leukozytoplastische *Vaskulitis.
Ther: Behandlung der Grunderkrankungen.
Intern: Cyclosporin (5 mg/kg KG/die), Kortikoide (Prednison 100–150 mg/die) bei Therapieresistenz versuchsweise Azathioprin (50–150 mg/die), Sulfone, DADPS®, Clofazimine (300 mg/die), Colchizin.
Extern: Lokale Ulkustherapie, antibiogrammgerechte Antibiotika, ggf. Exzision und plastische Deckung des Defektes nach Abheilung.
Cave: Chirurgische Intervention im akuten Stadium kontraindiziert.
Prog: Chronisch-progredienter Verlauf. Keine Spontanheilung. Gehäuft Rezidive.
Lit: Blecher P, Kerscher M, Korting HC (1991) Pyoderma gangraenosum auf Vasculitis allergica. Akt. Dermatol. 17:191–194
Friduss S, Sadoff W et al. (1992) Fatal pyoderma gangrenosum in association with C7 deficiency. J Am Acad Dermatol 27:356–359
Keltz M, Lebwohl M, Bishop S (1992) Peristomal pyoderma gangrenosum. J Am Acad Dermatol 27:360–364
Metz G, Metz J (1981) Pyoderma gangraenosum (Dermatitis ulcerosa). Hautarzt 32:443–449
Prystowsky JH, Kahn SN, Lazarus GS (1989) Present status of pyoderma gangrenosum. Arch Dermatol 125:57–64
Warneke B, Breitbart EW, Nasemann T (1988) Das Pyoderma gangraenosum unter besonderer Berücksichtigung immunologischer und haematologischer Parameter. Z. Hautkr. 63 (5):398–408

Pyodermia
s. schankriforme Pyodermie^

Pyodermia chronica papillaris et exulcerans
s. Pyodermia vegetans

Pyodermia fistulans significa (Krauspe und Stelzner)
s. Acne inversa

Pyodermia subcutanea et fistulosa
Def: Bakterielle Hautinfektion mit ausgedehnten Infiltraten, Fistelbildungen und eitriger Sekretion.
s. a. Pyodermie
DD: *Akne conglobata, *Tuberculosis subcutanea et fistulosa.

Pyodermia superficialis vesiculosa
s. Impetigo contagiosa streptogenes

Pyodermia ulcerosa serpiginosa
s. Pyoderma gangraenosum

Pyodermia vegetans
Syn: Chronisch vegetierende Pyodermie, Pyodermites végétantes et verruqueuses, Pyodermia chronica papillaris et exulcerans
Def: Chronisch vegetierende *Pyodermie nach banalen Verletzungen meist bei abwehrgeschwächten Patienten.
Ätio: Defekte der humoralen oder zellulären Immunität, prädisponierende Lokalfaktoren, virulente Erreger, Infektion einer zugrundeliegenden Hautverletzung.
Err: Beta-hämolysierende Streptokokken der Gruppe A. Staphylococcus aureus, selten gramnegative Keime oder Mischflora.
Lok: Vor allem Extremitäten, vor allem Handrücken

Klin: Sich peripher ausdehnende, schwammige, lividrote Infiltrate mit zahlreichen Pusteln und Fisteln; siebartiger Aspekt. Tendenz zu verrukösen oder ulzerösen Hautwucherungen. Entleerung eines serös-eitrigen Sekrets auf Druck. Unregelmäßige Narbenbildung. Brücken- und Zipfelnarben. Sonderform: s. Pyodermite végétante Azua
DD: *Pyoderma gangraenosum, *Bromoderma tuberosum, tiefe *Mykosen, *Aktinomykose, *Sporotrichose, *Nocardiose, *Papillomatosis cutis carcinoides
Ther: Intern: Antibiotika nach Antibiogramm.
Extern: Feuchte Umschläge, Desinfektion: Chloramin, Chinosol. Argentum nitricum, Antiseptika, Antibiotika. Ggf. Abtragen der Vegetationen: Diathermieschlinge, scharfer Löffel. Evtl. immunmodulatorische Maßnahmen.
Prog: Keine Spontanrückbildung
Lit: Hornstein OP, Djawari D (1984) Pluriorifizielle vegetierende Pyodermie bei T-Zelldefekt. Hautarzt 35:132–137

Pyodermie
Def: Infektion der Haut und der Hautanhangsgebilde mit Eitererregern, meist Staphylo- oder Streptokokken.
s. a. Impetigo contagiosa; Follikulitiden; Furunkel; Karbunkel; Paronychien; Ekthyma; Erysipel; Erythrasma; staphylogenes Pemphigoid^ der Neugeborenen; staphylogenes Lyell-Syndrom; Bulla repens; Hidradenitis suppurativa; multiple Schweißdrüsenabszesse der Neugeborenen; Phlegmone; Abszeß; Streptokokkengangrän; Akne necroticans; Aktinomykose; Enterokokkengranulome der Haut

Pyodermie, chronisch vegetierende
s. Pyodermia vegetans

Pyodermie, dyshidrotische
Def: Ungebräuchlicher Begriff für eine superinfizierte *Cheiro- oder *Podopomphylyx.

Pyodermie, schankriforme
Syn: Pyodermia chancriformis
Def: An den syphilitischen Primäraffekt (Schanker) erinnernde chronische Pyodermie
Err: Vor allem Staphylococcus
Lok: Vor allem Augen, Bartgegend, Unterlippe, auch: Wimpern, Wangen, Gesäß, Genitale
Klin: Derbes, gut abgrenzbares, über das Hautniveau erhabenes, entzündliches, zunächst oberflächlich erodiertes, später ulzeriertes, verkrustetes Infiltrat. Regionale schmerzhafte Lymphknotenschwellung
DD: *Ulcus durum, *Ulcus molle, *Anthrax, *Ecthyma contagiosa, *katane Leishmaniose^, *Keratoakanthom
Ther: Extern: Feuchte desinfizierende Umschläge, antimikrobielle Cremes, ggf. Antibiotika nach Antibiogramm intern
Lit: Klein CE, Pillekamp H, Kaufmann R (1990) Schankriforme Pyodermie. Dt. Derm. (9):119–1120

Pyodermie, varioliforme (Streitmann)
Syn: Pustulosis vacciniformis acuta, Pustulosis varioliformis acuta
Def: Unterschiedlich verwendeter Begriff. Ursprünglich für das *Eccema herpeticatum geprägt, heute für Pyodermien mit varioliformen Aspekt gebraucht

Pyodermisation
s. Impetigisation

Pyodermite végétante Azua
Def: Sonderform der *Pyodermia vegetans mit pseudo-epitheliomatöser Epidermisreaktion. Es wird diskutiert, ob diese Erkrankung mit der *Papillomatosis cutis carcinoides identisch ist.

Pyodermite végétante de Hallopeau
Def: Veraltete Bezeichnung für den *Pemphigus vegetans Typ Hallopeau.

Pyodermites végétante Hallopeau-Feulard
Def: Veraltete Bezeichnung für den *Pemphigus vegetans Typ Hallopeau.

Pyodermite végétantes et verruqueuses
s. Pyodermia vegetans

Pyosis Mansoni
s. großblasige Impetigo^ contagiosa

Pyospermie
Def: Gelbliches bis grünliches Ejakulat mit hohem Leukozytenanteil bei bakteriellen Entzündungen der abführenden Samenwege.
Diag: Bakterielle Untersuchung des Spermas.

Pyostomatitis vegetans
Syn: Pyo-(Rhino-Blepharo-)Stomatitis vegetans, pluriorifiziell lokalisierte Stomatitis
Def: Seltene, umstrittene Erkrankung der Mundhöhle mit hoher Korrelation zu entzündlichen Darmerkrankungen. Von einigen Autoren wird sie als Minimalvariante des *Pemphigus vegetans Typ Hallopeau betrachtet. Selten auch Lokalisation außerhalb der Mundhöhle.
Ätio: Ungeklärt, zu nahezu 100% Assoziation mit Darmerkrankungen (*Colitis ulcerosa, *Enteritis regionalis), Immundefekten.
Klin: Beginn mit miliaren Pusteln, Konfluenz und Ulzeration, später pflasterartiges Bild der gesamten Mundhöhle mit Auflagerung von schleimigen Membranen. Z. T. geringe Schmerzhaftigkeit, z. T. stark schmerzend.
Hist: *Akanthose, *Parakeratose, herdförmig *Akantholyse, Mikroabzesse, gemischtzelliges Infiltrat in der Lamina propria.
DIF und IIF: Keine oder unspezifische Ablagerungen, keine zirkulierenden Antikörper
DD: *Pemphigus vegetans Typ Hallopeau
Ther: Intern: Kortikoide, DADPS
Lokal: Symptomatisch
Lit: Lobkowicz F, Eckert F, Braun-Falco O (1991) Pyostomatitis vegetans. Hautarzt 42:92–95
Ballo FS, Camisa C, Allen CM (1989) Pyostomatitis vegetans. J Am Acad Dermatol 21:381–387

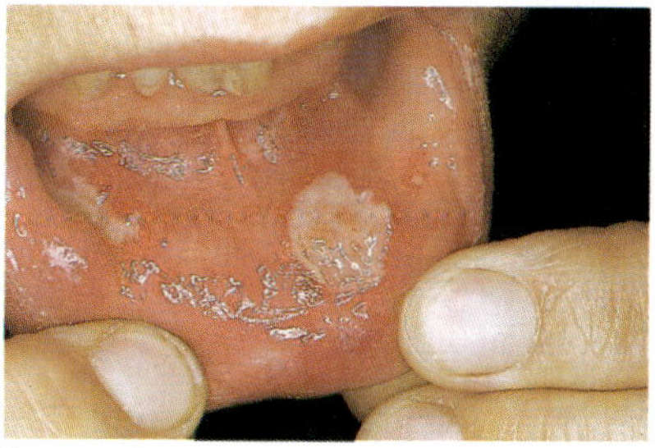

Pyostomatitis vegetans

Pyridoxin
s. *Pyridoxinmangel

Pyridoxinmangel
Def: Vitamin B6-Mangel, z. B. bei Kindern, die mit stark erhitztem Milchpulver ernährt wurden. Auch nach Isonikotinsäurehydrazid (INH), Hydralazin.
Klin: Wachstumsstörungen, Akrodynie, mikrozytäre hypochrome Anämie, Krampfzustände.
Selten Hautveränderungen um Augen, Nase, Mund, die dem *seborrhoischen Ekzem^ ähneln. Konjunktivitis, schmerzhafte Glossitis.

Pyrogallolvergiftung
Def: Nach Einreibung mit pyrogallolhaltiger Salbe (z. B. bei *Psoriasis vulgaris) Vergiftung durch Methämoglobinbildung.

Q

Q-Fieber
s. Balkangrippe

Quaddel
Syn: Urtica
Def: Akute, flüchtige, umschriebene, juckende, flach erhabene, blaßrosa bis weißliche, teigig derbe Hautverdickung unterschiedlicher Größe.
Die Quaddel entsteht innerhalb von Minuten aus einem Erythem und verschwindet innerhalb von 3–4 Stunden wieder.
Multiple Quaddeln sieht man bei der *Urtikaria. Beim *angioneurotischen Ödem liegt eine *Urticaria profunda mit Ödembildung in der tiefen Dermis und in der Subkutis vor.
s. a. Seropapel
Ätio: Durch Mastzellendegranulation Histaminfreisetzung in die obere Kutis.
Hist: Ödem in der oberen Dermis, perivaskuläres lymphozytäres Infiltrat, z. T. mit Eosinophilen, selten mit Leukozyten.

Quadranten-Syndrom
s. Klippel-Trénaunay-Syndrom

Queryfever
s. Balkangrippe

Quetsch-Urethritis
Def: Irritation der Harnröhrenschleimhaut, z. B. nach abgelaufener *Gonorrhoe durch gewohnheitsmäßiges Ausstreichen und Quetschen des Membrums zur Kontrolle, ob sich noch Eitertröpfchen entleeren lassen.
s. a. Postgonorrhoischer Katarrh

Quecksilberallergie
Def: Kontaktsensibilisierung auf Quecksilber als Typ-IV-Reaktion. Relevanz bes. in der Zahnheilkunde (Amalgan-Blomben).
Klin: *Kontaktallergisches Ekzem^, meist im Bereich des Mundes oder perioral.
Diag: Epikutantest: 0,1%iges Sublimat; 5% Quecksilberpräzipitat als Salbe (cave: mögliche Interaktionen mit Aluminium-Patches).

Quecksilbervergiftung
*Mercurosis

Queyrat-Syndrom
s. Erythroplasie Queyrat

Quincke-Ödem
s. Angioneurotisches Ödem

Quincke-Ödem, hereditäres
s. hereditäres Angioödem^

Quincke-Ödem, idiopathisches
s. Angioneurotisches Ödem

Quincke-Ödem, sporadisches
s. Angioneurotisches Ödem

Quinquaudsche Krankheit
s. Folliculitis decalvans

Quinton-Sly, Morbus
Def: Autosomal-rezessiv vererbte *Mucopolysaccharidose (Typ 7) durch Defekt der beta-Glucuronidase mit Kleinwuchs, groben Gesichtszügen, Hornhauttrübungen Dysostosis multiplex und Demenz.
Man: Meist 1.–5. Lebensjahr.
Bei Manifestation im Schulkindalter seltener Hornhauttrübungen, normale Größe und Intelligenz.

Quiriqua
s. Pinta

R

Rabson-Mendelhall-Syndrom
Def: Rezeptorbedingte Insulinresistenz mit Hyperglykämie und Glukosurie, Macrogenitosomia praecox (Nebennierenrindenhyperplasie), *Acanthosis nigricans benigna, Makroglossie, Dysplasie der Zähne und mukokutane Papillomatose.

Rachitis
Syn: Englische Krankheit
Def: Manifestation eines Vitamin-D-Mangels im Wachstumsalter am Skelettsystem infolge mangelhafter Kalkeinlagerung in die osteoide Substanz.
Klin: Kraniotabes, Frons quadrata, rachitischer Rosenkranz, Glockenthorax, rachitische Sitzkyphose.

Rackettnägel
s. Brachyonychie

Rad
Syn: Roentgen-absorbed dose
Def: Einheit für die absorbierte Strahlendosis. Sie ist erforderlich, um die Wirkung verschiedener Strahlenarten miteinander vergleichen zu können und wird in erg/g ausgedrückt (1 rd = 100 erg/g), Einheit ist das Gray, Abkürzung: Gy, 1 Gy = rd.

Radioallergosorbent-Test
s. RAST

Radioderm
s. Radiodermatitis chronica

Radiodermatitis
Syn: Radiumdermatitis
Def: Dermatitis durch Einwirkung ionisierender Strahlen auf die Haut, z. B. Radiumstrahlen, Grenzstrahlen, Gammastrahlen, Betastrahlen, Alphastrahlen.
Je nach Klinik unterscheidet man die *Radiodermatitis acuta und die *Radiodermatitis chronica.

Radiodermatitis acuta
Syn: Akute Röntgendermatitis
Def: *Radiodermatitis 6–12 Tage nach der Bestrahlung. Die klinischen Symptome sind auf das Bestrahlungsfeld beschränkt und lassen sich in 3 Grade einteilen.
Klin:
- 1. Grad:
  Erythematöses Stadium mit düsterrotem Erythem, nachfolgend diffuse oder fleckige Hyperpigmentierung. Vorübergehende Blockierung der Talgdrüsensekretion.
  Haarausfall 3 Wochen nach der Bestrahlung, Wiederwachsen der Haare 4–12 Wochen nach der Bestrahlung.
- 2. Grad:
  Bullöses Stadium bei Strahlendosen 8–10 Gy mit entzündlicher Rötung, Ödem, Blasenbildung, Nässen. Irreversibler Verlust der Haare, Talgdrüsen, Nägel und Schweißdrüsen.
- 3. Grad:
  Ulzeröses Stadium mit primärer tiefer Gewebsnekrose, schmerzhafter Ulzeration, akutem Röntgenulkus, schlechter Heilungstendenz.

Ther: Symptomatisch, langfristige Kontrolluntersuchungen (Gefahr der Karzinomentstehung)

Radiodermatitis chronica
Syn: Radioderm, Röntgenoderm, Radiodermie, chronische Röntgendermatitis
Def: Dermatitis durch chronische Einwirkung von ionisierenden Strahlen auf die Haut.
s. a. aktinische Dermatitis
Ätio: Strahlendosen 12–15 Gy (1200–1500 Rd), nach *Radiodermatitis acuta 2. und 3. Grades oder bei wiederholten kleinen Strahlendosen.

Klin: Poikilodermatische, trockene, atrophische Haut, Verlust der Hautanhangsgebilde, fleckige Hyper- und/ oder Depigmentierungen, Teleangiektasien. Rissige, dystrophe Nägel. s. a. Röntgenelastose
Komp: *Röntgenulkus, *Röntgenkeratosen, Karzinomentwicklung.
Ther: Ausreichende Kontrolle (erhöhte Gefahr der Karzinomentstehung). Hautpflege mit fettenden Externa.
Prog: Abhängig von den Komplikationen. Bei rechzeitiger Karzinomerkennung und -beherrschung günstig.

Radiodermie
s. Radiodermatitis chronica

Radioimmunoassay
Syn: RIA
Def: Radioimmuologisches Nachweisverfahren für Proteine, Mediatoren, Medikamente.
Testprinzip: Durch die kompetitive Bindung des unbekannten Antigens gegenüber einer definierten Menge radioaktiv-markierten Antigens an mono- oder polyklonale spezifische Antikörper erfolgt nach entsprechenden Trennungsschritten die quantitative Bestimmung.

Radiumcarcinom
s. Röntgenkarzinom

Radiumdermatitis
s. Radiodermatitis

Radiumulkus
s. Röntgenulkus

Räude
Syn: Tierräude
Def: Milbenbefall verschiedener Säugetierarten. Übertragung der *Milben auf den Menschen möglich, wobei die Milben sich in der menschlichen Haut nicht einnisten und vermehren können.
Klin: In der Regel keine Milbengänge. Juckende urtikarielle Hauterscheinungen durch Einstiche und kurzfristiges oberflächliches Eindringen der Milben in die Haut.
s. a. Pferdekrätze, Katzenräude, Hunderäude
Ther: Symptomatisch, Sanierung des Tieres.

Ragweed-Dermatitis
Def: *Airborn-contact-dermatitis durch Pollen des Taubenkrautes (englisch: Ragweed), die aufgrund ihrer Kleinheit leicht durch den Wind verschleppt werden. Ragweed-Pollen haben auch als *Pollinose-Auslöser eine Bedeutung.
Klin: Subakut bis chronisches *Ekzem an freigetragenen Hautpartien.
DD: *Photoallergische Ekzem
Ther: Meidung der Noxe, ggf. kurzfristig Kortikoidexterna.

Ramsey-Hunt-Syndrom
s. Zoster oticus

Rankenangiom
Syn: Haemangioma racemosum, Rankenangiom, Angioma racemosum
Def: Sehr seltene, varizenähnliche Fehlbildung arterieller und venöser Gefäße mit Ausbildung arteriovenöser Anastomosen.
Man: Ab Geburt oder in frühester Jugend, bevorzugt männliches Geschlecht.
Lok: Obere Körperhälfte, besonders Kopf und Mundhöhle, fast immer halbseitig.
Klin: Geschlängelte, manchmal pulsierende oder schwirrende, vorspringende, blaurote Gefäße. Kombination mit anderen Fehlbildungen möglich.
Ther: Strahlenrefraktär, falls erforderlich Operation.
Komp: Ggf. Ausbildung von Skelettveränderungen, Bewegungseinschränkung.

Rankenneurom
Def: Heute unübliche, uneinheitlich verwendete, pathologisch-anatomische Bezeichnung für ein histomorphologisches Symptom, welches bei *Neuromen und *Neurofibromen gesehen wird.

Lit: Altmeyer P, Merkel KH (1981) Multiple systematisierte Neurome der Haut und der Schleimhaut. Hautarzt 32:240–244

Rankenneurom, pigmentiertes (Altmeyer)
Def: Histologische Variante eines *eingekapselten Neurofibroms^ mit zahlreichen, das Tumorparenchym diffus durchsetzenden Melanozyten.
Klin: Pastillenförmiger, blauschwarzer, derber Tumor
DD: *Malignes Melanom^, *blauer Naevus^
Ther: Exzision
Lit: Altmeyer P (1976) Zur Histologie des pigmentierten Rankenneuroms. Arch Derm Res 264:161–168

Ranula
Syn: Fröschleingeschwulst
Def: Retentionszyste der Glandula sublingualis durch Verschluß des Speicheldrüsenausführungsganges.
Klin: Klare, halbkugelige, fluktuierende Zyste neben dem Zungenbändchen.
Ther: Ausschälen der Zyste mit der Zystenwand.

Ranviersche Knoten
s. Desmosomen

Rashs
Def: Englische Bezeichnung für flüchtige scarlatiniforme, seltener morbilliforme, dem eigentlichen Exanthem vorangehende Vorexantheme, z. B. bei *Masern, Echo-Virus-Erkrankungen, *Varizellen, *Pocken, Typhus abdominalis, Poliomyelitis, Grippe, *Parotitis epidemica, Meningitis, Sepsis.

Rasierseifendermatitis
Def: Degenerativ-toxische *Kontakt-Ekzem auf Rasierseife.
Lok: Wange, Kinn, Oberlippe
DD: Bakterielle oder mykotische Infektionen
Ther: Umstellung der Rasiermethode (Trockenrasur)

RAST
Syn: Radioallergosorbent-Test
Def: In vitro Testsystem zum Nachweis spezifischer IgE-vermittelter Sensibilisierung.
Testprinzip: An einen Festphasenträger gekoppeltes Allergen wird mit Patientenserum inkubiert. Nach Auswaschen der ungebundenen Serumbestandteile erfolgt der Nachweis des allergenspezifischen IgE's mittels eines sekundären, radioaktiv-, fluoreszenz- oder enzym-markierten Antihuman-IgE-Antikörpers.
s. a. CAP, PRIST und RIST

Rat bite fever
s. Rattenbißkrankheit I

Ratschow-Lagerungsprobe
s. Lagerungsprobe

Rattenbißkrankheit I
Syn: Sodoku, rat bite fever
Def: Seltene bakterielle Infektionskrankheit (Treponematose) mit primärem Ulkus-Adenopathie-Komplex.
Ätio: Übertragung auf den Menschen durch den Biß infizierter Ratten, auch Mäuse, Katzen, Hunde.
Err: Spirillum minus (Spirochaeta morus muris)
Vork: Hauptsächlich in Japan
Klin: Inkubationszeit 2 bis mehrere Wochen.
Ulzeration an der Bißstelle, regionale Lymphknotenschwellung. Fieber vom Rückfalltyp, Exantheme, rheumatoide Beschwerden.
Diag: Erregernachweis im Ulkus oder im Blut, in 50% positive Wassermann-Reaktion.
DD: *Rückfallfieber, *Leptospirose, *Rattenbißkrankheit 2
Ther: Penicillin V (4 Mio. I. E./die für 10 Tage), alternativ Tetracycline.
Prophylaxe: Rattenbekämpfung
Prog: Auch ohne Antibiose meist Heilung ohne Residuen bis auf Narbe.

Rattenbißkrankheit II
Syn: Haverhill fever, Erythema arthriticum epidemicum, Bakterien-Rattenbißkrankheit

Def: Meldepflichtige (etwa 50% aller Ratten sind befallen) durch Bißverletzung oder verunreinigte Nahrungsmittel auf den Menschen übertragene bakterielle Infektionskrankheit. Häufigere und schwerer verlaufende Form des Rattenbißfiebers.
Err: Streptobacillus moniliformis
Vork: In Asien häufig, in Europa selten
Klin: Inkubationszeit 1–5 Tage. Fieber, Schüttelfrost, Kopfschmerzen, Myalgien, Polyarthralgien. Hautveränderungen: 2–3 Tage nach klinischer Manifestation morbilliformes, makulopapulöses Exanthem, Petechien, vor allem an Extremitäten, Palmae und Plantae.
Diag: Blutkultur.
DD: Meningokokkensepsis, Gonokokkensepsis, unterschiedliche Virusexantheme, *Rocky-Mountain-Fleckfieber
Ther: Intern: Procain-Penicillin G je nach Sensibilität der Erreger 5–20 Mio. I. E./die für 4–6 Wochen.
Prophylaxe: Rattenbekämpfung

Rattenbißnekrosen
s. Fingerkuppennekrosen

Rattenfleckfieber
s. endemisches Fleckfieber^

Rattenmastzellendegranulationstest
s. Basophilendegranulationstest

Rattenmilbe, tropische
Syn: Ornithonyssus bacoti
Def: Zu den Gamasidae gehörende, Ratten und Mäuse befallende *Milbe. Der Mensch kann als Ersatzwirt dienen.
Klin: Juckende, papulöse Hautveränderungen.
Ther: Lokal: Ggf. Kortikoide. Prophylaxe: Ratten- und Mäusebeseitigung.

Raubwanzen
Def: In tropischem Klima, vor allem Südamerika, lebende Wanzen, Überträger der *Chagas-Krankheit.

Raucherleukokeratose
s. Leucokeratosis nicotinica palati

Raucherleukoplakie
Def: *Leukoplakie durch starkes Rauchen, z. B. an den Lippen bei Pfeifenrauchern.
Sonderform: *Leucokeratosis nicotinica palatina
Ther: Histologische Sicherung, Einstellen des Rauchens, halbjährliche Kontrolluntersuchungen.
Prog: Übergang in *spinozelluläres Karzinom^ möglich.

Raupendermatitis
Def: Durch direkten Kontakt mit nesselhaartragenden Lepidopteren Auslösung einer toxischen Dermatitis. Folgende Raupen spielen hierbei in Europa eine Rolle: Goldafterraupe, Raupen von Prozessionsspinner, Bärenspinner und Fleckenfalter
Klin: Stark juckende Erytheme und urtikarielle Papeln oder Bläschen, häufig strichförmig, entsprechend der Kriechspur der Raupe angeordnet. Beim Verteilen der Raupenhaare durch Kratzen und Wischen entsteht auch an anderen Orten eine Raupendermatitis.

Raupenkonjunktivitis
Def: Toxische *Konjunktivitis durch Kontakt mit den durch den Wind verbreiteten Raupenhärchen des in Südeuropa beheimateten Pinienspinners.
Ther: Kortikoidhaltige Augentropfen

Raynaud, Morbus
Syn: Raynaudsche Krankheit
Def: Primäres *Raynaud-Phänomen. Minusvariante: *Digitus mortuus
Ätio: Idiopathisch, auslösend wirken: Abkühlungsreiz, vor allem Temperaturen um 12–16°C, endokrine Faktoren: Dysfunktion der Schilddrüse und der Hypophyse, gehäuft familiäres Auftreten.
Man: Frühes Erwachsenenalter, vor allem weibliches Geschlecht.
Lok: Vor allem Zeige- und Mittelfinger.
Klin: In drei Phasen verlaufende, mit Paraesthesien, Taubheit, Kribbeln und

Brennen und Schmerzen beim Übergang von Zyanose zu Rötung einhergehende symmetrische Anfälle:
1. Phase: Blässe eines oder mehrerer Finger
2. Phase: Zyanose
3. Phase: Rötung durch reaktive Hyperämie
Wechselnde Ausprägung der einzelnen Phasen möglich.
Dauer der Attacke: In leichten Fällen und Anfangsstadien ca. 10 Minuten, in schweren Fällen oder späteren Stadien: 1/2 bis 2 Stunden. Im chronischen Stadium dystrophe Haut der betroffenen Finger, Nageldystrophie, Wundheilungsstörungen. Die Ausbildung von auf die Fingerspitzen beschränkten, symmetrischen, bis stecknadelkopfgroßen Nekrosen ist möglich.
Diag: Klinik, *Nagelfalzmikroskopie, Pulsoszillographie mit Kälteprovokation.
DD: *Raynaud-Syndrom, *Akrozyanose
Ther: Schutz vor Kälteeinwirkung, Rauchverbot.
Physikalisch: Bäder in warmem Wasser, Kohlensäurebäder, Massage, Unterwassermassage.
Intern: Kalziumantagonisten: Nifedipin (3mal 10 mg/die), Verapamil. Versuchsweise Östrogene in Fällen von Verschlechterung der Symptomatik während der Menses und in der Menopause.
Extern: Isosorbiddinitrat-Salbe (Isoket®-Salbe). Ggf. zervikale bzw. lumbale Sympathektomie.
Im Anfall: Vorsichtige Erwärmung, Schmerzmittel
Prog: Rezidivierender Verlauf, Entwicklung einer *Sklerodaktylie möglich.
Lit: *Raynaud-Syndrom

Raynaud-Phänomen
Def: Anfallsartig auftretende, mit Paraesthesien und Schmerzen einhergehende, meist symmetrische, funktionelle, digitale Gefäßspasmen, die idiopatisch (*M. Raynaud) oder sekundär (*Raynaud-Syndrom) bedingt sein können.

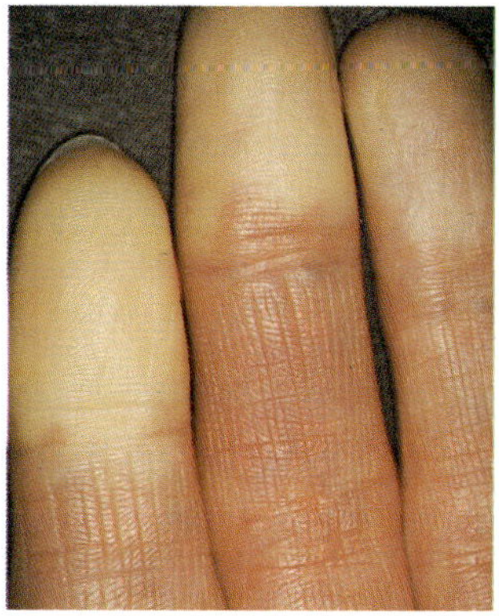

Raynaud-Phänomen

Raynaudsche Krankheit
s. Morbus Raynaud

Raynaud-Syndrom
Syn: Raynaud-Phänomen, Raynaud-Symptomenkompex, symmetrische Extremitätengangrän
Def: *Raynaud-Phänomen bei verschiedensten Grunderkrankungen. Oft Ulzerationen an Fingern und Zehen, seltener *Gangrän oder Akrostenolysen.
Ätio:
- *Autoimmunerkrankungen: *Progressive systemische Sklerodermie^, *Lupus erythematodes, *Dermatomyositis, *primär-chronische Polyarthritis^.
- Gefäßerkrankungen: *Arterielle Verschlußkrankheit (AVK), *Periarteriitis nodosa, *Endangiitis obliterans, Embolie, Thrombose.
- Dysproteinämien: *Kryoglobulinämie, *Kryoproteinämie, Makroglobuline (*lymphoplasmozytoides Lymphom^), paroxysmale Hämoglobinurie, *Polycythaemia vera,
- Intoxikationen: Ergotismus (Secale cornutum), *Polyvinylchlorid, Betablocker, Trichloraethylen,

- Endokrine Störungen: diabetische Mikroangiopathie,
- Fehlbildungen: z. B. Halsrippen, Scalenus anterior Syndrom,
- Mikrotraumata: Vibration, *Anklopferkrankheit
- Neurologische Störungen: Neuritis, Syringomyelie, Nucleus pulposus-Prolaps.

Man: Gynäkotropie (5:1), Altersgipfel 2.–5. Dezenium
Ther: Behandlung der Grunderkrankung, *M. Raynaud.
Lit: Kiesewetter H, Jung F, Mrowietz C, Wenzel E (1990) Diagnostik und Therapie des Raynaud-Phänomens. Vasomed aktuell 9:40–46
Wouda AA et al. (1987) Raynaud's phenomenon. VASA-Suppl. 18:3–9

Réactions cutanées (Brocq)
Def: Polyätiologisch induzierte Dermatosen, deren klinische Morphe durch eine bestimmte, dispositionell bedingte Reaktionsart der Haut festgelegt ist.

Reactive perforating collagenosis
s. reaktive perforierende Kollagenose^

Reagin
Def: Historische Bezeichung für das *IgE.

Reaktionen, akute toxische Arzneireaktionen
s. *Arzneiexantheme

Reaktionen, unerwünschte Arzneireaktionen
s. unerwünschte Arzneimittelreaktionen^

Reaktionen, anaphylaktische
s. Anaphylaxie

Reaktionen, Immunkomplexreaktionen
s. *Typ-III-Allergie^

Reaktionen, Intoleranzreaktionen
s. Intoleranzreaktionen

Reaktion, Jarisch-Herxheimer
s. Jarisch-Herxheimer-Reaktion

Reaktionen, pseudoallergische
s. Intoleranzreaktionen

Reaktionen, zytotoxische
s. *Typ-II-Allergie^

Recklinghausen Krankheit, halbseitige
s. Jaffé-Lichtenstein-Uehlinger-Syndrom

Recklinghausen, Morbus
s. Neurofibromatosis generalisata

Recurrent benign aphthosis (RBA)
s. habituelle Aphthen^

Recurrent bullous eruption of the hands and feet
s. Epidermolysis bullosa manuum et pedum aestivalis

Recurrent eruption of the hands and feet
s. Epidermolysis bullosa manuum et pedum aestivalis

Recurrent herpetiform dermatitis repens
s. Pemphigus chronicus benignus familiaris

Recurrent juvenile eccema
s. Dermatitis hiemalis

Recurring digital fibrous tumors of childhood
s. digitale, infantile Fibromatose^

Red-Child-Syndrom
s. *Red-Man-Syndrom

Red liver palms
s. *Erythema palmare et plantare symptomaticum
s. a. Erythema diffusum hepaticum

Red-Man-Syndrom
Syn: Red-Neck-Syndrom
Def: 1. Nach rascher intravenöser Injektion von Vancomycin auftretendes, nicht allergisch bedingtes Exanthem mit Blutdruckabfall. Häufige Nebenwirkung.
2. Auch bei Kindern bei Überdosierung von Rifampicin beschrieben (Red-child-Syndrom).
Ätio: Diskutiert wird eine Vancomycin-induzierte Histaminfreisetzung mit konsekutiver Gefäßdilatation. Die

Schwere der Symptomatik ist abhängig von der Menge und insbesondere der Infusionsgeschwindigkeit des verabreichten Vancomycins.
Klin: Während oder kurz nach Beendigung der Vancomycin-Infusion am Kopf beginnendes, sich langsam auf die obere Körperhälfte ausbreitendes makulöses oder urtikarielles *Exanthem, evtl. *angioneurotisches Ödem. Starker Juckreiz. Plötzlicher starker Blutdruckabfall bis hin zum Kreislaufkollaps. Rückbildung nach einigen Stunden.
Ther: Antihistaminika, bei schwerer Reaktion Kortikosteroide (100 mg Prednison i. v.). Ausreichende Flüssigkeitszufuhr. Wenn möglich Umsetzen auf anderes Antibiotikum.
Prophylaxe: Verteilung der Vancomycin-Dosis auf mehrere Infusionen täglich, langsame Infusionsgeschwindigkeit, vorherige Gabe eines H1-Antagonisten.
Lit: Healy DP, Sahai JV, Fuller SH, Polk R (1990) Vancomycin Induced Histamine Release and „Red Man Syndrome": Comparison of 1- and 2-Hour Infusions. Antimicrob Agents Chemother 34:550–554
Garrelts JC, Peterie JD (1990) Vancomycin and the „red man's syndrome". N Engl J Med 312:245

Red palms
s. Erythema palmare et plantare hereditarium

Red sponge dermatitis
Def: *Toxisches Ekzem^ durch Kontakt mit der giftigen, tiefrot gefärbten Schwammart Microconia prolifera (englisch: red sponge).
Klin: An den Kontaktstellen heftig juckende, urtikarielle oder blasenbildende Dermatitis.
Komp: Superinfektion
Ther: Kortikoide, ggf. antibiotische Abdeckung

Reflexerythem
Def: Reflektorische Weitstellung der Hautgefäße in der Umgebung einer *Quaddel.

Reflux, venöser
Def: Venöser Blutfluß in pathologischer Richtung, also von zentral nach peripher bei Insuffizienz der Venenklappen.
Vork: *Chronisch venöse^ Insuffizienz

Refsum-Syndrom
Syn: Heredopathia atactica polyneuritiformis, Phytansäuretheraurismose
Def: Autosomal-rezessiv vererbter Defekt des Phytansäurestoffwechsels mit Phytansäureablagerung in Leber, Nieren, Gehirn und Haut.
Man: Kindheit, auch Erwachsenenalter möglich
Klin: Bei einigen Patienten *Ichthyosis vulgaris-artige Hautveränderungen der Extremitäten unterschiedlicher Ausprägung, auch ichthyotische *Erythrodermie.
Polyneuritis, Paresen vor allem im distalen Bereich der Beine und der Arme, Retinitis pigmentosa, Nachtblindheit, Papillenabblassung, zerebellare Ataxie, Anosmie.
Lab: Liquor-Eiweißvermehrung bei normaler Zellzahl
Ther: Vermeidung phytansäurehaltiger Vegetabilien
Prog: Gute Beeinflußbarkeit durch Diät. Plötzliche Todesfälle wurden beobachtet.
Lit: Dykes PJ, Marka et al. (1978) Epidermal metabolism in heredopathia atactica polyneuritiformis (refsum's disease). J. Invst. Derm. 70:126

Reibtest (Gronemeyer)
Def: Hauttest zum Nachweis einer IgE vermittelten Typ I-Reaktion. Hierbei wird das in Frage kommende Allergen 8–10mal kräftig auf der Unterarmbeugeseite eingerieben. Eine positive Reaktion zeigt sich innerhalb weniger Minuten durch eine Quaddelbildung am Expositionsort.
Verwendung insbesondere bei V. a. *Nahrungsmittelallergie.

Reifenstein-Syndrom
Def: Männlicher *Pseudohermaphrodismus mit partieller Androgenresistenz und Infertilität.
Ätio: X-chromosomal-rezessiver Erbgang.
Klin: Phänotyp und äußere Genitalien männlich, *Gynäkomastie, leicht eunuchoide Züge, Hypospadie.
Lab: *Azoospermie bei hyalinisierten Tubuli seminiferi.
DD: Defekt der 17 β-Hydroxy-Oxydoreduktase, *Klinefelter-Syndrom.

Reilsche Furchen
s. Beau-Reilsche Querfurchen der Nägel

Reißnagelphänomen
s. *Lupus erythematodes chronicus discoides

Reiter-Balanitis
s. Balanitis circinata
s. a. M. Reiter

Reiter, Morbus
Syn: Reiter-Syndrom, Reitersche Erkrankung, Fiessinger-Leroy-Syndrom, Urethro-okulo-synoviales Syndrom
Def: Psoriasiforme Hauterkrankung mit der klassischen Symptomentrias Urethritis, Konjunktivitis und Arthritis, oligosymptomatische Verläufe sind nicht selten. Die Beziehung zur *Psoriasis ist umstritten.
Ätio: Ungeklärt. Diskutiert werden: Genetische Faktoren: Familiäre Häufung, in 80–90% HLA-B 27 positiv. Möglicherweise infektallergische Reaktion nach Infekten mit Mikroorganismen (z. B. Mykoplasmen, Chlamydien, Gonokokken, Viren).
Man: Zu 90–98% junge Männer
Klin: Gewöhnlich 10–30 Tage nach enteritischer oder urethritischer Infektion. Symptomentrias:
- Urethritis: Meist Beginn mit akutem, unspezifischem, eitrigem bis blutig-eitrigem Ausfluß, Schmerzen beim Wasserlassen. Bei dysenteriitischen Form erst sekundäre Urethritis.
- Konjunktivitis: Meist bilateral, unterschiedliche Ausprägung.
- Arthritis: Vor allem untere Extremität, z. B. Knie- und Fußgelenke, häufig symmetrischer, wechselnder Befall mit geschwollenen, warmen, bewegungsschmerzhaften Gelenken.

Außerdem:
- *Balanitis circinata, chronische Prostatitis, Zystitis, Pyelonephritis.
- Exsudative psoriasiforme Hautveränderungen, vor allem symmetrisch an Palmae und Plantae (*Keratoderma blenorrhagicum)
- Nageldystrophien, Nagelverlust
- Erythemato-squamöse Herde, vor allem an Kapillitium und in der Nabelregion.
- Schleimhautveränderungen: Rötung, erythematöse Makulae und Papeln, Erosionen, Hämorrhagien.
- Lid- und Kornealödem, Keratitiden, Iritis, Iridozyklitis, Uveitis.
- Tendinitis, Fasziitis, Synoviitis, Sakroileitis, ankylosierende Spondylitis.

Lab: BSG-Beschleunigung, Leukozytose, Rheumafaktoren negativ.
DD: *Gonorrhoe, *primär chronische Polyarthritis^, *Psoriasis arthropathica, *rheumatisches Fieber
Ther: Intern: Aromatische Retinoide (Neotigason®, bis 50 mg/die), Kortikoide (Prednison, initial 100 mg/die, Reduktion auf niedrigst mögliche Erhaltungsdosis), evtl. in Kombination mit Azathioprin (Beginn mit 100 mg/die, Reduktion). In schweren Fällen: Methotrexat (25 mg/Woche). Gegen die Gelenkbeschwerden: Antiphlogistika, z. B. Indometazin, Penicillamin, Azetylsalizylsäure.
Bei Superinfektion z. B. Tetracycline.
Lokal: Antientzündliche Externa, evtl. *SUP oder *PUVA
Prog: Subakuter (2–6 Monate) bis chronischer (Monate, Jahre) Verlauf. Selten bleibende Defekte.
Lit: Dorittke P, Wassilew SW (1990) Morbus Reiter-Psoriasis arthropathica, differentialdiagnostische Probleme. Akt. Dermatol. 16:159–162

Reitersche Erkrankung
s. M. Reiter

Reithosenfettsucht
Def: Umschriebene Adipositas im Oberschenkel- und Gesäßbereich meist bei Frauen, genetisch determiniert.

Reizakanthome
Def: Unterschiedlich große, papulöse, halbkugelig vorgewölbte, glatte, selten mazerierte, an breite Kondylome erinnernde Hautveränderungen.
Ätio: Durch chronische physikalische Reizung (z. B. Druck), auch bei kontinuierliche Urinbenetzung (Incontinentia urinae) unterschiedlicher Ursache.
s. a. Akanthom, s. a. Pseudolues papulosa.
Ther: Beseitigung der Grunderkrankung bzw. Vermeiden von physikalischer Reizung.

Reizbläschen
s. Herpes simplex recidivans

Rektalgonorrhoe
s. rektale Gonorrhoe^

Rektumprolaps
Def: Vorfall von Teilen des Mastdarms im Sinne einer Gleithernie bei Insuffizienz des Musculus levator ani. Mittlerer und unterer Teil des Analkanals bleibt in ursprünglicher Lokalisation.
Bei Kleinkindern evtl. Symptom einer *Mukoviszidose.
Klin: Zirkulärer, bienenkorbähnlicher Faltenverlauf, Vorfallänge bis 10 cm und mehr.
DD: *Prolapsus ani
Ther: Beckenbodenplastik

Relapsing Polychondritis
s. Polychondritis recidivans et atrophicans

Relative biologische Wirksamkeit
s. *Rem

Rem
Syn: Roentgen-equivalent man
Def: Dosiseinheit, die die biologische Wirksamkeit einer ionisiernden Strahlung berücksichtigt. In rem-Einheiten werden somit Strahlendosen angegeben, die bei der Absorption im biologischen Gewebe die gleiche biologische Wirksamkeit entfalten wie bei der Absorption einer Röntgenstrahlung mit einer mittleren spezifischen Ionisationsdichte von 100 Ionenpaaren pro μ Wasser. Dosis in rem = f × Dosis in *rad, worin f den Faktor angibt, durch den die „rem-Dosis" einer ionisierenden Strahlung dividiert werden muß, um die äquivalente absorbierte Röntgendosis (*rad) zu erhalten. Der Faktor f ist als „relative biologische Wirksamkeit" definiert. Einheit für die Äquivalentdosis ist das *Sievert, 1 Sv = 100 rem; für extreme Beta-, Gamma- und Röntgenstrahlung gilt: 1 rem = 1 rd.

REM-Syndrom (retikuläre erythematöse Muzinose)
Syn: Mucinosis erythematosa reticularis, Rundzellerythematose
Def: Zu den *Muzinosen gehörendes Krankheitsbild mit Erythemen an Brust und Rücken.
Diskutiert wird, ob das REM-Syndrom eng verwandt oder identisch ist mit der *Plaque-like form of cutaneous mucinosis (Perry).
Ätio: Ungeklärt, diskutiert werden gesteigerte Lichtempfindlichkeit, Virusauslösung und immunologische Faktoren.
Man: Vor allem Erwachsenenalter, Verhältnis Frauen zu Männer 2:1
Lok: Brust- und/oder Rückenmitte, seltener auch oberes Abdomen, Ellbogen und Gesicht.
Klin: Netzförmige bis flächenhafte, scharf begrenzte, unregelmäßig konfigurierte, hellrote, selten bräunliche, evtl. leicht urtikarielle Erytheme und Papeln. Gelegentlich Juckreiz.
Ca. 30% der Patienten exazerbieren nach Sonnenexposition.
Hist: Mildes Ödem, perivaskuläres, z. T. perifollikuläres Rundzelleninfil-

trat vorwiegend aus Lymphozyten im oberen Stratum reticulare. Alzianblau oder Hale-reaktive Niederschläge.
DD: *Seborrhoisches Ekzem, *Lupus erythematodes, *Muzinosen, *Granuloma anulare, *Lichtdermatosen.
Ther: Intern: Chloroquin (200 mg/die), evtl. in Kombination mit Hydroxychloroquin (200 mg/die) und Mepacrin (200 mg/die).
Lokal: Versuche mit Vitamin-A-Säure, Kortikoide sind lokal und systemisch erfolglos.
Prog: Chronischer Verlauf. Spontanremission nach Jahren möglich.
Lit: Brandl P, Bauerdorf I (1991) Retikuläre erythematöse Muzinose (REM). Dt. Derm. 39 (11): 1438–1441
Ingber A, Sandbank M (1988) Retikuläre erythematöse Muzinose (REM). Z. Hautkr. 63 (12): 986–998
Simon M, Lechner T (1985) Ungewöhnlich lokalisiertes REM-Syndrom. Z. Hautkr. 60 (19): 1555–1558

Rendu-Osler, Syndrom
s. Teleangiectasia hereditaria haemorrhagica

Rendu-Osler-Weber-Krankheit
s. Teleangiectasia hereditaria haemorrhagica

Resochin-Nebenwirkungen
Def: Nebenwirkung bei der Resochintherapie (z. B. *Lupus erythematodes integumentalis):
Leukopenie, Agranulozytose, Magenbeschwerden, Kopfschmerzen, Schwindel, Exantheme, bläuliche Hautverfärbung, Nagelpigmentierung, Hörverlust, irreversible Retinopathie, Akkomodationsparese, Hornhautschädigung.
Wegen der Augennebenwirkungen regelmäßige Kontrolluntersuchungen notwendig.

Respiratory-Syncytial-Virus (RS-Virus)-Erkrankungen
Def: Infektion meist in früher Kindheit mit Pharyngitis, Bronchitis, Bronchopneumonie u. a.
Hautveränderungen: Makulöse und makulopapulöse Exantheme möglich.

RES-Szintigraphie
Syn: Knochenmarkszintigraphie, Makrophagenszintigraphie
Def: Nuklearmedizinisches Verfahren zur Darstellung des roten Knochenmarks bzw. gewebsständiger Makrophagen. Injektion von 99m-Technetium-Humanserumalbumin-Millimikrosphären.
Expansion des hämatopoetischen Marks z. B. bei Anämien, Lymphomen, myeloproliferativen Erkrankungen.

Restless-legs-Syndrom (Ekbom)
Syn: Anxietas tibiarum, Wittmaack-Ekbom-Syndrom, Syndrom der unruhigen Beine, Pes dolorus (Castellani), prisoner's campfoot, unruhige Beine
Def: Anfallsartig, vor allem nachts spontan auftretende Dysästhesien und Bewegungsunruhe der Beine.
Begünstigende Faktoren: Gravidität, Kälte, Anämie. Auch psychische Faktoren.
Ätio: Wahrscheinlich heterogen, in manchen Fällen autosomal-dominant vererbt.
Vork: Idiopathisch, bei Urämie, Magenresektion, Eisenmangel, Malabsorption, Hypovitaminosen und Thalidomid-Intoxikation.

Rete Malpighii
s. Stratum spinosum

Retentio testis
Syn: Kryptorchismus, Maldescensus testis, Hodenretention
Def: Ausbleiben des Deszensus testis (ein- oder beidseitig). Die Hoden liegen normalerweise bei der Geburt im Skrotum (96–97%), sollten jedoch spätestens am Ende des 1. Lebensjahres deszendiert sein. Die physiologische Hodenentwicklung erfolgt nur bei (überwiegend) intraskrotaler Lage, anderenfalls besteht Entartungsgefahr.
Klin: Nach der Lage des Hodens werden verschiedene Formen unterschieden:

- Retentio testis abdominalis (Bauchhoden): Hoden nicht palpabel.
- Retentio testis inguinalis (Leistenhoden): Hoden im Leistenkanal oder vor dem äußeren Leistenring palpabel, läßt sich nicht ins Skrotum verlagern.
- Testis mobilis (Retractil testis): 2 Formen:
  1. Der Gleithoden kann nur unter Spannung der Samenstranggebilde ins obere Skrotalfach verlagert werden, gleitet jedoch sofort in seine inguinale Position zurück.
  2. Der Pendelhoden kann bleibend ins Skrotum verlagert werden, er „pendelt " nur gelegentlich in den Leistenkanal zurück. Diese Form ist im Kindesalter nicht behandlungsbedürftig. Mit Abschluß der Pubertät kommt es in den meisten Fällen zu einer dauerhaften intraskrotalen Positionierung.
- Ektopia testis: Verlagerung des Hodens außerhalb des physiologischen Deszensusweges, z. B. perineal.

DD: Hodenaplasie bei Retentio testis abdominalis und Ektopia testis, Leistenhernie bei Retentio testis inguinalis

Ther: Mit Ausnahme des Pendelhodens muß jede Lageanomalie nach dem 1. Lebensjahr behandelt werden. Zunächst Hormontherapie mit Choriongonadotropin über 5 Wochen (2malige Kur); wenn erfolglos, Operation mit Orchidopexie.
Ektope Hoden werden primär chirurgisch entfernt.

Prog: Bei Retetion bis nach dem 6. Lebensjahr weist das Keimepithel erhebliche Schäden auf, die eine spätere ausreichende spermiogenetische Funktion ausschließen.
Erhöhte Entartungsgefahr retinierter oder ektoper Hoden!

Retentionshyperkeratose
Def: Verdickung des Stratum corneum durch vermehrte Adhäsion der Hornlamellen mit verminderter Abschilferung bei normaler bis verminderter Epidermisproliferation.
Hist: Epidermis eher verschmälert, Reteleisten verstrichen, mitotische Aktivität vermindert, Stratum granulosum verdickt, Hornschicht homogen, unregelmäßig verbreitert und frei von Kerneinschlüssen.
s. a. Proliferationshyperkeratose

Retentionszyste
s. Epidermalzyste

Retentionszyste der Bartholinischen Drüse
s. Bartholinische Retentionszyste

Reticulo-endotheliale Zytomykose
s. Histoplasmose

Reticulogranuloma eosinophilicum cutis
s. *eosinophiles Granulom^

Reticulohistiocystosis cutanea hyperplastica benigna cum melanodermia
s. Sézary-Syndrom

Reticulohistiocytos disseminata
s. multizentrische Retikulohistiozytose^

Reticulosarcomatosis cutis Gottron
s. Retikulosarkomatose (Gottron)

Réticulose lipomélanique (Pautrier, Woringer)
s. dermopathische Lymphadenopathie^

Retikuläre erythematöse Muzinose
s. REM-Syndrom

Retikuloendotheliose, leukämische
s. Haarzellenleukämie

Retikuloendotheliosen
Def: Überholte Bezeichnung für die *Histiozytosis X.

Retikuloendotheliose, akute
s. Abt-Letterer-Siwe Krankheit

Retikulohistiozytisches Granulom
s. Retikulohistiozytom

Retikulohistiozytom (Zak)
Syn: Retikulohistiozytisches Granulom, Riesenzellenhistiozytom

Def: Wenig gebräuchlicher Terminus mit dem die riesenzellhaltige Variante des *Histiozytoms beschrieben wurde. Keinesfalls ist dieses Krankheitsbild als Minusvariante der *multizentrischen Retikulohistiozytose^ aufzufassen.
Lok: Vor allem Kopf und Nacken
Klin: Solitäre, harte, bräunlich-gelbe Knötchen von 0,5 bis 2 cm Durchmesser.
Hist: Neben Fibroblasten und Histiozyten Lymphozyten, eosinophile Leukozyten sowie zahlreiche Fremdkörperriesenzellen.
Diag: Histologie
DD: *Xanthogranuloma juvenile
Ther: Exzision
Prog: Günstig

Retikulohistiozytose, multizentrische
s. multiple Retikulohistiozytome^

Retikulohistiozytose der Haut mit benignem Verlauf (Hashimoto, Pritzker)
Syn: Kongenitale selbstheilende Retikulohistiozytose
Def: Seltene, angeborene, knotenförmige Infiltration aus histiozytären Zellen. Kein Zusammenhang mit *Histiozytosis X.
Lok: Vor allem Gesicht, behaarter Kopf, am gesamten Integument möglich.
Klin: Disseminierte, blau bis schwärzliche, weiche, prominente Knötchen und Tumoren.
Hist: Dichtes dermales Infiltrat aus histiozytären Zellen mit unregelmäßigen, großen Kernen und teilweise schaumigem Zytoplasma, Erythrozytendiapedese.
Elektronenmikroskopie: Histiozyten mit lamellären, falschen und echten myelinfigurenartigen Einschlüssen. Keine Birbeck-Granulae („Tennisschläger").
DD: *Abt-Letterer-Siwe Krankheit
Ther: Entfällt
Prog: Spontanheilung in 2 bis 3 Monaten.
Lit: Hashimoto K, Takahashi S et al. (1984) Congenital self-healing reticulohistiocytosis. J Am Acad Dermatol 11:447–454

Retikulohistiozytose, multizentrische (Weber und Freudenthal)
Syn: Lipoiddermatoarthritis, Histiocytosis giganto-cellularis, multiple Retikulohistiozytome, Reticulohistiocytosis disseminata
Def: Seltene, polytop auftretende, granulomatöse Erkrankung an Haut, Gelenken, Muskulatur, Herz und Lungen.
Ätio: Unbekannt, bei einem Viertel der Patienten als *paraneoplastisches Syndrom auftretend (Magenkarzinome, Ovarialkarzinome, Uteruskarzinome, Lymphome), bei Hypothyreose, auch nach Injektion von Röntgenkontgenkontrastmitteln.
Man: Im mittleren Lebensalter, Verhältnis Frauen zu Männern 3:1.
Lok: Hautveränderungen vor allem periartikulär an Fingern, Rücken und Handgelenken, Gesicht (vor allem Naseneingang und Lippen, sowie Ohren). Häufig (>50%) Beteiligung von Mundschleimhaut und Zunge sowie von Synovia, Knochen und seltener inneren Organen (Muskulatur, Herz, Lungen).
Klin: Hautveränderungen: Symmetrisch verteilte, multiple, stecknadelkopf-bis erbsgroße meist derbkonsistenzvermehrte hautfarbene jedoch auch kupferbraune, teils langsam wachsende,teils auch eruptiv exanthematisch aufschießende einzeln stehende, auch konfluierende Papeln und Knoten, evtl. mit atrophischer, ggfls. auch exkoriierter meist glatter Oberfläche. Nicht selten Juckreiz. In 25% der Fälle gleichzeitig *Xanthelasmen.
Arthropathie: Schwellung, schmerzhafte Immobilisierung, mutilierende Arthritis vom Typ der *primär chronischen Polyarthritis^, vor allem an Fingern und Mittelhand, auch an Vertebralgelenken und Ileosakralgelenken.

Hist: Granulomatöse Gewebereaktion mit Anhäufungen großer Histiozyten, zytoplasmareicher Makrophagen sowie Riesenzellen mit PAS-reaktiven, lipidlöslichen Substanzen.
DD: *Retikulohistiozytose der Haut mit benignem Verlauf, progressive noduläre Histiozytose, *eruptive Xanthome^, *Lichen ruber planus, *primär chronische Polyarthritis^, *Xanthogranuloma juvenile.
Ther: Abwartend, ggf.Triamcinolonacetonit- Kristallsuspension intraläsional, ggf. Exzision störender Knoten.
Intern: Bei Gelenkbeschwerden, nichtsteroidale Antiphlogistika (z. B. Diclofenac 100 mg/die), evtl. Kortikoide.
Prog: Chronischer Verlauf (in 8–10 Jahren inaktiv), evtl. Deformierungen.
Lit: Bork K, Hoede N (1985) Paraneoplastische multizentrische Retikulohistiozytose: Durch jodhaltige Röntgen-Kontrastmittel ausgelöst und provozierbar. Z. Hautkr. 60:729–736
Gianotti F, Caputo R (1985) Multicentric reticulohistiocytosis. J Am Acad Dermatol 13:399–401

Retikulohistiozytose, multinoduläre, speichernde, teils riesenzellige (Fanta und Gebhart 1972)
Def: Klinisch weitgehend mit der *multizentrischen Retikulohistiozytose^ identisches Krankheitsbild mit histologischen und elektronenmikroskopischen Befunden der *generalisierten eruptiven Histiozytomen^. Entität umstritten.
Lit: Fanta D,Gebhart W (1972) Multinoduläre, speichernde, teils riesenzellige Retikulohistiozytose (sog. Normolipämische Xanthomatose). Hautarzt 23:44

Retikulosarkom (der Haut)
Syn: Retothelsarkom
Def: Nach älterer Auffassung verstand man hierunter eine irreversible Proliferation des retikulohistiozytären Systems. Neuere Erkenntnisse belegen, daß es sich hierbei meist um großzellige *B-Zell-Lymphome^ mit hohem Malignitätsgrad handelt (*zentroblastische, *immunoblastische, *lymphoblastische maligne Lymphome^).

Retikulosarkom, histioblastisches
s. immunoblastisches Lymphom^

Retikulosarkom, angioblastisches der Kopfhaut
s. Angiosarkom der Kopf- und Gesichtshaut

Retikulosarkomatose (Gottron)
Syn: Retothelsarkomatose, Reticulosarcomatosis cutis Gottron
Def: Ursprünglich als primär multizentrische, maligne, foudroyant verlaufende Systemerkrankung des retikuloendothelialen Systems mit Fieberschüben, Lymphknotenschwellungen, sowie multiplen, blau-rötlichen, derbelastischen Hautinfiltraten definiert. Nach neueren Erkenntnissen werden unter dieser Diagnose *maligne Lymphome^ hoher Malignität gesehen (z. B. *lymphoblastisches malignes Lymphom^) bzw. myelozytäre Erkrankungen subsumiert.
s. a. Myelosis cutis circumscripta monocytica mit Hautbeteiligung.

Retikulose, aleukämische
s. maligne Histiozytose^

Retikulose von Crosti
s. Crosti-Retikulohistiozytose

Retikulose, eosinophile
s. Hypereosinophilie-Syndrom

Retikulose, epidermotrope
s. pagetoide Retikulose^

Retikulose, histiozytäre, medulläre
s. maligne Histiozytose^

Retikulose, lipomelanotische
s. dermopathische Lymphadenopathie^

Retikulose, lymphoide
s. Haarzellenleukämie

Retikulose, pagetoide
Syn: Morbus Woringer-Kolopp, epidermotrope Retikulose, lokalisierte Mycosis fungoides mit Epidermotropismus
Def: Kutanes *T-Zell-Lymphom^ mit ungewöhnlich stark ausgeprägter *Epidermotropie. Klinisch unterscheidet man einen lokalisierten und einen disseminierten Typ, deren Entität von einigen Autoren angezweifelt wird.
Ätio: Epidermotropes *T-Zell-Lymphom, histiozytärer Tumor.
Klin:
- Lokalisierter Typ (Woringer-Kolopp): Umschriebener, scharf begrenzter, rötlich-bräunlicher oder braunvioletter, scheibenförmiger, langsam wachsender, evtl. schuppender Herd, distal an den Extremitäten. Durch Konfluenz mit Nachbarherden Ausbildung bogen- und ringförmiger Herde. Vorkommen ausschließlich bei Männern.
- Disseminierter Typ (Ketron und Goodman): Vor allem bei älteren Männern disseminierte, gerötete, rasch wachsende, schuppende Herde. Neigung zur Generalisation.

Hist: Akanthotisch verbreiterte Epidermis, Papillomatose, pagetoide Durchsetzung der Epidermis und der epidermalen Adnexe mit großen zytoplasmareichen Zellen. Das Korium ist infiltratfrei.
DIF: Bis zu 80% OKT 16 (unreife Lymphozyten) und 30% Ki 67 (proliferierende Zellen) positiv. Nur 15–30% reife Lymphozyten. Elektronenmikroskopie: Intraepidermal *Lutzner-Zellen-artige und blastenartige Zellen.
Ther: Exzision von Einzelherden, Röntgenbestrahlungen, *PUVA
Prog: Günstiger bei lokalisiertem Typ, Übergang in eine *Mycosis fungoides möglich.
Lit: Luther H, Bacharach-Buhles M, Schultz-Ehrenburg U, Altmeyer P (1989) Pagetoide Retikulose vom Typ Ketron-Goodman. Hautarzt 40: 530–535
Mielke V, Wolff HH, Winzer M, Sterry W (1989) Localized and disseminated pagetoid reticulosis. Arch Dermatol 125:402–406

Retikulose, Säuglingsretikulose
Def: Angeborene oder sich im Säuglingsalter manifestierende *Retikulose. Man unterscheidet reaktive, sich spontan zurückbildende und maligne, rasch letal verlaufende Formen.
Lok: Gesamtes Integument, vor allem Stamm
Klin: Haselnußgroße, kutane und subkutane Knoten mit blauroter bis braunroter bedeckender Epidermis. Begleitend: Hepatosplenomegalie, Lymphknotenvergrößerungen.
Hist: Rundkernige Zellen im Korium. Verdrängung und Zerstörung des Kollagens. Ersatz durch retikuläres Netzwerk.
DD: *Histiozytosis X, *Granuloma glutaeale infantum

Retikulozytose
s. Pseudolymphom

Retinolmangel
s. *Avitaminose, Vitamin A

Retothelsarkom
s. Retikulosarkom (der Haut)

Retothelsarkomatose
s. Retikulosarkomatose (Gottron)

Retrograde Ejakulation
Syn: „Trockener Orgasmus"
Def: Anstelle einer physiologisch-antegraden Ejakulation des Spermas aus der Harnröhre kommt es zu einer komplett oder partiell retrograden Ejakulation des Spermas in die Harnblase.
Ätio: Häufig bei Patienten mit neurologischen Störungen bzw. posttraumatisch; z. B. Z. n. Ablatio testis und retroperitonealer Lymphadenektomie, Z. n. Prostataresektion, Encephalomyelitis disseminata, Diabetes mellitus u. a.

Diag: Bei partiell retrograder Ejakulation gegenüber der Norm herabgesetztes Ejakulatvolumen (unter 2 ml), verminderte Spermatozoenmotilität und stark verminderte Ejakulatfruktosewerte (deutlich unter 120 mg/dl, z. T. nicht meßbar); bei komplett retrograder Ejakulation Fehlen des Ejakulates trotz Orgasmus; Nachweis der Spermatozoen erfolgt dann im Urin bzw. Urinsediment.
Ther: Imipramin (Tofranil) in einer Dosierung von 75–25 mg/die; cave sympathomimetische Begleitwirkungen, v. a. bei älteren Patienten.
Lit: Plewa GF (1989) Die retrograde Ejakulation - Diagnose und Therapie. Dt Dermatol 37:287–288

Reubold-Flecken
s. Koplikschen Flecken

Reubold-Koplikschen Flecken
s. Koplikschen Flecken

Reye-Sheehan-Syndrom
s. Sheehan-Syndrom

Reye-Syndrom
Syn: Reye-Morgan-Baral-Syndrom
Def: Seltene, meist bei Kindern und Jugendlichen auftretende akute Enzephalopathie mit Hirnödem und feintropfiger Verfettung der Leber.
Ätio: Unbekannt, diskutiert werden zirkulierende Toxine.
Vork: Assoziert mit *Varizellen (15–40% der Fälle), Influenza A und B, anderen fieberhaften Infekten, besonders unter Einnahme von Azetylsalizylsäure.
Prog: Letalität 40%.

Rezeptur
Def: Ärztliche, zahnärztliche oder tierärztliche Anweisung zur Arzneifertigung an eine Apotheke. Der Dermatologe kann so die Grundlage (Puder, Lotion, Emulsion, Creme, Salbe, Paste, Flüssigkeit), die Zusatzstoffe (evtl. Konservierungsmittel) und die Wirkstoffe (Antiseptika, Antibiotika, Antimykotika, Keratolytika, Kortikoide, Terre) der äußeren Therapie individuell wählen und kombinieren.

Rezidivexantheme (syphilitische)
Syn: Roséole en retour
Def: Meist großflächiges Rezidiv eines syphilitischen Exanthems (*Syphilis acquisita).
Man: Bis zum 2. Jahr nach Abklingen des Exanthems im Stadium II der Syphilis.
s. a. korymbiformes Syphilid^, Lichen syphiliticus, nodöses Syphilid^, zirzinäres Syphilid^, Akne syphilitica.

Rhabdomyosarkom
Def: Insgesamt seltener maligner Tumor, der vor allen Dingen im Bereich des Urogenitaltraktes und der Kopf-Hals-Region (Orbita) auftritt und zu den häufigsten bösartigen Tumoren des Kindesalter zählt. Extrem selten primäres Auftreten in der Haut.
Klin: Weicher oder auch derber hautfarbener Tumor mit glatter Oberfläche.
DD: *Epithelioma calcificans Malherbe, *Harmatome, *Leiomyosarkom
Ther: Wenn möglich Exzision, ggf. Radiotherapie und Polychemotherapie
Prog: Ungünstig
Lit: Bröcker EB, Hamm H, Ritter J, Happle R, Schmidt D (1992) Rhabdomyosarkom: eine Differentialdiagnose kutaner Tumoren im Kindesalter. Hautarzt 43:590–593

Rhagade
Def: Spaltförmiger, meist schmerzhafter, narbenlos abheilender Hautriß.
s. a. Fissur
Ätio: Überdehnung der Haut bei herabgesetzter Elastizität, z. B. bei verhornenden Prozesse wie *Psoriasis vulgaris.
Lok: Gelenkbeugen, Mundwinkel, Philtrum, Fersen

Rheumaknoten
s. rheumatoide Knötchen^

Rheumatische Sehnenknötchen
s. rheumatische Knötchen^

Rheumatisches Fieber
Syn: Rheumatismus nodosus, Rheumatismus verus, Morbus rheumaticus
Def: Immunologisch ausgelöste Zweitkrankheit nach Streptokokkeninfekt.
Ätio: Durch beta-hämolysierende Streptokokken der Gruppe A ausgelöst. Diskutiert werden immunologische Reaktionen und eine genetische Dispositon.
Klin: Fieber, Gelekentzündungen mit Calor, Rubor, Dolor, Functio laesa, Myokarditis (bei Säuglingen), Pankarditis (bei Kleinkindern), Periendokarditis (bei Schulkindern). Ausbildung einer Mitralstenose oder Aorteninsuffizienz möglich. Glomerulonephritis, Chorea minor.
Hautveränderungen. *Erythema anulare rheumaticum, *rheumatische Knötchen^
Lab: Antistreptolysintiter erhöht
DD: *Erythema infectiosum, Erythema anulare centrifugum, syphilitisches *Rezidivexanthem
Ther: Intern: Penicillin (1 Mio. I. E. Procain-Penicillin G 1–2 mal pro die i. m. oder 1,0 Mega Depot-Penicillin jeden 2. Tag i. m.), alternativ Erythromycin oder Sulfonamide.
Ggf. jahrelange Penicillinprophylaxe des karditischen Rezidives (1,2 Mio. I. E. Benzathin-Penicillin pro Monat i. m.).
Nichtsteroidale Antiphlogistika, bei schweren Verläufen kurzfristig Kortikoide (Prednison 40–60 mg/die, Reduktion).
Ggf. Digitalis und Diuretika Prophylaxe: Antibiotische Behandlung der Streptokokkenpharyngitis.
Prog: Abhängig von der Herzerkrankung

Rheumafaktor
Syn: RF
Def: Autoantikörper gegen den Fc-Teil von komplexiertem bzw. alteriertem IgG. Die Rheumafaktoren können allen Immunklassen angehören (IgG, IgM, IgA).
Vork: *Primär-chronische Polyarthritis^ (70%), subakute bakterielle Endokarditis (50–60%), *Lupus erythematodes visceralis, *Sjögren-Syndrom, *Sklerodermie, *Periarthritis nodosa, *Dermatomyositis um 30%.
Nachweis: Latex oder *Waaler-Rose-Test.

Rheumaserologie
Def: Sammelbegriff für den Nachweis des *Rheumafaktors, C-reaktiven Proteins und des Antistreptolysintiters.

Rheumatismus
Def: Genetisch determinierte Bindegewebserkrankung, die durch äußere Faktoren ausgelöst wird. Individuell unterschiedlicher Schwellenbereich.
Zum Rheumatismus gehören die *primär chronische Polyarthritis mit ihren Sonderformen: *Arthritis, juvenile rheumatische; *Stillsche Krankheit; *Felty-Syndrom durch Bildung von Autoantigen in der Gelenksynovia.
s. a. Rheumatismus der Haut, s. a. Polychondritis recidivans et atrophicans

Rheumatismus der Haut
Def: Manifestation des *Rheumatismus an der Haut mit *Erythema anulare rheumaticum und *rheumatischen Knötchen.

Rheumatismus des Knorpelsystems
s. Polychondritis recidivans et atrophicans

Rheumatismus nodosus
s. Rheumatisches Fieber

Rheumatismus verus
s. Rheumatisches Fieber

Rheumatoid
Def: Im englischen Sprachgebrauch für „rheumatisch“ verwendet (rheumatoide Arthritis = *primäre chronische Polyarthritis^).
Im deutschen Sprachraum versteht man unter rheumatoid rheumaähn-

liche, d. h. nicht zum *Rheumatismus gehörende Erkrankungen, z. B. arthritische Begleitsymptome bei Infektionskrankheiten oder allergischen Erkrankungen

Rheumatoide Arthritis
s. Polyarthritis, primär chronische

Rheumatoide neutrophile Dermatitis
Syn: Neutrophile rheumatoide Dermatitis
Def: Sprachliche Neuschöpfung für eine stationäre Eruption anulärer urtikarieller Erytheme bei einem Patienten mit *primär chronischer Polyarthritis^.
Hist: Dichtes dermales neutrophiles Infiltrat ohne Vaskulitis
DD: *Sweet-Syndrom, *Erythema elevatum diutinum, *Urtikariavasculitis
Lit: Scherbenske JM et al. (1989) Rheumatoid neutrophilic dermatitis. Arch Dermatol. 125:1105–1108

Rhinitis allergica
Syn: Heuschnupfen, Heufieber
Def: Allergische Rhinopathie durch *Typ-1-Allergie meist auf Pollen (*Pollinose) von Gräsern, Bäumen und Sträuchern.
s. a. Atopie

Rhinitis syphilitica
s. Koryza

Rhinogene Granulomatose
s. Wegener-Granulomatose

Rhinokonjunctivitis allergica
Def: Gemeinsames Auftreten von *Rhinitis allergica und *Konjunktivitis.

Rhinolordose
s. Sattelnase

Rhinopharyngitis mutilans
s. Gangosa

Rhinophym
Syn: Knollennase, Pfundnase
Def: Talgdrüsenhyperplasie der Nase mit allmählich zunehmender unförmiger, fleischiger Auftreibung der Nase. Meist Teilsymptom einer *Rosazea.

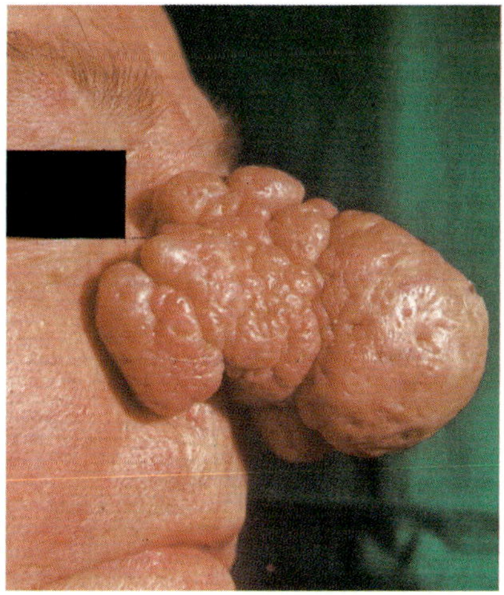

Rhinophym

Klinisch unterscheidet man eine glanduläre und eine fibroangiomatöse Form.
Man: Vor allen ältere Männer
Klin:
- Glanduläre Form (Rhinophyma hypertrophicum):
  Diffuse Bindegewebshyperplasie, Hyperplasie der Talgdrüsenfollikel, Gefäßerweiterungen. Hautveränderungen mit knollenartigen, tumorförmigen, irreversiblen Auftreibungen der Nase mit tief eingezogenen, erweiterten Follikeln. Vermehrte Talgsekretion. Auf Druck Entleerung eines weißen Sekretes aus den Talgdrüsenfollikeln.
- Fibroangiomatöse Form (Rhinophyma fibrosum teleangiectaticum):
  Fibrose, Angiektasien, entzündliche Läsionen. Hautveränderungen mit kupfer- bis dunkelroter, stark vergrößerter, ödematös durchsetzter Nase, zahlreiche Pusteln. Gehäuft andere Rosazeamanifestationen,
  s. a. Otophym, Metophym, Gnatophym

Hist: Hyperplastische Talgdrüsen, erweiterte Gefäße, perivasale Rundzellinfiltrate.

DD: Hautinfiltrate bei lymphatischer *Leukämie und *Mycosis fungoides
Ther: Konservativ: *Rosazea
Operativ: Abtragung des hypertrophen Gewebes mit Einmal-Rasiergeräten, Dermabrasio, Elektrokauther oder durch *Kryochirurgie in Vollnarkose, ggf. Lokalanästhesie.
Prog: Rasche Epithelisierung, meist keine Narbenbildung.

Rhinophyma fibrosum teleangiectaticum
s. *Rhinophym, fibroangiomatöse Form

Rhinophyma hypertrophicum
s. *Rhinophym, glanduläre Form

Rhinosklerom (Hebra)
Def: Chronische bakterielle Infektionserkrankung der Nase, der Mundschleimhaut und des oberen Respirationstraktes.
Err: Klebsiella rhinoscleromatis, Infektion von Mensch zu Mensch
Man: Vor allem 20.–35. Lebensjahr
Vork: China, Indien, Zentralafrika, Zentral- und Südamerika
Klin:
- Rhinitisches Vorstadium mit fötider Nasensekretion, Krusten, trockener Nasen- und Rachenschleimhaut.
- Später Krusten und entzündliche harte Infiltrate in Nasenschleimhaut, Oberlippe, Pharynx und Larynx.
- Entwicklung harter, rötlicher, schmerzloser, vegetierender Granulationen mit Verschmelzung zu unförmigen, knotigen Gebilden (Hebra- oder Tapirnase). Ungestörtes Allgemeinbefinden.

Hist: Chronische Entzündung im mittleren Korium. Dichte Anhäufung von Plasmazellen, Russelkörperchen und *Mikulicz-Zellen.
Diag: Kultureller Bakteriennachweis, ggf. Tierversuch (Mäuse)
DD: *Mukokutane Leishmaniose^, *südamerikanische Blastomykose^, *Parakokzididomykose, *Granuloma gangraenescens nasi, maligne Tumoren, *Syphilis III, *Lepra, *Tuberculosis cutis luposa
Ther: Breitbandantibiotika über 2–3 Monate. Später: Chirurgische oder radiotherapeutische Korrekturen.

Rhinosporidiose
Syn: Blastomycosis rhinosporidiotica, Seebersche Krankheit, Psorospermose nasale (Localisee), Granuloma rhinosporidiosoque
Def: Granulomatöse Pilzinfektion der Schleimhäute, vor allem der Nase.
Ätio: Der Infektionsmodus ist noch unklar, wahrscheinlich ist eine Übertragung der Sporen beim Baden in Süßwasser.
Err: Rhinosporidium seeberi, der Keim konnte bisher weder gezüchtet noch inokuliert werden.
Man: Vor allem Männer
Vork: Tropische und subtropische Gebiete, aber auch sporadisch weltweit.
Lok: Vor allem Nase (hintere Abschnitte, 70%), auch Konjunktiven (14%), Rachen, Gaumen, Bronchus, Kehlkopf, Genitalorgane.
Klin: Unregelmäßig geformte, brüchige, grau-rötliche, langsam wachsende, breitbasig aufsitzende, polypenartige, leicht blutende Wucherungen mit kleinen, gelblich-grauen Punkten an der Oberfläche (Sporangien). Disseminierte Form möglich.
Hist: Granulomatöse Entzündung mit Neutrophilen, Histiozyten, Plasmazellen, Mikroabszessen, Riesenzellen vom Langerhans-Typ. Zahlreiche runde, von Gitterhülle umgebenen Zysten mit zahlreichen Kernen = Sporangien von Rhinosporidium seeberi mit Endosporen gefüllt.
Diag: Abstrichpräparat. Mikroskopische Untersuchung
DD: Polypen, *Condylomata lata, *Angiome, *Fibrome, *Sarkome, *Lepra, *Tuberkulose, *Blastomykose, *Rhinosklerom, *Granuloma teleangiectaticum, *Leishmaniose
Ther: Elektrokaustik, operative Entfernung weit im Gesunden.

Alle medikamentösen Therapien bisher unwirksam.

Rhusdermatitis
Def: *Kontaktallergisches Ekzem^ auf Sumachgewächse, zu welchen unter anderem Rhus radicans (Poison ivy, Poison vine, Giftefeu), Rhus diversiloba (Poison oak, Gifteiche), Rhus vernix (Poison sumach, Giftsumach u. a.) und Rhus quercifolium (Poison oak) gehören. In den Vereinigten Staaten sind bis zu 50% der Bevölkerung sensibilisiert.
Man: Meist 5 Stunden, bis zu 10 Tagen nach dem Kontakt.
Vork: Nordamerika
Klin: Juckende Erytheme, hanfkorngroße Papeln, Blasenbildung, Nässen. Düster-rote, ödematöse Umgebung. Toxische Allgemeinerscheinung möglich.
Dauer: 2–6 Wochen, chronische Form mit jahrelangem Pruritus und Ekzem möglich.
Diag: *Epikutan-Test
DD: *Zoster, *Erysipel
Ther: Lokal: Kurzfristig Kortikoide. Intern: Antihistaminika

Riboflavinmangel
s. Ariboflavinose

Richner-Hanhart-Syndrom
s. Keratosis palmoplantaris circumscripta seu areata

Rickettsia mooseri
Def: Erreger des *endemischen Fleckfiebers^.

Rickettsia prowazeki
Def: Erreger des *epidemischen Fleckfiebers^.

Rickettsia quintana
Def: Erreger des *Febris quintana^.

Rickettsiosen
Def: Durch Rickettsien verursachte Erkrankungen. Hierzu gehören das *epidemische Fleckfieber^, *endemische Fleckfieber^, *Q-Fieber, *Tsutsugamushi-Fieber, *Febris quintana und das *Rocky Mountains spotted fever.
Rickettsien sind gramnegative, pleomorphe, intrazellulär gelegene Erreger, deren Wachstum an das Vorhandensein lebender Zellen gebunden ist. Sie werden durch Läuse, Flöhe, Milben oder Zecken auf den Mensch übertragen. Die Erkrankungen gehen in der Regel mit Exanthemen einher und haben je nach Erreger unterschiedliche Prognosen.

Riehl-Melanose
Syn: Riehl-Syndrom, Civatte Krankheit, Kriegsmelanose, Melanosis toxica lichenoides, Poikilodermia réticulée pigmentaire du visage et du cou, Poikilodermie réticulée pigmentaire Civatte, Poikilodermia reticularis Civatte
Def: Entzündliche fleckige Pigmentierung im Gesicht, die heute zunehmend als Variante der *Melanodermitis toxica gesehen wird.
Ätio: Ungeklärt, diskutiert werden ein kontaktallergischer Mechanismus, einseitige Ernährung (Erstbeschreibung im Krieg), sowie endokrine Störungen.
Man: Vor allem Frauen, auch Kinder
Lok: Vor allem Stirn, Schläfen, Wangen, seitliche Halspartien.
Klin: Symmetrisch lokalisierte, unscharf begrenzte, juckende rote Flecken. Umwandlung in schiefergraue bis tiefbraune, flächenhafte, auch retikulär gezeichnete Pigmentierungen. Entwicklung follikulärer oder perifollikulärer Keratosen und lichenoider Papeln möglich.
Hist: Zellulär entzündliches Infiltrat im oberen Korium. Verflüssigungsdegeneration der Basalzellschicht der Epidermis. Pigmentinkontinenz im oberen Korium mit freiem oder in Melanophagen phagozytiertem Melanin.
Ther: Kosmetische Abdeckung, Lichtschutz (cave: Sensibilisierung auf Inhaltsstoffe von Lichtschutzcremen).
Prog: Quoad sanationem ungünstig

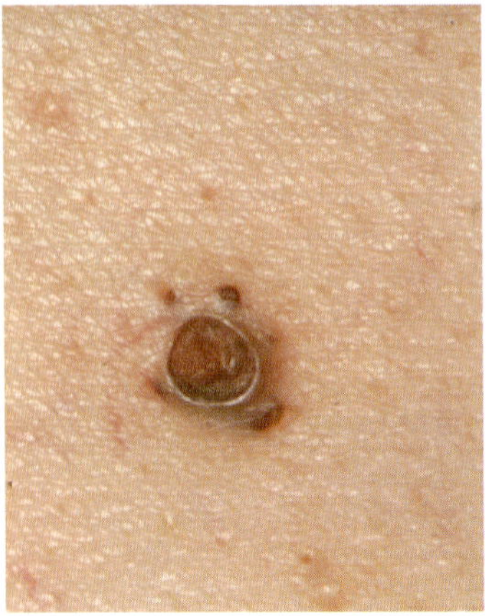

Riesenkomendo

Riehl-Syndrom
s. Riehl-Melanose

Riesenaphthen, solitäre
Def: Sehr große *Aphthen bei Patienten mit *habituellen Aphthen^. Abheilung unter Hinterlassung von Narben.
DD: *Spinozelluläres Karzinom^

Riesenbasaliom
Def: Sehr großes *Basaliom mit einem Durchmesser von 10–20 cm und mehr.

Riesenkomedonen
Def: Unterschiedlich angewendeter Begriff für monströse *Komedonen, die sowohl in der Altershaut, wie auch bei der *Akne conglobata auftreten können.
s. a. Elastoidosis cutanea nodularis et cystica
Hist: Offene, taschenförmige, zystische Hohlräume, Epithelinvagination, Hornzellmassen, fester, pigmentierter Pfropf.

Riesenkondylome
s. Buschke-Löwenstein-Tumor

Riesenmelanosom
Syn: Giantmelanosome
Def: Große Melaningranula, die bereits lichtmikroskopisch zu erkennen sind und sowohl in Melanozyten, Keratinozyten und Melanophagen vorkommen. Größe: 1–6 um. Elektronenmikroskopisch uniforme, elektronendichte Gebilde.
Vork: *Lentigo benigna, *Lentiginosen, *Naevus spilus u. a.

Riesenpigmentnaevus, kongenitaler
s. Naevus giganteus

Riesenpore
Syn: Dilated pore
Def: Benigne Neoplasie der äußeren Haarwurzelscheide.
s. a. Haarfollikeltumore
Man: 6.–7. Lebensjahrzehnt
Lok: Vor allem Gesicht, Hals, Schultergürtel
Klin: Weite Pore mit komedonenpfropfartigem Inhalt, vor allem in aktinisch geschädigter Haut.
Hist: Ausgang von einem Talgdrüsenfollikel, papillomatöser Wandaufbau, Melaninpigmentierung, retinierte Hornzellmassen.
DD: Narbe, *Komedo, *Riesenkomedo
Ther: Bei kosmetischer Störung Exzision.

Riesenschanker
Def: Sehr großer *Primäraffekt bei der *Syphilis acquisita.

Riesenurtikaria Milton
s. Angioneurotisches Ödem

Riesenzellarteriitis
s. Arteriitis temporalis

Riesenzellgeschwulst der Sehnenscheide
s. benignes Riesenzellsynovialom^

Riesenzellgranulom, anuläres elastolytisches (AERG)
Def: Seltene granulomatöse Hauterkrankung unklarer Genese, die der *Necrobiosis lipoidica nahesteht.
Lok: Vor allem Kopf, Hals, sehr selten auch generalisiert.
Man: Mittleres Lebensalter
Klin: 3 mm bis 5 cm große anuläre Herde mit erhabenem, erythematösem

Rand sowie zentraler Atrophie und Abblassung.
Hist: Granulomatöses Infiltrat im oberen und mittleren Korium aus vielen mehrkernigen Riesenzellen, Histiozyten, Lymphozyten und wenigen Epitheloidzellen. Verlust der elastischen Fasern durch Phagozytose durch die mehrkernigen Riesenzellen, Nachweis von fragmentierten Fasern in den Zellen.
DD: *Sarkoidose, *Necrobiosis lipoidica, *Granuloma anulare, *Tuberculosos cutus luposa, *Lepra
Ther: Lokal: Bei einzelnen Herden Versuch mit Kryotherapie, Unterspritzen mit Kortikoidkristallsuspension oder Exzision.
Intern: Versuch mit Chloroquin, *PUVA, DADPS, Clofazimine (initial 200 mg/die, Erhaltungsdosis 100 mg/die).
Lit: Vehring KH, Bonsmann G, Bröcker EB, Hamm H (1991) Das anuläre elastolytische Riesenzellgranulom – eine Differentialdiagnose kutaner Granulomatosen. Hautarzt 42:391–395

Riesenzellgranulom, juveniles
s. Xanthogranuloma juvenile

Riesenzellhistiozytom
s. Retikulohistiozytom

Riesenzellsynovialom, benignes
Syn: Riesenzellgeschwulst oder Riesenzellsarkom der Sehnenscheide, noduläre Tendosynovitis, Riesenzellfibroangiom, Riesenzellhistiozytom, xanthomatöser Riesenzelltumor u. a.
Def: Häufigster Sehnenscheidentumor, vor allem Bereich der Fingergelenke und der Sehnenscheiden der Hände.
Man: Vor allem Frauen (2:1), mittleres Lebensalter
Klin: Einzelne höckrige, langsam wachsende, nicht verschiebliche Knoten, evtl. multinodulär.
Hist: Histiozyten, Fibroblasten, spaltartige Hohlräume, umgeben von vielkernigen Riesenzellen. Hämosiderin- und Lipidspeicherung.
DD: *Ganglion, *Glomustumor, *Xanthom, *Exostosen, Knorpel-, Knochengeschwülste, maligne *Synovialome
Ther: Exzision im Gesunden durch den Handchirurgen.
Prog: Hohe Rezidivquote (bis 44%), bei Lokalisation an den Füßen höhere maligne Entartungstendenz.
Lit: Wolff HH, Braun-Falco O (1972) Das benigne Riesenzellsynovialom. Zur Klinik, Histologie und Elektronenmikroskopie. Hautarzt 23:499–508

Rinderbandwurm
s. Taenia saginata

Ringelhaare
s. Pili anulati

Ringelröteln
s. Erythema infectiosum

Ringerohr
Def: Ständige Traumatisierung der Ohrmuschel bei Ringern mit Schädigung des Ohrknorpels und resultierender Deformierung.
Ther: Ggf. operative Korrektur

RIST (Radio Immuno Sorbent Test)
Def: Methode zur Bestimmung des IgE-Spiegels im Blut (s. a. PRIST und RAST). Hierbei konkurrieren das IgE der zu untersuchenden Probe mit ^{125}J markiertem IgE um die Bindung mit dem an Sephadex-Partikel gebundenen Anti-IgE. Die an die Sephadex-Partikel gebundene Radioaktivität wird gemessen.

Ritter von Rittershain, Morbus
s. staphylogenes Lyell^-Syndrom

Rittersche Krankheit
s. staphylogenes Lyell^-Syndrom

River fever
s. Tsutsugamushifieber

RO-Antikörper
Syn: SS-A-Antikörper
Def: *Autoantikörper gegen ein 61 kd großes nukleäres Protein.

Vork: 30 bis 40% beim *Lupus erythematodes visceralis, 60–70% beim *Sjögren-Syndrom.
Bedeutung bei *neonatalem Lupus^ erythematodes in Kombination mit einem kongenitalen Herzblock bedingt durch Expression des FSA-Antigens im Reizleitungssystem. Bei 70–80% der Patienten mit *subakutkutanem Lupus^ erythematodes sind Ro/SS-A-Antikörper nachweisbar. Gleichzeitig verbunden mit der gesteigerten Lichtempfindlichkeit. UV-Exposition führt zur Induktion von SS-A auf Keratinozyten.
Lit: Furukawa F, Kashihara-Sawami M, Lyons MB, Norris DA (1990) Binding of antibodies to the extractable nuclear antigens SS-A/Ro and SS-B/La is induced on the surface of human keratinocytes by ultraviolet light (UVL): implications for the pathogenesis of photosensitive cutaneous lupus. J Invest Dermatol 94:77–85

Rocky Mountains spotted fever
Syn: Amerikanisches Felsengebirgsfieber, Zeckenbißfieber der neuen Welt
Def: Durch Zeckenbiß übertragene *Rickettsiose mit sich zentripedal ausbreitendem Exanthem.
Err: Rickettsia rickettsii, Vorkommen hauptsächlich in Nord- und Südamerika.
Klin: Inkubationszeit 2–14 Tage. Morbilliformes, evtl. hämorrhagisch werdendes Exanthem. Beginn meist an Hand- und Fußgelenken. Hautnekrosen möglich.
Nasenbluten, Splenohepatomegalie, Fieber.
Komp: Zerebrale Beteiligung, Schädigung von Niere und Leber.
Ther: Tetracycline (2 g/die, bis 3 Tage nach Entfieberung), alternativ Chloramphenicol (2–3 g/die).
Prophylaxe: Ggf. Schluckimpfung (abgetötete Rickettsien, für beruflich exponierte Menschen).
Prog: Letalität ohne Antibiose 5–25%.

Röhrennagel
Syn: Turmnagel, Unguis in turriculo
Def: Übermäßige Nagelkrümmung in der Längsachse mit röhrenförmiger Verformung der Nagelplatte und Eingraben des seitlichen Nagelrandes in das Nagelbett.
Ätio: Auftreten nach Nagelerkrankungen und auch spontan.
Ther: Metallnagelspange, Abfräsen der medialen Nagelkrümmung oder Ablösen mit harnstoffhaltiger Salbe (40%).

Röntgen (R)
Def: Einheit der Ionendosis. Sie entspricht einer Strahlenmenge, die in 1,293 mg (= 1 cm^3) Luft 2×10^9 Ionenpaare erzeugt. Durch diese Ionenmenge kann eine Ladung von einer elektrostatischen Einheit ($= 3{,}33 \times 10^{-10}$ Coulomb) transportiert werden, Einheit: Coulomb/kg. Für Weichteilgewebe gilt 1 R etwa 1 rd.

Röntgen-Lupus-Karzinom
s. *Carcinoma in lupo

Röntgen-Lupus-Sarkom
Syn: Röntgensarkom
Def: Entwicklung eines *Sarkoms in röntgentherapierten Herden bei *Tuberculosis cutis luposa.
s. a. Carcinoma in lupo

Röntgenatrophie
s. *Radiodermatitis chronica

Röntgendermatitis, akute
s. Radiodermatitis acuta

Röntgendermatitis, chronische
s. Radiodermatitis chronica

Röntgenelastose
Def: Veränderungen des dermalen Bindegewebes durch Degeneration der elastischen Fasern zu elastotischer Fasern im Rahmen einer *Radiodermatitis chronica.

Röntgenepilation
Def: Heute nicht mehr übliches Epilationsverfahren durch lokale Röntgenbestrahlungen von mindestens 3 Gy.

Röntgenfibrose, kutane
Def: Gewöhnlich auf das Bestrahlungsgebiet beschränkte, es gelegentlich überschreitende, selten generalisierte, schmerzhafte Fibrosen der Kutis im Sinne einer reversiblen Strahlenspätreaktion.
s. a. Radiodermatitis chronica
Lok: Vor allem abdominale, lumbale oder paravertebrale Körperregionen.
Hist: Anfänglich Vermehrung von alzianblaupositivem Material, interstitielle Fibroblastenproliferationen. Ausdehnung bis ins subkutane Fettgewebe möglich.
DD: *Zirkumskripte Sklerodermie^

Röntgenhaut
s. Radiodermatitis chronica

Röntgenkarzinom
Syn: Radiumcarcinom
Def: *Spinozelluläres Karzinom^, das sich aus einem *Röntgenulkus und/oder *Röntgenkeratosen entwickelt hat.
Klin: Wie *Röntgenkeratosen mit hartem basalem Infiltrat.
Ther: Exzision, ggf. plastische Deckung.

Röntgenkeratosen
Def: Präkanzerose im Bereich einer *Radiodermatitis chronica.
Man: Ab 20 Jahre nach therapeutischer Röntgenbestrahlung
Klin: Hornige, harte Exkreszenzen auf einer *Radiodermatitis chronica.
Ther: Exzision, ggf. plastische Deckung
Prog: Ohne Therapie Übergang in ein *Röntgenkarzinom wahrscheinlich.

Röntgenoderm
s. Radiodermatitis chronica

Röntgensarkom
s. Röntgen-Lupus-Sarkom

Röntgenspeck
*Röntgenulkus

Röntgenulkus
Syn: Radiumulkus
Def: Man unterscheidet ein akutes Röntgenulkus (*Radiodermatitis acuta) und ein chronisches Röntgenulkus (*Radiodermatitis chronica).
Klin: Chronischen Röntgenulkus: Scharf begrenzte Ulzeration im Zentrum eines Röntgenoderms mit gelbem, speckigem, festhaftendem nekrotischem Belag = Röntgenspeck. Schlechte Heilungstendenz.
Ther: Reizlose Salben, kollagenolytische Maßnahmen. Behandlung bakterieller und mykotischer Sekundärinfektionen. Totalexzision des Röntgenulkus, plastische Deckung.

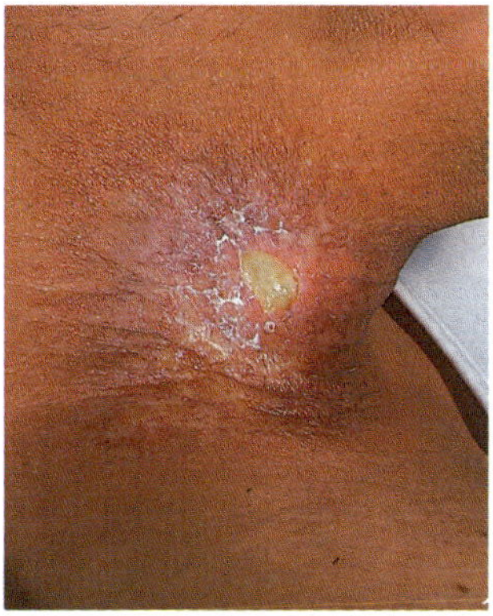

Röntgenulkus auf Radiodermatitis chronica

Röntgenurtikaria
Def: Seltene, durch Röntgenstrahlen ausgelöste, urtikarielle Hautreaktionen in mit Röntgenstrahlen behandelten Hautbereichen. Wahrscheinlich IgE-abhängige Immunreaktion.

Rössle-Syndrom
Syn: Sexogener Zwergwuchs, sexogener Minderwuchs, sexogener Kleinwuchs
Def: Gonadendysgenesie mit Kleinwuchs bei überlangen Extremitäten, häufig diffuse Osteoporose.

Röteln
Syn: Rubeola, German measles, rubella, rubéole, epidemic roseola
Def: Akute Viruserkrankung mit mildem Verlauf und typischem Exanthem.

Ätio: Übertragung durch Tröpfcheninfektion, Kontagiosität geringer als die von *Masern. Diaplazentare Übertragung möglich.
Err: Rötelvirus
Man: Manifestationsgipfel 5–14 Jahre, 80–90% der Erwachsenen haben sich mit dem Virus auseinandergesetzt.
Klin: Zu 40–50% klinisch stumme Infektionen.
Inkubationszeit 2 bis 3 Wochen.
Prodrome: Eventuell leichte Temperaturerhöhung und Katarrh.
Lymphknotenschwellungen, vor allem zervikal und okzipital, gelegentlich Milzschwellung.
Rasche Entwicklung eines makulopapulösen Exanthems mit Beginn im Gesicht, Ausbreitung auf retroaurikuläre Regionen, Rumpf, Extremitäten.
Hirsekorngroße, gerötete, leicht erhabene, von einem anämischen Hof umgebene Flecken.
Abklingen des Exanthems nach 3–4 Tagen. Anexanthematischer Verlauf möglich.
Lab: Leukopenie, relative Lymphozytose, Plasmazellen 5–20%
Diag: Exanthem, nuchale und okzipitale Lymphknotenschwellungen. Serologie: Im Hämagglutinationshemmtest Titeranstieg um 2 Stufen, Nachweis rötelnspezifischer IgM-Antikörper. Blutbild.
Komp: Schwere Mißbildung des Feten bei einer Rötelninfektion der Mutter in den ersten Schwangerschaftsmonaten, in ca. 1/3 der Fälle bei Rötelkontakt in der Schwangerschaft und einem Titer <1:16.
DD: *Masern, *Scharlach, *sekundäre Syphilis^, *infektiöse Mononukleose^
Ther: In der Regel nicht erforderlich. Ausnahme: In der Frühschwangerschaft: Rötelimmunglobulin.
Prophylaxe: Impfung mit Rötelnlebendimpfstoff aller Kinder im 15. Lebensmonat und aller Mädchen im 12.–14. Lebensjahr, postpubertär bei Frauen mit einem Titer <:16 (Kontrazeptiva-Behandlung 1 Monat vor und 3 Monate nach der Impfung).
Lit: Schulz H (1989) Praxisrelevante pädiatrische Hautkrankheiten. Hautnah derm: 86–95

Rolletsche Krankheit
s. Ulcus mixtum

Rollhaare
Syn: Rollhaarzysten
Def: Durch Hornpfröpfe verschlossene Follikelöffnungen mit darunterliegenden, feinspiralig aufgerollten Haaren. Begleitsymptom bei *Keratosis follicularis, auch ohne Verhornungsstörungen.
Man: Ältere, vor allem adipöse Männer
Lok: Vor allem Unterbauch, auch Rücken, Streckseiten der Extremitäten.

Rollhaarzysten
s. Rollhaare

Romana-Zeichen
s. *Chagas-Krankheit

Romberg-Syndrom
s. Hemiatrophia progressiva faciei Romberg

Romberg-Trophoneurose
s. Hemiatrophia progressiva faciei Romberg

Rombo-Syndrom
Def: Bei 12 Mitgliedern einer Familie beschriebene, wahrscheinlich autosomal-dominant vererbte Genodermatose, gekennzeichnet durch
- im Alter von 7–10 Jahren auftretende *Akrozyanose und *Keratosis follicularis,
- später Entwicklung zahlreicher *Milien, Ausfall von Wimpern und Augenbrauen, *Atrophodermia vermiculata,
- multiple *Trichoepitheliome und *Basaliome im frühen Erwachsenenalter.

  Große Ähnlichkeit mit dem *Bazex-Dupré-Christol-Syndrom.

Lok: Prädilektionsstellen sind die belichteten Areale, v. a. Gesicht.
Lit: Michaelsson G, Olsson E, Westermark P (1981) The Rombo Syndrome. Acta Dermatovener (Stockholm) 61:497–503

Rosa-Krankheit
s. Acrodynia

Rosacea conglobata
Def: Form der *Rosazea mit einschmelzenden, hämorrhagischen, abszedierenden Knoten und indurierten Strängen.

Rosacea erythematosa
s. *Rosazea

Rosacea granulomatosa
s. lupoide Rosazea^

Rosacea juvenilis
Def: Frühzeitiges Auftreten einer *Rosazea im 2. Lebensjahrzehnt.

Rosacea papulosa seu pustulosa
s. *Rosazea

Rosazea
Syn: Acne rosacea, Kupferfinne, Rotfinne
Def: Häufige, chronische Erkrankung mit zentrofazialen Erythemen, Papeln, Papulopusteln, Bindegewebshyperplasien und Talgdrüsenhyperplasien. Phasenförmiger Verlauf.
Ätio: Unbekannt, genetische Disposition wahrscheinlich. Diskutiert werden auch die Demodex-Milbe (*Demodikose), fokale Infekte, Vitaminmangel, endokrine Störungen und Streß als Ursache.
Auslösende Reize für das Erythem: Erregung, Hitze, Sonne, Kaffee, Alkohol, Tee, scharfe Gewürze (Pfeffer, Curry), Temperaturschwankungen.
Man: Vor allem 4. und 5. Lebensjahrzehnt
Lok: Zentrofazial, Ausdehnung auf Hals, retraoaurikuläre Region und Prästernalbereich.
Klin: Man unterscheidet unterschiedliche Entwicklungsstadien:

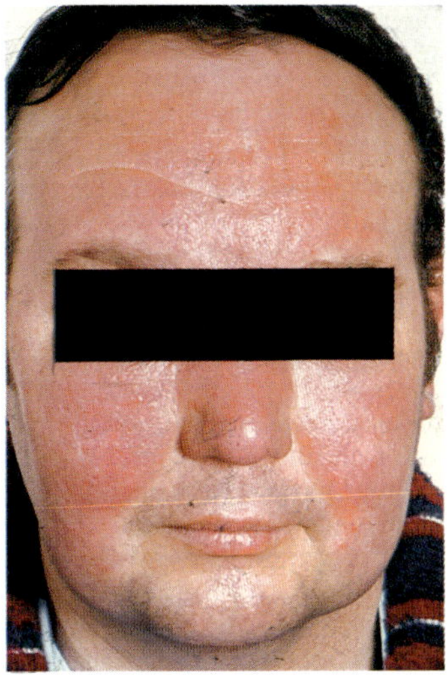

Rosazea

- Funktionelle Erytheme: Flüchtige livide Gesichtserytheme.
- Rosacea erythematosa: Persistierende Erytheme über Stunden und Tage, Teleangiektasien, vor allem nasolabial, Wangenbereich.
- Rosacea papulosa seu pustulosa: Einzelne oder gruppierte, entzündliche, gerötete, über Tage bis Wochen bestehende, evtl. feinlamellös schuppende Papeln. Sterile oder normale Follikelflora enthaltende Papulopusteln und Pusteln. Narbenlose Abheilung der einzelnen Schübe, im Verlauf Häufung der Schübe.
- Großflächige entzündliche Knoten und Infiltrate, diffuse Gewebshyperplasie, vor allem an Wangen, Nase, Kinn, Stirn, Ohren. Beteiligung der Augen: Blepharitis, Konjunktivitis, Iritis, Iridozyklitis, Hypopyoniritis, Keratitis mit Lichtscheu, Schmerzen, Gefahr der Erblindung.

Sonderformen: *lupoide Rosazea^, *Rosacea conglobata, *Steroid-Rosazea, *Pyoderma faciale, *Rhinophym,

*Otophym, *Metophym, *Gnatophym.
Hist: Ektatische Blut- und Lymphgefäße, perivaskuläre lymphohistiozytäre Infiltrate, vor allem in Talgdrüsenfollikelregionen, follikuläre Papeln und Pusteln.
DD: *Akne vulgaris, *akneiforme Exantheme^, *periorale Dermatitis^, *Haber-Syndrom, *Lupus miliaris disseminatus faciei, *Steroidhaut, *Demodikose
Ther: Intern: Tetracycline (anfangs 1000–1500 mg/die, Reduktion auf 500–250 mg/die; Langzeitbehandlung), alternativ Metronidazol. Schwere Formen der Rosazea: Isotretinoin (0,2–1,0 mg/kg Körpergewicht pro Tag). Beachte: Bei Frauen sichere Kontrazeption bis 3 Monate nach Therapieende.
Extern: Metronidazol, Chloramphenicol, Clindamycin, Erythromycin. Schwefel (Sulfur praecipitatum 5–10%ig) wirkt oft günstig. Getönte Aknekosmetika, Reinigung der Haut durch Kosmetikerin.
Bei Verschlechterung durch Sonne Sonnenschutzmittel.
Teleangiektasien: Bei kosmetischer Störung im ruhigen Stadium Behandlung mit der Diathermienadel oder Therapie mit *Laser (Argon).

Rosazea, lupoide
Syn: Rosacea granulomatosa, rosazeaartiges Tuberkulid von Lewandowsky, mikropapuläres Tuberkulid, micronodular tuberculoid
Def: Sonderform der *Rosazea mit Entwicklung braunrötlicher Papeln und Knötchen nach den kongestiven Erythemen.
Diaskopie: *Lupoides Infiltrat!
Lok: Vor allem Ober- und Unterlider
Hist: Tuberkuloide Strukturen
DD: *Dermatitis perioralis, lupoide Steroidrosazea, kleinknotige *Sarkoidose, *Lupus miliaris disseminatus faciei
Ther: Tetracycline wirken nicht so prompt wie bei der papulopustulösen *Rosacea, INH (5 mg/kg KG/die) hat sich bewährt.
Prog: Chronischer Verlauf

Rosacea perioralis
s. Dermatitis perioralis

Rosazeaartige Dermatitis
s. Dermatitis perioralis

Rosazeablepharitis
Def: Blepharitis im Rahmen der *Rosazea.

Rosazeakonjunktivitis
Def: Konjunktivitis im Rahmen der *Rosazea.

Rose
s. Erysipel

Rose rash of infants
s. Exanthema subitum

Rosenbachsche Krankheit
s. Erysipeloid

Roseola anulata
s. Pityriasis rosea

Roseola infantum
s. Exanthema subitum

Roseola syphilitica
Syn: Makulöses Syphilid
Def: *Roseolen im Rahmen der *sekundären Syphilis^.

Roséole en retour
s. Rezidivexantheme (syphilitische)

Roseolen
Def: Monomorphes makulöses Exanthem durch infektiös toxische Gefäßdilatation bei der *Syphilis II (Roseola syphilitica), auch bei *Listeriose, *Brucellose, Typhus abdominalis und Paratyphus.
Bei Typhus exanthematicus: Unterschiedliche Größe und Farbe, teilweise konfluierend.

Rosolia
s. Masern

Ross-Syndrom
Syn: Anhidrose-Syndrom

Def: Erkrankung mit einer typischen Symptomentrias von tonischen Pupillenstörungen, Verlust der Eigen- und Fremdreflexe sowie einer progressiven segmentalen Anhidrose, die reflektorisch zur Hyperhidrose in nicht betroffenen Segmenten und zur Hitzeintoleranz führt.
Ätio: Unbekannt, eine polytope disseminierte Neuropathie in autonomen Nervensystem wird angenommen. Assoziation mit vegetativen Funktionsstörungen möglich.
Lit: Itin P, Hirsbrunner P et al. (1992) Das Ross-Syndrom. Hautarzt 43:359–360
Reinauer S, Schauf G, Hölzle E (1992) Das Ross-Syndrom: Neudefinition und Therapie der assoziierten Hyperhidrose durch eine modifizierte Iontophoresetechnik. Z. Hautkr. 67 (7):615–621

Rotdickschenkel
Def: Bezeichnung für *Erythrocyanosis crurum puellarum.

Rotfinne
s. Rosazea

Rothmann-Makaisches Syndrom
s. Lipogranulomatosis subcutanea

Rothmund-Syndrom
Def: Familiär auftretende, autosomalrezessiv vererbte *Poikilodermie mit beidseitigen juvenilen Katarakten. Häufig Konsanguinität der Eltern.
Man: Ab dem 6. Lebensmonat, vor allem weibliches Geschlecht.
Lok: Gesicht, Extremitäten, Gesäß, Palmae und Plantae frei.
Klin: In atrophischer Haut, streifige oder gitterartige Erytheme mit Teleangiektasien und Hypopigmentierungen. Assoziierte Symptome: Juveniler Katarakt, genitale Hypo- bzw. Aplasie, kleine Hände und Füße, plumpe Finger und Zehen. Hypo- bzw. Aplasie von Schweiß- und Talgdrüsen.
Lit: Schrallhammer K, Burg G, Stolz W, Braun-Falco O (1988) Kongenitale Poikilodermie mit warziger Hyperkeratosen. Hautarzt 39:143–148
Marghescu S (1989) Kongenitale Poikilodermien. Z. Hautkr. 64 (3): 167–169

Rothmund-Thomson-Syndrom
Def: Im englischsprachigem Schrifttum werden das *Rothmund-Syndrom und das *Thomson-Syndrom unter diesem Begriff zusammengefaßt.
s. a. Poikilodermie
Lit: *Rothmund-Syndrom

Rotlauf
s. Erysipeloid

Rotz
s. Malleus

Rotzgeschwüre
*Malleus

Rougéole
s. Masern

Roussy-Sarkoid
s. Darier-Roussy Sarkoid

Rowell's Syndrom
Syn: Lupus erythematodes und Erythema multiforme artiges Syndrom
Def: Auftreten annulärer, sukkulenter, ggf. bullöser Herde an Stamm, Gesicht und Nacken bei Patienten mit *Lupus erythematodes integumentalis oder viszeralis.

Rubella
s. Röteln

Rubeola
s. Röteln

Rubeola scarlatinosa
Syn: Vierte Krankheit, Forth Disease, Dukes Disease, Parascarlatina, Dukes-Filatoffsche Krankheit
Def: Exanthematische Infektionskrankheit bei Kindern. Eigenständigkeit der Erkrankung noch nicht sicher erwiesen. Es wird diskutiert, ob eine besondere Verlaufsform der *Röteln oder eine Abortivform des *Scharlachs vorliegt.
Ätio: Unbekannt
Err: Noch nicht identifiziert
Lok: Intertrigines, Nackenregion

Klin: Inkubationszeit 9–20 Tage. Uncharakteristisches Prodromalstadium.
Rubeoliformes oder kleinfleckiges scarlatiniformes Exanthem. Kleieförmige Schuppung am 4. oder 5. Tag. Schwellung der zervikalen und nuchalen Lymphknoten. Pharyngitis.
DD: *Masern, *Scharlach, Echo-Virusexantheme, *Röteln, *Arzneiexantheme
Ther: Symptomatisch
Prog: Gutartiger, komplikationsloser Verlauf
Lit: Schulz H (1989) Praxisrelevante pädiatrische Hautkrankheiten. Hautnah derm: 86–95

Rubéole
s. Röteln

Rubeosis diabeticorum
Def: Hautrötung im Gesicht bei Patienten mit Diabetes mellitus.
s. a. Erythema perstans faciei

Rubeosis faciei
s. Erythema perstans faciei

Rubeosis faciei perstans vasomotorica
s. Erythema perstans faciei

Rubeosis steroidica
Def: Multiple *Teleangiektasien in atrophischer Haut nach langfristiger externer Steroideinwirkung, vor allem im Gesicht.
s. a. Kortikoid-Nebenwirkungen

Rubinfleck
s. seniles Angiom^

Rubinikterus
s. *Ikterus

Rubinstein-Syndrom
s. Rubinstein-Taybi-Syndrom

Rubinstein-Taybi-Syndrom
Syn: Rubinstein-Syndrom, broad thumb-mental syndrome
Def: Vererbtes oder sporadisch auftretendes Mißbildungssyndrom mit typischer scharfer Nase (langes Septum) und breiten, abstehenden distalen Phalangen der ersten Strahlen.
Klin: Geistige Retardierung, Wachstumsstörungen, antimongoloide Lidfalte, Hypertelorismus, hoher gotischer Gaumen, Zahnanomalien, Deformierungen von Nase und Ohren. Verkürzung und Verplumpung der Finger- und Zehenphalangen. Hinzu kommt in über 50% der Fälle ein *Naevus teleangiectaticus der Stirn oder des Nackens, sowie eine *Hypertrichose des Rückens.
Ätio: Unbekannt
DD: *Cornelia-de-Lange-Syndrom

Rud-Syndrom
Def: Autosomal- oder X-chromosomal-rezessiv vererbtes Krankheitsbild mit Hautveränderungen im Sinne der *Ichthyosis congenita oder vulgaris in Kombination mit *Acanthosis nigricans, Zwergwuchs, Oligophrenie, Polyneuritis, Hypogonadismus, Epilepsie.
Die Eigenständigkeit des Krankheitsbildes ist noch umstritten.

Rückfallfieber
Syn: Febris recurrens
Def: Bakterielle Infektionskrankheit, man unterscheidet das *epidemische, durch Läuse und das *endemische, durch Lederzecken übertragene Rückfallfieber^.

Rückfallfieber, endemisches
Syn: Zeckenrückfallfieber, tickborne relapsing fever
Def: Bakterielle Infektionskrankheit mit typischen Fieberschüben.
Err: Borrelia guttoni. Erreger-Reservoir: Mensch, Zecke, Nagetier, Geflügel, Wildschwein.
Überträger: Lederzecke (Ornithodorus moubata)
Vork: Tropisches Afrika, Spanien, Nordafrika, arabische Halbinsel, vorderer Orient, Süd- und Zentralasien, Nord- und Südamerika.
Klin: Inkubationszeit 3–10 Tage. Wechsel zwischen 2- bis 3tägigen Fieberattacken und 2- bis 4tägigen fieberfreien Intervallen.

Prog: Selbstheilung nach 2 bis 10 Rückfällen. Immunität bis zu 1 Jahr nach der Infektion.
Letalität 2–10%

Rückfallfieber, epidemisches
Syn: Läuserückfallfieber, louseborne relapsing fever
Def: Bakterielle Infektionskrankheit mit typischen Fieberschüben.
Err: Borrelia recurrentis. Erregerreservoir: Mensch.
Überträger: Laus (Pediculus humanus).
Vork: Asien, Ostafrika, Äthiopien, Sudan, Nord- und Zentralafrika, Südamerika.
Klin: Inkubationszeit 5–15 Tage. Klinik, Therapie und Prognose wie bei dem *endemischen Rückfallfieber^.
Beachte: *Meldepflicht!

Ruiter-Pompen-Weyers-Syndrom
s. Angiokeratoma corporis diffusum

Ruiter-Syndrom
s. hyperergische Vaskulitis

Rumpel-Leede-Test
Def: Kapillarresistenzprüfung. Methode: Anlegen einer Blutdruckmanschette an den Oberarm. Bei erhöhter Kapillarfragilität treten bei einem Manschettendruck von 50 mmHg mehr als 5 Petechien im Umkreis von 5 cm am Unterarm auf.

Rumpfhautbasaliom
s. superfizielles Basaliom^

Rumpfhautepitheliom
s. superfizielles Basaliom^

Rundkopfspermatozoen
s. Globozoospermie

Rundzellerythematose
s. REM-Syndrom

Rundzellsarkom
Def: Histologisch durch kleine kerndichte Zellen gekennzeichnetes *Sarkom. Klinisch derber, nicht druckdolenter Knoten mit Neigung zu Konfluenz und Ulzeration.
Ther: Exzision, bei Inoperabilität Radiatio (3000–3500 r), auch Kombinationsbehandlung, Chemotherapie.
Prog: Fünfjahresheilungsquote ca. 30%

Rupia
s. Crusta

Rupia syphilitica
Def: Dicke, austernschalenartig geschichtete Schuppung (*Crusta) auf der bei der *Syphilis maligna vorkommenden Ulzeration.

Russel-Körperchen
Syn: Fuchsinkörperchen, morular cell, hyaline Kugeln
Def: Azidophile Einschlüsse (Gammaglobuline) in degenerierten Plasmazellen.
Vork: Plasmazelluläre Infiltrate bei spezifischen Erkrankungen (*Rhinosklerom, *Syphilis, *Tuberkulose), chronischen Entzündungen (z. B. *Rosacea, *Lupus erythematodes, *Cheilitis und *Balanitis plasmacellularis) oder bei Tumoren.

Rußkeratose
Syn: Rußwarze
Def: *Präkanzerose im Skrotalbereich bei Schornsteinfegern durch intensiven Rußkontakt.
Prog: Maligne Entartung möglich (*Rußkrebs).

Rußkrebs
Def: *Spinozelluläres Karzinom^, das sich auf einer *Rußkeratose entwickelt.

Rußwarze
s. Rußkeratose

Rutilismus
Def: Rothaarigkeit. Genetisch bedingte, bei allen menschlichen Rassen vorkommende Normvariante (Neger 0,2%, Papua 1%, Berber 4%). Im Gegensatz zu schwarz-, braun- oder blondhaarigen Menschen, besitzen Rothaarige Phäomelanin als körpereigenes Pigment.

S

Sabin-Feldman-Test
Def: In vitro Nachweissystem zur Detektion von Antikörpern gegen Toxoplasma gondii.

Sabouraud-Syndrom
s. Monilethrix-Syndrom

Säbelscheidenform der Tibia
Syn: Türkensäbel-Tibia
Def: Säbelscheidenartig, nach vorne konvex verformte Tibia bei der *Syphilis connata tarda, infolge umschriebener periostaler Auftreibungen.
Vork: Bei der *Syphilis connata, auch beim *M. Paget und bei der Rachitis.

Säuglingsekzem, konstitutionelles
s. Ekzem, konstitutionelles Säuglingsekzem

Säuglingsglatze
s. Alopecia decubitalis

Säuglingshämangiom
s. kavernöses Hämangiom^ des Säuglings

Säuglingsretikulose
s. Retikulose, Säuglingsretikulose

Säuglingssklerodermie
Def: Frühere fälschliche Bezeichnung für die *Adiponecrosis subcutanea neonatorum.

Säuglingsskorbut
s. Moeller-Barlow-Krankheit

Säulenbein, zyanotisches
Def: Bezeichnung für die *Erythrocyanosis crurum puellarum.

Säureschutzmantel der Haut
s. *pH-Wert der menschlichen Haut

Sahlischer Gefäßbogen
s. Sahlischer Venenkranz

Sahlischer Venenkranz
Syn: Sahlischer Gefäßbogen, Sahli-Venenkranz
Def: Feine Gefäßerweiterungen im Verlauf der unteren Thoraxapertur bei chronischer intrathorakaler Drucksteigerung, aber auch bei gesunden Männern über 50 Jahren.

Sakraldermoid
s. Pilonidalsinus

Salabrasio
Def: Entfernung von Schmutzpartikeln, z. B. bei *Tätowierungen, durch Bürsten der Haut unter lokaler Anästhesie bis zur Blutung, anschließend festes Einreiben von Kochsalz und feuchte Verbände.

Salbengesicht
Def: Fettig glänzendes Aussehen der Gesichtshaut infolge ständiger Absonderung eines dünnflüssigen Talges z. B. bei M. Parkinson und bei *Seborrhoea oleosa.

Salpingitis gonorrhoica
Def: Infektion der Tuben durch Gonokokken bei der *Gonorrhoe der Frau mit Verklebung der Fimbrien, irreversible Obliteration der Tube und konsekutiver Sterilität.
Klin: Fieber, Schmerzen, Unterbauchtumor
Komp: Ausbildung einer Pyosalpinx. Durchbruch in Blase oder Mastdarm möglich.
Ther: *Gonorrhoe

Salvarsandermatitis
Syn: Arsendermatitis, Eczème arsénial
Def: Arzneiexanthem nach Salvarsan-Therapie. Früher häufig, heute äußerst selten.
Lok: Ausbreitung nach folgender Reihenfolge: Unterarme, Nacken, untere Extremitäten, Stamm.

Klin: Juckreiz, regionale Erytheme, flächenhafte Vergrößerung unter Ausbildung von Vesikeln und Pusteln. Ausbildung eines ausgeprägten Ödems der Augenlider und des Gesichtes, flächenhaftes Nässen, Krustenbildung, starke Schuppung. Tendenz zur raschen Ausbildung einer Erythrodermie (*Salvarsan-Erythrodermie). Querfurchung und Verlust der Nägel, Alopezie.
Zusätzlich: Toxische Schädigung innerer Organe.
Krankheitsdauer: Einige Monate, bis zu zwei Jahren

Salvarsan-Erythrodermie
Def: Zur Erythrodermie generalisierte *Salvarsandermatitis.
s. a. Salvarsan-Poikilodermie

Salvarsan-Poikilodermie
Def: Buntscheckige retikuläre Zeichnung der Haut nach abgelaufener *Salvarsandermatitis.

Samenstrangentzündung
s. Funikulitis

Samman-Emerson-Syndom
s. Yellow nail Syndom

Sanagapocken
s. Alastrim

de Santis-Cacchione-Syndrom
s. xerodermatische Idiotie^

Sandbox dermatitis
s. Dermatitis papulosa juvenilis

Sandfloh
Syn: Tunga penetrans
Def: Erreger der *Tungiasis.

Sandflohbefall
s. Tungiasis

Sandfly-Fever
s. Pappataci-Fever

Sanfilipposche Krankheit
Def: Autosomal-rezessiv vererbte *Mukopolysaccharidose mit unterschiedlichen Subtypen.
Man: Vor allem 2.–4. Lebensjahr
Klin: Knochendysplasie, Hepatomegalie, Intelligenzdefekte, eventuell Wachstumsstörungen, Gelenkkontrakturen und Gargoylismus.
Lab: Mukopolysaccharidurie

San Joaquin Valley fever
s. Coccidioidomycose

Sankt Antonius Feuer
s. Ergotismus

Saphenektomie nach Babcok
Syn: Stripping
Def: Exhairese der Saphena magna nach Unterbindung aller Seitenäste bei *extrafaszialer Veneninsuffizienz^.

Sarampion
s. Masern

Sarcoma idiopathicum Kaposi
s. Sarcoma idiopathicum multiplex haemorrhagicum

Sarcoma idiopathicum multiplex haemorrhagicum
s. Kaposi-Sarkom

Sarcoptes scabiei
Syn: Krätzmilbe
Def: Erreger der *Skabies.

Sarkoid, Boecksches
s. Sarkoidose

Sarkoid Darier-Roussy
Syn: Darier-Roussy Sarkoid
Def: Heute weitgehend verlassener Begriff für eine lokalisierte granulomatöse Entzündung des subkutanen Fettgewebes bei *Necrobiosis lipoidica, *Erythema induratum Bazin u.a.

Sarkoid, multiples
s. Lymphadenosis benigna cutis

Sarkoidose
Syn: Morbus Boeck, Morbus Besnier-Boeck-Schaumann, Boecksches Sarkoid, benignes Miliarlupoid, benigne Lymphogranulomatose, Lymphogranulomatosis benigna
Def: Systemerkrankung mit charakteristischen Granulomen in inneren Organen und Haut.

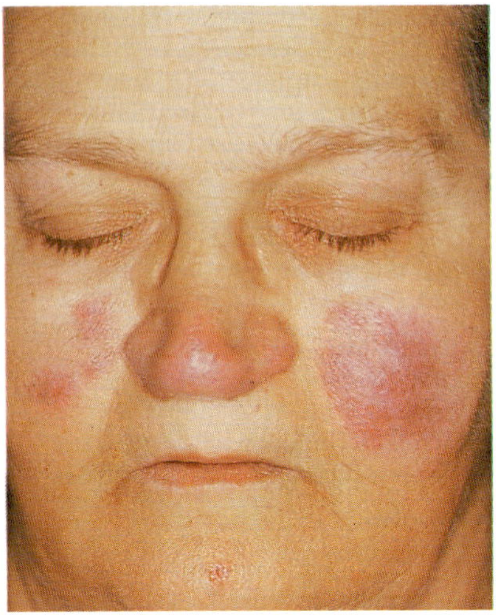

Sarkoidose

Ätio: Ungeklärt, familiäre Häufung bekannt, Bevorzugung von HLA-B8-Trägern bei akuter und HLA-B13 bei chronischer Sarkoidose. Verminderte zelluläre Immunität, humorale Immunität normal oder gesteigert.
Man: Vor allem Frauen, vor allem 20.–40. Lebensjahr, auch Kinder.
Lok: Mediastinale und periphere Lymphknoten, Lunge, Leber, Milz, Augen, Parotis, Hauterscheinungen vor allem im Gesicht und an den Extremitäten.
Klin: Man trennt eine akute (*Löfgren-Syndrom) und eine chronische Verlaufsform.
Die chronische Verlaufsform zeigt in ca. 60% Lungenbeteiligung, in 20% Beteiligung des lymphatischen Systems, in 20% der Leber, in 18% der Augen, in 5% der Parotis und der Tränendrüse (*Heerfordt-Syndrom), der Knochen (*Ostitis multiplex cystoides Jüngling) und in 15–35% der Haut.
Die Lungenveränderungen werden nach radiologischen Kriterien in 3 Stadien eingeteilt (Stadium I: Bihiläre Lymphknotenvergrößerung, Stadium II: Parenchymbeteiligung, Stadium III: Fibrose).
Bei den Hauterscheinungen unterscheidet man:
- Großknotige Form:
  Braun- oder blaurote, derbe, über pflaumengroße Knoten und Plattenbildungen vor allem an Nase, Wangen, Ohrläppchen, auch Extremitäten und Rumpf. Zentrale Rückbildung möglich. Zahlreiche Teleangiektasien. Diaskopisch kleinfleckiges *lupoides Infiltrat, s. a. Lupus pernio.
- Kleinknotig disseminierte Form:
  Dicht stehende, fleckenförmige, kleine, papulöse oder kleinknotige, evtl. lichenoide, rötlich-bräunliche oder blau-rötliche Läsionen vor allem im Gesicht, an den Streckseiten der Extremitäten, selten am Rumpf und anderen Schleimhäuten. Diaskopisch *lupoides Infiltrat. Später Hyperpigmentierung und Ausbildung von Teleangiektasien.
- Anulärer Typ:
  Ringförmige Konfiguration der Knötchen mit zentralatrophischer Rückbildung.
- Subkutan-knotiger Typ:
  Knotenförmige Infiltration unter normaler oder leicht livide verfärbter Haut tastbar.

s. a. Narbensarkoidose,
s. a. Angiolupoid Brocq-Pautrier
Hist: Epitheloidzelliges Granulom im Korium, selten in der Subkutis mit schmalem Lymphozytensaum. Selten zentrale Nekrobiose und fibrinoide Verquellung. Mehrkernige Riesenzellen vom Langhans- und Fremdkörpertyp, Riesenzentrosphären.
Elektronenmikroskopie: Asteroide (sternförmige Einschlüsse in Riesenzellen) doppelt brechende Substanzen, Schaumann-Einschlüsse (konzentrisch lamellös geschichtete Einschlußkörper).
Lab: Tuberkulin-Test meist negativ, Angiotensin-converting-Enzym erhöht

(Verlaufskontrolle), *Kveim-Test häufig positiv.
Diag: Diaskopie, Histologie, Tuberkulin-Anergie, *Kveim-Reaktion. Röntgen: Lungen und Knochen. Evtl. Leberbiopsie.
DD: *Tuberculosis cutis luposa, *Syphilis III, *Tuberkulose, *Necrobiosis lipoidica
Ther: Intern: Bei ausgedehnten, fortgeschrittenen Hautveränderungen: Kortikosteroide (Prednison 30 bis 60 mg/die) in schweren Fällen evtl. in Kombination mit Azathioprin (50–150 mg/die), Chloroquin (250 mg/die, cave Augenkomplikationen).
Extern: Kortikoide, evtl. im Okklusivverband. Intraläsionale Injektionen von Kortikoidkristallsuspensionen. Bei einzelnen Hautherden nur lokale Therapie.
Prog: In 50% der Fälle mögliche Spontanheilung. Prognose quoad vitam abhängig vom Lungenbefund. Chronische Hautveränderungen: Quoad sanationem schlecht.
Lit: Pfeiff B, Pullmann H (1986) Kutane Sarkoidose. Z. Hautkr. 61 (18): 1311–1317
Wurm K (1983) Sarkoidose. Georg-Thieme-Verlag Stuttgart New York

Sarkom, anaplastisches
s. *Fibrosarkom

Sarkom, angioblastisches der Kopfschwarte
s. Angiosarkom der Kopf- und Gesichtshaut

Sarkom, Angiosarkom
s. Hämangiosarkom

Sarkom, epitheloides (Enzinger)
Syn: Weichteiltumor Enzinger
Def: Seltener, maligner, kutan-sukutan gelegener, langsam wachsender Weichteiltumor.
Man: Junges Erwachsenenalter, männliches Geschlecht bevorzugt
Lok: V. a. Fingerbeugeseiten, Handrücken, Fußsohlen, Streckseiten der Unterarme und -schenkel.
Klin: Derber, schmerzloser, kutan-subkutan gelegener Knoten, der sich langsam vergrößert. Später Ulzeration.
Hist: Infiltrierend wachsender Tumor aus epitheloiden und spindelförmigen Zellen, zentrale Nekrosen, Gefäßinvasion, häufig Einbeziehung von Sehnen und Faszien.
DD: Klinisch: *Lipom, *Fibrom, *Granuloma anulare, Muskeltrauma; histologisch: *Synovialsarkom, *Angiosarkom, *Rhabdomyosarkom, ulzeriertes *spinozelluläres Karzinom^
Ther: Exzision mit großzügigem Sicherheitsabstand und anschließende Radiatio bei kleinen Tumoren; Enbloc-Resektion und adjuvante Chemotherapie bei größeren Tumoren.
Prog: Ausgeprägte lokale Rezidivneigung, späte Metastasierung in Lymphknoten und Lunge
Lit: Enzinger FM (1970) Epitheloid sarcoma: a sarcoma simulating a granuloma or a carcinoma. Cancer 26:1029–1041
Rödder-Wehrmann O, Kind P, Plewig G (1990) Epitheloides Sarkom. Hautarzt 41:562–565

Sarkom, fibroblastisches
s. Fibrosarkom

Sarkom, germinoblastisches
s. zentroblastisches Lymphom^

Sarkom, Hodgkin Sarkom
s. maligne Lymphogranulomatose^

Sarkom der Kopfschwarte, angioplastisches
s. Angiosarkom der Kopf- und Gesichtshaut

Sarkom, Leiomyosarkom
s. Leiomyosarkom

Sarkom, Lymphangiosarkom
s. Lymphangiosarkom

Sarkom, Myxosarkom
s. *Fibrosarkom

Sarkom, Pseudosarkom
s. Pseudosarkom

Sarkom, Retikulosarkom
s. Retikulosarkom

Sarkom, Rundzellsarkom
s. *Fibrosarkom

Sarkom, Spindelzellsarkom
s. *Fibrosarkom

Sattelnase
Syn: Rhinolordose, Bulldognase
Def: Eingesunkener Nasenrücken mit zurückgekippter, nach oben angehobener Nasenspitze, z. B. bei *Syphilis connata tarda und bei *Polychondritis recidivans et atrophicans.
Ätio: Entzündliche Destruktion des Knorpel-Knochen-Gerüstes der Nase.

Satyrohr
Def: Kleines abstehendes Ohr mit Satyrspitze am oberen Helixrand, z. B. bei *ektodermalen Dysplasien^.
s. a. Darwin Ohr, Katzenohr, Wangenohr

Satyrschwanz
s. Hypertrichosis dorsolumbalis

Saugekzem
s. Lutschekzem

Sauggeschwür
s. Bednar'sche Aphthe^

Saugwürmer
s. Trematoden

Sauriasis
s. Ichthyosis-hystrix-Gruppe

Scabid
Def: *Id-Reaktion bei Skabiesbefall.
Ther: *Skabies

Scabies
s. Skabies

Scabies crustosa
s. Scabies norvegica

Scabies eczematosa
Def: Sekundärekzematisierte *Skabies.

Scabies granulomatosa
Def: Mit granulomatösen Infiltraten einhergehende *Skabies infolge bakterieller Sekundärinfektionen und guter Abwehrreaktion.

Scabies larvata
Def: Schwer zu erkennende, häufig atypisch lokalisierte, larvierte Form der *Skabies bei Patienten, die eine sorgfältige Körperpflege betreiben.

Scabies norvegica
Syn: Borkenkrätze, Scabies crustosa, norwegische Skabies
Def: Seltene Variante der *Skabies mit massiven, ichthyotischen Hautveränderungen und hoher Infektiosität, massiver Milbenbefall (bis zu 2 kg Milben).
Man: Vor allem Patienten mit gestörter Immunabwehr: z. B. bei Diabetes mellitus, Leukämie, *AIDS, Kachexie, langfristiger Glukokortikoid- oder Zytostatikatherapie.
Lok: Symmetrisch, vor allem Hände, Ellbogen, Knie, Sprunggelenke, auch im Gesicht und am Kapillitium.
Klin: Schmutzig-braune Keratosen, Borken, ggf. Rötung und Schuppung am gesamten Integument. Kaum Juckreiz. Ausgedehnte subunguale Hyperkeratosen, krallenartige Abhebung der distalen Nagelplatte. Milbengänge besonders an Palmae und Plantae.
Hist: Massenhaft Skabiesmilben und -gänge im Stratum corneum.
Ther: *Skabies
Prog: Hohe Rezidivquote bei ungenügender Behandlung der subungualen Hyperkeratosen und der Nägel.
Lit: Rütten A, Schult R, Hantschke D (1990) Scabies norvegica oder Scabies crustosa. Akt. Dermatol. 16:140–142
Wlotzke U, Thiele B et al. (1992) Scabies norvegica sive crustosa bei einem Patienten mit AIDS. Hautarzt 43:717–720

Scarlatina
s. Scharlach

Scarlatina fulminans
s. toxischer Scharlach^

Scarlatina miliaris
s. Miliaria scarlatinosa

Scarlet fever
s. Scharlach

Scarring pemphigoid
s. vernarbendes Pemphigoid^

Schäfer-Syndrom
Def: Wahrscheinlich mit der *Pachyonychia congenita identisches Krankheitsbild mit schwielenartiger Palmoplantarkeratose, Hyperhidrose, Leukokeratose der Mundschleimhaut, disseminierte follikuläre Hyperkeratose der übrigen Körperhaut, Hypotrichosis areata und allgemeine Entwicklungs- und Sehstörungen.

Schälblasen
s. Impetigo contagiosa, großblasige Form
s. staphylogenes Pemphigoid^ des Neugeborenen

Schälblattern
s. staphylogenes Pemphigoid^ des Neugeborenen

Schafblattern
s. Varizellen

Schafpocken, atypische
s. Ecthyma contagiosum

Schamberg, Morbus
s. Purpura pigmentosa progressiva

Schamberg-Syndrom
s. Purpura pigmentosa progressiva

Schamröte
s. Erythema e pudore

Schanker
Syn: chancre
Def: Ulzerierter Primäraffekt bei Geschlechtskrankheiten. Man unterscheidet:
- harter Schanker: *Ulcus durum,
- weicher Schanker: *Ulcus molle und
- gemischter Schanker: *Ulcus mixtum.

Schanker, gemischter
s. Ulcus mixtum

Schanker, harter
s. Ulcus durum

Schanker, miliarer
s. Ulcus molle folliculare

Schanker redux
Def: In der Vorpenicillin-Ära häufig zu beobachtendes Phänomen mit erneutem Aufflackern eines scheinbar abgeheilten Primäraffektes (*Syphilis acquisita).

Schanker, syphilitischer
Def: Primäraffekt der *Syphilis acquisita.
s. a. Mikroschanker, Riesenschanker, Ulcus durum

Schanker, weicher
s. Ulcus molle

Schankroid, phagedänisches
s. Ulcus molle gangraenosum

Scharlach
Syn: Scarlatina, Scarlet fever, Canker rash, Streptococcal sore throat with rash
Def: Akute Streptokokken-Infektion durch Erythrotoxin bildende Erreger und fehlender Immunität des Patienten. *Meldepflicht!
Ätio: Tröpfcheninfektion, Übertragung auch über eine Kontaktperson oder Nahrungsmittel möglich. Eintrittspforten: Tonsillen, Nasen-Rachen-Raum, auch Wunden. Bei Auftreten lysogener Bakteriophagen in den Streptokokken: Bildung eines Erythrotoxins (4 verschieden Toxine mit jewilig typenspezifischer Immunität bekannt).
Err: β-hämolysierende Streptokokken der Gruppe A (über 60 verschiedene Serotypen, typenspezifische Immunität)
Man: Vor allem zwischen dem 3. und 10. Lebensjahr.
Klin: Inkubationszeit 2–5 Tage. Fieber, Kopf- und Halsschmerzen, Erbrechen. Pharyngotonsillitis, fleckiges Enanthem am weichen Gaumen, belegte Zunge. Druckdolente Halslymphknotenschwellung.
Exanthem, evtl. um Tage verzögert: Beginn meist in der Leistenbeuge, dem

Schenkeldreieck, den Beugeseiten der Arme. Meist Generalisation, Gesicht häufig frei.
Charakteristisch: Periorale freie Zone (Facies scarlatinosa).
Hautveränderungen: Stecknadelkopfgroße, blasse, später rote, leicht erhabene, dicht stehende Papeln (s. a. Miliaria scarlatinosa), Subikterus.
Abschilferung des Zungenbelages (ca. am 3. Tag): Himbeerzunge (*Scharlachzunge). Herabgesetzte Kapillarresistenz (Rumpel-Leede-Test positiv).
Abklingen des Exanthems und der Angina unter lytischer Temperatursenkung. Abschilfern der Haut an Ohrmuscheln, Gesicht, Stamm und Extremitäten. Groblamellöse Abschuppung der Palmae und Plantae.
Lab: Leukozytose: 15–40000, später Eosinophilie 5–10%
Diag: Klinik, Erregernachweis, Antistreptolysintiter (AST) – Anstieg (frühestens 8–14 Tage nach einer frischen Infektion, Basis- und Kontrollwerte), Dick-Test, *Auslöschphänomen.
Komp: *toxischer Scharlach^, *septischer Scharlach^. Otitis, Sinusitis, Myokarditis, Glomerulonephritis, Polyarthritis.
DD: *Masern, *Röteln, skarlatiniformes Arzneimittelexanthem, *infektiöse Mononukleose^, Adeno- und Coxsackie-Virusinfektionen.
Ther: Penicillin (Penicillin G 10 Mio. I.E./die i. v. oder Oralpenicilline, z. B. Phenoxymethylpenicillin 3 mal 0,5–1,5 Mio. I. E./die, mindestens über 10 Tage).
Bei Penicillinallergie: Erythromycin (1500 mg/die) oder Tetracycline (1000–2000 mg/die, cave bei Kindern).
Prog: Bei frühzeitiger Therapie gut. Letalität < 0,5%.
Bildung antitoxischer Antikörper gegen das spezifische Erythrotoxin im Laufe der Scharlacherkrankung.
Außerdem Bildung spezifischer antibakterieller Antikörper.
- Bei Vorliegen einer typenspezifischen antibakteriellen Immunität: Keine klinische Erkrankung nach Streptokokkenkontakt, unabhängig vom Vorliegen antitoxischer Antikörper.
- Bei Fehlen der typenspezifischen antibakteriellen Immunität und vorhandenen antitoxischen Antikörpern: Streptokokkenpharyngotonsillitis nach Streptokokkenkontakt.
- Bei Fehlen der typisch spezifischen antibakteriellen Immunität und der antitoxischen Antikörper: Streptokokkenangina und Scharlach nach Streptokokkenkontakt.

Scharlach, puerperaler
Def: Seltene Form des *Wundscharlachs nach einer Entbindung.

Scharlach, septischer
Def: Schwere Form des *Scharlachs mit Sepsis, nekrotisierender Angina, Sinusitis, Hirnsinusthrombose und Meningitis.

Scharlach, toxischer
Syn: Scarlatina fulminans
Def: Maligne Form des *Scharlachs mit Hyperpyrexie, Somnolenz, Delirium, Krämpfen, Purpura, Kreislaufkollaps und raschem letalem Verlauf.

Scharlachzunge
Syn: Himbeerzunge
Def: Himbeerrote Zunge bei *Scharlach infolge von Papillenschwellung auf Zungenspitze und -rändern.

M. Schaudinn
s. Syphilis

Schaufensterkrankheit
s. Claudicatio intermittens

Scheie-Syndrom
s. Ullrich-Scheie-Syndrom

Scheuerkomedonen
Def: *Komedonen an Scheuerstellen, vor allem bei Jugendlichen.
DD: *Folliculitis ulerythematosa, *Ulerythema acneiforme
Ther: Keratolytika

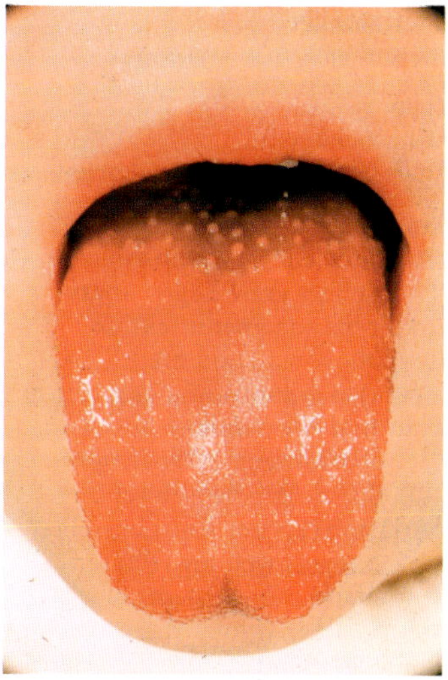

Scharlachzunge

Schicht, akanthopapilläre
s. Stratum spinosum
Schick-Test
Def: Indirekter Nachweis einer Diphtherie-Immunität anhand des Ausbleibens der typischen Hautreaktion nach 24–36 Stunden nach intrakutaner Injektion einer Diphtherietoxinhaltigen Lösung.

Schiefhals, muskulärer
s. Fibromatosis colli

Schildrüsenerkrankungen, Hauterscheinungen bei
Def: Verschiedene Störungen der Schilddrüse (Über- und Unterfunktion, Entzündung, Neubildungen) führen zu unterschiedlichen Hauterscheinungen: *Muzinosen, *Alopezie, Hyperpigmentierungen, Nagelstörungen, thyreoglossale Gangzysten, Haut- und Lymphknotenmetastasen von Schilddrüsenkarzinomen.
Lit: Heymann WR (1992) Cutaneous manifestations of thyroid disease. J Am Acad Dermatol 26:885–902

Schienbeinsyndrom, vorderes
s. Tibialis-anterior-Syndrom

Schimmelpenning-Feuerstein-Mims-Syndrom
Syn: Naevus epidermicus Syndrom, Naevus sebaceus Jadassohn, Syndrom des linearen Naevus sebaceus, Neuroektodermales Syndrom, Haut-Auge-Hirn-Herz-Syndrom, HAHH-Syndrom, epidermal nevus syndrome Solomon, Solomon-Syndrom
Def: Neuroektodermaler Symptomenkomplex mit *Naevus sebaceus, Fehlbildungen im Augenbereich und Schädelknochen- bzw. Hirnveränderungen.
Ätio: Unbekannt, angenommen wird eine frühembryonale somatische Mutation eines Genes, dessen Keimzellmutation letal wirkt.
Klin: Hautveränderungen bei der Geburt vorhanden. Multiple, meist lineare Naevi sebacei am gesamten Integument mit Bevorzugung von Kopf und Hals, auch Mundschleimhaut betroffen. Meistens nur an einer Körperhälfte.
Im Laufe des Lebens Auftreten von multiplen *Naevuszellnaevi und *dermalen Naevi^.
Augenveränderungen (Dermoidzysten, Kolobomem, Hornhauttrübung, Symblepharon) und zerebrale Symptomatik (Schädelasymmetrie, zerebrale Krampfanfälle, häufig geistige Retardierung). Weitere Mißbildungen beschrieben, unterschiedlich starker Ausprägungsgrad aller Symptome.

Schimmelpilze
Def: Überwiegend saprophytäre, seltener parasitäre Pilze. Hierzu gehören die Aspergillus-Arten (*Aspergillose), die Mukorazeen (*Mucormykose) und die Geotrichen. Ihre Rolle bei der Entstehung von Infektionen wird z. T. unterschiedlich bewertet. Auftreten häufig in Gesellschaft von *Dermatophyten und *Hefen. Seltenere Erreger von Nagelmykosen und Interdigitalmykosen (*Mykose).
Bei Typ-I Sensibilisierung auf Schimmelpilze kann es zu rhino-konjunktivalen Symptomen kommen, cave:

Genuß von Schimmelpilzkäse bei Penicillinallergie.
s. a. Cephalosporiose, Verticilliose, Hemisporose, Peyronellaeose, Myzetom, Chromomykose, Piedra nigra.
Vork: Vor allem ältere oder immungeschwächte Menschen
Diag: Charakteristisch ist die Ausbildung eines Luftmyzels sowie watte- oder mehlstrichartiger Kolonien in der Kultur (*Mykose).
Ther: Griseofulvinresistenz!
Bei Nagel- oder Zehenzwischenraumbefall: lokale Breitspektrum-Antimykotika.
Bei Systemmykosen oder Therapieresistenz: Amphotericin B (0,1–1,0 mg/kg/die, einschleichende Dosierung, cave: Nierenschäden), bei Aspergillose ggf. Kombination mit Flucytosin (150 mg/kg/die), alternativ: Nystatin (2–5 Mio. I. E./die), Pimaricin (200–500 mg/die), Itraconazol (100 mg/die).
Lit: Refai M (1992) Schimmelpilze differenzieren. Pilzdialog 2:29–30
Rieth H (1977) Die Rolle der Schimmelpilze in der Dermatologie. 31. Tagung der DDG in Köln. Z. Hautkr. 52:235–236
Wegmann T (1988) Medizinische Mykologie-ein praktischer Leitfaden. Editiones Roche, Basel

Schirmer-Syndrom
s. *Sturge-Weber-Krabbe-Syndrom

Schirmer-Test
Def: Ophthalmologische Untersuchungsmethode zur Prüfung der Tränensekretion durch Einlegen eines Lackmuspapierstreifens in den Konjunktivalsack und Messung der erfolgenden Durchnässung (normal: 2–3 mm/min). Von Bedeutung z. B. bei der Diagnose des *Sjörgren-Syndrom.

Schistosomiase
s. Bilharziose der Haut

Schistosomendermatitis
s. Zerkariendermatitis

Schlachtertuberkel
s. Tuberculosis cutis verrucosa

Schlaffhaut
s. Dermatochalasis,
s. a. Blepharochalasis, Glutaeochalasis

Schlafkrankheit
Syn: Afrikanische Trypanosomiasis
Def: Durch Tse-Tse-Fliegen übertragene Trypanosomeninfektion.
Err: Trypanosoma rhodesiense (Ostafrika), Trypanosoma gambiense (Zentral- und Westafrika)
Klin: Inkubationszeit 2 Wochen bis Monate. Schmerzhafte Schwellung (Primärläsion) an der Einstichstelle, Lymphknotenschwellung. Phasenhafter Fieberanstieg. Ödem, Pleuraergüsse, Aszites, Myokarditis, Meningoenzephalitis.

Schleimdrüsenzyste, traumatische
s. Schleimgranulome

Schleimgranulom
Syn: Schleimspeichelgranulom, Schleimhautgranulom, Mukozele, traumatische Schleimretentionszyste, traumatische Schleimdrüsenzyste, traumatische Schleimzyste
Def: Nach Ruptur eines Speicheldrüsenausführungsganges entstehende *Pseudozyste mit nachfolgender Ausbildung eines Fremdkörpergranuloms.
Ätio: Verletzung einer Speicheldrüse bei Biß auf die Mundschleimhaut. Granulomatöse Entzündung (Fremdkörperreaktion) durch das austretende Sekret.
Lok: Vor allem Lippenschleimhaut, auch Wangenschleimhaut, Zungenrand.
Klin: Plötzlich auftretendes, rötlichbläuliches, glasiges, weiches, kugeliges, etwa erbsgroßes Knötchen.
Hist: Mit mukoider Substanz angefüllte, von bindegewebiger Kapsel umgebene Pseudozyste mit peripherer Ausbildung eines *Fremdkörpergranuloms mit muzinspeichernden, PAS-positiven Makrophagen.
Ther: Ggf. Exzision

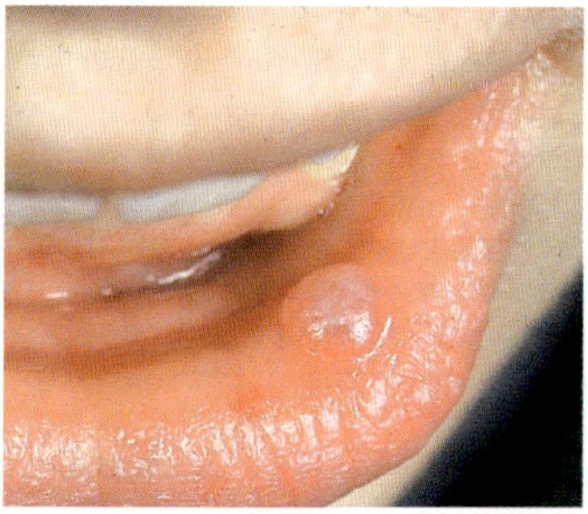

Schleimhautgranulom

Schleimhauterysipel
s. Erysipel, Schleimhauterysipel

Schleimhautgeschwüre, traumatische
Def: Verletzung der Schleimhaut mit Ulkusbildung z. B. als Druckulzera bei schlecht sitzenden Prothesen, bei *Pertussis und als *Bednarsche Aphthe^.

Schleimhautgeschwüre, tuberkulöse
s. Tuberculosis miliaris ulcerosa mucosae et cutis

Schleimhautgranulome
s. Schleimgranulome

Schleimhautnaevus, weißer
s. Naevus spongiosus albus mucosae

Schleimhautneurinom-Karzinom-Syndrom
Def: Mißverständliche Bezeichnung für die *multiple endokrine Neoplasie Typ II (MEA).

Schleimhautpemphigoid, benignes
s. vernarbendes Pemphigoid^

Schleimhautpemphigus, benigner
s. vernarbendes Pemphigoid^

Schleimhautpigmentierungen
Def: Pigmentierungen der Mundschleimhaut unterschiedlichster Ursachen.
Ätio: 1. Durch körpereigenes Pigment
- Streifenförmige oder fleckförmige Hyperpigmentierungen, vor allem bei dunkelhäutigen Menschen. Der marginale Gingivasaum bleibt ausgespart (ohne Krankheitswert).
- s. *Naevuszellnaevi
- s. *Lentigo maligna
- s. *Malignes Melanom
- s. *Naevus bleu
- Bei Phakomatosen: *Neurofibromatosis generalisata, *Albright-Syndrom: Café-au-lait-artige Flecken; *Peutz-Jeghers-Syndrom: Kleinfleckige Pigmentierungen.
- Bei Endokrinopathien: Morbus Addison: Fleckige, streifenförmige oder diffuse Hyperpigmentierungen, vor allem an der Lippenschleimhaut. Ähnlich beim Morbus Whipple, *Sprue.
- Bei Speicherkrankheiten: *hepatolentikuläre Degeneration^ und *Hämochromatose.

2. Durch körperfremdes Pigment
- Medikamentöse Zufuhr von Schwermetallen: Silber (*Argyrie), Kaliumpermanganat, Blei (*Blei-Pigmentierungen der Mundschleimhaut), Wismut, Kupfer, Quecksilber.
- Durch Amalgam-Bestandteile.

Schleimhautplaques
s. Plaques muqueuses

Schleimhautschwiele
s. *exogen-irritative Leukoplakien^

Schleimhautwarzen
Def: An der Schleimhaut vorkommende *Warzen.
s. a. Verrucae vulgares
Man unterscheidet:
- Isolierte Schleimhautwarzen: Vor allem an Lippenrot, Zunge, Zungenbändchen, Wangenschleimhaut (*fokale epitheliale Hyperplasie^)
- Disseminierte Schleimhautwarzen: *orale Papillomatose^
- Larynxpapillome: *infektiöses Larynxpapillom^
- *Condylomata acuminata
- *Condylomata lata

Schleimhauttuberkulose, ulzeröse
s. Tuberculosis miliaris ulcerosa mucosae et cutis

Schleimhautxanthome
Def: Seltene *Xanthome der Schleimhaut.

Schleimretentionszyste, traumatische
s. Schleimgranulome

Schleimspeichelgranulom
s. Schleimgranulome

Schleimzyste, traumatische
s. Schleimgranulome

Schlickkrankheit
Syn: Wattkrankheit
Def: Wahrscheinlich mit der *Frühlingsperniosis identische Erkrankung.

Schmetterlingsdermatitis
Syn: Butterfly itch
Def: Der *Raupendermatitis entsprechende Hautaffektion durch Kontakt mit den Brennhaaren von Schmetterlingen.
s. a. Caripito-Jucken, Papilonitis

Schmierölakne
s. Akne, Ölakne

Schneeblindheit
s. Keratokonjunktivitis photoelectrica

Schneidernagel
Def: Mechanisch bedingte Kerben in der Nagelplatte bei Schneidern durch das Weiterstoßen der Nähnadel mit dem Fingernagel.

Schnitzler-Syndrom
Def: Chronische *Urtikaria mit schubweise verlaufendem Fieber, Knochenschmerzen und Lymphadenopathien sowie einer monoklonalen Gammopathie (IgM) unklarer Ätiologie.
Hist: Polynukleäre *Vaskulitis
Lit: Berdy SS, Bloch KJ (1991) Schnitzler's syndrome: a broader clinical spectrum. J Allergy Clin Immunol 87:849–54

Schnydersche Regel (1966)
Def: „Multiple disseminierte Hauttumoren sind genetisch determiniert und werden autosomal-dominant vererbt, während die histogenetisch gleichen, solitären Tumoren nicht hereditär determiniert sind. Die multiplen Hauttumoren manifestieren sich früher im Leben und sind seltener als die solitären; nur sie zeigen oft assoziierte Symptome."
Beispiele sind die *Neurofibromatosis generalisata gegenüber einzelnen *Neurofibromen, das *Basalzellnaevus-Syndrom gegenüber solitären *Basaliomen.
Lit: Jung EG (1989) Die „Schnydersche Regel" zur Erblichkeit von Hauttumoren und ihre Ergänzung durch segmental angeordnete Fälle. Hautarzt 40:761–762

Schock, anaphylaktischer
s. anaphylaktischer Schock

Schock-Syndrom, toxisches
Syn: Tamponkrankheit, Toxic-Shock-Syndrome
Def: Durch das von bestimmten Staphylococcus aureus-Stämmen gebildete Exotoxin TSST–1 ausgelöstes Krankheitsbild mit scharlachähnlichen Hauterscheinungen, Schocksymptomatik und multiplen Organsymptomen.
Man: Überwiegend menstruierende Frauen, die Vaginaltampons benutzen (Nachweis von Staphylococcus aureus aus Vaginalabstrichen; man vermutet eine verstärkte Produktion und/oder Absorption des Exotoxins); selten im Zusammenhang mit Furunkeln, Abszessen, Osteomyelitis, nach Entbindung
Klin: – Temperaturen > 39,6 °C
- Palmoplantares Erythem und generalisiertes skarlatiniformes Exanthem mit Neigung zur Erythrodermie; Desquamation 1–2 Wochen nach Krankheitsbeginn, vorwiegend an Handflächen und Fußsohlen. Hyperämie der Schleimhäute. Bei menstruierenden Frauen außerdem initiale Vaginitis und Vulvitis mit eitrigem Fluor
- Blutdruckabfall, orthostatische Dysregulation

- Befall von 3 oder mehr der folgenden Organsysteme: Gastrointestinaltrakt (Erbrechen, Diarrhoe), Skelettmuskulatur (Myalgie, CK-Erhöhung), Nieren (Harnstoff und Kreatininerhöhung, Leukozyturie), Leber (Enzym- und Bilirubinanstieg), Blut (Thrombozytopenie), ZNS (Desorientiertheit, Bewußtseinseinschränkung).

Lab: Negative Blutkultur, Rachenabstrich, Liquorpunktion. Thrombozytopenie, Erhöhung der Leber- und Nierenwerte.
DD: *Mukokutanes Lymphknotensyndrom^, *Masern, *Scharlach, *Leptospirose, *Rocky Mountains Spotted Fever, Lebensmittelintoxikation durch Staphylokokkenenterotoxine
Diag: Nachweis von Staphylococcus aureus im Vaginalabstrich
Ther: Schockbehandlung (Kortikoide, Volumensubstitution, Elektrolyte), penicillinasefestes Penicillin (z. B. Flucloxacillin 4×500 mg/Tag) über 7 Tage. Gebrauch von Vaginaltampons einstellen.
Komp: Nierenversagen, disseminierte intravasale Gerinnung
Prog: Unterschiedlich schwere Verläufe; Letalität ca. 6%. Bei rechtzeitiger Behandlung gute Prognose. Bei weiterem Tampongebrauch ist in 60–70% mit einem Rezidiv zu rechnen.
Lit: Barran W, Plewig G (1983) Toxisches Schocksyndrom. Hautarzt 34:55–58
Marsch W CH, Ott A et al (1986) Toxinschocksyndrom. Hautarzt 37:410–412

Schönlein-Henoch Purpura
s. Purpura rheumatica

Schöpf-Syndrom
Def: Genodermatose aus dem Formenkreis der *ektodermalen Dysplasien^ mit zylinderepithel- und apokrinen Drüsenzysten im Bereich der Augenlider, Fehlen von Wimpern und Augenbraunen, Hypotrichose sowie Hypodontie.
Ätio: Autosomal-rezessiver Erbgang
Lit: Burket JM, Burket BJ, Burket DA (1984) Eylid cysts, hypodontia, and hypotrichosis. J Am Acad Dermatol 10:922–925

Schönleinsche Krankheit
s. Purpura rheumatica

Schorf
Def: Nekrotische Kruste.
s. a. Crusta

Schornsteinfegerkrebs
Syn: Carcinoma asbolicum
Def: *Spinozelluläres Karzinom^ der Skrotalhaut bei Schornsteinfegern.
Ätio: Karzinogene Wirkung des Teeres, chronischer Reiz durch Ruß, s. a. Teerkeratosen.

Schützengrabengeschwür
Def: *Ekthyma bei kämpfenden Truppen.

Schultz-Charlton-Auslöschphänomen
Def: Rückbildung des Scharlachexanthems innerhalb von 12–24 Stunden nach lokaler Injektion von Scharlachrekonvaleszenten-Serum.

Schuppe
Syn: Squama
Def: *Primär-Effloreszenz^. Verschieden große, teils festhaftende, teils der Haut lose aufliegende, para- bzw. orthokeratotische, unterschiedlich gefärbte Hornplättchen.
Klin: Man unterscheidet nach der Größe:
- Pityriasiforme = kleie- oder mehlartige Schuppung,
- kleinlamellöse = konfettigroße und
- großlamellöse Schuppung.

Nach der Art:
- Exfoliative = folienartig abblätternde;
- psoriasiforme = silbrig-weiße und
- ichthyosiforme = schwielig-plattenartige Schuppung.

Schuppenflechte
s. Psoriasis vulgaris

Schuppenkrusten
Def: Von Sekret durchsetzte Schuppen.

Schuppenröschen
s. Pityriasis rosea

Schuppli-Syndrom
Syn: Leuko-Onycholysis-paradentotica-Syndrom, Leukonycholysis paradentotica
Def: Schubweise verlaufende Nageldystrophie mit Weißfärbung, Verdünnung, Ablösen und Spontanausfall der Nägel. Gleichzeitig schwere Paradentose mit Zahnlockerung bis -verlust.

Schwärzepilze
Syn: Dematiaceal
Def: Schwarz färbende Pilze (insbesondere *Schimmelpilze). Bekannte Erkrankungen sind die *schwarze Piedra^ und die *Chromomykose.

Schwangerschaft, Hautveränderungen
Def: Hauterkrankungen, die in einer Schwangerschaft auftreten. Man kann unterteilen in
1. Schwangerschaftsunabhängige Dermatosen: Jede Dermatose ist möglich
2. Durch die Schwangerschaft beeinflußbare Dermatosen: Z. B. *Endogenes Ekzem^, *Psoriasis vulgaris, *Lupus erythematodes, *Candidose
3. Schwangerschaftsbedingte Dermatosen: Hyperpigmentierung, vor allem Mamillen, Genitale, Linea fuscea, *Chloasma gravidarum. *Striae cutis distensae, evtl. Hypertrichose, Nagelveränderungen, -Palmarerythem, *Naevi aranei.
4. Schwangerschaftsspezifische Dermatosen: *Schwangerschaftsdermatosen.
Lit: Vakilzadeh F (1987) Dermatosen in der Schwangerschaft. Dt. Dem. 35 (8):871–878

Schwangerschaftsdermatosen
Def: Hautveränderungen, die spezifisch für die Schwangerschaft sind. Hierzu gehören:
s. *Pruritus gravidarum, *Herpes gestationis, *Impetigo herpetiformis, *Prurigo gestationis, *PUPPP, *papulöse Dermatitis in der Schwangerschaft, *Autoimmun-Progesteron-Dermatitis
Lit: Vakilzadeh F (1987) Dermatosen in der Schwangerschaft. Dt. Dem. 35 (8):871–878

Schwangerschaftsstreifen
s. *Striae cutis distensae

Schwann-Syndrom
s. Keratosis palmaris et plantaris cum surditate congenita et leuconychia totalis unguium

Schwannom
s. Neurolemmom

Schwarzmann-Reaktion
Syn: Sanarelli-Schwarzmann-Reaktion, Ebbi-Schwarzmann-Phänomen
Def: Schock und Nebennierenrindennekrosen nach 2maliger, innerhalb 24 Stunden erfolgender Injektion gram-negativer Bakterien.
Ätio: Lipopolysaccharide (LPS der Bakterienmembran) führen zur Aktivierung von Monozyten und Freisetzung von Tumornekrosefaktoren und Interleukin 1.

Schwartzmann-Sanarelli-Reaktion
s. Schwarzmannreaktion

Schwarze Pocken
s. Variola haemorrhagica

Schwarzer Tod
s. Variola haemorrhagica

Schwarzpulvereinsprengung
s. *Tätowierungen

Schweinebandwurm
s. Taenia solium

Schweinerotlauf
s. Erysipeloid

Schweinerotlaufinfektion des Menschen
s. Erysipeloid

Schweiß
Def: Körpereigene Flüssigkeit, die wichtige thermoregulatorische Aufgaben erfüllt. Stoffwechselendprodukt,

Tabelle: Apokrine und ekkrine **Schweißdrüsen**

Apokrine Schweißdrüsen		Ekkrine Schweißdrüsen
Glandulae sudoriferae maiores	Synonyma	Glandulae sudoriferae minores
Sprossen seitlich aus dem Haarkeim aus	Entwicklung	Entstehen aus dem endokrinen Schweißdrüsenkeim
In den supraseboglandulären Haarfollikel	Mündung	An der Epidermisoberfläche
Weit: 200 μ	Lumen	Eng: 20 μ
Wenig	Gesamtsekret	Viel
Hormonell, ab Pubertät	Steuerung	Thermisch und emotionell
Körpereigene Duftstoffe	Geruch	Völlig geruchlos
a) Tier: Steuerung des Sexualverhaltens und Territoriumsmarkierung	Funktion	a) Thermoregulation
b) Mensch: aktivistisch bzw. unbekannt		b) Exkretion
Besonders Achselhöhlen, perimamillär, periumbilikal, Regio pubis, Regio anogenitalis	Lokalisation →	Am ganzen Integument (ca. 2–3 Millionen)
Nur vereinzelt an Kopf und Stamm		Besonders an Fußsohlen, Handflächen und Stirn

welches dem Körper die Möglichkeit bietet Stoffwechselvorgänge zu kontrollieren.
Beim Schwitzen (Perspiratio sensibilis, bis zu 1,5 l/die) kühlt durch Verdunstung nicht nur die Haut ab, sondern auch das Blut in den Hautkapillaren. Die Feuchtigkeitsabgabe erfolgt über die ekkrinen *Schweißdrüsen.
Perspiratio insensibilis: kontinuierliche unsichtbare Schweißabgabe, 0,25–0,5 l/die.
Der pH-Wert des Schweißes beträgt 7,2–7,3.
Die Zusammensetzung des Schweißes ist beträchtlichen Schwankungen unterworfen. Der Gehalt an Feststoffen liegt unter 1%. Peroral oder perkutan dem Körper zugeführte Stoffe bzw. deren Metabolite lassen sich selbst in kleinen Mengen mit ausreichender Genauigkeit im Schweiß nachweisen.
Lit: Fiedler HP (1991) Die Physiologie des Schweißes. Ärztliche Kosmetologie 21:161–173

Schweiß, gefärbter
s. Chromhidrose

Schweißbläschen
s. Miliaria

Schweißdrüse
Syn: Glandula sudorifera
Def: Exokrine, tubuläre Drüsen, die in apokrine und ekkrine Schweißdrüsen unterteilt werden (s. Tabelle und Abbildung).
Die ekkrinen (freien) Schweißdrüsen produzieren *Schweiß zur Thermoregulation. Ihre Zahl beträgt 2–3 Millionen, im Durchschnitt werden 140–350/cm^2 nachgewiesen. In absteigender Reihenfolge ist die Dichte am Höchsten in den Palmae und Plantae, am Kopf, Stamm und den Extremitäten.
Die ekkrinen Schweißdrüsen reagieren auf thermale, emotionale und gustatorische Reize. In den beiden letzten Fällen bleibt das Schwitzen auf bestimmte Hautareale beschränkt.
Die apokrinen (follikelgebundenen) Schweißdrüsen (Axillen, Inguinalgegend, zirkumanal, im Gesicht, besonders in den Nasolabialfalten)

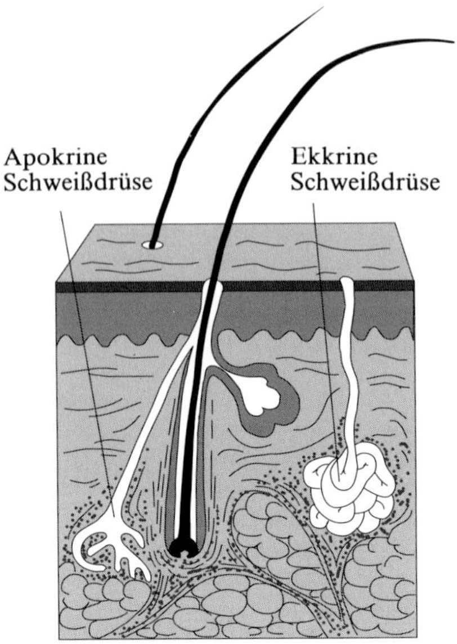

Schweißdrüsen (Schema)

liefern einen lipidhaltigen getrübten schwach viskösen Schweiß mit körpereigenen Duftstoffen.
s. a. Schweißdrüsenerkrankungen
Lit: Fiedler HP (1991) Die Physiologie des Schweißes. Ärztliche Kosmetologie 21:161–173

Schweißdrüsenabszeß, apokriner
s. Hidradenitis suppurativa

Schweißdrüsenabszesse, ekkrine
s. Periporitis des Säuglings

Schweißdrüsenerkrankungen
Def: Dysfunktionelle, entzündliche oder tumoröse Erkrankungen, die von den ekkrinen oder apokrinen *Schweißdrüsen ausgehen.
- Apokrine: *Fox-Fordyce-Krankheit, *Hidradenitis suppurativa, *Bromhidrose, *Chromhidrose.
- Ekkrine: *Hyperhidrosis, *Aurikulotemporales Symptom, *Granulosis rubra nasi, *Dyshidrose, *Dyshidrosis lamellosa sicca, *Hypohidrosis, *Anhidrosis, *Anhidrosis hypotrichotica, *Miliaria.

s. a. Schweißdrüsentumore
Lit: Gebhart W (1989) What is new on sweat glands. Dermatologica 178:121–122
Sato K, Ohtsuyama M et al. (1991) Eccrine sweat gland disorders. J Am Acad Dermatol 24 (6):1010–1014

Schweißdrüsenkarzinom
Def: Adenokarzinom der Schweißdrüsen, die histologische Differenzierung in apokrine und ekkrine Tumore ist schwierig.
- Apokrines Schweißdrüsenkarzinom (S.):

Vork: Selten, gelegentlich in Kombination mit *M. Paget.
Lok: Achselhöhlen, Mamillen, Genitalbereich
Klin: Derbe, rasch wachsende Knoten, manchmal ausgedehnte Ulzerationen.
- Ekkrines S.:

Syn: Hidradenokarzinom
Lok: Gehäuft am behaarten Kopf, jede Hautlokalisation möglich.
Klin: Perlfarbene, oft ulzerierte, evtl. Schweiß-sezernierende Knoten, langsames Wachstum.
s. a. Porokarzinom
Hist: Regelrechte Drüsenstrukturen neben anaplastischen, glykogenreichen, großen Tumorzellen, manchmal histochemisch Nachweis von „ekkrinen" Schlüsselenzymen.
Ther: Exzision im Gesunden.
Prog: Ungünstig, hohe Metastasierungsneigung.

Schweißdrüsennaevus, ekkriner
s. Naevus eccrinus

Schweißdrüsenödem, mukoides
Def: Ödem im perifokalen Bindegewebe ekkriner *Schweißdrüsen, z. B. bei Tumoren, auch bei *Psoriasis vulgaris.

Schweißdrüsentumore
Def: Benigne oder maligne Neoplasien, die sich aus unterschiedlichen Anteilen der ekkrinen oder apokrinen

Tabelle: Einteilung der **Schweißdrüsentumore**

I. Benigne Schweißdrüsentumore (S.)
1. Ekkrine S.
- *ekkrines Hidrozystom^
- *zystisches ekkrines Hidradenom^
- noduläres Hidradenom^
- *ekkrines Porom^
- *chondroides Syringom^
- *disseminierte Syringome^
- *ekkrines Spiradenom^

2. Apokrine S.
- *apokrines Hidrozystom^
- *Hidradenoma papilliferum
- *Syringocystadenoma papilliferum
- *Mamillenadenom
- *Zylindrom

II. Hamartome
- *Naevus eccrinus
- *Naevus apocrinus

III. Maligne Schweißdrüsentumore
- *Schweißdrüsenkarzinom
- *ekkrines Porokarzinom^
- *malignes chondroides Syringom^
- *M. Paget
- *mikrozystisches Adnexkarzinom^

*Schweißdrüsen entwickeln, wobei eine histologische Differenzierung nur durch Nachweis apokrinen Schweißes möglich und oft schwierig ist, bes. da oft auch Mischtumore mit Anteilen verschiedener Schweißdrüsentumoren vorkommen.
Klassifikation s. Tabelle.
Lit: Gartmann H, Bieß B (1991) Verruköses mikrozystisches Adnexkarzinom der Nase. Z. Hautkr. 67:148–154

Schweißdrüsenzysten
s. *Schweißdrüsentumore

Schweißfrieseln
s. Miliaria

Schweißfuß
s. Hyperhidrosis pedum et manuum

Schweißhand
s. Hyperhidrosis pedum et manuum

Schweißdrüsenretentionszyste
s. ekkrines Hidrozystom^

Schwellkörperautoinjektionstherapie (SKAT)
s. SKAT

Schwellkörperinsuffizienz
s. Schwellkörper-Pharmakontestung

Schwellkörper-Pharmakontestung
Def: Injektion von vasoaktiven Substanzen in den Penisschwellkörper (Corpora cavernosa) zur Induktion einer artifiziellen Erektion; verwendet werden Papaverin (muskulotropes Spasmolytikum), Phentolamin (α-Rezeptorenblokker) und Prostacyclin.
Klin: Wichtige andrologische Untersuchungsmethode hinsichtlich der Abklärung einer angiologischen Genese der Impotentia coeundi (verminderter arterieller Schwellkörperzufluß und/oder erhöhter venöser Schwellkörperabfluß) mit Beurteilung der Penistumeszenz (Größenzunahme) und Penisrigidität (Festigkeit); daran anschließen können sich Untersuchungsverfahren wie die Angiographie der A.iliaca interna bds. und/oder die dynamische Cavernosographie; cave: *prolongierte Erektion^, *Priapismus und Schwellkörperfibrose.
s. a. venöses Schwellkörperleck^, SKAT, dynamische Cavernosographie^

Schwiele
Syn: Callus, Callositas, Tyloma, Tylosis, Tylositas
Def: Hornhautverdickung durch mechanischen Druck oder Reibung, selten durch chemische Substanzen oder Wärme.
Lok: Vor allem Handinnenflächen und Fußsohlen
Klin: Platte oder flach gewölbte, gelbliche oder bräunliche, harte Verdickungen der Hornschicht. Tastgefühl vermindert.
Gereizte Schwiele: Schmerzhafte Schwellung mit entzündlich gerötetem Saum.
s. a. Hühnerauge, Melkerschwiele, Lutschschwielen, Kauschwielen,

Betknie, Hausmädchenknie, unechte Fingerknöchelpolster^
Hist: Proliferationshyperkeratose
Ther: Beseitigung der Ursache

Schwielenabszeß
Def: Sich unter einer *Schwiele ausbreitender *Abszeß.
Ther: Eröffnung, Drainage

Schwimmbadgranulom
Syn: Fischtankgranulom
Def: Infektionserkrankung durch Mycobacterium marinum, wegweisend für die Diagnose ist der Kontakt zu meist tropischen Zierfischen.
Ätio: Inokulation von Mycobacterium marinum nach Bagatellverletzungen bei Zierfischzüchtern oder seltener beim Baden in Schwimmbädern, Flüssen, Baggerlöchern.
Err: Mycobacterium marinum (syn. Mycobacterium balnei), vor allem bei ca. 31 °C in feuchter Umgebung wachsender Organismus. Infizierte Fische und Schnecken kontaminieren Süß- und Salzwasser.
s. a. atypische Mykobakterien^
Lok: Vor allem Hand- und Fußrücken, Ellbogen, Knie.
Klin: Bläulichroter, entzündlicher, verruziformer, häufig ulzerierender Knoten von 1–2 cm Durchmesser. Ggf. entzündliche Granulome im Verlauf der ableitenden Lymphgefäße bzw. Lymphknoten.
Hist: Tuberkuloide, zentral verkäsende Granulome im oberen Korium.
Diag: Klinik, Histologie, kultureller Erregernachweis mit Resistogramm
DD: *Tuberculosis cutis verrucosa, *Sporotrichose, *Syphilis III, *Leishmaniose, *rheumatische Knoten^
Ther: Exzision kleinerer Herde im Gesunden, *Kryochirurgie, Kürettage, Elektrodesikkation.
Bis zum Vorliegen eines Resistogrammes Monotherapie mit Rifampicin (600 mg/die) oder Kombinationsbehandlung mit Rifampicin (450/die)/ Ethambutol (3 × 400 mg/die). Therapiedauer ca. 3 Monate.
Meist Resistenzen auf Tetracycline, Cotrimoxazol, Isoniazid und Streptomycin.
Prog: Spontan Abheilung in 1–2 Jahren, häufig Narbenbildung.
Lit: Kirchhoff A, Füzesi S, Petreas J (1990) Klinik und Therapie dermaler Infektionen durch Mykobakterium marinum. Akt. Dermatol. 16:39–41

Schwimmbadkonjunktivitis
s. Einschlußkörperchenkonjunktivitis

Schwimmbadkrätze
s. Zerkariendermatitis

Schwimmhautbildung
s. Pterygium

Schwimmhosennaevus
s. Naevus, Badehosennaevus

Schwitzbläschen
s. Miliaria

Schwitznäschen
s. Granulosis rubra nasi

Schwitzurtikaria
s. cholinergische Urtikaria^

Scl–70-Antikörper
Def: *Autoantikörper gegen ein nukleäres Protein (DNA-Topoisomerase 1).
Vork: 30% der Patienten mit *progressiver systemischer Sklerodermie^.

Scleradenitis multiplex
s. Polyskleradenitis

Sclerema adiposum neonatorum
Syn: Fettsklerem der Neugeborenen, Sklerema, Underwoodsche Krankheit
Def: Seltene diffuse Verhärtung des subkutanen Fettgewebes meist bei früh- oder mangelgeborenen Kindern als Symptom einer lebensbedrohlichen Grunderkrankung.
Ätio: Ungeklärt, diskutiert werden: Mangelhafte Ernährung, Infekte, Diarrhoe, Auskühlung.
Man: Ab Geburt, vor allem zwischen dem 2. und 10. Lebenstag, bei schweren Grunderkrankungen auch bei älteren Kindern.

Lok: Zunächst Oberschenkel, Gesäß, rasche Generalisierung. Palmae und Plantae frei.
Klin: Lederartig verhärtete, wachsartig blasse, kalte, evtl. auch zyanotische, nicht abhebbare Haut und Unterhaut. Keine Dellen eindrückbar. Maskenartig starres Gesicht, Beeinträchtigung der Beweglichkeit der Gelenke, Einschränkung der Atemexkursion, herabgesetzte Körpertemperatur.
Hist: Vergrößerte Fettzellen, verbreiterte Bindegewebssepten, nadelförmige, aus Triglyzeriden bestehende Kristalle in den Fettzellen, granulomatöses Infiltrat.
DD: *Sclerema oedematosum neonatorum, *Adiponecrosis subcutanea neonatorum
Ther: Ggf. Behandlung der Grunderkrankung. Kreislaufstabilisierung, Regulation der Körperwärme (Inkubator), Sondenernährung, Antibiotika.
Prog: Ungünstig. Rascher letaler Verlauf möglich. Mortalität 50 bis 84%

Sclerema neonatorum
Def: Zusammenfassende Bezeichnung für zwei klinisch differente Krankheitsbilder:
- s. *Sclerema adiposum neonatorum
- s. *Sclerema oedematosum neonatorum

Sclerema oedematosum neonatorum
Syn: Soltmann-Skleroedem
Def: Vom *Sclerema adiposum neonatorum abgrenzbare Erkrankung mit teigiger bis harter Schwellung der Haut bei geschwächten Neugeborenen. Wahrscheinlich Variante ohne die charakteristische Histologie (keine Triglyzerid-Kristalle).
Man: 2.–4. Lebenstag; vor allem Frühgeborene, Neugeborene mit Infektionskrankheiten.
Lok: Zunächst Unterschenkel, aufsteigend; Genitalregion und Fußknöchel meist frei.
Klin: Teigig-ödematöse, diffuse, verhärtete Anschwellung von Kutis und Subkutis, lividrote bis gelblich-weiße Hautfarbe.
Hist: Interfibrilläres mukoides Ödem im Korium.
Ther: Glukokortikoide und Antibiotika
Prog: Ohne Therapie: Krämpfe, Somnolenz, Exitus letalis

Scleroderma amyloidosum
s. *idiopathische systemische Amyloidose^

Sclerodermia anularis
Def: Zirkuläre bandförmige Sklerodermie (*zirkumskripte Sklerodermie^) mit konsekutiven trophischen Störungen und Stauungsphänomenen.

Sclerodermia circumscripta
s. zirkumskripte Sklerodermie^

Sclerodermia diffusa seu progressiva
s. progressive systemische Sklerodermie^

Sclerodermia malabsorptiva
s. *progressive systemische Sklerodermie^

Sclerodermia minima
Def: Ungebräuchliche Bezeichnung für die *Atrophodermia idiopathica et progressiva.

Sclérodermie atrophique d'emblée
Def: Ungebräuchliche Bezeichnung für die *Atrophodermia idiopathica et progressiva.

Sclérodermie en coup de sabre
Def: Sonderform der bandförmigen *zirkumskripten Sklerodermie^ mit Wachstumshemmung des darunterliegenden Knochens.
Lok: Frontoparietal, meist einseitig, paramedian der Augenbrauen bis in die behaarte Kopfhaut
DD: Bei seitlichem Sitz: *Hemiatrophia faciei progressiva
Ther: *Zirkumskripte Sklerodermie^

Sclérodermie oedémateuse
s. Scleroedema adultorum

Scleroedema adultorum (Buschke)
Syn: Scleroedema Buschke, sclérodermie oedémateuse, Buschke Sklerödem, Cellulitis sclerosiformis extensiva benigna
Def: Potentiell reversible kutan-subkutane *Muzinose mit unklarer Ursache.
Ätio: Unbekannt, häufig nach akuten Infektionen, vor allem Streptokokkeninfekten, Grippe, Masern, gehäuft Diabetes mellitus. Diskutiert wird eine erworbene *Mukopolysaccharidose.
Man: Vor allem weibliches Geschlecht, häufig jüngere Erwachsene, auch Kinder.
Lok: Vor allem Gesicht, Nacken, Stamm, Arme.
Klin: Flächenhafte, harte, ödematöse, oberflächlich knotig oder gewellt imponierende Schwellung. Die Haut läßt sich nicht in Falten abheben, ist nicht eindrückbar.
Atemnot infolge der ballonartig aufgetriebenen Haut. Einschränkung der Beweglichkeit der Arme in Abduktions- und Flexionsstellung.
Selten Beteiligung innerer Organe (Ösophagus, Perikard, Gelenke, Pleura, Herzmuskel, Skelettmuskel).
Hist: Durch Glykosaminoglykane auseinandergedrängte, ödematös verquollene Kollagenfasern im Korium und in der Subkutis. Perivaskuläre Infiltrate: Lymphozyten, Plasmazellen, Mastzellen. Metachromasie mit Toluidinblau und Alzian-Blau.
DD: *Progressive systemische Sklerodermie^, *eosinophile Fasziitis^, *Muzinosen
Ther: Empfohlen werden Penicillin oder Breitbandantibiotika, versuchsweise Kortikoide. Massagen, Bäder.
Prog: Restitutio ad integrum nach Monaten bis Jahren möglich.
Lit: Greenberg LM et al. (1963) Scleredema adultorum in children. Pediatrics 32:1044
Cohn Bas et al. (1970) Scleredema adultorum of Buschke and diabetes mellitus. Arch Dermatol 101:27

Sclérolichen
Syn: Lichen-sclérodermie
Def: Gleichzeitiges Vorkommen von *zirkumskripter Sklerodermie^, *Lichen ruber planus und *Lichen sclerosus et atrophicus.

Scleronychia acquisita
s. *Skleronychie

Scleronychia hereditaria
s. *Skleronychie

Sclerosing angioma
Def: Sonderform des *Histiozytoms mit ausgeprägter Gefäßneubildung; daneben granulomatöse Veränderungen mit Riesenzellen vom Fremdkörper- oder Touton-Typ.

Sclerosing periphlebitis of the chest wall
s. Mondor-Krankheit

Sclerosis fibrosa penis
s. Induratio penis plastica

Scombroid-Vergiftung
Syn: Skombroid-Syndrom
Def: Durch Genuß von bestimmten Fischarten (Fische aus der Familie der Scombroidae, wie Thunfisch und Markrelen) ausgelöste Vergiftungserscheinungen. Das Fischfleisch ist reich an freiem Histin, sodaß im Rahmen von Verderbnis durch Decarboxylasen hohe Konzentrationen an Histamin entstehen, welches für die Symptome verantwortlich ist. Der Verderb setzt häufig schon vor dem Eindosen der Fische ein.
Ätio: Histamin-Vergiftung (*biogene Amine^), toxikologische Schwellendosis des Fischfleisches zwischen 100–500 mg/kg.
Klin: Innerhalb weniger Minuten bis 3 Stunden nach Genuß des Fisches Übelkeit, Brechreiz, Diarrhoe, Kopfschmerzen, Hautrötung, *Urtikaria, *angioneurotisches Ödem. Brennen der Lippen wird oft schon beim Essen bemerkt.
Ther: Hochdosierte Antihistaminika
Lit: Häberle M (1987) Biogene Amine – Klinische und lebensmittelchemische

Aspekte. Zbl Haut 153:157–168
MMWR (1989) Scombroid Fish Poisoning-Illinois, South Carolina. Arch Dermatol 125:1041–1042

Scorbutid
s. Hyperkeratosis follicularis durch Avitaminose C

Scratchtest
Syn: Skarifikationstest
Def: Test zur Diagnostik einer IgE-vermittelten allergischen Reaktion vom Soforttyp (*Typ-I-Allergie^) mit Nativallergenen (Medikamente, Nahrungsmittel, Berufsstoffe u. a.) an der Haut; durchzuführen bei negativem oder zweifelhaftem *Reibetest und ggf. vor Durchführung des *Prick- bzw. *Intrakutantestes.
Methode: Die meist vom Patienten mitgebrachten Nativallergene werden zunächst zerkleinert und in einem Testvehikel (Wasser, Glycerin oder Alkohol) gelöst; nach dem Aufbringen dieser hergestellten Allergenlösungen auf die Haut an der Unterarmbeugeseite (seltener am Rücken) wird die Haut an diesen Stellen mit einer Blutlanzette bzw. Scratchnadel leicht strichförmig eingeritzt ohne eine Blutung hervorzurufen. Eine positive Kontrolle (0,1% Histaminlsg.) und eine negative Kontrolle (0,9% NaCl-Lsg.) sollte unbedingt mitgetestet werden, um falsch negative wie falsch positive Testreaktionen sicher auszuschließen. Abgelesen wird die urtikarielle Reaktion nach 20 Minuten. Nach dem Durchmesser von Quaddel und Reflexerythem im Vergleich zur Positiv- und Negativkontrolle werden die jeweiligen Testreaktionen analog zum Pricktest semiquantitativ von 0 bis ++++ bewertet.
Beachte: Der Scratchtest ist in der Regel negativ, da sich die Typ-I-Sensibilisierung (IgE) meist gegen Metaboliten der getesteten Substanzen richtet; nur bei sehr hochgradigen Typ-I-Sensibilisierungen (IgE) gegen die Ausgangssubstanz fällt der Test positiv aus. Aus forensischen Gründen ist dennoch vor jeder weitergehenden Testung (*Intrakutan- und *Provokationstest) der Scratchtest durchzuführen.
Komp: Lokale und systemische allergische Typ-I-Reaktionen sind in extrem seltenen Fällen beschrieben.
Lit: Ring J (1988) Angewandte Allergologie. 2. Auflage. MMW Verlag München

Scrophuloderma
s. Tuberculosis cutis colliquativa

Scurvy of old age
s. Purpura senilis

Scutula
s. *Favus

Seabright-Bantom-Syndrom
s. Osteodystrophia hereditaria (Albright)

Sebocystomatosis scroti
Def: Frühere Bezeichnung für *Epidermalzysten am Skrotum.

Seborrhiasis
Def: Klinisches Mischbild mit gleichzeitigem Aspekt der *Psoriasis vulgaris und des *seborrhoischem Ekzems^.

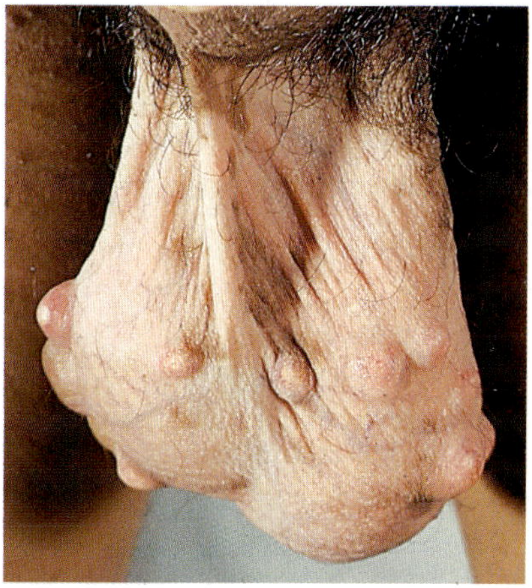

Sebocystomatosis scroti

Von einigen Autoren auch als diskrete Form der Psoriasis unter dem Bild des seborrhoischen Ekzems gesehen.

Seborrhoe
Syn: Status seborrhoicus, fälschlich auch Schweißfluß
Def: Durch verschiedene Faktoren bedingte, gesteigerte Talgproduktion.
Ätio: Wichtige Faktoren: Erbliche Disposition, Hormone (Stimulation der Talgdrüsenfunktion durch Testosteron, Hemmung durch Östrogene), emotionale Faktoren.
Vork: Exzessive Seborrhoe bei Morbus Parkinson, Encephalitis lethargica, s. a. Salbengesicht
Klin: Glänzende Haut, fettige Haare, häufig fettig schuppende Kopfhaut. s. a. Alopecia seborrhoica
Komp: *Pyodermie, *Mykosen, Seborrhoe als verursachender Faktor bei *Akne vulgaris, *Rosazea, *gramnegativer Follikulitis^, *seborrhoisches Ekzem^
Ther: Intern: Östrogen-betonte Kontrazeptiva, Chlormadinon-acetat- und Cyproteronacetat-haltige Kontrazeptiva, (z. B. Eunomin®, Diane 35®). Isotretionin (0,5 mg/kg KG/die) in schweren Fällen.
Extern: Abreibungen mit alkoholischen Lösungen, Syndets, Puder.
Prog: Geringfügige Besserung im hohen Erwachsenenalter.

Seborrhoische Dermatitis
s. seborrhoisches Ekzem^

Seborrhoische Erythrodermie
s. seborrhoische Erythrodermie^
s. Erythrodermia desquamativa Leiner

Seborrhoisches Ekzem
s. seborrhoisches Ekzem^

Seborrhoisches Ekzematid
s. seborrhoisches Ekzematid^

Sebostase
Syn: Xerosis
Def: Trockene, kleieförmig schuppende Haut bei verminderter Talgsekretion oder verstärkte Entfettung der Haut unterschiedlicher Genese.
Ätio: Im Alter, zu häufiges Duschen mit übermäßiger Seifenanwendung, *atopische Diathese, *Ichthyosis vulgaris, *ektodermale Dysplasie, Hypothyreose, Zinkmangel, Medikamente (Lithium, Antidiuretika, Retinoide), Vitamin-A-Hypo- und Hypervitaminose.
s. a. Exsikkationsekzem, Pityriasis simplex corporis, Pityriasis simplex capillitii, Piyriasis simplex faciei
Ther: Einfetten der Haut, fettende Badezusätze (Balneum Hermal, Olatum), Einschränkung der Waschungen.

Sebozystomatosis Günther
s. Steatocystoma multiplex

Sebum
Syn: Talg
Def: Durch holokrine Sekretion entstandenes Talgdrüsenprodukt, das aus Glyzeriden, Wachsestern, Squalenen, freien Fettsäuren, Paraffinen, Cholesterinestern und Cholesterin besteht.
Funktion: Bildung des Hautoberflächenfilms. Pathogenetische Bedeutung hat der Talg bei *Akne, *Seborrhoe, *Rosazea u. a.

Sechsfelderkomplex
s. *Piebaldismus

Sechste Krankheit
s. Exanthema subitum

Seemannshaut
s. Landmannshaut

Sehnenknötchen, rheumatische
s. rheumatische Knötchen^

Sehnenscheidenfibrom
Def: Benigner, synovialer Tumor mit myofibroblastärer Differenzierung.
Ätio: Unbekannt, diskutiert wird ein reaktiver, fibrosierender Prozeß oder eine echte Neoplasie.
Man: Jüngeres bis mittleres Lebensalter, Männer zu Frauen 2,5:1
Lok: Vor allem im Bereich der Hände.

Klin: Solitärer, 1–2 cm großer, derbelastischer, subkutan-kutaner Tumor.
Hist: Spindelzellige und sternförmige fibroblastäre Zellen, fibrosiertes, teils myxoid aufgelockertes Stroma und schlitzförmige Gefäße.
DIF: Vimentin-positiv.
DD: *Histiozytom, *Glomustumor, *Fibrosarkom, *Riesenzellsynovialom, *Dorsalzysten
Ther: Exzision im Gesunden
Prog: Günstig, in 24% Rezidive.
Lit: Eckert F, Schaich B (1992) Das Sehnenscheidenfibrom. Hautarzt 43:92–96

Sehnenxanthome
s. *Xanthoma tendinosum et articulare

Seidlmayersche Kokardenpurpura
s. frühinfantile postinfektiöse Kokardenpurpura^

Seip-Lawrence-Syndrom
Def: In der Literatur unterschiedlich gebrauchter Begriff.
Synonym zur *generalisierten Lipodystrophie^, wird aber auch als Synonym für das *Berardinelli-Seip-Syndrom, der kongenitalen Variante der generalisierten Lipodystrophie benutzt.

Seitenstrangangina
s. *Angina

Sekundäreffloreszenzen
s. *Efflorezenzen

Sellerie-Karotten-Beifuß-Gewürz-Syndrom
Def: *Nahrungsmittelallergie auf bestimmte Gemüse und Kräuter als Kreuzallergie von Pollen und Nahrungsmitteln.
Klin, Diag, Ther: *Nahrungsmittelallergie
Lit: Wüthrich B, Dietschi R (1985) Das „Sellerie-Karotten-Beifuß-Gewürz-Syndrom“: Hauttest- und Rast-Ergebnisse. Schweiz. Med. Wschr. 115:358–364

Self-inflicted skin injuries
s. Artefakte

Selter-Swift-Feersche Krankheit
s. Acrodynia

Seminom
Syn: Germinom, Dysgerminom
Def: Maligner *Hodentumor.
Man: Vor allem 30.–50. Lebensjahr
Hist: Von Bindegewebssepten umschlossene Balken von großen rundlichen Tumorzellen mit bläschenförmigem Kern.
Ther: Semikastration, Bestrahlung des gesamten Lymphabflußgebietes bis zum Supraklavikularraum mit Telekobalt- oder Megavoltstrahlen.
Prog: Im Vergleich zu den anderen malignen Hodentumoren günstig, Metastasierung vor allem in die regionären paraaortalen Lymphknoten, auch hämatogen.

Sendlinger Beiß
s. Trombidiose

Senear-Usher-Syndrom
s. Pemphigus erythematodes

Senile freckle
s. Lentigo senilis

Senilitas cutis praecox
Def: An Altershaut erinnerndes Bild mit Degeneration von elastischen kollagenen Fasern bei *Xeroderma pigmentosum.

Sensibilisierung
Def: Immunologisch: Die Erzeugung einer Immunantwort durch ein Antigen und anschließender Antikörperbildung oder der Ausbildung spezifischer T-Lymphozyten im Sinne der Immunantwort.
Teilweise synonym mit Allergisierung. Sensibilisierung aktiver künstlicher Sensibilisierung durch Antigenverabfolgung (z. B. Schutzimpfung).

Sensibilisierung, diaplacentare
Def: *Sensibilisierung mit Antigenpassage durch die Placenta.

Sensibilisierung, passive
Def: Künstliche *Sensibilisierung durch Verabreichung von Antikörper (Antiserum) oder Übertragung immunkompetenter Zellen (KMT).

Sepsis, Hautveränderungen bei
Def: Seltene Hauterscheinungen bei vorwiegend durch Meningokokken, Gonokkoken und Pseudomonas aeroginosa ausgelöster Sepsis, entweder durch hämatogene Erregeraussaat oder infektallergisch (Vaskulitis) bzw. toxisch (Bakterientoxine).
Klin: 1. 1–2 mm große Pusteln mit erythematösem Randsaum, evtl. Bläschen, Papeln, Ulzerationen (*Ecthyma gangraenosum), in der Regel akral (Bakterienembolien).
2. Infektallergisch/toxisch: *Petechien, *Ekchymosen, *Purpura fulminans, Ulzerationen.
s. a. Waterhouse-Friedrichsen-Syndrom

Seropapel
Def: Kleine Quaddel mit zentralen derben Bläschen, charakteristisch für die *Prurigo simplex subacuta und die *Prurigo acuta.

Serpiginous ulcer of the genitalia
Def: Veraltete Bezeichnung für *Granuloma venereum.

Sertoli-Zellen
Def: Auf der Basalmembran fußende, die Spermatozoen ernährende Stützzellen. Inkretorische Funktion: Inhibin, androgenbindendes Protein.

Sertoli-Zell-Syndrom
Syn: Castillo-Syndrom, Germinalzellaplasie, Sertoli-Zell-Only-Syndrom, Sertoli-cells-only-Befund, Del-Castillo-Syndrom, Absence of germ cells, Germinal cell aplasia
Def: Primärer normo- bzw. hypergonadotroper Hodenschaden beim Mann mit fehlendem Keimepithel und Sterilität.
Ätio: Unklar, angeboren oder erworben, infektiöse oder toxische Ursache.
Klin: Unauffälliger männlicher Habitus. *Azoospermie im Ejakulat.
Hist: Fehlendes Keimepithel und fehlende Spermiogenese, Sertoli-Zellen vorhanden, Leydig-Zellen vorhanden, Tubuli teilweise sklerosiert.

Serumhepatitis
s. *Hepatitis, akute Virushepatitis

Serumkrankheit
Def: Krankheitsbild in Folge der Ablagerung zirkulierender Immunkomplexe im Gewebe, z. B. in Form einer Glomerulonephritis, Arthritis bzw. petechialen Hautveränderungen.
Ätio: *Typ-III-Allergie^. Durch Ablagerung von Antigen-Antikörper-haltigen *Immunkomplexen kommt es zur Komplementfixierung und konsekutiver Granulozytenchemotaxis und Leukozytoklasie.
Vork: Komplikation der Serumtherapie, z. B. bei wiederholter Verwendung von Antidiphtherieserum vom Pferd.

Servelle-Martorell-Syndrom
Syn: Osteolytische Hämangiomatose, Gorhams disease
Def: Sehr seltene kongenitale *Angiodysplasie, charakterisiert durch ausgedehnte venöse, meist kavernöse Hämangiome und Skeletthypoplasie, gelegentlich Knochendestruktion einer Extremität. Keine aktiven arteriovenösen Fisteln^.
DD: *Klippel-Trénaunay-Syndrom, *Parkes-Weber-Syndrom, *Cobb-Syndrom
Lit: Wolf CH, Partsch H (1987) Angiodysplasien der Extremitäten. Hautarzt 38:645–651

Seuchengesetz
Syn: Bundes-Seuchengesetz
Def: Bundes-Gesetz (BGB I. S. 1012 vom 18.7.1971), welches die Pflichtmeldung bestimmter Infektionskrankheiten regelt. Der behandelnde Arzt, jede weitere mit der Pflege berufsmäßig beschäftigte Person, die Hebamme, das Familienoberhaupt und der Leichenschauer sind ver-

Tabelle: (**Seuchengesetz**)
Meldepflichtige Infektionserkrankungen

A) Erkrankung – Verdachtsfall – Todesfall an
1. Lepra, 2. Botulismus, 3. Cholera, 4. Enteritis infectiosa, a) Salmonellose, b) übrige Formen, 5. Fleckfieber, 6. übertragbarer Gehirnentzündung, 7. Gelbfieber, 8. übertragbarer Kinderlähmung, 9. Mikrosporie, 11. Ornithose, a) Psittakose, b) übrige Formen, 12. Paratyphus A und B, 13. Pest, 14. Pocken, 15. Rückfallfieber, 16. Ruhr, a) bakterielle Ruhr, b) Amöbenruhr, 17. Tollwut, 18. Tuberkulose, a) der Atmungsorgane (aktive Form), b) der Haut, c) der übrigen Organe, 19. Tularämie, 20. Typhus abdominalis.

B) Erkrankung und Todesfall an
1. Brucellose, a) M. Bang, b) Maltafieber, c) übrige Formen, 2. Diphterie, 3. übertragbare Hirnhautentzündung, a) Meningokokkenmeningitis, b) übrige Formen, 4. Hepatitis infectiosa, 5. Kindbettfieber, a) bei oder nach Geburt, b) bei oder nach Fehlgeburt, 6. Leptospirose, a) Weil-Krankheit, b) Feldfieber, c) Canicola-Fieber, d) übrige Formen, 7. Malaria, a) Ersterkrankung, b) Rückfall, 8. Q-Fieber, 9. Röteln, 10. Scharlach, 11. Toxoplasmose, 12. Trachom, 13. Trichinose, 14. Wundstarrkrampf.

C) Jeder Todesfall an –
1. Grippe (Virusgrippe), 2. Keuchhusten, 3. Masern.

D) Jeder Ausscheider von Erregern von
1. Enteritis infectiosa (Salmonellose), 2. Paratyphus A und B, 3. bakterieller Ruhr, 4. Typhus abdominalis.

E) Eine *Verletzung* durch ein *tollwutkrankes oder tollwutverdächtiges* Tier sowie die Berührung eines solchen Tieres oder Tierkörpers gilt als Verdacht einer Erkrankung an Tollwut.

F) Wenn Erkrankungen an Kolidyspepsie, Erysipel, Keuchhusten, Masern, Mumps, Röteln oder Windpocken in *Krankenanstalten* oder *Entbindungsheimen* nicht nur vereinzelt auftreten.

pflichtet unverzüglich oder spätestens innerhalb 24 Stunden, Verdachtsfall, Erkrankung oder Todesfall bestimmter Erkrankungen (s. Tabelle) dem Gesundheitsamt zu melden.

Verstöße werden als Ordnungswidrigkeit bestraft. Formblätter sind in den Städtischen Gesundheitsämtern kostenlos zu erhalten.
s. a. Meldepflicht

Sexually transmitted diseases
s. STD

Sézary-Syndrom (Sézary u.Bouvrain)
Syn: Reticulohistiocytosis cutanea hyperplastica benigna cum melanodermia, T-Zell-Erythrodermie
Def: Erythrodermisches und leukämisches *T-Zell-Lymphom^ mit Lymphadenopathie und *Lutzner-Zellen in Haut, Blut und Knochenmark.
Ätio: Unbekannt, diskutiert wird eine Variante der *Mycosis fungoides.
Klin: Zunächst uncharakteristische schuppende und juckende Erytheme. Rasche Entwicklung einer Erythrodermie mit infiltrierter, zur Pigmentierung neigender Haut (Melanoerythrodermie).
Hyperkeratosen an Palmae und Plantae, diffuse Alopezie, Onychodystrophie, Juckreiz.
Geschwollene hautnahe Lymphknoten. Plaqueartige und tumoröse Hautinfiltrate können vorkommen.
Hist: Monomorphes Infiltrat atypischer Lymphozyten mit stark gelapptem Kern und deutlicher Epidermotropie.
DIF: T-Helfer-Zellen
Lab: Leukozytose, relative Lymphozytose, *Lutzner-Zellen
DD: *Erythrodermie anderer Ursache
Ther: *PUVA, *Photophorese, ggf. Ganzkörperbestrahlung mit schnellen Elektronen, Röntgenfernbestrahlung oder Zytostatika, Kombinationen mit Interferonen.
Lokal: Fettende Maßnahmen, Kortikoide
Lit: *Mykosis fungoides

Sézary-Zelle
s. Lutzner-Zelle

Sharp-Syndrom
s. Mixed connective tissue disease

Sheehan-Syndrom
Syn: Simmonds Krankheit, Simmonds Kachexie, Post partum Nekrose (Sheehan), Reye-Sheehan-Syndrom
Def: Postpartale Hypophysenvorderlappeninsuffizienz durch Nekrosen.
Klin: Zunehmende Ermüdbarkeit, Appetitlosigkeit, Adynamie. Hautveränderungen: Alabasterartiges Hautkolorit, Pigmentschwund an den Brustwarzen und in der Genitalregion, Verlust von Achsel- und Pubesbehaarung sowie der lateralen Augenbrauen.

Shulman-Syndrom
s. eosinophile Fasziitis^

Sicca-Syndrom
s. Sjögren-Syndrom

Sichelzellanämie
Def: Rezessiv vererbte Anämie mit sichelförmigen Erythrozyten unter dem Bild eines hämolytischen Ikterus. Krisenhafte Durchblutungsstörungen der Mikrozirkulation mit Verschlußsymptomatik. Häufig Ulzera an den Unterschenkeln.

Siderophilie
s. Haemochromatose

Siderose
s. Haemochromatose

Siderosis cutis
Syn: Müller-Krankheit
Def: Ockergelbe Flecken der Haut durch Fremdkörpereinsprengung: Bei der Bearbeitung von Steinen (z. B. Mühlsteine) mit dem Meißel springen kleine Stahlteilchen ab und dringen in die Haut ein.
Lok: Vor allem Finger, Handrücken und Unterarmstreckseiten.

Siderosklerose
Def: Dermatosklerose und bräunliche Pigmentierung auf dem Boden einer *chronischen venösen^ Insuffizienz.
Ätio: Chronisch-venöse Stauung mit Einblutungen, Hämosiderinablagerung und Fibrosierung. Sekundär verstärkte Melaninbildung.

Siemens-Syndrom I
s. Keratosis follicularis spinulosa decalvans

Siemens-Syndrom II
s. Keratosis follicularis akneiformis

Sievert
Def: Einheit für die Äquivalentdosis (*Rem), Abkürzung: Sv, 1 Sv = 100 rem.

Silikonom
Def: *Traumatogenes Lipogranulom^ nach Injektion von Silikon.
s. a. Oleom, Paraffinom
Ätio: Fremdkörperreaktion, mit Ausbildung eines sarkoiden Granuloms mit doppelbrechenden Kristallen (s. a. Tätowierungen).

Siliziumgranulom
Def: Granulomatöse Reaktion der Haut nach Eindringen siliziumhaltiger Partikel.
s. a. Schmutztätowierung

Silvestrinisches Zeichen
Def: *Gynäkomastie bei Leberdekompensation.

Simmonds Kachexie
s. Sheehan-Syndrom

Simmonds-Krankheit
s. Sheehan-Syndrom

Simonartsche Stränge
Def: Vor der Geburt entstehende, tief eingezogene, reaktionslose abschnürende Furchen im peripheren Extremitätenbereich infolge von Entwicklungsstörungen des Amnions.
DD: *Ainhum- und *Pseudo-Ainhum-Syndrom

Sims-Huhner-Test
s. *Mukuspenetrationstest

Sindbis-Fieber
Def: Durch *ARBO-Viren hervorgerufene Infektionskrankheit.
Klin: Fieber, Kopfschmerzen, Arthralgien, Myalgien.
Am 3. bis 4. Tag fleckiges Exanthem an Stamm, Palmae und Plantae. Aus-

bildung von Papeln und Bläschen mit Neigung zur Konfluenz.
Prog: Eintrocknen nach etwa 10 Tagen.

Sinushistiozytose mit massiver Lymphadenopathie (Rosai und Dorfman 1969)
Def: Benigne Non X *Histiozytose mit kennzeichnender zervikaler Lymphadenopathie.
Man: 1.oder 2.Lebensdekade; keine Geschlechtsbetonung
Klin: Fieberhaftes Krankheitsbild mit massiv geschwollenen zervikalen Lymphknoten, hoher BSG, Leukozytose mit Neutrophilie und Hypergammaglobulinämie.
Beteiligung anderer Lymphknotenstationen möglich.
Hautveränderungen bei etwa 10% der Papienten; isolierte oder disseminierte rot-oder gelb-braune ansonsten symptomlose Papeln oder Knoten.
Hist: Dichtes dermales histiozytisches (Schaumzellen, Riesenzellen) Infiltrat vermischt mit Lympohozyten und Plasmazellen. Stellenweise nestartige Aggregation der Histiozyten die Lymphsinus ähneln.
Elektronenmikroskopie: In Histiozyten kommaförmige Einschlüsse
DD: Andere Non X *Histiozytosen.
Rosai J, Dorfman RF (1972) Sinus histiocytosis with massive lymphadenopathy: A pseudo lymphomatous benign disorder. Cancer 30:1174–1188.

Sinus pilonidalis
s. Pinolidalsinus

Sipple-Syndrom
Syn: Multiple endokrine Adenomatose Typ II
Def: Zu den *multiplen endokrinen Neoplasien gehörendes Krankheitsbild mit einer Kombination von Phäochromozytom (evtl. bilateral), medullärem Schilddrüsenkarzinom und evtl. Nebenschilddrüsenadenom.
Ätio: Autosomal-dominant vererbt

Sjögren-Larsson-Syndrom
s. Ichthyosis congenita mit Oligophrenie und spastischer Di/Tetraplegie

Sjögren-Syndrom
Syn: Sicca-Syndrom
Def: Durch zunehmende Trockenheit der Schleimhäute gekennzeichnete Erkrankung infolge progredienter Insuffizienz aller exokrinen Drüsen.
Das primäre Sjörgren-Syndrom ist nicht mit Kollagenosen assoziiert, im Gegensatz zu dem sogenannten sekundären Sjögren-Syndrom, welches mit Kollagenosen assoziiert ist.
Ätio: Vermutlich genetisch determinierte *Autoimmunerkrankung.
Man: Vor allem 4.–6. Lebensjahrzehnt, vor allem Frauen
Klin: Schleichender Beginn. Trockene, zur Verhornung neigende Schleimhäute im Mund-, Genital- und Analtrakt. Unfähigkeit zum Weinen (*Schirmer-Test), Hypohidrose, Sebostase (Sicca-Syndrom), Keratitis filiformis, gerötete, schuppende Haut, z. T. anuläre, noduläre, Erythema-exsudativum-multiforme-artige oder Pernio-artige Erytheme; sprödes, schütteres Haar; Nagelwachstumsstörungen; rezidivierende druckdolente Speicheldrüsenschwellung.
Selten pellagroide Veränderungen, Pigmentverschiebungen, *Raynaud-Phänomen.
Koinzidenz mit *primär chronischer Polyarthritis^, *progressiver systemischer Sklerodermie^, *Lupus erythematodes visceralis oder *Periarteriitis nodosa (ca. 50% der Fälle).
Hist: Schleimhäute, exokrine Drüsen: Ausgeprägtes lymphozytäres Infiltrat, Fibrose.
Lab: IgG-, IgM-Erhöhung
IIF: ANA positiv (80% der Fälle), SSA/Ro- und SSB/La-Antikörper positiv (85% bzw. 35%), U1-RNP-Antikörper positiv (30%).
Fakultativ: Antikörper gegen Schleimdrüsen; Antikörper gegen zytoplasmatische Antigene; ggf. Kryoglobulinämie; positiver Rheumafaktor
s. a. Autoantikörper
Komp: Entwicklung eines *neonatalen Lupus erythematodes bei Neugebore-

nen von Mütter mit SSA/Ro- und SSB/La-Antikörpern.
Diag: Schirmer-Test (verminderte Tränensekretion), Rose-Bengal-Test (verminderte Anfärbung), Sialographie, Lippenbiopsie
DD: *Mikulicz-Syndrom, *Heerfordt-Syndrom
Ther: Intern: Kortikoide, ggf. Immunsuppressiva, Chloroquin.
Symptomatisch: Künstliche Speichel- und Tränenpräparate, Mundspülungen mit Glycerinwasser, Kaugummikauen.
Prog: Chronischer, meist gutartiger Verlauf
Lit: Ueki H, Inagaki Y et al. (1991) Dermatologische Manifestationen des Sjören-Syndroms. Hautarzt 42:741–747

Skabies
Syn: Acariasis, Krätze
Def: Stark juckende Dermatose durch immunologische Reaktion auf Milbenbestandteile bei Infektion mit Sarcoptes scabiei hominis. Die Hauterscheinungen variieren je nach Alter der Erkrankung, individueller Reaktionslage und Körperpflege.
Ätio: Übertragung des begatteten Weibchens durch engen körperlichen Kontakt, selten über Wäsche.
Err: Krätzmilbe, Synonym: Acarus siro var. hominis, Sarcoptis scabiei hominis. Der einzige Wirt ist der Mensch. Das Weibchen gräbt tunnelartige Gänge in die menschliche Haut und sitzt am Ende des Ganges. Es legt täglich 2–3 Eier. Überlebensfähigkeit der Milben in Kleidungsstücken und Bettwäsche: 2–3 Tage.
Man: Bei Ersterkrankung 3–6 Wochen nach der Infektion. Bei Reinfektion 24 Stunden.
Lok: Vor allem Interdigitalfalten der Hände und Füße, Ellenbeugen, vordere Achselfalte, Brustwarzenhof, Nabel, Gürtelregion, Penis, Knöchelregion, Kontaktflächen der Glutaeen. Rücken selten befallen, Kopf und Nacken stets frei.

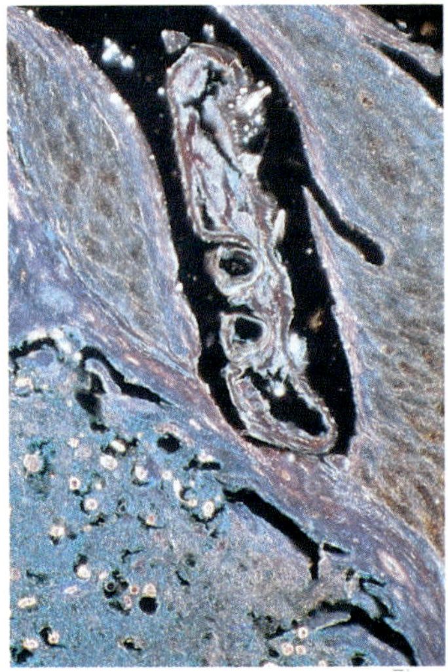

Skabiesmilbe im Stratum corneum (Dunkelfeldtechnik)

Bei Kleinkindern: Palmae und Plantae, Finger- und Fußrücken, Gesicht.
Klin: Starker, vor allem nächtlicher Juckreiz.
Hauterscheinungen: Gewundene, millimeterlange Milbengänge mit der als dunkles Pünktchen erkennbaren Milbe am Gangende (Milbenhügel). Kratzeffekte, Ekzematisation, Impetiginisation.
s. a. Pseudolymphome der Haut.
Bei Erstinfektion zu Beginn reaktionslos in der Haut liegende Milbengänge. Der Großteil des makulopapulösen, z. T. urtikariellen und papulovesikulösen Exanthems ist Ausdruck einer *Id-Reaktion.
s.a. Scabies eczematosa, Scabies norvegica, Scabies granulomatosa, Scabies larvata, Räude, Scabid
Diag: Mikroskopischer Milbennachweis: Anritzen des Ganges im Milbenhügel mit einer Nadel und Auswischen des Ganges mit der Nadel.
DD: *Ekzem, Kontaktekzem, *endogenes Ekzem^, *Impetigo, *Morbus Paget (Mamille)

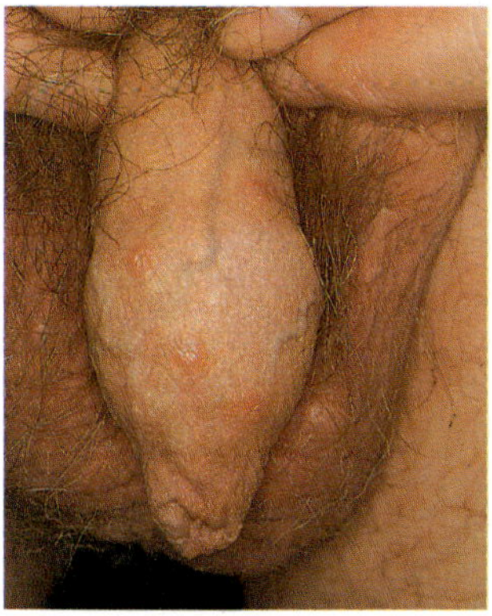

Skabies-Granulome

Ther: Antiphlogistische Vorbehandlung bei nässender und/oder exkoriierter Haut.
- Bei Erwachsenen: Gamma-Hexachlorcyclohexan (z. B. Jacutin®), Wäschewechsel, Auskochen der Wäsche, chemische Reinigung der Oberbekleidung. Baden mit Detergens, anschließend Jacutin-Einreibung des Körpers unter Aussparung des Kopfes; Baden oder Duschen nach 12–24 Stunden. Wiederholung über 3 Tage. Symptomatische Nachbehandlung der gereizten Haut.
- Bei Säuglingen und Schwangeren: Benzylbenzoat (z. B. Antiscabiosum Mago®), Vorgehen wie oben.
- Bei Kontaktpersonen: Untersuchung, Mitbehandlung bei Verdacht auf Erkrankung.

Prog: Entwicklung eines *postskabiösen Pruritus^, von *persistierenden postskabiöse Papeln^ oder eines *postskabiösen Ekzems^ möglich.

Skabies, tierische beim Menschen
s. Räude

Skabiophobie
Syn: Akarophobie, Acarophobia
Def: Zwanghafte Angst von Skabiesmilben befallen zu sein mit ständiger antiskabiöser Behandlung und konsekutiver Hautreizung. Entwicklung eines *Dermatozoenwahns möglich.

Skarifikationstest
s. Scratchtest

SKAT (Schwellkörper-Autoinjektionstherapie)
Def: Intracavernöse Applikation vasoaktiver Substanzen durch den Arzt oder den Patienten zu therapeutischen Zwecken (Erzielung einer artifiziellen Erektion bei Impotentia coeundi organischer Genese).
Methode: Die Injektion erfolgt nach sorgfältiger Desinfektion mit einer dünnen Kanüle (Nr. 16 od. 20) seitlich horizontal in die beiden Corpora cavernosa; als vasoaktive Substanzen werden angewandt Papaverin ggf. in Kombination mit Phentolamin sowie alternativ Prostacyclin (v. a. im klinischen Bereich); die Dosierung muß auf der Basis einer vorausgehenden *Schwellkörper-Pharmakontestung individuell ermittelt werden und sollte eine artefizielle Erektion über eine Dauer von ca. 2 Stunden hervorrufen.
Ind: Impotentia coeundi organischer Genese (Diabetes mellitus, Encephalomyelitis disseminata, AVK, posttraumatisch u. a.)
Nebenwirkung: *Prolongierte Erektionen^ bis hin zum *Priapismus in Abhängigkeit von der individuellen Empfindlichkeit des Patienten; cave: die o. a. vasoaktiven Substanzen sind für eine Schwellkörperautoinjektionstherapie bei organischer Impotentia coeundi nicht zugelassen; die Anwendung sollte daher nur durch erfahrene Urologen bzw. Andrologen in Klinik oder Praxis eingeleitet und kontrolliert werden.
Lit: Porst H (1987) Erektile Impotenz. Ätiologie, Diagnostik, Therapie. Enke Verlag Stuttgart

Skelettszintigraphie
Syn: Knochenszintigraphie
Def: Nuklearmedizinisches Verfahren zur Darstellung von Knochen und

Gelenken. Injektion von 10–20 ml Ci 99m-Technetium-Methylendiphosphonat, nach definierten Zeitabständen Aufnahmen mit der Gamma-Kamera (Ziel- und Ganzkörperszintigramme möglich). Pathologische Anreicherung des Radiopharmakons z. B. bei: Osteomyelitis, Frakturen, Knochentumoren, Arthritis, Arthrose. Hochsensitives Verfahren, geringe Spezifität. Anwendung in der Dermatologie z. B. bei der *Osteoarthropathia psoriatica.
*Lit:*Altmeyer P, Holzmann H, Buhles N, Hör G (1987) Die Skelettszintigraphie bei Erkrankungen des psoriatischen Formenkreises. Hautarzt 38: 663–669

Skin, loosy
s. Dermatochalasis

Sklerem
Def: Sklerodermieartige Hauterkrankung.
s. a. Sklerödem

Sklerema
s. Sclerema adiposum neonatorum

Sklerodaktylie
Syn: Acrosclerosis
Def: Sklerose der Finger, vor allem bei *progressiver systemischer Sklerodermie^, auch als *hereditäre Sklerodaktylie^.

Sklerodaktylie, hereditäre
Def: Seltene Sklerose der Finger (Zehen), die bereits im Kindesalter zur Beugekontraktur führt.
Ätio: Erbgang wahrscheinlich autosomal-dominant mit geringer Penetranz.
Man: Frühe Kindheit, nach dem 20. Lebensjahr keine weitere Progredienz.
Klin: Verdickung der Finger und evtl. der Zehen, Haut sklerotisch. Im Endzustand Beugekontraktur der Finger (bzw. Zehen) II-V. Teilweise umschriebene Hyperkeratosen der Palmae. Keine Raynaud-Symptomatik, keine Fingerkuppendefekte.
DD: *Progressive systemische Sklerodermie^ (Akrosklerodermie), *Kamptodaktylie, *Dupuytrensche Kontraktur
Ther: Evtl. operative Maßnahmen
Lit: Eubel R, Klose L, Mahrle G (1985) Hereditäre Sklerodaktylie und Syndaktylie. Hautarzt 36:302–324

Sklerodermie
Def: *Autoimmunerkrankung mit lokalisierter, auf die Haut beschränkter Entzündung und anschließender Sklerose (*zirkumskripte Sklerodermie^) oder generalisiertem, kutanem und systemischem Befall unter Beteiligung der inneren Organe (*progressive systemische Sklerodermie^).
DD: *Pseudosklerodermie

Sklerodermie, diffuse
s. * progressive systemische Sklerodermie^

Sklerodermie, disseminierte zirkumskripte
s. *zirkumskripte Sklerodermie^

Sklerodermie, erythematöse zirkumskripte
s. *Atrophodermia idiopathica et progressiva (Pasini-Pierini)

Sklerodermie, herdförmige zirkumskripte
s. *zirkumskripte Sklerodermie^

Sklerodermie, kleinfleckige zirkumskripte
s. *zirkumskripte Sklerodermie^

Sklerodermie, lineare oder bandförmige zirkumskripte
s. *zirkumskripte Sklerodermie^

Sklerodermie, lokalisierte
s. zirkumskripte Sklerodermie^

Sklerodermie, maligne
s. *diffuse Sklerodermie^

Sklerodermie, noduläre zirkumskripte
s. *zirkumskripte Sklerodermie^

Sklerodermie, progressive
s. progressive systemische Sklerodermie^

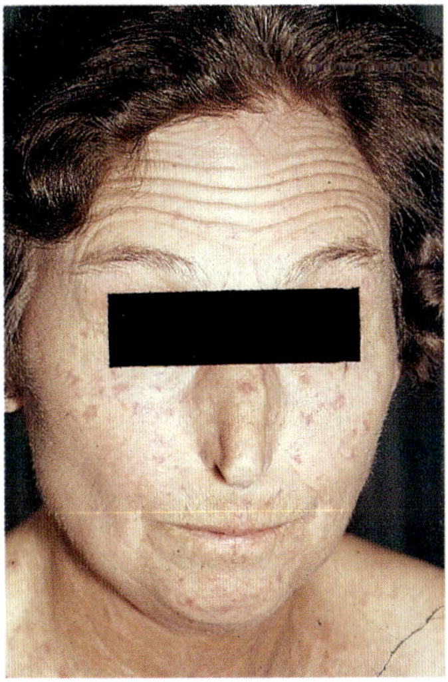

Progressive systemische **Sklerodermie**

Sklerodermie, progressive systemische

Syn: Progressive oder diffuse Sklerodermie, systemische Sklerodermie, Sclerodermia diffusa seu progressiva, systemische Sklerose, Systemsklerose

Def: Zu den Kollagenosen gehörende Systemerkrankung mit Verdickung und Verhärtung von Haut und Unterhaut. Klinisch werden nach der ADF drei Haupttypen unterschieden (s. unten), die American Rheumatism Association (ARA) unterscheidet limited und diffus cutaneous systemic sclerosis.

s. a. CREST-Syndrom

Ätio: Ungeklärt, gehört zu den *Autoimmunerkrankung mit humeralen und zellulären Immunphänomenen: Depression der T-Lymphozyten, Nachweis von antinukleären Faktoren. Diskutiert werden: Genetische Disposition (Korrelation mit HLA-B 8, HLA-DR 5), Störung der Mikrozirkulation (initial funktionell, dann Läsionen der Endothelzellen), Dysregulation des Bindegewebsstoffwechsel (erhöhte Biosynthese von Proteoglykan und Kollagen).

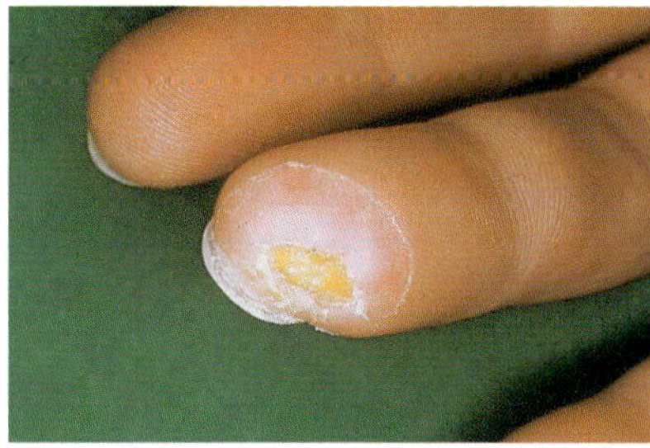

Progressive systemische **Sklerodermie**, akrales Ulkus

Man: Häufiger Frauen, vor allem höheres Lebensalter

Klin: Einteilung der verschiedenen Formen je nach Manifestation:

Typ I: Akraler Typ (häufigste Form): *Sklerodaktylie

Typ II: Proximal aszendierender Typ: Akrosklerodermie mit zentripetaler Ausbreitung, *Sklerodaktylie mit aszendierender Beteiligung von Unter- und Oberarmen. Beteiligung von Verdauungstrakt, Lunge, Nieren.

Typ III: Stammtyp: Stammsklerodermie mit zentrifugaler Ausbreitung, *Raynaud-Phänomen fraglich, Beteiligung von Gelenken und inneren Organen (Herz, Niere, Verdauungstrakt), febrile Temperatur.

Prodrome: Uncharakteristische Störung des Allgemeinbefindens, *Akrozyanose, *Livedo racemosa, Kälteempfindlichkeit in der kalten Jahreszeit. In 60–90% der Fälle *Raynaud-Phänomen.

Hauterscheinungen

1. Akren

*Raynaud-Syndrom (anamnestisch, evtl. Kälteprovokation), Akrosklerose (*Sklerodaktylie), ödematöse Schwellung, sklerosiertes Nagelhäutchen, Teleangieektasien, Einblutungen, Atrophie, Sklerose (=Hoick-Gottron-Zeichen), Nagelveränderungen, Beugekontrakturen, Rattenbißnekrosen, Kalzinose, Krallenhand

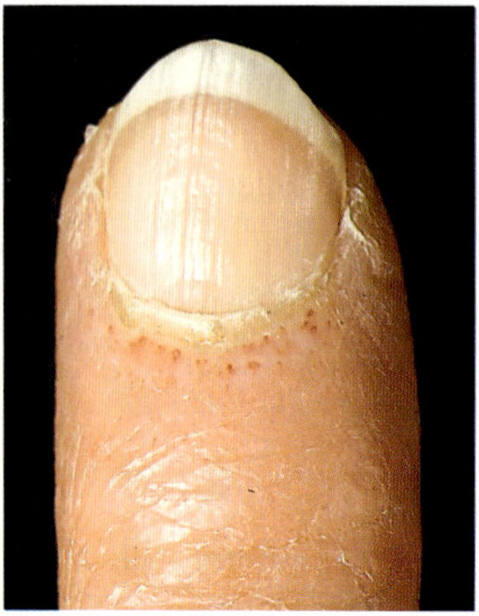

Progressive systemische **Sklerodermie**, hyperkeratotischer Nagelfalz

2. Gesicht
Amimie, Gesichtsverkleinerung (Vergleich mit Voraufnahmen), spitze Nase, schmale Lippen (Mikrocheilie), Mikrostomie (Vermessung der Mundöffnung), radiäre Mundfältelung (Tabaksbeutelmund), *Frenulumsklerose, atrophische glatte Zunge
3. Stamm
Sklerose, derbes Ödem, Teleangiektasien, Hypo- und Hyperpigmentierungen
4. Sonstiges
Poikilodermie (*Skleropoikilodermie), Ulzerationen, *Alopezie, Kalzinose, Atrophie der Hautanhangsgebilde, Schleimhautveränderungen (Sklerosierung der Genitalschleimhaut).
Beteiligung innerer Organe,
In 90%: Verdauungstrakt, vor allem Ösophagus, Dünndarm (Sclerodermia malabsorptiva). In ca. 70%: Lunge: Dyspnoe, Husten, Zyanose.
Kehlkopf: Heisere, rauhe Stimme; Herz; Niere; Proteinurie, Nieren-Insuffizienz, Hypertonie; Augen: Katarakt.
Bewegungsapparat: Osteolyse, Osteoporose, zystische Aufhellungen, Arthralgien, Tendovaginitis.
Muskeln: Schwäche, Schmerzen.
s. a. Thibièrge-Weissenbach-Syndrom, CRST-Syndrom
Hist: Sklerodermie^ *zirkumskripte
Lab: Unspezifische Entzüngungszeichen; Rheumafaktoren in 20 bis 30% positiv, in 5% falsch-positive Syphilisserologie. Kälteagglutinine in 25% der Fälle + Leukozyturie, Erythrozytorie, Proteinurie.
IIF: Antinukleäre Antikörper (ANA) in ca. 90% positiv, *Autoantikörper gegen Scl–70 (Topoisomerase I, zu 36–70% positiv), Zentromeren (bis 23%), PM-Scl (ca. 3%), Fibrillarin, Ku (bis zu 50%, Hinweis auf *Overlapping-Syndrom), RNA-Polymerase I (8%), Einzelstrang-DNA (4%).
Diag: Klinik, IIF, Histologie. Röntgenthorax, Ösophagusmanometrie und -szintigraphie, Lungenfunktion, EKG, Herzecho, Oberbauchsonographie, EMG, Skelettszintigraphie.
Im aktiven Stadium: mindestens drei der nachfolgenden Kriterien:
- BSG >40 mm/1Std.
- Leukozyten >10000/ul
- ANA >1:160
- gamma-Globuline >16,0 g/l
- *Waaler-Rose-Test: >1:20
  Diagnostik zur Mikrozirkulation:
- *Kapillaroskopie, *Nagelfalzmikroskopie
- Thermographie
- Doppler-Miroflowmetrie mit Laser-Technik
- Messung des kutanen O_2-Partialdruckes

DD: *Dermatomositis, *Lupus erythematodes, visceralis *Progeria adultorum, *disseminierte zirkumskripte Sklerodermie^, *Pseudoklerodermie
DD von Sklerodaktylie mit und ohne Raynaud-Phänomen:
- Karpaltunnelsyndrom
- Vibrationstraumen
- tox. Systemreaktionen

Ther: 1. Basistherapie: Meiden von aggravierenden Noxen (s. a. Pseudosklerodermie), zweckmäßige Nahrung (leicht kau- und schluckbar), Warm-

halten, Hautpflege, aktive Übungen, psychologische Führung, physikalische Maßnahmen (Bewegungsübungen, Bindegewebsmassagen, Unterwassermassagen, warme Bäder, Fangopackungen, Atemgymnastik), ggf. internistische Mitbetreuung (H2-Antagonisten, Antibiose, Digitalis, Diuretika, Dialyse), Lokaltherapie der Ulzera.
2. Vasoaktive Substanzen: Prostazyklin (2,5–10 ng/kg/min über 72 Stunden), niedermolekulares Dextran (0,4–1,0%ig in 0,9% Kochsalzlösung i. v. über 24 Stunden), Kalziumantagonisten (Nifedipin 3 mal 10 mg/die), Angiotensin-converting-enzym-Inhibitoren (Captopril® 75–150 mg/die, nierenprotektiv), alpha-Blocker (Phenoxybenzamin 20 mg/die; Prazosin 15 mg/die).
3. Antiinflammatorische Substanzen: Prednison (initial 40–80 mg/die, Erhaltungsdosis 10–15 mg/die), Azathioprin (1–2 mg/kg KG/die), Cyclosporin A (2,5.5 mg/kg KG/die).
4. Antifibrotische Substanzen: Penicillin G (10 Mega I. E. i. v. für 10 Tage), D-Penicillamin (initial 150–300 mg/die, dann langsam steigern bis auf 750 mg/die), Pentoxyphyllin (0,4–0,8 g/die), gamma-Interferon (initial 50 µg/Woche s. c., ab 3. Woche 2 mal 50 µg/Woche), Colchizin, Gestagene.
5. *Photophorese
Cave: Ggf. *Berufskrankheit (Quarz-induziert, z.Zt. in Westdeutschland noch nicht anerkannt)
Selbsthilfegruppe: Adresse s. Anhang
Prog: Meist protrahierter, 5–20 Jahre dauernder Verlauf, keine Selbstheilungstendenz. Selten spontaner Stillstand
Typ III: Ungünstig: Tod häufig in 3–5 Jahren.
Akute maligne Variante: Tod in wenigen Monaten (maligne Sklerodermie).
Lit: Arbeitsgruppe Sklerodermie der Arbeitsgemeinschaft Dermatologische Forschung (ADF) (1986) Klinik der progressiven systemischen Sklerodermie (PSS). Hautarzt 37:320–324
Haustein UF (1992) Chemisch induzierte Sklerodermien. Hautarzt 43:469–474
Haustein UF (1992) Heutiger Stand und Trends der Sklerodermie-Behandlung. Hautarzt 43:409–416
Holzmann H, Altmeyer P, Marsch WC, Vogel HG (1987) Dermatologie und Rheuma. Springer, Berlin Heidelberg New York, S. 89–106; 202–218; 229–234; 235–240, 241–251
Kreysel C, Fratila A (1992) Die Therapie der progressiven Sklerodermie im Wandel. Dt. Derm (3):346–353
Mensing H (1991) Therapie der progressiven Sklerodermie mit gamma-Interferon. Hautarzt 42:380–383
Zorn J, Roeser B, Tronnier H, Holzmann H (1990) Objektivierbarkeit von Therapieerfolg und Progredienz der progressiven systemischen Sklerodermie (PSS). Akt. Dermatol. 16:48–52

Sklerodermie, subkutane zirkumskripte
*zirkumskripte Sklerodermie

Sklerodermie, systemische
s. progressive systemische Sklerodermie

Sklerodermie, zirkumskripte
Syn: Sclerodermia circumscripta, lokalisierte Sklerodermie, Morphoea, Morphaea, Morphea en plaques
Def: Chronische, episodisch verlaufende, in der Regel auf die Haut beschränkte, Bindegewebserkrankung unbekannter Ätiologie mit charakteristischem klinischen Ablauf der Hauterscheinungen (Erythem → Induration → Atrophie) und potentiellem Systemcharakter.
Klinische Klassifikation in 3 Typen.
Ätio: Unbekannt. Diskutiert werden genetische (Korrelation mit H2A-B8 und DR1,5) immunologische, hormonelle, virale, toxische, traumatische,

neurogene oder vaskuläre Faktoren. Borrelieninfektionen (*Lyme-Borreliose) können unter dem Bild einer zirkumskripten Sklerodermie auftreten.
Man: Vor allem Frauen (Verhältnis 3:1), vor allem zwischen dem 20.–50. Lebensjahr
Lok: Stamm (58%), untere (24%) und obere (12%) Extremität, Kopf (6%), sehr selten Schleimhautveränderungen, Aussparung der perimammilären und der perianalen Regionen.
Klin: Fleckförmige, sich zentrifugal ausdehnende, entzündliche Rötung. Zentral Ausbildung einer gelblichweißlichen, harten, mit der Unterlage verbackenen Platte, die von dem ringförmigen, blauvioletten bis fliederfarbenen Resterythem umgeben wird = lilac ring.
Nachfolgend Atrophie der Haut und der Hautanhangsgebilde, Hypo- oder Hyperpigmentierungen.
Man unterscheidet je nach Form, Größe und Sitz der sklerotischen Bindegewebsverhärtung:
1. Typ I = plaqueförmige zirkumskripte Sklerodermie (S.)
Entspricht weitgehend der *Morphea. Ca. 70% d. Patienten.
2. Typ II = Lineare S. 10–30% der Patienten.
3. Typ III = profunde S.: *Sklerofaszie (Selten)
Fakultativ Systembeteiligung:
- Skelett (25–44%): Polyarthritis, Osteoporose
- Magen-Darm-Trakt (ca. 12%): Dysphagie, gastroösophagealer Reflux, Diarrhoe, Obstipation
- Lunge (7%): Fibrose: Belastungs- und Ruhedyspnoe, Husten, Zyanose
- Muskel: Myopathie: Schwächegefühl, Schmerzen
- Herz: Rhythmusstörungen, Herzinsuffizienz, Perikarderguß
- Niere: Proteinurie, Insuffizienz, Hypertonie
- Leber: primär-biliäre Zirrhose

s. a. Morphea generalisata, Morphea bullosa, Morphea guttata, Atrophodermia idiopathica et progressiva

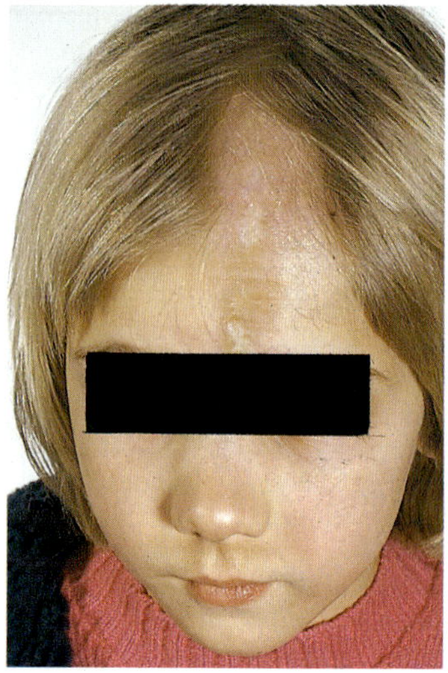

Zirkumskripte **Sklerodermie**, en coup de sabre

Lab: Unspezifische Veränderungen
IIF: Antinukleäre Antikörper je nach Literatur und Typ in 7–81% positiv.
Hist: Entzündliches Stadium: Dichtes entzündliches Infiltrat, vor allem Lymphozyten. Ödematöse Verquellung der Kollagenfaserbündel; septale Pannikulitis.
Sklerotisches Stadium: Vermehrung des dermalen Bindegewebes; homogenisierte verbreiterte Kollagenfaserbündel parallel zur Hautoberfläche. Atrophische Adnexe, schlitzförmige verengte Gefäße. Eingemauerte ekkrine Schweißdrüsen
DD: *Lichen sclerosus et artrophicus, *progressive systemische Sklerodermie^
Ther: Intern: Penicillin i. v. oder per os (z. B. Penicillin Gr 10 Mega Ie i. v. für 10 Tage, 3Z-,Kun)
Extern: Kortikoidsalben unter Okklusionsverband, intraläsionale Kortikoid-Injektionen, heparinoid- oder

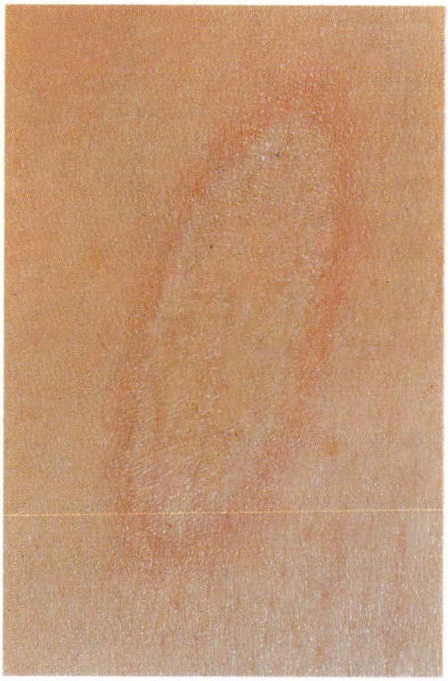

Zirkumskripte **Sklerodermie**, lilac ring

ichthyolhaltige Salben. Physikalische Therapie (Balneotherapie, Bindegewegsmassage) bei der bandartigen zirkumskripten Sklerodermie an den Extremitäten zur Erhaltung der Gelenkbeweglichkeit
Prog: Verlauf über durchschnittlich 1,5–4 Jahre bei der herdförmigen, 5 Jahre bei der linearen Form. Meist spontaner Stillstand, Schwund des lilac ring, mögliche Rückbildung der Sklerose. Ggf. hyperpigmentierte eingesunkene Narben, Deformitäten, schlecht heilende trophische Ulzera. Selten Übergang in eine *progressive systemische Sklerodermie
Lit: Arbeitsgruppe Sklerodermie der Arbeitsgemeinschaft Dermatologische Forschung (ADF) (1990) Zur Klassifikation der zirkumskripten Sklerodermie (CS). Hautarzt 41:16–21
Arbeitsgruppe Sklerodermie der Arbeitsgemeinschaft Dermatologische Forschung (ADF) (1990) Klassifikation der cirkumscripten Sklerodermie (CS). Multizentrische Studie an 286 Patienten. Hautarzt 41:16–21
Holzmann H, Altmeyer P, Marsch WC, Vogel HG (1987) Dermatologie und Rheuma. Springer, Berlin Heidelberg New York, S. 219–228; 501–507
Scharffetter K, Kind P et al. (1990) Die Sklerodermien. Z. Hautarzt 65:237–246

Sklerödem
Def: Persistierendes *Lymphödem mit Sklerosierung des kutanen Bindegewebes

Sklerödem Buschke
s. Scleroedema adultorum (Buschke)

Skleroglosson
s. Frenulumsklerose

Sklerofaszie
Def: Im Bindegewebe der Faszien lokalisierte *zirkumskripte Sklerodermie
Lok: Vor allem Sehnenscheiden der Unterarmbeugeseite
Prog: Dermatogene Fixierung der Gelenke, auch Karpaltunnel-Syndrom

Skleromyxödem (Arndt-Gottron)
Syn: Arndt-Gottron-Syndrom
Def: Ausgeprägte generalisierte Variante des *Lichen myxoedematosus mit typischen lichenoiden Papeln, flächenhafter Verdickung und Verhärtung der Haut mit Einlagerung mukoider Stubstanzen und gesteigerter fibroblastischer Aktivität und häufig einer monoklonalen Paraproteinämie, meist vom IgG1-Lambda-Typ.
s. a. Muzinosen
Ätio: Unbekannt.
Klin: Hautveränderungen:
- Sklerodermieartiges Bild: Diffus verdickte Gesichtshaut mit mimischer Starre, verdickte Haut der distalen Extremitätenanteile.
- Verdickte, teigig konsistenzvermehrte, hyperpigmentierte, „zu weite“, in großen Falten abhebbare Haut.

- Multiple, dichtstehende, in den Hautlinien angeordnete, stecknadelkopfgroße, häufig juckende, lichenoide Papeln vor allem an Stirn, seitlicher Gesichtsregion, retroaurikulär und im Nacken.

Innere Organe: Sklerosierung von Nieren- und Koronararterien mit entsprechender Symptomatik, zerebrale Symptome, Lungenbeteiligung.
Hist: Umschriebene Einlagerungen mukoider Substanzen. Zellreiche Fibrose, degenerierte Bindegewebsfasern, aufgequollen wirkende Kollagenfasern und Gefäßwände
Lab: Monoklonale Gammopathie: IgG-Lambda-Typ, selten IgG-kappa-, IgA- oder IgM-Paraproteine; reaktive Plasmozytose (ca. 10% Plasmazellen im Knochenmark)
DD: *Muzinosen
Ther: Lokal: Radiotherapie mit schnellen Elektronen, Dermabrasio, Kortikoid- oder heparinoidhalige Externa. Intern: Melphalan (1–10 mg/die über Monate), Zyklophosphamid (100–200 mg/die über Monate), *PUVA, Plasmapherese oder Kombinationen von Zytostatika mit Plasmapherese, Kortikoide
Prog: Meist chronischer Verlauf über Jahre. Keine spontane Rückbildung. Tod durch Bronchopneumonie, kardiovaskuläre oder zerebrovaskuläre Insulte. In der Regel keine Entwicklung eines Plasmozytoms.
Lit: Kövary PM, Vakilzadeh F, Zaun H (1980) Skleromyxödem Arndt-Gottron – eine paraproteinämische Dermatose. Akt. Dermatol. 6:155–163
Lang E, Zabel M, Schmidt H (1984) Skleromyxödem Arndt-Gottron und assoziierte Phänomene. Dermatologica 169:29–35
Schirren CG, Betke M, Eckert F, Przybilla B (1992) Skleromyxödem Arndt-Gottron. Hautarzt 43:152–157

Skleronychie
Def: Erhebliche Verdickung, Verhärtung und Gelbfärbung der Nagelplatte mit Onycholyse und besonders transversal konvex gekrümmter Nagelplatte. Man unterscheidet eine erworbene (Scleronychia acquisita) und eine vererbte (Scleronychia hereditaria) Form. S. a. Yellow nail syndrom
DD: Pachyonychia congenita, *Uhrglasnägel

Skleronychiesyndrom
s. Yellow nail syndrom

Skleropoikilodermie (Arndt-Jaffé)
Def: Unübliche Bezeichnung für eine symptomatische *Poikilodermie bei der *progressiven systemischen Sklerodermie^
Lit: Laux B, Korting GW (1986) Zur Kenntnis der Skleropoikilodermie Arndt-Jaffe. Akt. Dermatol. 12: 185–187

Skleroporphyrie
*Porphyria cutanea tarda
Def: Sklerosen der Haut bei 2–4% der Patienten mit *Porphyria cutanea tarda.
Lok: Lichtexponierte Areale
Klin: Kleinherdige bis großflächig konfluierende Sklerose, durch Verhärtung der Lider und Nasolabialfalten kann es zu einem maskenartigem Gesicht kommen. Auch am Hals, Stamm und proximalen Extremitäten einzelne derbe Plaques oder strangartige derbe Platten.
Ther: *Porphyria cutanea tarda
Lit: Schwarz M (1992) Skleroporphyrie. Z. Hautkr. 67 (1):70–71

Sklerose
Syn: Fibrose
Def: Reaktive, meist als Folge einer chronischen Entzündung auftretende Vermehrung kollagenen Bindegewebes, die zu einer klinisch nachweisbaren Gewebsverhärtung führt.
Vork: Z. B. bei *Sklerodermie, *Skleromyxödem, *Scleroedema adultorum, *Hypodermitis, Narbe.

Sklerose, systemische
s. progressive systemische Sklerodermie

Sklerose, tuberöse
s. u. Bourneville

Sklerosierungsbehandlung
s. Venenverödung

Sklerovitiligo bei Porphyria cutanea tarda
Def: Sklerosierte Vitiligoherde bei der *Porphyria cutanea tarda

Skombroid-Syndrom
s. Scombroid-Vergiftung

Skorbut
Def: Vitamin-C-Mangelsyndrom mit Arthralgien, Verhornungsstörungen und Blutungsneigung bei Erwachsenen.
Bei Kindern: *Moeller-Barlow-Cheadlesche Kindheit
Lok: Vor allem äußere Seite der Oberarme, Gesäßregion, Schienbeine
Klin: Follikuläre Keratosen, umgeben von einem hämorrhagischen Hof, hämorrhagische Papeln mit Hyperkeratosen (Folliculitis scorbutica haemmorhagica). Verzögerte Wundheilung. Schleimhautveränderungen: Gingivitis, Zahnfleichblutungen, Zahnausfall, nekrotische Ulzeration (Stomatitis scorbutica)
Lit: Hilty N, Sepp N et al. (1991) Skorbut bei Trisomie 21. Hautarzt 42:464–466

Skorbut, infantiler
S. Moeller-Barlow-Chaedlesche Krankheit

Skorphuloderm
Tuberculosis cutis colliquativa

Skrotaldermatitis, pellagroide
Syn: Deficiency scrotal dermatitis (bei Kriegsgefangenen im 2. Weltkrieg)
Def: Chronische Dermatitis des Skrotums bei *Ariboflavinose

Skrotalekzem
Def: *Ekzem der Skrotalhaut unterschiedlicher Genese, meist kumulativtoxisch, seltener kontaktallergisch, bei *atopischer Diathese, auch als *Steroidhaut.
DD: *Candidose, Hautveränderungen im Rahmen einer *Psoriasis vulgaris oder bei *Pruritus sine materia

Skrotalkarzinom
Def: *Spinozelluläres Karzinom^ der Skrotalhaut, s. a. Schornsteinfegerkrebs;
s. a. Teerkeratosen

Skrotalzysten
s. Epidermalzysten am Skrotum

Skrotumgangrän
*Gangraena acuta genitalium

SLE
s. Lupus erythematodes visceralis

Slim-Disease
Def: Erkrankung mit Gewichtsverlust und Diarrhoe sowie enger Assoziation mit der HIV III-Infektion.
Vork: Vor allem ländliche Gebiete in Uganda
Lit: Serwadda D, Murgera RD et al. (1985) Slim-Disease. Extracta dermatologica 9 (6):532

Small pox
s. Alastrim

Smegemolith
s. Präputialstein

Smith-Antikörper
Syn: SM-Antikörper
Def: *Autoantikörper gegen das Smith-Protein, welches mit U1–6 RNS assoziiert ist.
Vork: Bei *Lupus erythematodes visceralis in 25 bis 35% der Fälle; krankheitsspezifischer Marker.
Lit: Willson NR, Tann EM (1987) Antibody to non histon antigens In: Lahita RG (eds) Sytemic Lupus erythemtosus. Wiley Medical Pulication New York, pp 291–304

Smokers gum
s. Leucokeratosis nicotinica palati

Sneddon-Syndrom
Def: *Livedo racemosa generalisata mit zebrovaskulären Störungen.
Ätio: Unklar, selten autosomal dominanter Erbgang. Risikofaktoren sind Nikotinabusus, Hypertonie, Hyperlipidämie und hormonelle Antikonzeptiva.
Man: Meist Frauen zwischen dem 27. und 45. Lebensjahr.
Klin: *Livedo racemosa, neurologische Symptome: Schwindel, transitorische ischämische Attacke, Infarkt, Epilepsie. Die Hautveränderungen gehen meist um Jahre voraus.
Lab: Anti-Phospholipid-Antikörper
Ther: Versuche mit Azetylsalizylsäure, Vasodilatatoren, Antikoagulantien, nichtsteroidalen und steroidalen Antiphlogistika sowie Azathioprin.
Lit: Berchtold B, Hunziker T et al. (1991) Sneddon-Syndrom. Hautarzt 42:328–330
Große Aldenhövel H, Gallenkamp U, Pfeiff B (1992) Das Sneddon-Syndrom. Dt. Ärztebl. 89 (8):382–385
Otte HG, Stieler W, Salfeld K (1990) Sneddon-Syndrom: Livedo racemosa generalisata mit neurologischen Veränderungen. Akt. Dermatol. 16:21–23
Wand A, Jünger H (1992) Sneddon-Syndrom bei Nachweis von Anti-Phospholipid-Antikörpern. Hautarzt 43:380–382

Sneddon-Wilkinson-Syndrom
s. Pustulose, subkorneale

Sodoku
s. Rattenbißkrankheit I

Sofortpigmentierung
Syn: Immediate pigment darkening, Direktpigmentierung
Def: Aschgraue bis bräunliche Pigmentierung unmittelbar nach Bestrahlung im UV-A-Bereich. Schwinden der Pigmentierung Minuten bis Stunden nach der Bestrahlung.
Ätio: Bestrahlung im UV-A-Bereich. Verschiebung der Melanosomenkomplexe in die Peripherie der Melanozyten bzw. Keratinozyten. Oxydation nicht gefärbter Melanin-Vorstufen

Soft sore
s. Ulcus molle

Solare Elastose
s. Elastosis actinica

Solebäder
Def: Künstliche und natürliche Natrium-Chlorid-Wässer, die einem Natrium-Ionen-Gehalt über 5,5 g/kg und einem Chlorid-Ionen-Gehalt von mehr als 8,5 g/kg (entsprechend 240 mv/kg) aufweisen.
Ind: *Psoriasis, *endogenes Ekzem^

Solitäre Aphthen
Def: Nicht rezidivierende solitäre *Aphthen an der Mundschleimhaut nach akuten Infekten, gastrointestinalen Störungen oder posttraumatisch, z. B. Zahnbehandlung

Solomon-Syndrom
s. Schimmelpfennig-Feuerstein-Mims-Syndrom

Soltmann Skleroedem
s. Sclerema oedematosum neonatorum

Sommerfieber
s. Pappataci-Fieber

Sommergrippe
Def: Infektion mit Coxsackie-Virus A

Sommerpityriasis der Ellbogen und Knie
s. Dermatitis papulosa juvenilis

Sommerprurigo
s. Lichtdermatose, polymorphe

Sommerprurigo Hutchinson
s. Hidroa aestivalia

Sommersprossen
s. Epheliden

Sommerulzera
*Livedo reticularis mit Sommerulzerationen

Sommerurtikaria
s. Lichturtikaria

Sondenphänomen
Syn: Mandrinphänomen
Def: Einbrechen einer Sonde in die Haut schon bei geringem Druck beim lupoiden Infiltrat. Blutstropfen nach Entfernung der Sonde

Songo-Fieber
s. epidemisches hämorrhagisches Fieber^

Sonnenbrand
s. Dermatitis solaris

Sonnenbräune
s. Spätpigmentierung

Sonnenurtikaria
s. Lichturtikaria

Sonographie, 20-MHz-Sonographie
Syn: 20-MHz-Ultraschalldiagnostik
Def: Nicht invasives bildgebendes Verfahren mit einem Auflösungsvermögen von 100 um und einer Eindringtiefe von maximal 5–7 cm.
Ind: Besonders zur präoperativen Tumortiefendiagnosik und Verlaufsbeobachtung (Früherkennung lokaler, subkutaner und Lymphknotenmetastasen) des *malignen Melanoms, Randbegrenzung des *sklerodermiformen Basalioms^, Dickenbestimmung des *Basalioms vor Kryochirurgie, Hautdickenmessung (z. B. als Verlaufsbeobachtung bei *zirkumskripter Sklerodermie).
Eine sichere Differentialdiagnose von pigmentierten Hauttumoren ist allein durch die Sonographie derzeit nicht möglich.
Lit: Altmeyer P (1989) Dermatologische Ultraschalldiagnosik. Gegenwärtiger Stand und Perspektiven. Z. Hautkr. 64 (10):727–728
Breitbart EW, Hicks R, Rehpenning W (1986) Möglichkeiten der Ultraschalldiagnostik in der Dermatologie. Z. Hautkr. 61 (8):522–526
Hoffmann, El-Gammal S, Matthes U, Altmeyer P (1989) Digitale 20 MHz-Sonographie der Haut in der präoperativen Diagnosik. Z. Hautkr. 64 (10): 851–858
Merk G, Ulrich J, Merk H, Kühne KH (1992) B-Scan-Sonographie in der Dermatologie. Hautnah derm 3:232–238

Soor
*Candidose

Soor, Mund
*Candidose

Soor, vaginaler
*Candidose

Soorbalanitis
*Candidose

Soorbalanoposthitis
*Candidose

Soorinfektion, systemische
*Candidasepsis

Soorintertrigo
*Candidose

Soorkolpitis
*Candidose

Soormykose
s. Candidose

Soormykose der Nägel
s. Onychiacandidose
s. a. Tinea unguium

Soormykose der Säuglinge
Def: *Candidose im Windelbereich bei Säuglingen. S. a. Windeldermatitis

Soorparonychie
s. Paranychia candidosa
s. a. Tinea unguium

Soorurethritis
Candidose

Spätpigmentierung
Syn: Indirekte Pigmentierung, verzögerte Pigmentierung, Sonnenbräune
Def: Kupfer- bis kaffeebraune Pigmentierung 24–72 Stunden nach Bestrahlung im UV-B-Bereich. Bestehenbleiben der Pigmentierung über Tage bis Wochen.
s. a. Hauttypen
s. a. Sofortpigmentierung

Ätio: Bestrahlung im UV-B-Bereich. Vermehrte Bildung von Melanosomenkomplexen, Eindringen der Melanozytenzellausläufer in das Zytoplasma anliegender Keratinozyten mit periodischer Abgabe von Melanosomenkomplexen

Spätreaktion
s. LPR (Late phase reaction)

Spätsyphilis
*Syphilis

Spalthauttransplantat
Def: Das Epithel und ein Teil der Kutis umfassendes *freies Transplantat^. Man unterscheidet je nach der Dicke des Kutisdurchmessers $^1/_4$-, $^1/_2$- und $^3/_4$-Haut
s. a. Mesh-graft

Spaltlinien
Def: Spannungslinien der Haut, die sich aus der Textur der elastischen und der kollagenen Fasern ergeben. Die operative Schnittführung wird im allgemeinen im Verlauf der Spaltlinien geführt

Spaltnagel
Def: Im proximalen Teil der Nagelplatte beginnende, peripher fortschreitende, longitudinale Spalten des Nagels. Ausheilung von der Lunula her möglich

Spanischer Kragen
s. Paraphimose

Spanlang-Tappeiner-Syndrom
Def: Erblich bedingte ektodermale Systemerkrankung, Sonderform der *Keratosis palmo-plantaris. Kombination von Keratosis palmo-plantaris mit starker Hyperhidrose, partieller oder totaler Alopezie (*Alopecic areata), bandförmiger Keratosis^ sowie kompletter oder inkompletter Vierfingerfurche

Speckled leukoplakia
s. Leukoplakie, gefleckte

Speicheldrüsenzysten
Def: Abflußbehinderung des Speichels durch einen Speichelstein im Ausführungsgang der Speicheldrüse. Große zystische Erweiterung der Speicheldrüse mit auffälliger Schwellung im Gesichtsbereich.
Ther: Entfernung des Speichelsteins.

Spermainkompatibilitätstest
s. Mukuspenetrantionstest

Spermatocystitis gonorrhoica
s. Vesiculitis gonorrhoica

Spermatozele
Def: Zystenbildung im Bereich des Nebenhodens.
Klin: Kleinerer höckriger oder großer glatter Tumor im Bereich des Nebenhodens. Ggf. ziehende Schmerzen.
Diag: Im Zweifelsfall Punktion: Nachweis von Spermatozoen.

Spermatozoen-Autoimmunität
Def: Antikörperbildung gegen die körpereigenen Spermatozoen nach Übertritt der Spermatozoen aus den Samenwegen in umliegendes Gewebe. Im Ejakulat unterscheidet man eine Kopf-Kopf-Agglutination, Schwanz-Schwanz-Agglutination und eine Kopf-Schwanz-Agglutination der Spermatozoen. Auftreten nach genitalen Traumata, Verschlußazoospermie.

Spermiogramm
Syn: Spermiozytogramm
Def: Gesamtheit der Befunde einer Ejakulatuntersuchung beim Mann mit der Frage nach der Zeugungsfähigkeit.
Methode: Nach einer standardisierten sexuellen Karenz von 5 Tagen wird das Ejakulat per masturbationem frisch gewonnen und im andrologischen Labor untersucht.
Klin: Normalwerte (gemäß WHO-Richtlinien 1989)
- Ejakulatmenge : über 2 ml
- pH-Wert: 7,2–7,8
- Spermienzahl: über 20 Mill./ml

- Spermienmotilität: über 50% bei überwiegender Progressivmotilität in den ersten 4 Stunden
- Spermienmorphologie: unter 50% fehlgeformter Spermatozoen im gefärbten Ausstrichpräparat
- Ejakulatfruktose : über 120 mg/dl

s. a. Aspermie, Asthenozoospermie, Azoospermie, Kryptozoospermie, Nekrozoospermie, Oligozoospermie, Teratozoospermie.

Spermiozytogramm
s. Spermiogramm

SPHA-Test (solid phase hemadsorption-Test)
Def: Testverfahren zum Nachweis erregerspezifischer Treponemenantikörper im Serum bei *Syphilis acquisita. Zunächst Festphasenadsorption der spezifischen Antikörper an mit Antirheumaserum beschichteten Titerplatten; dann Antikörpernachweis durch Antigen-beschichtete Hammelerythrozyten. Durch entsprechende Trennungsverfahren des Serums können IgG- und IgM-Antikörper nachgewiesen werden.
s. a. FTA-ABS-Test, 193S3IgM-FTA-ABS-Test, Syphilisserologie

Spherulin-Skin-Test
Def: Intradermaltest mit einem Filtrat aus parasitären Formen von Coccidioides (Spherulin) zur Diagnosesicherung der *Coccidioidomycose. Ablesung nach 48 und 96 Stunden.

Sphingolipidosen
Def: Krankheiten mit angeborenem Enzymdefekt im Sphingolipidstoffwechsel und Ablagerung von Spingolipidsubstanzen in Makrophagen. Hierzu gehören *Angiokeratoma corporis diffusum, *M. Gaucher, *Niemann-Pick-Krankheit, *Morbus Farber, *Chédiak-Higashi-Syndrom.

Sphingomyelinlipoidose
s. Niemann-Pick-Krankheit

Sphingomyelinose
s. Niemann-Pick-Krankheit

Sphinxgesicht
s. *Turner-Syndrom

Spider-Naevus
s. Naevus araneus

Spiegler-Tumoren
s. Zylindrome

Spiegler-Fendt-Sarkoid
Def: Ältere Bezeichnung für eine klinische Sonderform der *Lymphadenosis cutis benigna mit flachen, blauroten, kutan-subkutanen Hautinfiltraten.

Spina
Syn: Spaltwirbel
Def: Angeborene Spaltbildung der Wirbelsäule, vor allem an der hinteren Seite der Wirbelbogen. Als Hautveränderung ist die *Hypertrichosis dorsolumbalis charakteristisch.

Spinaliom
s. spinozelluläres Karzinom^

Spinalzellkarzinom
s. spinozelluläres Karzinom^

Spindelhaare
s. Monilethrix-Syndrom

Spindelzellentumor, pigmentierter (Reed)
Def: Benigner, bei jungen Menschen auftretender Pigmenttumor der Haut, histologisch dem *benignen juvenilen Melanom^ nahestehend.
Man: Zwischen dem 10. und 40. Lebensjahr, Frauen : Männer = 2:1
Lok: Meist Extremitäten, v. a. Beine
Klin: Makulöser bis plaqueförmiger, scharf begrenzter, homogen dunkel pigmentierter Tumor mit unregelmäßiger, meist schuppender Oberfläche. Durchmesser meist < 6 mm. Oft rasches Wachstum.
Hist: *Junktionaler Naevus^, bestehend aus charakteristischen, deutlich pigmentierten, uniformen Spindelzellen, die nestförmig konfluierend im Epidermis-Dermis-Bereich liegen. Ausbildung faszikulärer Strukturen, die das koriale Bindegewebe knotig verdrängen.

DD: *Malignes Melanom^, *dysplastischer Naevuszellnaevus^, *juveniles benignes Melanom^
Ther: Exzision
Lit: Kolde G, Vakilzadeh F (1987) Der pigmentierte Spindelzellentumor. Hautarzt 38:743–745
Gartmann H (1981) Der pigmentierte Spindelzellentumor. Z Hautkr 56:862–876

Spindelzellkarzinom
s. spinozelluläres Karzinom^

Spindelzell-Lipom (Enzinger u. Harvey)
Def: Schmerzlose, aus Fettzellen und kleinen spindeligen Zellen bestehender gutartiger Fettgewebstumor.
Man: Verhältnis Männer zu Frauen 9:1, mittleres Lebensalter
Lok: Vor allem Nacken, Schulterregion
Klin: Solitärer, prallelastischer, kutan-subkutaner, knotiger Tumor.
DD: *Liposarkom, *Lipom, Hautmetastase
Ther: Exzision
Prog: Günstig
Lit: Eckert F, Landthaler M, Braun-Falco O (1989) Spindelzellipom. Hautarzt 40:161–163

Spindelzellnaevus
s. benignes juveniles Melanom^

Spindelzellsarkom
s. *Fibrosarkom

Spinnenangiom
s. Naevus araneus

Spinnenbiß
Def: Juckende Quaddel nach dem Biß von Spinnen, z. B. Kreuzspinne. Bei einigen tropischen Spinnen lokale und allgemeine Vergiftung möglich.

Spinnengewebsleukoplakie
s. Lichen ruber mucosae

Spinnengewebsnaevus
s. Naevus araneus

Spinnennaevus
s. Naevus araneus

Spinozelluläres Karzinom
s. spinozelluläres Karzinom^

Spinulosismus
Syn: Keratosis follicularis spinulosa, Lichen spinulosus, Keratosis spinulosa
Def: Ungebräuchlicher Begriff für follikulär gebundene Papeln mit zentraler stachelartiger Hyperkeratose.
Vork: z. B. *Keratosis follicularis, *Id-Reaktionen, Paraffin-, Schmieröl-, Vaselinekontakt, *Lichen scrophulosorum, *Lichen syphiliticus, *Lichen trichophyticus

Spiradenom, ekkrines
Def: Seltener, benigner Tumor der ekkrinen Schweißdrüsen.
Man: Meist bei 20- bis 40jährigen
Lok: V. a. Kopf, Nacken, oberer Rumpfbereich, Beugeseiten der Arme.
Klin: Meist solitärer, runder, 0,5–3 cm großer, derber, hautfarbener bis lividroter, scharf begrenzter, manchmal druckempfindlicher Tumor mit glatter Oberfläche.
Hist: Im unteren Korium gelegener, von einer Bindegewebskapsel umgebener Tumor, bestehend aus zentral gelegenen Zellen mit großen, blassen Kernen und leicht basophilem Zytoplasma und kleineren Zellen mit hyperchromatischen Kernen im Randbereich.
DD: *Leiomyome, *Glomustumoren
Ther: Exzision
Lit: Eich N, Lechner W (1985) Das ekkrine Spiradenom. Hautarzt 36:240–241

Spirochaeta pallida
Def: Erreger der *Syphilis.

Spitz-Naevus
s. benignes juveniles Melanom^

Spitz-Tumor
s. benignes juveniles Melanom^

Spitzenpigment
s. Akropigmentation

Spitzohr, Darwinsches
s. Darwin Ohr

Splitejakulat
Def: 2- oder 3fach gesplittetes Auffangen des sich fraktionsweise entleerenden Nativejakulates in verschiedenen Untersuchungsgefäßen.
Klin: Zu 95% besteht die erste Ejakulatfraktion aus dem Inhalt des Nebenhodens und Teilen der Samenbläschen; sie stellt somit die bei weitem spermatozoenreichste Fraktion mit guter Progressivmotilität dar; demgegenüber bestehen die zweite und dritte Fraktion überwiegend aus Bläschendrüsen- und Prostatasekret.
Ind: Natürliche Konzentrierung der Spermatozoen und damit Optimierung der Fertilität v. a. im Hinblick auf eine *homologe Inseminationsbehandlung^.

Spondarthritis hyperostotica pustulo-psoriatica
s. pustulöse Arthroosteiitis

Spondylarthritis, ankylopoetica
s. Bechterew-v. Strümpell-Marie-Krankheit

Spondylitis ankylosans
s. Bechterew-v. Strümpell-Marie-Krankheit

Spongia
Def: Schwammtiere, die giftige Arten (Hornschwamm, Feuerschwamm, u. a.) verursachen bei Hautkontakt eine heftig juckende, *toxische Dermatitis^.
Komp: Superinfektion
Ther: Kortikoidexterna, ggf. Antibiotika.
Prophylaktisch: Schutzkleidung (Taucheranzug, Schuhe)

Spongiose
Def: Auseinanderdrängen der Epidermiszellen durch ein Ödem mit konsekutiver intraepidermaler Blasenbildung, z. B. bei Ekzemkrankheiten.

Spongiose, eosinophile
Def: Histologischer Terminus für das Auftreten eosinophiler Leukozyten in spongiotischer Epidermis, meist verbunden mit der Anwesenheit von eosinophilen Leukozyten im Korium, hier entweder diffus oder perivaskulär angeordnet.
Vork: *Bullöses Pemphigoid, *Herpes gestationis, *Pemphigus vulgaris, Arthropodenreaktion (*Pseudolymphom), *Incontinentia pigmenti, *sterile eosinophile Pustulose^.

Spontankeloide
Def: Meist parasternal lokalisierte *Keloide ohne erkennbare Ursache vor allem bei Jugendlichen.

Spontanpannikulitis Rothmann-Makai
s. Lipogranulomatosis subcutanea (Rothmann-Makai)

Spoon nail
s. Koilonychie

Sporotrichide
Def: *Id-Reaktion bei der *Sporotrichose.

Sporotrichose
Syn: De Beurmann-Gougerotsche Krankheit
Def: Subakute oder chronische, in der Regel auf Kutis und Subkutis begrenzte *Mykose. Nach Inokulation des Erregers durch Hautwunden kommt es in der Regel zur Aszendenz auf dem Lymphweg. Klinisch werden je nach Immunitätslage 3 Formen unterschieden.
Err: Sporotrix schenckii (Sporotrichon schenckii). Bodensaprophyt, der auf verfaulendem Holz und absterbenden Pflanzen lebt.
Man: Vor allem Gärtner, Landwirte, Fischer
Vork: Vor allem Tropen und Subtropen, sporadisch in Europa
Lok: Vor allem Hände und Füße
Klin: Inkubationszeit: Tage bis Monate. Intrakutane, bläulichrote, erweichende Knötchen mit Entleerung eitrigen Sekretes. Außerdem erythematosquamöse, papulopustulöse und verruköse Hauterscheinungen. Man unterscheidet:

- Lokalisierte Form
- Lymphangitische = lymphogen-aszendierende = klassische Form
- Disseminierte Form (selten)

Hist: Zentraler Abszeß, umgebende tuberkuloide Zone mit Epitheloid- und Langhans-Riesenzellen, peripheres Infiltrat mit Lymphozyten, Plasmazellen, Fibroblasten.
Diag: Nachweis des Erregers in der Pilzkultur oder im Tierversuch.
Intrakutantestung mit Sporotrichin
DD: *Tuberkulosis cutis luposa, *Syphilis, *kutane Leishmaniose^, *Chromomykose
Ther: Operative Eingriffe kontraindiziert!
Amphotericin B (0,1 mg/kg KG/die, steigend auf 1,0 mg/kg als Infusion) oder Ketokonazol (200 mg/die für 3 Monate, evtl. bis 600 mg/die).
Lokal: Heiße Kompressen, Lugolsche Lösung
Früher: Jodkali per os, Kaliumjodid i. v.
Prog: Günstig bei der lokalisierten und lymphangitischen Form. Keine Immunität.
Lit: Cuadros RG, Vidotto V, Bruatto M (1990) Sporotrichosis in the metropolitan area of Cusco, Peru, and in its region. mycoses 33 (5):231–240
Cullen SI, Mauceri AA, Warner N (1992) Successful treatment of disseminates cutaneous sporotrichosis with ketoconazole. J Am Acad derm 27:463–464
Liske H (1987) Sporotrichose. Hautnah derm: 17–18

Sportlerfuß
s. Tinea pedum

Spotted fever
s. Zeckenbißfieber

Spritzenhepatitis
s. *Hepatitis, akute Virushepatitis

Sproßpilze
Def: Hefen und hefeartige Pilze, die sich asexuell durch Aussprossung vermehren. Hierzu gehören: s. *Candida, *Cryptococcus, *Histoplasma und *Paracoccidioides unter bestimmten Umständen. Die Ausbildung von *Hyphen oder Sproßzellen hängt von Milieubedingungen ab.
Diag: Nativpräparat, Primärkultur auf Standardnährboden, Differenzierung auf der Reisagarplatte und durch die „Bunte Reihe“ (Prüfung der Zucker- und Nitratassimilation sowie der Zuckervergärung).

Sprue, tropische
Syn: Tropische Aphthen, Psilosis linguae
Def: Partielle oder subtotale Atrophie der Zotten vor allem des proximalen Dünndarms.
Ätio: Unbekannt, wahrscheinlich viral oder bakteriell bedingt.
Klin: Chronisch rezidivierend fettreiche Stühle, aphthöse Zungenveränderungen, *M. Addison-ähnliche Pigmentierungen möglich.
Lab: Blutbildveränderungen im Sinne einer perniziösen Anämie.

Sprue, einheimische
s. Zöliakie

Squama
s. Schuppe

SSA (Sjörgren-Syndrom-A)
s. Ro-Antikörper

SSB (Sjörgren-Syndrom-B)
s. La-Antikörper

Stachelschweinmensch
s. a. Ichthyosis hystrix gravior, Typ Lambert

Stachelzellen
Def: Polygonale, basophile, durch Desmosomen verbundene Keratinozyten des *Stratum spinosum.

Stachelzellkarzinom
s. spinozelluläres Karzinom^

Stachelzellkrebs
s. spinozelluläres Karzinom^

Stachelzellschicht
s. Stratum spinosum

Stainton-Syndrom
s. M. Capdepont

Stammvarikose
Def: *Varikose der Vv. saphena magna und parva.

Stammzellenleukämie
s. lymphoblastisches Lymphom^

Stammzellymphom
s. immunoblastisches Lymphom^

Stanton's disease
s. Melioidose

Stanz-Biopsie
Syn: Punch-Biopsie
Def: Diagnostische oder therapeutische Gewebeentnahme mittels eines rundgeschliffenen Stanzzylinders.

Staphylodermia Bockhart
s. Ostiofollikulitis

Staphylodermia bullosa
s. großblasige Impetigo^ contagiosa

Staphylodermia ecthymatosa
s. *Ekthyma

Staphylodermia follicularis
s. Ostiofollikulitis

Staphylodermia follicularis et perifollicularis
s. Furunkel

Staphylodermia follicularis profunda
s. Furunkel

Staphylodermia follicularis profunda necroticans
s. Furunkel

Staphylodermia phlegmonosa
s. *Phlegmone

Staphylodermia sudoripara suppurativa
s. Periporitis des Säuglings

Staphylodermia suppurativa disseminata
s. Periporitis des Säuglings

Staphylodermia superficialis bullosa
s. *staphylogenes Lyell^-Syndrom
s. a. Impetigo contagiosum

Staphylodermia superficialis bullosa manuum
s. Bulla repens

Staphylodermia superficialis bullosa neonatorum et infantum
s. staphylogenes Lyell^-Syndrom

Staphylodermia superficialis circinata
s. Erythema necroticans migrans

Staphylodermia superficialis diffusa exfoliativa (Ritter von Rittershain)
s. staphylogenes Lyell^-Syndrom

Staphylodermia/Streptodermia superficialis bullosa manuum (Jadassohn)
s. Bulla repens

Staphylogenes Lyell-Syndrom
s. staphylogenes Lyell^-Syndrom

Staphylogenes Pemphigoid der Neugeborenen
s. staphylogenes Pemphigoid^ der Neugeborenen

Stargardt-Syndrom
Def: Familiär-erbliche Kombination von Oligophrenie, Nephropathie, Makuladegeneration mit beidseitigem Zentralskotom, Licht- und Farbsinnstörungen. Selten Aniridie, *Albinismus.

Stasisblutung
s. Purpura jaune d'ocre

Status Bonnevie-Ullrich
s. Bonnevie-Ullrich-Syndrom

Status protrusus cutis
s. Matratzenphänomen

Status seborrhoicus
s. Seborrhoe

Status sebostaticus
s. Sebostase

Status spongoides
Def: Spongiotische Auftreibung der Epidermis.
s. a. Spongiose

Stauungsblutung
s. Purpura jaune d'ocre

Stauungsdermatitis
s. Ekzem, Stauungsekzem

Stauungsdermatose
s. Ekzem, Stauungsekzem

Stauungsekzem
s. Ekzem, Stauungsekzem

Stauungsödem
Def: Im Quellgebiet einer venösen Abflußstörung lokalisiertes *Ödem, z. B. bei *chronisch venöser^ Insuffizienz.

Stauungsulkus
s. Ulcus cruris venosum

STD (Sexually transmitted diseases)
Def: Erkrankungen die vorwiegend durch Geschlechtsverkehr übertragen werden. Dies betrifft in erster Linie die klassischen *Geschlechtskrankheiten:
*Gonorrhoe,
*Syphilis,
*Ulcus molle und
*Lymphogranuloma inguinale.
Zu den STD gehören jedoch auch weitere vorwiegend durch Geschlechtsverkehr übertragene Krankheiten, wie *AIDS, *Granuloma venereum, *Trichomoniasis, *nichtgonorrhoische Urethritis^, *Herpes genitalis, *Candidose, *Condylomata accuminata und *Pediculosis pubis.
Lit: Buntin DM, Rosen T (1991) Sexually transmitted diseases: Bacterial infections. J Am Acad Dermatol 25:287–299
Buntin DM, Rosen T (1991) Sexually transmitted diseases: Virus and ectoparasites. J Am Acad Dermatol 25:527–534

Steal-Syndrom
Def: Arterielle Versorgung eines minderdurchbluteten Organs durch Anzapfen eines „Spenderorgans" über Kollateralen.
s. a. Subclavian-steal-Syndrom

Steatocystoma multiplex
Syn: Talgzysten, Talgretentionszysten, Sebocystomatosis Günther, Steatome
Def: Nävoide, zystische Erweiterung von Talgdrüsenfollikeln bei rudimentärem Talgdrüseninfundibulum ohne durchgängige Verbindung zur Hautoberfläche. Aus den darunterliegenden Talgdrüsenazini, -ausführungsgängen und Haaranlagen entwickelt sich eine geschlossene sterile Zyste, sodaß es gewöhnlich zu keiner Entzündung kommt.
Ätio: Sporadisch oder autosomal-dominant vererbt.
Man: Während der Pubertät
Lok: Vor allem Brust, Achselhöhlen und Rücken, auch auf der Stirn.
Klin: Meist zahlreiche, bis kirschgroße, manchmal bläulich durchschimmernde Zysten in Subkutis oder Kutis.
Hist: Epitheliale Zyste. Zystenwand. Kein Stratum granulosum, Einlagerung von Talgdrüsenzellen oder von Talgdrüsenazini. Im Lumen: Hornzellmassen, Talg, häufig Haare.
Komp: *Steatocystoma multiplex conglobatum
DD: Geschlossene *Komedonen, *apokrine Schweißdrüsentumoren^, *Akne cystica, *Tricholemmalzysten
Ther: Bei kosmetischer Störung Exzision.

Steatocystoma multiplex conglobatum
Def: Entzündung und narbige Abheilung zahlreicher Zysten bei *Steatocystoma multiplex in der Rücken- und Brustrinne, sowie den Achselhöhlen.
Vork: Sehr selten, fast nur Männer
DD: *Akne conglobata, *Hidradenitis suppurativa
Ther: Isotretionin, Antibiotika lokal und systemisch (*Akne vulgaris), Spaltung der Abszesse, ggf. Exzision der befallenen Hautareale
Lit: Gollhausen R, Besenhard HM, Ruzicka T (1988) Steatocystoma multiplex conglobatum. Hautarzt 39:177–179

Steatome
s. Steatocystoma multiplex

Steatonekrose
Def: Fettnekrosen infolge physikalischer, chemischer, infektiöser, allergischer oder metabolischer Schädigung des Fettgewebes.

Stechmücke
s. *Mücken

Steiner-Syndrom
Def: Kombination von *Curtius-Syndrom I mit Schizophrenie.

Steinert-Syndrom
s. Dystrophia myotonica

Steinpocken
s. Ecthyma contagiosum

Steißbeinfistel
s. Pilonidalsinus

Steißbeinzyste
s. Pilonidalsinus

Sterile eosinophile Pustulose
s. sterile eosinophile Pustulose^

Sterilität, männliche
s. Impotentia generandi beim Mann

Stemmersches Zeichen
Def: Wichtiges diagnostisches Zeichen beim *Lymphödem:
Ödematöse Schwellung der Zehenrücken mit querer Hautfaltenbildung über den Zehengrundgelenken.

Stenosesyndrom, pelvines (Schneider-Fischer)
Def: *Chronisch-venöse Insuffizienz bei partiellem oder totalem Verschluß der Vena cava inferior, Vena iliaca communis und/oder der Vena iliaca externa mit Ausbildung von Kollateralkreisläufen (suprapubische Varizen!). Häufig Kombination mit postthrombotischer Schädigung der tiefen Beinvenen.
Klin: *Chronisch-venöse^ Insuffizienz.
Ther: Kompressionsverband. Ausnahmsweise Umgehungsoperation (nach Palma)

Sternberg-Reed-Zelle
s. *maligne Lymphogranulomatose^

Sternchenangiom
s. Naevus araneus

Steroidakne
s. Akne, Steroidakne

Steroidatrophie
s. *Striae cutis distensae

Steroidhaut
Syn: Kortikoderm
Def: Hautschädigung durch monate- oder jahrelangen Abusus von Kortikoidexterna.
Klin: Hautatrophie mit diffuser, livider Rötung, Teleangiektasien, follikulären Papeln, Papulo-Pusteln, Hypertrichose, Hyper- und Depigmentierungen, Blutungen, *Striae cutis distensae.
Ther: Absetzen der Steroidmedikation (ggf. Ausschleichen), blande Lokaltherapie, evtl. Liquor carbonis detergens 5% in Ungt. emulsificans.

Steroidnebenwirkungen
s. Kortikoidnebenwirkungen
s. a. Steroidatrophie, Steroidhaut; Purpura, Kortisonpurpura

Steroidpurpura
s. Purpura, Kortisonpurpura

Steroidrosazea
Def: *Steroidhaut bei lokal mit Kortikoiden behandelter *Rosazea.

Steroidstriae
s. *Striae cutis distensae

Stevens-Johnson-Syndrom
s. *Erythema exsudativum multiforme

Stevens-Johnson-Fuchs-Syndrom
s. *Erythema exsudativum multiforme

Stewardessenkrankheit
s. Dermatitis perioralis

Stewart-Bluefarb-Syndrom
Syn: Bluefarb-Stewart-Syndrom, Pseudoangiosarkomatose, s. a. Pseudo-Kaposi-Sarkom
Def: Sehr seltenes bei arteriovenösen Shunts (z. B. beim *Parkes-Weber-

Syndrom) auftretendes *Pseudo-Kaposi-Sarkom, d. h. klinisch an ein Kaposi-Sarkom erinnernde, gutartige Hautveränderungen.
Lok: V. a. im Bereich der Zehen, meist einseitig
Klin: Scharf begrenzte, plaqueartige, rotbraune bis livide, infiltrierte Herde. Meist rasche Progredienz. Außerdem Schmerzen, Ödeme, Hypertrophie der Extremität, Varizen, Hyperthermie als Zeichen eines AV-Shunts.
Hist: Proliferation von Fibroblasten und Gefäßen, Erythrozytenextravasate, Hämosiderinablagerungen; Spindelzellen und Atypien; z. T. histologisch sichtbare AV-Verbindungen.
Diag: *Arteriovenöse Fistel^
Ther: Chirurgische Beseitigung des Shunts
Lit: Ueki H, Inagaki Y, Kohda M, Takei Y (1986) Stewart-Bluefarb-Syndrom (kaposiforme arterio-venöse Kurzschlußverbindung mit Knochenveränderungen). Hautarzt 37:673–675

Stewart-Trèves-Syndrom
s. Lymphangiosarkom

Stickersche Krankheit
s. Erythema infectiosum

Stielknollen
s. Granuloma teleangiectaticum

Stielwarze
s. Fibroma pendulans
s. filiforme Warze^

Still-Chauffard-Raymond-Syndrom
s. Felty-Syndrom

Still, Morbus
Syn: Still-Syndrom, Chauffard-Still-Syndrom, Dreier-Syndrom, Arthritis leucocytotica, atypische infantile rheumatoide Arthritis, Chauffard-Raymond-Syndrom, seronegative, juvenile, chronische Arthritis; systemische, juvenile, chronische Arthritis
Def: Besondere Verlaufsform der *primär chronische Polyarthritis^ im Kindesalter mit Lymphadenopathie, re- und intermittierendem Fieber, Karditis, Leber- und Milzvergrößerung, Anämie und polymorphen Exanthemen.
Klin: Hautveränderungen:
Flüchtige, morbilliforme oder skarlatiniforme Exantheme an Extremitäten, Stamm und Gesicht mit hoher Rezidivfreudigkeit.
s. *Erythema multiforme rheumatoides als Frühsymptom, *rheumatische Knötchen^.
Augenveränderungen: Iridozyklitis, Hornhautdegeneration, später Katarakt.
Ther: Nichtsteroidale Antiphlogistika, evtl. Kortikoide oder Basistherapeutika (*primär chronische Polyarthritis^). Physiotherapie.
Prog: Schubweiser Verlauf, möglicher Wachstumsstillstand.
Lit: Golsch S, Engst R, Borelli S (1992) Das Still-Syndrom aus dermatologischer Sicht. Z. Hautkr. 67 (5):394–396

Stinkschweiß
s. Bromhidrose

Stippled skin
Def: Vor allem im Halsbereich lokalisierte, weißliche Follikelprominenzen infolge kortikosteroidbedingter Bindegewebsveränderungen (*Steroidhaut).
s. a. Erythrosis interfollicularis colli
DD: *Pseudoxanthoma elasticum

Stirnglatze
Def: Typisches Erscheinungsbild der *Alopecia androgenetica mit Haarlichtung über den Stirnhöckern. Häufig kombiniert mit vermehrter Kopfschuppung und öliger *Seborrhoe.

Stirnring, sogenannter brauner Stirnring
Def: Abortives *Chloasma, braune Hyperpigmentierung im Stirnbereich.
Ätio: Häufig ungeklärt: Kosmetika, auch bei Enzephalitis-Patienten.
DD: *Hutbanddermatitis, zirzinäre *Sarkoidose an der Stirn.

Stomatitis
Def: Polyätiologische, akute oder chronische Entzündung der Mund-

schleimhaut, z. B. *allergische Stomatitis^, *Perlèche, *Gingivostomatitis herpetica, *Stomatitis bismutica, *Candidose, *Stomatitis Plaut-Vincenti.

Stomatitis, allergische
Def: Kontaktallergische Reaktion der Mundschleimhaut z. B. auf Prothesenkunststoff oder Haftpasten für Prothesen, Zahnpasten oder Medikamente, Kaugummi.
s. a. Gingivostomatitis acuta
Diag: *Epikutantest, ggf. in loco (Befestigung des Allergens unter dem Gaumen mittels einer Prothese).

Stomatitis angularis
s. Perlèche

Stomatitis aphthosa
s. Gingivostomatitis herpetica

Stomatitis bismutica
Def: Stomatitis bei chronischer Wismutvergiftung mit Gingivitis und pathognomonischem „Wismutsaum".
s. a. Blei-Pigmentierungen der Mundschleimhaut, Stomatitis mercurialis

Stomatitis candidamycetica
s. *Candidose

Stomatitis catarrhalis
Def: Leichte bis mittelschwer verlaufende Mundschleimhautentzündung mit Enanthem, Schwellung, schmerzhaften Erosionen, Blutungen, Belägen, Foetor ex ore, Hypersalivation, gestörter Nahrungsaufnahme und gestörtem Allgemeinbefinden

Stomatitis elektro-galvanica
Def: Durch Potentialdifferenz verschiedener intraoraler Metalle verursachte *Stomatitis^

Stomatitis epidemica
s. Maul- und Klauenseuche

Stomatitis gangraenosa
s. Noma

Stomatitis maculo-fibrinosa
s. Gingivostomatitis herpetica

Stomatitis, medikamentöse
Def: Medikamentös induzierte Entzündung der Mundschleimhaut.
s. a. Gingivostomatitis acuta
Klin: Scharf gezackte, hyperämisch umrandete, aphthöse Ulzerationen, vor allem in den Umschlagfalten nach Einnahme von Methotrexat, Fluorourazil oder anderen Zytostatika. Großflächige Ulzerationen nach Gold- oder Aktinomycin-D-Therapie

Stomatitis mercurialis
Def: Entzündung der Mundschleimhaut durch im Speichel ausgeschiedenes Quecksilber bei akuter und chronischer Quecksilbervergiftung,
s. a. Mercurosis
Klin: Dunkler Saum an der Gingiva, Schwellung, Rötung, Ulzera, Metallgeschmack

Stomatitis Plaut-Vincenti
Syn: Stomatitis ulceromembranacea, akute nekrotisierende ulzerierende Gingivitis, trench mouth
Def: Schwere, ulzerierende *Gingivostomatitis, hervorgerufen durch das Zusammenspiel verschiedener Bakterien, sog. Plaut-Vincent-Organismen (Borrelia vincenti, Fusobacterium plauti u. a. Spirochäten, Bacteroidesarten) bei lokaler oder generalisierter Abwehrschwäche. s. a. Angina Plaut-Vincenti
Man: Bei mangelhafter Zahnpflege, Unterernährung. Meist junge Menschen. Epidemisches Auftreten in Militäreinheiten im 1. und 2. Weltkrieg.
Klin: Fieber, schlechtes Allgemeinbefinden. Vermehrter Speichelfluß, Foetor ex ore. Entzündlich gerötete Schwellung von Zahnfleich und Wangenschleimhaut. Vor allem um die Zähne herum rundliche, konfluierende, unterschiedlich tiefe Ulzerationen mit breiigem, eitrigem oder nekrotischem abstreifbarem Belag. Schmerzhaft geschwollene regionale Lymphknoten
DD: Stomatitis aphthosa

Ther: Ausschluß von Grunderkrankungen, z. B. akute myeloische Leukämie. Spülungen mit milden Desinfizienzien und Adstrigenzien. In schweren Fällen: Penicillin parenteral (10 Mega % E. Penicillin G i. v., die für 10 Tage)
Prog: Bei adäquater Therapie rasche Abheilung, selten Übergang in eine schwere Parodontitis, sehr selten Entstehung ausgedehnter, mutilierender Nekrosen.

Stomatitis prothetica
Def: Mechanisch, evtl. auch allergisch bedingte *Stomatitis bei Prothesenträgern

Stomatitis pustulosa contagiosa
s. Ecthyma contagiosum

Stomatitis scorbutica
*Skorbut

Stomatitis simplex
s. Stomatitis catarrhalis

Stomatitis ulceromembranacea
s. Stomatitis Plaut-Vincenti

Stomatitis vesicularis
Def: Fieberhafte Virusinfektion bei Pferden und Rindern, ähnlich der *Maul- und Klauenseuche. Beim Menschen durch direkten Kontakt mit erkrankten Tieren möglich, meist Laborinfektion.
Klin: Große Primärblase an der Eintrittspforte (meist an den Händen). Ausbildung eines vesikulösen Exanthems. Pharyngitis, Stomatitis, Muskelschmerzen, erhöhte Temperatur.
Diag: Komplementbindungsreaktion
Ther: Symptomatisch

Storchenbiß
s. Naevus flammeus, Unna-Politzer-Nackennaevus

Stout's tumor
s. Hämangioperizytom

Strahlenfibrose
s. Röntgenfibrose

Strahlenschaden
Def: Strahlenwirkung, welche zu einer bleibenden funktionellen Beeinträchtigung eines Individuums oder einer Population (genetischer Strahlenschaden) führt. Der Begriff ist definitionsgemäß abhängig davon, wie empfindlich die Möglichkeit zum Nachweis einer solchen Beeinträchtigung sind und damit u. a. vom Stand der biologischen, insbes. der strahlenbiologischen Forschung. Das Ausmaß der Schädigung ist abhängig von der Gesamtstrahlendosis, deren *Fraktionierung und vom Volumen des durchstrahlten Gewebes.
Klin: *Radiodermatitis acuta, *Radiodermatitis chronica, *kutane Röntgenfibrose^, *Röntgenkeratose, *Röntgenulkus, *Röntgenkarzinom.

Strahlenschaden, genetischer
s. *Strahlenschaden

Stratum basale
Syn: Stratum germinativum, Basalzellschicht, Keimschicht
Def: Aus Basalzellen (hohe zylindrische Zellen) und Melanozyten bestehende unterste Zellschicht der Epidermis. Dient zusammen mit dem *Stratum spinosum der Zellvermehrung.

Stratum corneum
Syn: Hornschicht
Def: Aus Hornzellen bestehende, 0,02–0,5 mm dicke, oberste, abschuppende Schicht der Epidermis.
s. a. Orthokeratose, Hyperkeratose, Parakeratose

Stratum germinativum
s. Stratum basale

Stratum granulosum
Syn: Keratohyalinschicht, Körnerschicht
Def: Aus Körnerzellen (Keratohyalingranula enthaltene Keratinozyten) bestehende, zwischen *Stratum spinosum und *Stratum lucidum gelegene Epidermisschicht. Das in dieser Schicht synthetisierte Eleidin durch-

tränkt das Stratum lucidum und corneum und macht diese geschmeidig.

Stratum lucidum
Syn: Glanzschicht
Def: Aus wenigen, stark abgeplatteten, kernlosen, eleidinenthaltenden Zellen bestehende Schicht der Epidermis unter dem *Stratum corneum.

Stratum spinosum
Syn: Stachelzellschicht, akanthopapilläre Schicht, Rete Malpighii
Def: Überwiegend aus *Stachelzellen bestehende, 4- bis 8-lagige, zwischen *Stratum basale und *Stratum granulosum gelegene Zellschicht der Epidermis. Unterste Schichten dienen noch der Zellvermehrung.
s. a. Dyskeratose und Akanthose

Streptobacillus Ducrey-Unna
Def: Veraltete Bezeichnung für Haemophilus Ducrey, den Erreger des *Ulcus molle.

Streptococcal sore throat with rash
s. Scharlach

Streptococcus pyogenes
Syn: Streptococcus (S.), S. erysipelatos, S. haemolyticus, S. scarlatinae
Def: Aerob bis fakultativ anaerobes, in Paaren oder regelmäßigen Ketten vorkommendes, unbewegliches und unumkapseltes, beta-hämolysierendes Bakterium der Gruppe A oder C. Erreger von z. B.: *Erysipel, *Ekthyma, *Scharlach, Angina, Sepsis, Otitis media.

Streptodermia superficialis bullosa manuum
s. Bulla repens

Streptodermia cutanea lymphatica
s. Erysipel

Streptodermia ecthymatosa
s. *Ekthyma

Streptodermia phlegmonosa
s. *Phlegmone

Streptodermia lamellaris parakeratotica
Def: Überholte Bezeichnung für das streptogen überlagerte *mikrobielle Ekzem^.

Streptodermie
Def: Durch Streptokokken hervorgerufene Hautinfektion (*Pyodermie).

Streptokokkengangrän
Syn: Erysipelas gangraenosum
Def: Schwer verlaufende, durch Streptokokken der Gruppe A bedingte *Gangrän, häufig schwere Form des abszedierenden *Erysipels.
Ätio: Infektion von Mazerations- oder Stichwunden, nach chirurgischen Eingriffen. Häufig bei schwerer Grunderkrankung (Karzinom, Lymphom)
Err: Streptokokken der Gruppe A
Lok: Vor allem an einer Extremität
Klin: Düsterrote Hautverfärbung, Entwicklung von haemorrhagischen Blasen mit Übergang in eine scharf begrenzte Gangrän. Fieber. Ausdehnung der Gangrän, Sepsis. Ausbildung metastatischer Herde. Zusätzliche Infektion mit gramnegativen Keimen möglich.
DD: *Phlegmone, *nekrotisierende Fasziitis^
Ther: Intensivpflege, Antibiotika nach Antibiogramm, bei Monoinfektion z. B. Penicillin G 10 Mega I. E. i. v./die über 2–3 Wochen, bei Mischinfektionen z. B. Ciprofloxacin 2 mal 100–200 mg/die i. v.
Prog: Ernst

Stria migrans
Def: Seltene, isolierte *Stria cutis distensae mit langsam zunehmender Längenausdehnung, meist an der Oberschenkelinnenseite bei Jugendlichen.

Stria nasi transversa
Def: In der Pubertät auftretende, rote, zwischen mittlerem und unterem Nasendrittel quer über die Nase verlaufende Stria unklarer Ätiologie.

Striae adolescentium
s. *Striae cutis distensae, Pubertätsstreifen

Striae atrophicae
s. Striae cutis distensae

Striae cutis atrophicae
s. Striae cutis distensae

Striae cutis distensae
Syn: Striae atrophicae, Striae cutis atrophicae, Atrophia striata, Hautrisse, Maculae distensae, Striae distensae
Def: Streifige Atrophien der Haut durch Bindegewebsveränderungen.
Ätio: Einfluß von Glukokortikosteroiden, Östrogenen und Überdehnung der Haut.
Man: Pubertät, Schwangerschaft, Morbus Cushing, interne oder externe Glukokortikosteroidanwendung, rasche Gewichtszunahme, Infektionskrankheiten mit endokrinologischen Störungen.
Klin: Zunächst blaurötliche (Striae rubrae), später weißliche, unterschiedlich lange und breite, zackig begrenzte, parallel oder divergierend verlaufende, atrophische Streifen mit leicht eingesunkener und verdünnter, quergefälteter Haut. Man unterscheidet:
- Pubertätsstreifen (Striae adolescentium, Striae pubertalis):
  Vor allem lumbosakral, Oberschenkel-, Trochanter- und Suprapatellarregion.
- Schwangerschaftsstreifen (Striae gravidarum):
  Vor allem seitliche Bauchpartien, Hüften, Oberschenkel, Mammae.
- Rasche Adipositas mit endokrinologischer Störung (Striae obesitatis, Striae rubrae):
  Bauch, Nates, Oberschenkel, Achselfalten.
- Nach längerdauernder (meist mehrmonatiger) interner oder externer Anwendung von Glukokortikoiden.
- Nach Infektionen wie Typhus, Paratyphus, Grippe, Fleckfieber, Tuberkulose (Striae infectiosae). Bei Pleuritis exsudativa auf der kontralateralen Seite des Ergusses

Hist: Atrophische Epidermis, homogenisiertes Kollagen, kaum elastische Fasern.
Ther: Kausale Therapie nicht bekannt. Vermeidung großer Gewichtsschwankungen, Kortikoiden und Hormonen (keine hormonelle Antikonzeption).

Striae distensae
s. Striae cutis distensae

Striae gravidarum
s. Striae cutis distensae, Schwangerschaftsstreifen

Striae infectiosae
s. Striae cutis distensae

Striae obesitatis
s. Striae cutis distensae

Striae pubertalis
s. Striae cutis distensae, Pupertätsstreifen

Striae rubrae
s. Striae cutis distensae

Stripping
s. Saphenektomie nach Babcok

Strommarken
s. Elektrizitätsschädigungen

Strongyloidose
Def: Erkrankung durch Larven des Zwergfadenwurms Strongyloides stercoralis.
Ätio: Die infektionstüchtigen filariformen Larven dringen in die Haut ein (meist beim Barfußgehen) und gelangen via Blutkreislauf über Lunge und Trachea in den Gastrointestinaltrakt. Weibliche Zwergfadenwürmer legen in der Mukosa von Duodenum und Jejunum Eier ab, aus denen nicht infektionstüchtige Larven schlüpfen (3 Wochen nach Infektion im Stuhl nachweisbar). Im Rektum Weiterentwicklung zu infektionstüchtigen Larven. Diese durchdringen im Gesäßbereich wiederum die Haut (Autoinfektion).
Vork: In den subtropischen Gegenden Afrikas und Südamerikas. Auch in

warmen Bergwerken Europas (anzeigepflichtige *Berufserkrankung)
Klin: Am Eintrittsort der Erreger kleinfleckige juckende Erytheme und Papeln, Petechien, ekzematöse Veränderungen (sog. *Bodenkrätze).
Larva currens, eine Sonderform der *Larva migrans als Symptom der äußeren Autoinfektion im Gesäßbereich: Einzelne oder mehrere bandartige, langgestreckte Urticae, die sich innerhalb von Stunden bis Tagen ausbilden, intervallweise verschwinden und wiederauftreten (entstehen durch die Larvenwanderung, eine allergische Reaktion wird diskutiert).
Außerdem unspezifische Hautreaktionen möglich: Makulopapulöse oder urtikarielle Exantheme, Prurigo. Gastrointestinale und pulmonale Symptome
Lab: Gesamt-Ig E erhöht, Eosinophilie. Mikroskopischer Nachweis lebhaft beweglicher, nadelförmiger Larven im warmen, nativen Stuhlausstrich oder im Duodenalsaft.
Ther: Mebendazol, Tiabendazol (2 × 25 mg/kg KG/Tag)
Prog: Symptomloser Verlauf oft über Jahre; unter Therapie fast immer Ausheilung
Komp: Bei Gabe von Kortikosteroiden Übergang in eine disseminierte Strongyloidose mit multiplem Organbefall möglich
Lit: Böckers M, Bork, K (1988) Prurigo und weitere diagnostisch bedeutsame Hautsymptome bei Strongyloidose. Hautarzt 39: 34–37

Strophulus adultorum
s. Prurigo simplex subacuta

Strophulus bullosus
Def: Großblasige Variante der *Prurigo simplex acuta infantum mit großen Blasen.

Strophulus infantum
s. Prurigo simplex acuta infantum

Strumpfhalterekzem
Def: *Kontaktallergisches Ekzem gegen Gummichemikalien (*Kopplungsallergie) oder *Nickel.

Stuccokeratosis
s. Stukkokeratosis

Stukkokeratosen
s. Stukkokeratosis

Stukkokeratosis (Kocsard u. Ofner)
Syn: Stukkokeratosen, Keratoelastoidosis verrucosa, Stuccokeratosis, Verrucae dorsi manus et pedis
Def: Variante der Verrucae seborrhoicae, die klinisch an Verrucae planae erinnern.
Man: Höheres Lebensalter, vor allem Männer
Lok: Extremitäten, vor allem distale untere Extremitäten (Fußrücken und -knöchel) sowie Handrücken und Unterarmstreckseiten
Klin: Meist zahlreiche, bis linsengroße, keratotische, flach erhabene, scharf begrenzte, weiße, graue oder hellbraune Papeln mit rauher, trockener, weiß bestäubt wirkender Oberfläche. Durch Kratzen läßt sich ein Schuppenblättchen ablösen.
Hist: Verruca seborrhoica
DD: Acrokeratosis verruciformis, Epidermodysplasia verruciformis, Keratosis lenticularis perstans
Ther: Bei kosmetischer Störung Entfernung mit dem scharfen Löffel oder durch Desikkation.
Lit: Braun-Falco O, Weismann I (1978) Stukkokeratosen. Hautarzt 29:573–577

Sturge-Weber-Krabbe-Syndrom
Syn: Angiomatosis encephalo-oculocutanea, Angiomatosis encephalotrigeminalis, ektoneurodermales Hamartom (Wohlwill), Brushfield-Wyatt-Syndrom, Hirn-Trigeminus-Angiomatose-Syndrom, Weber-Dimitri-Syndrom
Def: Kongenitales neurokutanes Syndrom mit der Trias
- Naevus flammeus lateralis im Bereich des Trigeminus

- Hämangiom der Uvea (Glaukomentwicklung)
- Verkalkende Hämangiome der Leptomeninx mit pathologischen Veränderungen der darunterliegenden Hirnrinde (neurologische Symptomatik)

Ätio: Ungeklärt, sehr selten familiäres Vorkommen
Klin: *Naevus flammeus einer Gesichtshälfte, häufig nur im Ausbreitungsgebiet des 1. Trigeminusastes, kann aber die gesamte Kopfhälfte einnehmen.
Entwicklung eines Glaukoms meist im frühen Kindesalter.
Multiple neurologische Symptome möglich: Spastische Hemiparese, fokale epileptische Anfälle, homonyme Hemianopie, Migräne.
Volle Ausprägung des Syndroms nur in etwa 50% d. F. Bei fehlender Augenbeteiligung spricht man auch von einer Angiomatosis encephalocutanea, bei fehlender ZNS-Beteiligung von einer Angiomatosis oculo-cutanea.
Diag: Neurologische und ophthalmologische Untersuchung (insbesondere Messung des Augeninnendrucks), Röntgenbild des Schädels (charakteristische, doppelt konturierte, geschlängelte Verkalkungen), Computertomogramm und evtl. Kernspintomogramm des Schädels
Ther: Behandlung der Hautveränderungen mit dem *Laser.
Prog: Im Alter Bildung von Gefäßknötchen im Bereich des Naevus flammeus.

Subclavian-steal-Syndrom
Syn: Subklavia-Entzugs-Syndrom
Def: *Steal-Syndrom bei Obliteration der Arteria subclavia mit Versorgung des betroffenen Armes über Kollateralkreisläufe durch Strömungsumkehr in den Vertebralarterien und konsekutiver Minderdurchblutung der basalen Hirngefäße.

Subcorneal pustular dermatosis
s. Pustulosis subcornealis

Subcutaneous angiolymphoid hyperplasia with eosinphilia (Wells u. Whimster)
s. angiolymphoide Hyperplasie^ mit Eosinophilie (Kimura)

Subcutaneous pseudocarcomatous fibromatosis
s. Fasciitis nodularis pseudosarcomatosa

Subcutis
s. Subkutis

Subklavia-Entzugs-Syndrom
s. Subclavian-steal-Syndrom

Subkorneale pustulöse Dermatose
s. Pustulosis subcornealis

Subkorneale Pustulose
s. Pustulosis subcornealis

Subkutis
Syn: Unterhaut, Hypodermis, Subcutis, Tela subcutanea
Def: Zwischen tiefer Faszie und Haut lokalisierte, septierte, lockere Bindegewebsschicht mit läppchenartig angeordnetem Fettgewebe, beinahe die ganze Körperoberfläche bedeckend.

Sublamina densa
s. Basalmembran

Subsepsis allergica (Wissler)
s. Wissler-Fanconi-Syndrom

Sudamina
s. Miliaria cristallina

Sudeck-Syndrom
Def: Weichteil- und Knochendystrophie, neurovegetative Symptome und Durchblutungsstörungen im Gefolge von Frakturen, Luxationen oder Entzündungen mit stadienhaftem Verlauf.
Klin: Hautveränderungen:
Stadium I: Glänzende, ödematöse, überwärmte, livide Haut mit Hyperhidrose.
Stadium II: Abnahme der Schwellung und Färbung, Zunahme von trophischen Störungen
Stadium III: Weitgehend eingesteifte, schmerzlose, atrophische, gebrauchs-

unfähige Extremität mit kühler, trockener Haut und Hypertrichose.
Ther: Stadium I: Ruhigstellung und Kühlung, Stadium II: Krankengymnastik, Massage, Eistauchbäder, Stadium III: plastisch-chirurgische Operation.

Sudor urinosus
s. Urihidrosis

Sudorrhoe
s. Hyperhidrose

Suffusionen
s. Ekchymosen

Sugillationen
Def: Münzgroße oder größere Blutaustritte ins Gewebe.
Vork: Bei plasmatischen Gerinnungsstörungen.

Sukzessivschanker
s. Abklatschschanker

Sulfit-Überempfindlichkeit
Def: Pseudoallergische oder IgE-vermittelte Reaktion auf Schwefeldioxid, dessen wäßrige Lösung, schweflige Säure bzw. abgeleitete Salze (= Sulfit, E-Nummern 220–227). Sulfit dient der Konservierung von Nahrungsmitteln. Deklarationpflicht besteht erst ab 50 mg/kg, bei Wein ab 400 mg/l, bei Arzneimittel keine Deklarationspflicht.
Klin, Diag, Ther: *Nahrungsmittelunverträglichkeit
Lit: Przybilla B, Ring J (1987) Sulfit-Überempfindlichkeit. Hautarzt 38:445–448

Sulkus-Tumor
s. Pancoast-Tumor

Sulzberger-Garbe-Syndrom
s. Exsudative diskoide lichenoide Dermatitis^

Summer eruption
s. polymorphe Lichtdermatose^

Summer eruption of the feet
s. Epidermolysis bullosa manuum et pedum aestivalis

Sumpffieber
Def: Durch im Sumpf lebende Erreger hervorgerufene Fieberarten, z. B. *Gelbfieber, *Malaria

SUP
Def: Selektive UV–Phototherapie (Emissionsbereich zwischen 292–320 nm = UVB) mit einem verbleibenden Emissionsmaximum bei 318 nm. Das SUP-Spektrum erweist sich besonders günstig zur Behandlung der *Psoriasis vulgaris.

Superficial spreading melanoma
s. superfiziell spreitendes Melanom^

Superfiziell spreitendes malignes Melanom
s. superfiziell spreitendes Melanom^

Supraklavikularpolster
Def: Indolente teigige Weichteilvorwölbungen im Bereich der Fossa jugularis oder supraclavicularis.
Ätio: z. B. Lungenemphysem, substernale Struma, Riesenzellarteriitis
DD: Nackenfettpolster, Tumor

Sutton-Naevus
Syn: Halo-Naevus, Leucoderma centrifugum acquisitum, perinaevische Vitiligo, Vitiligo circumnaevalis
Def: Unterschiedlich stark pigmentierter, evtl. auch vollständig depigmentierter *Naevuszellnaevus mit depigmentiertem Hof (Halo).
Ätio: Vermutlich immunologische Reaktion mit Störung der Melano-

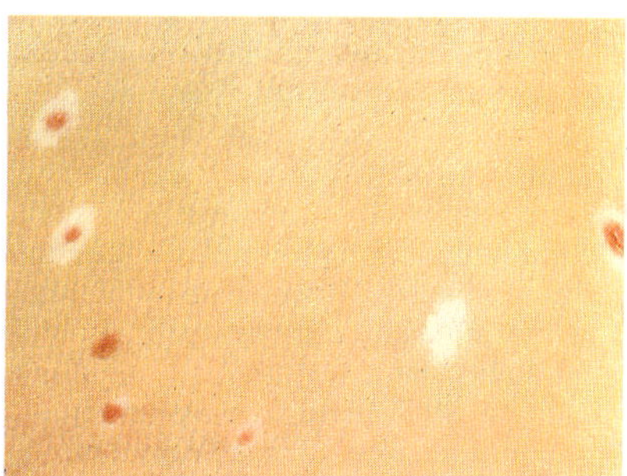

Sutton-Naevus

genese und Untergang der Melanozyten. Familiäre Häufung beschrieben.
Man: Meist Jugendliche, gehäuft Patienten mit *Vitiligo, Patienten mit metastasierenden Melanomen
Lok: Meist Stamm, vor allem Rücken
Klin: Breiter, depigmentierter Hof um einen oder mehrere Pigmentnaevi. Rosaverfärbung und Depigmentation des zentralen Naevuszellnaevus. Repigmentierung des Leukoderms möglich.
Hist: Zentrale *Naevuszellnaevus, evtl. mit zellulär-entzündlichen Reaktion, umgeben von einem Halo ohne dopapositive Melanozyten, Melanin in Melanophagen.
Ther: Primär keine Exzision, übliche Kriterien (*ABCD-Regel) zur Exzisionsbedürftigkeit von Nävi.
Lit: Montag A, Beykirch W, Knöll R (1990) Der Halo-Naevus (Sutton-Naevus, Leukoderma acquisitum centrifugum). Akt. Dermatol. 16:58–62

Sutton-Typ der habituellen Aphthen
s. *habituelle Aphthen

Sweet-Syndrom
Syn: Akute febrile neutrophile Dermatose
Def: Akut auftretendes Krankheitsbild unklarer Genese, charakterisiert durch schmerzhafte sukkulente plaqueförmige Hautveränderungen, erhebliche Störung des Allgemeinbefindens, Neutrophilie, Fieber, rasche Rückbildung unter Glukokortikoidtherapie.
Ätio: Interpretation als infekt-, oder medikamentenallergisches Geschehen, bei einem Teil d. F. als *Paraneoplasie.
Man: 1. In 80% d. F. nach Infekt (meist der oberen Luftwege oder auch des Darmes). Deutliche Bevorzugung des weiblichen Geschlechts (80%), Auftreten meist zwischen dem 30. und 60. Lebensjahr.
2. In ca. 20% Malignom-assoziiert: Überwiegend bei hämatologischen Tumoren, v. a. bei der akuten myeloischen Leukämie, seltener bei urogenitalen Malignomen. Neigt zur extrakutanen Beteiligung, hohe Rezidivneigung. Gynäkotropie weniger ausgeprägt als bei 1. Häufig geht das Sweet-Syndrom der Diagnose des Malignoms voraus.
Lok: Bevorzugt Gesicht, Hals, Streckseiten der Arme und Beine. Selten Schleimhautbeteiligung.
Klin: Meist tritt 3–7 Tage vor den Hauterscheinungen hohes Fieber auf. Entwicklung rötlich-livider, sukkulenter, druckdolenter, infiltrierter Papeln, die zu Knoten und Plaques konfluieren. Durch das ausgeprägte entzündliche Ödem entsteht der Eindruck einer Blasenbildung „illusion of vesiculation“, z. T. tatsächlich Ausbildung kleiner Bläschen. Später kann es zur Pustulation kommen. Durch zentrale Aufhellung und randständige Progression bilden sich annuläre bizarr geformte Scheiben aus.
Keine Vernarbungsbereitschaft der Hautveränderungen. Mögliche Begleiterscheinungen: Polyarthritis mit rasch wechselnden, sehr schmerzhaften Schwellungen der großen und mittleren Gelenke. Myalgien. Begleitnephritis, -hepatitis. Augenbeteiligung.
Lab: Stark beschleunigte BSG, neutrophile Leukozytose (allerdings nicht obligat), seltener Anämie, Thrombozytopenie, Proteinurie.
Hist: Sehr dichte Infiltration des oberen und mittleren Koriums, bestehend aus neutrophilen Granulozyten ohne Zeichen einer leukozytoklastischen Vaskulitis. Papillakörperödem, Spongiose, subkorneale Bläschen.
DD: *Erythema exsudativum multiforme, *Erythema nodosum, *Arzneimittelexantheme, *Lupus erythematodes, *Vaskulitiden (*Erythema elevatum diutinum, *Periarteriitis nodosa)
Ther: Ggf. Behandlung der Grunderkrankung (antibiotisch). Glukokortikoide intern in mittlerer Dosierung (Prednison 40–60 mg /die, ggf. in Kombination mit Azathioprin)

4–6 Wochen unter stufenweiser Reduktion. Rezidivgefahr!
Prog: Günstig, auch ohne Therapie Abheilung innerhalb von Wochen bis Monaten. Unter Therapie dramatische Besserung. Allerdings kommt es bei 50% der Patienten zum Rezidiv nach therapieinduzierter oder spontaner Abheilung.
Lit: Delaporte E Gaveau J et al. Acute febrile neutrophilic dermatosis (Sweet's syndrome). Arch Dermatol 125:1101–1104
Giesen M, Stieler W, Hoffmann K, Stadler R (1992) Akute febrile Neutrophilen-Dermatose (Sweet's Syndrome)-Behandlung mit Kaliumjodid. Z. Hautkr. 67 (7):629–634
Harms M.: Review. Sweet-Syndrom (Akute febrile neutrophile Dermatose). Zentralb. Haut Geschlechtskr. 146:359, 1981
Török L, Seres K (1988) Akute febrile Neutrophilen-Dermatose (Sweet's Syndrome). Z. Hautkr. 63 (1):63–65

Swift-Syndrom
s. Acrodynia

Swimmer's itch
s. Zerkariendermatitis

Swyer-Syndrom
Syn: Isolierte Gonadendysgenesie
Def: Gonadendysgenesie ohne assoziierte Mißbildungen oder Wachstumsstörungen.

Sycosis
Syn: Sykose
Def: Heute wenig gebräuchliche Bezeichnung für eine chronische Haarfollikelentzündung (*Follikulitis).

Sycosis barbae parasitaria
Def: Überholte Bezeichnung für eine tiefe *Tinea barbae.

Sycosis framboesiformis (Hebra)
s. Folliculitis sclerotisans nuchae

Sycosis, lupoide
s. Folliculitis sycosiformis atrophicans

Sycosis non parasitaria
Def: Ältere Bezeichnung für die *Folliculitis simplex barbae.

Sycosis nuchae sclerotisans
s. Folliculitis sclerotisans nuchae

Sycosis parasitaria
Def: Ältere Bezeichnung für eine tiefe *Tinea barbae.

Sycosis simplex
s. Folliculitis simplex barbae

Sykose
s. Sycosis

Symblepharon
Def: Verwachsung zwischen tarsaler und konjunktivaler Bindehaut.
Vork: Z. B. bei *Pemphigus vulgaris, *vernarbendem Pemphigoid^, *Trachom, Verbrennungen

Symmetrische Fettsklerose
s. Adiponecrosis subcutanea neonatorum

Sympathikogoniom
Syn: Neuroblastoma sympathicum, Sympathoblastom
Def: Hormonal inaktiver, oft schon vor der Geburt metastasierender Tumor des sympathischen Nervensystems einschließlich des Nebennierenmarkes.
Man: Säuglings- und Kindesalter
Klin: Multiple kleinknotige, teilweise mit der Unterlage oder der bedeckenden Epidermis verwachsene Tumoren am Stamm.
Typ Hutchinson: Metastasierung in das Skelettsystem.
Typ Pepper: Metastasierung in die Leber.
Typ Smith: Metastasierung in die Haut
Prog: Spontane Rückbildung aller Metastasen jederzeit möglich.

Sympathoblastom
s. Sympathikogoniom

Syndaktylie
Def: Kutane oder ossäre Verschmel-

zung einzelner oder mehrerer Finger bzw. Zehen.
s. a. Apert-Syndrom

Syndrom
s. *Eigennamen

Syndrom der brennenden Füße
s. Burning-feet-Syndrom

Syndrom der gelben Nägel
s. Yellow-nail-syndrom

Syndrom des pfeifenden Mundes
s. kranio-karpo-tarsale Dysplasie^

Syndrom der unkämmbaren Haare
s. Pili canaliculi

Syndrom der unruhigen Beine
s. Restless-legs-Syndrom

Syndrom der verbrühten Haut
s. medikamentöses Lyell^-Syndrom

Syndrom des vorderen Tibia-Abschnittes
s. Tibialis-anterior-Syndrom

Syndroma digitocutaneum minimum
s. Pulpite sèche

Syndroma mucocutaneo-oculare acutum
s. *Erythema exsudativum multiforme

Syndrome muco-oculo épithélial
s. vernarbendes Pemphigoid^

Synophrys
Def: Über der Nasenwurzel zusammengewachsene Augenbrauen.

Synovialom
Def: Von der Membrana synovialis, den Sehnenscheiden oder den Schleimbeuteln ausgehender benigner oder maligner Tumor.
Lok: Vor allem Extremitäten
Klin: Schmerzen in Gelenknähe, langsam wachsender, gelenknaher, evtl. fluktuierender Tumor unter gut verschieblicher Haut.
Hist: Zellreiches Granulationsgewebe mit Spindelzellen, mehrkernigen Riesenzellen und lipidspeichernden Schaumzellen
Diag: Histologie
DD: Chronisch-entzündliche Gelenkerkrankungen, *Ganglion, *Chondrom, *Exostosen, *Heberdensche Knoten, *Synovialzyste, *Fremdkörpergranulom
Ther: Exzision in toto
Prog: Rezidivneigung bekannt. Häufig maligne Entartung (malignes Synovialom).

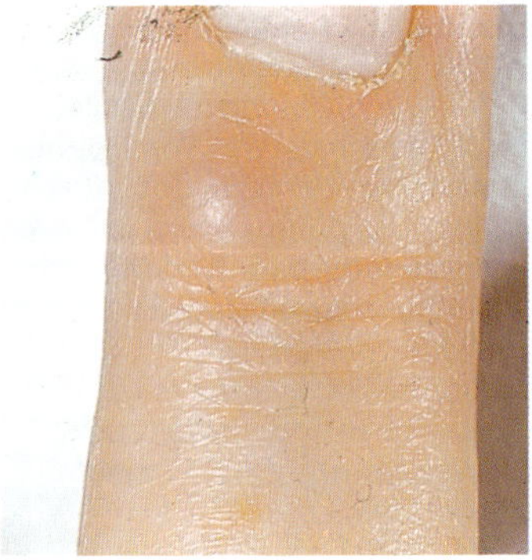
Synovialom

Synovialom, malignes
s. *Synovialom

Synovialzyste
s. Ganglion

Syphilid
Def: Haut- und Schleimhautveränderungen des Sekundär- und Tertiärstadiums der *Syphilis. Für die Sekundärperiode sind schubweise auftretende, symptomarme, makulöse Exantheme charakteristisch. Mit zunehmender Krankheitsdauer sind Asymmetrie und Papelbildung kennzeichnend. Die Veränderungen der Tertiärperiode haben ein nodöses oder tuberöses Erscheinungsbild.

Syphilid, akneiformes
Def: Papulo-krustöse Läsionen des Sekundärstadiums der *Syphilis mit Papeln, Pusteln, Krusten und kleinen Ulzera im Bereich der seborrhoischen Zonen. Das klinische Bild ähnelt dem einer *Akne vulgaris.

Syphilid, anuläres
s. zirzinäres Syphilid^

Syphilid, bullöses
s. *Pemphigus syphiliticus

Syphilid, frambösiformes
Def: Pustulo-ulzeröses Syphilid des Sekundärstadiums der *Syphilis mit Ausbildung tiefer, borkig belegter, leicht blutender Geschwüre, die an eine sekundäre *Frambösie erinnern.

Syphilid, impetiginöses
Def: An die *Impetigo contagiosa erinnerndes Bild bei *papulokrustösem Syphilid^, z. B. nach Verletzung der Papeln mit dem Kamm am Kapillitium im Sekundärstadium der *Syphilis.

Syphilid, korymbiformes
Syn: Bombensyphilid
Def: *Rezidivexanthem im Stadium II der *Syphilis mit korymbiform (blütentraubenartig) angeordneten Papeln: Zentral größere, peripher zerstreute kleinere Papeln. Es entsteht ein gruppiertes *papulosquamöses Syphilid^.

Syphilid, lentikuläres
s. *papulöses Syphilid^

Syphilid, lichenoides
s. Lichen syphiliticus
s. a. papulöses Syphilid^

Syphilid, makulöses
s. Roseola syphilitica

Syphilid, makulo-papulöses
Def: Frühes *Rezidivexanthem im Stadium II der *Syphilis mit stärkerer Infiltration der Läsionen. Nebeneinander von makulösen und papulösen Syphiliden im Stadium II der Syphilis.
s. a. papulöses Syphilid^

Syphilid, miliares
s. *papulöses Syphilid^

Syphilid, nodöses
Def: *Rezidivexanthem im Stadium II der *Syphilis mit leicht ulzerierenden, an das Erythema nodosum erinnernden Hautveränderungen.
Lok: Vor allem Unterschenkel

Syphilid, papulöses
Def: Übergang der Makulae des makulösen Syphilids (*Roseola syphilitica) in rötliche bis braunrötliche, kompakte, derbe, kalottenförmige Papeln. Schmerzhaftigkeit auf Knopfsondendruck. Im intertriginösen Bereich Entwicklung von *Condylomata lata aus den Papeln.
Die Symmetrie dieser nicht juckenden, papulösen Exanthemform ist kennzeichnend. Je nach Papelgröße werden folgende Syphilide unterschieden:
- Kleinpapulöses oder miliares bzw. lichenoides Syphilid
- Papulöses oder lentikuläres Syphilid
- Großpapulöses Syphilid

Lok: Symmetrisch am Stamm, an Handtellern, Fußsohlen, auch im Gesicht (seborrhoische Zonen)
DD: *Lichen ruber planus, *Tuberkulide, *lupoide Rosazea^, *Pityriasis lichenoides, *Arzneiexanthem

Syphilid, papulo-pustulo-krustöses
Syn: Herpes syphiliticus
Def: Rezidivexanthem bei *Syphilis II mit polymorphem Aspekt. Kennzeichnend ist das Nebeneinander papulöser und pustulöser Effloreszenzen.
DD: *Pityriasis lichenoides et varioliformis acuta

Syphilid, papulosquamöses
Syn: Psoriasiformes Syphilid
Def: Entwicklung aus einem *papulösen Syphilid^ mit deutlicher Schuppenbildung bei *Syphilis II.
s. a. Corona veneris
Lok: Häufig an der Haargrenze
DD: *Psoriasis vulgaris, *seborrhoisches Ekzem^, *Pityriasis lichenoides chronica

Syphilid, psoriasiformes
s. Syphilid, papulosquamöses

Syphilid, pustulöses
Def: Ausbildung von Pusteln auf den Papeln des *papulösen Syphilides^ im Stadium II der *Syphilis.
Klin: Papulopustulöse, rein pustulöse oder papulokrustöse Effloreszenzen.

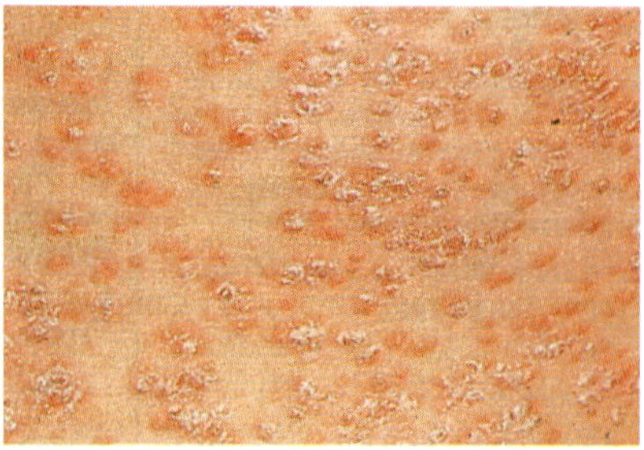

Psoriasiformes **Syphilid**

Syphilid, subkutanes bei der Syphilis III
s. Gumma

Syphilid, tubero-nodöses
Def: Granulomatöse Hautveränderungen im Tertiärstadium der *Syphilis.
s. a. Syphilis tuberosa

Syphilid, tuberöses
Def: Kutanes *Syphilid bei der *Syphilis III.
Klin: Gruppiert stehende, teilweise konfluierende, rotbräun-liche, derbe, bis erbsgroße, kalottenförmig erhabene *Tubera, evtl. von einer Schuppe bedeckt. Rückbildung unter Entwicklung einer flachen, hyper- oder depigmentierten Atrophie.

Syphilid, tubero-serpiginöses
Def: Entwicklung aus dem *tuberösen Syphilid^ im Stadium III der *Syphilis durch zentrale Rückbildung und periphere Progredienz der Herde mit Ausbildung schlangenförmiger Figurationen.
Lok: Vor allem Gesicht, Kapillitium

Syphilid, tubero-ulzero-serpiginöses
Def: Tuberoserpiginöse Hautveränderungen der *Syphilis III mit geschwürigem Zerfall der Einzelknoten.
Klin: Serpiginöse, bis 5 mm breite, ausgestanzt wirkende, austernschalenartig verborkende Ulzerationen. Zentrale Vernarbung, periphere Progredienz.
DD: *Tuberculosis cutis luposa, *Sarkoidose, *Mycosis fungoides

Syphilid, ulzeröses
Def: Ulzeration einzelner syphilitischer Papeln im Stadium II der *Syphilis. Abheilung unter Ausbildung von Narben.

Syphilid, zirzinäres
Syn: Anuläres Syphilid
Def: Bogig oder girlandenförmiges *Syphilid als Rezidivexanthem bei der *Syphilis II.

Syphilis
Syn: Lues, Morbus Schaudinn
Def: Weltweit verbreitete Geschlechts- und Hautkrankheit, verursacht durch Treponema pallidum.
Man unterscheidet je nach Infektionsmodus:
s. *Syphilis acquisita und
s. *Syphilis connata.

Syphilis acquisita
Syn: Erworbene Lues, Franzosenkrankheit, harter Schanker, volkstümlich: Lustseuche
Def: Weltweit verbreitete, bakterielle *Geschlechtskrankheit (*Meldepflicht) mit typischem, chronischem, systemischem Verlauf. Folgende Unterteilung ist heute üblich:
A: Frühsyphilis (Syphilis I + II, s. unten)
B: Spätsyphilis (Syphilis III + IV, ab dem Ende des 2. Jahres nach der Infektion, s. unten) und
s. *frühlatente bzw. *spätlatente Syphilis^.
Zeitlicher Verlauf der Phasen, der klinischen Erscheinungsbilder und der Seroreaktionen: s. Abbildung.
Ätio: Unmittelbare Übertragung von Mensch zu Mensch durch Schmierinfektion, vor allem beim Geschlechtsverkehr, durch Bluttransfusion (*Lues, Transfusionslues), selten über infizierte Gegenstände. Eindringen der Erreger durch mikroskopisch kleine Epitheldefekte.
Err: Treponema pallidum (Spirochaeta pallida)
Klin: A Frühsyphilis:

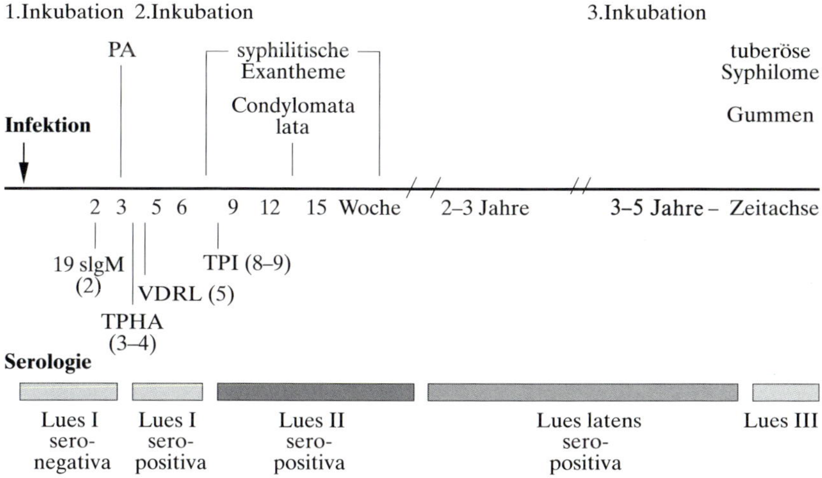

Zeitlicher Verlauf der **Syphilis**

Syphilis I: Inkubationszeit 2–3 Wochen. Primäraffekt (*Ulcus durum, *Schanker): Schmerzloses, meist einzelnes (s. a. Abklatschschanker), verschieden großes (s. a. Mikroschanker, Riesenschanker), induriertes (s. a. Kartenblattschanker) Ulkus. Bei nahezu intakter Haut: Überhäuteter Schanker, Primärpapel.
Übergang in den *Erosivschanker, selten in ein *Ulcus phagedaenicum gangraenosum möglich. Stets Absonderung eines Reizsekretes.
Sonderform: *Oedema indurativum.
Primärkomplex: Indolente regionale Lymphadenitis (Bubo) und der Primäraffekt.
Lok: – Genitale: Beim Mann vor allem Glans, Sulcus coronarius, inneres Vorhautblatt (s. a. Präservativschanker).
Bei der Frau: Vor allem große und kleine Labien, Klitoris, Urethralmündung.
- Extragenital (5%): Vor allem perianal, intrarektal, Mund, Mundhöhle, Tonsillen, Lippen, Wangenschleimhaut, weibliche Brustwarzen, jede Körperstelle möglich.

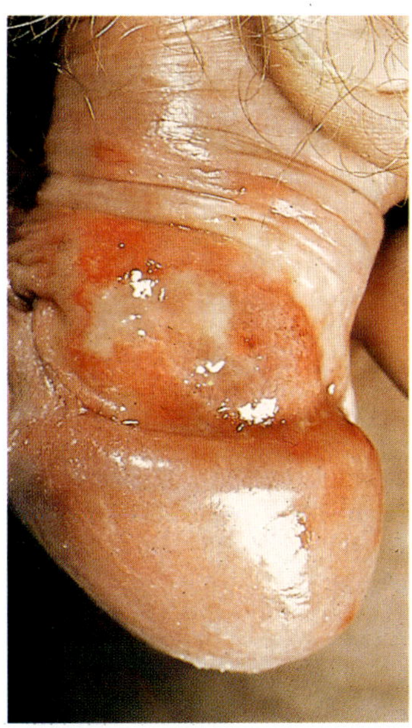

Syphilis, Primäraffekt

Diag: Klinik, Erregernachweis im *Dunkelfeldverfahren, *Syphilis-

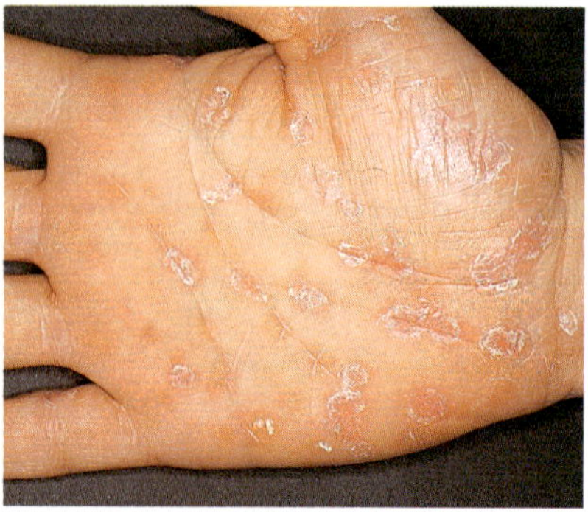

Syphilis II

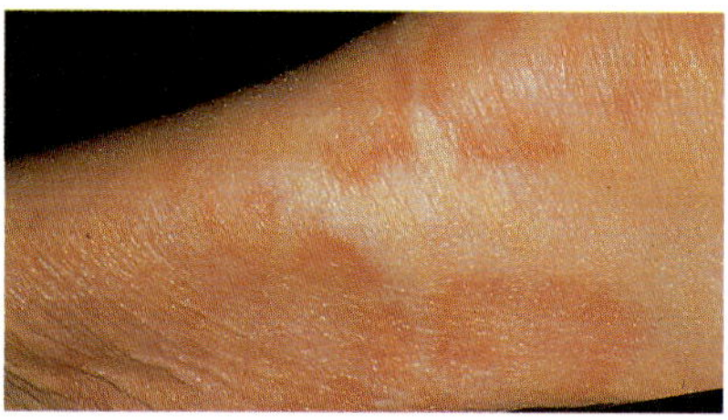

Syphilis II

serologie positiv 2–3 Wochen nach Auftreten des Primäraffektes.
Syphilis II: Generalisierte Spirochätose bei (noch) mangelhafter Abwehrlage (Anergie). Beginn etwa 9. Woche nach Infektion, Dauer meist 2–3 Jahre. Hauterscheinungen sind infektiös.
Floride Syphilis II: Primäraffekt und Bubo noch vorhanden oder in Rückbildung.

- Spezifische, nicht juckende, erregerreiche Exantheme und Enantheme mit narbenloser Abheilung (*Roseolen, *papulöses, *papulosquamöses, *pustulöses, *ulzeröses Syphilid^, *Plaques muqueuses, *Plaques opalines).

Sonderform: *Syphilis maligna, *Syphilis tertiaria praecox, *Clavi syphilitici.

- De- oder Hyperpigmentierung am Ort des abgeheilten Syphilids. s. a. Leucoderma specificum, Halsband der Venus, Pigmentsyphilide
- *Alopecia areolaris specifica, *Alopecia specifica diffusa
- *Polyskleradenitis syphilitica
- Störungen des Allgemeinbefindens: Abgeschlagenheit, Appetitlosigkeit, leichte Temperaturerhöhung, Myalgien, polyarthritische Schmerzen (*Polyarthritis syphilitica, *Periostitis syphilitica), meist nächtliche Knochenschmerzen (Osteocopi nocturni), vor allem an Femur, Tibia, Humerus, Schläfengegend, Sternum, Clavicula. Nächtliche Kopfschmerzen.
- Iritis
- Nephritis
- Phlebitiden, Periphlebitiden
- Hepatitis

B Spätsyphilis:
Syphilis III: Beginn 3–5 Jahre nach der Infektion, hyperergische Reaktionslage.
Granulomatöse Veränderungen der Haut und Schleimhäute sowie der inneren Organe. Charakteristisch sind asymmetrische, erregerarme, zur Einschmelzung neigende, narbig abheilende, kutane (*tuberöses, *tuberoserpiginöses, *tuber-ulzero-serpiginöses Syphilide^) und subkutane (*Gumma) Syphilide.
s. a. tuberöse Zungensyphilis^, Glossitis interstitialis, Glossitis interstitialis profunda.
Manifestation der Syphilis an Leber, Lunge, Auge, Herz, Aorta (syphilitisches Aneurysma), Gehirn, Knochen, Hoden (*Orchitis fibrosa specifica)
Hist: Granulomatöse Entzündung
Lab: Nichttreponemale Seroreaktion meist positiv, treponemale Seroreaktionen stets positiv (*Syphilisserologie).
Diag: Ex juvantibus: Rückbildung der Veränderung durch interne Jodkaligabe, vorher Ausschluß einer Tuberkulose.

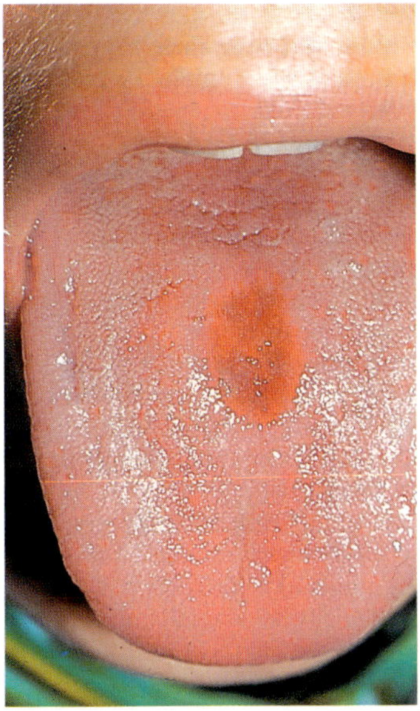

Syphilis III, Gumma der Zunge

Syphilis IV: 10–20 Jahre nach der Infektion
Syn: Metalues, Metasyphilis, Parenchymlues, Parenchymsyphilis, Neurosyphilis
Spätstadium der Syphilis mit erregerfreien, degenerativen Veränderungen im Gehirn und/oder Rückenmark (*Paralysis progressiva, *Tabes dorsalis)
Ther: Frühsyphilis: Clemizol-Penicillin i. m. (1 Mio I. E./die) über 14 Tage, alternativ Benzathin-Penicillin G einmalig 2,4 Mio I. E. i. m.
Spätsyphilis (außer Neurosyphilis): Clemizol-Penicillin i. m. (1 Mio I. E./die) über 3 Wochen, alternativ Benzathin-Penicillin G 3×im Abstand von 7 Tagen 2,4 Mio I. E. i. m..
Neurosyphilis: Stationäre Therapie, 10 Tage Penicillin G 6×5 Mio. I. E. i. v., dann 3 Wochen Clemizol-Penicillin i. m. (1 Mio I. E./die).
Cave: *Jarisch-Herxheimer-Reaktion und *anaphylaktischer Schock auf Penicillin. Ausschluß eines Aortenaneurysmas vor Therapie.
Bei Penicillinallergie: Tetracyclin-HCL 4×500 mg/die, Doxycyclin 2×100 mg/die oder Erythromycin 4×500 mg/die für 15 bzw. 30 Tage oral. Ggf. bei unzuverlässigen Patienten stationäre intravenöse Behandlung mit Erythromycin oder Doxycyclin.
Bei Neurosyphilis Doxycyclin 2×100 mgdie i. v. für 30 Tage.
Partnerbehandlung: Sofort klinische Untersuchung, serologische Kontrolle nach 6 Wochen, ggf. Therapie schon vor einer harten Diagnose.
Prog: Frühsyphilis: Spontane Abheilung möglich, unbehandelt oder ungenügend behandelt Übergang in die Syphilis III oder die Syphilis IV möglich.
Spätsyphilis: Letalität bei Befall des Herzkreislaufsystems 80–90%, Defektheilung, in der Regel aber Progression bis zum Tod, dauernde Invalidität oder Debilität.
Lit: Buntin DM, Rosen T et al. (1991) Sexually transmitted diseases: Bacterial infections. J Am Acad Dermatol 25:287–299
Deutsche Gesellschaft zur Bekämpfung der Geschlechtskrankheiten (1992) Richtlinien zur Diagnostik und Therapie von sexuell übertragbaren Krankheiten.

Syphilis, angeborene
s. Syphilis connata

Syphilis congenita praecox
s. *Syphilis connata

Syphilis congenita tarda
s. *Syphilis connata

Syphilis connata
Syn: Lues connata, angeborene Syphilis, Syphilis congenita
Def: Intrauterin übertragene *Syphilis, wobei der Zeitpunkt der Übertragung, das Stadium der Erkrankung der Mutter und die Erregerzahl für die Klinik des Kindes entscheidend ist.

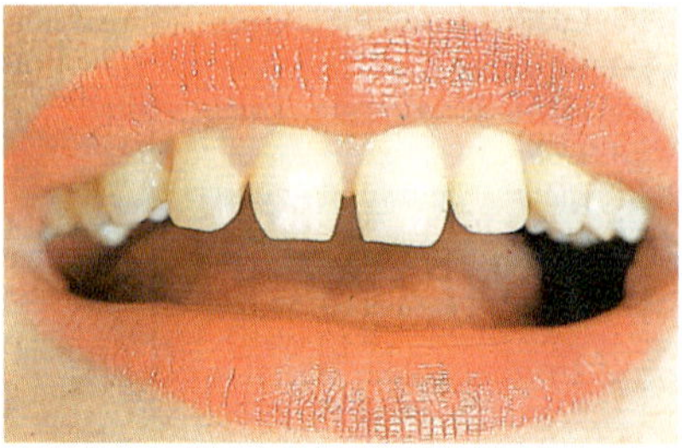

Syphilis connata, Tonnenzähne, Diasterma

Ätio:
- Floride frühe Syphilis bei der Mutter: Diaplazentarer Übertritt der Erreger auf die Frucht (4.–5. Schwangerschaftsmonat): Im 7.–8. Schwangerschaftsmonat kommt es in 80–90% der Fälle zur syphilitischen Totgeburt.
- Späte *Syphilis acquisita II der Mutter:
  Lebendes Kind mit Syphilis connata.
- Spätsyphilis bei der Mutter: Geburt eines gesunden Kindes möglich. Infektion durch Geburtsvorgang möglich.

Klin:
- Syphilis connata praecox: Syphilitische Erscheinungen beim Neugeborenen bis zum 2. Lebensjahr: Atrophische, greisenhafte, schlecht gedeihende Kinder mit welker, gelblicher, schlaffer Haut, Anämie und Hepatosplenomegalie. Später *Rhinitis syphilitica, Pneumonia alba, interstitielle Hepatitis, Osteochondritis syphilitica, Parrotsche Pseudoparalyse, Hydrocephalus communicans hypersecretorius.
  Haut- und Schleimhautveränderungen der *Syphilis acquisita II, *Polyscleradenitis syphilitica. *Hochsinger-Infiltrate, *Parrotsche Furchen, *syphilitische Glanzhaut^, *Pemphigus syphiliticus.
  Diag: Erregernachweis, positive *Syphilisserologie
  DD: *Windeldermatitis
  Prog: Entwicklung einer *Syphilis III, auch einer *Syphilis IV nach Jahren möglich
- Syphilis connata tarda
  Syphilitische Erscheinungen beim Jugendlichen, bzw. Erwachsenen nach intrauterin übertragener Syphilis:
  *Syphilitische Sattelnase^
  *Parrotsche Furchen
  *Hutchinson-Trias
  Außerdem: Knochenanomalien nach *Osteochondritis syphilitica, hyperplastischer Osteochondritis und Periostitis.
  *Caput natiforme, *Olympierstirn, *Säbelscheidenform der Tibia, *Higoumenakis-Zeichen.
  Juvenile *Tabes dorsalis und *progressive Paralyse^.
  s. a. Syphilis acquisita, Syphilis IV

Ther: Penicillin G i. v. (2×2500 I. E./kg KG/die für 10 Tage)

Syphilis connata praecox
s. unter Syphilis connata

Syphilis connata tarda
s. unter Syphilis connata

Syphilis d'emblée
s. Lues, Transfusionslues

Syphilis, dekapitierte
Def: Durch geringe Dosen oder durch kurzfristige hochdosierte Gaben eines Antiobiotikums können die charakteristischen Symptome des Primärstadiums der Syphilis verhindert werden. Die Infektion verläuft unter Umständen auch weiterhin asymptomatisch oder oligosymptomatisch.
s. a. frühlatente Syphilis^

Syphilis, endemische
Syn: Bejel
Def: Treponematose. Endemische, nicht venerische Syphilis
Vork: Afrika, vorderer Orient
Klin: Primärläsion meist unerkannt, Sekundär- und Tertiärläsionen wie bei der Syphilis acquisita, teilweise auch

Tabelle: Unspezifische und spezifische Teste der **Syphilisdiagnostik**

I. Unspezifische, klassische Reaktionen (Lipoidantigene oder Reiterspirochäten als Antigen)	
1. Komplementbindungsreaktionen (KBR)	*Wassermannsche Reaktion, Kolmer-, Pallida-, Reiter-, Cardiolipin-KBR
2. Klärungsreaktionen, Mikroflockungstests, Flockungstests	Kahn-, Meinecke-, Müller-Cardiolipin Reaktion *VDRL
II. Spezifische Reaktionen (Treponema pallidum als Antigen)	
1. Lebend	*TPI-Nelson-Mayer-Test
2. Abgetötet	*FTA-Abs-Test und Varianten *TPHA-Test und Varianten

ähnlich wie bei der *Frambösie. Selten Geburt eines Kindes mit *Syphilis connata bei an endemischer Syphilis erkrankter Mutter
Lab: Falschpositive Syphilisserologie

Syphilis, frühlatente
Def: Klinisch asymptomatisch oder oligosymptomatisch verlaufende infektiöse Frühsyphilis (geringe Infektionsdosis, antibiotische Begleittherapie, intensive Hygiene) die durch reaktive Seroreaktionen diagnostiziert wird. Die Frühlatenz endet mit dem 2. Jahr nach der Infektion.
s. a. Syphilis latens seropositiva
Prog: Spontanheilung in etwa 65% der Fälle, bei 35% Übergang in Spätsyphilis

Syphilis latens seropositiva
Def: Klinisch asymptomatisch oder oligosymptomatisch verlaufende infektiöse *Syphilis mit positiver Syphilisserologie. Man unterscheidet je nach Krankheitsdauer eine *frühlatente und eine *spätlatente Syphilis

Syphilis maligna
Def: Foudroyante Verlaufsform der *Syphilis acquisita II bei geschwächter Abwehrlage
Klin: Primäraffekt kann fehlen, kleiner, regionaler Bubo. Im Sekundärstadium: Wenige, rasch wachsende, zentral ulzerierende Papeln. Schüsselförmige, von austernschalenartigen Borken (Rupia syphilitica) bedeckte Ulzera mit weichen Rändern. Pseudomembranös bedeckte Geschwüre an der Mundschleimhaut, diphtheroid belegte Ulzerationen an den Tonsillen, Mutilationen an Uvula, weichem Gaumen und Vulva möglich. Fehlende Polyscleradenitis syphilitica. Beeinträchtigung des Allgemeinbefindens: Fieber, Appetitlosigkeit, Blässe, Mattigkeit
Lab: Treponema pallidum meist nicht nachweisbar. *Syphilisserologie kann verspätet reaktiv werden
Prog: Ungünstig

Syphilis miliaris ulcerosa mucosae
Syn: Lues miliaris ulcerosa mucosae
Def: Form der *Syphilis acquisita III mit dem klinischen Bild der *Tuberculosis miliaris ulcerosa mucosae
Lok: Schleimhaut
DD: *Tuberculosis miliaris mucosae

Syphilisserologie
Def: Nachweis von spezifischen Antikörpern im Serum bei Infektionen mit Treponema pallidum. Man unterscheidet:
1. Unspezifische und spezifische Reaktionen: s. Tabelle
2. Such-, Bestätigungs- und Verlaufsreaktionen:
2.1 Suchreaktion: *TPHA-Test, *VDRL-Test
2.2 Bestätigungsreaktion: *FTA-Abs-Test
2.3 Verlaufskontrolle, Beurteilung der Aktivität der Infektion
Titerbestimmung mittels VDRL-Test, Cardiolipin-KBR,
Nachweis von IgM-Antikörper gegen Treponema pallidum in IgM FTA-Abs-Test oder im 19 S IgM-FTA-Test.

Heute in der Diagnostik von Bedeutung sind:
1. *TPHA-Test (**T**reponema-**p**allidum-**H**aemagglutinations-Test): Suchtest, hohe Spezifität (0,2% falsch reaktive Befunde), weist IgM- und IgG-Antikörper nach, also Reaktion in allen Phasen der Erkrankung.
Positiv ab der 3. postinfektiösen Woche, niedrige Titer persistieren lebenslänglich.
2. *FTA-Abs-Test (**F**lureszenz-**T**reponema **p**allidum-**A**ntikörper-**Abs**orptions-Test): Hohe Spezifität und große Empfindlichkeit (falsch reaktive Befunde in 1%). Mit dem 19 S-IgM-FTA-Abs-Test können frische Infektionen ab der 2. postinfektiösen Woche diagnostiziert werden.
3. *VDRL-Test (**V**erneral-**D**isease-**R**esearch-**L**aborator-Test): Unspezifisch aber quantitativ auswertbar, zur Aktivitäts- und Erfolgsbeurteilung, Titer über 1:10 sprechen für eine aktive Syphilis, positiv ab der 5. Woche.
Zeitlicher Verlauf und Korrelation mit der Klinik: *Syphilis acquisita (Abbildung S. 875).

Syphilis, spätlatente
Def: Klinisch oligo- oder asymptomatisch verlaufende *Syphilis ab dem 3. Jahr nach der Infektion mit positiver Syphilisreaktion.
Folgende Untersuchungen sind notwendig
- Neurologisch (Liquor), kardiologisch, Röntgenaufnahme des Thorax (Aorta), ophthalmologisch

s. a. Syphilis seropositiva
Ther: *Syphilis acquisita

Syphilis tertiaria praecox
Syn: Lues tertiaria praecox
Def: Vorzeitiges Auftreten von Gummen im Sekundärstadium der *Syphilis
Klin: Roseola mit ulzerös zerfallenden Knoten

Syphilis tuberosa
Def: Granulomatöse Hauterscheinungen bei *Syphilis III mit Einzelknoten. Neigung zum peripheren Fortschreiten mit geringer oder stärkerer Narbenbildung. Je nach klinischem Bild unterscheidet man
*tuberöses,
*tubero-nodöses,
*tubero-serpiginöses,
*tubero-ulzero-serpiginöses
Syphilid

Syphiloid, posterosives
s. Windeldermatitis

Syphilome
Def: *Tuberöse Syphilide^ im Tertiärstadium der *Syphilis acquisita.

Syphilophobie
Syn: Venerophobie
Def: Neurotische Furcht, an *Syphilis erkrankt zu sein bzw. vor Reaktivierung einer durchgemachten Syphilis

Syringektasien
s. ekkrines Hidrozystom^

Syringocystadenoma papilliferum
Syn: Naevus syringoadenomatosus papilliferus; Hidradenoma verrucosum fistulovegetans (Darier), Naevus syringocystadenomatosus papilliferus
Def: Benigner Schweißdrüsentumor, dessen Genese bisher nicht eindeutig geklärt ist. Etwa 1/3 der Fälle ist mit einem *Naevus sebaceus assoziiert. Selten Übergang in ein *Basaliom.
Lok: Vor allem Kapillitium, Gesicht, Hals, Achselhöhlen, Leistenbeugen und Genitalregion
Klin: Rötlich-braune, 1–5 cm große Tumoren mit verruköser, teils auch ulzerierter Oberfläche.
Hist: Zottenkonvolut mit zweireihigem Epithel und dichter plasmazelliger Durchsetzung des Stromas.
Ther: Exzision
Prog: Günstig
Lit: Pullmann H, Pfeiff B (1984) Syringocystadenoma papilliferum als Differentialdiagnose eines Unterlippencarzinoms. Z. Hautkr. 60:348–355

Syringofibroadenom, ekkrines

Def: Sehr seltener gutartiger Schweißdrüsentumor mit charakteristischer Histologie (netzförmige akrosyringale Zellstränge und fibrovaskuläre Stromareation), klinisch meist solitäre noduläre Geschwulst mit papillomatöser oft nässender Oberfläche im Bereich der Extremitäten, des Stammes und des Gesichtes.

DD: *Granuloma teleangiectaticum, *Porom, *spinozelluläres Karzinom^, *Basaliom

Ther: Exzision

Lit: Nomura K, Kogawa T et al. (1991) Eccrine Syringofibroadenomatous hyperplasie in a patient with bullous pemphigoid: a case report and review of the literature. Dermatologica 182:59–62

Viragh P, Meylan R et al. (1992) Das ekkrine Syringofibroadenom. Hautarzt 43:724–727

Syringom

Def: Seltener, gutartiger Tumor der ekkrinen Schweißdrüsenausführungsgänge. s. a. disseminierte Syringome, Hidradenom

Als Variante ist das Klarzellsyringom mit einer engen Assoziation zu Diabetes mellitus beschrieben.

Lok: Untere Augenlider (Lidsyringom), auch Hals, Nacken, Axillen, Abdomen, selten Vulva

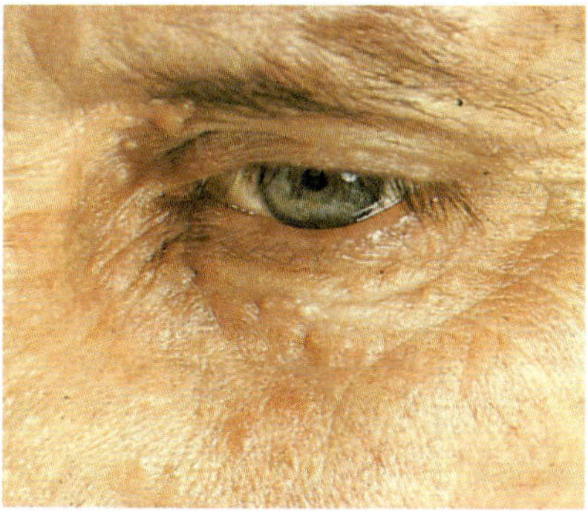

Syringome der Lider

Klin: *Disseminierte Syringome^, auch einseitig naevoides aber meist solitäres Vorkommen.

Ther: Ggf. Exzision

Prog: Günstig

Lit: Ambrojo P, Caballero L et al. (1989) Clear-cell syringoma. Dermatologica 178:164–166

Panizzon R, Mitsuhashi Y, Schnyder UW (1987) Das Syringom der Vulva. Hautarzt 38:607–609

Sala GP, Marinaro P et al. (1990) Einseitig nävoide Syringome. Hautarzt 41:272–273

Syringom, chrondroides

Syn: Chondroides Hidradenom, chondroid syringoma, Mischtumor der Haut, Mixed tumor of the skin

Def: Tumor der ekkrinen *Schweißdrüsen, der sich aus einer epithelialen und einer mesenchymalen Komponente zusammensetzt. Es handelt sich um Schweißdrüsentumoren.

Lok: Vor allem im Bereich des behaarten Kopfes, des Nackens, zentrofazial (Nase).

Klin: Derber, intra- oder subkutaner, gut gegen die Unterlage verschieblicher Tumor von 0,5–3 cm Durchmesser.

Sehr selten maligne, dann Metastasierung in die regionalen Lymphknoten, aber auch Fernmetastasen.

Hist: Eingebettet in mukoidem, z. T. basophilen Stroma finden sich epithelial begrenzte Luminae. Je nach Form der Luminae unterscheidet man zwei Typen: 1. tubuläre und zystische, z.T verzweigende Luminae, 2. kleine tubuläre Luminae.

Ther: Exzision

Prog: Günstig

Lit: Gartmann H, Pullmann H (1979) Chondroides Syringom. Z. Hautkr. 54 (20):908–913

Welke S, Goos M (1982) Das chondroide Syringom. Hautarzt 33:15–17

Syringom, malignes, chrondroides

Syn: Maligner Mischtumor der Haut

Def: Seltene Form des *chondroiden

Syringoms^ mit karzinomatöser Umwandlung der epithelialen Anteile.
Ther: Exzision
Prog: Ungünstig
Lit: Gartmann H, Michel R (1992) Maligner Mischtumor der Haut (malignes chondroides Syringom). Akt. Dermatol. 18:119–121

Syringome, disseminierte
Syn: Eruptive Syringome, eruptive Hidradenome
Def: Naevoide Tumoren der *Schweißdrüsen mit ekkriner Differenzierung.
Man: Vor allem Frauen im 2. bis 3. Lebensjahrzehnt.
Lok: Hals, Brust, Achselfalten, Leistengegend, Unterlider.
Klin: Segmental oder auch quadrantenförmig angeordnete, meist glasstecknadelkopf- bis linsengroße, derbe, hautfarbene oder rötlichbräunliche, symptomfreie Papeln.
Hist: Zahlreiche rundliche bis kommaförmige, zystische, von zweireihigem Epithel umgebene Hohlräume im oberen Korium, die homogenes, PAS reaktives Material enthalten können.
DD: *Papulöses Syphilid^, *Urticaria pigmentosa
Ther: Nicht bekannt
Prog: Langsame Progredienz
Lit: Lee AY, Kawashima M et al. (1992) Generalized eruptive syringoma. J Am Acad Dermatol 25:570–571

Syringome, eruptive
s. disseminierte Syringome^

Syringomyelie, Hauterscheinungen bei
Def: Erkrankung des Rückenmarkes mit Höhlenbildung im grauen Mark. Als Hautveränderungen sieht man asymmetrische Anonychie, Handödem und schmerzlose Fingerulzerationen (Status dysraphicus).
Diag: Neurologisch
DD: *Lepra
Lit: Leopold A, Wassilew SW (1988) Hautveränderungen bei Syrinomyelie. Z. Hautkr. 63 (6):494–496

Syringozystadenom, ekkrines
s. zystisches ekkrines Hidradenom^

Systemamyloidose, idiopatische
s. *systemische Amyloidose^

Systemamyloidose, primäre
s. *systemische Amyloidose^

Systemerythematodes
s. Lupus erythematodes visceralis

Systemische Sklerose
s. progressive systemische Sklerodermie^

Systemmykosen
s. Mykosen, Systemmykosen

Systemsklerose
s. progressive systemische Sklerodermie^

T

Tabakekzem
Def: *Kontaktallergisches Ekzem^ durch Überempfindlichkeit gegen die Bestandteile der Tabakspflanze, vor allem bei Arbeitern auf Tabakplantagen.

Tabaksbeutelmund
Def: Mikrostomie mit radiären Furchen und Falten, z. B. bei der *progressiven systemischen Sklerodermie^.

Tabes dorsalis
Syn: Rückenmarksschwindsucht
Def: Zum Quartärstadium der *Syphilis gehörende neurologische Erkrankung mit Treponemen-bedingter Entzündung der Rückenmarkshinterwurzeln und sekundärer, auch primär-zentripetaler, im allgemeinen lumbal, selten auch zervikal oder thorakal, beginnender Degeneration der Hinterstränge.
Man: 4–30 Jahre nach Erstinfektion, auch als Spätstadium der *Syphilis connata.
Klin: Lanzierende Schmerzen, Gefühl der gürtelartigen Einengung. Fehlender Patellar- und Achillessehnenreflex, spinale Ataxie, *reflektorische Pupillenstarre^, *Charcot-Gelenk, Blasenstörungen.
Hautveränderungen: *Malum perforans, Pigmentverschiebungen, *Sugillationen, Pruritusattacken, lokalisierter Verlust der Schmerzempfindung.
Ther: *Syphilis acquisita

Tachau-Bäckchen
s. Eccema symmetricum faciale

Taboparalyse
Def: Zur Neurosyphilis (*Syphilis, Stadium IV) gehörende Kombination von *Tabes dorsalis und *progressiver Paralyse.

Tache mère
s. Heraldic plaque

Tâches bleues
s. Maculae coeruleae

Tache noire
Def: Primärläsion der *Rickettsiosen.

Tada-Syndrom
Def: Angeborener Stoffwechseldefekt mit Tryptophanurie, Zwergwuchs, geistiger Retardierung, zerebellarer Ataxie, sowie pellagroiden Hauterscheinungen (*Pellagra) mit erhöhter Lichtempfindlichkeit.

Taenia amiantacea
s. Tinea amiantacea

Taenia echinococcus
Def: Erreger der *Echinokokkose.

Taenia saginata
Syn: Rinderbandwurm, Taeniarhynchus saginatus
Def: Häufigste Bandwurminfektion des Menschen.
Ätio: Aufnahme der Finnen durch Essen von rohem, finnenhaltigem Rindfleisch.
Klin: Heißhunger, keine Gewichtszunahme. Selten *Zystizerkose.
Diag: Proglottiden oder Eier im Stuhl
Ther: Niclosamid (2 g, Einmaldosis), auch Praziquantel (10 mg/kg KG, Einmaldosis) oder Mebendazol (2 mal 200–300 mg/die, für 3 Tage), adjuvant Abführmittel.

Taenia solium
Syn: Schweinebandwurm
Def: Seltene Bandwurminfektion des Menschen.
Ätio: Aufnahme durch Essen von ungekochtem, finnenhaltigem Schweinefleisch.

Klin: Gelegentlich dyspeptische Beschwerden. Ausbildung einer *Zystizerkose möglich.
Diag: Proglottiden und Eier im Stuhl
Ther: *Taenia saginata

Taeniarhynchus saginatus
s. Taenia saginata

Taeniasis
Def: Befall mit Bandwürmern der Gattung Taenia (*Taenia saginata, *Taenia solium).

Taenzersche Krankheit
s. Ulerythema ophryogenes

Tätowierung
Def: Exogen bedingte Einlagerung gefärbter Partikel in das Korium. Je nach der Ätiologie unterscheidet man 2 Hauptgruppen:
1. – Schmucktätowierung:
Einbringung von Farbstoffen (meist Ruß oder chinesische Tusche) mit Nadelstichen in die Haut.
Komp: Infektion, z. B. infektiöse Hepatitis, Syphilis
Ther: Je nach Ausdehnung, Lokalisation und Tiefe Exzision, ggf. in mehreren Sitzungen, Dermabrasio und/oder *CO_2-Laser.
2. – Schmutztätowierung:
Eindringen von Schmutz und Staub in die Haut, vor allem bei Auto- und Motorradunfällen.
– Kohlestaubtätowierung:
Eindringen von Kohleteilchen in Verletzungen, vor allem bei Bergleuten.
– Pulvertätowierung (Schwarzpulvertätowierung):
Pulvereinsprenung nach Schußverletzungen oder durch explodierende Feuerwerkskörper.
Komp: Fremdkörperreaktion: Knötchen und Infiltrate, s. a. Siliziumgranulom
Ther: Sofortige Entfernung der Schmutzpartikel durch Ausbürsten mit Nylonbürsten.

Talfieber
s. Coccidioidomycose

Talgdrüsen
Syn: Glandulae sebaceae
Def: Holokrine, *Sebum-sezernierende, überwiegend in Haarfollikel oder frei mündende (*ektopische Talgdrüsen^), azinöse Drüsen.

Talgdrüsen, ektopische
Syn: Freie Talgdrüsen, heterotope Talgdrüsen, Fordyce Zustand
Def: Von Haaren unabhängige Talgdrüsen im Bereich der Halbschleimhäute.
Lok: Rand des Lippenrotes, Mamillenvorhof, Analtrichter, Glans penis (*Tyson-Drüsen), große Labien, Augenlider.
Klin: Bis stecknadelkopfgroße gelbe Knötchen.

Talgdrüsen, freie
s. ektopische Talgdrüsen^

Talgdrüsen, heterotope
s. ektopische Talgdrüsen^

Talgdrüsenadenom
s. Adenoma seboparum

Talgdrüsenepitheliom
Def: Gruppe von Talgdrüsentumoren mit einem Differenzierungsgrad zwischen *Adenoma seboparum und *Talgdrüsenkarzinom.
Man: Überwiegend nach dem 50. Lebensjahr
Lok: Vor allem im Gesicht, Ohrregion
Hist: Unterschiedlich große, lobuläre Zellformationen, häufig Basaliomähnliche, talgig differenzierte Elemente.
DD: *Talgdrüsenadenom, *Basaliom
Ther: Exzision

Talgdrüsenfollikulom
Def: Meist einzelner, naevoider Tumor auf dem Nasenrücken.
Man: Männer
Klin: Eingezogener Gang mit borstenähnlichen oder feinen Haaren.
Hist: Epithelausgekleideter, mehrkammeriger Raum, in den Tagdrüsenazini einmünden.

DD: *Dermoidzysten, *Trichofollikulome
Ther: Exzision

Talgdrüsenhyperplasie, diffuse (präsenile)
Def: Seboglanduläre Proliferationsstörung mit Bildung 2–5 mm großer gelbrötlicher Papeln und *Seborrhoe.
Man: Jüngeres bis mittleres Lebensalter, bisher nur Männer
Lok: Gesicht, Hals, oberer Thorax
Klin: Disseminierte Aussaat dicht aggregierter, benigner 2–5 mm großer, hautfarbener oder gelblich-rötlicher, zentral leicht eingedellter Papeln. *Seborrhoea oleosa.
Ther: Isotretionin (initial 1 mg/kg/die, Reduktion auf 0,5 mg/kg/die nach Klinik, Erhaltungstherapie 0,2 mg/kg/die)
DD: *Senile Talgdrüsenhyperplasie^, funktionelle familiäre Talgdrüsenhyperplasie.
Lit: Kaufmann (1987) Diffuse (präsenile) Talgdrüsenhyperplasie, eine neue Entität? Hautarzt 38:31–35

Talgdrüsenhyperplasie, senile (Unna)
Syn: Seniler Talgdrüsennaevus, zirkumskripte senile Talgdrüsenhyperplasie, Naevus sebaceus senilis, Adenoma sebaceum senile
Def: Benigne Talgdrüsenhyperplasie, vor allem im Bereich der Stirn.
Man: Nach dem 35. Lebensjahr, vor allem bei Seborrhoikern
Klin: Multiple gelbliche, kleine, zentral genabelte Knötchen.
DD: *Basaliom
Ther: Ggf. Exzision

Talgdrüsenhyperplasie, zirkumskripte senile
s. senile Talgdrüsenhyperplasie^

Talgdrüsenkarzinom
Syn: Talgdrüsenadenokarzinom, Adenocarcinoma sebaceum, Carcinoma sebaceum, sebaceous carcinoma
Def: Von den Talgdrüsenzellen ausgehender maligner epithelialer Tumor; Auftreten an der Haut v. a. im Rahmen des *Torre-Muir-Syndroms.
Man: Isoliert an der Haut vorwiegend ab dem 70. Lebensjahr, am Auge und beim *Torre-Muir-Syndrom bereits ab dem Jugendalter.
Lok: Meibomsche und Zeissche Talgdrüsen des Augenlides, sehr viel seltener Nase, Augenbraue, Ohr, Lippe, Schläfe; in Einzelfällen auch am Stamm.
Klin: Uncharakteristisch: Rasch destruierend wachsender, knotiger, derber, rötlich-livide oder gelb gefärbter, evtl. ulzerierter Tumor; Größe 0,5–5 cm.
Hist: Unregelmäßige lobuläre Anordnung undifferenzierter, atypischer Tumorzellen mit teilweise eosinophilem Zytoplasma; v. a. im Zentrum der Lobuli typische Talgdrüsenzellen mit schaumigem Zytoplasma.
DD: Klinisch: *spinozelluläres Karzinom, *Basaliom, *Keratoakanthom, Hautmetastase. Histologisch: *Talgdrüsenepitheliom, *tricholemmales Karzinom^, *Klarzellenhidradenom, Metastase eines Nierenzellkarzinoms
Ther: Radikale operative Entfernung des Primärtumors, evtl. Ausräumung der regionalen Lymphknoten.
Prog: Metastasierung meist 1–2 Jahre nach Auftreten des Tumors, zunächst in die regionären Lymphknoten, später viszerale Metastasen.

Talgdrüsennaevus
s. Naevus sebaceus (Jadassohn)

Talgdrüsennaevus, seniler
s. senile Talgdrüsenhyperplasie^

Talgretentionszyste, retroaurikuläre
s. retroaurikuläre Komedonenbildung^

Talgretentionszysten
s. Epidermalzysten
s. a. Steatocystoma multiplex

Talgzyste
s. Steatocystoma multiplex

Talkumgranulom
Def: Durch Talkum (Pudergrundlage) verursachtes Fremdkörper-Granulom.

Früher gehäuft nach Implantation von Talkum in die Op-Wunde durch gepuderte Op-Handschuhe.

Tancho-Knoten
s. artefizielles Penisknötchen^

Tangier-Krankheit
Syn: Familiäre Analphalipoproteinämie
Def: Autosomal-rezessiv vererbte Krankheit mit Fehlen der Alphalipoproteine (HDL) im Serum und Cholesterinesterspeicherung im histiozytären System.
Man: 4.–6. Lebensjahrzehnt
Lok: Vor allem Tonsillen, Lymphknoten, Thymus, Knochenmark, Leber, Milz, Schleimhaut, Haut.
Klin: Hautveränderungen: Rotbraune, glasstecknadelkopfgroße Papeln. Hyperplastisch vergrößerte, orangegelb imbibierte Tonsillen. Hepatosplenomegalie möglich. Polylymphadenopathie, Polyneuropathie, Korneatrübungen.
Rektoskopie: Graugelb marmorierte Rektumschleimhaut.
Hist: Cholesterinestereinlagerungen in kutanen, perivaskulären Schaumzellansammlungen.
Lab: Leukopenie, Thrombozytopenie, Anämie. Speicherzellen im Knochenmark.

Tapeziernagelphänomen
Syn: Reißnagelphänomen
Def: Charakteristisches Phänomen bei *Lupus erythematodes chronicus discoides durch follikuläre Hyperkeratosen in den Herden. Hyperästhesie beim Bestreichen der Herde. Diagnostisches Zeichen.

Tapirlippe
s. Tapirschnauze

Tapirmund
s. Tapirschnauze

Tapirschnauze
Syn: Tapirmund, Tapirlippe
Def: Unförmige, rüsselartige Lippenschwellung.
Vork: *Melkersson-Rosenthal-Syndrom, *multiple endokrine Neoplasie (Typ II), als Pseudohypertrophie bei progredienter Muskelhypertrophie oder beim *angioneurotischen Ödem.

Target blue nevus
s. *Naevus bleu

Tastkörperchenneurinom
Def: Fehlerhafte Bezeichnung für ein *Neurofibrom mit organoiden, an Wagner-Meissnersche Tastkörperchen erinnernde Strukturen.

Tau, blutiger
s. Auspitz-Zeichen

Taubenmilbenkrätze
Syn: Taubenmilbenurtikaria
Def: *Gasmasidiosis durch Kontakt mit befallenen Tauben.

Taubenmilbenurtikaria
s. Taubenmilbenkrätze

Taubenzecke
s. Argas reflexus

Taylorsche Krankheit
s. Acrodermatitis chronica atrophicans (Herxheimer)

Teakholz-Kontaktekzem
Def: *Kontaktallergisches Ekzem^ durch Kontakt zu Teak (Chlorophora excelsa).
Wirksames Agens: Vor allem Chlorophin

Teerakne
s. Akne, Teerakne

Teerfollikulitis
Def: *Follikulitis nach äußerer Anwendung von Teerpräparaten.

Teerhaut
Def: Atrophie, Pigmentverschiebungen, Teleangiektasien und Elastose der Haut nach jahrelangem Umgang mit Teer.
Komp: Ausbildung von *Teerkeratosen und -karzinomen
Lit: Letzel S, Drexler H, Lehnert G (1992) Teer-induzierte Präkanzerosen

und Malignome der Haut bei Beschäftigten einer Teer-Raffinerie. Dermatosen 40:94–101

Teerkarzinom
Def: Entwicklung eines *spinozellulären Karzinoms^ auf dem Boden einer *Teerhaut aus unbehandelten, aber auch aus behandelten *Teerkeratosen.
s. a. Schornsteinfegerkrebs
Lit: *Teerhaut

Teerkeratosen
Syn: Teerwarzen, Pechwarzen
Def: Keratotische Papeln, warzenartige Keratosen oder Keratoakanthome nach jahrelanger Teerexposition. Anerkannte *Berufserkrankung (BK-Nr. 5102) bei Teerarbeitern, Schornsteinfegern, Paraffinarbeitern und Spinnern.
Kanzerogene Wirkung haben vor allem folgende im Teer vorkommende Verbindungen: 3,4-Benzpyren; 1,2,5,6-Dibenzanthrazen, Methylcholanthren u. a.
Lok: Vor allem Gesicht, Nacken, Handrücken, Unterarme, Skrotalhaut. Sonnenlicht als Kofaktor ist bekannt, wird aber möglicherweise überbewertet.
Ther: Exzision, 1/2 jährige Kontrollen.
Prog: Obligate Präkanzerose
Lit: *Teerhaut

Teermelanose
Def: Scheckige oder diffuse, schmutzig-braune Hyperpigmentierung der Haut bei jahrelangem Teerkontakt mit gleichzeitiger Belichtung.
s. a. Teerhaut, Teerkeratosen, Teerkarzinom

Teerwarzen
s. Teerkeratosen

Teigne amiantacé
s. Tinea amiantacea

Tela subcutanea
s. Subkutis

Teleangiectasia arborescens
s. Besenreiservarizen

Teleangiectasia eruptiva perstans
s. Teleangiectasia macularis eruptiva perstans

Teleangiectasia follicularis anulata
s. Purpura anularis teleangiectodes

Teleangiectasia haemorrhagica hereditaria
s. Teleangiectasia hereditaria haemorrhagica

Teleangiectasia hereditaria haemorrhagica
Syn: Morbus Osler, Rendu-Osler-Syndrom, Rendu-Osler-Weber-Krankheit
Def: Hereditäre, im Verlauf des Lebens an Schwere zunehmende Vaskulopathie mit *Teleangiektasien, arteriovenösen Aneurysmen in Haut, Schleimhaut und inneren Organen sowie rezidivierenden Blutungen.
s. a. organoide Naevi^
Ätio: Autosomal dominant vererbte Dermatose.
Man: Teleangiektasien bereits im Kindesalter möglich, stärkere Ausprägung und hämorrhagische Diathese im 2. oder 3. Lebensjahrzehnt.
Lok: Vor allem im Gesicht (Wangen, Jochbein, Ohrmuschel, Lippen, Wan-

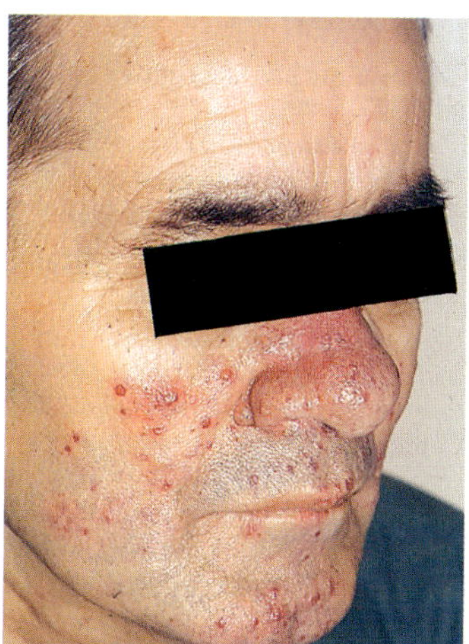

Teleangiectasia hereditaria haemorrhagica

gen- und Nasenschleimhaut), an Brust, Händen, Füßen, Leber, Milz, Leptomeninx und Retina.
Klin: Teleangiektasien und Angiomknötchen: Blaurote bis dunkelrote, glasstecknadelkopfgroße, das Hautniveau kalottenförmig überragende, mit dem Glasspatel wegdrückbare Effloreszenzen.
Blutungen aus Nase, Mund, Lunge, Gastrointestinal- und Urogenitaltrakt. Hepatosplenomegalie. Selten Parästhesien und raynaudartige Durchblutungsstörungen.
Hist: Ektatische, dünnwandige Kapillaren, Kapillarneubildungen im oberen Korium, erweiterte Gefäße im tieferen Korium.
Lab: Hypochrome Anämie
Diag: Angiome, Blutungsneigung, Heredität
DD: *Naevi aranei, *senile Angiome^, *Angiokeratoma corporis diffusum
Ther: Blutungssymptomatisch: Elektrokaustik, Laserkoagulation der Gefäßveränderungen.
Evtl. Ersatz der Nasenschleimhaut durch Spalthauttransplantate, Blutungsstillung, Transfundieren bei starken Blutverlusten.
Prog: In 5% der Fälle letaler Ausgang durch Verbluten.

Teleangiectasia macularis eruptiva perstans
Syn: Teleangiectasia eruptiva perstans
Def: *Urticaria pigmentosa mit intrafokalen, über Jahre persistierenden Teleangiektasien.

Teleangiektasie
Def: Irreversible, durch die Oberhaut durchscheinende, unter Glasspateldruck verschwindende Erweiterung von Kapillaren und postkapillären Venolen.
Teleangiektasien können primär-angeboren (idiopathisch) oder sekundär-erworben (symptomatisch, exogen oder im Rahmen von Grunderkrankungen) sein. Die primären Teleangiektasien können hautbeschränkt (essentielle Teleangiektasien) oder als Krankheitssyndrom auftreten (s. Tabelle).
Man unterscheidet je nach der Morphe makulöse, papulöse und ramöse (strichförmige) Teleangiektasien.
Ther: Bei kosmetischer Störung Stichelung mit der Diathermienadel oder *Argon-Laser-Behandlung.

Tabelle: Klassifikation der **Teleangiektasien** nach ätiologischen Gesichtspunkten

I. Primäre Teleangiektasien
  a) essentielle
  - *Naevus teleangiectaticus
  - *Naevus araneus
  - *Naevus flammeus
  - *naevoides Teleangiektasiesyndrom^
  - *Rubeosis facei
  - *Angioma serpiginosum
  - *familiäre Wangenteleangiektasien^
  b) bei Genodermatosen
  - *Ataxia teleangiektatica
  - *Bloom-Syndrom
  - *M. Fabry
  - *Teleangiectasia hereditaria haemorrhagica
  - *Rothmund-Syndrom, *kongenitale Poikilodermien^

II. Sekundäre Teleangiektasien
  - *Rosacea
  - *Rubeosis steroidica (Kortikoderm)
  - *Basaliom
  - *chronische Radiodermatitis^
  - *Erythrosis interfollicularis colli (Sonne)
  - *symptomatische Poikilodermien^
  - *Dermatomyositis
  - *progressive systemische Sklerodermie^
  - *Teleangiectasia macularis eruptiva perstans
  - *Acrodermatitis chronica atrophicans
  - *M. Kaposi

Teleangiektasie-Ataxie-Syndrom
s. Ataxia teleangiectatica

Teleangiektasie, essentielle
s. Teleangiektasie

Teleangiektasie, kongenitale mit Dysostose
s. Goltz-Gorlin-Syndrom

Teleangiektasie, papulöse disseminierte
s. seniles Angiom^

Teleangiektasie, primäre
s. Teleangiektasie

Teleangiektasie, sekundäre
s. Teleangiektasie

Teleangiektasie, symptomatische
s. Teleangiektasie

Teleangiektasie-Syndrom, naevoides (NTS)
Syn: Unilaterale naevoide Teleangiektasien, unilateral dermatomal superficial teleangiectasia, unilaterale Teleangiektasie, unilaterale Spider Naevi
Def: Flächenhafte unilaterale entweder angeborene oder erworbene Bezirke mit dichtstehenden *Teleangiektasien.
Ätio: Unbekannt, häufig östrogeninduzierte Manifestation.
Man: Vor allem während der Schwangerschaft, in der Pubertät, bei alkohol-bedingten Lebererkrankungen, selten kongenital.
Lok: Bervorzugt Gesicht, Hals, Schulter-Arm-Region, Thorax. Anordung der Läsionen folgt weitgehend den Dermatomen (Trigeminusbereich, C3, C4, thorakale Dermatome).
Klin: Diskrete oder ausgeprägte, meist scharf begrenzte Erytheme, die aus feinen und feinsten, häufig sternförmig verzweigten Teleangiektasien zusammengesetzt sind und unter Glasspateldruck weitgehend verschwinden. Keine Beteiligung innerer Organe bzw. des ZNS. Bei kongenitalen Formen keine Endokrinopathien.
Histo: Dermale Gefäßektasien
DD: *Naevus flammeus, *Bloom Syndrom, *Ataxia teleangiectatica (Louis-Bar-Syndrom), *Teleangiectasia hereditaria hemorrhagica (M.Osler), *Naevus anaemicus, *Naevus teleangiectaticus, *essentielle Teleangiektasien^, *Angioma serpiginosum, *Teleangiectasia macularis eruptiva perstans.
Ther: Ggf. *LASER-Behandlung (Argon oder Dye-Laser)
Prog: Intensität der Hautveränderungen nimmt meistens nach der Hormonumstellung ab. Angiomatöse Umwandlung wie beim *Naevus flammeus nicht beschrieben.
Lit: Abeck D, Thoms FH, Steinkraus V, Mensing H, Ring J (1992) Unilaterales naevoides Teleangiektasie-Syndrom-Fallbeobachtung und Literaturübersicht. Z. Hautkr. 67 (8):688–690
Raff M, Bardach HG (1982) Unilaterales nävoides Teleangiektasiesyndrom. Hautarzt 33:148–151
Wilkin JK et al. (1983) Unilateral dermatomal superficial teleangiectasia. J Am Acad Dermatol 8:468–477

Telogen mania
Def: Gewaltsames Bürsten der Haare bei Frauen mit konsekutiver Epilation der Telogenhaare
Ätio: Verhaltensstörung
Ther: Psychotherapie

Telogeneffluvium
s. Alopezie vom Spättyp

Telogenhaar
Syn: Kolbenhaar
Def: Haar in der Telogenphase (*Haarzyklus)

Tennisschlägernagel
s. Rackettnägel

Teratoblastom
s. Teratoma malignum

Teratoma malignum
Syn: Teratom des Hodens, Teratoblastom
Def: Embryonale, bösartige Geschwulst des Hodens (*Hodentumor). Produkte aller drei Keimblätter sind enthalten. In gutartiger Form: *Dermoid
Ther: Kombination von Operation, Lymphknotenausräumung, Bestrahlung und Chemotherapie

Teratom des Hodens
s. Teratoma malignum

Teratozoospermie
Def: Auf mehr als 50% erhöhte

Fehlformenrate der Spermatozoen im Nativejakulat.

Terminalhaar*
Def: Aus dem Vellushaar entwickelte, große, kräftige Haare: Körperhaare. Borstenhaare: Augenbrauen, Wimpern; Langhaare. Kopf-, Bart, Achsel- und Schamregion

Terpentindermatitis
Def: *Kontaktallergisches Ekzem^ infolge Sensibilisierung vor allem durch die Oxydationsprodukte (Peroxyde) in Terpentin. Mit einer toxischenReaktion des Terpentins wird bei der Überschreitung einer 30%igen Konzentration gerechnet. MAK-Wert = 100 ppm = 560 mg/m^3

Thesaurismosen
s. systematisierte Lilpidablagerungskrankheiten^

Testikuläre Feminisierung
s. testikuläre Feminisierung^

Tetanus
Syn: Wundstarrkrampf
Def: Krampfhafte Muskelstarre bedingt durch das Toxin von Clostridium tetani
Ätio: Inokulation der Sporen durch eine offene Wunde. Umwandlung in die vegetative Erregerform unter anaeroben Bedingungen mit Toxinbildung. Ausbreitung des Toxins zentripetal entlang der Nerven
Klin: Inkubationszeit meist 2 bis 15 Tage. Uncharakteristisches Prodromalstadium. Hartspann der Massetermuskulatur (Trismus), seitlich verzogene Mundwinkel (Risus sardonicus), Nackensteife, Opisthotonus, Bauchdeckenspannung
Ther: Wundexzision, Hyperimmunglobulin (initial 10000 I. E., dann 3000 I. E./die, bis 35000I. E.), Krampfprophylaxe- und kupierung, intensivmedizinische Betreuung. Prophylaxe: Lege artis durchgeführte Wundversorgung. Aktive und passive Tetanus-Impfung
Prog: Letalität 50%

Thalassotherapie
Def: Im engeren Sinn das freie Baden im Meer. Weitergefaßt wird darunter die heilende Wirkung des Meeresküstenklimas und der Seebäder („Meeresheilkunde") gesehen. s. a. medizinische Klimatherapie^

Teutschländer-Syndrom
s. Calcinosis metabolica universalis

Textilpurpura
s. Dermatitis caused by shirts

Thalliumvergiftung
Def: Vergiftung mit Thallium, wobei es zu folgenden Hautveränderungen kommen kann: Seborrhoide Gesichtserytheme, diffuser Haarausfall etwa 2 Wochen nach akuter Vergiftung, *Meessche Querbäder nach weiteren 2 Wochen *Ichthyosis symptomatica; *Hertoghesches Zeichen. Wurzelnahe Pigmentverklumpungen in den Haaren (Zeichen von Widy)

Thelalgie
Def: Schmerzhaftigkeit der Brustwarzen

Thelarche, prämature
Def: Vorzeitige Brustentwicklung ohne andere Hinweise auf eine *Pubertas praecox ohne Krankheitswert

Thelitis
Def: Entzündung der Brustwarze, meist während der Stillzeit
Ätio: Infektion mit Staphylokokken
Ther: Abstillen, östrogenhaltige Salben (z. B. Fissan Brustwarzensalbe)

Thermalbad
Def: Natürliche Quelle, deren Austrittstemperatur über 20°C liegt.

Thermanästhesie
Def: Verlust der Temperaturempfindung

Thermogenic anhidrosis
s. thermogenic Anhidrosis^

Thesaurismose
Def: Wenig übliche Bezeichnung, die als Sammelbegriff für Speicherkrankheiten (Ablagerungskrankheiten) verstanden wird. Zu dieser heterogenen Krankheitsgruppe gehören: *Lipoidosen, *Amyloidose, *Mukopolysaccharidosen, *Sphingolipoidosen, *Hämosiderose, *Gicht, *Karotinose u. a.

Thesaurismosis hereditaria lipoidica
s. Angiokeratoma corporis diffusum

Thévenard-Syndrom
s. Acroosteopathia ulceromutilans familiaris

Thiaminmangel
s. Beri-Beri

Thibièrge-Weissenbach-Syndrom
Def: *Progressive systemische Sklerodermie^ mit *Calcinosis cutis metabolica circumscripta; s. a. CRST-Syndrom

Thiomersal
Def: Organische Quecksilberverbindung, die weltweit zu den häufigsten Kontaktallergen (*Typ-IV-Allergie^) zählt.
Vork: Konservierungsmittel in Impfstoffen, Augentropfen, Kontaktlinsenpflegelösungen, andere Externa.
Lit: Gille J, Goerz G (1992) Thiomersal: Ein häufiges Kontaktallergen. Z. Hautkr. 67:1049–1054

Thomson-Komplex
s. Dysostosis mandibulofacialis

Thomson-Syndrom
Def: *Kongenitale Poikilodermie^, die im Gegensatz zu den anderen *kongenitalen Poikilodermien^ durch das Fehlen von Konsanguinität, Katarakt, Leukoplakien, Blasen und verrukösen Keratosen charakterisiert ist. Wegen der schlechten Prognose und der hohen Entartungswahrscheinlichkeit der *kongenitalen Poikilodermie^ mit warzigen Hyperkeratosen wird diese heute von den meisten Autoren vom Thomson-Syndrom abgetrennt.
Ätio: Autosomal-rezessiv vererbt
Man: Meist 1. Lebensjahr, vor allem weibliches Geschlecht
Klin: Blaßrote, manchmal fleckige, geschwollene Haut. Entwicklung von vernetzten Teleangiektasien, konfluierenden Pigmentflecken und gut abgegrenzten Depigmentierungen. Atrophische, trockene, feinlamellös schuppende Haut. Zum Teil lichenoide Papeln am Handrücken. Weitere Symptome: Deformierung oder Aplasie im Skelettsystem. Hypotrichose (Augenbrauen, Wimpern, Kopfhaut), Dreiecksgesicht, Zahnanomalien
DD: *kongenitale Poikilodermie^
Lit: *kongenitale Poikilodermie^ mit warzigen Hyperkeratosen

Thomson-Syndrom, Typus verrucosus
s. kongenitale Poikilodermie^ mit warzigen Hyperkeratosen

Thrombangitis cutaneointestinalis disseminata
s. Papulosis maligna atrophicans

Thrombangiitis obliterans
s. Endangiitis obliterans

Thrombasthenie (Glanzmann-Naegli)
Syn: Glanzmann Thrombasthenie, Glanzmann-Naegeli-Syndrom; hereditäre Thrombasthenie; familiäre hämorrhagische Thrombasthenie
Def: Hereditäre Erkrankung mit gestörter Aggregation der Blutplättchen bei normaler Thrombozytenzahl
Ätio: Autosomal-rezessiver Erbgang, pathopysiologisch bedeutsam scheint ein Mangel an Membranglykoprotein IIb und IIIa zu sein sowie fragliche Enzymdefekte (Glyzerinaldehyd-Dehydrogenase, Pyruvatkinase, Plättchen-ATP)
Man: Frühe Kindheit
Klin: Der Symptomatik bei der *idiopathischen thrombozytopenischen Purpura^ entsprechend
Lab: Plättchenzahl normal, Blutungszeit verlängert, pathologische Thrombozytenaggregation, Gerinnungszeit

normal. Verminderte bis aufgehobene Retraktion
Ther: Transfusion von Plättchenkonzentraten bei schweren Blutungen oder Operationen
Lit: Breddin HK (1985) Angeborene Thrombozytopathien. Hämostaseologie 5:17–31

Thrombasthenie, familiäre hämorrhagische
s. Thrombasthenie

Thrombasthenie, hereditäre
s. Thrombasthenie

Thrombektomie
Def: Entfernung eines venösen Thrombus aus den tiefen Beinvenen

Thrombopathia haemophilica (van Crefeld)
Def: Hämorrhagische Diathese unterschiedlichen Schweregrades bei Defizit an Plättchenfaktor III

Thrombopathie, konstitutionelle
s. von Willebrand-Jürgens-Krankheit

Thrombopenie, essentielle
Syn: Idiopathische Thrombopenie
Def: Thrombopenie mit *Purpura ohne erkennbare Ursache, s. a. idiopathische thrombozytopenische Purpura

Thrombopenie, idiopathische
s. essentielle Thrombopenie^

Thrombopenie, sekundäre
s. symptomatische Thrombopenie

Thrombopenie, symptomatische
Syn: Sekundäre Thrombopenie
Def: Thrombopenie und *Purpura bei verschiedenen Grunderkrankungen, z. B. Leukämie, Panmyelopathie

Thrombophlebitis
Def: *Phlebitis mit nachfolgender Thrombenbildung. Man unterscheidet die tiefe (*Phlebothrombose) von der *oberflächlichen akuten Thrombophlebitis^

Thrombophlebitis, oberflächliche akute
Def: *Thrombophlebitis der oberflächlichen Venen.
Ätio: *Virchowsche Trias. Nach allgemeinen oder fokalen Infekten, Traumen und toxischen Schädigungen der Venenwand, Immobilisierung chronischer^ Insuffizienz
Lok: Vor allem an den Beinen
Klin: Umschriebene, gerötete Anschwellung über einer derben strangartig tastbaren, druckdolenten Vene.
Je nach der Schwere des Krankheitsbildes unterscheidet man eine Phlebitis exsudativa simplex von einer Phlebitis suppurativa bzw. gangraenosa. Fieber, Störung des Allgemeinbefindens
Hist: Entzündliche Infiltration der Venenwand, vollständiger oder teilweiser Verschluß des Lumens durch einen Thrombus
Komp: Septische Erscheinungen, postphlebitisches *Ulcus crusis
Ther: *Kompressionstherapie (z. B. mit Kurzzugbinden nach Pütter), Mobilisierung des Patienten. Acetysalicylsäure (2–3 g/die), Heparin (3×7500 I. E. s. c.), Butazolidin (2–4×200 mg/die), ggf. Antibiotika. Prophylaxe: Kompression, Heparin
Prog: Abheilung innerhalb weniger Tagen bei entsprechender Therapie

Thrombophlebitis migrans
Syn: Phlebitis migrans, Thrombophlebitis saltans, Phlebitis saltans
Def: Umschriebene oberflächliche Thrombophlebitis mit wechselnder Lokalisation
Ätio: Wahrscheinich allergisch-hyperergische Gefäßreaktion. Chronisch-bakterielle Herdinfektion, gehäuft bei Pankreaskarzinom, auch bei Karzinomen der Lunge und Prostata, Morbus Behçet, maligner Lymphogranulomatose und Leukosen
Man: Vor allem Männer
Lok: Vor allem Streckseiten der unteren Extremitäten
Klin: Schubweise über unterschiedliche Venenabschnitte springende,

*oberflächliche, akute Thrombophlebitis^. Kurzfristige Temperaturerhöhung während des Schubes möglich
Hist: Thrombotischer Venenverschluß, perivenöse Infiltration mit Histiozyten
DD: Pannikulitis
Ther: Ursachensuche und -sanierung. Rauchverbot, Tumorsuche
Intern: Antiphlogistika (z. B. Acetylsalizylsäure 2–3 g/die), evtl. Kortikoide 50–100 mg/die).
Extern: Alkoholumschläge, Heparinsalben
Prog: Abheilung der einzelnen Schübe in 2–3 Wochen unter Hinterlassung einer Hyperpigmentierung

Thrombophlebitis profunda
s. Phlebothrombose

Thrombophlebitis saltans
s. Thrombophlebitis migrans

Thrombophlebitis, tiefe
s. Phlebothrombose

Thrombose – Armvenen
s. Paget-von-Schrötter-Syndrom

Thrombose par effort
s. Paget-von-Schrötter-Syndrom

Thrombose, perinale
s. akute Hämorrhoidalvenenthrombose^

Thrombozythämie, essentielle heamorrhagische
Def: Erkrankung mit haemorrhagischer Diathese trotz erhöhter Thrombozytenzahl
Syn: Ungeklärt
Klin: Haemorrhagien. Starker Juckreiz. In einem Drittel der Fälle Thrombosen
Lab: Thrombozytenzahl erhöht (bis zu 5 Mio/mm^3), Leukozytose
Ther: Zytostatika. Antikoagulantien

Thrombozytopathie
Syn: Thrombopathie
Def: Erworbene oder angeborene Störungen der Thrombozytenfunktion mit verlängerter Blutungszeit bei normaler Thrombozytenzahl. Hierzu gehöhren:
- *Thrombasthenie (Glanzmann-Naegli)
- *makrozytäre Thrombopathie
- *von Willebrand^-Jürgens-Syndrom
- *Hermanski-Pudlak-Syndrom
- *Chediak-Higachi-Syndrom
- *Wiskott-Aldrich-Syndrom
- *May-Heglin-Anomalie

und Thrombopathien bei erblichen Bindegewebserkrankungen:
- *Marfan-Syndrom
- *Ehlers-Danlos-Syndrom
- *Osteogenesis imperfecta
- *Pseudoxanthoma elasticum sowie
- medikamentöse Thrombopathien (Azetylsalizylsäure)
- nicht klassifizierte Thrombopathien

Lit: Breddin HK (1985) Angeborene Thrombozytopathien. Hämostaseologie 5:17–31

Thrombopathie, makrozytäre
Syn: Bernard-Soulier-Syndrom
Def: Hereditäre *Thrombopathie durch Riesenplättchen mit verlängerter Blutungszeit.
Ätio: Autosomal-rezessiver Erbgang
Ther: Ggf. Thrombozytentransfusionen

Thrombozytopenie, Hautveränderungen
Def: Petechiale Hautveränderungen bei Mangel an Blutplättchen.
Ätio: Verminderung der Produktion oder der Lebensdauer der Thrombozyten oder erhöhter Verbrauch. Man unterscheidet *hereditäre und *erworbene Thrombozytopenien^
Lok: Vor allem abhängige Körperteile
Klin: Petechien, ggf. Ekchymosen. Nasen- und Zahnfleischbluten, Hämaturie, Hypermenorrhoe, Metrorrhagien, Melaena. Petechiale Blutungen in Hirn und Herz mit entsprechender Symptomatik.
Vgl. Thrombozytopenie, erworbene; Thrombozytopenie, hereditäre
Lab: Thrombozyten vermindert, Blutungszeit verlängert

Thrombozytopenie, erworbene
Def: Erworbener Mangel an Blutplättchen. Je nach der Ätiologie unterscheidet man:
- Amegakaryozytäre Thrombozytopenie: Bildungsstörung der Thrombozyten, z. B. bei medikamentöser Knochenmarksinsuffizienz, Malignomen des Knochenmarks, Vitamin-B12- oder Folsäuremangel, toxischer oder infektiöser Knochenmarkschädigung.
- Megakaryozytäre Thrombozytopenie: Verkürzte Lebenszeit der Thrombozyten: Häufig allergisch (Arzneimittel!) bedingte Zerstörung der Thrombozyten.
- Essentielle Thrombozytopenie: *idiopathische thrombopenische Purpura^

Thrombozytopenie, essentielle
s. Idiopathische thrombozytopenische Purpura

Thrombozytopenie, familiäre amegakaryozytäre mit Radiusaplasie
Def: Autosomal-rezessiv vererbte Thrombozytopenie und Thrombozytenfunktionsstörung mit petechialen Blutungen und Ekchymosen in Haut und inneren Organen sowie beidseitiger Radius- ggf. auch Ulna- und Humerusaplasie. Assoziation mit weiteren Mißbildungen möglich
Ther: Thrombozyteninfusionen
Prog: Ungünstig im 1. Lebensjahr. Blutungsgefahr. Thrombozytenanstieg nach Überleben des 1. Jahres möglich

Thrombozytopenie, familiäre mit Ekzem und Infektanfälligkeit
s. Wiskott-Aldrich-Syndrom

Thrombozytopenie-Hämangiom-Syndrom
s. Kasabach-Merritt-Syndrom

Thrombozytopenie, hereditäre
Def: Angeborener Mangel an Plättchenfaktor. Hierzu gehören: *Wiskott-Aldrich-Syndrom, *Fanconi-Anämie, *familiäre amegakaryozytäre Thrombozytopenie mit Radiusaplasie, *Chédiak-Higashi-Syndrom

Thymustumoren, Hautveränderungen
Def: Hautveränderungen bei Thymustumoren: Diffuse Hyperpigmentierungen bei ACTH- und MSH-produzierenden Thymustumoren; *Erythema exsudativum multiforme-artige Veränderungen; Erkrankungen der *Pemphigusgruppe

Thyroid acropachy
Def: Sonderform der sekundären Pachydermoperiostose (*Pachyodermoperiostose, symptomatische; *Pachydermoperiostose) bei Hyperthyreose. Meist gleichzeitig Exophthalmus und *Myxoedema circumscriptum praetibiale.

Thysanothrix
s. Trichostasis spinulosa

Tibia-Streifen
*Acrodermatitis chronica atrophicans (Herxheimer)

Tibialis-anterior-Syndrom
Syn: Marschgangrän, vorderes Schienbein-Syndrom; Syndrom des vorderen Tibia-Abschnittes
Def: Akute Durchblutungsstörung im Bereich der Arteria tibialis anterior mit konsekutiver ischämischer Nekrose der Fuß- und Zehenextensoren
Ätio: Überbelastung der Fußheber, traumatische oder embolische Verlegung der Arterie
Klin: Einseitige, schmerzhafte, prätibiale Rötung und brettharte Schwellung, abgeschwächter oder fehlender Tibialispuls. Ausfall des Nervus peronaeus profundus
Ther: Spaltung der Fascia cruris anterior innerhalb der ersten 24 bis 48 Stunden

Tickborne relapsing fever
s. endemisches Rückfallfieber^

Tierfellnaevus
s. Naevus pellinus

Tierräude beim Menschen
s. Räude

Tietz-Syndrom
Def: Autosomal-dominant vererbte Sonderform des totalen Albinismus mit Taubheit, Stummheit und Augenbrauen-Hypoplasie

Tina
s. Pinta

Tine-Test
s. *Tuberkulintest

Tinea
Syn: Dermatophyteninfektion, Dermatophytosis, Dermatophytose, Dermatophytose phylois, Epidermophytie, Trichophythie, Fadenpilzerkrankung
Def: *Mykose des Stratum corneum der Epidermis, der Haare und/oder der Nägel durch Infektion mit *Dermatophythen (D.). D. können Keratin durch Spaltung von Disulfitbrücken abbauen, daher erklärt sich die ausgesprochene Bevorzugung keratinhaltiger Elemente. Selbst bei Tinea profunda mit tiefem Befall der Haarfollikel dringen die Erreger nicht in das Korium ein.
Durch Zusatz der jeweiligen Körperregion erübrigen sich traditionell verankerte Begriffe wie Eccema marginatum (*Tinea inguinalis), Sycosis parasitaria (*Tinea barbae), Kerion Celsi (*Tinea capitis profunda) u. a.
Die Einheitlichkeit des „Tineabegriffes" wird durch Bezeichnungen wie *Tinea amiantacea und Tinea versicolor (für *Pityriasis versicolor) gefährdet.
Err: Zu den D. gehören die Gattungen Trichophyton, Epidermophyton und Microsporum. Eine Einteilung in geophile, zoophile und anthropophile Arten ist aus epidemiologischen aber auch aus klinischen Gründen (geophile und zoophile Dermatophyten verursachen beim Mensch deutlich entzündlichere Herde als anthropophile, während sie beim Tier fast symptomlos vorhanden sein können) sinnvoll. In der Dermatologie sind folgende D. relevant: Anthropophile: Trichophyton (T.) rubrum, Epidermophyton floccosum, Microsporum (M.) audouinii, T. schönleinii, T. soudanense, T. violaceum; Zoophile: T. mentagrophytes, M. canis, T. verrucosum; Geophile: M. gypseum
Klin: Unterschieden werden Tinea superficialis (meist chronisch-hypophlegmasische, Iris- bzw. kokardenförmige, gerötete Herde mit weißlicher Schuppung und betontem Rand) und Tinea profunda (Follikulitis, Papeln, Abzesse): s. *Tinea capitis profunda und superficialis, *Tinea corporis, colli et faciei, *Tinea inguinalis, *Tinea manuum, *Tinea pedum, *Tinea unguium, *Tinea imbricata, *Tinea barbae, *Tinea granulomatosa follicularis et nodularis cruris.
Es gibt auch atypische klinische Formen.
Selten auch Infektion tiefer Gewebsschichten: *Granuloma trichophyticum Majocchi, *subkutane Trichophyton^-rubrum-Abszesse.
Diag: *Mykose
Ther: *Mykose, Dermatomykose
Lit: Brasch J (1990) Erreger und Pathogenese von Dermatophytosen. Hautarzt 41:9–15
Ginter G, Soyer HP (1989) Ungewöhnliche klinische Erscheinungsbilder durch Trichophyton rubrumatypische „Rubropathien". Hautarzt 40:364–369

Tinea amiantacea (Alibert)
Syn: Teigne amiantacé, Taenia amiantacea, Tinea asbestina, Pityriasis amiantacea, Porrigo amiantacea, Keratosis follicularis amiantacea, Fausse teigne amiantacé, Asbestgrind, Impetigo scabida
Def: Klinisch beschreibender Begriff für asbestartige, längliche, glimmerartige, grauweiß schimmernde, trockene Schuppen, die die Kopfhaare in verschiedener Länge umscheiden.
Ätio: Polyätiologisch, z. B. bei *Seborrhoe, *endogenem Ekzem^,

*Pediculosis, *Impetigo, *Psoriasis vulgaris
Lit: Gschwandter WR (1973) Porrigo amiantacea (Pityriasis amiantacea). Hautarzt 256:134–139

Tinea asbestina
s. Tinea amiantacea

Tinea axillaris
Def: In der Achselhöhle lokalisierte *Tinea corporis.
s. a. Tinea intertriginosa

Tinea barbae
Syn: Sycosis parasitaria, Sycosis barbae parasitaria, Trichophytia profunda barbae, Bart-Trichophythie, Bartpilzflechte
Def: Durch *Dermathophyten (*Tinea) bedingte tiefe *Mykose im Bartbereich bei Männern.
Ätio: Häufig von infizierten Tieren (Rinder, Nagetiere) auf den Menschen übertragen.
Err: Vor allem Triphophyton mentagrophytes, auch andere Trichophyton- und Mikrosporumarten.
Klin: Herdförmige, zunächst entzündliche, schuppende Rötung. Umschriebene Follikulitiden, Pustelbildung, Ausbildung von furunkuloiden Knoten, zahlreiche follikuläre Pusteln, konfluierende Abszedierung möglich. Erkrankte Haare lassen sich schmerzlos epilieren. Druckschmerzhafte regionale Lymphknotenschwellungen, evtl. Fieber.
Diag: Pilznachweis im oder am epilierten Haar, im Nativpräparat und in der Kultur (*Mykose).
DD: Bakterielle *Follikulitiden, *Folliculitis simplex barbae, *Folliculitis barbae candidamycetica, *Tuberculosis cutis colliquativa, *Aktinomykose, *Folliculitis decalvans
Ther: Intern und extern antimykotisch (*Mykosen, Dermatomykosen).
Prog: Tendenz zur Spontanheilung, narbige Alopezie als Restzustand möglich

Tinea capillitii
s. Tinea capitis

Tinea capitis
Syn: Tinea capillitii, Trichophytia capillitii
Def: *Tinea des behaarten Kopfes, man unterscheidet:
- *Tinea capitis profunda
- *Tinea capitis superficialis
- Tinea capitis favosa (*Favus)

Err: *Dermatophyten, meist Microsporum canis, aber auch andere.
Lit: Bräuninger W, Bork K, Böckers M (1984) Tinea capitis durch Trichophyton violaceum. Akt. Dermatol. 10:10–12

Tinea capitis favosa
s. Favus

Tinea capitis profunda
Syn: Kerion Celsi, Celsussches Kerion, Trichophytia profunda
Def: Tiefe, mit furunkuloiden Granulomen einhergehende *Tinea capitis, die in erster Linie durch tierpathogene *Dermatophyten (*Tinea) hervorgerufen wird.
Err: Trichophyton mentagrophytes, Trichophyton verrucosum
Man: In erster Linie Kinder
Klin: Juckende oder mäßig schmerzhafte, gut abgegrenzte, kissenartig erhabene, purulente, bis kinderhand-

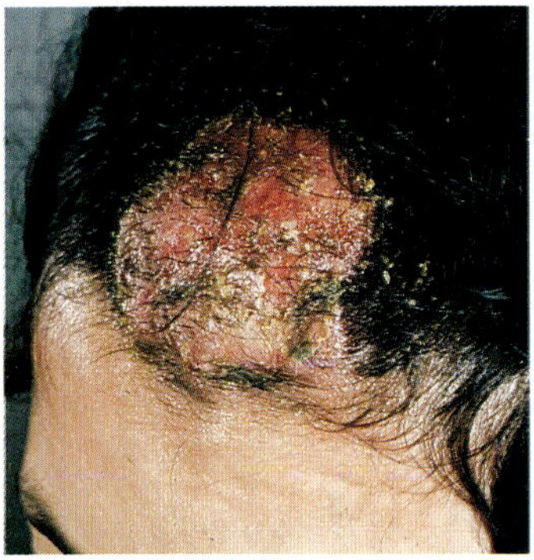

Tinea capitis profunda, Pilzmyzel im Haar

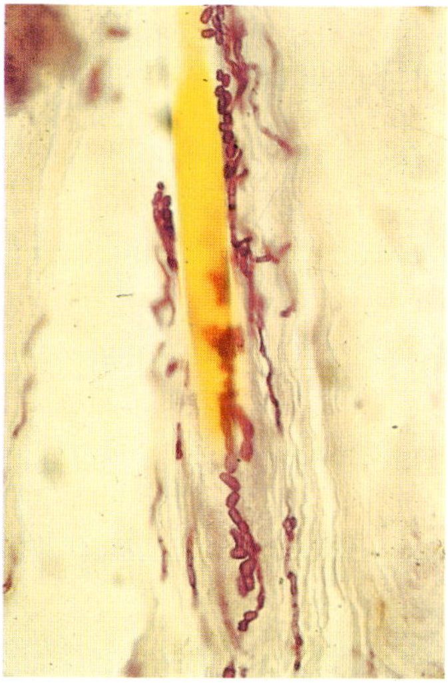

Tinea capitis profunda

tellergroße, hochrote Knoten. Auf Druck Entleerung von Eiter.
Diag: Klinisches Bild, Pilznachweis (*Mykose)
DD: *Furunkel, *Karbunkel, *Tumoren
Ther: Intern und lokal antimykotisch (*Mykose, Dermatomykose)
Prog: Narbige Abheilung

Tinea capitis superficialis
Syn: Trichophytia superficialis
Def: Hochkontagiöse, gelegentlich endemisch auftretende *Tinea capitis des Kindesalters.
Err: Trichophyton- und Mikrosporonarten (*Dermatophyt, *Tinea).
Klin: Multiple, seltener solitäre, münz- bis handtellergroße, rundliche, meist aphlegmasische, stärker schuppende Herde mit abgebrochenen Haaren. s. a. Mikrosporie, Favus
Diag: Klinisches Bild: Beim Vorliegen einer Mikrosporoninfektion gelbgrüne Fluoreszenz im Wood-Licht, mykologische Untersuchung (*Mykose)
DD: *Alopecia areata, *Tinea amiantacea, *Psoriasis capitis
Ther: Extern und ggf. intern antimykotisch (*Mykose, Dermatomykose)

Tinea circinata
Def: Großbogig begrenzte Tinea, z. B. *Tinea corporis, *Tinea imbricata.

Tinea colli
s. *Tinea corporis, colli et faciei

Tinea corporis
s. *Tinea corporis, colli et faciei

Tinea corporis, colli et faciei
Syn: Trichophytia corporis superficialis, Herpes circinatus, Trichophytie der unbehaarten Haut, Impetigo figurata, Squarrus circumscriptum (Gruby), Dartres furfuracees arrondies (Alibert), Ringworm of the body
Def: Oberflächliche, entzündliche *Tinea der unbehaarten Haut mit zentrifugaler Ausbreitung.
Ätio: Häufig Infektion durch Haustiere (Rind, Meerschwein, Hamster)
Err: Vor allem Trichophyton rubrum, Trichophyton mentagrophytes, auch

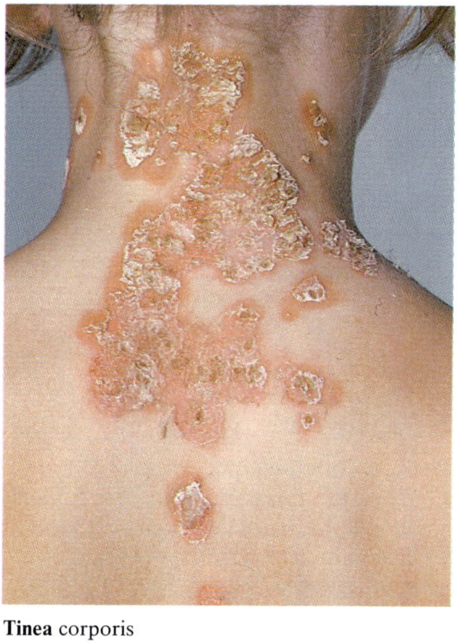

Tinea corporis

Epidermophyton floccosum (*Dermatophyt, *Tinea)
Man: Häufig Kinder, auch Erwachsene
Lok: Gesicht (Tinea faciei), Hals (Tinea colli), Stamm, Extremitäten (Tinea corporis)
Klin: Gut abgegrenzte, juckende, gerötete, schuppende, anuläre oder zirzinäre, randbetonte Herde. Zentrifugale Progredienz, zentrale Abheilung.
Diag: Pilznachweis (*Mykose)
DD: *Mikrobielles und *seborrhoisches Ekzemˆ, *Psoriasis vulgaris, *Parapsoriasis en plaques, *Mycosis fungoides, *Erythema anularis centrifugum Darier
Ther: Antimykotika extern, bei ausgedehntem Befall, Nagelbefall oder Therapieresistenz Griseofulvin intern (*Mykose, Dermatomykose).
Prog: Stark entzündliche Formen haben eine Tendenz zur Spontanheilung, im allgemeinen unbehandelt hoch chronischer Verlauf, quoad vitam immer günstig.

Tinea corporis profunda
Syn: Trichophytia corporis profunda
Def: Tiefe, mit granulomatöser Herdreaktion einhergehende *Tinea der Haut.
Lok: Handrücken, Handgelenke, Unterarme, Hals
Klin: Meist solitärer, umschriebene, infiltrierter und erhabener Herd meist mit vereiterter Auflagerung und intakten oder zerplatzten Pusteln.
Diag: *Mykose
Ther: Intern und extern antimykotisch (*Mykose, Dermatomykose)

Tinea cruris
s. Tinea granulomatosa follicularis et nodularis cruris

Tinea, dyshidrosiforme
Def: Akute Pilzerkrankung der Füße und/oder der Hände unter dem klinischen Bild der Dyshidrose (*Tinea manuum/pedum).
DD: *Mykid

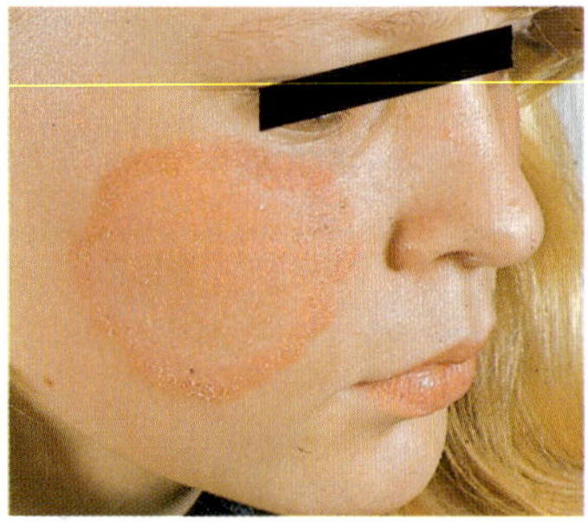

Tinea faciei

Tinea faciei
s. *Tinea corporis, colli et faciei

Tinea favosa
s. Favus

Tinea glutaealis
Syn: Epidermophytia glutaealis
Def: Variante der *Tinea corporis mit Sitz im Bereich der Gesäßregion.

Tinea granulomatosa follicularis et nodularis cruris
Syn: Tinea der Unterschenkel, Tinea cruris, chronische follikuläre Trichophytie der Unterschenkel, Tinea nodosa. Im angloamerikanischen Sprachraum fälschlicherweise synonym zu Tinea inguinalis gebrauchte Bezeichnung.
Ätio: Autoinokulation durch Rasieren der Beinhaare bei vorbestehender *Tinea unguium bzw. pedum
Man: Vor allem Frauen
Lok: Distale Unterschenkelaußenseiten
Klin: Bräunliche bis blaurötliche, erbsgroße, follikulär gebundene, juckende, evtl. konfluierende Knötchen mit Schuppenkrausenrand.
Hist: Granulationsgewebe mit tuberkuloiden Strukturen, evtl. zentrale Einschmelzung
Diag: Pilznachweis im Nativpräparat oder Kultur (*Mykose)
DD: Bakterielle *Follikulitiden, *Candidose, *Psoriasis vulgaris, *Erythema nodosum

Ther: Extern, ggf. intern (*Mykose, Dermatomykose)
Prog: Hochchronischer Verlauf

Tinea hyperkeratotica
s. *Tinea pedum

Tinea imbricata
Syn: Trichophytia corporis superficialis, orientalische Flechte, indische Flechte, chinesische Flechte, Tokelau, Tamana, Tinea circinata tropicalis, Gugo, Scaly Ringworm, Herpes farinosus u. a.
Def: Sonderform der Tinea corporis superficialis (*Tinea corporis, colli et faciei) mit typischen kokardenartigen Herden.
Err: Trichophyton concentricum
Vork: Afrika, Südamerika, Indochina
Klin: Bräunliche, peripher migrierende, schuppende, anuläre Hautveränderungen. Juckreiz
Diag: Pilznachweis (*Mykose)
Ther: Intern und extern antimykotisch (*Mykosen, Dermatomykosen)

Tinea inguinalis
Syn: Eccema marginatum Hebra, Epidermophytia inguinalis, Ringworm of the groin, Jockey itch
Def: Variante der Tinea corporis (*Tinea corporis, colli et faciei) mit Sitz im Inguinalbereich.
Ätio: Direkte oder indirekte Übertragung von Mensch zu Mensch, Autoinokulation bei gleichzeitig bestehender *Tinea pedis.
Man: Vor allem Männer
Lok: Oberschenkelinnenseite, Skrotum, Ausbreitung auf Damm und Gesäßregion.
Klin: *Tinea corporis und *Tinea intertriginosa.
Diag: Pilznachweis im Nativpräparat und in der Kultur (*Mykose).
DD: *Erythrasma, *Intertrigo, *Psoriasis
Ther: Extern antimykotisch (*Mykose, Dermatomykose).

Tinea intertriginosa
Def: *Tinea im Bereich der Intertrigines: s. *Tinea inguinalis, axillär, ferner submammär, in Ellbeugen und Kniekehlen.
Klin: Geröteter Untergrund, weißliche, groblammellös schuppende Mazeration der Epidermis. Gehäuft schmerzhafte Rhagaden.
DD: *Candidosen
Ther: Extern antimykotisch (*Mykose, Dermatomykose).

Tinea manuum
Syn: Tinea manus, Epidermophytia manus
Def: *Tinea der Hände.
Ätio: Meist Autoinokulation bei gleichzeitig bestehender *Tinea pedum und *Onychomykose.
Err: Vor allem Trichophyton rubrum (ca. 80%), Trichophyton mentagrophytes (ca. 10%), auch Epidermophyton floccosum (ca. 4%)
Man: Vor allem Erwachsene
Lok: Einseitig, asymmetrisch
Klin: Hand- und Fingerrücken: Entsprechend der *Tinea corporis.
Interdigital: *Tinea pedum, intertriginöser Typ.
Palmae: Tinea manuum, dyshidrosiformer bzw. hyperkeratotisch-rhagadiformer Typ (festhaftende Schuppung und schmerzhafte Rhagaden).
Diag: Pilznachweis im Nativpräparat und Kultur (*Mykose)
DD: Schwielenekzem, *Dyshidrosis, *Psoriasis, *Mykidreaktion, *Candidose
Ther: Extern, ggf. intern antimykotisch (*Mykose, Dermatomykose).

Tinea nigra
s. *Tinea nigra palmaris et plantaris

Tinea nigra palmaris et plantaris
Syn: Keratomycosis nigricans palmaris, Cladosporiosis epidemica, Pityriasis nigra, Microsporosis nigra
Def: Harmlose, meist tropische Schimmelpilzerkrankung (*Tinea nigra), die bei Europäern bisher ausschließlich an Palmae und Plantae beobachtet wurde. In den tropischen Regionen

auch Befall von Fingern, Zehen, Thorax, Hals und selten des Gesichts.
Err: Cladosporium werneckii (Exophiala werneckii)
Ätio: Die Pilze bilden aus Tyrosin über Dopa ein melanoides Pigment.
Vork: Süd- und Mittelamerika, Afrika, auch USA und Europa
Lok: Handteller und Fußsohlen
Klin: Einige Wochen Inkubationszeit. Häufig randbetonte, unregelmäßig begrenzte, dunkle, zum Teil flach erhabene Herde. Meist keine entzündliche Reaktion oder Schuppung.
Diag: Pilznachweis (*Mykose)
DD: *Pityriasis versicolor, *Naevuszellnaevus, *malignes Melanom^, Schmutzeinsprengungen.
Ther: Antimykotika in Kombination mit keratolytischer Therapie (*Mykose, Dermatomykose).
Lit: Dorn M, Krempl-Lamprecht L (1977) Tinea nigra plantaris. Hautarzt 28:412–415
Haneke E, Kienlein-Kletschka B (1983) Histologie und Elektronenmikroskopie der Tinea nigra. Mykosen 26:514–520

Tinea nodosa
s. Tinea granulomatosa follicularis et nodularis cruris

Tinea pedum
Syn: Athletenfuß, Sportlerfuß, Fußpilzerkrankung, Fußmykose, Epidermophytia pedis, Tinea pedis
Def: *Tinea der Füße, häufigste Pilzerkrankung mit einer Inzidenz von 20% bis zu 80% (Bergleute, Soldaten) je nach Kollektiv.
Ätio: Ubiquitär vorkommende Pilze. Mittelbare Infektion von Mensch zu Mensch durch Barfußlaufen in Schwimmbädern, Turnhallen etc. Begünstigende Faktoren: Luftundurchlässige Schuhe, Hyperhidrose, Akrozyanose, arterielle und venöse Durchblutungsstörungen.
Err: *Tinea manuum
Klin:
- Dyshidrosiformer Typ (vesikulöse Form): Juckende, getrübte, unter Schuppenkrustenbildung abheilende Bläschen, vor allem im Fußgewölbe.
- Intertriginöser Typ (mazerative Form): Mazerierte, grau-weißliche, gequollene Haut, Erosionen, Rhagaden in den Interdigitalräumen.
- Squamös-hyperkeratotischer Typ (hyperkeratotisch-rhagadiforme Tinea): Vor allem Fußränder, Zehenspitzen, Ferse. Gut abgegrenzte herdförmige, schuppende Hyperkeratosen, evtl. mit Rhagaden.
- Oligosymptomatischer Typ: Minimale Rötung der Zehenzwischenräume, Hyperkeratose mit feinlamellöser Schuppung an Fersen und Fußkanten.
  Häufig auch *Onychomykose.

Diag: Nativer und kultureller Pilznachweis (*Mykose).
DD: *Intertrigo, *Candidose; hyperkeratotisch-rhagadiformes Fußekzem, *Psoriasis vulgaris, *Lichen ruber planus, *Dyshidrosis
Ther: Antimykotika extern (*Mykose, Dermatomykose), Beseitigung von Terrainfaktoren, Desinfektion von Strümpfen und Schuhen (z. B. Sagrotan), täglicher Wechsel der Strümpfe, Schuhe mindestens 1 Tag trocknen lassen, Reinigung von Handtüchern, Teppichboden u. a., Trockenfönen der Zehenzwischenräume.
Komp: *Erysipel, therapiebedingte *Kontaktallergie, *Tinea unguium
Prog: Meist hochchronischer Verlauf

Tinea tarsi
s. Blepharitis mycotica

Tinea unguium
s. Onychomykose

Tinea der Unterschenkel
s. Tinea granulomatosa follicularis et nodularis cruris

Tinea versicolor
Def: Bezeichnung im angloamerikanischen Schrifttum für die *Pityriasis versicolor.

Tinta
s. Pinta

Tintenstiftgewebsnekrose
Def: Durch Eindringen des Tintenstiftes in die Haut verursachte, wenig schmerzhafte, fortschreitende Nekrose mit Übergriff auf Weichteile, Knorpel und Knochen. Schädliche Bestandteile der Tintenstifte sind vor allem die basischen Anilinfarbstoffe.
Ther: Exzision des verfärbten Gewebes. Bei Kontraindikation: Pinselungen mit 5%iger Tanninlösung.

TNM-Klassifikation
Def: Von der UICC (Union internationalis contra cancrum) vorgeschlagene klinische Stadieneinteilung von malignen Tumoren (Staging).
1. **T** bezeichnet die Ausbreitung des Primärtumors:
Tx Primärtumor nicht klassifiziert oder klassifizierbar
T0 nicht vorhanden oder unbekannt
Tis In-situ-Befund
T1-T4 Größenausdehnung und Umgebungsinfiltration des Primärtumors, wird für jede Tumorart gesondert definiert (Angabe in mm).
2. **N** bezieht sich auf Metastasen im regionären Lymphabflußgebiet, inklusive In-Transit-Metastasen:
Nx Regionale Lymphknoten nicht zu beurteilen oder regionales Lymphabflußgebiet nicht standardmäßig untersucht
N0 negativer Befund
N1-N3 Zahl und Ausdehnung der Metastasen, Verwachsung mit der Umgebung, für jede Tumorart gesondert definiert.
3. **M** bezeichnet Fernmetastasen, d. h. alle Absiedlungen außerhalb der dem Primärtumor zugeordneten Lymphabflußregion:
Mx Fernmetastasen nicht beurteilbar oder nicht standardmäßig untersucht
M0 Keine Fernmetastasen nachweisbar
M1 Fernmetastasen vorhanden Für den Sitz der Fernmetastasen gelten folgende Abkürzungen:
Lunge = PUL, Knochen = OSS, Leber = HEP, Hirn = BRA, Lymphknoten = LYM, Knochenmark = MAR, Pleura = PLE, Peritoneum = PER, Haut = SKI, andere Organe = OTH.
Zusätzliche Kennzeichnungen:
4. **C**–Faktor: Zur Diagnosesicherung eingesetzte Untersuchungstechnik:
C1 klassifiziert aufgrund von Standarduntersuchungen (klinischer Befund, Röntgen-Standarduntersuchung des Thorax)
C2 klassifiziert aufgrund spezieller apparativer diagnostischer Verfahren, z. B. Tomogramm, Sonographie
C3 klassifiziert nach chirurgischer Exploration bzw. Probebiopsie
C4 postoperative histopathologische Klassifikation (entspricht dem p-Faktor)
C5 Autopsie
5. **p**–Faktor: postoperative histopathologische Klassifikation. Erfordert für die Beurteilung des Primärtumors (pT) eine vollständige Resektion und Untersuchung, für die Beurteilung der regionären Lymphknotenmetastasen (pN) die Entfernung in einem Ausmaß, das die Aussage über das Fehlen von Metastasen verläßlich macht und zur Bestimmung der höchsten pN-Kategorie ausreicht. Die pathologische Feststellung von Fernmetastasen erfordert die mikroskopische Untersuchung. TNM-Klassifikation der einzelnen Tumorformen s. unter den jeweiligen Stichworten.
6. **G:** histopathologisches Grading
G1 geringer Malignitätsgrad
G2 mittlerer
G3 hoher

Tollkrätze
Def: „Pseudowut" der Haustiere durch Herpesvirus suis. Beim Menschen als Laboratoriumsinfektion auftretend mit Juckreiz und Myopathie.

Toluropsis neoformans
Def: Erreger der *Kryptokokkose.

Tonnenzähne
s. Hutchinson-Zähne

Tonsillae linguae heterotopicae symmetricae
Syn: Heterotope Zungenmandeln, heterotope Zungentonsillen
Def: Kleinknotige, weiche, bis linsengroße, rosarote, aus lymphoepithelialem Gewebe bestehende Vorwölbungen am Zungengrund. Harmlose angeborene Sonderform der Tonsilla lingualis.
Bei Entzündung: Angina tonsillae linguae heterotopicae

Tophi, luische
s. syphilitische Exostosen^

Tophi uratici
s. Gichttophi

Torre-Muir-Syndrom
Syn: Torre-Syndrom, Muir-Torre-Syndrom
Def: Seltenes, familiär und sporadisch auftretendes Tumorsyndrom, gekennzeichnet durch multiple Talgdrüsenneoplasien, *Kerathoakanthome und innere Karzinome.
Klin: Multiple, kutan oder extrakutan lokalisierte primäre Karzinome (v. a. Adenokarzinome des Gastrointestinaltrakts, *spinozelluläre Karzinome^ der Haut), synchron oder metachron auftretende Talgdrüsentumoren (*Adenomata sebopara, *Basaliome mit Talgdrüsendifferenzierung, *Talgdrüsenkarzinome).
Prog: Die Metastasierungsneigung der im Rahmen dieses Syndroms auftretenden Karzinome ist geringer als bei solitärem Vorkommen.
Lit: Burgdorf WHC, Worret WI (1988) Autosomal dominante Genodermatosen und ihre Assoziation mit internen Karzinomen. Hautarzt 39:413–418
Hagedorn M, Bauknecht T, Rußwurm R (1987) Torre-Muir-Syndrom. Hautarzt 38:683–686
Schwartz RA, Goldberg DJ, Mahmood F et al. (1989) The Muir-Torre Syndrome: A Disease of Sebaceous and Colonic Neoplasms. Dermatologica 178:23–28
Worret WI, Burgdorf WHC, Fahmy A, Pitha J (1981) Torre-Muir-Syndrom. Hautarzt 32:519–524

Torulose
s. Kryptokokkose

Total-Allery-Syndrom
s. Öko-Syndrom

Touraine-Solente-Golé-Syndrom
s. Pachydermoperiostose

Tourniole (Sabouraud)
s. Bulla repens

Toxic epidermal necrolysis
s. medikamentöses Lyell^-Syndrom

Toxic oil syndrome
s. Toxisches-Öl-Syndrom

Toxikodermie
Def: Heute weitgehend verlassener Sammelbegriff für lokale bzw. systemische toxische oder allergische Hauterkrankungen.

Toxinschock-Syndrom (TSS)
s. toxisches Schock^-Syndrom

Toxisches-Öl-Syndrom
Syn: toxic oil syndrome
Def: Durch vergiftetes Speiseöl ausgelöste Erkrankung mit phasenhaftem Verlauf und großer klinischer Ähnlichkeit mit chronischen Autoimmunerkrankungen des gefäßführenden Bindegewebes.
Ätio: Genuß von mit Anilin denaturiertem Rapsöl
Man: Akute Phase Frauen zu Männer 1:1, chronische Phase 6 bis 10 mal mehr Frauen.
Vork: 1981 in Spanien, als Epidemie
Klin: 1. Akute Phase: 7–10 Tage nach dem Verzehr Fieber, Dyspnoe durch interstitieller Pneumonie und Lungenödem, gastrointestinale Beschwerden.
2. Subakute Phase: Nach ca. 2 Monaten unspezifische pruriginöse Hautveränderungen, makulopapulöse oder

urtikarielle Erytheme, Arthralgien, Myalgien.
3. Chronische Phase: Ab dem 4. Monate, bei 10–15% der Patienten neuromuskuläres Syndrom mit Sklerodermie-artigen oder poikilodermatischen Hauterscheinungen. *Livedo reticularis, *Raynaud-Syndrom, *Sjörgren-Syndrom, Karpaltunnel-Syndrom, Dysphagie, pulmonaler Hochdruck.
Lab: Eosinophilie, IgE-Erhöhung, 35–80% ANA positiv
DD: *Eosinophilie-Myalgie-Syndrom, *Pseudosklerodermie
Ther: Symptomatisch, kausale Therapie unbekannt.
Prog: Chronisches Stadium: Progredienz über Jahre, in der akuten Phase Tod durch pulmonale Komplikationen.
Lit: Bell S, Brand K, Meurer M (1992) Das Toxische-Öl-Syndrom („toxic oil syndrome) -ein Beispiel einer exogen induzierten Autoimmunerkrankung. Hautarzt 43:339–343

Toxisches Pustuloderm
s. toxisches Pustuloderm^

Toxoplasmose
Def: Häufig systemische, aber meist gutartige parasitäre Infektion durch Genuß von infiziertem Fleisch , Kontakt mit Katzen und selten intrauteriner Infektion.
Err: Toxoplasma gondii, überwiegend intrazelluläres Protozoon.
Klin: Meist chronisch latenter Verlauf, Ausbildung isolierter Organzysten. Lymphknotentoxoplasmose: *Piringer-Kuchinka-Syndrom
Hautveränderungen: Akute fieberhafte Exantheme und kutane Knotenbildung bei der erworbenen und angeborenen Toxoplasmose (*Toxoplasmose, exanthematische Form).
Konnatale Toxoplasmose: Fetopathien Hirntoxoplasmose bei T-Zell-Defekten.
Diag: Sabin-Felmann-Test, KBR, Nachweis von IgM-Antikörpern
Ther: Pyrimethamin und Sulfonamid

Toxoplasmose, exanthematische Form
Def: Form der angeborenen oder erworbenen *Toxoplasmose mit hohem Fieber, Beeinträchtigung des Allgemeinbefindens, lividen fleckigen, makulopapulösen, auch hämorrhagischen, rubeoliformen, teilweise schuppenden Exanthemen. Aussparung von Palmae und Plantae.

Toxoplasmose, Lymphknoten-toxoplasmose
s. *Piringer-Kuchinka-Syndrom

TPHA-Test (Treponema pallidum Hämaglutinationstest)
Def: Nachweis von Antikörpern gegen Treponema pallidum mittels indirekter Hämagglutination (an Erythrozyten gebundene Treponen).
s. a. Syphilisserologie, Syphilis

TPI-Test (Treponema-pallidum-Immobilisationstest)
Syn: Nelson-Test, Nelson-Mayer-Test
Def: Heute nicht mehr gebräuchlicher treponemenspezifischer Test: Immobilisation von Treponema pallidum durch Antikörper im Serum von an *Syphilis erkrankten Patienten.
Reaktiv: Ende des Primärstadiums
s. a. Syphilisserologie

Trachom
Syn: Ägyptische Augenkrankheit, Körnerkrankheit
Def: Meldepflichtige, chlamydienbedingte chronische Konjunktivitis.
Ätio: Schmierinfektion von Mensch zu Mensch oder über kontaminierte Gegenstände.
Err: Chlamydia trachomatis, Serotypen A, B, Ba, C
Klin: Bindehautkatarrh, bis 3 mm große Körner in geschwollenem Gewebe in Lidbindehaut und Übergangsfalte. Graue, sich vom oberen Hornhautrand her vorschiebende, vorhangartige Trübung. Narbige Schrumpfung und Verkrümmung des Tarsus, Entropium cicatricum.
Diag: Nachweis von Prowazek-Halberstädter Einschlußkörperchen

(Giemsa-Färbung, *Einschlußblenorrhoe), Zellkultur, KBR, Immunfluoreszenz.
Komp: Erblindung
DD: *Conjunctivitis vernalis, *Paratrachom
Ther: Intern: Tetracycline (1,5–2 g/die für 10–14 Tage), alternativ Erythromycin (2 g/die). Extern: Antibiotikahaltige Salben.

Trachoma-Einschluß-Konjunktivitis
Syn: Trachoma inclusion conjunctivitis (TRIC)
s. Einschlußblenorrhoe der Neugeborenen;
s. Schwimmbadkonjunktivitis

Trachoma inclusion conjunctivitis (TRJC)
s. Trachoma-Einschlußkonjunktivitis

Trachyonychia idiopathica
Def: *Zwanzig-Nägel-Dystrophie ohne eruierbare Grunderkrankung.

Trachyonychie
s. Zwanzig-Nägel-Dystrophie

Tränensackentzündung
s. Dakryocystitis

Traktionsalopezie
s. Alopecia marginalis

Transfusionshepatitis
s. *Hepatitis, akute Virushepatitis

Transfusionslues
s. Lues, Transfusionslues

Transfusionssyphilis
s. Lues, Transfusionslues

Transitorische akantholytische Dermatose
Syn: Transiente akantholytische Dermatose, persistent acantholytic dermatosis, benigne papulöse akantholytische Dermatose, M. Grover
Def: Mit papulovesikulösen, selten bullösen oder hyperkeratotischen, stark juckenden Effloreszenzen einhergehende, spontan rückbildungsfähige Dermatose unklarer Genese, histologisch gekennzeichnet durch Akantholyse ähnlich der *Dyskeratosis follicularis.
Ätio: Unbekannt, kein familiäres Auftreten. Provokation durch lokale Irritation, Sonnenlicht
Man: Nach dem 40. Lebensjahr, v. a. hellhäutige Männer
Lok: Bevorzugt Brust, Nacken, oberer Rücken
Klin: Das klinische Bild ist äußerst variabel. Stets besteht starker Pruritus. Beim ursprünglich von Grover beschriebenen Krankheitsbild finden sich disseminierte, urtikarielle, nicht konfluierende Papeln und Papulovesikel, das *Nikolskiphänomen ist negativ (papulovesikulöser Typ). Möglich sind auch bullöse, einem *Pemphigus vulgaris ähnelnde Formen, papulöse Formen ohne Ausbildung von Bläschen sowie papulokeratotische Formen (ähnlich der *Dyskeratosis follicularis).
Hist: *Akantholyse mit subkornealer oder suprabasaler Spaltbildung, Spongiose, Dyskeratose. Darier-Typ, spongiotischer Typ, Hailey-Hailey-Typ, Pemphigus-Typ. Oft mehrere Typen in einem histologischen Schnitt. Monomorphes, lymphohistiozytäres Infiltrat in der papillären Dermis.
IIF und DIF: Keine Pemphigusantikörper
DD: *Prurigo simplex subacuta, *Skabies, *Dermatitis herpetiformis Duhring, *Dyskeratosis follicularis, *Pemphigus vulgaris
Ther: Intern niedrig dosierte Kortikosteroide, extern Hydrokortisoncreme, Lotio zinci. Versuch mit *PUVA.
Prog: Meist Spontanheilung innerhalb von Wochen bis Monaten, aber auch jahrelange Verläufe möglich.
*Lit:*Lang I, Lindmaier A, Hönigsmann H (1986) Das Spektrum der transienten akantholytischen Dermatosen. Hautarzt 37:485–493

Transitorische neonatale pustulöse Melanose (Ramamurthy)
s. Transitorische neonatale pustulöse Melanose^

Transplantation, freie
Def: Verpflanzung von Haut oder Teilen der Haut auf einen Hautdefekt. Man unterscheidet *Epithelersatz und Hautersatz (*Spalthauttransplantat, *Vollhauttransplantat).

Treacher-Collins-Syndrom
s. Dysostosis mandibulofacialis

Trematoden
Syn: Saugwürmer, Egel
Def: Mit 2 Saugnäpfen (Mund, Bauch) ausgestattete Würmer. Im Zwischenwirt Schnecke Entwicklung von Zerkarien, Befall des Menschen.
s. Bilharziose
s. Zerkariendermatitis

Trendelenburg-Versuch
Def: Klinischer Test zur Überprüfung der Venenklappen im Bereich der Vena saphena magna und der Vv. perforantes.
Methode: Ausstreichen der oberflächlichen Venen am elevierten Bein. Anlegen eines Stauschlauches am Oberschenkel. Füllen sich die oberflächlichen Venen (Saphena magna) nach dem Aufstellen innerhalb 1/2 Minute von distal her, liegt eine Perforansinsuffizienz nahe; das Auffüllen der Vena saphena magna nach Lösen des Stauschlauches spricht für eine insuffiziente Mündungsklappe.
s. a. Mahorner-Ochsner-Versuch,
s. a. Perthes-Versuch

Treponema carateum
Def: Erreger der *Pinta.

Treponema pallidum
Def: Erreger der *Syphilis.

Treponema pertenue
Def: Erreger der *Framboesie.

Treponematosen
Def: Durch Treponemen hervorgerufene Erkrankungen:
s. *Syphilis, *Pinta, *Framboesie

TRJC
s. Trachoma-Einschlußkonjunktivitis

Trichiasis
Def: Einwärtskehrung der Wimpern, z. B. durch Entropium mit Scheuern der Wimpern auf der Kornea.

Trichinenerkrankung
s. Trichinose

Trichinose
Syn: Trichinenerkrankung
Def: Meldepflichtige Wurmerkrankung
Ätio: Aufnahme der Erreger durch Verzehr von larvenhaltigem Schweinefleisch. Reifen der Würmer im Dünndarm. Nach 5 Tagen: Geburt neuer Larven; diese penetrieren die Darmwand und gelangen über den Blutweg in den gesamten Organismus.
Err: Trichinella spiralis
Klin: Fieber, Darm-Koliken, Diarrhoe, Muskelschmerzen. Oedeme im Gesicht (Lidödeme), an Hand- und Fußflächen; makulöse Exantheme, subunguale Blutungen.
Lab: Eosinophilie, IgE-Erhöhung
DD: *Dermatomyositis
Ther: Thiabendazol (2×25 mg/kg/die für 5–7 Tage)

Trichoadenom (Nikolowski)
Syn: Trichom
Def: Sehr seltener benigner pilärer Tumor des infundibulären Abschnitts des Haarfollikels. Zwischen *Trichofollikulom und *Trichoepitheliom, als höher differenzierte Variante des letzteren, stehend.
s. a. Haarfollikeltumor
Lok: Vor allem Gesicht, seltener Oberschenkel
Klin: Rötlich bis gelblicher, bis zu 15 mm Durchmesser großer, meist derber Knoten oder Plaque.
DD: *Basaliom, *Atherom, *Histiozytom
Ther: Operative Entfernung
Lit: Undeutsch W, Rassner G (1984) Das Trichoadenom (Nikolowski). Hautarzt 35:650–652

Trichobacteriosis axillaris
Syn: Trichomycosis palmellina, Trichomycosis axillaris, Trichonocardiosis

Def: Besiedelung der Achselhaare mit koryniformen Bakterien.
Ätio: Die zur normalen Flora der Haut gehörenden Korynebakterien bilden bei mangelhafter Hygiene, Hyperhidrose und feuchter Wärme dichte Kolonien um den Haarschaft.
Err: Corynebacterium tenuis
Lok: Achselhaare, selten Schambehaarung
Klin: Schwer abstreifbare, die Haare einscheidende Beläge von gelber (Trichomycosis palmellina flava), roter (Trichomycosis palmellina rubra) oder schwarzer (Trichomycosis palmellina nigra) Farbe. *Bromhidrose.
Diag: Klinik, mikroskopischer oder bakteriologischer Erregernachweis.
Ther: Rasur, hygienische Maßnahmen, Waschen mit Syndets

Trichoblastom, trichogenes
Syn: Trichogenic adnexal tumor
Def: Seltener benigner follikulärer Tumor (Haarkeimtumor).
s. a. Haarfollikeltumor
Hist: Kutan/subkutaner, aus Hornzysten bestehender Knoten mit strangförmig angeordeneten Epithelnestern basaloider Zellen, undifferenzierte Haarkeimstrukturen, Talgdrüsenläppchen und apokrine Schweißdrüsengänge.
DD: *Trichofollikulom, *Trichoepitheliom
Lit: Imai S, Nitto H (1982) Trichogenes Trichoblastom. Hautarzt 33:609–611

Trichochisis
s. Trichoptilosis

Tricho-dento-ossäres Syndrom
Syn: Haar-Zahn-Knochen-Syndrom, enamel hypoplasia with curly hair, taurodentism, amelogenesis imperfecta, Robinson-Miller-Worth-Syndrom
Def: Spezielle Form der *ektodermalen Dysplasie^ mit Zahn- und Haaranomalien in Kombination mit Osteosklerose. Klinisch werden 3 Typen unterschieden, wobei sich Typ II und III von Typ I durch die Gesichtsform und radiologische Veränderungen abgrenzen.
Klin:
- Haare: Von Geburt an dicht, kleingelockt, leicht ausfallend.
- Zähne: Schmelzhypoplasie, kleine Zähne, Taurodontie, früher Zahnverlust, Abzesse und Gingivitis
- Nägel: dünn, flach, brüchig
- Gesichtsdysplasien: Asymmetrie, Dilidochozephalie u. a.
- Radiologische Veränderungen
- Normale Intelligenz

Lit: Shapiro SD et al. (1983) Tricho-dento-osseous syndrome: heterogenecity or clinical variability. Am J Hum Genet 16:225–236

Trichodiskom (Pinkus)
Def: Gutartiger, langsam wachsender, fibroepithelialer Tumor, der von den Haarscheiben (Hair disk) ausgeht.
s. a. Haarfollikeltumor
Lok: Stamm, Gesicht, seltener Extremitäten
Klin: Multiple, kleine, 1–3 mm große, hautfarbene Papeln.
Ther: Nicht notwendig, ggf. Exzision
Lit: Starink TM, Kisch LS et al. (1985) Arch. Dermatol. 121:888

Trichoepitheliom
Def: Epithelial-mesenchymales Hamartom mit Merkmalen der Haardifferenzierung, welches solitär und multipel (*Epithelioma adenoides cysticum) auftreten kann.
s. a. Haarfollikeltumor
Man: Häufig schon im Jugendalter
Lok: Vor allem Gesicht, seltener Stamm
Klin: Fleischfarbene, harte, 2–5 mm große, asymptomatische Knötchen.
Hist: Proliferation von Basalzellen, Epithel- oder Stachelzellen mit basaloiden Strängen, die gelegentlich piläre Formationen aufweisen.
Von einer bindegewebigen Kapsel umgeben.

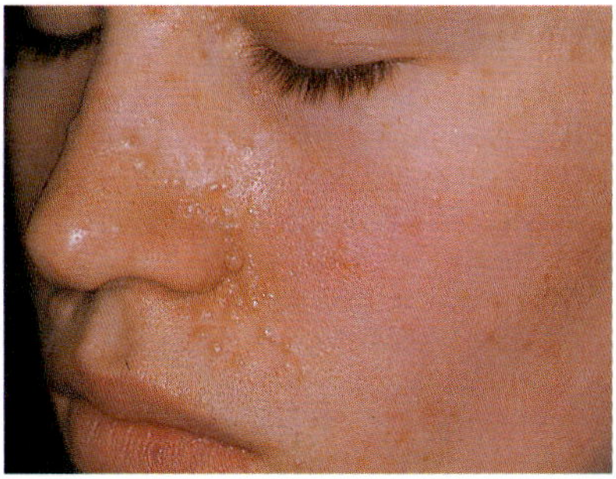

Trichoepitheliome

DD: *Naevus, *Basaliom, *Haarfollikelnaevus
Ther: Ggf. Exzision
Prog: Günstig
Lit: Winkelmann RK, Diaz-Perez JL (1980) Trichoepitheliome. Hautarzt 31:527–530

Trichoepithelioma papulosum multiplex
s. Epithelioma adenoides cysticum

Trichoepitheliom, desmoplastisches
Syn: Sklerosierendes epitheliales Hamartom
Def: Dem *Trichoepitheliom nahestehender Adnextumor, histologisch durch stärkeres fibrotisches Geschwulststroma charakterisiert.
s. a. Haarfollikeltumor
Man: V. a. junge Frauen
Lok: Bevorzugt Gesicht
Klin: Asymptomatisches, eingesunkenes, rötlich bis gelbliches, nicht ulzerierendes Knötchen mit aufgeworfenen Rändern
Hist: Züge epithelialer, basaloider Zellen, Hornzysten und Verkalkungen in verdichtetem, fibrotischem (desmoplastischem) Bindegewebe.
DD: Klinisch v. a. *Basaliom, histologisch *Trichoepitheliom, *Syringom, *Basaliom
Ther: Operative Entfernung
Lit: Dammert J, Kallioinen M (1987) Das desmoplastische Trichoepitheliom. Hautarzt 38:603–606

Trichoepitheliome, multiple
s. Epithelioma adenoides cysticum

Trichofollikulom (Miescher)
Def: Benigner, langsam wachsender, epithelialer Tumor der Haarfollikel.
s. a. Haarfollikeltumor
Lok: Gesicht, Ohrgegend, seltener Kapillitium
Klin: Bis zu 1 cm großer, meist hautfarbener, fester Tumor mit zentralem Porus, aus dem einzelne Härchen hervortreten.
Hist: Sekundäre Haaranlage um den zentralen, enorm erweiterten, mit Horn gefüllten Porus.
DD: *Trichoepitheliom, *Basaliom, *Naevuszellnaevus
Ther: Exzision

Trichogramm
Syn: Haarwurzelstatus
Def: Mikroskopisches Untersuchungsverfahren zur Erfassung pathologischer Vorgänge an Haarwurzeln und -schaft.
Methode: Frühestens 5 Tage nach der letzten Haarwäsche Epilation von 50 bis 60 Haaren an 2 Standardepilationsstellen (occipital und frontal). Nach Kürzung werden die Haare in möglichst paralleler Anordnung auf einem Objektträger ausgebreitet, so daß die Enden und die Haarschäfte beurteilbar sind.
Im Haarwurzelstatus gelten als Normwerte:
80% *Anagenhaare (inkl. dysplastische); 0–2% *Katagenhaare; bis 20% *Telogenhaare; bis zu 2% dystrophische Haare.

Trichokinesis
s. Pili torti

Trichoklasie
Syn: Haarbruch
Def: Glattes, queres oder schräges Brechen der Haare.
Ätio: Mechanische und/oder chemische Schädigung; auch idiopathisch.

Tricholemm
Def: Äußere Haarscheide.
Hist: Plattenepithelzylinder mit außen gelegener *Basalzellreihe.
Gliedert sich in 3 Abschnitte:
Infundibulum (oberer Anteil): epidermaler Verhornungstyp, Ausbildung eines *Stratum granulosum.
Isthmus (mittlerer Anteil): Keratinisierung ohne zwischen geschaltetes Stratum granulosum; wird als tricholemmale Verhornung bezeichnet.
Tiefer, haarbulbusnaher Abschnitt: 1 bis 2 Lagen helle, glykogenreiche Basal- und Suprabasalzellen. Keine Verhornung.

Tricholemmales Karzinom
Syn: Malignes Tricholemmom
Def: Seltener, niedrig maligner, von den Haarfollikeln ausgehender Tumor, der histologisch *Tricholemmom-Strukturen nachahmt.
s. a. Haarfollikeltumor
Man: Höheres Lebensalter
Lok: Chronisch lichtexponierte Areale (Gesicht, Ohr, Hals)
Klin: Uncharakteristisch: Relativ rasch wachsender, 0,5–2 cm großer, erosivnässender oder mit Krusten belegter, exophytischer Tumor.
Hist: Infiltrierend und destruierend wachsender Tumor von lobulärem, meist gut abzugrenzendem Aufbau aus unterschiedlich großen, hellen, optisch leeren Zellen mit chromatindichten Kernen. Erhebliche Zell- und Kernpolymorphie, atypische Mitosen. Gelegentlich abortive Haarbildung.
DD: Klinisch: *Basaliom, *Cornu cutaneum, *Keratosis actinica; histologisch: *follikuläres Porom^, *Tricholemmom, *Talgdrüsenkarzinom
Ther: Operative Entfernung
Prog: Günstig: langzeitig ausschließlich lokales Wachstum, sehr selten Metastasierung in die regionalen Lymphknoten.
Lit: Schell H, Haneke E (1986) Tricholemmales Karzinom. Hautarzt 37:384–387

Tricholemmale Keratose
Def: Seltener, benigner, hyperkeratotischer, von der äußeren Haarscheide ausgehender Tumor mit *tricholemmaler Verhornung. Seine Entität ist umstritten (fragliche Variante einer *Verruca seborrhoica oder einer *Keratosis actinica).
s. a. Haarfollikeltumor
Man: Hohes Lebensalter
Lok: Gesicht, Ohr
Klin: Hyperkeratotischer Tumor in lichtgeschädigter Haut unter dem Bild einer *aktinischen Keratose oder eines *Cornu cutaneum.
Hist: Epidermishyperplasie mit *tricholemmaler Verhornung.
Ther: Operative Entfernung
Lit: Grouls V (1987) Tricholemmale Keratose und tricholemmales Karzinom. Hautarzt 38:335–341

Tricholemmaltumor, proliferierender (Headington)
Syn: Proliferierende epitheloide Zyste, invasives Pilomatrixom, Riesenhaarmatrixtumor.
Def: Sonderform des *Tricholemmoms mit Neigung zur Ulzeration.
s. a. Haarfollikeltumor
Lok: Kopf (90%)
Man: Ältere Frauen (84%)
Lit: Burg G, Landthaler M (1988) Proliferierender Tricholemmaltumor. Hautarzt 39:117–119

Tricholemmalzyste
Syn: Atherom, Tricholemmzyste
Def: Mit tricholemmalen Hornmassen gefüllte epitheliale Zysten.
s. a. Haarfollikeltumor
Lok: Vor allem Kopfhaut
Klin: Kalottenförmig erhabene, prall-elastische, meist haarlose runde Knoten mit Entzündung möglich.
Hist: Zystenwand. Glasige Epithelzellen ohne Interzellularbrücken. Kein Stratum granulosum. Inhalt: Hornzellmassen, Cholesterin.
DD: *Zylindrom, *proliferierende Tricholemmalzyste^
Ther: Exstirpation der Zyste

Tricholemmalzyste, proliferierende
Syn: Pilar tumor of the scalp, proliferierende Trichilemmalzyste
Def: In der Regel gutartige, von persistierenden Wandteilen geplatzter *Tricholemmome ausgehende Neubildungen am behaarten Kopf, der klinisch monströse Ausmaße annehmen kann.
s. a. Haarfollikeltumor
Hist: Multiple verschieden große Zysten mit meist pseudoepitheliomatöser Hyperplasie der Zystenwand, aber auch entdifferenzierte Zellverbände bei einigen Tumoren nachweisbar.
Ther: Radikale chirurgische Exzision
Prog: Rezidivneigung, infiltratives Wachstum und Metastasierung wurden beobachtet.
Lit: Hödl S, Smolle J, Scharnagel E (1984) Zur Dignität der proliferierenden Trichilemmalzyste. Hautarzt 35:640–644

Tricholemmom (Headington)
Def: Gutartiger epithelialer Tumor, der von Zellen der äußeren Haarwurzelscheide seinen Ausgang nimmt.
s. a. Haarfollikeltumor
Lok: Kopfbereich (Nase, Oberlippe, Wangen)
Klin: Stecknadel- bis erbsgroßer Tumor mit papillomatöser oder auch verruköser Oberfläche.
s. a. proliferierender Tricholemmaltumor˄, M. Cowden
Hist: Große, glasig erscheinende, PAS-positive Tumorzellen, Palisadenstellung der Kerne.
DD: *Verruca vulgaris, *Basaliom
Ther: Operative Entfernung

Tricholemmzyste
s. Tricholemmalzyste

Tricholemmzyste, proliferierende
s. proliferierende Tricholemmalzyste˄

Trichom
s. Trichoadenom

Trichomalazie
Def: Bei Trichotillomanie beobachtete Störung der Haarschäfte mit Aufweichung, Stauchung und Dissoziation der Haarschaftanteile.

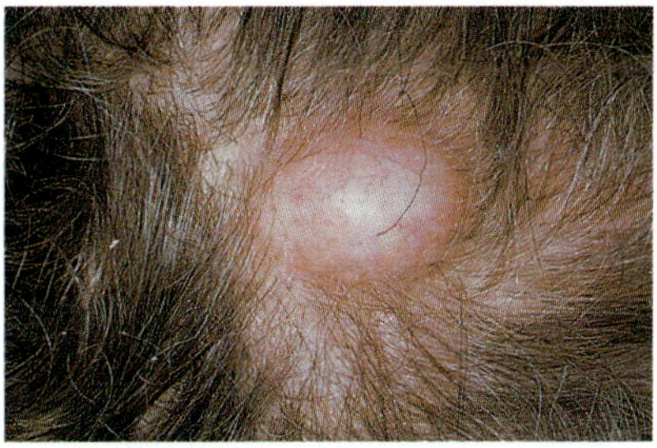
Tricholemmzyste

Trichomatose
Syn: Pflanzenhaar-Dermatitis, Sabra-Dermatitis
Def: Juckende, akute pruriginöse Dermatitis durch in der Haut steckende Pflanzenhaare (z. B. von Kakteen, Linden, Primeln, Rosen) und eine krätzeähnliche Entzündungsreaktion auf diese.
Lit: Pierard GE, Renkin A, Pierard-Franchimont (1985) Trichomatosen (Pflanzenhaar-Dermatitis). Dermatologica 171:72–75

Trichomegaliesyndrom (Oliver-McFarlane)
s. Wimpern, Syndrom der langen Wimpern

Trichomonaden-Granulom
Syn: Colpitis granularis bei Trichomoniasis
Def: Granulom an der Vaginalschleimhaut bei *Trichomonadenkolpitis.
Klin: Braunrote, flach erhabene, indurierte Schleimhautinfiltrate, evtl. flache, oberflächliche Ulzerationen.
Diag: Nachweis von Trichomonas vaginalis im Scheidenabstrich
DD: Syphilitischer Primäraffekt (*Syphilis aquisata)
Ther: *Trichomoniasis

Trichomonadenkolpitis
Def: Infektion der Scheide mit Trichomonas vaginalis.
s. a. Trichomonadenurethritis
Ätio: Häufig Übertragung durch den Geschlechtsverkehr
Klin: Pruritus, schaumiger Fluor, gerötete Scheidenhaut, braunrote, ödematöse, indurierte Infiltrate, leichte Ulzerationen an der Oberfläche. *Trichomonaden-Granulom.
Diag: Vaginalabstrich: Erregernachweis im Dunkelfeld oder im Phasenkontrastmikroskop.
Ther: *Trichomoniasis

Trichomonadenurethritis
Def: Beim Geschlechtsverkehr übertragene Urethritis durch Trichomonas vaginalis.
s. a. Trichomonadenkolpitis
Klin: Seröser Fluor, Harndrang, Brennen in der Harnröhre
Diag: Erregernachweis im Urethralabstrich oder Urinsediment (Dunkelfeld oder Phasenkontrastmikroskop).
Komp: Erosive Balanitis, Zystitis, Pyelitis, Entzündung der Samenwege, Prostatitis
DD: *Gonorrhoe, *Urethritis nongonorrhoica
Ther: *Trichomoniasis

Trichomoniasis
Def: Infektion mit Trichomonas vaginalis:
s. *Trichomonadenkolpitis,
s. *Trichomonadengranulom,
s. *Trichomonadenurethritis
Ther: Metronidazol (1–1,5 g/die)
Beachte: Mitbehandlung des Partners

Trichomycosis axillaris
s. Trichobacteriosis axillaris

Trichomycosis nodosa
s. weiße Piedra^

Trichmycosis nodosa nigra
s. schwarze Piedra^

Trichomycosis palmellina
s. Trichobacteriosis axillaris

Trichomycosis palmellina flava
s. *Trichobacteriosis axillaris

Trichomycosis palmellina nigra
s. *Trichobacteriosis axillaris

Trichomycosis palmellina rubra
s. *Trichobacteriosis axillaris

Trichomykose
Def: Überholte Bezeichnung für eine *Tinea der Haare.

Trichonocardiosis
s. Trichobacteriosis axillaris

Trichonodose
s. Trichorrhexis nodosa

Trichonodosis
Def: Verknotungen der einzelnen Haare durch mechanische Faktoren. Häufig Begleitsymptom juckender Dermatosen.

Trichooculodermovertebral-Syndrom
Def: Autosomal-dominantes Syndrom mit Veränderungen an Auge, Haaren, Wirbelsäule, Stimme und Pigmentierung, welches zu den *hidrotisch-ektodermalen Dysplasien zählt.
Lit: Wollina U, Roth H, Schaarschmidt H (1992) Hidrotisches ektodermales Dysplasie-Syndrom-Trichooculodermovertebrales-Syndrom. Hautarzt 43:158–162

Trichophagie
Def: Essen der zuvor ausgerupften Haare.
s. a. Trichotillomanie

Trichophytia barbare
s. Tinea barbae

Trichophytia barbae profunda
s. *Tinea barbae

Trichophytia blepharociliaris
Def: Oberflächliche oder tiefe *Tinea im Bereich der Wimpern mit Übergreifen auf die Augenlider.

Trichophytia capillitii
s. Tinea capitis superficialis
s. Tinea capitis profunda

Trichophytia corporis profunda
s. Tinea corporis profunda

Trichophytia corporis superficialis
s. Tinea corporis, colli et faciei

Trichophytia corporis superficialis imbricata
s. Tinea imbricata

Trichophytia profunda
s. Tinea corporis profunda
s. Tinea capitis profunda

Trichophytia superficialis
s. Tinea capitis superficialis
s. Tinea corporis, colli et faciei

Trichophytid
Def: *Id-Reaktion bei *Tinea.
s. a. Mykide

Trichophytie
Def: Mehrdeutiger Begriff, der einerseits eine Infektion der Haut mit Pilzen der Trichophyton-Gattung (*Tinea), andererseits ein bestimmtes klinisches Bild (Mykose des behaarten Kopfes) definiert, auch wenn dieses durch Nicht-Trichophyton-Gattungen hervorgerufen wird.

Trichophytie, chronische follikuläre der Unterschenkel
s. Tinea granulomatosa follicularis et nodularis cruris

Trichophytie, tiefe generalisierte (Araviysky)
Syn: Maladie dermatophytique (Hadida et Schousboe)
Def: Sich von Haut und Unterhaut, Lymphknoten und inneren Organen ausbreitende Dermatophyteninfektion.
Ätio: Dermatophyteninfektion, vor allem durch Trichophyton (Tr.) Schönleinii, Tr. verrucosum, Tr. violaceum bei zugrundliegender Abwehrstörung.
Klin: Zunächst oberflächliche *Tinea an Kopf oder Stamm. Nach Jahren Ausbildung subkutaner, abszedierender Knoten, Lymphadenitis. Befall von Knochen, inneren Organen und zentralem Nervensystem.
Hist: Granulome, Abszesse
Ther: Kombination von Griseofulvin (1g/die) mit Immunstimulantien.
Prog: Ernst, gehäuft Exitus letalis

Trichophytinreaktion
Def: Intradermaltest mit Trichophytonextrakten zum Nachweis allergischer Reaktionen vom Sofort- oder Spättyp.

Trichophyton
Def: Gattung imperfekter Pilze aus der Gruppe der *Dermatophyten. Zu den wichtigsten Vertretern aus dieser Gruppe zählen T. rubrum, T. mentagrophytes, T schoenleinii. In der parasitären Phase nur Ausbildung von Hyphen und Arthrosporen, in der saprophytären auch ein Luftmyzel, sowie Makro- und Mikrokonidien. Einige Trichophyten sind Farbstoffbildner.
s. a. Tinea

Trichophyton-rubrum-Abszesse, subkutane
Syn: Tiefe pustulöse Trichphyton-rubrum-Infektion, Trichophyton-rubrum-Granulome, Trichophyton rubrum mit Myzetombildung
Def: Abszeßbildung durch Trichophyton rubrum bei abwehrgeschwächten Patienten mit oberflächlicher *Tinea.
Klin: Nicht entzündliche, subkutane, einschmelzende Knoten.
Hist: Abszeß im unteren Korium, granulomatöse Wandstruktur, verzweigtes Myzel
Diag: Negativer Trichophytintest, Erregerkultur aus Abszeßeiter (*Mykosen)
Ther: Abszeßspaltung, Griseofulvin (500–1000 mg/die).
Lit: Ginter G, Soyer HP (1989) Ungewöhnliche klinische Erscheinungsbilder durch Trichophyton rubrum-atypische „Rubrophytien“. Hautarzt 40:364–369

Trichophyton-rubrum-Granulome
s. subkutane Trichophyton-rubrum-Abszesse

Trichophyton-rubrum-Infektion, tiefe pustulöse
s. subkutane Trichophyton-rubrum-Abszesse^

Trichophyton-rubrum mit Myzetombildung
s. subkutane Trichophyton-rubrum-Abszesse^

Trichopoliodystrophie
s. Kinky hair disease

Trichoptilose
s. Trichoptilosis

Trichoptilosis
Syn: Haarspaltung, Trichoschisis, Trichoptilose
Def: Längslaufende Spaltung des Haarschaftes, meist von der Spitze her.
Ätio: Meist vorhergehende traumatische Haarschädigung.

Trichorrhexis
Def: Brüchigkeit der Haare
Ätio: Meist Folge mechanischer oder chemischer Traumata; auch als dominantes Erbleiden auftretend.

Trichorrhexis invaginata
s. Bambus-Haare

Trichorrhexis nodosa
Syn: Trichonodose, Haarknötchenkrankheit, Hodara Krankheit, Paxton Krankheit, Hodarsche Krankheit,
Def: Umschrieben knotig verdicktes, glanzloses, rauhes, aufgesplittertes, leicht abbrechendes Haar verschiedenster Ursachen.

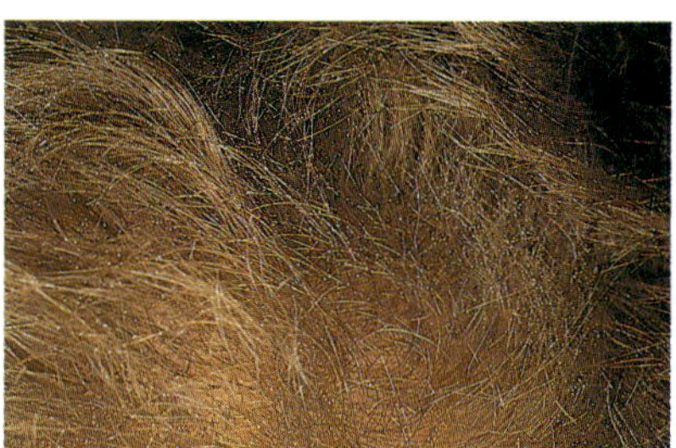
Umschriebene **Trichorrhexis** nodosa

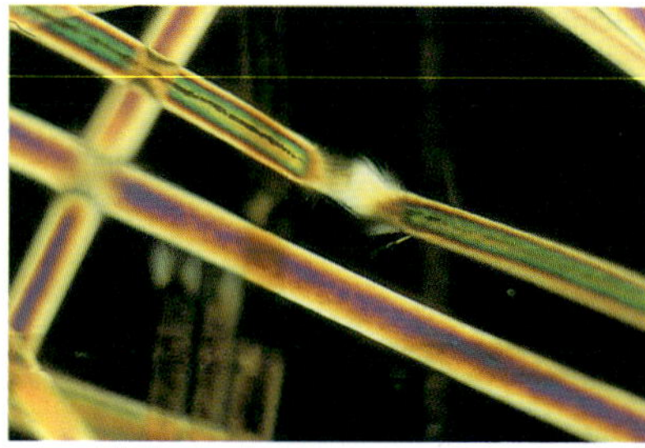
Trichorrhexis nodosa

Ätio: Angeboren (*Trichorrhexis nodosa congenita, *Argininbernsteinsäure-Syndrom) oder erworben (physikalische oder chemische Noxen – häufig mit *Trichoptilosis kombiniert)
Diag: Periodische Verdickung des Haarschaftes durch borstenpinselartige Aufsplitterung des Haares.
Ther: Ausschalten möglicher exogener Ursachen, Einfetten

Trichorrhexis nodosa congenita
Syn: Trichothiodystrophie-Syndrom, BIDS-Syndrom, Sabinas brittle hair syndrome, Marinescu-Sjörgren-Syndrom
Def: Hereditäre *Trichorrhexis nodosa mit spröden Schwefel-defizienten Haaren und komplexer Kombination variabler kongenitaler, neuroektodermaler Veränderungen.
Ätio: Autosomal-rezessiver Erbgang
Lit: Rebora A, Corvato F (1987) PIBI(D)S syndrome-trichothiodystrophy with xeroderma pigmentosa (group D) mutation. J Am Acad Dermatol 16:940–947

Trichorrhexis-Syndrom
s. Bambus-Haare

Tricho-rhino-phalangeales Syndrom I + II
Syn: Tricho-rhino-phalangeale-Dysplasie I+II, Klingmüller-Langer-Giedion-Syndrom,
Typ II: Ale-Calo-Syndrom, multiple Exostosen, mental retardation syndrome, multiple kartilaginäre Exostosen, periphere Dysostose-Syndrom

Def: Hereditäre Wachstums- und Entwicklungsstörung mit Handdysplasien, diffuse Hypotrichie mit leicht abbrechenden Haaren und *Hertogheschem Zeichen. Beim Typ II liegen zusätzlich multiple kartilaginäre Exostosen vor.
Ätio: Typ I: Vermutlich heterogen, meist autosomal-dominant vererbt; Typ II: Sporadisch auftretend, Störung am langen Arm des 8. Chromosoms.
Lit: Korting GW (1978) tricho-rhino-phalangeales Syndrom von Klingmüller-Giedion. Akt. Dermatol. 4:81–82

Trichoschisis
s. Trichoptilosis

Trichostasis lanuginosa Pinkus
s. Hypertrichosis lanuginosa congenita

Trichostasis spinulosa
Syn: Keratosis spinulosa cum trichostasi, Pinselhaare, Thysanothrix, Ichthyosis thysanotrichica, Lanugo-Comedonen
Def: Retention mehrerer gebündelter Terminalhaare in einem hyperkeratotischen Tagdrüsenfollikel.
Man: Vor allem alte Menschen
Lok: Rücken, seitliche Thoraxanteile, Nacken, Jochbögen, Stirn, Nasenflügel
Klin: Erweiterte schwärzliche Follikelöffnungen (Pseudokomedonen) mit dunkel gefärbtem Stachel. Ausdrücken des Follikelfilamentes möglich.
Hist: Dilatiertes Infundibulum, Mantel aus Korneozyten. Bündel von kurzen Lanugohaaren, eine zugehörige Haarwurzel
DD: *Akne comedonica
Ther: Ausdrücken der Follikelfilamente, Schälbehandlung (z. B. Vitamin-A-Säure)

Trichotemnomanie
Def: Zwanghaftes Abschneiden der Haare in umschriebenen Arealen bei hirnorganisch gestörten Patienten.
Ther: Psychiatrische Behandlung

Trichothiodysthrophie
s. Trichorhexis nodosa congenita

Trichotillobasaliom
Def: Angeblich durch ständiges Ausziehen von Haaren induziertes, vom Terminalhaarfollikel ausgehendes *Basaliom.
Lok: Vor allem Kinn, Oberlippe

Trichotillomanie
Syn: Haarrupf-Tic, hair pulling tic
Def: Ausreißen der eigenen Kopf- bzw. Körperhaare im Sinne einer Selbststimulation und Autoaggression.
Man: Vor allem Kinder
Klin: Umschriebene Kahlstellen im Bereich der Kopf- und/oder Körperhaare. Follikuläre Hämorrhagien. Kombination mit *Trichophagie möglich.
Ther: Psychotherapie

Trichotortosis
s. Pili torti

Trichuriasis
Def: Wurminfektion des Menschen mit Trichuris trichiura.
Ätio: Orale Aufnahme der Wurmeier
Klin: Diarrhoen, Bauchschmerzen, Anämie, perianaler Juckreiz.
Lab: Eosinophilie (19–15%)
Ther: Mebendazol (2 × 100 mg/die für 3 Tage)

Triglyceridämie, kohlenhydratinduzierte
s. Hyperlipoproteinämie Typ IV

Trikeratose, lichenoide
s. Keratosis lichenoides chronica

Tripper
s. Gonorrhoe

Tripperfäden
Syn: Tripperfilamente
Def: Weißliche, aus Schleim, Epithelien, Leukozyten und Gonokokken bestehende Fäden im Morgenurin bei der Urethritis gonorrhoica anterior chronica (*chronische Gonorrhoe).

Tripperrheumatismus
s. Monarthritis gonorrhoica

Trisomie 21
s. Mongolismus

Trisymptom Gougerot
s. Purpura rheumatica

Troisier-Hanot-Chauffard-Syndrom
s. Hämochromatose

Trombidiose
Syn: Erntekrätze, Heukrätze, Sendlinger Beiß, Giesinger Beiß, Herbstbeiße, Herbstkrätze, Gadnerbeiß, Trombidiosis, Erythema autumnale
Def: Befall des Menschen durch Larven bestimmter Laufmilben (Trombidiae). In Europa ist der häufigste Erreger Trombicula autumnalis (Chigger).
s. a. Milben, Gamasidiosis, Gerstenkrätze, Krämerkrätze
Man: Vor allem Spätsommer
Lok: Vor allem im Bereich eng anliegender Kleidung: Gürtelbereich, Büstenhalterbereich; Kniekehlen
Klin: Rote, stark juckende, linsengroße Flecken und Quaddeln 3–4 Stunden nach Exposition. Papeln, Seropapeln, Papulovesikel, hämorrhagische Einstichstelle nach 24–48 Std. Dauer der Hautveränderungen 2 Wochen, Juckreiz 1 Woche. Residuäre Pigmentierungen.
Diag: Anamnese, Klinik, mikroskopischer Milbenlarvennachweis schwierig
DD: *Urtikaria, *Skabies, *Prurigo simplex acuta
Ther: Extern: Lotio zinci, intern ggf. Antihistaminika

Trommelschlegelfinger
Syn: Digiti hippocratici, Clubbing, Kolbenfinger
Def: Trommelschlegelartig aufgetriebene Endphalangen der Finger infolge von Weichteilhyperplasie, unilaterales bzw. digitales Auftreten.
s. a. Uhrglasnägel
Ätio: Durch pulmonale Grunderkrankungen im arteriellen System zirkulierendes, reduziertes Ferritin, das für die Öffnung der AV-Shunts verantwortlich zu machen ist. Heute diskutiert man ätiologisch die durch eine Grunderkrankung freigesetzten Mediatoren.
Vork: Pulmonale Erkrankungen, maligne intrathorakale Prozesse, kardiale Erkrankungen, Erkrankungen der Schilddrüse (z. B. Hypothyreose, EMO-Syndrom), familiäres Auftreten (z. B. *hypertrophe Osteopathia^, *Pachidermoperiostitis)
Lit: (1986) H 661,174

Trommelschlegelfinger, idiopathische und Periostosis
s. Pachydermoperiostose

Trompeterschwiele
Def: Exogen-irritative *Leukoplakie an der Lippenschleimhaut durch chronische mechanische Irritation bei professionellen Trompetern.
s. a. Glasbläserschwiele, Geigerkinn

Tropenakne
s. Akne, tropische

Tropengeschwür
s. Ulcus tropicum

Trophallergie
s. Nahrungsmittelallergie

Trophödem, chronisches hereditäres
Syn: Elephantiasis congenita hereditaria, Nonne-Milroy-Meige-Syndrom, Trophoedème chronique héréditaire, hereditäres kongenitales Lymphödem
Def: Genetisch bedingtes primäres Lymphödem, bei dem klinisch 2 Formen unterschieden werden:
s. *Trophödem, Typ Meige
s. *Trophödem, Typ Nonne-Milroy

Trophödem, Typ Meige
Syn: Lymphödem Typ Meige, Meige-Syndrom, Maladie de Meige
Def: Genetisch bedingtes primäres Lymphödem entsprechend dem *Trophödems Nonne-Milroy mit weiteren assoziierten Symptomen und späterer Manifestation.
Ätio: Unbekannt
Man: Pubertät; weiblich : männlich = 2 : 1

Klin: Entsprechend dem *Trophödem Nonne-Milroy.
Zusätzlich: Minderwuchs, geistige Retardierung, Hypogenitalismus, Ptose der Augenlider, rezidivierende intrahepatische Cholestase, Fettsucht im Reithosenbereich
Ther: *Trophödem, Typ Nonne-Milroy

Trophödem, Typ Nonne-Milroy
Syn: Lymphödem, Typ Nonne-Milroy; Milroys disease
Def: Genetisch bedingtes primäres Lymphödem.
Wahrscheinlich unregelmäßig autosomal-dominanter Erbgang.
s. a. Trophödem, Typ Meige
Man: Vor allem Mädchen
Lok: Füße, Unterschenkel, selten Hände und Unterarme
Klin: Schmerzloses, zunächst eindrückbares Ödem, später reaktive Gewebsfibrose.
Ther: Versuchsweise Kompressionsstrümpfe
Prog: Chronisch-rezidivierender Verlauf, häufig Verschlechterung in der Pubertät

Trophoedème chronique héréditaire
s. Trophödem, chronisch hereditäres

Tropical phagedena
s. Ulcus tropicum

Tropical ulcer
s. Ulcus tropicum

Tropische Sprue
s. Sprue

Tropical Anhidrosis
s. „thermogenic" Anhidrosis^

Tropical anhidrotic asthenia
s. „thermogenic" Anhidrosis^

Trypanosoma cruzi
Def: Erreger der *Chagas-Krankheit.

Trypanosomiasis, afrikanische
s. Schlafkrankheit

Trypanosomiasis, amerikanische
s. Chagas-Krankheit

Tsutsugamushifieber
Syn: Kedami-Fieber, river fever, japanisches Flußfieber
Def: Von Trombidienlarven übertragene, schwere *Rickettsiose durch Rickettsia tsutsugamushi in Südostasien.
Lok: Vor allem Inguinalregion, Oberschenkel, Axillen und Stamm.
Klin: Primärläsion (= eschar): Hartes entzündliches Knötchen. Regionale oder generalisierte Lymphknotenschwellung. Umwandlung der Primärläsion in ein multilokuläres Bläschen, später Ulzeration mit Krustenbildung. Makulopapulöses Exanthem am 6.–10. Krankheitstag, ggf. Enantheme am weichen Gaumen.
Diag: Serologie
Ther: Tetracycline (2 g/die), Chloramphenicol (2–3 g/die) bis 3 Tage nach Entfieberung

Tuber
Def: Höckerartige Hauterhabenheit, die im Gegensatz zur Papel regelmäßig ulzeriert und bei Abheilung eine Narbe hinterläßt. Tubera werden regelmäßig bei der *Syphilis III beobachtet.

Tuberculosis colliquativa cutanea et subcutanea
s. Tuberculosis cutis colliquativa

Tuberculosis cutis colliquativa
Syn: Skrophuloderm, tuberkulöses Gumma, Tuberculosis colliquativa cutanea et subcutanea
Def: Subkutane, zu Einschmelzungen und Fisteln führende, postprimäre, subakute Tuberkuloseform bei normerger Reaktionslage des Organismus. Entstehung meist durch Übergreifen einer hautnahen Organtuberkulose auf Kutis und Subkutis; seltener exogen.
Err: Mycobacterium tuberculosis, meist Typus bovinus
Man: Heute vor allem ältere, resistenzgeschwächte Menschen.
Bei Kindern: *Tuberkulose, Fütterungstuberkulose

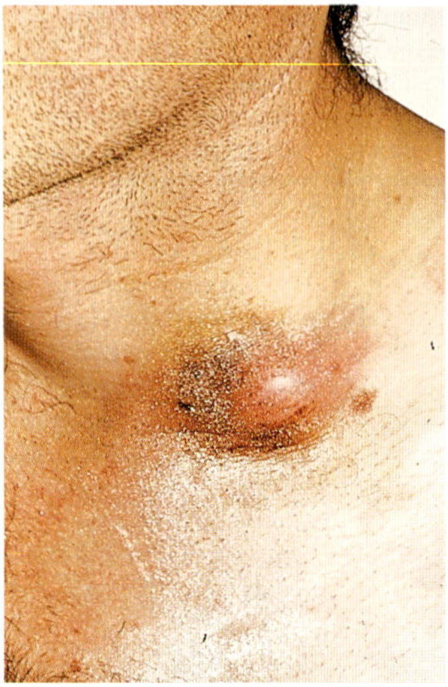

Tuberculosis cutis colliquativa

Bei Erwachsenen: Meist hämatogene Entstehung. Häufig mehrere, an unterschiedlichen Körperstellen lokalisierte Knoten.
Lok: Häufig Submandibular- und Supraklavikularregion, retroaurikulär, seitliche Halspartien
Klin: Kugelig vorgewölbte, subkutane, von lividroter Haut bedeckte Knoten. Später Erweichung, Perforation und Fistulation bzw. Ulzeration. Abheilung unter Ausbildung trichterförmig eingezogener Narben, sowie Wulst-, Zipfel- und Brückennarben. Rezidivierende Knoteneruptionen. Sonderform: *Tuberculosis subcutanea et fistulosa
Hist: Zentral Kolliquationsnekrose, Abszeß, im Randbereich tuberkuloide Granulome, verkäsende Tuberkel.
Diag: *Tuberkulose
DD: *Gumma, *Tularämie, *Katzenkratzkrankheit, *Sporotrichose
Ther: Intern: *Tuberkulose
Erwachsene: Suche und Behandlung einer gleichzeitigen Organtuberkulose.
Lokal: Kinder: Frühzeitige operative Ausräumung, Suche und ggf. Behandlung einer gleichzeitigen Organtuberkulose, Suche der Infektionsquelle (Milch).
Lit: Brockmeyer NH, Husemann M, Goss M (1989) Scrophuloderm. Akt. Dermatol. 15:160–162

Tuberculosis cutis indurativa
s. *Erythema induratum Bazin

Tuberculosis cutis lichenoides
Syn: Lichen scrophulosorum
Def: Seltene Erkrankung mit Auftreten von lichenoiden Papeln bei tuberkulösem Primärkomplex oder sekundärer Organtuberkulose und hyperergerer Immunitätslage.
Ätio: *Tuberkulid
Man: Vor allem Kinder und Jugendliche
Lok: Vor allem seitliche Rumpfpartien
Klin: Symmetrisch angeordnete, gruppiert stehende, follikuläre oder perifollikuläre, spitzkegelige, gelb-braune, rötliche oder hautfarbene, keratotische Papeln
Hist: Perifollikulär tuberkuloide Strukturen: Langhans-Riesenzellen, kleine Nekroseherde. Keine Mykobakterien nachweisbar oder anzüchtbar.
Diag: Positive Tuberkulinreaktion
DD: *Id-Reaktionen anderer Genese, *Lichen syphiliticus, *Lichen trichophyticus, *Lichen ruber follicularis, *Lichen scorbuticus
Ther: Ggf. Lotio Zinci, Glukokortikoid-Externa
Prog: Gewöhnlich Rückbildung nach wenigen Wochen. Rezidive möglich

Tuberculosis cutis luposa
Syn: Tuberculosis luposa cutis et mucosae; Lupus vulgaris; volkstümlich: Fressende Flechte
Def: Häufigste Form der Hauttuberkulose bei normerger Reaktionslage des Organismus, in der Regel nicht kontagiös.
Behandlungspflicht! Meldepflicht!
Ätio: Absiedelung der Erreger hämatogen, lymphogen oder per continuita-

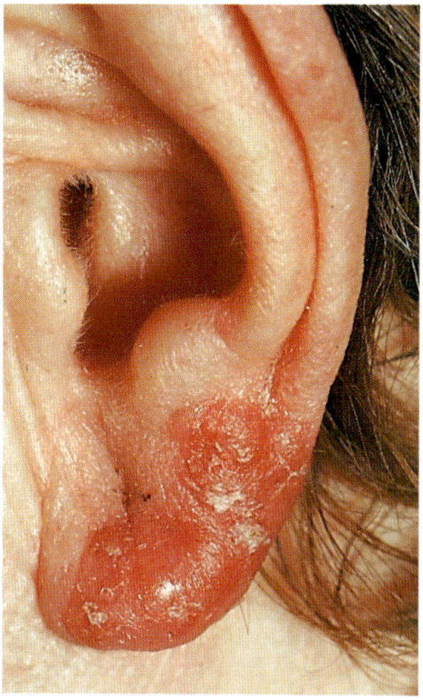

Tuberculosis cutis luposa

tem von einer Organtuberkulose oder auch durch exogene Inokulation.
s. a. Etagen-Tuberkulose
Err: Meist humane, selten bovine Typen des Mycobacterium tuberculosae
Lok: Vor allem Gesicht, Extremitäten, auch Schleimhäute: Vor allem Nase, Zunge und Lippen
Klin: Primäreffloreszenz: Rötlich-bräunliches, linsengroßes, etwas erhabenes, diaskopisch apfelgeleefarbenes Knötchen. Positives *Sonden- oder Mandrinphänomen. Durch periphere Ausbreitung entsteht der typische Lupus vulgaris planus. Je nach sekundärer Veränderung:
Lupus vulgaris exfoliativus mit psoriasiformer Schuppung,
Lupus vulgaris verrucosus (*Lupus verrucosus)
Lupus vulgaris tumidus und hypertrophicus (*Lupus tumidus)
Lupus vulgaris ulcerosus (*Lupus ulcerosus)
s. a. Lupus mutilans, Lupus ulceroserpiginosus, Lupus vegetans.

Schleimhautveränderungen:
Grau-weißlich oder glasig-transparente, meist erhabene, höckrige Knoten. Bei Ulzeration Ausbildung weicher, leicht blutender, serös-eitrig bedeckter Ulzera, Verborkung.
Hist: Koriale, meist konfluierende Tuberkel mit zentraler Verkäsungstendenz. Atrophische, akanthotische oder hyperkeratotische Epidermis.
Diag: Lupusknötchen, positives *Sondenphänomen, *Tuberkulose.
DD: *Tubero-serpiginöse Syphilide^, *Sarkoidose, *Tuberculosis verrucosa cutis, *Lupus erythematodes chronicus discoides
Komp: *Carcinoma in lupo
Ther: Intern: *Tuberkulose
Extern: Kleine Lupusherde: Exzision im Gesunden, anschließend 6 Monate tuberkulostatische Behandlung.
Plastisch-chirurgische Maßnahmen bei Mutilationen nach der Abheilung.
Prog: Chronischer Verlauf; Abheilung mit Atrophie und Narben im Verlauf von Jahren/Jahrzehnten. Rezidive in Lupusnarben. Weichteilzerstörung mit nachfolgender Mutilation. Bewegungseinschränkung der Gelenke.
Bei entsprechender Chemotherapie sind 95% der Fälle innerhalb von Monaten heilbar.
Lit: Korting HC, Rohrßen U, Neubert U, Eckert F, Braun-Falco O (1988) Kulturell gesicherter Lupus vulgaris. Akt. Dermatol. 14:127–132
Simon N (1985) Lupus vulgaris (Tuberkulosis cutis luposa/Tcl) Klinik und Therapie einst und jetzt. Z. Hautkr. :1295–1306

Tuberculosis cutis luposa cutis et mucosae
s. Tuberculosis cutis luposa

Tuberculosis cutis miliaris disseminata
Syn: Disseminierte Miliartuberkulose der Haut
Def: Seltene Form der *Tuberkulose meist bei immungeschwächten Säuglingen und Kleinkindern.
Ätio: Tuberkulöser Primäraffekt, bzw. allgemeine Miliartuberkulose mit

hämatogener Aussaat der Tuberkelbakterien bei Anergie des Organismus.
Klin: Zahlreiche, dicht stehende, rotbraune bis rötlich-blaue, evtl. hämorrhagische Flecken und/oder Papeln.
Diag: *Tuberkulose
DD: *Syphilis II, *Arzneimittelexantheme, *Abt-Letterer-Siwe-Krankheit.
Ther: *Tuberkulose (Dreischlagtherapie)
Prog: Ungünstig, abhängig von der Organbeteiligung

Tuberculosis cutis miliaris disseminata faciei
s. Lupus miliaris disseminatus faciei

Tuberculosis cutis orificialis
s. Tuberculosis miliaris ulcerosa mucosae et cutis

Tuberculosis cutis papulonecrotica
s. Papulonekrotisches Tuberkulid

Tuberculosis cutis verrucosa
Syn: Schlachtertuberkulose, Verruca necrogenica, Tuberculum anatomicum, Leichentuberkel, warzige Tuberkulose der Haut, Wilksche Krankheit
Def: Postprimäre Inokulationstuberkulose: Exogene Reinfektion oder autologe Superinfektion nach dem tuberkulösen Primärkomplex bei partieller Immunität und normergischer Reaktionslage des Organismus, besonders bei Umgang mit errergerhaltigen Material.
Beachte: Ggf. *Berufskrankheit (Schlachter, Anatomen, Pathologen)
Ätio: Eindringen der Tuberkelbakterien in die Haut durch kleine Verletzungen
Man:
- Schlachtertuberkel: Vor allem Bauern, Metzger, Tierärzte. Meist Typus bovinus; äußerst chronischer Verlauf.
- Leichentuberkel: Ärzte, Angestellte in pathologischen oder anatomischen Instituten. Meist Typus humanus, häufig akuter Verlauf mit tuberkulöser Lymphangitis

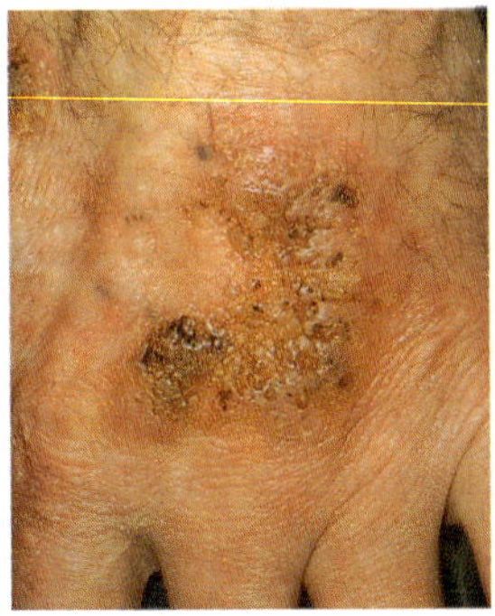

Tuberculosis cutis verrucosa

Lok: Hand- oder Fingerrücken, Fuß- oder Fersenbereich, häufig einseitig
Klin: Runde, ovale oder polyzyklisch angeordnete, indolente, braunrote, derbe, verruköse Papeln, vereinzelt auch Papulopusteln, die von einem entzündlichen Hof umgeben sind. Periphere Progredienz, zentral narbige Rückbildung. Gehäuft Sekundärinfektion, regionäre Lymphknotenschwellung
Hist: Tuberkuloide Formen, Mikroabszesse, Epidermisverbreiterung, Hyper- und Parakeratose
Diag: *Tuberkulose
DD: *Verrucae vulgares, *chronisch-vegetierende Pyodermie^, *spinozelluläres Karzinom^, *Bromoderm, *Blastomykose, *Morbus Bowen^
Ther: Intern: *Tuberkulose, ggf. Exzision kleiner Herde
Prog: Günstig

Tuberculosis fungosa serpiginosa (Jadassohn)
Def: Sehr seltene, chronische Hauttuberkulose bei Anergie mit pilzartig über das Hautniveau erhabenen Hauterscheinungen durch endogene oder exogene Inokulation.
Lok: Vor allem Unterarme, Handrücken
Klin: Papillomatöse, einschmelzende, perforierende und fistelnde Hautveränderungen.

Zentrale Abheilung, periphere Progredienz.
Hist: Tuberkuloide Granulome in entzündlichem Infiltrat
Lab: *Tuberkulinprobe negativ. Mikroskopisch Tuberkelbakterien nachweisbar.
DD: *Chronisch-vegetierende Pyodermie^, *spinozelluläres Karzinom^, *Bromoderm
Ther: Intern: *Tuberkulose
Extern: Desinfizierende feuchte Umschläge, ggf. elektrochirurgische Maßnahmen.

Tuberculosis indurativa cutanea et subcutanea
s. *Erythema induratum (Bazin)

Tuberculosis lupoides miliaris disseminata faciei
s. Lupus miliaris disseminatus faciei

Tuberculosis miliaris ulcerosa mucosae et cutis
Syn: Tuberkulöse Schleimhautgeschwüre, Tuberculosis cutis orificialis, Tuberculosis ulcerosa cachecticorum, ulzeröse Schleimhauttuberkulose, Abseuchungstuberkulose
Def: Autoinokulation bei „offener" Viszeraltuberkulose durch ausgeschiedene Tuberkelbakterien. Die massive Autoinokulation führt zu miliaren, rasch zerfallenden, sehr kontagiösen Knötchen. Anerge Reaktionslage.
Lok: Vor allem Mundhöhle, Lippen, Mundwinkel, auch Orificium urethrae, Anus
Klin: Kleine, gerötete, später geschwürig zerfallende Papeln. Ausbildung weicher, schmerzhafter, oberflächlicher, eitriger, von einer ödematösen Mukosa umgebener Ulzerationen.
Hist: Exsudative Entzündung, Nekrosen, vereinzelt tuberkuloide Granulome
Lab: *Tuberkulinprobe negativ. Zahlreiche Tuberkelbakterien im Abstrich nachweisbar.
Diag: *Tuberkulose
DD: *Syphilis miliaris ulcerosa mucosae, *Aphthen, ulzerierte Karzinome
Ther: Intern: *Tuberkulose. Lokal symptomatisch
Prog: Insgesamt ungünstig

Tuberculosis primaria cutis
s. Tuberculosis cutis primaria

Tuberculosis subcutanea et fistulosa
Def: Heute seltene Sonderform der *Tuberculosis cutis colliquativa mit ausgedehnter, zur Einschmelzung neigender Infiltration und eitrig sezernierenden Fisteln.
Lok: Vor allem anogenital
Hist: Abszedierende Entzündung, tuberkuloide Strukturen
Diag: *Tuberkulose
DD: *Akne conglobata, *Pyodermia subcutanea et fistulosa, *Sporotrichose
Ther: *Tuberkulose

Tuberculosis ulcerosa cachecticorum
s. Tuberculosis miliaris ulcerosa mucosae et cutis

Tuberculum anatomicum
s. Tuberculosis cutis verrucosa

Tuberculum auriculae
s. Darwin Ohr

Tuberkel, Leichentuberkel
s. Tuberculosis cutis verrucosa

Tuberkel, Schlachtertuberkel
s. Tuberculosis cutis verrucosa

Tuberkulid (Darier)
Def: Abakterielle Eruption als *Id-Reaktion der Haut auf tuberkuloantigenes Material. Allergisch-hyperergische Reaktionslage des Organismus.
Klin: *Papulonekrotisches Tuberkulid^
*Lichen scrofulosorum
*Erythema nodosum
*Erythema indurativum Bazin
Hist: Teils tuberkuloide Granulome, teils Zeichen der leukozytoklastischen Vaskulitis ohne Erregernachweis.
Lab: Erreger kulturell nicht nachweisbar.
Ther: Bei Nachweis einer *Tuberkulose Dreischlagtherapie (*Tuber-

kulose), sonst symptomatisch, Kortikoide intern.

Tuberkulid, akneiformes
Def: Überholte Bezeichnung. Ein Zusammenhang mit der *Tuberkulose lies sich nicht nachweisen, das Krankheitsbild geht heute in der *periorale Dermatitis^ und der *lupoide Rosacea^ auf.

Tuberkulid, nodöses
s. *Erythema nodosum

Tuberkulid, papulonekrotisches
Syn: Tuberculosis cutis papulonecrotica
Def: Chronisch-rezidivierende, nekrotisierende und narbig abheilende Papeln bei hyperergischer Reaktionslage gegen Tuberkelantigene.
Ätio: Diskutiert wird eine Arthus-Reaktion der kleinen Gefäße (*Typ-III-Allergie^)
Man: Vor allem weibliche Jugendliche, jüngere Erwachsene
Lok: Vor allem Streckseiten von Armen und Beinen, Gesäßregion.
Klin: Bis erbsgroße, blaurote, zentral erweichende und nekrotisierende Knötchen. Ausbildung varioliformer Narben oder seichter Ulzerationen (ulzeröse Tuberkulide) nach Abstoßung des zentralen Schorfes.
Hist: Nekrose mit tuberkuloiden Strukturen in der Umgebung von thrombotisch verschlossenen Gefäßen.
Lab: Hochgradige *Tuberkulinempfindlichkeit
DD: *Vasculitis allergica, *Pityriasis lichenoides varioliformis acuta, *Prurigo simplex acuta oder subacuta
Ther: *Tuberkulid
Prog: Chronisch-rezidivierender Verlauf über Jahre
Lit: Pramatarow K, Obreschkowa E, Balabanowa M (1991) Papulonekrotisches Tuberkulid-Fallbericht. Z. Hautkr. 67 (1):62–64

Tuberkulid, rosazeaartiges (Lewandowsky)
s. lupoide Rosazea^

Tuberkulide, lichenoide
s. Lichen scrophulosorum

Tuberkulide, ulzeröse
s. *papulonekrotisches Tuberkulid^

Tuberkulin
Def: Tuberkuloseprotein aus Kulturfiltraten von Mycobacterium tuberculosis. Verwendung findet Tuberkulin in der Herstellung der individuellen Tuberkulinempfindlichkeit (*Tuberkulinreaktion und -test).

Tuberkulinreaktion
Def: Allgemeine und lokale, auf einer Tuberkulinallergie beruhende Reaktionen nach Verabreichung von *Tuberkulin.

Tuberkulintest
Def: Hauttest zur Bestimmung der Tuberkulinempfindlichkeit. Es existieren verschiedene Möglichkeiten:
- Perkutaner Test: Applikation einer Tuberkulinsalbe (FREKA-Test, Moro-Probe).
- Intrakutan-Test: Injektion einer Tuberkulinverdünnung (Mendel-Mantoux).
- Tine-Test: Multipunkturtest durch Eindrücken eines Stempels mit *Tuberkulin in die Haut. Auswertung nach 48 und 72 Stunden: Beurteilung der Reaktion vom verzögerten Typ. Positive Reaktion bei Induration beim Tine-Test oder bei der Intrakutanprobe, meist konfluierende Papeln beim Pflastertest.
- Multitest Merieux: Stempel mit 8 Allergen, u. a. *Tuberkulin, zur Beurteilung der zellulären Immunität. Ablesung nach 48 Stunden.

Tuberkulöser Primärkomplex der Haut
s. Tuberculosis cutis primaria

Tuberkulöser Primärkomplex im Tonsillen-Hals-Lymphknoten-Bereich
s. Tuberkulose, Halslymphknotentuberkulose

Tabelle: **Hauttuberkulosen**

Reaktionslage des Organismus	Tuber-kulin-reaktion	Erreger-quantität	Kutane Formen	Subkutane Formen
Anergie positiv	Ø	+++	Tuberkulöser Primärkomplex	
negativ	Ø	+++	Tuberculosis miliaris ulcerosa cutis et mucosae Tuberculosis cutis miliaris disseminata Tuberculosis fungosa serpiginosa	
Allergie (Postprimäre Haut-tuberkulosen)	+	+	Tuberculosis cutis luposa Tuberculosis cutis verrucosa	Tuberculosis cutis colliquativa
Hyperergie („Id"-Reaktionen)	++	+/0	Lichen scrophulosorum Papulonekrotisches Tuberkulid	Erythema induratum (Bazin-Krankheit)

Tuberkuloides Granulom
s. tuberkuloide Granulome^

Tuberkuloide Lepra
s. tuberkuloide Lepra^

Tuberkulom
s. tuberkuloides Granulom^

Tuberkulose
Syn: M. Koch
Def: Klassische, meldepflichtige Infektionskrankheit meist durch Mycobacterium tuberculosis bei der am häufigsten Lunge, intrathorakale Lymphknoten, Bronchien und Pleura betroffen sind. Nicht selten ist eine Tuberkulose des Urogenitaltraktes, peripherer Lymphknoten, der Knochen, der Gelenke und der Haut.
Ätio: Übertragung am häufigsten durch Tröpfcheninfektion, selten durch Hautkontakt mit infiziertem Material oder durch Nahrungsmittel.
Err: Mycobacterium (M.) tuberculosis (99%), M. bovis (Rindertuberkulose), M. africanum
Klin: Die Erkrankung kann hochakut, akut, subakut, chronisch, und auch symptomfrei beginnen. Unbehandelt schubweiser Verlauf.
Hauterscheinungen, je nach Immunitätslage (s. Tabelle):
s. *Tuberculosis cutis luposa
s. *Tuberculosis cutis colliquativa
s. *Tuberculosis cutis miliaris disseminata
s. *Tuberculosis cutis verrucosa
s. *Tuberculosis fungosa serpiginosa
s. *Tuberculosis miliaris ulcerosa mucosae et cutis
s. *Tuberculosis subcutanea et fistulosa
Der tuberkulöse Primärkomplex der Haut als exogene Primärinfektion durch direkten Kontakt einer verletzten Hautstelle mit tuberkulösem Material und der Ausbildung eines knotigen Infiltrates mit Verkäsung und Ulkusbildung sowie regionaler Lymphadenitis ist selten.
Hauterscheinungen durch immunologische Vorgänge: *Tuberkulid.
Diag: Mikroskopischer oder kultureller Erregernachweis (sicher ist nur die Kultur und der Tierversuch), *Tuberkulintest
Ther: Intern: Monotherapie mit INH (400–600 mg/die) heute selten, meist Zwei- oder besser Dreischlag Therapie mit INH (5–6 mg/kg/die), Rifampicin (10 mg/kg/die), Ethambutol (20–25 mg/kg/die) oder Prothionamid (350 mg/die), Dapsone (100 mg/die).
Lokal: Ggf. Exzision kleinerer solitärer Herde, Kryochirurgie, Radiotherapie.

Therapie 6 Monate über die klinische Abheilung hinaus.
Lit: Matthiessen W, Radenbach KL (1987) Tuberkulose. In: Siegenthaler W, Kaufmann W, Hornbostel H, Waller HD (Hrsg) Lehrbuch der Inneren Medizin, Thieme Stuttgart New York, S. 829–845
Dt. Zentralkomittee zur Bekämpfung der Tuberkulose (1977) Die Tuberkulose der Haut. Hautarzt 28:266–269

Tuberkulose, Abseuchungstuberkulose
s. Tuberculosis miliaris ulcerosa mucosae et cutis

Tuberkulose, Fütterungstuberkulose
Syn: Chancre tuberculeux de la gencive, tuberkulöser Primärkomplex im Tonsillen-Hals-Lymphknoten-Bereich
Def: *Tuberculosis cutis colliquativa durch Infektion mit Mycobacterium tuberculosis vom Typus bovinus bei der Nahrungsaufnahme (Milch). Tuberkulöser Primärkomplex im Tonsillen-Halslymphknotenbereich.

Tuberkulose, Halslymphknotentuberkulose
Def: Tuberkulöser Befall der Halslymphknoten, vorkommend bei Fütterungstuberkulose (*Tuberkulose, Fütterungstuberkulose).
s. a. Tuberculosis cutis colliquativa

Tuberkulose-Lymphom
s. Lymphadenitis tuberculosa

Tuberkulose, Miliartuberkulose, disseminierte der Haut
s. Tuberculosis cutis miliaris disseminata

Tuberkulose, warzige der Haut
s. Tuberculosis cutis verrucosa

Tuberkulose, Zirkumzisionstuberkulose der Säuglinge
Def: Heute extrem seltener tuberkulöser Primärkomplex im Bereich der Zirkumzisionswunde nach Ablutschen der Wunde durch einen an Tuberkulose erkrankten Beschneider.

Tuberkuloseschutzimpfung
s. BCG-Impfung

Tuberöse Sklerose
s. M. Bourneville

Tuberosis cutis pruriginosa
s. Prurigo nodularis Hyde

Tuberosklerose
s. M. Bourneville

Tubulusdegeneration, idiopathische
Syn: Falsches Klinefelter-Syndrom
Def: Chromatinnegatives Syndrom mit Hypogonadismus, Hodenatrophie und Infertilität bei dem man je nach Manifestationsalter einen eunuchoidalen Typ von einem nichteunuchoidalen Typ unterscheidet.
s. a. Eunuchismus
Hist: Sklerohyalinose der Tubuluswände, reduzierte Spermiogenese, Leydig-Zell-Vermehrung
Lab: *Azoospermie im Ejakulat, erhöhte Gonadotropine
Diag: Klinik, *Spermiogramm, Hormonbestimmung, Hodenbiopsie
DD: *Klinefelter-Syndrom

Tüpfelnägel
Syn: Onychosis punctata, Onychosis multi- et micropunctata, Fingerhutnagel
Def: Oberflächliche feine Tüpfelung bzw. Körnelung einer oder mehrerer Nägel, die idiopathisch oder symptomatisch im Gefolge von Grunderkrankungen auftreten.

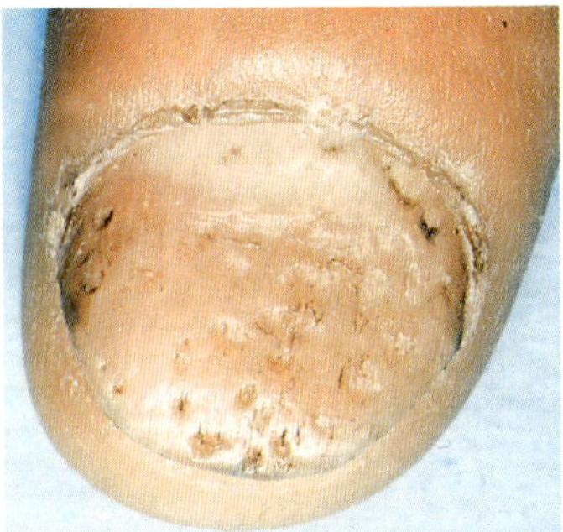

Psoriatischer **Tüpfelnagel**

Ätio: Umschriebene mangelhafte Keratinisierung, wobei diese defekten Areale aus dem Nagel herausbrechen und eine Einsenkung hinterlassen.
Vork: *Psoriasis vulgaris: Nagelmatrixpsoriasis mit zahlreichen, grübchenförmigen Einsenkungen in der Nagelplatte mehrerer Nägel (Psoriasis punctata unguium); *Alopecia areata, Ekzemkrankheiten, idiopathisch.

Türkensäbel-Tibia
s. Säbelscheidenform der Tibia

Tularämide
Def: *Id-Reaktion bei *Tularämie. Nach Allergisierung entstandene, sekundäre Hautveränderungen bei der Tularämie.
Klin: Papulopustulöse, pustulöse, ulzeröse, skarlatiniforme oder nodöse Exantheme.

Tularämie
Syn: Hasenpest, Kaninchenfieber, Nagetierseuche, Francisella tularensis-Infektion, Lemmingseuche, Lemmingfieber, Ohara's disease, deer fly fever, Hirschfliegenfieber
Def: Pestähnliche Nagetiererkrankung mit möglicher Übertragung auf den Menschen und typischem Primärkomplex. Meldepflicht!
s. a. Tularämide.
Ätio: Eindringen des Erregers durch kleine Hautverletzungen in die menschliche Haut, ebenso durch Zeckenbisse und Fliegenstiche. Infektion durch den Genuß rohen infizierten Fleisches oder Trinkwassers. Auch Laborinfektionen
Err: Francisella tularensis, gramnegative, kokkoide, schwer anzüchtbare Stäbchen.
Lok: Vor allem Hände
Klin: Inkubationszeit: 2–14 Tage. Kopf- und Muskelschmerzen.
Man unterscheidet:
- Kutan-glanduläre Tularäme (Ulzero-glanduläre Form): Primäraffekt an der Eintrittsstelle, kleinknotiges, livides Infiltrat, ulzerierende Pustel. Schmerzhafte, eitrig einschmelzende, regionale Lymphknotenschwellung, Fistelbildung. Entwicklung eines typhusartigen Bildes sowie einer atypischen Pneumonie möglich (5. Krankheitstag). Roseolen, Splenomegalie.
- Muko-glanduläre Tularämie: Primäraffekt an der Mundschleimhaut in Form von Aphthen. Beteiligung regionaler Lymphknoten entsprechend der kutan-glandulären Form.
- Okuloglanduläre Tularämie: Konjunktivitis, Lidödeme, Beteiligung regionaler Lymphknoten.

Meist Spontanheilung. Auch pulmonale (Lungeninfiltrate) und abdominale Formen werden bei entsprechenden Eintrittspforten beobachtet.
Immunität nach überstandener Erkrankung gegen systemische Tularämie. Erneute Hautulzerationen und Reinfektionen möglich.
Diag: Mikroskopischer oder kultureller Erregernachweis. Serumagglutinationstest positiv etwa ab der 2. Erkrankungswoche. Hauttest mit Francisella-tularensis-Antigen positiv in der 1. Erkrankungswoche.
DD: *Ekthyma, *Aktinomykose, *Anthrax, *Syphilis I, *Furunkel, *Sporotrichose, *Pest, *Malleus, *Lymphogranuloma venereum, *Tuberkulose der Haut
Komp: Lungenabszeß, Meningitis, Mediastinitis
Ther: Streptomycin (30 mg/kg/die für 3 Tage, dann halbe Dosis).
Alternativ: Tetracyclin (3 × 500 mg/die), Doxycyclin (2 × 100 mg/die)

Tumbu-Fliege
Def: Erreger der *Tumbu-Myiasis.

Tumbu-Myiasis
Def: Parasitose durch Larven der Tumbu-Fliege (Cordylobia anthropiphaga), die sich in die Haut von Warmblütlern einbohrt (Hauptwirt = Ratte).
s. a. Myiasis

Man: Vor allem Kinder, Reisende
Vork: Afrika
Klin: Furunkuloide Granulome um die in der Haut steckende Larve. Nach 2 Wochen schlüpft die Larve aus und verpuppt sich außerhalb des menschlichen Organismus
Ther: Exstirpation

Tumoral Calcinosis
s. tumorartige Kalzinose^

Tumorförmiges eosinophiles Granulom
s. tumorförmiges eosinophiles Granulom^

Tumor-Necrosis-Faktor
Syn: TNF-alpha, cachectin
Def: Polypeptid Hormon mit Effekten auf eine Vielzahl verschiedener Zellen des Organismus, der die normale Homöostase und entzündliche Prozesse reguliert sowie in bestimmten Tumoren hämorrhagische Nekrosen verursacht.
Lit: Wakefield PE, James WD et al. (1991) Tumor necrosis factor. J Am Acad Dermatol 24:675–685

Tunga penetrans
s. Sandfloh
s. a. Tungiasis

Tungiasis
Syn: Sandflohbefall
Def: Entzündliche Hauterkrankung, die durch das Eindringen des begatteten weiblichen *Sandflohes (Tunga penetrans) in die menschliche Haut hervorgerufen wird.
Vork: Tropische Regionen Afrikas und Amerikas, subtropische Gebiete Asiens.
Lok: Vorzugsweise an den Füßen (Plantae, subungual), auch andere Körperpartien (beim Liegen auf der Erde) können befallen werden.
Klin: Einige Tage nach Eindringen der Flöhe (1–100) Ausbildung von entzündlichen, bis erbsgroßen, rötlichen, prallelastischen Papeln. Zentral schwarzer Porus = Parasit. Juckreiz, Druckschmerz. Nach Ausstoßen der Eier und des toten Flohs bleibt eine grübchenartige Vertiefung zurück.
Komp: *Gasbrand, *Tetanus, *Erysipel
Ther: Ausschälen des Knotens (Skalpell und scharfer Löffel); Nachbehandlung mit antibiotischen Salben.
Lit: Richarz U, Hübner HJ, Montag H, Seitz HM, Bauer R (1985) Tungiasis – eine Ferntourismusinfektion. Akt. Dermatol. 11:181–182
Schuller-Petrovic S, Mainitz M, Böhler-Sommeregger K, (1987) Tungiasis – eine immer häufigere Urlaubsdermatose. Hautarzt 38:162–164

Tunnel-Anämie
s. Ankylostomiasis

Turbantumoren
Def: Sehr große, den Kopf turbanartig umgebende *Zylindrome.

Turmnagel
s. Röhrennagel

Tuner-Syndrom
Syn: Ullrich-Turner-Syndrom, Morgagni-Turner-Syndrom, Seresewski-Tuner-Syndrom pterygonuchaler Infantilismus, Gonadendysgenesie, 45,X-Syndrom, XO-Syndrom
Def: Patienten mit weiblichem Phänotyp und dem Genotyp XO.
Klin: Typisches Erscheinungsbild: Kleinwuchs, Gonadendysgenesie, primäre Amenorrhö (99%), Gesichtsdysmorphie, *Pterygium colli (15%), Nierenanomalitäten, Herzfehler, Innenohrschwerhörigkeit, meist normale Intelligenz.
Bei Neugeborenen häufig kongenitales Lymphödem der Hand- und Fußrücken mit Nagelhypo- und dysplasie.

Turner-Kieser-Syndrom
s. Nagel-Patella-Syndrom

Twisted hair
s. Pili torti

Twentyth century disease
s. Öko-Syndrom

Tyloma
s. Schwiele

Tylosis
s. Schwiele

Tylositas
s. Schwiele

Tylosis pollicis symmetrica
s. Melkerschwielen

Tylositates articuli
s. Fingerknöchelpolster, echte

Typ I-Reaktion nach Coombs und Gell
s. *Allergie

Typ II-Reaktion nach Coombs und Gell
s. *Allergie

Typ III-Reaktion nach Coombs und Gell
s. *Allergie

Typ IV-Reaktion nach Coombs und Gell
s. *Allergie

Typhus abdominalis
Syn: Bauchtyphus
Def: Systemische Infektion mit Salmonella typhi.
Ätio: Orale Aufnahme der Keime, die nach Durchwandern der Darmwand über den Lymphweg in die Blutbahn gelangen. Als Hautveränderungen sieht man:
Leichten Ikterus, Roseolen am Rumpf, seltener an den Extremitäten, gegen Ende der zweiten Erkrankungswoche. Grauweiß belegte Zunge mit freien, hochroten Zungenrändern und -spitze. Facies typhosa: Livid gerötetes Gesicht.

Typhus atopicus
s. endogenes Ekzem^

Typhus exanthematicus
s. endemisches Fleckfieber^

Typhus neurodermiticus
s. endogenes Ekzem^

Typus rusticanus
s. Erythema perstans faciei

Tyroglyphidae
Def: Auf Lebensmitteln schmarotzende Nahrungsmittelmilben. Erreger der *Krämerkrätze.

Tyrosinämie, okulokutane
s. Keratosis palmoplantaris circumscripta seu areata

Tyson-Drüsen
Syn: Glandulae praeputiales
Def: Freie Talgdrüsen an Glans und Präputium des Penis.

Tysonitis
Def: Infektion der Talgdrüsen am äußeren Vorhautblatt, z. B. mit *Gonokokken: Ausbildung roter, erbsgroßer Geschwülste.
s. a. Gonorrhoe

Tzanck-Test
Def: Entnahme von Gewebsmaterial einer frisch eröffneten Pemphigusblase, Ausstreichen auf einem Objektträger, May-Grünwald-Giemsa-Färbung. Mikroskopischer Nachweis von Tzanck-Zellen (*Pemphiguszelle). Typisch, aber nicht spezifisch für *Pemphigus vulgaris.

Tzanck-Zelle
s. Pemphiguszelle

T-Zell-Erythrodermie
s. Sézary-Syndrom

T-Zell-Lymphom, kutanes
s. Lymphom, T-Zell-Lymphom

T-Zell-Pseudolymphom
Def: Frühere Bezeichnung für die *lymphomatoide Papulose^.

T-Zonenlymphom
Syn: Atypische Lymphogranulomatose
Def: T-Lymphozyten und T-Immunoblasten-Proliferation in verbreiterten T-Zonen.
Hautveränderungen:
Selten Erythrodermie mit Polylymphadenopathie;
s. a. Lymphom (malignes)
Hist: Die Veränderungen im Lymphknoten in den T-Zonen entsprechen denjenigen des T-Zell-Lymphoms (*Lymphom, T-Zell-Lymphom).

U

Überbehaarung
s. Hypertrichose

Überbein
s. Ganglion

Übergangsnaevus
s. Junktionsnaevus

Uehlinger-Syndrom
s. primäre Pachydermoperiostose^

Uhrbanddermatitis
Def: Durch das Band der Armbanduhr hervorgerufenes *kontaktallergisches Ekzem^ am Handgelenk bei Chrom- und/oder Nickel-Sensibilisierung (*Typ-IV-Allergie[1])

Uhrglasnagel
Syn: Unguis hippocratici
Def: Vergrößerter, stärker konvex gekrümmter Nagel bei pulmonal oder cardial bedingter Zyanose, s. a. Trommelschlegelfinger. Einseitiges Vorkommen bei Aortenaneurysma, Aneurysma der Arteria subclavia oder einseitiger Plexuslähmung

Ulcerating granulom of the pudenda
s. Granuloma venereum

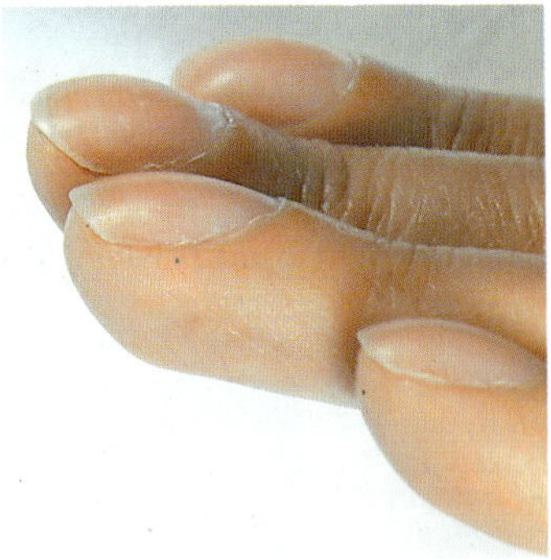

Uhrglasnägel

Ulcus
Syn: Geschwür, Ulcus
Def: Gewebsdefekt durch physikalische oder chemische Schädigung, auch durch Zerfall von Malignomen und Einschmelzen von Entzündungen

Ulcus, Atrophie blanche Ulcus
Def: Stark schmerzhaftes *Ulcus cruris auf dem Boden einer *Atrophie blanche

Ulcus, Blow out Ulcus
Def: *Ulcus cruris mit lokalisatorischer Beziehung zu einer insuffizienten Vena perforans, die entweder oberhalb des Geschwürs oder im Geschwürsgrund liegt
Klin: Ovaläres, etwa markstückgroßes, in Längsrichtung des Unterschenkels verlaufendes, kallöses Ulkus
Ther: *Sklerosierung oder Unterbindung der insuffizienten Vena perforans, *Kompressionsverbände

Überempfindlichkeit vom Soforttyp
s. *Allergie

Überempfindlichkeit vom verzögerten Typ
s. *Allergie

Ulcus acutum
s. Ulcus vulvae acutum

Ulcus cruris
Syn: Beingeschwür, Unterschenkelgeschwür
Def: Polyätiologischer Hautdefekt am Unterschenkel, der bis in die Dermis oder Subkutis hineinreicht.
Ätio: Mehr als 70 Krankheitsbilder weisen geschwürige Prozesse an der unteren Extremität auf: s. Tabelle S. 927
Klin: *Ulcus cruris venosum, *Ulcus cruris postthromboticum, *akutes, phlebitisches Ulcus^ cruris, *Ulcus cruris arteriosum, *Ulcus cruris hypertonicum.

Tabelle: Ätiologische Klassifikation von **Ulcera crurum**

I. Gefäßerkrankungen
1. Venös (80–90%)
   *Ulcus cruris venosum
   *Ulcus cruris postthromboticum
   *akutes, phlebitisches Ulcus^ cruris
   *Ulcus cruris mixtum
2. Arteriell (5–10%)
   *Ulcus cruris arteriosum
   *Ulcus cruris hypertonicum
   *Endangiitis obliterans
   Arteriovenöse Fisteln
3. Vaskulitis
   z. B. bei *Erythema induratum Bazin, *Lupus erythematodes, *progressiver systemischer Skerodermie, *Sjögren-Syndrom, *M. Behçet, *primär-chronische Polyarthritis^, *Vasculitis allergica, *Atrophie blanche, *Periarteritis nodosa, *Wegnersche Granulomatose
4. Lymphatisch (*Lymphödem)

II. Neuropathische Erkrankungen
1. Diabetes mellitus
2. *Tabes dorsalis
3. *Syringomyelie

III. Metabolische Störungen
1. Diabetes mellitus
2. Gicht
3. *Prolidase deficiency
4. *Gaucher-Krankheit

IV. Hämatologische Erkrankungen
1. Erythrozyten-Störungen (z. B. *Sichelzellanämie, Thalassämia, *Polycythämia vera)
2. Leukozyten-Störungen (Leukämie)
3. Dysproteinämien (*Kryoglobulinämie, *lymphoplasmozytoides Lymphom^)

V. Verletzungen
Druck, Kälte, Wärme, Radiatio

VI. Neoplasmen
1. *spinozelluläres Karzinom^
2. *Basaliom
3. *malignes Melanom^
4. *Kaposi Sarkom
5. *T-Tell-Lymphom^
6. Metastasen

Tabelle: Ätiologische Klassifikation von **Ulcera crurum** (Fortsetzung)

*VII. Infektionen (*Ulcus cruris infectiosum)*
1. Bakterielle: *Furunkel, *Ekthyma, *Tuberkulose, *Syphilis
2. *Mykosen: *subkutane Trichophyton^-rubrum-Abszesse
3. Protozoen: *Leishmaniose

*VIII. *Pannikulitis*

*IX. *Pyoderma gangraenosum*

Je nach Ätiologie gibt es bevorzugte Ulkuslokalisationen (s. Bild S. 933).
Diag: Anamnese, Klinik, *Ultraschall-Doppler-Untersuchung, *Lichtreflexions-Rheographie, arterieller Doppler, Laborparameter (Blutzucker, Faktor XIII, Zinkspiegel), Histologie, Röntgenbild, Phlebographie, Lymphographie, Arteriographie.
Komp: Typ-IV Sensibilisierung auf Lokaltherapeutika, Karzinomentwicklung bei chronischen Ulzera, Osteomyelitis
Ther: Behandlung von Grunderkrankungen (s. Ätiologie).
Je nach Klinik und Ätiologie gelangen unterschiedliche Maßnahmen zur Anwendung:
- *Kompressionsverband (Ausschluß arterieller Durchblutungsstörungen, evtl. gut anmodellierter Zink-Leimverband, Verband mit Kurzzugbinden nach Pütter)
- Umgebung des Ulkus: Zinkpaste, Schüttelmixturen, 20% Ichthyol-Salbe, Heparinhaltige Salben, evtl. kurzfristig Kortikoidsalben, bei großer Schmerzhaftigkeit Unterspritzung mit Impletol oder Xylocain.
- Ulkus: Stadiengerechte Wundversorgung:
  1. Ulcusreinigung: fermentative Salben oder Lösungen (z. B. Enzympräparate), Wunddebridement mit dem scharfem Löffel (nicht bei gefäßbedingten Ulzera), Hydrokolloidverbände

2. granulationsfördernde Externa (z. B. Hydrokolloidverbände, Hydrogele, Mineralöle, Polyurethan-Schaumstoff)
3. ggf. plastische Deckung mit *Meshgraft oder Reverdin-Läppchenplastik
- Antibiose: Je nach Befund ggf. lokale oder systemische Antibiotika
- Medikamentöse Therapie: Diskutiert werden Prostaglandin E1, Nifedipin und Pentoxyfillin, höchstens kurzfristig Diuretika zum Entstauen.
- *Sklerosierung oder Operation von Varizen

Lit: Klüken N, Weindorf N (1986) Ulzera bei kongenitalen arterio-venösen Fisteln der unteren Gliedmaßen. Hautarzt 37:603–608
Niedner R, Vanscheidt W (1991) Ulcus cruris venosum. Hautarzt 42:127–135
Phillips TJ, Dover JS (1991) Leg ulcers. J Am Acad Dermatol 25:965–987
Vanscheidt W (1990) Ulcus cruris venosum. Hautarzt 41:W1–11

Ulcus cruris, akut phlebitisches
Def: Sehr schmerzhaftes, meist frisch aufgetretenes *Ulcus cruris bei akuter *Thrombophlebitis.
Klin: Frisches, meist kleines, stark sezernierendes Ulkus in hochroter, entzündlich veränderter Umgebung, hier sind derbe, überwärmte Stränge als Ausdruck der akuten Venenentzündung nachweisbar. Starke, auch nachts andauernde Schmerzen im ganzen Bein.
Ther: *Ulcus cruris

Ulcus cruris, angiospastisches
Def: Chronisches *Ulcus cruris mit frühmorgens einsetzendem, bohrenden Dauerschmerz, vielfach bei Asthenikern.
Klin: Kleines, trockenes, reaktionsarmes Ulcus in wenig entzündeter Umgebung.
Ther: *Ulcus cruris

Ulcus cruris arteriosum
Def: Unterschenkelgeschwür im Gefolge einer *arteriellen Verschlußkrankheit.
Ätio: Arteriosklerose, *Endangiitis obliterans, Angiopathie bei Diabetes mellitus, Embolie, Aneurysmen, *Periarteriitis nodosa, Hypertonie (*Ulcus cruris hypertonicum).
Lok: Vor allem Schienbeinmitte, Zehen, Fußrand, Fersen
Klin: Je nach Ätiologie akute oder langsame Entwicklung eines schmerzhaften, scharf begrenzten Geschwüres.
Ther: Behandlung der Grunderkrankung, *Ulcus cruris

Ulcus cruris hypertonicum (Martorell)
Syn: Ulcus hypertonicum, Infarktulkus, ischämisches Beinulkus
Def: Umschriebene, ischämische, schmerzhafte Nekrose bei fixierter arterieller Hypertonie. Die Eigenständigkeit dieses Krankheitsbildes ist umstritten.
Man: Vor allem Frauen
Lok: Außenseite der Unterschenkel, symmetrisch über den Knöcheln.
Ther: Behandlung der Grunderkrankung, *Ulcus cruris

Ulcus cruris infectiosum
Def: *Ulcus cruris bei *Ekthyma, *Anthrax, *Tuberculosis cutis luposa, *Diphtherie, *Syphilis III, *Lepra u. a.
Ther: Behandlung der Grunderkrankung, *Ulcus cruris

Ulcus cruris mixtum
Def: *Ulcus cruris bei kombinierter arterieller und venöser Insuffizienz.
s. a. Ulcus cruris arteriosum
s. a. Ulcus cruris venosum

Ulcus cruris neoplasticum
Def: Geschwürig zerfallender, maligner Tumor am Unterschenkel, z. B. *spinozelluläres Karzinom^, *malignes Melanom^, *Kaposi-Sarkom u. a.
DD: *Ulcus cruris (Tabelle S. 927)

Ulcus cruris, neurogenes
Def: *Ulcus cruris bei Lähmungen, z. B. bei Querschnittslähmung, nach Poliomyelitis.

Ulcus cruris postpoliomyeliticum
Def: *Neurogenes Ulcus^ cruris nach Poliomyelitis.

Ulcus cruris postthromboticum
Def: Chronisch entzündetes Ulkus auf dem Boden eines *postthrombotischen Syndroms.
Klin: Chronisches kallöses Ulkus in entzündeter häufig indurierter und hyperpigmentierter Umgebung. Der Ulkusrand ist ekzematisiert, nässend, der Geschwürsgrund schmierig eitrig belegt. Das subkutane Fettgewebe fehlt; die Muskulatur bildet den Ulkusgrund. Die Schmerzen im Ulkus können anhaltend stark sein und lassen erst nach mehreren Stunden Bettruhe nach.
Ther: *Ulcus cruris

Ulcus cruris traumaticum
Def: Unterschenkelgeschwür nach physikalischem oder chemischem Trauma.

Ulcus cruris varicosum
Syn: Ulcus varicosum
Def: *Ulcus cruris venosum bei *Varikose.

Ulcus cruris venosum
Syn: Ulcus venosum, Stauungsulkus
Def: Häufigste Form des *Ulcus cruris bei chronisch venöser^ Insuffizienz durch *Varikose (*Ulcus cruris varicosum) oder *postthrombotischem Syndrom (*Ulcus cruris postthromboticum), als Blow out Ulcus^ oder als *akutes phlebitisches Ulcus^.
Ätio: Durch Insuffizienz der *intra-, extra- und/oder transfaszialen Venen^ (Klappeninsuffizienz) mit pathologischen Refluxen kommt es zu Erhöhung des venösen Mitteldruckes, Auseinanderdehnung der Kapillarendothelien, Erhöhung der transkapillären Passage, Abscheidung von perikapillärem Fibrin und so zu einer Permeabilitätsbarriere für Sauerstoff.

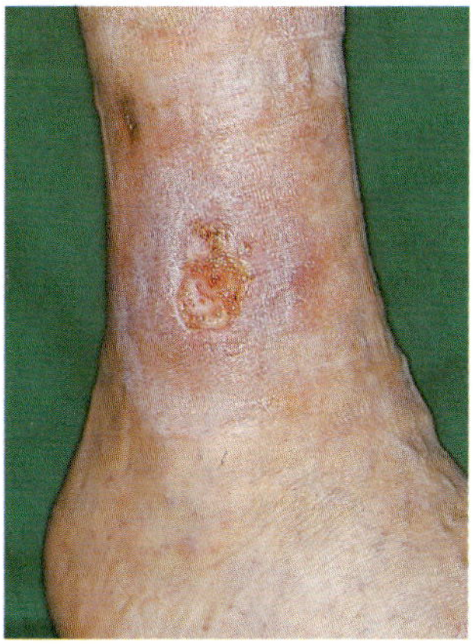

Ulcus cruris bei chronisch venöser Insuffizienz

Ulkus bei chronisch-venöser Insuffizienz
Lok: Vor allem Malleus internus, Innenseite des distalen Unterschenkel-Drittels
Klin: Unterschiedlich schmerzhafte, verschieden große, schmierig belegte, evtl. konfluierende Ulzerationen bis zur Ausbildung eines *Gamaschenulkus.
Zeichen der *chronisch-venösen Insuffizienz.
s. a. Atrophie blanche, Blow out Ulcus^
Diag: *Ulcus cruris
DD: *Ulcus cruris arteriosum, traumaticum, infectiosum, neoplasticum, postpoliomyeliticum, postthromboticum (*Ulcus cruris, Tabelle S. 927).
Komp: Superinfektionen, *kontaktallergisches Ekzem^ durch Lokaltherapeutika, Entwicklung eines *spinozellulären Karzinoms^
Ther: *Ulcus cruris
Lit: *Ulcus cruris

Ulcus durum
Syn: Harter Schanker
Def: Ulzerierter Primäraffekt der *Syphilis.

Klin: Induriertes, schüsselförmiges, schmerzloses, mit rotem Granulationsgewebe bedecktes Ulkus, das am Eintrittsort der Spirochaeten in die Haut oder Schleimhaut entsteht.
s. a. Ulcus phagedaenicum

Ulcus gangraenosum
s. Gangraena acuta genitalium

Ulcus hypertonicus
s. Ulcus cruris hypertonicus

Ulcus lymphogranulomatosus
s. *maligne Lymphogranulomatose

Ulcus, Marjolins
s. Marjolins Ulcus

Ulcus mixtum (Rollet)
Syn: Gemischter Schanker, chancre mixte, Rolletsche Krankheit
Def: Gleichzeitige Infektion mit Haemophilus Ducrey und Treponema pallidum; charakteristisch ist eine zunehmende Verhärtung des *Ulcus molle innerhalb von 3–4 Wochen.
s. a. Ulcus durum
s. a. Ulcus cruris mixtum
Ther: Tetracycline (Tetracyclin-HCL 4×500 mg/die, Doxycyclin 2×100 mg/die) über 3 Wochen.
Bei Therapieversagern getrennt Therapie der *Syphilis acquisista und des *Ulcus molle.

Ulcus molle
Syn: Weicher Schanker, Chancroéde, Chancre mou, Chancrelle, Chancroid, Soft sore, Ducrey-Unna-Krankheit
Def: Meldepflichtige Geschlechtskrankheit vor allem in tropisch-subtropischen Gebieten sowie europäischen Groß- und Hafenstädten.
Err: Haemophilus Ducrey
Lok: Vor allem Genitalregion, auch Portio, Damm, Anus
Klin: Inkubationszeit 2–5 Tage.
Rasch zerfallende Papeln, Ausbildung weicher, schmierig belegter, schmerzhafter Ulcera mit unterminierten Rändern. Meist einseitige regionale Lymphadenitis, eitrige Einschmelzung der Lymphknoten nach 10–20 Tagen. Fistelbildungen. Weiterverimpfung der Ulcera auf angrenzende Hautbereiche (Autoinokulation) möglich.
Sonderformen:
s. *Ulcus molle folliculare
s. *Ulcus molle elevatum
s. *Ulcus molle gangraenosum
s. *Ulcus molle serpiginosum
s. *Ulcus molle, transitorisches
Diag: Mikroskopischer (Gram- oder Unna-Pappenheim-Färbung: rötliche Stäbchen in fischzugartiger Anordnung) und kultureller (GC-HgS Medium- oder Mueller-Hinton HB-Agar) Erregernachweis.
Heute obsolet: Diagnostische Autoinokulation: Weiterverimpfung des Eitermaterials auf unveränderte Haut, Uhrglasverband, nach 1–2 Tagen Ulkusbildung.
Beachte: Wiederholte Kontrolle der *Syphilisserologie!
DD: *Ulcus durum, *Ulcus mixtum, *Lymphogranuloma inguinale, *Granuloma venereum, *Herpes genitalis
Ther: Erythromycin (4×500 mg/die) oder Trimethoprim-Sulfamethoxazol ($2\times(160/800)$ mg/die) oral für mindestens 7 Tage (Resistenzen sind bekannt). Alternativ Ceftriaxon 0,25 g als Einmaldosis i. m.
Kontrolle und ggf. Behandlung des Sexualpartners.
cave: *Meldepflicht
Prog: Unbehandelt chronischer Verlauf, zahlreiche Fistulationen, Fistelnarben.
Bei rechtzeitiger Therapie günstig, Abheilung unter Narbenbildung.
Lit: Korting Hc, Abeck D et al. (1989) Diagnose und Therapie des Ulcus molle heute. Hautarzt 40:418–422
Dt. Gesellschaft zur Bekämpfung der Geschlechtskrankheiten (1992) Richtlinien zur Diagnostik und Therapie von sexuell übertragbaren Krankheiten.

Ulcus molle folliculare
Syn: Miliärer Schanker, Follikulitis chancrenosa, miliärer Follikelschanker, follikuläres Ulcus molle

Def: Perifollikuläre Pusteln mit zentralem Haar beim *Ulcus molle, später Ulzeration.
Ätio: Selbstinokulation
Lok: Vor allem große Schamlippen, Rima ani
Ther: *Ulcus molle

Ulcus molle, follikuläres
s. Ulcus molle folliculare

Ulcus molle elevatum
Def: Erhabenes *Ulcus molle infolge von überschießendem Granulationsgewebe am Ulkusgrund.

Ulcus molle gangraenosum
Syn: Phagedänisches Schankroid
Def: Seltene Form des *Ulcus molle mit raschem nekrotischem Zerfall. Vermutlich bakterielle Mischinfektion.

Ulcus molle serpiginosum
Def: Seltene, bogig begrenzte Form des *Ulcus molle mit rascher Ausdehnung auf Bauch und Oberschenkelregion.

Ulcus molle, transitorisches
Def: Kleines flüchtiges *Ulcus molle mit ansonsten regulärem Krankheitsablauf.

Ulcus phagedaenicum
Def: Nekrotischer Primäraffekt bei der *Syphilis.
s. a. Ulcus durum

Ulcus pseudovenerium
Def: Ursprüngliche Bezeichnung von Lipschütz für das später von ihm umbenannte *Ulcus vulvae acutum.

Ulcus rodens
s. noduläres bzw. nodulo-ulzeröses Basaliom^

Ulcus terebrans
s. destruierendes Basaliom^

Ulcus trophoneuroticum
s. neurotrophische Ulzerationen^
s. a. trophoneurotisches Nasenflügelgeschwür^

Ulcus tropicum
Syn: Tropical ulcer, Tropengeschwür, Tropical phagedena, Wüstengeschwür
Def: Wahrscheinlich Sonderform der *Ekthyma, vor allem in tropischen Regionen.
Ätio: Lokale Bagatellverletzung, vermutlich Infektion mit Streptokokken, Staphylokokken u. a. bei allgemeiner Mangelernährung und Schwächung der Immunabwehr. Diskutiert wird auch eine Fusoborreliose.
Man: Vor allem Erwachsene
Lok: Vor allem distales Drittel der Unterschenkel
Klin: Ausbildung einzelner oder mehrerer, rasch platzender Blasen mit nekrotischem Blasengrund. Übergreifen der Nekrose auf Subkutis, Faszien, Muskeln und Periost. Narbige Abheilung mit hyperpigmentiertem Randsaum, evtl. Kontrakturen.
Ther: Antibiotika nach Antibiogramm. Ausreichende Ernährung.

Ulcus varicosum
s. Ulcus cruris venosum

Ulcus venosum
s. Ulcus cruris venosum

Ulcus vulvae acutum (Lipschütz)
Def: Akut auftretende Ulzerationen im Genitalbereich jüngerer Frauen ungeklärter Ätiologie.
Ätio: Unklar, diskutiert werden Virusinfektionen, bakterielle Mischinfektionen, mangelnde Hygiene, Symptom bei *Morbus Behçet, bei atypischen Pneumonien u. a.
Man: Vor allem jüngere Frauen
Klin:
- Chronische Form: Rezidivierende, unterschiedlich große, langsam abheilende Ulzerationen, vor allem im Bereich des Introitus vaginae und der großen Labien.
- Gangränöse Form: Rasch wachsende, von Schorfen bedeckte, schmerzhafte, evtl. perforierende, narbig abheilende Ulzerationen an den kleinen Labien.

Akuter Beginn, Fieber, regionale Lymphknotenschwellung.
- Miliare Form: Kleine Ulzerationen am Rand der großen Labien, am Damm und den kleinen Labien.

DD: *Ulcus molle, *Behçet-Syndrom, *Hand-Fuß-Mund-Krankheit, *Herpes simplex
Ther: Intern: Antibiotika nach Antibiogramm, ggf. kurzfristig Kortikoide. Extern: Sitzbäder mit Zusatz von Desinfizienzien
Lit: Korting GW, Hinterberger G (1979) Ulcus vulvae acutum mit Kälteagglutinin-positiver, Mykoplasmen-bedingter atypischer Pneumonie. Hautarzt 30:550–552

Ulerythema acneiforme
Def: Form des *Ulerythema ophryogenes mit im Vordergrund stehenden *Komedonen.

Ulerythema ophryogenes (Unna, Taenzer)
Syn: Keratoris pilaris rubra faciei, Keratoris pilaris rubra atrophicans faciei, Keratosis pilaris faciei, Taenzersche Krankheit, Unna-Taenzersche Krankheit.
Def: Hereditäre Verhornungsstörung mit follikulärer Hyperkeratose, Gefäßerweiterungen und konsekutiver Follikelatrophie im Gesichtsbereich (Augenbrauen).
Ätio: Unregelmäßig autosomal-dominant vererbt, wird heute als Manifestationsform des *Keratosis-pilaris-Syndroms gesehen.
Man: Kindes- bzw. frühes Erwachsenenalter
Lok: Symmetrisch im Augenbrauenbereich, an Wangen, Haargrenze, Bartbereich.
Klin: Kleine, follikulär gebundene Hyperkeratosen im Bereich der lateralen Augenbrauen, der Stirn-Haar-Grenze und im Wangenbereich. Persistierendes symmetrisches Gesichtserythem. Atrophie der Augenbrauenfollikel. Gehäuft *Keratosis follicularis im Extremitätenbereich. Zusätzlich: Komedonen und Pusteln (*Ulerythema acneiforme), *Folliculitis decalvans faciei, *Follikulitis ulerythematosa reticulata.
Hist: Verschiedene Stadien: 1. Gefäßerweiterungen, 2. Orthokeratotische Hyperkeratose in den Akroinfundibula und 3. später perifollikuläre Sklerosierung, Follikel- und Talgdrüsenreste, Fehlen von Talgdrüsen.
DD: *Granulosis rubra nasi, *Pseudopelade Brocq, *Lupus erythematodes chronicus discoides, *Atrophodermia follicularis, *Erythrosis interfollicularis, *Akne vulgaris
Komp: Pyogene Follikulitis
Ther: Versuchsweise keratolytische Externa (Salizylsäure 10%), Vitamin-A-Säure-Salbe (0,1%), Kortikoide lokal und intraläsional, Dermabrasio, Kryochirurgie
Prog: Besserung mit zunehmendem Alter, bei Atrophie irreversible Veränderungen.
Lit: Azambuja R, Proenca NG, Cardoso WV (1987) Ulerythema ophryogenes und Follikulitis ulerythematosa reticulata. Hautarzt 38:411–413

Ulerythema sycosiforme
s. Folliculitis sycosiformis atrophicans

Ulkus
s. Ulcus

Ulkus, gummöses
s. Ulkus, hypodermitisches

Ulkus, hypodermitisches
Syn: Gummöses Ulkus
Def: Chronisches, weitgehend areaktives *Ulcus cruris venosum, das bei einer ausgeprägten entzündlichen Unterschenkelverschwielung entstanden ist.
s. a. Hypodermitis

Ulkus, neurotrophisches bei tropischen Trigeminus-Syndrom
s. trophoneurotisches Nasenflügelgeschwür^

Ulkus, posterysipelomatöses
Def: Unregelmäßiges, bis handteller-

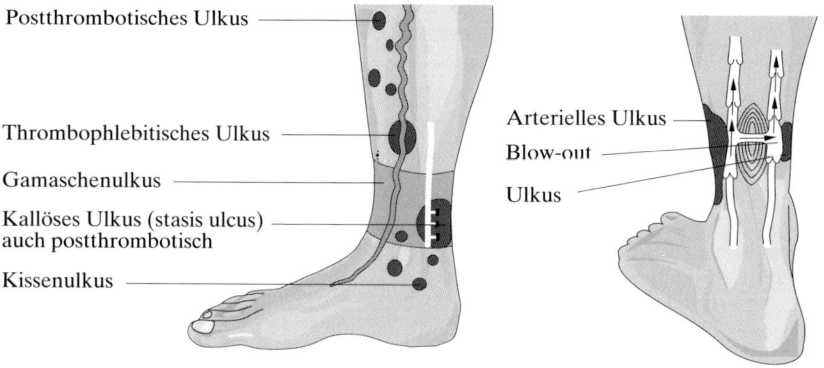

Lokalisation unterschiedlicher **Ulkusformen**

großes Geschwür nach akutem oder chronisch rezidivierendem *Erysipel. *Lok:* Vor allem proximale Hälfte der Unterschenkel

Ulkus, siderosklerotisches
Def: Bezeichnung für ein *Ulcus cruris venosum, das in siderosklerotischer Haut (*Siderosklerose) entstanden ist.

Ulkus, trophisches
Def: Allgemeine Bezeichnung für ein Geschwür, das aufgrund einer gestörten Trophik entstanden ist:
s. *Ulcus cruris venosum
s. *Ulcus cruris arteriosum
s. *Malum perforans
s. *Dekubitalulkus

Ullmann-Syndrom
Def: Nichtfamiliäre Angiomatose (*Angiodysplaie-Syndrom) mit generalisierter mesodermaler Dysplasie. Vorwiegend kavernöse Angiome von Haut, Schleimhäuten, viszeralen Organen (Lungen!) und Gehirn, fragliche Entität.

Ullrich-Bonnevie-Syndrom
s. Bonnevie-Ullrich-Syndrom

Ullrich-Fremery-Dohna-Syndrom
s. Dyskephaliesyndrom von François

Ullrich-Turner-Syndrom
s. Turner-Syndrom

Ulnastreifen
s. *Adrodermatitis chronica atrophicans (Herxheimer)

Ultraschalldiagnostik, 20-MHz-Ultraschalldiagnostik
s. Sonographie, 20-MHz-Sonographie

Ultraschall-Doppler
Def: Gerät zur Erfassung des Strömungsverhaltens in den tiefen und oberflächlichen Venen und Arterien der Extremitäten. Insbesondere kann die Klappenfunktion der Venen überprüft werden.
Die Dopplersonograpie basiert physikalisch auf der Emmission und Reflexion hochfrequenten Ultraschalls, der in der Lage ist, biologisches Gewebe zu durchdringen. Werden Ultraschallwellen mit einer bestimmten Frequenz (4–8 MHz) gesendet und an bewegenden Grenzflächen (z. B. an Erythrozyten) reflektiert, so verändert sich die Reflexionsfrequenz unter anderem in Abhängigkeit von der Blutströmungsgeschwindigkeit. Die Frequenzverschiebung läßt Rückschlüsse auf die Bewegungsverhältnisse des strömenden Blutes zu.
s. a. Ultraschall-Doppler-Untersuchung

Ultraschall-Doppler-Untersuchung
Def: Angiologische Untersuchungsmethode mit dem *Ultraschall-Doppler zur Diagnosik von *chronisch-venöser Insuffizienz und *arterieller Verschlußkrankheit.
Das Untersuchungsverfahren eignet sich besonders gut zur Erfassung einer Insuffizienz der *Krosse.
Man hört beim Venengesunden durch eine diskontinuierliche atemabhängige Strömung in den Venen einen Strömungsstoß am Ende des Inspiriums, beim *Valsalva-Test ist bei suffizienten Klappen durch einen Strömungsstop kein Geräusch hörbar.
Bei *Beckenvenenthrombose: höherfrequentes kontinuierliches Strömungsgeräusch. Bei Mündungsklappeninsuffizienz: Kanonenschlag beim *Valsalva-Test.
Über insuffizienten Perforansvenen sind deutliche retrograde Strömungsgeräusche im Exspirium und beim *Valsalva-Test nachweisbar. Ebenso ist eine Stammvarikosis durch eine „Doppler"-Untersuchung der Vena saphena magna zu sichern.

Ultraviolette Strahlen (UV-Strahlen)
Def: Im elektromagnetischen Spektrum an den sichtbaren Teil (400–760 nm) angrenzende, kurzwellige (nicht sichtbare) Strahlung mit einem Frequenzbereich von 200–400 nm.
Aus praktischen Erwägungen wird der UV-Bereich unterteilt in:
UVC: 40–280 nm
UVB: 280–320 nm
UVA: 320–400 nm.
UV-C-Strahlen werden durch die Atmosphäre aus dem Sonnenlicht ausgefiltert.
Die biologisch besonders wirksame UVB-Strahlung ist in erster Linie für das Späterythem (*Dermatitis solaris; Maximum nach 24 Stunden; Persistenz über 3–5 Tage), die indirekte Pigmentierung (*Spätpigmentierung) und die Photosynthese des Vitamin D verantwortlich.
UVA-Strahlen bewirken die Direktpigmentierung (*Sofortpigmentierung), die durch Photooxydation farbloser Melaninvorstufen und durch Umschichtung der Melanosomen in der Zelle hervorgerufen wird (innerhalb von 5–10 Min.; Dauer: 3–8 Stunden).
Nur UVA-Licht durchdringt Glas.
Langzeitanwendungen ultravioletter Strahlen auf die Haut bewirken chronische Strahlenschäden (*Landmannshaut).
Für die Therapie von Hautkrankheiten (*Phototherapie) spielen folgende künstliche UV-Strahlen eine wichtige Rolle: Leuchtstoffröhren, Quecksilberdampflampen (Quecksilberhochdrucklampen, Quecksilberhochdrucklampen mit Metallhalogenidzusätzen).

Ulzera, anästhetische
s. Malum perforans

Ulzerationen, neurotrophische
s. Malum perforans

Ulzerationen, perforierende
s. Malum perforans

Umlauf
s. Paronychie

Underwoodsche Krankheit
s. Sclerema neonatorum

Ungues hippocratici
s. Uhrglasnägel

Unguis
s. Nagel

Unguis duplex
Def: Rudimentärer überzähliger Nagel.

Unguis incarnatus
Syn: Onychogryptose
Def: In das *Paronychium eingewachsener Nagel mit Gefahr der lokalen Infektion, Entzündung und Bildung von überschießendem Granulationsgewebe.
Ätio: Unsachgemäße Pediküre
Ther: Korrekte Nagelpflege, Unter-

schieben von Watteröllchen, ggf. Emmert-Keiloperation
Lit: Steigleder GK, Stober-Münster I (1977) Unguis Incarnatus-Syndrom. Z. Hautkr. 52:285–286

Unguis in turriculo
s. Röhrennagel

Unna, Naevus
s. Naevus flammeus, Unna-Politzer-Nackennaevus

Unna-Politzer-Nackennaevus
s. Naevus flammeus, Unna-Politzer-Nackennaevus

Unnasche kongenitale Hypotrichose
s. Hypotrichosis congenita hereditaria generalisata Marie Unna

Unnasche Krankheit
s. seborrhoisches Ekzem^

Unna-Taenzersche Krankheit
s. Ulerythema ophryogenes

Unna-Thost, Morbus
s. Keratosis palmoplantaris diffusa circumscripta

Unruhige Beine
s. Restless-legs-Syndrom

Unterhaut
s. Subcutis

Unterlippenfisteln, kongenitale
Def: Seltene, gelegentlich vererbte Mißbildung.
Klin: Symmetrische punktförmige Fistelöffnungen, meist paramedian an der Unterlippe. Die Gänge enden nach etwa 1 cm blind. Entleerung eines schleimigen Sekretes auf Druck. Der Befund ist häufig mit Velumspalte und Zahnunterzahl kombiniert.
Ther: Exzision

Unterschenkelekzem
Def: *Ekzem am Unterschenkel, vor allem im distalen Drittel unterschiedlicher Genese.
Ätio: Meist im Rahmen von:
s. *Ekzem, Stauungsekzem
s. *Ekzem, allergisches Kontaktekzem
s. *periulzeröses bzw. paratraumatisches Unterschenkelekzem^

Unterschenkelekzem, periulzeröses bzw. paratraumatisches
Def: Toxisches Kontaktekzem (*Ekzem, toxisches Kontaktekzem) infolge Mazeration der Haut durch Sekret eines Unterschenkelgeschwüres.
s. a. Ulcus cruris
Komp: Kontaktsensibilisierung mit Lokaltherapeutika (häufig Antibiotika, z. B. Chloramphenicol, Neomycin, Fucidinsäure)

Unterschenkelglatze
Def: Haarausfall am Unterschenkel, z. B. bei Verschluß der Beckenarterien.

Unterschenkelpigmentierungen, mit Atrophie verbundene hereditäre
Def: Seltene, meist einseitige, im distalen Unterschenkeldrittel lokalisierte, langsam fortschreitende Form der *Poikilodermie. Evtl. finale *Dermatomyositis oder *Akrogerie.

Uranitis granulomatosa
Def: Granulomatöse Entzündung des Gaumens im Rahmen des *Melkersson-Rosenthal-Syndroms mit pflastersteinartigem Relief der Schleimhaut.

Urbach-Syndrom
s. Necrobiosis lipoidica diabeticorum

Urbach-Wiethe-Syndrom
s. Hyalinosis cutis et mucosae

Ureaplasma urealyticum
s. *Urogenitalinfektion mit Ureaplasma urealyticum

Urethritis, allergische
Def: Allergisch bedingte Harnröhrenentzündung, z. B. Medikamentenallergie, als Typ-IV-Reaktion auf Lokaltherapeutika.

Urethritis
Def: Entzündung des vorderen, bis zum Sphincter externus der Blase reichenden Harnröhrenteiles. Zweigläserprobe! (*Gonorrhoe).

Urethrismus
Def: Harnröhrenschmerz und Dysurie bei entzündlichen Erkrankungen der Harnröhre.

Uréthrite nongonococcique
s. unspezifische Urethritis^

Urethritis, abakterielle
s. unspezifische Urethritis^

Urethritis, bakterielle
Syn: Harnwegsinfekt
Def: Durch unterschiedliche Erreger, vor allem *Pseudogonokokken, Mimeae, Kolibakterien (Koliurethritis), Staphylokokken (Staphylokokkenurethritis), Streptokokken (Streptokokkenurethritis), Proteus-Arten, Pseudomonas aeruginosa und Klebsiellen verursachte Harnröhrenentzündung.
Sie zählt zu den *unspezifischen Urethritiden^.
Ther: Antibiotika nach Antibiogramm

Urethritis bei Balanitis
Def: *Unspezifische Urethritis^ durch Verschleppung der Keime bei vorbestehender *Balanoposthitis.

Urethritis candidamycetica
Def: Infektion der Harnröhre mit Candida albicans im Rahmen einer Candidabalanitis oder -vulvovaginitis (*Candidose).

Urethritis durch Chlamydien
s. *Urogenitalinfektion mit Chlamydia trachomatis

Urethritis gonorrhoica anterior acuta
s. *Gonorrhoe

Urethritis gonorrhoica anterior chronica
s. *chronische Gonorrhoe^

Urethritis gonorrhoica posterior
s. *Gonorrhoe

Urethritis herpetica
Def: *Herpes simplex-Infektion der Harnröhre.
Man: Männer häufiger als Frauen
Klin: Glasig-schleimige Sekretion, ziehende, in Perineum, Inguinalregion und Hoden ausstrahlende Schmerzen. Herpes simplex-Eruptionen an Glans, Präputium und Vulva möglich.

Urethritis, Koliurethritis
s. bakterielle Urethritis^

Urethritis, mikrobielle
s. unspezifischer Urethritis

Urethritis bei Mimiainfektion
s. bakterielle Urethritis^

Urethritis durch Mykoplasmen
s. Mykoplasmenurethritis

Urethritis, nicht gonorrhoische
s. unspezifische Urethritis^

Urethritis nongonococcal
s. unspezifische Urethritis^

Urethritis nongonorrhoica (NGU)
s. unspezifische Urethritis^

Urethritis nonspecifica
s. unspezifische Urethritis^

Urethritis posterior
Def: Entzündung des hinteren Harnröhrenanteils, v. a. bei *Gonorrhoe.

Urethritis, postgonorrhoische
Def: Persistierende *Urethritis nach abgeheilter *Gonorrhoe, zu 2/3 durch Chlamydien (*Urogenitalinfektion mit Chlamydia trachomatis) bedingt.
s. a. Postgonorrhoischer Katarrh

Urethritis simplex
s. unspezifische Urethritis^

Urethritis, spezifische
s. Gonorrhoe

Urethritis, Staphylokokkenurethritis
s. bakterielle Urethritis^

Urethritis, Streptokokkenurethritis
s. bakterielle Urethritis^

Urethritis, traumatische
Def: Durch physikalische oder chemische Traumen verursachte Harnröhrenentzündung, z. B. nach Katheterisierung, Blasenspiegelung, Masturbation.

Urethritis, Trichomonadenurethritis
s. Trichomonadenurethritis

Urethritis, Typ Waelsch
s. Urogenitalinfektion mit Chlamydia trachomatis

Urethritis, unspezifische
Syn: Nicht gonorrhoische Urethritis, Urethritis nonspecifica, Urethritis nongonorrhoica, Urethritis simplex, nongonococcal urethritis, Urethrite nongonococcique, Pseudogonorrhoe, Parablenorrhagie, fälschlich auch abakterielle Urethritis
Def: Nicht durch Neisseria gonorrhoeae verursachte Entzündungen der Harnröhre. Nach Meyer-Rohn gilt folgende Unterteilung:
- mikrobielle Urethritis: *bakterielle Urethritis^, *Mykoplasmenurethritis, *Urogenitalinfektion mit Chlamydia trachomatis, *Urethritis candidamycetica, *Trichomonadenurethritis, *Urethritis herpetica
- *traumatische Urethritis,
- *allergische Urethritis,
- Urethritis durch Lokalerkrankungen der Urethra,
- Urethritis als Begleiterscheinung bei Allgemeinerkrankungen,
- psychogene Urethritis

DD: *Gonorrhoe

Urethritis durch Ureaplasma urealyticum
s. Urogenitalinfektion mit Ureaplasma urealyticum

Urethritis, Virusurethritis
Def: Durch Viren ausgelöste Urethritis, meist *Urethritis herpetica.

Urethro-okulo-synoviales Syndrom
s. M. Reiter

Urethrorrhoe
s. Harnröhrenausfluß

Urihidrosis
Syn: Sudor urinosus, urämischer Frost
Def: Ausscheidung von Harnstoff, Harnsäure und Kochsalz über die Haut bei terminaler Azotämie.

Urininkontinenz
Def: Unfähigkeit den Abgang des Urins zu kontrollieren.
Klin: Hautveränderungen entsprechend der Dermatitis ammonicalis (*Windeldermatitis).

U1-RNP-Antikörper
Def: *Autoantikörper gegen einen Komplex aus U1 RNS oder den Ribonukleoprotein AAI, BII, C oder ein 68 kd großes Protein.
Vork: Hochtitrig bei bis zu 95% der Patienten mit *Mixed connective tissue disease, 35 bis 45% bei *Lupus erythematodes visceralis-Patienten, selten bei *progressiver systemischer Sklerodermie^, *Lupus erythematodes chronicus discoides und *Sjögren-Syndrom.
Lit: Willson NR, Tann EM (1987) Antibody to non histon antigens. In: Lahita RG (ed) Sytemic Lupus erythematosus. Wiley Medical Pulication New York, pp 291–304

Urogenitalinfektion mit Chlamydia trachomatis
Syn: Einschlußkörperchenurethritis, Urethritis Typ Waelsch
Def: Meist beim Geschlechtsverkehr übertragene Infektion der Harnröhre mit Chlamydia trachomatis, 35–60% der *unspezifischen Urethritiden^ mit weiter zunehmender Tendenz.
s. a. Lymphogranuloma inguinale,
s. a. postgonorrhoische Urethritis
Klin: Inkubationszeit 4 Tage bis 1 Monat. Glasiger bis eitriger Fluor urethralis. Schmerzen in der Harnröhre. Bei Frauen häufig keine klinischen Symptome.
Diag: Ausstrichpräparat (fluoresceinmarkierte Antikörper, Färbung mit Jod oder nach Papanicolaou), kultureller Erregernachweis, Antikörpernachweis
Ther: Tetracyclin-HCL (4×500 mg/die), Doxycyclin (2×100 mg/die), Erythromycin (4×500 mg/die) für 7–10 Tage.
Beachte: Mitbehandlung des Partners!

Lit: Gschnait F (1986) Genitale Chlamydieninfektionen. Hautarzt 37:312–319
Dimitrov K, Martino S, Popov G (1984) Klinisch ätiologische Befunde bei Chlamydienurethritiden bei Männern. Z. Hautkr. 59:1229–1236
Petzolt D, Mösinger-Lundgren V (1980) Genitale Chlamydieninfektionen. Hautarzt 31:263–267

Urtica
s. Quaddel

Urtica alba
s. Urtica porcellanea

Urtica erythematosa
s. Urtica rubra

Urtica haemorrhagica
Def: *Quaddel mit Austritt von Erythrozyten in die ödematöse Haut.

Urtica mollis
Def: Veraltete Bezeichnung für das *angioneurotische Ödem.

Urtica porcellanea
Syn: Urtica alba
Def: Weiße Form der *Quaddel infolge von Kompression der oberflächlichen Hautgefäße durch das Ödem.

Urtica rubra
Syn: Urtica erythematosa
Def: Gewöhnliche, rote Form der *Quaddel infolge reaktiver Gefäßweitstellung.

Urticaire par effort
s. cholinergische Urtikaria^

Urticaria acuta
s. akute Urtikaria^

Urticaria anularis
Def: Ringförmige *Urtikaria infolge zentraler Rückbildung.

Urticaria bullosa
Def: *Urtikaria mit Blasenbildung.

Urticaria chronica
s. chronische Urtikaria^

Urticaria chronica infantum
s. Prurigo acuta infantum

Urticaria circinata
Syn: Urticaria gyrata, Urticaria configurata
Def: *Urtikaria mit polyzyklisch begrenzten Herden infolge peripherer Progredienz und Konfluenz kleinerer Herde.

Urticaria configurata
s. Urticaria circinata

Urticaria cryoglobulinaemica
s. Kryourtikaria

Urticaria cum pigmentatione
Def: *Urtikaria mit reaktiver lokaler Hyperpigmentierung.
s. a. entzündliche Hyperpigmentierung^
DD: *Urticaria pigmentosa

Urticaria e calore
s. Wärmeurtikaria

Urticaria e cimicibus
Def: Ausbildung einer *Quaddel nach Wanzenstichen (*Cimikose).

Urticaria e frigore
s. Kälteurtikaria

Urticaria factitia
Syn: Dermographische Urtikaria, Hautschrift-Urtikaria
Def: Häufigste *physikalische Urtikaria^ mit meist linear angeordneten *Quaddeln im Bereich mechanisch irritierter Hautgebiete, z. B. Scheuerstellen von Kleidung, Kratzspuren.
Ätio: Gehäuft gesteigerte psychovegetative Erregbarkeit, Fokus oder Medikamenteneinnahme (Penicillin).
Diag: *Dermographismus elevatus auslösbar
Ther: Ggf. Ausschaltung auslösender Noxen, allgemein abhärtende Maßnahmen (z. B. Wechseldusche, Sauna), ggf. nichtsedierende Antihistaminika oral (z. B. Terfenadin, Loratadin, Astemizol, Ceterizin).
Lit: Horiko T, Aoki T (1984) Dermographism (mechanical urticaria)

mediated by M. Br J Dermatol 111:545–550

Urticaria factitia tarda
Def: *Urticaria factitia mit Quaddelbildung nach einer Latenz von 1–2 Std. nach der Reizung.
DD: Druckurtikaria (*Urtikaria, Druckurtikaria)

Urticaria gigantea
s. Angioneurotisches Ödem

Urticaria gyrata
s. Urticaria circinata

Urticaria ab ingestis
Def: Durch *Nahrungsmittelunverträglichkeit ausgelöste allergische oder pseudoallergische *Urtikaria.

Urticaria localisata
Def: Auf einzelne Körperareale begrenzte *Urtikaria.

Urticaria mechanica
s. Urtikaria, Druckurtikaria

Urticaria multiformis endemica
Def: In Palaestina endemisch auftretende, knötchenförmige Erkrankung an den Streckseiten der Extremitäten.
Man: Vor allem Kinder, Einwanderer, vor allem im Mai bis November

Urticaria neonatorum
s. Erythema neonatorum toxicum

Urticaria papulosa chronica
s. Prurigo simplex subacuta

Urticaria papulosa infantum
s. Prurigo simplex acuta infantum

Urticaria perstans
s. Prurigo simplex subacuta

Urticaria perstans papulosa (Fabry)
s. Prurigo nodularis Hyde

Urticaria perstans verrucosa
s. Prurigo nodularis Hyde

Urticaria photogenica
s. Lichturtikaria

Urticaria pigmentosa
Syn: Nettleshipsche Krankheit, Nettleship-Syndrom, Mastozytose-Syndrom, kutane Mastozytose, Braunmensch
Def: Dermale disseminierte, umschriebene Mastzellenanreicherung (*Mastozytosen) mit dunkel gefärbten Flecken der Haut und urtikarieller Erektilität nach physikalischer Irritation.
Ätio: Unbekannt
Man: Vor allem erste 6 Lebensmonate, auch im Erwachsenenalter
Lok: Vor allem Rumpf, selten Schleimhautbeteiligung
Klin: Flache, ovale oder runde, graubräunliche Flecken unterschiedlicher Größe mit urtikarieller Reaktion, auch subepidermale Blasenbildung nach Reizung. Häufig urtikarieller *Dermographismus. Zunächst schwache, später stärkere Pigmentierung. Langsame Rückbildung der Herde. Sonderformen: *Urticaria pigmentosa haemorrhagica, *exanthematische Urticaria pigmentosa, *Urticaria pigmentosa bullosa, *Urticaria pigmentosa xanthelasmoides, *Teleangiectasia macularis eruptiva perstans

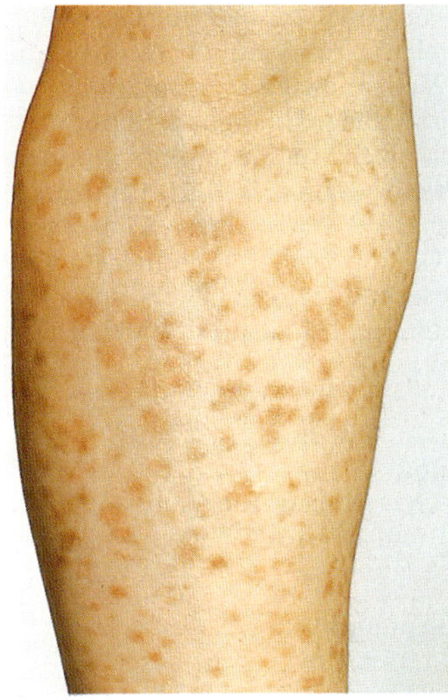
Urticaria pigmentosa

Hist: Perivaskuläre und periadnexielle Mastzellinfiltration im oberen Korium.
DD: *Urticaria cum pigmentatione, *Histiozytome, *maligne Lymphome^
Ther: Meiden von Histaminliberatoren (Acetysalizylsäure, Codein, Procain, Polymyxin B) und Reibung (Trockenrubbel).
Antihistaminika oral, evtl. Kombination von H1- und H2-Blockern (*Urtikaria)
Versuch mit *PUVA-Therapie.
Cave: i. v. Kurznarkotika wie Propanidid
Prog: Gewöhnlich Rückgang der Häufigkeit und Intensität der einzelnen Schübe

Urticaria pigmentosa adultorum
Def: Sich im Erwachsenenalter manifestierende Form der *Urticaria pigmentosa.
Beachte: Gehäuft Koinzidenz mit Tumoren anderer Art.
s. a. Teleangiectasia macularis eruptiva perstans

Urticaria pigmentosa bullosa (pemphigoides)
Def: Seltene Form der *Urticaria pigmentosa mit blasiger Reaktion im Bereich der pigmentierten Effloreszenzen auf physikalische Reize. Innere Manifestationen möglich (*Mastozytose).
Man: Vor allem Säuglinge, Kleinkinder
Klin: Juckreiz, Reiben, urtikarielle Reaktion mit Blasenbildung, lange bestehende Hyperpigmentierung
DD: *Epidermolysis bullosa hereditaria
Ther: *Urtikaria pigmentosa
Lit: Fenske NA et al. (1985) Congenital bullous urticaria pigmentosa. Arch Dermatol 121:115–118
Stanka F, Lechner W (1984) Urtikaria pigmentosa bullosa. Akt. Dermatol. 10:166–168

Urticaria pigmentosa, exanthematische
Def: Form der *Urticaria pigmentosa mit zahlreichen, dicht stehenden, kleinen, hellbraunen Herden.

Urticaria pigmentosa haemorrhagica
Def: Form der *Urticaria pigmentosa mit hämorrhagischen Eruptionen im Bereich der Effloreszenzen, auch auf Mundschleimhaut und Lippen.

Urticaria pigmentosa pemphigoides
s. Urticaria pigmentosa bullosa

Urticaria pigmentosa xanthelasmoidea
Def: *Urticaria pigmentosa mit ausgeprägt knotigen, gelb-bräunlich tingierten Effloreszenzen.
DD: *Histiozytosis X.

Urticaria profunda
Def: *Urtikaria mit umschriebener Ödembildung in der Subkutis, typisch z. B. für das *angioneurotische Ödem.

Urticaria profunda dolorosa
Def: *Urtikaria profunda mit wahrscheinlich durch die tiefen Ödeme bedingten Neuralgien.

Urticaria rheumatica
Def: Im Frühstadium des *rheumatischen Fiebers auftretende *Urtikaria.

Urticaria solaris
s. Lichturtikaria

Urtika
s. Quaddel

Urtikaria
Syn: Nesselsucht, Nesselausschlag
Def: Stark juckende, krankhafte Hautreaktionen, die sich durch das exanthematische oder lokalisierte Auftreten von *Quaddeln unterschiedlicher Größe und Anordnung (*Urticaria anularis, bullosa, circinata, cum pigmentatione, profunda; *cholinergische Urtikaria^) kennzeichnen. Prävalenz in der Bevölkerung ca. 1,3%, bei dermatologischen Patienten ca. 3%.
Klinisch unterscheidet man:
*akute Urtikaria^ (seit weniger als 6 Wochen bestehend)
*akut-intermittierende Urtikaria^
*chronisch-rezidivierende Urtikaria^
*chronische Urtikaria^ (länger als 6 Wochen)

Tabelle: Auslöser von akuter und chronischer **Urtikaria**
– Physikalische Reize: *physikalische Urtikaria, *Lichturtikaria
– *Aquagene Urtikaria^
– Chemisch: Brennessel, Instektenstich
– Nahrungsmittel/Nahrungsmitteladditiva: *Nahrungsmittelallergie, -unverträglichkeit
– Medikamente: Antibiotika (Penicillin), Acetylsalizylsäure, Insulin, Impfungen
– *Vaskulitiden
– Bakterielle Infektionen
– Parasiten: z. B. Würmer im Intestinaltrakt
– Intestinale *Candidose
– Viruserkrankungen, z. B. Hepatitis, Erkältung
– Zahnwurzelgranulome
– Innere Erkrankungen: Magen-Darm-Störungen, *Polyzythämie, *Kälteglobulinämie, *Amyloidose, *Hypereosionophilie-Syndrom, *Löfflersches Syndrom
– Maligne Tumoren (*Paraneoplasie)
– Autoimmunerkrankungen: *Autoimmun-Progesteron-Syndrom, *Lupus erythematodes
– Hormone: Schwangerschaft
– Psychosomatische Ursachen

Gleichzeitig kann es zum Auftreten eines *angioneurotischen Ödems kommen.
s. a. Urtikariavaskulitis
Ätio: Freisetzung verschiedener Mediatoren (z. B. Histamin, Heparin, Proteasen) aus den Mastzellen und Basophilen durch eine Vielfalt von Auslösern (s. Tabelle). Man unterscheidet:
1. *Physikalische Urtikaria: Ca. 50% aller Fälle.
2. Immunologisch: 30–60% der akuten, 5–10% der chronischen Urtikaria, als Allergene kommen Arzneimittel, Nahrungsmittel (*Nahrungsmittelallergie), Inhalationsallergene und Kontaktallergene (*Kontakturtikaria) in Frage. Es handelt sich in der Regel um eine *Typ I-Allergie.
s. a. Urtikaria vom Typ der Serumkrankheit
3. *Intoleranzreaktion: nicht allergisch, kein IgE-Nachweis, als Auslöser kommen v. a. Salicylate, Nahrungsmitteladditiva (*Nahrungsmittelunverträglichkeit) u. a. in Frage.
4. Chemisch: Brennssel, Insektenstich
5. Sehr selten *hereditäre Urtikaria^
Bis zu 70% der Fälle bleiben ätiologisch ungeklärt.

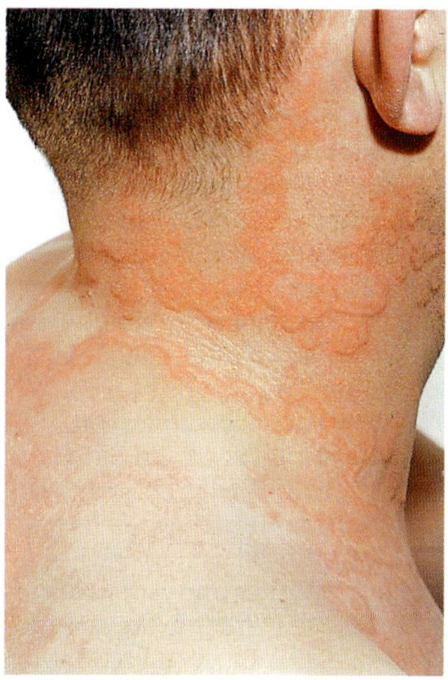

Urtikaria

Lab: Differentialblutbild, Gesamt-IgE, ggf. *RAST, Antistreptolysin-Titer, Hepatitis-Serologie, Stuhl auf Parasiten (Würmer, Hefen, pathogene Keime), Urinstatus
Diag: Anamnese (Tagebuch), körperliche Untersuchung. *Dermographismus, Testung auf *physikalische Urti-

karia^, Arzneimittelkarenz, Auslaßdiät für 10 Tage (z. B. Tee-Zwieback, Kartoffel-Reis, zu Beginn Abführen mit Glaubersalz), *Prick- und *Provokationsteste (stationär), Provokationsdiät. Fokus-Suche: HNO-Arzt: Röntgen-Nasennebenhöhlen, Tonsillen; Zahnarzt: Panoramaaufnahme; Gynäkologe; Urologe; Röntgen-Thorax, Oberbauch-Sonographie; Urinstatus
Komp: *Anaphylaxie
DD: *Erythema anulare centrifugum, *Erythema exsudativum multiforme, *Sweet-Syndrom, *Dermatitis herpetiformis, *Urtikaria pigmentosa, *PUPPP, *Melkersson-Rosenthal-Syndrom
Ther: Beseitigung der auslösenden Faktoren, ggf. Diät (*Nahrungsmittelunverträglichkeit)
Intern: 1. Antihistaminika (nicht sedierend: z. B. Terfenadin, Loratadin, Astemizol, Ceterizin; sedierend: z. B. Hydroxizin; insgesamt individuelle Ansprechbarkeit auf die verschiedenen H1-Blocker sehr unterschiedlich), evtl. in Kombination mit H2-Rezeptorblockern (Cimetidin, Ranitidin) oder bei Druckurtikaria mit Antiphlogistika (Indometacin, Beginn mit 25 mg/die, je nach Klinik Erhöhung bis auf 100 mg/die)
2. Bei ausgeprägtem Befund: Kortikoide (ggf. 250 mg Prednison i. v. als Einmaldosis, evtl. Wiederholung, auf orale Medikation umstellen 40–60 mg/die und Dosisausschleichen), ggf. Volumensubstitution und Adrenalin (Suprarenin) i. c. (*Anaphylaktischer Schock)
Extern: Blande, juckreizstillende Lokaltherapie (z. B. Lotio zinci, Lotio Cordes, Lotio Hermal), Kortikoide als Lotio oder Creme
Bei intestinaler Intoleranzreaktion Erfolge mit Dinatriumcromoglykat (4 × 200 mg/die oder 400 mg 15–30 min vor Exposition)
Lit: Czarnetzki BM, Grabbe J, Jeep S (1991) Urtikaria, Diagnostik und Therapie. Dt. Derm. 39:280–286
Champion RH (1988) Urticaria: then and now. Br J Dermatol 119:427–436
Hecker C, Merk HF (1991) Urtikaria und Angioödem. Hautnah derm 1:85–87
Paul E, Greilich KD (1991) Zur Epidemiologie der Urtikariaerkrankungen. Hautarzt 42:366–375
Paul E (1991) Klinik und Diagnostik der Urtikaria-Erkrankungen. In: Cassella Riedel (Hrsg) Dermatosen im Bild

Urtikaria, akute
Syn: Urticaria acuta
Def: Nicht länger als 6 Wochen bestehende *Urtikaria, die in über 90% aller Fälle 4–6 Wochen nach dem ersten Auftreten spontan abheilt.
Ätio, Klin, Komp, Diag, Ther, Lit: *Urtikaria

Urtikaria, akut-intermittierende
Syn: Urticaria chronica intermittens
Def: In wiederholten Schüben auftretende *akuten Urtikaria^.
Ätio, Klin, Komp, Ther, Lit: *Urtikaria
Prog: Günstig

Urtikaria, allergische
Def: *Akute, chronisch-intermittierende oder chronische Urtikaria^ bei einer im oberen Korium ablaufenden IgE-vermittelten Immunreaktion. Meist Medikamente oder Nahrungsmittel als Allergene, in der Regel *Typ-I-Allergie^, selten *Typ-III-Allergie^.
Ätio, Klin, Diag, Komp, Ther: *Urtikaria
Lit: Scherer R (1983) Allergische Urtikaria. Allergologie 6:291–299

Urtikaria, Anstrengungs-Urtikaria
s. cholinergische Urtikaria^

Urtikaria, aquagene
Syn: Wasserurtikaria, Wasser-Kontakturtikaria
Def: Seltene Unterform der *physikalischen Urtikaria^ bei der das Auftreten von stecknadelkopfgroßen, geröteten, follikulären Papeln im Kontakt-

bereich nach Wasserkontakt typisch ist. Auftreten häufig erst nach längerem Kontakt mit Wasser.
s. a. aquagener Pruritus
Ätio: Unklar, Bildung eines Histaminliberators durch den Kontakt von Wasser und Talg wird diskutiert
Man: Meist Jugendliche und junge Erwachsene
Lok: Bevorzugt Oberkörper, selten Gesicht und untere Extremitäten. Nie an Palmae und Plantae (Fehlen von Talgdrüsen). Ausschließlich Hautareale, die mit Wasser Kontakt hatten.
Diag: *physikalische Urtikaria^, ohne Wasserkontakt bleiben die Teste negativ.
DD: *Cholinergische Urtikaria^, *Kältekontakturtikaria
Lit: Hecke E (1981) Wasserkontakturtikaria. Hautarzt 32:532–534

Urtikaria, Brennessel
s. Brennesselurtikaria

Urtikaria, cholinergische
Syn: Schwitzurtikaria, Anstrengungsurtikaria, Urticaire par effort
Def: *Urtikaria nach körperlichen, seelischen oder thermischen Belastungen bei erhöhter Acetylcholin-Empfindlichkeit.
Lok: Vor allem oberer Rumpfbereich
Klin: Von einem Reflexerythem umgebene, kalottenförmige, häufig konfluierende *Quaddeln.
Diag: *physikalische Urtikaria^
Ther: Parasympatholytisch wirksame Medikamente (z. B. Sekalealkaloide, Benzodiazepine, Atarax), *Urtikaria

Urtikaria, chronische
Syn: Urticaria chronica
Def: Länger als 6 Wochen bestehende *Urtikaria. Man unterscheidet chronisch-kontinuierliche mit täglichen und chronisch rezidivierende Urtikae mit intervallartig nach mehreren Tagen auftretenden Quaddeleruptionen.
Ätio: Arznei- oder *Nahrungsmittelunverträglichkeit, Inhalationsallergene, körpereigene Antigene, z. B. bei Magen-Darm-Störungen, endokrinen Störungen: *Urtikaria.
Klin, Komp, Ther, Lit: *Urtikaria

Urtikaria, dermographische
s. Urticaria factitia

Urtikaria, Druckurtikaria
Syn: Urticaria mechanica
Def: *Urtikaria nach Schlag oder Druck.
Lok: An der Stelle der Krafteinwirkung
Klin: Tiefe schmerzhafte Schwellung. Häufig *Dermographismus elevatus.
Diag: Drucktest, *physikalische Urtikaria^
Ther, Lit: *Urtikaria

Urtikaria, hereditäre
Def: Seltene, dominant vererbte, sich in früher Jugend klinisch manifestierende *Urtikaria. Nach Illig sind derartige Urtikariaformen bisher nur als familiäre Wärmekontakturtikaria bzw. als familiäre Kälteurtikaria bekannt geworden.
s. a. physikalische Urtikaria^

Urtikaria, Kälteurtikaria
s. Kälteurtikaria

Urtikaria, Kaltlufturtikaria
s. Kaltlufturtikaria

Urtikaria, Kaltwasserurtikaria
s. Kaltwasserurtikaria

Urtikaria, Kontakturtikaria
s. Kontakturtikaria

Urtikaria, Lichturtikaria
s. Lichturtikaria

Urtikaria, nichtimmunologische
Def: *Urtikaria und anaphylaktoide Reaktionen durch Freisetzung oder Aktivierung von Mediatoren ohne vorausgegangene Antigen-Antikörperreaktion (= Pseudoallergie, *Intoleranzreaktion). Meist auf nichtsteroidale Antiphlogistika (z. B. Acetylsalizylsäure) oder Azofarbstoffe (z. B. Tatrazin, s. a. Nahrungsmittelunver-

träglichkeit). Die Reaktion ist mengenabhängig, Pathomechanismus ist eine Hemmung der Prostaglandinsynthese.
Ätio, Klin, Komp, Ther: *Urtikaria
Lit: Wagenseil C (1983) Die urtikarielle Intoleranzreaktion. Allergologie 6:303–309

Urtikaria, photoallergische
s. Lichturtikaria

Urtikaria, physikalische
Def: Durch physikalische Reize (Reibung, Druck, Kälte, Wärme, Licht) ausgelöste *Urtikaria, wobei ein Kontakt- und eine Reflextyp unterschieden wird. Triggermechanismus ist dem Patient oft bekannt.
- Kontakttyp: Hautveränderungen am Einwirkort, z. B. *Urticaria factitia, Druckurtikaria (*Urtikaria, Druckurtikaria), *Kälteurtikaria vom Kontakttyp, *Wärmeurtikaria, *Lichturtikaria, *Röntgenurtikaria.
- Reflextyp: Hautveränderungen auch außerhalb des Einwirkungsortes; z. B. *Kälteurtikaria vom Reflextyp, *cholinergische Urtikaria^

Diag: *Urtikaria; physikalische Tests: Drucktest: Definierte Gewichte wirken eine bestimmte Zeit auf den Rücken oder Arm, Ablesung: sofort, nach
20 Minuten, 1, 6 und 24 Stunden,
Kältetest: Eiswürfel für 20 Sekunden auf die Haut (Arm) geben, Ablesung s. oben,
Wärmetest: Ca. 45 °C warmer Gegenstand für 20 Sekunden auf die Haut (Arm) geben, Ablesung s. oben,
s. *Lichttreppe,
Cholinergische Urtikaria: Testung mit heißem Teil- oder Armbad (40 bis max. 45 °C), körperliche Belastung zur Auslösung der Urtikaria. Carbacholtest (7,5 um i. c., Unterarmbeugeseite),
Ther, Lit: *Urtikaria

Urtikaria, postvakzinale
Def: *Urtikaria vom Typ der Serumkrankheit nach Tetanusimpfung (*Allergie, Typ III-Reaktion).

Urtikaria, Röntgenurtikaria
s. Röntgenurtikaria

Urtikaria, Schwitzurtikaria
s. cholinergische Urtikaria^

Urtikaria vom Typ der Serumkrankheit
Def: *Urtikaria bei der „Serumkrankheit" (*Allergie, Typ III-Reaktion). Im Gegensatz zur Typ I vermittelten Urtikaria liegen lösliche Antigen-Antikörper-Komplexe (Typ III-Reaktion) vor.

Urtikariavaskulitis
Syn: Hypokomplementämische Vaskulitis
Def: Immunkomplexvaskulitis (*Vaskulitis) unter dem Bild einer *Urtikaria.
Die Urtikariavaskulitis führt ihre Bezeichnung zu Unrecht, da als Primäreffloreszenz keine *Quaddel, sondern eine urtikarielle Papel auftritt, die jedoch im Gegensatz zur Quaddel (Persistenz von Stunden) ortstreu über mehrere Tage persistiert.
Klin: Kleinfleckiges, makulo-papulöses Exanthem; an eine Urtikaria erinnernd; eine purpurische Komponente ist meist nachweisbar.
Häufig Arthralgien und Arthritiden; große und kleine Gelenke betroffen. Schubweiser Verlauf ggf. mit Abdominalbeschwerden. Häufig Lymphknotenschwellungen
Hist: Leukozytoklastische Vaskulitis
DIF: Granuläre Immunglobulin- und Komplementablagerungen in den dermalen Gefäßen.
Lab: Gesamtkomplement deutlich vermindert
DD: *Akute Urtikaria^
Ther: Systemische Steroidtherapie (60–100 mg Prednisolon äquivalent; ergänzend nichtsteroidale Antiphlogistika; bei Therapieresistenz Immunsuppressiva, Azathioprin 50–100 mg/die).
Prog: Sehr hartnäckiger chronisch-rezidivierender Verlauf

Lit: Lubach D (1983) Die sogenannte Urtikaria-Vaskulitis. Allergologie 6:300–303
Duschet P, Schwarz T, Gscheit F, Luger A (1984) Urtikarielle Vasculitis. Z. Hautkr. 59:1427–1434

Urtikaria, Wärmeurtikaria
s. Wärmeurtikaria,
s. a. Wiedererwärmungsurtikaria

Uta
s. *kutane Leishmaniosen

UV-A-Strahlen
s. *Ultraviolette Strahlen (UV-Strahlen)

UV-B-Strahlen
s. * Ultraviolette Strahlen (UV-Strahlen)

UV-C-Strahlen
s. *Ultraviolette Strahlen (UV-Strahlen)

Uveo-Enzephalitis
s. Uveomeningoenzephales Syndrom

Uveomeningoenzephales Syndrom
Syn: Vogt-Koyanagi-Harada-Syndrom, Uveo-Enzephalitis, Harada-Syndrom, Harada-Krankheit, Vogt-Koyanagi-Syndrom, Okulokutanes-Syndrom
Def: In Phasen verlaufende Erkrankung mit Entzündung der Uvea, der retinalen Pigmentschicht und der Meningen, manchmal kombiniert mit Enzephalitis, Hirnnervenausfällen, später Haut- und Haarveränderungen.
Man: 3.–4. Lebensdekade
Vork: Vor allem Schwarze, Orientalen, Asiaten
Ätio: Unbekannt, diskutiert wird eine Autoimmunreaktion.
Klin: Hauterscheinungen (über 80% der Fälle, Wochen bis Monate nach Beginn der Erkrankung):
s. *Canities bzw. *Poliosis, vor allem an Augenbraunen und Wimpern, auch Kopf-, Achsel- und Schamhaaren.
*Vitiligo, bizarre oder runde Haarlichtungen (*Alopecia areata).
Doppelseitige Uveitis, Sekundärglaukom, Meningoenzephalitis
Prog: Verlauf über 1–4 Jahre mit Schüben und Remissionen, Defektheilung
Lit: Rosenthal AL (1980) Uveomeningoencephalic syndrome. Cutis 25: 363–370

V

Vaccinia
Def: Durch Auto- oder Heteroinokulation bei der Pockenschutzimpfung (*Pocken) entstandene Impfpocken.
s. Vaccinia secundaria translata
s. a. postvaccinale Purpura^

Vaccinia autoinoculata
s. Vaccinia secundaria

Vaccinia gangraenosa
Syn: Progressive Vaccinia
Def: Fehlende Abheilung der *Vaccinia secundaria mit Ausbildung großer, nekrotischer Areale und Mutilationen. Häufig Gammaglobulinverminderung.
Ther: Intern Immunglobuline, ggf. Antibiotika. Isolierstation

Vaccinia generalisata
Def: Hämatogene Ausbreitung des Vakzine-Virus nach der Pockenschutzimpfung (*Pocken) bei Abwehrschwäche.
Ther: Intern Gammaglobuline. Isolierstation
Prog: Häufig letaler Verlauf

Vaccinia inoculata
s. Vaccinia translata

Vaccinia, progressive
s. Vaccinia gangraenosa

Vaccinia secundaria
Syn: Vaccinia autoinoculata
Def: Autoinokulation nach der Pockenschutzimpfung (*Pocken) durch Schmierinfektion (z. B. durch Kratzen an der Impfpustel).
s. a. Vaccinia generalisata, gangraenosa und translata

Vaccinia serpiginosa
Def: Polyzyklisch konfigurierte Herde bei *Vaccinolae.

Vaccinia translata
Syn: Akzidentelle Vakzine, Vaccinia inoculata
Def: Schmierinfektion nach der Pockenschutzimpfung (*Pocken) vom Impfling auf Personen ohne ausreichenden Impfschutz.
DD: Syphilitisches Primär- und Sekundärstadium (*Syphilis acquisita), *Herpes simplex, *Tuberkulose

Vaccinoide
s. Melkerknoten

Vaccinolae
Def: Durch lymphogene Ausbreitung des Vakzinevirus entstandene „Nebenpocken" in der Nachbarschaft des Impfortes (*Pocken).
s. a. Vaccinia serpiginosa

Vagabundenhaut
s. Cutis vagantium

Vaginose, bakterielle
Syn: Amin-Kolpitis
Def: Häufig vorkommende Dysbakteriose der Scheidenflora mit Überwuchern obligat anaerober Bakterien und Gardnerella vaginalis.
Ätio: Wahrscheinlich stellt die Infektion mit Gardnerella vaginalis, einem sexuell übertragenen, gramnegativen bis gramvariablen, kurzen, unbeweglichen Stäbchen, die primäre Ursache dar. Sekundär kommt es zur Vermehrung gramnegativer Erreger.
Klin: Vulvovaginitis und Kolpitis mit dünnflüssigem, homogenem, grauweißlichem *Fluor vaginalis. Charakteristischer, penetranter, fischartiger Geruch (hervorgerufen durch verschiedene, von den überwuchernden Anaerobiern gebildete Amine).
Diag: Verschiebung des Scheiden-pH-Werts nach 5,0–5,5. Im Abstrich sog. Clue-Cells: Von Bakterien bedeckte, charakteristisch getüpfelt erscheinende Vaginalepithelien. Kultureller Nachweis. Bestimmung

des sog. BV-Scores durch den Gynäkologen.
Ther: Metronidazol 2×500 mg/die über 5 Tage, evtl. Tinidazol (2 g als Einmaldosis). Mitbehandlung des Geschlechtspartners (bei Männern kann Gardnerella vaginalis über Monate asymptomatisch in der Urethra persistieren).
Lit: Hartmann AA, Elsner P (1984) Gardnerella vaginalis-Infektion – eine weitere STD. Hautarzt 35:512–516
Hackel H, Hartmann AA, Elsner P et al. (1991) Stellenwert der Gardnerella-vaginalis-Kultur bei BV-Score-gesicherter bakterieller Vaginose. Hautarzt 42:173–175

Vakzination
s. Pockenschutzimpfung

Vakzinationssyphilis
Def: Übertragung einer *Syphilis bei der Pockenschutzimpfung bei Verwendung der Lymphe von Syphiliserkrankten. Der Begriff hat nur noch historische Bedeutung.

Vakzine
s. Pockenschutzimpfung

Vakzine, akzidentelle
s. Vaccinia translata

Vakzineknoten
Def: Durch den Kuhpockenvirus (*Kuhpocken) hervorgerufene, knotige Hautveränderungen an Händen, Armen und Gesicht.
DD: *Melkerknoten, *Melkergranulom, *Tylositas pollicis

Vakzinevirus
Syn: Variolavirus
Def: Variante des Variola-verus-Virus.

Valley fever
s. Coccidioidomycose

Valsalva-Test
Def: Test zur Überprüfung der Suffizienz der Venenklappen der Vena saphena magna und der ileofemoralen Verbindungen (*chronisch venöse^ Insuffizienz).
Methode: Transkutane Strömungsmessung mittels eines *Ultraschall-Doppler bei kurzzeitiger Betätigung der Bauchpresse.

Vancomycin-induziertes Exanthem
s. Red-Man-Syndrom

Van Lohuizen-Syndrom
s. Cutis marmorata teleangiectatica congenita

Varicellae adultorum
Def: *Varizellen bei Erwachsenen, die oft einen schwereren Verlauf mit Kopfschmerzen, Erbrechen, Gelenkschmerzen und Fieber aufweisen.

Varicellae gangraenosa
s. Ecthyma gangraenosum

Varikektomie
Def: Chirurgisches Verfahren zur Exstirpation von Varizen, hierzu gehört z. B. die *Saphenektomie.

Varikophlebitis
Def: *Phlebitis einer oberflächlichen *Varize.
Klin: Entzündlich gerötete, überwärmte, erheblich druckdolente, 1–3 cm breite, ggf. verzweigte Stränge oder plattenartige Infiltrate. Ungestörtes Allgemeinbefinden, evtl. subfebrile Temperaturen.
Ther: Heparin-haltige Salben, *Kompressionsverband, ggf. Schmerzmittel. Inzision und Expression des Thrombus.
Prog: Günstig; Abheilung nach 6–10 Tagen

Varikose
Syn: Varikosis
Def: Zahlreiche, ausgedehnte *Varizen, nach Ätiologie unterscheidet man *primäre Varikose^ und *sekundäre Varikose^.

Varikose, genuine
s. primäre Varikose^

Varikose, idiopathische
s. primäre Varikose^

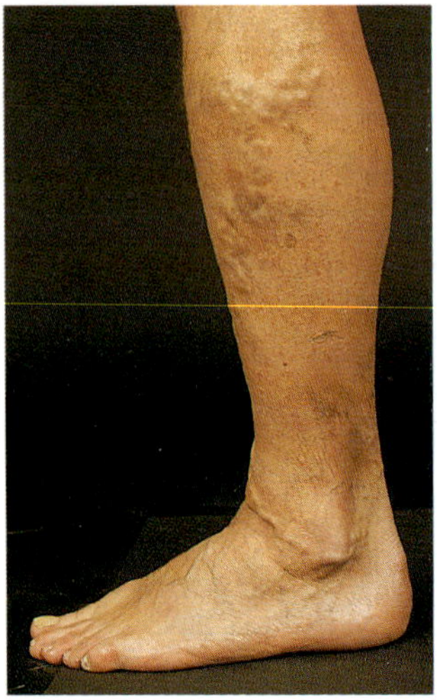

Varikose

Varikose, primäre
Syn: Genuine Varikose, idiopathische Varikose
Def: Ausbildung von *Varizen ohne eine Vorschädigung der Venen. s. a. sekundäre Varikose^
Ätio: Allgemeine Bindegewebsschwäche, angeborene Insuffizienz bzw. Aplasie der Venenklappen, arteriovenöse Anastomosen.
Man: Ab dem 20. Lebensjahr
Klin, Ther: *Varize
Prog: Günstig, häufig lange kompensiert. Gefahr der *chronisch venösen^ Insuffizienz.
Lit: Schöpf E, Friedel S (1985) Neuere Gesichtspunkte der Diagnostik und Therapie der primären Varikosis. Hautarzt 36:379–380

Varikose, sekundäre
Def: Erweiterung der oberflächlichen Venen bei erhöhtem Venendruck, z. B. nach thrombotischem oder traumatischem Verschluß der tiefen Beinvenen (*postthrombotisches Syndrom).
Klin: *Varize
Prog: Häufig Entwicklung einer *chronisch venösen^ Insuffizienz.

Varikose, sublinguale
Syn: Caviar lesions of the tongue, Caviartongue, Zungenvarizen, Kaviarzunge
Def: Venenerweiterungen unter der Zunge imponieren als kaviarähnliche Gebilde.
Die Veränderungen haben keinen Krankheitswert.

Varikozele
Def: Variköse Erweiterung des von der Vena spermatica interna und ihren Kollateralen gebildeten Plexus pampiniformis.
Lok: Aufgrund der anatomischen Verhältnisse fast immer linksseitig (Mündung der linken V. spermatica in die klappenlose V. renalis links).
Klin: Bei ausgeprägtem Befund kann die Fertilität beeinträchtigt sein (*OAT-Syndrom).
Diag: Klinisch, palpatorisch und dopplersonographisch
Ther: Hohe (abdominale) Ligatur der V. spermatica interna

Variola
s. Pocken

Variola abortiva
Def: Leichteste Form der *Pocken bei guter Abwehrsituation.

Variola acutissima sive nigra
s. Purpura variolosa

Variola cohaerens
Def: Form der *Pocken mit dichtstehenden Pusteln.

Variola confluens
Def: Zusammenfließen der Effloreszenzen zu großen Pusteln bei *Pocken.

Variola discreta
Def: Diskrete Form der *Pocken mit einzelnen Pusteln.

Variola haemorrhagica
Syn: Variola pustulosa haemorrhagica, schwarzer Tod, schwarze Blattern

Def: Schwere Form der *Pocken mit Einblutungen in die Pockenläsionen.
Prog: Ungünstig

Variola maligna sive nigra
s. Purpura variolosa

Variola miliaris sive verrucosa
Def: Aus einzelnen Papeln bestehende Form der *Variola abortiva.

Variola minor
s. Alastrim

Variola mitigata
s. Alastrim

Variola pustulosa haemorrhagica
s. Variola haemorrhagica

Variola sine exanthemate
Def: Form der *Variola abortiva mit fehlendem Exanthem.

Variola syphilitica
Def: Veraltete Bezeichnung für ulzeröse *Syphilide.

Variola vaccina
s. Kuhpocken

Variola vera
s. Pocken

Variola vera (major) humana
s. Pocken

Variolavirus
s. Vakzinevirus

Variolois
Def: Abgeschwächte Form der *Pocken bei vorhandener Restimmunität
Prog: Günstig

Varizella-Syndrom, kongenitales
Def: Embryonale Mißbildungen, besonders Hypoplasie der Gliedmaßen, zerebrale Dysfunktionen und zosteriforme Narben bei *Varizellen der Mutter während der frühen Schwangerschaft. Risiko im 1. Trimenon am höchsten (4,9%).
Ätio: Diaplazentare Infektion mit Varicella-Zoster-Virus
Lit: Paryani S, Arvin AM (1986) Clinical and immunologic evidence of intrauterine varicella-zoster virus infection. N Engl Med 314:1542
Stockhausen HB et al. (1984) Risiko von Windpocken in der Schwangerschaft und Neonatalperiode. Dtsch. med. Wschr. 109:1192–1196

Varize
Syn: Krampfader
Def: Spindel-, sack- oder tonnenförmig erweiterte Venen mit Schlängelung, wobei mehrere Windungen regelrechte Varizenknäuel und -konvolute bilden können.
Je nach Etage und Kaliber der Venen unterscheidet man:
- Stammvarizen: Vena saphena magna und parva
- Seitenastvarizen: Arkaden- und Bogenvenen
- Zweig- oder retikuläre Varizen: Epifasziale Netzvenen
- *Besenreiservarizen
- *Teleangiektasien

Einteilung der primären Stammvarikosis der Vena saphena magna nach Hach:
- Grad 1: Kurzer Rückfluß bis handbreit unter dem Leistenband (Krosseninsuffizienz)
- Grad 2: Rückfluß bis in die distalen Oberschenkeldrittel
- Grad 3: Rückfluß bis handbreit unterhalb des Kniegelenkes
- Grad 4: Rückfluß bis in dei Region des Innenknöchels.

Einteilung anhand der *Ultraschall-Doppler-Untersuchung mit *Valsalva-Preßprobe.
Ätio: *Primäre und *sekundäre Varikose^
Lok: V. a. im Bereich der Beine, im Verlauf der Vena saphena magna und parva
Komp: *Chronisch venöse^ Insuffizienz, isomorpher Reiz für z. B. *Psoriasis vulgaris, *Lichen ruber planus, *mikrobielles Ekzem^, Varizenruptur.
Ther: Je nach Venenbeteiligung und

Schweregrad (Stammvenen, Seitenäste) *Sklerosierung oder Operation (Krossektomie, Stripping). *Kompressionstherapie.
Prog: *Primäres und *sekundäre Varikose^, Entwicklung einer *chronisch venöse^ Insuffizienz.
Lit: Schöpf E, Friedel S (1985) Neuere Gesichtspunkte der Diagnostik und Therapie der primären Varikosis. Hautarzt 36:379–380

Varizellen

Syn: Windpocken, chicken pox, Wasserpocken, Schafblattern, petite vérole volante
Def: Erstinfektion nichtimmuner Personen mit dem Varizellen-Zoster-Virus.
Ätio: Übertragung des Virus von einem Varizellen- oder *Zoster-Patienten durch Tröpfchen- oder Schmierinfektion; hohe Kontagiosität.
Err: Varizella-Zoster-Virus, gehört zur Gruppe der Herpesviren, hat die Fähigkeit zur Latenzentwicklung in Ganglienzellen des Nervensystems.
Man: Vor allem Kindesalter (2/3 aller Fälle im 5.–9. Lebensjahr), selten Erwachsenenalter (*Varicellae adultorum), sehr selten 2. Auftreten von Varizellen als Reinfektion.
Lok: Vor allem Kopfhaut, Stamm, Schleimhäute; Hände und Füße meist frei
Klin: 95% der Infektionen verlaufen klinisch manifest.

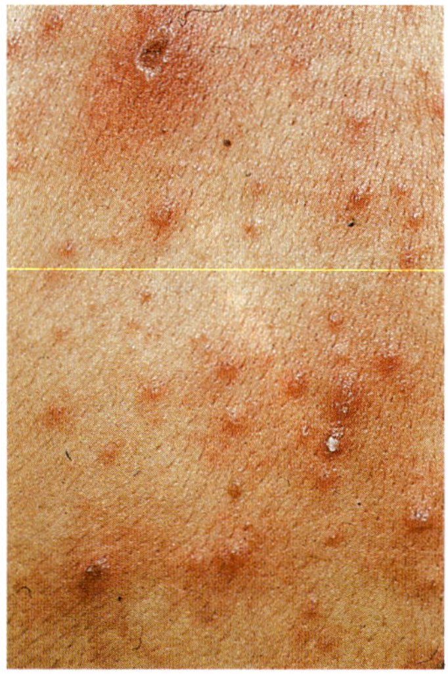

Varizellen

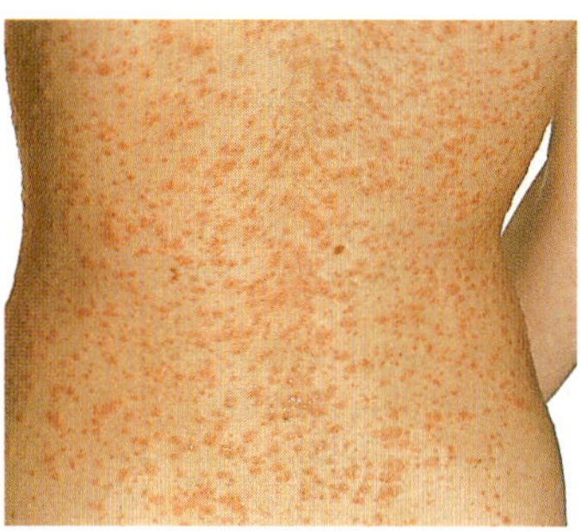

Varizellen

Inkubationszeit: Meist 14 Tage (9–23). Nach kurzem Prodromalstadium leichtes Fieber, Juckreiz und Hauterscheinungen: Schubweises Aufschießen kleiner roter Flecke mit raschem Übergang in Papeln und Bläschen. Eintrübung des zunächst wasserklaren Bläscheninhaltes, Ausbildung von fest haftenden Krusten, die nach 2–3 Wochen ohne Hinterlassung von Narben abfallen. Polymorphes Exanthembild durch die gleichzeitig vorhandenen verschiedenen Entwicklungsphasen der Effloreszenzen (*Heubnersche Sternkarte). Nach Exkoriation und Sekundärinfektion bleiben varioliforme Narben. Hämorrhagische oder bullöse Umwandlung möglich.
Schleimhäute: Gelblich bedeckte, von einem roten Saum umgebene Erosionen
Hist: Zunächst mehrkammeriges, später einkammeriges Bläschen; ballonierende Degeneration der Basalzellen; epidermale Riesenzellen.
Bläschenausstrich: Multinukleäre epitheliale Riesenzellen, Einschlußkörperchen

DD: *Pocken, *Variolois, *Zoster generalisatus, *Pyodermie, *Prurigo simplex acuta
Komp: Impetiginisation, Hautgangrän, Varizellenpneumonie, Meningoenzephalitis, Otitis media, Nephritis, *Reye-Syndrom, Organbefall v. a. bei immunsupprimierten Patienten. Infektion während der Schwangerschaft: *kongenitales Varizella^-Syndrom, *neonatale Varizellen^
Ther: Lokal: Trockenpinselung mit z. B. Lotio zinci und Zusatz von Vioform 2% im Bläschenstadium, bei Superinfektion lokale Antibiose z. B. mit Chlortetracyclin, im krustösen Stadium Salbengrundlage.
Intern: Bei immunsupprimierten Patienten Acyclovir (3×5–10 mg/kg KG/die als Infusion für 5–10 Tage)
Prophylaxe: Aktiv (Lebendvakzine) und passiv (Varicella-Zoster-Immunglobulin, bis spätestens 96 Stunden nach Exposition, einmalig 0,2–1 ml/kg i. v.) bei immunsupprimierten Kindern.
Lit: Stary A (1991) Ergebnisse virustatischer Behandlung von Varizellen unterschiedlicher Verlaufsschwere. Hautarzt 42:72–76

Varizellen, neonatale
Def: Perinatale Infektion mit *Varizellen bei erstinfizierten Müttern. Kritischer Zeitpunkt zwischen dem 7. Tag vor und dem 7. Tag nach der Geburt.
Man: Bei oder kurz nach der Geburt
Prog: Bei Manifestation in den ersten 5 Tagen postpartum günstig (mütterliche Antikörper, passive Immunität), 5.–10. Tag postpartum Mortalität 30%.
Prophylaxe: Varicella-Zoster-Immunglobulin (cinmalig 0,2–1 ml/kg i. v.)
Lit: Heimann R (1990) Varicella-Zoster-Immunglobulin zum Schutz von Neugeborenen. Arzneimitteltherapie 8:342
Stockhausen HB et al. (1984) Risiko von Windpocken in der Schwangerschaft und Neonatalperiode. Dtsch. med. Wschr. 109:1192–1196

Varizelliforme Eruption Kaposi
s. Eccema herpeticatum

Varizen, Canyon-Varizen
Def: Dünnwandige, im Hautniveua liegende Vene, die Canyon-artig in die stark sklerosierte Unterhaut eingemeißelt erscheint.
Ätio: *Chronisch-venöse Insuffizienz
Ther: Behandlungen der CVI; ggf. *Sklerosierung

Vascular spider
Def: Veraltete Bezeichnung für einen *Naevus araneus.

Vascularite en fil de fer
s. Mondor-Krankheit

Vasculitis allergica
s. hyperergische Vaskulitis^

Vasculitis nodularis (Montgomery)
Syn: Noduläre Vaskulitis, Phlebitis nodularis, Hypodermitis nodularis subacuta saltans (O'Leary)
Def: Bei Hypertonikern wochen- bis monatelang persistierende druckschmerzhafte Knoten mit geringer Ulzerationsneigung. Die Entität des Krankheitsbildes ist umstritten.
Ätio: Vielfältig (mechanische und thermische Traumen, Infektions- und Medikamentenallergie, Toxikosen)
Lok: Beugeseiten der Unterschenkel
Klin: Solitäre oder multiple druckschmerzhafte Knoten bzw. plattenartige Infiltrate.
Hist: Intimawucherungen, verdickte Venolen in der Subkutis, Fibrose des Binde- und Fettgewebes mit Fremdkörperriesenzellen, Blutungen, evtl. Nekrose; intakte Arterien.
DD: *Erythema induratum Bazin, *Erythema nodosum
Ther: Heparinhaltige Salben, ggf. kurzfristig Kortikosteroide intern.
Lit: Röckl H, Metz J, Frank H (1974) Vasculitis allergica profunda. Hautarzt 25:477–481

Vasculitis racemosa
s. Livedo racemosa

Vaselinoderm
Syn: Photodermatitis vaselinogenica
Def: Durch Anwendung ungereinigter Vaseline hervorgerufene Photodermatitis mit schmutzigbrauner Hyperpigmentierung, follikulären Keratosen und Lichenifikation im Sinne einer *Melanodermitis toxica.
Ther: Absetzen der betreffenden Salbenpräparate, Lichtschutz.

Vasektomie
Syn: Sterilisierungsoperation beim Mann
Def: Operative Unterbindung mit Teilresektion der Samenleiter beidseits im Bereich des Hodensackes zur Sterilisierung des Mannes.

Vaskulitis
Syn: Vasculitis
Def: Gefäßentzündung, bei der Entzündungszellen in der Wand und der Umgebung der Gefäße auftreten und die Gefäße zugleich Zeichen einer Wandschädigung aufweisen. Man unterscheidet eine leukozytäre (granulozytäre, leukozytoklastische), histiozytäre (granulomatöse) und lymphozytäre Form. Leukozytäre und histiozytäre Vaskulitiden sind hyperergischer Natur (*hyperergische Vaskulitisˆ).

Vaskulitis, leukozytoklastische
s. hyperergische Vaskulitis

Vaskulitis, hyperergische
Syn: Vasculitis allergica, Arteriitis allergica cutis, Arteriolitis hyperergica cutis, Immunkomplexvaskulitis, leukozytoklastische Vaskulitis, nekrotisierende Vaskulitis (die Synonyme beschreiben meist nur Teilaspekte)
*Def:*Oberbegriff für *Vaskulitiden, die durch Ablagerung von zirkulierenden Immunkomplexen oder Bakterienendotoxinen in Gefäßwänden mit nachfolgender Komplementaktivierung ausgelöst werden und sich histologisch als leukozytäre oder granulomatöse (histiozytäre) Vaskulitiden darstellen. Das klinische Bild der Hautmanifestation ist u. a. abhängig von der Etage der befallenen Gefäße. Eine Übersicht über die hyperergischen Vaskulitiden gibt die Tabelle S. 953.
Ätio: Auslösung durch
– Medikamente (z. B. Allopurinol,

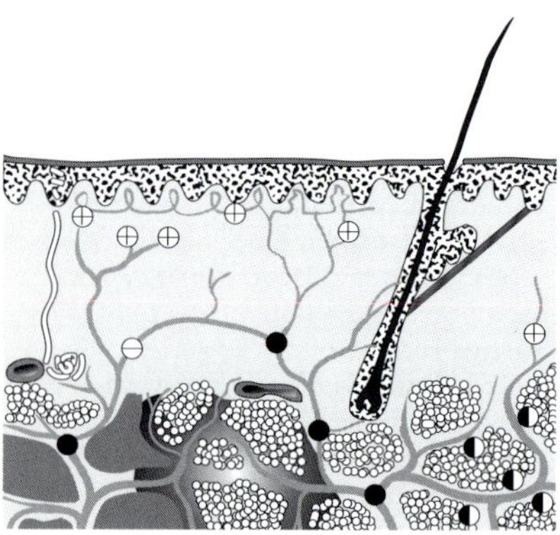

⊕ Vasculitis allergica superficialis
◐ Vasculitis allergica profunda
⊖ Livedo racemosa
● Periarteriitis nodosa cutanea (benigna)
⬬ Thrombophlebitis saltans
◉ Erythema nodosum
● Panniculitis

Schema der Histotopographie oberflächlich und tief lokalisierter **Vaskulitiden** der Haut

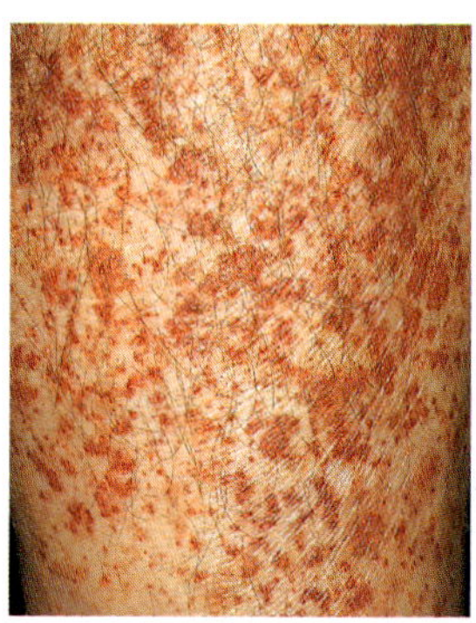

Hyperergische **Vaskulitis**

Tabelle: Einteilung der hyperergischen **Vaskulitiden** unter Berücksichtigung der Histotopographie	
Bevorzugte Gefäßetage und Gefäßkaliber	Krankheitsbilder
I. Oberflächlich kutan lokalisierte Vaskulitiden: obere bis mittlere Kutis; Gefäße kleinen Kalibers	*Vaskulitis hyperergica superficialis Septische Vaskulitis * Pityriasis lichenoides * Erythema elevatum et diutinum
II. Tiefe kutan-subkutan lokalisierte Vaskulitiden: tiefe Kutis u. Subkutis; Gefäße mittelgroßen Kalibers (Arterien, Arteriolen, Venen)	*Periarteriitis nodosa cutanea (benigna) *Vasculitis hyperergica profunda *Livedo racemosa *Thrombophlebitis *Thrombophlebitis migrans
III. Systemische Vaskulitiden mit Hautbeteiligung: Mittlere und tiefe Kutis sowie Subkutis; Gefäße unterschiedlichen, oft größeren Kalibers, Arterien vom muskulären Typ	*Periarteriitis nodosa (Kussmaul-Maier) *Allergische granulomatöse Angiitis (Churg u. Strauss) *Hypersensitivitätsangiitis (Zeek) *Arteriitis temporalis (Horton) * Endangiitis obliterans *Papulosis atrophicans maligna (Degos) *Wegenersche Granulomatose

Thiazide, Sulfonamide, Gold, nichtsteroidale Antiphlogistika, Ketokonazol, Tetrazykline, Penicilline)
- bakterielle und virale Infekte (z. B. Streptokokken, Staphylokokken, Neisseria meningitidis und – gonorrhoeae, Escherichia coli, Mykopolasmen, Mykobakterium tuberculosis, Hepatitis-B-Virus, Herpesviren, Influenza-Virus, ZytomegalieVirus)
- Pilzinfektionen (Candida albicans)
- Protozoen (Trypanosomen, Plasmodium malariae)
- Helminthen
- Zusammenwirken von Infekt und Medikamenten
- Autoantigene (z. B. bei *primär chronischer Polyarthritis^, *Lupus erythematodes viszeralis)
- Malignome (z. B. Lymphome, Haarzellleukämie, selten solide Tumore)
- Nahrungsmittel und Nahrungsmitteladditiva (*Nahrungsmittelunverträglichkeit)
- idiopathisch/ungeklärt (bis zu 50%)

Klin: Je nach Etage der Vaskulitis verschiedene hämorrhagische Effloreszenzen im Bereich von Haut und Schleimhäuten. Die einzelnen Formen können fließend ineinander übergehen.

1. Vasculitis hyperergica superficialis:
-Haemorrhagischer Typ: *Purpura rheumatica
-Polymorph-nodulärer Typ: *Purpura rheumatica
2. Vasculitis hyperergica profunda:
-Papulonekrotischer Typ: Haemorrhagische, zentral nekrotisierende und narbig abheilende Papeln (Purpura necroticans)
3. *Livedo racemosa

Beteiligung innerer Organe möglich, vor allem Gelenke (50%), Muskeln (49%), Niere (39%), Magen-Darm-Trakt (15%), ZNS (10%), auch Herz und Lunge.

Positiver *Rumpel-Leede-Test

Lab: Stark erhöhte BSG, Leukozytose, zirkulierende Immunkomplexe, Erniedrigung von CH50, ggf. pathologisches Urinsediment, Blut im Stuhl

Hist: Perivasales Infiltrat aus Lymphozyten, Histiozyten, Neutrophilen und Kerntrümmern (Leukozytoklasie, Kernstaub), fibrinoide Nekrose der Gefäßwand.

DD: Je nach Morphe: *Papulonekrotisches Tuberkulid^, *Pityriasis lichenoides acuta et varioliformis; *Erythema exsudativum multiforme
Ther: Falls möglich kausal. *Kompressionstherapie im Bereich der Beine. Bei allen schweren hyperergischen Vaskulitiden, die keinen selbstlimitierenden Verlauf zeigen:
- Überwiegender oder ausschließlicher Befall der Haut: Kortikoide (Prednison, 60–100 mg/die) in Kombination mit Azathioprin (100–150 mg/die), Reduktion nach Klinik auf niedrigst mögliche Erhaltungsdosis
- Systembeteiligung: Kortikoide (60 mg/die), evtl. in Kombination mit Cyclophosphamid (100 mg/die), evtl. Cyclophosphamid als Stoßtherapie (1 g als Kurzinfusion + 3 l Flüssigkeit/die + Uromitexan 200 mg i. v. oder oral sofort, 4, 8 und 12 Stunden später, 3 Zyklen, 2–4 Wochen Abstand); Colchizin (2–3×0,6 mg/die), Plasmapherese

Extern: Symptomatisch
Prog: Abhängig von der Ätiologie und der Innenorganbeteiligung. Bei nicht selbstlimitierenden, ätiologisch ungeklärten Fällen chronisch-rezidivierender Verlauf.
Lit: Fritsch PO (1991) Nekrotisierende Vaskulitis. Hautarzt 42:599–604; 661–670; 729–738
Peter HH (1989) Vaskulitiden, Einteilung, Pathogenese und Therapie. Dt. Ärztbl. 86:22–29
Sams WM (1980) Necrotizing Vasculitis. J Am Acad Dermatol 3:1–13
Schultz-Ehrenburg U, Niederauer HH (1989) Hyperergische Vaskulitis. Phlebol u Proktol 18:143–152

Vaskulitis, noduläre
s. Vasculitis nodularis

Vasokonstriktionstest (McKenzie und Stroughton)
Def: Auf dem vasokonstriktorischen Effekt der Kortikoidexterna beruhender Test: Die nach 4–6 Stunden eintretende Vasokonstriktion führt zu einer visuell oder photometrisch erfaßbaren Hautabblassung. Da die vasokonstriktorische Aktivität von Kortikosteroiden parallel zur antiplogistischen Gesamtwirkung verläuft, stellt dieser Test eine wichtige Screeningmethode für die Stärke der Kortikoide dar.

Vater Pacini-Körperchen
Syn: Pacini-Körperchen
Def: In der Subkutis gelegene, zwiebelschalenartig von Bindegewebe umhüllte Beschleunigungs- und Vibrationsrezeptoren.

VDRL (Venerological disease research laboratory)
Def: Test zum Nachweis von Antikörpern gegen Treponemen aufgrund der Kreuzreaktion mit *Phospholipiden (Kardiolipin). Bei Vorhandensein der Antikörper kommt es zur Präzipitation (Flockungsreaktion) von Kardiolipin. Der Befund ist nicht streng Syphilis-spezifisch. Falsch positive Ergebnisse sind bei *Autoimmunerkrankungen, akuten oder chronischen Infektionen, Kollagenosen, Neoplasmen anzufinden.
Verwendung: Die Quantifizierung (Titrierung) des VDRL ist ein guter Parameter für die Therapiebedürftigkeit einer *Syphilis.
s. a. Syphilisserologie

Vegetationen
Def: Gewebswucherungen; im dermatologischen Sprachgebrauch werden hierunter papillomatöse Wucherungen unterschiedlicher Genese verstanden, z. B. *Condylomata acuminata.

Veld sores
s. Wüstengeschwüre

Vellushaar
Syn: Flaumhaar
Def: Kleine zarte Körperhaare, vor allem bei Kindern, geringer auch bei Erwachsenen; Umwandlung in *Terminalhaare ab der Pubertät.

Vellushaar-Zysten, eruptive
Def: Epidermale Zysten mit retinierten *Vellushaaren, in der Regel bei Kindern, klinisch disseminierte, asymptomatische Papeln, v. a. im Bereich der Brust und der Exstremitäten.
Lit: Hayashibe K et al. (1986) Eruptive vellus hair cysts: First case of oneset in middle Age. Arch Dermatol 122:141

Venae communicantes, transfasziale
s. transfasziale Venen^

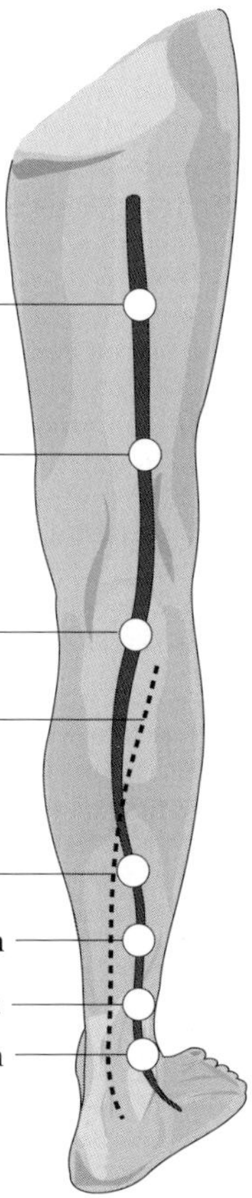

Lokalisation klinisch besonders wichtiger **Venae** perforantes

Venae perforantes
s. transfasziale Venen^

Venen, extrafasziale
Def: Außerhalb der Muskelfaszien gelegene, oberflächliche, unpaarige Extremitätenvenen, die ein Vielfaches des arteriellen Blutvolumens aufnehmen können. Sie spielen für das gesamte Niederdrucksystem (Gauer) eine wichtige funktionelle Rolle

Venen, intrafasziale
Def: In den Muskelfaszien (Muskelvenen) und in den Muskelsepten (große Leitvenen, am Unterschenkel paarig, am Oberschenkel unpaarig angelegt) verlaufende tiefe Venen.

Venen, transfasziale
Syn: Perforansvenen, Venae communicantes, Venae perforantes
Def: Die Muskelfaszie "perforierende" Extremitätenvenen, die *extrafasziale und *intrafasziale Venen^ miteinander verbinden. Am Unterschenkel können bis zu 80 transfasziale Venen auftreten. Konstant nachweisbar und funktionell von besonderer Bedeutung sind (s. Bild):
Die Cockett-Venen (oberhalb der Fußsohle),
die Boyd-Venen (unterhalb des Kniegelenkes),
die Dodd- und Hunter-Venen (Oberschenkel oberhalb des Kniegelenkes).

Venendrucktest
Def: Test zur Diagnostik von *Phlebothrombosen, an definierten Stellen wird die Druckschmerzhaftigkeit geprüft (s. Tabelle S. 956, s. Abbildung S. 956).

Venenentzündung
s. Phlebitis

Veneninsuffizienz, chronische der Beine
s. chronische venöse^ Insuffizienz

Veneninsuffizienz, extrafasziale
Def: Zunächst auf *extrafasziale Venen^ beschränkte *chronische venöse^ Insuffizienz mit Ausbildung von *Varizen.

Tabelle: (**Venendrucktest**) Druckschmerzpunkte (untere Extremität)	
Bezeichnung	Lokalisation
→ Meyer-Druckpunkte	Innenseite Tibiakante
→ Ducuing-Wadenschmerz	Wadenmuskulatur
→ Krieg-Schwarz-Druckschmerz	3–4 Querfinger unterhalb der Kniekehle
→ Oberschenkeldruckschmerz	Adduktorenschlitz, Vorderseite Oberschenkel
→ Bisgaard-Zeichen	Regio calcaneomalleolaris
→ Payr-Zeichen	Fußsohle
→ Homans-Zeichen	Wade
→ Moses-Zeichen	Wade

Veneninsuffizienz, intrafasziale
Def: Insuffizienz der *intrafaszialen Venen^, meist infolge postthrombotischer Veränderungen.
s. a. postthrombotisches Syndrom,
s. a. chronisch venöse^ Insuffizienz

Venenokklusion, akute massive (Veal)
s. Phlegmasia coerulea dolens

Venenstein
s. Phlebolith

Venenthrombose, oberflächliche
s. oberflächliche Thrombophlebitis^

Venenthrombose, tiefe
s. Phlebothrombose

Venenverödung
s. Sklerosierung

Venenverschlußplethysmographie (VVP)
Def: Methode zur Bestimmung der druckabhängigen venösen Kapazität und des maximalen Abstromvolumens des Beins (Abflußplethysmographie) bei verschiedenen Staudruckstufen. Die Messung erfolgt meist über Dehnungsstreifen (Strain-gauge-Plethysmographie). Als Meßstelle dienen Wade und Knöchel bzw. der größte Unterarmumfang und das Handgelenk.

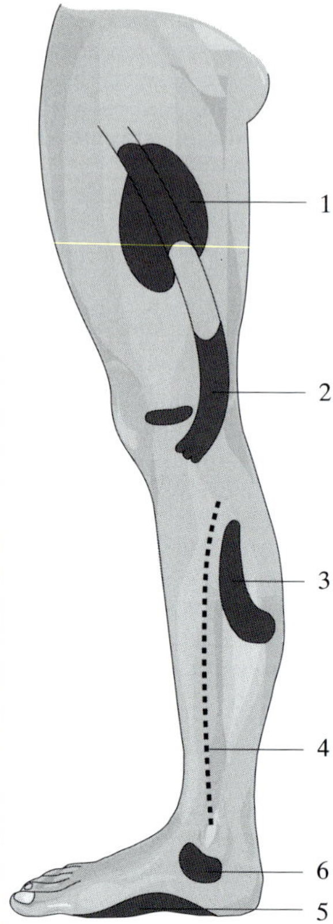

Venenthrombose. Phlebothrombose-Druckschmerzpunkte bzw. schmerzhafte Palpationsstellen an Unter- und Oberschenkel können auf eine frische tiefe Beinvenenthrombose hinweisen: *1* Oberschenkelinnenseite (M. sartorius, M. gracilis), *2* Kniegelenksbereich (Muskelansätze, medialer Kniegelenkspalt), *3* Wadendruckschmerz (Lowenberg-Zeichen), *4* Meyer-Druckpunkte, *5* Payr-Zeichen, *6* Kulissendruckschmerz

Weitere plethysmographische Methoden:
- Wasserplethysmographie (Volumenmessungen über Wasserverdrängung)
- Impedanzplethysmographie (Messung von Spannungsunterschieden)
- Videoplethysmographie (wenig gebräuchlich).

Hohe Spezifität, Sensitivität und Treffsicherheit bei akuten ileofemoralen Venenthrombosen. Hierbei ist das Blutvolumen der Wade und die Entleerungsgeschwindigkeit vermindert.

Venerophobie
Def: Neurotische Furcht, an einer Geschlechtskrankheit zu leiden, z. B. *Syphilisphobie.

Venöse Insuffizienz, chronische (CVI)
Syn: Chronische Veneninsuffizienz der Beine
Def: Chronische Rückflußstörung des venösen Blutes mit konsekutiver lokaler venöser Hypertension im Stehen. Die Folgen sind chronische, mit zunehmender Persistenz irreversible Veränderungen der Venen, der Haut und des subkutanen Fettgewebes.
Ätio: Mechanische Behinderung des venösen Rückstroms (tiefe Venenthrombose); Klappeninsuffizienz des tiefen Venensystems, der Vv. perforantes oder des oberflächlichen Venensystems: *intrafasziale und *extrafasziale Veneninsuffizienz^, *transfasziale Venen^, *primäre und *sekundäre Varikose^.
Man: Frauen > Männer; Durchschnittsalter bei Entwicklung des klinischen Vollbildes 40 bis 50 Jahre; Prävalenz bei 25–50% der Bevölkerung.
Klin: Subjektiv Schweregefühl sowie ziehende oder dumpfe Schmerzen in den Beinen mit Knöchel- und Unterschenkelödemen, besonders beim Stehen oder langem Gehen; durch Liegen gemildert. Lokale Druckempfindlichkeit trophisch gestörter Partien. Nächtliche Wadenkrämpfe.
Klinischer Schweregrad (Widmer)
I *Corona phlebectatica, evtl. Beinödem
II Auftreten von Hautveränderungen wie Stauungsekzemen (*Ekzem, Stauungsekzem), *Sideroskleröse, *Pachydermie, *Hypodermitis, Hyperkeratose, Dermatosklerose, *Atrophie blanche, Hyperpigmentierungen, *Purpura jaune d'ocre.
III *Ulcus cruris venosum
s. a. Einteilung nach Hach (*Varize)
Diag: Anamnese, Inspektion, Palpation, Venöses Standarduntersuchungsprogramm (*Perthes-Versuch, *Trendelenburg-Versuch, *Mahorner-Ochsner-Versuch, *Valsalva-Test), Funktionsteste: *Ultraschalldopplerverfahren, *Lichtreflexions-Rheographie, plethysmographische Verfahren (*Venenverschlußplethysmographie), Phlebographie.
Ther: Konsequente *Kompressionstherapie, Ergotherapie, ggf. *Sklerosierung oder operative Maßnahmen.

Venöses Leck im Schwellkörperbereich
Syn: Leakage-Faktor, venöse Schwellkörperinsuffizienz
Def: Organisch oder funktionell erhöhte Penisschwellkörperdrainage über die Vv. profundae penis und die Vv. circumflexae in Verbindung mit der V. dorsalis penis profunda, so daß trotz vermehrtem arteriellen Bluteinstrom nur eine abgeschwächte Erektion des Penis resultiert (Tumeneszenz und Rigidität).
Klin: Nicht seltene, organische Ursache einer Impotentia coeundi; v. a. bei jüngeren Männern wichtig in der Abgrenzung zur psychogenen Genese.
Diag: *Schwellkörper-Pharmakontestung, *dynamische Cavernosographie^
Ther: Operativ (gefäßchirurgisch)
Lit: Porst H (1987) Erektile Impotenz. Ätiologie, Diagnostik, Therapie. Enke Verlag Stuttgart

Verätzung
Def: Hautschädigung durch Kontakt mit chemischen Noxen, Säuren (*Koagulationsnekrose), Alkalien (*Kolliquationsnekrose), s. a. Vogelauge
Ther: Extern: Abspülen mit reichlich Wasser, Kortikoide, Wundbehandlung, heparin- oder heparinoidhaltige Salben zur Keloidprophylaxe.
Intern: Ggf. Kortikoide

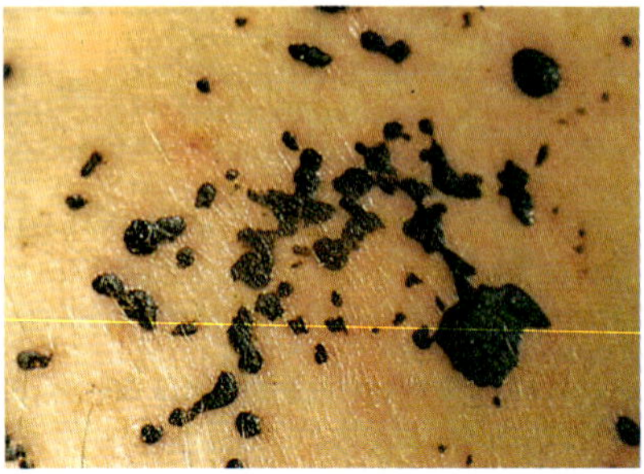

Verätzung mit Kaliumpermangant

Verbrauchskoagulopathie

Syn: Disseminierte vasale Gerinnung, DIC

Def: Erworbene, akute intravasale Gerinnung unterschiedlicher Genese mit Ausbildung zahlreicher Mikrothromben, Verbrauch aller gerinnungsaktiven Substanzen (Thrombozyten, Fibrinogen, Gerinnungsfaktoren) und konsekutiver Blutungsneigung.

Ätio: Z. B. Schock, Sepsis (*Waterhouse-Friederichsen-Syndrom), Postsplenektomie-Syndrom

Klin: Hautveränderungen: Variables Bild von akraler Zyanose über kleinfleckige *Purpura bis zu flächenhaften Blutungen mit Blasen und Nekrosen.

Lab: BSG-Erhöhung, Anämie, Erniedrigung von Thrombozyten, Quick, Fibrinogen und Gerinnungsfaktoren (Faktor V, VIII, XI)

Ther: Behandlung der Grundkrankheit, Heparinisierung nach Thrombinzeit, Substitution von Gerinnungsfaktoren.

Lit: Lubach D, Barthels M (1984) Flächige Purpura mit Nekrosen bei schwer verlaufender Verbrauchskoagulopathie. Hautarzt 35:152–158

Verbrennung

Syn: Combustio, Ambustio

Def: Durch direkte Flammeneinwirkung, explodierende Gase oder heiße Metalle bedingte Schädigung von Haut und Schleimhaut.

Klin: Abhängig von Dauer und Intensität der einwirkenden Schädigung unterscheidet man:
- Verbrennung 1. Grades (Verbrennungserythem, Combustio erythematosa): Schädigung der oberen Epidermisschichten: Erythem, Ödem, brennende Schmerzen.
- Verbrennung 2. Grades (Combustio bullosa):
  Bild der Verbrennung 1. Grades mit häufig erst nach mehreren Stunden auftretenden, unterkammerten, subepidermalen Blasen, Ausbildung von Erosionen durch Einreißen der Blasendecke, Verkrustung.
- Verbrennung 3. Grades (Combustio necroticans):
  Zerstörung von Epidermis, Korium, Hautanhangsgebilden, möglicherweise auch tieferer Schichten. Analgesie. Nekrosen. Weißlicher oder schwarzer, trockener oder feuchter Koagulationsschorf, dessen Abstoßung zu tiefer Ulkusbildung führt.
- Verbrennung 4. Grades (Verkohlung)
  s. a. Neunerregel, Verbrennungsschock, Phosphorverbrennung

Ther:
1. Grad: Abspülen mit kaltem Wasser.
Extern: Kortikoide als Lotio.
2. Grad: Sterile Abdeckung erodierter Flächen.
Extern: Kortikoide: Lotiones, Cremes, Schäume zur Ödemprophylaxe.
3. Grad: Zusätzlich zur Therapie bei zweitgradiger Verbrennung geschlossene Wundbehandlung.
Extern: Enzymhaltige Präparate zur Förderung der Nekrolyse. Abtragung der Nekrosen.
Außerdem: Schmerzbekämpfung, Tetanusprophylaxe, ggf. Kortikoide intern.

Prog: 1. Grades: Nach wenigen Tagen Abheilung unter Abschuppung.
2. Grades: Restitutio ad integrum nach 2–4 Wochen.
3. Grades: Narbige Abheilung. Tendenz zur Keloidbildung.

Verbrennungserythem
s. *Verbrennung

Verbrennungskrankheit
Def: Bezeichnung für die aus Verbrennungen resultierenden Störungen des Gesamtorganismus: *Verbrennungsschock.

Verbrennungsschock
Def: Man unterscheidet:
- Primärer Verbrennungsschock: Wundschock unmittelbar nach der Verbrennung.
- Sekundärer Verbrennungsschock: Hypovolämischer Schock durch Flüssigkeitsverlust nach außen über die Wundfläche, nach innen in Ödeme im und fern vom Verbrennungsgebiet, infolge freigesetzter vasoaktiver Mediatoren. Gefahr des sekundären Verbrennungsschocks bei einer Verbrennung von mehr als 20% der Körperoberfläche beim Erwachsenen und mehr als 10% der Körperoberfläche beim Kind; s. a. Neunerregel.

Ther: Intensivbehandlung, Volumensubstitution.
Extern: *Verbrennung

Verbrühung
Def: Toxische Hautschädigung durch direkte Einwirkung heißer Flüssigkeiten
Klin: *Verbrennung
Ther: *Verbrennung

Verhornung
Def: Mit Keratinbildung einhergehender Prozeß der *Epidermis zum Schutz des Organismus gegen schädliche Einwirkungen von außen.
Verhornung von Schleimhaut: *Leukoplakie
Tricholemmale Verhornung: *Tricholemm
Verhornungsstörungen: *Hyperkeratose, *Parakeratose, Parahyperkeratose, *Dyskeratose.

Verhornung, tricholemmale
s. *Tricholemm

Verdinikterus
s. *Ikterus

Vergiftung
Syn: Intoxikation
Def: Summe der Funktionsstörungen durch intestinal oder kutan absorbierte Giftstoffe. Die Exposition und der zeitliche Verlauf der Symptome können akut (akzidentell und suizidal), subakut oder chronisch (Arzneimittelnebenwirkung, Berufserkrankung) sein. Die Zahl der Gifte ist unbegrenzt, z. B. Brandgase, Chlor, DDT, E 605, Phospor, Putzmittel im Haushalt, Digitalis, Antihistaminika, Psychopharmaka, Schlaf- und Schmerzmittel, Opiate, Mottenkugeln, Muskatnuß, Nikotin. Die Symptomatik ist je nach Gift z. T. unterschiedlich und kann zentralnervöse, intestinale, pulmonale und kardiale Störungen aufweisen.
Adressen von Informationszentralen: s. Anhang
Lit: Bause J (1985) Vergiftungen. Notabene medici 6:428–432

Vergreisungssyndrome
Def: Mit vorzeitiger und beschleunigter Alterung einhergehende Syndrome. Hierzu zählen: *Acrogeria Gottron, *Progeria infantilis, *Progeria adultorum, *Metagerie

Verkohlung
s. *Verbrennung

Verlausung
s. Pediculosis

Verletzung
s. Trauma

Vermillonektomie
Def: Streifenförmige Exzision der Lippenhaut.

Vermiottes carcinomateuses
Def: Wie *Komedonen exprimierbare, grauweiße, punktförmige Gebilde im ulzerierten *spinozellulären Karzinom^.
Hist: Zusammengeballte Tumorzellen

Vernix caseosa
Syn: Fruchtschmiere, Käseschmiere
Def: Zähe, graugelbe Masse aus Talgdrüsensekret, Epithelzellen, Wollhaaren und Cholesterin, die die Haut des Neugeborenen vor allem an Rücken und Ohren überzieht.

Verruca
Syn: Warze
Def: Benigne, virusbedingte Epithelhyperplasie.
Ätio: Übertragung des Warzenvirus von Mensch zu Mensch, auch Autoinokulation.
Err: Menschliches Papillomvirus (human papilloma virus = HPV). Man unterscheidet z.Z. 60 Virustypen.
Klin: Inkubationszeit 1–8 Monate. Man unterscheidet:
s. *Condylomata acuminata, *Schleimhautwarzen, *Verrucae planae juveniles, *Verrucae plantares, *Verrucae vulgares.
s. a. filiforme Warzen^, Mosaikwarzen, Verrucae digitatae, Condylomata plana, Molluscum contagiosum.

Verruca necrogenica
s. Tuberculosis cutis verrucosa

Verruca seborrhoica
Syn: Verruca seborrhoica senilis, seborrhoische Alterswarze, seborrhoische Warze, seborrhoische Keratose, Verruca senilis, benigne Akanthokeratose, Basalzellpapillom
Def: Häufiger, benigner, verruköser Tumor durch basaloidzellige Epithelproliferation.
Man: Vor allem höheres Lebensalter
Lok: Vor allem Brust, Rücken, auch Gesicht, Halsbereich, Streckseiten von Händen und Unterarmen.
Klin: Scharf begrenzte, rundliche bis ovale, unterschiedlich große, weiche, erhabene, schmutziggraue Gebilde mit zerklüfteter, warziger Oberfläche, durchsetzt von schwarzen Hornpfröpfen.
s. a. seborrhoische Warzen^, Verruca-plana-artige

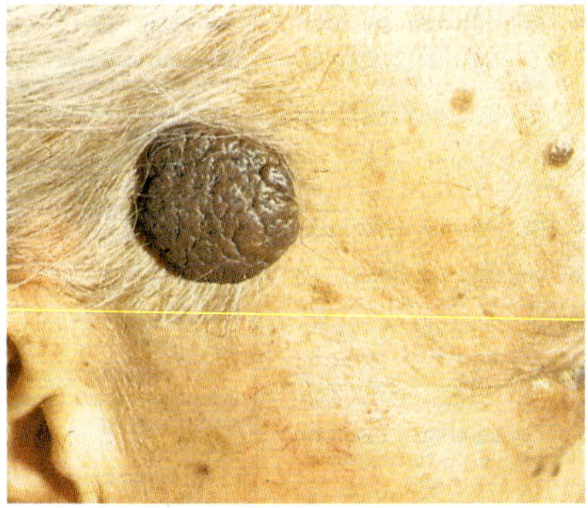

Verruca seborrhoica

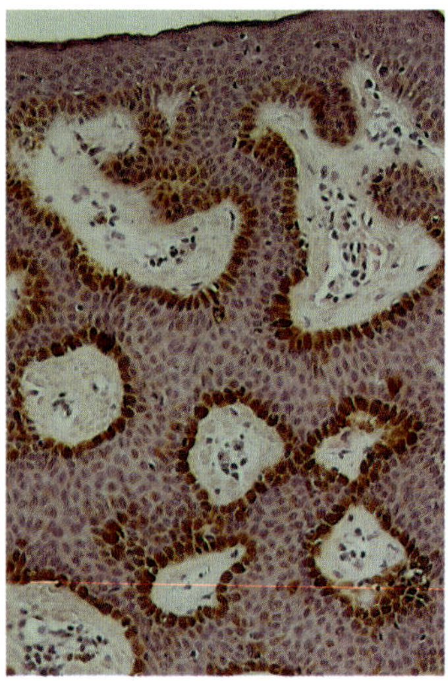

Verruca seborrhoica, netzig-akanthotischer Typ

Das eruptive Auftreten multipler Verrucae seborrhoicae ist als *paraneoplastisches Syndrom (*Leser Trélat-Syndrom) bekannt.
Hist: Papillomatöse Epithelproliferationen mit Hornzysten (hyperkeratotischer Typ) oder adenoiden Strukturen (adenoider Typ).
s. a. aktivierte Verruca^ seborrhoica
DD: *Malignes Melanom^, *Naevuszellnaevus, pigmentiertes *Basaliom,

*Verrucae planae, pigmentierter *Morbus Bowen, *Angiokeratom
Ther: Abtragung mit dem scharfen Löffel, anschließend Kauterisation
Prog: Günstig

Verruca seborrhoica, irritierte
Syn: Aktivierte seborrhoische Warze, basosquamöses Akanthom, aktivierte Verruca seborrhoica
Def: Durch verschiedenartige exogene Alterationen entzündlich veränderte *Verruca seborrhoica.

Verruca seborrhoica senilis
s. Verruca seborrhoica

Verruca senilis
s. Verruca seborrhoica

Verrucae digitatae
Def: Form der *Verrucae vulgares am Kapillitium mit faden- oder fingerförmigen Ausläufern.

Verrucae filiformis
Syn: Pinselwarzen, filiforme Warzen
Def: Form der *Verrucae vulgares mit langem, fadenförmigem Stiel.

Verrucae perionychiales
Syn: Paronychiale Warzen
Def: Im Perinychium (*Nagel) lokalisierte *Verrucae vulgares.

Verrucae planae juveniles
Syn: Plane juvenile Warzen
Def: Vor allem bei Kindern und Jugendlichen vorkommende, virusbedingte, plane Warzen. Eine seltene Sonderform ist die *Verrucosis generalisata.
Ätio: *Humane Papillom-Viren
Man: V. a. Kinder und Jugendliche
Lok: Vor allem Stirn, Schläfen, Wangen, perioral, Hand- und Fingerrücken, selten Schleimhäute
Klin: Flach erhabene, rundliche oder polygonale, rötlich-gelbe, derbe Papeln mit stumpfer Oberfläche und disseminierter, manchmal entlang Kratzeffekten strichförmiger, Anordnung.

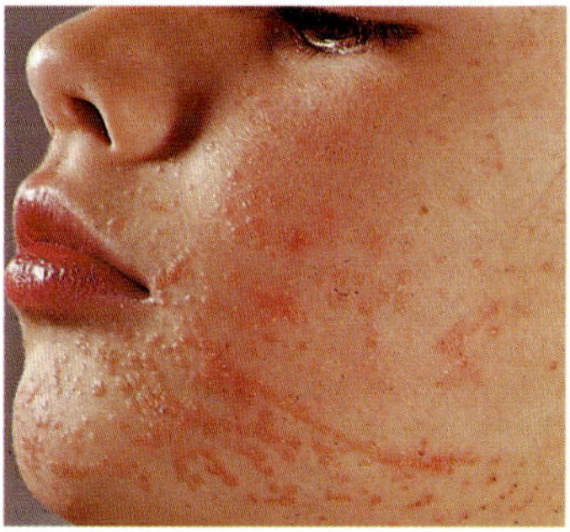
Verrucae planae juveniles

Hist: Akanthose, geflechtartige Hyperkeratose, Parakeratose, ballonierte Epithelien.
DD: *Lichen ruber planus, *Lichen nititus, *Verruca seborrhoica, *Milien
Ther: Schälende Salben, z. B. Vitamin A-Säure-haltige, evtl. in Kombination mit UV-Licht. Interferone.
Ggf. Abschaben mit dem scharfen Löffel, *Kryotherapie, Elektrokoagulation.
Prog: Nach monate- bis jahrelangem Verlauf narbenlose Abheilung.

Verrucae plantares
Syn: Dornwarzen, Fußsohlenwarzen, Verrucae vulgares, Plantarwarzen
Def: *Verrucae vulgares im Bereich der Fußsohle mit Entwicklung zur Tiefe, da exophytisches Wachstum infolge der ständigen Druckbelastung nicht möglich ist.
Klin: Glatte, grau-gelbe Oberfläche, Schmerzen bei Belastung.
s. a. Mosaikwarze
DD: *Clavus, *Arsenhyperkeratose
Ther: Externe Keratolyse, anschließend chirurgische (Curettage) Lokaltherapie, evtl. *Kryochirurgie.
Prog: Hartnäckigkeit, Rezidive

Verrucae subunguales
Syn: Subunguale Warzen
Def: *Verrucae vulgares mit Sitz unter der Nagelplatte, klinisch schmerzhafte, tumorartige Wucherungen.

DD: *Glomustumor, Exostose, Chondrome, *malignes Melanom^, *spinozelluläres Karzinom^

Verrucae vulgares

Syn: Vulgäre Warzen

Def: Benigne, infektiöse, rückbildungsfähige umschriebene Epithelhyperplasie durch Papillomviren.

Man: Vor allem Kinder, Jugendliche, junge Erwachsene, häufig bei Akroasphyxie

Lok: Vor allem Hände, gesamtes Integument möglich.

Klin: Halbkugelig vorgewölbte, bis erbsgroße, harte, hautfarbene bis graugelbliche Tumoren mit zerklüfteter, evtl. schwärzlicher Oberfläche bei entsprechender Größe. Ausbildung von Tochterwarzen in der Umgebung durch Autoinokulation. In den Finger- und Zehenzwischenräumen sowie am Lippenrot papillomatöse Formen. Abhängig von der Lokalisation unterscheidet man:

- filiforme Warzen^ an Augenlidern und in der Bartregion.
- Mosaikwarzen an Volarflächen von Fingern und Händen.
- Verrucae plantares an der Fußsohle.
- Condylomata plana, Condylomata acuminata, Condylomata gigantea im Schleimhautbereich, Schleimhautwarzen.

s. a. Warzen, paronychiale; Warzen, subunguale;

s. a. Verrucosis generalisata, Eccema verrucatum

Hist: Hyperkeratose mit Parakeratosekegeln und Akanthose, Papillomatose, ballonierte Retezellen mit basophilen Kerneinschlüssen.

DD: *Verrucae planae juveniles, *Verruca seborrhoica, *Keratosis actinica, *Arsenhyperkeratosen, *malignes Melanom^, *Keratoakanthom, *spinozelluläres Karzinom^, *Lichen ruber verrucosus, *Clavi syphilitici, *Tuberculosis cutis verrucosa, *Keratoma palmare et plantare dissipatum

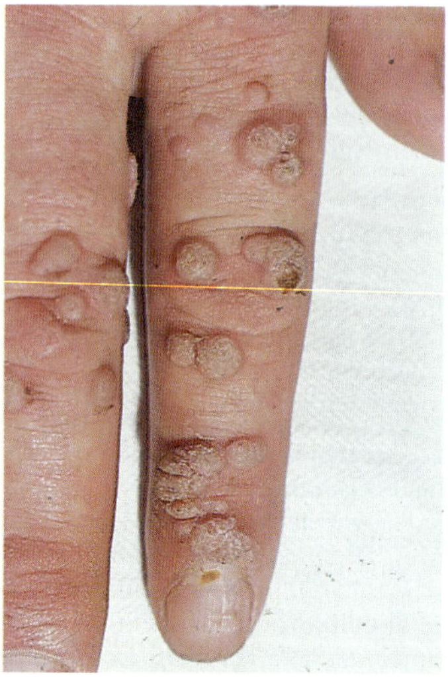

Verrucae vulgares

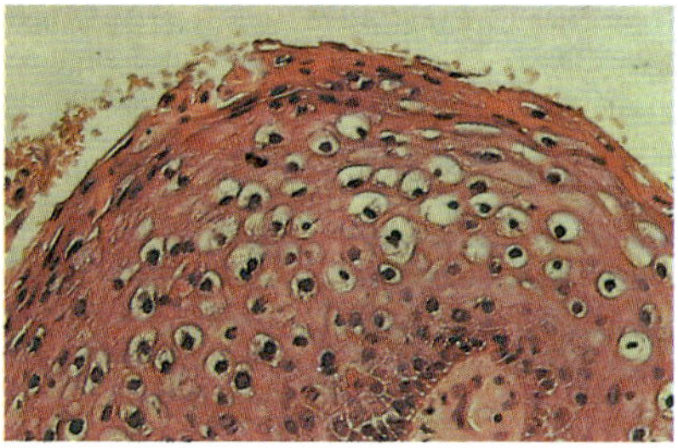

Verruca vulgaris, zahlreiche ballonierte Zellen

Ther: 20%iges Salicylguttaplast, Keratolyse in Kombination mit Fluourazil, *Kryochirurgie, Elektrokaustik, scharfer Löffel. Versuche mit Interferon bei mehr als 2 Rezidiven (z. B. Roferon A, 3 Mio. I. E./die oder Fiblaferon).

Prog: Nach Wochen bis Jahren narbenlose Abheilung, Spontanheilung in ca. 25%, cave: Narben durch Therapie.

Lit: Schöfer H, Sollberg S (1991) Systemische Behandlung vulgärer Warzen mit β-Interferon. Hautarzt 42:396–398

Verrucosis
Def: Multiples Auftreten von Warzen, z. B. *Eccema verrucatum und *Verrucosis generalisata.

Verrucosis atopica
s. Eccema verrucatum

Verrucosis generalisata (Lewandowsky-Lutz)
Syn: Epidermodysplasia verruciformis, Lewandowsky-Lutz-Syndrom
Def: Sich im Säuglings- oder Kindesalter manifestierende, generalisierte Warzenerkrankung mit Tendenz zur malignen Entartung.
Ätio: HP-Viren (Typ 3, 5, 8 u. a., meist werden bei einem Patienten mehrere Typen isoliert), in 30% familiäres Vorkommen, wahrscheinlich autosomal-rezessiver Erbgang.
Vork: Lichtexponierte Hautareale, aber auch Handflächen und Fußsohlen.
Klin: Exanthematische Aussaat bis pfenniggroßer, gelblicher oder gelbbrauner, flach papulöser oder verruköser Papillome, die isoliert oder beetartig aggregiert auftreten. Sie sind nicht selten mit Pigmentflecken kombiniert.
Komp: Karzinomatöse Entartung im höheren Alter abhängig vom HPV-Typ und weiteren Faktoren (UV-Exposition, Immunologie).
Ther: Nicht bekannt, Versuche mit Retinoiden und Interferon. Bei Karzinomverdacht Exzision.
Prog: Bei Isolierung von HPV 3 und 10 günstig, Typ 5,8 und 14 haben onkogene Potenz.
Lit: Thiele B, Mahrle G et al. (1985) Verrucosis generalisata bei familiärem T-Helfer-Mangel. Behandlung mit Interferon und Tigason. Z. Hautkr. 60:929–937
Slawsky CLD et al. (1992) Epidermodysplasia verruciformis associated with severe immunodeficiency, lymphoma, and disseminated mollusum contagiosum. J Am Acad Dermatol 27:448–450
Wätzig V, Jablonska S (1987) HPV-20-induzierte Epidermodysplasia verruciformis. Hautarzt 38:521–524

Verrucosis seborrhoica
s. Pigmentdermatose, retikuläre der Beugen

Verrucous carcinoma
s. Carcinoma verrucosum

Verruga peruana
s. *Bartonellose

Verruköses Melanom
s. verruköses Melanom^

Verschluß-Aspermie
Def: Verschluß der abführenden Samenwege (z. B. bei Epididymitis gonorrhoica) mit resultierender Aspermie bei normaler Spermiogenese.
Diag: Probeexision des Hoden
Ther: Operative Rekanalisation

Verschlußikterus
s. *Ikterus

Verschlußkrankheiten, arterielle
s. Arterielle Verschlußkrankheiten (AVK)

Vertex pilorum
s. Haarwirbel

Verticilliose
Def: Durch den Schimmelpilz Verticillium cinnabarinum hervorgerufene Infektionskrankheit mit kutanen, meist fistelnden Granulomen
Hist: Epitheloidzelliges Granulationsgewebe it zentraler Nekrose

Verzögerte Pigmentierung
s. Spätpigmentierung

Vesicula
s. Bläschen

Vesiculitis gonorrhoica
Syn: Spermatocystitis gonorrhoica
Def: Infektion der Bläschendrüsen durch Neisseria gonorrhoica
Klin: Akut: In Darm, Kreuz, Blase und Hüfte ausstrahlende Schmerzen, schmerzhafte Erektionen und Pollutionen.

Chronisch: Meist symptomlos
Diag: Gonokokkennachweis im Exprimat der Samenblasen
Ther: *Gonorrhoe

Vibex
Def: Kleine, streifenförmige Hämorrhagien, Form der *Purpura.

Vibrissenfollikulitis
s. Folliculitis introitus nasi

Vidalsche Krankheit
s. Lichen simplex chronicus (Vidal)

Vielfingrigkeit
s. Polydaktylie

Vierfingerfurche
Syn: Affenfurche, Simian Crease
Def: Durchgehende, vom radial- bis zum ulnarseitigen Rand der Hand reichende Hohlhandlinie als Verschmelzung der Fünf- und der Dreifingerfurche. Häufig bei *Mongoloismus.

Vierte Krankheit
s. Rubeola scarlatinosa

Vinylchloridkrankheit
s. Polyvinylchlorid-Krankheit

Viral haemorrhagic fever
s. Maridi-hämorrhagisches Fieber

Virchow Trias
*Phlebothrombose

Viren
Def: Besonders kleine Lebewesen (15–300 nm), die sich nur in lebenden Zellen vermehren. Charakteristika:
- Enthalten nur RNA oder nur DNA
- keine Reproduktion durch Teilung, sondern durch Nukleinsäure (Einbau in die DNA bzw. RNA der Wirtszelle)
- kein Wachstum in extrazellulärer Ruhephase
- keine Stoffwechselenzyme
- Replikation mit Hilfe der Wirts-Ribosomen

In der Dermatologie sind neben Erkrankungen durch dermatotrope Viren (s. Tabelle) auch allgemeinen Viruskrankheiten (z. B. *Masern, *Röteln, *Mumps) von Bedeutung.

Tabelle: Einteilung der kutanen **Viruskrankheiten**
1. Pockengruppe
*Pocken
*Alastrim
*Kuhpocken
*Molluscum contagiosum
*Ecthyma contagiosum
2. Herpesgruppe
*Zoster
*Varizellen
*Herpes simplex
3. *Maul- und Klauenseuche
4. *Hand-Fuß-Mund-Erkrankung
5. Papillomgruppe
*Verruca vulgaris
*Verruca plantaris
*Verrucosis generalisata
*Congylomata acuminata
*Verrucae planae juveniles

Viren
s. Chlamydien

Virilisierung
Syn: Virilismus, Vermännlichung
Def: Ausbildung männlicher sekundärer Geschlechtsmerkmale (männlicher Behaarungstyp, tiefe Stimme, Klitorishypertrophie) bei Frauen.
Ätio: Endogene oder exogene Androgenzufuhr
Ther: Antiandrogene (z. B. Cyproteronacetat 2 mg/die, in Kombination mit Äthinylöstradiol 0,05 mg/die, 21 Tage Therapie, dann 7 Tage Pause, über Monate bis Jahre; bei schwereren Störungen Cyproteronacetat 25–200 mg/die für 10 Tage, 18 Tage Pause, in Kombination mit Äthinylöstradiol 0,04 mg/die, 21 Tage Therapie, dann 7 Tage Pause).

Virusakanthome
s. infektiöse Akanthome

Virus-Grippe
s. Grippe

Virushepatitis
Def: Durch Hepatitisviren ausgelöste Entzündung der Leber mit folgenden Hautveränderungen: Ikterus,

skarlatiniformes Exanthem, *akute Urtikaria^.

Viruspapillome
s. infektiöse Akanthome^

Virusid
Def: *Id-Reaktion bei Virusinfektionen.

Viszerale Leishmaniose
s. viszerale Leishmaniose^

Viszerale Mykosen
s. Mykosen, Systemmykosen

Vitamin
Def: Lebensnotwendige organische Verbindungen, die der menschliche Organismus nicht oder nicht ausreichend bilden kann und die deshalb exogen zugeführt werden müssen. Mangel (*Avitaminose) aber auch Überdosierung (*Hypervitaminose) können Krankheitbilder hervorrufen.

Vitamin A-Hypervitaminose
Def: Erkrankungsbild bei akuter oder chronischer Überdosierung von Vitamin A.
Klin: Akut: Nausea, Kopfschmerz, nachfolgend Hautschuppung. Chronisch: Gewichtsverlust, Anorexie, Lethargie, trockene, irritable Haut (Xerosis), Schleimhautrhagaden, diffuses telogenes Effluvium.
Lab: Transaminasen und alkalische Phosphatase erhöht
DD: *Seborrhoisches Ekzem^, *Pellagra, *Kontaktekzem
Ther: Absetzen der Vitamin A-Zufuhr
Lit: Hamann K, Avnstorp C (1982) Chronische Hypervitaminose A mit Hautveränderungen. Hautarzt 33:559–561

Vitamin-A-Mangel
s. Phrynoderma

Vitamin-B1-Mangel
s. Beri-Beri

Vitamin-B2-Mangel
s. Ariboflavinose

Vitamin-C-Mangel
s. Skorbut

Vitamin-K-Mangel
Def: Durch alimentären oder medikamentösen Vitamin-K-Mangel kommt es zu Hämorrhagien mit *Petechien, *Ekchymosen, *Sugillationen und Hämatomen.
Ther: Substitution mit Phytomenadion

Vitamin-PP (Nikotinsäureamid)-Mangel
s. Pellagra

Vitamin D-Hypervitaminose
Def: Mit einer Erhöhung des Serumkalziumspiegels einhergehende übermäßige Zufuhr von Vitamin D.
Klin: Kopfschmerz, Müdigkeit, Hypertonie, Polyurie, *Calcinosis metastatica.

Vitiligo
Syn: Weißfleckenkrankheit
Def: Häufigste Störung des Pigmentsystems mit einer weltweiten Inzidenz zwischen 0,1 bis 9% der Bevölkerung. Charakterisiert durch eine erworbene, umschriebene, häufig symmetrisch lokalisierte aber auch generalisierte Depigmentierung der Haut als Folge des Fehlens von Melanozyten und/ oder einer gestörten Melanogenese mit hoher Neigung zur Progredienz. Häufige Assoziation mit: Perniziöser Anämie, Hashimoto Thyreoiditis, *M. Addison, *Alopecia areata, *Lupus erythemadodes, Autoantikörper gegen Parietalzellen des Magens und der Nebennierenrinde,

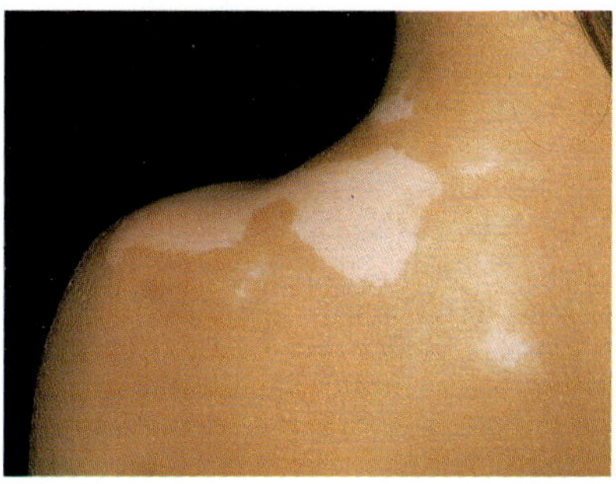

Vitiligo

Tabelle: Aktuelle Klassifikation der **Vitiligo** (nach Thiele 1991)

Art der Vitiligo	Häufigkeit (%)	Ausbreitung der Pigmentstörung
lokalisiert	2	
– fokal		einer oder mehrere Herde innerhalb einer Region
– segmental		einer oder mehrere Herde mit quasi dermatomartiger Anordnung einschließlich Mucosa
generalisiert	90	über das gesamte Integument verteilt; akrofazial mit ausschließlicher Beteiligung der distalen Extremitätenabschnitte und des Gesichts; gemischter Typ
universal	8	komplette oder mehr als 90%ige Depigmentierung des gesamten Integuments

*malignem Melanom^, Diabetes mellitus.
Ätio: Unbekannt, diskutiert wird eine immunologische oder autoimmunologische Pathogenese, teilweise erbliche Disposition. Auslösefaktoren: Sonnenbrand, psychischer Streß, Thyreotoxikose.
Man: Vor allem Frauen, häufig um das 20. Lebensjahr
Lok: Vor allem Gesicht, Halsregion, Hände, Axillarregion, Mamillen, Nabel, Genito-Anal-Region. Im Bereich des Kapillitiums: *Poliose.
Klin: Unterschiedlich große, scharf begrenzte, verschieden konfigurierte, pigmentfreie Herde, häufig hyperpigmentierter Rand (Pigmentflucht in die Peripherie). Zunahme an Zahl und Größe, sowie Konfluenz einzelner Herde. Haare im entsprechenden Bereich ggf. weiß.
Nach Verteilung der Herde werden generalisierte, lokalisierte und universelle Vitiligo unterschieden: s. Tabelle.
s. a. Uveomeningoenzephales Syndrom
Hist: Keine oder Tyrosinase-negative Melanozyten, melaninfreie Basalzellen.
DD: *Naevus anaemicus, *Piebaldismus, *zirkumskripte Sklerodermie^, *Lichen sclerosus et atrophicus, *Naevus depigmentosus, *Leukoderm
Ther: Suche und Behandlung einer evtl. bestehenden Grunderkrankung.
Intern: Symptomatisch mit β-Karotin (3×15–25 mg/die, für 10 Tage, cave: Leberfunktionsstörungen!), Versuche mit *PUVA oder Photochemotherapie mit L-Phenylalanin (50 mg/kg KG) und UVA-Licht (PAUVA), durchschnittliche Bestrahlungsfrequenz 3× pro Woche, Behandlungsdaten 2 Jahre und mehr.
Extern: Kosmetische Abdeckung (z. B. Covermark). Lichtschutz!
Prog: Häufig schubweise Progression, selten vollkommene Spontanrückbildung
Lit: Morohashi M et al. (1977) Ultrastructural studies of Vitiligo, Vogt-Koyanagi syndome, and Incontinentia pigmenti achromians. Arch Dermatol 113:755–766
Salomon T et al. (1989) Zur Frage der Erblichkeit der Vitiligo. Hautarzt 40:141–145
Thiele B (1991) Klinik und Therapie der Vitiligo. Dtsch. med. Wschr. 116:1025–1029

Vitiligo capitis
s. Poliose

Vitiligo circumnaevalis
s. Sutton-Naevus

Vitiligo, generalisierte
s. *Vitiligo

Vitiligo gravior
Def: Frühere Bezeichnung für die Hypopigmentierung nach *Lepra, vor allem nach der makulo-anästhetischen Verlaufsform.

Vitiligo, lokalisierte
s. *Vitiligo

Vitiligo, perinaevische
s. Sutton-Naevus

Vitiligo, universelle
s. *Vitiligo

Vogelauge
Def: Blase mit schwarzem Ätzschorf an der Spitze und darunterliegendem rundem Ulkus nach Verätzung mit Kalk oder Zement.

Vogelgesicht
Def: Vorgealtertes Gesicht bei der *Akrogerie oder *Progerie mit atrophischer, gefältelter, leicht lädierbarer Epidermis und dünner, unelastischer Dermis.
Vork: z. B. bei *Progeria adultorum, *progressiver systemischer Sklerodermie^

Vogelmilben-Krätze
s. Gamasidiosis

Vogt-Koyanagi-Harada-Syndrom
s. Uveomeningoenzephales Syndrom

Vogt-Koyanagi-Syndrom
s. Uveomeningoenzephales Syndrom

Vohwinkel-Syndrom
s. Keratosis palmoplantaris mutilans

Voigtsche Linien
Def: Grenzen der Innervationszonen einzelner Hautnerven ohne klinische Bedeutung.

Volkmann-Cheilitis
s. Cheilitis glandularis apostematosa

Volkmann-Krankheit
s. Cheilitis glandularis apostematosa

Vollhauttransplantat
Def: Sämtliche Hautschichten umfassendes, freies oder gestieltes Transplantat zur Deckung eines Hautdefektes. Im allgemeinen ergeben Vollhauttransplantate gute kosmetische Resultate.
s. a. Spalthauttransplantat, Mesh-graft

Vorfußekzem
s. Dermatitis hiemalis

Vorhautstein
s. Präputialstein

Vorhautverengung
s. Phimose

Vox leprosa
Def: Typische heisere Stimme durch Beteiligung des Larynx im Verlauf der *Lepra lepromatosa, ggf. totale Aphonie.

de Vries-Syndrom
Def: Familiäres, wahrscheinlich autosomal-rezessiv vererbtes Syndrom mit Kombination von *Parahämophilie und *Syndaktylie.

Vrolik-Syndrom
s. Osteogenesis imperfecta

Vulnus
s. Wunde

Vulvaatrophie, primäre
Def: Progrediente Atrophie der Labia majora und minora mit Stenosierung des Introitus vaginae und nachfolgender, zum Teil maligne entarteter Leukoplakie der Schleimhaut. Wahrscheinlich Variante des *Lichen sclerosus et atrophicus.
Man: Menopause, auch jüngere Frauen und Mädchen
DD: *Senile Vulvaatrophie^
Ther: Extern: *Lichen sclerosus et atrophicus

Vulvaatrophie, senile
Syn: Senile Genitalatrophie
Def: Heute wenig gebräuchliche Bezeichnung für die langsam progrediente Atrophie ohne Sklerose oder Leukoplakieentwicklung des äußeren weiblichen Genitales nach der Menopause im Sinne einer verstärkten physiologischen Rückbildung.
Ther: Fettende, östrogenhaltige oder heparin- bzw. heparinoidhaltige Externa, 2%ige Testosteron-haltige Creme.

Vulvadiphtherie
Def: *Diphtherie im Vulvabereich mit Rötung, Schwellung und grauen, festhaftenden Belägen.
Man: Meist Kinder
Ther: *Diphtherie

Vulvakarzinom
Def: Karzinom (meist *spinozelluläres Karzinom^) in der Zone von großen und kleinen Labien, häufig auf vorbestehendem *Lichen sclerosus et atrophicus oder *Morbus Bowen.
Prog: Ungünstig

Vulvapapeln, pigmentierte bowenoide
s. Bowenoide Papulose

Vulvitis, allergische
Def: *Allergisches Kontaktekzem^ im Vulvabereich z. B. nach Gebrauch von Intimspray, Kondomen oder Medikamenten.

Vulvitis chronica plasmacellularis
s. Vulvitis chronica circumscripta plasmacellularis

Vulvitis chronica circumscripta plasmacellularis
Syn: Vulvitis chronica plasmacellularis (Zoon)
Def: Der *Balanoposthitis chronica circumscripta plasmacellularis entsprechende Entzündung der Vulva.
Klin: Umschriebene, braun-rote Läsionen im Gebiet zwischen kleinen und großen Labien
Diag: Histologie (*Blanoposthitis chronica circumscripta plasmacellularis)
DD: *Erythroplasie Queyrat, *Morbus Bowen

Vulvitis erysipelatosa acuta
Def: *Erysipel der Vulva, meist im Wochenbett.

Vulvitis grangraenosa
Syn: Vulvitis ulcerosa
Def: Der *Balanitis gangraenosa entsprechendes Krankheitsbild im Bereich der Vulva.

Vulvitis, leukoplakische
Def: Einzelne oder einige wenige, begrenzte *Leukoplakien im Vulvabereich ohne Tendenz zur Schrumpfung der Vulva.

Vulvitis pellagrosa
s. *Ariboflavinose

Vulvitis plasmacellularis
s. Vulvitis chronica circumscripta plasmacellularis

Vulvitis ulcerosa
s. Vulvitis gangraenosa

Vulvovaginitis adultorum
Def: Akute oder chronische Entzündung von Vulva und Vagina unterschiedlichster Ursache bei der erwachsenen Frau.
Ätio:
- Infektion, vor allem *Candidose, *Gonorrhoe, *Trichomoniasis, *Syphilis u. a.
- Endokrine Störungen
- *allergisches Kontaktekzem^
- Fremdkörper

Klin: Rötung, Schwellung und Sekretion der Vaginalschleimhaut mit konsekutiv entzündlich geröteten Labien und Introitus vaginae. Starker Juckreiz. s. a. Vulvitis gangraenosa
Ther: Behandlung der Grunderkrankung

Vulvovaginitis candidamycetica
s. Candidose

Vulvovaginitis diabetica
Def: Chronische, stark juckende Vulvovaginitis bei Diabetikerinnnen, häufig durch *Candidose
Klin: Entzündlich geschwollene, licheninfizierte, düsterrot bis blaurote verfärbte Vulva;
Komb: Bakterielle Infektion, *Follikulitis, *Furunkel
Ther: Diabeteseinstellung, ggf. Behandlung mit Antimykotika

Vulvovaginitis gonorrhoica adultorum
Def: Vor allem bei Greisinnen und Graviden vorkommende Infektion der

Vulva und Vagina mit Gonokokken. Die Scheide der geschlechtsreifen Frau ist durch Plattenepithel, den Selbstreinigungsmechanismus und den sauren pH-Wert weitgehend vor einer Gonokokkeninfektion geschützt
Klin: *Vulvovaginitis gonorrhoica infantum
Ther: *Gonorrhoe

Vulvovaginitis gonorrhoica infantum
Def: Infektion der kindlichen Vulva und Vagina mit Gonokokken
Ätio: Übertragung der Gonokokken vor allem durch infizierte Gegenstände (Wäsche, Waschlappen, Handtuch, Toilette usw.)
Klin: Gerötete, geschwollene schmerzende Vulva, eitriger Ausfluß, häufig Beteiligung der Urethralmündung und der Urethra, auch des Mastdarms. Nach mehreren Wochen Abklingen der Symptome, Übergang in eine symptomarme Vulvovaginitis
Ther: *Gonorrhoe

Vulvovaginitis herpetica
Def: Primärinfektion durch *Herpes-simplex-Viren im Vulvabereich
Man: Vor allem Kinder
Klin: Inkubationszeit: 2–7 Tage. Akute Erkrankung mit Fieber und Störung des Allgemeinbefindens. Zunächst klare, dann eingetrübte, teilweise gruppiert stehende, später ulzerierende und verkrustete Bläschen im Bereich der entzündlich geschwollenen Vulva. Starker Juckreiz. Beteiligung der proximalen Vagina und der Portio möglich.
Ausbildung großflächiger Erosionen nach Platzen der Blasendecke
DD: Primärstadium der *Syphilis, *Ulcus molle, *Ulcus valvae acutum
Komp: Sekundärinfektion mit Candidaspezies oder Bakterien
Ther: *Herpes simplex
Prog: Narbenlose Abheilung nach 3–4 Wochen.

Vulvovaginitis herpetica recidivans
s. Herpes genitalis recidivans
s. a. Vulvovaginitis herpetica

Vulvovaginitis infantum
Def: Entzündung von Vulva und Vagina bei Kindern
Ätio: Infektion, z. B. durch Bakterien (vor allem Gonokokken, Oxyuren, Candidaspezies, Fremdkörper).
Klin: *Vulvovaginitis adultorum
Ther: *Vulvovaginitis adultorum

Vulvovaginitis syphilitica
Def: Atypische Form des syphilitischen Primäraffektes (*Syphilis acquisita) im Vulvabereich, entsprechend der *Balanitis specifica.

W

Waaler-Rose-Test
Def: Quantitativer Hämagglutinationstest zum Nachweis des mit heterologen Gamma-Globulinkreuzreagierenden *Rheumafaktors. Testprinzip: Hammelerythrozyten, die mit einem Kaninchen-Anti-Schaferythrozyten-Antikörper beladen sind, werden als Indikatorsystem zum Nachweis des Rheumafaktors verwendet.

Waardenburg-Syndrom
Def: Sehr seltenes kongenitales autosomal-dominantes Fehlbildungssyndrom mit variabler Penetranz und Expressivität von Fehlbildungen im Augenbereich, Innenohrschwerhörigkeit bis Taubheit, Pigmentstörungen und charakteristischen Gesichtsveränderungen. Klinisch werden verschiedene Typen unterschieden, Typ III = *Klein-Waardenburg-Syndrom.

Waardenburg-Klein-Syndrom
s. Klein-Waardenburg-Syndrom

Wärmeerythem
Def: Regulatorische Wärmeabgabe durch Weitstellung der Hautgefäße bei exogener Wärmezufuhr.

Wärmekontakturtikaria
s. *Wärmeurtikaria

Wärmekontakturtikaria, familiäre
s. *Wärmeurtikaria

Wärmekontakturtikaria, retikuläre
s. kalorische Hyperpigmentierung^

Wärmereflexurtikaria
s. *Wärmeurtikaria

Wärmeurtikaria
Syn: Urticaria e calore
Def: *Physikalische Urtikaria^ durch Wärmeeinwirkung. Man unterscheidet: Wärmekontakturtikaria (Soforttyp): durch direkte Wärmeeinwirkung ausgelöst und Wärmereflexurtikaria: als Fernreaktion.
s. a. Wiedererwärmungsurtikaria
Ätio: Ungeklärt, wahrscheinlich erhöhte Empfindlichkeit der Mastzellen gegen Wärme. Selten hereditäre Wärmekontakturtikaria (familiäre Wärmekontakturtikaria).
Diag: Wärmetest: Exposition der Unterarmhaut mit einem mit warmen (38–44 °C) Wasser gefüllten Reagenzglas. Urticae nach 5–10 Minuten beim Soforttyp, nach Stunden beim Spättyp (hereditäre Form).
Ther: Meidung von Wärme, bei stärkerer Ausprägung orale Antihistaminika

Wäscherkrätze
Syn: Dhobie itch
Def: *Allergisches Kontaktekzem^, das bei Wäscherinnen im südostasiatischen Raum durch Benutzung von „Bhilawario“, einer Wäschetinte, auftritt.

Waldenström-Makroglobulinämie
s. lymphoplasmozytoides Lymphom^

Waldenström, Morbus
s. lymphoplasmozytoides Lymphom^

Wammen
Syn: Lappenelephantiasis, Elephantiasis neuromatosis
Def: Wammenartig herabhängende Tumormassen bei *Neurofibromatosis generalisata.

Wanderplaques
s. Exfoliatio areata linguae

Wangenbrand
s. Noma

Wangenohr
Syn: Melotus
Def: Dislokation der Ohrmuschel in Richtung der Wange; häufig in

Kombination mit Mißbildungen der Ohrmuschel.

Wangenspalte
s. Meloschisis

Wangenteleangiektasien, familiäre
Def: Familiäre, dichtstehende Teleangiektasien an beiden Wangen; Nase und Ohren bleiben frei.
Man: Frühe Kindheit

Wangenulkus, neurotisches
Def: Chronische Ulzeration der Wangenschleimhaut in Höhe des Zahnschlusses. Hervorgerufen durch Einsaugen und Kauen der Wangenschleimhaut.
s. a. Morsicatio buccarum
DD: Prothesenulkus, Karzinom

Wanzen
s. Bettwanze

Wanzen, tropische
s. Raubwanzen

Warner-Wilsen-Jones-Syndrom
Def: Eruptive Angiomatose mit spontaner Rückbildung.
Man: Säuglinge

Warnvenen
s. *Phlebothrombose

WaR-Test
s. Wassermann-Komplementbindungs-Reaktion

Warze
s. Verruca

Warze, irritierte, seborrhoische
s. irritierte Verruca^ seborrhoica

Warzen, Dellwarzen
s. Molluscum contagiosum

Warzen, Dornwarzen
s. Verrucae plantares

Warzen, Feigwarzen
s. Condylomata accuminata

Warzen, filiforme
s. Verrucae filiformes

Warzen, Fußsohlenwarzen
s. Verrucae plantares

Warzen, genitale
s. Condylomata acuminata

Warzen, Mosaikwarzen
s. Mosaikwarzen

Warzen, paronychiale
Def: *Verrucae vulgares im paronychialen Bereich.

Warzen, plane juvenile
s. Verrucae planae juveniles

Warzen, Plantarwarzen
s. Verrucae plantares

Warzen, Schleimhautwarzen
s. Schleimhautwarzen

Warze, seborrhoische
s. Verruca seborrhoica

Warzen, seborrhoische, Verruca-plana-artige
Def: Flache, pigmentierte Sonderform der *Verruca seborrhoica.
DD: *Lentigo senilis
Ther: Curettage mit dem scharfen Löffel oder Elektrokoagulation.

Warzen, subunguale
s. Verrucae subunguales

Warzen, vulgäre
s. Verrucae vulgares

Warziges Dyskeratom
s. Dyskeratoma segregans

Wasser-Kontakturtikaria
s. aquagene Urtikaria

Wasserbruch
s. Hydrozele

Wassergehalt der Haut
Def: Der Wassergehalt der menschlichen Haut beträgt im Neugeborenenalter 75–81%, im Erwachsenenalter 69–70%, im höheren Alter ca. 74%, wobei sich der Hauptanteil davon im Korium befindet.

Wasserkrebs
s. Noma

Wassermann-Komplement-Bindungs-Reaktion
Syn: WAR
Def: Nach Wassermann benannte Komplementbindungsreaktion zur Erfassung von Syphilisantikörpern. Die Methode ist heute weitgehend verlassen.
s. a. Syphilisserologie

Wasserpocken
s. Varizellen

Wassersucht
s. Hydrops

Water dermatitis
s. Creeping disease

Watson-Alagille-Syndrom
Def: Kongenitale Cholestase durch Ganghypoplasie in der Leber assoziiert mit Anomalien an Auge, Knochen und Herz. Hauterscheinungen: *Pruritus, *Xanthomatose.

Waterhouse-Friderichsen-Syndrom
Syn: Fulminante oder perakute Meningokokkensepsis, Nebennierenrindenapoplex, akute Nebennierenrindeninsuffizienz, adrenal hemorrhage-syndrome, fulminating purpuric meningococcemia
Def: Foudroyante, fieberhafte Erkrankung mit anaphylaktischem Schock, Haut- und Nebennierenblutungen.
Ätio: Meningokokkensepsis, auch Pneumokokken- oder Staphylokokkensepsis, Endotoxinfreisetzung mit konsekutiver Verbrauchskoagulopathie, Mikrothrombosen.
Klin: Perakuter Krankheitsbeginn, Übelkeit, Fieber, Kopfschmerzen, Schock, symmetrische *Purpura (*Purpura fulminans), *Ekchymosen und *Sugillationen, intravitale Leichenflecken.
Ther: Intensivstation, Schockbehandlung, Antibiotika, Heparin i. v.
Prog: Ernst, Letalität 15–20%

Watson-Schwartz-Test
Def: Test zum Nachweis von Porphobilinogen im Urin, erhöht z. B. bei *Porphyria variegata.

Wattkrankheit
s. Schlickkrankheit

WDHA-Syndrom
s. Verner-Morrison-Syndrom

Weber-Christian-Syndrom
s. Panniculitis nodularis nonsuppurativa febrilis et reticularis

Weber-Cockayne-Syndrom
s. Epidermolysis bullosa manuum et pedum aestivalis

Wegener-Granulomatose
Syn: Maligne granulomatöse Angiitis, Wegener-Klinger-Churg-Strauss-Syndrom, rhinogene Granulomatose
Def: Seltene, nekrotisierende Systemvaskulitis mit Granulomen im Nasen-, Mund- und Rachenraum und den Atemwegen, nekrotisierender Angiitis und Glomerulonephritis.
Ätio: Ungeklärt, diskutiert werden *hyperergische Vaskulitis^ und Leukozytenfunktionstörungen durch ANCA (s. unter Lab.).
Klin: Zweiphasiger Verlauf.
1. Monate bis Jahre dauerndes laviertes Stadium ohne oder mit milden Systemzeichen.
2. Unvermittelter Übergang in ein meist foudroyantes generalisiertes Stadium mit schweren Systemzeichen und Multiorganbefall.
Haut- und Schleimhautveränderungen (in 40–50% der Fälle): Ulzeröse oder granulomatöse Veränderungen an Lippen, Zunge, Wangenschleimhaut, Gaumen, Rachen, ggf. Perforationen. Vesikulöse, papulonekrotische, auch urtikarielle, ulzerierende Hautveränderungen, vor allem über den Streckseiten großer Gelenke, im Terminalstadium auch generalisiert.
Lab: BSG-Erhöhung, Leukozytose u.a.
IIF: ANCA (antineutrophile zytoplasmatische Autoantikörper) in 90% der Fälle, hochspezifisch, Korrelation mit Krankheitsakuität.
Hist: Nekrotisierende Vaskulitis der kleinen uind mittleren Hautgefäße, Granulome, Nekrosen.

DD: *hyperergische Vaskulitis^
Ther: Kortikoide in Kombination mit Cyclophosphamid (*hyperergische Vaskulitis^).
Prog: Durschnittliche Lebenserwartung im Stadium der Generalisation unbehandelt 5 Monate.
Lit: Esca SA, Holub G, Pimpl W (1984) Wegenersche Granulomatose. Hautarzt 35:379–382
Krüger R, Luszpinski P, Nödl F (1984) Wegenersche Granulomatose. Hautarzt 35:39–44

Wegener-Klinger-Churg-Strauss-Syndrom
s. Wegener Granulomatose

Weicher Schanker
s. Ulcus molle

Weichselzopf
s. *Pediculosis capitis

Weichstrahltechnik
Def: Röntgentherapieverfahren mit Betriebsspannungen zwischen 10 und 40 kV. Dieses Verfahren ist zur Oberflächentherapie von Hauttumoren besonders geeignet.

Weichteiltumore
Def: Geschwülste des Stützgewebes und der peripheren Nerven, soweit sie nicht vom Skelett, vom lymphoretikulären Gewebe und von speziellen Organen ausgehen. Ursprungsgewebe: Bindegewebe, Muskulatur, Fett- und Nervengewebe, Gefäße. Die Klassifikation beruht auf dem Histogenese-Prinzip.
1. Fibröse und fibrohistiozytäre Tumoren
*Fibrom
*Fibromatosen
*Histiozytom
*Bindegewebsnaevus
*Pseudosarkom
*atypisches Fibroxanthom^
*Dermatofibrosarcoma protuberans
*malignes fibröses Histiozytom^
*Fibrosarkom
2. Gefäßtumoren
*Naevus teleangiectaticus
*Naevus flammeus
*Naevus araneus
*Hämangiom
*Angiokeratom
*Rankenangiom
*Angiodysplasien
*Kaposi-Sarkom
*Stewart-Treves-Syndrom
3. Sehnen- und Sehnenscheidentumoren
*Ganglion
*Synovialom
*Sehnenscheidenfibrom
*benignes Riesenzellsynovialom
4. Fettgewebstumoren
*Lipom
*Hibernom
*Liposarkom
5. Myogene Tumoren
*Leiomyom
*Angioleiomyom
*Myositis ossificans
*Naevus musculus arrectoris pili
*Leiomyosarkom
*Rhabdomyosarkom
6. Neurogene Tumoren
*Neurom
*Neurofibrom
*Neurilemmom
*Nasengliom
*Neurofibrosarkom
7. Tumoren unbekannter Genese
*Granularzelltumor
8. Nicht klassifizierbare Tumoren
Ther: Exzision, bei Malignität radikal, ggf. Amputation, Kombination mit Strahlentherapie oder Chemotherapie.
Prog: Bei malignen Tumoren 5-Jahresüberlebensquote nach Operation 50%, bei benignen günstig.
Lit: Schwemmle K et al. (1985) Maligne Weichteiltumore. Dt. Ärztbl. 82 (33):3765–3772

Weichteilszintigraphie
Def: Nuklearmedizinisches Verfahren zur Darstellung entzündlicher und hyperämischer Prozesse. Durchführung mit 99m-Technetium-Pertechnat.
S. a. Skelettszintigraphie

Weiherhippel
s. Zerkariendermatitis

Weil, Morbus
Syn: Leptospirose, Leptospirosis icterohaemorrhagica
Def: Akute, fieberhafte, in Phasen verlaufende Leptospirose. Schwere Verlaufsformen der Leptospirose werden meist durch Leptospira icterohaemorrhagica ausgelöst. *Meldepflicht! (*Seuchengesetz)
Ätio: Infektion über Hautläsionen; Überträger sind Ratten, Mäuse, Hunde, Schweine, Pferde und Rinder
Err: Verschiedene Leptospiren, alle pathogenen Leptospiren werden unter dem Namen Leptospira interrogans, mit verschieden Subtypen zusammengefaßt.
Klin: Inkubationszeit 7–14 Tage.
1. Phase: Kopfschmerz, Myalgie, Konjunktivitis, Meningismus, flüchtige Exantheme.
2. Phase: Ikterus, hämorrhagische Diathese, Anämie, Innenorganbeteiligung.
Diag: Erregernachweis in Blut und Liquor (1. Woche), im Urin (2. Woche), KBR
Ther: Frühzeitig Penicillin G in hoher Dosierung oder Tetracycline
Prog: Letalität 10–40%, nur kurzandauernde Immunität.

Weil-Felix-Reaktion
Def: Serologisches Nachweissystem zur Detektion von Antikörpern gegen Rickettsia-prowazecki (Erreger des Fleckfiebers) aufgrund einer spezifischen Kreuzkreaktion zwischen Rickettsia prowazecki und dem Proteusstamm OX19.

Weiner-Gardner-Syndrom
s. Gardner Syndrom

Weir-Mitchellsche-Krankheit
s. Erythromelalgie

Weißfleckenkrankheit
s. Vitiligo

Weißfleckung, angeborene
s. Piebaldismus

Weißnägel
Def: Weißliche bis milchglasfarbene Nägel bei Leberinsuffizienz;
s. a. Halb- und Halb-Nägel

Weißwerden der Haare
s. Canities

Weißwerden der Haare über Nacht
s. Haare, Weißwerden über Nacht

Wellenfieber
s. Mittelmeerfieber

Wells-Syndrom
s. Zellulitis eosinophile

Werlhof, Morbus
s. Idiopathische thrombozytopenische Purpura

Wermer-Syndrom
Syn: Multiple endokrine Adenomatose Typ I, multiple endokrine Neoplasie Typ 1
Def: Zu den *multiplen endokrinen Neoplasien^ gehörendes Krankheitsbild mit Kombination hyperplastischer oder tumoröser Veränderungen des endokrinen Pankreas (Gastrinome, Glukagonome, VIPome), der Nebenschilddrüse (meist adenomatöse Hyperplasie), des Hypophysenvorderlappens (meist Cushing-Syndrom) und evtl. der Schilddrüse (follikuläres oder papilläres Karzinom)
Ätio: Autosomal-dominant vererbt

Werner-Syndrom
s. Progeria adultorum

Wespengiftallergie
Def: Allergische Reaktion vom Soforttyp (*Typ I-Allergie) auf Wespengift. Hauptantigen ist die Phospholipase A.
Klin, Diag, Ther: *Bienengiftallergie.

Wespenstich
Def: Stich einer Wespe
Klin: *Bienenstich

Westphal-Strümpellsche Pseudosklerose
s. hepatolentikuläre Degeneration^

Weyl-Wickhamsche-Streifen
s. Wickhamsche Zeichnung

Whirlpool-Dermatitis
Def: Infektionskrankheit 8–48 Stunden nach einem Bad in bakteriell verunreinigten Whirlpools, die epidemisch verlaufen kann.
Ätio: Risikofaktoren sind hohe Wassertemperatur, Wasserturbulenzen mit Luftuntermischungen, niedriger Chlorgehalt bzw. Resistenz des Erregers gegen Chlor.
Err: Pseudomonas aeruginosa
Klin: Juckendes makulopapulöses Exanthem unter Betonung des lateralen Stamms mit follikulär gebundenen roten Papeln und z. T. Pusteln. Assoziation mit Fieber, Pharyngitis, Konjunktivitis, Mastitis und axillärer Lymphadenopathie (Bakterientoxinwirkung).
DD: *Skabies, *Prurigo simplex acuta, *Pyodermie, *Varizellen und andere Virusexantheme
Ther: Systemische Antibiotika und lokale Antiseptika scheinen das Exanthem nicht zu beeinflussen.
Prog: Spontane Abheilung nach 10–14 Tagen.
Lit: Schirren CG, Stolz W, Plewig G (1992) Whirlpool-Dermatitis: Eine neue epidemische Freizeitdermatose. Dt. Ärztebl. 89:1756–1758

White sponge nevus
s. Naevus spongiosus albus mucosae

White spot disease
s. Lichen sclerosus et atrophicus

Whitmore-Krankheit
s. Melioidose

Wickham-Phänomen
s. Wickhamsche Zeichnung

Wickhamsche Zeichnung
Syn: Wickham-Phänomen; Weyl-Wickhamsche Streifen
Def: Weißliche Netzzeichnung auf den Papeln der Primäreffloreszenz des *Lichen ruber planus.
Hist: Herdförmige Hypergranulose

Widal-Reaktion
Def: Agglutinationsreaktion zum Nachweis von unbekannten Antikörpern mit Hilfe in ihrer Antigenstruktur bekannten Bakterien. Testprinzip: Unbekannte Serumprobe wird mit definierten Bakterienbestandteilen inkubiert. Im Fall des Vorhandenseins von spezifischen Antikörpern kommt es zur Agglutination der Bakteriensuspension.

Widy, Zeichen von
s. *Thalliumvergiftung

Wiedererwärmungsurtikaria
Def: Sonderform der *Wärmeurtikaria mit Eruption stark juckender Quaddeln wenige Minuten nach Wechsel von der Kälte in einen warmen Raum.

Wiesengräserdermatitis
s. Dermatitis bullosa pratensis

Wiesengrasdermatitis
s. Dermatitis bullosa pratensis

Wildermuthsches Ohr
Def: Prominenz der Anthelix über die vom Helix und Tragus gebildete Ebene.

Wildervanck-Syndrom
Def: Kombination von Labyrinthtaubheit, Abduzenslähmung, halbseitiger Gesichtshypoplasie und Aurikularanhängen.

Wilksche Krankheit
s. Tuberculosis cutis verrucosa

v. Willebrand-Jürgens-Krankheit
Def: Angiohämophilie, vaskuläre Hämophilie, konstitutionelle Thrombopathie; Pseudohämophilie
Def: Autosomal-dominant vererbte hämorrhagische Diathese mit verlängerter Blutungszeit und fehlendem von-Willebrand-Faktor.
Man: Die Hämorrhagien treten besonders im Frühjahr und Herbst auf.
Klin: Haut- und Schleimhautblutungen, Petechien, Ekchymosen, Hyper- und Polymenorrhoe, selten Gelenkblutungen. Schwere Blutungen bei Traumata oder Operationen.

Lab: Verlängerung der Blutungszeit, Höhe des Ristocetin-Co-Faktors kleiner als 80%. Faktor VIII 25–15%; charakteristische temporäre Schwankungen.
DD: *Idiopatische thrombozytopenische Purpura^, *Thrombozytopenien, Antikoagulantientherapie
Ther: Frischplasma, Kryopräzipitate
Prog: Günstig. Besserung der Blutungsneigung nach dem 20. Lebensjahr

Wilson, Morbus
s. hepatolentikuläre Degeneration^

Wimpern, Syndrom der langen
Syn: Trichomegalie-Syndrom (Oliver-McFarlane)
Def: Ätiologisch ungeklärtes, gelegentlich familiär gehäuftes Krankheitsbild mit abnorm kräftigem und langem Wachstum der Wimpern und Brauen, Pigmentdegeneration der Retinae, proportioniertem Minderwuchs, verzögerter körperlicher Entwicklung und fraglich geistiger Retardierung. Selten Koilonychie und Hypotrichose bis *Alopezie des Kopfhaares.
Lit: Oliver GL, McFarlane DC (1965) Congenital trichomegalie. Arch Ophthal 74:169–175
Zaun H et al. (1984) Das Syndrom der langen Wimpern ("Trichomegalie-Syndrom", Oliver-McFarlane). Hautarzt 35:162–165

Winchester-Syndrom
Syn: Karpo-tarsale Osteolyse Typ Winchester
Def: Sehr seltene hereditäre Sklettdysplasie mit progredienter multifokaler Osteolyse, charakterisiert durch Kleinwuchs, umschriebener *Hypertrichose, *Hyperpigmentierungen über den Fingergrundgelenken, Gelenkdestruktionen, Hautverdickungen, Hypertrophie von Lippen und Gingiva.
Ätio: Autosomal-rezessiver Erbgang
Lit: Nabai H et al. (1977) Winchester Syndrome: Report of a case from Iran. J Cut Patho 4:281–285

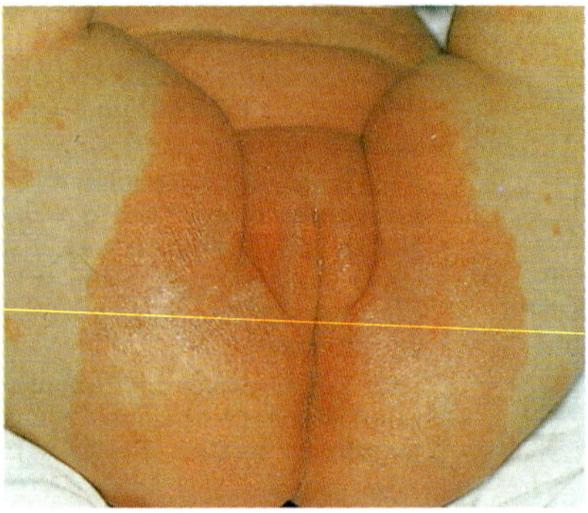
Windeldermatitis

Windeldermatitis
Syn: Erythema papulosum posterosivum, Dermatitis pseudosyphilitica papulosa, Dermatitis ammoniacalis, Erythema glutaeale, Dermatitis glutaealis infantum, posterosives Syphiloid
Def: Primär irritative Hautentzündung im Windelbereich.
Ätio: Wahrscheinlich durch Trypsin und Lipase im Stuhl, Aktivität der Enzyme steigt mit zunehmender Alkalisierung, Stuhl von gestillten Kindern ist saurer als von mit Kuhmilch ernährten, Alkalisierung durch Ammoniak. Reibung und Okklusion sind Voraussetzung für die Dermatitis (Mazeration der Hornschicht, feuchtwarmes Milieu).
Man: V. a. 9.–12. Lebensmonat, nur 35% der Kinder entwickeln bis zum 20. Lebensmonat keine Windeldermatitis.
Lok: Windelbereich, Genitale, perianal, evtl. Ausbreitung auf die Innenseite der Oberschenkel, Rücken, Unterbauch (Orte mit vermehrter Reibung). Freibleiben der Inguinalfalten.
Klin: Unscharf begrenzte Rötung mit Blasen, Erosionen, Schuppung, derbe vegetierende Papeln, schuppigen, fleckigen Erosionen und Nässen.
s. a. Gezeitendermatitis
DD: *Candidose, *seborrhoisches

Ekzem^, *endogenes Ekzem^, *Istizin-Dermatitis
Komp: Bakterielle oder mykotische Sekundärinfektion
Ther: Beseitigung der Ursache, häufiger Windelwechsel, austrocknende Maßnahmen: Pasta zinci mollis, Lotio alba; Bäder mit Ölzusätzen, bei schwerem Verlauf (sekundäre *Candidose) antimykotische Externa, evtl. kurzfristig kombinierte Therapie mit Hydrokortison.
cave: Resorption von Lokaltherapeutika kann bis auf das 20fache erhöht sein.
Lit: Fritsch P, Schuler G (1992) Dermatosen der Windelregion. Hautarzt 43:523–532
Koch R (1991) Phytosterole bei Windeldermatitis. Dt. Dermatol. 39: 1454–1459

Windpocken
s. Varizellen

Winiwarter-Bürger, Morbus
s. Endangiitis obliterans

Winklersche Krankheit
s. Chondrodermatitis nodularis chronica helicis

Windmühlenplastik
Def: Modifizierte Schwenklappenplastik, die sich besonders für Operationen am behaarten Kopf bei Patienten mit breiten Exzisionen bewährt hat.
Lit: Szabo Z, Gaida-Martin C (1991) Die Windmühlenplastik. Z. Hautkr. 67:59–61

Winterbauer-Syndrom
s. CRST-Syndrom

Winterfeet
s. Dermatitis hiemalis

Winterjucken
s. Pruritus hiemalis

Wirkungskomplex, aktinischer
s. *medizinische Klimatologie^

Wirkungskomplex, luftchemischer
s. *medizinische Klimatologie^

Wirkungskomplex, thermisch-hygrischer
s. *medizinische Klimatologie^

Wiskott-Aldrich-Syndrom
Syn: Aldrich-Syndrom, familiäre Thrombozytopenie mit Ekzem und Infektanfälligkeit, eczema-thrombocytopenia-immunodeficiency syndrome
Def: Seltene, hereditäre Kombination von Thrombozytopenie mit konsekutiven multiplen Blutungen, Ekzem und Infektanfälligkeit.
Ätio: X-chromosomal rezessiv vererbt, Genlokalisation auf X-q11->12.
Man: Männliche Neugeborene, in den ersten Lebensmonaten.
Klin: *Petechien, Melänae, Diarrhoe. Hautveränderungen: Vor allem an Kopf und Extremitäten lokalisierte, dem *endogenen Ekzem^ entsprechende Hautveränderungen. Zahlreiche, schwer verlaufende Infekte.
Ther: Kausal nicht möglich, Splenektomie, Chemotherapie, Knochenmarktransplantation.
Prog: Ungünstig. Häufig Exitus letalis vor dem 10. Lebensjahr
Lit: Ormerod AD (1985) The Wiskott-Aldrich Syndrome. Int J Dermatol 24:77–81

Wismut
Def: Schwermetall, das früher zur Behandlung der *Syphilis und des *Lichen ruber planus eingesetzt wurde. Haut- und Schleimhautveränderungen: Universelle Graufärbung der Haut; schiefergraue Pigmentierungen der Mundschleimhaut, s. a. Stomatitis bismutica.

Wissler-Franconi-Syndrom
s. Subsepsis allergica Wissler

Wittmaack-Eckbom-Syndrom
s. Restless-legs-Syndrom

Wohlstandspellagra
s. *symptomatische Pellagra^

Wolhynienfieber
s. Febris quintana

Wolhynisches Fieber
s. Febris quintana

Wollhaar
s. Vellushaar

Wollhaarnaevus
s. Naevus, Wollhaarnaevus

Wolmansche Krankheit
Syn: Primäre familiäre Xanthomatose mit Beteiligung der Nebennieren
Def: Generalisierte *Xanthomatose mit intrazellulärer Lipidspeicherung ohne Hyperlipoproteinämie.
Ätio: Autosomal-rezessiver Erbgang. Mangel an saurer Lipase mit Abbaustörung der Triglyzeride und Cholesterinester.
Man: Säuglingsalter
Klin: Erbrechen, Hepatosplenomegalie, Ikterus, Gedeihstörungen. Röntgenologisch Verkalkung der Nebennieren feststellbar.
Lab: Verminderung bzw. Fehlen der Alpha-Lipoproteide
Prog: Tod meist im 1. Lebensjahr

Wood-Licht
Def: UVA-reicher Brenner (meist eine Quecksilberhochdrucklampe) mit Emission im UV- und sichtbaren Licht durch spezielle Filter.
Anwendung: Diagnostische Hinweise bei *Erythrasma (Rot-Fluoreszenz); *Mikrosporie (schwach grünliche Fluoreszenz); *Favus (giftgrüne Fluoreszenz); *Trichobacteriosis palmellina (gelb-grüne Fluoreszenz); *Pityriasis versicolor (gelb-ockerfarbene Fluoreszenz).

Woringer-Kolopp, Morbus
s. pagetoide Retikulose^

Woronoff-Ring
Syn: Leucoderma psoriaticum
Def: Haloartige Weißfärbung um *Psoriasis vulgaris-Herde durch vorübergehende Vasokonstriktion nach Dithranol-Therapie, UV-Bestrahlung oder lokaler Steroidtherapie.

Wubenthal-Syndrom
Syn: Ichthyotische Idiotie mit Ataxie
Def: Seltene, rezessiv vererbte Kombination von *Ichthyosis, Oligophrenie, zerebellarer Ataxie und Kleinwuchs.

Wuchereria bancrofti
Def: Filarienart. Erreger der *Elephantiasis filarica.
s. a. Filiariose

Würmer
s. *Wurminfektionen

Wüstengeschwür
s. Ulcus tropicum

Wüstenrheumatismus
s. Coccidioidomycose

Wulstnarbe
s. *Keloid

Wunde
Syn: Vulnus
Def: Traumatischer Hautdefekt. Je nach Ätiologie unterscheidet man: Schnittwunden, Quetschwunden (auch Reiß-, Biß-, und Kratzwunden), Stichwunden und Schußwunden, Brandwunden, Wunden durch *Verbrennung.

Wundmyiasis
s. *Myiasis externa

Wundrose
s. Erysipel

Wundscharlach
Def: *Scharlach durch Eindringen der Streptokokken über Hautwunden.
s. a. puerperaler Scharlach^

Wundstarrkrampf
s. Tetanus

Wurminfektion
Def: Durch verschiedene Würmer ausgelöste Krankheitsbilder (s. Tabelle S. 979). Würmer können in der Ätiologie der *Urtikaria eine Rolle spielen.
Lit: Kern (1991) Extraintestinale Helminthiasen. Therapiewoche 41: 1074–1080

Wurstfinger, Wurstzehe
Def: Bei Arthritis aller Gelenke einer Phalanx (sog. Befall im Strahl) auftretende Verdickung eines Fingers bzw. einer Zehe. Charakteristisch für die *Osteoarthropathia psoriatica.

Tabelle: Verschiedene **Wurminfektionen**

	Helminthen im Verdauungstrakt	Lebensdauer/ Lokalisation	Therapie	Besonderes
Nematoden (Rund- oder Fadenwürmer, 90% der Diagnosen)	Ascaris lumbricoides (Spulwurm)	Monate/ Dünndarm	Pyrantel (1×)	Wurm makroskopisch zu erkennen (10–40 cm); Eier erst 9 Wochen nach Infektion zu finden, floten in Suspension; cave: ungekochte Blattpflanzen!
	Trichuris trichiura (Peitschenwurm)	mehrere Jahre/ Kolon	Pyrantel, Mebendazol, Tiabendazol (häufig Kombination erforderlich)	Eier flotieren in Suspension; cave: ungekochte Blattpflanzen!
	Enterobius vermicularis (Madenwurm) = Oxyuren	Wochen/ (Re-Infektion!) Ileozökum	Pyrantel (1×) Pyrvinium-embonat	Wurm makroskopisch zu erkennen (10 mm); Eier mit Klebefilm-Test am Anus nachweisbar, floten in Suspension
	Ancylostoma duodenale (Hakenwurm)	mehrere Jahre/ Dünndarm	Pyrantel (1×)	nach 8 Wochen auf Eier kontrollieren Infektionsweg: Haut-Boden-Kontakt (warme, feuchte Böden)
	Strongyloides stercolaris (Zwergfadenwurm)	Dünndarm	Tiabendazol	Achtung: Keine Kortikoide! Infektionsweg: Haut-Boden-Kontakt (warme, feuchte Böden)
Zestoden (Bandwürmer, 9%)	Taenia saginata (Rinder(finnen)-bandwurm)	mehrere Jahre/ Dünndarm	Niclosamid (1×) Praziquantel	Wurm makroskopisch zu erkennen
	Hymenolepis nana (Zwergbandwurm)	Tage (Re-Infektion!)/ Ileum	Niclosamid	
	Diphyllobothrium latum (Fischbandwurm)	mehrere Jahre/ Dünndarm	Niclosamid (1×) Praziquantel (1×)	Wurm makroskopisch zu erkennen
Trematoden (Saugwürmer oder Egel, 1%)	Schistosoma mansoni Schistosoma haematobium (Pärchenegel)	Jahrzehnte/ Mesenterialgefäße	Praziquantel (1×)	cave: Baden in Süßwasser!
	Clonorchis sinensis (chin. Leberegel)	Jahrzehnte/ Gallenwege	Praziquantel	cave: roher Fisch!
	Fasciola hepatica (großer Leberegel)	Jahrzehnte!/ Gallenwege	Praziquantel	
	Heterophyes heterophyes (Zwergdarmegel)	Jahrzehnte/ Dünndarm	Praziquantel	cave: roher Fisch!

X

Xanthelasma
Def: Linsen- bis daumennagelgroße, weiß-gelbe, flache, selten knotige, weiche, ovale, aber auch streifenförmige Plaques mit glatter Oberfläche.
Ätio: Symptom einer *Hypercholesterinämie (Typ II und III nach Fredrickson, selten familiär, häufig ohne Fettstoffwechselstörung.
Lok: Augenlider (*Xanthelasma palpebrarum), selten generalisiert (*Xanthelasma corporis).
Hist: Cholesterin und andere Lipide in Histiozyten mit Umwandlung in Schaumzellen und Touton-Riesenzellen.
Prog: Keine spontane Rückbildung, Arteriosklerose und Folgeerscheinungen bei Hyperlipoproteinämie.

Xanthelasma corporis
s. generalisierte, plane Xanthomatose^

Xanthelasma, generalisiertes
s. Xanthelasma corporis

Xanthelasma naeviforme
s. Xanthogranuloma juvenile

Xanthelasma palpebrarum
Syn: Lidxanthelasma
Def: Im Bereich der Lider vorkommende *Xanthelasmen ohne Fettstoffwechselstörung.
Lok: Vor allem Oberlider, besonders am inneren Augenwinkel, häufig symmetrisch.
Klin: Flach erhabene, gelbe, weiche Plaques.
s. a. Xanthelasma cysticum, Hutchinson-Syndrom
Hist: *Xanthom
DD: *Hidradenom, *Milien
Ther: Exzision, Curettage

Xanthelasmen
s. *Xanthelasma

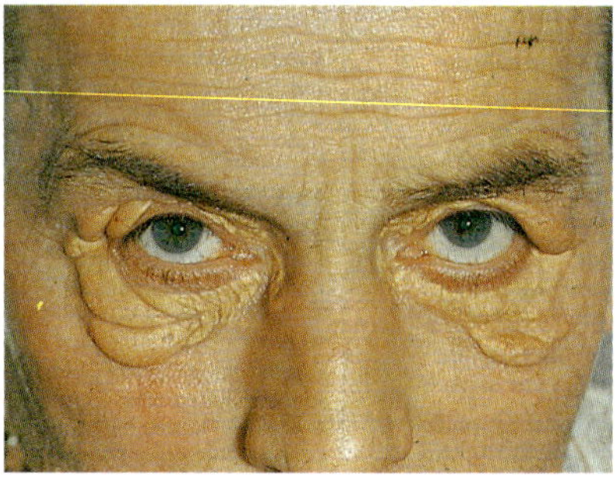

Xanthelasmen

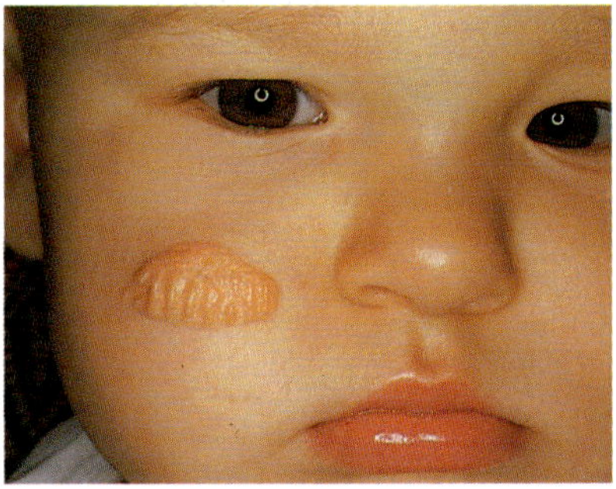

Juveniles **Xanthogranulom**

Xantochromia palmaris
s. *Xanthoma palmare striatum

Xanthochromie
s. Aurantiasis cutis

Xanthoerythrodermia perstans
s. Parapsoriasis en plaques

Xanthofibrom, pseudosarkomatöses
s. Fibroxanthom, atypisches

Xanthogranulom, juveniles
s. Xanthogranuloma juvenile

Xanthogranuloma juvenile
Syn: Naevoxanthoendotheliom, Naevoxanthom, juveniles Xanthogranulom, Xanthoma juvenile, juveniles Riesenzellgranulom, Xanthelasma naeviforme
Def: Nicht seltene, benigne, überwiegend integumental, seltener systemisch auftretende granulomatöse Erkrankung unklarer Ätiologie.
Ätio: Unbekannt
Man: Vor dem 6. Lebensmonat, auch ab Geburt; selten im Erwachsenenalter
Lok: Kopf und Stamm, seltener Extremitätenstreckseiten, auch Mundschleimhaut, Augen (Iris), selten innere Organe: Leber, Lunge, Milz, Perikard.
Klin: Überwiegend solitär, seltener multilokulär oder disseminiert auftretende Knötchen oder Knoten (max. 2 cm) mit zunächst rötlicher, später gelblicher Farbe. Rund bis oval, in der Regel erhaben.
Hist: Histiozyten, Schaumzellen, Riesenzellen vom Touton-Typ, fokale lymphohistiozytäre Infiltrate.
DD: *Tuberöse Xanthome^, *Urticaria pigmentosa xanthelasmoidea, *Histiocytosis X
Ther: Entfällt, ggf. Exzision
Prog: Spontanrückbildung zwischen dem 1. und 6. Lebensjahr. Restpigmentierung. Bei Augenbeteiligung Gefahr des Erblindens.
Lit: Wolff HH, Vigl E, Braun-Falco O (1975) Juveniles Xanthogranulom und Organmanifestationen. Hautarzt 26:268–272

Xanthogranulom, nekrobiotisches mit Paraproteinämie (Kossard und Winkelmann 1980)
Def: Den Non X *Histiozytosen zuzuordnende normolipämische, infiltrierend und destruierend wachsende, granulomatöse *Xanthomatose, die mit einer monoklonalen Gammopathie (vom IgG-Typ) kombiniert ist.
Ätio: Ungeklärt, hämatologische Neoplasie in 50% der Fälle, z. T. Assoziation mit multiplem Myelom, lymphoproliferativen Vorgängen, anderen Neoplasien, entzündlichen Prozessen oder Hyperlipidämie.
Lok: Gesicht (periorbital), Stamm und Extremitäten
Klin: Meist generalisierte, langsam über Monate bis Jahre wachsende, 0,3–20 cm große, rötlich-bräunliche teils auch livide verfärbte, einzelne oder gruppierte Plaques mit atrophischer Oberfläche. Ulzeration möglich.
Hist: Destruierende granulomatöse Gewebereaktion, die das gesamte Korium, ggf. auch das subkutane Fettgewebe und darunter gelegene Organe erfasst. Histiozyten, Lymphozyten, Riesenzellen vom Fremdkörper und Touton-Typ; Necrobiosezonen ähnlich der Nekrobiosis lipoidica.
Lab: Monoklonale Gammopathie vom IgG Typ; meist Nachweis eines plasmozytischen Immunozytoms; Kryoglobulinämie; Leukopenie; Hypokomplementämie
DD: *Necrobiosis lipoidica, *Non X Histiozytosen^, wie *papulöse und *plane Xanthome^, *multizentrische Retikulohistiozytose^, *Xanthoma disseminatum und *juveniles Xanthogranulom^, *B-Zell-Lymphome^.
Ther: Systemische Chemotherapie (Melphalan®; Chlorambucil mit und ohne Kortikosteroide); Behandlung der Grunderkrankung. Versuche mit DADPS oder Plasmapherese.
Prog: Langsame aber kontinuierliche Progression der Hautveränderungen.
Lit: Kossard S, Winkelmann RK (1980) Necrobiotic xanthogranuloma with paraproteinemia. J Am Acad Dermatol 3:257–270
Rappersberger K et al. (1989) Nekrobiotisches Xanthogranulom bei Paraproteinämie. Hautarzt 40:358–362

Xanthom
Def: Durch lokale Einlagerung von Serumlipoproteinen in Makrophagen

entstandene, gelbliche Neubildungen, z. T. bei zugrundeliegender Erhöhung der Serumlipoproteine, teils jedoch auch normolipämisch auftretend.
s. a. Histiozytose
Die Klassifikation erfolgt nach klinischen und laborchemischen Kriterien:
1. Hyperlipämisch (*Hyperlipoproteinämie Typ I-V):
*eruptive Xanthome^
*Xanthoma palmare striatum
*Xanthoma tendinosum et articulare
*plane Xanthome^
*tuberöse Xanthome^
2. Normolipämisch:
*Xanthelasma palpebrarum
*Xanthoma disseminatum
*juveniles Xanthogranulom^
*generalisierte, plane Xanthomatose^
*papulöse, normolipämische Xanthomatose^
*normolipämische, subkutane Xanthomatose^
*nekrobiotisches Xanthogranulom^
*Wolmansche Krankheit
3. Sekundäre *Xanthomatisation bei Tumoren und Dermatosen:
*Histiozytom
*Histiozytose
*Histiozytosis X
*multiple Retikulohistiozytose^
*Mycosis fungoides
bei Myelom, Lymphom, Leukämie
Hist: Vorherrschend fettspeichernde Makrophagen (Schaumzellen) und evtl. Fremdkörperriesenzellen, Toutonsche Riesenzellen. Später Fibrosierung, Cholesteringranulome.
Lit: Winkelmann RK (1983) Das normolipämische plane Xanthom und seine assoziierten Syndrome. Hautarzt 34:159–163

Xanthoma disseminatum
Def: Disseminierte *Xanthome an Haut und Schleimhaut ohne primäre Hyperlipidämie. Möglicherweise Abortivform der *Histiozytosis X. Assoziation mit Diabetes insipidus möglich (Montgomery-Syndrom).
Man: Frühes Kindesalter bis Erwachsenenalter, Männer:Frauen = 2:1.
Lok: Vor allem intertriginöse Bereiche, Gelenkbeugen, Mundhöhle, Pharynx und obere Luftwege.
Klin: Disseminierte, umschriebene oder flächenhafte, orangefarbene bis braunrote, ggf. konfluierende Papeln.
Hist: Entzündliches Granulom: Leukozyten, Eosinophile, Lymphozyten, Makrophagen, Einlagerung von Lipiden, Touton-Riesenzellen.
DD: *Juveniles Xanthogranulom^, *generalisierte, plane Xanthomatose^
Ther: Exzision störender Xanthome
Prog: Spontane Regression möglich
Lit: Blobstein SH et al. (1985) Bone lesions in Xanthoma disseminatum. Arch Dermatol 121:1313–1317

Xanthoma juvenile
s. Xanthogranuloma juvenile

Xanthoma palmare papulosum
Def: Papulöse Umwandlung des *Xanthoma palmare striatum.

Xanthoma palmare striatum
Def: Gelbliche Verfärbung der Handlinien (Xanthochromia palmaris) und der Fingerbeugefalten.
s. a. Xanthoma palmare papulosum
Vork: Hyperlipoproteinämie Typ III und IV nach Fredrickson.

Xanthoma planum diffusum
s. Xanthelasma corporis

Xanthoma tendinosum et articulare
Syn: Sehnenxanthome und Gelenkxanthome
Def: Im Bereich von Sehnen und Gelenken lokalisierte *Xanthome vor allem bei essentieller Hypercholesterinämie.
Lok: Sehnenxanthome: Vor allem Fingerstreckseiten, in Höhe der Fingergrundgelenke; Patellarsehnenansatz, über der Achillessehne.
Gelenkxanthome: Vor allem Fingergelenke

Xanthoma tuberosum
s. tuberöse Xanthome^

Xanthomatisation
Def: Histologischer Begriff, der das Auftreten von Schaumzellen und Touton-Riesenzellen, gelegentlich auch gelblicher xanthomatöser Infiltration kennzeichnet, z. B. bei *Xanthogranuloma juvenile, *Histiozytosis X, *Mycosis fungoides, *eosinophilem Granulom^. s. a. Xanthom

Xanthomatose
Def: Oberbegriff für verschiedene Erkrankungen, die durch das Auftreten zahlreicher, meist symmetrisch angeordneter *Xanthome mit und ohne *Hyperlipoproteinämie, gekennzeichnet sind.
Hierzu gehören:
s. *generalisierte, plane Xanthomatose^
s. *normolipämische, subkutane Xanthomatose^
s. *papulöse, normolipämische Xanthomatose^
s. *Wolmannsche Krankheit
s. *zerebro-tendinöse Xanthomatose^
und
*Xanthome bei *Hyperlipoproteinämie Typ I-V.

Xanthomatose, familiäre idiopathische hypercholesterinämische
s. essentielle Hypercholesterinämie^

Xanthomatose, idiopathische hyperlipidämische
s. familiäre Hyperchylomikronämie^

Xanthomatose, generalisierte, plane
Syn: Generalisiertes Xanthelasma, Xanthoma planum diffusum, diffuse plane normolipämische Xanthome, Xanthelasma corporis
Def: Generalisierte *Xanthomatose jedoch per Definition ohne Störung des Fettstoffwechels.
Lok: Nacken, Handlinien, Axillen, Leistenbeugen
Klin: 2–15 mm große, gelbe bis gelbbräunliche, gelegentlich auch purpurische, flache Papeln, die zur Konfluenz neigen.
Bei 40% der Patienten findet sich eine Assoziation mit einem plasmozytischen Immunozytom; selten sind chronische oder akute myeloische Leukämien oder Lymphome. Häufig *Xanthelasmen der Lider. Kein Befall der Schleimhäute.
Hist: Schaumzellen im oberen und mittleren Korium;
Elektronenmikroskopie: In einzelnen, nicht lipidisierten Histiozyten Nachweis von Langerhans-Granula.
Ther: Behandlung einer vorhandenen Grunderkrankung.
Prog: Progressives Krankheitsbild; nur selten Spontanremissionen.
Lit: Winkelmann RK (1983) Das normolipämische plane Xanthom und seine assoziierten Syndrome. Hautarzt 34:159–163

Xanthomatose, normolipämische, subkutane (Fleischmajer 1983)
Def: Seltene (bisher 1 beschriebener Fall) normolipämische *Xanthomatose mit Befall der Extremitäten und des Stamms aber auch Organe des oberen Respirationstraktes. Läsionen traten nach Beginn einer Insulin-Therapie auf.
Hist: Lipidisiertes Granulationsgewebe mit zahlreichen Schaumzellen.
Lab: Diabetes mellitus

Xanthomatose, papulöse, normolipämische (Winkelmann 1980)
Def: Generalisierte *Xanthomatose mit bis kleinerbsgroßen *Xanthomen ohne Hinweise auf eine Hyperlipidämie.
Man: Ausschließlich bei Erwachsenen
Lok: Gesicht, Stamm, seltener Schleimhautbefall
Klin: 2–15 mm große, gelbliche, rundliche, makulo-papulöse Effloreszenzen.
Hist: Ansammlung fettspeichernder Schaumzellen im oberen und mittleren Korium; Beimischungen von Lymphozyten, eosinophilen Leukozyten und Riesenzellen.
Elektronenmikroskopie: Nachweis regelmäßig strukturierter „laminated bodies“.

DD: *multizentrische Retikulohistiozytose^, *generalisierte eruptive Histiozytome^, *Xanthoma disseminatum, *juveniles Xanthogranulom^
Ther: Ggf. Exzision oder Curettage.
Prog: Variabler Verlauf mit Tendenz zur spontanen Abheilung
Lit: Bundino S, Zina AM, Aloi F (1988) Papular Xanthoma. Dermatologica 177:382–385
Sanchez RL et al. (1985) Papular Xanthoma. Arch Dermatol 121: 626–631

Xanthomatose, primäre familiäre mit Beteiligung der Nebenniere
s. Wolmannsche Krankheit

Xanthomatose, zerebrotendinöse
Def: Seltene familiäre Cholesterol-Speicherkrankheit, klinisch charakterisiert durch frühzeitig auftretende Sehnenxanthome und fortschreitende neurologische Störungen.

Xanthomatosen
s. Xanthomatose

Xanthome
s. Xanthom

Xanthome, eruptive
Def: Rasch in großer Anzahl disseminiert über den Körper auftretende, papulöse, gelbe *Xanthome mit entzündlichem Hof.
Vork: *Hyperlipoproteinämie Typ IV oder V nach Fredrickson, auch Diabetes, Nierenerkrankungen, Pankreatitis, bei Medikamenten und in der Schwangerschaft.

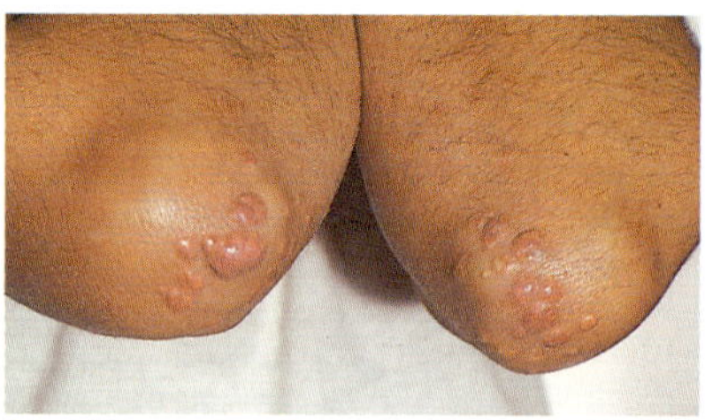

Xanthome

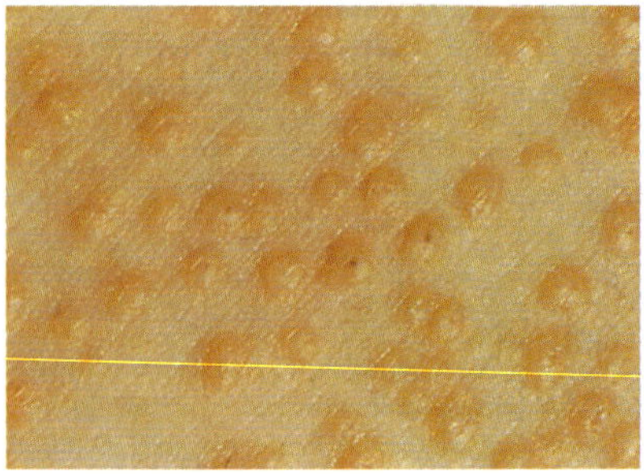

Eruptive **Xanthome**

Lok: Vor allem Glutaealregion, Extremitätenstreckseiten
Lit: Jaber PW et al. (1992) Eruptive xanthomas during pegnancy. J Am Acad Dermatol 27:300–302

Xanthome, papulöse
s. papulöse, normolipämische Xanthomatose^

Xanthome, plane
Def: Fleckförmige, leicht erhabene, bis handtellergroße, weiche Infiltrate (*Xanthom). Manifestation als *Xanthelasmen ohne Fettstoffwechselstörungen (*generalisierte, plane Xanthomatose^) und bei Hypercholesterinämie.
DD: *Xanthelasmen

Xanthome, tuberöse
Syn: Fibroma lipoidicum sive lipomatodes, Xanthoma tuberosum
Vork: Typisch bei *Hyperlipoproteinämie Typ IV.
Klin: Halbkugelige oder flache, gelblich-rötliche bis -bläuliche, derbe Platten, Knötchen oder Knoten (*Xanthome).

Xanthome, verruziforme
Def: *Xanthom mit papillomatöser, verruziformer Oberfläche.
Lok: Mundschleimhaut, anogenital, selten auch andere Stellen.
Lit: Kimura S (1984) Verruciform Xanthoma of the scrotum. Arch Dermatol 120:1378–1379

Xanthosis
s. Aurantiasis cutis

Xeroderma pigmentosum (Kaposi)
Syn: Atrophodermia pigmentosa (Crocker), Lichtschrumpfhaut (Hoffmann), Lioderma essentialis congenita (Auspitz)
Def: Seltene, hereditäre, abnorme Reaktion der Haut auf UV-Strahlen mit vorverlagerter Entwicklung von Altershaut und Ausbildung maligner Hauttumoren infolge einer Störung der DNA-Reparatur. Man unterscheidet je nach Defekt des Exzisionsrepairmechanismus 8 Typen: Typ A-G und das *pigmentierte Xerodermoid^. Typ A ist das *de Sanctis-Cacchione-Syndrom.
Ätio: Autosomal-rezessiv vererbt, Störung des Exzisionsrepairmechanismus von Thymindimeren (Typ A-G).
Man: Früheste Kindheit: 6.–18. Lebensmonat, bei Typ E erst 6.–9. Lebensjahr. Manifestation maligner Tumore im 2.–20. Lebensjahr.
Klin: Erytheme und Ödeme bei der ersten Sonnenbelichtung.
Blasige Umwandlung, Abheilung unter Schuppung. Ausbildung hellbrauner bis schwarzer, ephelidenähnlicher oder lentiginöser melanotischer Flecken, *Poikilodermie, Hautatrophie mit Lidektropionierung und Mikrostomie, *aktinische Keratosen. Befall von Augenlidern, Konjunktiven, Cornea und Iris. Entwicklung von *spinozellulären Karzinomen^ (v. a. Typ C), *malignen Melanomen^ (v. a. Typ D), *Basaliomen und *Sarkomen. Mutilationen.
In 80% Augenbeteiligung (Dyschromie und Malignome), in 15% Beteiligung des Nervensystems (v. a. Typ A, Hyper- und Areflexie).
Lab: Nachweis des Fehlens einer Endonuklease in Fibroblastenkultur (auch pränatal).
Hist: Lichtgeschädigte Zellen im Epithel, vermehrte Melanineinlagerung im Stratum basale. Pigmentinkontinenz mit intra- und extrazellulärer Pigmentanreicherung im oberen Korium
Ther: Absolute Vermeidung von UV-Strahlen durch Verlagerung des Tag-Nacht-Rhythmus und kompletten Lichtschutz. Rechtzeitige operative Entfernung entstandener Malignome. Kontrolle in 3- bis 6 monatigen Abständen. In neuester Zeit wird von guten Erfolgen mit aromatischem Retinoid berichtet (0,5–2 mg/kg/die). Genetische Beratung!
Lit: Fischer E, Schnyder UW, Jung EG (1984) Report of three sisters with XP-E, a rare xeroderma pigmentosum complementation group. Photodermatology 1:232–236
Kraemer KH et al. (1989) Reduced DNA repair in cultured melanocytes and nevus cells from a patient with xeroderma pigmentosa. Arch Dermatol 125:263–268
Khatri ML et al. (1992) Xeroderma pigmentosum. J Acad Dermatol 26:75–78

Xeroderma pigmentosum tardivum
s. pigmentiertes Xerodermoid^

Xeroderma-pigmentosum-Variante
s. pigmentiertes Xerodermoid^

Xerodermie
Def: Schwächste Form der *Ichthyosis simplex mit abnorm trockener, kaum sichtbar schuppender Haut.

Xerodermoid, pigmentiertes
Syn: Xeroderma-pigmentosum-Variante, Melanosis lenticularis progressiva, Lichtschrumpfhaut. Früher: Xeroderma pigmentosum tardivum
Def: Ebenfalls autosomal-rezessiv vererbte Form des *Xeroderma pigmentosum mit später Erstmanifestation (postpubertär), vergleichsweise günstige Prognose.
Ätio: Gestörte Postreplikationsreperatur

Xerophthalmie
s. Xerosis conjunctivae et corneae

Xerosis
s. Ekzem, Exsikkationsekzem

Xerosis conjunctivae et corneae
Syn: Xerophthalmie
Def: Austrocknung der Bindehaut und der Hornhaut des Auges.
s. a. Bitotsche Flecken

Xerostomie
Syn: Asiali, Aptyalisum
Def: Versiegen der Speichelsekretion.
Vork: V. a. *Sjörgren-Syndrom

Xerotische Ekzem
s. Ekzem, Exsikkationsekzem

X-ray-nails
Def: Typische Nagelveränderungen in Form weißlicher, parallel verlaufender Bänder nach Störungen der Nagelmatrix durch Röntgenstrahlen.

Y

Yaws
s. Frambösie

Yellow-nail-Syndrom
Syn: Syndrom der gelben Nägel, Skleronychiesyndrom
Def: Verdickte, im gesamten Nagelbereich gelb verfärbte, langsam oder gar nicht wachsende Nägel (Skleronychie) mit peripher einsetzender *Onycholyse.
Begleitsymptome: Bronchitis, Brochiektasen, Lymphgefäßveränderungen.

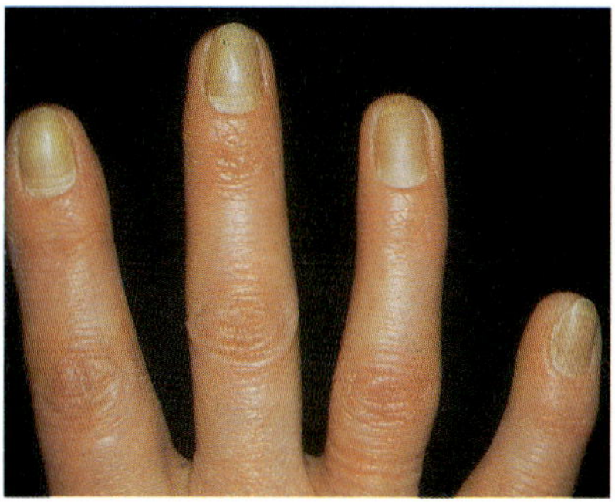

Yellow-nail-Syndrom

Yersiniose
Def: Bakterielle Infektionskrankheit (Anthropozoonose) durch Yersinia enterocolitica, selten Yersinia pseudotuberculosis. Bei einigen Patienten zeigen sich immunpathologische Komplikationen.
Ätio: Übertragung von Mensch zu Mensch, über Lebensmittel, Trinkwasser und durch Haustiere.
Klin: Akute Enterokolitis, Pseudoappendizitis oder Sepsis, evtl. gefolgt von einer reaktiven Arthritis oder einem *Erythema nodosum; selten auch *Erythema exsudativum multiforme-artige Exantheme, *hyperergische Vaskulitis^, *Urtikaria, *M. Reiter.
Diag: Erregernachweis im Stuhl (Gelenkpunktat), Nachweis agglutinierender Antikörper (Widal) im Serum.
Ther: Tetracycline, Co-trimoxazol
Prog: In der Regel selbstlimitierender Krankheitsverlauf.
Lit: Weber L (1988) Das Yersinien-Exanthem. Hautarzt 39:773–778

Z

Zahnfistel, extraorale
Def: Durch chronisch-granulierende Entzündung bei Karies, mit Pulpitis und Befall des Wurzelspitzenbereiches entstandene Fistel mit externer Öffnung im Kiefer-Gesichtsbereich, vor allem in der Nasolabialfalte, den Augenwinkeln oder dem Masseter- und Kinnbereich.

Zahnfleischgeschwulst
s. Epulis

Zahnfleischgranulom
s. Epulis

Zahnfleischhypertrophie
s. Makrulie

Zaraath
s. Lepra

Zecken
Syn: Ixodinae
Def: Mit einem widerhakenbesetzten Stechrüssel versehene, 3–4 mm große, blutsaugende Milben, hierzu gehören z. B. *Ixodes ricinus und *Argasiden. Beim *Zeckenbiß können Krankheitserreger übertragen werden.

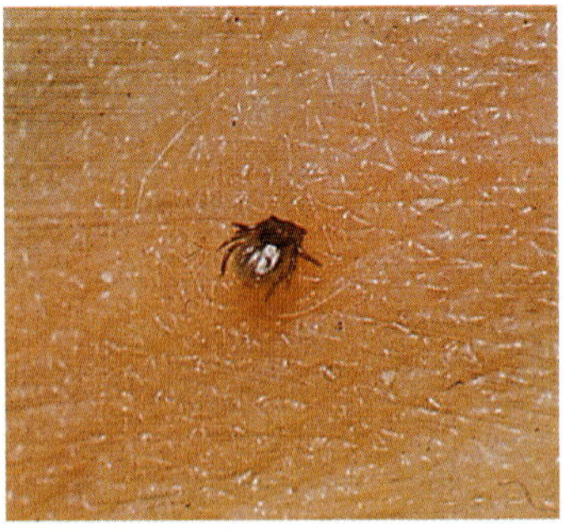

Zecke (Ixodes ricinus)

Zeckenbiß
Def: Biß durch *Ixodes ricinus, wodurch es zum Übertragen von Krankheitserregern kommen kann.
Lok: Vor allem Nacken, Beugen, Skrotum
Klin: Geringer Juckreiz an der Bißstelle, braunroter bis schwarzer runder Zeckenkörper.
Komp: *Zeckengranulom, *Lyme-Borreliose, *Lymphadenosis cutis benigna, *Erythema chronicum migrans, *Acrodermatitis chronica atrophicans (Herxheimer), *Zeckenbißfieber, *Frühsommermeningoenzephalitis.
Ther: Abdecken der Zecke mit Vaseline, Öl, Alleskleber oder Glyzerin, Herausdrehen der Zecke. Ggf. Behandlung der Komplikationen.

Zeckenbißfieber
Syn: Spotted fever
Def: Durch Zecken übertragene *Rickettsiose, z. B. *Rocky Mountains spotted fever.
Lit: Rupprecht M, Vogelsang M et al. (1992) Südafrikanisches Zeckenbißfieber. Z. Hautkr. 67:653–654

Zeckenbißgranulom
s. Zeckengranulom

Zeckenbiß-Lymphozytom
Def: Entwicklung einer *Lymphadenosis benigna cutis nach Zeckenbiß durch Infektion mit Borrelia burgdorferi.

Zecken-Borreliose
s. Lyme-Borreliose

Zeckenenzephalitis
s. Frühsommermeningoenzephalitis

Zeckengranulom
Syn: Zeckenbißgranulom
Def: Fremdkörperreaktion bei Verbleiben von Teilen der Zecke in der

Haut durch unsachgemäßes Entfernen derselben.
Ther: Exzision

Zeckenrückfallfieber
s. endemisches Rückfallfieber^

Zehen-Fingergelenkpolster-Syndrom
s. Bart-Pumphrey-Syndrom

Zehntagefieber
Syn: Natalfieber, Pretorialfieber, südafrikanisches Fleckfieber
Def: Durch Hundezecken übertragene *Rickettsiose (R. conori).
Vork: Südafrika
Klin: 10tägige Fieberperiode mit Geschwürsbildung (Bißstelle), regionärer Lymphadenitis, makulopapulösem Exanthem und Nackensteifigkeit.
Ther: *endemisches Fleckfieber^

Zehrflechte
s. Tuberculosis cutis luposa

Zehrgrind
s. Impetigo contagiosa

Zehrröteln
s. Pityriasis rubra Hebra-Jadassohn

Zehrrose
s. Lupus erythematodes visceralis

Zelluläre Immunreaktion
Def: Durch spezifisch sensibilisierte T-Lymphozyten vermittelte Immunreaktion.
Die T-Zellen besitzen auf der Oberfläche spezifische Antigenrezeptoren zur Antigenerkennung (T-Zell-Rezeptor assoziiert mit dem CD3-Komplex). Nach Antigenkontakt kommt es zur klonalen Expansion, zur Bildung von Effektor- und Gedächtniszellen. Die T-Zelle erkennt Antigene auf Antigen-präsentierenden Zellen im Kontext mit Molekülen des Haupthistokompatibilitätskomplexes. Die CD8-positiven Zellen erkennen Antigene in Verbindung mit MHC I-Strukturen. Die CD4-positiven Zellen erkennen Antigene im Zusammenhang mit MHC Klasse 2 Strukturen. Die Aktivierung von CD8-positiven Zellen führt zur Ausbildung cytotoxischer Zellen, die die Zielzelle abtöten können, z. B. bei Virusinfektionen. Die Antigenpräsentation in Verbindung mit MHC II-Strukturen führt zur Sensibilisierung und Produktion von Effektor-T-Zellen.

Zellvermittelte Reaktion
s. *Allergie

Zellulitis
Syn: Cellulitis, Dermopanniculosis deformans
Def: Begriff für 2 verschiedene Entitäten:
1. Bezeichnung im Volksmund für eine konstitutionell bedingte, umschriebene Vermehrung und Veränderung des subkutanen Fettgewebes im Oberschenkel- und Glutaealbereich. Beim Zusammenschieben der Haut im betroffenen Bereich läßt sich das sogenannte *Matratzenphänomen auslösen.
s. a. Orangenhautphänomen
Man: Frauen, vor allem bei Adipositas
Ther: Gewichtsreduktion, Bewegung
2. Im Englischen (cellulitis) versteht man hierunter eine akute Entzündung der Dermis und des subkutanen Fettgewebes meist durch Streptokkoken der Gruppe A, seltener auch durch Staphyloccocus aureus, Escherichia coli, Pseudomonas aeruginosa u. a. mit Fieber, Lymphadenopathie und Leukozytose entsprechend einem *Erysipel bzw. einer *Hypodermitis.
Ther: *Erysipel
Lit: Leyden JJ (1989) Cellulitis. Arch Dermatol 125:823–824

Zellulitis, eosinophile (Wells)
Syn: Wells-Syndrom, rezidivierende granulomatöse Dermatitis mit Eosinophilie
Def: Seltene, chronisch-rezidivierende, eosinophile Entzündung im Korium mit nachfolgender granulomatöser Reaktion.
Ätio: Ungeklärt, diskutiert werden Insektenstiche, Arzneimittel oder

hämatologische Systemerkrankungen als Auslöser.
Klin: Akuter Beginn.
- Frühphase: Erst unspezifischer Juckreiz und Brennen, innerhalb weniger Tage umschriebene Erytheme, dolente Ödeme und Infiltrate, selten Bläschen.
- Spätphase: Granulomatöse Dermatitis mit Eosinophilie. Über Wochen anhaltende Erytheme, derbe Infiltrate mit Ausbildung von Atrophie, livid-graue, morphea-artige Indurationen, stark juckenden Prurigopapeln.
  Subweiser Verlauf, sodaß mehrere Stadien nebeneinander bestehen können.
  Assoziierte Symptome: Fazialislähmung möglich

Hist: Eosinophile und neutrophile Infiltrate, vor allem um Gefäße und Adnexe. Fokale, polygonal begrenzte eosinophile Flammenfiguren (flame figures) in der Dermis. Zirkumskripte Kollagen-Nekrosen, Eosinophilozytoklasie, granulomatöse Reaktion.
Lab: Eosinophilie (Blut, Knochenmark), Leukozytose, Thrombozytose möglich.
DD: *Erysipel, *zirkumskripte Sklerodermie^, *Dermatitis herpetiformis, *Urtikariavaskulitis, *Urtikaria.
Ther: Kortikoide (Prednison, initial 100 mg/die, langsame Reduktion)
Prog: Chronisch rezidivierender Verlauf, Spontanremissionen
Lit: Panizzon R (1981) Eosinophile Zellulitis. Hautarzt 32:471–473
Schmidt-Riese L, Gudat W et al. (1991) Eosinophile Zellulitis-klinische und histologische Aspekte. Hautarzt 42:523–525

Zementekzem
Def: *Kontaktallergisches Ekzem^ nach monate- oder jahrelanger Exposition der Haut mit zementhaltigen Substanzen durch Typ-IV-Sensibilisierung auf Chromat- und Kobaltsalze.
Lok: Hände
Klin: Ekzematöse Hautveränderungen mit Lichenifikation, Rötung, Schuppung, Erosionen, Rhagaden.
Ther: Meidung des sensibilisierenden Agens (ggf. Anzeige einer *Berufserkrankung). Antiekzematöse Maßnahmen.

Zentroblastom
s. zentroblastisches Lymphom^

Zentromer-Antikörper
Def: *Autoantikörper gegen das Kinetochor-Antigen
Vork: Bei *progressiver systemischer Sklerodermie^, bei *CREST-Syndrom in 70 bis 80% der Patienten.

Zerebrosidlipoidose
s. Gaucher-Krankheit

Zerkarien
Def: Larvenstadium der 3. Generation von *Trematoden.

Zerkariendermatitis
Syn: Badedermatitis, swimmer's itch, Cercarien dermatitis, Schistosomendermatitis, Schwimmbadkrätze, Weiherhippel, Badekrätze.
Def: Befall der menschlichen Epidermis mit *Zerkarien.
Ätio: Baden in Zerkarien-verseuchten Gewässern, Eindringen der Zerkarien in die menschliche Haut, in der sie bald absterben. Der Mensch ist Fehlwirt; befallen werden vor allem Wasservögel, Zwischenwirte sind Wasserschnecken.
Err: Trichobilharzia ocellata und Trichobilharzia szidati
Vork: Mitteleuropäische Gewässer mit Vorkommen von Süßwasserschnecken der Gattung Limnoea und Radix.
Klin: Juckende Papeln und Quaddeln an den Invasionsstellen, wenige Minuten bis zu einer Stunde nach Exposition.
Dauer: Etwa 1 Woche. Generalisation nach Sensibilisierung bei wiederholter Exposition.
Ther: Extern: Lotio zinci, bei starkem

Juckreiz kurzfristig Kortikoide lokal und orale Antihistaminika.
Prophylaxe: Schneckenvernichtung.

Zerviko-dermo-reno-genitale Dysplasie
Def: X-chromosomal erbliche Krankheit mit *Naevuszellnaevi, Spontankeloiden, Kryptorchismus, muskulärem Schiefhals, Plagiozephalie, Nierenparenchymschwund mit Hypertonie.

Zestoden
s. Bandwürmer

Zigarettenpapier-Phänomen
s. *Acrodermatitis chronica atrophicans

Zilienabszeß
s. Hordeolum

Zimmerlindenekzem
Def: *Kontaktallergisches Ekzem^ durch Kontakt mit den Blättern der Zimmerlinde (Sparmannia africana).

Zinkleimverband
Def: Starrer, über Knochenvorsprüngen gepolsterter Verband; ein Zinkleimverband kann mit fertigen, feuchten Zinkleimbinden (10 cm × 10 m) oder mit Mullbinden, die mit Zinkleim nach Unna (DAB 6) bestrichen werden (sog. gestrichener Zinkleimverband) angelegt werden. Die Zinkleimtechnik ist ein wichtiger Teil des Kompressionsverbandes nach Fischer zur Therapie des *postthrombotischen Syndroms.

Zinkmangel-Dermatosen
Def: Durch Zinkmangel unterschiedlicher Ursache hervorgerufene charakteristische ekzematöse, psoriasiforme, häufig mikrobiell überlagerte Hautveränderungen an Akren und Körperöffnungen.
Ätio:
- Hereditärer Enzymdefekt: *Acrodermatitis enteropathica
- Totale parenterale Ernährung ohne Zinksalz-Gabe (v. a. bei zusätzlichem Zinkverlust durch Diarrhoe, Fistelsekret etc.)
- Malabsorption (z. B. Pankreasinsuffizienz), Malnutrition, Leberzirrhose
- Verbrennungen
- Zinkfreie „Astronautenkost“, z. B. bei Colitis ulcerosa
- Hypoallergene Säuglingskost

Lok: Akren, zentrofazial, Anogenitalbereich, bei der chronischen Form außerdem Knie, Ellenbogen.
Klin: 1. Akut: Schubweise verlaufendes papulovesikulöses, scharf begrenztes Ekzem. Periorale und perianale Erosionen, Skrotalekzeme. Flache Blasen in den Beugefalten der Finger und Palmae. Verzögerte Wundheilung.
2. Chronische Zinkmangeldermatitis: Ekzematöse bis psoriasiforme Hautveränderungen, evtl. generalisiertes Exsikkationsekzem, akneiforme Follikulitiden, diffuse *Alopezie, Nageldystrophie, *Beau-Reilsche-Querfurchen.
Weitere Störungen: Wachstumshemmung, Infektanfälligkeit, gastrointestinale Störungen, Photophobie, psychische Störungen. s. a. *Acrodermatitis enteropathica
Diag: Erniedrigung von Serumzinkspiegel und alkalische Phosphatase
DD: *Seborrhoisches Ekzem^, *Psoriasis vulgaris
Ther: Orale, in schweren Fällen parenterale Gabe löslicher Zinkverbindungen, z. B. Zinksulfat, -azetat, -laktat unter Kontrolle des Serumzinkspiegels. Außerdem Eiweißsubstitution (Zink wird im Serum an Albumin gebunden transportiert).
Lit: Brüske K, Salfeld K (1987) Zink und sein Stellenwert bei einigen dermatologischen Erkrankungen – eine statistische Auswertung. Z. Hautkr. 62 (Suppl.1):125–131
Landthaler M, Greyer C (1987) Erworbenes Zinkmangelsyndrom. Hautarzt 33:49–52
Weismann K, Hoyer H (1982) Zinkmangeldermatosen. Hautarzt 33:405–410

Zinnoberfleck
Def: Bei der *Akrozyanose vorkommende arterielle Hyperämie nach Auslösen des *Irisblendenphänomens.

Zinsser-Cole-Engman-Syndrom
s. Dyskeratosis congenita

Zipperlein
Def: Volkstümliche Bezeichnung für Gicht und Rheumatismus.

Ziprkowski-Margolis-Syndrom
Def: Sehr seltenes, wahrscheinlich X-chromosomal-rezessiv vererbtes Syndrom mit Taubstummheit, *Piebaldismus-ähnlicher Hypomelanose von Haut und Haaren, durchscheinender Iris. Bei Geburt ist die Haut meist völlig depigmentiert, später treten an Rumpf und Extremitäten runde-ovale, hyperpigmentierte Flecken auf.

Zirkoniumgranulome
s. Deodorantgranulome

Zirkumzision
Syn: Beschneidung, Circumcision
Def: Zirkuläre Umschneidung beider Vorhautblätter mit anschließender Naht, z. B. bei *Phimose.
Lit: Rathert P, Roth S (1992) Die Phimose. Dt. Ärztebl. 89:2600–2603

Zirkumzisionstuberkulose
s. Tuberkulose, Zirkumzisionstuberkulose

Zitronenhaut
Syn: Peau citréine
Def: Klinische Variante des *Elastoma diffusum.

Zoeliakie
Syn: Einheimische Sprue
Def: Diarrhoe infolge einer Gliadinallergie; Gliadin ist Bestandteil des in Getreide (Ausnahme Mais) vorkommenden Glutens.

Zona
Def: Französische Bezeichnung für *Zoster.

Zoon-Balanitis
s. Balanoposthitis chronica circumscripta plasmacellularis

Zoonosen
Def: Tierkrankheiten. Im medizinischen Sprachgebrauch Oberbegriff für vom Tier auf den Menschen (Zooanthroponosen) oder vom Mensch auf das Tier (Anthropozoonosen) übertragbare Erkrankungen. Hierzu gehören:
*Anthrax, *Brucellosen, *Erysipeloid, *Malleus, *Pest, *Rattenbißkrankheit, *Tularämie, *Tierräuden beim Menschen, *Wurmkrankheiten.

Zoster
Syn: Herpes zoster, Gürtelrose, Zona, Shingles. In der Antike Ignis sacer.
Def: Neurotrope Viruskrankheit mit Varicella-Zoster-Virus. Entzündung einzelner oder mehrerer Spinalganglien bzw. Kopfganglien mit Hautveränderungen im zugehörigen Innervationsgebiet.
Ätio: Reinfektion mit dem Varizellen-Zoster-Virus bei Teilimmunität infolge stattgehabter humoraler Immunisation (*Varizellen) oder Reaktivierung des im Körper vorhandenen Virus durch Resistenzminderung; als Triggerfaktoren kennt man chemische, physikalische oder aktinische Reize, Streß, Malignome, immunsuppressive Therapie und *HIV-Infektion.

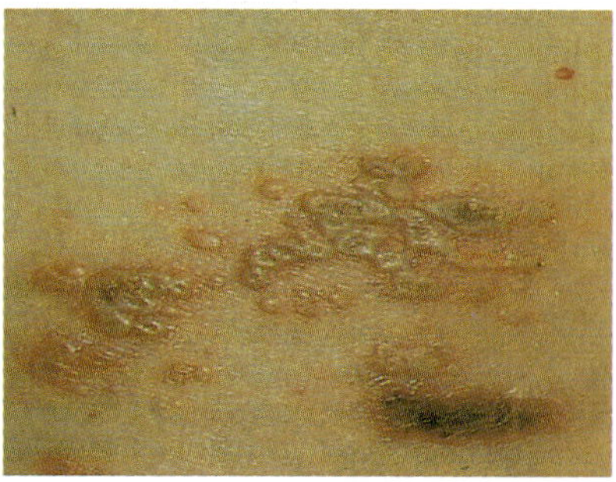

Zoster

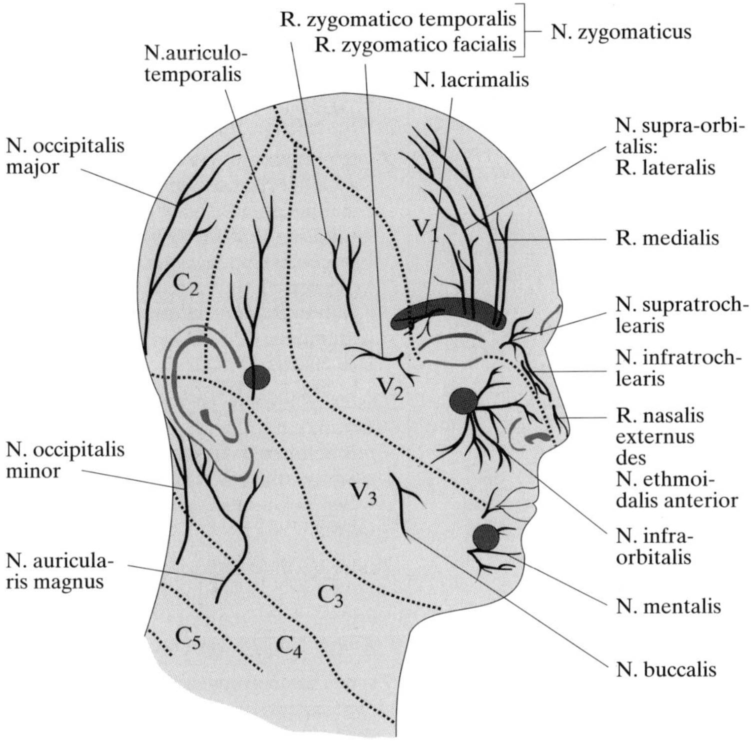

Zoster. Sensible Innervation am Kopf.
V1–V3 Äste des N. trigeminus (Hirnnerv *V*), *V1* N. ophthalmicus (N. supraorbitalis, R. medialis und R. lateralis, N. supratrochlearis), *V2* N. maxillaris (R. zygomaticotemporalis n. zygomatici, N. infraorbitalis), *V3* N. mandibularis (N. mentalis, N. auriculotemporalis), *C2–C5* Äste der Zervikalnerven (N. auriculais magnus, N. occipitalis minor, N. occipitalis major), 0 Injektionsgebiete für Leitungsblockaden

Man: Vor allem höheres Lebensalter, immunsupprimierte Patienten.
Lok: Meist einseitig (Zoster segmentalis), manchmal doppelseitig (*Zoster duplex), im Bereich eines oder mehrerer Nervensegmente. Am häufigsten im Versorgungsgebiet T3, L3 und des ersten Trigeminusastes (s. Abb.).
Klin: Inkubationszeit 7–18 Tage. Uncharakteristisches Prodromalstadium mit gering erhöhter Temperatur. Selten Zosterfieber. Brennen und stechende, einschießende Schmerzen können schon vor den Hauterscheinungen auftreten. Aufschießen gruppiert stehender Papeln auf erythematösem Untergrund mit rascher Umwandlung in zunächst klare, später eingetrübte Bläschen, Pusteln und Krustenbildung. Selten *hämorrhagisch-nekrotischer Zoster^. Narbenbildung vor allem bei nekrotisierendem Zoster.
Sonderformen: *Zoster multiplex unilateralis, *Zoster ophthalmicus, *Zoster im Trigeminusbereich, *Zoster oticus, *Zoster generalisatus. Relativ häufig, bes. mit zunehmendem

Alter Entwicklung einer *Zosterneuralgie.
Hist: Intraepidermale Bläschen, ballonierende Degeneration, multinukleäre Riesenzellbildung, eosinophile Kerneinschlüsse.
DD: *Herpes simplex, *Erysipel
Komp: Bei immunkompetenten Patienten selten (2%), bei Immunsupprimierten 7–26%: Zosterenzephalitis, Zostermeningitis, Zostermyelitis. *Zoster-Embryopathie.
Ther: Abhängig vom Alter und dem Immunstatus des Patienten sowie der Lokalisation des Zosters.
Bei schwerem Verlauf Acyclovir i. v. (3×5 mg/kg/die, für 5–10 Tage, Fortsetzung mit oraler Medikation; bei HIV-Patienetn 10 mg/kg/die), bei leichteren Verläufen Acyclovir oral (5×800 mg/die für 7–10 Tage), bei unkompliziertem Verlauf auch lediglich Lokaltherapie: Feuchte Umschläge, 2–3% Vioform-Zinklotio; bei neuralgischen Beschwerden: *Zosterneuralgie.
Prog: Abheilung nach 2 bis 3 Wochen unter Hinterlassung einer meist lebenslangen Immunität.
Lit: Stary A (1989) Neue Erkenntnisse zum Zoster. Z. Hautkr. 64:255–263

Zoster-Embryopathie
Def: Theoretisch mögliche Komplikation bei an *Zoster erkrankten Schwangeren im Sinne eines *kongenitalen Varizella-Syndroms, das aber sehr selten ist, da es beim immunkompetenten Patienten mit Zoster wegen der Teilimmunität normalerweise nicht zu einer Generalisation des Varizella-Zoster-Virus kommt und so eine diaplazentare Übertragung nicht möglich ist.
Lit: Nasemann TRK (1992) Zoster-Embryopathie. Z. Hautkr. 67:1045–1046

Zoster duplex
Def: Seltener doppelseitiger *Zoster.

Zoster gangraenosus
Def: Nekrotisierende Umwandlung des *Zoster haemorrhagicus.
Prog: Abheilung unter Ausbildung von Narben.

Zoster generalisatus sive varicellosus
Def: Über das gesamte Integument generalisierter *Zoster unter dem klinischen Bild der *Varizellen.
Vork: Abwehrschwäche, vor allem bei malignen *Lymphomen, *maligner Lymphogranulomatose^, Leukämie, Karzinomen, *AIDS.
DD: *Varizellen

Zoster, glossopharyngealer
Def: *Zoster des N. glossopharyngeus mit Schmerzen in Ohr und Pharynx sowie vesikulo-ulzerösen Läsionen am weichen Gaumen und Bläschen am Ohr.

Zoster haemorrhagicus
Def: Einbluten in die Bläschen bei schwerem Verlauf des *Zoster.
Komp: *Zoster gangraenosus

Zoster, haemorrhagisch-nekrotischer
Def: Schwerer haemorrhagischer, nekrotisierender Verlauf bei *Zoster. s. a. Zoster haemorrhagicus, Zoster gangraenosus

Zoster linguae
Def: *Zoster im Bereich der Zunge bei Befall des 3. Trigeminusastes.
s. a. Zoster im Trigeminusbereich

Zoster mucosae
Def: Schleimhautbefall des *Zosters, z. B. bei *Zoster im Trigeminusbereich.

Zoster multiplex unilateralis
Def: Auftreten eines *Zosters an mehreren nebeneinander oder entfernt liegenden Segmenten einer Körperhälfte.

Zoster ophthalmicus
Def: Im Innervationsgebiet des 1. Trigeminusastes lokalisierter *Zoster, Befall des Ganglion ciliare. Häufig haemorrhagisch-nekrotischer Verlauf im Bereich der Stirn und des Kapilli-

tiums. Gefahr der Beteiligung von Konjunktiva und Kornea.
Beachte: Bei Bläschen im Bereich des Nasen-Augen-Dreiecks (Befall des Ramus nasociliaris des N. ophthalmicus) sind ophthalmologische Komplikationen zu erwarten.

Zoster oticus
Syn: Ramsey-Hunt-Syndrom
Def: Auftreten eines *Zosters an Ohrmuschel und Umgebung, am inneren Ohr mit Akustikus- und Fazialislähmung, sowie Schwindelgefühl.
Prog: Gefahr des Hörverlustes

Zoster palati
Def: *Zoster des Gaumens bei Befall des 2. Trigeminusastes.
s. a. Zoster im Trigeminusbereich

Zoster segmentalis
Def: Befall eines einseitigen Nervensegmentes beim *Zoster.

Zoster im Trigeminusbereich
Klin: Manifestation des *Zosters im Bereich der Trigeminusäste (s. Abbildung S. 993).
Klin: 1. Trigeminusast: *Zoster ophthalmicus.
2. und 3. Trigeminusast: Neben den Hautveränderungen im Gesichtsbereich, herpetiform angeordnete, aphthoide Erosionen und Ulzerationen der Mundschleimhaut, der Zunge und des Gaumens.

Zoster varicellosus
s. Zoster generalisatus sive varicellosus

Zosternarben
s. *Zosternegativ

Zosternegativ
Def: Charakteristisches Zosterresiduum mit gruppiert stehenden Narben nach abgeheiltem *Zoster (vor allem *Zoster gangraenosus).

Zosterneuralgie
Def: Ausgeprägte persistierende Schmerzen nach abgelaufenem *Zoster in den betroffenen Gebieten.
Man: Bei 9–14% aller Fälle, bei 50% der Patienten über 60 Jahre.
Hist: Entzündliche Nekrose des Spinalganglions, der motorischen und sensorischen Rückenmarksanteile, begleitet von Neuritis und Myelitis.
Ther: Analgetika und Antiphlogistika oft wenig hilfreich. Carbamazepin in ansteigender Dosierung (Beginn mit 1–2×200 mg/die, Steigerung bis auf 2–3×400 mg/die je nach Klinik), Adamantanaminsulfat (einschleichend von 100–300 auf maximal 600 mg/die), trizyklische Antidepressiva, ggf. Kortikoide in zunächst hoher, dann abfallender Dosierung.
Ganglienblocker (z. B. Pendiomid).
Prog: Durchschnittliche Dauer 6 Monate, bei 5–10% bis zu 10 Jahre.

Zuavenbein
Def: Beinform beim *Lymphödem mit Vertiefung der natürlichen Hautfalten und pumphosenartigen Überhängen ödematöser Hautwülste im Bereich der Fesselgegend.
Zuave = Bezeichnung für eine Pumphose.

Zugalopezie
s. Alopecia marginalis

Zunge, Hautveränderungen der
s. Lingua plicata
s. Exfoliatio linguae areata
s. Glossitis rhombica mediana
s. schwarze Haarzunge^
s. orale Haarleukoplakie^
s. Moeller-Hunter-Glossitis
s. Plummer-Vinson Syndrom
s. Lackzunge
s. Zungenbelag
s. Zungenkarzinom
s. Zungengrundstruma
s. Makroglossie
s. sublinguale Varikose^
s. Tonsillae linguae herterotopicae symmetricae
s. Glossitis gummosa
s. *Syphilis
s. *Candidose
s. *Leukoplakie

Lit: Hornstein OP, Schlegel R, Özen Y (1991) Veränderungen der Zunge. In: Thomae K (Hrsg) Klinische Visite, Schwer Verlag, Stuttgart

Zungenbelag
Def: Aus Mikroorganismen, Speiseresten, abgeschilferten Hornzellen und fadenförmigen Zungenpapillen bestehender Belag der Zunge.
Klin:
- Grauweißlicher Zungenbelag: Detritusmassen infolge von Verlängerung der Hornfortsätze der Papillae filiformes.
- Weißer Zungenbelag: *Milchtrinkerbelag, *Stomatitis candidamycetica.
- Grauer Zungenbelag: z. B. bei Anazidität, Ulcus ventriculi, Organtuberkulosen.
- Schwarzer Zungenbelag: *Lingua nigra pilosa.
- Graugelblicher Zungenbelag: z. B. bei Intoxikationen.

Zungenbrennen
s. Glossopyrosis

Zungengrundangina
s. *Angina

Zungengrundstruma
Syn: Struma lingua
Def: Tumoröse Vorwölbung im hinteren Zungendrittel. Exzision ist nur indiziert, wenn in regulärer Lokalisation ausreichend hormonaktives Schilddrüsengewebe vorhanden ist.

Zungengumma
s. *Gumma, *Glossitis gummosa

Zungenkarzinom
Syn: Carcinoma linguae
Def: *Spinozelluläres Karzinom^ der Zunge, entstanden nach chronischen Entzündungen, straffen Narben, *Leukoplakien oder *florider oraler Papillomatose^.
Man: Vor allem Raucher
Lok: Vor allem Zungenrand
Klin: Knotige oder strangförmige Verhärtung, schmerzhafte Ulzeration. Frühzeitige lymphogene Metastasierung
DD: Syphilitisches *Gumma
Ther: Operation
Prog: Ungünstig

Zungenmandeln, heterogene
s. Tonsillae linguae heterotopicae symmetricae

Zungenschmerzen
s. Glossodynie

Zungensyphilis, tuberöse
Def: Knotige Zungenveränderungen im Rahmen der *Syphilis III.
s. a. Glossitis gummosa, Glossitis interstitialis profunda und superficialis
Klin: Bis linsengroße, einschmelzende Tubera. Ausbildung eines umschriebenen glatten, reliefarmen, atrophischen Herdes auf der Zungenoberfläche. Konfluenz verschiedener Herde sowie leukoplakische Umwandlung möglich.
DD: *Lichen ruber planus, *Leukoplakie anderer Ursache
Ther: *Syphilis acquisita

Zungentonsillen, heterotope
s. Tonsillae linguae heterotopicae symmetricae

Zungenvarizen
s. sublinguale Varikose^

Zuviel-Haut-Syndrom
s. Dermatochalasis

Zwanzig-Nägel-Dystrophie
Syn: 20-Nägel-Dystrophie, Trachyonychie
Def: Dystrophie häufig aller Nägel mit rauher, schuppender Nageloberfläche bei unterschiedlichen Grunderkrankungen (z. B. *Psoriasis vulgaris, *endogenem Ekzem^, *Lichen ruber planus, *Alopecia areata, *Zwanzig-Nägel-Dystrophie der Kindheit) oder idiopathisch.
Hist: Spongiose der Nagelmatrix und des Nagelbettes, stellenweise schlotförmige Parakeratose der Nägel.
Ther: Behandlung der Grundkrankheit

Lit: Braun-Falco O, Dorn M, Neubert U, Plewig G (1981) Trachyonychie: 20-Nägel-Dystrophie. Hautarzt 32:17–22

Zwanzig-Nägel-Dystrophie der Kindheit
Def: Bei Kindern auftretende *Trachyonychie aller Finger- und Zehennägel, die mit zunehmendem Lebensalter eine Tendenz zur Spontanrückbildung besitzt ohne Anhalt für ätiologische Grunderkrankungen. Die Entität ist umstritten.
Hist: Spongiotische Dermatitis der Nagelmatrix
Lit: Braun-Falco O, Dorn M, Neubert U, Plewig G (1981) Trachyonychie: 20-Nägel-Dysthrophie. Hautarzt 32:17–22

Zweigläserprobe
s. *Gonorrhoe

Zwergwuchs
s. Nanosomie

Zwergwuchs, greisenhafter
s. Progeria infantilis

Zwergwuchs, sexogener
s. Rössle-Syndrom

Zwiebelfinger
Def: Trockenes, hyperkeratotisches *Kontaktekzem nach Berührung von Tulpen-, Hyazinthen oder Küchenzwiebeln.
s. a. Tulpenfinger

Zwittertum, echtes
s. Hermaphroditismus verus

Zyanose
Syn: Cyanosis
Def: Bläulich-livide, kühle Haut infolge einer mangelnden Sauerstoffsättigung des Blutes.
s. a. Akrozyanose, braune, gelbe, grün-schwarze, schwarze, periphere und zentrale Zyanose^

Zyanose, braune
Def: Bräunliche *Zyanose bei Methämoglobinämie.

Zyanose, gelbe
Def: *Zyanose mit gleichzeitig bestehendem Ikterus, z. B. bei dekompensiertem Mitralklappenfehler mit konsekutiver Leberstauung.

Zyanose, grün-schwarze
Def: Grün-schwärzliche *Zyanose bei Sulfhämoglobinämie.

Zyanose, periphere
Def: Zyanose infolge einer erhöhten Sauerstoff-Extraktionsquote, z. B. bei vermindertem Herzminutenvolumen.

Zyanose, schwarze
Def: Stärkste Ausprägung der *Zyanose, z. B. bei Pulmonalstenose.

Zyanose, zentrale
Def: Pulmonal oder kardial bedingte *Zyanose mit kompensatorischer Polyglobulie.
Diag: Reiben des Ohrläppchens bis zum Auftreten des Kapillarpulses: Bei der zentralen Zyanose persistiert die blaue Verfärbung. Zyanotische Zunge; *Trommelschlegelfinger.

Zygomykosen
s. Phykomykosen

Zylinderepithelzysten
Def: Transparente Tumoren fast ausschließlich in Raphennähe des Penis.
DD: Lymphvarizen und Atherom des Penis

Zylindrome
Syn: Spiegler-Tumoren, Endothelioma cutis, Naevus epithelioma-cylindromatosus
Def: Familiär gehäufte, benigne epitheliomatöse Geschwülste im Kopfbereich, die ihren Ursprung von wenig differenzierten pilo-glandulären Strukturen der Hautanhangsgebilde nehmen.
Ätio: Autosomal unregelmäßig dominant pleiotrop vererbt.
Man: Kindheit, stetige Vergrößerung bis ins Erwachsenenalter.
Lok: Vor allem Kapillitium, selten Rumpf und Extremitäten

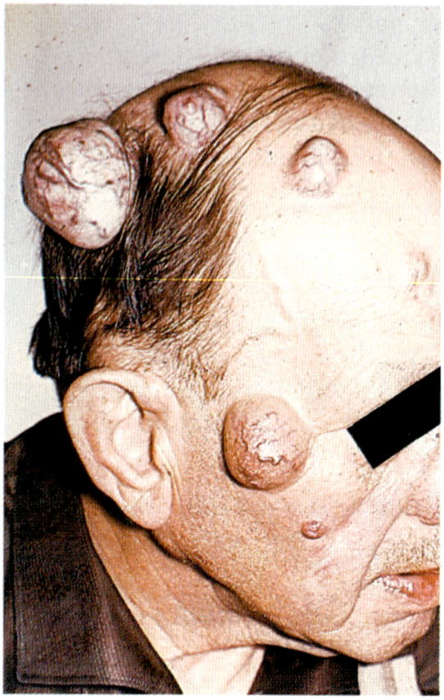

Zylindrom

Klin: Meist mehrere (*Endotheliomatose) verschieden große (*Turbantumoren) glatte, unbehaarte, haut- bis fleischfarbene, kalottenförmige, von *Teleangiektasien überzogene Tumoren mit möglicher Ulzeration. Häufig gleichzeitig *Trichoepitheliome und *Milien.
Hist: Basaloide Zellnester im gesamten Korium mit breiter PAS-positiver Hyalinmembran, Hyalin im Tumorparenchym.
DD: *Atherom, *Neurofibromatosis generalisata, knotiges *Basaliom.
Ther: Ggf. Exzision
Prog: Selten maligne Entartung
Lit: Beideck M, Kuhn A (1985) Maligne Entartung bei kutanen Zylindromen. Z. Hautkr. 60:73–78
Winter H, Sönnichsen N, Lehnert W (1983) Spezielles operationstaktisches Vorgehen bei monströsen Spiegler-Tumoren. Hautarzt 34:225–228

Zymonematose
s. nordamerikanische Blastomykoseˆ

Zystadenolymphom
Syn: Cystadenoma lymphomatosum papilliferum, Warthin-Tumor
Def: Benigner Tumor aus papillomatös-zystischem zweischichtigem Epithel mit ausgeprägtem lymphozytärem Struma, v.a. im HNO-Bereich (Parotis), auch im Bereich von Schweißdrüsen der Haut.

Zystadenom, apokrines
s. apokrines Hidrozystomˆ

Zystadenom, papilläres intraduktales
s. Adenomatose der Brustwarze

Zyste
Syn: Cyste
Def: Durch eine Gewebekapsel umschlossener, ein- oder mehrkammeriger Hohlraum, der mit flüssigem, gallertartigem oder festem Inhalt gefüllt ist. Man unterscheidet *echte (von Epithel ausgekleidete) Zystenˆ von *Pseudozysten (ohne Epithelbegrenzung) mit bindegewebiger Kapsel. Eine Zyste kann angeboren sein (Hamartom), durch Sekretverhaltung (*Epidermalzyste) oder traumatisch durch Gewebsversprengung (traumatische Zyste) entstanden sein. Zysten und Pseudozysten sind von zystischen Tumoren zu unterscheiden (z. B. *Hidradenome).
Man unterscheidet:
1. Verhornende Zysten: z. B. *Epidermalzyste, *Trichilemmalzyste, *Komedo, *Milie, *Riesenpore, *eruptive Vellushaarzysteˆ, *Raphe-Penis-Zyste, *proliferierende Tricholemmalzysteˆ
2. Nicht verhorndende Zysten: *ekkrines Hidrozystomˆ, *apokrines Hidrozystomˆ, *Syringocystadenoma papilliferum, *Zystadenolymphom, *Raphe-Penis-Zyste, *Trichofollikulom, *zystisches Basaliomˆ
3. Talgdrüsenzysten: *Steatoma simplex und multiplex, *Talgdrüsenfollikulom
4. Branchiogene: *Halszysten, *Nasenfisteln, *Halsfisteln, *Lippenfisteln

5. Sehnen und Gelenke: *Ganglion, *Hygroma cysticum
6. Vaskulär: *Lymphangioma circumscriptum cysticum
7. *Pseudozysten

Zyste, echte
Def: Zyste mit epithelialer Wandauskleidung. Man unterscheidet Zysten mit Plattenepithel- und solche mit Drüsenepithelwänden.

Zyste digitale, mukoide
s. Dorsalzyste

Zyste, epidermale
s. Epidermalzyste

Zyste, mukoide digitale
s. Dorsalzyste

Zyste, Pseudozyste
s. Pseudozyste

Zyste, trichilemmale
s. Tricholemmalzyste

Zysten und Fisteln, branchiogene
s. Nasenfisteln, Halsfisteln und -zysten, Lippenfisteln

Zystische Tumoren
Def: Entwicklung zystischer Hohlräume in solidem Tumorparenchym, z. B. *zystisches Basaliom^, *Trichofollikulom, *Epithelioma calcificans, *Syringom, *ekkrines Spiradenom^, *Syringocystadenoma papilliferum.

Zystizerkose
Syn: Cysticercosis, Finnenkrankheit
Def: Durch Finnen (vor allem des Schweinebandwurmes) hervorgerufene Erkrankung.
Ätio: Orale Aufnahme der Eier von *Taenia solium, selten *Taenia saginata. Auch Autoinfektion durch Regurgitation mit Ausschwemmung der Eier in den Magen. Die Finnen durchdringen die Darmwand und disseminieren in verschiedene Organe, vor allem in die Muskulatur, zu 6,3% in Kutis und Subkutis.
s. a. Echinokokkose
Klin: Flüchtige allergische Phänomene. Hautveränderungen: Indolente, erbs- bis haselnußgroße, rundlich-ovale, glatte, konsistente, gut bewegliche, kutane und subkutane Knoten, vor allem an der oberen Körperhälfte.
Diag: Röntgen: Verkalkte Finnen nach 3–5 Jahren.
Positiver *Intrakutan-Test mit Zystizerkenflüssigkeit. Histologie (Finnennachweis).
Ther: Operative Entfernung der Zystizerken, Niclosamid (einmalig 2 g).

Zytokine
Def: Lösliche Makromoleküle die Aktivierung, Wachstum, Differenzierung oder Syntheseleistung in einer bestimmten Zielzelle bewirken können. Hierzu gehören
- Interleukine: Bildung: Monozyten (Interleukin–1 und –6) oder T-Lymphozyten (IL–2,4,5,7,9). Wirkung: Auf Lymphozyten, Granulozyten und Monozyten. Bewirken Wachstum, Chemotaxis oder Differenzierung dieser Zellen.
- Interferone: Glykoproteine, von verschiedenen Zellen sezerniert. Antivirale (bes. α- und β-Interferon), immunmodulierende (bes. y-Interferon) und zytostatische Wirkung.
- *Lymphokine: Von aktivierten B- oder T-Lymphozyten freigesetzt. Wirkung auf Makrophagen, Granulozyten, Lymphozyten.
- Wachstumsfaktoren: z. B. epidermal growth factor (EGF), fibroblast growth factor (FGF), transforming growth factor (TGF)
- Zytokin-Inhibitoren: z. B. Anti-Interleukin–1 und –10

Zytomegalie
Def: Infektion mit dem Zytomegalie-Virus. Krankheitserscheinungen vor allem durch diaplazentare Infektion mit Manifestation im Neugeborenenalter; häufigste pränatale Infektionskrankheit. Auch im Rahmen von *AIDS-Erkrankungen.

Klin: Hautveränderungen: Ikterus, punktförmige oder flächenhafte Hautblutungen, makulopapulöse Exantheme, *Erythrodermie.
DD: *Syphilis connata, *Toxoplasmose, *Listeriose

Zytomykose, retikuloendotheliale
s. Histoplasmose

Zytostatika, Nebenwirkungen auf die Haut
s. Alopecia exogenica diffusa,
s. diffuse Hyperpigmentierung^,
s. Melanodermia factitia

Zytotoxische Reaktionen
s. *Allergie, Typ II-Reaktion

Quellennachweis

Alken C-E, Sökeland J (1976) Urologie, 7. Aufl. Thieme, Stuttgart

Altmeyer P (1984) Antibiotika in der Dermatologie. Aesopus, Basel Wiesbaden

Altmeyer P (1982) Dermatologie für die tägliche Praxis. Aesopus, Basel Wiesbaden

Altmeyer P, Schulz-Ehrenberg U, Luther H (1989) Dermatologische Erkrankung der Hände und Füße. Editiones Roche

Altmeyer P, el-Gammel S, Hoffmann K (1991) Ultrasound in Dermatology. Springer, Berlin Heidelberg New York

Bandmann HJ, Fregert S (1982) Epikutantestung. Einführung in die Praxis, 2. Aufl. Springer, Berlin

Bargmann W (1977) Histologie und mikroskopische Anatomie des Menschen, 7. Aufl. Thieme, Stuttgart

Barth J, Richter G, Altmeyer P (1991) Dermatologie. Edition Zahnheilkunde. Johann Ambrosius Barth, Leipzig Heidelberg

Berger TG, Elias PM, Wintrob BU (1990) Manual of therapy for skin diseases. Churchill Livingstone, New York Edingburgh London Melbourne

Braun-Falco O, Plewig O, Wolff HH (1984) Dermatologie und Venerologie, 3. Aufl. Springer, Berlin Heidelberg New York Tokyo

Boenninghaus H-G (1977) Hals-Nasen-Ohrenheilkunde, 4. Aufl. Springer, Berlin Heidelberg New York

Buddecke E (1977) Grundriß der Biochemie, 5. Aufl. Walter de Gruyter, Berlin New York

Dörfelt H (1989) Lexikon der Mykologie. Gustav Fischer, Stuttgart New York

Doerr W, Seifert G, Uehlinger E (1978) Spezielle pathologische Anatomie, Bd 7. Haut und Anhangsgebilde, spezielle Histopathologie, 2. Aufl. Springer, Berlin Heidelberg New York

Eder M, Gedigk P (1986) Lehrbuch der Allgemeinen Pathologie und der Pathologischen Anatomie, 3. Aufl. Springer, Berlin Heidelberg New York

Fitzpatrick TB, Eisen A, Wolff K, Freedberg IM, Austen KF (1987) Dermatology in General Medicine, 3rd edn. McGraw-Hill, New York St. Louis San Francisco

Forth W, Henschler D, Rummel W (1977) Pharmakologie und Toxikologie, 2. Aufl. Bibliographisches Institut, Mannheim Wien Zürich

Gottron HA, Schönfeld W (1970) Dermatologie und Venerologie. Thieme, Stuttgart

Grigoriu D, Delacretaz J, Borelli D (1984) Lehrbuch der medizinischen Mykologie. Hans Huber, Bern Stuttgart Wien

Happle R, Grosshans E (1987) Pediatric Dermatology. Springer, Berlin Heidelberg New York London Paris Tokyo

Heberer G, Köle W, Tscherne H (1993) Chirurgie, 6. Aufl. Springer, Berlin Heidelberg New York

Heite HJ, Wokalek H (1980) Männerheilkunde. Andrologie. Lehrbuch der Krankheiten und Funktionsstörungen des männlichen Genitale, 1. Aufl. G. Fischer, Stuttgart

Holzmann H, Altmeyer P, Hör G, Hahn K (1985) Dermatologie und Nuklearmedizin. Springer, Berlin Heidelberg New York Tokyo

Holzmann H, Altmeyer P (1987) Dermatologie und Rheuma. Springer, Berlin Heidelberg New York Tokyo

Hornstein OP, Nürnberg E (1985) Externe Therapie von Hautkrankheiten. Thieme, Stuttgart New York

Karlosn P (1972) Kurzes Lehrbuch der Biochemie, 8. Aufl. Thieme, Stuttgart

Kaufmann R, Landes E (1987) Dermatologische Operationen. Thieme, Stuttgart New York

Kepp R, Staemmler H-J (1977) Lehrbuch der Gynäkologie. Thieme, Stuttgart

Kimmig J, Jänner M (1974) Taschenatlas der Haut- und Geschlechtskrankheiten. Thieme, Stuttgart

Korting GW (1980) Dermatologie in Praxis und Klinik. Thieme, Stuttgart New York
Korting GW, Denk R (1974) Dermatologische Differentialdiagnose. Schattauer FK, Stuttgart New York
Korting GW (1969) Hautkrankheiten bei Kindern und Jugendlichen. Schattauer FK, Stuttgart New York
Kuschinsky G, Lüllmann H (1978) Kurzes Lehrbuch der Pharmakologie und Toxikologie, 8. Aufl. Thieme, Stuttgart
Lahita RG (1987) Systemic Lupus erythematosus. Wiley Medical Pulication, New York
Leiber B (1990) Die klinischen Syndrome, 7. Aufl. Urban & Schwarzenberg, München Berlin Wien
Lever WF, Schaumburg-Lever G (1990) Histopathology of the Skin, 2rd edn. Loppincott, Philadelphia
Leydhecker W (1990) Grundriß der Augenheilkunde, 24. Aufl. Springer, Berlin Heidelberg New York
Ludvik W (1976) Andrologie. Thieme, Stuttgart
Müller RPA, Friedrich HC, Peters J (1984) Operative Dermatologie im Kopf-Hals-Bereich. Springer, Berlin Heidelberg New York
Muncuogiu Y, Rufli TH (1982) Dermatologische Entomologie. Perimed-Fachbuch-Verlagsgesellschaft, Erlangen
Nasemann TH, Sauerbrey W (1987) Lehrbuch der Hautkrankheiten und venerischen Infektionen, 5. Aufl. Springer, Berlin Heidelberg New York
Nasemann TH, Jänner M, Schütte B (1982) Histopathologie der Hautkrankheiten. Springer, Berlin Heidelberg New York
Neugebauer J (1982) Bildatlas der Infektionskrankheiten. Documed AG, Basel
Nolting S, Fegeler S (1993) Medizinische Mykologie, 4. Aufl. Springer, Berlin Heidelberg New York Tokyo
Orfanos CE (1979) Haar und Haarkrankheiten. Gustav Fischer, Stuttgart New York
Orfanos CE, Garbe C (1990) Das maligne Melanom. W. Zuckschwerdt, München Bern Wien San Francisco
Peters J, Kunze J, Müller RPA (1984) Onkologie der Haut. Grosse, Berlin
Pettit JHS, Parish LC (1984) Manual of tropical dermatology. Springer, New York Berlin Heidelberg Tokyo
Porst H (1987) Erektile Impotenz. Enke, Stuttgart
Rassner G (1992) Dermatologie, 4. Aufl. Urban & Schwarzenberg, München Wien Baltimore
Ring J (1988) Angewandte Allergologie, 2. Aufl. MMW Verlag, München
Ring J, Przybilla B (1991) New Trens in Alergy III. Springer, Berlin Heidelberg New York
Roenigk HH, Maibach HI (1985) Psoriasis. Marcel Dekker, New York Basel
Roitt IM, Brostoff JB, Male DK (1987) Kurzes Lehrbuch der Immunologie. Thieme, Stuttgart New York
Rook A, Wilkinson DS, Ebling FJG (1979) Textbook of dermatology. 3rd edn. Blackwell scientific publication, Oxford London Edinburgh Melbourne
Salfelder K (1979) Farbatlas tiefer Mykosen beim Menschen. Schattauer FK, Stuttgart New York
Schettler G (1976) Innere Medizin, 4. Aufl. Thieme, Stuttgart
Schirren C, Leidenberger F, Stoll P (1980) Die kinderlose Ehe, 1. Aufl. Deutscher Ärzteverlag, Köln
Schöfer H (1989) Hauterkrankungen bei HIV-Infektion und AIDS. Schwer, Stuttgart
Siegenthaler W, Hegglin M (1987) Differentialdiagnose innerer Krankheiten, 2. Aufl. Thieme, Stuttgart New York
Sigg CH, Hornstein OP (1987) Das Spermiozytogramm. Perimed, Erlangen
Simon C (1976) Klinische Pädiatrie, 2. Aufl. Schattauer FK, Stuttgart New York
Steigleder GK (1975) Dermatologie und Venerologie. Thieme, Stuttgart
Steigleder GK (1981) Taschenatlas der Dermatologie. Thieme, Stuttgart New York
Steigleder GK (1977) Therapie der Hautkrankheiten. Thieme, Stuttgart
Stüttgen G, Haas N, Mittelbach F, Rudolph R (1982) Umweltdermatose. Springer, Wien New York
Vogel TH, Vliegen J (1977) Diagnostische und therapeutische Methoden in der Psychiatrie. Thieme, Stuttgart
Waldeyer A (1975) Anatomie des Menschen, 12. Aufl. Walter de Gruyter, Berlin New York
Wegman T (1988) Medizinische Mykologie – ein praktischer Leitfaden, 4. Aufl. Editiones Roche
Wienert V (1984) Die Beinveneninsuffizienz. Schattauer, Stuttgart New York
Wiesmann E (1974) Medizinische Mikrobiologie, 3. Aufl. Thieme, Stuttgart
Winkler K (1968) Dermatologie – Ein Repertorium. Walter de Gruyter, Berlin
Wiskemann A (1979) Hautkrankheiten im Kindesalter. Marseille Verlag GmbH, München
Wurm K (1983) Sakroidose. Thieme, Stuttgart New York
Zürcher K, Krebs A (1980) Cutaneous side effects of systemic drugs: a commentated synopsis of today's drugs. Karger, Basel München Paris London New York Sydney

Anhang

I. Dermatologische Fachkliniken und Krankenhausabteilungen

(Stand Oktober 1994)

52074 Aachen
Klinikum der Medizinischen Fakultät
der RWTH Aachen
Abteilung für Dermatologie
Vorstand: Prof. Dr. W. Meinhof
Pauwelsstraße
Telefon 0241/8088330

92224 Amberg
Bundeswehrkrankenhaus,
Abteilung für Dermatologie
Leiter: Dr. W. Benner
Köferingerstr. 1
Telefon 09621/8701

08280 Aue
Klinikum Aue
Hautklinik
Leiterin: Frau Dr. H. Görler
Gartenstraße 6
Telefon 03771/290/416

86156 Augsburg
Akademisches Lehrkrankenhaus der
Ludwig-Maximilians-Universität München
Dermatologische Klinik
Chefarzt: Prof. Dr. B.-R. Balda
Stenglinstraße
Telefon 0821/400–1

48455 Bad Bentheim
Thermalsole- und Schwefelbad Bentheim GmbH,
Abteilung für Dermatologie
Chefarzt: Dr. M. Ständer
Am Bade
Telefon 05922/74–0

32545 Bad Oeynhausen
Fachklinik
Leiter: Prof. Dr. K. Salfeld
Portastr. 33–35
Telefon 05731/1820

74906 Bad Rappenau
Kurklinik Bad Rappenau, Hautabteilung
Leiter: Dr. V. Ernst
Salinenstr. 14
Telefon 07264/83–0

36346 Bad Salzschlirf
Tomesa Fachklinik für Hauterkrankungen
und Rheuma
Chefarzt: Prof. F. Schröpl
Riedstr. 19
Telefon 06648/55–0, 144

26160 Bad Zwischenahn
Bundeswehrkrankenhaus,
Abteilung für Dermatologie
Leiter: Dr. H.-K. Friedrich
Elmendorferstr. 65
Telefon 04403/7281

13585 Berlin
Krankenhaus Spandau
Abteilung für Dermatologie
Chefärztin: Frau Dr. G. Albrecht
Lynarstr. 12
Telefon 030/33607–1

12203 Berlin
Universitätsklinikum Steglitz, FU Berlin,
Hautklinik und Poliklinik
Direktor: Prof. Dr. C. E. Orfanos
Hindenburgdamm 30
Telefon 030/798–2292/2850

12359 Berlin
Krankenhaus Neukölln
Abteilung für Dermatologie
Chefarzt: Prof. Dr. G. Ehlers
Blaschkoallee 32–46
Telefon 030/606041

13353 Berlin
FU Berlin - Universitätsklinikum Charlottenburg,
Hautklinik und Poliklinik und Asthma-Poliklinik
im Rudolf-Virchow-Krankenhaus
Direktorin: Frau Prof. Dr. B. Czarnetzki
Augustenburger Platz 1
Telefon 030/4505–0

10117 Berlin
Dermatologische Klinik und Poliklinik
der Med. Fakultät der Humboldt-Universität
(Charité)
Direktor: Prof. Dr. W. K. Sterry
Schumannstr. 20/21
Telefon 030/286–2028

10317 Berlin
Zentralinstitut für Arbeitsmedizin
Hautabteilung
Leiter: Dr. A. Rothe
Nöldnerstraße 40–42
Telefon 030/5509901/484

33604 Bielefeld
Städtische Krankenanstalten Bielefeld-Mitte
Abteilung für Dermatologie
Chefärztin: Frau Prof. Dr. H. D. Hauck
Oelmühlenstr. 26
Telefon 0521/581–1

44791 Bochum
Ruhr-Universität Bochum
Dermatologische Klinik im St. Josef-Hospital
Direktor: Prof. Dr. P. Altmeyer
Gudrunstr. 56
Telefon 0234/509–3415
3411

53127 Bonn
Medizinische Einrichtungen der Universität Bonn
Klinik und Poliklinik für Haut- und
Geschlechtserkrankungen
Direktor: Prof. Dr. H.-W. Kreysel
Sigmund-Freud-Str. 25
Telefon 0228/280–2370

26757 Borkum
Klinik für Dermatologie und Allergie Borkum
Direktor: Prof. Dr. N. Sönnichsen
Jann-Berghaus-Str. 4–9
Telefon 04922/708639

26757 Borkum
Klinik Borkum Riff der BfA
Abteilung für Dermatologie und Allergologie
Chefarzt: Dr. H. Aulepp
Hindenburgstraße 126
Telefon 04922/302163

28205 Bremen
Zentralkrankenhaus St.-Jürgen-Straße,
Dermatologische Klinik
Direktor: Prof. Dr. F. A. Bahmer
St.-Jürgen-Straße
Telefon 0421/497–1

27574 Bremerhaven
Zentralkrankenhaus Reinkenheide
Hautklinik
Leiter: Dr. G. Wagner
Postbrookstraße
Telefon 0471/299–1

09116 Chemnitz
DAK-Krankenhaus Rabenstein
Hautklinik
Leiter: R. Lange
Flemmingstraße 2
Telefon 0371/ 8320

03048 Cottbus
Karl-Thien-Klinikum
Hautklinik
Leiterin: Frau Dr. U. Vogel
Thiemstraße 111
Telefon 0355/462368

64297 Darmstadt
Städtische Kliniken Darmstadt
Klinik für Dermatologie
Chefarzt: Prof. Dr. M. Hagedorn
Heidelberger Landstr. 379
Telefon 06151/501–250

CH–7260 Davos
Klinik für Dermatologie und Allergologie Davos
(Alexanderhaus Klinik)
Direktor: Prof. Dr. S. Borelli
Biedermeierstraße 29
Telefon 0041/81/447777

06846 Dessau
Städtische Kliniken
Hautklinik
Leiter: Prof. Dr. H.-D. Göring
Kühnauerstraße 24
Telefon 0340/7031

44137 Dortmund
Städtische Kliniken
Dermatologische Klinik
Direktor: Prof. Dr. P. Frosch
Beurhausstr. 40
Telefon 0231/542–1

01307 Dresden
Medizinischen Akademie
Dermatologische Klinik
Direktor: N.N.
Fetscherstr. 74
Telefon 0351/4582497

01067 Dresden-Friedrichsstadt
Städtische Kliniken
Hautklinik
Leiter: Prof. Dr. C. Seebacher
Friedrichstraße 41
Telefon 0351/4801210

40225 Düsseldorf
Universität Düsseldorf
Dermatologische Klinik
Direktor: Prof. T. Ruzicka
Universitätsstr. 1
Telefon 0211/311–7600, 7601

40217 Düsseldorf
Evangelisches Krankenhaus
Abteilung für Dermatologie
Chefarzt: Prof. Dr. J. Mauß
Kirchfeldstr. 40
Telefon 0211/919–0

47167 Duisburg-Hamborn
St.-Barbara-Hospital
Klinik für Dermatologie und Allergologie
Chefarzt: Dr. J. Kunze
Barbarastr. 67
Telefon 0203/5554596

99096 Erfurt
Medizinische Akademie
Klinik und Poliklinik für Hautkrankheiten
Direktor: Prof. Dr. sc. H. J. Schubert
Klement-Gottwald-Str. 34
Telefon 0361/387–0

91052 Erlangen
Dermatologische Universitätsklinik
Ärztlicher Leiter: Prof. Dr. O. Hornstein
Hartmannstr. 14
Telefon 09131/85–316385–366

45147 Essen
Universitätsklinikum
der Gesamthochschule Essen
Klinik und Poliklinik für Dermatologie
und Venerologie
Direktor: Prof. Dr. M. Goos
Hufelandstr. 55
Telefon 0201/7991–1

60596 Frankfurt
Klinikum der Johann Wolfgang Goethe-
Universität Frankfurt/M,
Zentrum der Dermatologie und Venerologie
Geschäfsführender Direktor:
Prof. Dr. H. Holzmann
Theodor-Stern-Kai 7
Telefon 069/63011

79104 Freiburg
Klinikum der Albert-Ludwigs-Universität
Freiburg,
Universitäts-Hautklinik
Direktor: Prof. Dr. E. Schöpf
Hauptstr. 7
Telefon 0761/2708–410/411

57258 Freudenberg
Krankenhaus Bethesda
Abteilung für Dermatologie
Chefarzt: Prof. Dr. G. Lüders
Euelsbruchstr.
Telefon 02734/4950

07546 Gera
Klinikum Gera
Hautklinik
Leiter: Doz. Dr. J. Meyer
Loreystraße 6
Telefon 0365/24112

35392 Gießen
Klinikum der Justus-Liebig-Universität
Zentrum für Dermatologie und Andrologie
Direktor: Prof. Dr. W.-B. Schill
Gaffkystr. 14
Telefon 0641/702–3520/21

35392 Gießen
Bundeswehrkrankenhaus
Abteilung für Dermatologie
Leiterin: Frau Dr. A. Bleyl
Schubertstr. 60
Telefon 0641/2791

37075 Göttingen
Klinikum der Universität Göttingen
Zentrum Arbeits- und Sozialmedizin,
Dermatologie und Venerologie
Direktor: Prof. C. Neumann
von-Siebold-Str. 3
Telefon 0551/390

17489 Greifswald
Ernst-Moritz-Arndt-Universität
Klinik und Poliklinik für Hautkrankheiten
Leiter: Prof. Dr. M. Pambor
Fleischmannstr. 42/44
Telefon 03834/88-1

58089 Hagen
Allgemeines Krankenhaus für die Stadt Hagen
Abteilung für Dermatologie
Leitender Arzt: Dr. Chr. Kingreen
Buscheystr. 15a
Telefon 02331/201-1

06112 Halle
Martin-Luther-Universität
Klinik und Poliklinik für Hautkrankheiten
Leiter: Prof.W. CH. Marsch
Ernst-Kromayer-Str. 5-6
Telefon 0345/37777

06108 Halle
Evangelisches Diakonissenhaus
Hautklinik
Leiter: Dr. G. Kühn
Harz 42-44
Telefon 0345/23516

20099 Hamburg
Allgemeines Krankenhaus St. Georg
Abteilung für Dermatologie
Chefarzt: Prof. Dr. W. Meigel
Lohmühlenstr. 5
Telefon 040/2488-01

20251 Hamburg
Universitätskrankenhaus Eppendorf
Universitäts-Hautklinik und Poliklinik
Direktor: Prof. Dr. J. Ring
Martinistr. 52
Telefon 040/4681

22049 Hamburg
Bundeswehrkrankenhaus
Abteilung für Dermatologie
Leiter: Dr. D. Reinel
Lesserstr. 180
Telefon 040/69470

30449 Hannover
Kliniken der Medizinischen Hochschule
Hannover
Hautklinik Linden
Direktor: N.N.
Ricklinger Str. 5
Telefon 0511/4445-1

69115 Heidelberg
Klinikum der Ruprecht-Karls-Universität
Heidelberg,
Universitäts-Hautklinik
Direktor: Prof. Dr. D. Petzoldt
Voßstr. 2
Telefon 06221/565977

69115 Heidelberg
Klinikum der Ruprecht-Karls-Universität
Heidelberg,
Institut für Ultrastrukturforschung der Haut
an der Universitäts-Hautklinik
Direktorin: Frau Prof. Dr. I. Anton-Lamprecht
Voßstr. 2
Telefon 06221/565-932

74078 Heilbronn
Städtisches Krankenhaus
Abteilung für Dermatologie
Chefarzt: Prof. Dr. D. Djawari
Am Gesundbrunnen 20-24
Telefon 07131/1011, 4881

91217 Hersbruck
Psorasol Therapiezentrum
Leiter: Prof. Dr. D. Neugebauer
Mühlstr. 31
Telefon 09151/7290

31134 Hildesheim
Städtisches Krankenhaus Hildesheim
Abteilung für Dermatologie
Leiter: Prof. Dr. F. Vakilzadeh
Weinberg 1
Telefon 05121/880-0

66424 Homburg
Medizinische Fakultät der Universität
des Saarlandes
Universitäts-Hautklinik
Direktor: Prof. Dr. H. Zaun
Telefon 06841/16-3800, -3801

07743 Jena
Friedrich-Schiller-Universität
Dermatologische Klink
Leiter: Prof. Dr. sc. E. Günther
Erfurter Str. 35
Telefon 03641/82-22047

47475 Kamp-Lintfort
St.-Bernhard-Hospital
Abteilung für Dermatologie
Chefarzt: N.N.
Bürgermeister-Schmelzing-Str. 90
Telefon 02842/708–0

76187 Karlsruhe
Stadt Karlsruhe Klinikum,
Akademisches Lehrkrankenhaus
der Universität Freiburg, Hautklinik
Direktor: Prof. Dr. M. Gloor
Moltkestr. 18
Telefon 0721/597–1

34125 Kassel
Städtische Kliniken Kassel
Klinik für Dermatologie
Chefarzt: Prof. Dr. J. Petres
Mönchebergstr. 41 –43
Telefon 0561/8031

24105 Kiel
Klinikum der Christian-Albrechts-Universität Kiel
Dermatologische Klinik
Direktor: Prof. Dr. E. Christophers
Schittenhelmstr. 7
Telefon 0431/5971

5000 Köln
Medizinische Einrichlungen der Universität zu Köln
Dermatologische Klinik
Direktor: Prof. Dr. Th. Krieg
Telefon 0221/4781

56072 Koblenz
Bundeswehrkrankenhaus
Abteilung für Dermatologie
Leiter: PD Dr. H.-J. Glowania
Rübenacherstr. 170
Telefon 0261/2811

47805 Krefeld
Städtische Krankenanstalten Krefeld
Dermatologische Klinik
Direktor: Prof. Dr. S. W. Wassilew
Lutherplalz 40
Telefon 02151/828–2881

24119 Kronshagen
Bundeswehrkrankenhaus
Abteilung für Dermatologie
Leiter: Dr. G. Wojan
Kopperpallerallee
Telefon 0431/54090

04103 Leipzig
Klinikum der Universität Leibzig
Klinik und Poliklinik für Hautkrankheiten
Leiter: Prof. Dr. sc. U. Haustein
Liebigstr. 21
Telefon 0341/397–0

32657 Lemgo
Kreiskrankenhaus Lemgo
Abteilung für Dermatologie
Chefarzt: Prof. Dr. R. P. A. Müller
Rintelner Str. 85
Telefon 05261/26–0

49809 Lingen
Justizvollzugsanstalt Lingen –
Anstaltskrankenhaus
Abteilung für Dermatologie
Leiter: Dr. J. Stüting
Kaiserstr. 5
Telefon 0591/4193–95

67063 Ludwigshafen
Städtische Krankenanstalten
Dermatologische Klinik
Direktor: Prof. Dr. V. Voigtländer
Bremserstr. 79
Telefon 0621/5031

23562 Lübeck
Medizinisches Zentrum der Universität zu Lübeck
Klinik für Dermatologie und Venerologie
Direktor: Prof. Dr. H. Wolff
Ratzeburger Allee 160
Telefon 0451/500–0

58515 Lüdenscheid
Kreiskrankenhaus Lüdenscheid
Klinik für Dermatologie
Chefarzt: Prof. Dr. H. K. Pullmann
Paulmannshöher Str. 21
Telefon 02351/46–0

39120 Magdeburg
Medizinische Akademie
Klinik für Hautkrankheiten
Leiter: Prof. Dr. H. P. U. Gollnick
Leipziger Str. 41–44
Telefon 0391/670

55131 Mainz
Klinikum der Johannes-Gutenberg-Universität
Dermatologische Klinik
Direktor: Prof. Dr. J. Knop
Langenbeckstr. 1
Telefon 06131/171

68167 Mannheim
Klinikum der Stadt Mannheim
Hautklinik
Direktor: Prof. Dr. E. G. Jung
Theodor-Kutzer-Ufer
Telefon 0621/383-2280

35037 Marburg
Klinikum der Philipps-Universität
Marburg/Lahn
Medizinisches Zentrum für Hautkrankheiten
Geschäftsführender Direktor:
Prof. Dr. R. Happle
Deutschhausstr. 9
Telefon 06421/28-2900

32427 Minden
Zweckverband Stadt und Kreiskrankenhaus
Klinikum Minden
Dermatologische Klinik
Chefarzt: Prof. Dr. R. Stadler
Friedrichstr. 17
Telefon 0571/8010

80337 München
Ludwig-Maximilians-Universität München,
Dermatologische Klinik und Poliklinik
Direktor: Prof. Dr. G. Plewig
Frauenlobstr. 9–11
Telefon 089/5397-1

80802 München
Dermatologische Klinik und Poliklinik,
der Technischen Universität München
Direktor: Prof. Dr. Dr. S. Borelli
Biedersteiner Str. 29
Telefon 089/3849-1

80804 München
Städtisches Krankenhaus München-Schwabing
Konservatives Zentrum,
Dermatologisch-Serologische Abteilung
Chefarzt: Prof. Dr. R. Breit
Kölner Platz 1
Telefon 089/3068-1

81549 München
Bundeswehrkrankenhaus
Abteilung für Dermatologie
Leiter: Dr. M. Bercher
Cincinnattistr. 64
Telefon 089/6990818

48149 Münster
Medizinische Einrichtungen
der Westfälischen Wilhelms- Universität Münster
Zentrum für Dermatologie
Direktor: Prof. Dr. Th. Luger
Von-Esmarch-Str. 56
Telefon 0251/83-6501, -6502

48157 Münster-Handorf
Fachklinik Hornheide
Klinik für Dermatologie
Leiter: Prof. Dr. M. Hundeiker
Dorbaumstr. 300
Telefon 0251/3287-0

26548 Norderney
Allergie- und Hautklinik
Direktor: Prof. Dr. W. Lechner
Lippestr. 9–11
Telefon 04932/492-93, 3028-2

26548 Norderney
Nordseeklinik, Norderney
Chefarzt: PD Dr. R. Rudolph
Bulow Allee 6
Telefon 04932/880

26548 Norderney
Kinderkrankenhaus Seehospiz
„Kaiserin Friedrich“,
Fachkrankenhaus für Erkrankungen
der Luftwege und Allergien
Chefarzt: Prof. Dr. H. Manzke
Benekestr. 27
Telefon 04932/80-1

90419 Nürnberg
Klinikum Nürnberg
Hautklinik
Direktor: Prof. Dr. E. Paul
Flurstr. 17
Telefon 0911/3980

46045 Oberhausen
St. Elisabeth-Krankenhaus
Abteilung für Dermatologie
Chefarzt: Dr. N. Weindorf
Josefstr. 3
Telefon 0208/85081

49090 Osnabrück
Paracelsus-Klinik
Abteilung für Dermatologie
Leiter: Dr. P. U. H.-J. Dusche
Am Natruper Holz 69
Telefon 0541/64066

49090 Osnabrück
Bundeswehrkrankenhaus
Abteilung für Dermatologie
Leiter: Dr. R. Dieterle
Pagenstecherstr. 35
Telefon 0541/65041

08523 Plauen
Vogtlandklinik
Hautklinik
Leiter: Dr. H.-J. Koch
Hradschin 10
Telefon 03741/24368

14469 Potsdam-Güterfelde
Klinik Ernst von Bergmann
Hautklinik
Leiter: N.N.
Potsdamer Str 1
Telefon 03329/62060

45657 Recklinghausen
Knappschafts-Krankenhaus
Abteilung für Dermatologie
Chefärztin: Frau Prof. Dr. M. Zabel
Dorstener Str. 151
Telefon 02361/56–0

18055 Rostock
Universität Rostock
Dermatologische Klinik und Poliklinik
Direktor: Prof. Dr. sc. W. Diezel
Augustenstr. 80/85
Telefon 0381/37551

27356 Rotenburg
Diakoniekrankenhaus
Abteilung für Dermatologie
Leiter: Dr. U. Heyl
Elise-Averdieck-Str. 17
Telefon 04261/771

19055 Schwerin
Klinikum Schwerin
Hautklinik
Leiter: Dr. J. Siemund
Werderstraße 30
Telefon 0385/823121

70374 Stuttgart
Städtisches Krankenhaus Bad Cannstatt
Dermatologische Klinik
Direktor: Prof. Dr. F. O. Weidner
Prießnitzweg 24
Telefon 0711/5205–1

70374 Stuttgart
Städtisches Krankenhaus Bad Cannstatt,
Allergologische Abteilung
Leiter: Prof. Dr. D. Kleinhans
Prießnitzweg 24
Telefon 0711/5205–1

72076 Tübingen
Klinikum der Eberhard-Carls-Universität
Tübingen,
Hautklinik
Direktor: Prof. Dr. G. Rassner
Liebermeisterstr. 25
Telefon 07071/29–3751

89081 Ulm
Zentrum für Innere Medizin der Universität Ulm,
Abteilung für Dermatologie
im Bundeswehrkrankenhaus Ulm
Leiter: N.N.
Oberer Eselsberg 40
Telefon 0731/176–3571

59423 Unna
Katharinen-Hospital
Abteilung für Dermatologie
Chefarzt: Dr. J. Böhmer
Obere Husemannstr. 2
Telefon 02303/1000

25980 Westerland/Sylt
Nordseeklinik Westerland
Abteilung Dermatologie
Chefarzt: Dr. N. Buhles
Norderstraße
Telefon 04651/84165

65199 Wiesbaden
Dr.-Horst-Schmidt-Kliniken,
Klinikum der Landeshauptstadt Wiesbaden
Klinik für Dermatologie
Chefarzt: Prof. Dr. J. Metz
Ludwig-Erhard-Str. 100
Telefon 06121/43–0

65191 Wiesbaden
Stiftung Deutsche Klinik für Diagnostik
Abteilung für Dermatologie/Mykologie
Leiter: Prof. Dr. F. Schröpl
Aukammallee 33
Telefon 06121/5770

75323 Bad Wildbad
Bundeswehrkrankenhaus
Abteilung für Dermatologie
Leiter: Dr. G. Kastellitz
Hochwiesenhof 5–10
Telefon 07081/1691

97080 Würzburg
Universitätskliniken im Luitpoldkrankenhaus,
Universitätsklinik und Poliklinik
für Haut- und Geschlechtskrankheilen
Direktorin: Frau Prof. Dr. E.-B. Bröcker
Josef-Schneider-Str. 2
Telefon 0931/201-1

42117 Wuppertal
Kliniken der Stadt Wuppertal,
Ferdinand-Sauerbruch-Klinikum
Dermatologische Klinik
Direktor: Prof. Dr. E. Haneke
Arrenberger Str. 20–56
Telefon 0202/3941

08060 Zwickau
Städtisches Klinikum
Hautklinik
Leiter: Dr. R. Tümmler
Karl-Keil-Str. 35
Telefon 0375/510

II. Berufsgenossenschaften - BG -

Bergbau-BG

53037 Bonn, Schumannstraße 8, Postfach 190148

44704 Bochum, Waldring 97, Postfach 100409 + 100410

38678 Clausthal-Zellerfeld, Berliner Straße 2, Postfach 1051

81602 München, Maria-Theresia-Straße 15, Postfach 800269

66119 Saarbrücken, Talstraße 15

Steinbruchs-BG

90247 Nürnberg, Am Plärrer 33, Postfach 810280

76041 Karlsruhe, Kriegsstraße 154, Postfach 6109

53129 Bonn, Hausdorffstraße 102, Postfach 150180

30057 Hannover, Waldseestraße 5–6, Postfach 5727

10715 Berlin, Hildegardstraße 29/30

BG der keramischen und Glas-Industrie

97003 Würzburg, Röntgenring 2, Postfach 5349

56501 Neuwied, Friedrich-Ebert-Straße 28, Postfach 1160

12623 Berlin, Pestalozzistraße 5

30163 Hannover, Niedersachsenring 13, Postfach 640

66119 Saarbrücken, Koßmannstraße 44, Postfach 450

BG der Gas- und Wasserwerke

40225 Düsseldorf, Auf'm Hennekamp 74, Postfach 1720

10715 Berlin, Bundesallee 57/58

Hütten- und Walzwerks-BG

45127 Essen, Hoffnungstraße 2, Postfach 101655

44137 Dortmund, Poststraße 8, Postfach 101751

40239 Düsseldorf, Graf-Recke-Straße 69, Postfach 140220

Maschinenbau- und Kleineisen-BG

44263 Dortmund, Semerteichstraße 98, Postfach

40210 Düsseldorf, Kreuzstraße 54, Postfach 5532

51065 Köln, Bergisch Gladbacher Straße 3, Postfach 805002

Nordwestliche Eisen- und Stahl-BG

30173 Hannover, Hans-Böckler-Allee 26, Postfach 4527

10717 Berlin, Bundesallee 57/58

28199 Bremen, Am Deich 45, Postfach 102867

20149 Hamburg, Rothenbaumchaussee 145

Süddeutsche Eisen- und Stahl-BG

80639 München, Arnulfstraße 283, Postfach 380220

90403 Nürnberg, Weinmarkt 9–11, Postfach 9440

70563 Stuttgart-Vaihingen, Vollmoellerstraße 11, Postfach 800360

68167 Mannheim-Wohlgelegen, Dudenstraße 50, Postfach 102864

66119 Saarbrücken, Kobmannstraße 48–52, Postfach 108

55130 Mainz-Weisenau, Wilhelm-Theodor-Römheld-Straße 15, Postfach 3760

Süddeutsche Edel- und Unedelmetall-BG

90403 Nürnberg, Weinmarkt 9–11, Postfach 9167

70563 Stuttgart, Vollmoellerstraße 11, Postfach 800840

75172 Pforzheim, Westliche (Karl-Friedrich-Straße) 90, Postfach 1920

BG der Feinmechanik und Elektrotechnik

14195 Berlin, Corrensplatz 2

38100 Braunschweig, Lessingplatz 13

50968 Köln, Gustav-Heinemann-Ufer 130, Postfach 510580

70178 Suttgart, Mörikestraße 3, Postfach 100554

90403 Nürnberg, Winklerstraße 33

BG der chemischen Industrie

10719 Berlin, Lietzenburger Straße 91, Postfach 150107

20099 Hamburg, Stiftstraße 46

50933 Köln, Stolberger Straße 86, Postfach 450227

69126 Heidelberg, Franz-Marc-Straße 19, Postfach 101480

60325 Frankfurt, Guiollettstraße 45, Postfach 174066

90441 Nürnberg, Nopitschstraße 20

Holz-BG

33602 Bielefeld, Turnerstraße 5–9, Postfach 221/223

28203 Bremen, Osterdeich 64

50969 Köln, Kalscheurer Weg 12, Postfach 520360

81241 München, Am Knie 6

70563 Stuttgart, Vollmoellerstraße 11, Postfach 800480

12161 Berlin, Fregestraße 44

Papiermacher-BG

55127 Mainz, Lortzingstraße 2, Postfach 310160

BG Druck und Papierverarbeitung

20354 Hamburg, Fontenay 1c

42103 Wuppertal, Wall 24a, Postfach 131952

65185 Wiesbaden, Rheinstraße 6–8, Postfach 1549

90402 Nürnberg, Gleißbühlstraße 7, Postfach 1351

10625 Berlin, Pestalozzistraße 5

Lederindustrie-BG

55127 Mainz, Lortzingstraße 2, Postfach 311040

Textil- und Bekleidungs-BG

86153 Augsburg, Oblatterwallstraße 18, Postfach 100095

BG Nahrungsmittel und Gaststätten

68165 Mannheim, Dynamostraße 7/9

80639 München, Romanstraße 38, Postfach 380160

44141 Dortmund, Hansbergstraße 28

30559 Hannover, Tiergartenstraße 109–111

12161 Berlin, Fregestraße 44

Fleischerei-BG

55127 Mainz, Lortzingstraße 2, Postfach 311020

Zucker-BG

31139 Hildesheim, Mittelallee 11, Postfach 101455

Bau-BG Hamburg

20355 Hamburg, Holstenwall 8–9

Bau-BG Hannover

30519 Hannover, Hildesheimer Straße 309

28207 Bremen, Bertha-von-Suttner-Straße 10, Postfach 110340

10715 Berlin, Hildegardstraße 29/30

Bau-BG Wuppertal

42103 Wuppertal, Hofkamp 84

44135 Dortmund, Kronprinzenstraße 62–66

51065 Köln, Eulenbergstraße 15/21

Bau-BG Frankfurt

60389 Frankfurt/M., An der Festeburg 27–28

Südwestliche Bau-BG

76135 Karlsruhe, Steinhäuser Straße 10, Postfach 5509

66119 Saarbrücken, Puccinistraße 21

Württembergische Bau-BG

71032 Böblingen, Friedrich-Gerstlacher-Straße 15, Postfach 2130

Bayerische Bau-BG

80335 München, Lorisstraße 8, Postfach 205040

Tiefbau-BG

81241 München, Am Knie 6

42289 Wuppertal, Schubertstraße 41

30559 Hannover, Tiergartenstraße 39, Postfach 710320

10717 Berlin, Helmstedter Straße 2

Großhandels- und Lagerei-BG

10715 Berlin, Bundesallee 57/58

20357 Hamburg, Schäferkampsallee 16, Postfach 306155

28195 Bremen, Bürgermeister-Schmidt-Straße 59–61, Postfach 10530

55116 Mainz, Diether-von-Isenburg-Straße 9–11, Postfach 2080

68161 Mannheim, M 5,7, Postfach 101355

80335 München, Arnulfstraße 291, Postfach 380229

45127 Essen, Henriettenstraße 2, Postfach 101462

BG für den Einzelhandel

53129 Bonn, Langwartweg 103–105, Postfach 1246

28199 Bremen, Westerstraße 10/14, Postfach 107903

80335 München, Linprunstraße 52, Postfach 200404

10963 Berlin, Hallesches Ufer 74–76

Verwaltungs-BG

10789 Berlin, EinemstraBe 24

20095 Hamburg, Bugenhagenstraße 10

33602 Bielefeld, Niederwall 37, Postfach 8803

45481 Mülheim, Solinger Straße 18, Postfach 130160

51429 Bergisch Gladbach, Kölner Straße 20, Postfach 100160

55121 Mainz, Hegelstraße 61, Postfach 4108

71638 Ludwigsburg, Hohenzollernstraße 4, Postfach 1044

81673 München, Neumarkter Straße 21, Postfach 801980

BG der Straßen-, U-Bahnen und Eisenbahnen

20354 Hamburg, Fontenay 1a

72764 Reutlingen, Metzgerstraße 13

10789 Berlin, Wichmannstraße 19

BG für Fahrzeughaltungen

10715 Berlin, Hildegardstraße 28

22765 Hamburg, Max-Brauer-Allee 41, Postfach 500229

30159 Hannover, Bultstraße 9

42103 Wuppertal, Aue 96

65185 Wiesbaden, Luisenstraße 28, Postfach 1569

80335 München, Karlsplatz 5, Postfach 200307

See-BG

28195 Bremen, Am Wall 58–60, Postfach 101560

26721 Emden, Schweckendieckplatz 3

20457 Hamburg, Reimerstwiete 2

24105 Kiel, Preußenstraße 1–9

27570 Bremerhaven, Bartelstraße 1

Binnenschiffahrts-BG

47053 Duisburg, Düsseldorfer Straße 193, Postfach 210154

20457 Hamburg, Neue Gröninger Straße 10

10625 Berlin, Pestalozistraße 5

BG für Gesundheitsdienst und Wohlfahrtspflege

20357 Hamburg, Schäferkampsallee 24, Postfach 300220

50968 Köln, Bonner Straße 337, Postfach 510510

55130 Mainz-Weisenau, Göttelmannstraße 3, Postfach 1509

80807 München, Wallensteinplatz 3, Postfach 400349

12161 Berlin, Fregestraße 44

Landwirtschaftliche Berufsgenossenschaften - LBG -

Schleswig-Holsteinische LBG

24143 Kiel, Schulstraße 29

LBG Oldenburg-Bremen

26127 Oldenburg/Oldenburg, Im Dreieck 12

Hannoversche LBG

30173 Hannover, Im Haspelfelde 24

Braunschweigische LBG

38100 Braunschweig, Bruchtorwall 13

Lippische LBG

32756 Detmold, Felix-Fechenbach-Straße 6, Postfach 33

Rheinische LBG

40225 Düsseldorf, Merowingerstraße 103–105, Postfach 1125

Westfälische LBG

48147 Münster/Westfalen, Hoher Heckenweg 76–80, Postfach 6105

LBG Hessen-Nassau

34119 Kassel, Murhardstraße 18, Postfach 102349

Land- und forstwirtschaftliche BG Darmstadt

64289 Darmstadt, Bartningstraße 57, Postfach 110855

LBG Rheinhessen-Pfalz

67346 Speyer, Theodor-Heuss-Straße 1, Postfach 1660

LBG für das Saarland

66125 Saarbrücken, Heinestraße 2–4

LBG Oberfranken und Mittelfranken

95444 Bayreuth, Dammwäldchen 4

LBG Niederbayern-Oberpfalz

84034 Landshut/Bayern, Luitpoldstraße 29

LBG Unterfranken

97072 Würzburg, Friedrich Ebert-Ring 33,
Postfach 6080

LBG Schwaben

86156 Augsburg, Tunnelstraße 29, Postfach 110

LBG Oberbayern

81673 München, Neumarkter Straße 35,
Postfach 801145

Badische LBG

76135 Karlsruhe, Steinhäuserstraße 14,
Postfach 1509

LBG Württemberg

70199 Stuttgart, Vogelrainstraße 25,
Postfach 106029

Gartenbau-BG

34119 Kassel, Goethestraße 27, Postfach 101340

Hessischer GUW

60322 Frankfurt, Bockenheimer Anlage 37,
Postfach 101042

GUW Oldenburg

26122 Oldenburg, Gartenstraße 9, Postfach 2761

GUW Rheinland-Pfalz

56626 Andernach, Ludwig-Hillesheim-Straße 3,
Postfach 1307

Rheinischer GUW

40625 Düsseldorf, Heyestraße 99, Postf. 120503

GUW Schleswig-Holstein

24143 Kiel, Schulstraße 29

GUW Westfalen-Lippe

48159 Münster/Westfalen, Salzmannstraße 156,
Postfach 5967

Württemberger GUW

70174 Stuttgart, Panoramastraße 11,
Postfach 106062

GUW für das Saarland

66125 Dudweiler, Beethovenstraße 41,
Postfach 1280

Verzeichnis der Eigenunfallversicherungsträger der öffentlichen Hand

Die Gemeindeunfallversicherungsverbände - GUW-

Badischer GUW

76131 Karlsruhe, Waldhornplatz 1,
Postfach 6929

Bayerischer GUW

80805 München, Ungererstraße 71,
Postfach 400208

Braunschweiger GUW

38102 Braunschweig, Berliner Platz 1c,
Postfach 1704

Bremischer GUW

28215 Bremen, WalsroderStraße 12–14

GUW Hannover

30519 Hannover, Am Mittelfelde 169,
Postfach 810361

Ausführungsbehörden für Unfallversicherung der Länder des Bundes (soweit nicht anschriftengleich mit GUVV)

Eigenunfallversicherung Berlin

10717 Berlin, Bundesallee 199

Landesunfallkasse Hamburg

22083 Hamburg, Weidestraße 118a

Ausführungsbehörde für UV des Landes Nordrhein-Westfalen

40223 Düsseldorf, Ulenbergstraße 1

Bundesausführungsbehörde für UV

26384 Wilhelmshaven, Görkerstraße 14

Bundesbahn-Ausführungsbehörde für UV

60329 Frankfurt, Karlstraße 4–6

Bundespostausführungsbehörde für UV

72072 Tübingen, Europaplatz 2

Ausführungsbehörde für UV des BUMin für Verkehr

48147 Münster, Cheruskerring 11

III. Adressen von Selbsthilfegruppen

Deutsche Haut- und Allergiehilfe e. V.
Fontanestraße 14
53173 Bonn

Deutscher Psoriasis Bund e.V.
Oberaltenallee 20a
22081 Hamburg
Telefon 040/22709

Deutsche Stiftung für die Psoriasis- und Neurodermitisforschung
Fontanestraße 14
53173 Bonn
Telefon 0228/362894

Deutscher Neurodermitiker Bund e. V.
Mozartstraße 11
22083 Hamburg
Telefon 040/2205757

Bundesverband Neurodermitiskranker
Sabelstraße 39
56154 Boppard/Rhein
Telefon 06742/2598

Sklerodermie Selbsthilfegruppe Sklerodermie e.V.
Postfach 710848
Leutstettener Straße 45
81477 München
Telefon 089/788556

Selbsthilfegruppe Sklerodermie in Deutschland e. V.
Ringstraße 12
61169 Friedberg
Telefon 06031/2480, 02421/78107

SHG Sklerodermie in Deutschland e. V.
Geschäftsstelle Jagdstraße 1
90559 Burgthann
Telefon 09188/512

Interessengemeinschaft Epidermolysis Bullosa (IEB)
Haußmannstraße 6
70188 Stuttgart
Telefon 0711/263782

Selbsthilfegruppe Lupus Erythematodes (Schmetterlingsflechte) e. V.
Kontakt: K. Hilmer
Göllenkamp 3
44357 Dortmund
Telefon: 0231/370286

Selbsthilfegruppe Vitiligo
Kontakt: I. Pieper-Pepperhoff
Feldstraße 26b
47506 Neukirchen-Vluyn
und:
B. Linxen
Hofreitenstraße 38
76571 Gaggenau-Selbach

Alopecia-Areata Deutschland AAD
Im Spichelsfeld 176
53757 St. Augustin
Telefon (ab 18.00 Uhr) 02241/27979, 0221/5505883

IV. Verzeichnis von Informations- und Behandlungszentren für Vergiftungen in der Bundesrepublik Deutschland

14059 Berlin K
Beratungsstelle für Vergiftungserscheinungen an der Universitäts-Kinderklinik, KAVH
Pulsstraße 3–7
Telefon 030/3023022 Fernschreiber: 183 191 bgi

14050 Berlin I
Reanimationszentrum der Freien Universität Berlin im Klinikum Charlottenburg
Spandauer Damm 130
Telefon 030/3035466/2215/436, Zentrale: 30351

53113 Bonn K
Universitäts-Kinderklinik und Poliklinik Bonn – Informationszentrale gegen Vergiftungen
Adenauerallee 119
Telefon 0228/2606–211, Zentrale: 2606–1
Fernschreiber: 8 869 546 klbo d

38126 Braunschweig I
Medizinische Klinik II des Städtischen Klinikums
Salzdahlumer Straße 90
Telefon 0531/62290, Zentrale: 6880

28205 Bremen I
Kliniken der Freien Hansestadt Bremen Zentralkrankenhaus St.-Jürgen-Straße, Klinikum für innere Medizin – Intensivstation – St.-Jürgen-Straße
Telefon 0421/4975268, 4973688

79106 Freiburg K
Universitäts-Kinderklinik, Freiburg Informationszentrale für Vergiftungen
Mathildenstraße 1
Telefon 0761/2704300/1, Zentrale: 2701

37073 Göttingen K*
Universitäts-Kinderklinik und Poliklinik
Humboldtallee 38
Telefon 0551/396239/41 (Vermittlung an den diensthabenden Arzt), Zentrale: 396210/11
Fernschreiber: unigö 9 6 703

22307 Hamburg I
Giftinformationszentrale Hamburg
1. Medizinische Abteilung des Krankenhauses Barmbek
Rübenkamp 148
Telefon 040/6385346/345

66424 Homburg/Saar K
Beratungsstelle für Vergiftungsfälle im Kindesalter
Universitäts-Kinderklinik
Telefon 06841/162257/162846, Zentrale: 160

24105 Kiel I
Zentralstelle zur Beratung bei Vergiftungsfällen an der 1. Medizinischen Universitätsklinik Kiel
Schittenhelmstraße 12
Telefon 0431/5974268, Zentrale: 5971, Pförtner: 5972444/45;
Fernschreiber der Landesregierung (Innenministerium): 2 99 871 Ireg d (Kennwort: Vergiftungszentrale)

56073 Koblenz I
Städtisches Krankenhaus, Kemperhof, Koblenz – I. Medizinische Klinik
Koblenzer Straße 115
Telefon 0261/499648;
Fernschreiber der Berufsfeuerwehr: 8 62 699 stbko d

67063 Ludwigshafen I
Städt. Krankenanstalten Ludwigshafen
Entgiftungszentrale Medizinische Klinik
Bremserstraße 79
Telefon 0621/503431, Zentrale 5031
Fernschreiberanschluß der Städt. Berufsfeuerwehr 464861 stlud

55131 Mainz I
Beratungsstelle bei Vergiftungen
II. Medizinische Klinik und Poliklinik der Universität
Langenbeckstraße 1
Telefon 06131/232466, Zentrale: 171

K = Kinderklinik, I = Medizinische Klinik,
* = kein 24-Stunden-Dienst

81675 München I
Giftnotruf München
Toxikologische Abteilung der II. Medizinischen Klinik rechts der Isar der Technischen Universität München
Ismaninger Straße 22
Telefon 089/41402211,
Fernschreiber: 5-24 404 klire d

48149 Münster I
Medizinische Klinik und Poliklinik
Albert-Schweitzer-Str. 33
Telefon 0251/ 836245/-6188, Zentrale: 831

*Spezielle toxikologische Fragen:
Institut für Pharmakologie und Toxikologie der Westfälischen Wilhelms-Universität
Telefon 0251/ 835510

90419 Nürnberg I
II. Medizinische Klinik des Städtischen Klinikums, Toxikologische Intensivstation
Flurstraße 17
Telefon 0911/3982451,
Fernschreiber: 6-22 903 stnbg d

26871 Papenburg K*
Marienhospital, Kinderabteilung
Hauptkanal rechts 75
Telefon 04961/ 831 Zentrale (Vermittlung an den diensthabenden Arzt)

V. Weitere Adressen

Bernhard-Nocht-Institut
Abteilung für Bakteriologie und Serologie
Bernhard-Nocht-Str. 74
20359 Hamburg 4
Telefon 040/31102445

Institut für Immun-, Tropenmedizin und Impfwesen
Brienner Str. 11
80333 München 2
Telefon 089/292467
Fax: 089/2283645

VI. Weiterbildung der Dermatologie (Stand 1994)

1. Haut- und Geschlechtskrankheiten

Definition:
Das Gebiet der Haut- und Geschlechtskrankheiten umfaßt die Erkennung, Behandlung, Prävention und Rehabilitation von Erkrankungen der Haut und der Unterhaut, der hautnahen Schleimhäute und der Hautanhangsgebilde, sowie der hierzu gehörenden allergologischen Diagnostik und Therapie, der Geschlechtskrankheiten und der nichtvenerischen Erkrankungen der äußeren Geschlechtsorgane, der chornisch-venösen Insuffizienz, des analen Symptomenkomnplexes und die Andrologie.

Weiterbildungszeit:
4 Jahre davon 3 Jahre an einer Weiterbildungsstätte gemäß § 5 Absatz 1 Satz 1 davon mindestens 2 1/2 Jahre im Stationsdienst.
Ein Wechsel des Weiterbilders und der Weiterbildungsstätte ist nicht vorgeschrieben.

Inhalt und Ziel der Weiterbildung:
Vermittlung, Erwerb und Nachweis eingehender Kenntnisse und Erfahrungen in der Diagnostik, Differentialdiagnostik und Therapie der Erkrankungen des Hautorgans einschließlich seiner Anhangsgebilde, der hautnahen Schleimhäute, der chronisch-venösen Insuffizienz, der dermatologischen Proktologie, der gebietsbezogenen Allergologie, der Andrologie und Sexualstörungen, der Geschlechtskrankheiten und nichvenerischen Erkrankungen der äußeren Geschlechtsorgane, der gebietsbezogenen Laboratoriumsdiagnostik und der dermatologischen Strahlenbehandlung einschließlich des Strahlenschutzes so wie der Indikationsstellung und Durchführung der operativen Dermatologie und Kryotherapie. Vermittlung und Erwerb von Kenntnissen in den Methoden zur Erkennung peripherer Durchblutungsstörungen.

Inhalt der Weiterbildung:
1. Vermittlung, Erwerb und Nachweis eingehender Kenntnisse und Erfahrungen
1.1 in Anatomie, Physiologie, Pathologie, Pathophysiologie und Immunologie der Haut, der Hautanhangsgebilde und der sichtbaren Schleimhäute, in Diagnostik, Differentialdiagnostik und Therapie;
dazu gehören:
1.1.1 mikrobiologische, serologische, immunserologische und mykologische Laboratoriumsdiagnostik des Gebietes einschließlichz der Materialentnahme
1.1.2 Allergologie; Technik und Beurteilung der epikutanen, kutanen und intrakutanen Tests, der Provokationsteste einschließlich der dazugehörenden Meßmethoden und der in-vitro-Allergiediagnostik. Indikationsstellung und selbständige Durchführung der spezifisch-allergologischen Maßnahmen (z. B. Hyposensibilisierung), insbesondere auch der Schockbehandlung; Technik und Beurteilungvon Hautfunktionstesten
1.1.3 Gewebe- und Umweltdermatologie einschließlich hautrelevanter Toxikologie
1.1.4 operative Dermatologie und Hautkryotherapie; operative Behandlung von Fehlbildungen der Haut, erworbenen Hautveränderungen, Hauttumoren sowie Veränderungen der Hautanhangsgebilde und der hautnahen Schleimhäute, hautkorrigierende, kaustische und kryotherapeutische Eingriffe. Verfahren der Lokal- und Regionalanästhesie
1.1.5 Dermatologische Strahlenbehandlung; z. B. Wärmestrahlung, selektive Ultraviolettstrahlung mit und ohne Photosensibilisatoren, hochfrequente Ströme, Laser, einschließlich der notwendigen physikalischen und strahleniologischen Grundlagen
1.1.6 Beurteilung und Begutachtung von Berufsdermatosen und berufsbedingten Allergien. Dazu gehört die Anfetigung von mindestens 5 ausführlich begründeten Gutachten
1.1.7 Pharmakologie der im Gebiet gebräuchlichen Pharmaka und Kontrastmittel (Pharmakokinetik, Wechsel- und Nebenwirkungen) einschließlich ihres therapeutischen Nutzens (auch Kosten-/ Nutzenrelation), Risiken des Arzneimittelmißbrauchs, gesetzliche Auflagen bei der Arzneimittelverschreibung udnArzneimittelprüfung sowie die hierbei zu beachtenden ethischen Grundsätze

1.1.8 Dokumentation von Befunden, ärztliches Berichtswesen, einschlägige Bestimmungen der Sozialgesetzgebung (RVO, Krankenkassenverträge, Rentenversicherung, Unfallversicherung, Mutterschutzgesetz, Jugend- und Arbeitsschutzgesetz u. a.) und für die Arzt-Patientenbeziehung wichtigen Rechtsnormen

1.2 Chronische venöse insuffizienz und postthrombotisches Syndrom; dazu gehören:
1.2.1 Untersuchungsverfahren
1.2.2 Kompressionstherapie
1.2.3 Verödung oberflächlich gelegener Varizen
1.2.4 Behandlung oberflächlich gelegener Varizen (Spaltung, Unterbindung und kleinere Exhairese)
1.2.5 Therapie des Ulcus cruris

1.3 Analer Symptomenkomplex
1.3.1 Diagnostik, Differentialdiagnostik und Therapieanaler Erkrankungen im Rahmen des Gebietes, einschließlich der Proktoskopie

1.4 Geschlechtskrankheiten
1.4.1 mirkobiologische, serologische und immunserologische Laboratoriumsdiagnostik, einschließlich der Technik der Materialentnahme
1.4.2 Infektionsquellenforschung und Aufklärung der Patienten sowie die Kenntnis der gesetzlichen Bestimmungen

1.5 Andrologie und Sexualstörungen, dazu gehören:
1.5.1 Erhebung der allgemeinen, speziellen und partnerbezogenen Sexualanamnese
1.5.2 Ejakulatuntersuchung (physikalisch, mikroskopisch einschließlich DifferentialSpermiozytogramm, biochemische und mikrobiologische Verfahren)
1.5.3 Varikozelen-Diagnostik
1.5.4 selbständige Durchführung der medikamentösen Behandlung andrologischer Erkrankungen, Indikationsstellung zuroperativen Therapie und Psychotherapie

2. Vermittlung und Erwerb von Kenntnissen
2.1 in der feingeweblichen Untersuchung bei Hautkrankheiten
2.2 in der in-vivo-Diagnostik (Vitalmikroskopie)
2.3 in der Klima-, Bade- und Bädertherapie
2.4 in der dermatologischen Galenik
2.5 in der Physiologie und Pathophysiologie der hormonellen Zusammenhänge dermatologischer Erkrankungen
2.6 in den Methoden der Erkennung peripherer Durchblutungsstörungen
2.7 in der Behandlung von Hautkrankheiten mit ionisierenden Strahlen.

Bereich und Zusatzbezeichnung Allergologie

Nachzuweisen sind:
a) Anerkennung für ein Gebiet oder 4jährige klinische Tätigkeit,
b) 1jährige Weiterbildung.
Bis zu 6 Monaten kann die Tätigkeit an einem Institut für Immunologie angerechnet werden.
Hautärzte und Internisten mit der Teilgebietsbezeichnung „Lunge- und Bronchialheilkunge“ müssen über ihre Mindestweiterbildungszeit hinaus eine 9monatige Tätigkeit bei einem ermächtigten Arzt nachweisen.

Inhalt der Weiterbildung:
Vermittlung, Erwerb und Nachweis eingehender Kenntnisse
- in den immunologischen Grundlagen
- in der Diagnostik allergischer Erkrankungen; dazu gehören die Durchführung von Epikatan-Scratch-Prick- und Intrakutan-Tests, ferner konjunktivale, nasale, bronchiale oder orale Provokationstests, einschließlich der dazugehörigen Meßmethoden

- in der speziellen Therapie allergischer Erkrankungen (Hyposensibilisierung), insbesondere auch in der Schockbehandlung,
- in den Grundlagen der Technik, Indikationsstellung und Auswertung von immunologischen Methoden zum Nachweis von Antikörpern bzw. sensibilisierten T-Zellen